A Neurologia

que Todo Médico Deve Saber

4ª Edição

A Neurologia
que Todo Médico Deve Saber

4ª Edição

Ricardo Nitrini
Luiz Alberto Bacheschi
Adalberto Studart-Neto
Jacy Bezerra Parmera
Rodrigo de Holanda Mendonça
Umbertina Conti Reed

Contém vídeos em *QRCode* com os principais procedimentos práticos

Atheneu
Rio de Janeiro • São Paulo
2025

EDITORA ATHENEU

São Paulo —	Rua Maria Paula, 123 – 13° andar Conjuntos 133 e 134 Tel.: (11) 2858-8750 E-mail: atheneu@atheneu.com.br
Rio de Janeiro —	Rua Bambina, 74 Tel.: (21) 3094-1295 E-mail: atheneu@atheneu.com.br

Capa: Paulo Verardo

Produção Editorial: Villa d'Artes

CIP-BRASIL. CATALOGAÇÃO NA PUBLICAÇÃO
SINDICATO NACIONAL DOS EDITORES DE LIVROS, RJ

N414
4. ed,

A neurologia que todo médico deve saber / Ricardo Nitrini... [et al.]. - 4. ed. - Rio de Janeiro : Atheneu, 2025.
il. ; 28 cm.

Inclui bibliografia e índice
ISBN 978-65-5586-847-0

1. Neurologia. I. Nitrini, Ricardo.

24-93683 CDD: 616.8
CDU: 616.8

Gabriela Faray Ferreira Lopes - Bibliotecária - CRB-7/6643

03/09/2024 09/09/2024

Nitrini Ricardo, Bacheschi LA, Studart-Neto A, Parmera JB, Mendonça RH, Reed UC.
A Neurologia Que Todo Médico Deve Saber – 4ª Edição

Sobre os Editores

RICARDO NITRINI

Professor Titular Sênior de Neurologia da Faculdade de Medicina da Universidade de São Paulo (FMUSP).

LUIZ ALBERTO BACHESCHI

Professor Associado (aposentado) do Departamento de Neurologia da Faculdade de Medicina da Universidade de São Paulo (FMUSP). Ex-presidente da Academia Brasileira de Neurologia (ABN). Ex-presidente do Conselho Regional de Medicina do Estado de São Paulo (CREMESP).

ADALBERTO STUDART-NETO

Neurologista e Doutor em Ciências pelo Departamento de Neurologia da Faculdade de Medicina da Universidade de São Paulo (FMUSP). Médico Assistente da Enfermaria da Clínica Neurológica do Hospital das Clínicas da Faculdade de Medicina da Universidade de São Paulo (HCFMUSP). Membro do Grupo de Neurologia Cognitiva e do Comportamento do HCFMUSP. Médico Supervisor do Serviço de Neurologia de Emergência do HCFMUSP. Coordenador do Ambulatório de Neurologia Geral do HCFMUSP. Membro Titular da Academia Brasileira de Neurologia (ABN).

JACY BEZERRA PARMERA

Neurologista Assistente do Grupo de Distúrbios do Movimento do Hospital das Clínicas da Faculdade de Medicina da Universidade de São Paulo (HCFMUSP). Doutora em Ciências pela Faculdade de Medicina da Universidade de São Paulo (FMUSP). Membro Titular da Academia Brasileira de Neurologia (ABN).

RODRIGO DE HOLANDA MENDONÇA

Médico Neurologista com Residência Médica em Neurologia pelo Hospital das Clínicas da Faculdade de Medicina da Universidade de São Paulo (HCFMUSP). Doutorado em Neurologia pela Universidade de São Paulo (USP).

UMBERTINA CONTI REED

Professora Sênior da Disciplina de Neurologia Infantil do Departamento de Neurologia da Faculdade de Medicina da Universidade de São Paulo (FMUSP).

Sobre os Colaboradores

Adalberto Studart-Neto

Neurologista e Doutor em Ciências pelo Departamento de Neurologia da Faculdade de Medicina da Universidade de São Paulo (FMUSP). Médico Assistente da Enfermaria da Clínica Neurológica do Hospital das Clínicas da Faculdade de Medicina da Universidade de São Paulo (HCFMUSP). Membro do Grupo de Neurologia Cognitiva e do Comportamento do HCFMUSP. Médico Supervisor do Serviço de Neurologia de Emergência do HCFMUSP. Coordenador do Ambulatório de Neurologia Geral do HCFMUSP. Membro Titular da Academia Brasileira de Neurologia (ABN).

Adriana Bastos Conforto

Professora Livre-Docente pela Faculdade de Medicinda da Universidade de São Paulo (FMUSP). Neurologista. Ex-chefe do Grupo de Doenças Cerebrovasculares do Hospital das Clínicas da Faculdade de Medicina da Universidade de São Paulo (HCFMUSP). Pesquisadora do Hospital Israelita Albert Einstein (HIAE).

Álvaro Pentagna

Mestre em Ciências pelo Departamento de Psiquiatria da Faculdade de Medicina da Universidade de São Paulo (FMUSP). Médico Responsável pelo Ambulatório de Sono da Divisão de Clínica Neurológica do Hospital das Clínicas da Faculdade de Medicina da Universidade de São Paulo (HCFMUSP). Coordenador de equipe de Neurologia Clínica nos Hospitais Rede D'Or Vila Nova Star, São Luiz - Unidade Itaim e Maternidade São Luiz Star.

Almir Ferreira de Andrade

Professor Livre-Docente do Departamento de Neurologia, Faculdade de Medicinda da Universidade de São Paulo (FMUSP). Supervisor Acadêmico da Unidade de Emergências, Divisão de Neurocirurgia do Hospital das Clínicas da Faculdade de Medicina da Universidade de São Paulo (HCFMUSP).

Angelina Maria Martins Lino

Médica pela Faculdade de Medicina da Universidade de São Paulo (FMUSP). Neurologista pela FMUSP. Doutora em Patologia pelo Departamento de Patologia da FMUSP. Médica Responsável pelo Grupo de Nervo Periférico Clínico pela Divisão de Clínica Neurológica do Hospital das Clínicas da FMUSP. Médica Supervisora da Divisão de Clínica Neuroló-gica do Hospital das Clínicas da FMUSP.

Aron Diament (*in memoriam*)

Professor Livre-Docente do Departamento de Neurologia da Faculdade de Medicina da Universidade de São Paulo (FMUSP). Ex-chefe da Disciplina e do Serviço de Neurologia Infantil do Hospital das Clínicas da Faculdade de Medicina da Universidade de São Paulo (HCFMUSP).

Artur Martins Novaes Coutinho

Médico pela Universidade do Estado do Pará (UEPA). Residência Médica em Medicina Nuclear e Doutorado em Ciências (programa de Radiologia) pela Faculdade de Medicina da Universidade de São Paulo (FMUSP). Pós-Doutorado pelo Martinos Center for Biomedical Imaging (MGH-Harvard-MIT, Boston, EUA). Atua com Assistência, Ensino e Pesquisa em Neuroimagem Molecular/Multimodal e Medicina Nuclear.

Beatriz Borba Casella

Neurologista Infantil pela Faculdade de Medicina da Universidade de São Paulo (FMUSP). Médica Colaboradora Voluntária do Ambulatório de Distúrbios de Aprendizagem e Transtorno de Espectro Autista do Instituto da Criança da FMUSP.

Brasil Ping Jeng

Médico Assistente e Doutor, Supervisor de equipe médica da Unidade de Emergências da Divisão de Neurocirurgia, Hospital das Clínicas da Faculdade de Medicina da Universidade de São Paulo (HCFMUSP).

Bruno Fukelmann Guedes

Neurologista do Hospital das Clínicas da Faculdade de Medicina da Universidade de São Paulo (HCFMUSP) e do Hospital Sírio-Libanês (HSL). Membro dos Grupos de Emergências Neurológicas e de Neuroinfectologia do HCFMUSP.

Bruno Hojo Rebouças

Residência Médica em Neurologia pelo Hospital Sírio-Libanês (HSL). Residência Médica em Dor – Neurologia do Hospital das Clínicas da Faculdade de Medicina da Universidade de São Paulo (HCFMUSP). Colaborador do Grupo de Dor – Neurologia do HCFMUSP.

Carlos Buchpiguel

Professor Titular do Departamento de Radiologia e Oncologia da Faculdade de Medicina da Universidade de São Paulo (FMUSP). Diretor da Divisão de Medicina Nuclear e Imagem Molecular do Complexo do Hospital das Clínicas da Faculdade de Medicina da Universidade de São Paulo (HCFMUSP).

Carlos Otto Heise

Coordenador do Setor de Eletroneuromiografia da Neurologia Hospital das Clínicas da Faculdade de Medicina da Universidade de São Paulo (HCFMUSP). Médico Sênior do Setor de Eletroneuromiografia do Fleury Medicina e Saúde.

Carmen Sílvia Molleis Galego Miziara

Doutora em Neurologia - àrea de concentração - Neurologia Infantil pela Faculdade de Medicina da Universidade de São Paulo (FMUSP).

César Castello Branco Lopes

Assistente do Pronto Socorro de Neurologia do Hospital das Clínicas da Faculdade de Medicina da Universidade de São Paulo (HCFMUSP). Complementação Especializada em Neurologia Cognitiva e do Comportamento. Neurologista pelo HCFMUSP.

Clara Gontijo Camelo

Neurologista Infantil Colaboradora do Serviço de Neurologia Infantil do Hospital das Clínicas da Faculdade de Medicina da Universidade de São Paulo (HCFMUSP).

Claudia da Costa Leite

Professora Associada do Departamento de Radiologia e Oncologia da Faculdade de Medicina da Universidade de São Paulo (FMUSP). Chefe do Ensino e Pesquisa do Instituto de Radiologia do Hospital das Clínicas da Faculdade de Medicina da Universidade de São Paulo (InRad-HCFMUSP). Neurorradiologista do Grupo Fleury. Chefe da Pesquisa do Setor de Diagnóstico por Imagem do Hospital Sírio-Libanês (HSL).

Cristiana Pereira Borges

Neurologista. Doutora em Medicina pela Faculdade de Medicina da Universidade de São Paulo (FMUSP). Chefe do Grupo de Distúrbios Vestibulares e do Equilíbrio – Neurologia do Hospital das Clínicas da Faculdade de Medicina da Universidade de São Paulo (HCFMUSP). Membro Titular da Academia Brasileira de Neurologia (ABN).

Dagoberto Callegaro

Doutor em Neurologia pela Faculdade de Medicina da Universidade de São Paulo (FMUSP). Chefe Sênior do Grupo de Neuroimunologia da Clínica Neurológica do Hospital das Clínicas da Faculdade de Medicina da Universidade de São Paulo (HCFMUSP)..

Diego Cardoso Fragoso

Coordenador da Residência Médica de Radiologia da Santa Casa de São Paulo desde 2018. Médico Neurorradiologista dos grupos Fleury e Diagnósticos da América S.A. (Dasa).

Douglas Mendes Nunes

Neurorradiologista. Médico Assistente do Instituto de Radiologia do Hospital das Clínicas da Faculdade de Medicina da Universidade de São Paulo (InRad-HCFMUSP). Mestre em Medicina pela Faculdade de Ciências Médicas da Santa Casa de São Paulo (FCMSCP). Título de Especialista em Radiologia e Diagnóstico por Imagem pela Associação Médica Brasileira (AMB) e Colégio Brasileiro de Radiologia e Diagnóstico por Imagem (CBR).

Edmar Zanoteli

Professor do Departamento de Neurologia da Faculdade de Medicina da Universidade de São Paulo (FMUSP). Chefe do Grupo de Miopatias do Hospital das Clínicas da Faculdade de Medicina da Universidade de São Paulo (HCFMUSP).

Eduardo Tieppo

Neurologista pelo Centro Universitário Faculdade de Medicina do ABC (FMABC) e Complementação Especializada em Neuroimunologia pelo Departamento de Neurologia da Faculdade de Medicina da Universidade de São Paulo (FMUSP).

Egberto Reis Barbosa

Livre-Docente da Faculdade de Medicina da Universidade de São Paulo (FMUSP).

Eliana Garzon

Neurologista e Neurofisiologista Clínica. Médica Coordenadora da Seção de Eletroencefalografia da Divisão de Clínica Neurológica do Hospital das Clínicas da Faculdade de Medicina da Universidade de São Paulo (HCFMUSP).

Emanuelle Roberta Silva de Aquino

Graduação e Residência em Neurologia na Faculdade de Medicina da Universidade de São Paulo (FMUSP). Complementação especializada em Distúrbios Vestibulares e do Equilíbrio no Hospital das Clínicas da Faculdade de Medicina da Universidade de São Paulo (HCFMUSP). Médica Assistente do Grupo de Estudos em Emergências Neurológicas e do Grupo de Distúrbios Vestibulares e do Equilíbrio do HCFMUSP. Médica do Hospital Sírio Libanês (HSL), trabalhando com o Grupo de Saúde Digital no Programa de Apoio ao Desenvolvimento Institucional do SUS (PROADI-SUS).

Fernando Freua

Doutor em Ciências, programa de Neurologia, pela Universidade de São Paulo (USP). Neurologista pelo Hospital das Clínicas da Faculdade de Medicina da Universidade de São Paulo (HCFMUSP). Neurologista Sênior do ambulatório de Neurogenética do HCFMUSP. Neurologista do Grupo de Estudos em Emergências Neurológicas do HCFMUSP. Chefe de equipe no Hospital A Beneficência Portuguesa de São Paulo (BP) e BP Mirante, SP. Chefe de equipe no Hospital Sírio-Libanês (HSL).

Fernando Kok

Professor Titular de Neurologia Infantil da Faculdade de Medicina da Universidade de São Paulo (FMUSP). Pesquisador Colaborador do Centro de Pesquisas do Genoma Humano e Células-Tronco do Instituto de Biociências da Universidade de São Paulo (IB-USP). Titulo de Especialista em Neurologia, Genética Médica e Patologia Clínica/Medicina Laboratorial pela Associação Médica Brasileira (AMB).

Gabriel Taricani Kubota

Coordenador do Centro de Dor do Departamento de Neurologia do Hospital das Clínicas da Faculdade de Medicina da Universidade de São Paulo (HCFMUSP). Médico do Centro de Tratamento de Dor do Instituto do Câncer do Estado de São Paulo (ICESP). Neurologista com área de atuação em Dor.

Gabriela Alencar Bandeira Rodrigues

Título de Especialista pelo Colégio Brasileiro de Radiologia e Diagnóstico por Imagem (CBR). Médica Assistente do Instituto de Radiologia do Hospital das Clínicas (InRad-HCFMUSP). Médica Neurorradiologista do Grupo Fleury-SP.

Gisela Tinone

Doutora em Neurologia pela Faculdade de Medicina da Universidade de São Paulo (FMUSP).

Gustavo Lordelo

Neurocirurgião pelo pelo Departamento de Neurologia da Faculdade de Medicina da Universidade de São Paulo (FMUSP).

Hélio Rodrigues Gomes

Doutor em Ciências pela Faculdade de Medicina da Universidade de São Paulo (FMUSP). Responsável pelo Laboratório de Líquido Cefalorraquiadiano da Divisão de Laboratório Central do Hospital das Clínicas da Faculdade de Medicina da Universidade de São Paulo (HCFMUSP). Médico do Centro de Investigações em Neurologia (LIM 15) da FMUSP. Chefe do Grupo de Neuroinfectologia da Clínica Neurológica do HCFMUSP.

Ida Fortini

Doutora em Neurologia pela FMUSP, assistente da Departamento de Neurologia do Hospital das Clínicas da Faculdade de Medicina da Universidade de São Paulo (HCFMUSP). Chefe do Grupo de Cefaleia do HCFMUSP.

Igor Vilela Brum

Neurologista pelo Departamento de Neurologia da Faculdade de Medicina da Universidade de São Paulo (FMUSP). Médico Assistente do Grupo de Distúrbios do Movimento da Clínica Neurológica do Hospital das Clínicas (HC) da FMUSP. Médico plantonista do Serviço de Neurologia de Emergência do HCFMUSP.

Iori Junqueira

Médico Colaborador do Grupo de Neuroinfectologia da Clínica Neurológica do Hospital das Clínicas da Faculdade de Medicina da Universidade de São Paulo (HCFMUSP).

Jacy Bezerra Parmera

Neurologista Assistente do Grupo de Distúrbios do Movimento do Hospital das Clínicas da Faculdade de Medicina da Universidade de São Paulo (HCFMUSP). Doutora em Ciências pela Faculdade de Medicina da Universidade de São Paulo (FMUSP). Membro Titular da Academia Brasileira de Neurologia (ABN).

Jamary Oliveira Filho

Professor Titular de Neurociências da Universidade Federal da Bahia (UFBA). Residência em Neurologia na Universidade de São Paulo (USP). *Fellow* em Neurointensivismo e Neurologia Vascular pela Harvard University. Mestre em Epidemiologia pela Harvard University. Doutor em Neurologia pela USP.

Joaquina Queiroz Andrade

Neurologista do Setor de Eletroencefalografia da Clínica Neurológica do Hospital das Clínicas da Faculdade de Medicina da Universidade de São Paulo (HCFMUSP).

José Antonio Livramento

Professor Livre-Docente de Neurologia da Faculdade de Medicina da Universidade de São Paulo (FMUSP). Coordenador do LIM 15 da FMUSP.

José Luiz Dias Gherpelli

Professor Livre-Docente em Neurologia Infantil pela Faculdade de Medicina da Universidade de São Paulo (FMUSP). Doutor em Neurologia pela FMUSP. Consultor em Neurologia Infantil do Hospital Israelita Albert Einstein (HIAE).

Júlia Chartouni Rodrigues

Médica Neurologista pelo Hospital das Clínicas da Faculdade de Medicina da Universidade de São Paulo (HCFMUSP). Especialista em Neurologia Cognitiva e do Comportamento. Médica do Grupo de Doenças Cerebrovasculares. Médica do Pronto Socorro de Neurologia do HCFMUSP.

Leandro Tavares Lucato

Livre-Docente pelo Departamento de Radiologia e Oncologia da Faculdade de Medicina da Universidade de São Paulo (FMUSP). Coordenador do setor de Neurorradiologia Diagnóstica do Instituto de Radiologia do Hospital das Clínicas da Faculdade de Medicina da Universidade de São Paulo (InRad-HCFMUSP). Médico Sênior da equipe de Neurorradiologia do Grupo Fleury.

Lécio Figueira Pinto

Neurologista. Especialista em Epilepsia e Neurofisiologia Clínica. Doutor em Neurologia pela Faculdade de Medicina da Universidade de São Paulo (FMUSP). Médico do setor de VideoEEG do Instituto de Psiquiatria do Hospital das Clínicas da Faculdade de Medicina da Universidade de São Paulo (HCFMUSP). Médico do Grupo de Epilepsia da Divisão de Clínica Neurológica do HCFMUSP.

Letícia Pereira de Brito Sampaio

Doutora em Ciências pelo Hospital das Clínicas da Faculdade de Medicina da Universidade de São Paulo (HCFMUSP). Médica Assistente no Instituto da Criança do Hospital das Clínicas da Faculdade de Medicina da Universidade de São Paulo (ICr/HCFMUSP). Médica Neurologista Infantil e Neurofisiologista Clínica no Hospital Israelita Albert Einstein (HIAE).

Liz Rebouças

Neurologista.

Luiz Alberto Bacheschi

Professor Associado (aposentado) do Departamento de Neurologia da Faculdade de Medicina da Universidade de São Paulo (FMUSP). Ex-presidente da Academia Brasileira de Neurologia (ABN). Ex-presidente do Conselho Regional de Medicina do Estado de São Paulo (Cremesp).

Luiz Henrique Martins Castro

Professor Titular de Neurologia da Faculdade de Medicina da Universidade de São Paulo (FMUSP).

Luiz Roberto Comerlatti

Diretor do Serviço de Neurologia de Emergência do Hospital das Clínicas da Faculdade de Medicina da Universidade de São Paulo (HCFMUSP).

Marcelo Houat de Brito

Médico pela Universidade do Estado do Pará (UEPA). Residência Médica em Neurologia e Complementação Especializada em Neurologia Cognitiva e do Comportamento pela Faculdade de Medicina da Universidade de São Paulo (FMUSP). Neurologista do Instituto do Câncer do Estado de São Paulo (ICESP) do Hospital das Clínicas da Faculdade de Medicina da Universidade de São Paulo (HCFMUSP) entre 2019 e 2022.

Márcia Rúbia Rodrigues Gonçalves

Mestre em Neurologia pela Faculdade de Medicina da Universidade de São Paulo (FMUSP). Médica Assistente do Grupo de Distúrbios do Movimento. Chefe do Grupo de Interconsultas da Clínica Neurológica do Hospital das Clínicas da Faculdade de Medicina da Universidade de São Paulo (HCFMUSP).

Marcio Nattan Portes Souza

Neurologista pelo Hospital das Clínicas da Faculdade de Medicina da Universidade de São Paulo (HCFMUSP). Coordenador do programa de *Fellow* em Cefaleia do HCFMUSP. Membro do comitê de Educação da International Headache Society.

Mario Wilson Lervolino Brotto

Neurologista. Ex-chefe do Setor de Eletroneuromiografia da Clínica Neurológica do Hospital das Clínicas da Faculdade de Medicina da Universidade de São Paulo (HCFMUSP).

Marco Antônio Veloso de Albuquerque

Especialista em Neurologia Infantil pela Sociedade Brasileira de Pediatria (SBP). Membro da Sociedade Brasileira de Neurologia Infantil (SBNI). Doutorado em Ciências pela Faculdade de Medicina da Universidade de São Paulo (FMUSP). Especialista em Doenças Neuromusculares. Residência em Neurologia Infantil pela Universidade Federal do Rio Grande do Sul (UFRGS/RS). Residência em Pediatria pelo Instituto Materno Infantil de Pernambuco (IMIP).

Marcos Castello Barbosa de Oliveira

Graduação em Medicina pela Faculdade de Medicina da Universidade de São Paulo (FMUSP). Residência Médica em Neurologia no Hospital das Clínicas da Faculdade de Medicina da Universidade de São Paulo (HCFMUSP). Especialização em Distúrbios do Movimento no HCFMUSP. *Fellow* em Distúrbios do Movimento no Queen Square Brain Bank e National Hospital for Neurology and Neurosurgery, University College London, Reino Unido. Médico Assistente do Instituto do Câncer do Estado de São Paulo (ICESP).

Maria da Graça Morais Martin

MD, PhD. Médica Assistente do Hospital das Clínicas da Faculdade de Medicina da Universidade de São Paulo (HCFMUSP). Médica Assistente do Hospital Sírio-Libanês (HSL).

Maria Luiza Giraldes de Manreza (*In Memorian*)

Médica Supervisora do Serviço de Neurologia Infantil da Divisão de Clínica Neurológica do Hospital das Clínicas da Faculdade de Medicina da Universidade de São Paulo (HCFMUSP). Doutora em Neurologia.

Mateus Mistieri Simabukuro

Médico Assistente do Pronto Socorro de Neurologia do Hospital das Clínicas da Faculdade de Medicina da Universidade de São Paulo (HCFMUSP). Coordenador do Ambulatório de Encefalopatias Imunomediadas. Neurologista do Instituto do Câncer do Estado de São Paulo (ICESP).

Matheus Dalben Fiorentino

Neurologista pelo Departamento de Neurologia da Faculdade de Medicina da Universidade de São Paulo (FMUSP). Médico colaborador do Grupo de Sono da Clínica Neurológica do Hospital das Clínicas da Faculdade de Medicina da Universidade de São Paulo (HCFMUSP).

Mônica Santoro Haddad

Médica Neurologista, Assistente do Grupo de Distúrbios do Movimento do Hospital das Clínicas da Faculdade de Medicina da Universidade de São Paulo (HCFMUSP). Mestre em Neurologia pela Faculdade de Medicina da Universidade de São Paulo (FMUSP). Membro Titular da Academia Brasileira de Neurologia (ABN). *American Academy of Neurology e Movement Disorders Society*.

Nathalia Rossoni Ronchi

Neurologista e Neuroimunologia pela Faculdade de Medicina de Ribeirão da Universidade de São Paulo (FMRP-USP).

Paula Rodrigues Sanches

Médica Intensivista. Especialista pela Associação de Medicina Intensiva Brasileira (AMIB). Médica Diarista da Unidade de Terapia Intensiva de adultos do Hospital Israelita Albert Einstein (HIAE). Pós-graduada em Neurociências. Coordenadora da Pós-graduação em Neurointensivismo do HIAE.

Paulo Caramelli

Médico Neurologista. Professor Titular da Faculdade de Medicina da Universidade Federal de Minas Gerais (UFMG). Bolsista de produtividade em pesquisa do CNPq.

Pedro Henrique Martins da Cunha

Neurocirurgião. Neurocirurgia pelo Hospital João XXIII, Belo Horizonte, Minas Gerais. Doutorando do Programa de Pos-graduação, Departamento de Neurologia da Faculdade de Medicina da Universidade de São Paulo (FMUSP).

Raphael Bertani

Neurocirurgião pelo Centro de Trauma do Hospital Miguel Couto. Doutorando no Programa de Pós-graduação da Faculdade de Medicina da Universidade de São Paulo (FMUSP).

Renata Barbosa Paolilo

Neurologista Infantil e Doutora em Ciências pelo Departamento de Neurologia da Faculdade de Medicina da Universidade de São Paulo (FMUSP).

Ricardo Nitrini

Professor Titular Sênior de Neurologia da Faculdade de Medicina da Universidade de São Paulo (FMUSP).

Ricardo C. Nogueira

Assistente da Neurologia do Hospital das Clínicas da Faculdade de Medicina da Universidade de São Paulo (HCFMUSP). Coordenador do Serviço de Neurossonologia do HCFMUSP.

Rodrigo de Holanda Mendonça

Médico Neurologista com Residencia Médica em Neurologia pelo Hospital das Clínicas da Faculdade de Medicina da Universidade de São Paulo (HCFMUSP). Doutorado em Neurologia pela Universidade de São Paulo (USP).

Roger Santana

Neurologista pelo Departamento de Neurologia da Faculdade de Medicina da Universidade de São Paulo (FMUSP). Complementação Especializada em Neuroimunologia pelo Departamento de Neurologia da FMUSP.

Roger Schmidt Brock

Médico Neurocirurgião. Doutor em Medicina pela Universidade de São Paulo (USP). Coordenador do Núcleo de coluna do Hospital Sírio-Libanês (HSL). Coordenador da Divisão de Neurocirurgia do Departamento de Neurologia da Faculdade de Medicina de Universidade de São Paulo (FMUSP). Integrante da equipe DFVNeuro.

Rubens Gisbert Cury

Neurologista. Professor Livre-Docente pelo Departamento de Neurologia da Faculdade de Medicina da Universidade de São Paulo (FMUSP). Chefe do Grupo de Distúrbios do Movimento da Clínica Neurológica do Hospital das Clínicas da Faculdade de Medicina da Universidade de São Paulo (HCFMUSP).

Samira Luisa dos Apostolos Pereira

Doutora em Neurociências. Médica Neurologista do Grupo de Neuroimunologia do Hospital das Clínicas da Faculdade de Medicina da Universidade de São Paulo (HCFMUSP). Coordenação da Especialização em Neuroimunologia. Coordenação do Ambulatório de NMOSD/MOGAD.

Sonia Maria Dozzi Brucki

Professora Associada do Departamento de Neurologia da Faculdade de Medicina da Universidade de São Paulo (FMUSP). Coordenadora do Grupo de Neurologia Cognitiva e do Comportamento do Hospital das Clínicas da Faculdade de Medicina da Universidade de São Paulo (HCFMUSP). Assistente do Centro de Referência em Distúrbios Cognitivos do HCFMUSP. Responsável pelo Ambulatório de Neurologia Cognitiva do Hospital Santa Marcelina.

Suzete Farias da Guarda

Neurologista e Doutora em Ciências pelo Programa de Neurologia da Universidade de São Paulo (USP). Professora Adjunta de Neurologia do Departamento de Neurociências da Universidade Federal da Bahia (UFBA). Gerente Médica do Instituto D'Or de Pesquisa e Ensino - IDOR. *Stroke Research Fellow*, Department of Neurology/Massachusetts General Hospital.

Tarso Adoni

Neurologista e Doutor em Ciências pela Faculdade de Medicina da Universidade de São Paulo (FMUSP). Coordenador do Grupo de Neuroimunologia da Clínica Neurológica do Hospital das Clínicas da Faculdade de Medicina da Universidade de São Paulo (HCFMUSP).

Umbertina Conti Reed

Professora Sênior da Disciplina de Neurologia Infantil do Departamento de Neurologia da Faculdade de Medicina da Universidade de São Paulo (FMUSP).

Wellingson Silva Paiva

Professor Livre-Docente e Coordenador da Unidade de Emergências da Divisão de Neurocirurgia do Hospital das Clínicas da Faculdade de Medicina da Universidade de São Paulo (HCFMUSP). Pesquisador Associado do NIHR Neurotrauma Group, Universidade de Cambridge.

Prefácio

O distúrbios do sistema nervoso são bastantes diversos e frequentes, desde os transtornos do neurodesenvolvimento na infância às patologias neurodegenerativas prevalentes nas faixas etárias mais avançadas. Segundo o estudo *Global Burden of Disease Study 2021*, em 2021, 43% da população mundial (3,4 bilhões de pessoas) tinha alguma condição neurológica, tornando essas patologias as principais causas de incapacidade funcional em todo o mundo.[1] Doenças cerebrovasculares, encefalopatias neonatais, cefaleia e demências estão entre algumas dessas condições.

Esses números falam por si. Eles indicam o quão frequente será os médicos se depararem com pacientes com alguma enfermidade neurológica. E muitos desses distúrbios neurológicos são secundários a doenças de outros sistemas ou órgãos. Portanto, todo médico, seja generalista, seja de qualquer outra especialidade, vai se defrontar com pacientes que apresentem sinais e sintomas neurológicos.

A importância da Neurologia no curso médico já se justificaria com esses dados epidemiológicos. Entretanto, não é só isso que a torna uma área do conhecimento intrigante. O método diagnóstico da Neurologia faz dela uma especialidade peculiar dentro da Medicina, pois não há nenhuma outra área médica que exige tanto a aplicação dos conhecimentos básicos de Anatomia e da Fisiologia na prática clínica. O raciocínio diagnóstico em Neurologia inicia-se no reconhecimento dos sinais e sintomas, no agrupamento em síndromes (diagnóstico sindrômico) e na localização da lesão ou disfunção nos sistemas morfofuncionais do sistema nervoso (diagnóstico topográfico).

Esse método de raciocínio diagnóstico da Neurologia, ao mesmo tempo que fascina alguns, torna a especialidade um desafio para outros. O ensino da Neurologia é fragmentado, com o estudo da Neuroanatomia e da Neurofisiologia, em geral, no 1º ano do curso; o estudo da Propedêutica Neurológica dentro da Semiologia Médica, no meio do curso; enquanto o estudo das doenças neurológicas, comumente, é deixado para o último ano antes do internato. Essa fragmentação torna ainda mais desafiador o aprendizado, pois exige do aluno recuperar informações do 1º ano, sendo o tempo escasso e com outras disciplinas em paralelo. Felizmente, algumas escolas médicas estão revendo seus currículos e implementando uma integração entre as áreas básicas e clínicas.

Além disso, a Neurologia avançou muito em termos de diagnóstico etiológico e terapêutica. Antes vista como uma especialidade de belos diagnósticos, hoje é possível mudar a história natural de muitas enfermidades que causavam incapacidade funcional. Novos métodos de neuroimagem, pesquisa de marcadores biológicos em patologias neurodegenerativas e avanços no tratamento das doenças cerebrovasculares e neuroimunológicas são algumas das várias conquista da Neurologia nesse início do século XXI.

---

1 GBD 2021 Nervous System Disorders Collaborators. Global, regional, and national burden of disorders affecting the nervous system, 1990-2021: a systematic analysis for the Global Burden of Disease Study 2021. Lancet Neurol. 2024 Apr;23(4):344-381. doi: 10.1016/S1474-4422(24)00038-3. Epub 2024 Mar 14. Erratum in: Lancet Neurol. 2024 May;23(5):e9. doi: 10.1016/S1474-4422(24)00114-5. Erratum in: Lancet Neurol. 2024 Jul;23(7):e11. doi: 10.1016/S1474-4422(24)00231-X. PMID: 38493795; PMCID: PMC10949203.

Nesse contexto da importância e dos desafios da Neurologia e seu ensino na graduação, trazemos esta 4ª edição do livro "A Neurologia que todo médico deve saber". Mantivemos a estrutura geral do livro, que se tornou provavelmente o mais importante livro de Neurologia destinado aos alunos de área da Saúde e aos médicos em geral no Brasil. O sucesso desse livro começa pela Parte 1, "Propedêutica Neurológica", iniciada com os "Princípios Fundamentais", que traz os conhecimentos básicos de Neuroanatomia e Neurofisiologia necessários para se compreender os sinais e sintomas neurológicos. Depois, temos o capítulo "Semiologia Neurológica". Uma das novidades na nova edição é a possibilidade de o leitor acessar tanto vídeos de pacientes com sinais neurológicos como vídeos mostrando a forma de se fazer o exame neurológico. Os capítulos finais dessa primeira parte destinam-se aos estudos dos métodos complementares.

A Parte 2, "Clínica Neurológica", continua trazendo capítulos das principais subáreas da Neurologia. Além da necessária atualização de capítulos prévios, esta nova edição traz capítulos inéditos como "Vertigem e Tontura", "Neoplasias do Sistema Nervoso", "Encefalites Autoimunes e Síndromes Paraneoplásicas" e "Princípios de Neurogenética na Prática Clínica". A Parte 3 dedica-se aos temas de "Neurologia Infantil".

Por fim, agradecemos aos colegas neurologistas, neurologistas infantis e neurocirurgiões do Departamento de Neurologia da Faculdade de Medicina da Universidade de São Paulo (FMUSP) e das Divisões de Clínica Neurológica e Clínica Neurocirúrgica do Hospital das Clínicas da FMUSP pelas estimadas colaborações, sem as quais esta nova edição jamais seria concretizada. E, aos leitores, desejamos uma boa leitura desta já tradicional obra da Neurologia brasileira. Aproveitem!

Os editores

Sumário

PARTE 1

PROPEDÊUTICA NEUROLÓGICA

CAPÍTULO 1

Ricardo Nitrini • César Castelo Branco Lopes • Adalberto Studart-Neto

Princípios Fundamentais

A Neurologia provavelmente representa a especialidade médica cujos diagnósticos mais dependem das bases anatomofisiológicas para interpretar os sinais e sintomas que o paciente apresenta. O raciocínio diagnóstico neurológico se inicia na identificação das síndromes neurológicas (diagnóstico sindrômico), depois da sua correlação com possíveis localizações da lesão ou disfunção dentro do sistema nervoso (diagnóstico topográfico ou neuroanatômico). Em seguida, são levantadas as hipóteses com base em grupos de doenças (diagnóstico nosológico) e, finalmente, busca-se o diagnóstico etiológico. Este capítulo pretende discutir os princípios anatomofisiológicos e semiológicos em Neurologia fundamentais para construção do raciocínio diagnóstico.

UM EXEMPLO DO DIAGNÓSTICO EM NEUROLOGIA: DÉFICIT DE FORÇA MUSCULAR

Suponhamos que um indivíduo procure atendimento médico referindo fraqueza muscular progressiva no membro inferior direito.

É sempre importante lembrar que anamnese e exame físico precedem a avaliação neurológica. Reveste-se de particular interesse a maneira como o paciente conta sua história clínica, como interpreta seus sintomas e reage a eles. Muitas vezes, é possível discernir sinais até então insuspeitados de lesão cerebral pela ausência de crítica, falta de atenção, distúrbios de linguagem ou de memória que se revelam à anamnese.

Não é raro que, ao se examinar um doente com queixa de fraqueza muscular em um membro, constatem-se incoordenação ou distúrbio de sensibilidade que haviam sido erroneamente interpretados. Mais frequentemente, há queixa de fraqueza em um membro e o exame constata que o déficit de força afeta também outros segmentos.

Torna-se claro que o exame deve ser completo e, para tanto, há um roteiro que será apresentado de modo oportuno.

Voltando ao exemplo, imaginemos que o exame confirme a presença de déficit parcial de força muscular no membro inferior direito, sobretudo na parte distal. Quando há ausência absoluta de movimentação voluntária, utiliza-se o termo "plegia", enquanto o déficit parcial é descrito como "paresia". Conforme a distribuição, utilizam-se os termos: "monoplegia", quando apenas um segmento é afetado; "hemiplegia", quando um hemicorpo é acometido; "paraplegia", quando membros simétricos são afetados, podendo ser braquial ou crural; "tetraplegia", quando os quatro membros estão paralisados; e "diplegia", quando os dois hemicorpos estão acometidos. Usam-se os mesmos prefixos para caracterizar a distribuição das paresias, que podem ser descritas como proximais, distais ou globais.

Em nosso exemplo, constatamos monoparesia crural direita de predomínio distal. Esse é o diagnóstico sindrômico. O passo seguinte deve ser o diagnóstico topográfico ou neuroanatômico. A lesão ou disfunção poderia estar localizada em três níveis distintos: nos próprios músculos (e junção neuromuscular); nos neurônios motores inferiores; ou nos neurônios motores superiores. Para irmos adiante no diagnóstico topográfico, precisamos rever alguns conhecimentos básicos de neuroanatomia. Depois voltaremos ao diagnóstico topográfico desse paciente.

ORGANIZAÇÃO ANATÔMICA DO SISTEMA NERVOSO CENTRAL

O sistema nervoso central (SNC) é constituído por uma porção intracraniana, o encéfalo, e por uma porção que se situa no interior do canal vertebral, a medula espinhal.

O SNC é envolto por membranas de tecido conjuntivo denominadas "meninges", importantes para sua sustentação e proteção. São formadas por três membranas: dura-máter (ou paquimeninge; do grego *pachys,* espesso), aracnoide; e pia-máter. As duas últimas formam a leptomeninge (do grego *leptós,* delgado).

A mais superficial é uma membrana espessa de tecido fibroso, denominada "dura-máter", que se situa imediatamente interna ao endósteo do crânio e do canal vertebral (Figura 1.1). A dura-máter encefálica forma quatro pregas principais que dividem incompletamente a cavidade craniana: a foice do cérebro; a tenda do cerebelo; a foice do cerebelo; e o diafragma da sela. Os seios venosos, um conjunto de canais comunicantes para onde converge a drenagem venosa cerebral, têm suas paredes formadas por lâminas da dura-máter (Figuras 1.2 e 1.3).

A membrana mais interna é a pia-máter, película delicada que envolve completamente o encéfalo e a medula espinhal, penetrando em todos os sulcos e fissuras. É ricamente vascularizada e prolonga-se nos espaços perivasculares, acompanhando os vasos que penetram o SNC.

A aracnoide é uma membrana também delicada que se localiza entre a dura-máter e a pia-máter e, entre a pia-máter e a aracnoide, situa-se o espaço subaracnóideo, no qual se encontra o líquido cefalorraquidiano (LCR) (ou cerebrospinal), que é cruzado por muitas trabéculas aracnóideas que ligam a aracnoide à pia-máter (Figura 1.3). Na maioria das vezes, a aracnoide e a pia-máter estão bem próximas, com exceção de algumas regiões onde elas se afastam, formando cavidades cheias de LCR denominadas cisternas. Projeções da aracnoide entram na dura-máter, sobretudo nos seios venosos durais, e têm a função de tornar possível a passagem unidirecional do LCR para o sangue venoso. Essas projeções são denominadas "vilosidades aracnóideas", que podem estar agrupadas formando as granulações aracnóideas ou de Pacchioni.

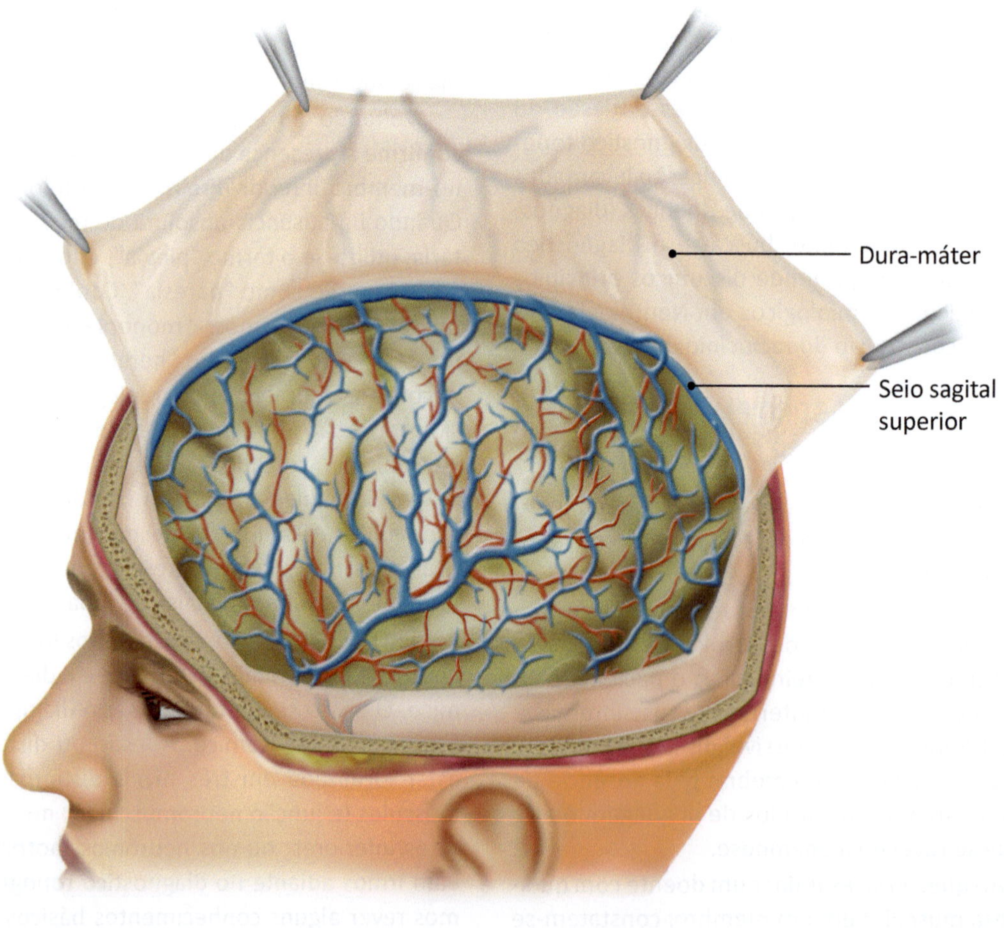

Figura 1.1. Dura-máter exposta, relações com o seio venoso sagital superior e vasos meníngeos (modificada de Netter).
Fonte: Desenvolvida pela autoria.

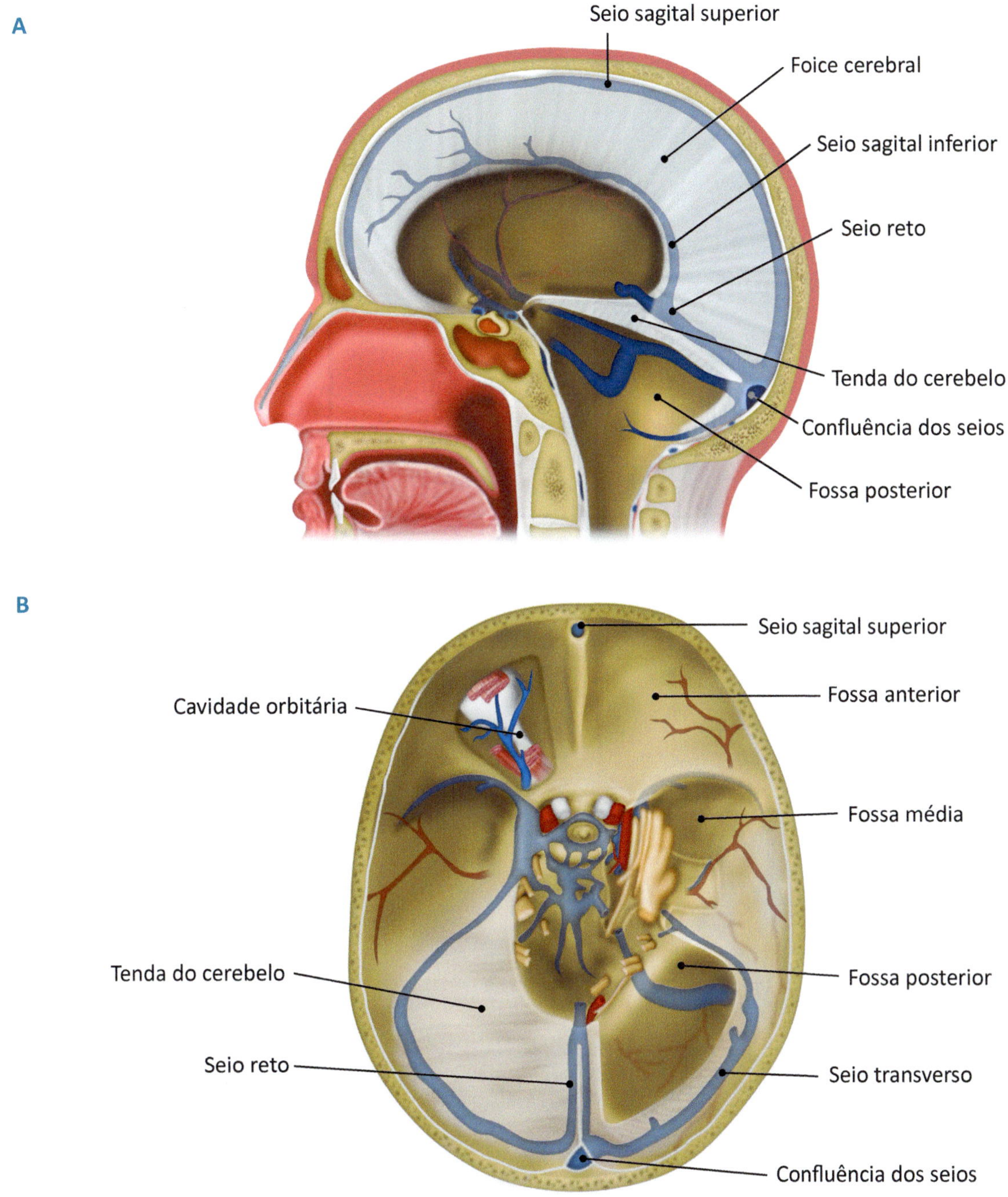

Figura 1.2 (A e B). Foice do cérebro e tenda do cerebelo (modificada de Netter).
Fonte: Desenvolvida pela autoria.

O SNC pode ser dividido em sete partes principais: medula espinhal; bulbo; ponte; mesencéfalo; cerebelo; diencéfalo; e telencéfalo (os hemisférios cerebrais).

A medula espinhal é a porção mais caudal do SNC, localiza-se no canal raquidiano e é composta pelos segmentos sacrais, lombares, torácicos e cervicais. Cada segmento medular origina fibras nervosas ventrais que formam um par de raízes motoras e recebe um par de raízes dorsais, sensoriais. A união da raiz dorsal e da ventral constitui um nervo espinhal de cada lado. Cada raiz sensorial é composta de fibras nervosas provenientes da pele, músculos, tendões, ossos e vísceras que, do ponto de vista embriológico, têm origem no mesmo somito; a raiz motora que se une a ela é constituída por axônios que se destinam a músculos de mesma origem embriológica (Figuras 1.4A e 1.4B).

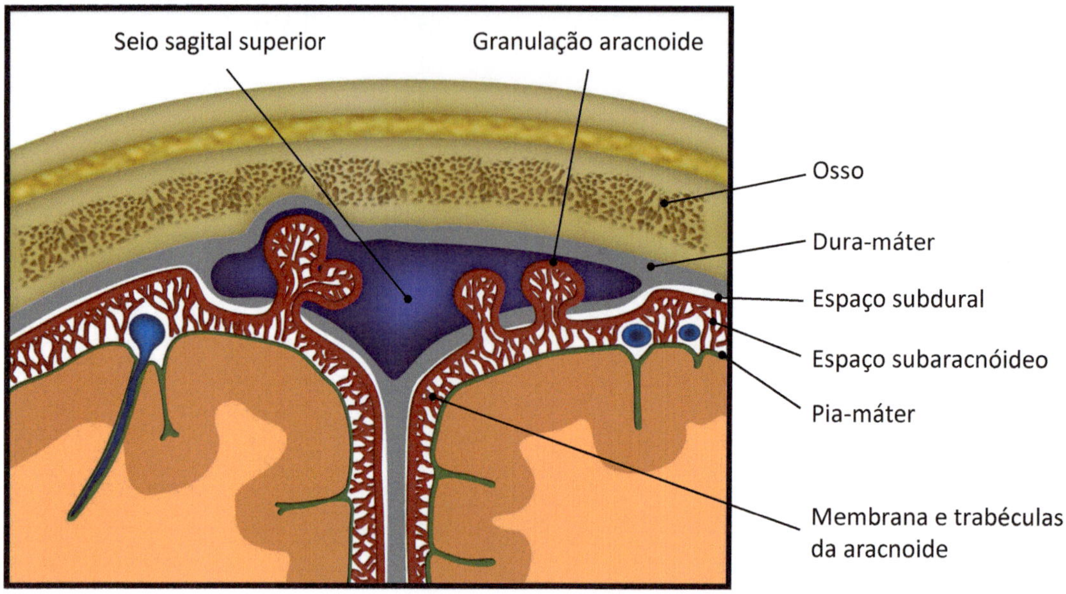

Figura 1.3. Meninges, espaços subdural e subaracnóideo e seio dural (modificada de Netter).

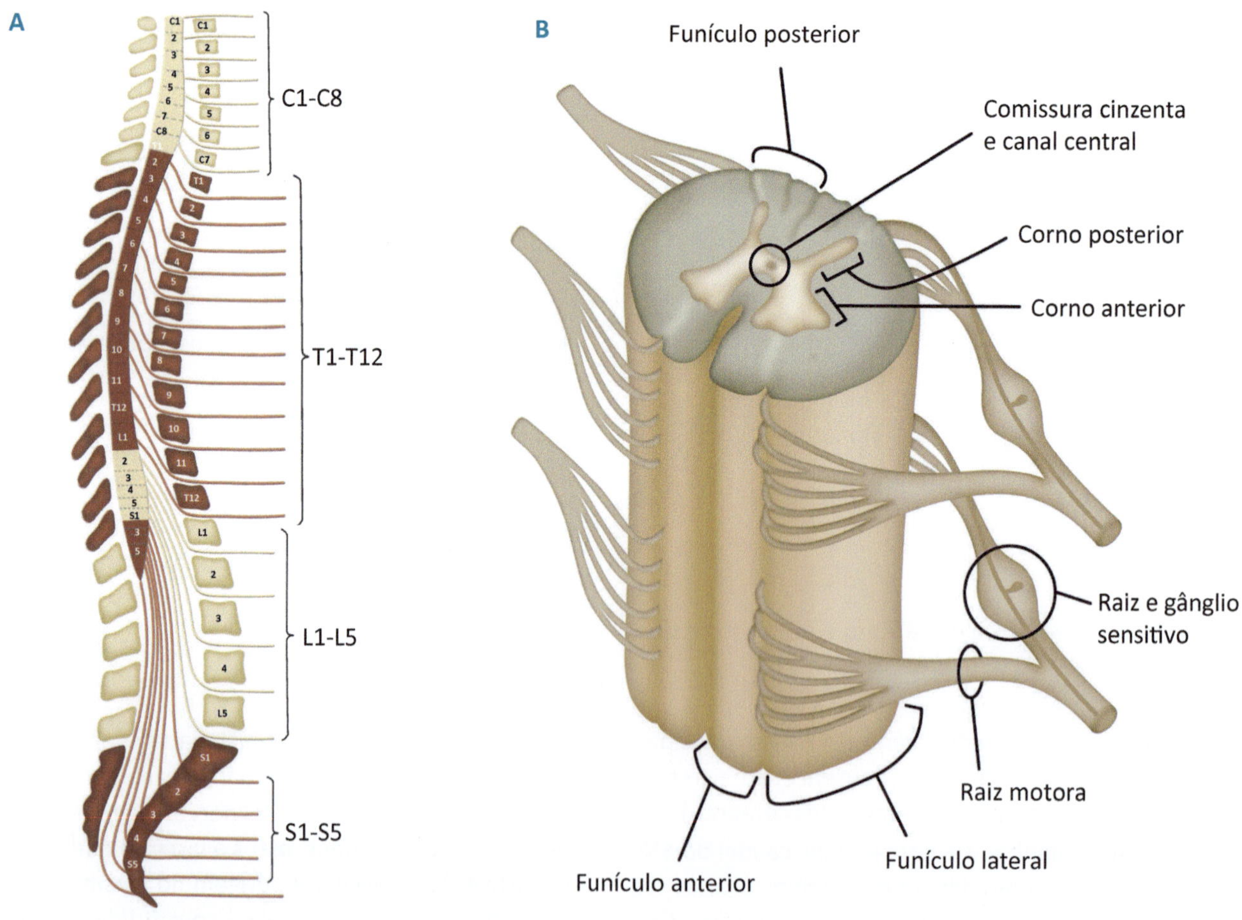

Figura 1.4 (A e B). Medula espinhal e raízes nervosas.
Fonte: Desenvolvida pela autoria.

A substância branca da medula espinhal é constituída por conjuntos de axônios ou fibras nervosas agrupadas, que recebem o nome de "tratos", e situa-se ao redor da substância cinzenta. Na substância cinzenta que, em secção transversal, tem forma de "H", distinguem-se o corno anterior onde se situam os motoneurônios, o corno posterior cujos neurônios relacionam-se às vias sensoriais, e a comissura cinzenta, onde se situa o canal central.

O bulbo ou medula oblonga é a continuação superior da medula espinhal e situa-se logo acima da transição craniovertebral (Figura 1.5). A ponte situa-se acima do bulbo e tem importantes conexões com o cerebelo, que se localiza posteriormente a ela. O mesencéfalo situa-se acima da ponte, no limite superior da fossa posterior. A fossa posterior é limitada superiormente pela tenda do cerebelo, formação determinada por projeção da dura-máter para o interior do crânio e, inferiormente, pelo forame magno. O bulbo, a ponte e o mesencéfalo, que constituem o tronco encefálico, e o cerebelo, localizam-se na fossa posterior.

No tronco encefálico, estão situados núcleos motores e sensitivos de nervos cranianos, tratos ascendentes e descendentes e a formação reticular (Figura 1.6). Esta é constituída por um conjunto de agrupamentos neuronais entremeados a fibras nervosas e que tem importante função de regulação da atividade cerebral e de mecanismos reflexos.

O diencéfalo é formado principalmente pelo tálamo e hipotálamo (Figuras 1.6 e 1.7). O tálamo é uma grande massa de substância cinzenta que processa a maior parte das informações aferentes que se destinam aos hemisférios cerebrais.

O hipotálamo é a principal estrutura responsável pela manutenção da constância do meio interno. Essa função depende, por um lado, do controle exercido sobre a secreção endócrina e sobre o sistema neurovegetativo (sistema nervoso autônomo) e, por outro, da sua participação na regulação de emoções e de alguns comportamentos de sobrevivência relacionados ao meio exterior. O hipotálamo é constituído por um conjunto de núcleos que se situam na vizinhança do terceiro ventrículo.

Os ventrículos são cavidades cheias de LCR localizadas nos hemisférios cerebrais (ventrículos laterais), no diencéfalo (III ventrículo) e no tronco (IV ventrículo). Essas cavidades comunicam-se entre si, possibilitando que o LCR formado nos plexos coroides dos ventrículos cerebrais (Figuras 1.6, 1.7 e 1.8) passe para o espaço subaracnóideo através de orifícios localizados no teto do IV ventrículo.

Os hemisférios cerebrais são constituídos pela substância branca, pelos núcleos da base e pelo córtex cerebral (Figura 1.7).

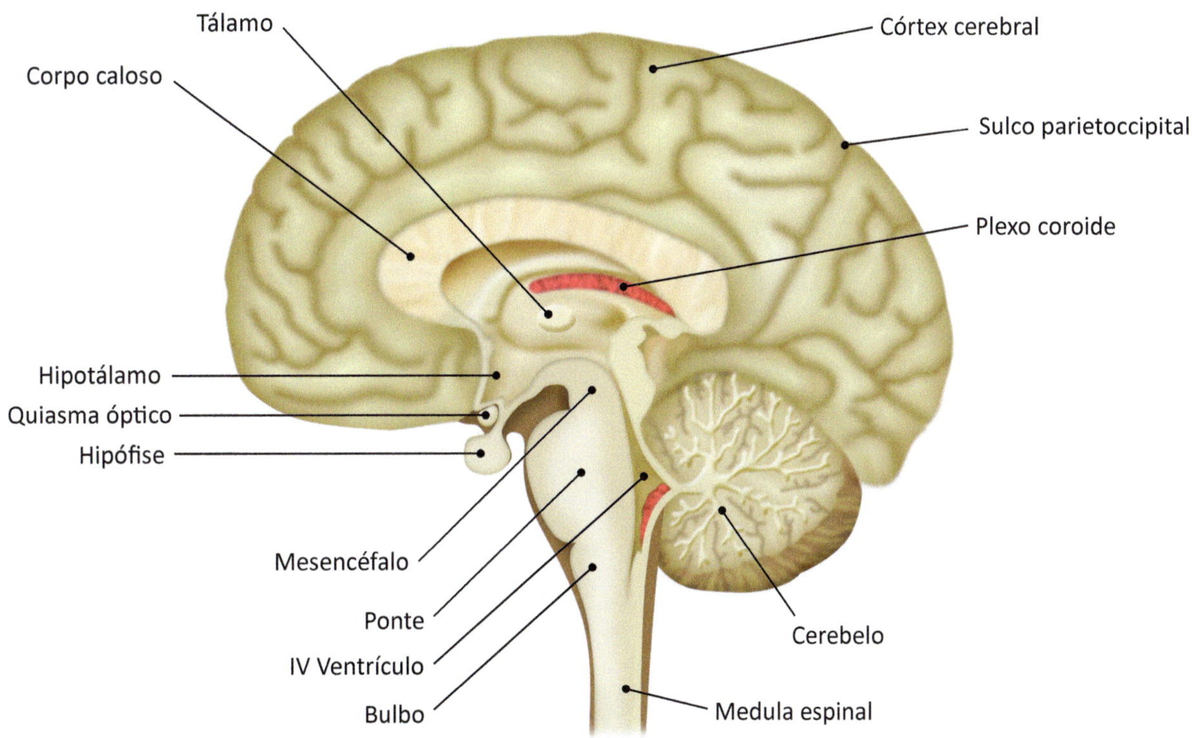

Figura 1.5. Corte sagital do encéfalo, expondo a face medial do hemisfério cerebral direito.
Fonte: Desenvolvida pela autoria.

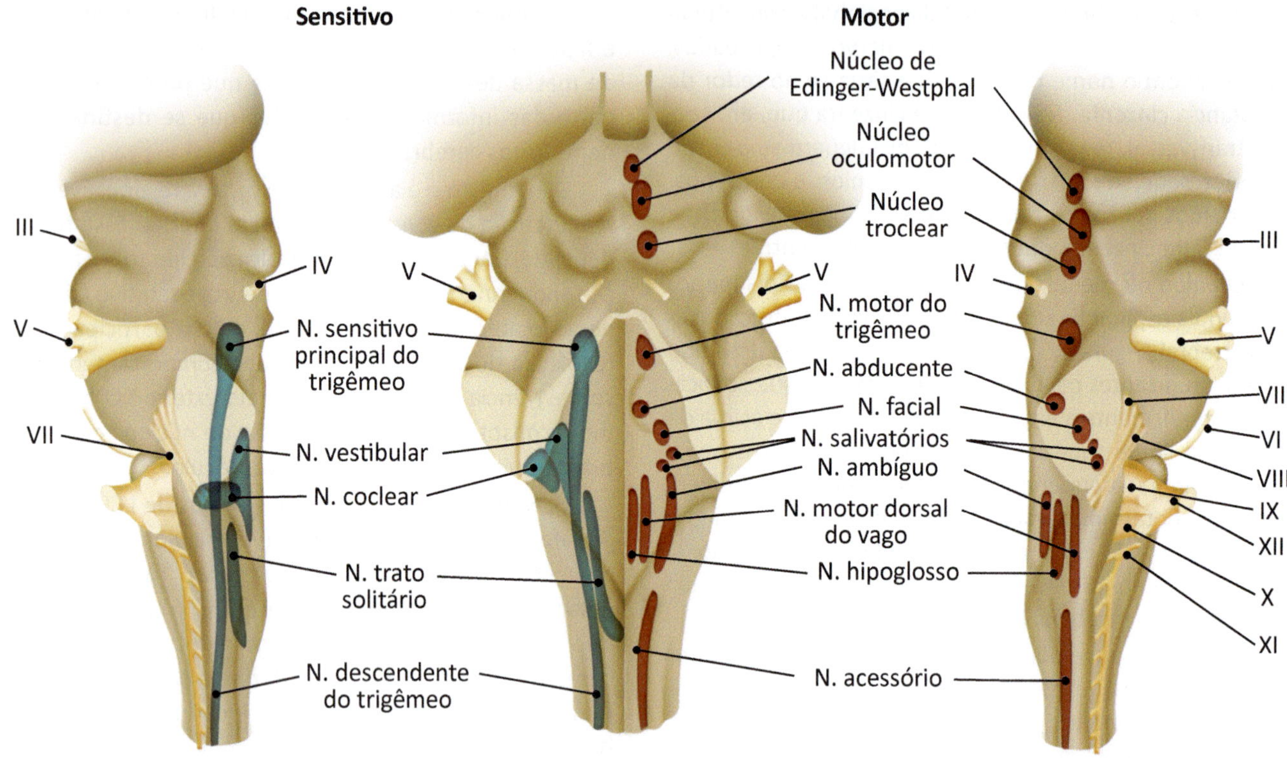

Figura 1.6. Núcleos sensitivos dos nervos cranianos (na cor verde) e motores dos nervos cranianos (na cor vermelha). Para tornar mais fácil a identificação, os núcleos sensitivos foram desenhados somente de um lado do tronco cerebral e os núcleos motores somente no outro lado.
Fonte: Desenvolvida pela autoria.

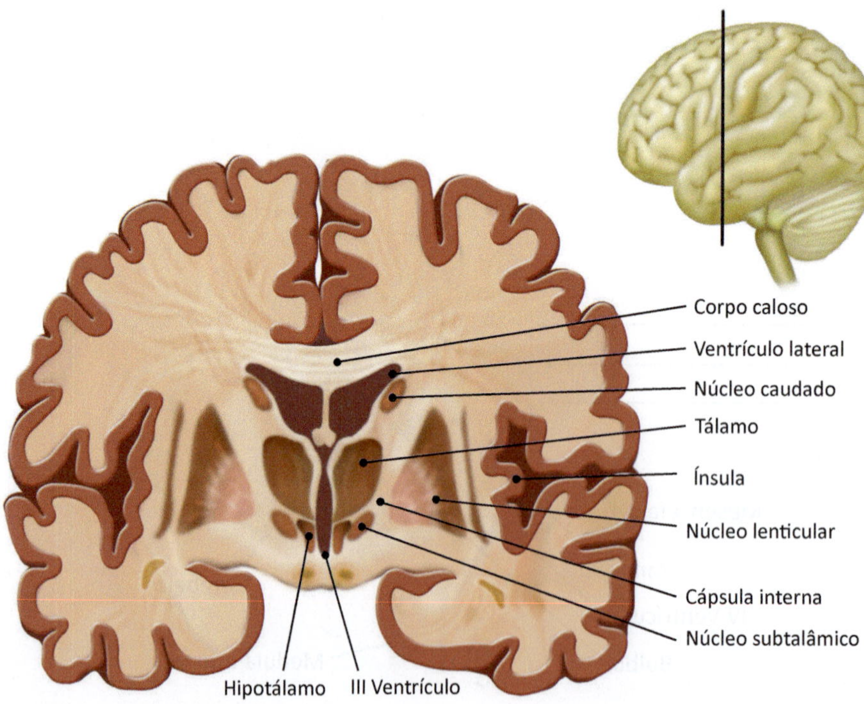

Figura 1.7. Corte frontal dos hemisférios cerebrais.
Fonte: Adaptada de Kandel, Schwartz, Jessell, *et al.*, 2013.

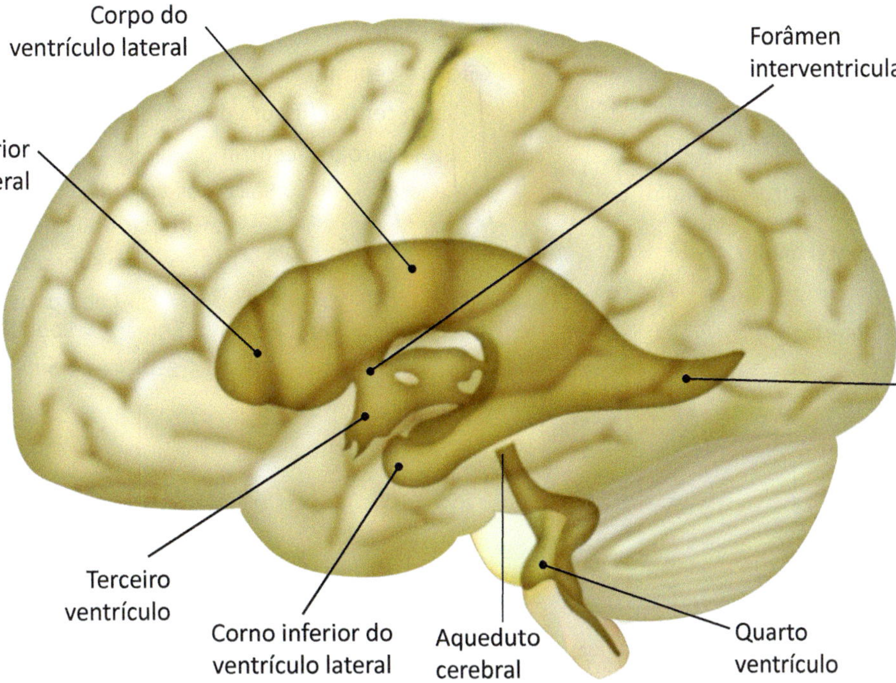

Figura 1.8. Ventrículos: o sentido preferencial do fluxo de LCR é o dos ventrículos laterais através dos forames intraventriculares para o III ventrículo e, deste, para o IV através do aqueduto cerebral (ou de Sylvius) (modificada de Netter).
Fonte: Desenvolvida pela autoria.

A substância branca é formada por tratos ascendentes, descendentes e pelos tratos que conectam os dois hemisférios, denominados "comissurais". Desses, o mais importante é o corpo caloso.

Os principais componentes dos núcleos da base são o núcleo caudado e o putâmen, que constituem o *striatum,* o globo pálido e o núcleo subtalâmico. O *striatum* recebe aferências de quase todo o córtex e, por meio de conexões com o globo pálido e com o tálamo, envia impulsos nervosos de volta ao córtex.

O córtex cerebral[1] caracteriza-se pela presença de sulcos e fissuras que o dividem nos lobos frontal, temporal, parietal, occipital, insular e límbico (Figura 1.9). O sulco central limita o lobo frontal do parietal; a fissura de Sylvius (ou fissura lateral) separa o lobo temporal dos lobos frontal e parietal; o sulco parietoccipital (e sua continuação virtual) limita esses dois lobos. O lobo insular, ou ínsula, não pode ser visto na superfície por estar coberto por partes dos lobos frontal, temporal e parietal. O lobo límbico acha-se principalmente na superfície medial do hemisfério, formando uma espécie de anel ao redor do corpo caloso (Figura 1.10).

No córtex, distinguem-se as áreas motoras e sensoriais primárias e as áreas de associação (Figura 1.10). As áreas primárias caracterizam-se por distribuição particular dos neurônios em suas camadas e pela relação praticamente direta que mantêm com o meio externo. São representadas pelo córtex motor, somatossensorial, visual e auditivo.

As áreas de associação constituem a maior parte do córtex do ser humano e podem ser divididas em unimodais (ou secundárias) e multimodais (ou terciárias).

As áreas de associação unimodais são assim denominadas porque recebem, quase exclusivamente, informações de uma única modalidade sensorial.

Localizam-se ao lado das áreas primárias e são representadas pelas áreas de associação visual, auditiva, somatossensorial (táctil) e motora. São responsáveis pelo processamento mais elaborado das informações sensoriais que teve início nas áreas primárias ou, no caso da área de associação motora, pela projeção sobre a área motora primária de estímulos responsáveis pela execução de atos motores integrados. As áreas motoras secundárias são a área motora suplementar e o córtex pré-motor, cujas funções são o planejamento do ato motor e a integração de movimentos para uma ação motora mais complexa.

1 Os termos "cérebro" e "encéfalo" não são sinônimos. Encéfalo refere-se ao conjunto de estruturas do sistema nervoso situadas no interior do crânio. Já cérebro refere-se ao conjunto formado pelos hemisférios cerebrais e diencéfalo. Logo, cerebelo, mesencéfalo, ponte e bulbo fazem parte do encéfalo, mas não do cérebro.

A

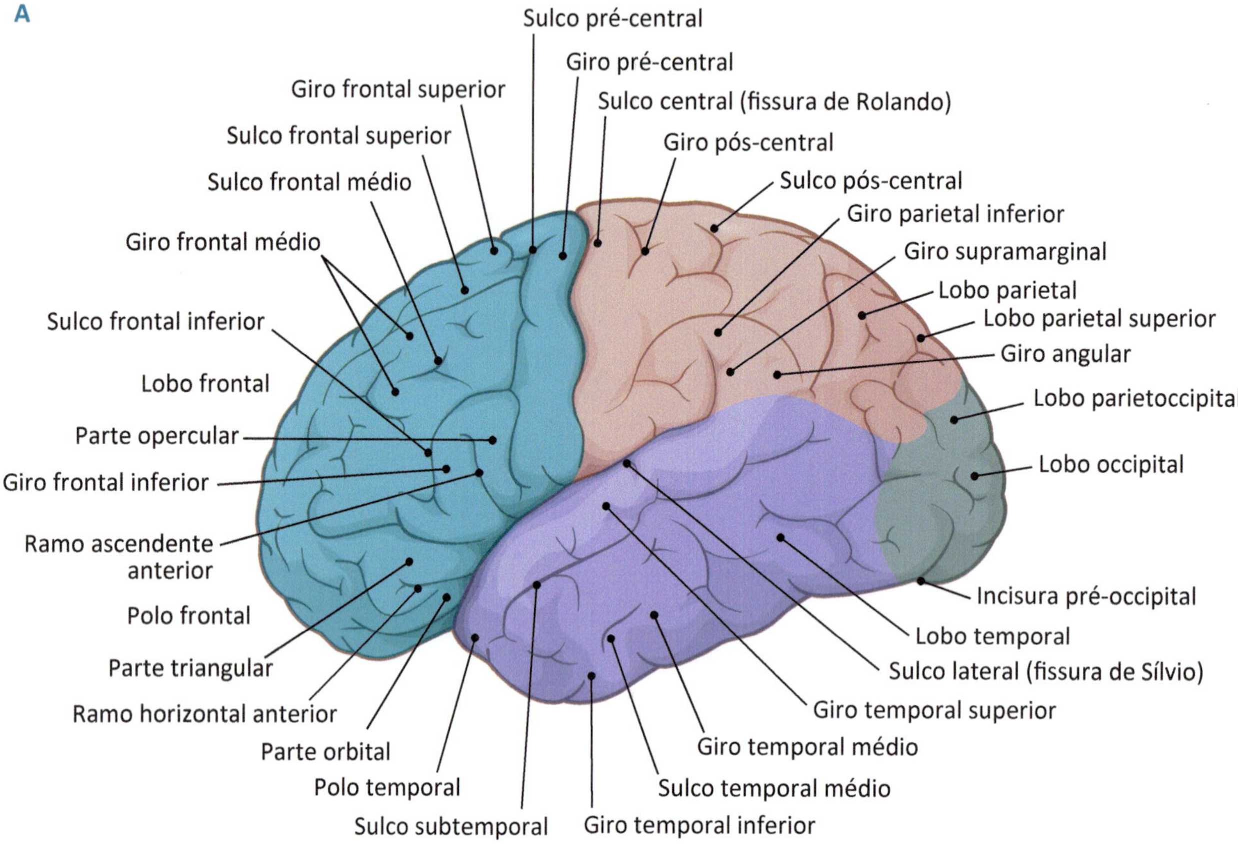

B

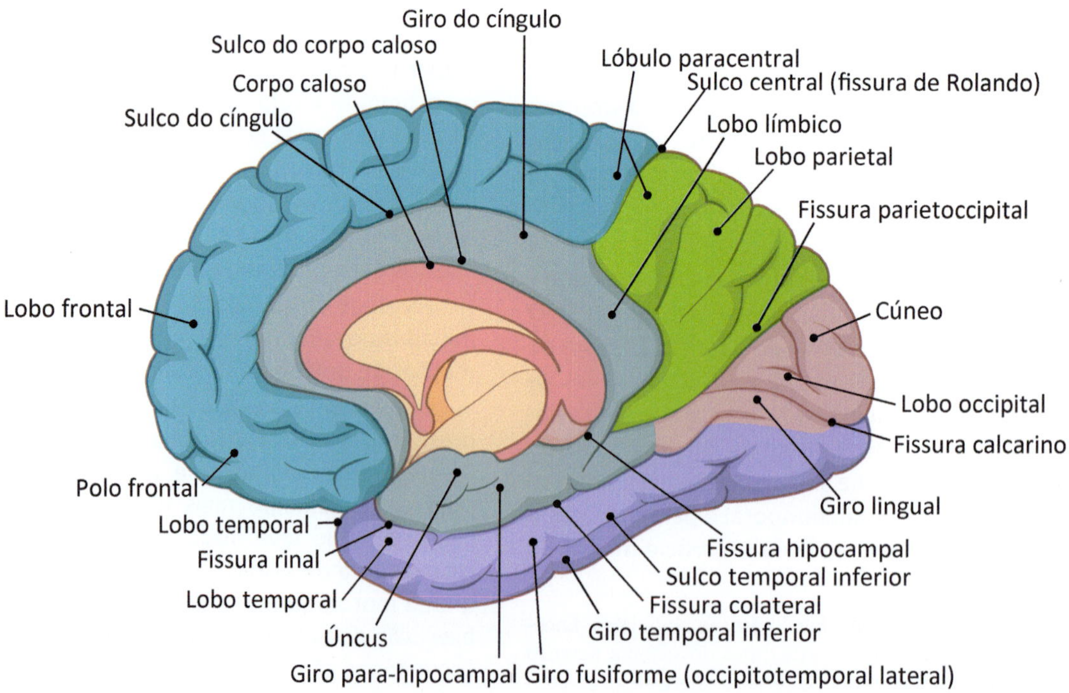

Figura 1.9 (A e B). (A) Face lateral do hemisfério cerebral. **(B)** Face medial do hemisfério cerebral.
Fonte: Desenvolvida pela autoria.

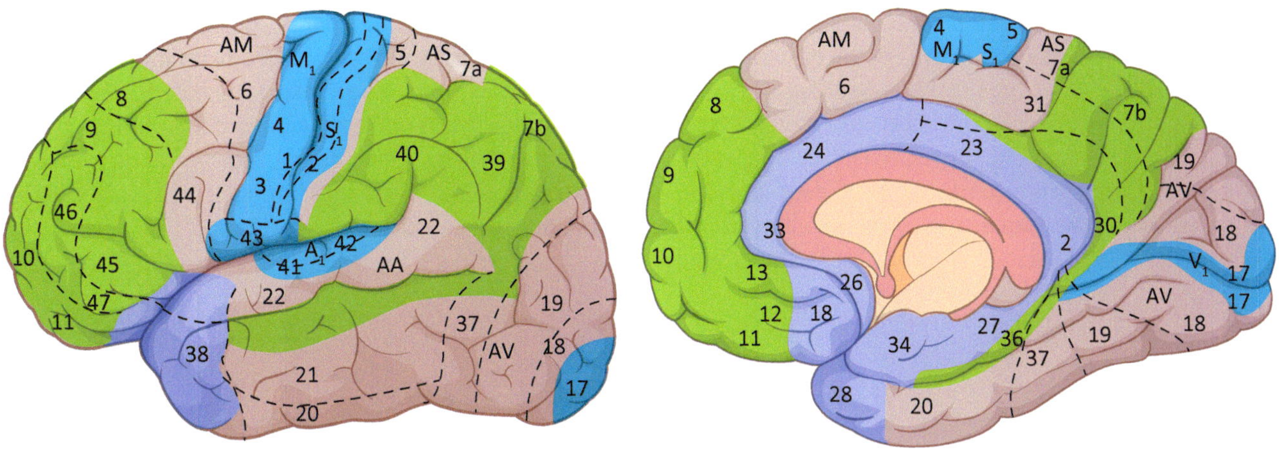

Figura 1.10. Anatomia funcional do córtex cerebral demonstrando áreas corticais primárias (em azul), de associação unimodal (em ocre), de associação multimodal (em verde) e sistema límbico (em cinza).
Fonte: Desenvolvida pela autoria.

As áreas de associação multimodais recebem aferências de duas ou mais áreas unimodais e estão envolvidas na integração sensorial. São representadas pelo córtex pré-frontal, pelo córtex da encruzilhada (ou junção) parietotêmporo-occipital e pelo córtex límbico de associação (Figuras 1.9 e 1.10).

Desse modo, as informações sensoriais atingem as áreas primárias, sofrem processamento mais completo nas áreas de associação unimodal e são integradas nas áreas de associação multimodal. Na vertente contrária, as áreas de associação multimodal projetam-se sobre as áreas de associação motora, e estas sobre o córtex motor primário, onde tem origem o trato corticoespinhal, que atua direta ou indiretamente sobre os motoneurônios.

DÉFICIT DE FORÇA MUSCULAR

Nas doenças musculares e da junção neuromuscular, o déficit de força usualmente afeta segmentos simétricos e predomina nas porções proximais dos membros. Desse modo, torna-se improvável que o caso em questão decorra de lesão nesse sistema. Descrição mais detalhada dessas doenças encontra-se no Capítulo 24 – Miopatias e Síndromes Miastênicas.

O neurônio motor inferior (ou motoneurônio) tem seu corpo celular localizado no corpo anterior da substância cinzenta da medula espinhal ou nos núcleos motores dos nervos cranianos. Do corpo celular (ou soma) do motoneurônio emergem os dendritos, que são extensões mais curtas, e o axônio, mais longo. Os axônios usualmente recebem a denominação "fibras nervosas". O axônio que se origina de cada motoneurônio junta-se, ao longo de seu trajeto, a outros axônios para formar as raízes e, em seguida, os plexos nervosos e, então, os nervos, que se ramificam para inervar diversas fibras musculares.

Cada motoneurônio é responsável pela inervação de um número variável de fibras musculares. O conjunto formado pelo motoneurônio e fibras musculares sob sua inervação é denominado "unidade motora". O número de fibras musculares de cada unidade motora varia de acordo com a função dos músculos. Unidades motoras de músculos envolvidos em movimentos que necessitem de maior precisão do que força, como os pequenos músculos da mão ou os músculos motores oculares, contêm apenas três a seis fibras musculares. Por outro lado, em músculos que se caracterizam pela força, como o gastrocnêmico, há cerca de 2 mil fibras musculares por unidade motora.

A lesão de motoneurônios ocasiona sintomas e sinais que constituem a síndrome da unidade motora ou síndrome do neurônio motor inferior. Entre esses sinais, o déficit de força é o mais importante. O caso que estamos estudando poderia decorrer de uma síndrome da unidade motora e a lesão dos motoneurônios poderia estar situada nos corpos celulares localizados na medula espinhal ou em algum ponto ao longo do trajeto dos axônios, ou em ambos.

Os neurônios que se originam no encéfalo e que atuam sobre os motoneurônios são denominados "neurônios motores superiores".

Seus axônios (ou fibras nervosas) formam tratos encefaloespinais. Desses, o mais importante é o trato corticoespinhal ou trato piramidal, assim chamado porque suas fibras nervosas formam uma proeminência no bulbo que tem forma piramidal.

Trato corticoespinhal (ou piramidal)

Considerando o nosso exemplo, poderíamos seguir o impulso nervoso eferente desde o córtex motor até os motoneurônios espinais.

Antes, imaginava-se que o trato corticoespinhal originava-se exclusivamente no giro pré-central ou área motora primária. Sabe-se, hoje, que suas fibras também têm origem no córtex pré-motor no lobo frontal, no giro pós-central, onde se situa a área sensitiva principal, e no córtex parietal.

Partindo do córtex, onde os neurônios dispõem-se segundo padrão somatotópico bem conhecido, nos quais os relacionados à inervação da face localizam-se mais lateralmente, os relacionados ao membro inferior mais medialmente, enquanto os vinculados à inervação do membro superior e do tronco ocupam uma posição intermediária na região dorsal, o conjunto de axônios ou fibras entra na substância branca e atravessa o centro semioval e a cápsula interna (Figura 1.11).

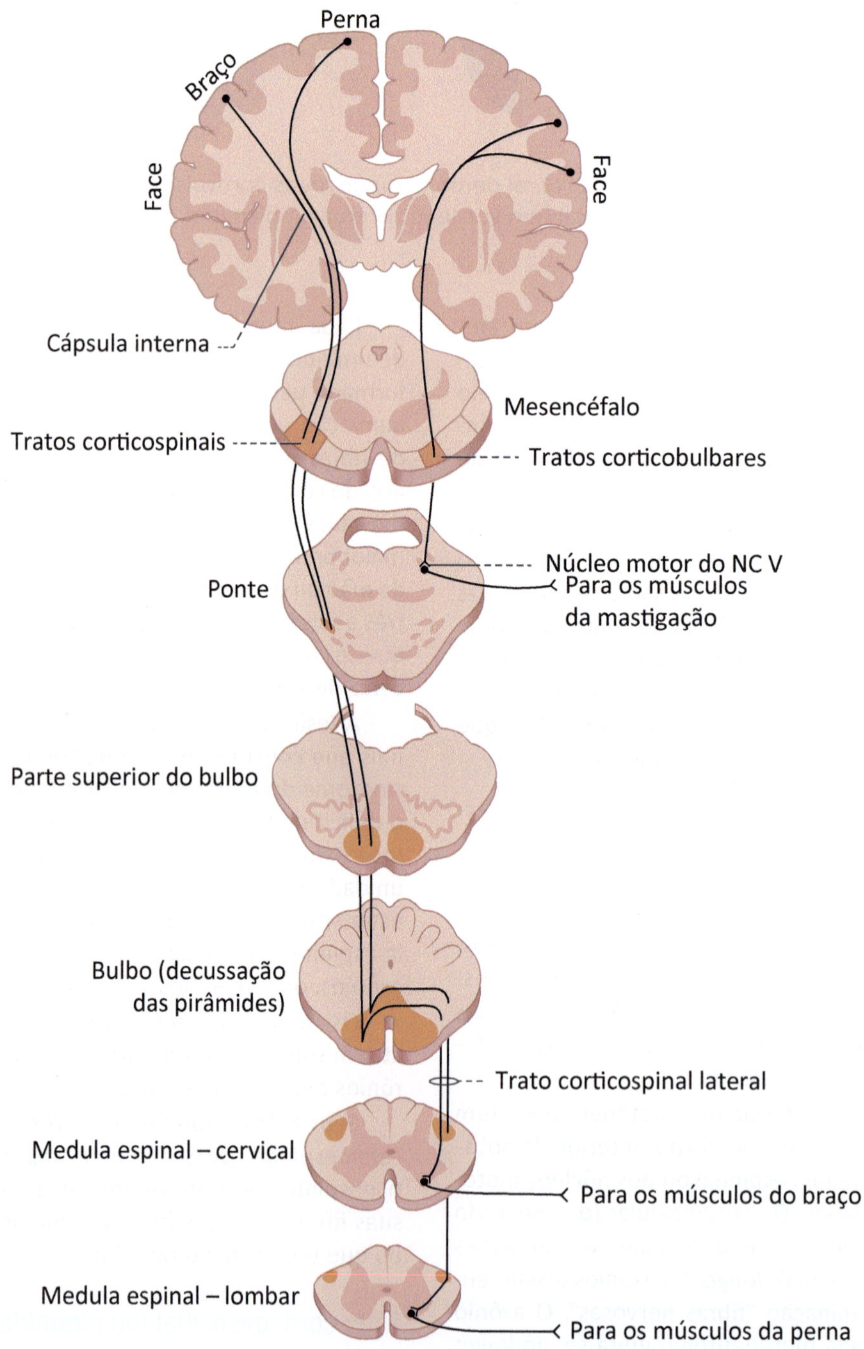

Figura 1.11. Trato corticoespinhal.
NC: nervo craniano.
Fonte: Desenvolvida pela autoria.

As fibras do trato corticoespinhal ocupam área reduzida do braço posterior da cápsula interna e, em seu trajeto em direção às pirâmides, passam pelos pedúnculos cerebrais no mesencéfalo e pela base da ponte. A maior parte das fibras cruza para o lado oposto na decussação das pirâmides e se prolonga como trato corticoespinhal lateral na medula espinhal.[2] As fibras que não decussam prologam-se no trato corticoespinhal anterior e no trato corticoespinhal lateral ipsilateral (do mesmo lado).

O trato corticoespinhal lateral localiza-se na porção lateral da substância branca da medula espinhal (funículo lateral) e atua principalmente sobre motoneurônios responsáveis pela inervação de músculos distais dos membros[3] (Figura 1.12). As terminações de um axônio do trato corticoespinhal lateral geralmente conectam-se a poucos motoneurônios, de modo que sua ação pode acarretar movimentos delicados das extremidades.

O trato corticoespinhal anterior localiza-se no funículo anterior da medula espinhal e seus axônios terminam sobretudo em motoneurônios localizados em ambos os lados da medula espinhal. Esses motoneurônios inervam músculos axiais e proximais dos membros de ambos os lados do corpo, importantes para a postura (Figura 1.12).

Na fase aguda de lesão extensa do trato piramidal, que quase sempre está associada à lesão de outros tratos situados muito próximos a ele, ocorre hemiplegia contralateral. Com o passar do tempo, há melhora da força muscular nas porções proximais dos membros, persistindo paresia intensa ou plegia das porções mais distais. O predomínio distal de déficit motor na síndrome piramidal é explicado pela inervação quase exclusivamente contralateral das porções distais dos membros e pela inervação bilateral das porções proximais.

Outros tratos encefaloespinhais

Parte dos sinais atribuídos à lesão exclusiva do trato corticoespinhal depende, provavelmente, de comprometimento associado de outros tratos encefalospinhais que se situam próximos a ele. Como no ser humano o trato corticoespinhal é muito mais importante que os demais, a denominação "síndrome piramidal" tornou-se consagrada pelo uso.

Alguns tratos encefalospinhais dispõem-se na medula espinhal de modo semelhante ao corticoespinhal anterior, ou seja, seus axônios trafegam pelo funículo anterior da medula e conectam-se a motoneurônios localizados de ambos os lados da medula espinhal, que são responsáveis pela inervação de músculos axiais e proximais. Alguns desses tratos originam-se de núcleos vestibulares e da formação reticular (tratos vestibuloespinhal e reticuloespinhal respectivamente). A distribuição das terminações dos axônios desses tratos é divergente, de modo que um axônio pode atuar sobre diversos segmentos medulares. Por exemplo, um mesmo axônio pode atuar sobre motoneurônios localizados na medula cervical e lombar.

A distribuição divergente das terminações desses tratos é bastante apropriada para as correções posturais e para os movimentos de orientação reflexa que geralmente necessitam de contrações simultâneas de músculos relativamente distantes entre si. As projeções corticais sobre os neurônios que dão origem a esses tratos têm pouca importância, de modo que estão relacionados com a movimentação involuntária. Não são conhecidas síndromes clínicas que possam ser atribuídas a lesões isoladas desses tratos.

Voltando ao nosso exemplo, a monoparesia crural direita que estamos estudando poderia depender de lesão de neurônios motores superiores, ou seja, poderia fazer parte de síndrome piramidal. Contudo, como já tínhamos visto, também poderia ser uma síndrome motora periférica, causada por lesão dos neurônios motores inferiores (ou motoneurônios). Para verificar se o déficit motor decorre de lesão dos neurônios motores superiores ou dos inferiores, é necessário examinar os reflexos miotáticos e o tono muscular.

Reflexo miotático (ou reflexo profundo)

É a contração brusca do músculo quando este é submetido a um estiramento rápido. Tem por base o arco reflexo (Figura 1.13).

O estiramento rápido do músculo produzido pela percussão do tendão através do martelo de reflexos estimula receptores situados em seu interior – os fusos musculares. São produzidos impulsos que trafegam com grande velocidade por fibras nervosas grossas e bastante mielinizadas, que são os prolongamentos periféricos dos neurônios situados no gânglio espinhal.[4] Os prolongamentos centrais desses neurônios formam as raízes dorsais e conectam-se monossinapticamente a motoneurônios da coluna cinzenta anterior da medula. A estimulação dos motoneurônios provoca a contração do músculo estirado. Concomitantemente, são estimulados interneurônios que inibem motoneurônios destinados a músculos antagonistas e interneurônios que excitam motoneurônios destinados a músculos agonistas ao estirado.

2 O termo "decussação" deriva do latim *deca*, dez. Como em algarismos romanos é representado por X, decussação tem o significado de cruzamento. De modo análogo, a letra grega χ (qui) deu origem ao termo "quiasma", que também significa "cruzamento".

3 Algumas fibras terminam diretamente (monossinapticamente) nos motoneurônios, mas a maioria conecta-se a interneurônios que atuam sobre os motoneurônios.

4 Um agrupamento de neurônios situado fora do neuroeixo é denominado "gânglio". Quando o agrupamento neuronal localiza-se no interior do SNC, recebe a denominação "núcleo".

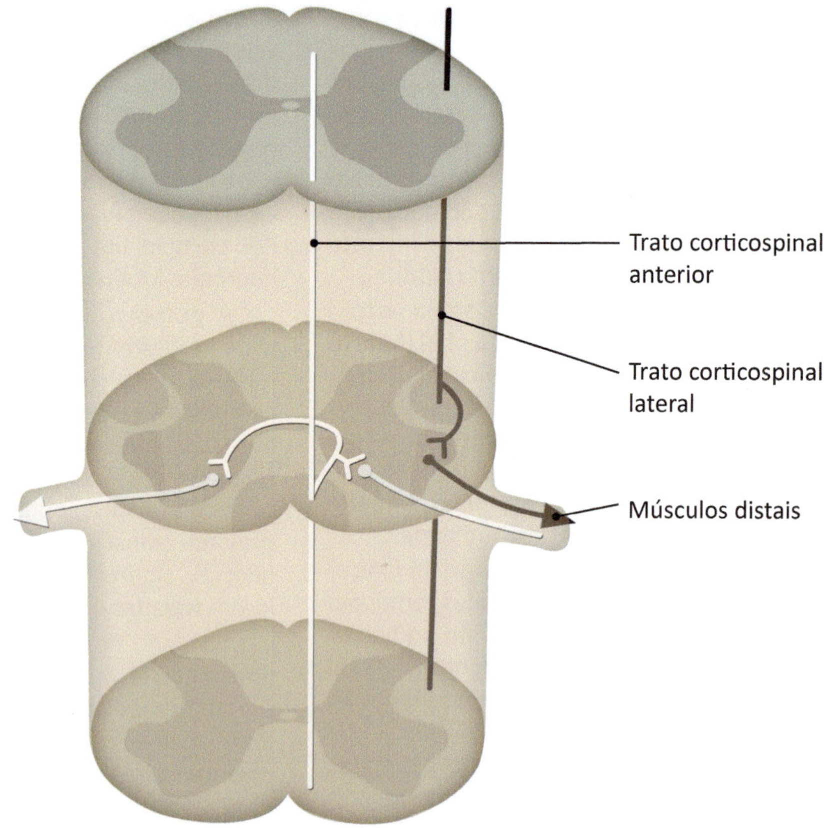

Figura 1.12. Terminações dos tratos corticoespinhais lateral e anterior.
Fonte: Desenvolvida pela autoria.

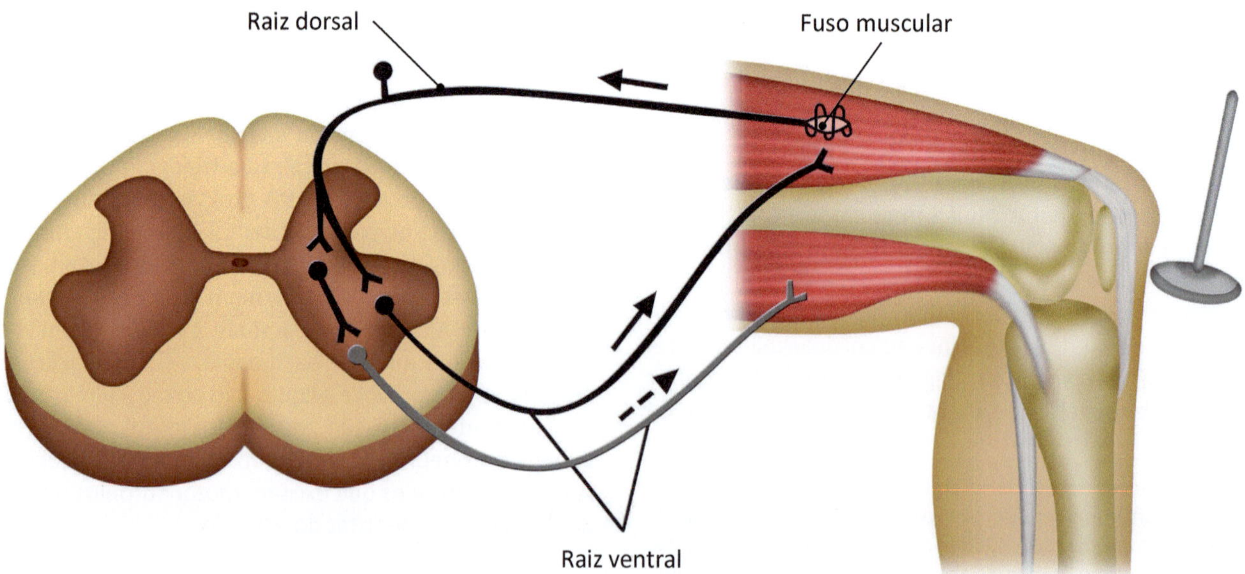

Figura 1.13. Vias do arco reflexo.
Fonte: Desenvolvida pela autoria.

Arreflexia ou hiporreflexia ocorre quando há comprometimento dos elementos que constituem o arco reflexo. São observados nas miopatias, nas lesões dos motoneurônios ou em afecções da alça aferente do arco, formadas pelos axônios do neurônio pseudounipolar.

Na síndrome piramidal (ou do neurônio motor superior), os reflexos tornam-se exaltados porque os fusos musculares encontram-se hipersensíveis ao estiramento. Quando o músculo é percutido pelo martelo de reflexos, o estiramento rápido estimula os fusos que enviam impulsos que também estimulam intensamente os corpos celulares dos motoneurônios, que, por sua vez, causam a contração do músculo que foi estirado. Portanto, em condições normais, alguns dos tratos encefaloespinais exercem ação inibitória sobre o arco reflexo.[5] A lesão desses tratos ocasiona os denominados sinais de liberação piramidal, entre os quais a hiperreflexia (ou reflexo exaltado) é o mais marcante.

Há considerável variação individual na intensidade dos reflexos profundos. Em alguns indivíduos normais, os reflexos são muito pouco ativos, sem nenhum valor patológico; em outros, os reflexos são normalmente vivos (ou hiperativos). A intensidade pode variar bastante no mesmo indivíduo em função do estado emocional. Tem maior valor clínico a presença de assimetrias entre os reflexos ou o encontro de outros sinais patológicos associados.

Na síndrome piramidal, é comum constatar-se a presença de clonos e de reflexos policinéticos associados à exaltação dos reflexos profundos.

O reflexo é denominado "policinético" quando uma única percussão determina contrações repetidas do mesmo grupo muscular.

Vídeo 1.1: Paciente com reflexos miotáticos (ou profundos) hiperativos (ou exaltados). No vídeo são testados os reflexos patelares e adutores das coxas, apresentando diminuição da latência, aumento da amplitude, aumento da área reflexógena, sinreflexia, movimentos reflexos policinéticos e clônus de patela.

5 Além dos motoneurônios que se destinam às fibras musculares esqueléticas comuns, denominados "alfa", há motoneurônios menores, denominados "gama", que inervam as fibras dos fusos musculares. Na síndrome piramidal, há aumento da atividade dos motoneurônios gama e, por isso, os fusos musculares encontram-se hipersensíveis ao estiramento.

O clono é observado quando um músculo é alongado passivamente de modo brusco e esse alongamento é mantido pelo examinador. Ocorrem contrações repetidas do grupamento muscular alongado que tendem a persistir enquanto o examinador mantiver o alongamento. De fato, o primeiro estiramento provoca a primeira contração reflexa e, como o examinador tenta manter o músculo alongado, há novo estiramento ao qual se segue nova contração, de modo sucessivo e ritmado. Clonos são mais facilmente provocados nos pés, nas rótulas e na mandíbula.

Tono muscular

Em condições normais, os músculos apresentam certo grau de tono (ou contração) que pode ser examinado pela inspeção, palpação ou pela movimentação passiva.

Na síndrome piramidal, frequentemente, há hipertonia porque a mobilização passiva estimula os fusos musculares e, por meio do arco reflexo, os motoneurônios. A hipertonia que ocorre nas lesões dos neurônios motores superiores é denominada "hipertonia espástica" ou "espasticidade". Como os fusos musculares são mais sensíveis ao estiramento rápido do músculo, a hipertonia é mais evidente quando os músculos são mobilizados com maior velocidade e, de modo inverso, menos evidente se os músculos forem mobilizados lentamente.

Vídeo 1.2: Paciente com síndrome piramidal ou do neurônio motor superior (hipertonia elástica ou espasticidade em membros inferiores e marcha em tesoura).

Na espasticidade pode ser constatado o *sinal do canivete.* O estiramento passivo do músculo espástico encontra grande resistência inicial que cessa bruscamente, de modo semelhante ao que ocorre ao se abrir ou fechar um canivete. A redução brusca de resistência deve-se à estimulação de outro tipo de receptor contido nos fusos musculares e de outros mecanoceptores que provocam a inibição reflexa dos músculos submetidos ao estiramento.

Nas lesões musculares ou dos motoneurônios, ocorre hipotonia, pois o reflexo ao estiramento está reduzido ou abolido.

Entretanto, alterações do tono muscular podem ser encontradas em outras condições. Por exemplo, há hipertonia na doença de Parkinson. Nessa doença, a resistência independe da velocidade com que os segmentos são mobilizados, pois não há exaltação dos reflexos profundos. O estiramento lento do músculo encontra resistência aumentada que se reduz e volta a se opor ao movimento sucessivamente, de modo semelhante ao que se observa quando se movimenta uma engrenagem defeituosa. Essa resistência de intensidade oscilante caracteriza o *sinal da roda denteada* e depende da ação de um receptor situado na junção entre o músculo e o tendão e que é sensível à tensão muscular – o órgão neurotendíneo ou tendinoso de Golgi. Quando o examinador mobiliza o músculo hipertônico, há aumento da tensão muscular, estimulando o órgão neurotendíneo, que, mediante reflexo polissináptico, inibe os motoneurônios do músculo envolvido, que se relaxa. Esse relaxamento é de duração muito curta, de modo que o músculo retorna a seu estado inicial e, se o examinador continuar a mobilizá-lo, notará novo aumento da resistência e nova redução em ciclos sucessivos.

A hipotonia também não é exclusiva das lesões do arco reflexo, pois ocorre em síndromes cerebelares, nas fases agudas de lesão dos neurônios motores superiores e em alguns distúrbios do movimento hipercinéticos.

Além dos reflexos profundos e do tono muscular, o exame dos reflexos superficiais é muito importante em neurologia.

Reflexos superficiais (ou exteroceptivos)

Nesses reflexos, são estimuladas áreas da pele ou de mucosas e observam-se contrações musculares. São reflexos polissinápticos e que se esgotam se pesquisados repetidamente.

Reflexo cutaneoplantar

A estimulação da planta do pé com um objeto não doloroso (p. ex., uma espátula), no sentido posteroanterior, provoca movimentação do hálux e dos artelhos. Durante o primeiro ano de vida, a resposta observada é a extensão (flexão dorsal) do hálux, acompanhada ou não pela dos outros artelhos.

Após o primeiro ano, a estimulação causa flexão plantar dos artelhos. A resposta é mais nítida quando se estimula a parte medial da planta do pé. Portanto, no indivíduo adulto normal, observa-se o reflexo cutaneoplantar em flexão.

Quando ocorre lesão dos neurônios motores superiores, volta a se manifestar padrão semelhante ao observado no primeiro ano de vida: a estimulação da planta do pé, especialmente quando aplicado na margem externa, acarreta extensão (flexão dorsal) lenta do hálux. Este é o reflexo cutaneoplantar em extensão ou sinal de Babinski (Figura 1.14).

Em condições normais, o trato corticoespinhal inibe a resposta em flexão dorsal. No primeiro ano de vida, como esse trato ainda não está desenvolvido de modo pleno, em razão basicamente da mielinização incompleta, não ocorre inibição. À medida que a mielinização se processa, a resposta torna-se, a princípio, variável para, no fim do primeiro ano, assumir definitivamente o padrão em flexão plantar. É interessante notar que, quando a criança começa a andar, indicando que o sistema motor tem bem adiantado seu desenvolvimento, o reflexo cutaneoplantar adquire o padrão normal do adulto.

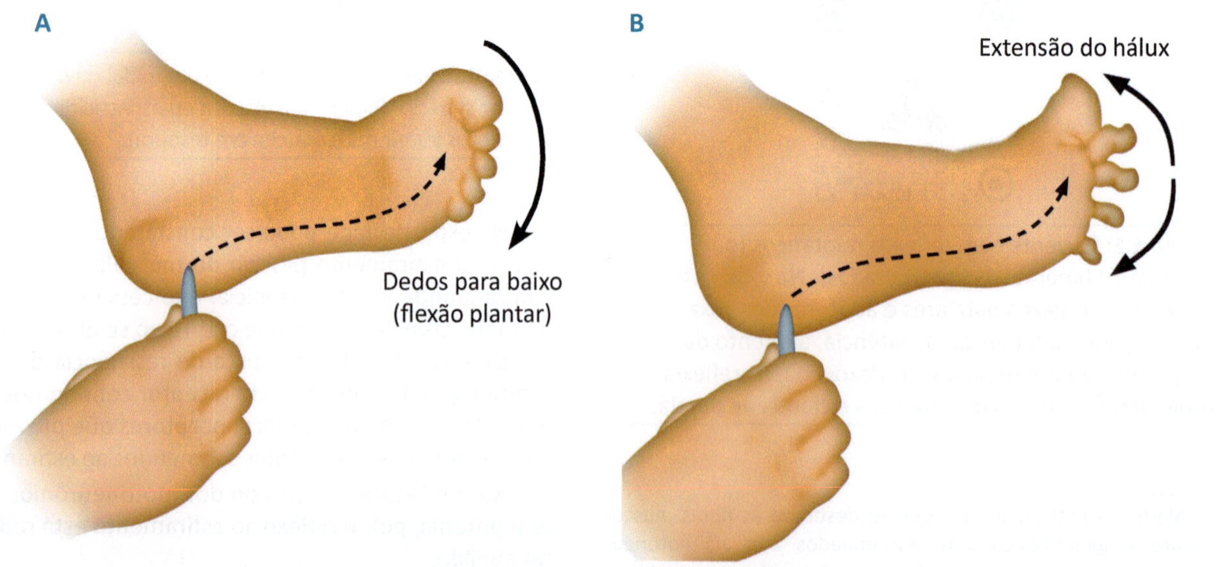

Figura 1.14. **(A)** Reflexo cutaneoplantar (resposta normal: flexão plantar do hálux e artelhos). **(B)** Sinal de Babinski (extensão ou flexão dorsal do hálux).
Fonte: Desenvolvida pela autoria.

O encontro do sinal de Babinski a partir do segundo ano de vida indica lesão (ou falha no desenvolvimento) do trato corticoespinhal.

Vídeo 1.3: Paciente com reflexo cutâneo plantar em extensão (sinal de Babinski), obtido com estímulo em região plantar. No vídeo, o examinador também obtém o sinal de Babinski estimulando outras regiões dos membros inferiores (essas outras formas de se obter o sinal de Babinski são denominadas "sucedâneos").

Reflexos cutâneos abdominais

A estimulação da pele da parede abdominal acarreta contração dos músculos, causando desvio da linha alba e da cicatriz umbilical para o lado estimulado.

Esses reflexos dependem da integridade do trato corticoespinhal e não são mais obtidos quando há lesão piramidal. Portanto, comportam-se de modo oposto aos reflexos profundos, pois enquanto estes exaltam-se nas lesões dos tratos descendentes, os cutâneo abdominais são abolidos.

Como diversas condições comuns podem dificultar a pesquisa desses reflexos, a exemplo de obesidade e cicatrizes cirúrgicas, a presença de assimetria entre os hemicorpos tem mais valor que sua ausência bilateral.

Recapitulação do caso de monoparesia crural direita de predomínio distal

Voltando ao exemplo proposto, em que havia monoparesia crural direita de predomínio distal, duas possibilidades serão abordadas: síndrome piramidal; e síndrome motora particular.

Síndrome piramidal (síndrome do neurônio motor superior)

O exame poderia ter evidenciado monoparesia, hipertonia espástica, exaltação dos reflexos e sinal de Babinski, em membro inferior direito; e abolição dos reflexos cutâneo abdominais à direita. Esse conjunto de sinais caracteriza a síndrome piramidal. Mas em que altura ou nível estaria a lesão?

Para que a síndrome piramidal afete todo o membro inferior, causando hiper-reflexia e sinal de Babinski, o comprometimento deve situar-se acima dos segmentos onde se localizam os motoneurônios que inervam o membro inferior. Logo, deve situar-se acima de L1.

Como os reflexos cutâneo abdominais são integrados nos segmentos medulares T6 a T12, a lesão dos tratos descendentes deve situar-se acima de T6 para que sejam abolidos.

A ausência de paresia braquial não indicaria que o comprometimento se situa abaixo da medula cervical?

Não, pois é claro que uma lesão acima da medula cervical poderia poupar as fibras que se destinam ao membro superior. Por exemplo, se apenas a porção medial do hemisfério esquerdo fosse afetada, poderia haver monoparesia crural direita, sem que o membro superior fosse envolvido.

Seria possível afirmar apenas que há lesão dos neurônios motores superiores acima de T6.

Síndrome motora periférica (síndrome do neurônio motor inferior)

O exame poderia ter evidenciado monoparesia, hipotonia, abolição dos reflexos profundos e atrofia muscular em membro inferior direito, reflexos cutâneo abdominais presentes e cutaneoplantar em flexão.

Esses dados caracterizam a síndrome motora periférica e indicam que a lesão situa-se em músculos ou no motoneurônios (a possibilidade de afecção da junção neuromuscular seria muito improvável no exemplo proposto). Lesões no motoneurônio podem ocorrer no seu axônio ou fibra nervosa (neuropatias) ou no seu corpo celular (neuronopatia ou doença da ponta anterior).

A razão da atrofia muscular nas miopatias é evidente. Nas lesões dos motoneurônios, a atrofia é algumas vezes muito intensa, como na poliomielite e em alguns casos de neuropatia diabética. Evidentemente, essa atrofia não decorre apenas do desuso, pois é mais intensa do que a atrofia que ocorre nas lesões dos neurônios motores superiores.

Sabe-se que há fluxo bidirecional de substâncias ao longo do axônio, denominado "fluxo axoplasmático". É provável que substâncias essenciais ao trofismo sejam transportadas até as terminações nervosas e, através da placa motora, às fibras musculares.

A distinção entre doença primária dos músculos ou dos motoneurônios não seria possível com os dados apresentados até aqui. Sabe-se que, nas miopatias, o déficit é usualmente proximal e simétrico, o que torna essa possibilidade menos provável no caso em questão.

Nas lesões dos motoneurônios podem surgir *fasciculações*, que são contrações involuntárias de uma unidade motora. São visíveis e perceptíveis pelo paciente, como pequenas contrações arrítmicas de parte de um músculo, mas não provocam deslocamento do segmento afetado porque a tensão desenvolvida é insuficiente. É oportuno distingui-las das fibrilações que são contrações de fibras musculares desnervadas que também ocorrem nas lesões dos motoneurônios. Como na fibrilação contraem-se apenas fibras musculares isoladas, não há fenômeno visível ou perceptível: fibrilação é um sinal detectado apenas pelo exame de eletromiografia.

Uma situação particular: o choque medular

A distinção entre síndrome piramidal e síndrome periférica pode ser difícil na fase aguda das lesões medulares quando se verifica o choque medular ou espinhal.

Imediatamente após a secção transversa da medula, que pode ser causada por trauma, ferimento por arma, compressão ou inflamação, há paralisia completa e abolição de todas as respostas reflexas abaixo da lesão.

A razão da arreflexia não é bem conhecida, mas seguramente está ligada à suspensão abrupta de todo controle supraespinhal sobre o arco reflexo.

A distinção da síndrome motora periférica é mais difícil nessa situação porque em ambas há hipotonia e arreflexia. Há alguns dados que apontam para a lesão do SNC como anestesia completa abaixo do nível da lesão e presença de retenção urinária e fecal.

A fase de choque medular dura, em média, 3 semanas, mas pode extinguir-se em poucos dias ou persistir durante meses.

Na fase aguda de uma lesão encefálica, também pode ocorrer um período de "choque", em que há hipotonia e arreflexia do hemicorpo afetado podendo persistir por 2 ou 3 dias. O comprometimento de um hemicorpo, mesmo na ausência de sinais de liberação piramidal, sugere lesão do SNC (Quadro 1.1).

Topografia lesional

A diferenciação entre síndrome motora periférica e síndrome piramidal não encerra o diagnóstico topográfico. A síndrome piramidal pode decorrer de lesões situadas desde o córtex até a medula espinhal, e a síndrome motora periférica pode ser resultante de lesão do corpo celular do motoneurônio (na ponta anterior da medula), do prolongamento axonal (neuropatia), da junção (ou placa) neuromuscular ou dos músculos. Para estabelecer a localização exata do processo patológico, são necessários dados adicionais. Lesões situadas em diversos pontos podem provocar, além do déficit motor, distúrbios de sensibilidade. A presença desses distúrbios, bem como sua distribuição, pode ajudar muito no diagnóstico topográfico. Passaremos, então, a estudá-los.

DISTÚRBIOS DA SENSIBILIDADE

Nosso contato com o meio exterior realiza-se por intermédio dos receptores sensoriais. Neles, os estímulos são transformados em impulsos nervosos e atingem o SNC.

É possível distinguir três categorias de sensibilidade: exteroceptiva; proprioceptiva; e interoceptiva. Os sistemas exteroceptivos são responsáveis pela sensibilidade a estímulos externos e incluem a visão, a audição, o olfato, o paladar e a sensibilidade cutânea. Os sistemas proprioceptivos relacionam-se com as noções de posição do corpo no espaço e dos segmentos do corpo em relação aos demais. Os sistemas interoceptivos responsabilizam-se pela sensibilidade a estímulos provenientes de vísceras, vasos sanguíneos e outras estruturas internas.

Cada sistema sensorial é organizado de modo particular e há considerável redundância entre eles. Por ora, vamos nos interessar apenas pelos sistemas exteroceptivo somático e proprioceptivo.

Sensibilidade exteroceptiva somática (ou sensibilidade superficial)

O sistema exteroceptivo somático é responsável pela sensibilidade cutânea a estímulos dolorosos, térmicos e por parte da sensibilidade táctil.

Quadro 1.1. Síndromes motoras deficitárias

	Tono	Reflexos profundos	Trofismos	**Outros**
Síndrome piramidal (ou do neurônio motor superior)	Hipertonia	Exaltados (ou hiperativos)	Normais ou poucos de atrofia (desuso)	Sinal de Babinski Reflexos cutaneoabdominais abolidos
Síndrome da unidade motora (ou do neurônio motor inferior)	Hipotonia	Abolidos (ou hipoativos)	Amiotrofia	Fasciculações

Fonte: Desenvolvido pela autoria.

Os estímulos aplicados no tronco e membros trafegam como impulsos nervosos através dos prolongamentos periféricos do neurônio do gânglio espinhal. São fibras nervosas relativamente finas, com velocidades de condução baixas e que, através do prolongamento central do neurônio do gânglio espinhal, entram na constituição da raiz espinhal dorsal.

Os axônios dos neurônios do corno posterior cruzam para o lado oposto e ascendem pela porção anterolateral da medula espinhal (Figura 1.15) como trato espinotalâmico lateral. Após sinapse no tálamo, os impulsos destinam-se às áreas sensitivas somáticas do córtex cerebral.

Os estímulos aplicados na face e mucosas oral, nasal e da conjuntiva acarretam impulsos que trafegam pelo nervo trigêmeo e, após ingressar na ponte, adquirem trajeto descendente até o núcleo do trato espinhal do trigêmeo. Após sinapse nesse núcleo, as fibras cruzam para o lado oposto e caminham junto com as do trato espinotalâmico lateral.

O sistema exteroceptivo somático é responsável primordialmente pelas sensibilidades dolorosa e térmica e pelo tato grosseiro, não discriminativo.

A lesão do trato espinotalâmico lateral determina anestesia térmica e dolorosa da região do corpo situada abaixo da lesão e contralateralmente a esta. A sensibilidade táctil é pouco afetada, pois depende também das vias da sensibilidade proprioceptiva.

O trato espinotalâmico lateral é o mais importante entre os tratos ascendentes que conduzem estímulos dolorosos, mas não é o único. Há fibras que não atingem diretamente o tálamo porque se conectam com neurônios da formação reticular do tronco encefálico. Constituem o trato espinorreticular ou espinorreticulotalâmico. Outras destinam-se a núcleos talâmicos que se projetam de modo difuso sobre o córtex cerebral e não apenas para as áreas sensoriais. Enquanto o trato espinotalâmico lateral parece ser responsável pela sensação de dor aguda e bem localizada, esses outros tratos relacionam-se com as sensações de dor difusa e prolongada. Há, ainda, fibras que se projetam sobre partes do sistema límbico ou sobre o hipotálamo e que contribuem para o componente afetivo da dor e para as respostas neurovegetativas.

Sensibilidade proprioceptiva (ou sensibilidade profunda)

Os sistemas proprioceptivos ou da sensibilidade profunda são responsáveis pela sensibilidade cinético-postural, vibratória, à pressão profunda, dolorosa à compressão profunda e pela localização e discriminação tácteis. A sensibilidade cineticopostural é responsável pela noção de posição e da velocidade de deslocamento dos segmentos do corpo.

Os receptores situam-se nas cápsulas articulares, músculos, derme e subcutâneo. Os impulsos são conduzidos por fibras grossas, de velocidade de condução alta. As vias da sensibilidade profunda estão esquematizadas na Figura 1.16. Os impulsos que têm origem no membro inferior e porção inferior do tronco atingem as raízes dorsais e ascendem do mesmo lado da medula até atingirem o núcleo grácil situado no bulbo. Os impulsos provenientes da porção superior do tronco e do membro superior ascendem também ipsilateralmente até o núcleo cuneiforme, localizado no bulbo.

Dos núcleos grácil e cuneiforme partem fibras que cruzam para o lado oposto ainda na porção inferior do bulbo e constituem o trato denominado "lemnisco" (do grego *lemnískos,* fita) medial que atinge o tálamo. Do tálamo, partem axônios que se dirigem às áreas sensitivas somáticas do córtex cerebral.

Os impulsos que se originam na face trafegam pelo nervo trigêmeo e atingem o núcleo sensitivo principal e o núcleo mesencefálico (não representado na Figura 1.16). Após sinapse, têm trajeto semelhante ao do lemnisco medial.

A lesão das vias da sensibilidade proprioceptiva causa distúrbios da sensibilidade profunda da região do corpo abaixo e do mesmo lado da lesão, quando esta situar-se na medula. Quando a lesão estiver acima do cruzamento das fibras, ou seja, acima da porção inferior do bulbo, o déficit de sensibilidade profunda será contralateral à lesão.

Distúrbios mais comuns da sensibilidade

As alterações de sensibilidade podem ser divididas em subjetivas e objetivas. Entre as alterações subjetivas, estão compreendidas as *parestesias,* que são sensações espontâneas de dor, adormecimento, formigamento, de picadas de dor ou de queimação, as *hiperestesias,* que correspondem a aumento da intensidade e/ou da duração da sensação produzida por um estímulo, e a *alodinia* em que há sensação de dor produzida por estímulos que normalmente não a provocam.

As alterações objetivas são aquelas detectadas ao exame e incluem as anestesias e hipoestesias. "Anartrestesia" é o termo para alterações objetivas na propriocepção consciente (ou artrestesia) e hipo- e apalestesia descrevem alterações na sensibilidade vibratória (palestesia). É frequente que alterações subjetivas e objetivas coexistam.

Vamos apresentar os tipos mais comuns de distúrbios de sensibilidade em função da topografia lesional.

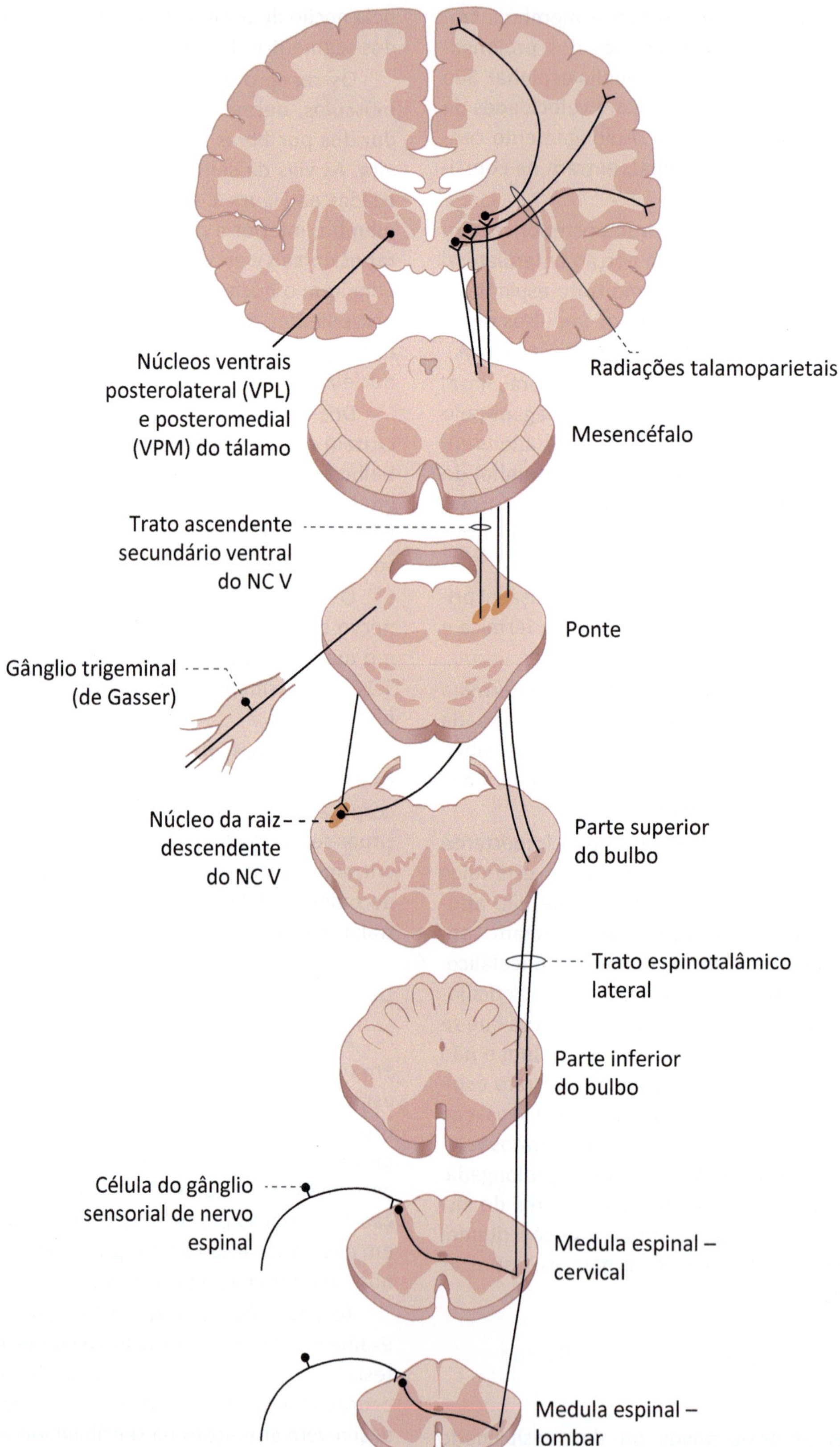

Figura 1.15. Trato espinotalâmico (via da sensibilidade superficial).
NC: nervo craniano.
Fonte: Desenvolvida pela autoria.

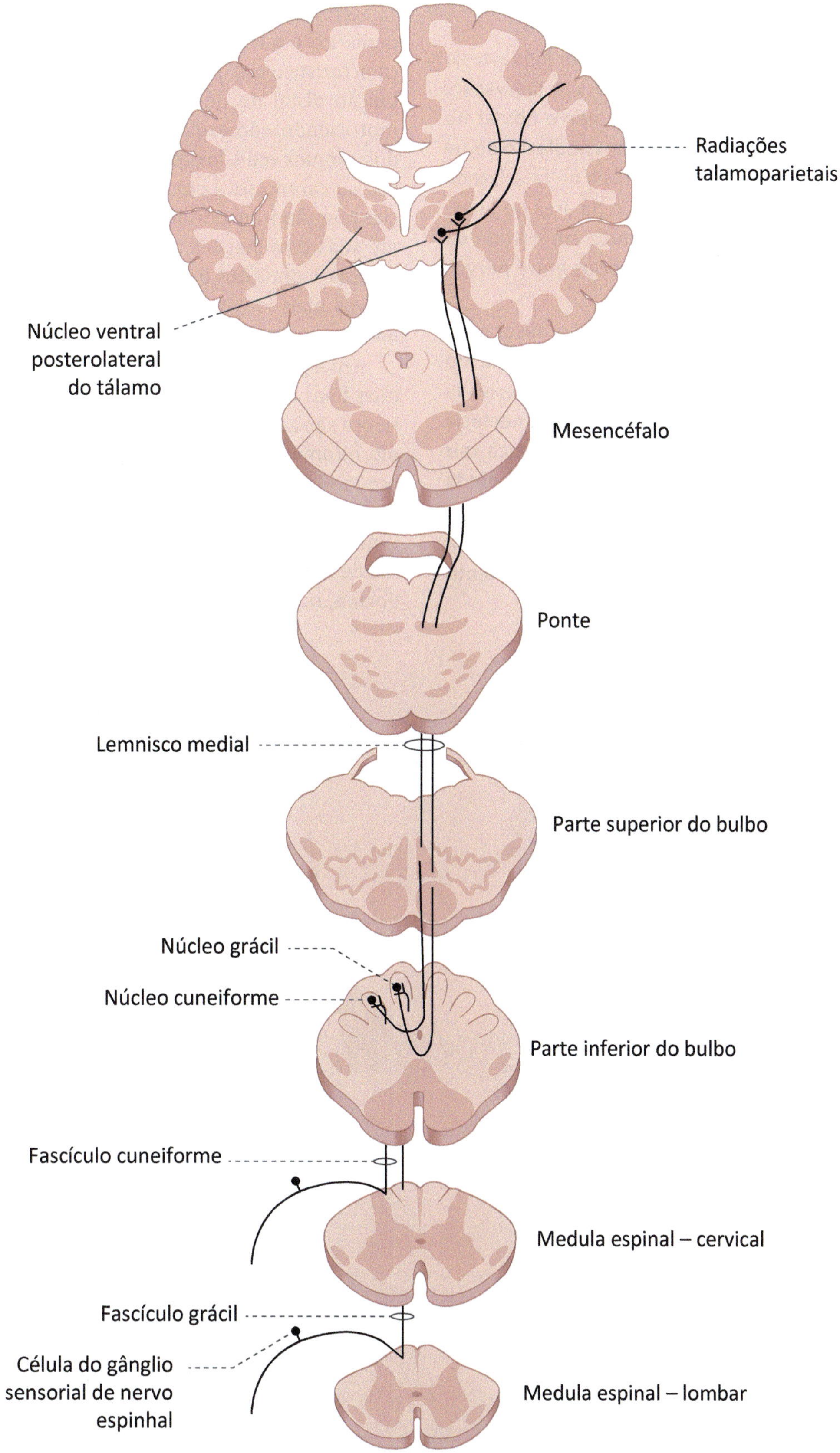

Figura 1.16. Via da sensibilidade profunda (via coluna posterior-lemnisco medial).
Fonte: Desenvolvida pela autoria.

Lesões periféricas

Na lesão de um *nervo periférico*, ocorre hipoestesia ou anestesia no território cutâneo sob sua inervação. Por exemplo, uma lesão traumática do nervo fibular no nível do colo da fíbula causa paresia da dorsiflexão do pé e dos artelhos e anestesia ou hipoestesia na face lateral da perna e no dorso do pé. A extensão da área de anestesia pode variar muito entre indivíduos em virtude da intensidade da superposição de territórios entre nervos vizinhos, que é inconstante.

Na lesão de uma raiz nervosa, pode-se observar a clássica hipoestesia "em faixa" acometendo parte do dermátomo que corresponde à área cutânea derivada do mesmo somito que a raiz (Figura 1.17). A anestesia poderá não ser perceptível na lesão de uma única raiz em virtude da superposição de territórios, que é ainda mais intensa do que a verificada entre os nervos.

Nas lesões periféricas, o distúrbio de sensibilidade é sempre ipsilateral à lesão, pois não há cruzamento de fibras no sistema nervoso periférico.

O distúrbio mais comum em lesões do sistema nervoso periférico é a hipoestesia "em bota e luva" (Figura 1.18), característico das polineuropatias. A simetria e a distribuição distal do déficit, que também podem afetar a motricidade, são explicadas pela maior susceptibilidade dos axônios mais longos a distúrbios metabólicos, tóxicos ou carenciais. Como o axônio necessita de substâncias que são transportadas do corpo celular do neurônio até suas terminações, é simples entender por que, em algumas condições desfavoráveis, as porções distais dos nervos mais longos apresentam distúrbios funcionais e anatômicos mais intensos e mais precoces.

Em algumas condições patológicas, as fibras nervosas mais finas que conduzem as sensibilidades térmica e dolorosa são acometidas com maior intensidade. Por exemplo, na amiloidose primária e na hanseníase, pode ocorrer predomínio do déficit das sensibilidades exteroceptivas. Em outras condições, são as fibras grossas as mais intensamente comprometidas, como na tabes dorsal (uma forma de neurossífilis), em que a lesão localiza-se nas raízes dorsais, ou em alguns tipos de polineuropatia diabética.

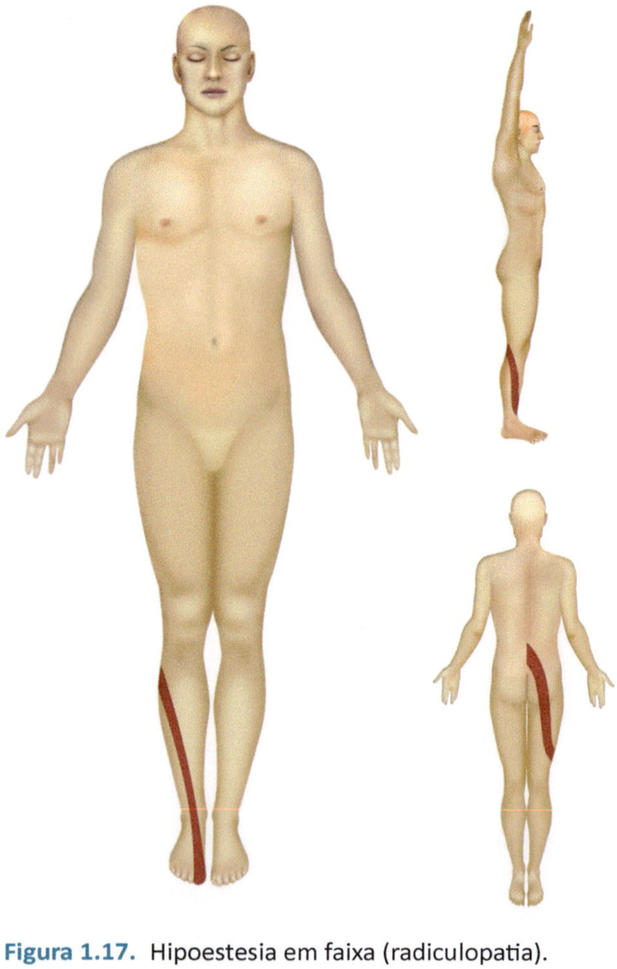

Figura 1.17. Hipoestesia em faixa (radiculopatia).
Fonte: Desenvolvida pela autoria.

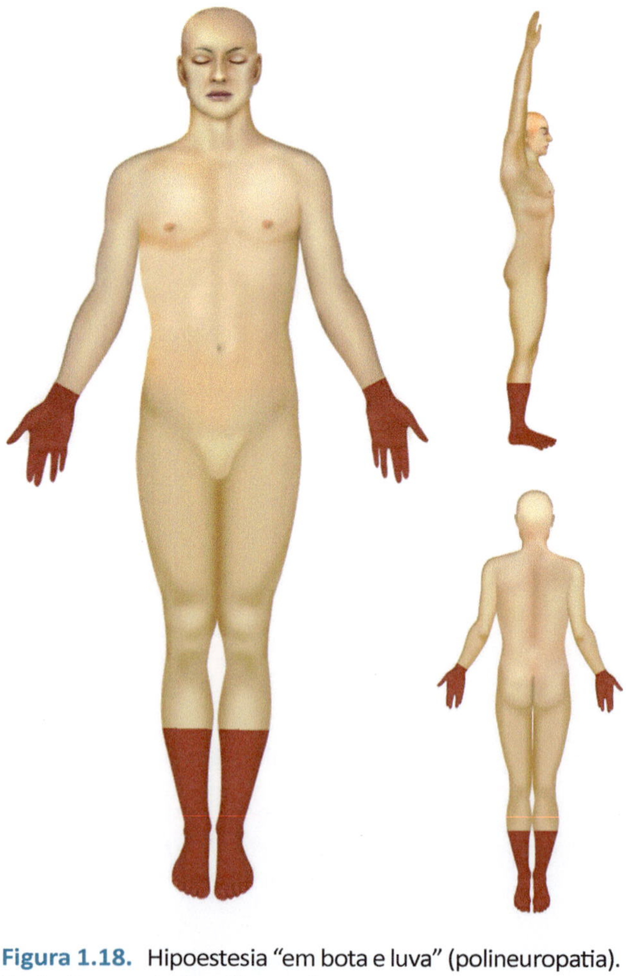

Figura 1.18. Hipoestesia "em bota e luva" (polineuropatia).
Fonte: Desenvolvida pela autoria.

Lesões medulares

As lesões da *medula espinhal* ocasionam síndromes sensitivas que são comuns e peculiares.

Secção medular (ou mielopatia transversa)

Na secção medular transversa e completa, ocorre anestesia para todas as formas de sensibilidade abaixo da lesão, além de distúrbios motores e neurovegetativos (Figura 1.19). Usamos a denominação "nível de anestesia" para indicar a região de transição entre a ausência e a presença da sensibilidade. Por exemplo, nível de anestesia em T10 indica que há anestesia abaixo da cicatriz umbilical.

Hemissecção medular

Quando ocorre secção transversa de uma hemimedula há abaixo da lesão:

a) Síndrome piramidal do mesmo lado da lesão porque a decussação do trato piramidal ocorre na transição bulboespinhal.
b) Abolição da sensibilidade profunda do mesmo lado da lesão porque suas vias decussam o bulbo.
c) Anestesia térmica e dolorosa do lado oposto ao da lesão porque suas vias cruzam para o lado oposto logo após penetrarem na medula espinhal (Figura 1.20).

Lesão dos cordões posteriores

O comprometimento isolado dos funículos (ou cordões) posteriores da medula espinhal causa distúrbio da sensibilidade profunda abaixo da lesão. O quadro clínico é similar ao observado nas lesões periféricas de fibras grossas, mas nas lesões periféricas há diminuição dos reflexos profundos, pois a via aferente do arco reflexo é constituída por fibras grossas, enquanto os reflexos profundos não são afetados em lesões isoladas dos funículos posteriores.

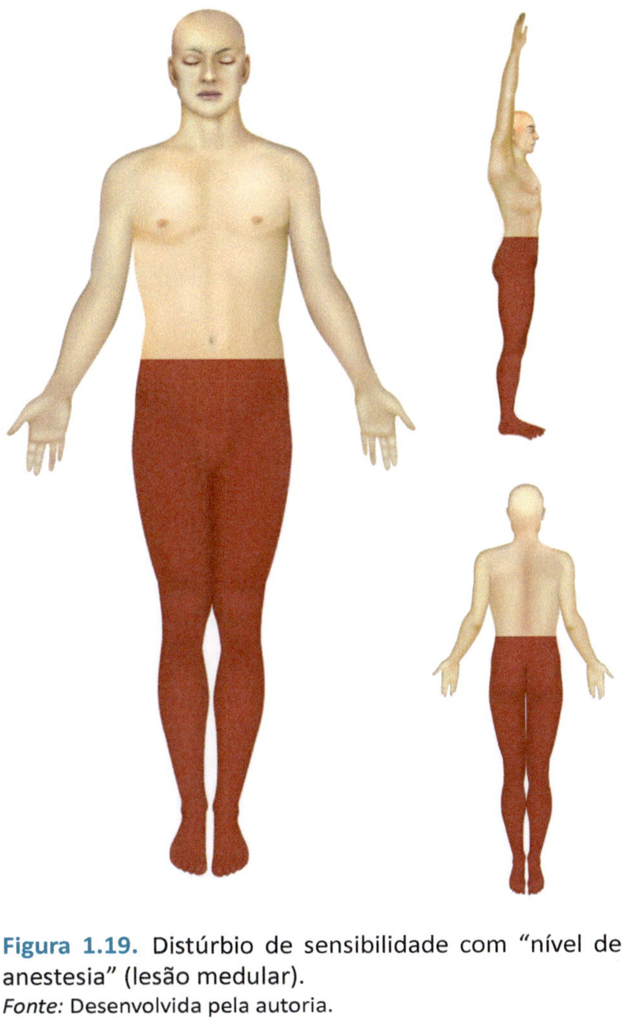

Figura 1.19. Distúrbio de sensibilidade com "nível de anestesia" (lesão medular).
Fonte: Desenvolvida pela autoria.

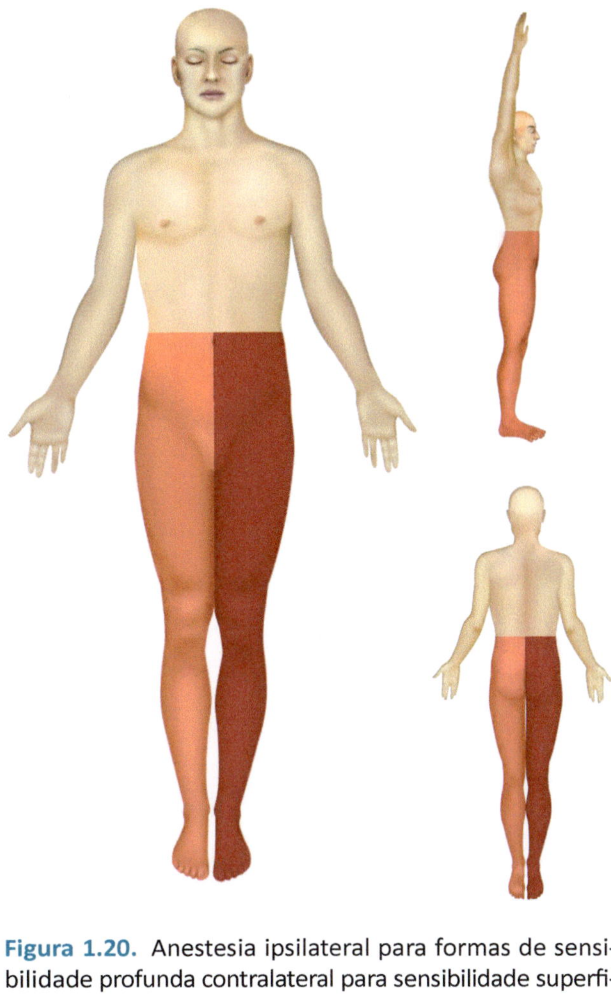

Figura 1.20. Anestesia ipsilateral para formas de sensibilidade profunda contralateral para sensibilidade superficial (hemissecção medular).
Fonte: Desenvolvida pela autoria.

Dissociação siringomiélica

Na siringomielia, em que se forma uma cavidade cística a partir da região central da medula ou em processos tumorais intramedulares que se desenvolvem próximos ao canal central, pode ocorrer redução da sensibilidade exteroceptiva com distribuição "suspensa" (Figura 1.21). A cavidade cística ou o tumor localizado próximo à comissura cinzenta podem lesar as fibras da sensibilidade exteroceptiva que cruzam nessa região, poupando as fibras da sensibilidade profunda. O distúrbio de sensibilidade é bilateral e, com maior frequência, envolve as porções altas do tronco e os membros superiores porque a cavidade cística usualmente se estende por poucos centímetros ao longo do eixo longitudinal da medula e tende a localizar-se na medula cervical e na porção superior da torácica.

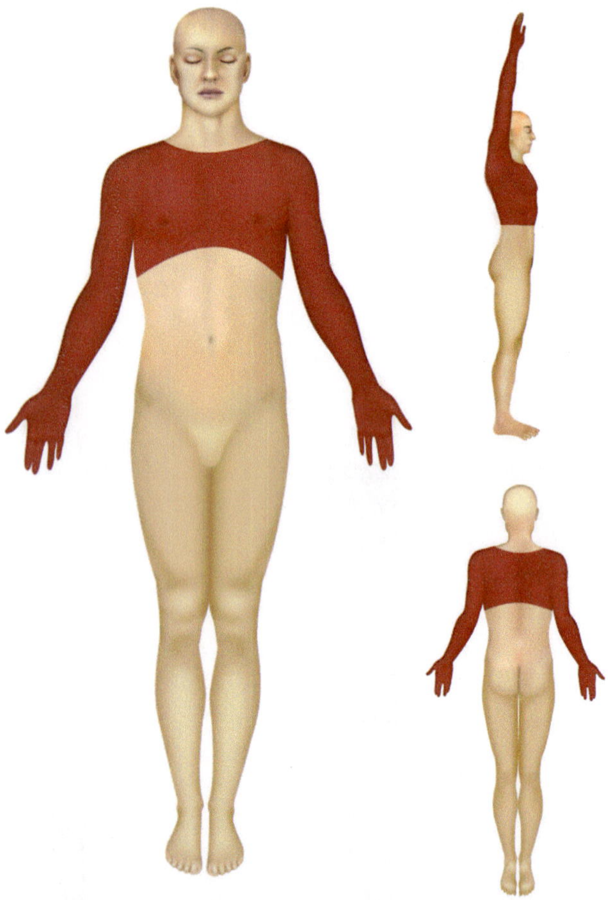

Figura 1.21. Cavidade siringomiélica e anestesia suspensa.
Fonte: Desenvolvida pela autoria.

Lesões do tronco encefálico

No tronco encefálico, se a lesão se situar acima da decussação do lemnisco medial e afetar as vias da sensibilidade exteroceptiva e proprioceptiva, haverá anestesia do hemicorpo contralateral à lesão. Como o trato espinotalâmico e o lemnisco medial somente tornam-se bem próximos no mesencéfalo, lesões pouco extensas do bulbo ou da ponte podem acometer apenas um deles.

Alteração típica das lesões do tronco encefálico é a ocorrência de hipoestesia de uma hemiface do lado da lesão e hipoestesia do tronco e membros do hemicorpo contralateral. Essa *hipoestesia alternada* é explicada por lesão unilateral do tronco que compromete fibras do trigêmeo após entrarem no tronco (ou o núcleo do trato espinhal do trigêmeo), causando hipoestesia da hemiface do lado da lesão (antes das fibras decussarem) e por comprometimento dos tratos espinotalâmico e lemnisco medial que acarreta hipoestesia do hemicorpo contralateral (onde as fibras já decussaram).

Lesão talâmica

A lesão dos núcleos talâmicos para onde convergem as fibras do trato espinotalâmico e do lemnisco medial causa anestesia do hemicorpo contralateral. A sensibilidade dolorosa é menos comprometida que as demais, talvez pela preservação de outros tratos que conduzem estímulos dolorosos. Um aspecto peculiar da lesão talâmica é a ocorrência de crises espontâneas de dor ou de crises de dor desencadeadas por estimulação não nociceptiva leve no hemicorpo anestesiado (alodinia). Admite-se que esta "anestesia dolente", como é denominada, que mais raramente também pode ocorrer em lesões de outros pontos das vias sensitivas, dependa da liberação de outros sistemas envolvidos na transmissão da dor.

Lesão cortical

Na lesão da área sensitiva somática primária, os distúrbios de sensibilidade afetam regiões localizadas do corpo, de acordo com sua representação cortical, que é semelhante à observada nas áreas motoras. Portanto, lesão da porção medial da área sensorial primária causa hipoestesia do membro inferior contralateral. Lesões da porção dorsal e lateral resultam em hipoestesia do membro superior e na face, respectivamente.

Na fase aguda da lesão, todas as formas de sensibilidade são afetadas, porém, com o passar do tempo, há retorno das sensibilidades dolorosa e térmica, mas as sensibilidades discriminativas (tato e propriocepção consciente) são permanentemente comprometidas.

Quando a área de associação unimodal táctil (no córtex parietal) é comprometida, pode ocorrer *agnosia táctil,* que se caracteriza pela incapacidade de reconhecer objetos pela palpação, sem que haja alteração sensitiva suficiente para justificá-la. O distúrbio básico seria a impossibilidade de efetuar a síntese de sensações individuais. A capacidade de reconhecimento por meio de outros canais sensoriais, como visão, audição ou olfato, está preservada de tal modo, um objeto que não foi reconhecido pelo tato pode ser facilmente identificado pela visão.

Déficits de força e de sensibilidade

Voltemos ao exemplo inicial, em que havia monoparesia crural direita. Imaginemos que o exame constatasse síndrome piramidal no membro inferior direito. Se o exame da sensibilidade detectar diminuição das sensibilidades cutânea e profunda nesse membro, a lesão estará situada acima da decussação dos tratos envolvidos, ou seja, do bulbo para cima e do lado esquerdo; mais provavelmente do mesencéfalo para cima, onde os tratos espinotalâmico e o lemnisco medial estão mais próximos entre si. Em vez disso, se o exame da sensibilidade revelar diminuição da sensibilidade profunda no membro inferior direito e diminuição da sensibilidade cutânea no membro inferior esquerdo, certamente a lesão estará situada em algum ponto da medula espinhal, do lado direito e acima de onde se originam os motoneurônios que se destinam ao membro inferior, ou seja, acima de L1.

Imaginemos agora que o déficit motor no membro inferior direito fosse resultante de síndrome motora periférica. Alterações da sensibilidade nos territórios de um ou mais nervos, ou a presença de hipoestesia em faixa, possibilitam distinguir se a lesão se localiza nos nervos, no plexo lombossacral ou nas raízes. Na lesão de uma única raiz, é comum a ausência de comprometimento objetivo da sensibilidade em virtude da superposição dos territórios, mas é frequente a queixa de dor ou de parestesias com distribuição em faixa. Quando o exame neurológico não permitir detectar com exatidão o sítio lesional na síndrome periférica, utilizamos a eletroneuromiografia (ver Capítulo 4 – Exames Complementares em Neurologia).

Abandonaremos, agora, o estudo desse caso de déficit de força e passaremos a estudar outras alterações neurológicas frequentes na prática clínica.

DISTÚRBIOS DO EQUILÍBRIO E DA COORDENAÇÃO

Quando estudarmos um caso em que há déficit de força muscular, sabemos que a lesão responsável situa-se em algum ponto entre o córtex cerebral e os músculos enfraquecidos. É evidente que o ato motor não principia nas áreas motoras. Diversas áreas do encéfalo participam do processo que se inicia a partir da ideia ou dos motivos iniciais e que chega à programação do ato motor e à sua realização.

A força muscular é necessária, mas não suficiente, para possibilitar a movimentação adequada. Para que um movimento seja bem realizado, não basta haver contração de um músculo. É necessária a atuação conjunta e coordenada de músculos agonistas, sinergistas, antagonistas e fixadores de articulações.

Por sua vez, o ato motor não termina com a ativação dos motoneurônios e com a contração muscular. O SNC deve receber informações sobre o modo como está transcorrendo o movimento para poder corrigi-lo e adequá-lo às condições de cada momento. Esse processo, responsável pela precisão do ato motor, é denominado "coordenação motora".

Diversas estruturas estão envolvidas na manutenção da coordenação motora (e do equilíbrio), cada uma exercendo função específica. A existência de diversas estruturas de controle torna a manutenção do equilíbrio e da coordenação motora muito instável e vulnerável a agressões do meio. Como cada estrutura exerce função específica, o desequilíbrio e a incoordenação terão características peculiares de acordo com o distúrbio que o causou.

A incoordenação motora (ou ataxia) pode ser constatada ao exame do equilíbrio e durante a realização de movimentos.

Distúrbios do equilíbrio

A avaliação do equilíbrio é realizada observando-se o indivíduo na atitude ereta ou em ortostase (equilíbrio estático) e durante a marcha (equilíbrio dinâmico).

Na pesquisa do equilíbrio estático, solicita-se ao paciente que se mantenha em pé, com os pés juntos, e observa-se a presença de oscilações ou de tendência à queda. Em seguida, pede-se que feche os olhos. A piora evidente do equilíbrio quando o paciente fecha os olhos é indicativo de comprometimento ou da sensibilidade profunda ou do sistema vestibular. Denomina-se "sinal de Romberg" quando o paciente cai sem lado preferencial e imediatamente ao ocluir os olhos (sem latência). O sinal de Romberg surge quando há perda da propriocepção (anartrestesia) dos membros inferiores.

Em casos de distúrbios leves do equilíbrio, são utilizadas manobras sensibilizadoras como pequenos empurrões em diversas direções, manter-se sobre um único pé ou com um pé à frente do outro (posição em tandem).

O equilíbrio dinâmico é pesquisado solicitando-se ao paciente que caminhe em linha reta e, depois, volte-se rapidamente para trás ou para os lados. A avaliação da marcha com olhos fechados é muito útil para identificar distúrbios proprioceptivos e vestibulares.

Quando a dificuldade é leve, há acentuação do desequilíbrio ao andar colocando um pé à frente do outro, de modo que o calcanhar encoste-se aos artelhos; ou ao andar para trás.

Distúrbios da coordenação dos movimentos

A observação do paciente enquanto se veste, abotoa ou desabotoa as roupas e amarra os sapatos pode fornecer muitas informações sobre a coordenação dos movimentos, mas há algumas manobras especiais que possibilitam avaliá-la com mais precisão.

A coordenação entre tronco e membros é testada durante a avaliação do equilíbrio e da marcha. A capacidade de inclinar o corpo para a frente, tentando colocar a mão no chão, ou de incliná-lo para trás ou para os lados sem desequilibrar-se, depende de movimentos coordenados dos músculos paravertebrais, pélvicos e dos membros inferiores. Outra manobra muito útil consiste em solicitar que o paciente, estando deitado e com os braços cruzados, sente-se no leito, pois, quando há incoordenação, as pernas podem elevar-se, impedindo que o paciente se sente (denomina-se "dissinergia tronco-membro").

A prova índex-nariz consiste em estender e abduzir o membro superior e, em seguida, tocar a ponta do nariz com a ponta do indicador. Variações, como as prova índex-índex e índex-orelha, podem ser utilizadas. Nos membros inferiores, aplica-se a prova calcanhar-joelho em que o paciente, deitado, deve colocar o calcanhar sobre a rótula oposta e deslizá-lo sobre a tíbia, em linha reta até o hálux. A princípio, as provas são realizadas lentamente e com olhos abertos. Posteriormente, devem ser realizadas com mais velocidade e com olhos fechados.

Nessas provas, o examinador deve observar se o movimento ocorre de maneira harmoniosa ou se apresenta interrupções e correções que caracterizam a *decomposição dos movimentos.* Deve verificar se há erros de direção ou de medida (*dismetria).*

Erro de direção ocorre quando, por exemplo, ao realizar a prova índex-nariz, o paciente toca a fronte ou a boca. Os erros de direção são mais evidentes quando as provas são efetuadas com os olhos fechados.

Diz-se que há *erro de medida* quando o movimento não é interrompido no momento adequado, na prova exemplificada, ou o dedo indicador não atinge o nariz ou se choca contra ele.

Muito úteis são as provas que testam a *diadococinesia* ou a capacidade de realizar movimentos alternados e sucessivos. O paciente sentado, com as mãos espalmadas sobre a coxa ou sobre a mesa, deve efetuar movimentos alternados de pronação e de supinação das mãos. Nos membros inferiores, a prova consiste na extensão e flexão dos pés. Disdiadocinesia é a condição em que o paciente é incapaz de realizar os atos alternados.

Alterações típicas do equilíbrio e da coordenação ocorrem nas diferentes ataxias.

Ataxia sensitiva

Esse tipo de ataxia se caracterizada pelo comprometimento da sensibilidade cineticopostural (ou proprioceptiva). A partir de receptores situados nas articulações e tendões, originam-se impulsos que informam o SNC sobre a posição dos segmentos do corpo e suas modificações.

Quando essas informações são insuficientes, não há noção perfeita da posição de cada segmento do corpo em relação aos demais. A visão pode contornar, em parte, as dificuldades.

Nesse tipo de ataxia, está presente o *sinal de Romberg.* A oclusão palpebral, excluindo-se o papel corretor da visão, ocasiona oscilações e tendência à queda, que acontecem imediatamente após o fechamento dos olhos e não apresentam sentido preferencial, podendo se dar para qualquer lado.

O andar é inseguro e os passos são irregulares. As pernas mantêm-se afastadas e, ao pisar, os pés batem fortemente contra o chão, caracterizando a *marcha talonante* ou calcaneante. Com o fechamento dos olhos, a insegurança torna-se mais evidente e, na maioria das vezes, a marcha é impossível.

O exame da coordenação dos movimentos possibilita verificar que os distúrbios se acentuam muito com o fechamento dos olhos. Erro de direção é a característica mais marcante.

Processos patológicos que atingem sobretudo as fibras sensitivas grossas como certas formas de polirradiculoneurite ou os neurônios dos gânglios espinais, como na neuronopatia sensorial subaguda paraneoplásica; ou as raízes dorsais, como a tabes dorsal ou, ainda, doenças que comprometem os cordões posteriores, como a esclerose múltipla ou a mielose funicular, são as causas mais frequentes de ataxia sensitiva.

Ataxia cerebelar

O cerebelo é considerado o órgão essencial da coordenação motora. Quando os impulsos nervosos envolvidos em determinado movimento partem do córtex cerebral com destino aos motoneurônios, há fibras que, deixando o córtex cerebral, transmitem simultaneamente informações ao cerebelo (Figura 1.22).

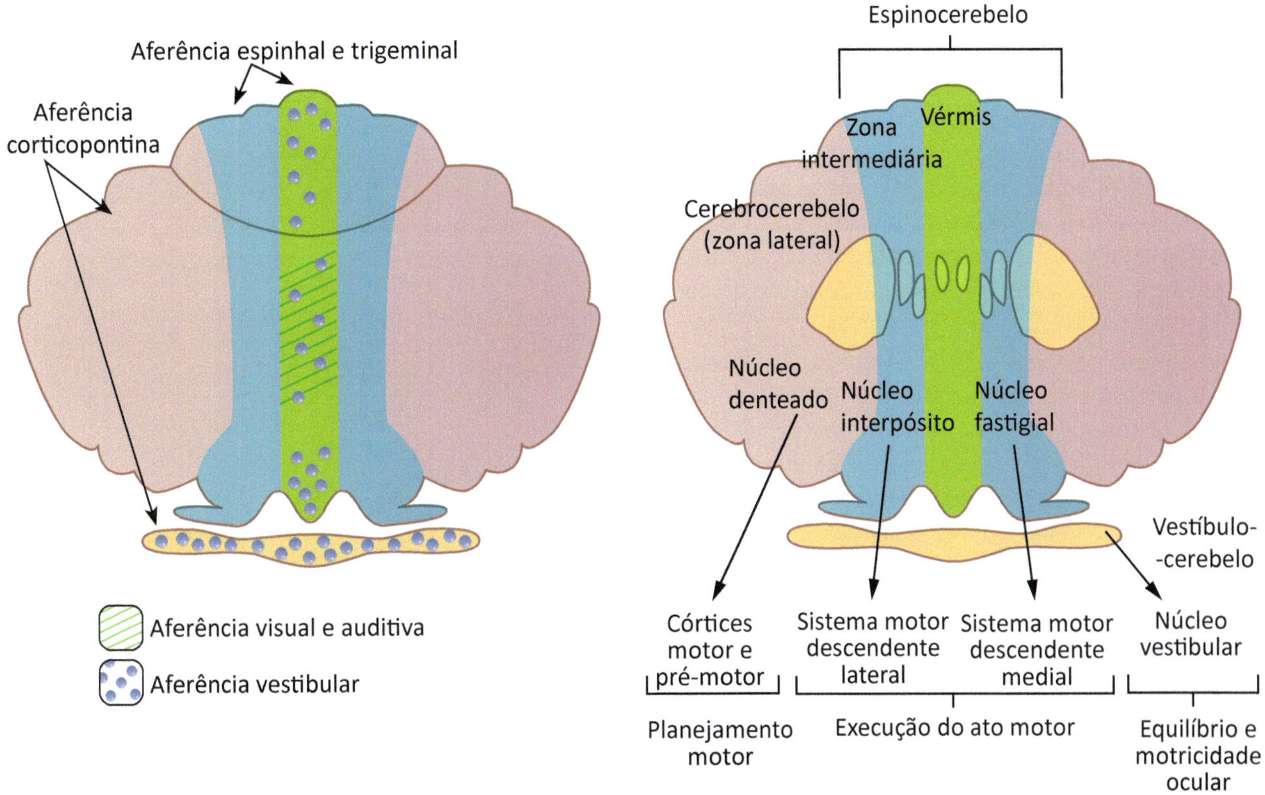

Figura 1.22. Divisões funcionais do cerebelo: hemisférios cerebelares (cerebrocerebelo), região paravermiana e vérmis (espinocerebelo) e o lóbulo floculonodular (vestibulocerebelo).
Fonte: Desenvolvida pela autoria.

Por outro lado, o cerebelo recebe aferências provenientes de praticamente todas as regiões do corpo. Têm maior importância na atividade motora aquelas que provêm dos fusos musculares e dos órgãos tendíneos, que são receptores sensíveis às variações de comprimento e de tensão muscular, respectivamente. O cerebelo recebe ainda importantes informações do labirinto e núcleos vestibulares e da formação reticular do tronco.

Essa posição estratégica possibilita ao cerebelo a "comparação" entre comandos e movimentos efetivamente realizados.

Suas fibras eferentes têm origem nos núcleos cerebelares e destinam-se, sobretudo os córtex motor e pré-motor, à formação reticular do tronco encefálico e aos núcleos vestibulares, de onde partem tratos encefalospinais (reticuloespinhal e vestibuloespinhal) cujas atividades podem ser ajustadas pelos impulsos provenientes do cerebelo.

A porção mediana do cerebelo, denominada "verme" ou "vérmis", tem poucas aferências do córtex cerebral e projeta-se principalmente sobre a formação reticular do tronco e sobre núcleos vestibulares. Na lesão do verme cerebelar, predominam os distúrbios do equilíbrio ou posturais.

As porções laterais, denominadas "hemisférios cerebelares", projetam seus impulsos ao córtex cerebral e têm maior importância na coordenação da motricidade voluntária dos membros.

Consequentemente à disposição das fibras aferentes e eferentes, cada hemisfério cerebelar está ligado à motricidade do hemicorpo ipsilateral. As fibras provenientes do córtex cerebral decussam antes de atingirem o hemisfério cerebelar, enquanto as provenientes de um hemicorpo chegam ao hemisfério cerebelar do mesmo lado, portanto sem decussação, através dos tratos espinocerebelares. Como as fibras eferentes do cerebelo decussam antes de se projetarem sobre o córtex cerebral, compreende-se por que cada hemisfério cerebelar se relaciona com o hemisfério cerebral contralateral e, portanto, com o hemicorpo ipsilateral.

O equilíbrio se altera bastante nas lesões cerebelares. Para compreender as razões do desequilíbrio, é importante recordar que, para a manutenção da postura ereta, é necessário que os músculos envolvidos exerçam tensão constante que seja contrabalançada por músculos antagonistas. Portanto, a tensão exercida sobre o tendão calcâneo (ou tendão de Aquiles) durante a postura ereta dever ser constante e contrabalançada pelas tensões exercidas pelos músculos anteriores da perna. A constância da tensão de um músculo não pode ser mantida à custa da atividade das mesmas unidades motoras, pois rapidamente ocorreria fadiga. Há necessidade de rodízio frequente entre as unidades motoras, sem que a tensão se altere. Portanto, esse estado de equilíbrio aparentemente simples resulta de mecanismos complexos em que a participação do cerebelo é essencial.

Nas lesões cerebelares, é possível observar que, durante a postura ereta, os tendões de Aquiles e do tibial anterior ressaltam irregularmente, numa característica *dança dos tendões*. As oscilações do equilíbrio estático, muitas vezes, obrigam o paciente a manter os pés afastados para ampliar a base de sustentação. A oclusão palpebral praticamente não afeta o equilíbrio, pois a visão não tem papel importante no controle de tensões e variações de comprimento das fibras musculares. Logo, na ataxia cerebelar, não ocorre o sinal de Romberg.

Durante a marcha, as pernas mantêm-se afastadas, os passos são irregulares, ora muito amplos, com abdução exagerada da coxa, e ora pequenos e sem excesso de abdução, o que impede a marcha em linha reta e caracteriza a *marcha ebriosa*. O termo "ebrioso" significa "causado por embriaguez".

Em lesões unilaterais do cerebelo, há tendência a desvios para o lado afetado durante a marcha. Fechar o s olhos não altera de modo significativo a marcha do cerebelopata.

Os testes de coordenação entre tronco e membros são mais afetados nas lesões do verme cerebelar. Ao se inclinar o corpo para a frente ou para trás, as correções são inadequadas e pode haver queda. Ao se levantar do leito, as pernas se elevam, impossibilitando que o paciente se sente no leito sem auxílio das mãos.

Nas lesões dos hemisférios cerebelares, observam-se decomposição de movimentos, erros de medida (dismetria) e disdiadococinesia. Esses distúrbios resultam da falta de contração coordenada de músculos agonistas, sinergistas, fixadores das articulações e de antagonistas. Por exemplo, na manobra índex-nariz, a falta de contração, no momento correto, de músculos antagonistas pode fazer o indicador se chocar contra o nariz; a falta de fixação da posição do ombro pode evitar que o deslocamento se dê em linha reta.

A incoordenação cerebelar pode afetar todas as atividades motoras voluntárias. Os movimentos dos olhos podem apresentar-se decompostos, com erros de medida, e a fala também pode se modificar, tornando-se ora lenta e monótona, ora brusca e explosiva (fala escandida).

Vídeo 1.4: Paciente com ataxia cerebelar. No vídeo, é possível notar dismetria e decomposição em movimentos de índex-índex, disartria cerebelar (fala escandida) e alterações da motricidade ocular.

Ataxia vestibular

Os receptores do labirinto registram constantemente a posição e a aceleração da cabeça. Através do nervo vestibular, os impulsos provenientes do labirinto atingem o SNC e são responsáveis por ajustes posturais e por movimentos oculares reflexos.

As noções de posição e de aceleração linear da cabeça dependem do utrículo e do sáculo, onde há regiões especiais denominadas "máculas". Nas máculas, há células cujos cílios ficam embebidos numa matriz gelatinosa que contém concreções de carbonato de cálcio denominadas "otólitos" (Figura 1.23).

Quando a cabeça se inclina ou quando há deslocamento em qualquer direção, a força da gravidade exercida sobre os otólitos desloca os cílios num sentido particular, produzindo impulsos que se propagam a fibras nervosas que formam o nervo vestibular ou porção vestibular do VIII nervo craniano (Figura 1.22). Os impulsos são transmitidos sobretudo aos núcleos vestibulares e ao cerebelo, desencadeando ajustes posturais essenciais para a manutenção do equilíbrio e ajustes da posição dos olhos.

Quando viramos a cabeça em qualquer direção, são outros os receptores que são estimulados. A aceleração angular da cabeça estimula as células ciliadas dos canais semicirculares. Há três canais semicirculares em cada labirinto e que se dispõem em planos ortogonais: horizontal; anterior; e posterior (Figura 1.24). Cada canal forma um par com um canal do labirinto oposto que se situa no mesmo plano, de modo que pelo menos um par de canais é afetado por aceleração angular de qualquer direção. Quando a cabeça sofre aceleração angular, a endolinfa que existe no interior dos canais desloca-se no sentido oposto em virtude da inércia e movimenta a cúpula que contém cílios do epitélio sensorial (Figura 1.25). São, então, produzidos impulsos que atingem o SNC pelo nervo vestibular, desencadeando movimentos reflexos da musculatura ocular extrínseca e correções posturais.

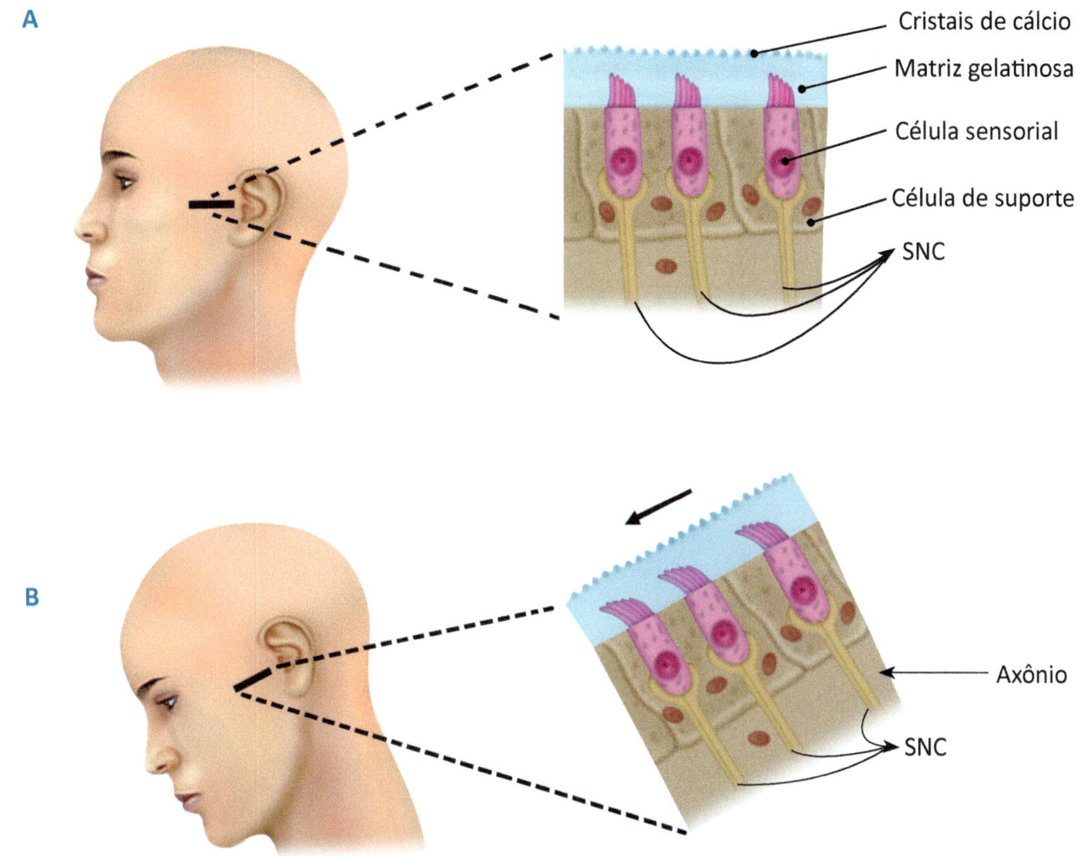

Figura 1.23. **(A)** Mácula do utrículo na postura ereta, com a cabeça em posição anatômica. **(B)** Mácula do utrículo com a cabeça inclinada para a frente (aceleração linear).
SNC: sistema nervoso central.
Fonte: Desenvolvida pela autoria.

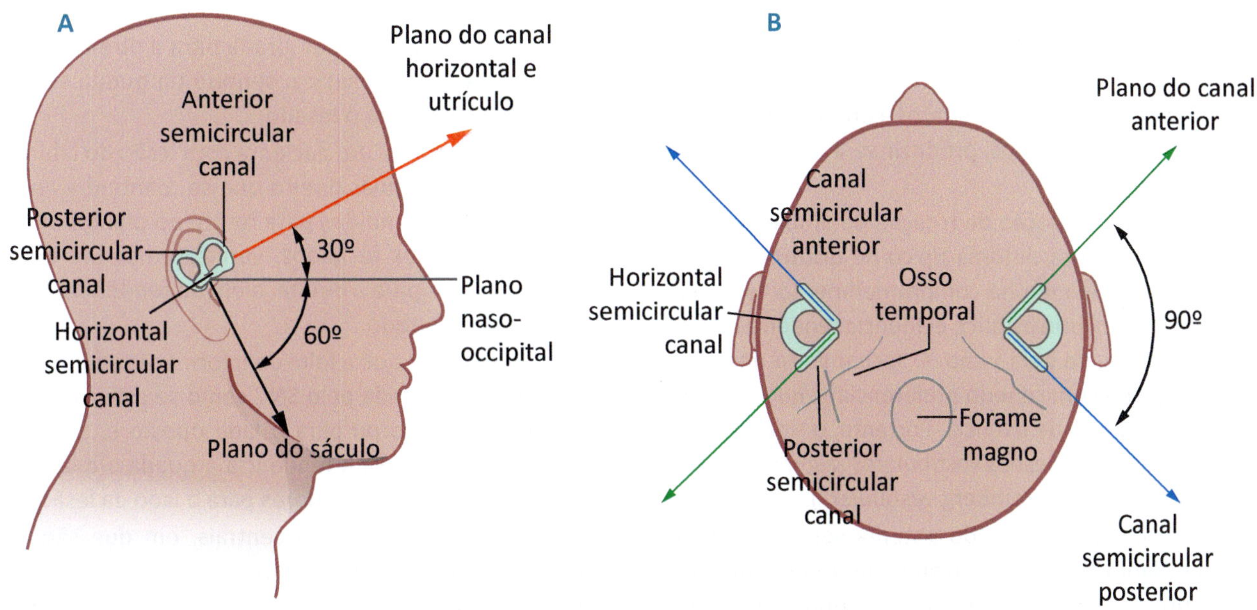

Figura 1.24. Relação dos canais semicirculares com a cabeça.
Fonte: Desenvolvida pela autoria.

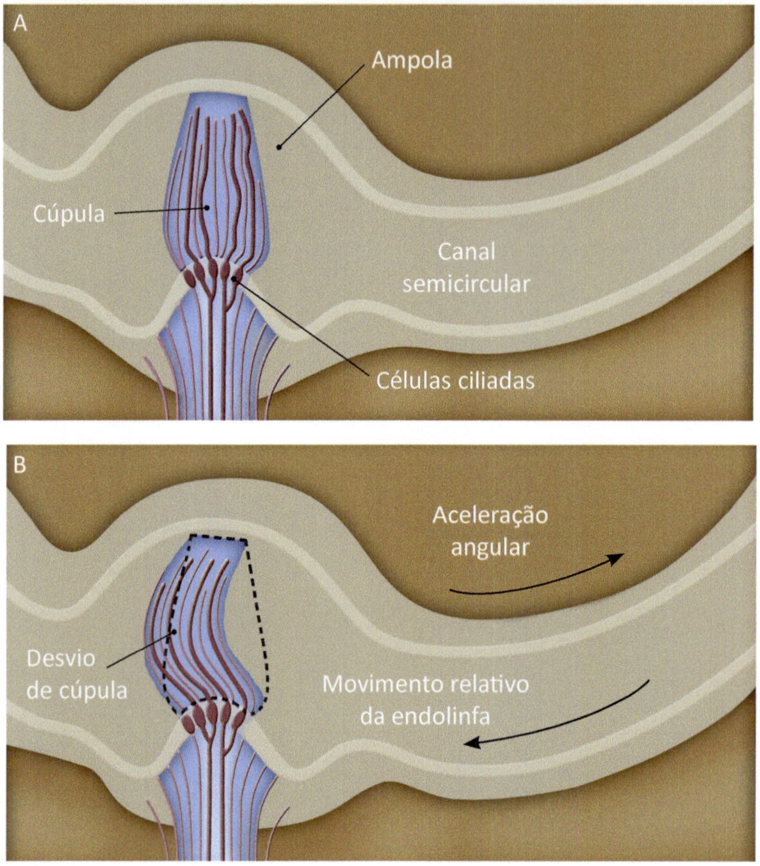

Figura 1.25. Aceleração angular e deslocamento da endolinfa com movimentação da cúpula.
Fonte: Adaptada de Kandel, Schwartz, Jessell, *et al.*, 2013.

A função primordial dos canais semicirculares e de suas vias é possibilitar que o olhar se mantenha fixo num ponto do espaço enquanto a cabeça se movimenta. Por exemplo, se a cabeça for virada 20° para a direita, os olhos devem deslocar-se no sentido oposto, com a mesma aceleração se o indivíduo estiver com o olhar fixo em algum objeto. Se os movimentos compensatórios dos olhos não forem perfeitos, produzir-se-á ilusão de movimento do ambiente.

A vertigem, sensação de rotação do ambiente ou do próprio corpo, é um sintoma típico de distúrbio da função vestibular. Quando há comprometimento vestibular, o exame do equilíbrio estático evidencia tendência à queda, que é corrigida pela visão. O fechamento dos olhos ocasiona queda com sentido preferencial e que acontece após certo período de latência. Portanto, o sinal de Romberg não ocorre em lesões vestibulares (alguns autores o denominam "sinal de Romberg vestibular").

Nas lesões periféricas do sistema vestibular, denominadas "labirintopatias" (erroneamente denominadas "labirintites") ou nas neuropatias vestibulares, a queda ocorre no sentido do labirinto normal para o lesado e modifica-se em função da posição da cabeça. Desse modo, por exemplo, em lesão destrutiva do labirinto ou do nervo vestibular direito, a queda será para a direita; porém, se a cabeça for girada para a esquerda, a queda será para a frente; e, se for girada para a direita, a queda será para trás. Ou seja: o sentido da queda será do labirinto normal para o lesado.

Se solicitarmos a um paciente com lesão do labirinto ou do nervo vestibular direito que se mantenha em pé com os braços estendidos para frente no plano horizontal e com os olhos fechados, verificaremos um desvio lento dos braços para a direita, além de tendência à queda no mesmo sentido.

Pode-se supor que a falta de informações de um labirinto seja interpretada pelo SNC como se estivesse ocorrendo desvio do corpo para o lado oposto e, ao tentar corrigi-la, desencadeia a tendência à queda e o deslocamento dos membros superiores para o lado da lesão.

Nas lesões vestibulares centrais, em que são afetados vias e núcleos vestibulares no tronco, há sentido preferencial de queda que usualmente não se altera com mudanças de posição da cabeça.

A marcha na ataxia vestibular caracteriza-se por alargamento da base de sustentação e por tendência a se desviar para um lado. Nas lesões periféricas, quando se solicita ao paciente que caminhe 4 ou 5 metros para a frente e para trás com os olhos fechados, é possível verificar que os desvios acabam por descrever a figura de uma estrela, pois, quando o paciente caminha para trás, inverte-se o sentido do desvio.

Nessa ataxia, predominam os distúrbios de equilíbrio, enquanto os movimentos voluntários dos membros não exibem alterações. Ao exame da motricidade ocular extrínseca, observa-se um dos sinais mais típicos da lesão vestibular – o *nistagmo.*

O nistagmo vestibular caracteriza-se pelo desvio relativamente lento dos olhos num sentido, seguido de um abalo rápido no sentido oposto. Nas lesões periféricas, como já vimos, há desvio lento do tronco e dos membros para o lado do labirinto ou nervo vestibular lesado. Esse desvio também afeta os olhos, que, então, se deslocam lentamente nesse mesmo sentido e, em seguida, deslocam-se bruscamente no sentido oposto. Como, por convenção, o sentido do nistagmo é o do componente rápido, diz-se que, nas lesões periféricas, o nistagmo "bate" para o lado não lesionado. Ou seja: nas lesões periféricas, há tendência à queda para um lado e nistagmo para o lado oposto.

Nas lesões centrais, o nistagmo pode ter o mesmo sentido ou sentido oposto ao da queda, pode ser bilateral, vertical ou "bater" na direção do olhar.

Ataxia frontal

O equilíbrio pode ser comprometido em doenças que afetam os lobos frontais, em especial a substância branca dos lobos frontais, onde se encontram tratos que conectam o córtex frontal com o cerebelo e os núcleos da base. O equilíbrio estático é quase sempre menos comprometido que a marcha, mas alargamento da base e tendência à flexão do tronco e da cabeça podem ocorrer. Nas fases avançadas, o paciente não fica em pé sem apoio, e nem mesmo sentado, e observa-se grande dificuldade de manter o eixo gravitacional do corpo em linha reta pela presença de inclinações excessivas do tronco ou da cabeça, sobretudo para a frente ou para trás.

O equilíbrio dinâmico é comprometido mais precocemente que o estático. A marcha caracteriza-se por passos hesitantes. O início da marcha é particularmente difícil, pois os pés parecem estar colados ao chão. Ao se virar, os passos tornam-se ainda menores e mais incertos, acentuando-se o desequilíbrio durante as mudanças de direção. Um pequeno apoio por parte do examinador possibilita considerável melhora da marcha.

É particularmente intrigante a constatação de que muitos pacientes com esse tipo de distúrbio podem realizar movimentos coordenados dos membros inferiores quando deitados. O termo "apraxia" é utilizado para designar a perda da capacidade de realizar atos motores previamente apreendidos, que não pode ser explicada pela presença de déficit motor, alterações cerebelares, extrapiramidais ou sensoriais. A expressão "apraxia de marcha" é, muitas vezes, empregada para designar a alteração da marcha que ocorre em lesões dos lobos frontais.

A coordenação dos movimentos apendiculares, na maioria das vezes, é menos afetada e a alteração comum é a *perseveração motora.* Ao se tentar realizar movimentos alternados ou em sequência, há dificuldade em passar de um movimento a outro, perseverando no movimento anterior. Ou seja, nas lesões frontais também pode ocorrer disdiadocinesia. O Quadro 1.2 mostra as características das ataxias.

TRANSTORNOS DO MOVIMENTO

Os transtornos do movimento caracterizam-se pelas alterações do tono muscular, pela dificuldade em iniciar movimentos e pela presença de movimentos involuntários. Anteriormente, os transtornos do movimento eram denominados "síndromes extrapiramidais", mas o termo foi abandonado, pois é impreciso do ponto de vista neuroanatômico. A fisiopatologia desses distúrbios é explicada no Capítulo 17 – Distúrbios do Movimento.

Quadro 1.2. Diferentes tipos de ataxias

Tipos	Equilíbrio estático	Marcha	Coordenação apendicular
Sensitiva	Sinal de Romberg (queda sem lado preferencial e sem latência)	Talonante; impossível com olhos fechados	Erro de direção (piora com olhos fechados)
Cerebelar	Dança dos tendões	Ebriosa	Decomposição de movimentos; erros de medida
Vestibular	Queda com latência e sentido preferencial (pseudo-Romberg)	Desvio para o lado lesado. Marcha "em estrela"	Normal (nistagmo)
Frontal	Tendência à flexão do tronco	Passos pequenos Pés colados ao chão	Perseveração

Fonte: Desenvolvido pela autoria.

Didaticamente, podem ser classificadas como síndromes hipercinéticas-hipotônicas ou hipocinéticas-hipertônicas. Nas primeiras, há movimentos involuntários e hipotonia muscular, enquanto nas outras os movimentos são lentos e os músculos hipertônicos.

A doença de Parkinson apresenta as características semiológicas de síndrome hipocinética-hipertônica. Por isso, o termo "síndrome parkinsoniana" é usado como sinônimo. Nessa doença, os movimentos são realizados com muita dificuldade e lentidão. O exame do equilíbrio estático possibilita verificar tendência à flexão do tronco e da cabeça. Há grande dificuldade em realizar correções posturais, o que se torna evidente quando o examinador utiliza-se de pequenos empurrões para modificar o centro de gravidade do paciente, em especial quando o paciente é empurrado (ou puxado) para trás. À marcha, nota-se pobreza dos movimentos associados dos membros superiores, que permanecem rígidos e semifletidos ao lado do tronco.

Vídeo 1.5: Paciente com doença de Parkinson. No vídeo, pode-se observar que a paciente tem bradicinesia, tremor de repouso e marcha parkinsoniana.

Na coreia e em outras síndromes hipercinéticas-hipotônicas, são os movimentos involuntários que podem prejudicar a manutenção do equilíbrio estático ou tornar a marcha insegura e bizarra.

A coordenação dos movimentos nos transtornos do movimento pode ser prejudicada pela presença de *movimentos involuntários* ou *hipercinesias.* Tremores, mioclonias, movimentos coreicos e distônicos são os mais frequentes.

- *Tremores* são movimentos rítmicos que resultam da contração alternada de grupos musculares antagonistas. Podem ocorrer no repouso ou durante a movimentação.
- *Mioclonias* resultam da contração abrupta e breve de grupamentos musculares, que podem conter poucos músculos e deslocar apenas um segmento ou podem conter grande número de músculos de todo o corpo (mioclonias maciças). Podem ser comparadas a abalos produzidos por descarga elétrica.
- *Movimentos coreicos (*ou *coreia):* caracterizam-se por contrações musculares bruscas, irregulares, arrítmicas, breves, porém mais duradouras que as mioclonias. Apresentam tendência a confluir, podendo acometer diversas partes de um segmento ao mesmo tempo, o que confere aspecto bizarro ao movimento. Acentuam-se nos estados de tensão emocional e desaparecem durante o sono, como se observa em quase todas as hipercinesias.
- *Movimentos distônicos:* são lentos e amplos que afetam quase sempre segmentos proximais dos membros, pescoço e tronco, produzindo contorções e posturas anômalas. Assemelham-se muito aos movimentos observados na *atetose,* que são igualmente lentos, mas acometem as porções distais dos membros e são menos amplos.

Vídeo 1.6: Paciente com coreia/balismo em hemicorpo esquerdo (hemicoreia-hemibalismo).

ALTERAÇÕES NEUROGÊNICAS DA MICÇÃO

Afecções neurológicas podem acompanhar-se de distúrbios da micção que apresentam características clínicas diferentes segundo a topografia lesional. Para compreendê-los, é interessante recordar algumas noções básicas.

Sistema nervoso autônomo

A inervação dos músculos lisos das vísceras, do músculo cardíaco e das glândulas depende da parte do sistema nervoso denominado "autônomo" (ou sistema nervoso motor visceral). O termo "autônomo" é inexato porque a inervação da musculatura lisa e das glândulas não é verdadeiramente independente das demais regiões do sistema nervoso, pois os arcos reflexos viscerais incluem neurônios da medula espinhal ou dos nervos cranianos situados no tronco encefálico. Além disso, esses reflexos estão sob controle central exercido por rede de conexões de que fazem parte de regiões do córtex cerebral, núcleos hipotalâmicos e formação reticular do tronco encefálico. Esse controle está integrado ao estado emocional, às motivações e à movimentação voluntaria. O termo "autônomo" deriva do fato de esse sistema não está sob controle voluntário e não ser consciente, salvo algumas exceções.

O sistema nervoso autônomo tem três subdivisões: simpático; parassimpático; e entérico. A subdivisão entérica tem de fato grande autonomia em relação às demais e é constituída por neurônios motores e sensitivos do trato gastrointestinal que têm poucas conexões com o resto do sistema nervoso. As divisões ou sistemas simpático e parassimpático diferenciam-se do ponto de vista anatômico, funcional e quanto aos neurotransmissores que empregam.

A parte periférica da divisão simpática é constituída por neurônios situados na coluna intermediolateral da medula torácica e lombar que se estendem desde o último segmento cervical até os dois primeiros lombares. São denominados "neurônios pré-ganglionares" porque, quando seus axônios deixam a medula, dirigem-se aos gânglios simpáticos para- ou pré-vertebrais. Estabelecem sinapses colinérgicas (em que o mediador químico é a acetilcolina) com neurônios pós-ganglionares.[6] Os neurônios pós-ganglionares simpáticos atuam sobre a musculatura lisa dos vasos, sobre vísceras e glândulas, por intermédio de sinapses em que o neurotransmissor é a noradrenalina.

O componente simpático é responsável por modificações rápidas que possibilitam ao organismo adaptar-se a súbitas alterações do meio externo (p. ex., uma modificação súbita da temperatura) ou do meio interno (uma hemorragia). Uma característica anatômica importante é a de que os neurônios pós-ganglionares simpáticos situam-se próximos à medula espinhal e os axônios pós-ganglionares podem inervar diversos órgãos, o que torna as reações simpáticas mais difusas.

Por sua vez, a parte periférica da divisão parassimpática é constituída por neurônios pré-ganglionares situados, sobretudo, no tronco encefálico, constituindo alguns dos núcleos dos nervos cranianos, e em pequena área da medula sacral. Os axônios pré-ganglionares parassimpáticos são longos porque os gânglios situam-se próximo às estruturas inervadas ou mesmo em seu interior. Os axônios pós-ganglionares são curtos e sua atuação limita-se a um único órgão. Tanto as conexões sinápticas, entre os neurônios pré e pós-ganglionares, como aquelas entre estes e o órgão efetor são colinérgicas.

O sistema parassimpático é responsável pela manutenção das condições basais no repouso, como a frequência cardíaca, a pressão arterial e o metabolismo em condições normais.

Além das conexões autonômicas eferentes a que nos referimos, há conexões aferentes que transmitem impulsos de receptores viscerais, por meio de fibras finas, a neurônios da medula espinhal e do tronco encefálico.

Os sistemas simpático e parassimpático estão sob controle de estruturas do SNC, sobretudo do hipotálamo que mantém a estabilidade do meio interno (ou homeostase) mediante sua atuação sobre o sistema nervoso autônomo e sobre o sistema endócrino.

Há diversos sintomas ou sinais que podem ser decorrentes de insuficiência autonômica, como hipotensão ortostática, distúrbios da sudorese, disfunções gastrointestinais e distúrbios da micção. Pela sua frequência, os distúrbios da micção merecem destaque.

Inervação da bexiga

O controle neurológico sobre a função vesical é exercido por meio três estruturas principais – músculo detrusor, esfíncter interno e esfíncter externo (Figura 1.26) –, depende predominantemente de controle autonômico, involuntário, mas é, em parte, voluntário, como veremos.

O músculo detrusor, formado por fibras musculares lisas, envolve a parede vesical e, quando se contrai, elimina a urina. É inervado por neurônios pré-ganglionares parassimpáticos situados nos segmentos S2 a S4 (medula sacra), cujos axônios emergem pelas raízes da cauda equina, continuam pelos nervos pélvicos e terminam nos neurônios pós-ganglionares situados nos gânglios pélvicos ou próximos à parede vesical. A acetilcolina liberada nas terminações dos neurônios pós-ganglionares parassimpáticos atua em receptores muscarínicos presentes no músculo detrusor.

O esfíncter interno situa-se no colo vesical e na uretra proximal. É constituído por fibras musculares lisas e por fibras elásticas. Sua inervação depende de neurônios pré-ganglionares simpáticos situados na coluna intermediolateral da medula torácica, nos segmentos T11, T12 e L1. Os axônios atravessam a cadeia simpática paravertebral e atingem gânglios dos plexos mesentérico e hipogástrico. Os neurônios pós-ganglionares prologam-se pelos nervos hipogástricos e atingem a musculatura lisa do colo vesical, atuando sobre receptores alfa-adrenérgicos.

O esfíncter externo é formado por fibras musculares estriadas localizadas ao redor da uretra e que são contínuas com as do diafragma urogenital. Recebe inervação de motoneurônios situados na coluna anterior da medula sacra, também nos segmentos S2 a S4, cujos axônios trafegam pelos nervos pudendos. É a única entre essas três estruturas que está sob controle voluntário.

6 A denominação "neurônio pós-ganglionar" é empregada rotineiramente, apesar de equivocada. A expressão correta seria "neurônio ganglionar".

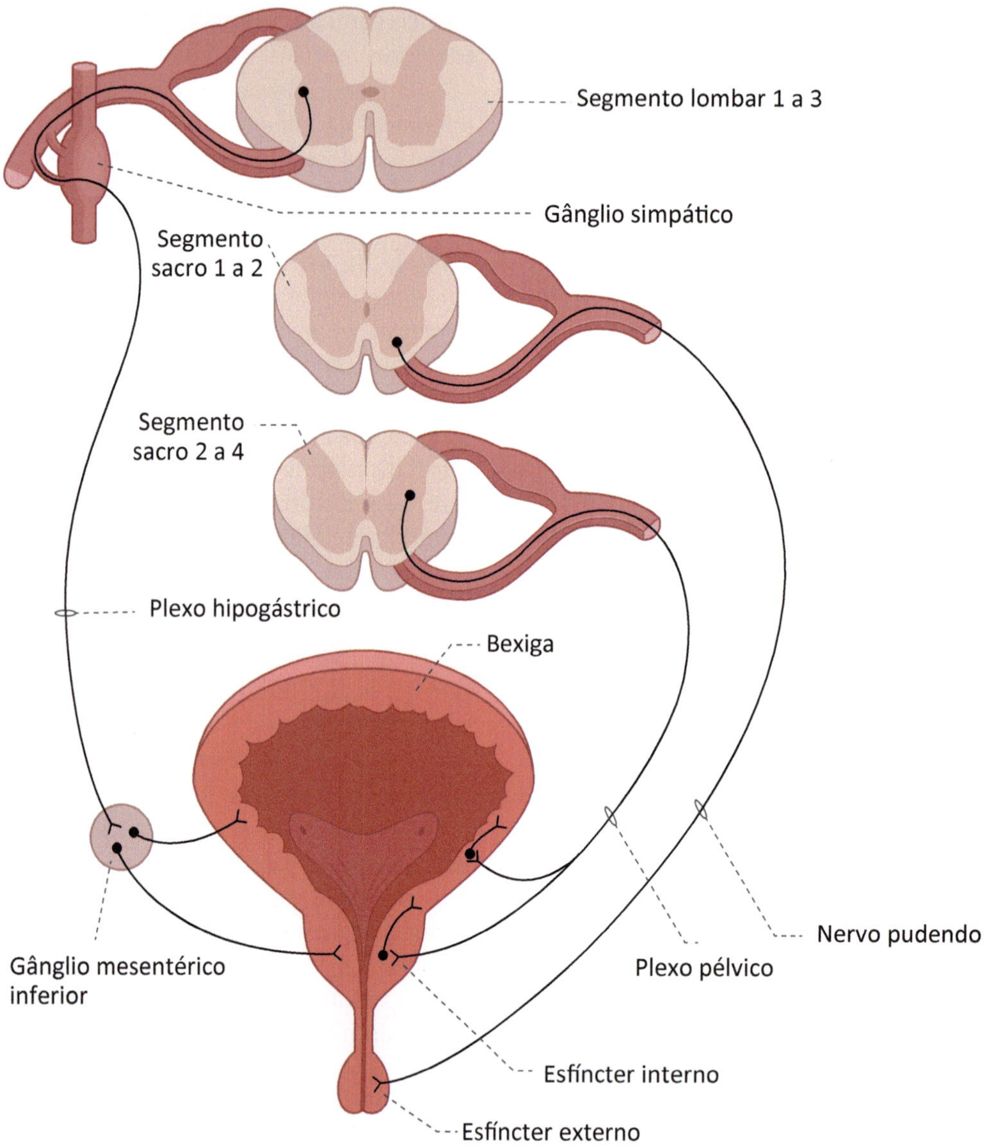

Figura 1.26. Esquema da inervação da bexiga.
Fonte: Desenvolvida pela autoria.

Fase de enchimento

Durante a fase de enchimento, o detrusor mantém-se relaxado e a pressão intravesical aumenta pouco. A urina é impedida de sair pela ação do esfíncter *interno* no colo vesical. O esfíncter externo está sob controle voluntário e não é fundamental para a continência durante a fase de enchimento. Torna-se importante para a retenção da urina quando a pressão intravesical aumenta muito.

Fase de esvaziamento (micção)

Quando a pressão intravesical aumenta, são estimulados receptores situados na parede da bexiga, produzindo impulsos que são transmitidos até a medula sacral. Na medula sacral, parte dos impulsos atinge os neurônios pré-ganglionares parassimpáticos que inervam o detrusor, fechando um arco reflexo que promoveria a contração do detrusor. Outra parte do estímulo sensitivo ascende até a ponte onde estabelece conexão com neurônios localizados na formação reticular da ponte em região que tem sido denominada "centro pontino da micção". Esse centro, por sua vez, está sob controle de outras regiões cerebrais corticais e subcorticais, destacando-se o centro cortical da micção localizado na face medial do lobo frontal. O centro cortical da micção mantém um controle predominantemente inibitório sobre o arco reflexo no nível sacral. A micção ocorre quando esse centro pontino encontra-se profundamente estimulado e envia impulsos através de fibras descendentes para o sistema parassimpático sacral para promover também a contração do detrusor e o relaxamento do esfíncter interno. As aferências ascendentes são responsáveis, junto com aferências da parede abdominal e da pelve, pela sensação de plenitude vesical.

O esfíncter externo relaxa-se durante a micção, mas pode interrompê-la voluntariamente, mesmo quando o detrusor está se contraindo.

No lactente, a micção pode ser explicada pela ação concertada dos reflexos ao nível da medula espinhal sobre os quais se sobrepõe o controle pontino. Com a mielinização do SNC, desenvolvem-se os sistemas corticais e subcorticais que controlam o centro pontino, assim como o controle sobre o esfíncter externo, possibilitando o adequado controle da micção, que pode ser rompido por lesão em diversos pontos do SNC, causando a denominada "bexiga neurogênica".

Bexiga neurogênica

Distúrbios neurogênicos do controle vesical resultam de dois distúrbios básicos: arreflexia; e hiperreflexia do detrusor.

Arreflexia do detrusor

Lesões dos nervos pélvicos, das raízes da cauda equina ou da medula sacra, que acometem a inervação parassimpática do detrusor, acompanham-se de arreflexia do detrusor. Na maioria das vezes, o detrusor não se torna totalmente atônico porque os neurônios pós-ganglionares continuam a estimulá-lo. Entretanto, as contrações que causam atingem apenas pequenas partes do detrusor de cada vez e não são suficientes para produzir micção adequada. O paciente apresenta retenção urinária e um volume vesical pós-miccional aumentado. Se as inervações dos esfíncteres interno e externo também estiverem afetadas, como ocorre em lesões periféricas extensas, mesmo essas contrações débeis podem causar incontinência por "transbordamento". A urina será eliminada em pequenas quantidades, mas manobras que aumentam a pressão abdominal poderão possibilitar o esvaziamento quase completo da bexiga. Essa condição é denominada "bexiga autônoma".

Em lesões parciais, os esfíncteres podem manter certa contração, causando retenção urinária.

Medicamentos colinérgicos que atuam sobre receptores muscarínicos podem, em alguns casos, estimular a contração do detrusor e aliviar a retenção urinária.

É frequente haver incontinência ou retenção de fezes porque as inervações do reto e do esfíncter anal são semelhantes às da bexiga.

Dependendo do acometimento das vias sensoriais, a sensação de plenitude vesical poderá ser preservada ou não.

A arreflexia do detrusor ocorre também na fase de choque medular que se segue à lesão aguda da medula espinhal situada acima da medula sacra. No choque medular, há retenção urinária e fecal, embora mais raramente lesões encefálicas também possam se acompanhar de arreflexia do detrusor.

Hiperreflexia do detrusor

A hiperreflexia do detrusor mais característica é observada nas lesões medulares bilaterais situadas acima da medula sacra, quando ocorre a denominada "bexiga reflexa". A lesão impede a ação do centro pontino e a micção decorre do arco reflexo situado na medula sacral que causa contração do detrusor quando a pressão intravesical é inferior àquela que normalmente desencadeia o reflexo, surgindo incontinência urinária. A capacidade da bexiga se reduz e o volume residual pós-miccional é variável. Nas lesões completas, não há nenhuma sensação de plenitude vesical.

Nas lesões medulares bilaterais, além das alterações do controle vesical, é comum que haja hipertonia espástica intensa dos membros inferiores e dos músculos do assoalho pélvico. Quando a hipertonia do assoalho pélvico é muito intensa, apesar da hiperreflexia do detrusor, pode haver retenção urinária devido à hipertonia do esfíncter externo, que não relaxa quando o detrusor se contrai. Essa condição é denominada "dissinergia vesicoesfincteriana" ou "vesicuretral".[7]

É importante observar que a hiper-reflexia do detrusor pode ocorrer na ausência de distúrbios neurológicos, como na obstrução causada pela hipertrofia da próstata.

Bexiga não inibida

Urgência ou incontinência urinária é uma alteração frequente em lesões situadas acima da ponte, provavelmente por causa da redução do controle cortical sobre o centro pontino. Nessas condições, instala-se a chamada "bexiga não inibida", em que a dificuldade é a de controlar o reflexo da micção que, por sua vez, é normal, sem que haja redução da capacidade da bexiga ou resíduo pós-miccional. Os pacientes nessas condições apresentam urgência urinária. Esse é um achado frequente nas lesões da substância branca periventricular causada por

7 Outro tipo de dissinergia envolve o detrusor e o esfíncter interno. Resulta de lesões medulares situadas geralmente acima de T6, que se acompanham de aumento da atividade simpática. Fármacos bloqueadores alfa-adrenérgicos podem ser úteis para diagnóstico ou tratamento desse tipo de dissinergia.

doença de pequenos vasos, na hidrocefalia de pressão normal e como sequela de acidentes vasculares cerebrais bilaterais.

Fármacos anticolinérgicos que antagonizam efeitos muscarínicos da acetilcolina reduzem a contração do detrusor e podem melhorar a incontinência.

Muitas vezes, o diagnóstico do tipo de bexiga neurogênica só é possível com o emprego de procedimentos complementares como o estudo urodinâmico.

DISTÚRBIOS VISUAIS E DA MOTRICIDADE OCULAR

Distúrbios da visão e da motricidade ocular secundários a lesões do sistema nervoso são relativamente frequentes. Serão abordadas aqui as alterações de campo visual, as diplopias e alguns distúrbios de movimentos conjugados dos olhos.

Alterações de campo visual

Redução de campo visual pode decorrer de distúrbios dos meios de refração, da retina ou de lesões das vias ópticas. A redução resulta do aparecimento de escotomas, que são áreas de falha parcial ou completa da visão.

Lesões das vias ópticas causam escotomas cuja distribuição no campo visual apresenta peculiaridades que possibilitam o diagnóstico topográfico. Para compreendê-las, recordaremos alguns princípios fundamentais.

Em primeiro lugar, em virtude da presença do orifício pupilar por onde a luz penetra no globo ocular, a retina só pode ser impressionada por estímulos luminosos situados em pontos diametralmente opostos a ela. Isso condiciona que a metade superior da retina seja estimulada pela parte inferior do campo visual e a metade direita da retina, pela parte do campo situada à esquerda do eixo anteroposterior do globo ocular.

De modo geral, dividimos a retina em porção nasal (ou medial) e temporal (ou lateral). Estímulos localizados à direita do campo visual atingirão a metade nasal da retina do olho direito e a metade temporal da retina do olho esquerdo.

Essa característica da visão binocular possibilita prever a necessidade de cruzamento das vias ópticas e enseja a utilização de uma explicação simultaneamente didática e teleológica. Como o campo visual direito impressiona as metades esquerdas das retinas, há necessidade de que os estímulos sejam transmitidos ao lado esquerdo do encéfalo, pois é ele que atua sobre a metade direita do espaço à sua volta. Logo, deve haver cruzamento das vias que transmitem os impulsos nervosos da metade nasal de uma retina para o hemisfério cerebral situado do lado oposto. Esse cruzamento ocorre no quiasma óptico.

A estimulação luminosa dos cones e bastonetes produz impulsos que são transmitidos às células ganglionares. Os axônios das células ganglionares confluem para a papila óptica, onde se juntam, formando o nervo óptico.

As fibras da metade nasal da retina de cada olho decussam no quiasma e unem-se às provenientes da metade temporal para formar o trato óptico (Figura 1.27). O trato óptico prolonga-se até o corpo geniculado lateral de onde parte a radiação óptica que termina no córtex occipital, sobretudo no córtex visual primário. Dos neurônios do córtex visual primário, têm origem fibras que se dirigem a áreas secundárias do córtex visual (córtex de associação visual) e, então, conectam-se a áreas de associação multimodal.

A secção completa do nervo óptico causa amaurose ou perda total da visão de um olho (Figura 1.26A). Lesões parciais produzem escotomas monoculares. Um tipo de escotoma relativamente frequente é o escotoma central que decorre de lesão dos axônios provenientes da fóvea onde se localiza a mácula, responsável pela visão do centro do campo visual. Esses axônios são mais vulneráveis a diversos tipos de agressão patológica. Escotomas centrais promovem uma redução de acuidade visual no olho afetado.

A lesão do quiasma óptico causa escotomas que afetam os campos temporais de ambos os olhos (Figura 1.26B). Essa restrição de campo é denominada "hemianopsia bitemporal" ou "hemianopsia heterônima" porque afeta as metades direita e esquerda do campo visual. A hemianopsia bitemporal é frequentemente causada por tumores da hipófise, que comprimem o quiasma óptico de baixo para cima. Na fase inicial, a compressão afeta apenas as fibras quiasmáticas localizadas mais inferiormente e ocasiona perda da visão nos quadrantes superiores: quadrantanopsia bitemporal superior.

Lesões do trato óptico (Figura 1.26C), do corpo geniculado lateral, da radiação óptica (Figura 1.26D) e do córtex visual primário causam hemianopsia homônima, pois são comprometidos os campos visuais direitos ou esquerdos de ambos os olhos. Lesões parciais (Figura 1.26E) podem acarretar quadrantanopsias e escotomas hemianópticos.

Lesões do córtex visual de associação não alteram o campo visual, mas causam agnosias. Nas agnosias visuais, pode haver dificuldade de reconhecer objetos, figuras, faces, cores, sem que exista déficit da acuidade visual, redução de campo ou outros distúrbios cognitivos. Por exemplo, na agnosia visual para objetos, um objeto não identificado pela visão pode ser facilmente reconhecido pelo tato. Na agnosia visual para faces de pessoas (prosopagnosia), o paciente pode não reconhecer pela visão uma pessoa conhecida, mas poderá identificá-la de imediato ao ouvir sua voz.

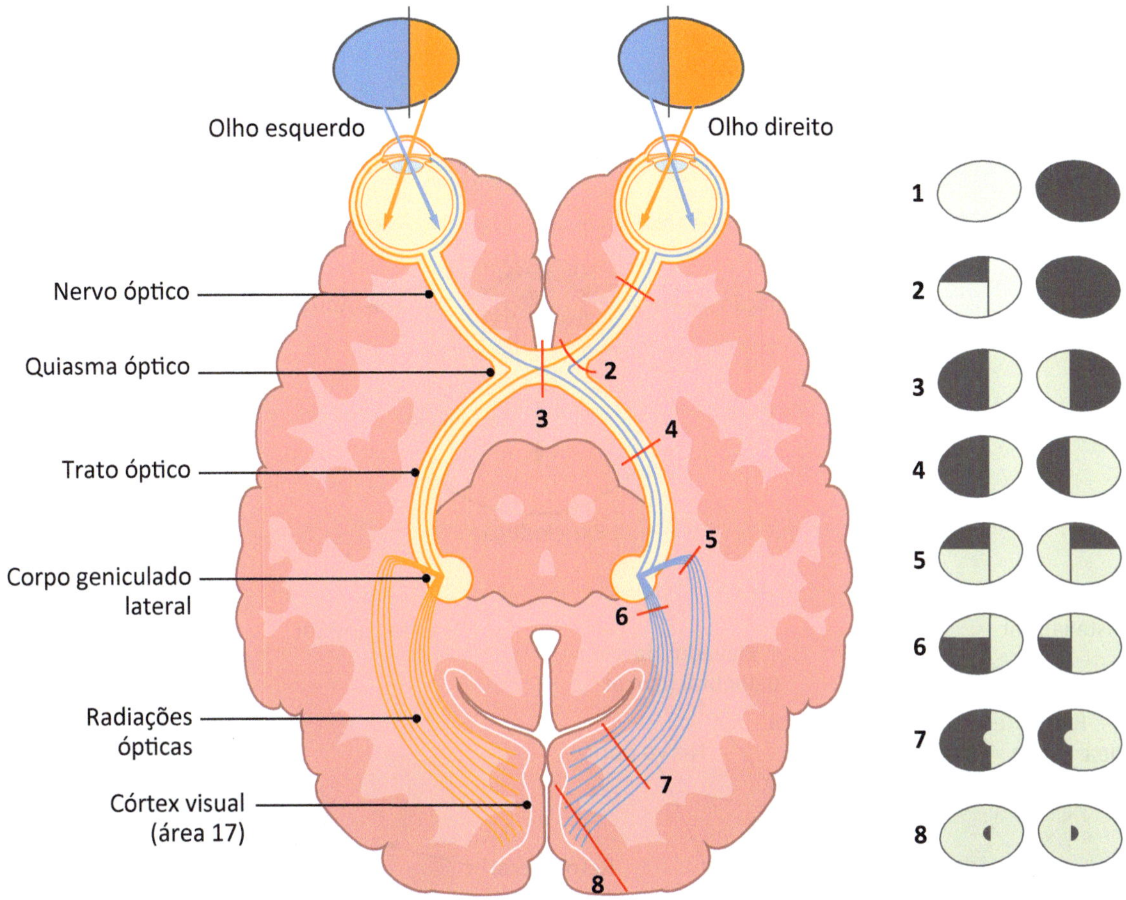

Figura 1.27. Vias ópticas e alterações do campo visual.
Fonte: Desenvolvida pela autoria.

Diplopia

Os movimentos de cada globo ocular dependem de seis músculos que, em conjunto, recebem a denominação musculatura ocular extrínseca. O sintoma mais importante da paresia ou plegia desses músculos é a visão dupla ou diplopia, que resulta da perda de paralelismo entre os eixos dos dois olhos. O sinal mais marcante é o estrabismo. A diplopia é tipicamente binocular, pois a oclusão de um dos olhos resulta no desaparecimento de uma das imagens da visão dupla. Diplopia monocular indica problemas nos meios de refração ocular (p. ex., córnea, cristalino) e não decorrentes de uma paresia musculatura ocular. Diplopia monocular também pode ser consequência de um transtorno psiquiátrico funcional (ou somatoforme) ou mais raramente decorrente uma lesão cortical na área visual.

Musculatura ocular extrínseca

Os movimentos do globo ocular no plano horizontal dependem de dois músculos: reto medial e reto lateral, responsáveis pela adução e abdução, respectivamente (Figura 1.28). Esses músculos originam-se de uma estrutura membranosa situada no ápice da órbita denominada "Zinn".

Os movimentos verticais dependem de quatro músculos: dois elevadores; e dois abaixadores do globo ocular. As inserções desses músculos no globo ocular não são paralelas ao eixo anteroposterior, de modo que, mesmo na posição primária do olhar, ou seja, olhando para um ponto distante e situado à frente com o corpo e a cabeça eretos, a elevação do globo depende da ação simultânea de dois músculos, o mesmo ocorrendo para o abaixamento.

Os músculos elevadores do globo são o reto superior e o oblíquo inferior (Figura 1.28). O oblíquo inferior é o único que não se origina no anel de Zinn, pois nasce da porção anteromedial do assoalho da órbita.

Os músculos abaixadores do globo são o reto inferior e o oblíquo superior (Figura 1.28). O músculo oblíquo superior, após deixar o anel de Zinn, estende-se até a porção anteromedial e superior da órbita, onde sofre inversão quase completa de seu trajeto numa polia fibrocartilaginosa denominada tróclea (Figura 1.28).

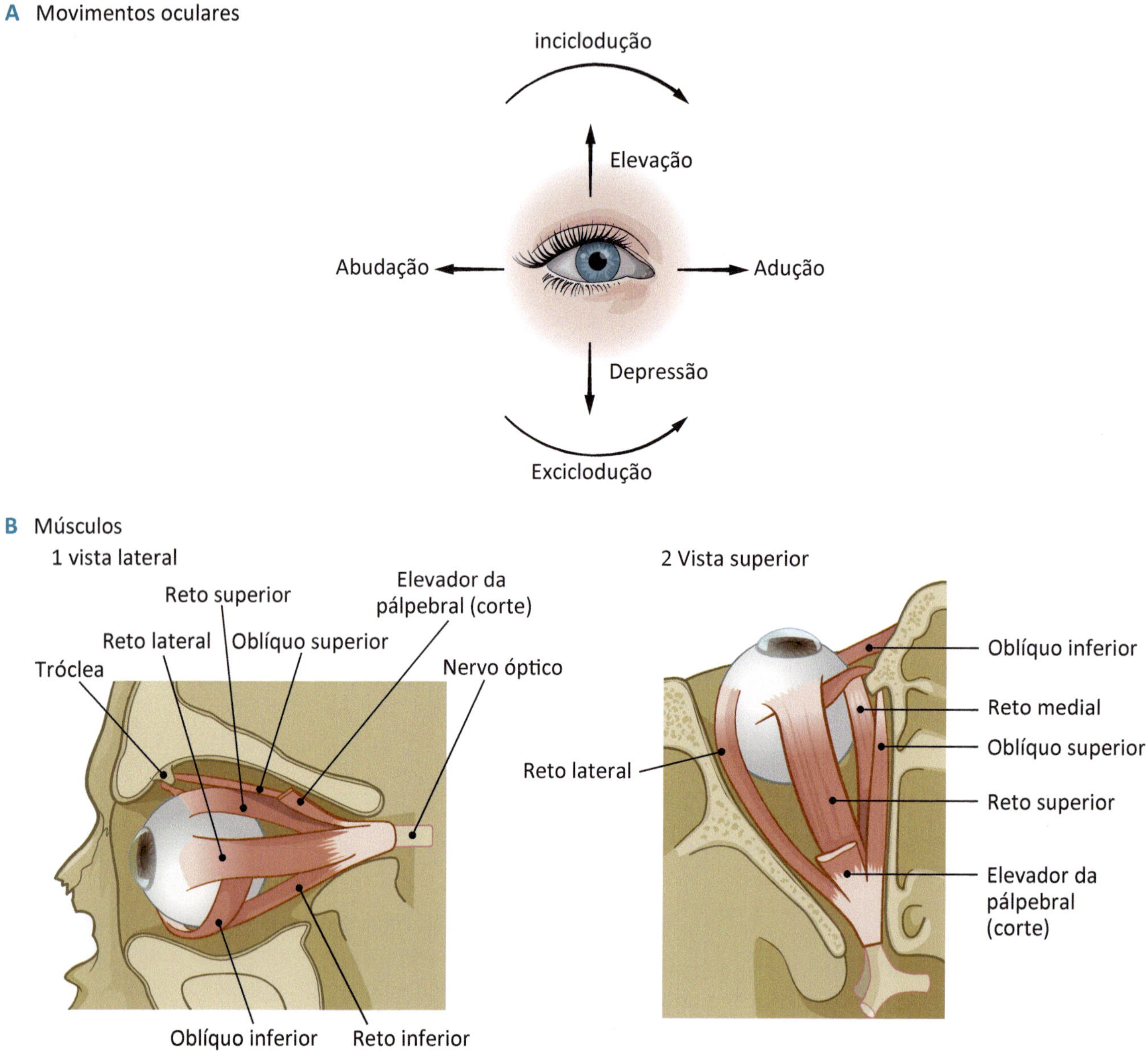

Figura 1.28. **(A)** Movimentos ocular. **(B)** Músculos oculares.
Fonte: Adaptada de Kandel, Schwartz, Jessell, *et al.*, 2013.

Essa disposição anatômica relativamente complexa possibilita algumas conclusões. Em primeiro lugar, como os músculos oblíquos inserem-se no globo ocular a partir da porção anterior da órbita, explica-se por que o superior é abaixador e o inferior, elevador.

Por causa dos ângulos de inserção, os músculos oblíquos são responsáveis por movimento verticais quando os olhos estão aduzidos, enquanto os retos superior e inferior atuam mais quando os olhos estão abduzidos (Figura 1.29).

Também por causa dos ângulos de inserção, o músculos superiores são responsáveis pela rotação interna do globo (inciclodução), enquanto os inferiores são responsáveis pela exciclodução (ou rotação externa).

Nervos motores oculares

A inervação da musculatura extrínseca ocular depende dos nervos oculomotor (III), troclear (IV) e abducente (VI). O Quadro 1.3 mostra a inervação e a função dos músculos.

Nervo oculomotor

O nervo oculomotor é responsável pela inervação da maior parte da musculatura extrínseca ocular e inerva ainda o músculo elevador da pálpebra e, por meio de seu componente parassimpático, o esfíncter pupilar (Figura 1.30).

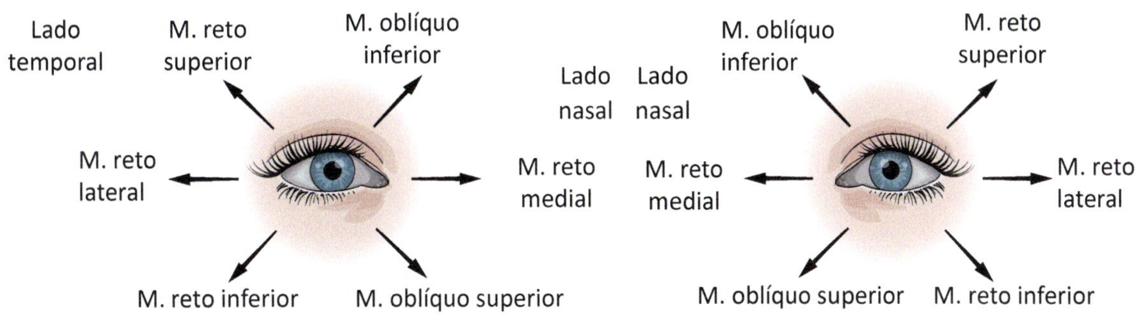

Figura 1.29. Ações dos músculos extraoculares.
Fonte: Desenvolvida pela autoria.

Quadro 1.3. Motricidade ocular extrínseca.

Músculo	Função	Nervo craniano
Reto medial	Adução	III (nervo oculomotor)
Reto superior	Principal: elevação Secundária: inciclodução	III (nervo oculomotor)
Reto inferior	Principal: abaixamento Secundária: exciclodução	III (nervo oculomotor)
Oblíquo inferior	Principal: exciclodução Secundária: elevação	III (nervo oculomotor)
Oblíquo superior	Principal: inciclodução Secundária: abaixamento	IV (nervo troclear)
Reto lateral	Abdução	VI (nervo abducente)

Fonte: Desenvolvido pela autoria.

A motricidade da pupila depende do sistema simpático, responsável pela dilatação pupilar (midríase); e do parassimpático, responsável pela contração pupilar (miose). Consequentemente à grande importância do exame das pupilas no exame de pacientes com distúrbios da consciência, seu estudo será realizado no Capítulo 7 – Coma e Estados Alterados de Consciência.

O núcleo do III nervo localiza-se no mesencéfalo. Suas fibras passam pelo núcleo rubro e, após emergirem do tronco encefálico, situam-se próximas à borda da tenda do cerebelo, numa situação muito vulnerável a compressões pela porção medial do lobo temporal.

A lesão completa do III nervo causa midríase, ptose palpebral e abdução do globo ocular, estrabismo divergente em virtude das ações não mais contrabalançadas do sistema simpático, do músculo orbicular das pálpebras inervado pelo nervo facial e do músculo reto lateral, respectivamente. Os únicos movimentos oculares que se mantêm são a abdução e a inciclodução, dependentes do VI e do IV nervos, respectivamente (o abaixamento do olho não é possível porque o oblíquo superior é abaixador quando o olho está aduzido).

Nervo troclear

O núcleo do IV nervo craniano localiza-se no mesencéfalo, abaixo do núcleo do oculomotor (Figura 1.31). A lesão do IV nervo afeta apenas o músculo oblíquo superior e causa diplopia e dificuldades parciais no abaixamento e na inciclodução do globo ocular. Lesões isoladas do IV nervo craniano são relativamente raras. Quando há lesão unilateral do nervo troclear, o olho do lado afetado tende a elevar-se e a sofrer exciclodução. A diplopia é mais evidente no olhar para baixo com o olho aduzido. Para corrigir a diplopia, o paciente inclina a cabeça para o lado oposto.

Nervo abducente

O núcleo do VI nervo craniano situa-se na ponte e emerge do tronco na transição entre a ponte e o bulbo (Figura 1.6). Durante seu longo trajeto intracraniano até atingir a órbita, é bastante vulnerável a compressões e a processos infecciosos. Pacientes com hipertensão intracraniana podem apresentar paresia do VI nervo bilateralmente. Lesão do VI nervo acarreta desvio medial do globo ocular (estrabismo convergente) pela ação não contrabalançada do músculo reto medial.

Vídeo 1.7: Paciente com paresia dos músculos retos laterais por acometimento dos dois nervos abducentes em decorrência de uma síndrome de hipertensão intracraniana. No vídeo, é possível se notar melhora da oftalmoparesia após tratamento da hipertensão intracraniana.

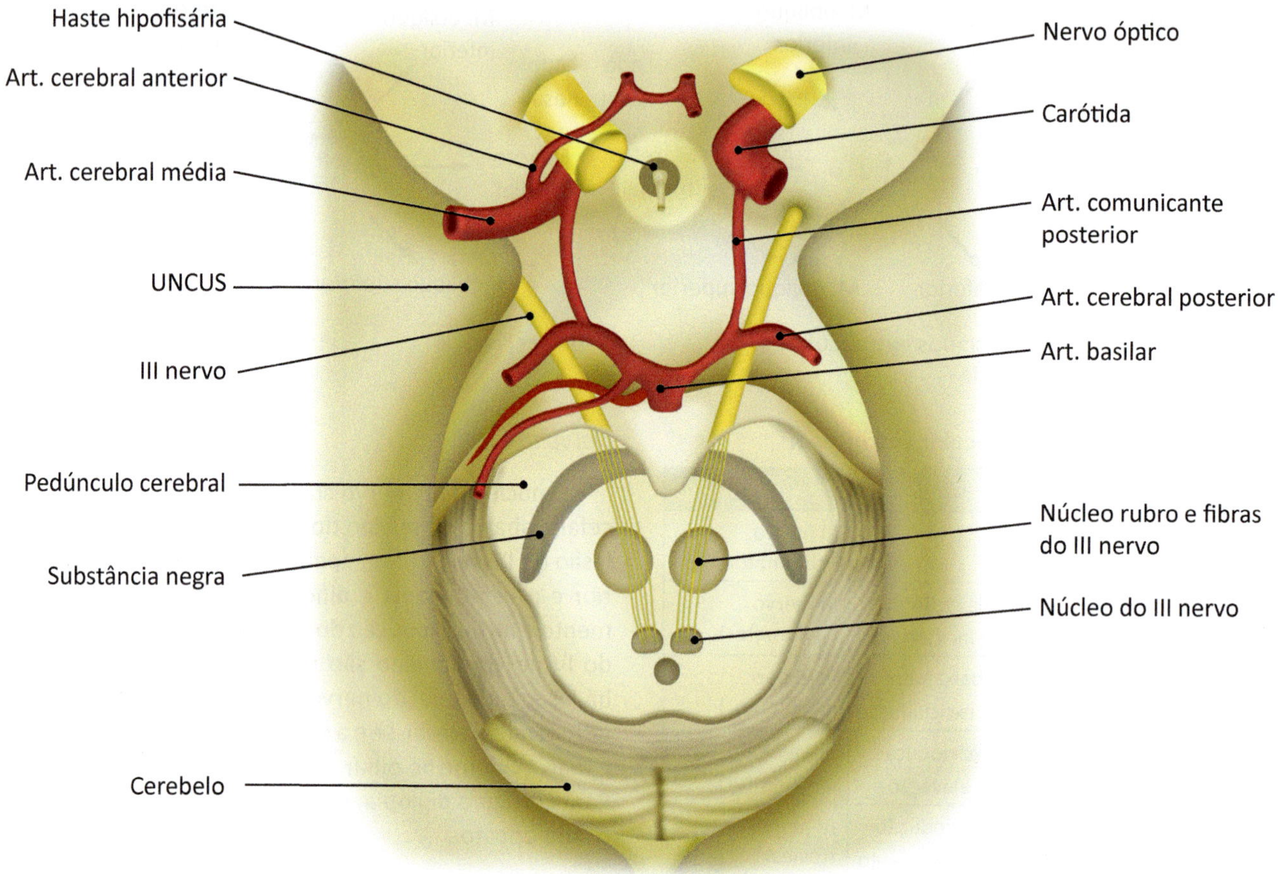

Figura 1.30 Relações topográficas do nervo oculomotor (III nervo).
Fonte: Desenvolvida pela autoria.

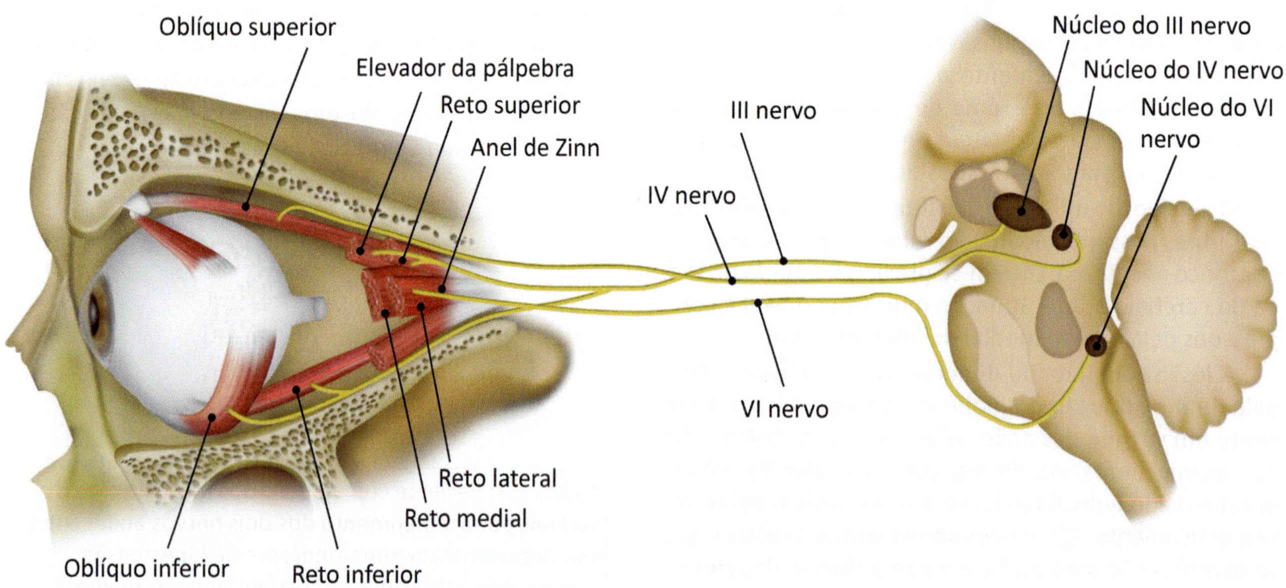

Figura 1.31 Nervos motores oculares e musculatura ocular extrínseca.
Fonte: Desenvolvida pela autoria.

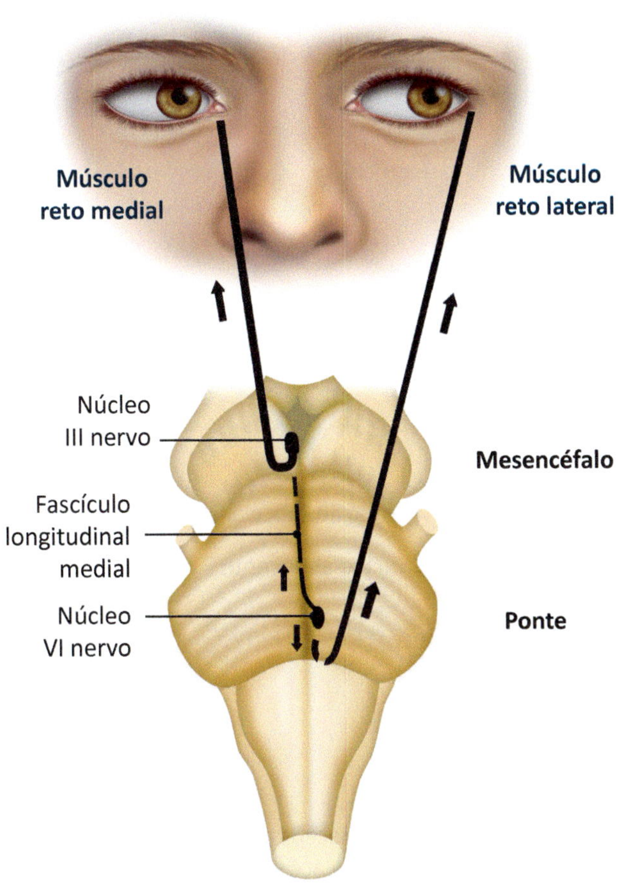

Figura 1.32. Representação esquemática das vias do olhar conjugado horizontal.
Fonte: Desenvolvida pela autoria.

Movimentos conjugados oculares

É de constatação simples que os movimentos oculares normais são sempre conjugados. Lesões que afetam as estruturas responsáveis por esses movimentos podem causar diplopia, como ocorre na oftalmoplegia internuclear (OIN). Para compreendê-la, vamos rever alguns aspectos básicos da organização do movimento conjugado no plano horizontal.

No núcleo abducente há, além dos neurônios que inervam o músculo reto lateral, outros neurônios cujos axônios cruzam para o lado oposto, dirigem-se ao núcleo do terceiro nervo contralateral e estimulam a porção do núcleo de onde se originam axônios que inervam o músculo reto medial. Essa conexão faz-se por meio de um conjunto de fibras denominado fascículo longitudinal medial (Figura 1.33). Logo, a contração do músculo reto lateral é acompanhada pela contração do músculo reto medial contralateral.

A lesão do fascículo longitudinal medial de um lado causa OIN, em que há comprometimento da adução do globo ocular desse lado. Embora a adução (ou seja, o desvio medial) esteja comprometido ao tentar desviar o olhar para o outro lado, o olho pode se desviar medialmente quando se pede ao paciente que olhe um objeto bem próximo (movimento ocular de convergência). Isso demonstra que a lesão não afeta o músculo reto medial nem o nervo oculomotor.

O controle cortical dos movimentos conjugados horizontais é feito por neurônios frontais, parietais e occipitais, que se localizam, sobretudo, no hemisfério cerebral contralateral ao núcleo. Os córtices frontal e parietal estão envolvidos com os movimentos oculares rápidos, chamados de "sacadas" oculares, que são voluntários ou desencadeados pelo aparecimento de um estímulo na porção lateral do campo visual. O córtex occipital relaciona-se com os movimentos lentos dos olhos necessários para tornar possível a estabilização da imagem na fóvea quando um objeto se desloca dentro do campo visual. Tanto os movimentos rápidos como os de seguimento lento utilizam como via final o núcleo abducente e o fascículo longitudinal medial.

As fibras provenientes do córtex frontal descem pela cápsula interna, passam pelo pedúnculo cerebral e cruzam para o lado oposto na transição pontomesencefálica, terminando na formação reticular paramediana da ponte. Da formação reticular, partem fibras que se destinam ao núcleo abducente (Figura 1.33). A estimulação do lobo frontal na região pré-motora (no giro frontal médio) causa desvio dos olhos para o lado oposto, como pode ocorrer no início de uma crise convulsiva em que a atividade irritativa predomine nessa região. Já a lesão dessa área (p. ex., decorrente de um acidente vascular cerebral [AVC]) causa desvio dos olhos para o lado da lesão em virtude da ação do hemisfério não afetado. Pode-se imaginar que a posição primária do olhar depende do equilíbrio entre as ações dos dois hemisférios, cada um tendendo a desviar o olhar para o outro lado.

O trajeto das fibras occipitais relacionadas com o seguimento de um objeto que se desloca no campo visual é mais complexo e envolve conexões com o cerebelo (flóculo e nódulo), núcleos vestibulares e regiões mais dorsais da formação reticular da ponte antes de estabelecerem contato com a formação paramediana da ponte. Por essa razão, distúrbios do seguimento ocular podem surgir em lesões corticais, cerebelares, vestibulares e do tronco encefálico.

Movimentos laterais dos olhos também podem ocorrer reflexamente por estimulação dos canais semicirculares com água quente que estimula os canais

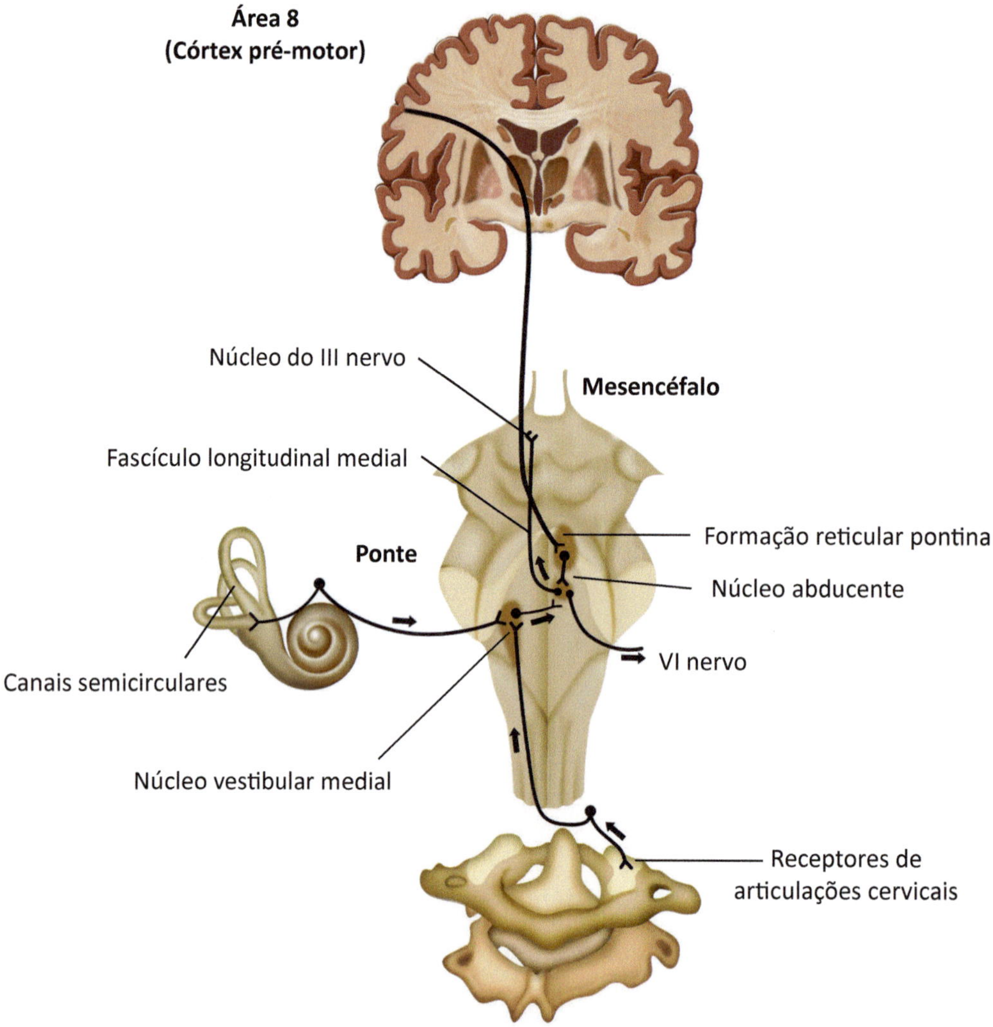

Figura 1.33. Representação esquemática das vias de controle do olhar conjugado horizontal.
Fonte: Desenvolvida pela autoria.

semicirculares e por rotação da cabeça que estimula os canais semicirculares e receptores proprioceptivos cervicais. Os impulsos produzidos nessas estruturas estimulam o núcleo vestibular medial, situado na junção bulbopontina que se conecta com o núcleo abducente contralateral (Figura 1.34). O conhecimento dessas vias é muito importante no estudo de pacientes em coma e nas lesões do tronco encefálico.

Até aqui, restringimos os comentários aos movimentos conjugados horizontais. Mas os movimentos verticais também são conjugados, podem ser rápidos ou de seguimento lento, e os tratos que controlam esses movimentos convergem para núcleos localizados no mesencéfalo: núcleo rostral intersticial do fascículo longitudinal medial (riFLM) (sacadas verticais) e o núcleo intersticial de Cajal (seguimento vertical). Desses núcleos, são enviados impulsos para os núcleos dos nervos oculomotores e trocleares.

Vídeo 1.8: Paciente com limitação do olhar vertical para cima (síndrome de Parinaud).

PARALISIA FACIAL

A paralisia facial é encontrada com tal frequência na prática clínica que se justificam algumas considerações à parte.

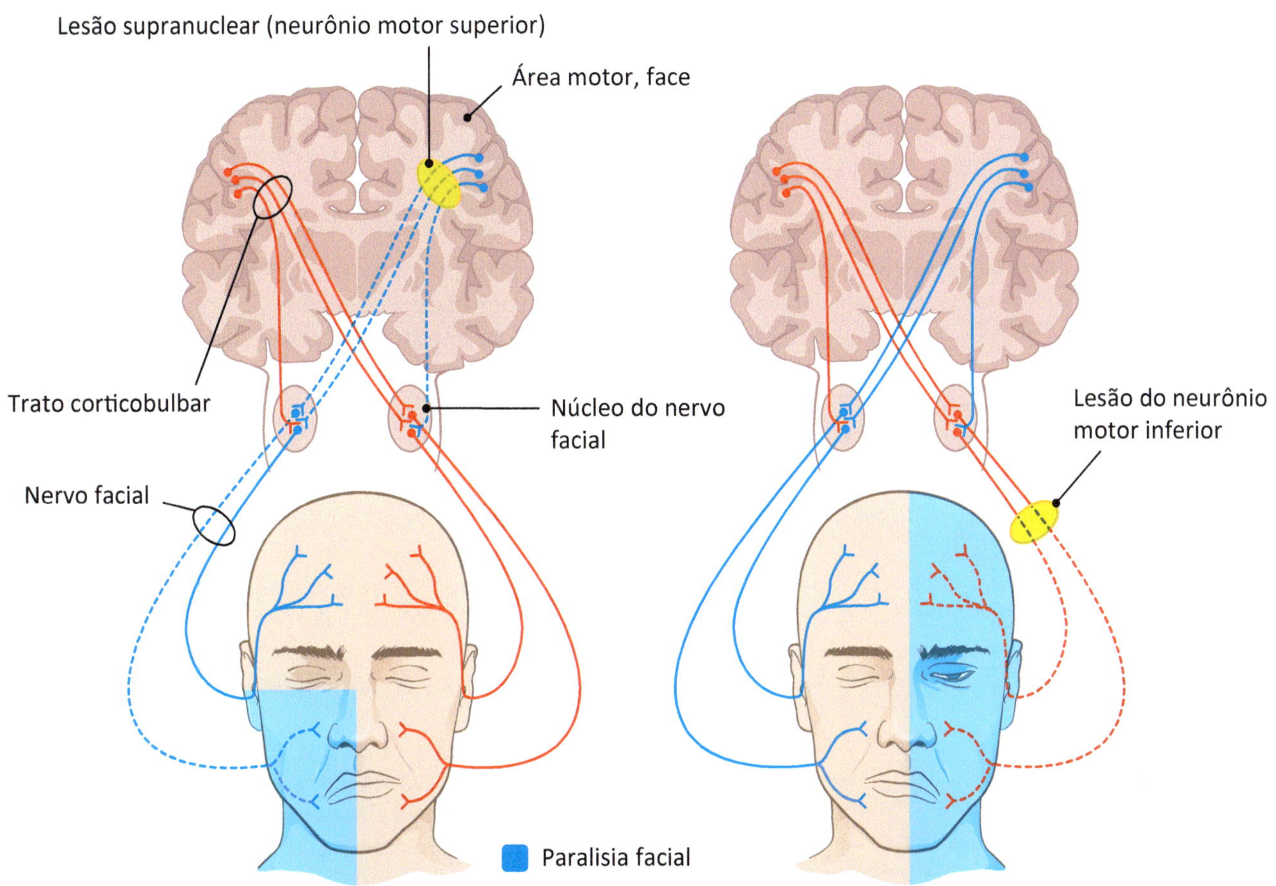

Figura 1.34. Vias supranuclear (trato corticonuclear) e infranuclear (nervo facial) da motricidade facial e padrões de paralisia facial. À esquerda, paralisia facial de padrão central. À direita, paralisia facial de padrão periférico.
Fonte: Desenvolvida pela autoria.

Anatomia do nervo facial

A musculatura mímica da face é inervada pelo nervo facial, VII nervo craniano. O núcleo do nervo facial localiza-se na ponte, relativamente próximo ao núcleo abducente (Figura 1.34).

Em razão da grande importância da musculatura mímica no homem, sobretudo pelo seu envolvimento na comunicação de emoções e na fala, o núcleo é composto por muitos neurônios que se encontram subdivididos em diversos grupamentos celulares, cada um dos quais responsável pela inervação de certos músculos. Ao deixarem o núcleo, os axônios dirigem-se para trás, contornam o núcleo abducente e voltam-se para diante, para saírem do tronco encefálico pela sua face lateral como nervo facial.

Além das fibras motoras, associam-se ao nervo facial fibras aferentes relacionadas de modo especial com a sensibilidade gustativa dos dois terços anteriores da língua e fibras eferentes parassimpáticas que se dirigem às glândulas salivares e lacrimais. Essas fibras aferentes e eferentes parassimpáticas constituem o nervo intermédio que, com frequência, não é facilmente distinguível do facial. No trajeto dentro do espaço subaracnóideo, o nervo facial (e o intermédio) situa-se ao lado do nervo vestibulococlear (VIII nervo craniano) até penetrar no meato acústico interno.

Dentro do osso temporal, o nervo facial separa-se do VIII nervo e segue pelo canal facial, relativamente estreito, bem próximo à cavidade timpânica, até emergir do crânio, atravessar a glândula parótida e abrir-se como um leque para inervar a musculatura mímica de toda a face.

Paralisia facial periférica

A lesão dos neurônios do nervo facial, quer do corpo celular localizado no núcleo, quer dos axônios em qualquer parte do trajeto, causa *paralisia facial periférica.* Há paralisia de toda a musculatura mímica de uma hemiface, a rima bucal desvia-se para o lado sadio consequente à redução do tono no lado afetado e o olho mantém-se aberto pela ação do músculo elevador da pálpebra

(III nervo). Movimentos como franzir a testa, assobiar e exibir os dentes como num sorriso tornam-se impossíveis do lado afetado. Quando a lesão acomete fibras do nervo intermédio, pode haver déficit da gustação dos dois terços anteriores da língua e redução da secreção lacrimal.

A forma mais comum de paralisia facial periférica é a de Bell, em que muito provavelmente o nervo é acometido por processo inflamatório de etiologia viral dentro do canal facial.

Vídeo 1.9: Paciente com paralisia facial de padrão periférico à direita.

Lesões situadas no tronco encefálico podem afetar o núcleo do nervo facial ou suas fibras, condicionando paralisia facial periférica do lado da lesão, como ocorre em processos vasculares ou tumorais, por exemplo. Se a lesão for suficientemente extensa, poderá comprometer o trato corticoespinhal e causar síndrome piramidal nos membros do lado oposto. A associação de paralisa facial periférica de um lado e paralisia dos membros contralaterais (hemiparesia alternada) é altamente sugestiva de lesão da ponte. De modo eventual, as fibras do nervo abducente podem ser comprometidas causando estrabismo convergente ou o núcleo abducente pode ser afetado, associando-se paralisia do olhar conjugado para o lado da lesão.

Paralisia facial central

A principal aferência do núcleo facial provém do córtex cerebral através do trato corticonuclear. A porção dorsal do núcleo, que inerva a metade superior de uma hemiface, recebe aferências corticais dos hemisférios ipsi e contralateral. A porção ventral do núcleo, responsável pela inervação da musculatura mímica da metade inferior da hemiface, recebe apenas impulsos do hemisfério contralateral.

Lesões supranucleares unilaterais causam a *paralisia facial central,* em que apenas a motricidade mímica da parte inferior da hemiface contralateral é comprometida. A mímica da porção superior é pouco ou nada afetada em virtude da inervação bilateral.

Desse modo, a extensão da paralisia na hemiface pode guardar relação inversa com a gravidade do processo lesional. Nas lesões periféricas, que quase sempre são menos graves, a extensão é maior que nas lesões centrais, usualmente mais graves.

DISTÚRBIOS DA COMUNICAÇÃO VERBAL

Sob esse título, vamos incluir alguns distúrbios que afetam sobretudo a comunicação oral e que dependem de lesão do sistema nervoso. Podem ser divididos em disfonias, disartrias e afasias.

Disfonias

Disfonias são alterações da fonação. Fonação é a produção de sons pela vibração das cordas vocais.

Elas podem ocorrer em afecções primitivas da laringe ou em lesões nervosas que afetam a motricidade das cordas vocais, pois estas precisam ser aduzidas durante a expiração para que ocorra a emissão de sons. As disfonias caracterizam-se por alteração do volume, da qualidade e do timbre da voz.

A inervação motora das cordas vocais depende do nervo vago, X nervo craniano. Lesões unilaterais do nervo vago ou de seu ramo nervo laríngeo recorrente causam disfonia. Lesões bilaterais causam afonias. Em lesões supranucleares, quase nunca ocorre disfonia isolada.

Disartrias

Disartrias são distúrbios articulatórios condicionados por perturbações do sistema nervoso, no âmbito periférico ou central.

Articulação pode ser definida como o processo pelo qual a laringe, faringe, mandíbula, língua, palato mole, dentes e lábios interagem para a emissão dos fonemas consoantes que possibilitam a formação das palavras.

Distúrbios articulatórios podem ser secundários a múltiplas causas. Quando não dependem de alterações neurológicas, são denominados *dislalias.* Dislalias podem ocorrer em afecções locais dos órgãos fonoarticulatórios, em casos de surdez, em estados de deficiência mental e em doenças psiquiátricas. Durante o desenvolvimento normal da criança, ocorre a dislalia fisiológica ou de evolução.

A inervação dos órgãos fonoarticulatórios depende sobretudo dos nervos bulbares: glossofaríngeo; vago; acessório; e hipoglosso (veja a Figura 1.6).

O nervo vago, X nervo craniano, é o mais importante entre eles porque inerva os músculos da laringe, faringe e palato mole.

O nervo glossofaríngeo, IX nervo craniano, participa da inervação motora da faringe, mas é o principal responsável pela sensibilidade gustativa e pela sensibilidade da úvula, fauces e faringe.

O nervo acessório, XI nervo craniano, contém algumas fibras que se agregam às do vago, mas a maior porção do nervo é responsável pela motricidade do trapézio e esternocleidomastóideo.

O nervo hipoglosso, XII nervo craniano, inerva os músculos intrínsecos e extrínsecos da língua.

Lesões bulbares

Lesões do bulbo ou dos nervos bulbares causam disartria em que a fala torna-se lenta, monótona, com sons indistintos, anasalada e com disfonia associada. É comum que exista disfagia porque a deglutição depende diretamente dos nervos bulbares.

Doenças da placa motora, como miastenia gravis e botulismo, podem causar disartria e disfagia semelhantes às da lesão bulbar.

A avaliação dos nervos bulbares deve incluir a pesquisa dos reflexos faríngeo e palatino. No reflexo faríngeo (ou nauseoso), a excitação da parede posterior da faringe com uma espátula causa elevação e constrição da faringe, retração da língua e sensação de náusea. O reflexo palatino consiste na elevação do palato mole e retração simultânea da úvula quando ela é tocada ou quando se toca o palato mole com uma espátula. Ambos dependem dos nervos glossofaríngeo e vago como elementos aferente e eferente do arco reflexo, respectivamente.

Lesões de outros nervos cranianos

Disartria pode ocorrer na paralisia facial por causa da dificuldade de pronunciar os fonemas labiais e labiodentais.

Em lesões do trigêmeo, ocorre disartria consequente ao distúrbio das sensibilidades exteroceptiva e proprioceptiva dos lábios, dentes e língua. A disartria não é muito grave, mostrando que a importância dessas informações proprioceptivas é relativamente pequena para a articulação normal.

Síndrome pseudobulbar

Lesões supranucleares que envolvem unilateralmente os tratos corticonucleares podem causar distúrbios transitórios da articulação. Em lesões bilaterais, ocorre a síndrome pseudobulbar, em que a disartria é semelhante à verificada nas lesões bulbares e acompanha-se também de disfagia. Mas, diferentemente de lesões bulbares, na síndrome pseudobulbar o reflexo nauseoso não é abolido ou mesmo pode estar hiperativo.

Lesões cerebelares

A incoordenação que ocorre nas lesões cerebelares atinge também a articulação. A disartria cerebelar caracteriza-se por fala lenta, de emissão trabalhosa, com variações de altura e de intensidade. Frequentemente, as palavras ou sílabas são escandidas, ou seja, pronunciadas de modo destacado. Por isso, a disartria cerebelar é também denominada "fala escandida".

Lesões extrapiramidais

Os movimentos involuntários (atetose, distonia, coreia e as mioclonias e tremores) podem causar disartria. Na doença de Parkinson, a fala torna-se monótona, lenta e com baixo volume.

Afasias

A linguagem consiste na capacidade de elaborar e expressar ideias, experiências e sentimentos mediante símbolos verbais, conhecidos como palavras, por meio da fala, da escrita ou de gestos motores. A linguagem verbal é uma das funções do cérebro humano que têm motivado estudos de diversas disciplinas. Os passos que levam da ideia ou pensamento à expressão verbal (ou da audição à compreensão) são apenas parcialmente compreendidos.

Em determinadas lesões do SNC, pode haver ruptura desse intrincado processo, originando alterações da linguagem denominadas *afasias.*

Afasias são distúrbios da linguagem verbal. Referem-se à perda total ou parcial da capacidade de utilização de símbolos verbais ou das regras gramaticais que possibilitam sua integração em frases para a expressão ou compreensão de ideias e sentimentos. Independem de distúrbios articulatórios ou intelectuais.[8]

Virtualmente, em todos os indivíduos destros e em mais de dois terços dos canhotos, o hemisfério cerebral esquerdo é dominante para a linguagem verbal. Essa dominância depende do desenvolvimento mais acentuado de regiões do lobo temporal esquerdo que pode ser constatado mesmo antes do nascimento. Lesões situadas no córtex cerebral do hemisfério dominante, em diversas áreas de região relativamente extensa, podem causar afasias em que há predomínio de comprometimento da expressão ou da compreensão verbais.

Há diversas formas clínicas de afasia. Apresentaremos aqui apenas as mais importantes, lembrando que os distúrbios de aquisição da linguagem na infância não se incluem entre as afasias. O Quadro 1.4 resume as características das principais afasias.

---

8 O termo "afasia" deveria ser substituído por "disfasia nos distúrbios parciais da linguagem", mas por convenção utiliza-se "afasia" tanto para os distúrbios totais como para os parciais.

Quadro 1.4. Classificação das afasias

Tipo de afasia	Localização anatômica	Nomeação	Fluência na fala	Compreensão auditiva	Repetição
Afasia de Broca (ou motora ou de expressão)	Parte posterior do giro frontal inferior esquerdo	Comprometida	Comprometida	Normal	Comprometida
Afasia transcortical motora	Córtex frontal inferior esquerdo e substância branca adjacente (poupando a área de Broca)	Comprometida	Comprometida	Normal	Normal
Afasia de Wernicke (ou sensitiva ou de compreensão)	Parte posterior dos giros temporal superior e médio e lóbulo parietal inferior e substância branca que envolve conjuntos de fibras nervosas que fazem contato entre diversas áreas corticais	Comprometida	Normal	Comprometida	Comprometida
Afasia transcortical sensitiva	Giros temporal médio e angular	Comprometida	Normal	Comprometida	Normal
Afasia global	Região perisilviana esquerda	Comprometida	Comprometida	Comprometida	Comprometida
Afasia de condução	Fascículo arqueado Giro supramarginal	Pouco comprometida	Pouco comprometida	Normal	Comprometida
Afasia anômica	Giro angular esquerdo ou porção posterior do giro temporal inferior	Comprometida	Pouco comprometida	Normal	Normal
Afasia semântica	Porção polar do lobo temporal esquerdo	Comprometida	Pouco comprometida	Comprometida	Normal

Fonte: Desenvolvido pela autoria.

A *afasia de expressão* ou *afasia motora* caracteriza-se por grande pobreza de expressão verbal, que se torna extremamente difícil e trabalhosa. Muitas vezes, o repertório do paciente reduz-se a duas ou três palavras. Na maioria dos casos, há comprometimento igualmente grave da escrita, mas a compreensão oral e a capacidade de leitura são praticamente normais. Além disso, o paciente apresenta dificuldade de nomear objetos e figuras e de repetir palavras e sentenças. Resulta de lesão da área de Broca, localizada no giro frontal inferior do lobo frontal do hemisfério dominante, à frente da área motora da face (Figura 1.35). Por isso, o termo "afasia de Broca" é usado como sinônimo de afasia motora. Na maioria das vezes, há hemiplegia (ou hemiparesia) direita associada.

Vídeo 1.10: Paciente com afasia de Broca (ou afasia motora ou de expressão).

A *afasia de compreensão* ou *sensorial* caracteriza-se por grande dificuldade na compreensão verbal (oral e escrita). O paciente não reconhece bem sua dificuldade e expressa-se por meio de palavras e frases incompreensíveis em razão de trocas e supressões de fonemas e de sílabas. Também há dificuldades de nomeação e repetição de frases. Historicamente, a região posterior do giro temporal superior esquerdo é denominada "área de Wernicke" e acreditava-se que era a sede da compreensão auditiva. Entretanto, estudos mostram que pacientes com lesões restritas à área de Wernicke não apresentam afasia de compreensão. Por isso, nas últimas décadas, os estudos em linguagem mudaram a ideia de que apenas a área de Wernicke seja responsável pela compreensão. Atualmente, acredita-se que os sintomas observados na afasia de Wernicke decorram de lesões da substância branca que envolve conjuntos de fibras nervosas que fazem contato entre diversas áreas corticais: a área de associação auditiva no giro temporal superior (onde os fonemas são reconhecidos); a área de integração multimodal da região parietal inferior com os giros temporal médio e inferior; e, principalmente, com o polo temporal que são regiões relacionadas com o reconhecimento do significado das palavras ou léxico. Embora o termo neuroanatômico "área de Wernicke" esteja sendo abandonado, ainda se admite usar o termo "afasia de Wernicke" como sinônimo de afasia de compreensão.

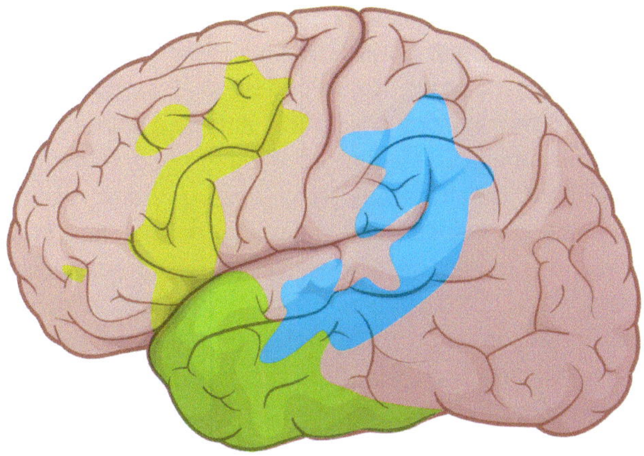

Figura 1.35. Áreas corticais da linguagem no hemisfério dominante (esquerdo na maioria das pessoas). Em amarelo, localizado na área de Broca e no giro frontal médio inferior, as regiões que desempenham um papel de organização sintática para construção de frases e programação motora da fala. Em azul, localizado na junção temporoparietal esquerda e na porção posterior do giro temporal superior, são as áreas que participam tanto do reconhecimento de fonemas como da repetição de palavras e frases. Em verde, localizado nas regiões temporopolar e medioinferiores do lobo temporal esquerdo, as regiões que atuam como um centro de conexão (ou *hub*) com as múltiplas áreas corticais relacionadas com o significado de cada palavra (centro lexicossemântico).
Fonte: Desenvolvida pela autoria.

A afasia semântica, descrita mais recentemente, é observada em lesões (geralmente degenerativas) do polo temporal esquerdo. Nessa forma de afasia, há redução muito grande do significado das palavras, como se o vocabulário (léxico) tivesse diminuído. Essa região não "contém" o significado das palavras, mas atua como um centro de conexão (ou *hub*) com as múltiplas áreas corticais relacionadas com o significado de cada palavra.

Vídeo 1.11: Paciente com afasia semântica.

A *afasia global* resulta de lesão que envolve tantos as áreas motoras como as sensoriais da linguagem. O paciente apresenta, na maioria das vezes, hemiplegia (ou hemiparesia) direita. A expressão e a compreensão verbais são reduzidas a poucas palavras ou mesmo totalmente comprometidas.

A *afasia nominal* ou *amnéstica* é uma das formas mais comuns de afasia e caracteriza-se pela dificuldade em nomear objetos. A fala torna-se cheia de pausas e circunlóquios porque a evocação das palavras adequadas torna-se deficiente. Pode ocorrer em lesões situadas em diversas partes das regiões envolvidas na linguagem. Geralmente, o indivíduo reconhece a palavra que não conseguia lembrar quando esta lhe é apresentada. Por exemplo, se uma caneta lhe for mostrada e o paciente não conseguir dizer o nome do objeto, sabe dizer para que serve, se tem uma, ou quais objetos são semelhantes a ela e, se o examinador disser "can" ou "cane" ou "caneta", o paciente reconhecerá imediatamente a palavra. Quando esse reconhecimento não se efetiva, ou seja: além de não nomear, o paciente não reconhece o significado da palavra, dizemos que há um distúrbio semântico (perda da associação significante-significado), condição que indica mais frequentemente lesão do polo temporal esquerdo, região crítica para o conhecimento semântico das palavras.

A *afasia de condução* caracteriza-se pelo déficit predominante da repetição de fonemas ou de palavras, enquanto a expressão espontânea e a compreensão estão bem menos afetadas. Esse tipo de afasia, relativamente incomum, é importante porque possibilita compreender um pouco dos processos da linguagem. A repetição depende da correta decodificação dos fonemas e da sua adequada expressão. Para a repetição, não há necessidade de compreensão, como ocorre quando repetimos palavras de uma língua desconhecida. A decodificação dos fonemas e sua expressão estão intimamente ligadas às áreas de Wernicke e de Broca, respectivamente. Na afasia de condução, há lesão do fascículo arqueado que conecta a área de compreensão à área motora da linguagem. Atualmente, sabe-se que a região inferior do lobo parietal, mais notadamente o giro supramarginal, participa dos processos envolvidos na repetição de palavras e sentenças.

Há um grupo de afasias denominadas "afasias transcorticais", nas quais existe grande redução da fluência verbal (afasia transcortical motora) ou da compreensão verbal (afasia transcortical sensorial), mas a repetição de palavras ou de sentenças está preservada. As áreas corticais afetadas situam-se no córtex frontal adiante e superiormente à área de Broca, na variante motora, e em áreas corticais temporais ou parietais, na variante sensorial.

Do ponto de vista clínico, as afasias devem ser distinguidas das disartrias, de um lado, e dos distúrbios da audição, de outro.

Nas afasias com distúrbios da expressão, é sempre possível constatar que, além de déficit de articulação, há dificuldades na nomeação ou no emprego de regras gramaticais na construção das sentenças. Além disso, o paciente afásico apresenta dificuldades semelhantes às da expressão oral, ou até mais acentuadas, quando tenta escrever o que não consegue expressar oralmente (*agrafia*). Essas alterações possibilitam distinguir as afasias das disartrias no exame do paciente.

Eventualmente, a distinção entre afasias com comprometimento da compreensão e surdez ou entre afasias e outras alterações mentais pode ser difícil. O exame da leitura, o emprego de testes de audição e a avaliação do estado mental, usualmente, permitem o diagnóstico diferencial. O comprometimento da leitura (*alexia*) está presente na afasia de Wernicke, mas pode manifestar-se sem alterações da compreensão oral, como em lesão isolada do giro angular esquerdo (Figura 1.39), área em que informações auditivas e visuais são integradas.

DISTÚRBIOS DA MEMÓRIA

Queixas de falta de memória são bastante comuns na atividade clínica. Como a memória é uma função biológica complexa, seus distúrbios podem manifestar-se de diversas maneiras. Assim, por exemplo, enquanto um paciente queixa-se de dificuldade em memorizar fatos recentes, outro pode referir deficiência na recordação de eventos antigos.

Nesse campo de estudo, como em outros que se dedicam às funções nervosas superiores, é frequente ouvir que nosso conhecimento é muito pequeno. Essa afirmação é apenas parcialmente correta. Na verdade, nosso conhecimento nesses campos é grande, porém falta ainda muito por conhecer.

Bases fisiológicas

Quando um evento estimula o SNC, ocorre um padrão de atividade de neurônios, com uma distribuição temporal e espacial peculiar para esse evento. Pode-se presumir que a repetição desse mesmo padrão de atividade neuronal ou de parte dele, em outro momento, tenha como contrapartida a recordação do evento.

Ao ouvirmos um número de telefone que discaremos em seguida, somos capazes de reter esse número por alguns segundos. É claro que essa tarefa só será possível se houver atenção adequada. Aliás, falta de atenção é uma das principais causas de distúrbios erroneamente interpretados como falta de memória. A capacidade de repetir o número de telefone por pouco tempo depende, provavelmente, da repetição do mesmo padrão temporal e espacial de atividade neuronal. Qualquer interferência pode prejudicar essa repetição, como podemos constatar em nosso cotidiano. Essa capacidade de reter informações por pouco mais de 1 minuto recebe a denominação algo imprópria de *memória imediata* e depende de alterações transitórias que aumentam a eficiência da transmissão sináptica entre os neurônios envolvidos na percepção dos estímulos. A denominação memória de curto prazo ou *memória operacional* ou *memória de trabalho* é preferível. A memória operacional é a habilidade cognitiva de registrar, processar e manipular mentalmente uma informação por um curto período, de segundos a 1 ou 2 minutos, sem que haja uma retenção duradoura da informação. Essa informação é utilizada para executar uma determinada tarefa (p. ex., discar um telefone) e depois descartada.

Quando há necessidade ou conveniência para o organismo de reter a informação por mais tempo, por exemplo, para utilizarmos o número de telefone em outra ocasião, o padrão de atividade neuronal deve ser "fixado" para que se possa repetir no futuro.

Que modificações tornam possível a fixação (ou consolidação)?

A possibilidade de repetição de um dado padrão no futuro dependerá de modificações sinápticas duradouras que aumentem a eficiência da transmissão entre os neurônios envolvidos. Essas modificações ocorrem em nível funcional, com aumento da síntese e da liberação de neurotransmissores e, em nível anatômico, com aumento das terminações sinápticas.[9] É o fenômeno da neuroplasticidade sináptica. Essas alterações podem ser comparadas com modificações de um sistema viário ao longo do tempo: o número e a largura das pistas das estradas mais utilizadas são aumentados, enquanto estradas menos trafegadas podem até ser abandonadas.

O aumento da eficiência da transmissão sináptica ao longo de um conjunto de conexões neuronais possibilita que esse conjunto ou esse padrão de atividade neuronal se repita com mais facilidade a partir de estímulos desencadeantes.

---

9 Um dos mecanismos relacionados com a capacidade de reter informações é a potenciação em longo prazo. Esse fenômeno caracteriza-se por aumento duradouro da resposta pós-sináptica a impulsos aferentes quando esses impulsos são precedidos por estimulação tetânica breve desses mesmos aferentes. Portanto, a resposta de um neurônio a um impulso pode aumentar em cerca de 50% se a mesma via aferente tiver sido submetida a séries de estímulos tetanizantes; esse aumento pode persistir durante meses. Essa é a base fisiológica da neuroplasticidade sináptica.

Como o organismo distingue o que deve ser estocado na memória?

De todas as informações que atingem o SNC em um período, apenas uma parcela muito pequena merece atenção e parcela ainda menor será mantida no estoque de memórias do indivíduo.

É de simples observação que informações carregadas de colorido emocional são mais facilmente retidas na memória (às vezes, mesmo contra a vontade do indivíduo).

Para compreender os mecanismos e as vias anatômicas responsáveis pela retenção de informações, vamos analisar o processamento de uma informação visual.

Conexões corticolímbicas

Quando uma imagem atinge a retina, há estimulação de seus neurônios, do corpo geniculado lateral e do córtex visual primário, no sulco calcarino (lobo occipital). Do córtex primário (área 17 de Brodmann), no qual são identificadas características elementares da informação visual, os estímulos propagam-se para áreas de associação visual (18 e 19), onde são identificados conjuntos de características, como mencionado no início deste capítulo (Figura 1.36).

A seguir, os estímulos propagam-se pelo córtex cerebral em vias paralelas, duas das quais merecem destaque. Na via situada superiormente (ou dorsal), são estimuladas as áreas de associação multimodal do córtex parietal e do córtex da convexidade frontal. Essa via relaciona-se com a atenção e a localização dos estímulos que se situam no campo visual e com os movimentos dos olhos em direção a eles. Portanto, o papel dessa via situada superiormente é o de possibilitar a localização visuoespacial dos estímulos (onde?) desencadeando *ação* (desvio conjugado rápido dos olhos em direção ao estímulo, eventualmente da cabeça).

Na via situada inferiormente (ou ventral), os impulsos propagam-se para as áreas temporais de associação visual, para as áreas temporoparietais da linguagem e para o sistema límbico. Essa via relaciona-se com a identificação do estímulo (o que é? Qual o nome? Qual sua importância para a sobrevida do indivíduo?), portanto com a *identificação (ou reconhecimento visual)*.

De modo similar, os estímulos auditivos e sensoriais somáticos propagam-se em vias similares responsáveis pela localização e pela identificação. Diante de um estímulo visual complexo, como uma fruta, por exemplo, a via superior possibilita localizá-la no espaço e dirigir os olhos para que a fóvea seja estimulada, o que permitirá visão mais adequada do objeto. Ao mesmo tempo, em um processamento em paralelo, são identificadas as características como forma, cor (córtex de associação visual temporal) e nome (área temporoparietal da linguagem). Além dessas projeções mais óbvias, as projeções para o sistema límbico (amígdala, formação hipocampal) causarão salivação, aumento da secreção gástrica e, caso o indivíduo esteja com fome, poderão desencadear o comportamento de alcançar a fruta e levá-la à boca, ou, caso o indivíduo esteja saciado ou a fruta não seja comestível, até de aversão.

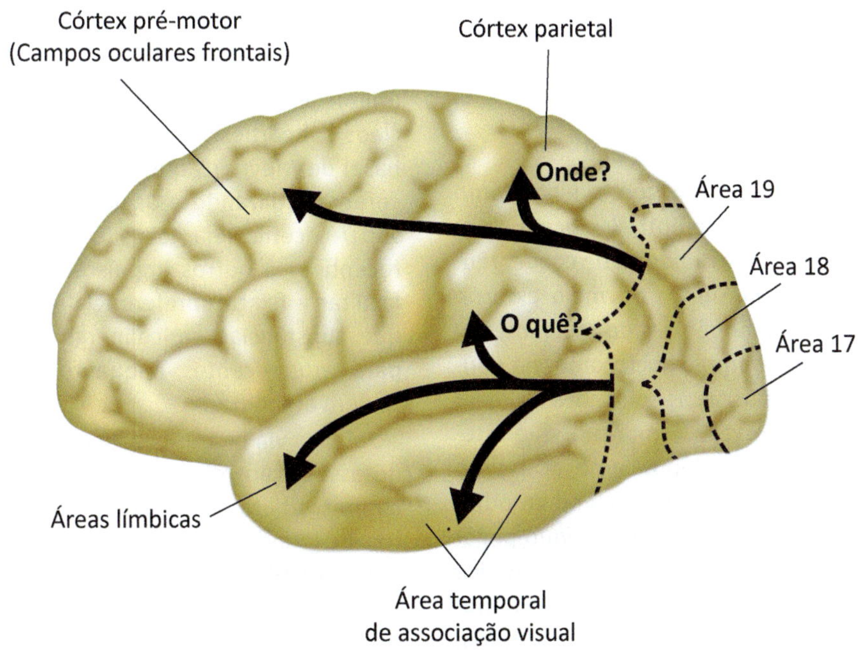

Figura 1.36. Representação esquemática das vias de processamento de estímulos visuais.
Fonte: Desenvolvida pela autoria.

Esse papel importantíssimo das estruturas límbicas depende de suas íntimas conexões recíprocas com o *hipotálamo*. Como sabemos, o hipotálamo é a região do encéfalo na qual se concentram os neurônios que controlam os sistemas endócrino, simpático e parassimpático. É também o principal sítio de projeção dos impulsos provenientes do meio interno captados pelos baroceptores viscerais e pelos quimioceptores (Figura 1.37).

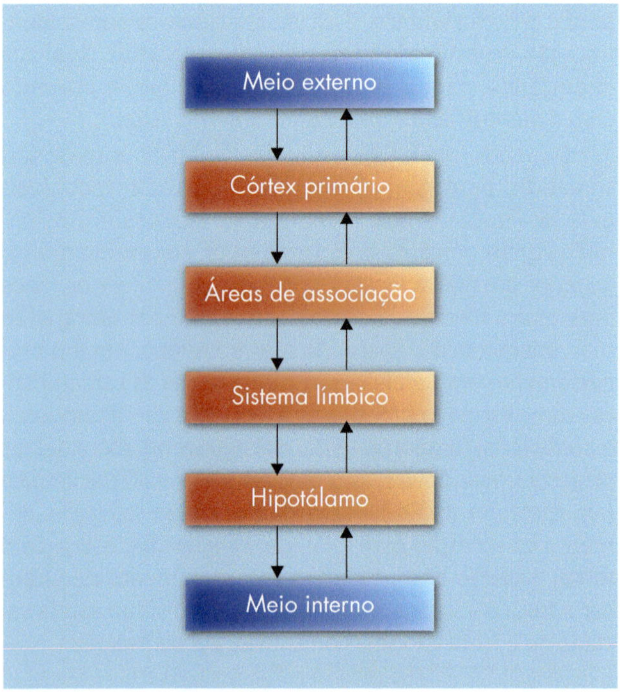

Figura 1.37. Esquema das conexões entre estruturas neocorticais, sistema límbico e hipotálamo (segundo Mesulam).
Fonte: Desenvolvida pela autoria.

As conexões do sistema límbico, com o hipotálamo de um lado e o córtex cerebral de outro, colocam o sistema límbico em uma posição estratégica de convergência sensorial, pois recebe aferências do meio externo através do córtex cerebral e aferências do meio interno através do hipotálamo. No exemplo que citamos há pouco, quando o indivíduo vê a fruta, as condições do meio interno (nesse exemplo, o estado alimentar), que interagem com o sistema límbico via hipotálamo, atribuirão valor maior ou menor à visão da fruta, podendo modificar o comportamento motor, fazendo o indivíduo pegar a fruta ou não, mediante conexões do sistema límbico com o lobo frontal e deste com as áreas motoras. Por outro lado, principalmente através de sua porção orbitária, o lobo frontal projeta-se sobre o hipotálamo e sobre o hipocampo e as amígdalas e, desse modo, pode exercer o controle da atividade dessas estruturas. Por exemplo, mesmo que estejamos com muita fome, somos capazes de inibir nossa vontade de pegar uma fruta que enfeita a mesa de uma recepção; um indivíduo com lesão da porção orbitária do lobo frontal não conseguiria inibir esse comportamento socialmente inadequado.

É provável que essa interação das condições do meio interno com as do meio externo que ocorre no sistema límbico seja a responsável pela memorização de um evento. De acordo com essa hipótese, a importância biológica de uma percepção para o indivíduo em dado momento confere a ela um caráter especial que é determinante para que o padrão de atividade neuronal relacionado com a percepção seja fixado. Logo, haveria alterações sinápticas duradouras nos próprios circuitos neuronais envolvidos na percepção do meio externo, desde que houvesse interação com as projeções do sistema límbico. Ou seja: a fixação dependeria do sistema límbico, mas se efetuaria nos próprios circuitos corticais estimulados durante o processamento da informação que deve ser estocada. Exemplificando, a fixação de informações visuais ocorreria principalmente no lobo occipital e nas regiões inferomediais do lobo temporal, das tácteis no lobo parietal e das auditivas nas regiões laterais do lobo temporal. Para que isso se realize, projeções eferentes do sistema límbico devem atuar sobre o conjunto de neurônios do córtex cerebral envolvidos na percepção dos estímulos do meio externo, induzindo modificações nas conexões sinápticas.

As projeções do sistema límbico sobre o córtex cerebral podem ser diretas ou indiretas. Há conexões diretas entre a formação hipocampal e a amígdala e as áreas corticais de associação. As conexões indiretas podem utilizar as conexões do sistema límbico com alguns núcleos subcorticais, entre os quais se destaca o núcleo basal de Meynert, que se projetam para todo o córtex cerebral utilizando a acetilcolina como neurotransmissor. A acetilcolina torna os neurônios corticais mais receptivos a outros impulsos excitatórios, o que pode facilitar a fixação preferencial de informações. Sabe-se que substâncias anticolinérgicas reduzem a memória para fatos recentes, enquanto substâncias colinérgicas podem aumentá-la.

Outra via indireta entre o sistema límbico e as áreas de associação relacionadas com a percepção do meio externo utiliza as conexões do córtex pré-frontal, que recebe grande contingente de impulsos provenientes do sistema límbico, de um lado, e das áreas de associação unimodal e multimodal, de outro, e projeta-se de volta sobre essas mesmas regiões. Uma das vias de conexão entre o sistema límbico e o lobo frontal é representada pelo *circuito de Papez*, que interconecta o hipocampo com as áreas de associação frontal através do giro cíngulo, que faz parte do córtex frontal. Por esse circuito, impulsos do hipocampo são conduzidos em um trato denominado fórnix até os corpos mamilares (hipotálamo), e daí aos núcleos anteriores do tálamo; dos núcleos anteriores do tálamo, os impulsos propagam-se ao giro cíngulo (Figura 1.38). Referências do giro cíngulo projetam-se: a) de volta sobre o hipocampo fechando o circuito; e b) para outras áreas do córtex pré-frontal.

Essas noções básicas possibilitam a compreensão dos mecanismos de alguns dos distúrbios de memória mais comuns.

Amnésia anterógrada

O exemplo mais conhecido de déficit de memória talvez seja o do paciente HM, estudado por Scoville e Milner (1957), que após cirurgia para tratamento de epilepsia perdeu a capacidade de fixar novos dados na memória.

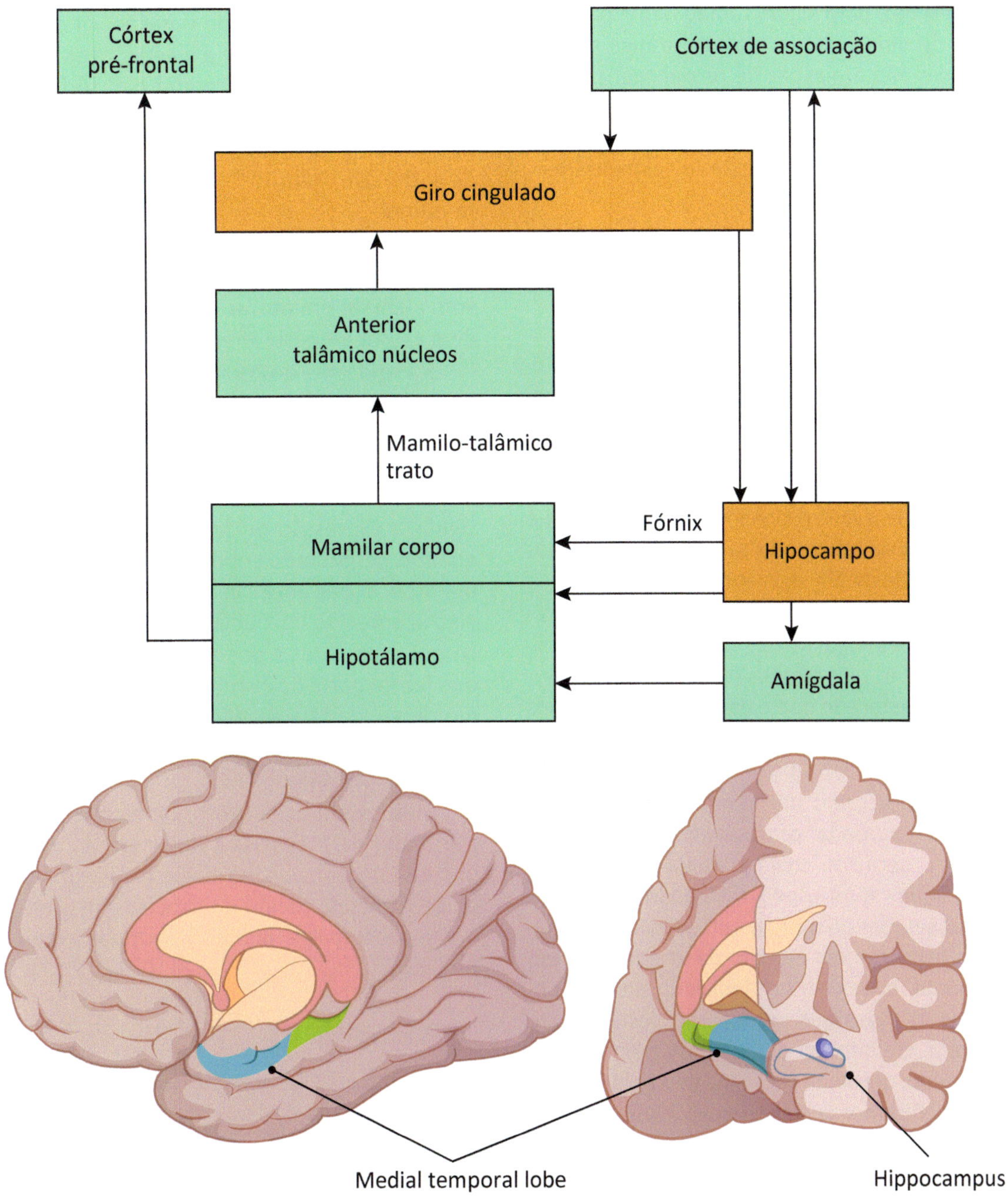

Figura 1.38. Circuito de Papez (acima) e a região temporal medial, com destaque para o hipocampo (abaixo).
Fonte: Desenvolvida pela autoria.

Durante os vários anos em que foi repetidamente examinado, HM mostrou-se incapaz de reter novas informações independentemente da importância ou do conteúdo emocional. Sua memória imediata (ou *de curto prazo*) estava preservada de modo que conseguia reter informações até por 1 ou 2 minutos, desde que não se distraísse. Entretanto, não era capaz de lembrar-se do que havia ocorrido momentos antes. A informação de que seu tio havia falecido o deixava visivelmente emocionado, mas poucos minutos depois esquecia-se dela completamente. Ao ser novamente informado, emocionava-se outra vez, para algum tempo depois perguntar quando o tio viria visitá-lo. Lia as mesmas revistas durante meses e não era capaz de reconhecer pessoas que conhecera após a cirurgia. A avaliação psicométrica revelava QI normal e sua capacidade crítica quanto ao distúrbio pode ser depreendida deste seu comentário:

> "... neste momento tudo parece claro para mim, mas o que aconteceu um pouco antes? É isto que me preocupa. É como acordar de um sonho: eu não consigo me lembrar-me".

Esse tipo de distúrbio é denominado "amnésia anterógrada" porque se refere à impossibilidade de fixar (ou armazenar) novas informações apresentadas após a instalação do processo mórbido. Ou seja, a capacidade de memorização está muito comprometida. A impossibilidade de lembrar-se de eventos prévios à lesão cerebral é denominada "amnésia retrógrada", a qual comentaremos a seguir. Qual a razão da amnésia anterógrada de HM?

O procedimento cirúrgico consistiu na ressecção bilateral das porções mediais dos lobos temporais, extirpando, portanto, os hipocampos e as amígdalas. Diversos estudos têm destacado que o papel dos hipocampos na gênese da amnésia anterógrada é mais importante do que o das amígdalas em seres humanos.

Embora não seja capaz de memorizar novas informações, HM pôde aprender procedimentos como montar um quebra-cabeças ou comandar sua mão a partir da imagem refletida num espelho. Quando o paciente realiza diversas sessões de treinamento, constata-se que o tempo para execução e o número de erros diminuem progressivamente, como em um indivíduo normal. Entretanto, todas as vezes que se pede ao paciente que execute a tarefa, ele informa que essa é a primeira vez que a está fazendo, deixando claro que não se lembra de tê-la feito antes. Dizemos que sua memória explícita está comprometida, enquanto a sua *memória implícita* (ou para procedimentos) está preservada. A memória implícita é independente dos hipocampos e parece depender mais dos núcleos da base e cerebelo. Na nossa vida cotidiana, os sistemas de memória explícita e implícita interagem na memorização; entretanto, quando dizemos que um paciente tem problemas de memória quase sempre estamos nos referindo à memória explícita.

Amnésias semelhantes à de HM podem ser constatadas em sequelas de encefalite, sobretudo da encefalite herpética, em que o processo mórbido pode acometer os lobos temporais, e em sequelas de trauma de crânio, além de noutras situações menos comuns.

A amnésia anterógrada intensa acontece na *amnésia global transitória,* em que, por período de horas, há impossibilidade de reter informações. Além disso, há amnésia retrógrada de duração variada. O paciente pergunta repetidamente a mesma coisa e o observador menos atento pode interpretar o distúrbio como episódio de confusão mental. É uma condição benigna que não costuma se repetir e que decorre, provavelmente, de disfunção transitória das porções mediais do lobo temporal.

Lesões diencefálicas bilaterais, como ocorrem em AVC, em sequelas de encefalite e na síndrome de Korsakoff, além de em outras condições menos comuns, podem causar amnésia anterógrada.

Na síndrome de Korsakoff, secundária à carência de tiamina usualmente causada por alcoolismo ou desnutrição, há amnésia anterógrada de intensidade variada, amnésia retrógada e, algumas vezes, *confabulação.* O termo "confabulação" é aqui empregado para designar a expressão de falsas memórias. Por exemplo, quando perguntado sobre o que aconteceu há poucos minutos, o paciente "inventa" uma história ou conta algo acontecido em outra ocasião. Lesões bilaterais dos corpos mamilares e dos núcleos anteriores do tálamo, que fazem parte do circuito de Papez, ou do núcleo médio dorsal do tálamo, têm sido responsabilizadas pela amnésia da síndrome de Korsakoff e de outras amnésias diencefálicas.

Déficit de fixação ocorre também em lesões do núcleo basal de Meynert. A degeneração desse núcleo é um dos fatores que contribuem para a amnésia da doença de Alzheimer, além do processo neurodegenerativo nos hipocampos e demais estruturas mediais do lobo temporal.

Amnésia retrógrada

É característico da amnésia retrógrada que o paciente não se lembre de fatos ocorridos algum tempo antes do processo mórbido, mas que a memória para fatos ainda mais antigos (*memória remota*) esteja preservada. Por exemplo, após trauma de crânio, um paciente apresentou amnésia retrógrada de cerca de 6 meses de duração, associada à amnésia anterógrada. Logo, sua memória para os fatos ocorridos nos 6 meses anteriores ao trauma estava afetada, mas recordava-se bem de fatos mais antigos. Na maioria das vezes, há um período mais próximo ao evento, sobre o qual o paciente não se lembra de nada, um período remoto do qual se lembra bem e um período intermediário do qual consegue lembrar-se cada vez mais à medida que aumenta o tempo decorrido desde o momento em que ocorreu o evento desencadeante da amnésia.

Esses fatos sugerem que a memorização não termina com a fixação. É provável que, após a fixação, haja necessidade de repetidas memorizações dos fatos para que se tornem consolidados. As estruturas relacionadas com a fixação e com a consolidação devem ser as mesmas. No caso de HM, a extirpação dos hipocampos causou amnésia retrógrada de cerca de 3 anos. Como foi operado quando estava com 29 anos, recordava-se bem de sua infância e adolescência. A preservação da memória para fatos mais antigos é uma das principais demonstrações de que a memória não é estocada nas mesmas estruturas responsáveis pela fixação e consolidação.

A consolidação é um processo dinâmico que envolve a acomodação de novas memórias às antigas e ocorre concomitantemente ao esquecimento.

O esquecimento não deve ser entendido como um processo puramente passivo. É também ativo e importante para acomodar novas informações, esculpindo-as de uma massa de comemorativos irrelevantes, e para substituir informações ultrapassadas por atualizadas. É interessante comentar o caso do paciente S, relatado pelo neuropsicólogo russo Alexander Luria.

S tinha memória prodigiosa e ganhava a vida demonstrando-a em público. Sua principal dificuldade consistia na incapacidade de esquecer-se das inúmeras informações irrelevantes que recebia durante suas apresentações públicas ao longo dos anos. Precisou desenvolver um processo ativo para conseguir esquecê-las.

Distúrbios de evocação

A evocação é um processo que exige motivação e emprego de estratégias adequadas para buscar dados na memória. Para que a evocação das informações seja possível, é necessário que estas façam parte de um contexto. Em particular, as informações devem estar organizadas segundo uma sequência temporal, tornando possível reconhecer se um evento sucedeu antes ou depois de outro. Há dados que sugerem que as conexões com os lobos frontais são importantes para conferir o contexto temporal às informações.

Nas síndromes frontais, além da ocorrência de déficit de fixação, há distúrbio de evocação em virtude da redução da motivação e da capacidade de utilizar estratégias adequadas. Nesses casos, verifica-se que o paciente logo desiste da tentativa de evocar, referindo que não se lembra de nada. Porém, se o examinador insiste, é possível perceber que parte da informação havia sido retida, especialmente se a tática de busca dos dados for fornecida.

AGNOSIAS E APRAXIAS

Como já comentamos, as memórias são estocadas em circuitos em que a participação cortical é fundamental. Não há uma única região cortical que seja responsável pelo armazenamento de toda a informação; diversas áreas participam, cada uma contribuindo de modo particular. Por exemplo, quando nos recordamos de uma fruta, seus diversos atributos, como forma, consistência, cor sabor, odor, nome, vêm à nossa mente.

Em algumas lesões corticais é possível constatar distúrbios parciais de evocação. Em lesões temporais posteriores do hemisfério dominante para a linguagem, o paciente pode apresentar grande dificuldade de nomear objetos, embora reconheça o objeto quando alguém diz o nome ou saiba qual a função ou outras características do objeto. Em lesões bilaterais do polo temporal, pode ocorrer dificuldade de nomeação acompanhada de dificuldade de reconhecer o objeto quando o nome é dito. Lesões occipitotemporais que afetam as regiões basais e mediais dos hemisférios cerebrais podem se acompanhar de perda da capacidade de evocar imagens visuais em resposta ao nome do objeto. Por exemplo, embora o paciente saiba o que significam as palavras "gato" ou "avião", não consegue evocar a imagem visual correspondente.

Essas dificuldades de reconhecimento fazem parte das agnosias. Gnosia pode ser compreendida como a capacidade de reconhecer estímulos sensoriais. Agnosia refere-se à perda dessa capacidade quando não há transtornos da sensibilidade elementar ou da atenção ou outros transtornos do estado mental que a expliquem.

Agnosias são, usualmente, específicas para uma modalidade sensorial, distinguindo-se o grande grupo das agnosias visuais e visuoespaciais, as agnosias táteis, auditivas e somatoagnosias.

Na agnosia visual, pode haver dificuldade para reconhecer um objeto apesar da normalidade da visão. Decorrem de lesões, em geral bilaterais, situadas nas áreas de associação visual occipitotemporais, vias que anteriormente explicamos como relacionadas com a identificação do estímulo (o que é? qual o nome? qual sua importância para a sobrevida do indivíduo?), portanto com a *identificação ou reconhecimento.* Pode ser avaliada com emprego de figuras geométricas simples, com desenhos dessas figuras, com objetos ou fotografias. Em lesões unilaterais da região occipitotemporal direita, pode ocorrer prosopagnosia (do grego *prosopon,* face), em que o paciente não consegue identificar faces conhecidas. Se um paciente não conseguir identificar uma pessoa, como o cônjuge ou os filhos, pode reconhecê-la ao ouvir a sua voz, ou se não conseguir identificar um objeto, como uma tesoura, por exemplo, deve ser capaz de reconhecê-lo quando o objeto for colocado em sua mão.

Na agnosia tátil ocorre o inverso; o objeto que não é identificado pelo tato, é facilmente identificado quando é visto ou quando colocado na outra mão. Agnosia tátil geralmente é unilateral e ocorre em lesões parietais contralaterais. Pode-se testá-la com objetos simples, como uma pequena caixa, uma borracha de apagar, a tampa de uma caneta.

Na agnosia visuoespacial, há dificuldade de localizar objetos dentro do campo visual, muitas vezes acompanhada de dificuldade de pegar o objeto com a mão. Por exemplo, o examinador apresenta um objeto como uma caneta e pede-se ao paciente que diga o que é. Nota-se que o paciente explora erraticamente o campo visual até conseguir localizar o objeto e, então, identifica-o e nomeia-o. Pede-se, na sequência, que pegue o objeto e nota-se que a mão do paciente não vai corretamente em direção à caneta, podendo pegar a mão ou os dedos do examinador (denomina-se essa alteração "ataxia óptica"). Ocorre em lesões que interferem nas vias situadas superiormente, que, a partir da área visual primária situada no lobo occipital, estimulam as áreas de associação multimodal do córtex parietal e do córtex da convexidade frontal. Já explicamos que o papel dessa via é o de possibilitar a localização espacial dos estímulos (onde?) desencadeando *ação* (desvio conjugado rápido dos olhos em direção ao estímulo, eventualmente da cabeça, e permite guiar as mãos para alcançar o objeto que está sendo visualizado).

Outro tipo de agnosia visuoespacial que ocorre mais frequentemente em lesões do hemisfério direito é a agnosia visuoespacial unilateral, também denominada "heminatenção" ou "heminegligência", em que o paciente não presta atenção e ignora a metade esquerda do campo visual. É frequente que se associe com falta de reconhecimento do seu hemicorpo esquerdo (hemissomatoagnosia), que, muitas vezes, encontra-se hemiplégico ou intensamente hemiparético, mas o paciente nega a existência de fraqueza. A ausência de reconhecimento da incapacidade, nesse caso ou em casos semelhantes em que o paciente nega ter um déficit neurológico, é denominada "anosognosia" (falta de reconhecimento da doença).

Vídeo 1.12: Paciente com síndrome de heminegligência esquerda e hemiplegia esquerda por um AVC em território de artéria cerebral média direita. No vídeo, primeiro, observa-se que o paciente tem hemissomatoagnosia. O paciente foi submetido à trombólise com alteplase intravenosa, apresentando reversão da síndrome de heminegligência.

Nas agnosias auditivas, pode haver dificuldade para reconhecer ruídos ou sons musicais (amusia), e são causadas por lesões situadas nos lobos temporais.

Outra alteração que ocorre quase sempre em associação com as afasias e agnosias é a apraxia. O termo "apraxia" (do grego *praxis,* ação) é utilizado em Neurologia para designar a incapacidade de realização de atos motores na ausência de fraqueza, alteração da sensibilidade, ataxia ou qualquer outro transtorno físico que a impeça, em situação que o paciente esteja plenamente consciente de qual ato motor deva realizar.

Há apraxias que envolvem a realização de atos motores simples e bem aprendidos, como fazer o sinal de adeus, a continência militar, o sinal de positivo, por exemplo, ou de atos que envolvem o uso de um objeto como um pente, uma caneta ou uma tesoura. Pode haver dificuldade para realizar esses movimentos por causa da perda dos movimentos finos necessários para sua execução, na denominada "apraxia melocinética". Esse tipo de dificuldade situa-se no limite entre a paresia ou a ataxia, de um lado, e a apraxia de outro. Na apraxia ideomotora, a dificuldade em realizar esses atos motores não pode ser explicada por qualquer dificuldade motora. O paciente não consegue realizar movimentos adequados quando se lhe pede para fazer o sinal de adeus, ou de continência, fazer os gestos (pantomima) que se faz ao usar um martelo, a escova de dentes ou uma chave para abrir a porta. A imitação pode estar comprometida ou não. A lesão geralmente situa-se no córtex parietal esquerdo (nesse caso, apraxia bilateral) ou nas áreas motoras secundárias no lobo frontal.

Vídeo 1.13: Paciente com apraxia ideomotora bilateral.

Na apraxia ideatória, o paciente executa bem atos simples, mas não consegue realizar atos complexos. Na vida real, pacientes podem utilizar instrumentos inadequados ao escovar os dentes ou pentear o cabelo, ou utilizá-los em sequência errada como escovar os dentes antes de colocar a pasta na escova, ou abrindo o gás do fogão antes de ter encontrado a caixa de fósforos. Testes habituais para esse tipo de apraxia são os de acender uma vela utilizando fósforos ou enviar uma carta para si mesmo, endereçando-a e colocando a carta no envelope antes de fechá-lo, por exemplo.

Outros tipos de apraxia restringem-se a atividades limitadas a uma região do corpo ou a atividades específicas. Na apraxia bucolingual, o paciente pode ter dificuldade para exteriorizar a língua ou fazer movimentos dos lábios como num beijo ou assovio, sob comando. Mas esses mesmos movimentos podem ser realizados durante a fala ou ao se alimentar.

Na apraxia para vestir-se, a dificuldade pode caracterizar-se por inabilidade de vestir uma peça, colocando o paletó com os botões nas costas ou a camisa com a gola para baixo, por exemplo; ou, na sequência, tentando colocar a roupa de baixo sobre a calça ou a blusa. Apraxia para vestir-se ocorre em lesões do lobo parietal direito.

Por fim, a apraxia construtiva ou construcional é um tipo bastante frequente de apraxia que também depende de lesões parietais tanto direitas como esquerdas. Pode-se pedir para copiar um desenho (como os pentágonos do Miniexame do Estado Mental, descrito no Capítulo 2 – Semiologia Neurológica) ou desenhar sem cópia uma casinha ou um cubo.

DISTÚRBIOS DO CONTROLE COGNITIVO E EMOCIONAL DO COMPORTAMENTO (SÍNDROMES PRÉ-FRONTAIS)

O lobo frontal desempenha um papel central na organização, no planejamento e na execução do comportamento motor e suas subdivisões estão interconectadas em um processamento em série hierárquico. O córtex pré-frontal participa como uma área cortical de ordem superior (de associação multimodal) exercendo o controle cognitivo e emocional do comportamento dirigido a uma finalidade. Esse controle executivo pré-frontal é exercido sobre as áreas motoras secundárias, onde ocorrem o planejamento e a iniciação da sequência dos atos motores; e o córtex motor primário desempenha a produção do movimento sob a influência das áreas pré-motoras.

O córtex pré-frontal não se constitui como uma única região funcional e apresenta três divisões funcionais que interagem entre si no controle executivo do comportamento: as regiões dorsolateral, orbitofrontal e medial (Figura 1.39). Enquanto o córtex dorsolateral está associado ao controle cognitivo (funções executivas), as áreas orbitofrontal e medial estão mais relacionadas com o comportamento emocional.

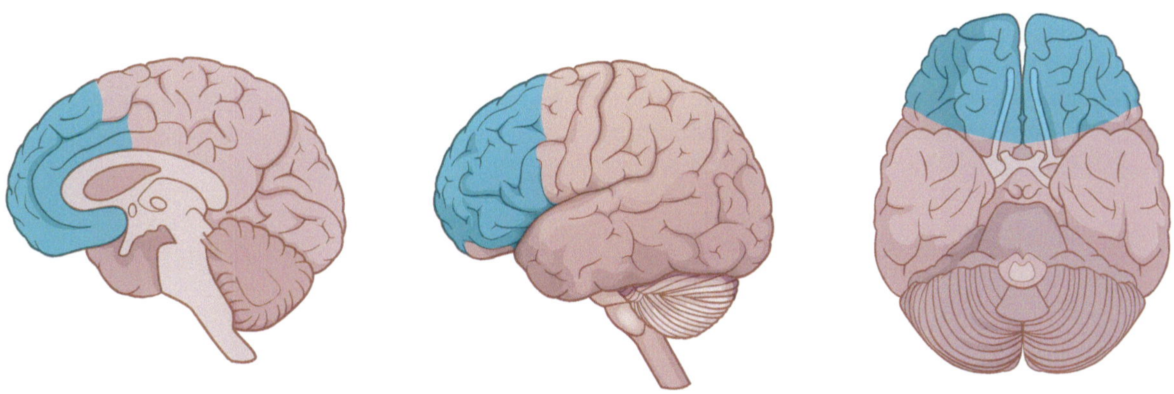

Figura 1.39. Subregiões do córtex pré-frontal (CPF): CPF medial (à esquerda), CPF dorsolateral (no meio) e CPF orbitofrontal ou ventral (à direita).
Fonte: Desenvolvida pela autoria.

As diferentes regiões do córtex pré-frontal são conectadas com estruturas subcorticais (núcleos da base e núcleos talâmicos) formando circuitos corticossubcorticais. Assim, pacientes podem desenvolver "síndromes pré-frontais" mesmo sendo lesões em estruturas subcorticais ou nas vias que conectam essas diversas estruturas.

Denomina-se "funções executivas" um conjunto de habilidades cognitivas que permitem ao indivíduo planejar, executar e monitorar um comportamento dirigido a uma finalidade. Essas funções incluem a capacidade de criar estratégias, a organização do pensamento, a manipulação mental de informações, a flexibilidade mental, a inibição de respostas inapropriadas e impulsivas e o monitoramento de comportamentos apropriados. Portanto, as funções executivas permitem ao ser humano adaptar-se ao meio externo e desempenhar adequadamente suas atividades de vida diária. O córtex pré-frontal dorsolateral exerce um papel central nas funções executivas. Se o paciente tiver uma lesão no córtex pré-frontal dorsolateral, ele terá dificuldade de se organizar e planejar tarefas de múltiplos passos, não será capaz de resolver os problemas que aparecerem, insistirá sempre na mesma estratégia, mesmo quando ela se mostra falha (comportamento perseverativos e inflexíveis) e não conseguirá terminar uma tarefa. O resultado é a inabilidade cognitiva de se alcançar o comportamento desejado. Essa constelação de sintomas caracteriza, portanto, uma *síndrome disexecutiva* ou disfunção executiva.

As regiões orbitofrontais e mediais do córtex pré-frontal, por sua vez, estão implicadas no processamento emocional do comportamento, com fortes conexões com o sistema límbico (em especial córtex cingulado, ínsula anterior e amígdala).

O córtex orbitofrontal desempenha um papel central no comportamento social, na tomada de decisões e na empatia emocional. Lesões orbitofrontais, portanto, resultam em alterações comportamentais, como alterações de personalidade, perda de empatia, comportamento emocional explosivo, desinibição, inapropriação social, impulsividade, dificuldades em tomar decisões e julgamento moral pobre. Esse conjunto de sintomas é definido como uma "síndrome de desinibição" ou "orbitofrontal".

A região pré-frontal medial e a porção anterior do giro do cíngulo desempenham um papel no comportamento motivado e injúrias nessa circuitaria ocasionam uma *síndrome apática* ou abúlica. Define-se "apatia" como perda da motivação cognitiva e comportamental para iniciar uma resposta a um estímulo externo. O paciente apático caracteriza-se pela falta de espontaneidade motora e vocal, indiferença ao mundo e aos outros e pela falta de iniciativa para fazer algo. Há redução da atividade psicomotora. A apatia difere da depressão, pois, nessa última, há um conteúdo de tristeza, anedonia, falta de energia, enquanto na apatia não há sintomas de humor. Além disso, pacientes deprimidos comumente têm sintomas autonômicos (p. ex., insônia, alterações do apetite), que são ausentes na apatia.

Por fim, mediante comentários sobre alguns dos distúrbios mais frequentes da prática neurológica, apresentamos princípios fundamentais que servirão de base, junto com a semiologia neurológica (Capítulo 2), para a compreensão das doenças que afetam o sistema nervoso.

BIBLIOGRAFIA

Campbell WW. DeJong's The neurologic examination. 57. ed. Philadelphia: Lippincott, Williams & Wilkins, 2013.

Di Dio LJA. Tratado de anatomia aplicada. São Paulo: Pólux, 1999.

Kandel ER, Schwartz JH, Jessell TM, Siegelbaum SA, Hudspeth AJ. Principles of neural science. 5. ed. New York: McGraw-Hill, 2013.

Krane RJ, Siroky MB. Clinical neurourology. Boston: Little-Brown, 1979.

Luria AR. The mind of a mnemonist. Harmondsworth: Penguin, 1969.

Mesulam MM. Principles of behavioral and cognitive neurology. 2. ed. New York: Oxford, 2000.

Nauta WJH, Feitag M. Fundamental neuroanatomy. New York: Freeman, 1986.

Netter F. The ciba collection of medical illustrations. vol. 1, The nervous system. New York: Ciba, 1972.

Scoville WB, Milner B. Loss of recent memory after bilateral hippocampal lesions. J neural neurosurg Psychiatry 1957;20:11-21.

Squire LR. Memory and brain. New York: Oxford, 1987.

Tolosa APM, Canelas HM. Propedêutica neurológica. 2. ed. São Paulo: Sarvier, 1971.

CAPÍTULO 2

Ricardo Nitrini • Adalberto Studart-Neto

Semiologia Neurológica

A avaliação neurológica é norteada por duas questões principais. A primeira busca saber se há sintomas e sinais de lesão neurológica (diagnóstico sindrômico). A segunda questão refere-se à topografia da lesão (diagnóstico topográfico). O modo como a lesão se instalou e outras queixas associadas serão importantes para o diagnóstico da doença (nosológico) e da causa (etiologia)

Muitas vezes, a avaliação encerra-se com a resposta à primeira questão, pois não há sinais de comprometimento neurológico. A constatação de exame neurológico normal é muito importante em casos de cefaleia, de distúrbios psiquiátricos e de tonturas ou em situações em que é necessário excluir a possibilidade de lesão estrutural do sistema nervoso, como em neoplasias, doenças do tecido conectivo, diabetes mellitus, alcoolismo e outras doenças sistêmicas.

Outras vezes, os sintomas e sinais de lesão neurológica são evidentes e motivam a consulta, como em casos de hemiplegia, de hipoestesia, de diplopia ou de disartria. Nessas situações ou quando os sinais de lesão são evidenciados ao exame, a procura da topografia lesional passa a determinar os rumos da avaliação.

Como é feita essa procura? Por meio da pesquisa dos sinais associados ao sinal principal. Portanto, quando há paresia de um membro, os sinais associados e alterações do tono, dos reflexos ou da sensibilidade permitirão o diagnóstico topográfico.

A distinção entre as duas questões é evidente quando examinamos qualquer paciente. Não obstante, a confusão entre elas tem sido responsável pela ideia errônea de que o exame neurológico é muito detalhista e demorado. Não há sentido prático em se avaliar a possibilidade de ocorrência de sinais que quase sempre se associam a um sinal principal quando este está ausente. Por exemplo, se um paciente não se queixa de fraqueza e o exame não revela anormalidades que frequentemente associam-se a esses distúrbios, não há sentido prático em realizar a semiologia da força muscular.

Quando o examinador compreende bem seus objetivos, o exame neurológico pode ser breve, como veremos adiante.

ANAMNESE

Excluindo-se os casos em que há transtornos cognitivos ou de comunicação, a anamnese do paciente neurológico não se diferencia da habitualmente realizada em clínica médica. Portanto, deve ser cuidadosa e objetiva.

Muitos pacientes que buscam atendimento neurológico apresentam apenas sintomas sem sinais objetivos. Portanto, em casos de cefaleia, de crises epilépticas, distúrbio do sono ou de tonturas, o diagnóstico pode depender exclusivamente dos dados da anamnese.

A noção muito difundida de que o médico deve interferir pouco no relato da história clínica, deixando que o paciente interprete, com suas próprias palavras, seus sintomas e a progressão da doença, é apenas parcialmente correta. Na verdade, a maioria dos pacientes não consegue descrever os sintomas de modo apropriado, associando-os a fatos e fenômenos irrelevantes. É comum tentarem substituir a descrição dos sintomas pela apresentação de laudos de exames.

A qualidade da anamnese depende das capacidades de observação e de comunicação do paciente e, sobretudo, do conhecimento do médico sobre a doença em questão. Por exemplo, ao se avaliar um paciente com cefaleia, a habilidade de extrair os dados mais significativos que permitirão o diagnóstico diferencial entre as diversas causas de dor de cabeça está diretamente relacionada ao conhecimento do médico sobre o assunto. Desse modo, a anamnese deve incorporar um processo ativo de avaliação da realidade.

EXAME CLÍNICO GERAL

Avaliação do estado geral, da hidratação, dos sinais de insuficiência de órgãos ou sistema é fundamental para a correta interpretação dos sintomas neurológicos.

Os dados obtidos ao exame físico podem ser mais importantes para o diagnóstico do que os do próprio exame neurológico. Por exemplo, quando um paciente refere episódios transitórios de déficit neurológico, a realização de semiologia cardiovascular pode ser mais relevante que qualquer outro procedimento.

EXAME NEUROLÓGICO: UMA VISÃO GERAL

No Capítulo 1 – Princípios Fundamentais, os principais sinais neurológicos foram descritos e interpretados do ponto de vista fisiopatológico. Neste capítulo, são apresentados o roteiro do exame e os dados de semiotécnica. O exame neurológico pode ser dividido em oito partes principais, como indica o Quadro 2.1.

Quadro 2.1. Roteiro do exame neurológico

1. Exame cognitivo (ou exame do estado mental)
▪ Atenção, funções executivas, memória, linguagem, praxias e gnosias
▪ Instrumentos padronizados de rastreio cognitivo:
  ▪ Miniexame do estado mental (MEEM)
  ▪ Bateria breve de rastreio cognitivo (BBRC)
  ▪ Exame cognitivo de Montreal (MoCA)

2. Exame do equilíbrio e da marcha

3. Exame da motricidade
▪ Força muscular
▪ Tono muscular
▪ Trofismo muscular
▪ Movimentos involuntários
▪ Reflexos
  ▪ Reflexos profundos (ou miotáticos fásicos)
  ▪ Reflexos superficiais

4. Exame de coordenação dos movimentos
5. Exame da sensibilidade ▪ Sensibilidade superficial ▪ Sensibilidade profunda
6. Sinais de irritação meníngea e radicular
7. Exame das funções neurovegetativas (ou autonômicas)
8. Exame dos nervos cranianos ▪ Nervo olfatório (I NC) ▪ Nervo óptico (II NC) ▪ Nervos oculomotor (III NC), troclear (IV NC) e abducente (VI NC) ▪ Nervo trigêmeo (V NC) ▪ Nervo facial (VII NC) ▪ Nervo vestibulococlear (VIII NC) ▪ Nervos glossofaríngeo (IX NC) e vago (X NC) ▪ Nervo acessório (XI NC) ▪ Nervo hipoglosso (XII NC)

NC: nervo craniano.
Fonte: Desenvolvido pela autoria.

EXAME COGNITIVO (OU DO ESTADO MENTAL)

Nessa parte do exame, são avaliados a cognição (conjunto dos processos mentais necessários para adquirir conhecimento) e o comportamento. A cognição também pode ser entendida como o conjunto de funções corticais superiores (ou atividades nervosas superiores) que, de certa forma, permite ao indivíduo adaptar-se ao meio ambiente e interagir em sociedade. São funções corticais superiores: a percepção e o reconhecimento das diversas modalidades sensoriais (gnosias); a integração da percepção com os planos motores (praxias); o controle cognitivo e emocional do comportamento motor (funções executivas e cognição social), a elaboração e comunicação de pensamentos e experiências por meio de símbolos (linguagem) e o aprendizado e o armazenamento de novas experiências e conhecimentos para aproveitamento posterior (memórias).

Durante a anamnese, é possível avaliar os níveis de consciência e de atenção, o humor, a iniciativa, as capacidades de julgamento e de crítica, a organização das ideias, a memória para fatos recentes e antigos e a capacidade de comunicação verbal (a linguagem). O modo como se apresenta, responde às perguntas do examinador e a atitude durante o exame fornecem indicações sobre a personalidade e o comportamento. Muitas vezes, o paciente não tem queixas que são trazidas apenas pelos familiares ou acompanhantes, de modo que pode haver a necessidade de receber informações deles durante a avaliação ou em outro momento.

Quando há queixas de alterações cognitivas e/ou comportamentais ou quando são evidenciadas durante a anamnese, torna-se necessário aprofundar a avaliação.

A avaliação cognitiva pode ser realizada com testes padronizados, mas as alterações de comportamento são mais difíceis de ser evidenciadas durante o exame e dependem bastante de informações de terceiros. Há alguns questionários estruturados para detectar modificações de comportamento que ocorrem com mais frequência nas síndromes frontais e temporais que serão apresentados no Capítulo 18 – Transtornos Cognitivos.

Antes de avaliar a cognição, é importante certificar-se de que a atenção está preservada, pois se o paciente estiver desatento terá mau rendimento em todos os testes. Para avaliar a atenção, pode-se empregar o teste de extensão de dígitos (digit-span). Pede-se ao paciente que repita os números assim que o examinador terminar de dizê-los. O examinador deve iniciar com dois números de 1 a 9 e dizer um número por segundo. Depois de duas tentativas, passar para três números, evitando sempre sequências óbvias como números pares ou ímpares, múltiplos de 3 etc. Parar o teste quando o paciente for incapaz de repetir a sequência depois de duas tentativas. O escore obtido será o último que o paciente conseguiu acertar e normalmente deve ser de 7 mais ou menos 2. Em seguida, pede-se ao paciente que repita os números na ordem inversa da que o examinador disser. Depois de assegurar-se de que o paciente compreendeu bem, fazer o teste do mesmo modo seguido na ordem direta. O escore normal deve ser de 5 mais ou menos 2, ou seja: dois a menos que na ordem direta.

Após a avaliação da atenção, passa-se para exame dos grandes domínios cognitivos: funções executivas; memória; linguagem; praxias; e gnosias. De modo geral, o exame cognitivo consiste em descrever os sinais associados aos transtornos das funções corticais superiores. No Capítulo 1, esses sinais foram descritos bem como suas correlações anátomo-clínicas. Entretanto, recomenda-se também usar instrumentos padronizados de avaliação cognitiva breve. Esses instrumentos são úteis, pois oferecem uma ideia geral do funcionamento cognitivo, quantificam o desempenho e permitem comparar o paciente com pessoas normais. Além disso, auxiliam no acompanhamento evolutivo do paciente, mesmo quando as avaliações foram feitas por examinadores diferentes.

Há vários instrumentos validados no Brasil: Miniexame do estado mental (MEEM); avaliação cognitiva de Montreal (MoCA, do inglês montreal cognitive assessment); Bateria Breve de Rastreio Cognitivo (BBRC). Em geral, esses instrumentos englobam testes para vários domínios cognitivos e são de aplicação fácil e rápida (de 5 a 10 minutos em média).

A escolaridade é um dos fatores que mais influenciam o desempenho nos testes, principalmente naqueles que envolvem leitura, escrita, cálculo e desenho de figuras geométricos. Por isso, deve-se estar atento às notas de corte para cada um dos instrumentos, pois uma mesma pontuação pode ser normal para um paciente de baixa escolaridade ou indicativo de prejuízo cognitivo para alguém com maior escolaridade. O Quadro 19.5, no Capítulo 18, traz as notas de cortes de alguns testes de rastreio normatizados pela escolaridade na população brasileira.

Miniexame do estado mental

O MEEM é um dos testes mais utilizados no mundo, originalmente concebido em 1975 por Folstein *et al.* para ser um método prático de rastreio cognitivo. O MEEM pode ser aplicado em menos de 10 minutos e os itens avaliados são (Figura 2.1): orientação temporal e espacial; memória imediata (retenção de três palavras); atenção e cálculo (subtrações seriadas); memória (evocação das três palavras); linguagem (nomeação, repetição, comando verbal em três etapas, leitura e escrita); e habilidades visuoconstrutivas (cópia dos pentágonos). As instruções de aplicação do MEEM encontram-se no Boxe 2.1. O escore total da escala é de 30 pontos.

Evidentemente, o emprego desse teste não possibilita o diagnóstico preciso. É útil porque serve como rastreio e para acompanhamento evolutivo. Quando o escore obtido for sugestivo de declínio, deverá ser realizada avaliação mais completa, que poderá ser necessária em situações particulares. Uma das principais falhas do MEEM é a falta de avaliação de "funções executivas". Esse rótulo inclui os processos cognitivos de iniciativa e planejamento de uma ação, monitoramento de sua realização com correções apropriadas, flexibilidade mental para adequar a ação a características instáveis do ambiente e inibição de respostas a estímulos irrelevantes. As funções executivas encontram-se mais comprometidas nas lesões na região dorsolateral dos lobos frontais. Outros instrumentos apresentam testes que avaliam funções executivas. Esse é o caso do MoCA.

Orientação	Linguagem
Dia da semana ( ) Dia do mês ( ) Mês ( ) Ano ( ) Hora aproximada ( ) Local específico ( ) Instituição ( ) Bairro ou rua próxima ( ) Cidade ( ) Estado ( )	Nomear um relógio ( ) e uma caneta ( ) Repetir "nem aqui, nem ali, nem lá" ( ) Comando: "pegue este papel com a sua mão direita ( ), dobre-o ao meio ( ) e coloque-o no chão" ( ) Ler e obedecer: "feche os olhos" ( ) Escrever uma frase ( )
Memória imediata	**Habilidades visuoespaciais**
vaso( ) carro ( ) tijolo ( )	Copiar um desenho ( )
Atenção e cálculo	**Escore total**
93 ( ) 86 ( ) 79 ( ) 72 ( ) 65 ( )	
Evocação	
vaso ( ) carro ( ) tijolo ( )	

Feche os olhos

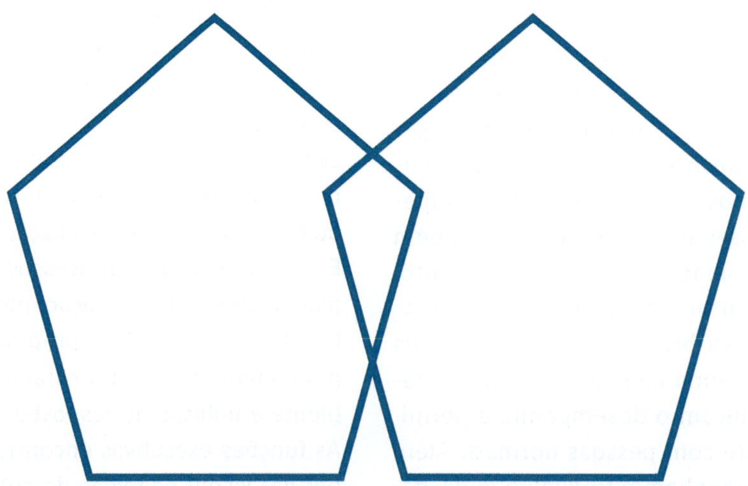

Figura 2.1. Miniexame do estado mental (MEEM).
Fonte: Desenvolvida pela autoria.

Boxe 2.1 – Instruções para uso do Miniexame do estado mental (MEEM).

Orientação temporal e espacial

Perguntar a ao paciente a data do dia. Em seguida, perguntar as partes omitidas. Perguntar se ele sabe onde está. Dar um ponto para cada resposta correta

Retenção (memória imediata)

Perguntar ao paciente se ele permite que se examine sua memória. Dizer as três palavras (vaso, carro e tijolo), claramente, durante cerca de 1 segundo cada palavra, e pedir para ele repetir após ter ouvido as três. Dar 1 ponto para cada palavra repetida acertadamente na primeira vez. Se o paciente não conseguir, refazer o texto seis vezes ou até que ele seja capaz de repetir as palavras corretamente

Atenção e cálculo

Pedir para o paciente subtrair sete de 100, sucessivamente. Corrigir se ele errar. Parar após cinco resultados (93; 86; 79; 72 e 65) e atribuir 1 ponto para cada acerto. O paciente deve ser capaz de se recordar do último resultado para continuar a subtrair. Se não se lembrar e o examinador tiver de dizer o número, o ponto dessa nova subtração não deverá ser computado

No teste original, quando o paciente não é capaz de realizar os cálculos, pede-se a ele que soletre a palavra "mundo" de modo invertido, e utiliza-se apenas o teste em que o desempenho tenha sido melhor

Na versão que temos adotado no Brasil, em virtude da baixa escolaridade da população, utiliza-se apenas o cálculo. Por exemplo, vários analfabetos conseguem fazer cálculos, mas não sabem soletrar

Memória

O examinador deve pedir ao paciente para repetir as palavras que lhe foi solicitado que lembrasse há pouco (não deve ser fornecida nenhuma pista, como a quantidade de palavras ou com qual letra começavam etc.). Um ponto para cada palavra acertada

Linguagem

Nomeação: mostrar um relógio de pulso e perguntar o que é. Repetir com uma caneta. Um ponto para cada acerto.

Repetição: pedir ao paciente para falar "nem aqui, nem ali, nem lá" depois do examinador (uma única tentativa)

Comando verbal: mostrar uma folha de papel e dizer: "pegue o papel com a sua mão direita, dobre-o ao meio e coloque-o no chão". Não repetir a ordem. Anotar um ponto para cada parte corretamente executada. Total de 3 pontos

Leitura: mostrar a frase escrita "fecha os olhos" e pedir ao paciente que faça o que ela diz. Não auxiliar se o paciente pedir ajuda ou se só ler a frase sem realizar o comando

Escrita: dar um pedaço de papel em branco e pedir para escrever uma frase para o examinador que deve conter um sujeito e um verbo e fazer sentido. Não é necessário que esteja gramaticalmente correta (vale 1 ponto)

Habilidades visuoconstrutivas (desenho)

Em um papel em branco, desenhar dois pentágonos interseccionados, com cerca de 2,5 cm de lado, e pedir para o paciente copiar exatamente como estão desenhados. Todos os dez ângulos e a intersecção devem ser desenhados

Fonte: Desenvolvido pela autoria.

Vídeo 2.1: Aplicação do Miniexame do estado mental.

Avaliação Cognitiva de Montreal (Montreal Cognitive Assessment – MoCA)

O MoCA é constituído por itens de funções executivas (teste de trilhas e relógio), habilidades visuoconstrutivas (cópia de um cubo e desenho do relógio), memória (aprendizado e evocação de cinco palavras), atenção (dígitos na ordem direta e inversa, vigilância e subtrações seriadas), linguagem (nomeação, repetição e fluência verbal fonêmica), abstração e orientação (Figura 2.2). O escore máximo é também de 30 pontos (ver instruções no site https://mocacognition.com).

O MoCA avalia, portanto, maior número de domínios cognitivos, sobretudo em atenção e funções executivas. A lista de cinco palavras do MoCA é uma prova de memória também mais difícil do que o teste de três palavras do MEEM. A sensibilidade do MoCA é superior à do MEEM como um teste de rastreio cognitivo para pacientes com comprometimento cognitivo leve ou com doenças cujos domínios mais acometidos sejam atenção e funções executivas. Por sua vez, o MoCA sofre mais interferência da escolaridade. Por isso, a recomendação é usar o MoCA pacientes com escolaridade alta (> 12 anos).

Vídeo 2.2: Aplicação do exame cognitivo de Montreal (MoCA).

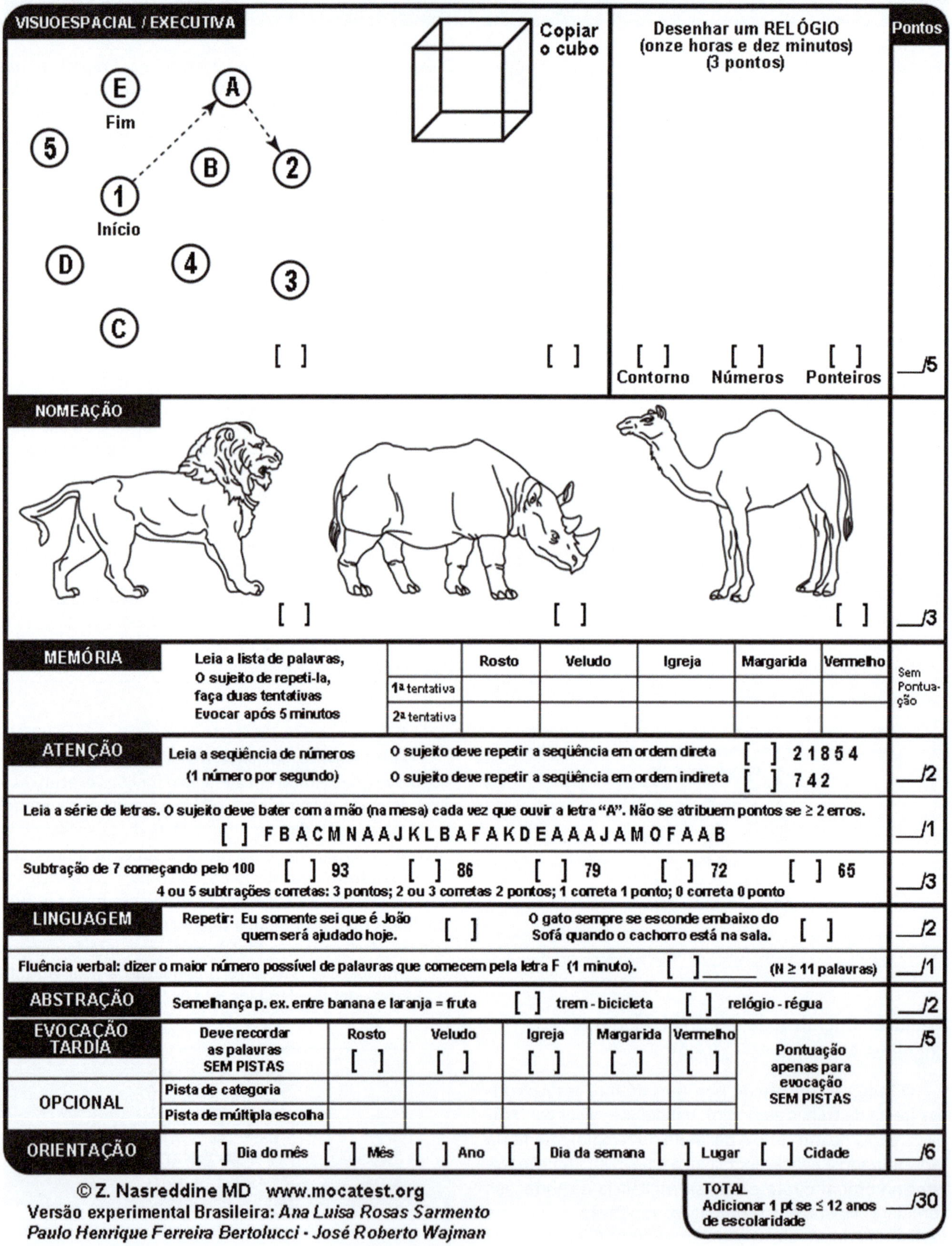

VISUOESPACIAL / EXECUTIVA

E Fim · A · 5 · B · 2 · 1 Início · D · 4 · 3 · C

[ ]

Copiar o cubo [ ]

Desenhar um RELÓGIO (onze horas e dez minutos) (3 pontos)

[ ] Contorno [ ] Números [ ] Ponteiros

Pontos: ___/5

NOMEAÇÃO

[ ] [ ] [ ] ___/3

MEMÓRIA

Leia a lista de palavras, O sujeito de repeti-la, faça duas tentativas Evocar após 5 minutos

	Rosto	Veludo	Igreja	Margarida	Vermelho
1ª tentativa					
2ª tentativa					

Sem Pontuação

ATENÇÃO

Leia a seqüência de números (1 número por segundo)

O sujeito deve repetir a seqüência em ordem direta [ ] 2 1 8 5 4

O sujeito deve repetir a seqüência em ordem indireta [ ] 7 4 2 ___/2

Leia a série de letras. O sujeito deve bater com a mão (na mesa) cada vez que ouvir a letra "A". Não se atribuem pontos se ≥ 2 erros.

[ ] F B A C M N A A J K L B A F A K D E A A A J A M O F A A B ___/1

Subtração de 7 começando pelo 100 [ ] 93 [ ] 86 [ ] 79 [ ] 72 [ ] 65 ___/3

4 ou 5 subtrações corretas: 3 pontos; 2 ou 3 corretas 2 pontos; 1 correta 1 ponto; 0 correta 0 ponto

LINGUAGEM

Repetir: Eu somente sei que é João quem será ajudado hoje. [ ]

O gato sempre se esconde embaixo do Sofá quando o cachorro está na sala. [ ] ___/2

Fluência verbal: dizer o maior número possível de palavras que comecem pela letra F (1 minuto). [ ]______ (N ≥ 11 palavras) ___/1

ABSTRAÇÃO

Semelhança p. ex. entre banana e laranja = fruta [ ] trem - bicicleta [ ] relógio - régua ___/2

EVOCAÇÃO TARDIA

Deve recordar as palavras SEM PISTAS	Rosto [ ]	Veludo [ ]	Igreja [ ]	Margarida [ ]	Vermelho [ ]	Pontuação apenas para evocação SEM PISTAS
OPCIONAL – Pista de categoria						
OPCIONAL – Pista de múltipla escolha						

___/5

ORIENTAÇÃO

[ ] Dia do mês [ ] Mês [ ] Ano [ ] Dia da semana [ ] Lugar [ ] Cidade ___/6

© Z. Nasreddine MD www.mocatest.org

Versão experimental Brasileira: *Ana Luisa Rosas Sarmento Paulo Henrique Ferreira Bertolucci - José Roberto Wajman*

TOTAL Adicionar 1 pt se ≤ 12 anos de escolaridade ___/30

Figura 2.2. Avaliação Cognitiva de Montreal (Montreal Cognitive Assessment – MoCA).

Fonte: Adaptada de Z. Nasreddine MD, disponível em www.mocatest.org.

Bateria breve de rastreio cognitivo

Pensando na dificuldade de um instrumento que avalie populações com menor escolaridade, a BBRC foi criada por Nitrini e colaboradores e consiste em três testes cognitivos: o de memória de figuras (TMF); de fluência verbal semântica (FVS) para animais; e do desenho do relógio (TDR). O TMF é o principal teste da BBRC e consiste em um teste visuoverbal para avaliação da memória episódica. A grande vantagem do TMF da BBRC é que ele não sofre influência da escolaridade, sendo a acurácia semelhante entre pacientes com baixa e alta escolaridade. O Boxe 2 descreve as instruções para aplicação da BBRC.

Boxe 2.2 – Instruções para aplicação da Bateria Breve de Rastreio Cognitivo.

Identificação e nomeação de 10 figuras (Figura 2.3A)

Apresentar ao paciente a folha de papel com as figuras desenhadas e perguntar-lhe: que figuras são estas?

Nomeação correta (0 a 10)

Se não for capaz de perceber adequadamente um ou dois itens ou de nomeá- los, o examinador não deve corrigir.

Aceitar o nome que o paciente deu e considerá-lo correto na avaliação da memória

Memória incidental

Terminada a nomeação, o examinador deve esconder a folha e perguntar ao paciente: que figuras eu acabei de lhe mostrar?

O número de itens evocados fornece o escore de Memória Incidental

Memória imediata

Ao terminar, o examinador deve entregar novamente a folha ao examinando e dizer-lhe: olhe bem e procure memorizar essas figuras

O tempo máximo permitido é de 30 segundos

O examinador deve esconder a folha e perguntar ao examinando: que figuras acabei de lhe mostrar?

O número de itens evocados fornece o escore de Memória Imediata

Aprendizado

Ao terminar, o examinador deve entregar novamente a folha ao examinando e dizer-lhe: olhe bem e procure memorizar estas figuras

O tempo máximo permitido é de 30 segundos

Novamente, o examinador deve esconder a folha e perguntar ao paciente: que figuras acabei de lhe mostrar?

O número de itens evocados fornece o escore do aprendizado

Interferências: fluência verbal semântica e teste do desenho do relógio

Dois testes são utilizados para avaliar funções executivas, linguagem e habilidades visuaisconstrutivas: o de fluência verbal semântica; e o do desenho do relógio

Teste de Fluência Verbal Semântica

No teste de fluência verbal, solicita-se ao examinando: você deve falar todos os nomes de animais (qualquer bicho) de que se lembrar, no menor tempo possível. O examinador deve anotar o número de animais mencionados em 1 minuto

Teste do desenho do relógio

O examinador deve dar ao paciente uma folha de papel em branco e dizer a ele: desenhe um relógio com todos os números

O examinador deve ajustar ponteiros marcando 2h45

Memória tardia (5 minutos)

Quando o paciente terminar o desenho, o examinador deve lhe perguntar: que figuras lhe mostrei há alguns minutos?

Se necessário, o examinador pode reforçar, mencionando figuras desenhadas numa folha de papel plastificada

O examinando tem até 60 segundos para responder

O número de itens evocados fornece o escore de Memória tardia

Uma memória tardia ≤ 5 tem uma especificidade de 90,4% e uma sensibilidade de 82,2% para o diagnóstico de uma demência

Reconhecimento (Figura 2.3B)

O examinador deve mostrar ao paciente a folha contendo 20 figuras e dizer-lhe: aqui estão as figuras que lhe mostrei hoje e outras figuras novas. Quero que você me diga quais você já tinha visto há alguns minutos

O escore se dá pela subtração do número de acertos – o número de intrusões

Fonte: Desenvolvido pela autoria.

Vídeo 2.3: Aplicação da Bateria Breve de Rastreio Cognitivo.

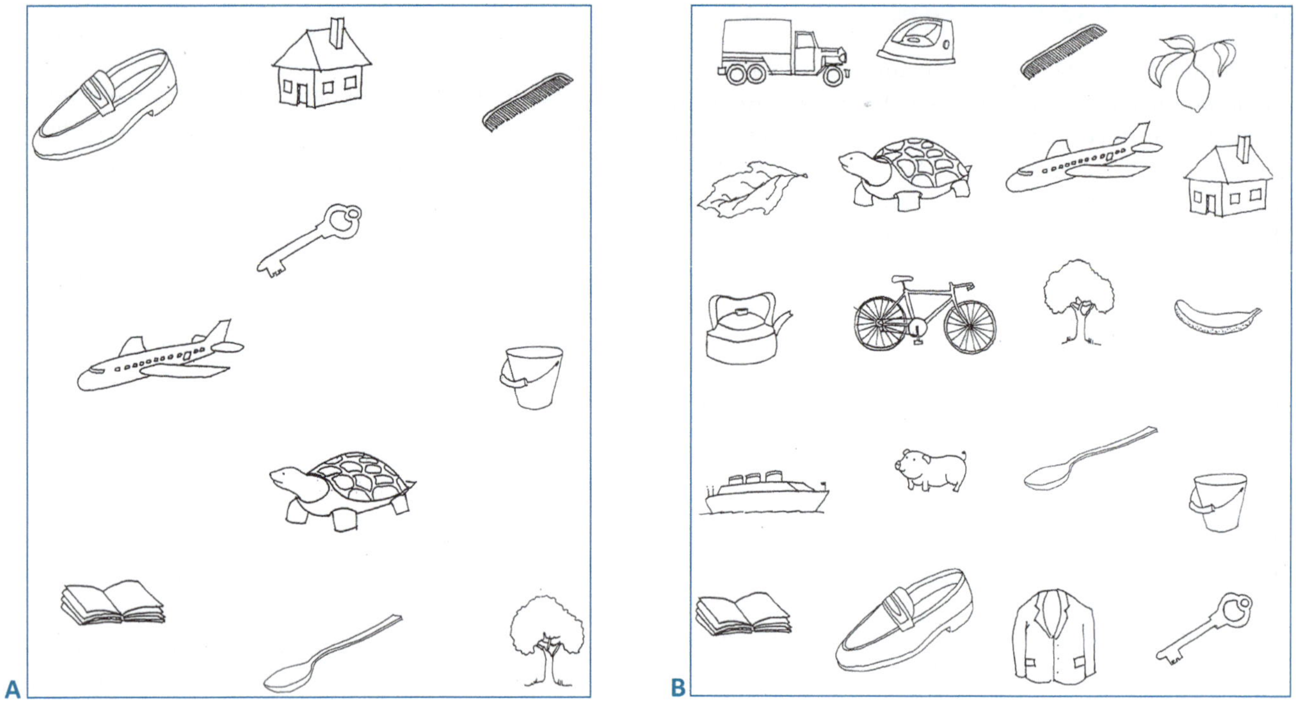

Figura 2.3 (A e B). Figuras do teste de memória da Bateria Breve de Rastreio Cognitivo. **(A)** Fases de nomeação/percepção e aprendizado. **(B)** Fase de reconhecimento.
Fonte: Desenvolvida pela autoria.

A FVS consiste em pedir ao paciente para falar o maior número de animais em 1 minuto. Aqui vale falar qualquer tipo de animal e a pontuação é o número de animais enunciados. O desempenho da FVS sofre interferência da escolaridade (Tabela 2.1). Pode ser realizado com outras categorias como frutas ou itens comprados em um supermercado, por exemplo. Para sua realização, há necessidade de o examinador planejar estratégia, monitorar o desempenho, ter flexibilidade para modificar a estratégia para conseguir evocar muitos itens e manter a concentração. Por isso, é um teste que avalia tanto funções executivas, como memória semântica e linguagem.

O TDR é outro teste que avalia função executiva, além de habilidades visuoconstrutivas. Nele, o examinador deve estar atento a como o paciente executa a tarefa, se há uma estratégia ou se o faz de forma desorganizada, se há monitoramento ou se persevera (p. ex., escrever os números além de 12, até preencher todo espaço da circunferência). A principal desvantagem do TDR é a forte influência da escolaridade. Pessoas cognitivamente normais com baixa escolaridade tendem a ter um desempenho insatisfatório.

Avaliação da linguagem

Faz parte do exame cognitivo a avaliação da linguagem, de gnosias e de praxias. O roteiro que se segue possibilita avaliar os distúrbios de comunicação verbal. As agnosias e apraxias foram discutidas no Capítulo 1. Alterações de linguagem são avaliadas examinando-se a fala espontânea, a compreensão oral, a repetição de palavras e de frases, a nomeação, a leitura e a escrita.

Fala espontânea

Durante a anamnese, observam-se a fluência; a articulação de fonemas; a ocorrência de substituições ou de supressões de fonemas, sílabas ou de palavras; e a presença de dificuldades no encontro de palavras.

Nomeação

Dificuldade na nomeação de objetos é uma das alterações de linguagem mais frequentes. Pede-se que o paciente nomeie utensílios comuns do consultório ou partes do corpo. É importante verificar se os objetos são adequadamente reconhecidos para certificar-se de que o distúrbio não é secundário à agnosia visual. Na agnosia visual, um objeto não reconhecido pela visão pode ser facilmente identificado pelo tato ou por outras características.

Compreensão oral

Quando a compreensão oral está deficiente, é necessário excluir a possibilidade de hipoacusia. Pode haver dificuldade para a discriminação de fonemas ou para a compreensão de frases de estruturas gramaticais complexas.

Repetição

A capacidade de repetir fonemas e palavras possibilita avaliar se a discriminação auditiva e a articulação estão preservadas. A repetição de frases depende, também, da capacidade de memorizar as palavras e de conservar a estrutura gramatical.

Leitura

Solicita-se que o paciente obedeça a ordens escritas como "abra a boca", "coloque a mão no nariz". Pede-se que leia um texto em voz alta.

Escrita

O paciente deve escrever, em uma folha em branco, seu nome, endereço e algumas frases, espontaneamente e sob ditado.

Com base nesse exame, é possível identificar afasias e separá-las das disfonias e das disartrias.

EXAME DO EQUILÍBRIO E DA MARCHA

Solicita-se ao paciente que fique em pé, com os pés juntos, descalço e sem meias, com os braços pendentes ao lado do corpo. Observam-se a postura, a presença de oscilações e de dança dos tendões. Leves empurrões para a frente, para trás e para os lados possibilitam avaliar a capacidade de manter o equilíbrio (readaptação postural). Na doença de Parkinson, por exemplo, pequenos empurrões possibilitam verificar que há tendência à queda para trás (mas é necessário ter cuidado: o examinador deve se posicionar atrás do paciente e puxá-lo para trás pelos ombros, pois, se ele tender a cair, será fácil evitar a queda).

A seguir, avalia-se o equilíbrio com os olhos fechados. Observa-se se o paciente apresenta o sinal de Romberg (tendência à queda sem latência e sem sentido preferencial), o que indica distúrbio de sensibilidade profunda (ataxia sensitiva). Quando há latência, queda em sentido preferencial e mudanças com modificações da posição da cabeça, deve-se pensar em síndromes vestibulares periféricas.

Pede-se ao paciente que mantenha os braços estendidos para frente, com os indicadores apontando para os indicadores do examinador, e que procure não se desviar dessa posição, com os olhos fechados. Nas síndromes vestibulares, ocorre desvio lento de ambos os membros superiores para o mesmo lado, enquanto na síndrome cerebelar unilateral apenas o membro superior ipsilateral à lesão cerebelar desvia-se para o lado afetado.

Com frequência, as alterações do equilíbrio manifestam-se mais nitidamente durante a marcha, sobretudo quando o paciente vira-se para mudar de direção. Enquanto ele caminha pela sala, indo e voltando, observam-se a postura, o balanço dos membros superiores e a presença de alterações, como aumento da base, irregularidade dos passos e desvios.

A manobra de caminhar encostando o calcanhar nos artelhos (marcha em tandem) é particularmente sensível para detectar distúrbios do equilíbrio. A marcha com olhos fechados, para frente e para trás, pode tornar evidentes alterações mais sutis do equilíbrio.

Alguns tipos mais comuns de alterações da marcha, como a marcha em bloco dos parkinsonianos, a marcha ebriosa dos cerebelopatas e a talonante na ataxia sensitiva, já foram apresentados no Capítulo 1.

Cabe ainda comentar a marcha escarvante, em que, em decorrência do déficit de flexão dorsal do pé e dos artelhos, o paciente tende a roçar a ponta do pé no chão e, para poder andar, inclina o corpo para o lado oposto ao dar passo com o membro acometido. Geralmente, resulta da lesão dos nervos fibular ou ciático ou da raiz L5.

Vídeo 2.4: Marcha escarvante.

Na síndrome piramidal, pode ocorrer a marcha ceifante. Quando o indivíduo acometido tentar fletir o membro parético para dar passo, ocorre abdução involuntária e excessiva desse membro que, então, descreve um arco semelhante ao movimento de uma foice. Quando há hipertonia nos dois membros inferiores, a marcha passa a ser denominada "marcha em tesoura".

Vídeo 2.5: Marcha em tesoura.

Vídeo 2.6: Marcha ceifante.

EXAME DA MOTRICIDADE

O exame da motricidade pode ser dividido em exames da força muscular, do tono, do trofismo muscular, dos movimentos involuntários anormais e dos reflexos.

Exame da força muscular

Para se avaliar a força muscular, solicita-se ao paciente que mostre a dificuldade que apresenta tentando realizar movimentos com os segmentos afetados. Em seguida, os movimentos devem ser realizados contra resistência oposta pelo examinador (manobras de oposição).

Dois princípios devem ser conhecidos: é sempre mais fácil detectar fraqueza em grupos musculares menos possantes; as diferenças entre os hemicorpos em um indivíduo normal são muito mais de habilidade motora do que de força muscular.

A avaliação da força nas manobras de oposição é basicamente uma comparação entre a força do examinador e a do paciente. Para tornar esse julgamento mais objetivo, deve-se usar uma escala para graduar a força muscular. A mais importante é a do MRC, cuja graduação encontra-se no Quadro 2.2.

Quadro 2.2. Escala de graduação de força muscular do Medical Research Concil (MRC)

Grau da força	Descrição
0	Ausência de contração muscular
1	Contração muscular sutil visível, mas incapaz de deslocar uma articulação
2	Contração muscular capaz de movimentar uma articulação com a gravidade eliminada (no plano horizontal)
3	Contração muscular capaz de vencer a gravidade (plano vertical), mas não a resistência do examinador
4 -	Contração muscular capaz de vencer uma pequena resistência do examinador
4	Contração muscular capaz de vencer uma moderada resistência do examinador
4 +	Contração muscular capaz de vencer uma grande resistência do examinador
5	Força muscular normal

Fonte: Desenvolvido pela autoria.

Membros superiores

Sentado ou deitado, o paciente realiza movimentos de oponência entre o polegar e cada um dos dedos, de abrir e fechar as mãos, de flexão e extensão dos punhos e dos antebraços, de abdução e de adução dos braços e de elevação dos ombros. Em seguida, os movimentos são realizados contra resistência oposta pelo examinador. Deve-se sempre examinar comparando-se um lado com outro.

Para detectar déficits pouco intensos, são mais úteis os testes de avaliação da força nos segmentos mais distais. Por exemplo, o paciente deve manter os dedos bem afastados enquanto o examinador tenta aproximá-los, comparando a resistência de cada uma das mãos.

Nas paresias leves, por lesão do neurônio motor superior, a redução da velocidade dos movimentos pode ser mais evidente que o déficit de força muscular, mas lentidão dos movimentos pode reconhecer outras etiologias além de paresia.

Na manobra deficitária dos braços estendidos, o paciente, sentado, mantém os membros superiores estendidos para frente no plano horizontal, com os dedos afastados entre si. Essa posição deve ser mantida por 2 minutos e possibilita constatar déficits distais, proximais ou globais.

Vídeo 2.7: Exame da força dos membros superiores (manobras de oposição).

Vídeo 2.8: Exame da força dos membros superiores (manobras deficitárias).

Membros inferiores

Em decúbito dorsal, o paciente deve executar movimentos de flexão e extensão dos pés, pernas e coxas. Em seguida, o examinador opõe resistência aos movimentos e compara a força entre segmentos simétricos do paciente.

Caso haja déficit de força ou dúvidas quanto à sua existência, utilizam-se manobras deficitárias. Destas, a mais útil é aquela em que o indivíduo, em decúbito dorsal, mantém as coxas semifletidas formando ângulo reto com o tronco, as pernas na direção horizontal e os pés em dorsiflexão (manobra de Mingazzini). Normalmente, essa posição pode ser mantida por 2 minutos ou mais. Em condições patológicas, observam-se oscilações ou quedas progressivas do pé, ou da perna ou da coxa, combinadas ou isoladas, caracterizando déficits distais, proximais ou globais. Essa manobra possibilita comparar ambos os membros inferiores e é muito útil para o estudo da evolução em exames sucessivos.

Vídeo 2.9: Exame da força dos membros inferiores (manobras de oposição).

Vídeo 2.10: Exame da força dos membros inferiores (manobras deficitárias).

Tronco e pescoço

Devem ser realizados movimentos de flexão, extensão, lateralidade e rotação do tronco e do pescoço.

Exame do tono muscular

O tono muscular pode ser examinado pela inspeção, palpação e movimentação passiva.

A inspeção pode revelar, por exemplo, que os membros superiores dos parkinsonianos mantêm-se semifletidos durante a marcha, enquanto em lesões do plexo braquial o membro superior hipotônico tende a pender frouxamente ao longo do corpo.

A palpação dos músculos não é um processo muito eficiente em razão das variações individuais.

O exame da movimentação passiva fornece dados mais fidedignos. O examinador realiza movimentos passivos no nível das articulações, avaliando a resistência oferecida. A amplitude do balanço passivo dos pés e das mãos quando as pernas ou os braços são movimentados é outro dado útil.

Os sinais da roda denteada (hipertonia plástica) e do canivete (hipertonia espástica), descritos no Capítulo 1, são observados durante a movimentação passiva.

Seja qual for a técnica empregada no exame do tono muscular, a comparação entre os hemicorpos é fundamental.

Exame do trofismo muscular

Trofismo muscular consiste em avaliar o volume e o contorno dos músculos. O examinador deve ficar atento se há diminuição (atrofia) ou aumento do volume muscular (hipertrofia). O exame do trofismo muscular consiste basicamente na inspeção dos segmentos corporais. Em geral, o examinador deve estar atento a alguns grupamentos específicos, como músculos intrínsecos das mãos, eminências tênar e hipotênar e as cinturas escapular e pélvica.

A atrofia muscular ou amiotrofia é característica de patologias da unidade motora, em especial nas doenças do neurônio motor (ou do corno anterior) e nas neuropatias periféricas. Nesses casos, denomina-se "atrofia neurogênica" em contraposição à atrofia observada em miopatias (atrofia miogênica).

Exame dos movimentos involuntários

Movimentos involuntários e posturas viciosas podem ser percebidos ao longo da anamnese ou do exame.

Movimentos coreicos e distônicos geralmente tornam-se mais evidentes durante o exame do equilíbrio e da marcha.

Os tremores de membros superiores devem ser observados tanto no repouso como na postura de braços estendidos e na ação (p. ex., ao se escrever ou copiar um desenho). Alguns tremores acentuam-se às provas de coordenação (índex-nariz e índex-índex). No Capítulo 1, estão descritas as definições dos principais transtornos do movimento.

Exame dos reflexos

Divide-se nos exames dos reflexos profundos e superficiais.

Exame dos reflexos profundos (ou miotáticos fásicos)

Todos os músculos esqueléticos podem exibir, se corretamente estimulados, reflexo miotático fásico. O estímulo deve ser um estiramento rápido do músculo causado pela percussão do tendão por um martelo de exame neurológico. Evita-se percutir o próprio músculo para não ocorrer o reflexo idiomuscular que depende de características intrínsecas do músculo e pode confundir o examinador que pode interpretar que o reflexo miotático fásico está presente.

A pesquisa pode limitar-se a alguns músculos. O paciente deve manter os músculos bem relaxados e o examinador deve comparar as respostas entre os dois hemicorpos e se os reflexos axiais da face, dos membros superiores e inferiores estão comparativamente proporcionais e correspondem ao esperado.

Como já foi mencionado no Capítulo 1, há considerável variação individual na intensidade dos reflexos e, por essa razão, o encontro de assimetrias entre as respostas é de maior valor diagnóstico.

Quando há hiperreflexia, há aumento da área cuja percussão provoca o reflexo e pode ser possível constatar a presença de reflexos policinéticos e de clonos.

O reflexo policinético consiste em contrações repetidas em resposta a uma única percussão. Pode ser observado à pesquisa de qualquer reflexo profundo.

Clono é observado quando o examinador causa estiramento brusco de um músculo e tenta manter o músculo estirado. Para verificar se há clono de rótula, o examinador desloca a rótula bruscamente para baixo e tenta mantê-la nessa posição. Se houver hiperatividade reflexa, ocorrerá contração do quadríceps deslocando a rótula para cima. Imediatamente, a rótula será deslocada de novo para baixo pelo examinador e provocará nova contração do quadríceps seguida de novo deslocamento para baixo e assim sucessivamente, simulando um tremor grosseiro. Quando o fenômeno persiste por tempo prolongado, é denominado "clono inesgotável" e tem grande valor para diagnóstico de síndrome piramidal.

Para obter clono do pé, o examinador provoca brusca flexão dorsal do pé e tenta mantê-lo nessa posição. Ocorre contração que causa extensão, seguindo-se flexão dorsal imposta pelo examinador que provoca nova extensão e, assim, esses movimentos vão se alternando repetidamente.

Por vezes, pacientes com hiper-reflexia relatam que, quando pisam o pé em algum anteparo, como no pedal do freio ou da embreagem ao dirigir, apresentam clonos no pé.

A seguir, descreveremos os principais reflexos profundos pesquisados no exame neurológico (Quadro 2.3).

Quadro 2.3. Principais reflexos profundos (ou miotáticos fásicos)

Reflexo	Nervo	Nível de integração na medula espinal
Bicipital	Musculocutâneo	C5 e C6
Tricipital	Radial	C7 e C8
Estilorradial	Radial	C5 e C6
Flexores dos dedos	Mediano e ulnar	C8 e T1
Patelar	Femoral	L2 a L4
Adutores da coxa	Obturador	L2 a L4
Aquileu	Tibial (ramo do ciático)	L5 a S2

Fonte: Desenvolvido pela autoria.

Vídeo 2.11: Exame dos reflexos miotáticos (ou profundos) dos membros superiores.

Vídeo 2.12: Exame dos reflexos miotáticos (ou profundos) dos membros inferiores.

Reflexo bicipital

O antebraço semifletido do paciente, e com a mão em supinação, é apoiado sobre o antebraço do examinador. A percussão do tendão distal do bíceps, com interposição do polegar do examinador, provoca flexão e supinação do antebraço.

A integração ocorre nos segmentos C5 e C6 e depende do nervo musculocutâneo.

Reflexo tricipital

O braço abduzido do paciente é sustentado pelo examinador de modo que o antebraço fique pendente em semiflexão. A percussão do tendão distal do tríceps provoca extensão do antebraço. A inervação depende do nervo radial e a integração ocorre nos segmentos C7 e C8.

Reflexo estilorradial

O antebraço semifletido do paciente, com o punho em ligeira pronação, é apoiado sobre a mão do examinador. A percussão do processo estiloide ou da extremidade distal do rádio determina contração do braquiorradial produzindo flexão e ligeira pronação do antebraço.

Quando há hiperreflexia, ocorrem contrações associadas do bíceps e dos flexores dos dedos. O reflexo é integrado nos segmentos C5 e C6 e depende do nervo radial.

Reflexo dos flexores dos dedos

A percussão dos tendões no ligamento transverso do carpo provoca a flexão dos dedos. A resposta também pode ser obtida pela percussão da superfície palmar das falanges, com interposição dos segundo e terceiro dedos do examinador.

A inervação depende dos nervos mediano e ulnar e a integração ocorre nos segmentos C8 a T1.

Reflexo patelar

Estando o paciente sentado com as pernas pendentes ou em decúbito dorsal, com os joelhos em semiflexão apoiados pelo examinador, é percutido o tendão patelar (entre a patela e a epífise da tíbia), observando-se extensão da perna.

Quando há exaltação, pode-se obter o reflexo à percussão da tíbia ou até resposta contralateral.

Nos casos de hipotonia, como na síndrome cerebelar ou na coreia, pode-se observar resposta pendular quando a pesquisa é realizada com o paciente sentado.

Algumas pessoas normais podem exibir reflexos muito débeis ou aparentemente abolidos. Nessas condições, devem ser utilizadas manobras de reforço. Em uma delas, solicita-se que o paciente mantenha os dedos das duas mãos semifletidos, enganche as duas mãos mantendo as superfícies palmares dos dedos em contato e puxe-as em sentido contrário, sem permitir que se separem (manobra de Jendrassik).

O reflexo patelar depende de nervo femoral e é integrado nos segmentos L2 a L4.

Reflexo dos adutores da coxa

A pesquisa deve ser realizada com o paciente em decúbito dorsal com os membros inferiores semifletidos, em ligeira adução, com os pés apoiados na cama ou sentado com as pernas pendentes. O examinador percute os tendões no côndilo medial do fêmur, com interposição de seu dedo, e observa adução da coxa e ligeira adução da contralateral.

Quando há hiper-reflexia, a resposta também é obtida pela percussão de outros pontos como a tíbia, os processos espinhosos da coluna torácica ou lombar. A integração ocorre nos mesmos segmentos que o reflexo patelar (L2 a L4), mas depende do nervo obturador.

Em lesões medulares ou das raízes que abolem o reflexo patelar, o reflexo dos adutores da coxa também é abolido, enquanto na lesão do nervo femoral ou do nervo obturador, apenas um desses reflexos é comprometido.

Reflexo aquileu

Estando o paciente em decúbito dorsal, uma das pernas é colocada em ligeira flexão e rotação externa e cruzada sobre a outra. O examinador mantém o pé em ligeira flexão dorsal e percute o tendão de Aquiles ou a região plantar, observando como resposta a flexão plantar do pé. O reflexo também poderá ser facilmente obtido se o paciente ajoelhar-se sobre uma cadeira, mantendo os pés para fora, e o examinador percutir o tendão de Aquiles.

Quando o reflexo aquileu está exaltado, pode ser percebido durante a percussão dos maléolos, da face anterior da tíbia e mesmo ao se pesquisarem outros reflexos dos membros inferiores. Admite-se que a resposta reflexa obtida quando se percutem pontos distantes depende da transmissão da vibração que, em condições de hiper-reflexia, é suficiente para desencadear a contração.

O reflexo aquileu depende de nervo tibial e é integrado nos segmentos L5 a S2.

Exame dos reflexos superficiais

Nessa classe de reflexos, os estímulos são realizados sobre a pele ou mucosas e provocam contrações musculares geralmente circunscritas aos grupos musculares da região excitada. São reflexos polissinápticos, de latência mais prolongada e, em contraste com os reflexos miotáticos, esgotam-se quando pesquisados repetidamente.

Reflexo cutaneoplantar

A excitação da planta do pé, no sentido posteroanterior, provoca flexão plantar do hálux e dos artelhos. A resposta é mais nítida quando o estímulo é aplicado no lado medial da planta, sendo usualmente denominado "reflexo cutaneoplantar em flexão".

A pesquisa deve ser realizada estando o paciente deitado e relaxado, utilizando-se uma espátula ou um objeto de ponta romba.

A resposta normal após o primeiro ano de vida é a flexão plantar do hálux e dos artelhos.

O sinal de Babinski, que consiste na flexão dorsal (ou extensão) do hálux, é mais facilmente obtido quando se estimula a parte lateral da planta do pé. Como já discutido no Capítulo 1, o reflexo cutaneoplantar em extensão (dinal de Babinski) sempre é patológico e indicativo de uma síndrome piramidal após o primeiro ano de vida.

Reflexos cutaneoabdominais

A estimulação cutânea ligeira da parede do abdome, no sentido lateromedial, provoca contração dos músculos abdominais ipsilaterais, causando desvio da linha alba e da cicatriz umbilical para o lado estimulado.

Distinguem-se os reflexos cutaneoabdominais superior, médio e inferior, conforme a região estimulada. Os níveis de integração são, respectivamente, T6 a T9, T9 a T11 e T11 a T12.

Esses reflexos são abolidos na síndrome piramidal. Como a pesquisa é dificultada por obesidade, cicatriz cirúrgica e flacidez, tem mais valor o encontro de assimetrias.

EXAME DA COORDENAÇÃO DOS MOVIMENTOS

A coordenação entre tronco e membros é testada durante o exame do equilíbrio, solicitando-se ao paciente que incline o corpo para frente, para os lados e para trás e verificando-se se ocorrem as correções apropriadas. Levantar-se da cama para sentar-se sem auxílio das mãos é outra manobra útil.

A coordenação apendicular é testada por meio das provas índex-nariz, índex-índex e calcanhar-joelho, realizadas com olhos abertos e fechados. Como discutido no Capítulo 1, o examinador deve observar, nessas manobras, se há dismetria, decomposição do movimento e tremor próximo ao alvo (chamado de tremor de intenção).

A capacidade de realizar movimentos alternados e sucessivos, denominada "diadococinesia", é avaliada mediante movimentos alternados de pronação e de supinação das mãos ou de flexão e extensão dos pés. A dificuldade de realizar atos alternados é denominada "disdiadocinesia".

Vídeo 2.13: Exame da coordenação dos membros superiores.

Vídeo 2.14: Exame da coordenação dos membros inferiores.

EXAME DA SENSIBILIDADE

Deve-se questionar especificamente sobre a presença de parestesias, dores espontâneas ou perversões da sensibilidade. O exame compreende a avaliação das sensibilidades superficial e profunda.

O exame da sensibilidade busca constatar queixas específicas do paciente ou procura encontrar distúrbios de sensibilidade que, na maioria das vezes, acompanham a doença de base ou outros sinais neurológicos verificados ao exame. Quando não há queixas ou indícios de que a sensibilidade esteja comprometida, não há necessidade de pesquisá-la (Figura 2.4).

Sensibilidade superficial

Sensibilidade dolorosa

Pesquisa-se preferencialmente com monofilamento (linha de pesca 0,5 mm), palito de dente ou espátula quebrada, realizando-se estímulos dolorosos a partir das regiões mais distais para as proximais, comparando-as entre si e com o outro hemicorpo. Quando há suspeita de lesão raiz nervosa ou nervo periférico, é importante.

Agulhas hipodérmicas descartáveis devem ser evitadas porque apresentam bisel cortante e ferem a pele. Não utilizar estiletes ou dispositivos com pontas, não descartáveis, como aqueles que vêm embutidos em martelos de reflexos.

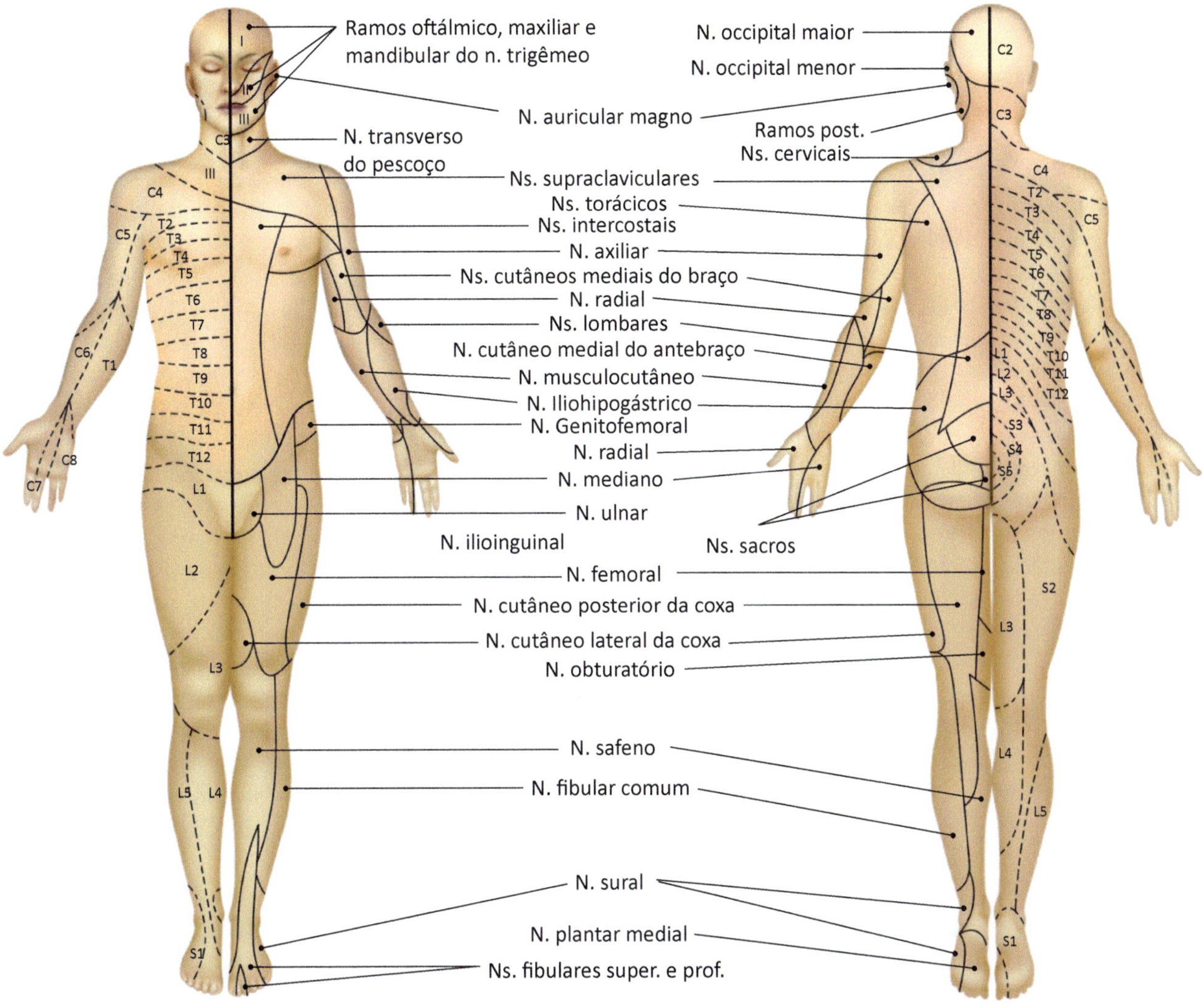

Figura 2.4. Territórios sensitivos das raízes nervosas e de alguns dos principais nervos periféricos.
Fonte: Desenvolvida pela autoria.

Sensibilidade táctil

Pesquisa-se com uma mecha de algodão seco, da mesma maneira que a descrita para a sensibilidade dolorosa.

Sensibilidade térmica

Idealmente, pesquisa-se com dois tubos de ensaio, contendo água gelada e água morna (mas não pode ser < 15 °C ou > 45 °C). O paciente deve ser capaz de identificar os tubos nas diversas áreas do corpo. Usar a superfície fria do diapasão é uma alternativa quando não há tubos de ensaio.

Sensibilidade profunda

Rotineiramente, são pesquisadas as sensibilidades cinético-postural (artrestesia), vibratória (palestesia) e localização e discriminação tácteis.

A pesquisa da sensibilidade cinético-postural visa verificar se o paciente tem noção da posição dos segmentos em relação ao próprio corpo. Parte da pesquisa é realizada durante os testes de coordenação, na prova índex-nariz de olhos fechados. Um modo simples de pesquisa consiste em solicitar ao paciente que, de olhos fechados, acuse a posição assumida por segmentos deslocados passivamente pelo examinador. Por exemplo, segurando o hálux ou do polegar pelas porções laterais, o examinador o movimenta lentamente para baixo e para cima, devendo o paciente assinalar a posição assumida ao fim do movimento. Quando o paciente erra a posição do dedo, diz-se que ele tem uma anartrestesia.

A sensibilidade vibratória ou palestesia é pesquisada com o auxílio de um diapasão que se coloca sobre saliências ósseas.

As capacidades de localização ou de discriminação tácteis podem ser avaliadas solicitando-se ao paciente que indique o local exato do ponto estimulado ou pela pesquisa da grafestesia ou da discriminação de dois pontos. Grafestesia é a capacidade de reconhecer, pelo tato, letras ou números desenhados na pele com um lápis ou objeto similar.

A capacidade de reconhecer objetos ou formas pelo tato depende sobretudo da sensibilidade profunda e, quando está comprometida, pode haver impossibilidade de reconhecer uma chave, um palito de fósforos, uma espátula ou qualquer outro objeto familiar pelo tato.

Em lesões do lobo parietal, em que é afetado o córtex de associação táctil, pode ocorrer impossibilidade de reconhecer objetos pelo tato sem que existam distúrbios das sensibilidades profunda e superficial. Essa condição é denominada agnosia táctil e depende de lesões do córtex de associação táctil. Evidentemente, o paciente reconhece com facilidade os objetos pela visão ou por outros canais sensoriais.

Vídeo 2.15: Exame da palestesia (ou sensibilidade vibratória).

Vídeo 2.16: Exame da artrestesia (ou propriocepção consciente).

SINAIS DE IRRITAÇÃO MENÍNGEA E RADICULAR

Quando há inflamação nas meninges, como nas meningites ou na hemorragia meníngea, tornam-se evidentes alguns sinais chamados de sinais meníngeos (rigidez de nuca, sinal de Brudzinski e sinal de Kernig).

A rigidez de nuca é pesquisada com o paciente deitado em decúbito dorsal. Ao se fletir o pescoço do paciente, constata-se limitação que impede que o queixo encoste no tórax, na maioria das vezes acompanhada de referência à dor cervical. Em indivíduos idosos, que apresentam paratonia ou rigidez osteoarticular, a interpretação pode ser mais difícil.

O sinal de Brudzinski está presente quando, ao se tentar fletir passivamente o pescoço como na pesquisa de rigidez de nuca, ocorre ligeira flexão das coxas e dos joelhos.

O sinal de Kernig consiste na impossibilidade de permitir a extensão passiva das pernas quando o paciente está em decúbito dorsal e as coxas são semifletidas, formando ângulo de 90° com o tronco. A tentativa de estender as pernas um pouco além da horizontal causa dor e reação de defesa do paciente.

O sinal de Lasègue ocorre quando há irritação radicular, como ocorre nas compressões radiculares por hérnia de disco (não é um sinal meníngeo). Caracteriza-se por dor lombar irradiada para a face posterior do membro inferior quando este é elevado passivamente da cama pelo examinador que, com a outra mão, impede que o joelho seja fletido. Quando o sinal está presente, o paciente resiste à elevação, tenta fletir o joelho ou eleva o quadril do lado afetado. A elevação do membro inferior com o joelho fletido não deve causar dor. O encontro do sinal de Lasègue sugere comprometimento das raízes lombossacras que participam da formação do nervo ciático.

EXAME DAS FUNÇÕES AUTONÔMICAS

Alterações das funções autonômicas (ou neurovegetativas) e distúrbios tróficos são comuns em lesões do sistema nervoso central ou periférico. A identificação dessas anormalidades pode ser importante para os diagnósticos sindrômico e topográfico.

Durante a anamnese, deve-se interrogar especificamente sobre a presença de distúrbios vasomotores das extremidades, hipotensão postural, modificações da salivação e transpiração, alterações do controle esfincteriano (urinário e fecal) e da potência sexual.

A inspeção busca verificar o estado nutricional, a presença de deformidades osteoarticulares, o ritmo respiratório, o aspecto da pele e anexos (em especial pilificação).

Quando há queixa ou suspeita de hipotensão postural, a pressão arterial e o pulso devem ser medidos com o paciente deitado, sentado e em pé, mantendo-se cada posição por pelo menos 3 minutos para possibilitar alterações mais significativas. Redução de até 20% na pressão sistólica ou uma queda de até 20 mmHg da sistólica e 10 mmHg na diastólica e aumento de 20 batimentos por minuto na frequência cardíaca ao ficar em pé por até 3 minutos pode ser considerada normal.

Alguns distúrbios e funções do sistema nervoso neurovegetativo, como a síndrome de Claude Bernard-Horner (miose, semiptose palpebral e pseudoenoftalmia) e o reflexo fotomotor são avaliados durante o exame dos nervos cranianos.

Os reflexos vasomotores e pilomotores quase nunca são pesquisados em clínica porque fornecem poucos dados de interesse prático. A determinação da resistência cutânea tem maior interesse em pesquisa clínica que no exame neurológico habitual.

O reflexo bulbocavernoso consiste na contração do músculo bulbocavernoso, que pode ser sentida colocando-se um dedo no períneo, atrás da bolsa escrotal, quando se percute ou pressiona a glande. O reflexo anal consiste na contração do esfíncter anal externo em resposta à estimulação cutânea da região perianal. Ambos são reflexos não autonômicos que envolvem músculos estriados. O exame desses reflexos é importante na avaliação dos distúrbios do controle esfincteriano porque sua integração se faz nos mesmos segmentos da medula sacra (S2 a S4) que participam da inervação da bexiga.

Na suspeita de bexiga neurogênica, dados obtidos na anamnese são mais vantajosos para determinar o diagnóstico topográfico do que o exame neurológico, mas a determinação do resíduo pós-miccional pode trazer informações úteis. O resíduo pós-miccional consiste em medir o volume de urina após uma micção espontânea. Esse volume pode ser medido com sondagem vesical de alívio ou por meio de uma ultrassonografia de bexiga.

EXAME DOS NERVOS CRANIANOS (FIGURA 2.5)

Nervo olfatório (I nervo)

O exame da olfação somente é realizado quando há queixas específicas da redução de olfato ou suspeita de que possa existir lesão na base da fossa anterior do crânio. Examina-se cada narina separadamente, empregando-se substâncias voláteis não irritantes, como café, chocolate, essência de limão ou de hortelã.

As causas neurológicas mais comuns de anosmia são as sequelas de trauma de crânio, em que as fibras dos nervos olfatórios foram seccionadas quando cruzavam a lâmina crivosa do etmoide e os tumores da base do crânio, sobretudo os meningiomas. Atividade epiléptica localizada no uncus do hipocampo pode acarretar sensação de odor fétido denominada "cacosmia". Redução do olfato é sintoma precoce na doença de Parkinson.

Nervo óptico (II nervo)

O exame de nervo óptico inclui a avaliação da acuidade visual, do campo visual e do fundo de olho.

No exame da acuidade visual, podem ser empregados mapas como o de Snellen, que é colocado a cerca de 6 metros do paciente. Cada olho é examinado separadamente, com e sem óculos. Os resultados são expressos como frações 20/40 ou 20/100, que não significam percentagem da visão normal (20/20). Visão 20/40 significa que o paciente consegue ver à distância de 6 metros o que um indivíduo normal vê a metros.

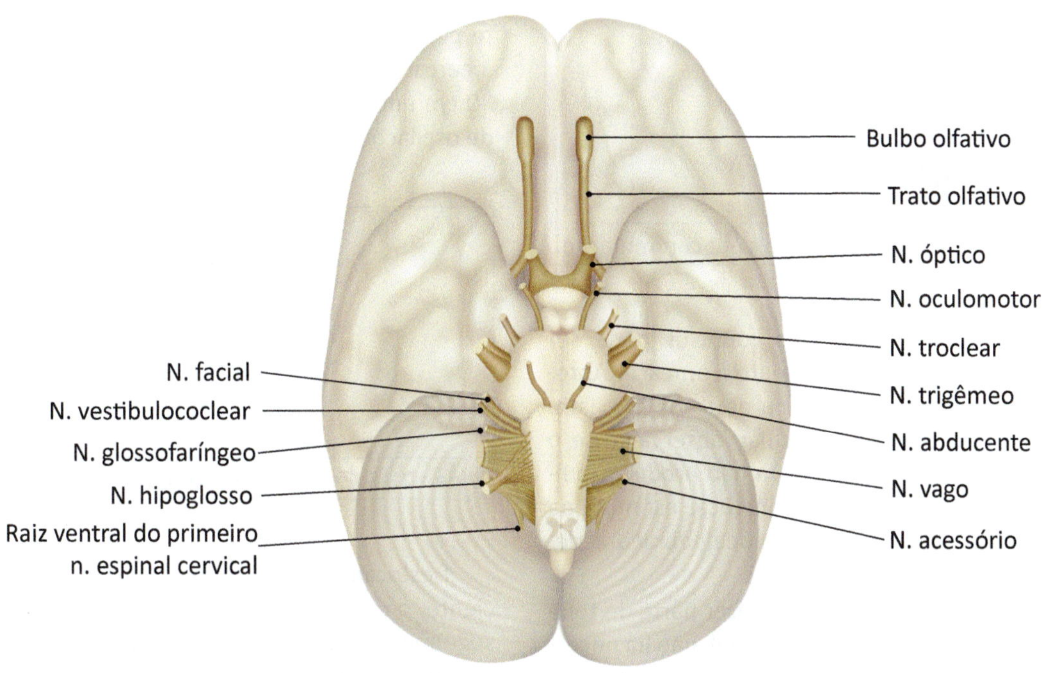

Figura 2.5. Base do encéfalo e nervos cranianos.
Fonte: Desenvolvida pela autoria.

A visão para perto é avaliada com cartões como os de Jaeger ou de Rosembaum, mantidos à distância de 35 cm de distância do globo ocular.

Na ausência de mapas ou de cartões, pode-se avaliar grosseiramente a acuidade solicitando-se que o paciente leia algum texto colocado à distância de 35 cm.

Quando há déficit intenso de acuidade visual, pode-se verificar se o paciente consegue contar dedos mostrados pelo examinador a 3 metros, aproximando-os, se necessário, até que seja possível contá-los. Quando o déficit é mais intenso, é possível perceber apenas o movimento da mão do examinador e, quando ainda mais grave, apenas a presença de luz.

Evidentemente, o encontro de déficit de acuidade visual implica a busca de causas oftalmológicas ou neurológicas.

O campo visual pode ser grosseiramente avaliado pelo método de confrontação. Examinador e paciente ficam frente a frente, à distância de 60 cm a 1 m, com olhos opostos ocluídos, ou seja, olho direito de um e esquerdo do outro. Cada um olha para o nariz do outro e o examinador estende seu braço para o lado, a meia distância entre ambos, de modo que os dedos fiquem além da periferia do campo visual. Movendo o indicador, a mão é lentamente aproximada e o paciente deve perceber o movimento simultaneamente com o examinador. Cada olho é testado isoladamente, nos quatro quadrantes.

Vídeo 2.17: Exame dos campos visuais por confrontação.

O campo visual de pacientes confusos pode ser examinado pela reação de piscamento à ameaça. Aproximando-se rapidamente o dedo ou outro objeto, lateralmente em direção ao globo ocular, observa-se se o paciente pisca. Deve-se atentar para não produzir muito deslocamento de ar, que pode provocar estímulo da córnea e desencadear o reflexo corneopalpebral que depende dos nervos trigêmeo e facial.

O exame do fundo de olho deve fazer parte de toda avaliação neurológica. No exame habitual, não há necessidade de dilatar as pupilas. Avaliam-se as papilas ópticas para a pesquisa de edema ou de atrofia; a retina para verificar a ocorrência de hemorragias, exsudatos, alterações da pigmentação; e as artérias e veias na busca de sinais de hipertensão e diabetes, entre outras doenças.

Exame dos nervos oculomotor (III nervo), troclear (IV nervo) e abducente (VI nervo)

Os nervos motores oculares são examinados conjuntamente na avaliação da motricidade ocular.

As pupilas devem ser observadas quanto à forma, ao diâmetro, à simetria e à presença do reflexo fotomotor, consensual e reflexo de acomodação. Importante que o exame das pupilas seja feito tanto com a sala iluminada como no escuro. A assimetria das pupilas que fica mais evidente no claro indica que a pupila maior (midriática ou em midríase) é onde há lesão das vias parassimpáticas (III nervo craniano). Se a assimetria pupilar for mais evidente no escuro, isso aponta para uma lesão da via simpática da pupila menor (miótica ou em miose). Pupila miótica associada à semiptose palpebral e pseudoenoftalmia formam a síndrome de Claude Bernard-Horner.

O exame de motricidade ocular extrínseca inicia-se pela inspeção das pálpebras, observando se há queda palpebral total (ptose) ou parcial (semiptose) e se há algum desalinhamento ocular ou estrabismo na posição primária dos olhos. Em seguida, solicita-se ao paciente que olhe para a direita, para a esquerda, para cima e para baixo, observa-se se ocorre estrabismo, interroga-se sobre diplopia e pesquisam-se os movimentos voluntários sacádicos. Pedindo ao paciente que olhe alternadamente para os dedos indicadores do examinador colocados a cerca de 30 cm dos olhos do paciente e distanciados 30 cm entre si, examina-se a ocorrência de dismetria e de oscilações ao final do movimento sacádico.

Vídeo 2.18: Exame da motricidade ocular extrínseca.

Deslocando o indicador à frente dos olhos do paciente, o examinador observa os movimentos lentos de seguimentos laterais, verticais e de convergência. No exame da motricidade ocular, deve-se se observar também se há a presença de nistagmo.

Nervo trigêmeo (V nervo)

A sensibilidade da face é examinada do mesmo modo que nos membros ou tronco, com mecha de algodão, alfinete e tubos de ensaio com água quente e fria.

A sensibilidade profunda não é pesquisada rotineiramente.

O reflexo corneopalpebral consiste na súbita oclusão de ambas as pálpebras quando uma das córneas é ligeiramente estimulada com uma mecha fina de algodão. Importante que o estímulo deva ser feito na córnea (preferencialmente no seu limbo) e não na esclera.

A via aferente do reflexo depende das fibras do nervo trigêmeo que conduzem esse estímulo até seu núcleo principal, localizado na ponte. Dali, partem fibras que estabelecem conexões com os núcleos do nervo facial ipsilateral e contralateral, também localizados na ponte. As fibras dos nervos faciais constituem as vias eferentes do reflexo.

Quando há lesão unilateral do trigêmeo, não há resposta ao se estimular a córnea do lado afetado, porém, ao se estimular o outro globo ocular, ambas as pálpebras se ocluem. Na paralisia facial periférica unilateral, o olho do lado parético não se fecha qualquer que seja a córnea estimulada, enquanto as pálpebras do lado não paralisado ocluem-se à estimulação de qualquer dos lados.

Os músculos da mastigação são inervados pelo trigêmeo e avaliados solicitando-se que o paciente feche a boca com força. A palpação dos músculos masseter e temporal durante o fechamento da boca pode revelar assimetrias de massa muscular.

Em lesões unilaterais, é possível observar que, quando o paciente morde com força um abaixador de língua, é muito mais fácil retirá-lo do lado parético que do não afetado. Ao abrir a boca, há desvio da mandíbula para o lado da lesão porque, em condições normais, os músculos pterigoides externos de cada lado deslocam a mandíbula para frente e para o lado oposto.

Nervo facial (VII nervo)

O nervo facial é essencialmente um nervo motor, responsável pela motricidade mímica da face. Durante seu trajeto fora do tronco cerebral, agregam-se a ele algumas fibras que se situam entre o nervo facial e o vestibulococlear, que constituem o nervo intermédio.

O nervo intermédio é responsável, principalmente, pela sensibilidade gustativa dos dois terços anteriores da língua e pela inervação parassimpática da glândula lacrimal e das glândulas salivares sublingual e submandibular.

No exame de rotina, solicitamos ao paciente que realize movimentos como franzir a testa, fechar os olhos com força contra resistência, mostrar os dentes como em um sorriso forçado e abrir a boca para que se avalie a simetria dos sulcos nasogenianos. Deve-se observar se há assimetria da rima labial tanto no sorriso forçado como na fala espontânea (p. ex., enquanto paciente conta a sua história), pois pode haver dissociação. Paralisia facial apenas dos músculos da metade inferior da face é dito ser "padrão central" e indica lesão do trato corticonuclear contralateral. Paralisia facial de toda uma hemiface é dita como "padrão periférico" e significa uma lesão ipsilateral do núcleo do facial na ponte ou do nervo facial (Figura 2.6).

Vídeo 2.19: Exame da motricidade facial (mímica facial).

Quando o exame revela presença de paralisa facial periférica, há necessidade de pesquisar a sensibilidade gustativa dos dois terços anteriores da língua para verificar se o nervo intermédio também foi atingido. O comprometimento associado do intermédio é muito sugestivo de que a lesão situe-se fora do tronco cerebral. Entretanto, a ausência de comprometimento da gustação não exclui essa possibilidade.

A sensibilidade gustativa é pesquisada empregando-se soluções de sabor doce, salgado, amargo e ácido, com o auxílio de um algodão montado em uma espátula. A língua é exteriorizada e enxugada com gaze, e a substância é colocada em diversos pontos. O paciente não deve falar para não difundir a solução pela boca e pode nomear os sabores apontando para seus nomes escritos em um papel colocado a sua frente.

Nervo vestibulococlear (VIII nervo)

A semiologia do nervo vestibular é realizada, em grande parte, durante o exame do equilíbrio.

Quando há queixa de tontura, é necessário distinguir, por meio de interrogatório específico, os diferentes tipos de tontura. Sensação de vertigem (de vertigine, redemoinho) indica etiologia vestibular.

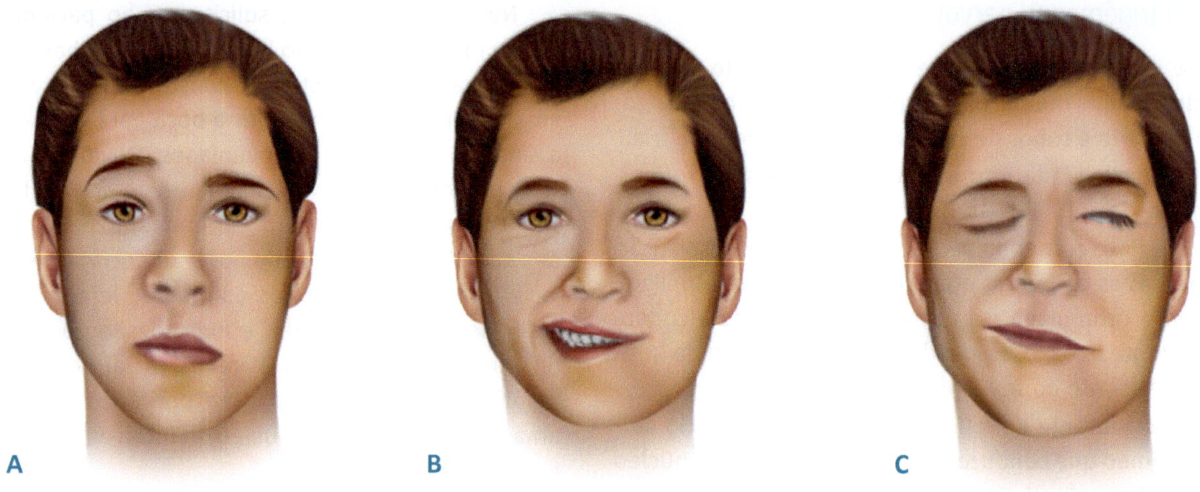

Figura 2.6. Paralisia facial periférica à esquerda. Em **(A)**, com a face em repouso, notam-se desvio da rima bucal para o lado direito, sobrancelha esquerda mais baixa por falta de contração da musculatura mímica da fronte. Em **(B)**, ao paciente tentar sorrir, apenas o lado sadio se contrai. Em **(C)**, ao paciente tentar fechar os olhos, as pálpebras não ocluem o olho esquerdo.
Fonte: Desenvolvida pela autoria.

A presença de nistagmo espontâneo é pesquisada durante a avaliação da motricidade ocular extrínseca pedindo-se ao paciente que mantenha a cabeça estática e que desvie o olhar 30° para a direita, para a esquerda, para cima e para baixo. Desvios acima de 40° podem produzir nistagmo de pequena amplitude e alta frequência que não tem valor patológico. Deve-se observar se a direção do nistagmo é horizontal, vertical ou torcional e se muda de sentido conforme a direção do olhar. Nistagmo horizontotorcional que não muda de direção é indicativo de lesão vestibular periférica. Nistagmos verticais ou que muda de direção ocorrem em lesões vestibulares centrais (no tronco encefálico).

Outra manobra importante é o reflexo vestibulo-ocular (VOR). Nessa manobra, é solicitado ao paciente que fixe o olhar no examinador enquanto este faz um movimento passivo de rotação da cabeça do paciente para um dos lados. O reflexo consiste em um movimento de sacada dos olhos na direção oposta ao movimento da cabeça a fim de manter olhar fixo no examinador. Se não ocorrer o movimento sacádico dos olhos ou ocorrer parcialmente, é dito que o reflexo VOR está alterado. A via aferente do reflexo é o VIII nervo craniano e as vias eferentes são o III nervo craniano de um olho e o VI nervo craniano do outro. Paciente com vertigem apresentando alteração no VOR indica que é uma lesão vestibular periférica.

A queixa de vertigem apenas ao modificar a posição da cabeça ou ao se deitar em determinadas posições é muito frequente. Nesses casos, a semiologia do equilíbrio e a pesquisa do nistagmo espontâneo, usualmente, nada revelam e é necessário pesquisar o nistagmo de posição. Existem várias manobras para pesquisa de nistagmo posicional. A mais conhecida é a manobra de Dix-Hallpike. Nela, o paciente senta-se à beira do leito e deita-se transversalmente ao eixo maior do leito de modo que sua cabeça, sustentada pelo examinador, fique 45° abaixo da horizontal. A cabeça é girada a 45° para um dos lados, mantendo-se essa posição por 1 minuto, observando-se a ocorrência de nistagmo e de vertigem. Por vezes, a tontura e o nistagmo ocorrem quando o paciente se levanta. Repete-se a manobra virando-se a cabeça para o outro lado. No Capítulo 15 – Vertigem e Tontura, será detalhada a semiologia do nervo vestibular e haverá vídeos a ilustrando.

A função auditiva é pesquisada interrogando o paciente sobre surdez ou sobre a ocorrência de zumbidos.

Com um diapasão, compara-se a audição de ambos os ouvidos. Em seguida, comparam-se a audição aérea e a óssea. Coloca-se o cabo do diapasão no processo mastóideo para examinar a condução óssea. Quando o paciente informa que não está ouvindo mais, deve ser ainda capaz de ouvir através da condução aérea, que é superior à óssea.

Na surdez de condução, que depende de lesões dos ouvidos externo ou médio, a condução aérea é comprometida enquanto a óssea não é afetada. Na surdez de percepção (ou neurossensorial), que ocorre em lesões da cóclea, do nervo auditivo ou, mais raramente, das vias auditivas, tanto a condução aérea como a óssea são afetadas.

Entretanto, os testes com diapasão são grosseiros e, quando há hipoacusia, é necessário estudá-la mais detalhadamente pela audiometria.

Nervos glossofaríngeo (IX nervo) e vago (X nervo)

Os nervos glossofaríngeo e vago situam-se muito próximos no interior do crânio e participam da inervação motora e sensitiva da faringe. Por essas razões, são examinados simultaneamente.

Lesões desses nervos, sobretudo do vago, causam disfagia alta na qual pode ocorrer refluxo nasal de alimentos. Lesão do vago acompanha-se, ainda, de disfonia por paralisia de corda vocal e lesão do glossofaríngeo causa comprometimento da gustação do terço posterior da língua.

O exame é realizado solicitando-se ao paciente que abra a boca e diga "a". Observa-se se há simetria na elevação do palato, se a úvula continua na linha média e se a rafe mediana da faringe se eleva.

Em lesões unilaterais, o palato do lado afetado não se eleva e a úvula desvia-se para o lado normal por causa da contração normal do palato (Figura 2.7). A rafe da faringe também é desviada para o lado normal, lembrando o movimento de uma cortina puxada para um lado (sinal da cortina).

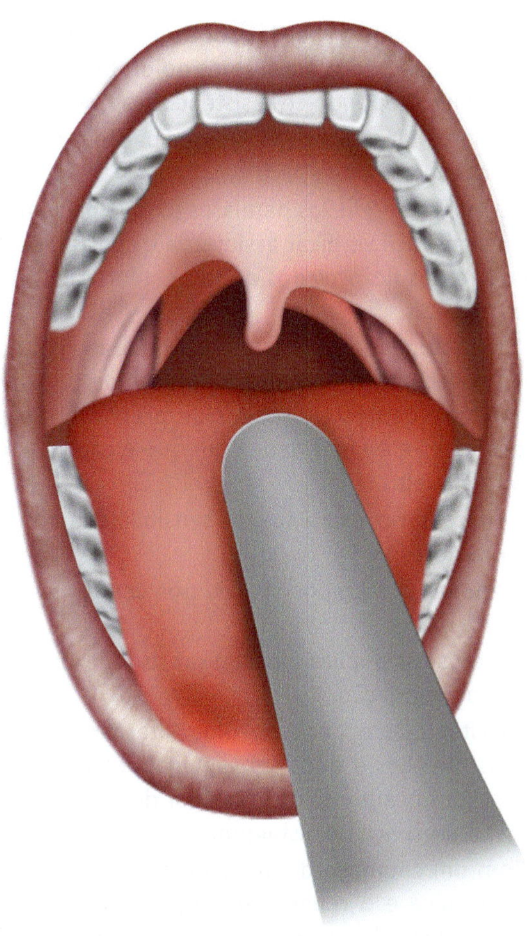

Figura 2.7. Paralisia do palato à esquerda.
Fonte: Desenvolvida pela autoria.

Esses sinais podem ser pesquisados por meio dos reflexos palatino e faríngeo.

O reflexo palatino consiste na elevação do palato mole e retração simultânea da úvula quando se toca a úvula ou o palato com uma espátula. No reflexo faríngeo (ou nauseoso), a excitação da parede posterior da faringe com uma espátula provoca elevação e constrição da faringe, retração da língua e sensação de náusea.

Nervo acessório (XI nervo)

O nervo acessório é essencialmente um nervo motor que inerva o músculo esternocleidomastóideo e a porção superior do trapézio.

O trajeto do nervo acessório é curioso porque seus motoneurônios localizam-se na medula cervical de C1 a C6, de onde saem as fibras que se juntam, formam o nervo e ascendem, penetrando no crânio pelo forame magno. No interior do crânio, o nervo acessório cola-se ao nervo vago e, com ele e com o glossofaríngeo, sai do crânio pelo forame jugular.

Pesquisa-se o músculo esternocleidomastóideo solicitando-se ao paciente que vire a cabeça livremente e contra resistência. Comparam-se a força e a massa muscular de ambos os lados.

O trapézio é examinado quando o paciente eleva os ombros livremente e contra resistência. Na lesão do nervo acessório, o ombro do lado afetado fica caído e nota-se atrofia dos músculos envolvidos.

Nervo hipoglosso (XII nervo)

O nervo hipoglosso é responsável pela inervação dos músculos intrínsecos e extrínsecos da língua.

O exame consiste na observação da língua dentro da boca, verificando-se se há assimetrias, atrofia ou fasciculações.

Em seguida, solicita-se ao paciente que exteriorize a língua. A exteriorização da língua depende dos músculos genioglossos. Cada genioglosso puxa a língua para frente e desvia-a para o lado oposto. Em condições normais, a contração simultânea de ambos os genioglossos exterioriza a língua na linha média.

Em lesões unilaterais, há atrofia e fasciculações da hemilíngua. Dentro da boca, a língua desvia-se para o lado normal, mas ao ser exteriorizada há desvio da ponta da língua para o lado afetado.

Na síndrome piramidal, além da paralisia da porção inferior da face, pode haver desvio da ponta da língua para o lado paralisado ao ser exteriorizada. Esse fenômeno se deve à inervação quase exclusivamente unilateral da porção do núcleo do hipoglosso que é responsável pela inervação do músculo genioglosso. Assim, por exemplo, em caso de hemiparesia esquerda em que os membros esquerdos e a hemiface esquerda são afetados, ou hemiparesia completa, a língua pode desviar-se para a esquerda em razão do predomínio do genioglosso direito.

Vídeo 2.20: Paciente com atrofia de hemilíngua.

ESQUEMA PRÁTICO DE EXAME NEUROLÓGICO

O roteiro apresentado pode ter dado ao leitor a impressão de um exame muito longo e detalhista. O esquema prático que se segue demonstra que essa impressão é equivocada.

Durante a anamnese, que consome a maior parte do tempo da avaliação, deve-se investigar se há distúrbios cognitivos. Apenas quando a anamnese os revelar, submete-se o paciente ao MEEM e, se necessário, a outros itens do exame cognitivo (como a Bateria Breve de Rastreio Cognitiva e/ou o MoCA).

Assim que o paciente for se deslocar para a maca, examinam-se o equilíbrio e a marcha.

Com o paciente deitado, procede-se ao exame físico geral e, em seguida, à ausculta cardíaca e das carótidas. Examinam-se os pulsos temporais, carotídeos, radiais, pediosos e tibiais posteriores e o abdome à procura de visceromegalias.

Investiga-se a motricidade dos membros inferiores solicitando que o paciente realize movimentos rápidos e alternados de flexão e de extensão dos artelhos e dos pés, comparando as velocidades de ambos os pés. Em seguida, avalia-se a força muscular, opondo resistência a esses movimentos e aos movimentos de flexão e de extensão das pernas e das coxas. Caso haja déficit de força ou o exame tiver deixado dúvida, deve ser utilizada a manobra de Mingazzini.

O tono muscular é examinado pela palpação e movimentação passiva. Pesquisar os sinais de irritação meníngea e radicular.

Devem ser examinados os reflexos cutaneoplantar, aquileu, patelar, dos adutores da coxa e cutâneo abdominais.

Observa-se a manobra calcanhar-joelho realizada com os olhos abertos e fechados.

Se houver indícios ou queixas de distúrbios de sensibilidade, devem ser examinadas as sensibilidades táctil, dolorosa e térmica dos membros inferiores e do tronco, a sensibilidade cineticopostural dos háluces e a vibratória dos háluces, tíbias e espinhas ilíacas.

Interroga-se especificamente sobre distúrbios esfincterianos e genitais. Se necessário, examinam-se a sensibilidade do períneo e os reflexos bulbocavernoso e anal.

Deve-se pedir ao paciente que se sente no leito com os braços cruzados na frente do peito para avaliar a coordenação entre tronco e membros.

Avalia-se a velocidade com que o paciente realiza movimentos rápidos de oponência entre polegar e indicador formando uma pinça. Pede-se que mantenha a pinça fechada impedindo que seja aberta; em seguida, Pede-se que mantenha os dedos afastados entre si e que oponha resistência à tentativa de aproximá-los.

Solicita-se que o paciente pressione fortemente os dedos indicador e médio do examinador, como em um aperto de mão, comparando a força de ambas as mãos. Examina-se a força muscular dos flexores e extensores do punho e do antebraço, dos abdutores, adutores e elevadores do braço, dos elevadores do ombro e dos músculos cervicais, opondo-se resistência aos movimentos.

Avaliar o tono muscular pela palpação e movimentação passiva.

Pesquisar os reflexos patelares (com o paciente sentado, é mais fácil verificar assimetria e constatar reflexo pendular), dos flexores dos dedos, estilorradiais, bicipitais e tricipitais.

A manobra índex-nariz deve ser realizada com olhos abertos e fechados. Avalia-se a capacidade do paciente realizar movimentos alternados de pronação e supinação das mãos e a velocidade com que é capaz de dedilhar sobre o leito.

Se necessário, examina-se a sensibilidade dos membros superiores.

Examinar os campos visuais por confrontação e o fundo dos olhos.

Observar as pupilas e pesquisar os reflexos fotomotor e de acomodação.

Solicitar que o paciente olhe alternadamente em todas as direções e que, em seguida, acompanhe com o olhar o deslocamento do indicador do examinador. Investigar a presença de nistagmo.

Com um chumaço de algodão, pesquisar a sensibilidade da face e o reflexo corneopalpebral. Com uma espátula quebrada, pesquisar a sensibilidade da face. Palpar os músculos da mastigação e verificar se há desvios ao paciente abrir a boca.

A motricidade mímica da face é examinada em repouso, quando estiver falando e durante movimentos de franzir a testa, mostrar os dentes e abrir a boca.

Com um diapasão, comparam-se a audição dos dois ouvidos e a condução aérea com a óssea.

Solicita-se ao paciente que diga "a" e que ponha a língua para fora. Com uma espátula, provocar o reflexo nauseoso de ambos os lados.

Esse exame neurológico pode ser realizado em poucos minutos. Quando existirem sinais de caracterização mais difícil, o exame poderá ser mais demorado, como ocorre, aliás, ao exame de qualquer órgão ou sistema.

AGRADECIMENTOS

Agradecemos ao Professor Eduardo Genaro Mutarelli pelas sugestões na revisão do capítulo.

BIBLIOGRAFIA

Bickerstaff ER. Exame neurológico na prática médica. Rio de Janeiro: Atheneu, 1975.

Campbell WW. DeJong's the neurologic examination. 57. ed. Philadelphia: Lippincott, Williams & Wilkins, 2013.

Folstein MF, Folstein SE, McHugh PR. Mini-mental state: a practical method for grading the cognitive state of patients for the clinician. J Psychiatr Res. 1975;12:189-98.

Julião OF. O exame neurológico do adulto. In: Tolosa APM, Canelas HM (eds.). Propedêutica neurológica. 2. ed. São Paulo: Sarvier. 1971;365-411.

Mesulam MM. Principles of behavioral and cognitive neurology. 2. ed. New York: Oxford, 2000.

Mutarelli EG. Propedêutica neurológica: do sintoma ao diagnóstico. São Paulo: Sarvier, 2000.

Wilson-Pawels L, Akesson EJ, Stewart PA. Cranial nerves. Anatomy and clinical comments. Toronto: Decker, 1988.

CAPÍTULO 3

Ricardo Nitrini • Leandro Tavares Lucato • Maria da Graça Morais Martin

Diagnóstico Topográfico e Correlação Clinicarradiológica

No primeiro capítulo deste livro, foram apresentados alguns dos principais distúrbios da função neurológica, buscando-se interpretá-los do ponto de vista clínico, fisiológico e anatômico.

Neste capítulo, tomamos o caminho inverso: a partir da topografia lesional, descrevemos e interpretamos a síndrome neurológica resultante.

Em função da frequência e das dificuldades que podem se apresentar ao diagnóstico, algumas síndromes de lesão da medula espinal e do tronco cerebral serão abordadas.

SÍNDROMES MEDULARES

Mielopatia transversa

Secção transversal completa da medula espinal (Figura 3.1) causa abolição imediata de todas os tipos de sensibilidade e motricidade voluntária abaixo da lesão. Na etapa inicial, denominada "fase de choque medular", os reflexos profundos e superficiais também estão abolidos. Somente após algumas semanas aparecerão o sinal de Babinski e os reflexos profundos, que se tornarão hiperativos de modo progressivo.

Na fase de choque medular, ocorrem retenção urinária e fecal secundárias à arreflexia do detrusor e à paralisia do peristaltismo intestinal, respectivamente.

O limite superior da anestesia, denominado "nível de sensibilidade", possibilita reconhecer o segmento em que houve a transecção. Não há necessidade de conhecer a inervação de todos os dermátomos, bastando memorizar alguns pontos.

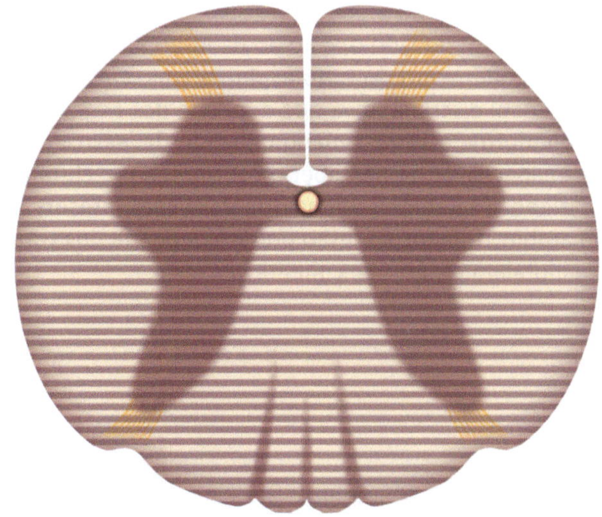

Figura 3.1. Mielopatia transversa. Para compatibilizar as figuras deste capítulo com as imagens de ressonância magnética que são registradas de modo que o lado direito do corpo fique à esquerda (como em uma fotografia) e as regiões anteriores (ou ventrais) do corpo sejam representadas superiormente (ou acima) na tela e na imagem impressa, as figuras da medula espinal e do tronco também foram desenhadas desse modo.
Fonte: Desenvolvida pela autoria.

A sensibilidade do crânio depende do trigêmeo e da raiz C2, pois a raiz Cl não tem território cutâneo de inervação. Como as raízes C5 a T1 inervam os membros superiores, a secção transversal acima de C5 termina por abolir a sensibilidade nos quatro membros. O mamilo é inervado pela raiz T4; a cicatriz umbilical, por T10; e o ligamento inguinal marca a transição T12-L1. Nos membros inferiores, a parte anterior da coxa é inervada por L1 a L3; as faces anterior e lateral da perna, por L4 e L5; a parte posterior da coxa, por S1 e S2; e a região perianal, por S4 e S5.

Secções situadas acima de C4 são ainda mais graves porque causam paralisia dos movimentos respiratórios.

Mielopatias transversas podem ter diversas etiologias. Traumas, compressões agudas por tumores malignos, infecções e inflamações agudas são algumas das causas mais comuns.

Muitas vezes, a lesão envolve todos os tratos, mas sem comprometê-los totalmente, havendo preservação parcial das funções motora e sensitiva.

Hemissecção medular

Secção de hemimedula (Figura 3.2) causa uma síndrome em que se associam: síndrome piramidal e perda da sensibilidade profunda do lado da lesão consequentemente ao comprometimento dos tratos piramidais e grácil (e cuneiforme, caso a lesão se localize acima da porção superior da medula torácica); e anestesia térmica e dolorosa do lado oposto ao da lesão decorrente do comprometimento do trato espinotalâmico. A sensibilidade táctil discriminativa que depende dos tratos grácil e cuneiforme é comprometida do lado da lesão. A simples capacidade de perceber o contato de um chumaço de algodão continua, na maioria das vezes, preservada de ambos os lados da lesão porque depende dos tratos espinotalâmico, grácil e cuneiforme.

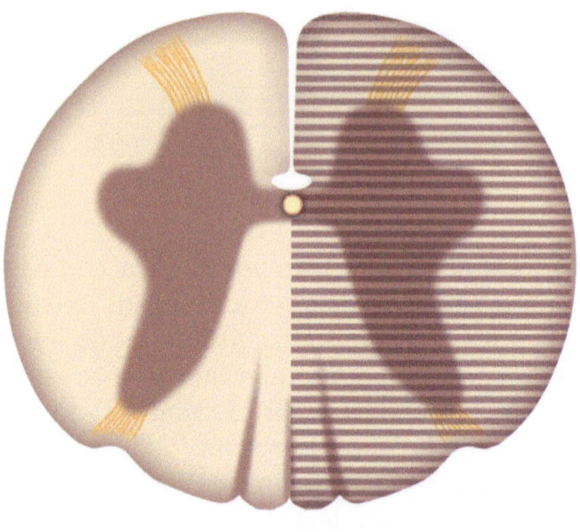

Figura 3.2. Hemissecção medular.
Fonte: Desenvolvida pela autoria.

No nível do segmento medular afetado pela hemissecção, ocorrem alterações da sensibilidade e motricidade ipsilaterais à lesão. Portanto, pode haver faixa de anestesia ipsilateral consequente ao comprometimento das fibras das raízes dorsais que estão adentrando a medula naquele segmento medular. Dores ou parestesias também podem ocorrer no dermátomo correspondente. O comprometimento de motoneurônios e das fibras motoras pode causar paresia e abolição dos reflexos profundos nos músculos inervados pelo segmento afetado. Esses sintomas e sinais ipsilaterais possibilitam o diagnóstico da exata localização da lesão medular.

Ferimentos por arma branca e compressões por tumores podem causar hemissecção medular. Nas fases iniciais de compressões laterais da medula espinal causadas por tumores, é usual que predominem sintomas e sinais ipsilaterais à lesão, decorrentes do comprometimento das raízes, como dores, parestesias e hipoestesia nos dermátomos correspondentes ou distúrbios motores no território de inervação das raízes comprometidas. Os sinais de lesão dos tratos longos podem estar ainda ausentes ou podem ser pouco evidentes. Por exemplo, o exame de um paciente com dores e parestesias no território da raiz C6 pode revelar a presença de sinal de Babinski ipsilateral à queixa dolorosa, indicando que ocorre compressão incipiente da medula, com lesão do trato piramidal.

Lesão dos funículos posteriores

Lesão dos tratos dos funículos posteriores causa a chamada síndrome cordonal posterior, caracterizada pela perda da sensibilidade proprioceptiva consciente (Figura 3.3). O comprometimento da sensibilidade cinético-postural condiciona o aparecimento de ataxia que piora com oclusão palpebral (sinal de Romberg, erro de direção). Quando a lesão acomete os fascículos cuneiformes, pode manifestar-se estereoanestesia nas mãos (incapacidade de reconhecer a forma de objetos pelo tato). A sensibilidade vibratória e a discriminação táctil também são afetadas abaixo da lesão.

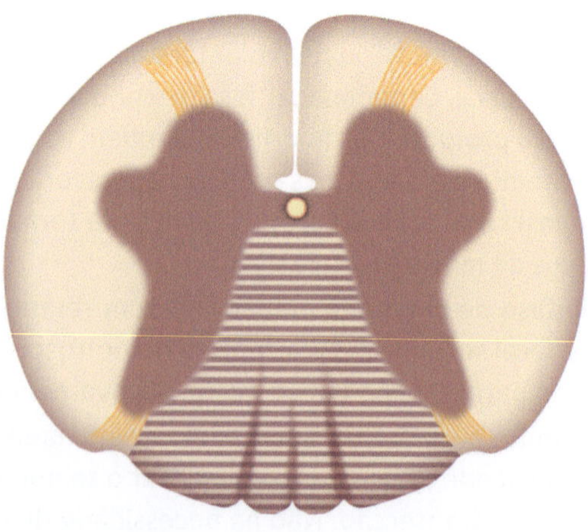

Figura 3.3. Lesão dos funículos posteriores.
Fonte: Desenvolvida pela autoria.

Em lesões parciais dos funículos posteriores que atingem a medula cervical, a flexão ventral passiva ou ativa do pescoço pode ocasionar sensação de choque que se irradia pelas costas ou pelos quatro membros, conhecida como "sinal de Lhermitte". Em condições normais, a flexão do pescoço acarreta estiramento da medula, que é mais intenso nos cordões posteriores. Quando estes estão parcialmente lesados, o estiramento causa o aparecimento de impulsos nervosos que se propagam daí aos hemisférios cerebrais.

Síndrome cordonal posterior é frequente na esclerose múltipla, doença que se caracteriza clinicamente pela ocorrência de surtos recidivantes de comprometimento da medula espinal, do encéfalo ou dos nervos ópticos e que são parcial ou totalmente reversíveis. A reversibilidade é explicada pelo acometimento preferencial da bainha de mielina com maior preservação dos axônios, daí advindo a denominação "doença desmielinizante". A etiologia precisa não é conhecida, mas sabe-se que mecanismos imunopatológicos estão certamente envolvidos.

A tabes dorsal, forma de neurossífilis, é sempre apontada como uma das principais causas de síndrome cordonal posterior. Na tabes, há lesão nas raízes posteriores das fibras nervosas grossas que formam os funículos posteriores e, portanto, a denominação "síndrome radiculocordonal posterior" é mais adequada. Em razão do comprometimento das fibras grossas, ocorrem também abolição dos reflexos profundos e aparecimento de dores espontâneas, enquanto a sensibilidade superficial é poupada, assim como os tratos espinotalâmicos. No diabetes e em algumas polineuropatias, podem ocorrer quadros superponíveis ao da tabes.

Tumores extramedulares podem comprimir a medula pelo seu aspecto dorsal e o mesmo pode ocorrer em alterações osteoarticulares da coluna vertebral, acarretando síndrome cordonal posterior.

Lesão dos tratos piramidais

A lesão dos tratos piramidais na medula causa déficit motor, hiper-reflexia, espasticidade e sinal de Babinski. Distúrbios esfincterianos podem ocorrer.

Compressões da medula de origem tumoral ou secundárias a alterações osteoarticulares da coluna vertebral, esclerose múltipla, doenças heredodegenerativas e processos infecciosos incluem-se entre as etiologias mais comuns.

Na paraplegia espástica familiar, doença hereditária autossômica geralmente dominante, há degeneração progressiva dos tratos piramidais na medula torácica, resultando em síndrome piramidal nos membros inferiores.

Entre as doenças infecciosas, merecem destaque a mielopatia associada ao HTLV-1 e a meningomielite sifilítica.

Lesão combinada dos tratos piramidais e dos funículos posteriores

O acometimento associado dos tratos piramidais e dos funículos posteriores é frequente. O quadro clínico caracteriza-se por síndrome piramidal e cordonal posterior.

A etiologia mais importante é a carência de vitamina B12, responsável pela degeneração combinada subaguda da medula (Figuras 3.4, 3.5A e 3.5B). Outros estados carenciais, particularmente de cobre, esclerose múltipla, quimioterapia intratecal com metotrexato e a mielopatia causada pelo vírus da imunodeficiência humana (HIV) podem causar quadro clínico semelhante.

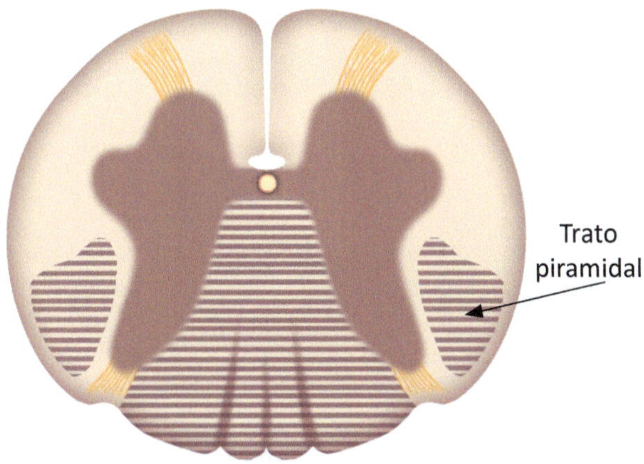

Figura 3.4. Lesão combinada dos tratos piramidais e dos funículos posteriores.
Fonte: Desenvolvida pela autoria.

Lesão dos tratos piramidais e da coluna anterior da medula

A associação de lesão dos tratos piramidais e das colunas anteriores da medula, onde se localizam os neurônios motores inferiores ou motoneurônios, determina a concomitância das síndromes motoras deficitárias periférica e central (ou piramidal).

Na trombose da artéria espinal anterior que irriga cerca dos dois terços anteriores da medula, há lesão das colunas anteriores, dos tratos espinotalâmicos e dos tratos piramidais (Figuras 3.6 e 3.7). No nível dos segmentos afetados, há paralisia flácida, arreflexia, amiotrofia e fasciculações decorrentes de lesão dos motoneurônios da coluna anterior. Nos segmentos situados abaixo da lesão, há paralisia espástica, hiper-reflexia e sinal de Babinski em consequência de lesão dos tratos piramidais. A lesão dos tratos espinotalâmicos causa anestesia térmica e dolorosa dos segmentos afetados, inclusive, para baixo.

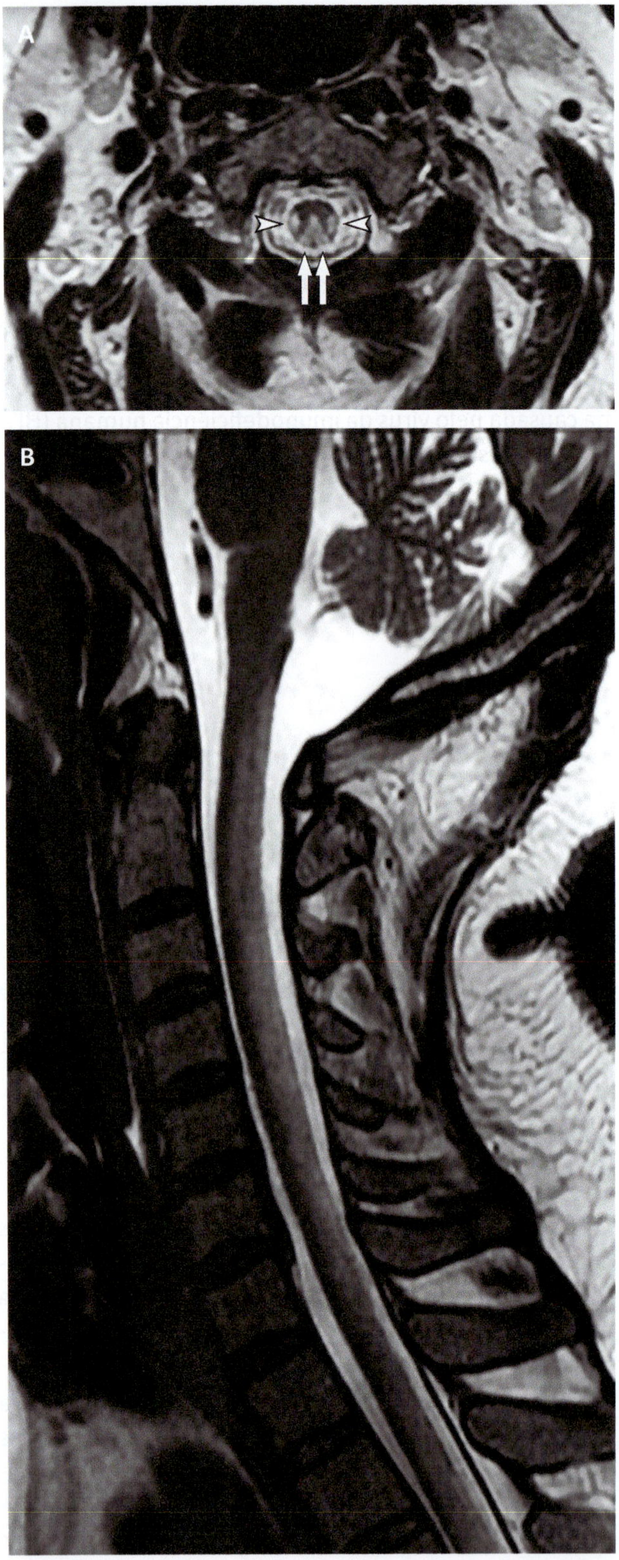

Figura 3.5 (A e B). Ressonância magnética da medula de paciente com lesão dos cordões posteriores (setas) e dos tratos piramidais (cabeças de seta), secundária à carência de vitamina B12, evidenciada por alto sinal nas imagens axial **(A)** e sagital **(B)** ponderadas em T2.
Fonte: Acervo da autoria.

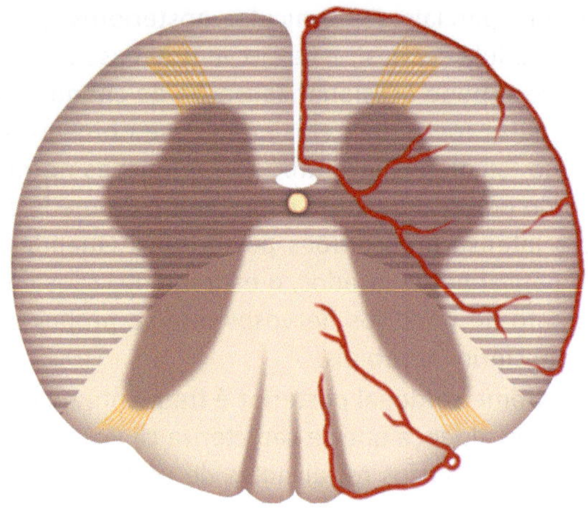

Figura 3.6. Território da artéria espinal anterior.
Fonte: Desenvolvida pela autoria.

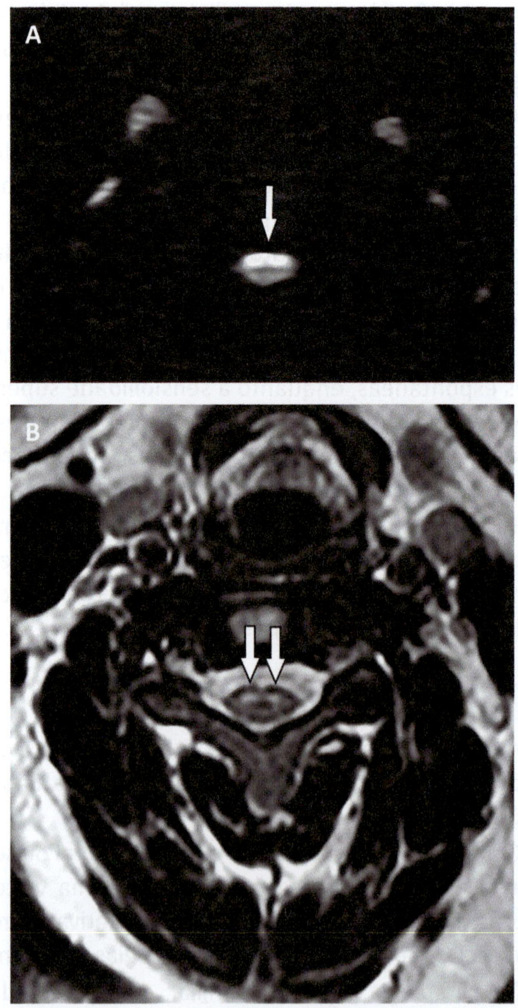

Figura 3.7 (A e B). Ressonância magnética da medula cervical com lesão vascular isquêmica em território da artéria espinal anterior caracterizada por áreas de hipersinal (setas) na imagem axial pesada em difusão **(A)** e T2 **(B)**.
Fonte: Acervo da autoria.

A concomitância das síndromes motoras periférica e piramidal é ainda mais evidente na esclerose lateral amiotrófica (Figura 3.8). Nessa doença degenerativa, há atrofia de motoneurônios de toda a medula espinal e de núcleos de nervos cranianos, associada à lesão dos tratos piramidais. Desse modo, podem coexistir paresia, atrofia e hiper-reflexia em um mesmo músculo. Explica-se esse aparente paradoxo pela preservação de alguns motoneurônios, que, embora insuficientes para manter o trofismo, podem exibir hiperatividade em virtude da lesão piramidal. O comprometimento de motoneurônios de nervos cranianos manifesta-se, sobretudo, pela atrofia e fasciculações da língua, disfagia e disartria.

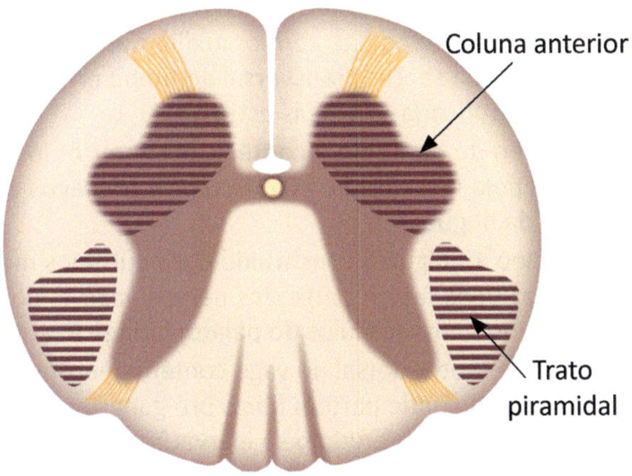

Figura 3.8. Esclerose lateral amiotrófica.
Fonte: Desenvolvida pela autoria.

Lesão próxima ao canal central

Lesão situada ao redor do canal central pode comprometer as fibras nervosas responsáveis pela condução das sensibilidades térmica e dolorosa que cruzam para os lados opostos nessa região, para então constituírem os tratos espinotalâmicos. Ocorre anestesia térmica e dolorosa de ambos os lados do corpo, porém afeta apenas os dermátomos correspondentes aos segmentos acometidos. A extensão de área cutânea afetada dependerá da extensão longitudinal da lesão, ou seja, do número de segmentos comprometidos.

A siringomielia, principal etiologia da síndrome em discussão, caracteriza-se pela presença de uma cavidade que se localiza quase sempre na medula cervical e causa anestesia térmica e dolorosa que afeta os membros superiores ou a cintura escapular (Figuras 3.9, 3.10A e 3.10B). Como as regiões situadas abaixo apresentam sensibilidade normal em virtude da ausência de comprometimento das fibras dos tratos espinotalâmicos, diz-se que há anestesia suspensa. Com a progressão da cavidade, na maioria das vezes, ocorre lesão dos motoneurônios na ponta anterior e, mais tarde, compressão dos tratos piramidais, causando paraparesia braquial flácida e paraparesia crural espástica. A preservação da sensibilidade profunda em área em que há anestesia térmica e dolorosa caracteriza a dissociação siringomiélica.

Tumores intramedulares eventualmente podem causar manifestações clínicas semelhantes às da siringomielia.

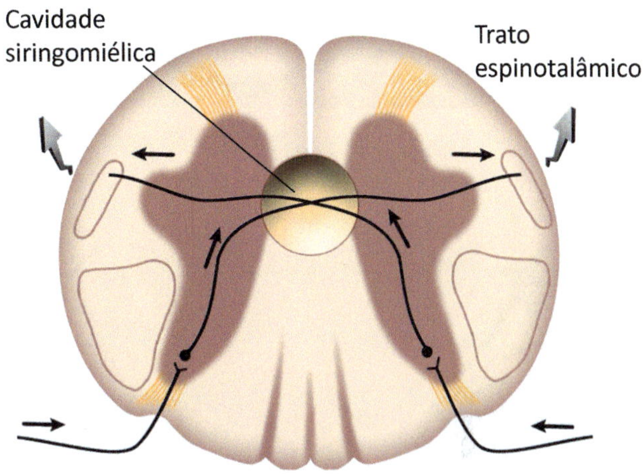

Figura 3.9. Siringomielia.
Fonte: Desenvolvida pela autoria.

SÍNDROMES DO TRONCO CEREBRAL

Lesões situadas no tronco cerebral caracterizam-se por manifestações clínicas peculiares, de acordo com as estruturas envolvidas.

Comprometimento bilateral da formação reticular do mesencéfalo e da porção superior da ponte causa alterações do estado de consciência que serão estudadas no Capítulo 7 – Coma e Estados Alterados de Consciência.

Lesões dos núcleos dos nervos cranianos, ou de suas fibras nervosas aferentes ou eferentes, quando situadas no interior do tronco cerebral, causam distúrbios motores, sensoriais ou neurovegetativos ipsilaterais à lesão porque suas fibras não decussam (com exceção do IV nervo, o troclear, cujas fibras cruzam para inervar o músculo oblíquo superior do olho contralateral). É conveniente consultar a Figura 1.37, que mostra os núcleos dos nervos cranianos no tronco cerebral.

O envolvimento dos tratos ascendentes e descendentes causa manifestações à distância, como síndrome piramidal, distúrbios sensoriais, síndrome cerebelar e distúrbios neurovegetativos.

Os distúrbios motores e sensoriais são sobretudo contralaterais à lesão porque a maioria dos tratos ascendentes e descendentes, quando passa pelo tronco, relaciona-se com o hemicorpo contralateral. São exceções tratos espinocerebelares e fibras descendentes simpáticas que se relacionam com o hemicorpo ipsilateral.

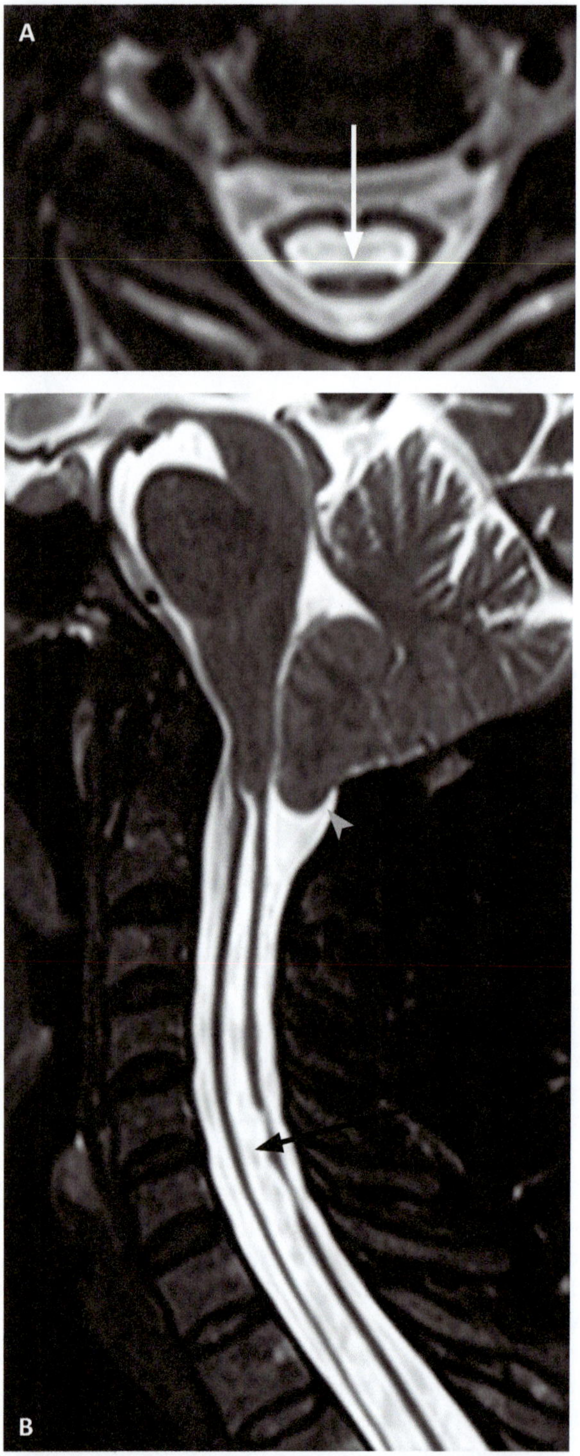

Figura 3.10 (A e B). Ressonância magnética mostrando siringomielia extensa (setas) evidenciada por acentuado hipersinal nas imagens axial **(A)** e sagital **(B)** pesadas em T2. Note que o paciente tem herniação das tonsilas cerebelares através do forame magno (cabeça de seta), caracterizando síndrome de Chiari tipo I. A presença da herniação causa um distúrbio na circulação do líquido cefalorraquiano que termina por causar a siringomielia. *Fonte:* Acervo da autoria.

Desse modo, lesões unilaterais do tronco cerebral causam as denominadas síndromes alternadas, nas quais os sinais dos nervos cranianos situam-se de um lado e os sinais de projeção do outro.

Doenças vasculares isquêmicas ou hemorrágicas, traumas de crânio, tumores, granulomas e esclerose múltipla constituem as etiologias mais comuns das síndromes do tronco cerebral.

Síndromes bulbares

Lesões situadas no bulbo podem afetar os núcleos e porções iniciais (fibras fasciculares) dos nervos bulbares (glossofaríngeo, vago, acessório e hipoglosso) e parte do núcleo do nervo trigêmeo.

Algumas das síndromes mais comuns podem ser mais bem compreendidas com o auxílio da Figura 3.11, que mostra uma secção transversal do bulbo em que podem ser identificadas diversas estruturas.

O núcleo do hipoglosso contém motoneurônios responsáveis pela inervação dos músculos intrínsecos e extrínsecos da língua.

O núcleo ambíguo é constituído por neurônios motores cujos axônios fazem parte dos nervos vago e glossofaríngeo e inervam músculos do palato, faringe e laringe.

O núcleo motor dorsal do vago contém neurônios parassimpáticos de onde partem fibras pré-ganglionares que são responsáveis, sobretudo pela inervação da musculatura lisa das vísceras torácicas e de parte das abdominais.

O núcleo solitário recebe fibras sensoriais dos nervos vago, glossofaríngeo e intermédio, e o agrupamento dessas fibras ao redor do núcleo forma o trato solitário. Fibras aferentes do nervo intermédio são responsáveis pela sensibilidade gustativa dos dois terços anteriores da língua, enquanto a sensibilidade do terço posterior é transmitida pelo nervo glossofaríngeo ao núcleo solitário. Fibras do glossofaríngeo e do vago, de modo especial do nervo vago, conduzem ao núcleo solitário impulsos provenientes dos quimioceptores e mecanoceptores situados nas paredes do coração e dos grandes vasos, nos tratos respiratório e digestivo. Logo, o trato solitário recebe a maior parte de suas aferências de vísceras.

As fibras eferentes do núcleo solitário atingem a formação reticular do bulbo e o núcleo motor dorsal do vago, estabelecendo um canal para controle reflexo das funções cardíacas, respiratórias e gastrointestinais. Além disso, projetam-se para o hipotálamo, provendo-o de informações essenciais para a homeostase.

O núcleo espinal do trigêmeo é uma longa coluna de células que se estende desde a ponte até as porções superiores da medula cervical. As fibras sensoriais do trigêmeo que conduzem sensibilidade térmica e dolorosa estabelecem sinapse no núcleo espinal, mas, como penetram no tronco na ponte, descem ao longo do núcleo formando o trato espinal do trigêmeo.

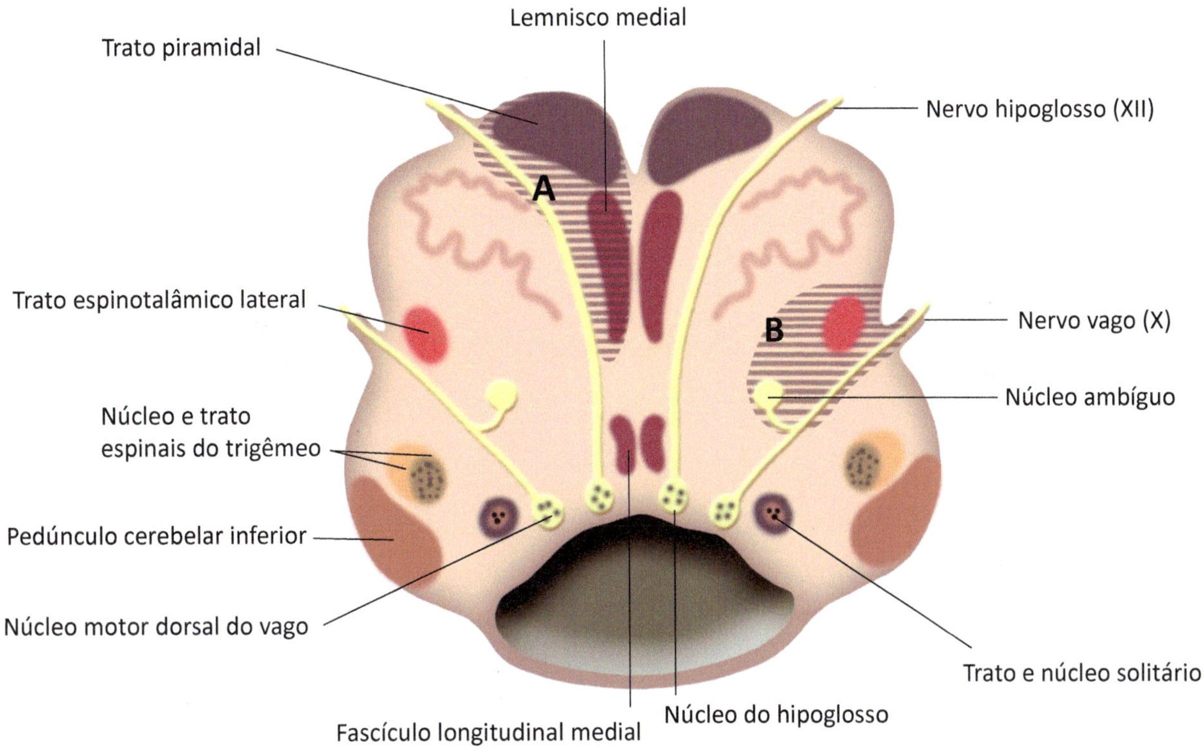

Figura 3.11. Secção transversal do bulbo, com lesão anterior **(A)** e lateral **(B)**.
Fonte: Desenvolvida pela autoria.

Na Figura 3.11, é possível ver a localização dos tratos piramidal, espinotalâmico lateral, lemnisco medial, fascículo longitudinal medial e do pedúnculo cerebelar inferior.

De acordo com a situação da lesão no bulbo, podem ocorrer agrupamentos de sintomas e sinais peculiares à região comprometida. Utilizando a Figura 3.11, podemos estudar algumas dessas síndromes.

Lesão situada em A causa síndrome piramidal e alteração da sensibilidade profunda dos membros superior e inferior esquerdos e paralisia e atrofia da hemilíngua direita por causa do comprometimento, respectivamente, dos tratos piramidal, lemnisco medial e das fibras do nervo hipoglosso. Ao tentar colocar a língua para fora, ocorre desvio da ponta da língua para a direita.

Lesão situada em B causa anestesia térmica e dolorosa do hemicorpo direito, poupando a face, disfonia e disfagia, em consequência às lesões do trato espinotalâmico lateral e do núcleo ambíguo, respectivamente. O exame nessa situação revelaria ainda abaixamento do arco palatino e hipomotilidade do véu à esquerda, abolição dos reflexos palatino e nauseoso à esquerda e desvio da úvula para a direita. Poderia ocorrer também síndrome de Claude Bernard-Horner do mesmo lado da lesão resultante do comprometimento de fibras que conectam o hipotálamo à coluna intermediolateral da medula entre C8 e T1, onde se localizam os neurônios pré-ganglionares simpáticos.

A síndrome de Claude Bernard-Horner caracteriza-se por miose pelo predomínio da atividade parassimpática sobre o esfíncter pupilar, semiptose palpebral e elevação discreta da pálpebra inferior decorrentes da paresia da musculatura lisa das pálpebras, pseudoenoftalmo, ausência de sudorese (anidrose) e vasodilatação da hemiface e pescoço. A síndrome de Claude Bernard-Horner é sempre ipsilateral à lesão, decorra de comprometimento quer central, quer periférico do sistema nervoso.

Lesão situada em A na Figura 3.12 causa hipoestesia térmica e dolorosa do hemicorpo esquerdo, poupando a face em decorrência do comprometimento do trato espinotalâmico direito, síndrome de Claude Bernard-Horner à direita, disfagia e disfonia em razão do envolvimento dos núcleos e de fibras fasciculares do nervo vago. Ocorrem ainda síndrome cerebelar no hemicorpo direito, caracterizada por dismetria, decomposição de movimentos e hipotonia consequentemente à lesão do pedúnculo cerebelar inferior direito; e hipoestesia da hemiface direita secundária ao envolvimento do núcleo espinal do trigêmeo. Na Figura 3.13, pode-se observar imagem de ressonância magnética de um caso com lesão similar à descrita na Figura 3.12.

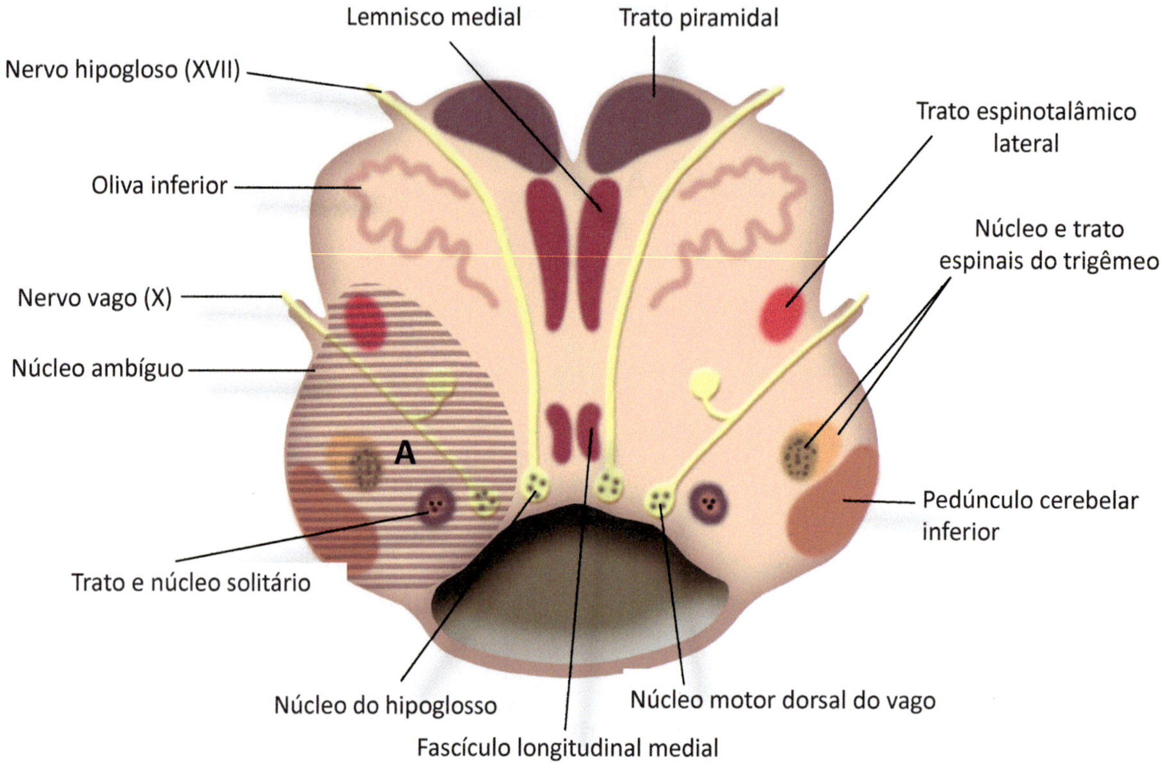

Figura 3.12. Secção transversal do bulbo (com lesão posterolateral à direita).
Fonte: Desenvolvida pela autoria.

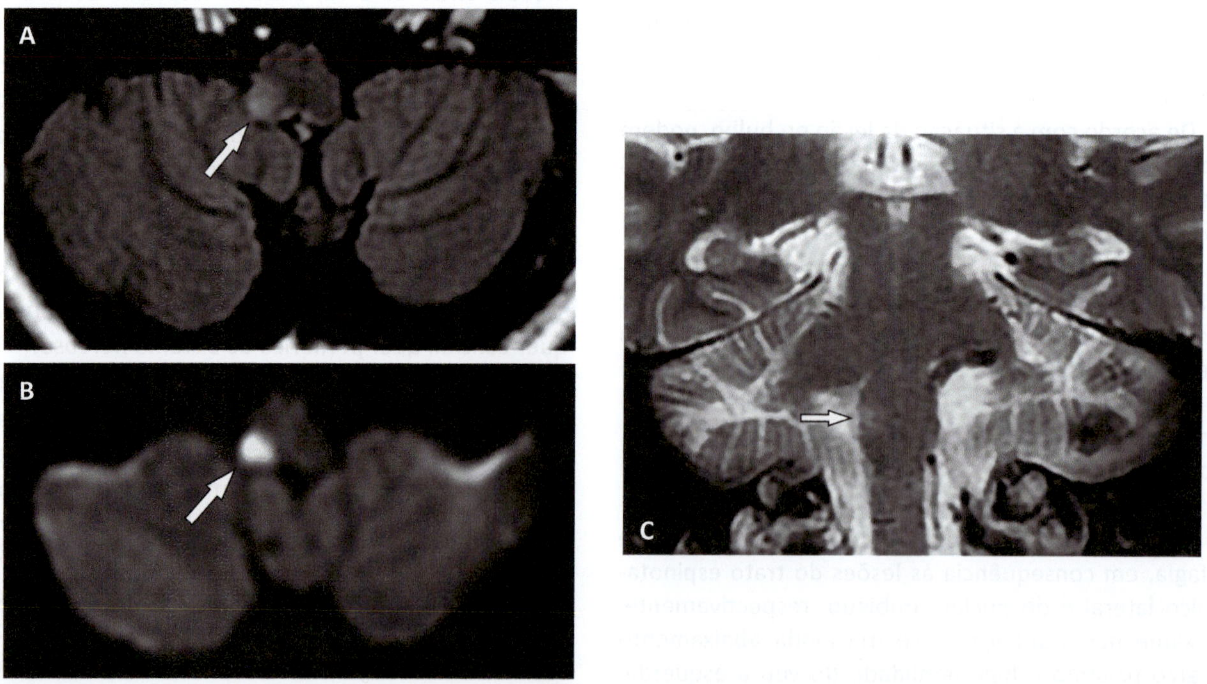

Figura 3.13 (A, B e C). Ressonância magnética do crânio com lesão situada na porção lateral e posterior do bulbo à direita (setas), evidenciada por alto sinal nas imagens FLAIR **(A)** e difusão **(B)**. O aspecto é compatível com um infarto recente nesta topografia. A mesma lesão pode ser apreciada na imagem correspondente coronal ponderada em T2 **(C)**. FLAIR: fluid attenuated inversion recovery.
Fonte: Acervo da autoria.

Evidentemente, os exemplos citados representam apenas algumas das possibilidades de agrupamento semiológico, que se pode modificar conforme as lesões se estendam mais ou menos.

Síndromes pontinas

Em secções transversais da ponte, chama a atenção a presença de fibras transversas que a conectam ao cerebelo através do pedúnculo cerebelar médio (Figuras 3.14, 3.16 e 3.17)

Lesões situadas na porção inferior da ponte podem comprometer núcleos e fibras dos nervos vestibular, facial, abducente e espinal do trigêmeo (Figura 3.14; veja também a Figura 1.37).

Os núcleos cocleares, que recebem aferências do nervo auditivo, localizam-se na transição bulbopontina (não representados na Figura 3.14). Dos núcleos cocleares, partem fibras que decussam parcialmente e ascendem pelo lemnisco lateral até os colículos inferiores de ambos os lados. Dos colículos inferiores, os impulsos projetam-se para o corpo geniculado medial e daí para o giro temporal transverso (giro de Heschl). Em função do cruzamento parcial das fibras eferentes dos núcleos cocleares, cada lemnisco lateral conduz estímulos de ambos os ouvidos. Portanto, surdez unilateral ocorre somente em lesões periféricas.

Lesão situada em A, na Figura 3.14, envolve o trato piramidal e as fibras do nervo abducente do lado direito, e causam estrabismo convergente por paralisia de abdução do olho direito e hemiplegia esquerda incompleta, poupando a face. Caso a lesão se estenda mais lateralmente, as fibras do nervo facial podem também ser afetadas, causando paralisia facial periférica à direita.

Lesão situada em B, na Figura 3.14, compromete o núcleo espinal do trigêmeo, núcleo abducente, núcleo facial e núcleos vestibulares, e envolve também o lemnisco medial e o fascículo longitudinal medial na hemiponte à esquerda. A síndrome resultante dessa lesão caracteriza-se por: ataxia sensitiva no hemicorpo direito em razão do envolvimento do lemnisco medial; anestesia térmica e dolorosa da hemiface esquerda por causa de lesão do trato e núcleo espinal do trigêmeo; síndrome vestibular caracterizada por vertigens, desequilíbrio e nistagmo secundários à lesão dos núcleos vestibulares; e paralisia do olhar conjugado horizontal para a esquerda, secundária à lesão do núcleo do abducente, no qual há motoneurônios que inervam o músculo reto lateral e neurônios que dão origem a axônios. Por meio do fascículo longitudinal medial, esses axônios destinam-se a motoneurônios do núcleo oculomotor contralateral, responsáveis pela inervação do músculo reto medial. Na fase aguda da lesão situada em B, os olhos desviam-se conjugadamente para o lado direito em função do predomínio das estruturas do lado não afetado.

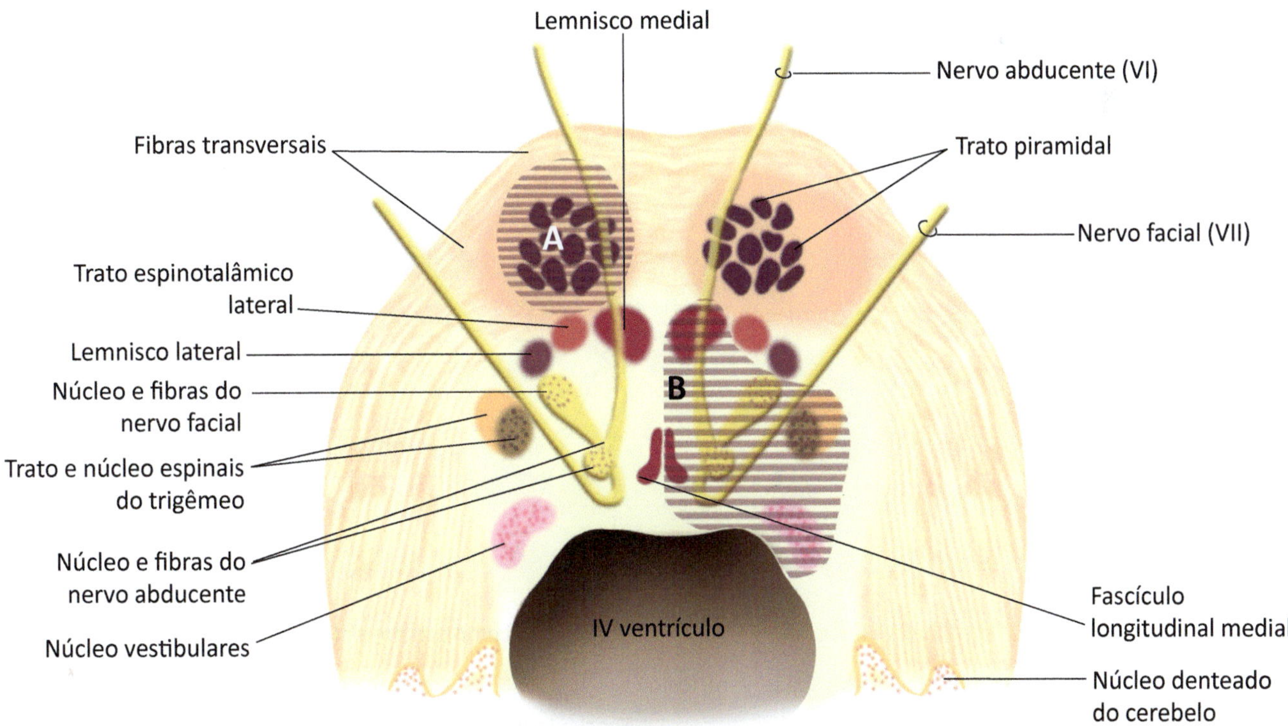

Figura 3.14. Secção transversal da porção inferior da ponte (esquematizada).
Fonte: Desenvolvida pela autoria.

Na Figura 3.15, observa-se lesão situada no colículo do nervo facial à direita, região em que as fibras fasciculares do nervo facial fazem uma curva sobre o núcleo do nervo abducente e formam uma protuberância (colículo) no assoalho do IV ventrículo. Essa lesão causa paralisia facial periférica à direita e paralisia do olhar conjugado para a direita em virtude de lesão do núcleo do abducente direito.

Na porção média da ponte, é possível identificar os núcleos motor e sensitivo principal do trigêmeo (Figura 3.16).

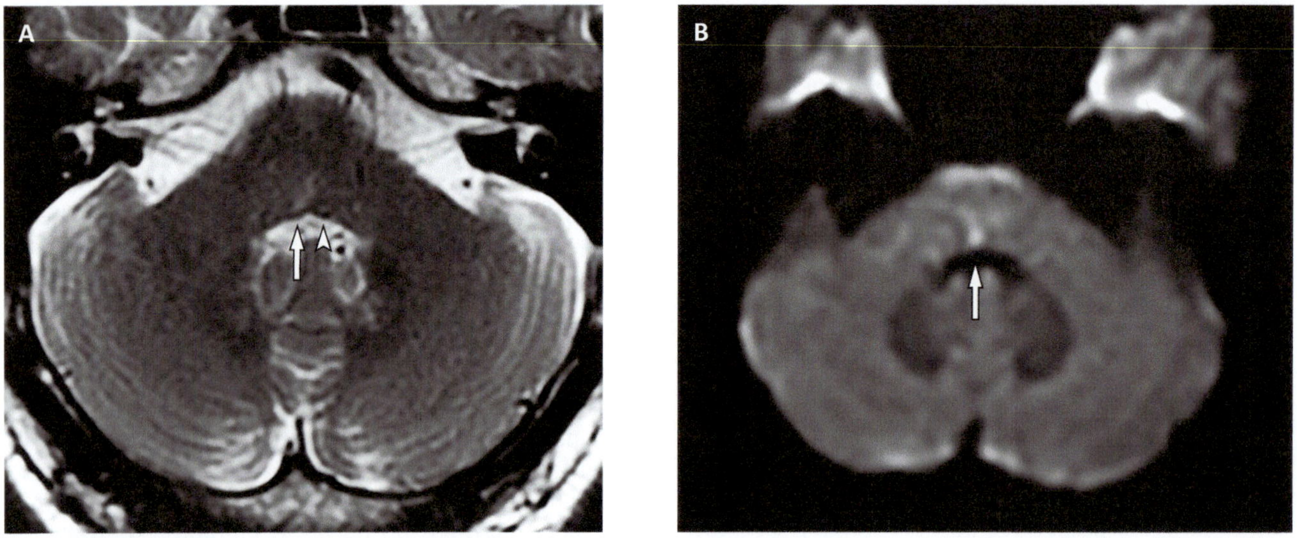

Figura 3.15 (A e B). Ressonância magnética com lesão no colículo do nervo facial à direita (setas) caracterizada por alto sinal na imagem axial pesada em T2 **(A)** e difusão **(B)**. Notar o colículo facial esquerdo com intensidade de sinal normal (cabeça de seta em **A**). Paciente apresentava paralisia dos nervos facial e abducente à direita.
Fonte: Acervo da autoria.

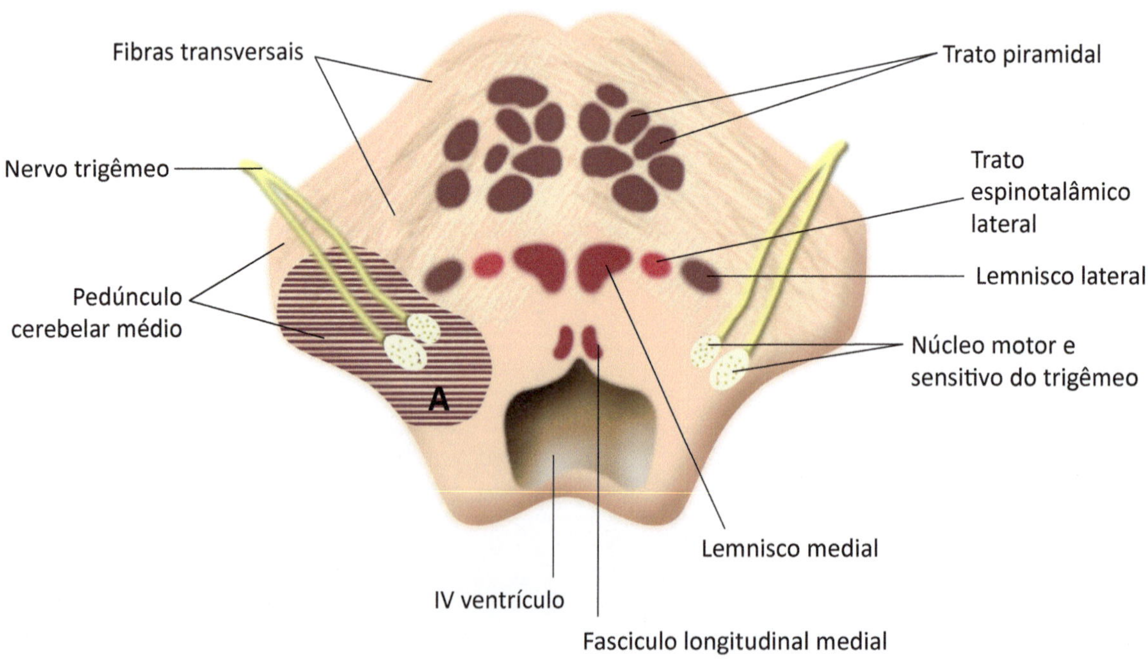

Figura 3.16. Secção transversal da porção média da ponte (com lesão lateral).
Fonte: Desenvolvida pela autoria.

O núcleo motor é responsável pela inervação dos músculos da mastigação: masseter; temporal; e pterigóideos. Sua lesão ou de suas fibras motoras causa diminuição da força da mordida, atrofia dos músculos da mastigação e desvio da mandíbula para o lado lesado à abertura da boca porque normalmente os músculos pterigóideos externos desviam a mandíbula para baixo e para o lado oposto.

O núcleo sensitivo principal é responsável pela sensibilidade táctil discriminativa da face. A alça aferente do reflexo corneopalpebral converge para esse núcleo.

Lesão situada em A, na Figura 3.16, causa déficit motor e sensitivo do nervo trigêmeo à direita e síndrome cerebelar também à direita pela lesão do pedúnculo cerebelar médio. As fibras corticopontocerebelares originam-se no córtex cerebral e, após sinapse em neurônios pontinos, dirigem-se ao cerebelo pelo pedúnculo cerebelar médio.

Lesão situada em A, nas Figuras 3.17 e 3.18, afeta o trato piramidal, o lemnisco medial e o trato espinotalâmico à direita causando paresia, ataxia sensitiva e hipoestesia superficial no hemicorpo esquerdo, poupando a face. Também é comprometido o fascículo longitudinal medial pelo qual trafegam fibras que estabelecem conexão entre os núcleos abducente e oculomotor. Nesse caso, como é afetado o fascículo longitudinal direito, haveria déficit de adução do olho direito ao tentar olhar para a esquerda. Ocorreria ainda nistagmo monocular grosseiro do olho esquerdo. Essa condição é denominada "oftalmoplegia" internuclear e é possível distingui-la de uma paresia de adução dependente de lesões musculares ou do nervo oculomotor. Enquanto nestas há déficit da adução ao tentar convergir os olhos para ver um objeto próximo, na oftalmoplegia internuclear a convergência é normal.

Síndromes mesencefálicas

No mesencéfalo, localizam-se os núcleos dos nervos oculomotor (Figura 3.19), troclear e o núcleo mesencefálico do trigêmeo (não representados).

O núcleo mesencefálico do trigêmeo recebe aferências proprioceptivas dos músculos da mastigação.

No mesencéfalo, é possível identificar importantes estruturas de substância cinzenta: colículo inferior; colículo superior; substância negra; e núcleo rubro.

O colículo inferior recebe aferências auditivas através do lemnisco lateral. O colículo superior recebe impulsos provenientes da retina, do córtex visual, do colículo inferior e de colaterais do trato espinotalâmico lateral. No colículo superior, tem origem o trato tectospinal responsável por movimentos reflexos rápidos dos olhos e da cabeça em resposta a estímulos visuais e auditivos. Lesão bilateral dos colículos superiores, na maioria das vezes causada por tumores da região da pineal que os comprimem, causa paralisia do olhar conjugado para cima.

A substância negra mantém amplas conexões com os gânglios da base e a degeneração dos neurônios nigrais é a principal responsável pela lentidão dos movimentos da doença de Parkinson.

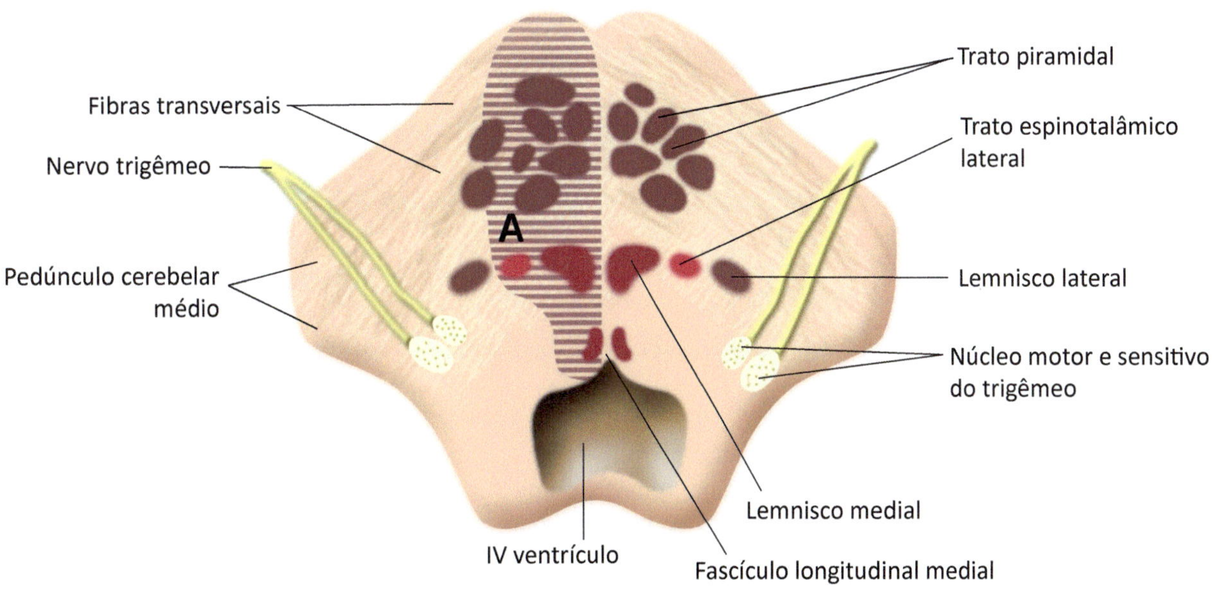

Figura 3.17. Secção transversal da porção média da ponte (com lesão paramediana).
Fonte: Desenvolvida pela autoria.

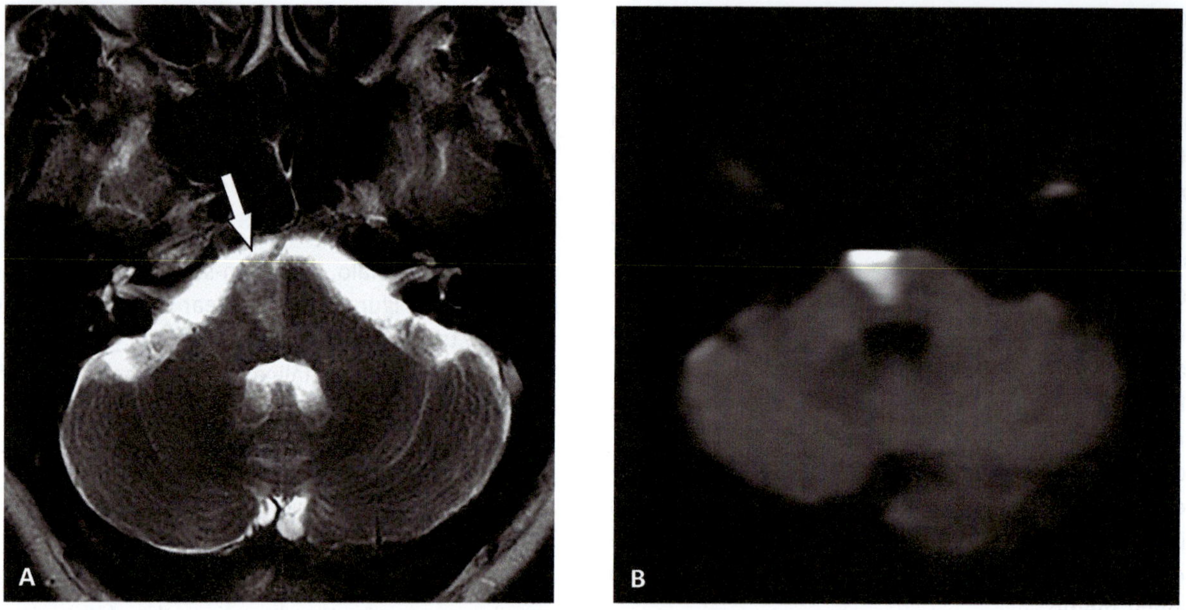

Figura 3.18 (A e B). Ressonância magnética mostrando lesão vascular isquêmica recente paramediana direita (seta), situada na porção média da ponte semelhante à exemplificada na Figura 3.17 identificada por alto sinal na imagem axial pesada em T2 **(A)** e difusão **(B)**.
Fonte: Acervo da autoria.

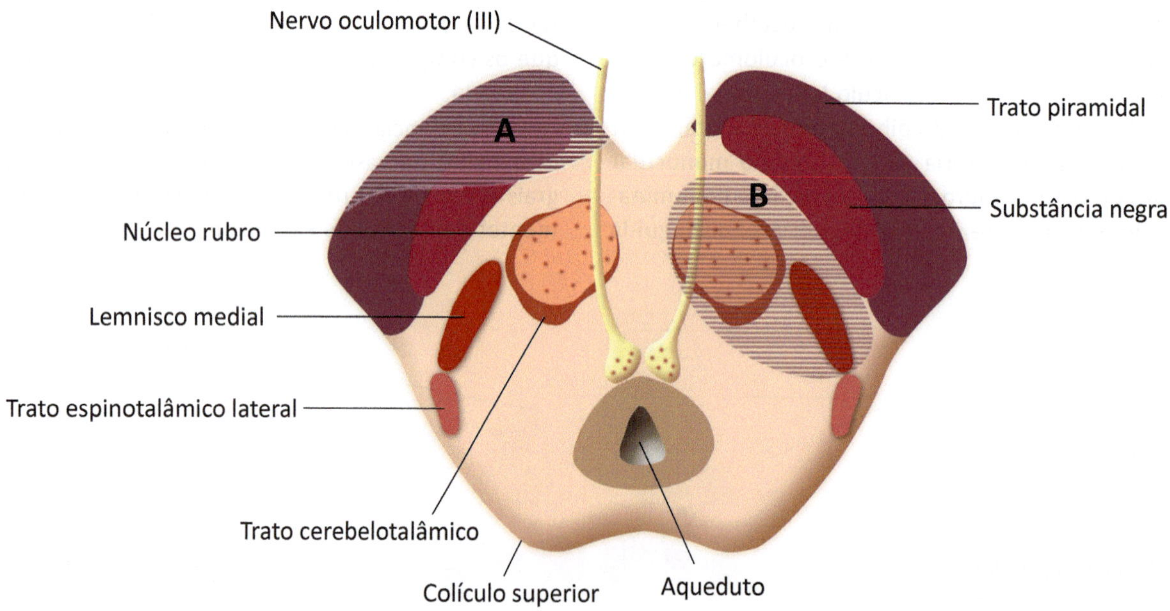

Figura 3.19. Secção transversal do mesencéfalo (com lesão no pedúnculo e na região do núcleo rubro).
Fonte: Desenvolvida pela autoria.

O núcleo rubro recebe suas principais aferências do cerebelo e do córtex cerebral. O trato rubrospinal tem origem no núcleo rubro, com trajeto próximo ao corticospinal e sua função no ser humano ainda não é bem-estabelecida.

Lesões que afetam o núcleo rubro comprometem também fibras do trato cerebelotalâmico que o envolvem e causam síndromes contralaterais em que predominam ataxia cerebelar e tremores ou movimentos involuntários do tipo coreico.

Lesão situada em A, na Figura 3.19, causa hemiplegia esquerda completa comprometendo membros e hemiface à esquerda e paralisia do nervo oculomotor direito caracterizada por ptose palpebral, estrabismo divergente, paralisia dos movimentos verticais e adução e midríase no olho direito.

Lesão em B da Figura 3.19 causa paralisia do nervo oculomotor esquerdo, ataxia sensitiva à direita em razão do envolvimento do lemnisco medial, ataxia cerebelar e tremores nos membros direitos por lesão do núcleo rubro e do trato cerebelotalâmico. Pode haver anestesia térmica e dolorosa à direita se a lesão afetar o trato espinotalâmico lateral.

Lesão em A na Figura 3.20, situada no mesencéfalo à esquerda e no paciente cuja ressonância é apresentada na Figura 3.21 causa ataxia cerebelar apendicular, afetando os membros contralaterais pelo comprometimento do trato cerebelotalâmico e paralisia completa do nervo oculomotor esquerdo.

Esses são alguns exemplos de síndromes neurológicas que possibilitam o diagnóstico topográfico muito preciso a partir de avaliação cuidadosa e correlação clinicoanatômica.

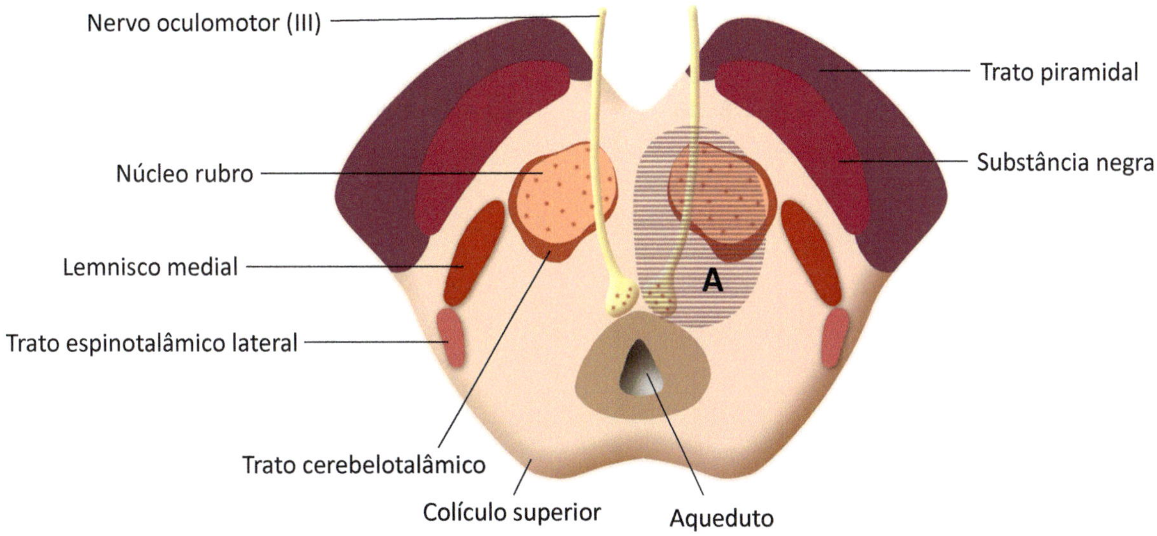

Figura 3.20. Secção transversal do mesencéfalo (com lesão do nervo oculomotor, núcleo rubro e trato cerebelotalâmico).
Fonte: Desenvolvida pela autoria.

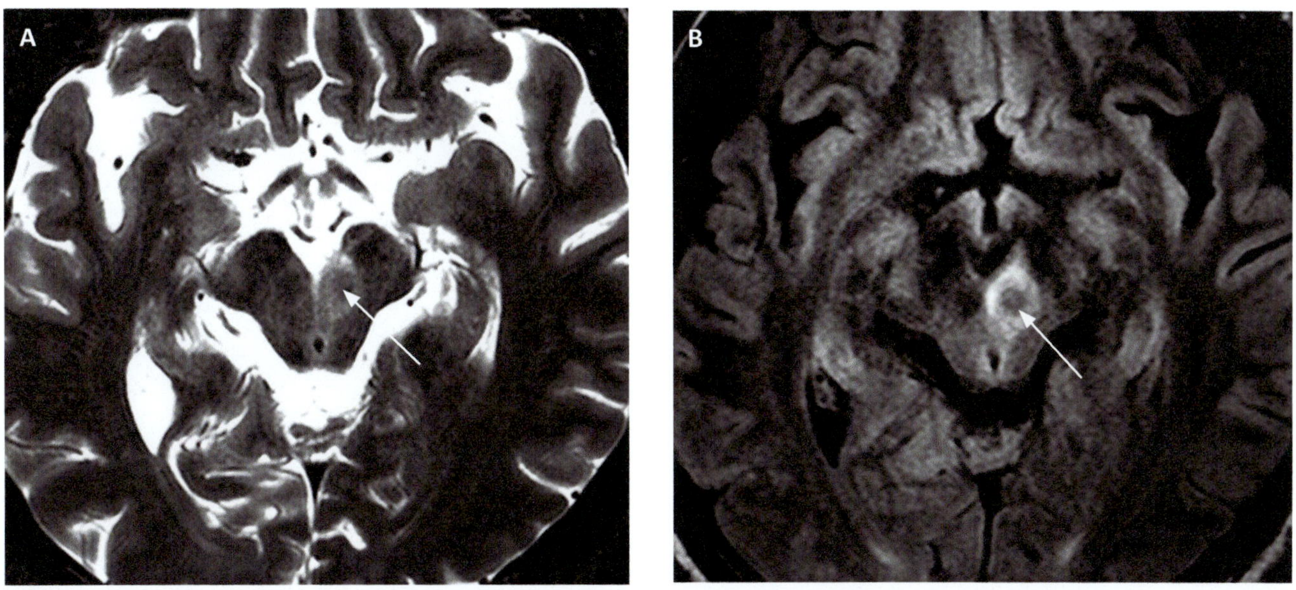

Figura 3.21 (A e B). Ressonância magnética mostrando infarto isquêmico subagudo no mesencéfalo à esquerda (setas), semelhante à exemplificada na Figura 3.20, caracterizada como alto sinal nas imagens axial T2 **(A)** e FLAIR **(B)**.
Fonte: Acervo da autoria.

BIBLIOGRAFIA CONSULTADA

Currier RD. Syndromes of the medulla oblongata. In: Vinken PJ, Bruyn GW (eds.). Handbook of clinical neurology. Amsterdam: North-Holland, 1968;(2):217-37.

Duus P. Topical diagnosis in neurology. Stuttgart: Thieme, 1983.

Fog M, Hein-Sorensen O. Mesencephalic syndromes. In: Vinken PJ, Bruyn GW (eds.). Handbook of clinical neurology. Amsterdam: North-Holland, 1968;(2):272-85.

Gilman S, Newman SW. Essentials of clinical neuroanatomy and neurophysiology. 7. ed. Philadelphia: Davis, 1987.

Guttmann L. Clinical symptomatology of spinal cord lesions. In: Vinken PJ, Bruyn GW (eds.). Handbook of clinical neurology. Amsterdam: North-Holland, 1968;(2):178-216.

Julião OF. Síndromes medulares. In: Tolosa APM, Canelas HM (Eds.). Propedêutica neurológica. 2. ed. São Paulo: Sarvier, 1971;311-33.

Lockhart RD, Hamilton GF, Fife FW. Anatomy of the human body. London: Faber, 1959.

Loeb C, Meyer JS. Pontine syndromes. In: Vinken PJ, Bruyn GW (eds.). Handbook of clinical neurology. Amsterdam: North-Holland, 1968;(2):238-71.

Melaragno R. Síndromes do tronco do encéfalo. In: Tolosa APM, Canelas HM (eds.). Propedêutica neurológica. 2. ed. São Paulo: Sarvier, 1971;299-309.

Nauta WJH, Feirtag M. Fundamental neuroanatomy. New York: Freeman, 1986.

Ranson SW, Clark SL. The anatomy of the nervous system. 10. ed. Philadelphia: Saunders, 1959.

CAPÍTULO 4

José Antonio Livramento • Hélio Rodrigues Gomes • Eliana Garzon
Joaquina Queiroz Andrade • Mario Wilson Lervolino Brotto

Exames Complementares em Neurologia

INTRODUÇÃO

O diagnóstico neurológico baseia-se especialmente nos dados de anamnese e dos exames físico e neurológico que possibilitam a identificação das síndromes e da topografia lesional.

Exames complementares são, na maioria das vezes, necessários para melhor definição etiológica e para excluir hipóteses alternativas.

Além dos exames complementares comuns às diversas especialidades médicas, há alguns procedimentos diagnósticos auxiliares específicos da Neurologia; entre eles, destacam-se os exames do líquido cefalorraquidiano (LCR), eletroencefalograma, potenciais evocados corticais, eletroneuromiografia e diagnósticos por imagem. A neuroimagem destacou-se de tal modo nos últimos anos que se tornou necessário dedicar a ela capítulo exclusivo.

Os exames complementares devem ser utilizados para aprofundar e aprimorar o diagnóstico clínico, e nunca como procedimentos dissociados deste.

4.1 Líquido Cefalorraquidiano

José Antonio Livramento • Hélio Rodrigues Gomes

INTRODUÇÃO

O LCR é produzido nos plexos coroides, presentes nos ventrículos laterais, no 3º ventrículo e, mais raramente, no 4º ventrículo, desloca-se constantemente desde os locais de produção no sistema ventricular até o espaço subaracnóideo e, então, para os principais pontos de reabsorção, situados no espaço subaracnóideo periencefálico, especialmente nas granulações de Pacchioni. Bloqueios ou dificuldade no trânsito de LCR determinam o aparecimento de hidrocefalia, global ou localizada, dependendo do ponto de obstrução. Diariamente, são sintetizados em média 500 mL de LCR, sendo a taxa de produção e absorção em torno de 0,35 mL/minuto. Para que o equilíbrio pressórico seja mantido, a taxa de absorção aumenta nas situações em que há hipertensão relacionada ao LCR e diminui quando há hipotensão. Um indivíduo adulto tem em média 150 mL de LCR circulante e esse volume não está relacionado à idade. O volume de LCR aumenta de forma mais rápida que a superfície corpórea, alcançando volume do indivíduo adulto aos 3 anos de idade.

INDICAÇÕES E CONTRAINDICAÇÕES

O exame do LCR está indicado em todas as situações em que há suspeita de infecções do sistema nervoso (SN), envolvimento neoplásico, doenças cerebrovasculares, doenças inflamatórias do SN e síndromes neurodegenerativas. São contraindicações à punção do LCR, a hipertensão intracraniana (HIC) não comunicante, pelo alto risco de herniação das tonsilas cerebelares, e a presença de processos infecciosos ou neoplásicos no local da punção. Algumas situações em que há HIC a punção liquórica está indicada, seja como diagnóstica, como na HIC idiopática (pseudotumor), seja como adjuvante no tratamento, como na HIC da meningoencefalite criptococócica. Idealmente, todos os pacientes submetidos ao exame do LCR devem realizar previamente exame neurorradiológico, tomografia computadorizada (TC) ou ressonância magnética (RM), para se afastar qualquer contraindicação ao procedimento. Esses exames são de indicação absoluta em pacientes imunodeprimidos e aqueles que apresentam sinais clínicos de comprometimento do parênquima cerebral, como convulsões, sinais de projeção motora, comprometimento do nível de consciência ou confusão mental, em que há a possibilidade de lesões com efeito de massa/pseudotumoral e abscessos. No caso das discrasias sanguíneas, a punção do LCR deve ser bem-avaliada. Pacientes com INR acima de 1,7 ou números de plaquetas abaixo de 30.000/mm³ que apresentam sinais de sangramento em cateteres ou mucosas, petéquias ou hematomas, não devem ser submetidos ao exame do LCR até que esses índices estejam normalizados. Indivíduos que estejam recebendo quimioprofilaxia anticoagulante devem ter a medicação interrompida previamente por ao menos 6 horas. A fim de evitar acidentes, os pacientes agitados devem ser sedados para serem submetidos à punção do LCR.

BARREIRA HEMATOENCEFÁLICA

Além de uma estrutura anatômica formada por células endoteliais, astrócitos, pericitos, matriz extracelular e proteínas como a ocludina e a claudina, a Barreira hematoencefálica (BHE) é um conceito que pode ser entendido como o isolante do SN ou uma interface que limita e regula a troca de substâncias entre sangue e o sistema nervoso central (SNC). A impermeabilidade da BHE é o resultado de uma série de características únicas, que acrescenta dificuldade a moléculas tentando penetrar nessa barreira. Essa propriedade se baseia na existência de uma permeabilidade muito restrita do endotélio, além da presença de enzimas degradantes presentes em grande número no interior do endotélio de modo que, com exceção de água, gases como oxigênio e o dióxido de carbono e determinadas moléculas lipossolúveis muito pequenas podem passar de forma íntegra. As moléculas essenciais para o metabolismo do cérebro como íons, glicose, aminoácidos e componentes de ácido nucleico passam pela BHE através de canais especializados. Além das funções de permeabilidade seletiva, a BHE apresenta aspectos importantes como funções neuroimunológicas, incluindo a secreção de citocinas, prostaglandinas e óxido nítrico.

O conhecimento da integridade da BHE é fundamental para a interpretação dos achados no LCR, sobretudo proteínas e imunoglobulinas (Ig), frente a doenças inflamatórias e inflamatórias. A presença de anticorpos no LCR não necessariamente está relacionada à síntese intratecal desses anticorpos, podendo apenas expressar anticorpos que tenham atravessado a BHE pérvia.

Toda albumina que circula no LCR é sintetizada no fígado, portanto a relação ou o quociente (Q) entre a albumina do LCR e a albumina sérica (Qalb) é o principal marcador para avaliar a permeabilidade da BHE. A coleta concomitante de LCR e soro é necessária para essa avaliação e, associando-se o cálculo de quocientes dos elementos a serem pesquisados, por exemplo IgG, e de albumina, pode-se estabelecer uma avaliação quantitativa da integridade da barreira e se o elemento pesquisado foi sintetizado no sistema LCR, se atravessou a BHE ou ambos.

SISTEMATIZAÇÃO DA ANÁLISE DO LCR

A punção do LCR deve ser feita preferencialmente com o paciente deitado e nos níveis entre L3 e L4, L4 e L5 ou L5 e S1. A posição sentada é reservada para crianças que necessitam de maior contenção ou para indivíduos muito obesos ou com desvios importantes da coluna lombar. Também é preferível a punção na posição sentada naqueles indivíduos com diagnóstico ou suspeita clínica de carcinomatose meníngea, uma vez que o maior volume das células neoplásicas favorece a sua decantação no fundo de saco lombar, o que aumenta a sensibilidade da pesquisa oncótica. Assepsia rigorosa deve ser utilizada. A punção cisternal ou suboccipital está reservada a casos muito específicos em que a coleta do LCR é necessária e a via lombar esteja indisponível.

O exame do LCR inicia-se pela verificação da pressão de abertura ou inicial, que sempre deve ser feita com o paciente em posição deitada e com o paciente calmo. Além de determinar estados de hipertensão ou hipotensão do LCR, pode-se avaliar qualitativamente a permeabilidade do canal raquimedular e do sistema venoso intracraniano por meio da compressão das jugulares. Quando a compressão da jugular não modifica a pressão do LCR, tem-se um bloqueio completo do canal raquimedular. Nos bloqueios parciais, o aumento verificado é pequeno, inicia-se após curta latência, persiste após certo período cessada a compressão jugular e/ou diminui lentamente (tempo maior que 30 segundos), nem sempre retornando ao valor da PI, mantendo-se acima dele. As pesquisas de permeabilidade de canal raquimedular e de trombose de seios venosos intracranianos por intermédio da propedêutica do LCR perdeu importância com o advento de exames de neuroimagem com melhores sensibilidade e especificidade.

Em condições normais, o LCR é límpido e incolor. O aspecto turvo decorre da presença patológica de elementos figurados (leucócitos, bactérias, fungos) e o aspecto hemorrágico da presença de hemácias. Após centrifugada, a amostra de LCR deve estar límpida. A xantocromia após a centrifugação pode ser observada se houver presença de bilirrubina (reflexo de hiperbilirrubinemia ou hemólise no sistema LCR) ou à hiperproteinorraquia excessiva. As cores eritrocrômica e acastanhada decorrem da presença de grande quantidade de hemoglobina (hemorragia prévia).

Com relação à análise citológica, o LCR normal tem até 4 células/mm^3 e o aumento de células no LCR está relacionado aos processos infecciosos, inflamatórios e neoplásicos que acometem o SN. A presença de hemácias revela hemorragia subaracnóidea ou acidente de punção. Em linhas gerais, a pleocitose à custa de linfócitos e monócitos indica processo inflamatório ou asséptico, enquanto quantidades moderadas ou o predomínio de polimorfonucleares (PMN) está relacionado aos processos exsudativos. A presença de eosinófilos ou basófilos indica a reação imunoalérgica, sobretudo quando há infecções parasitárias, ao passo que macrófagos hemáticos, pigmentados ou mistos, indicam hemorragia subaracnóidea. O encontro de células neoplásicas no LCR permite o diagnóstico de carcinomatose meníngea. Por intermédio da imunofenotipagem por citometria de fluxo, pode-se identificar e avaliar antígenos celulares com a utilização de anticorpos monoclonais, permitindo o diagnóstico de doenças onco-hematológicas e o diagnóstico diferencias destas com processos inflamatórios ou reacionais.

Dos analitos bioquímicos passíveis de análise em Medicina Laboratorial, os teores de proteínas, glicose e lactato têm maior importância na análise geral do LCR. O aumento nos teores de proteínas no LCR está relacionado principalmente à quebra da BHE. Ocorre também quando há aumento da síntese intratecal de anticorpos e nos bloqueios à circulação do LCR no espaço subaracnóideo. Uma vez que a quantidade de proteínas no LCR é aproximadamente cem vezes menor que a do soro, a metodologia analítica deve ser adaptada para que esses constituintes sejam detectados e analisados. A hipoglicorraquia ocorre quando há consumo celular importante, como nos processos infecciosos mediados por PMN ou nos processos neoplásicos. O aumento dos teores de glicose no LCR está relacionado à hiperglicemia. O aumento dos níveis de lactato ocorre nos processos infecciosos bacterianos, na carcinomatose meníngea e nas mitocondriopatias.

A eletroforese de proteínas está indicada sobretudo nos processos inflamatórios agudos em que se observa quebra da BHE por meio do aumento das frações albumina, alfa-1 e alfa-2. Nos processos inflamatórios crônicos, observa-se aumento da fração gama. Por meio dessa fração, podem-se observar perfis monoclonais e policlonais de produção de anticorpos. Para a pesquisa de bandas oligoclonais, utiliza-se a isoetrofocalização. A presença de bandas oligoclonais no LCR é fundamental no diagnóstico da esclerose múltipla (EM) e outras doenças inflamatórias do SN. É imprescindível a realização concomitante do exame no soro. O comprometimento do SN só pode ser diagnosticado se as bandas estiverem presentes exclusivamente no LCR ou, então, no LCR e no soro, desde que não haja quebra da BHE.

De acordo com a hipótese diagnóstica ou o quadro clínico que o paciente apresenta, podem ser pesquisadas as atividades de enzimas, como a adenosina deaminase, marcadores de atividades celulares e inflamatórias, marcadores de doenças degenerativas e neoplásicas. A Tabela 4.1.1 apresenta os valores de referência dos elementos mais comumente analisados no LCR.

O diagnóstico das doenças infecciosas do SN deve ser feito por exames bacteriológicos, micobacteriológicos e micológicos diretos com coloração específica e semeadura em meios de cultura próprios. Uma vez que a quantidade de patógenos circulantes no LCR, mesmo nas infecções, é pequena, a sensibilidade desses métodos habitualmente é baixa.

Os exames imunológicos para a identificação de antígenos e anticorpos auxiliam na identificação dos agentes microbianos. Testes de látex para a identificação de antígenos bacterianos e criptococócico têm boa sensibilidade e alta especificidade, dependendo do agente infeccioso. A pesquisa de anticorpos por diferentes métodos deve ser sempre realizada de forma concomitante no soro e no LCR para que seja avaliada se a presença do anticorpo no LCR decorre da síntese intratecal ou apenas da passagem passiva desse anticorpo pela BHE.

Tabela 4.1.1. Valores de referência e metodologia empregada na análise do LCR

Exame	Metodologia	Valor de referência
Caracteres físicos – aspecto e cor	Observação visual	RN: límpido e xantocrômico Crianças e adultos: límpido e incolor
Citologia global	Microscopia óptica comum em câmara de Fuchs-Rosenthal.	Até 15 dias de vida: até 25 células/mm^3 Adultos: até 4 células/mm^3 e ausência de hemácias
Citologia específica	Microscopia óptica comum e coloração por Leishmann, após citocentrifugação	Presença de linfócitos, monócitos e alguns macrófagos (hemáticos nos RN)
Citologia oncótica	Microscopia óptica comum e coloração por Leishman, após citocentrifugação	Ausência de células neoplásicas
Proteínas totais	Colorimétrico automatizado	LCR ventricular: até 25 mg/dL LCR cisternal: até 30 mg/dL LCR lombar: até 40 mg/dL
Glicose	Colorimétrico automatizado	Até 2/3 da glicemia
Lactato	Colorimétrico automatizado	Até 22 mg/dL
Adenosina deaminase (ADA)	Automatizado por desanimação enzimática	Até 9 UI/L
Eletroforese de proteínas	Corrida em acetato de celulose	Pré-albumina: < 8%; albumina: 45% a 64%; alfa 1: 3% a 7%; alfa 2: 5% a 11%; beta (1 e 2): 13% a 25%; gama: 7% a 14%
Pesquisa de bandas oligoclonais	Isoeletrofocalização	Ausência de bandas oligoclonais
Estudo da barreira hematoence-fálica (BHE)	Determinação dos teores de albumina e imunoglobulina no soro e no LCR concomitantemente por meio de nefelometria com a demonstração do índice de Ig (QIgG = IgG LCR/IgG soro), do quociente de albumina (Qalb = albumina LCR/ Albumina soro) e da relação entre esses quocientes	Qalb < 7×10^3 QIg < 0,8 Os valores obtidos são colocados em um nomograma logarítimo (de Reiber e Felgenhauer), sendo QIg no eixo da abscissa (x) e o QAlb no eixo da ordenada (y). Quatro resultados diferentes podem ser obtidos de acordo com a localização do ponto de intersecção: 1) Sem imunoprodução intratecal e sem lesão da BHE (normal) 2) Há imunoprodução intratecal com lesão da BHE 3) Há imunoprodução intratecal sem lesão da BHE 4) Não há imunoprodução intratecal, mas há lesão da BHE 5) Ausência de significado clínico

Ig: imunoglobulina; LCR: líquido cefalorraquidiano; RN: recém-nascido.
Fonte: Desenvolvida pela autoria.

O emprego de técnicas de biologia molecular, sobretudo os exames da reação da polimerase em cadeia (PCR), garantem, dependendo do agente infeccioso, altas sensibilidade e especificidade de forma rápida e simples, permitindo a introdução de terapia específica e evitando tratamentos desnecessários. As desvantagens da PCR estão relacionadas à impossibilidade de se traçar o perfil de sensibilidade/resistência às drogas antimicrobianas e aos falso-negativos e positivos em virtude das condições inadequadas às que as amostras são submetidas no período pré-analítico. A Tabela 4.1.2 apresenta as características de sensibilidade e especificidade dos exames de PCR para os agentes infecciosos mais frequentes.

As análises proteômicas e genômicas aplicadas ao LCR vêm possibilitando um grande avanço no conhecimento dos mecanismos fisiopatológicos das doenças que acometem o SN e aumentam a sensibilidade e a especificidade na identificação de agentes infecciosos e no diagnóstico das doenças degenerativas, neoplásicas e inflamatórias.

Tabela 4.1.2. Sensibilidade e especificidade da reação da polimerase em cadeia para os agentes infecciosos mais frequentes pesquisados no LCR

Agente	Sensibilidade (%)	Especificidade (%)
Herpesvírus I e II	98%	100%
Pneumococo	87% a 93%	95% a 98%
Meningococo	92% a 100%	95% a 98%
Enterovírus	90%	75% a 90%
Adenovírus	80%	90%
Arbovírus	95%	90%
Micobacterium tuberculosis	56%	98%
CMV	95%	85%
JCV	76%	98%
EBV	62%	95%
Toxoplasma	< 55%	80%

CMV: citomegalovírus; EBV: vírus Epstein-Barr; JCV: vírus JC; LCR: líquido cefalorraquidiano.
Fonte: Desenvolvida pela autoria.

TAP TESTE

O teste tem como função principal auxiliar na confirmação diagnóstica e prognóstica da hidrocefalia de pressão normal (HPN). Consiste na realização de punção lombar, com a retirada de aproximadamente 40 mL ou 50 mL de LCR. Antes e depois da coleta, são feitas avaliações da marcha de andar e cognitivas (memória e atenção). Quando há melhora nesses domínios cognitivos e motor, há maior probabilidade de o paciente se beneficiar com a colocação de um sistema de derivação ventriculoperitoneal.

COMPLICAÇÕES

A cefaleia pós-punção é a complicação mais comumente observada. Ela ocorre em torno de 10% dos procedimentos, é mais frequente em mulheres, na terceira e quarta décadas de vida, indivíduos magros ou que tenham antecedente de cefaleia. A causa da cefaleia pode estar relacionada à manutenção do pertuito na aracnoide após a retirada da agulha e, à medida que o paciente se senta ou assume a posição ortostática, há drenagem do LCR para o espaço peridural. A cefaleia pós-punção pode ser evitada com o uso de agulhas de pequeno calibre ou atraumáticas e com repouso após o procedimento. O tratamento consiste em repouso deitado e o uso de analgésicos à base de cafeína. Em casos extremos, pode-se optar pelo *blood patch*, ou seja, a injeção peridural de 40 mL de sangue do próprio paciente. Lesões radiculares, vertebrais, infecções e hemorragias são raras e estão relacionadas à não observação das técnicas adequadas.

LÍQUIDO CEFALORRAQUIDIANO NAS DOENÇAS DO SISTEMA NERVOSO

O exame do LCR é fundamental no diagnóstico dos processos infecciosos do sistema nervoso, seja por gerais com grande especificidade diagnóstico, seja pela possibilidade de se identificar o agente etiológico. Nas meningites virais, podem ser observadas pleocitose discreta ou moderada, concentração proteica normal ou discretamente aumentada, glicorraquia normal ou discretamente diminuída e lactato normal. Os linfócitos predominam no perfil citomorfológico. Os neutrófilos ocorrem em pequena proporção, assim como os eosinófilos. Os exames moleculares são fundamentais, pois permitem revelar o vírus com grande sensibilidade.

Nas meningites bacterianas agudas, o LCR apresenta aspecto turvo ou purulento, pleocitose intensa por polimorfonucleares neutrófilos, hiperproteinorraquia nítida, hipoglicorraquia nítida e aumento significativo dos níveis de lactato. A bactéria responsável pode ser evidenciada na amostra por exames bacteriológicos (direto, cultura, inoculação), por pesquisa de antígenos (aglutinação em látex) ou pela reação em cadeia da polimerase ou outros exames moleculares.

Já nas meningites subagudas, a amostra de LCR apresenta aspecto levemente turvo ou turvo, pleocitose moderada, com participação de neutrófilos no perfil citomorfológico, hiperproteinorraquia moderada, hipoglicorraquia moderada, aumento da atividade de adenosina deaminase (ADA), aumento dos níveis de lactato. Incluem-se no tipo subagudo de meningite as meningites bacterianas insuficientemente tratadas na fase aguda e aquelas decorrentes de infecção focal do SNC (abscesso, empiema) ou de infecção parameníngea (focos infecciosos cranianos, como mastoidite). Na meningite tuberculosa, o agente etiológico só raramente é encontrado no exame direto e leva tempo para desenvolver-se em culturas. Esses dois fatos fazem do reconhecimento do *Mycobacterium tuberculosis* por PCR o método de escolha. Atualmente, o teste rápido molecular (TRM) é o método mais indicado no diagnóstico etiológico da meningoencefalite tuberculosa. E entre as neuromicoses, a mais comum é a meningite criptocócica. Tanto o criptococo como o seu antígeno podem ser identificados no LCR, mesmo na ausência de resposta inflamatória patente.

O diagnóstico etiológico do LCR das meningites crônicas vem ganhando destaque com as técnicas metagenômicas. Os achados no LCR não são específicos, mas, habitualmente, são encontrados pleocitose com predomínio linfomonocitário, aumento do teor de proteínas, que é maior quanto mais evoluído estiver o processo, e diminuição dos teores de glicose. Umas das características evidenciadas no início da evolução é a dissociação entre os achados clínicos e os achados no LCR, ou seja, um padrão referente ao LCR já bastante alterado que não corresponde ao, ainda, bom estado geral do paciente. De maneira geral, a identificação de fungos por meio do exame micológico direto, assim como o crescimento em cultura, tem baixa sensibilidade dificultando, sobremaneira, o diagnóstico. As reações de fixação de complemento para *Candida albicans*, *Paracoccidioides braziliensis*, *Aspergillus fumigatus* e *Histoplasma capsulatum* permitem um diagnóstico mais preciso, mas também carecem de sensibilidade no LCR. O diagnóstico da meningite causada por *Cryptococcus neoformans*, além do quadro clínico com evolução um pouco mais aguda, é facilitado pela maior sensibilidade do exame micológico direto e pela existência da prova de aglutinação do látex altamente sensível e específica. Esse teste utiliza partículas de látex marcadas com anticorpos anticriptococos que, em contato com amostra de LCR contendo antígeno polissacarídico capsular, reage causando uma floculação visível a olho nu. A sensibilidade e a especificidade ultrapassam os 90%, permitindo, além do diagnóstico rápido e preciso, a avaliação da eficácia terapêutica. A presença de eosinófilos pode indicar um parasita como agente etiológico.

O exame do LCR é de fundamental importância no diagnóstico e no seguimento da neurossífilis. Assim, na fase ativa, os achados no LCR são compatíveis com um processo inflamatório revelando pleocitose e maior concentração proteica com hipergamaglobulinorraquia, sendo frequente e característica a presença de bandas oligoclonais. Os testes imunológicos específicos são utilizados para detectar anticorpos contra *T. pallidum*, sendo pesquisados dois grupos de anticorpos, os não treponêmicos ou reaginas e os treponêmicos. O teste *Venereal Disease Research Laboratory* (VDRL) faz parte do primeiro grupo e a prova *fluorescent treponemal antibody-absorption test* (FTA-ABS) (imunofluorescência indireta), a hemaglutinação passiva e ensaio imunoenzimático (ELISA) fazem parte do segundo grupo. A presença de uma reação do teste VDRL em qualquer título é considerada diagnóstico de neurossífilis, sendo esse exame usado, habitualmente, como prova de rastreamento (*screening test*). Embora de grande especificidade, a sensibilidade do teste VDRL é baixa, em torno de 30% a 70%. Os demais testes são considerados confirmatórios quando este é positivo. Resultados de ELISA inconclusivos ou indeterminados não podem indicar um nível muito baixo de anticorpos antitreponêmicos ou podem ser causados por fatores não específicos. Pacientes com neurossífilis, após tratamento específico, podem apresentar persistência de reações de teste VDRL e de ELISA por meses e anos, sem significado clínico, o que é reconhecido como cicatriz imunológica

A EM tem no exame de LCR um excelente método diagnóstico e de acompanhamento. A análise do LCR é capaz de definir a natureza imunológica e inflamatória das lesões, por meio da determinação qualitativa e quantitativa da resposta imunológica intratecal. Além disso, possibilita o seguimento clínico e terapêutico das lesões, permite detectar sinais de mau prognóstico, além de fazer o diagnóstico diferencial. Frequentemente, são encontradas pleocitose linfomonocitária e hiperproteinorraquia discretas, até 30 células/mm^3, e até 100 mg/dL, respectivamente. O dado mais importante e útil do LCR no diagnóstico é a presença de bandas oligoclonais, que ocorre em mais de 90% dos casos. Também é de grande importância a determinação da produção intratecal de IgG, que está elevada em 70% a 90% dos casos. A dosagem da proteína básica de mielina, antigamente utilizada, não apresenta valor diagnóstico, por níveis variáveis e por ser altamente inespecífica. Neuropatias periféricas. Dentro do extenso espectro das neuropatias periféricas, cumpre assinalar as alterações do LCR na polirradiculoneurite (síndrome de GuillainBarré). É uma das características da polirradiculoneurite haver dissociação proteinocitológica, além de aumento moderado da proteinorraquia total. O número de células é normal.

Com relação à doença de Alzheimer (DA), a sua fisiopatologia é complexa e as alterações no LCR são conhecidas há algum tempo. Pacientes com DA exibem uma diminuição da proteína beta-amiloide (Aβ42) e um aumento das proteínas tau e tau fosforilada (P-tau) no LCR, quando comparados a controles saudáveis. Os estudos confirmam que cada um desses biomarcadores diferencia pacientes com DA de controles pareados por idade com até 95% de sensibilidade e especificidade. A agregação de proteína Aβ42 em placas amiloides e a consequente redução de sua disponibilidade no LCR são os mecanismos sugeridos para explicar a redução dos níveis de Aβ42 no LCR de pacientes com DA. Porém, esse achado não é suficiente para um diagnóstico etiológico de DA, visto que pode ocorrer redução dos níveis de Aβ42 em outras doenças, como demência por corpos de Lewy, demência vascular e angiopatia amiloide cerebral. Associação de Aβ42 com tau ou P-tau melhora a sensibilidade e a especificidade do diagnóstico da DA em comparação a qualquer um dos marcadores isoladamente. O achado de um perfil de biomarcador típico de DA distingue com alta precisão (até 95% de sensibilidade) pacientes com distúrbio cognitivo leve, que evoluíram para a forma demencial da DA, de pacientes com distúrbio cognitivo leve que permaneceram cognitivamente estáveis.

E quando pedir o exame do LCR? De acordo com Shaw *et al.*, quando houver declínio cognitivo subjetivo com risco de DA, quando houver declínio cognitivo leve, persistente progressivo e inexplicável, quando houver sintomas sugestivos de DA, quando houver declínio cognitivo leve ou demência antes dos 65 anos e nas demências rapidamente progressivas.

O estudo citológico do LCR é muito importante no diagnóstico de processos neoplásicos próprios ou metastáticos do sistema nervoso. O achado de células neoplásicas é padrão-ouro no diagnóstico de carcinomatose meníngea, contudo, por causa da pouca quantidade de células no LCR, a sensibilidade da citologia oncótica é baixa. Algumas técnicas são utilizadas para melhorar a sensibilidade, como o recurso de punções repetidas, que aumenta a sensibilidade em 80%, e a análise do sedimento obtido por meio de citocentrifugação da amostra.

A imunofenotipagem é extremamente útil para a detecção de populações de células com imunofenótipo anômalo, assim como permite detectar populações de células com imunofenótipos que podem ser, normalmente, encontrados em outros órgãos ou tecidos, mas que, se encontrados no LCR, são sempre patogênicos. Por exemplo, a leucemia linfoide aguda do tipo comum (neoplasia mais comum em crianças), frequentemente, pode ter envolvimento do SNC ao diagnóstico ou ser um local de recidiva da doença durante o tratamento de manutenção. Nos casos em que o LCR é paucicelular e a análise morfológica dificultada, o estudo imunofenotípico é útil para identificação de células linfoides B CD10+ CD19+, que, apesar de serem encontradas na medula óssea normal, quando presentes no LCR, mesmo em pequenas quantidades, significam a presença de células leucêmicas infiltrando o SNC. Além da análise celular, a determinação de marcadores tumorais pode ser de grande utilidade, sendo de grande valia em pacientes que apresentam neoplasia associada à sintomatologia neurológica. Além disso, deve-se sempre considerar alterações do LCR em indivíduos com neoplasias sistêmicas.

BIBLIOGRAFIA CONSULTADA

Deisenhammer F, Bartos A, Egga R, Gilhus NE, Giovannoni G, Rauer S, et al. Guidelines on routine cerebrospinal fluid analysis. Report from an EFNS task force. European Journal of Neurology. 2006;13:913-22.

Guldbrandsen A, Vethe H, Farag Y, Oveland E, Garberg H, Berle M, et al. In-depth characterization of the cerebrospinal fluid (CSF) proteome displayed through the CSF proteome resource (CSF-PR). Mol Cell Proteomics. 2014;13(11):3152-63.

Hansson O. Biomarkers for neurodegenerative diseases. Nat Med. 2021;27(6):954.

Jeppsson A, Zetterberg H, Blennow K, Wikkelsø C. Idiopathic normal-pressure hydrocephalus: pathophysiology and diagnosis by CSF biomarkers. Neurology. 2013;80:1385-92.

Regeniter A, Kuhle J, Mehling M, Möller H, Wurster U, Freidanka H, et al. A modern approach to CSF analysis: pathophysiology, clinical application, proof of concept and laboratory reporting. Clinical Neurology and Neurosurgery. 2009;111:313-31.

Reiber H, Peter JB. Cerebrospinal fluid analysis. Diseaserelated data patterns and evaluation programs. J. Neurol Sci. 2001;184:10122.

Spector R, et al. A balanced view of the cerebrospinal fluid composition and functions: focus on adult humans. Experimental Neurology. 2015;273:57-68.

4.2 Eletroencefalograma (EEG)

Eliana Garzon • Joaquina Queiroz Andrade

INTRODUÇÃO

O registro eletroencefalográfico é utilizado rotineiramente como método auxiliar no diagnóstico e conduta de patologias neurológicas e de condições clínicas com sintomas neurológicos. É um método funcional, único na prática clínica, que permite a análise da atividade elétrica cerebral espontânea, fornecendo importantes dados sobre a fisiologia cerebral, em tempo real. Também é usado como complementar às técnicas de obtenção de imagens anatômicas, particularmente quando alterações estruturais do tecido cerebral não são detectadas. Em certas circunstâncias, prova informações prognósticas, além de ser essencial para diagnóstico e conduta em pacientes com crises epilépticas ou com suspeita de crises e ainda é de grande importância na avaliação dos efeitos provocados no cérebro por doenças metabólicas ou distúrbios metabólicos agudos.

DEFINIÇÃO E BASES FISIOLÓGICAS DO ELETROENCEFALOGRAMA

Eletroencefalograma (EEG) é o registro da atividade elétrica cerebral espontânea, a representação gráfica, ao longo do tempo, da diferença de voltagem entre duas regiões cerebrais distintas, captadas através de eletrodos posicionados no couro cabeludo, que reflete as variações de corrente no espaço extracelular, cuja principal fonte é a somatória de potenciais sinápticos inibitórios e excitatórios que ocorrem em centenas ou mesmo em milhões de neurônios corticais, influenciados por estruturas subcorticais, tálamo e formação reticular do tronco cerebral.

Além dos potenciais gerados no córtex, alguns padrões rítmicos e periódicos são gerados no tálamo e projetados no córtex. Os fusos de sono, por exemplo, são elementos extensivamente estudados em animais, particularmente em gatos anestesiados com barbitúricos, nos quais o registro de fusos é abundante. Nesses experimentos, os fusos não estão presentes quando há lesão talâmica. A região geradora dos fusos é provavelmente o núcleo reticular do tálamo, que projeta a atividade rítmica gerada para células talamocorticais, que, por sua vez, a projetam para as células piramidais do córtex.

Estruturas subcorticais também exercem um papel moderador da atividade elétrica cerebral normal. As atividades rítmicas do EEG apresentam dessincronização durante períodos de transição de diferentes níveis de sono para o despertar, denominada "reação de despertar". As atividades talâmica e cortical sincronizadoras são modificadas na fase de transição para o despertar e o sistema reticular ativador exerce um papel importante nos estados transicionais, modulando o tálamo através de núcleos colinérgicos.

TÉCNICAS DE REGISTRO

O EEG é obtido através de eletrodos fixados, com pasta condutora ou gel, no couro cabeludo. Os eletrodos são pequenos discos de ouro, prata ou cloreto de prata, posicionados simetricamente no couro cabeludo, nos dois lados da cabeça em áreas predeterminadas pelo Sistema Internacional 10 a 20 para a colocação de eletrodos. O sistema considera medidas do diâmetro anteroposterior, biauricular e do perímetro cefálico. Os eletrodos são distribuídos em pontos distando 10% e 20% das medidas obtidas.

O registro das ondas cerebrais é realizado pelo eletroencefalógrafo que utiliza diferentes sistemas de amplificação do sinal. Os potenciais cerebrais correspondem à milionésima parte de um volt –microvolt (µV). Atualmente, a maioria dos registros é obtida em sistemas digitais, com sistema de captação, amplificação, filtro e digitalização do sinal acoplados a um computador. Esse sistema oferece inúmeras vantagens em relação aos antigos sistemas de registro em papel, denominados "analógicos", que, além das facilidades de arquivo, permitem o registro de maior número de canais, reformatação dos dados em montagens diversas, amplificação e escala de tempo, na forma desejada, mesmo após a finalização do registro.

O registro deve ser obtido durante um período mínimo de 30 minutos. O paciente deve permanecer relaxado e com os olhos fechados. Um EEG considerado completo deve ser obtido em vigília, sonolência e sono. Os pacientes são orientados a realizar privação de sono na noite que antecede o exame. A privação de sono é um importante método de ativação para os indivíduos com hipótese diagnóstica de epilepsia. Outros métodos de ativação são a hiperpneia que consiste em incursões respiratórias profundas e rápidas, em torno de 20 por segundo, durante 5 minutos, e fotoestimulação intermitente que são *flashes* de luz estroboscópica aplicados com frequências variáveis, durante 10 segundos com intervalos também de 10 segundos.

BANDAS DE FREQUÊNCIA DO ELETROENCEFALOGRAMA

Para a interpretação do registro eletrográfico, são importantes dados sobre a frequência dos ritmos, amplitude, morfologia, localização, idade e estado do indivíduo no momento do registro, se em vigília ou em sono e estado de consciência, confusão, torpor, coma etc.

A frequência da maioria das ondas cerebrais varia entre 0,5 Hz e 500 Hz; entretanto, as faixas de frequência alfa, beta, teta e delta são as mais relevantes na prática clínica.

ELETROENCEFALOGRAMA NORMAL DO ADULTO

Ritmos da vigília

O EEG do adulto em vigília é constituído pelo ritmo alfa nas regiões posteriores, ritmo beta nas regiões frontocentrais e raras ondas teta, esparsas, isoladas, sem constituir um ritmo (Figura 4.2.1).

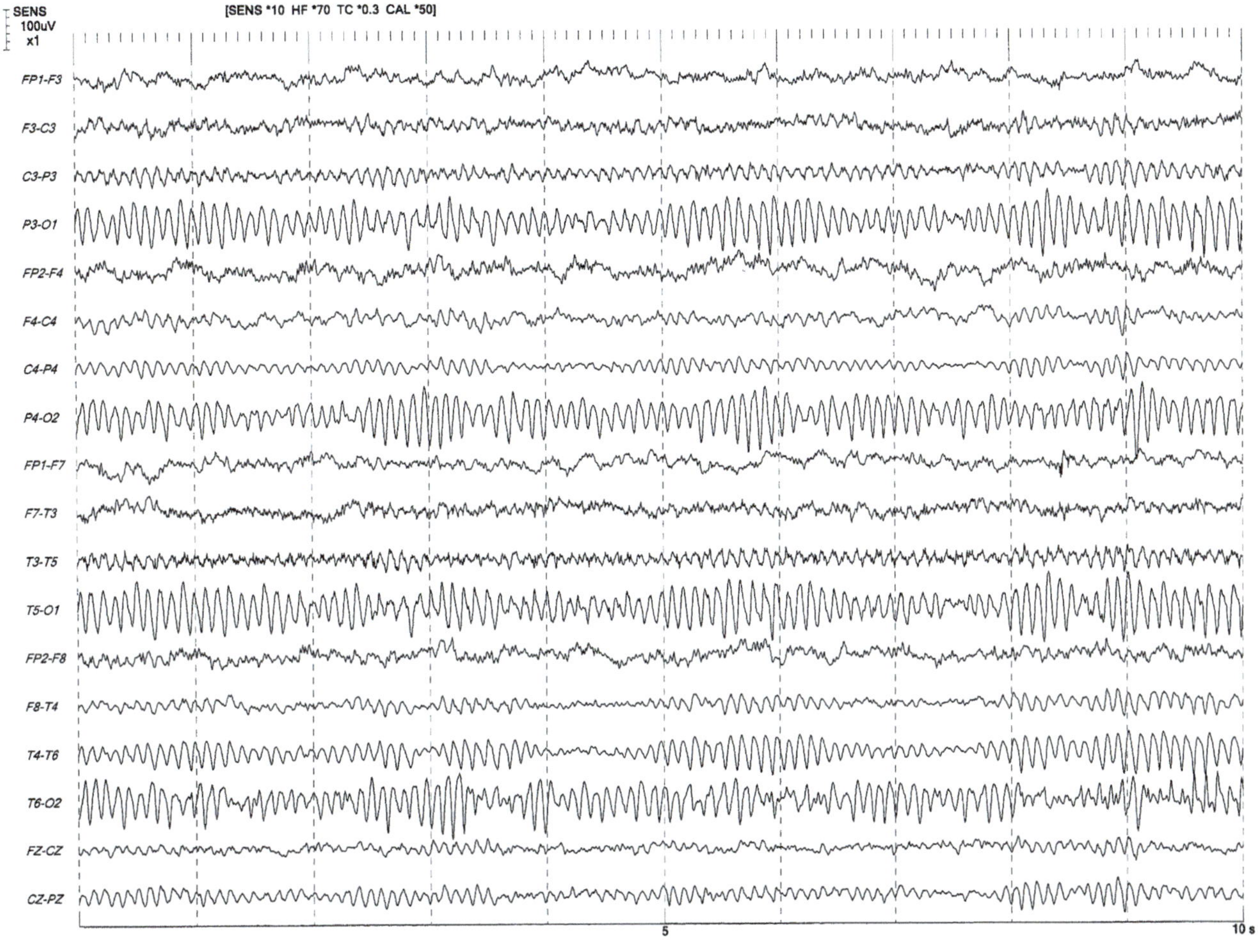

Figura 4.2.1. Traçado de vigília em paciente adulto. Ritmo alfa posterior de 10 Hz.
Fonte: Acervo da autoria.

Ritmo alfa

O ritmo alfa é definido como um ritmo de 8 Hz a 13 Hz; durante vigília; localizado nas regiões posteriores, predominando nas regiões occipitais; obtido com os olhos fechados, em repouso físico e mental; bloqueado ou atenuado pela abertura dos olhos, atenção e esforço mental.

Ritmo beta

O ritmo beta (> 13 Hz) é encontrado praticamente em todos os adultos saudáveis. A faixa de 18 Hz a 25 Hz é a mais comum, frequências acima de 35 Hz raramente são encontradas no registro do escalpo. A atividade beta predomina nas regiões frontocentrais, durante vigília relaxada e sonolência. Benzodiazepínicos, barbitúricos, neurolépticos, antidepressivos, anti-histamínicos, estimulantes e hidrato de cloral produzem aumento da quantidade, da amplitude e da distribuição da atividade beta.

Ondas teta

No adulto normal, em vigília, não há sequência de ondas teta formando um ritmo, mas ondas isoladas, esparsas, observadas em regiões variáveis, mais frequentemente nas áreas frontocentrais, especialmente em adultos jovens e nas áreas temporais em adultos acima de 60 anos. A atividade teta se torna mais frequente e com amplitudes mais elevadas durante a sonolência.

Ritmos de sono

O sono não REM (NREM) é subdividido em fases de I a IV. O ciclo se inicia na fase I, denominada "sonolência", que é uma fase transitória e breve, caracterizada por movimentação ocular lenta, fragmentação do ritmo alfa (Figura 4.2.2), aumento da quantidade e amplitude dos ritmos beta e teta nas áreas frontocentrais e aparecimento de elementos de sono como ondas do vértex (Figura 4.2.3).

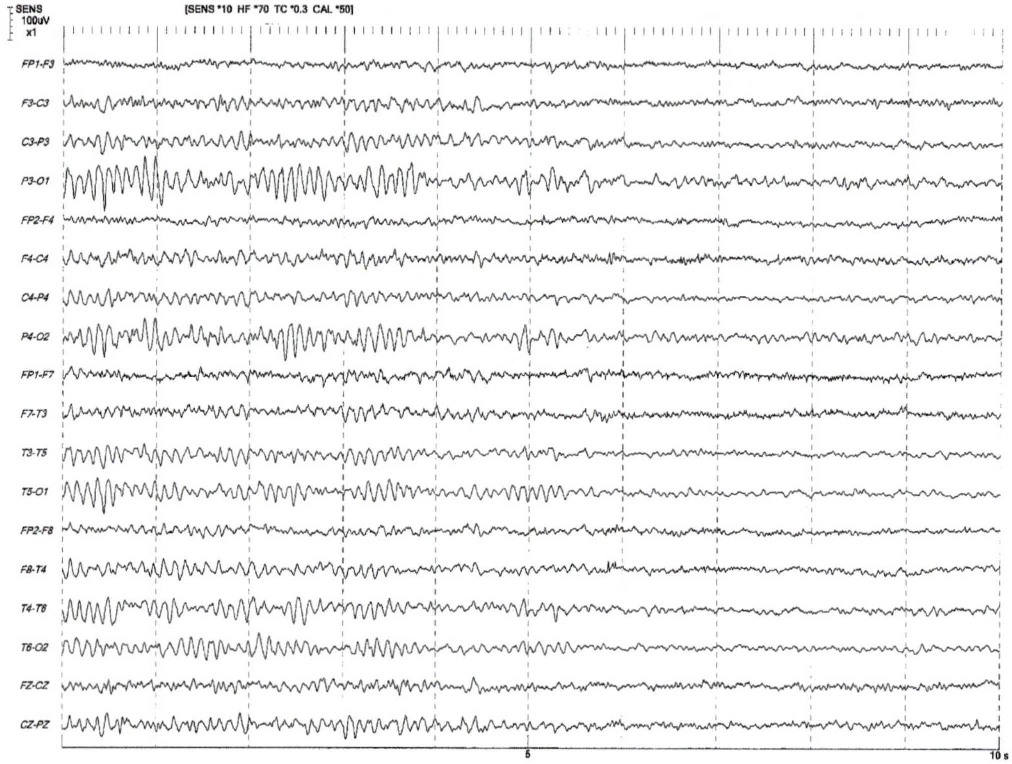

Figura 4.2.2. Sonolência. Fragmentação do ritmo alfa.
Fonte: Acervo da autoria.

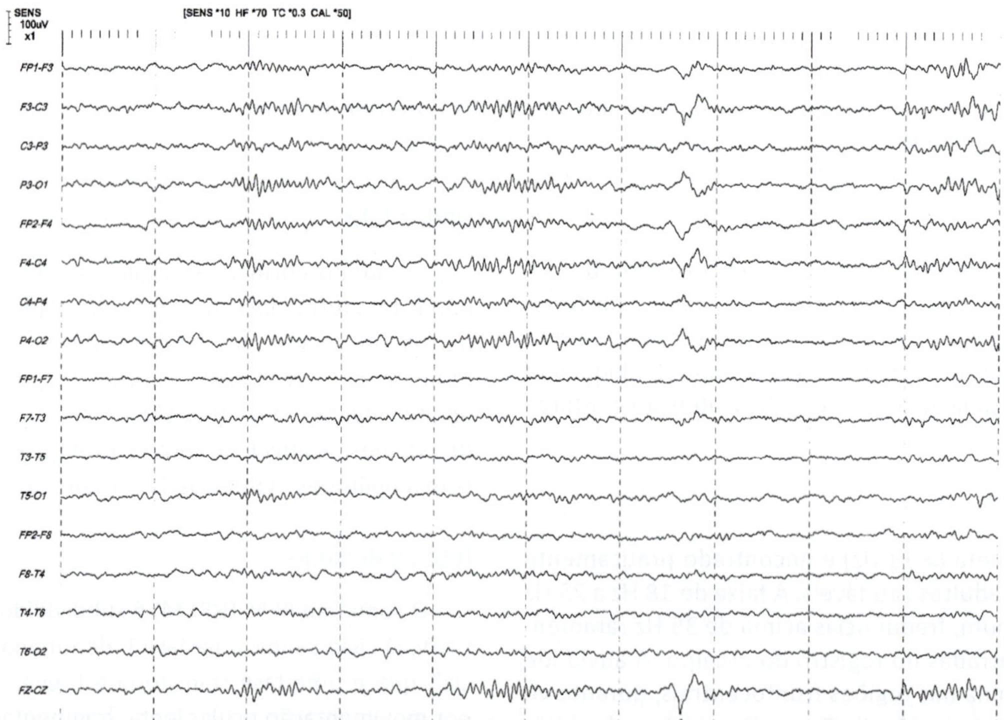

Figura 4.2.3. Onda do vértex (elemento fisiológico que indica sono fase I) e fuso de sono (elemento fisiológico que indica sono fase II).
Fonte: Acervo da autoria.

Após a fase transicional, o indivíduo atinge o estágio II de sono, marcado pelo aparecimento dos fusos de sono e complexos K (Figura 4.2.4). Os ritmos de base durante o sono II são formados pela mistura de ondas teta e beta e ocasionais ondas delta.

O sono de ondas lentas (estágios III e IV) e o sono REM, em geral, não são registrados durante o EEG de rotina, sendo mais bem estudados durante outro exame, a polissonografia.

METODO DE ATIVAÇÃO

Hiperpneia

A técnica de ativação pela hiperpneia consiste em respirar rápida e profundamente, em torno de 20 incursões respiratórias/minuto, durante 5 minutos. Os mecanismos pelos quais ocorrem alentecimento da atividade elétrica cerebral e ativação de anormalidades no EEG são bastante discutidos e não há, no momento, uma única explicação plausível. A intensidade da resposta depende da técnica de realização, idade do indivíduo, nível de glicemia e condições pulmonares. Respiração vigorosa e hipoglicemia acentuam os efeitos da hiperpneia. Respostas mais proeminentes são encontradas nas crianças e adultos jovens.

A resposta fisiológica da hiperpneia é um aumento crescente da quantidade de ondas teta e delta, de amplitude elevada, de projeção generalizada, com predomínio frontal bilateral. Essa lentificação do registro desaparece dentro do 1º minuto após o término da hiperpneia e nunca excede 2 minutos após o final da prova.

Como respostas anormais, a hiperpneia pode produzir alentecimento focal, em pacientes com lesões estruturais. A ativação de paroxismos epileptiformes, nas epilepsias focais, não é frequente; entretanto, até 80% dos pacientes com epilepsia generalizada, especialmente epilepsia ausência, podem ter paroxismos epileptiformes ativados ou até mesmo apresentar crises, com a hiperpneia.

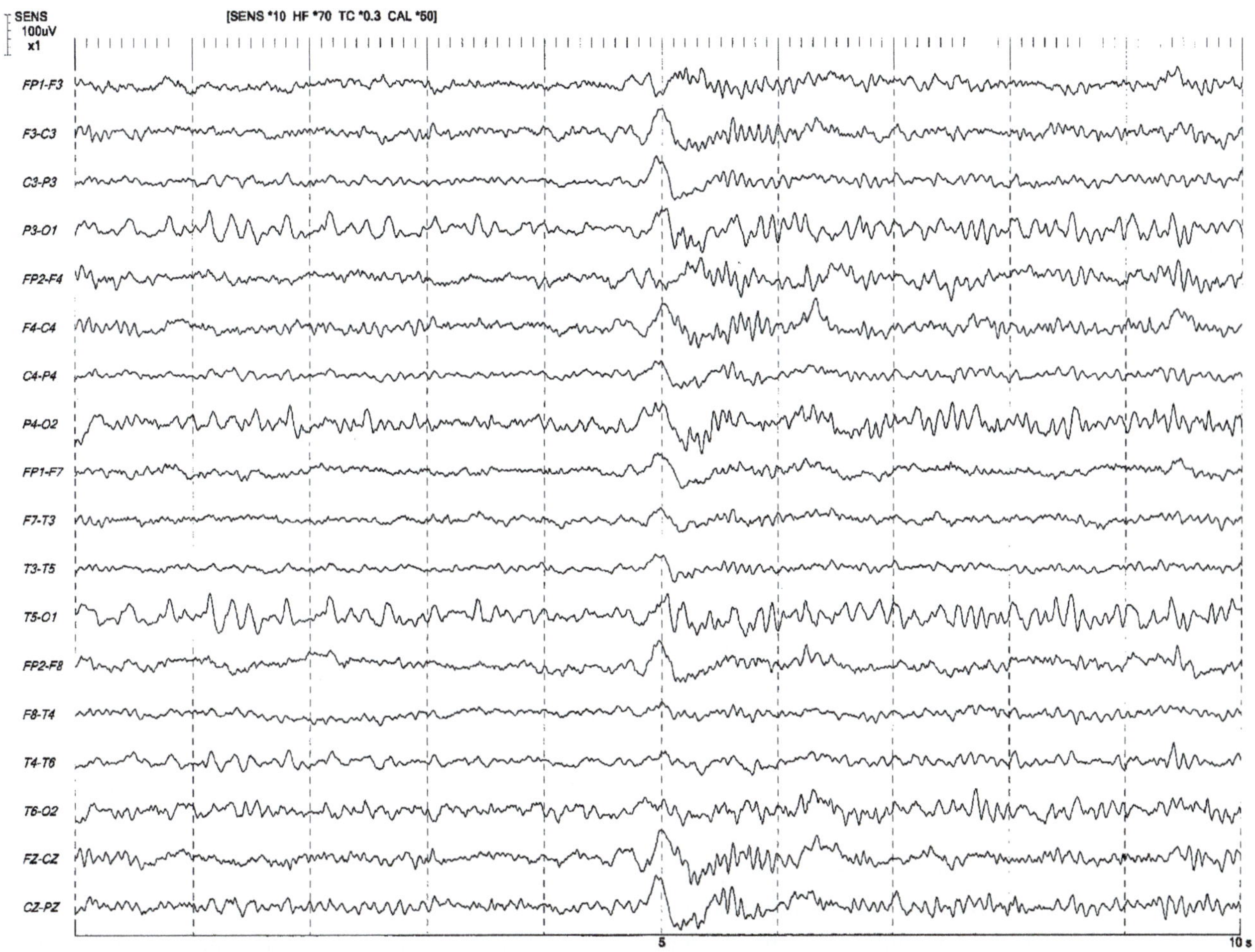

Figura 4.2.4. Complexo K (elemento fisiológico que indica sono fase II).
Fonte: Acervo da autoria.

Fotoestimulação intermitente

O método consiste em disparar *flashes* de luz estroboscópica, com a lâmpada posicionada a 30 cm dos olhos do paciente, em ambiente escuro, durante 10 segundos com intervalos de 10 segundos entre um estímulo e outro. O protocolo para a execução da fotoestimulação varia de um laboratório para outro. A ativação pode causar duas respostas consideradas fisiológicas. A mais frequente é a ocorrência de potenciais rítmicos predominando nas áreas posteriores bilaterais, com o máximo nas regiões occipitais, simultâneos aos estímulos luminosos. Esse efeito é denominado "arrastamento luminoso".

A reposta fotoparoxística ou fotoconvulsiva é uma resposta anormal. Em pessoas fotossensíveis, durante a fotoestimulação intermitente, podem ser desencadeados paroxismos epileptiformes ou crises epilépticas. Os paroxismos podem ser restritos às regiões posteriores ou ser generalizados. Quando generalizados e autossustentados, ou seja, persistentes após o final do estímulo luminoso, são sempre anormais.

PRINCIPAIS ACHADOS ELETROENCEFALÓGRÁFICOS

Variantes da normalidade

A dificuldade na interpretação do EEG está na enorme quantidade de variações da normalidade. Além das variações inerentes à faixa etária, como quantidade de ondas lentas presentes no registro de vigília, modulação por ondas lentas nas áreas posteriores, quantidade de ondas lentas na sonolência, outros achados eletrográficos como teta rítmico temporal da sonolência, espículas positivas 6/14, transientes pontiagudos benignos da sonolência, espícula-onda 6/s, espícula-onda rudimentar, *wicket spikes*, podem ser encontrados e devem ser adequadamente interpretados como variantes benignas da normalidade, portanto sem significado clínico. As características eletrográficas, faixas etárias e condições nas quais esses elementos ocorrem fogem dos objetivos deste capítulo e são pontos importantes de estudo para especialistas da área.

Anormalidades

As anormalidades podem ser classificadas, quanto à forma de ocorrência como contínua ou intermitente; quanto à morfologia, como epileptiforme ou não epileptiforme; e quanto à localização, como focal, hemisférica, multifocal ou generalizada.

ANORMALIDADES NÃO EPILEPTIFORMES

A substituição dos ritmos fisiológicos por ondas mais lentas do que as consideradas normais para a faixa etária e estado de consciência caracteriza desorganização da atividade elétrica cerebral.

Alentecimento caracterizado por frequências teta e delta, de ocorrência contínua, de morfologia irregular e sem reatividade aos estímulos externos, sempre é anormal. Quanto mais lenta for a frequência predominante das ondas, maior é o grau de desorganização e de disfunção cerebral.

A desorganização da atividade elétrica cerebral pode ser a manifestação de uma disfunção difusa do córtex cerebral ou, menos frequentemente, de estruturas subcorticais. Se generalizada, a anormalidade é considerada não específica e pode ter diferentes etiologias, embora alterações da perfusão cerebral e alterações metabólicas ou tóxicas predominem no adulto.

Atividade lenta contínua, localizada ou hemisférica é relativamente específica, pois, em geral, é consequência de lesão destrutiva aguda ou subaguda. Anormalidade por atividade lenta, de frequência teta e delta, com morfologia irregular, de projeção localizada, lateralizada ou generalizada, pode ocorrer de forma intermitente, caracteriza os surtos de ondas lentas e não tem significado específico.

Outra anormalidade constituída por atividade lenta que pode ser contínua ou intermitente são as ondas delta, de morfologia regular e ritmadas, referida na literatura de língua inglesa pela sigla RDA (*Rhythmic Delta Activity)*. Em adultos, essa anormalidade comumente é registrada com o máximo sobre as regiões frontais (Figura 4.2.5); e, em crianças, pode ser predominante nas regiões occipitais. Essas ondas não apresentam valor localizatório, mesmo quando predominam na região frontal. Estão associadas comumente à disfunção cerebral difusa, ativa ou flutuante, de várias etiologias, incluindo alterações tóxicas, metabólicas, aumento da pressão intracraniana e patologias de origem inflamatória, infecciosa, degenerativa, vascular, traumática ou neoplásica e ainda têm sido referidas em lesões estruturais focais ou generalizadas. Raramente são encontradas em encefalopatias crônicas e estáveis.

Assimetria

Assimetria é a diferença de amplitude e/ou de frequência da atividade elétrica cerebral entre áreas homólogas ou entre os hemisférios cerebrais.

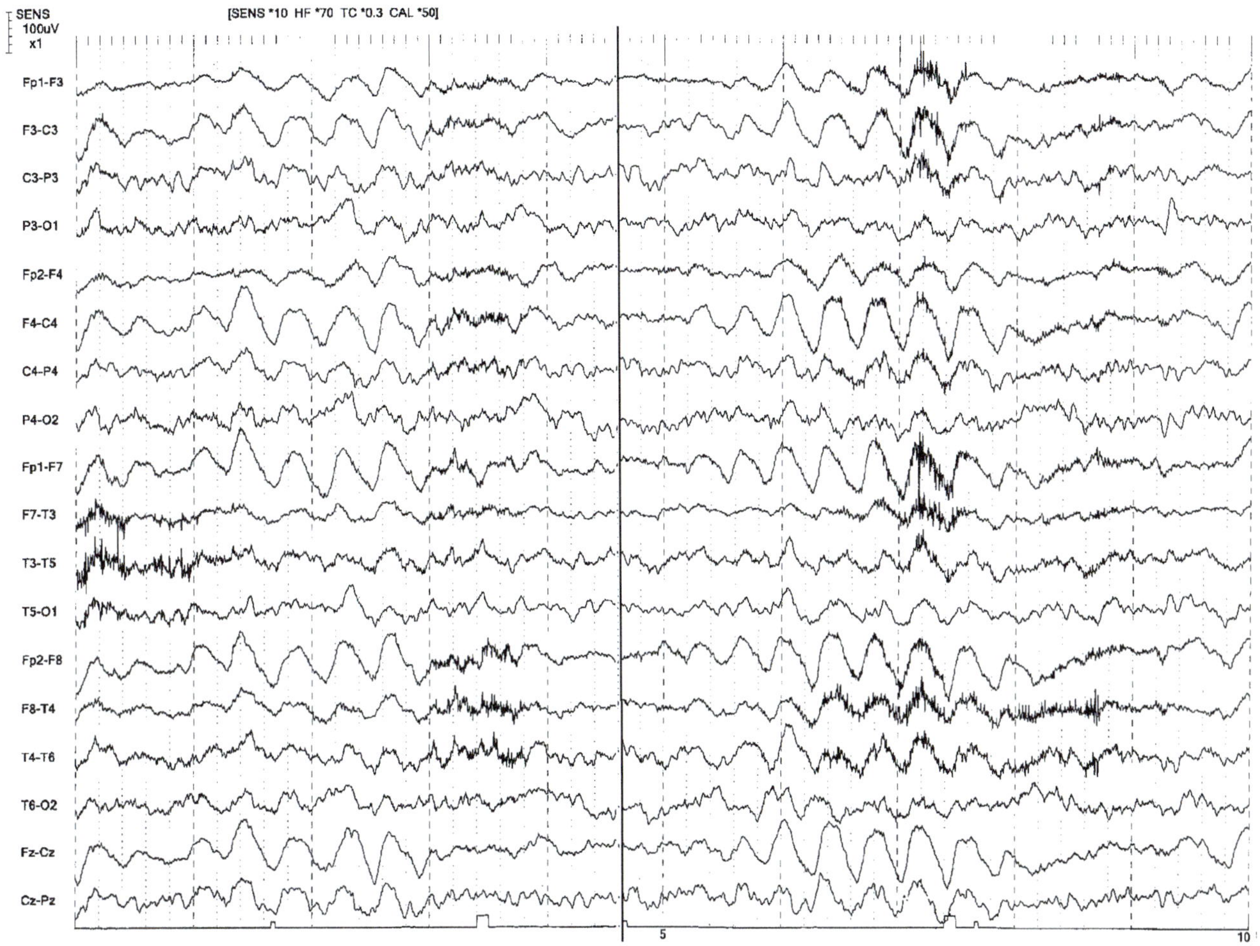

Figura 4.2.5. Atividade delta rítmica RDA de predomínio na região frontal.
RDA: *Rhythmic Delta Activity.*
Fonte: Acervo da autoria.

Atenuação

Atenuação é a redução de amplitude que pode ser patológica ou fisiológica, como é fisiológica a atenuação do ritmo alfa com a abertura ocular.

ANORMALIDADES EPILEPTIFORMES

Paroxismos epileptiformes

Paroxismos epileptiformes são elementos que se destacam da atividade de base pela morfologia e duração, frequentemente encontrados nos indivíduos com epilepsia. São classificados de acordo com a morfologia e a duração.

- **Espícula:** grafoelemento, de morfologia pontiaguda, com duração de 20 ms a 70 ms. O principal componente é negativo e a amplitude é variável.
- **Onda aguda:** grafoelemento de morfologia pontiaguda, com duração de 70 ms a 200 ms. O principal componente é negativo e a amplitude é variável.

  Os termos "espícula" e "onda aguda" devem ser usados apenas para atividade epileptiforme e nunca para atividade de base ou elementos fisiológicos. Presença de espículas e ondas agudas são associadas com o diagnóstico de epilepsia.

  - **Complexo de espícula-onda:** padrão constituído por uma espícula seguida por onda lenta que ocorre de forma ritmada. Pode ser subdividido nos seguintes tipos:
  - **Complexo de espícula-onda a 3/s:** surtos de complexos espícula-onda que se repetem de forma regular, aproximadamente 3 complexos por segundo, apresentam distribuição generalizada, com predomínio bifrontal, são associados a crises clínicas do tipo ausência da infância e, quando

duram mais do que 3 segundos, em geral, são acompanhados de alteração de consciência.

- **Complexo de espícula-onda > 3/s:** surtos de complexos de espícula-onda que se repetem de forma regular, porém mais do que 3 complexos por segundo. Também é um padrão com distribuição generalizada e predomínio bifrontal, frequentemente associado a crises clínicas do tipo ausência, na epilepsia ausência juvenil, nas crises generalizadas do tipo tônico-clônica ou grande mal do despertar e na epilepsia mioclônica juvenil.
- **Complexo de espícula-onda lento (< 2/s):** surtos de complexos de espícula-onda com repetição regular, menores do que 2,5 complexos por segundo. Esses paroxismos epileptiformes são frequentemente encontrados em indivíduos com encefalopatia crônica e epilepsia generalizada refratária, com crises generalizadas do tipo ausência atípica, crises mioclônicas e crises atônicas.
- **Complexo de onda aguda-onda lenta:** sequência de onda aguda seguida por onda lenta. Esse padrão epileptiforme pode ser encontrado nos pacientes com síndrome de Lennox-Gastaut.
- **Complexo de multiespículas:** grupo de três ou mais espículas registradas em sequência uma após a outra. Esses paroxismos podem evoluir formando um ritmo com frequência em torno, ou maior do que 10 Hz. Quando os paroxismos apresentam frequência beta, ocorrem em surtos e têm amplitude baixa são denominados "paroxismos de ritmo rápido". Em geral, os paroxismos de ritmo rápido é uma atividade recrutante e pode ser registrada simultaneamente a uma crise clínica, sendo também um ritmo ictal.
- **Complexo de multiespícula-onda lenta:** complexos de multiespículas podem ser seguidos por ondas lentas. Os dois padrões são semelhantes, relacionados à epilepsia e encontrados em pacientes com crises generalizadas do tipo mioclônica e crises tônicas.

A Figura 4.2.6 ilustra a morfologia das anormalidades epileptiformes.

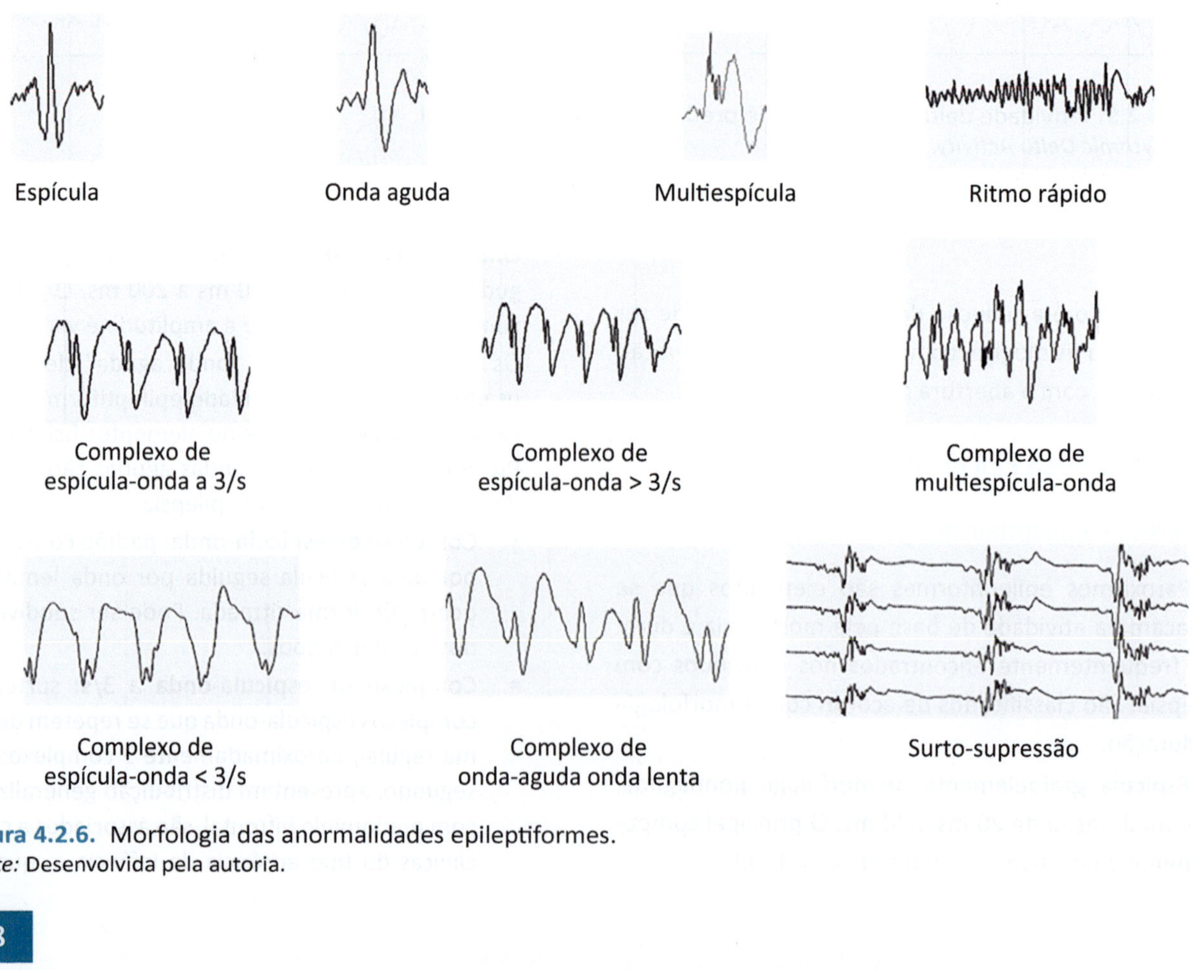

Figura 4.2.6. Morfologia das anormalidades epileptiformes.
Fonte: Desenvolvida pela autoria.

PADRÕES ELETROGRÁFICOS REGISTRADOS EM ESTADO DE CONSCIÊNCIA ALTERADO

Paroxismos epileptiformes periódicos

Espículas e ondas agudas podem ser encontradas em uma região ou em um hemisfério, repetindo-se de forma periódica ou semiperiódica. A periodicidade é definida quando há pelo menos seis elementos consecutivos com morfologia estereotipada a intervalo mais ou menos constante. Em geral, são de elevada amplitude (100 μV 300 μV), polifásicas e irregulares, apresentando morfologia complexa. São referidas na literatura mundial como *lateralized periodic discharges* (LPD), sigla de uso corrente na eletroencefalografia, podem ser bilaterais e independentes ou generalizados (GPD). Esse padrão é encontrado em alterações estruturais agudas como infartos isquêmicos ou hemorrágicos, traumatismo cranioencefálico, tumores e encefalite viral. É considerado um padrão interictal, embora, em certas condições, tenha sido demonstrado estar associado a hipermetabolismo. Quando apresenta intervalo de recorrência muito variável ou com padrão ictal, surgindo da periodicidade, é considerado um padrão eletrográfico ictal.

Complexos periódicos

Complexos periódicos são elementos de morfologia relativamente estereotipada, de aparecimento raro, porém de grande importância diagnóstica, pois constituem um dos poucos padrões característicos do EEG e ocorrem em um número limitado de doenças, indicam encefalopatia grave e difusa, aguda ou subaguda. A morfologia da onda, distribuição espacial e temporal bem como o tempo de repetição das descargas são relativamente características na dependência da etiologia da encefalopatia. Assim, o complexo periódico da panencefalite esclerosante subaguda e da doença de Creutzfeldt-Jakob, apesar de apresentar a mesma distribuição espacial, é completamente diferente no que se refere à morfologia e tempo de repetição.

Ondas trifásicas

Ondas trifásicas são ondas agudas positivas, de elevada amplitude (> 70 μV) precedidas e seguidas por ondas agudas negativas de amplitude relativamente baixa. A primeira onda negativa geralmente tem uma amplitude mais baixa do que a onda negativa que sucede a fase positiva, a distribuição é generalizada e há uma relativa especificidade, sendo associadas a encefalopatias metabólicas.

Supressão

Supressão é definida como atividade elétrica cerebral com amplitude menor do que 10 μV.

Surtossupressão

Surtossupressão é um padrão caracterizado por ondas teta e/ou delta, por vezes, em meio a ondas mais rápidas interrompido por período de baixa amplitude (abaixo de 20 μV). Esse padrão eletrográfico é típico para algumas drogas anestésicas em certos níveis de sedação ou anestesia. Na ausência dessas drogas indica acentuada disfunção cerebral.

INDICAÇÕES E INTERPRETAÇÃO DO ELETROENCEFALOGRAMA

O EEG deve ser solicitado para responder uma pergunta clínica referente ao diagnóstico e à evolução. Ao se solicitar o EEG, as informações referentes ao quando do paciente devem ser suficientes para que o registro seja realizado adequadamente, permitindo correlação clinicoeletrográfica.

O EEG é indicado em diversas situações clínicas, para diagnóstico ou seguimento, que cursam com alteração do nível de consciência; entre elas, sintomas paroxísticos sugestivos de crises epilépticas (perda de consciência, quedas, abalos musculares), avaliação neurológica para diagnóstico etiológico de torpor, confusão, letargia ou coma, diagnóstico e evolução de pacientes com lesões no SNC (tumor, traumatismo craniano, acidentes vasculares, abscessos), avaliação de doenças degenerativas, encefalopatias tóxicas, metabólicas ou infecciosas, acompanhamento e determinação do nível de sedação em pacientes em coma induzido, diagnóstico e tratamento de estado de mal epiléptico (EME).

ELETROENCEFALOGRAMA NOS DISTÚRBIOS PAROXÍSTICOS

Apesar da indiscutível importância do EEG, algumas considerações desse método como teste complementar para o diagnóstico das epilepsias e síndromes epilépticas devem ser feitas. O EEG, isoladamente, não faz diagnóstico de epilepsia, mesmo que se detecte atividade epileptiforme inequívoca. O EEG deverá ser utilizado sempre como complemento dos dados da história clínica, em contexto clínico apropriado. Uma vez definido o diagnóstico clínico, o EEG é útil para a compreensão da natureza e etiologia da epilepsia ou síndrome epiléptica, juntamente com outros exames complementares, especialmente os de neuroimagem.

O tipo de anormalidade epileptiforme no EEG é útil para classificação do tipo de crise e do tipo de síndrome epiléptica. Paroxismos de espículas e ondas agudas focais, geralmente, são encontrados nas epilepsias focais. Os paroxismos podem permanecer sempre localizados ou apresentar certo grau de propagação. Em geral, há correlação entre a localização dos paroxismos e a área de origem das crises.

Nas crises generalizadas, o EEG tipicamente mostra paroxismos epileptiformes generalizados e podem ser do tipo complexos de espícula-onda, complexo de multiespícula, complexo de multiespícula-onda, complexo de onda aguda-onda lenta e paroxismos de ritmo rápido. Nas epilepsias generalizadas primárias, não há patologia subjacente, a atividade de base se mostra normal, enquanto nas formas generalizadas secundárias, nas quais existe uma doença de base, pode haver algum grau de alentecimento da atividade elétrica cerebral.

Paroxismos epileptiformes multifocais de espículas e de ondas agudas podem ser encontrados em mais de uma área cerebral (três ou mais para a definição de multifocalidade), de um ou de ambos os hemisférios. Essas descargas podem ser observadas tanto em crianças como em adultos, comumente com comprometimento cognitivo e relacionadas com crises generalizadas clônicas ou tônicas.

REGISTRO ICTAL NAS EPILEPSIAS

O registro obtido durante a ocorrência de crises epilépticas é referido como ictal, constituído por descargas repetitivas com início e término relativamente abruptos, apresenta padrão característico de evolução e duração de vários segundos. O padrão ictal varia em forma, frequência e topografia, apresenta ritmicidade e durante o mesmo episódio, evolui com aumento de amplitude e diminuição de frequência. Quando de início focal, propaga-se no decorrer da crise para outras áreas.

Durante as crises focais, vários padrões eletrográficos são descritos, o mais comum é atividade rítmica sinusoidal que pode ser nas frequências beta, alfa ou teta, paroxismos epileptiformes ritmados ou combinação de atividade rítmica sinusoidal e paroxismos epileptiformes. Atenuação súbita da amplitude dos ritmos, de projeção generalizada ou localizada pode ser observada em algumas crises, especialmente naquelas com origem em estruturas profundas, como região orbitofrontal ou temporal medial.

O EEG ictal nas crises generalizadas é bilateral e síncrono, a morfologia dos paroxismos dependente do tipo de crise clínica. Nas crises de ausência típica, o padrão eletrográfico é de complexo de espícula-onda (a 3/s ou > 3/s) e, nas ausências atípicas, complexo de espícula-onda lento (< 2,5/s) ou complexo de onda aguda-onda lenta. As crises mioclônicas são associadas aos complexos de multiespículas, e as crises tônicas, com atividade rítmica recrutante ou paroxismo de ritmo rápido. Crises generalizadas do tipo tônico-clônica, em geral, se iniciam com atividade rápida generalizada. Essa etapa corresponde à fase tônica; a fase clônica se caracteriza pela presença de complexos de multiespícula-onda generalizados; a seguir, as espículas desaparecem e, finalmente, terminada a crise clínica, observa-se apenas atividade lenta generalizada, de amplitude moderada ou baixa, que corresponde ao período pós-ictal. Entretanto, essa sequência de alterações pode ser obscurecida, por artefatos musculares e de movimentação, originados pela crise clínica.

FENÔMENOS PAROXÍSTICOS DE ORIGEM NÃO EPILÉPTICA

Entre os vários distúrbios paroxísticos de diagnóstico diferencial, entre fenômenos de origem epiléptica e não epiléptica, provavelmente as crises psicogênicas são as mais frequentes. O fenômeno clínico pode ser muito semelhante às crises epilépticas e, portanto, assim como estas, de variada apresentação clínica. Muitas vezes, as crises psicogênicas não epilépticas podem ser um problema diagnóstico e, não raro, são erroneamente diagnosticadas e tratadas como crises epilépticas. Calcula-se que cerca de 20% dos pacientes encaminhados a centros de epilepsia apresentem crises psicogênicas. No entanto, não se deve esquecer que um paciente epiléptico pode também ter crise psicogênica.

O EEG durante a crise psicogênica é normal, portanto, durante esta, não ocorrem descargas epileptiformes, e sim apenas artefatos produzidos pelos movimentos do paciente. Terminada a crise psicogênica, não são observadas ondas lentas nem depressão elétrica pós-ictal.

ELETROENCEFALOGRAMA NOS ESTADOS DE ALTERAÇÃO DA CONSCIÊNCIA

O EEG é comumente usado para avaliação de pacientes com alteração da consciência. Esse registro, nem sempre é de fácil obtenção, pois, além dos artefatos que podem ocorrer em um laboratório de EEG, os registros realizados à beira do leito, principalmente, na unidade de terapia intensiva (UTI), podem sofrer interferências causadas por monitores e equipamentos usados para controle e tratamento do paciente.

Em um paciente com estado de consciência alterado, determinadas anormalidades encontradas no EEG podem sugerir desde uma encefalopatia difusa de origem infecciosa, metabólica ou por drogas, a um estado de mal não convulsivo ou lesão cerebral focal. Essa ausência de especificidade é uma das limitações do EEG. Além disso, alentecimento difuso da atividade elétrica cerebral pode ser causado por qualquer encefalopatia, independentemente da etiologia. Do mesmo modo, atividade delta focal, contínua, polimorfa, comumente indica lesão cerebral estrutural focal, e uma variedade de situações clínicas como hemorragia, tumor, infarto, abscesso e outras lesões poderiam demonstrar o mesmo achado eletrográfico.

No registro dos pacientes em coma, é importante testar a reatividade, definida como mudanças na atividade elétrica cerebral seguida a estímulos. São realizados estímulos táteis, sonoros e dolorosos, preferencialmente com o paciente em ambiente tranquilo. A reatividade é expressa por atenuação ou aumento de amplitude da atividade elétrica cerebral, em geral, acompanhada pelo aparecimento de ondas mais lentas. A presença de reatividade significa níveis mais superficiais de coma e está relacionada com prognósticos mais favoráveis.

O EEG tem valor prognóstico quando o coma tem etiologia definida; com registros seriados, é possível indicar a evolução ou progressão da encefalopatia.

ELETROENCEFALOGRAMA NAS ENCEFALOPATIAS METABÓLICAS

Qualquer tipo de anormalidade metabólica pode alterar o estado de consciência e o EEG. Alterações do sódio ou glicose podem causar alentecimento difuso não específico. Hipoglicemia pode aumentar a atividade lenta ritmada durante a hiperpneia, fenômeno relativamente comum que deve ser reconhecido pelos técnicos que obtêm o exame. Nessas condições, o paciente deve ser alimentado por via oral ou até receber glicose por via endovenosa para normalização da glicemia e repetição da hiperpneia. O grau de alentecimento da atividade elétrica cerebral, em geral, é paralelo ao grau de alteração da consciência, por exemplo, nos casos de encefalopatia metabólica, quando há progressão de letargia ou coma, o alentecimento dos ritmos cerebrais evolui da frequência alfa para teta e, posteriormente, para delta.

Encefalopatia hepática

A encefalopatia hepática, frequentemente, é reversível com o tratamento apropriado, o início pode ser insidioso, caracterizado por distúrbio de atenção, apraxia, euforia, apatia, comportamento infantilizado ou irritabilidade, evoluindo com fala lentificada, letargia, delírio, hiporreflexia e finalmente arreflexia e coma profundo. Os mecanismos bioquímicos não são completamente compreendidos e uma variedade de fatores está implicada como níveis elevados de amônia, metabolismo anormal da glutamina, influência de α-cetoglutaramato e, ainda, falsos neurotransmissores com o decréscimo da produção da síntese de norepinefrina.

Nos quadros leves, o EEG mostra alentecimento difuso e progressivo dos ritmos de base. Nos estágios intermediários, quando clinicamente há estupor, são encontradas ondas trifásicas (Figura 4.2.7). No coma, ocorre atividade delta de amplitude elevada com diminuição ou ausência das ondas trifásicas.

As ondas trifásicas são tradicionalmente atribuídas à encefalopatia hepática, entretanto são encontradas em outras condições toxicometabólicas como uremia, hiponatremia, hipoglicemia, hiperosmolaridade, anóxia, toxicidade por lítio entre outras condições menos frequentes.

Outras encefalopatias metabólicas

As alterações eletrográficas decorrentes da doença renal são similares às demais alterações metabólicas. Há alentecimento da atividade de base, surtos de ondas lentas e presença de ondas trifásicas em aproximadamente 20% dos casos. Hipoglicemia, hiperglicemia, alterações do equilíbrio hidroeletrolítico e hipotermia podem causar alentecimento, surtos de ondas lentas, paroxismos epileptiformes, crises epilépticas.

ELETROENCEFALOGRAMA NA ENCEFALOPATIA TÓXICA

Intoxicação por droga é uma causa comum de coma na sala de emergência. O EEG tem correlação com o grau de alteração da consciência, dependendo da gravidade da intoxicação. Alentecimento dos ritmos de base progridem para predomínio de frequência teta e, depois, delta. Intoxicação por drogas sedativas como barbitúricos e benzodiazepínicos podem mostrar quantidade excessiva de ritmo beta. Nos casos muito graves, pode ser constatado surtossupressão e até ausência de atividade elétrica cerebral. Padrões eletrográficos de coma tipo coma alfa, coma beta e coma de fusos também podem ser encontrados, porém, nos casos por intoxicação por drogas, prognóstico é bom, reforçando que não apenas o padrão eletrográfico, mas a etiologia do coma, também é importante para determinar a evolução.

No delírio por abstinência de drogas como barbitúricos ou álcool, a atividade de base pode ser normal ou conter excessiva quantidade de ritmo rápido de baixa voltagem e pode haver atividade paroxística epileptiforme. Além da abstinência, algumas drogas como lítio, antidepressivos tricíclicos, neurolépticos, clozapina, aminofilina e isoniazida podem abaixar o limiar para crises epilépticas e o traçado registrar anormalidades epileptiformes.

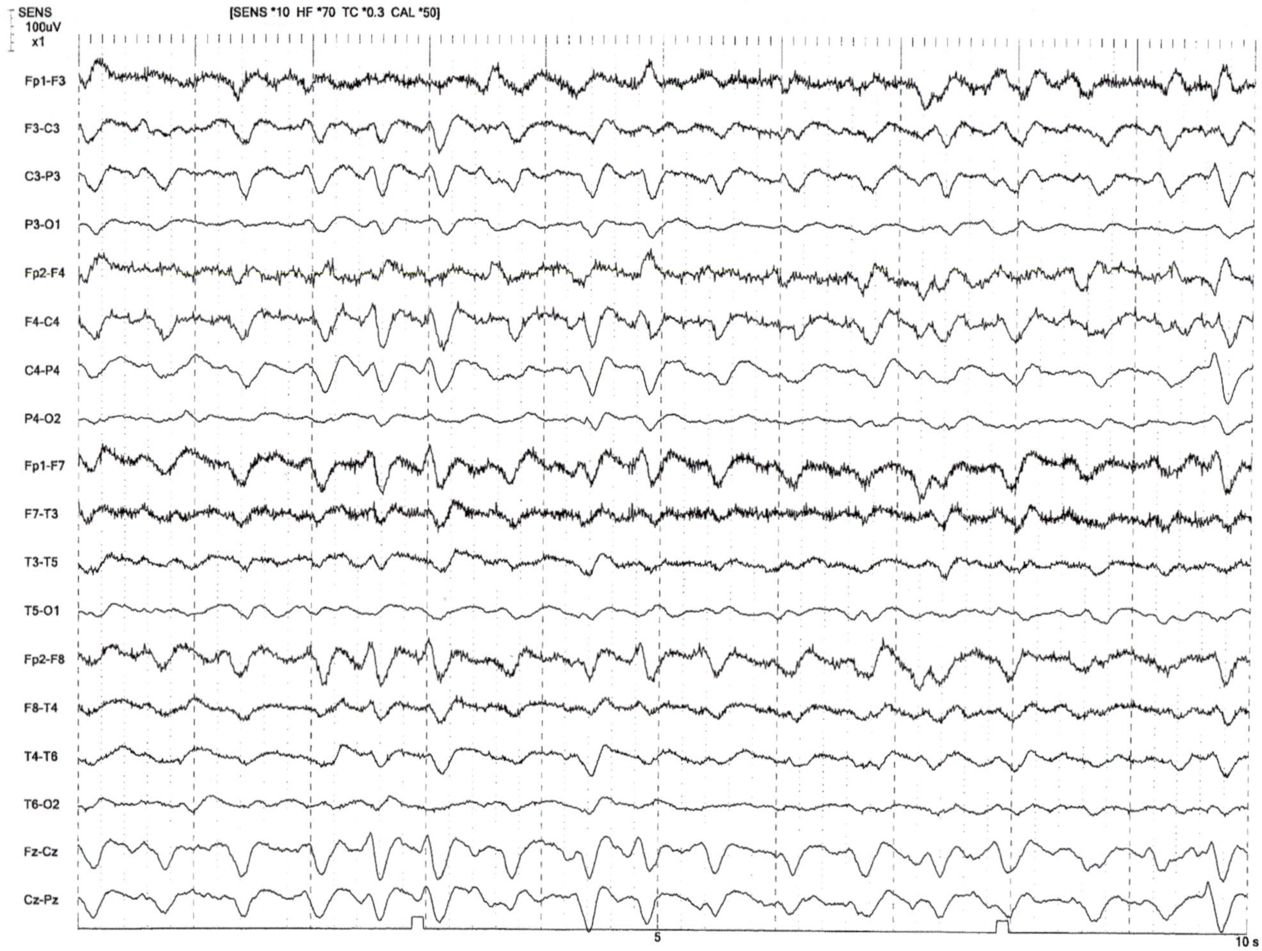

Figura 4.2.7. Ondas trifásicas.
Fonte: Acervo da autoria.

Na última década tem sido referida uma encefalopatia por cefalosporina de 4ª geração, ocorrendo principalmente em pacientes com doença renal, iniciada 1 a 7 dias após a introdução da droga, com quadro de confusão mental e raramente mioclonias. Essas encefalopatia é representada no EEG por complexos periódicos, geralmente trifásicos, que se repetem a menos de 1 s, generalizados, predominando nas regiões anteriores, sem reatividade aos estímulos (Figura 4.2.8) e que desaparecem entre 12 a 48 horas, após a suspensão do antibiótico, ou após diálise.

ELETROENCEFALOGRAMA NA ENCEFALOPATIA HIPÓXICA

A hipóxia, assim como as drogas, pode produzir uma variedade de padrões eletrográficos anormais. O padrão periódico registrado após parada cardiorrespiratória é sempre de prognóstico reservado. Estudos de literatura envolvendo um grande número de casos com padrão surtossupressão (Figura 4.2.9), após parada cardiorrespiratória, mostraram evolução fatal na maioria dos pacientes.

Após parada cadiorrespiratória, alguns pacientes apresentam abalos mioclônicos, concomitantes ao registro de espículas e ondas agudas repetitivas a cada segundo. Esse quadro clínico também está associado a prognóstico muito grave com evolução fatal. Ondas trifásicas também podem ocorrer na encefalopatia pós-anóxia.

Vários autores tentaram organizar uma gradação dos padrões eletrográficos para correlação com prognóstico. A gravidade do quadro clínico, a localização anatômica da lesão anóxica e o padrão do EEG, nesses casos, podem ter valor diagnóstico e prognóstico. EEG com frequências normais ou quase normais são padrões de bom prognóstico, especialmente se houver reatividade. EEG com atividade lenta predominantemente delta, supressão intermitente dos ritmos ou ausência de atividade elétrica cerebral é de prognóstico reservado, como os padrões eletrográficos de coma alfa, beta teta e de fusos, que também podem ser encontrados na anóxia cerebral.

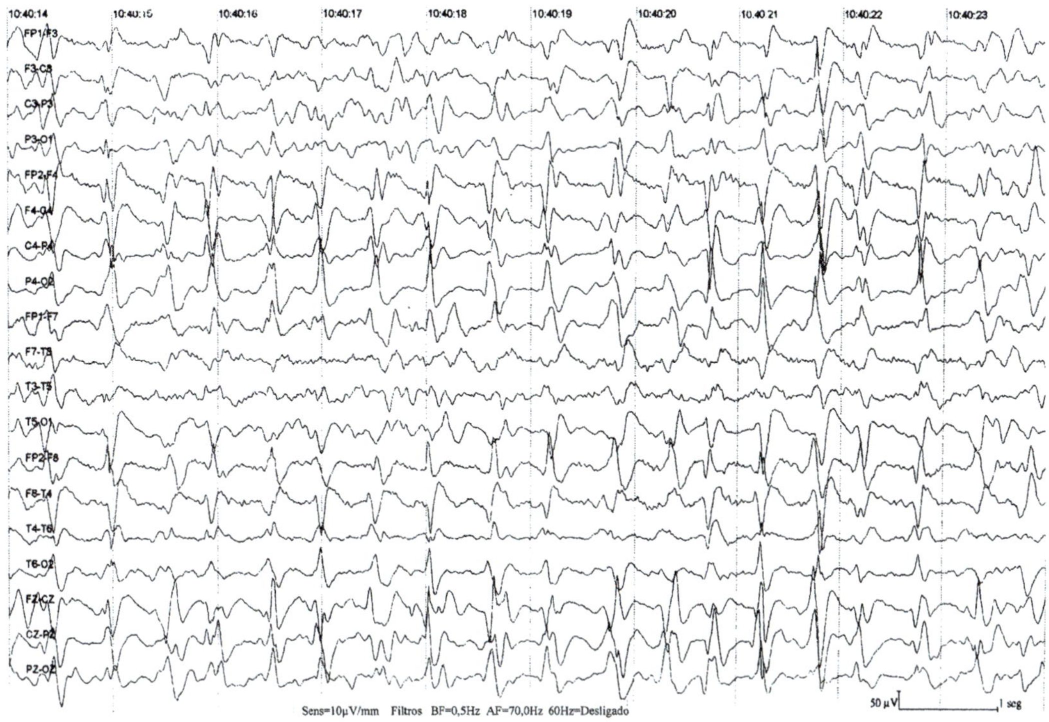

Figura 4.2.8. Paroxismos periódicos em paciente com encefalopatia por cefalosporina.
Fonte: Acervo da autoria.

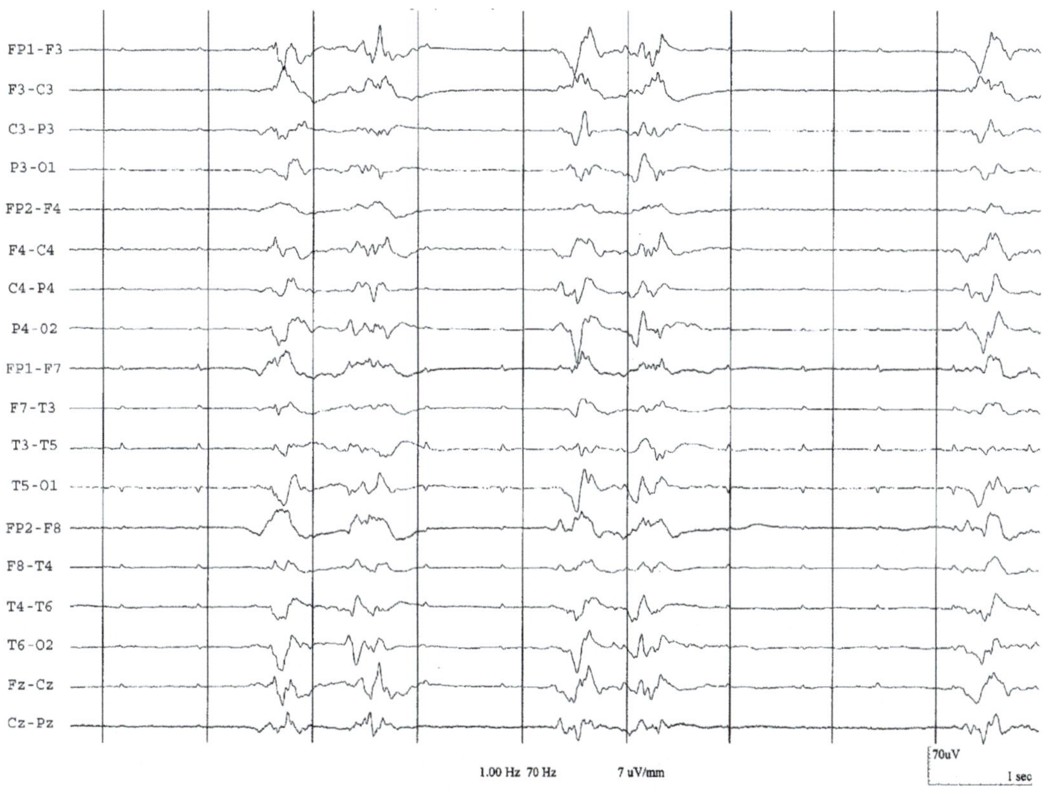

Figura 4.2.9. Surtossupressão.
Fonte: Acervo da autoria.

A presença de padrões periódicos generalizados representa uma acentuada ruptura da geração normal dos ritmos do EEG, indicando envolvimento das estruturas corticais e subcorticais, nas encefalopatias pós-hipóxia.

O momento do estudo eletrográfico também é importante no significado dos achados eletrográficos. EEG realizado imediatamente após a ressuscitação pode mostrar ausência de atividade elétrica cerebral. Para ter valor prognóstico, deve ser realizado em série, o primeiro dentro das primeiras 6 horas, no máximo até 48 horas após a reanimação. Têm maior valor prognóstico os achados após 24 horas, sendo de grande importância a reatividade aos estímulos. A ausência de reatividade, após 48 horas, indica prognóstico reservado.

ESTADO DE MAL EPILÉPTICO

Classicamente, o EME é definido como crises epilépticas repetidas ou uma crise epiléptica prolongada, capaz de provocar uma condição duradoura e invariável. Embora nessa definição estejam implícitas uma longa duração para a crise epiléptica e uma situação clínica relativamente grave, não há inferência sobre o limite de tempo. Na prática diária, muitos autores adotam a assim denominada "definição operacional", utilizando o critério tempo e o estado de consciência, definindo EME como crise epiléptica, com duração maior ou igual a 30 minutos, ou crises repetidas de duração menor, porém sem recuperação da consciência entre elas.

O diagnóstico clínico não oferece grandes dificuldades, quando há manifestações motoras evidentes. Entretanto, sem manifestações motoras, o diagnóstico pode ser difícil. Um paciente com distúrbio da consciência tem como diagnósticos diferenciais: estado pós-convulsivo ou pós-ictal; EME não convulsivo, focal ou generalizado; EME generalizado sutil; coma medicamentoso; ou, ainda, comprometimento da consciência secundário a encefalopatias de natureza hipóxica, vascular, metabólica etc. O diagnóstico preciso tem profundas implicações na conduta terapêutica.

O EEG é fundamental tanto para o diagnóstico diferencial como para o seguimento clínico, especialmente nos pacientes com EME refratário e sob tratamento com benzodiazepínicos, barbitúricos, anestésicos gerais ou drogas similares, quando é praticamente impossível determinar, apenas com os dados clínicos, a persistência ou a resolução do EME. Nesse sentido, nos dias atuais, torna-se necessário o uso da monitoração contínua pelo EEG, ato simples e de fácil aplicabilidade, para proteger a função cerebral em situação tão crítica como no EME.

Quanto à morfologia, a atividade eletrográfica no EME pode apresentar formas diversas, e a inclusão de certos padrões, como as descargas periódicas na denominação EME é controversa.

ELETROENCEFALOGRAMA NAS DOENÇAS NEURODEGENERATIVAS

Doença de Alzheimer

A doença de Alzheimer é a causa mais comum de demência. Pacientes com comprometimento leve ou no início da doença podem apresentar EEG normal. Em geral, o EEG mostra alentecimento da atividade de base, contínuo ou intermitente, mais raramente paroxismos epileptiformes, ondas trifásicas ou até padrões periódicos generalizados.

Doença de Creutzfeldt-Jakob

Doenças priônicas são patologias causadas por *prions*, proteínas anormais, consideradas agente etiológico de síndromes demenciais rapidamente progressivas. As doenças priônicas compartilham o mesmo quadro patológico, caracterizado por perda neuronal, proliferação astrocítica, gliose e vacuolização, dando ao córtex uma aparência espongiforme.

A doença de Creutzfeldt-Jakob é a mais frequente doença priônica humana.

O padrão eletrográfico clássico é composto por ondas agudas bi ou trifásicas, generalizadas, podendo ser assimétricas, que se sucedem de modo periódico (complexos periódicos), em intervalos de aproximadamente 1 segundo (Figura 4.2.10). No início do quadro, é possível observar registros com atividade de base desorganizada, por vezes com ondas lentas focais. Os complexos periódicos surgem a partir da 3ª até a 32ª semanas após o início da doença. A princípio, podem se apresentar como surtos de ondas delta que gradativamente assumem aspecto típico ou paroxismos repetitivos durante 5 a 10 segundos; no início, pouco frequentes, evoluindo para ocorrência quase contínua por longos trechos.

Na variante de Hidenhain, os sintomas visuais predominam e os complexos periódicos podem ficar restritos às regiões occipitais.

ELETROENCEFALOGRAMA NAS INFECÇÕES DO SISTEMA NERVOSO CENTRAL

Meningites

Nas meningites, pode-se encontrar atividade lenta, teta e delta, em todas as regiões cerebrais, independentemente do tipo de meningite e do grau de envolvimento do parênquima cerebral. Embora o EEG não colabore para o diagnóstico, é útil no seguimento da doença, já que o desenvolvimento ou a persistência das alterações indicam lesão cerebral sequelar ou podem sugerir formação de abscesso.

Na meningite viral, o EEG pode ser normal ou discretamente alentecido, retornando ao normal em dias ou semanas.

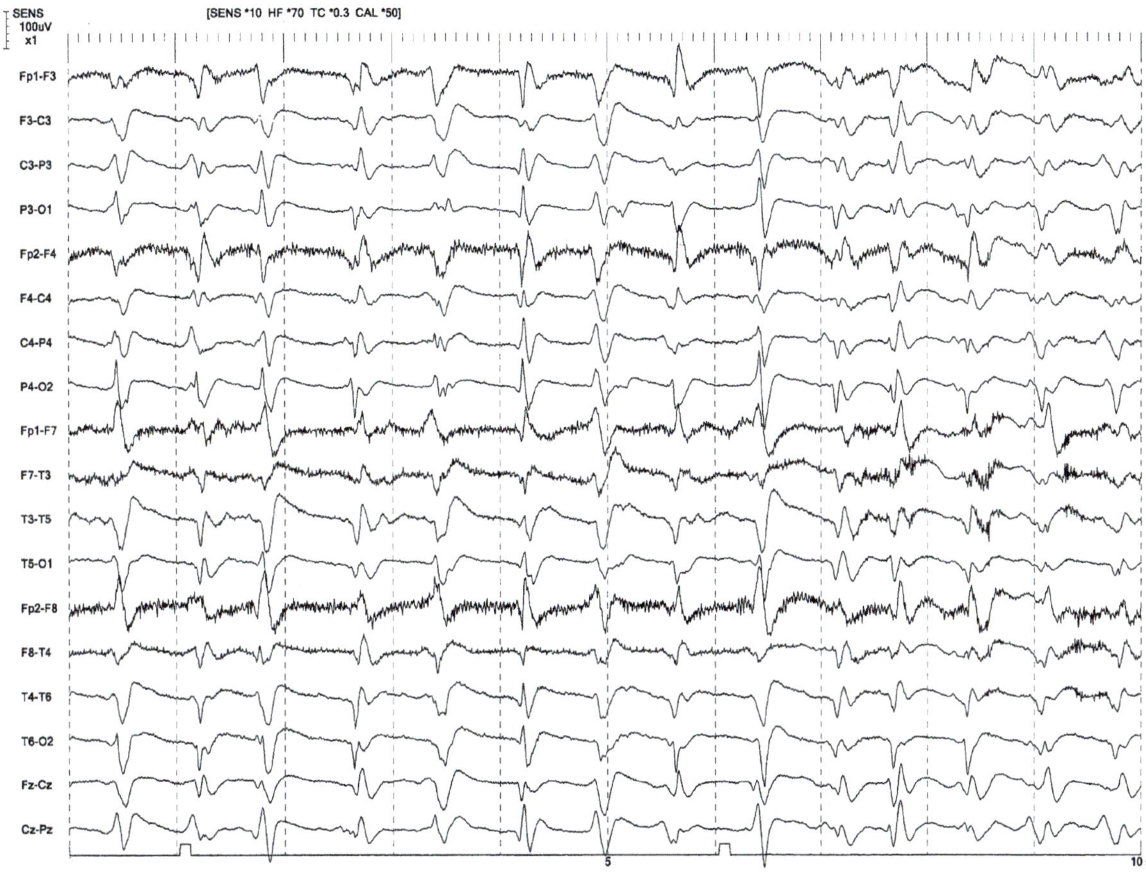

Figura 4.2.10. Doença de Creutzfeldt-Jacob. Complexos periódicos que se repetem a aproximadamente a cada segundo.
Fonte: Acervo da autoria.

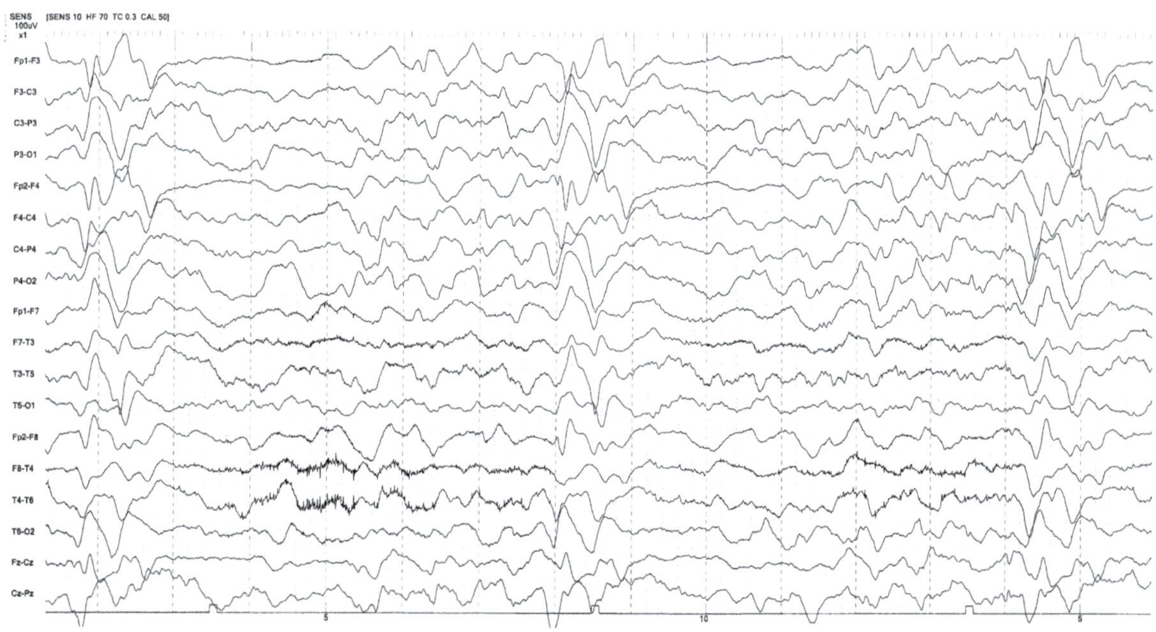

Figura 4.2.11. Panencefalite esclerosante subaguda. Complexos generalizados de periodicidade longa.
Fonte: Acervo da autoria.

Encefalites agudas

Nas encefalites agudas de qualquer etiologia, o EEG é sempre anormal, em função do envolvimento do parêquima cerebral. As anormalidades são mais intensas do que as encontradas nas meningites e são caracterizadas por grande quantidade de ondas lentas, teta e delta, de morfologia irregular, polimorfa, voltagem variada, de projeção difusa. Estudos recentes demonstram que aproximadamente metade dos pacientes com infecções primárias do SNC pode apresentar crises ou paroxismos epileptiformes do tipo GPD quando avaliados por meio de registro eletrográfico prolongado (Figura 4.2.11).

Encefalite herpética

A infecção pelo vírus do herpes simples tipo 1 (HSV-1) causa necrose hemorrágica intensa nas porções inferior e medial do lobo temporal e na região orbital do lobo frontal. As alterações eletrográficas mais precoces consistem de alentecimento dos ritmos de base, presença de ondas lentas de morfologia irregular, de projeção focal ou lateralizada com predomínio nas áreas temporais.

Com a evolução, aparecem ondas agudas e ondas lentas, nas regiões temporais, que rapidamente progridem para o padrão de complexos periódicos. Os complexos periódicos são constituídos por onda aguda lenta com duração aproximada de 300 ms e de voltagem elevada; repetem-se a intervalos variáveis de 2 a 4 segundos (Figura 4.2.12). O padrão periódico se desenvolve em poucos dias após o início do quadro clínico, ocorrendo na forma de LPD, GPD ou LPD bilateral e independente. O padrão periódico é transitório, durando de 3 a 4 dias, e desaparece em até 1 semana, independentemente da melhora ou deterioração do quadro clínico.

Encefalopatias autoimunes

Entre as encefalapoatias autoimunes, a encefalite causada por anticorpos contra o receptor *N*-metil-D-Aspartato (anti-NMDAR) é caracterizada por sintomas psiquiátricos, comprometimento cognitivo, alteração

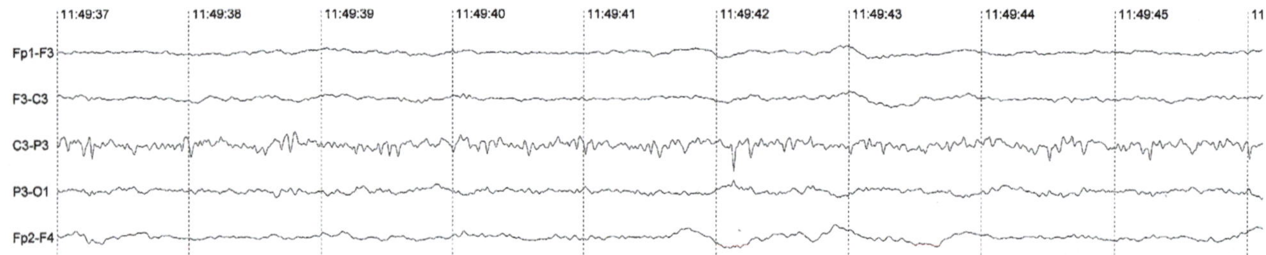

Figura 4.2.12. Encefalite herpética. EEG com desorganização e atenuação difusas da atividade elétrica cerebral e atividade periódica que se repete a cada 2 segundos de projeção temporal direita.
EEG: eletroencefalograma.
Fonte: Acervo da autoria.

da consciência por menor responsividade, movimentos anormais, convulsões, hipoventilação e alterações autonômicas. Essa encefalite pode ocorrer no contexto de uma síndrome paraneoplásica, mais comumente, teratoma de ovário. A ressonância de crânio é normal em cerca de 50% dos pacientes e a análise do líquido LCR, geralmente, é anormal, com discreta pleocitose linfocítica e aumento dos níveis de proteína. O diagnóstico é confirmado pela presença de anticorpos anti-NMDAR no LCR. A frequência de encefalite anti-NMDAR é maior do que suposto anteriormente, superando encefalites de etiologia viral como as causadas por enterovírus e HSV-1, em populações mais jovens. Diagnóstico e tratamento precoces podem melhorar a evolução, uma vez que o tratamento com imunoterapia e a exérese do tumor são eficazes para essa patologia. O EEG é anormal em quase todos os pacientes e extremamente importante para diagnóstico e, eventualmente, para a detecção de EME que pode ocorrer. Os principais achados eletrográficos são alentecimento da atividade de base, paroxismos epilpetiformes e presença de atividade delta rítmica generalizada. Um padrão peculiar, recentemente descrito e denominado *extreme delta brush*, é a conjunção de atividade delta ritmada com atividade beta sobreposta (Figura 4.2.13). Esse padrão está sendo correlacionado com o espectro mais grave da doença.

Abscessos cerebrais

Os abscessos cerebrais mostram EEG comparável ao de lesões rapidamente expansivas, atividade delta polimorfa, de voltagem elevada, lateralizadas ou com acentuação focal e comprometimento da atividade de base do hemisfério oposto em maior ou menor grau.

ELETROENCEFALOGRAMA NO TRAUMATISMO CRANIOENCEFÁLICO

Além da imagem pela tomografia de crânio, o EEG pode fornecer importantes dados no traumatismo cranioencefálico. Após um trauma de crânio grave, com perda de consciência, o EEG apresenta ondas lentas generalizadas.

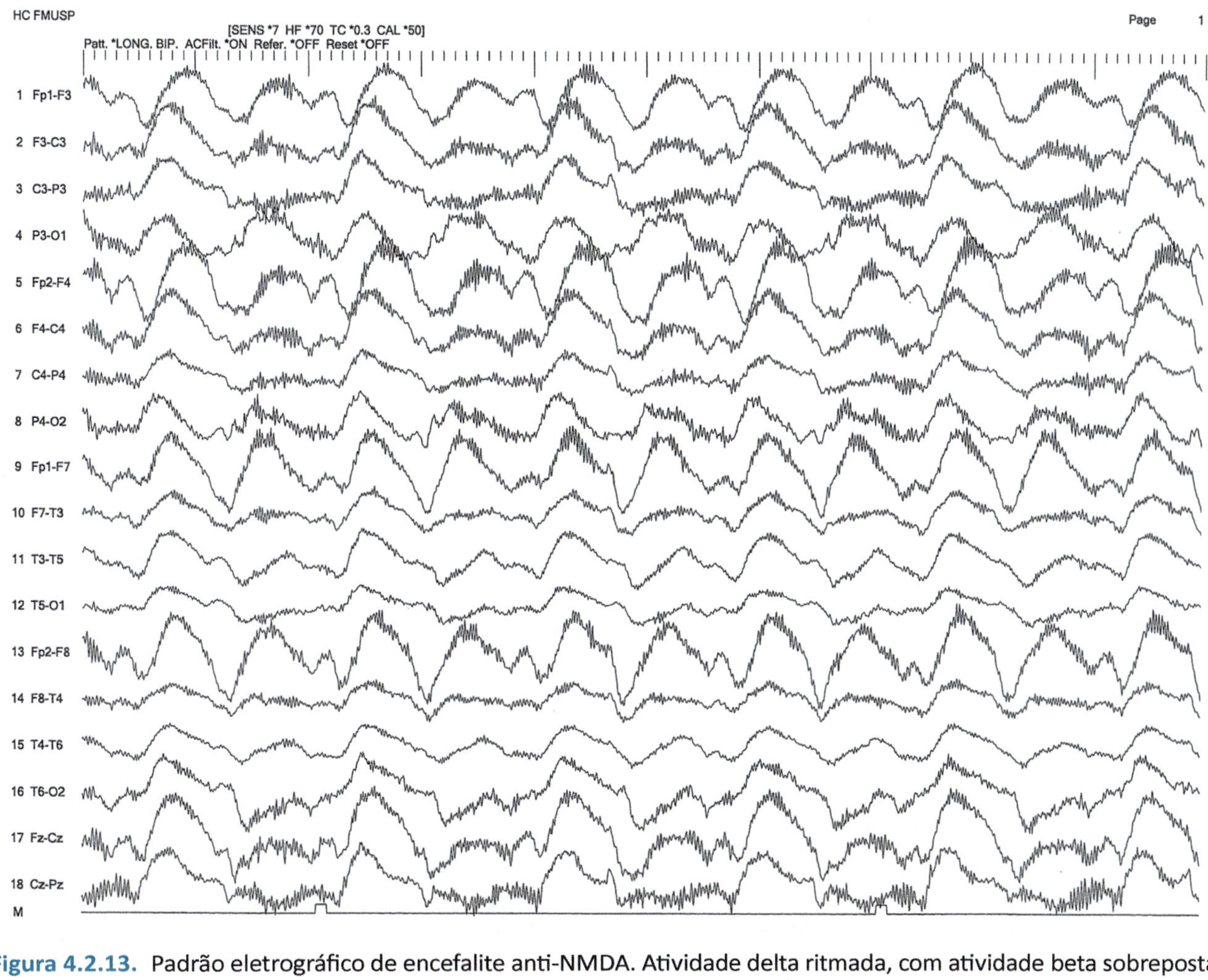

Figura 4.2.13. Padrão eletrográfico de encefalite anti-NMDA. Atividade delta ritmada, com atividade beta sobreposta.
Fonte: Acervo da autoria.

No traumatismo fechado com concussão, as alterações são inespecíficas, caracterizadas por atividade de ondas lentas, de projeção difusa. O grau de alentecimento e a extensão pelos quais os ritmos da atividade de base normal se modificam é proporcional à gravidade do trauma e do nível de consciência do paciente, no momento em que o EEG é registrado. Anormalidades focais indicam contusão cerebral ou hemorragia. Algumas vezes, lesões focais estão presentes e persistem mesmo na ausência de anormalidades nos exames de imagem, mostrando que pode ocorrer lesão funcional, sem lesão anatômica.

A ocorrência de EME nos indivíduos em coma, secundário a traumatismo cranioencefálico, é um fator complicante, contribuindo para pior prognóstico, uma vez que crises epilépticas repetidas podem aumentar a pressão intracraniana, perpetuando o edema encefálico, além da manutenção dos mecanismos de excitotoxicidade, mediante o aumento dos níveis cerebrais de glutamato e outros aminoácidos excitatórios. Recentemente, o EEG associado a outras modalidades de monitoração neurológica como cateteres para medidas da pressão intracraniana, temperatura, oximetria cerebral e dosagem de substratos como glicose e de neurotransmissores, exercem papel fundamental, não para diagnóstico, mas para seguimento de pacientes com traumatismo cranioencefálico grave. O objetivo é antecipar e tratar de forma precoce as complicações.

CONSIDERAÇÕES FINAIS

O EEG é um método não invasivo de análise da atividade elétrica cerebral. Na prática clínica, é indicado para complementação diagnóstica nas patologias neurológicas e nas condições clínicas com sintomas neurológicos.

Nas epilepsias e síndromes epilépticas, o EEG é indicado para a confirmação do diagnóstico, diferenciação entre certos tipos de crises e para o diagnóstico diferencial entre distúrbios paroxísticos epilépticos e não epilépticos.

Certos padrões eletrográficos são altamente sugestivos do diagnóstico como os complexos generalizados de periodicidade longa da panencefalite esclerosante subaguda ou os complexos de periodicidade curta da doença de Creutzfeldt-Jakob.

Nos estados alterados de consciência, o EEG é útil na diferenciação entre encefalopatias difusas, particularmente metabólicas e EME não convulsivo.

Nos casos de EME, o EEG é fundamental para diagnóstico e seguimento clínico.

Alterações da atividade de base, alentecimento, padrões de coma, surtossupressão, atenuação são pouco específicos; no entanto, quando avaliados em EEG seriados, têm valor prognóstico indicando a evolução da encefalopatia. Nesse contexto, incluem-se acidentes vasculares cerebrais, doenças neurodegenerativas e encefalopatais pós-anóxia cerebral.

BIBLIOGRAFIA CONSULTADA

American Epilepsy Society. Guidelines in electroencephalography, evoked potentials, and polysomnography. J Clin Neurophysiol. 1994;11:111-13.

Bazil CW, Herman ST, Pedley TA. Focal electroencefalographic abnormalities. In: Ebersole JS, Pedley TA (Eds). Current Practice of Clinical Electroencephalography, 3.ed. Philadelphia: Lippincott Williams & Wilkins, 2003:303-47.

Bragatti JA, Rossato R, Ziomkowski S, Kliemann FAD. Encefalopatia induzida por cefepime. Achados clínicos e eletroencefalográficos em sete pacientes. Arq Neuropsiquiatr. 2005;1:87-92.

Brenner RP. The electroencephalogram in altered states of consciousness. Neurol Clin. 1985;3:615-31.

Dunand AC, Jallon P. Les activités paroxystiques pseudo-périodiques en électroencéphalographie. Neurophysiol Clin. 2002;32:2-37.

Ebersole JS. Cortical generators and EEG voltage fields. In: Ebersole JS, Pedley TA (Eds). Current practice of clinical electroencephalography. 3. ed. Philadelphia: Lippincott Williams & Wilkins. 2003:12-31.

Hirsch LJ, Fong MWK, Eitinger M, LaRoche SM, Beniczky S, Abend NS, et al. American Clinical Neurophysiology Society's Standardized Critical Care EEG Terminology: 2021 version. J Clin Neurophysiol. 2021;1;38(1):1-29.

Husain AM. Electroencefalographic assessment of coma. J Clin Neurophysiol. 2006;23:208-20.

Ikeda A, Klem GH, Lüders HO. Metabolic, infectious, and hereditary encephalopathies. In: Ebersole JS, Pedley TA (eds). Current Practice of Clinical Electroencephalography. 3.ed. Philadelphia: Lippincott Williams & Wilkins. 2003:348-77.

International Federation of Societies for Electroencephalography and Clinical Neurophysiology. A glossary of terms commonly used by clinical electroencephalographers. Electroencephalograph Clin Neurophysiol. 1974;37:538-48.

Maheshwari MC, Jeavons PM. The clinical significance of occipital spikes as a sole response to intermittent photic stimulation. Electroencephalogr Clin Neurophysiol. 1975;39:93-5.

Markand ON, Panszi JG. The electroencephalogram in subacute sclerosing panencephalitis. Arch Neurol. 1975;32:719-26.

Niedermeyer E. Abnormal EEG patterns: epileptic and paroxysmal. In: Niedermeyer E, Lopes da Silva F (eds.). Electroencephalography: basic principles, clinical applications, and related fields. 5. ed. Philadelphia: Lippincott Williams & Wilkins. 2005:255-80.

Sharbrough FW. Nonspecific abnormal EEG patterns. In: Niedermeyer E, Lopes da Silva F (eds.). Electroencephalography: basic principles, clinical applications, and related fields. 5. ed. Philadelphia: Lippincott Williams & Wilkins. 2005:235-54.

Steinhoff BJ, Zerr I, Glatting M, Schulz-Schaeffer W, Poser S, Kretzchmar HA. Diagnostic value of periodic complexes in Creutzfeldt-Jakob disease. Ann Neurol. 2004;56: 702-8.

Steriade M, Gloor P, Llinás RR, Lopes de Silva FH, Mesulam MM. Basic mechanisms of cerebral rhythmic activities. Eletroencephalogr Clin Neurophysiol. 1990;76:481-508.

Swanson TH. Basic cellular and synaptic mechanisms underlying the electroencephalogram. In: Levin KH, Lüders HO (eds.). Comprehensive clinical neurophysiology. Philadelphia: WB Saunders Company. 2000:349-57.

Takahashi T. Activation methods. In: Niedermeyer E, Lopes da Silva F (eds.). Electroencephalography: basic principles, clinical applications, and related fields. 5. ed. Philadelphia: Lippincott Williams & Wilkins. 2005:281-303.

Treiman DM, Walton NY, Kendrick CA. Progressive sequence of eletroencephalographic changes during generalized convulsive status epilepticus. Epilepsy Res. 1990;5:49-60.

4.3 Eletroneuromiografia

Mario Wilson Lervolino Brotto

INTRODUÇÃO

O exame eletroneuromiografia (ENMG) tem sua principal indicação no diagnóstico topográfico, etiológico e prognóstico das afecções do sistema nervoso periférico (SNP) e no diagnóstico diferencial entre afecções neurogênicas, miopáticas e da junção neuromuscular (Figura 4.3.1). O exame ENMG divide-se em duas partes: o estudo da condução nervosa (eletroneurografia [ENG]); e a eletromiografia de agulha (EMG).

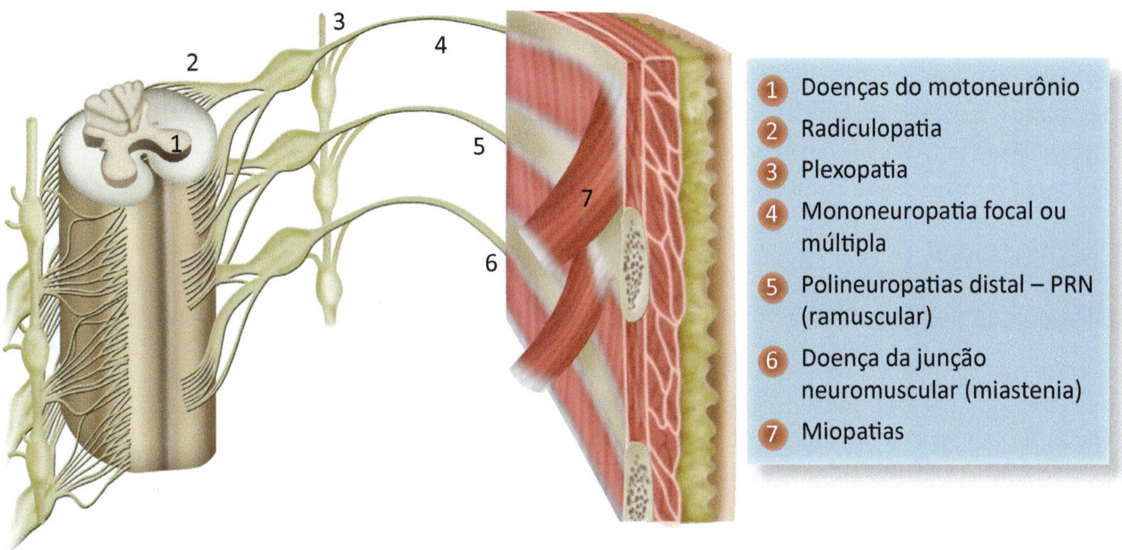

Figura 4.3.1. O objetivo do estudo eletrodiagnóstico é determinar se há alguma anormalidade e localizar o sítio lesional ao longo do trajeto do sistema nervoso periférico. Exemplos de possíveis sítios lesionais e os diagnósticos diferenciais mais encontrados incluem: corno anterior da medula: esclerose lateral amiotrófica; raízes: radiculopatia cervical ou lombossacral; plexopatias: síndrome de Parsonage Turner ou desfiladeiro torácico; axonal: neuropatia tóxica e/ou autoimune, polirradiculoneurite (PRN) axonal, neuropatia axonal sensitivo-motora aguda (AMSAN); desmielinizante: metabólica (diabetes *mellitus*), autoimune (PRN – síndrome de Guillain-Barré), degenerativas (doença de Charcot-Marie-Tooth tipo I); junção neuromuscular: miastenia *gravis*, síndrome miastênica de Lambert-Eaton, botulismo; muscular: polimiosite, distrofias musculares, paralisia periódica.
Fonte: Desenvolvida pela autoria.

O exame eletroneuromiográfico (ENMG) é um importante método para o diagnóstico diferencial das muitas desordens dos músculos e dos nervos. Já a tomografia e/ou a ressonância magnética são apenas fotografias sofisticadas. O exame ENMG fornece informações em tempo real do que está ocorrendo no nervo e no músculo e, em conjunto com os exames de imagem, auxilia no correto diagnóstico das afecções neuromusculares.

Estudos eletrodiagnósticos (Figura 4.3.1) são essenciais para estabelecer o diagnóstico correto de determinadas moléstias não visualizadas no exame de imagem e, de maneira geral, podemos considerar a indicação do exame ENMG nos seguintes sintomas clínicos:

1. Paciente queixa-se de diminuição da sensibilidade (hipoestesia).
2. Paciente queixa-se de sensação de choques e formigamento (parestesias).
3. Paciente queixa-se de dores (algias).
4. Paciente queixa-se de fraqueza (paresia).
5. Paciente queixa-se de fadiga precoce.
6. Paciente queixa-se de incoordenação (ataxia).
7. Paciente queixa-se de diminuição da massa muscular (amiotrofia), cãibras e/ou fasciculações.
8. Paciente com reflexos profundos diminuídos ou abolidos (hipo ou arreflexia miotática).

Em resumo, o estudo eletrodiagnóstico é utilizado para:

1. Fornecer o diagnóstico correto.
2. Localizar o nível lesional.
3. Determinar o tratamento com o correto diagnóstico.
4. Fornecer informações a respeito do prognóstico.

ELETRONEUROGRAFIA

Estudo das conduções nervosas

O estudo das conduções nervosas é realizado colocando-se um par de eletrodos de superfície (ativo e referência) na pele e estimulando o nervo mediante impulsos elétricos. A ENG é dividida em três categorias: motora; sensitiva (fibras mielinizadas); e autonômica (fibras amielínicas do tipo C – Figura 4.3.2). Para se estudarem os nervos motores (Figura 4.3.3) ou sensitivos (Figura 4.3.4), os eletrodos são colocados sobre um músculo ou superfície que recebe a inervação motora ou sensitiva do nervo que se deseja estudar. O estímulo elétrico no nervo origina um potencial evocado motor, sensitivo e/ou autonômico que fornece importantes informações sobre o estado funcional do sistema nervoso periférico. O Quadro 4.3.1 fornece os principais termos utilizados no estudo da condução nervosa.

ELETROMIOGRAFIA

A EMG de agulha concêntrica envolve a avaliação da atividade elétrica do músculo e é uma parte fundamental do teste eletrodiagnóstico. É um teste inconfortável e é importante conquistar a confiança e a cooperação do paciente. A EMG avalia os músculos esqueléticos voluntários e quantifica a excitação elétrica das fibras musculares. O exame EMG é dividido em quatro componentes:

1. Exame do músculo em repouso.
2. Análise das unidades motoras.
3. Análise dos potenciais de ação musculares durante a contração.

Exame do músculo em repouso

Logo após que a agulha é inserida no músculo, deve-se pausar vários segundos para se avaliar a atividade elétrica espontânea. Músculos normais no repouso devem exibir um silêncio elétrico logo após a inserção da agulha. A presença de atividade elétrica espontânea é anormal (sinais de desnervação) e ocorre na presença de patologias não somente neurogênicas, mas também em distúrbios metabólicos, inflamatórios e traumáticos do músculo (Figura 4.3.8). Ondas positivas, fibrilações, descargas de alta frequência (DAF) são exemplos de atividades espontâneas anormais geradas no nível muscular, ao passo que anormalidades no nível neural originam descargas mioquímicas, cãibras, descargas neuromiotônicas, tremores e fasciculações. O Quadro 4.3.2 descreve as patologias associadas com atividade espontânea anormal (fibrilações e ondas positivas).

Nas lesões do SNP, como as unidades motoras têm maior número de fibras musculares do que normalmente, os potenciais de unidade motora (UM) têm amplitude e duração maiores (*potenciais gigantes*) e maior número de fases (*potenciais polifásicos longos* [PL]). Esse fenômeno resulta da reinervação de fibras musculares desnervadas por axônios ainda preservados, aumentando, assim, o número de fibras musculares das unidades motoras remanescentes.

Nas miopatias, as unidades motoras passam a ter menor número de fibras musculares, resultando em potenciais de baixa amplitude e de menor duração.

Análise das unidades motoras

Logo após a análise da atividade de inserção e do repouso, as unidades motoras (potenciais de ação) devem ser estudadas. Nessa etapa, é solicitado que o paciente realize uma contração leve a moderada, em que é possível estudar a amplitude, a duração, a morfologia e o número de fases da UM.

Reflexo da reatividade autonômica simpática cutânea

- Estímulo elétrico supramáximo (0,5 mseg. 20 mA a 50 mA): punho ou tornozelo.
- Captação de superfície: eletrodo ativo (palma da mão ou planta do pé) e eletrodo de referência (dorso da mão ou dorso do pé)
- Filtros: 05 Hz – 2 KHz
- Valor normal: até 2.000 mseg. (MMSS) e até 2.500 mseg. (MMII)

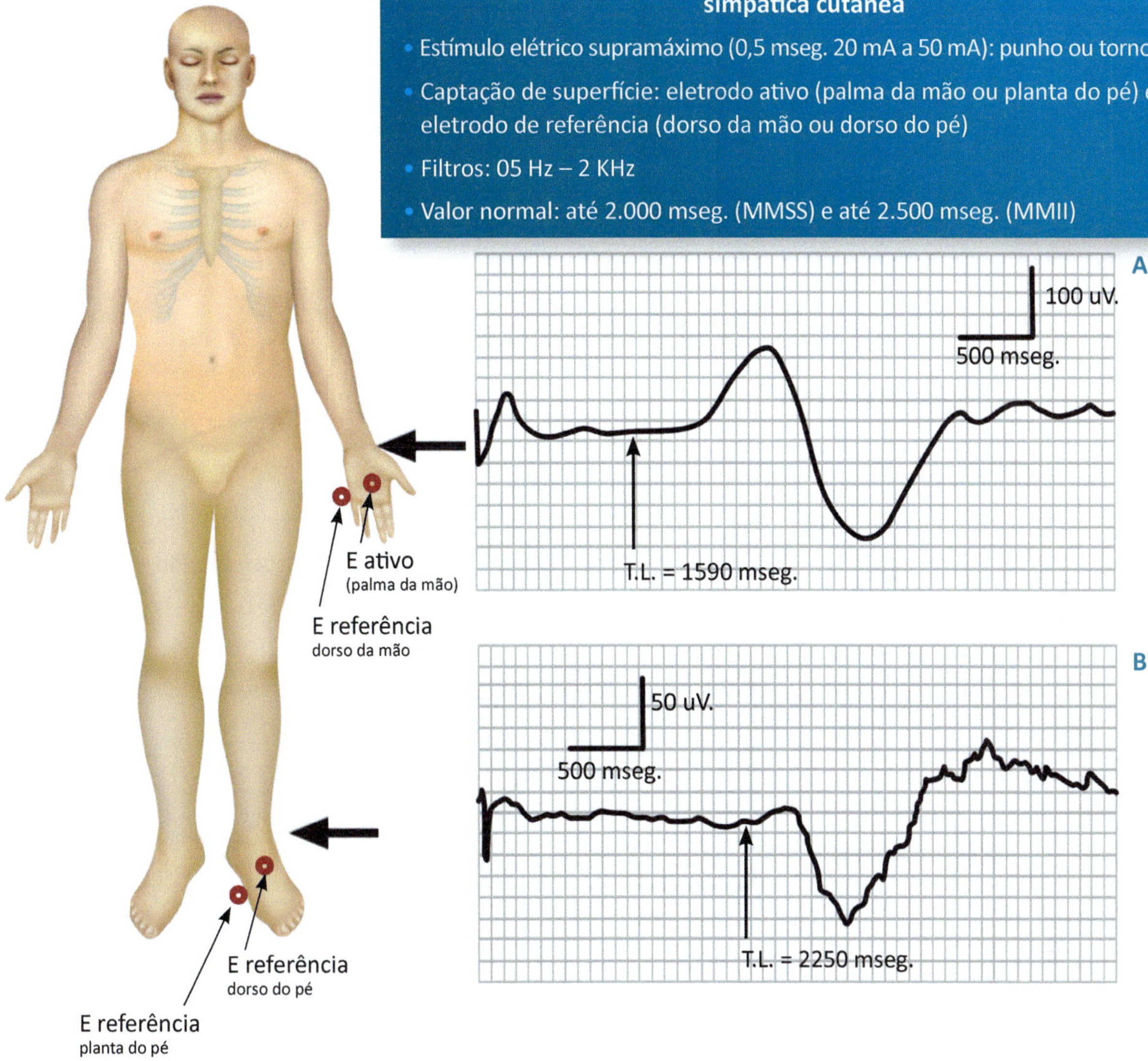

Figura 4.3.2 (A e B). Estudo da reatividade autonômica simpática periférica cutânea distal no membro superior **(A)** e no membro inferior **(B)** à esquerda, mediada por fibras amielínicas do tipo C (de lenta condução), mediante estimulação elétrica supramáxima (captação de superfície em regiões opostas: dorso e palma da mão, dorso e planta do pé): notar o potencial evocado autonômico com tempo de latência e amplitude normal no membro superior (V.N. = até 2.000 mseg.) e no membro inferior (V. N. = até 2.500 mseg.).
Fonte: Desenvolvida pela autoria.

Quantificação do recrutamento de unidades motoras

O termo "recrutamento" significa uma adição ordenada e progressiva de unidades motoras de modo a aumentar a força de contração muscular por meio do aumento na frequência de descarga de cada unidade motora e aumento progressivo do número de unidades motoras recrutadas (Figura 4.3.9).

Recrutamento neuropático

Pode ser observado em doenças do motoneurônio, radiculopatias, neuropatias e em lesões traumáticas do nervo periférico. As UM apresentam-se em menor número (rarefação leve, moderada a severa), frequência de descarga aumentada (acima de 20 Hz), aumento na duração e amplitude, assim como se observa aparecimento de potenciais PL e mesmo de potenciais gigantes, indicativo de uma cronicidade e reinervação colateral de fibras nervosas motoras vizinhas (Figuras 4.3.10 e 4.3.11).

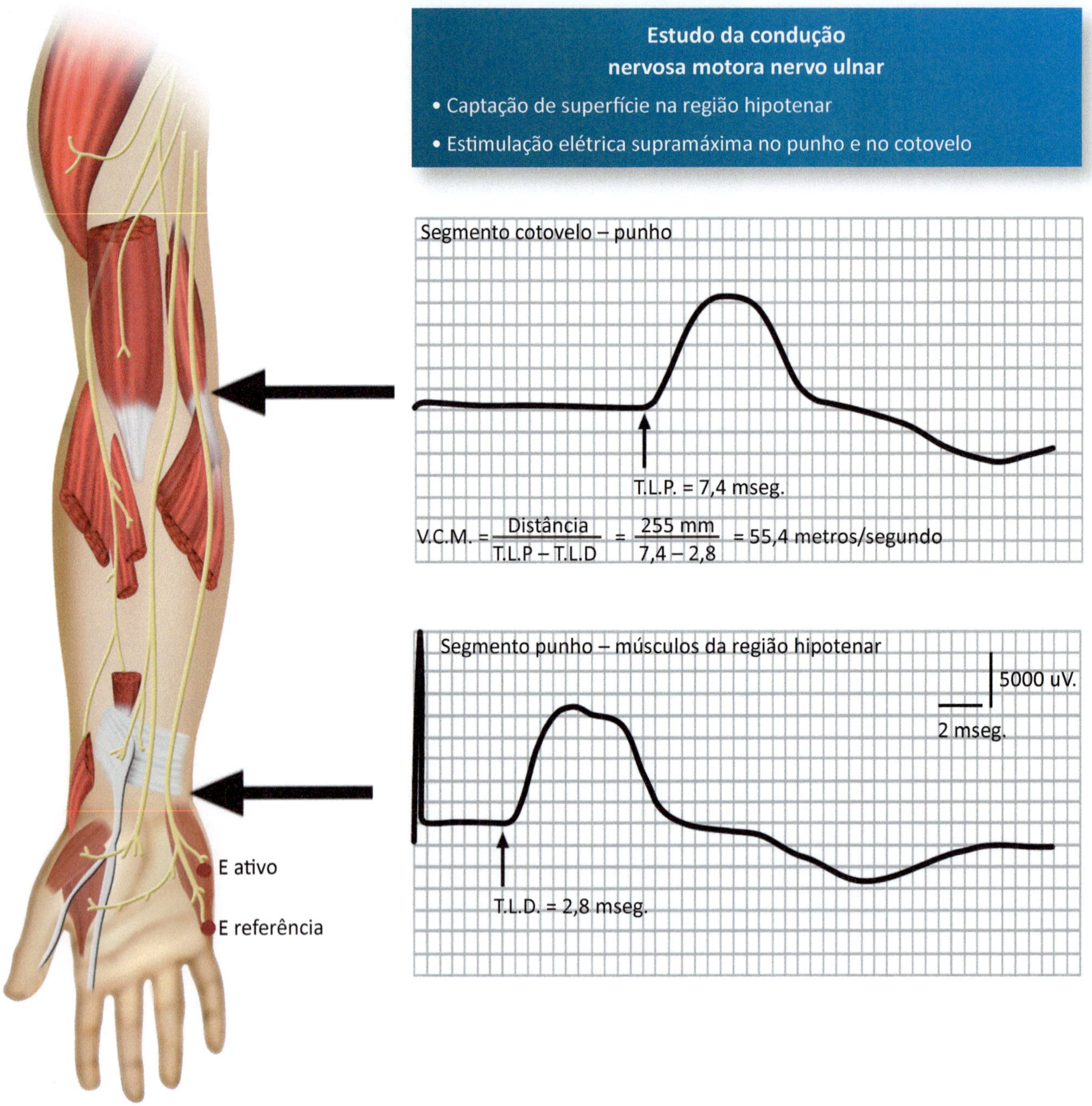

Figura 4.3.3. Estudo da condução nervosa motora no nervo ulnar, com estímulo elétrico supramáximo aplicado no cotovelo e no punho. A distância do cotovelo ao punho (mm), dividida pela diferença do tempo de latência proximal (TLP) e distal (TLD) em milissegundos, fornecerá a velocidade de condução motora no segmento cotovelo – punho (metros/segundo). Numa condução nervosa motora, o segmento mais distal do nervo (punho – região hipotenar) é referido com tempo de latência motor distal, que tem um limite superior dependendo do nervo estudado.
Fonte: Desenvolvida pela autoria.

Estudo da condução nervosa sensitiva nervo ulnar

- Captação de superfície no V dedo
- Estimulação elétrica supramáxima no punho e no cotovelo

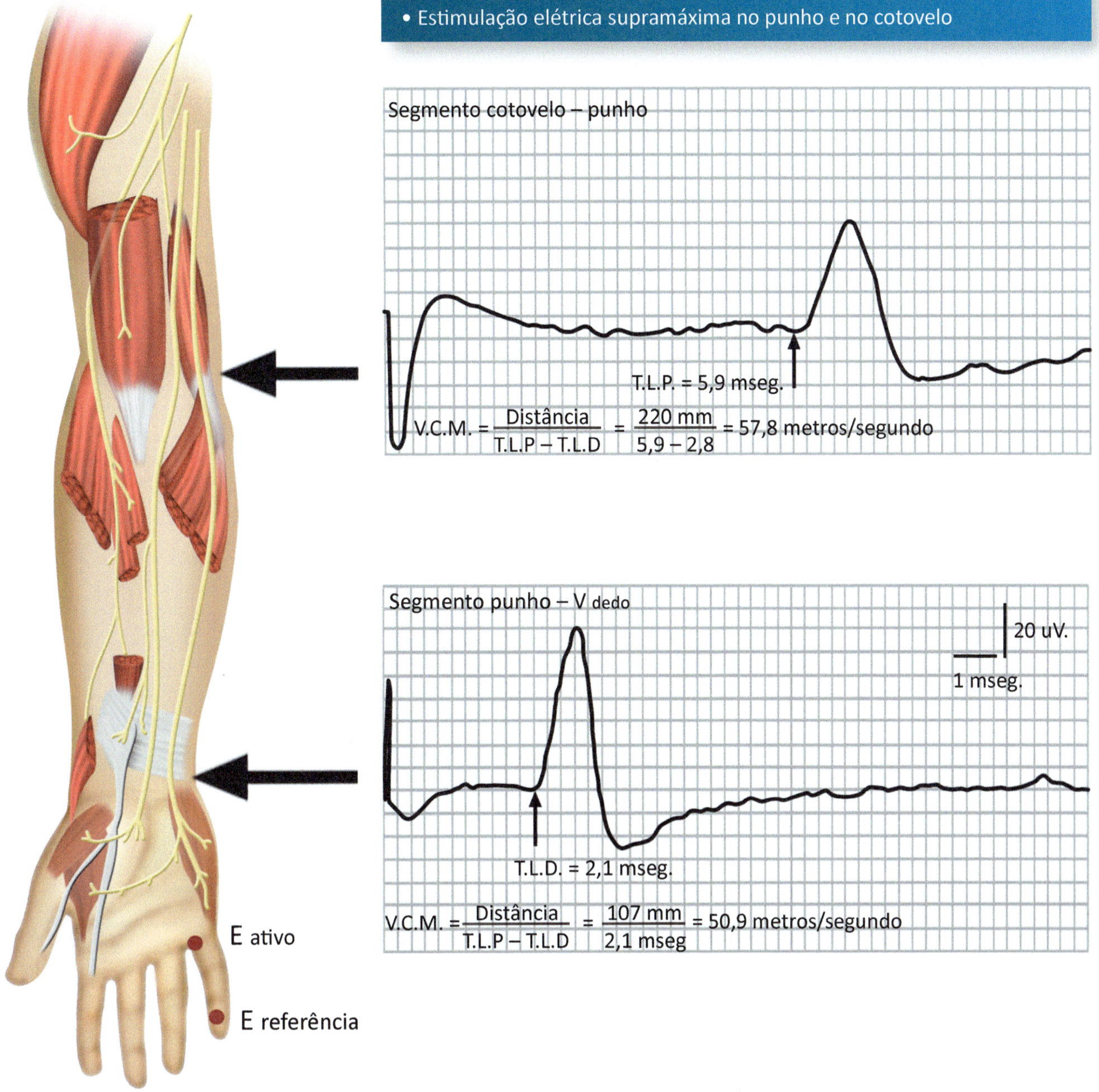

Figura 4.3.4. Estudo da condução nervosa sensitiva no nervo ulnar, com estímulo elétrico supramáximo aplicado no cotovelo e no punho. A distância do punho – V dedo, dividida pelo tempo de latência distal (TLD) e a distância do cotovelo ao punho (mm), dividida pela diferença do tempo de latência proximal (TLP) e distal (TLD) em milissegundos, fornecerá a velocidade de condução motora no segmento punho – V dedo e cotovelo – punho (metros/segundo), respectivamente.

Fonte: Desenvolvida pela autoria.

Quadro 4.3.1. Termos técnicos no estudo das conduções nervosas

Potencial evocado: onda senoidal visualizada na tela do eletromiógrafo, resultante do estímulo elétrico. Termos mais específicos incluem: potencial evocado motor, potencial evocado sensitivo, potencial evocado misto (ver Figura 4.3.5)
Tempo de latência: intervalo de tempo entre o início do estímulo e o início da resposta, podendo ser referido como tempo de latência motor, sensitivo e autonômico (ver Figura 4.3.5)
Amplitude: máxima altura do potencial evocado de morfologia senoidal, geralmente medida como amplitude pico a pico (ver Figura 4.3.5)
Onda F: potencial evocado motor obtido mediante a estimulação elétrica antidrômica supramáxima de um nervo motor. Representa o tempo necessário para o estímulo trafegar antidromicamente via motoneurônio até a ponta anterior da medula reverberar com a participação das células de Reinshaw e retornar ortodromicamente ao músculo, como um potencial evocado motor de menor amplitude. Esse estudo permite verificar o estado da condução nervosa puramente motora nos segmentos mais proximais do sistema nervoso periférico uma vez que a secção experimental da raiz dorsal sensitiva não altera a onda F (ver Figura 4.3.6)
Reflexo H: potencial evocado motor originado por estimulação elétrica ortodrômica submáxima de fibras aferentes sensitivas, que fazem sinapse no nível espinhal e retornam ortodromicamente pela via eferente motora. Essa resposta é considerada um reflexo monossináptico espinhal, com vias aferentes sensitivas, centros reflexógenos espinhais e vias eferentes motoras com trajetos anatômicos específicos, permitindo topografar um nível lesional (ver Figura 4.3.7)
Ortodrômica: quando o impulso elétrico trafega no mesmo sentido da condução fisiológica do nervo, por exemplo, um impulso elétrico no nervo motor trafega em direção ao músculo e afasta-se da medula espinhal ou um impulso elétrico no nervo sensitivo trafega em direção à medula espinal
Antidrômica: quando o impulso elétrico trafega no sentido oposto da condução fisiológica do nervo, por exemplo, um impulso elétrico no nervo motor trafega em direção à medula espinal e afasta-se do músculo ou um impulso elétrico no nervo sensitivo afasta-se da medula espinal e aproxima-se da periferia mais distal do nervo sensitivo

Fonte: Desenvolvido pela autoria.

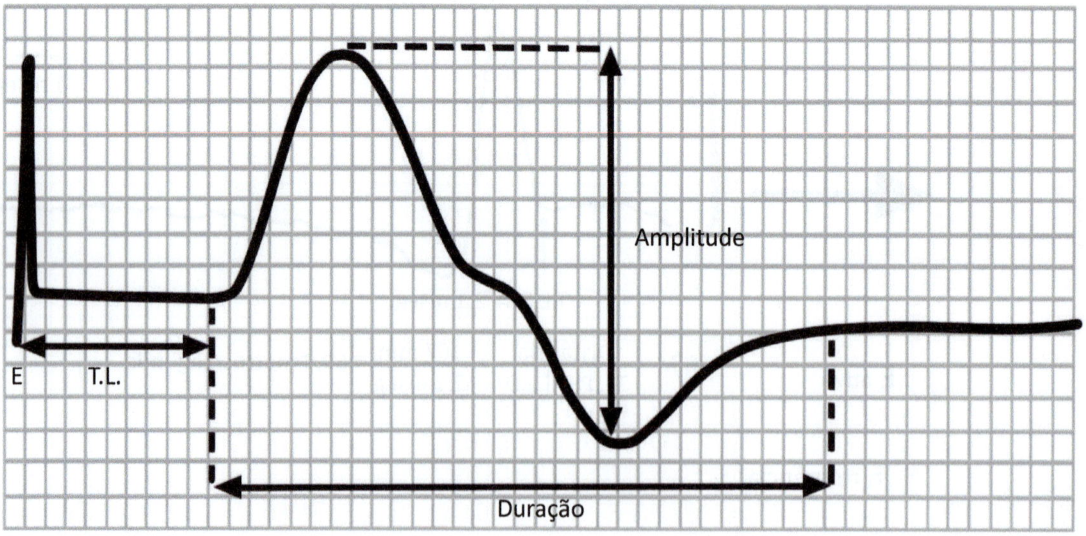

Figura 4.3.5. Esquema de um potencial evocado no estudo da condução nervosa. Notar o tempo de latência (TL) entre o artefato do estímulo elétrico (E) e a chegada do estímulo no ponto de captação, amplitude pico a pico e a duração do potencial evocado.
Fonte: Desenvolvida pela autoria.

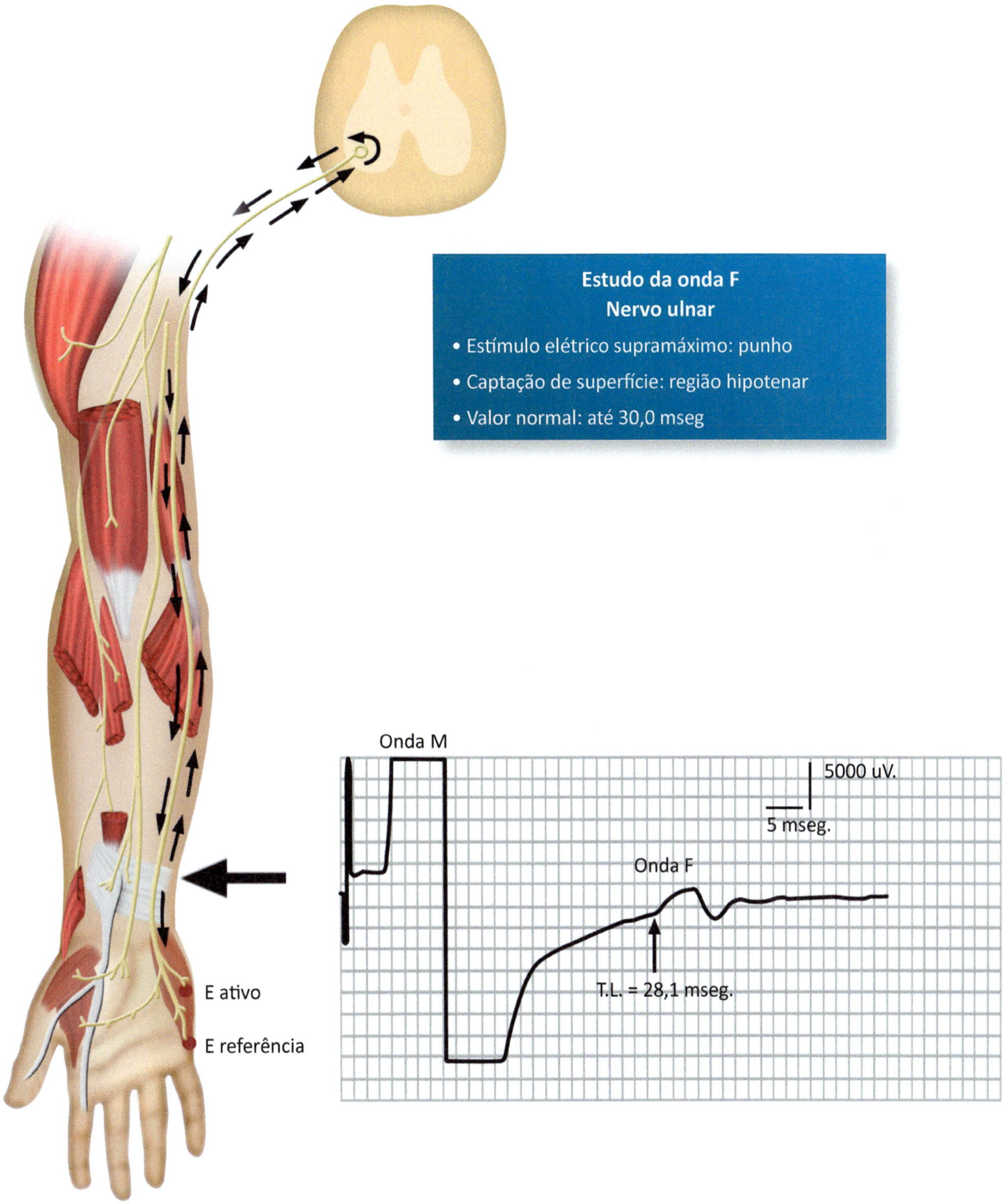

Figura 4.3.6. Estudo do tempo de latência da onda F no nervo ulnar: o estímulo elétrico supramáximo no punho origina impulsos nervosos que, antidromicamente, ascendem pelos motoneurônios alfas, reverberam nas células da ponta anterior da medula e retornam, ortodromicamente, pelo motoneurônio até o músculo, determinando o aparecimento de um potencial evocado motor de menor amplitude e com tempo de latência mais tardio (onda F). A onda M, com curto tempo de latência, representa a despolarização direta dos músculos hipotenares pelo estímulo elétrico supramáximo do nervo ulnar no punho.
Fonte: Desenvolvida pela autoria.

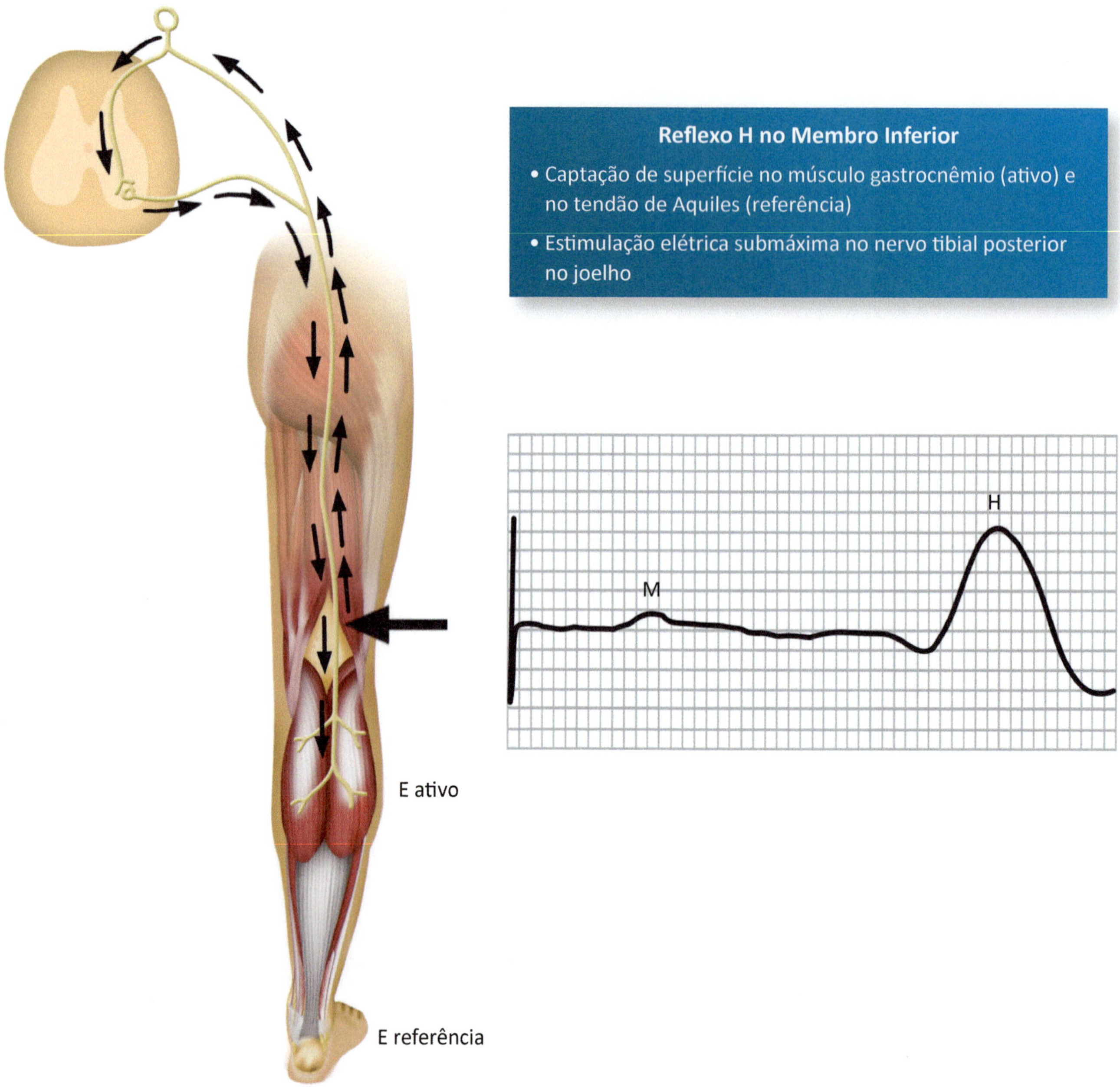

Figura 4.3.7. Estudo do reflexo H (Hoffman) no membro inferior. A estimulação elétrica submáxima do nervo tibial posterior no nível do joelho trafega pela via aferente sensitiva e eferente motora no nível radicular S-1, ocasionando o aparecimento da resposta H com tempo de latência mais tardio. A onda M de reduzida amplitude indica que o estímulo elétrico está no nível sublimiar. A estimulação elétrica supramáxima ocasionará o desaparecimento do reflexo H e a sua substituição pela onda F.
Fonte: Desenvolvida pela autoria.

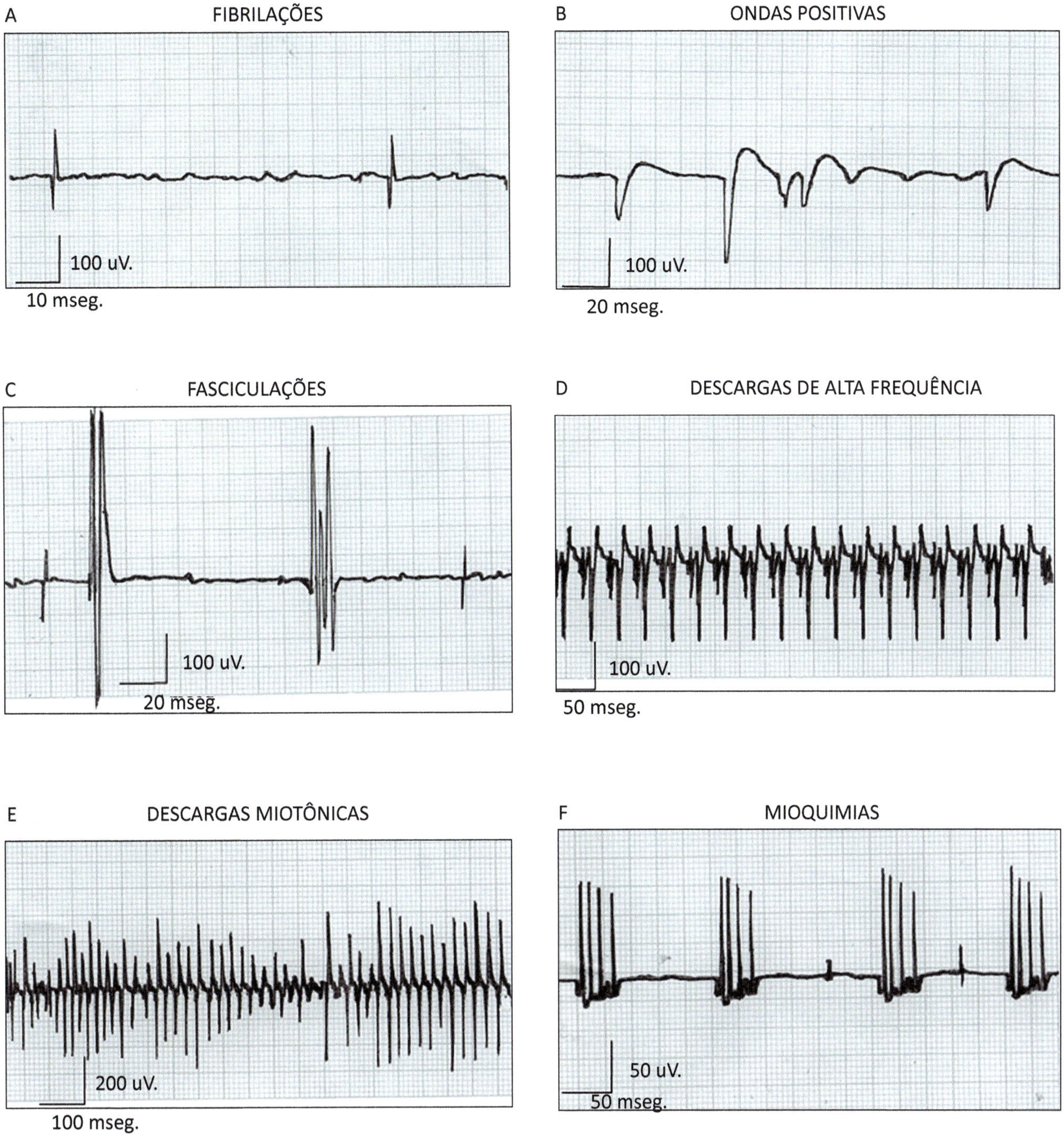

Figura 4.3.8 (A-F). Anormalidades da eletromiografia no repouso (captação com agulha concêntrica): **(A)** Fibrilações: notar os potenciais espontâneos bifásicos, arrítmicos, de pequena amplitude e de curta duração, com a deflexão inicial positiva. **(B)** Ondas positivas: notar os potenciais espontâneos bifásicos, com uma fase inicial positiva aguda, seguida de uma fase negativa de longa duração. **(C)** Fasciculações: notar as descargas espontâneas de unidades motoras polifásicas, de amplitudes, durações e morfologias variáveis, entremeadas com fibrilações de menores amplitudes. **(D)** Descargas de alta frequência (DAF): notar as descargas rítmicas de potenciais espontâneos repetitivos, de amplitudes constantes. **(E)** Descargas miotônicas (DM): notar as descargas rítmicas de potenciais espontâneos repetitivos, de amplitudes variáveis em crescente e decrescente. **(F)** Mioquimias: notar as descargas repetitivas agrupadas de múltiplas unidades motoras, de alta frequência (80 Hz) e de curta duração, em intervalos regulares.

Fonte: Desenvolvida pela autoria.

Quadro 4.3.2. EMG Moléstias com atividade espontânea anormal no repouso

Miopatias	Neuropatias
Miopatia inflamatória aguda e crônica	Doenças do motoneurônio
Distrofias musculares	Radiculopatia
Miosite por corpo de inclusão	Plexopatias
Miopatia congênita	Mononeuropatia e ou mononeurite múltipla
Rabdomiólise	Neuropatia focal compressiva
Trauma muscular	Polineuropatia desmielinizante e axonal
Triquinose	

Fonte: Desenvolvido pela autoria.

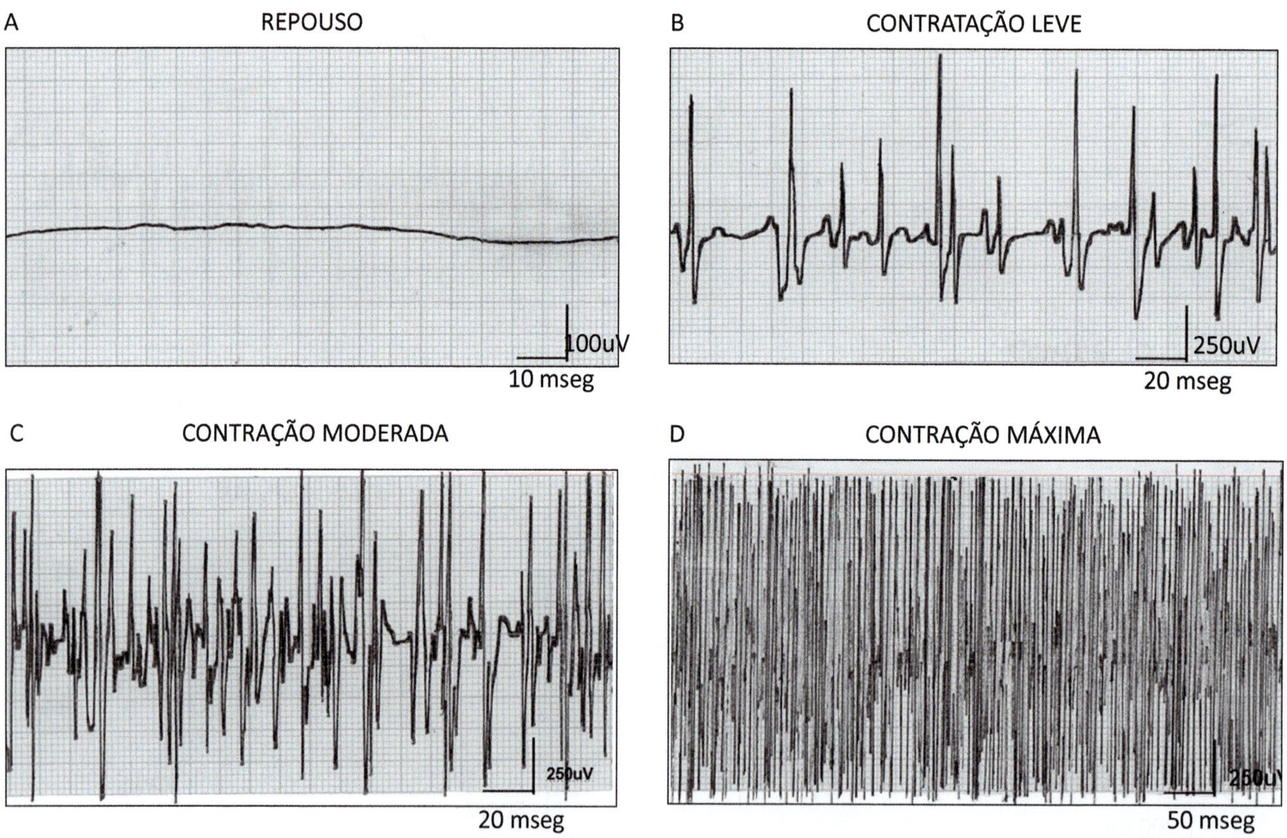

Figura 4.3.9 (A-D). Eletromiografia normal (captação com agulha concêntrica). **(A)** Repouso: notar o silêncio elétrico. **(B)** Contração leve **(C)** Contração moderada: notar as unidades motoras de amplitudes, durações e morfologias normais. **(D)** Contração máxima: notar o padrão de interferência normal, sem rarefação de unidades motoras. O aumento da força muscular resulta do aumento progressivo do número de unidades motoras recrutadas e do aumento da frequência de descarga de cada unidade motora.
Fonte: Desenvolvida pela autoria.

Recrutamento miopático

Pode ser observado em doenças musculares de etiologia degenerativa e/ou adquirida. Nesse tipo de moléstia, as UM apresentam-se com amplitudes, durações diminuídas, frequência de descarga aumentada, potenciais polifásicos curtos (PC) em proporção aumentada e, na contração leve, observa-se o padrão de interferência paradoxal, isto é, um excessivo recrutamento de UM com amplitudes, durações diminuídas e de frequência para um esforço de pouca intensidade (Figuras 4.3.12 e 4.3.13).

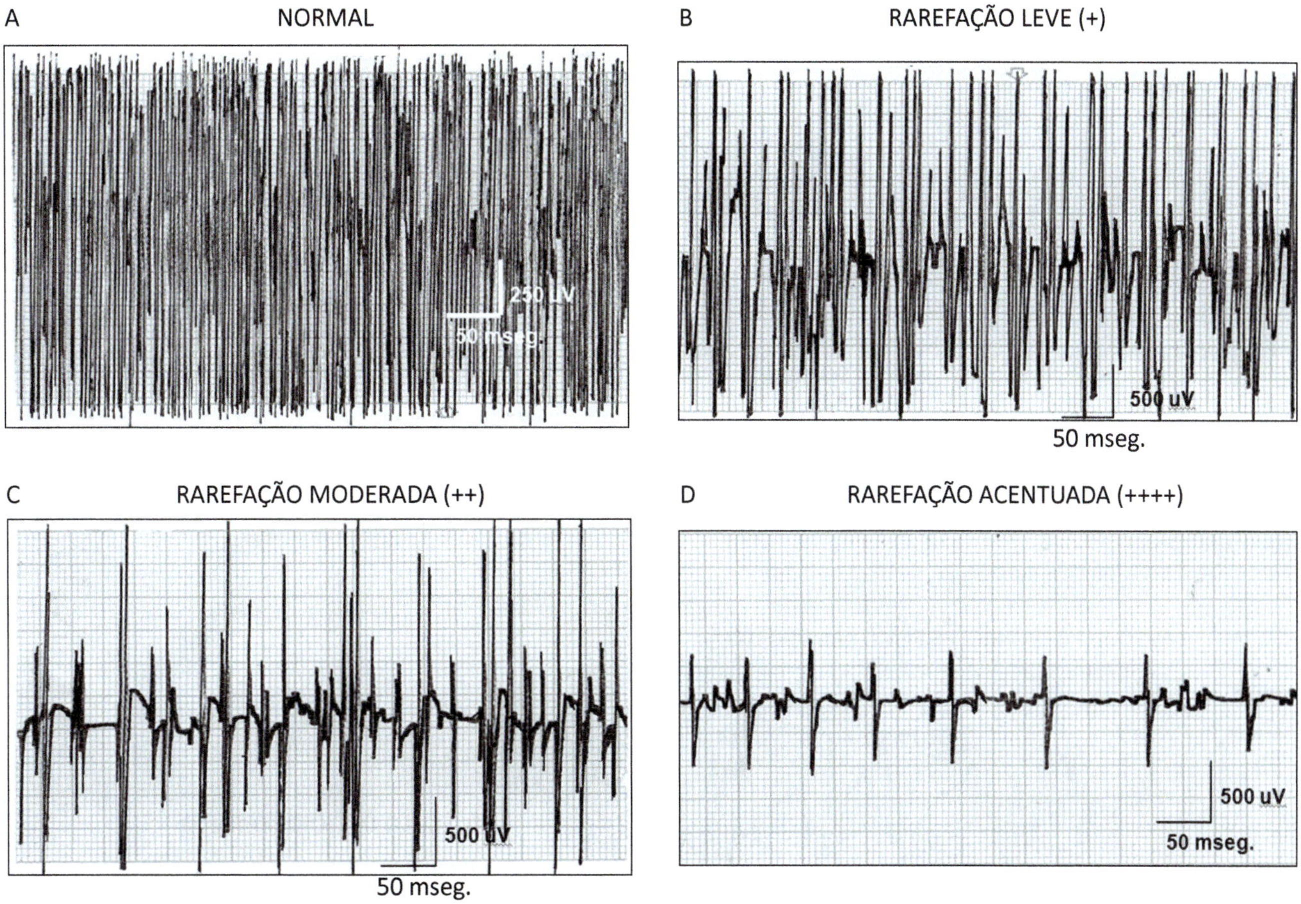

Figura 4.3.10 (A-D). Eletromiografia neurogênica – contração máxima (captação com agulha concêntrica). **(A)** Contração máxima normal: notar o padrão de interferência cheio, sem rarefação de unidades motoras. **(B, C e D)** Contração máxima neurogênica: notar uma rarefação leve (+), moderada (++) a acentuada (++++) de unidades motoras, em diferentes músculos num paciente com uma afecção degenerativa crônica da ponta anterior da medula (esclerose lateral amiotrófica).
Fonte: Desenvolvida pela autoria.

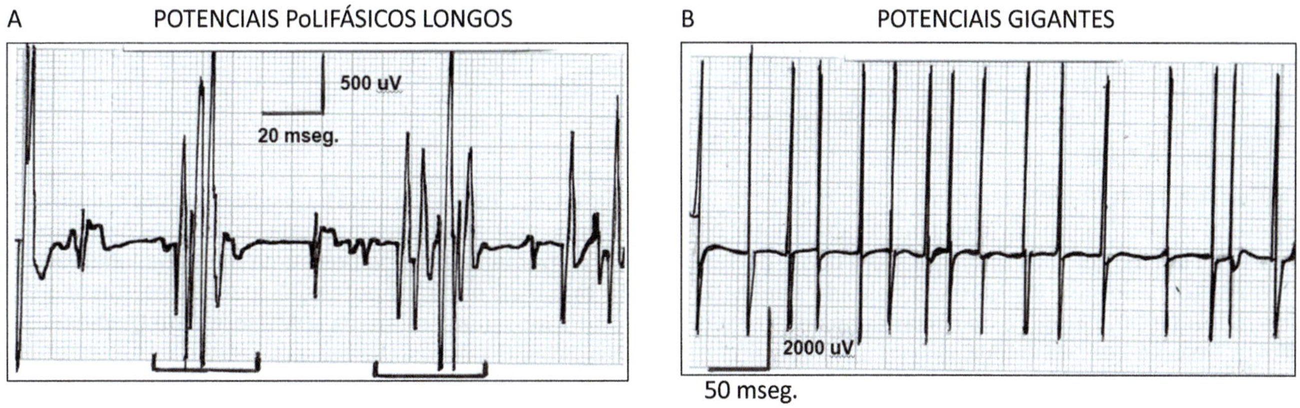

Figura 4.3.11 (A e B). Eletromiografia neurogênica – contração voluntária (captação com agulha concêntrica). **(A)** Contração moderada: notar os potenciais polifásicos longos (PL), indicativos de uma reinervação crônica, num paciente com uma polineuropatia periférica crônica (síndrome de Guillain Barré). **(B)** Contração máxima: notar os potenciais de ação de amplitudes gigantes (PG = potencial gigante) ao redor de 9000 uV, indicativos de uma reinervação crônica e mais comumente observados numa afecção crônica da ponta anterior da medula (esclerose lateral amiotrófica).
Fonte: Desenvolvida pela autoria.

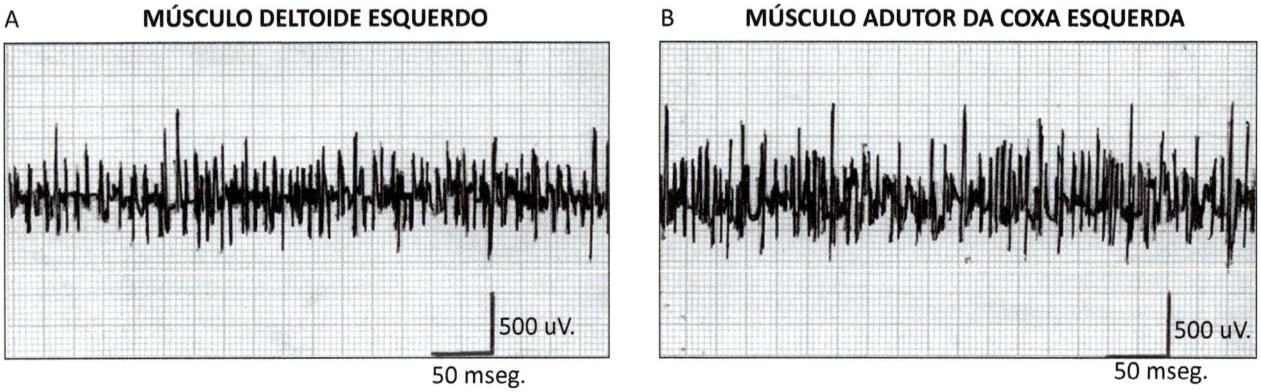

Figura 4.3.12 (A e B). Eletromiografia miopática – contração leve (captação com agulha concêntrica): notar o excessivo recrutamento e o aumento na frequência de descargas das unidades motoras para um esforço leve, com amplitudes diminuídas e de curtas durações, característico de um padrão de interferência miopático ("padrão de interferência paradoxal"). **(A)** Músculo deltoide e **(B)** músculo adutor da coxa esquerda num caso de uma distrofia muscular progressiva na forma de Duchénne.
Fonte: Desenvolvida pela autoria.

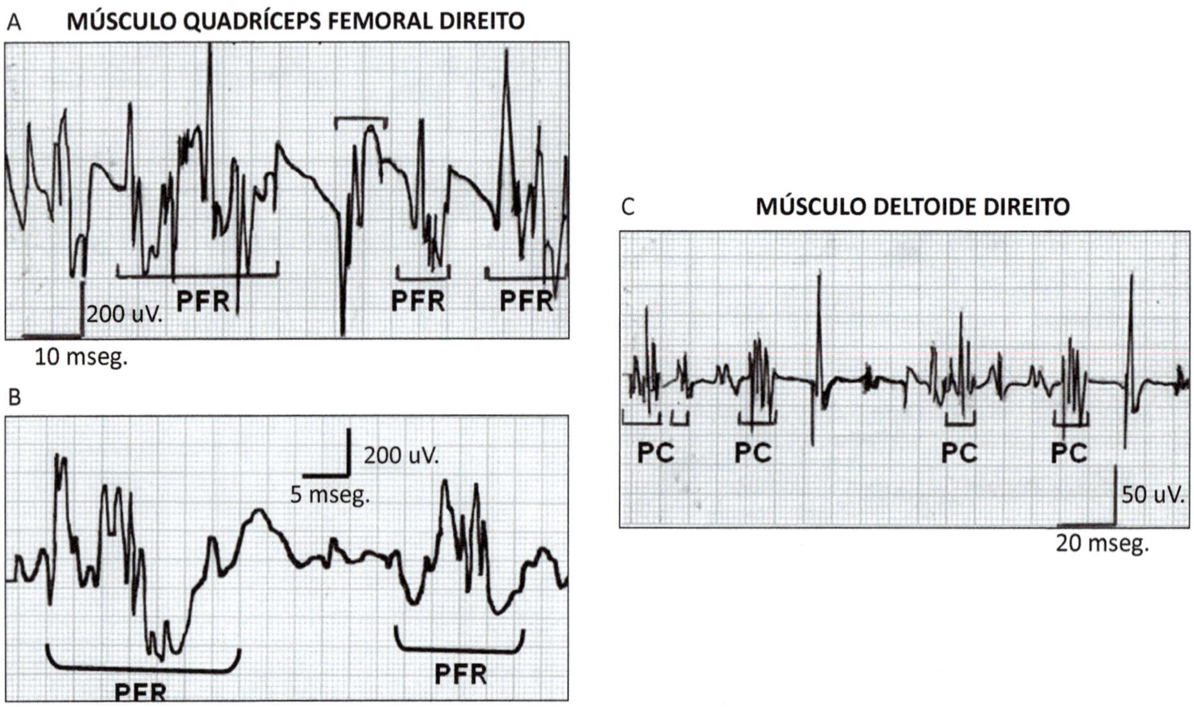

Figura 4.3.13 (A, B e C). Eletromiografia miopática (captação com agulha concêntrica). **(A** e **B)** Músculo quadríceps femoral direito (contração leve a moderada): notar os potenciais de ação (PFR) de amplitudes e de durações aumentadas e com morfologias franjados ("em dente de serra"), mais comumente observados numa miopatia inflamatória crônica (polimiosite). **(C)** Músculo deltoide direito (contração mínima): notar os potenciais polifásicos curtos (PC), de reduzidas amplitudes e de curtas durações, comumente observados numa miopatia (DMP forma de Duchénne).
Fonte: Desenvolvida pela autoria.

ELETRONEUROGRAFIA

Lesão do sistema nervoso periférico

As lesões dos nervos periféricos podem ser divididas basicamente em dois tipos: aquelas afetando primariamente a bainha de mielina (**desmielinizante**); ou o axônio (**axonal**). Todavia, frequentemente, a lesão primária da bainha de mielina determina uma degeneração secundária do axônio e vice-versa, por vezes dificultando o diagnóstico diferencial. É o neurofisiologista que determina o tipo, a intensidade e o sítio lesional da lesão.

Neuropatia desmielinizante

A neuropatia desmielinizante pode ser dividida nos seguintes subtipos:

- **Desmielinização segmentar:** ocorre um grau de desmielinização não uniforme ao longo do curso do nervo, produzindo um alentecimento variável nos diferentes segmentos do nervo, o qual se apresenta com uma dispersão temporal. Há queda da velocidade, diminuição da amplitude, aumento da duração e a morfologia fracionada do potencial evocado (Figuras 4.3.14 e 4.3.15).
- **Desmielinização focal:** áreas localizadas de desmielinização que produzem uma diminuição na velocidade de condução somente no segmento por meio da lesão, como observado nos vários tipos de uma neuropatia focal compressiva.

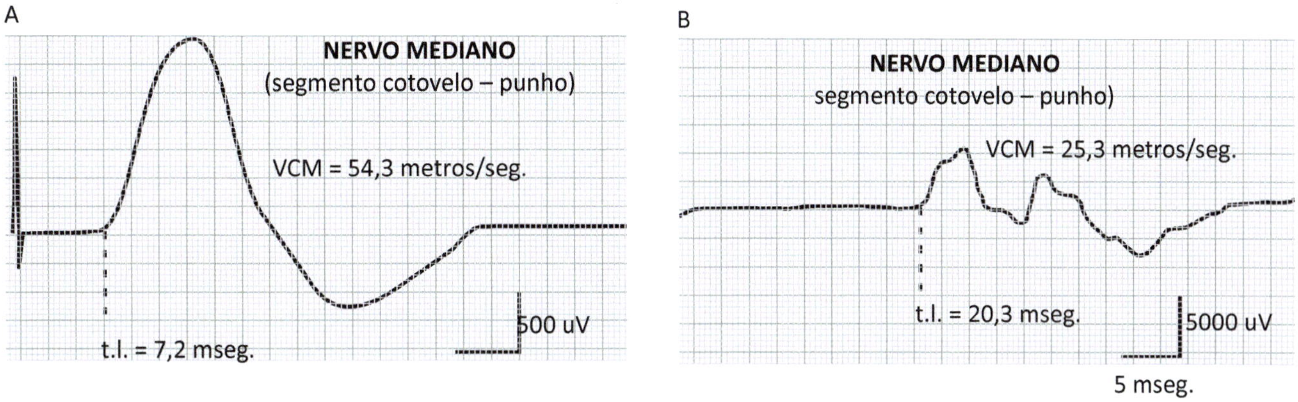

Figura 4.3.14 (A e B). Estudo da condução nervosa motora no nervo mediano (segmento cotovelo – punho). **(A)** Normal: notar a velocidade de condução motora (V.N. = acima de 47,0 metros/seg.), tempo de latência, amplitude, duração e morfologia do potencial evocado motor sem anormalidades. **(B)** Anormal: notar a velocidade de condução motora acentuadamente diminuída, tempo de latência aumentado, potencial evocado, motor de amplitude diminuída, duração aumentada e de morfologia fracionada, indicando uma anormal e intensa dispersão temporal da condução nervosa (desmielinização segmentar), num paciente com uma polineuropatia periférica desmielinizante motora crônica.
Fonte: Desenvolvida pela autoria.

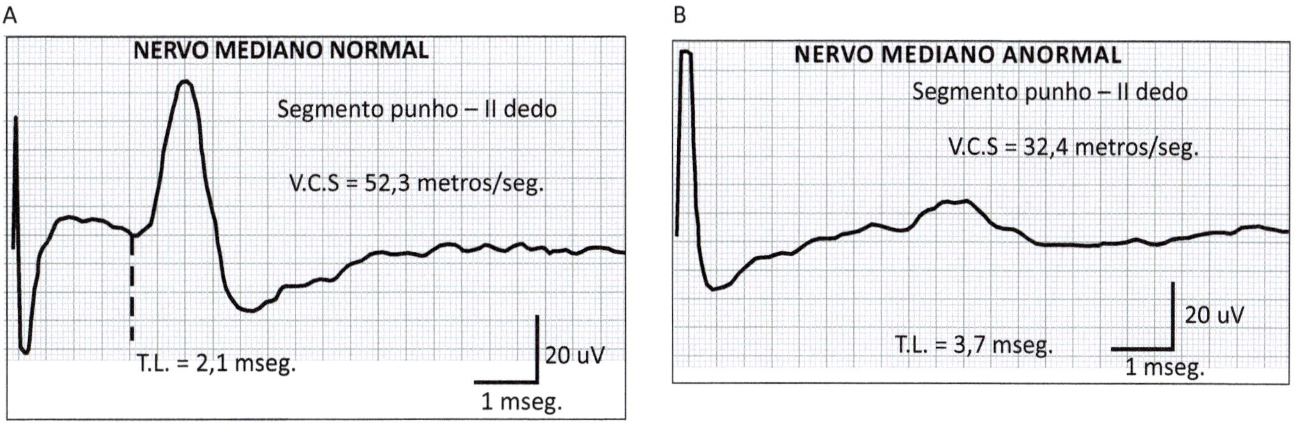

Figura 4.3.15 (A e B). Estudo da condução nervosa sensitiva no nervo mediano (segmento punho – II dedo). **(A)** Normal: notar o tempo de latência e a velocidade de condução sensitiva normal (V.N. = acima de 47,0 metros/seg.), com a amplitude, duração e morfologia do potencial evocado sensitivo normal. **(B)** Anormal: notar o a velocidade de condução sensitiva moderadamente diminuída, tempo de latência aumentado, com o potencial evocado sensitivo de amplitude moderadamente diminuída e de duração aumentada, indicando uma anormal dispersão temporal da condução nervosa (desmielinização segmentar), num paciente com uma polineuropatia periférica desmielinizante sensitiva crônica metabólica (diabetes *mellitus* tipo II).
Fonte: Desenvolvida pela autoria.

NEUROPATIA AXONAL

Numa lesão axonal, haverá uma degeneração walleriana distalmente ao sítio da lesão e consequente queda da amplitude do potencial evocado na estimulação proximal e distal da lesão, porém a velocidade de condução nervosa e tempos de latências deverão estar normais (Figuras 4.3.16 e 4.3.17). A EMG no repouso mostrará sinais de desnervação (fibrilações e ondas positivas) e, na contração voluntária, haverá rarefação de unidades motoras, com amplitudes e durações aumentadas, de rápida frequência e potenciais PL se a lesão for crônica.

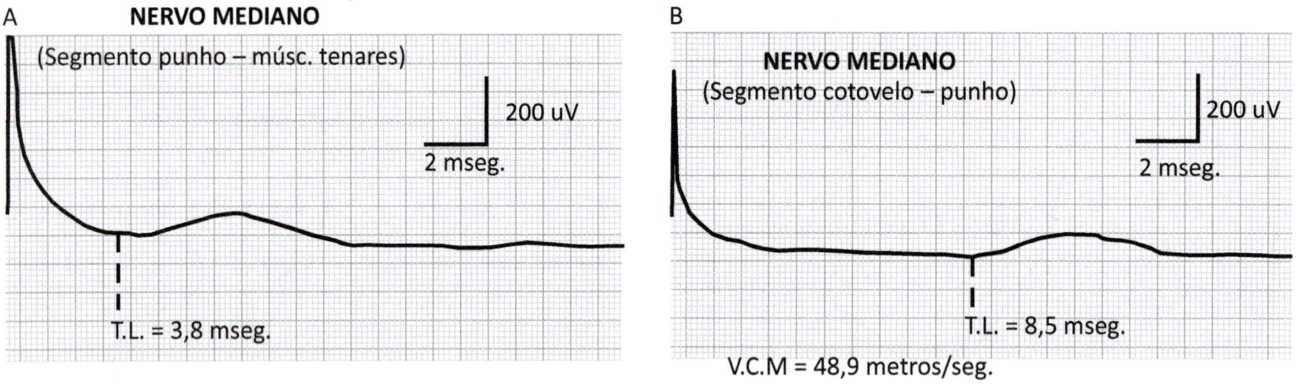

Figura 4.3.16 (A e B). Estudo da condução nervosa motora no nervo mediano (segmento punho – músculos da região tenar e no segmento cotovelo – punho). **(A)** Normal: notar o tempo de latência motor distal normal (V.N = até 3,8 mseg.), com o potencial evocado motor de reduzida amplitude, porém com duração e morfologia normal. **(B)** Lesão axonal: notar a velocidade de condução motora normal (V.N. = acima de 47,0 metros/seg.) no segmento cotovelo – punho, com o potencial evocado motor de reduzida amplitude, porém com duração e morfologia normais, indicando a presença de uma intensa degeneração axonal, com as fibras nervosas motoras sobreviventes conduzindo com uma velocidade normal, indicando não haver uma desmielinização segmentar (polineuropatia periférica motora axonal crônica).
Fonte: Desenvolvida pela autoria.

Neuropatia axonal sensitiva

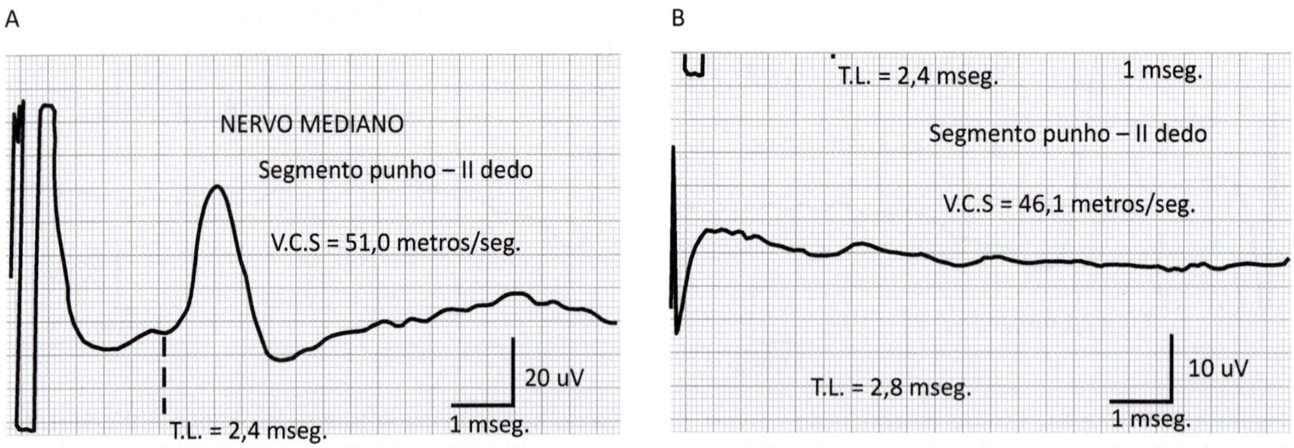

Figura 4.3.17 (A e B). Estudo da condução nervosa sensitiva no nervo mediano (segmento punho – II dedo). **(A)** Normal: notar a velocidade de condução sensitiva normal (V.N. = acima de 47 metros/seg.), com o potencial evocado sensitivo de amplitude, duração e morfologia normal. **(B)** Lesão axonal: notar a velocidade de condução sensitiva nos limites inferiores da normalidade (V.N. = acima de 47,0 metros/seg.), com o potencial evocado sensitivo de amplitude acentuadamente diminuída, porém com duração e morfologia normal, indicando a presença de uma intensa degeneração axonal, com as fibras nervosas sensitivas sobreviventes conduzindo com uma velocidade normal, indicando não haver uma desmielinização (polineuropatia periférica sensitiva axonal crônica).
Fonte: Desenvolvida pela autoria.

Tempo de realizar o exame eletroneuromiografia – quando pedir o exame

No propósito de obter o máximo de informações e realizar o exame ENMG com o mínimo de desconforto para o paciente, é importante ter em mente a sequência temporal dos eventos que ocorrem quando o nervo responde a uma lesão (Tabela 4.3.1). Se o exame for realizado muito precocemente, poderá resultar em falso-negativo. Reinervação axonal tem um ritmo de crescimento de cerca de 1 mm/dia (cerca de 2,5 cm/mês) e, se estamos realizando um estudo serial para o prognóstico, será necessário espaçar o tempo do exame ENMG de acordo com a taxa de regeneração axonal.

PLANEJAMENTO DO EXAME ELETRONEUROMIOGRÁFICO

Logo após a anamnese e o exame neurológico, o médico deverá desenvolver um diagnóstico diferencial que o auxiliará a decidir quais os segmentos de nervos e músculos deverão ser testados (Algoritmo 4.3.1).

Tabela 4.3.1. Exame eletroneuromiográfico – sequência temporal das anormalidades ENMG pós-traumáticas

Anormalidades ENMG	Tempo de início
▪ Bloqueio de condução no sítio lesional	Imediato
▪ Redução na amplitude do PE na estimulação distal	Mais que 7 dias
▪ Sinais de desnervação no repouso	2 a 5 semanas
▪ Sinais de reinervação (lesão parcial)	Mais que 4 a 8 semanas

Observação: PE = potencial evocado motor ou sensitivo
Fonte: Desenvolvida pela autoria.

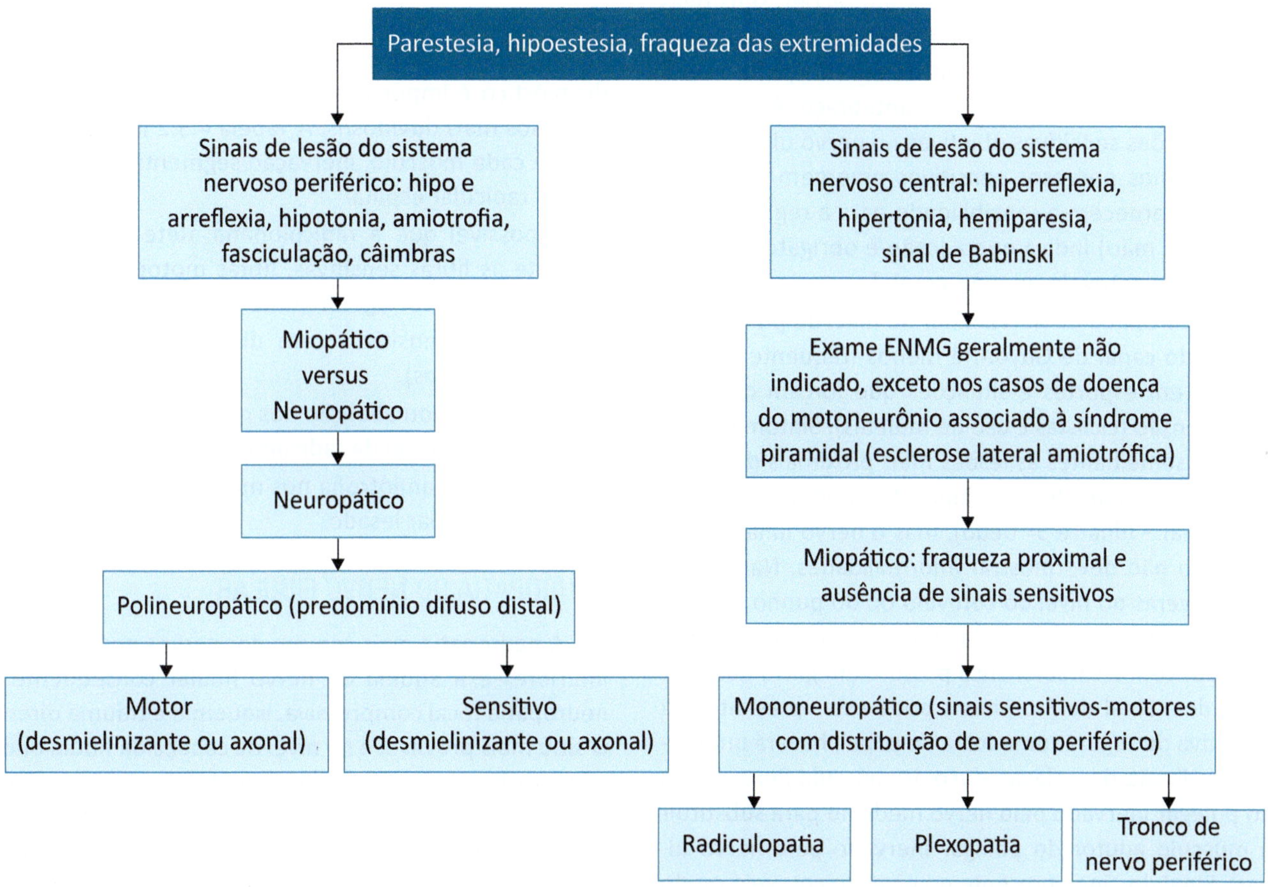

Algoritmo 4.3.1 Planejamento do exame ENMG.
ENMG: eletroneuromiografia.
Fonte: Desenvolvido pela autoria.

SÍNDROME DO TÚNEL DO CARPO

A síndrome do túnel do carpo (neuropatia sintomática do nervo mediano no nível do punho) é, de longe, a mais comum neuropatia focal compressiva. Sintomas clássicos incluem parestesias noturnas e hipoestesia nos 1º, 2º e 3º dedos e na metade lateral (radial) do 4º dedo, principalmente à noite. Nos casos mais graves, podem ocorrer fraqueza e amiotrofia dos músculos da eminência tenar, com dificuldade motora nos movimentos de pinça com o polegar.

NEUROPATIA DO NERVO ULNAR

A neuropatia do nervo ulnar é a segunda mais frequente neuropatia focal compressiva. O nervo pode ser comprimido em vários níveis, mais comumente no nível do seu trajeto superficial do cotovelo (apoiar o cotovelo na mesa) ou nos movimentos repetitivos de flexão e extensão (trabalhadores braçais). Pacientes referem dores, parestesias e hipoestesia no 4º (bordo medial – ulnar) e 5º dedos, que podem piorar com a flexão mantida do cotovelo. As alterações sensitivas objetivas devem ser distais ao punho, uma vez que o nervo sensitivo cutâneo medial do antebraço fornece a sensibilidade do bordo ulnar no antebraço. A presença de alterações sensitivas objetivas no nervo ulnar dorsal (cujos ramos nervosos sensitivos emergem acima do punho e fornecem a sensibilidade para a região dorsomedial da mão) indica que a lesão é obrigatoriamente no nível do cotovelo ou mais cranial.

A neuropatia do nervo ulnar no nível do punho (síndrome do canal de Guyon) é menos frequente e pode ocorrer em esportes e situações que forçam o punho em extensão (ciclistas e uso de muletas). Sintomas clínicos são semelhantes às lesões mais proximais do nervo ulnar (dores, parestesias e hipoestesia no 4º dedo bordo medial – ulnar e 5º dedo), mas o nervo ulnar dorsal sensitivo não deve mostrar anormalidades. Nas lesões mais severas no nível do cotovelo ou do punho, podem ocorrer déficits e amiotrofias nos músculos intrínsecos da mão, com a característica postura em garra dos 4º e 5º dedos. Sinal de Fromment pode estar presente (na tentativa de segurar uma folha de papel, haverá uma excessiva flexão do polegar – uso do músculo flexor longo do polegar inervado pelo nervo mediano para substituir o músculo adutor do polegar inervado pelo nervo ulnar). Sinal do Tinel, presente no nível do cotovelo ou do punho (intensa sensação de choque ao longo do nervo desencadeado pela percussão do nervo), pode ser utilizado com uma indicação topográfica do nível lesional, mas esse sinal também pode ser observado distalmente à lesão, induzindo a um falso diagnóstico topográfico.

NEUROPATIA DO NERVO RADIAL

Como qualquer outro nervo, o radial pode apresentar risco de lesão em vários níveis e em razão de várias etiologias, incluindo trauma como fratura do úmero ou compressão extrínseca. O local mais comum da lesão é a goteira do nervo radial no terço médio do úmero (paralisia do sábado à noite) e no antebraço na arcada de Frohse onde o nervo penetra no músculo supinador (síndrome do nervo interósseo posterior – somente motora). Locais menos frequentes incluem a axila (uso de muletas), cotovelo (fraturas com luxação radial) e punho (uso de algemas).

RADICULOPATIA

Radiculopatia é uma lesão radicular em um nível específico. É a segunda indicação mais frequente para o estudo ENMG após a síndrome do túnel do carpo. O diagnóstico se baseia na história e no exame clínico. Em casos típicos, o estudo ENMG não é necessário, porém a associação com o estudo de imagem (RNM) e eletrodiagnóstico é importante para confirmar o diagnóstico em casos mais duvidosos. A Tabela 4.3.2 informa os dados de cada músculo, inervação segmentar periférica e o nível radicular espinal.

É possível que a radiculopatia afete predominantemente as fibras sensitivas, fibras motoras ou ambas. Sinais clínicos que sugerem uma radiculopatia incluem:

- Sintomas sensitivos com distribuição metamérica (dermátomos).
- Diminuição ou abolição dos reflexos miotáticos inervados pelo nível da radiculopatia.
- Fraqueza e amiotrofia nos músculos inervados pelo nível radicular lesado.

NEUROPATIA DO NERVO FIBULAR

A neuropatia mais comum dos nervos nos membros inferiores é a aquela do nervo fibular consequente à neuropatia focal compressiva, isquemia e trauma direto. O sítio mais provável é no nível da cabeça da fíbula onde o nervo localiza-se superficialmente. O quadro clínico apresenta-se com uma insidiosa ou aguda fraqueza na dorsiflexão do pé; nos casos mais graves, o pé fica caído e é característica a marcha escarvante. Parestesias e hipoestesia ocorrem na região lateral inferior da perna e no dorso do pé. Dor não é comum e o sinal do Tinel pode estar presente na cabeça da fíbula.

Tabela 4.3.2. **Músculos – nervos periféricos – nível espinal**

Músculo	Nervo	Segmento
Trapézio	Acessório espinal	C-3, C-4
Diafragma	Frênico	C-3, C-4
Romboide	Escapular dorsal	C-5
Serrátil anterior	Torácico longo	C-5, C-6, C-7
Supraespinhoso	Supraescapular	C-5, C-6
Infraespinhoso	Supraescapular	C-5, C-6
Deltoide	Axilar	C-5, C-6
Bíceps braquial	Musculocutâneo	C-5, C-6
Braquirradial	Radial	C-5, C-6
Tríceps braquial	Radial	C-6, C-7
Supinador	Radial	C-6, C-7
Extensor radial longo do carpo	Radial	C-6, C-7
Pronator teres	Mediano	C-6, C-7
Flexor radial do carpo	Mediano	C-6, C-7
Extensor comum dos dedos	Radial	C-7, C-8
Extensor índex próprio	Radial	C-8, T-1
Flexor ulnar do carpo	Ulnar	C-8, T-1
Flexor longo do polegar	Mediano	C-8, T-1
Oponente do polegar	Mediano	C-7, C-8
Abdutor curto 5º dedo	Ulnar	C-8, T-1
1° interósseo dorsal	Ulnar	C-8, T-1
Abdutor curto do polegar	Mediano	C-8, T-1
Pronador quadrado	Mediano	C-8, T-1
Iliopsoas	Femoral	L-2, L-3, L-4
Adutor da coxa	Obturador	L-2, L-3, L-4
Quadríceps femoral	Femoral	L-2, L-3, L-4
Tibial anterior	Fibular profundo	L-4, L-5
Tensor da fáscia lata	Glúteo superior	L-5, S-1
Bíceps femoral	Ciático	L-5, S-1
Semitendinoso e membranoso	Ciático	L-5, S-1
Peroneiro longo e curto	Fibular superficial	L-5, S-1
Extensor longo do hálux	Fibular profundo	L-5, S-1
Tibial posterior	Tibial posterior	L-5, S-1
Extensor *digitorum brevis* (e.d.b.)	Fibular profundo	L-5, S-1
Grande glúteo	Glúteo inferior	L-5, S-1
Abdutor curto hálux	Tibial posterior	L-5, S-1
Gastrocnêmio medial	Tibial posterior	L-5, S-1
Bulbocavernoso	Pudendo	S-2, S-3, S-4
Esfíncter anal	Pudendo	S-2, S-3, S-4

Fonte: Desenvolvida pela autoria.

SÍNDROME DO TÚNEL DO TARSO

A síndrome do túnel do tarso é uma neuropatia focal compressiva do nervo tibial posterior atrás do maléolo medial. É mais rara e quase sempre unilateral. Etiologias incluem trauma crônico repetitivo (maratonistas), tumores, anormalidades biomecânicas (causando deformidades na articulação), doenças sistêmicas e alguns casos idiopáticos. Quadro clínico apresenta dor na região medial do tornozelo, com parestesias e hipoestesias na planta do pé. Fraqueza nos músculos intrínsecos da planta do pé não é comum e de difícil avaliação clínica nos casos de leve intensidade. Sinal do Tinel pode estar presente no tornozelo medial.

NEUROPATIA DO NERVO CIÁTICO

A neuropatia do nervo ciático é uma das menos frequentes, resultante de seu trajeto periférico profundo proximalmente no nível da região glútea e coxa. A mononeuropatia pediátrica do nervo ciático é uma das mais frequentes na infância e menos frequente nos adultos.

O sítio lesional na criança (semelhante ao da população adulta) é na região glútea, no nível do forâmen ciático, em metade dos casos (injeção intramuscular), e as lesões no sítio proximal e distal da coxa são menos frequentes. Nos adultos, os maiores agentes causais são os traumas relacionados à fratura da pelve ou mesmo a cirurgias pélvicas; e, nas crianças, as lesões compressivas são mais frequentes. O quadro clínico inclui fraqueza e amiotrofia na loja posterior da coxa, loja anterior da perna, panturrilha e músculos intrínsecos do dorso e da planta do pé. Não é incomum o déficit motor ser mais acentuado na divisão fibular do nervo ciático, simulando uma neuropatia do nervo fibular no nível do joelho. Parestesias e hipoestesia são encontradas no território de inervação do nervo sural, fibular superficial e tibial posterior sensitivo. Sinal do Tinel pode ser observado dependendo do nível da lesão na região glútea ou na região posterior da coxa.

OUTRAS MONONEUROPATIAS

A neuropatia do nervo torácico longo é relativamente rara. Na maior parte dos casos, está relacionada a trauma e/ou idiopatia. Sintoma clínico principal é a escápula alada aos esforços na manobra de empurrar a parede com o membro superior estendido.

A neuropatia compressiva do nervo musculocutâneo foi observada em associação ao uso de muletas (déficit e amiotrofia do músculo bíceps braquial, hipo ou arreflexia bicepital, parestesias e hipoestesia do nervo cutâneo lateral do antebraço).

A mononeuropatia do nervo supraescapular no ombro foi observado mais comumente em esportistas (jogadores de vôlei), ocasionando dores, déficit motor e hipotrofia do músculo supra e infraespinhoso.

A neuropatia do nervo femoral em adultos e, mais raramente, em crianças, é consequente a uma neuropatia focal compressiva no nível da região inguinal (anel de Zynn). Etiologia metabólica (diabetes *mellitus*) é uma das etiologias mais frequentes de uma neuropatia femoral assimétrica na faixa etária adulta.

A neuropatia do nervo cutâneo lateral da coxa (nervo femorocutâneo), no seu trajeto periférico pela região lateral do quadril, ocasiona parestesias e hipoestesia na região lateral da coxa (meralgia parestésica).

POLINEUROPATIA PERIFÉRICA

A polineuropatia periférica ocorre quando há uma disfunção generalizada dos nervos. O exame ENMG permite verificar a existência de uma polineuropatia periférica, a sua intensidade, suas características lesionais (desmielinizante, axonal, sensitiva, motora e autonômica), orientando o clínico para o diagnóstico diferencial das mais variadas etiologias de uma polineuropatia periférica na faixa etária infantil e no adulto.

MIOPATIA

A miopatia é somente uma lesão que afeta diretamente as fibras musculares e pode ser resultante das mais variadas etiologias. O primeiro sintoma é a fraqueza muscular de nítido predomínio proximal e simétrico (dificuldade para agachar, levantar, subir escadas). Em algumas moléstias, como as miopatias hereditárias distais, pode haver predomínio distal nas mãos, nas pernas e pés. Sensibilidade deve ser normal e reflexos profundos estão diminuídos ou abolidos nesses músculos mais severamente afetados. Os testes para o diagnóstico devem obedecer à seguinte ordem: dosagem sérica de creatinofosfoquinase (CPK) (geralmente elevada), exame ENMG (obrigatório ser realizado após a colheita de enzimas séricas musculares) e biópsia muscular. Em virtude do leve trauma muscular do exame eletromiográfico de agulha, deve-se aguardar um intervalo de 4 semanas após o exame ENMG para a colheita de enzimas séricas. Moderado a acentuado aumento na dosagem de enzimas séricas musculares, resulta, geralmente, de moléstia miopática de evolução aguda e/ou subaguda. Miopatia crônica e de lenta evolução pode apresentar dosagens normais de enzimas musculares ou levemente aumentadas.

PLEXOPATIA BRAQUIAL

A avaliação ENMG do plexo braquial é uma das mais difíceis em razão de sua anatomia complexa e relativa inacessibilidade, sendo necessário um conhecimento profundo da sua anatomia para realizar um estudo eletrodiagnóstico acurado. O quadro clínico depende da área da lesão, que pode ser classificada em supraclavicular, infraclavicular e lesões globais do plexo braquial.

PLEXOPATIA LOMBOSSACRAL

A avaliação ENMG do plexo lombossacral (PLS) é também uma das mais difíceis por causa de sua anatomia complexa e relativa inacessibilidade, sendo necessário um conhecimento profundo da sua anatomia para realizar um estudo eletrodiagnóstico acurado.

A lesão do plexo lombar e/ou sacral é menos frequente que a lesão do plexo braquial em virtude de sua localização profunda no retroperitônio; porém, várias patologias como tumores, hematomas, lesões cirúrgicas e traumas podem provocar essa lesão. O PLS também pode ser lesado por distúrbios metabólicos com diabetes *mellitus*, infecções, vasculite e síndromes paraneoplásicas. O quadro clínico varia de acordo com o nível e a estrutura envolvida.

DOENÇAS DO NEURÔNIO MOTOR

Doenças do neurônio motor representam um grupo de moléstias cuja patologia primária é localizada no ponta anterior da medula espinhal e pode estar associada a sinais de lesão do neurônio motor superior (síndrome piramidal). Elas incluem poliomielite, esclerose lateral amiotrófica (ELA), atrofia muscular espinhal (AME), esclerose lateral progressiva (somente síndrome piramidal) e paralisia bulbar progressiva. Embora muitas dessas moléstias afetem simultaneamente o neurônio motor superior e inferior, apenas a disfunção dos neurônios motores inferiores pode ser avaliada pela eletromiografia mesmo em regiões clinicamente normais, demonstrando a distribuição mais difusa da moléstia.

O quadro clínico de uma lesão do neurônio motor superior inclui espasticidade, rigidez, hiper-reflexia profunda e controle motor prejudicado. Sinais e sintomas de lesão do neurônio motor inferior incluem fraqueza, amiotrofia, hipotonia, fasciculações e cãibras. Não há alterações cognitivas e/ou distúrbios sensitivos.

DOENÇAS DA JUNÇÃO NEUROMUSCULAR

Doenças da junção neuromuscular (JNM) representam um grupo de moléstias cuja patologia primária é localizada no nível pré ou pós-sináptico da junção neuromuscular. O quadro clínico de uma doença da JNM inclui semiptose palpebral, diplopia, disartria, disfagia, fraqueza flutuante de predomínio proximal e insuficiência respiratória, com reflexos profundos e sensibilidade normal.

O exame ENMG em pacientes com suspeita de distúrbios na transmissão neuromuscular deve incluir a prova da estimulação repetitiva (Figura 4.3.18) e eletromiografia de fibra única (Figura 4.3.19). Na miastenia *gravis*, a forma mais frequente dessa moléstia, o estudo ENMG permite diagnosticar cerca de 90% a 94% dos casos, excluindo o diagnóstico de uma doença primariamente miopática ou neurogênica.

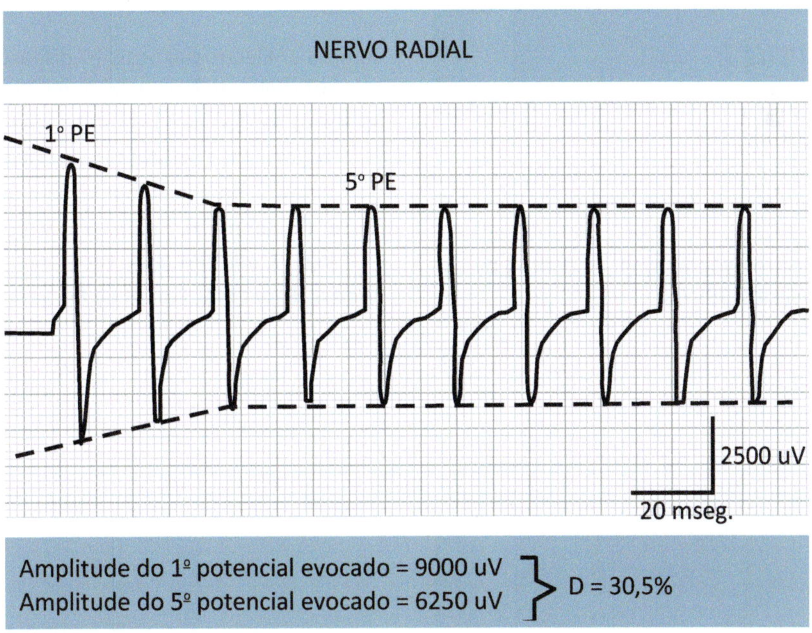

Figura 4.3.18. Prova da estimulação repetitiva (3 Hz) no nervo radial (captação de superfície no músculo extensores comuns dos dedos): notar a presença de um decremento anormal (maior que 7%) entre a amplitude do 1° e do 5° potenciais evocados motores, indicando a presença de uma fadigabilidade anormal e precoce (fenômeno miastênico), característica da miastenia *gravis*.
D = Decremento
Fonte: Desenvolvida pela autoria.

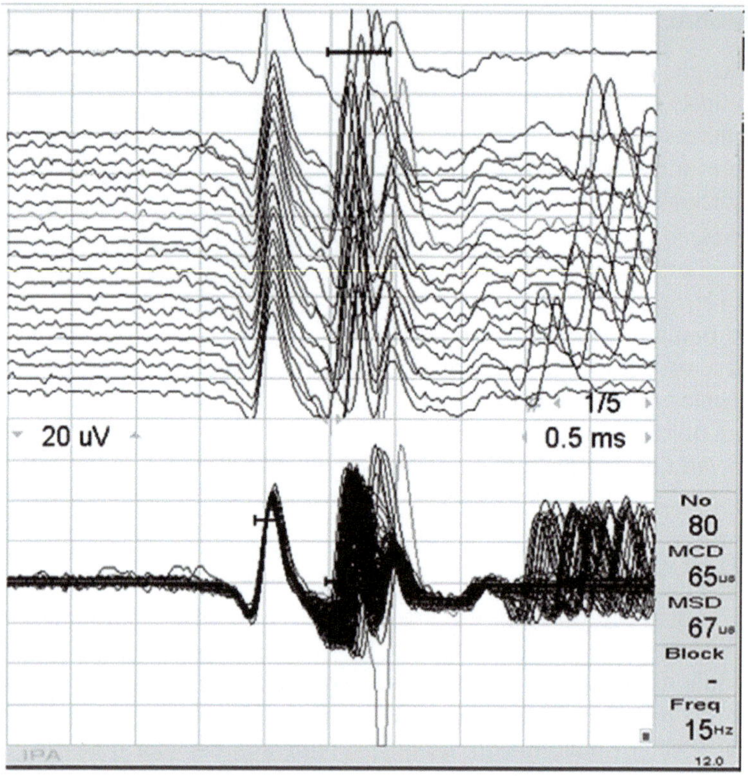

Figura 4.3.19. Registro da eletromiografia de fibra única no músculo frontal esquerdo: notar o *jitter* anormal e aumentado (V.N. = menor que 55 microseg.), indicando a presença de uma fadigabilidade anormal e precoce (fenômeno miastênico), confirmando o diagnóstico de uma miastenia *gravis*.
Fonte: Acervo da autoria.

BIBLIOGRAFIA CONSULTADA

Aminoff MJ. Electromyography in clinical practice. 2. ed. New York: Churchill Livingstone, 1987.

Downie AW. Studies in nerve conduction. In: Walton JN (ed.). Disorders of voluntary musck. 3. ed. Edinburgh: Churchill. 1974:973-1002.

Johnson EW. Practical electromyography. 4. ed. Edited by Lippincott Williams & Wilkins, 1997.

Kimura J. Electrodiagnosis in diseases of nerve and muscle: principles and practice. 2. ed. Philadelphia: Davis, 1989.

Kimura J. Nerve conduction and electromyography. In: Dick PJ, Thomas PK, Lambert EH, Bunge R (eds.). Peripheral neuropathy. 2. ed. Philadelphia: Saunders. 1984:919-66.

Victor M, Ropper H. Adams and Victor's – principles of neurology. 7. ed. New York: McGraw-Hill, 2001.

WeissL. Easy EMG. Edited by Butterworth Heinemann, 2004.

CAPÍTULO 5

Leandro Tavares Lucato • Douglas Mendes Nunes • Diego Cardoso Fragoso
Claudia da Costa Leite • Artur Martins Novaes Coutinho • Carlos Buchpiguel
Liz Rebouças • Paula R. Sanches • Ricardo C. Nogueira

Métodos de Imagem em Neurologia

5.1 Neuroimagem Estrutural

Leandro Tavares Lucato • Douglas Mendes Nunes • Diego Cardoso Fragoso
Claudia da Costa Leite

INTRODUÇÃO

Os métodos de imagem constituem uma importante ferramenta na investigação das doenças neurológicas, sendo um dos pilares no seu diagnóstico.

Historicamente, o estudo radiológico convencional por radiografia simples do sistema nervoso central (SNC) era limitado à visualização dos ossos do crânio e da coluna vertebral e de eventuais estruturas calcificadas, pois tanto o encéfalo como a medula não eram passíveis de caracterização por esse método. Por isso, as radiografias não têm hoje papel importante na neuroimagem.

Os primeiros progressos obtidos na Neurorradiologia foram obtidos com a introdução de agentes de contraste injetados nos compartimentos intracraniano e intraraquiano. Em 1927, o médico português Egas Muniz introduziu a angiografia cerebral. Os espaços liquóricos também puderam ser visualizados através da injeção de ar no espaço subaracnóideo, a denominada "pneumoencefalografia". Os ventrículos também passaram a ser contrastados com ar ou substâncias iodadas (ventriculografias), da mesma forma que o espaço subaracnóideo intrarraquiano (perimielografias). Posteriormente, a introdução de isótopos radioativos e seus métodos de captação (cintilografias) permitiram a detecção de lesões no interior do crânio.

Mesmo com o desenvolvimento de todos esses métodos de contrastação, o parênquima encefálico não era visualizado diretamente, e suas alterações eram apenas estimadas com base nos desvios vasculares, deformidades dos espaços liquóricos, ou captação isotópica aumentada. Em 1971, com a introdução da tomografia computadorizada (TC) de crânio na prática clínica, finalmente o parênquima encefálico pôde ser diretamente estudado de maneira não invasiva e, a partir de então, uma verdadeira revolução ocorreu nos diagnósticos em Neurologia.

A ressonância magnética (RM), um método não invasivo que não utiliza radiação ionizante e permite excelente diferenciação entre os tecidos, trouxe informações complementares à TC e tornou-se o método mais eficaz na caracterização das doenças neurológicas, tanto em relação a sua topografia, como na definição de sua etiologia.

O progresso obtido com essas novas técnicas tornou obsoletos os métodos invasivos como a pneumoencefalografia, a ventriculografia e a perimielografia.

EXAMES RADIOLÓGICOS SIMPLES

Radiografia simples do crânio

Com a disponibilidade cada vez maior da TC mesmo em centros menores, a indicação do estudo radiológico simples do crânio como exame de rotina em Neurologia hoje é mínima.

Seu uso ainda é de alguma utilidade apenas em condições clínicas em que possam ocorrer alterações ósseas (Figura 5.1.1), porém, mesmo nesses casos, a TC tem maior valor do que a radiografia.

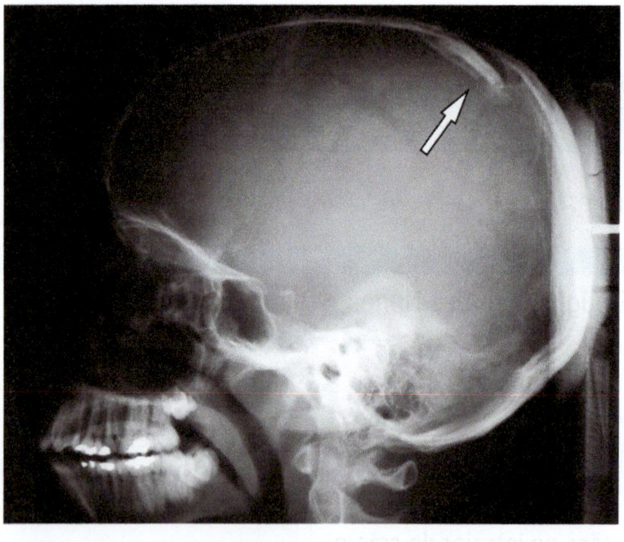

Figura 5.1.1. Radiografia simples do crânio. Menino de 13 anos, trauma cranioencefálico. Nessa incidência em perfil, observa-se claramente uma fratura com afundamento do fragmento ósseo na alta convexidade (seta). *Fonte:* Acervo da autoria.

Radiografia simples da coluna vertebral

O estudo radiológico simples da coluna vertebral, mesmo com o advento da TC e da RM, continua tendo um papel relevante. A radiografia de coluna vertebral permite a visualização das estruturas ósseas e articulares, podendo mostrar alterações degenerativas muito comuns, além de lesões traumáticas, líticas ou calcificadas.

A possibilidade de demonstrar desalinhamentos e outros achados com a realização de manobras (flexão/extensão) é uma característica distintiva do método, já que a TC e a RM são essencialmente exames estáticos (Figura 5.1.2).

ESTUDOS ANGIOGRÁFICOS

Angiografia convencional intracraniana

Com o desenvolvimento da TC, a angiografia convencional passou a ter sua indicação quase que restrita às doenças vasculares. Por outro lado, o radiologista intervencionista passou a realizar mais procedimentos terapêuticos com excelentes resultados.

Tecnicamente, a introdução do contraste iodado intra-arterial a princípio era feita por punção direta da artéria, porém, na atualidade, salvo em condições excepcionais, ela deve ser realizada através de cateterismo, de preferência da artéria femoral, por profissionais especialmente treinados.

O estudo radiológico pode ser feito em aparelhos convencionais ou em aparelhos especialmente destinados a procedimentos angiográficos, a denominada "angiografia por subtração digital". Esses últimos permitem exames de melhor qualidade com quantidades menores de contraste, porém dependem de equipamento relativamente sofisticado.

Com o progresso das técnicas angiográficas, desenvolveram-se os procedimentos intervencionistas intra-arteriais, que se tornaram um instrumento terapêutico muito importante para as doenças vasculares.

A angiografia convencional nas hemorragias subaracnóideas ainda é importante no diagnóstico de aneurismas e outras malformações vasculares, devendo incluir ambos os territórios carotídeos e vertebrobasilar (Figura 5.1.3). Deve-se ressaltar, entretanto, que, nos últimos anos, especialmente os avanços nas técnicas de angiografia por tomografia computadorizada (angio-TC) e por angiografia por ressonância magnética (angio-RM) permitiram caracterização bastante adequada dos aneurismas e das malformações vasculares, em alguns contextos clínicos permitindo a tomada de decisão prescindindo da angiografia convencional diagnóstica.

Nos acidentes vasculares isquêmicos, a angiografia convencional como ferramenta diagnóstica tem indicações bem mais restritas, podendo ser substituída pela angio-TC ou angio-RM quando estas forem disponíveis. Porém, a angiografia convencional é essencial como ferramenta terapêutica nas terapias trombolíticas das isquemias agudas quando indicadas.

Situações mais raras como suspeita de arterites, aneurismas micóticos e fístulas arteriovenosas são indicações eventuais para o estudo angiográfico convencional.

Na região cervical, o estudo angiográfico convencional vem sendo substituído, em muitas oportunidades, por métodos não invasivos como o ultrassom com método de doppler (Duplex Doppler) e especialmente as técnicas de angio-TC e angio-RM.

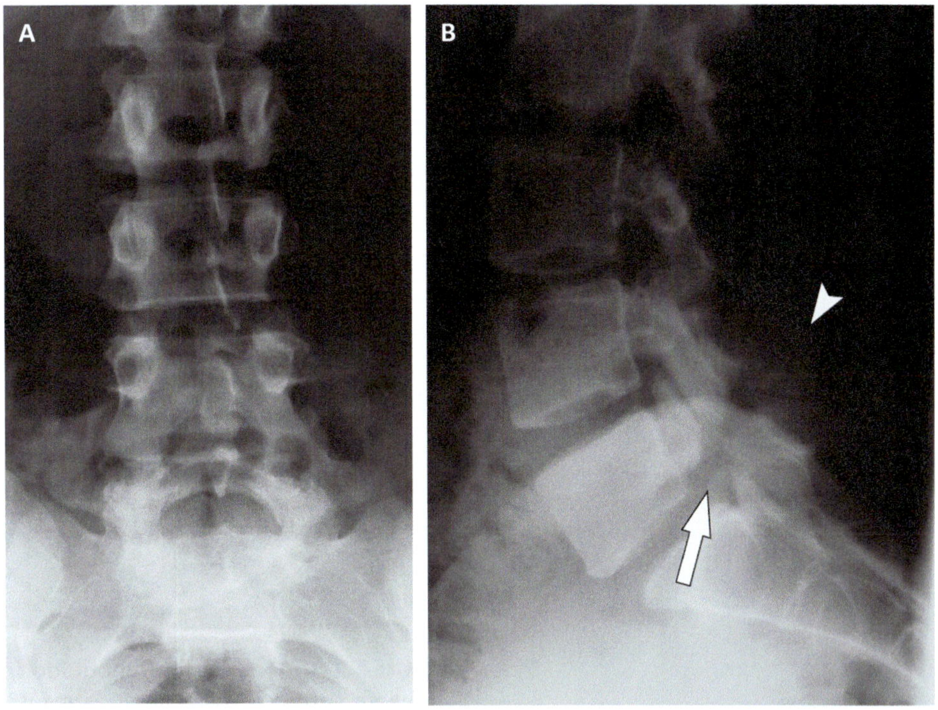

Figura 5.1.2 (A e B). Radiografia simples da coluna vertebral, incidências anteroposterior **(A)** e perfil **(B)**. Nessa última, observam-se lise dos istmos de L5 (seta) e fratura sem desvio do processo espinhoso de L4 (cabeça de seta).
Fonte: Acervo da autoria.

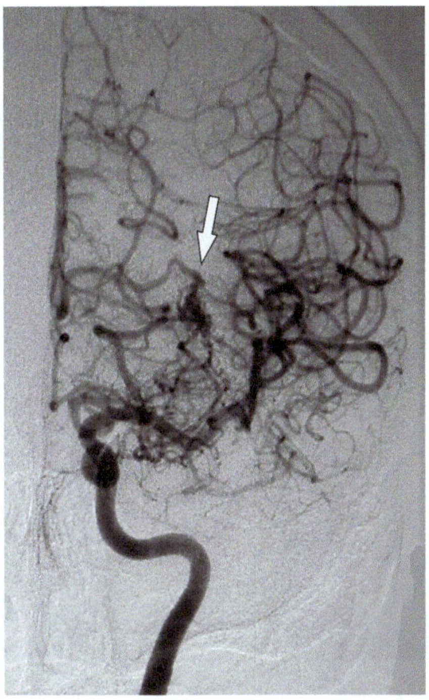

Figura 5.1.3. Angiografia convencional intracraniana. Puérpera de 35 anos, apresentando cefaleia súbita e sinais de hemorragia subaracnóidea na TC. A angiografia demonstra pequena malformação arteriovenosa (seta).
Fonte: Imagem gentilmente cedida pelo Prof. José Guilherme Caldas.

Angiografia convencional medular

Embora as doenças vasculares da medula não sejam frequentes, mielopatias agudas e progressivas podem ser causadas por malformações vasculares intraraquidianas e, nesses casos particulares, o diagnóstico de certeza é dado pela angiografia medular (Figura 5.1.4). Muitas vezes, o tratamento pode ser realizado mediante o procedimento angiográfico que também se torna terapêutico.

A angiografia, nesses casos, também é realizada por cateterismo femoral, seguida de cateterismo seletivo das artérias intercostais e dos pedículos arteriais medulares.

TOMOGRAFIA COMPUTADORIZADA

Tomografia computadorizada do crânio

É no momento ainda o mais utilizado exame diagnóstico por imagem em Neurologia em virtude da rapidez de aquisição das imagens, bem como de sua disponibilidade, mesmo em centros menores, embora nos últimos anos a realização da RM tenha se difundido de maneira significativa. Tecnicamente, de modo sucinto, um aparelho de TC consta de um emissor de raios X (ampola), que gira ao redor do paciente, e a interação entre o feixe de raios X e o paciente (denominada "atenuação") é captada por meio de um sistema de detectores. Os dados obtidos nos detectores são reconstruídos digitalmente e, dessa forma são, produzidas as imagens como as conhecemos.

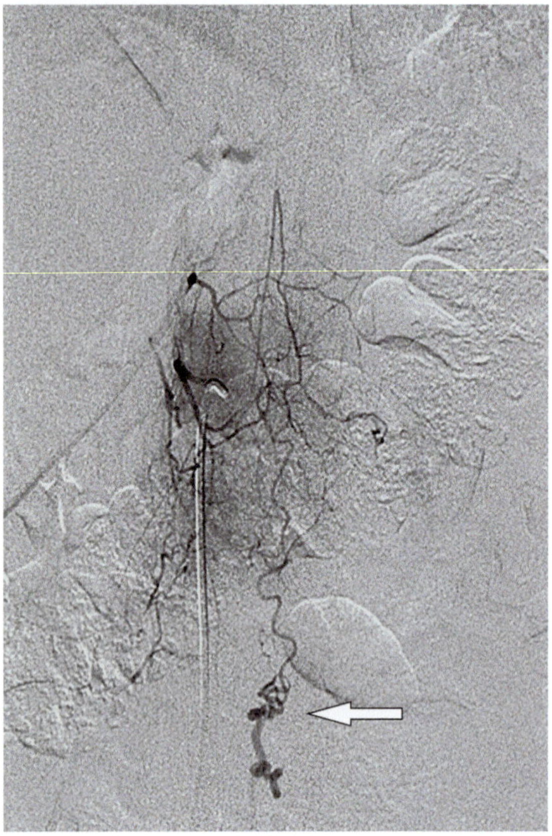

Figura 5.1.4. Angiografia convencional medular. Mulher de 32 anos, apresentando um quadro clínico de mielopatia lentamente progressiva. A angiografia demonstra malformação arteriovenosa perimedular na altura do cone (seta).
Fonte: Imagem gentilmente cedida pelo Prof. José Guilherme Caldas.

Essa imagem é construída por intermédio de uma escala de atenuação radiológica em que os extremos são o ar (que aparece escuro e é o mínimo valor de atenuação – o mais hipoatenuante) e o tecido ósseo (que aparece branco e é o máximo valor de atenuação – o mais hiperatenuante). Nas hemorragias, o sangue aparece precocemente como imagem hiperatenuante na TC, sendo esse método o mais sensível para identificação de hemorragia intracraniana aguda, intra ou extra-axial (Figura 5.1.5). A caracterização de calcificações intracranianas também é feita de forma muito adequada com a TC (Figura 5.1.6).

Nem sempre uma lesão cerebral tem coeficiente de atenuação diferente do parênquima normal, e a sua identificação somente é possível com o uso de contraste iodado intravenoso. Assim, com frequência, a TC é realizada em dois tempos: sem e com contraste. O contraste é importante para mostrar alterações com quebra da barreira hematoencefálica, pois quando esta ocorre, observa-se realce das estruturas comprometidas (Figura 5.1.7).

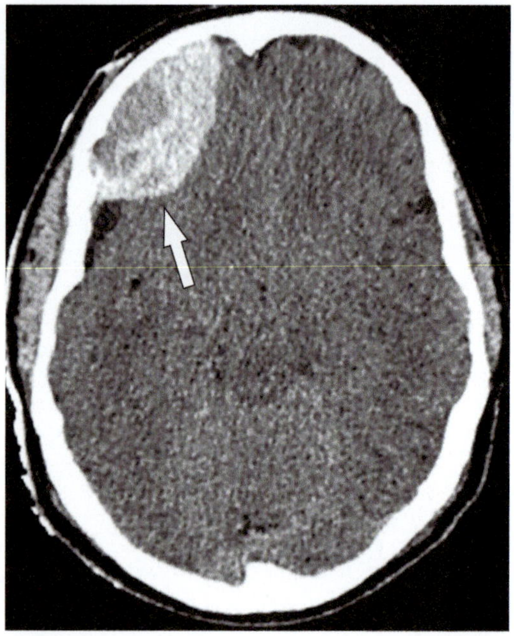

Figura 5.1.5. Tomografia computadorizada do encéfalo. Imagem sem contraste demonstra um hematoma epidural agudo frontal direito, após trauma cranioencefálico (seta). Notar a clareza com que a hemorragia aguda é identificada por meio da sua hiperatenuação (áreas mais "brancas" da imagem). Interessante ainda atentar para a maior hiperatenuação do osso da calota craniana (que representa os máximos valores de atenuação).
Fonte: Acervo da autoria.

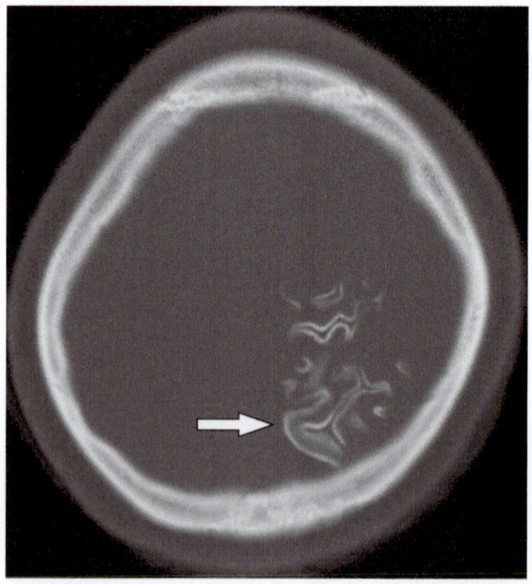

Figura 5.1.6. Tomografia computadorizada do encéfalo. Calcificações em "trilho de trem", muito sugestivas da síndrome de Sturge-Weber (seta). Notar que o ajuste da imagem de TC, nesse caso, foi feito para realçar as estruturas mais hiperatenuantes, a chamada "janela óssea".
TC: tomografia computadorizada.
Fonte: Acervo da autoria.

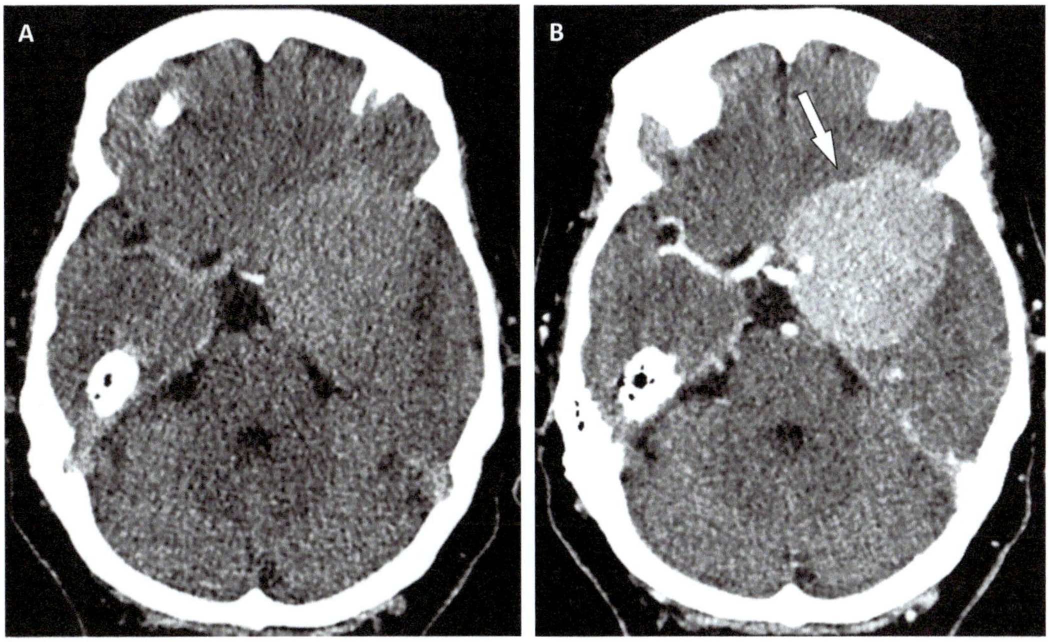

Figura 5.1.7. Tomografia computadorizada do encéfalo. Paciente portadora de volumoso meningioma na base do crânio, cuja identificação é mais difícil na imagem sem contraste **(A)**. Após a injeção do contraste endovenoso **(B)**, o tumor é facilmente delimitado das estruturas ao redor (seta).
Fonte: Acervo da autoria.

É bom lembrar que, embora evento raro, o contraste iodado pode ocasionar reações alérgicas graves em indivíduos especialmente sensíveis, além de poder ser contraindicado em outras condições, como insuficiência renal e miastenia *gravis*.

Como é um exame extremamente rápido nos equipamentos atuais, denominados "multidetectores" (*multislice*), podem ser obtidas aquisições de crânio em menos de 1 minuto, a sua aplicação em crianças pequenas, pacientes agitados e mesmo pacientes em ventilação mecânica pode ser feita mesmo sem sedação ou anestesia.

Esses novos aparelhos permitiram novas indicações da TC. A angio-TC é uma opção no estudo das doenças vasculares, com acurácia próxima à da angiografia digital na identificação de estenoses/oclusões, malformações vasculares e aneurismas (Figura 5.1.8). Trabalhos recentes ampliam seu uso para o estudo das características da placa ateromatosa.

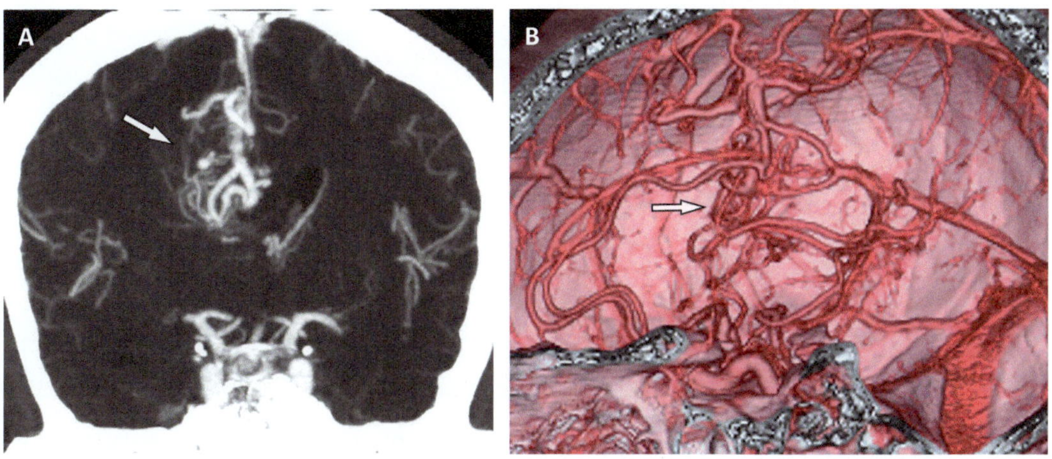

Figura 5.1.8. Angio-TC. Após processamento das imagens com as técnicas *maximum intensity projection* **(A)** e *volume rendering* **(B)**, evidencia-se conglomerado de estruturas vasculares na região frontoparietal parassagital direita, compatível com malformação arteriovenosa (MAV setas em **A** e **B**). Essa MAV apresenta drenagem venosa profunda através das veias cerebrais internas.
Fonte: Acervo da autoria.

O estudo de perfusão por TC é outra das indicações mais recentes do uso do método. Mediante a obtenção de imagens durante a injeção dinâmica do meio de contraste endovenoso, submetidas a *softwares* dedicados de pós-processamento, estimativas podem ser feitas acerca do fluxo/volume sanguíneo cerebral e do tempo de trânsito do contraste pelo tecido. Esse tipo de estudo tem aplicações crescentes na investigação dos infartos agudos e dos tumores cerebrais (Figura 5.1.9).

Tomografia computadorizada da coluna vertebral

O impacto da TC no estudo das doenças raquimedulares foi menor que o verificado com a TC de crânio. Pelo pequeno diâmetro do canal raquiano e a proximidade do osso, não é o método de escolha para o estudo da medula e de seu eventual comprometimento.

Apesar disso, a TC melhorou o diagnóstico dos processos ósseos e discais. Os aparelhos de TC multidetectores permitem a obtenção de reconstruções multiplanares e tridimensionais que auxiliam em muito a visualização de alterações e o planejamento cirúrgico em algumas situações clínicas específicas (Figura 5.1.10).

RESSONÂNCIA MAGNÉTICA

Ressonância magnética do crânio

Esse método não invasivo permite a obtenção de imagens multiplanares do encéfalo, mas não se baseia na utilização de radiação ionizante (raios X) como a TC. O aparelho é composto por ímã potente que cria um intenso campo magnético (medido numa unidade denominada "Tesla – T"), denominado "magneto". Ele normalmente fica ligado dia e noite, ao contrário dos aparelhos de TC e de raio X e, dessa forma, seus efeitos se farão presentes mesmo quando não há um exame sendo realizado. Esse fato é a causa de haver algumas precauções: há que se ter cuidado com materiais metálicos, que podem ser atraídos com grande velocidade pelo magneto em virtude do campo de grande intensidade; e alguns pacientes não podem realizar RM, como portadores de marca-passos, de clipes de aneurisma cerebral e próteses otológicas ferromagnéticos. Uma avaliação minuciosa é feita antes dos exames de RM a fim de se distinguir os implantes ferromagnéticos dos seguros para uso no exame.

Outros componentes fundamentais num aparelho de RM são bobinas (antenas), responsáveis pela emissão de pulsos de radiofrequência, os quais causam, em determinadas frequências conhecidas, o fenômeno de "ressonância" nos prótons de alguns núcleos atômicos. Atualmente, o exame de RM baseia-se no estudo dos núcleos de hidrogênio. O sinal produzido pelos prótons do hidrogênio após cessar o pulso de radiofrequência é captado, via de regra, pelas mesmas bobinas que emitem os pulsos, e esse sinal é a base da obtenção da imagem de RM.

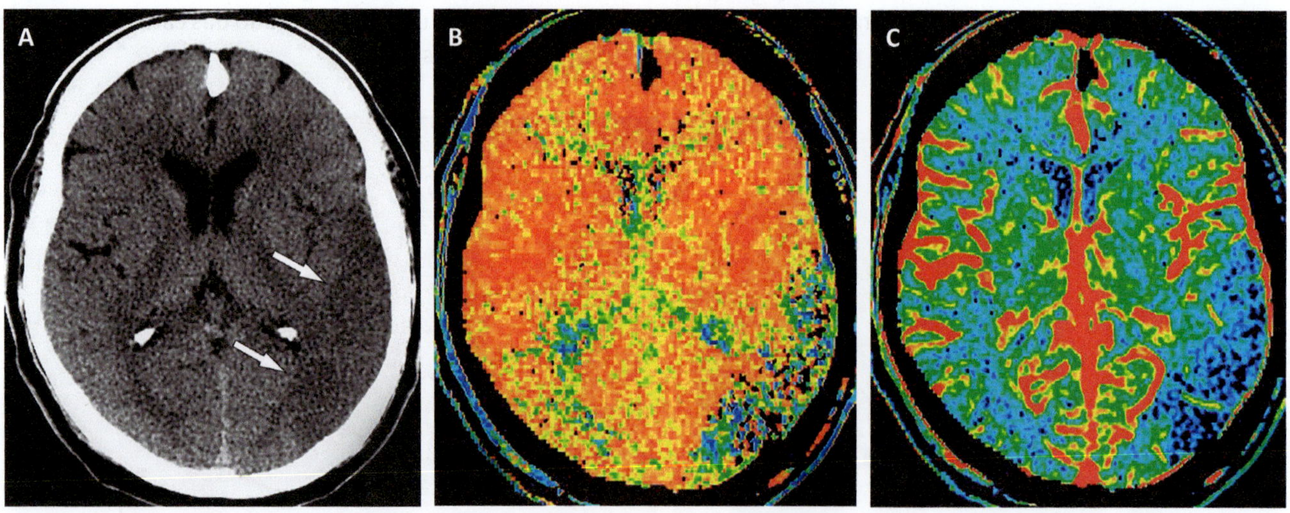

Figura 5.1.9. Perfusão por TC. Paciente masculino de 59 anos com infarto recente à esquerda, caracterizado como área hipoatenuante (setas) na TC sem contraste **(A)**, associada a apagamento dos sulcos corticais regionais. O estudo da perfusão por TC mostra um prolongamento do tempo de trânsito do contraste pelo tecido infartado **(B)** no mapa de cores correspondente, além de uma redução significativa do volume sanguíneo cerebral regional **(C)**.
TC: tomografia computadorizada.
Fonte: Acervo da autoria.

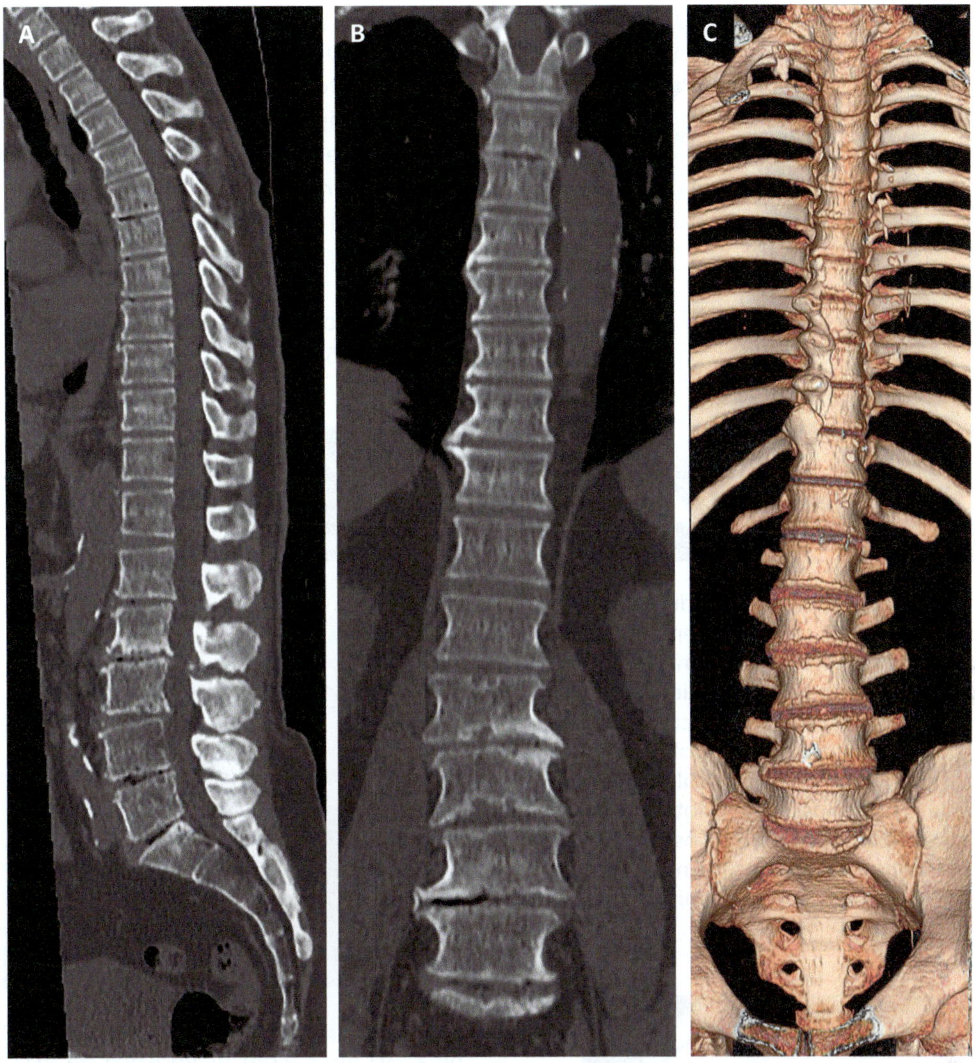

Figura 5.1.10. Tomografia computadorizada da coluna vertebral (torácica e lombossacra) em paciente masculino de 63 anos demonstra alterações degenerativas difusas, predominantes na coluna lombar. Feitas reconstruções nos planos sagital **(A)** e coronal **(B)**, além de reconstrução 3D com a técnica *volume rendering* **(C)**.
Fonte: Acervo da autoria.

A manipulação de diferentes parâmetros relacionados permite explorar distintas características dos tecidos, originando as denominadas "sequências", cada uma delas composta por variáveis números de imagens. Como na TC, a imagem é construída por meio de uma escala de sinal em que os extremos são o preto que representa o menor valor de sinal da ressonância (hipossinal) e o branco que é o maior valor de sinal (hipersinal). Os sinais de RM obtidos nos vários compartimentos intracranianos como substância cinzenta, substância branca e líquido cefalorraquiano (LCR) variam conforme as sequências obtidas. O osso e o ar não produzem sinal à RM e, portanto, aparecem pretos (ausência de sinal) em todas as sequências.

As primeiras sequências utilizadas foram as denominadas "spin eco" (SE) pesadas em T1 e T2. A sequência T1 é a que apresenta melhor definição anatômica; em T1, caracteristicamente o LCR aparece preto (hipossinal) o osso e o ar também aparecem pretos (ausência de sinal); a gordura aparece branca (com hipersinal), o que pode ser visto no couro cabeludo, na díploe dos ossos cranianos, nas órbitas e no tecido subcutâneo da face e do pescoço (Figura 5.1.11).

A sequência pesada em T2 não tem definição anatômica tão boa quanto em T1, mas apresenta maior suscetibilidade às alterações teciduais, que cursam com aumento do teor de água livre, como em muitas lesões; dessa forma apresentando hipersinal nessa sequência. Em T2, o LCR aparece branco (com hipersinal) enquanto a substância branca aparece relativamente mais preta (com hipossinal) (Figura 5.1.12).

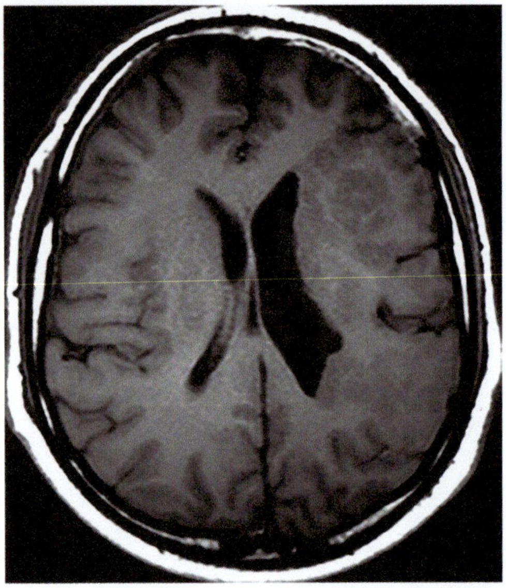

Figura 5.1.11. Ressonância magnética. Adulto jovem com epilepsia. A imagem axial T1 mostra extensas malformações do desenvolvimento cortical no hemisfério cerebral esquerdo, predominando nódulos com sinal semelhante ao do córtex em meio à substância branca, caracterizando heterotopia da substância cinzenta. Notar o hipossinal habitual do LCR (no interior dos ventrículos laterais) e a ausência de sinal da cortical óssea da calota craniana (enquanto a díploe é composta por medula óssea gordurosa, que apresenta hipersinal). Da mesma forma, a gordura do tecido subcutâneo da cabeça apresenta hipersinal.
Fonte: Acervo da autoria.

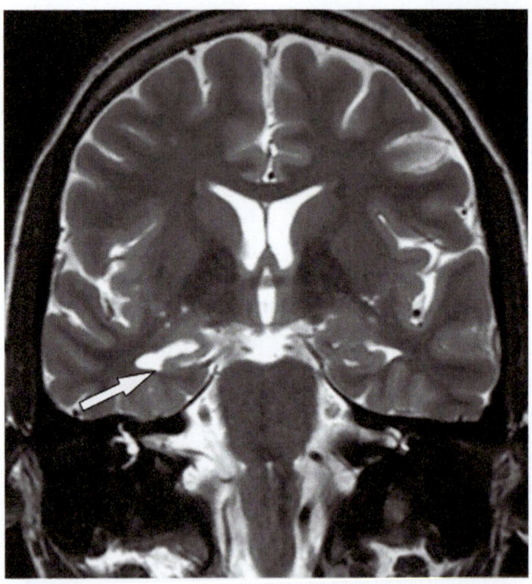

Figura 5.1.12. Ressonância magnética. Adulto jovem com epilepsia. Imagem coronal pesada em T2 demonstra assimetria entre as formações hipocampais, com atrofia e hipersinal da formação hipocampal direita, compatível com esclerose mesial temporal (seta). Notar ainda, nessa sequência, o hipersinal do LCR e o relativo hipossinal da substância branca.
Fonte: Acervo da autoria.

Com o progresso das técnicas de RM, atualmente estão disponíveis técnicas mais rápidas denominadas *turbo spin echo* (TSE) ou *fast spin echo* (FSE).

Outro tipo de sequência é a inversão-recuperação, e o principal exemplo é a sequência *fluid attenuated inversion recovery* (FLAIR), uma modificação das sequências pesadas em T2 em que o hipersinal do líquido livre como o LCR é suprimido, deixando mais evidentes as eventuais alterações parenquimatosas, especialmente aquelas próximas do espaço subaracnóideo e as periventriculares (Figura 5.1.13).

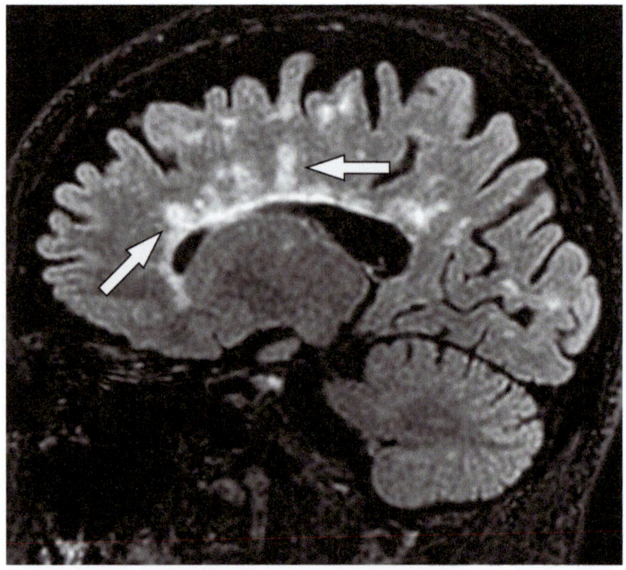

Figura 5.1.13. Ressonância magnética. Paciente feminina, 30 anos, com diagnóstico de esclerose múltipla. A imagem sagital FLAIR demonstra várias lesões com hipersinal na substância branca cerebral, algumas com seu maior eixo perpendicular à linha ependimária (setas). Esse tipo de sequência é fundamental na caracterização de lesões próximas do espaço subaracnoídeo e aquelas periventriculares. Observar ainda, nesse tipo de sequência, a supressão do sinal do LCR (hipossinal).
FLAIR: *fluid attenuated inversion recovery*.
Fonte: Acervo da autoria.

Imagens utilizando a técnica gradiente eco são empregadas no estudo de fenômenos de suscetibilidade magnética (sequências T2*), notadamente aqueles relacionados à presença de calcificações, hemorragias e depósitos de ferro em geral. Recentemente, uma nova técnica 3D gradiente eco modificada, denominado *susceptibility-weighted* image (SWI) permite maior sensibilidade da RM para caracterizar esses fenômenos de suscetibilidade magnética, além de também ser útil na identificação do sistema venoso intracraniano; sendo considerada o padrão-ouro quando se quer estudar calcificações ou hemorragias (Figura 5.1.14). Ainda a identificação da área do nigrossomo 1 na porção póstero lateral da substância negra, na sequência de SWI com aparelhos de 3 Teslas, permite a sua caracterização como presente ou ausente (perda do "sinal da cauda da andorinha") auxiliando na confirmação do diagnóstico da doença de Parkinson (DP). O uso de sequências 2D gradiente-eco associadas a pulso *off-resonance* de transferência de magnetização permite a avaliação da neuromelanina na substância negra e no *locus ceruleus* que também tem seu papel no diagnóstico de DP (Figura 5.1.15).

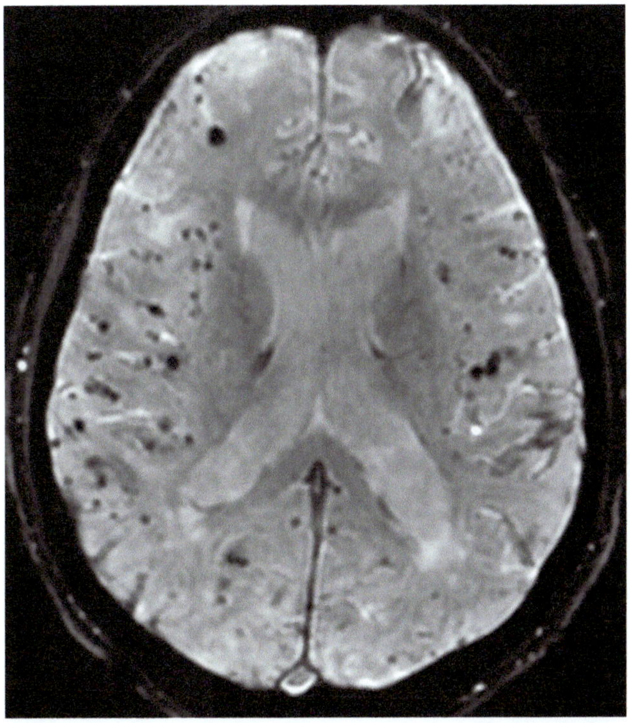

Figura 5.1.14. Ressonância magnética. Idoso com diagnóstico de angiopatia amiloide. Imagem axial pesada em suscetibilidade magnética. Notar as inúmeras micro-hemorragias esparsas pelos hemisférios cerebrais, manifestas como focos de hipossinal.
Fonte: Acervo da autoria.

Como na TC, alterações da barreira hematoencefálica podem ser demonstradas na RM com o auxílio de um agente de contraste. O contraste utilizado na RM não é iodado, tem propriedades paramagnéticas e é utilizado com as sequências pesadas em T1; baseia-se no uso de moléculas que contêm o gadolínio (Gd), responsável pela detecção do realce nas imagens pós-contraste (Figura 5.1.16).

Há poucas reações alérgicas relacionadas ao uso dos contrastes paramagnéticos com base no Gd. Em 2000, houve a identificação de uma nova entidade, a fibrose sistêmica nefrogênica, doença fibrosante com manifestação cutânea preferencial associada ao uso de repetidas injeções de contrastes à base do Gd em pacientes com insuficiência renal aguda ou crônica moderada/grave. Na esteira dessa descrição, o uso do Gd nos pacientes com insuficiência renal passou a ser restrito e utilizado na menor dose possível, evitando-o em pacientes com insuficiência renal. Com esses cuidados, desde 2009 não houve novos registros dessa doença iatrogênica.

A sequência que utiliza o contraste por técnicas de transferência de magnetização (MTC, do inglês *magnetization transfer contrast*) pode ser utilizada para avaliação das doenças da mielina e nas doenças do neurônio motor superior; além dessas aplicações, essa sequência após a administração do Gd aumenta a acurácia na detecção de lesões com realce.

Mais recentemente, tem havido uma tendência à aquisição de sequências volumétricas (3D), nas mais variadas aquisições, permitindo maior resolução e reconstruções multiplanares (Figura 5.1.17).

Uma modalidade dessas sequências volumétricas que tem inúmeras aplicações atualmente são as aquisições em *steady state* do tipo *fast imaging employing steady state acquisition* (FIESTA) ou *constructive interference in steady state* (CISS), dependendo do fabricante. São sequências com excelente resolução, grande contraste para líquidos e pouca sensibilidade a artefatos de movimento. As aplicações clínicas incluem principalmente visualização de estruturas císticas intra ou extra-axiais (Figura 5.1.18) e estudo dos nervos cranianos em seus trajetos cisternais (neurografia). As novas técnicas de neurografia com alta resolução espacial e excelente contraste entre os tecidos têm permitido a caracterização cada vez melhor dos nervos cranianos e mesmo nervos periféricos. Essas sequências podem ser sequências em T2 (com supressão de gordura e do sinal dos vasos) ou pós-contraste e suas denominações dependem da marca do equipamento de RM. Em razão do fato de muitos nervos apresentarem trajetos tortuosos, o pós-processamento com imagens multiplanares é necessário para o acompanhamento do trajeto neural. Lesões de diversas naturezas como traumática, neoplásica, inflamatória e infecciosa dos nervos cranianos e periféricos são, então, mais bem caracterizadas, especialmente diante de uma suspeita clínica (Figura 5.1.19).

Outro aspecto relativamente recente é o apoio direto ao procedimento neurocirúrgico, por meio da RM intra ou transoperatória, em que o exame é realizado durante a cirurgia. A finalidade é avaliar a localização e o grau de ressecção de uma lesão neoplásica, por exemplo, a fim de maximizar a ressecção e minimizar danos em áreas eloquentes, visando melhor resultado pós-operatório (Figura 5.1.20).

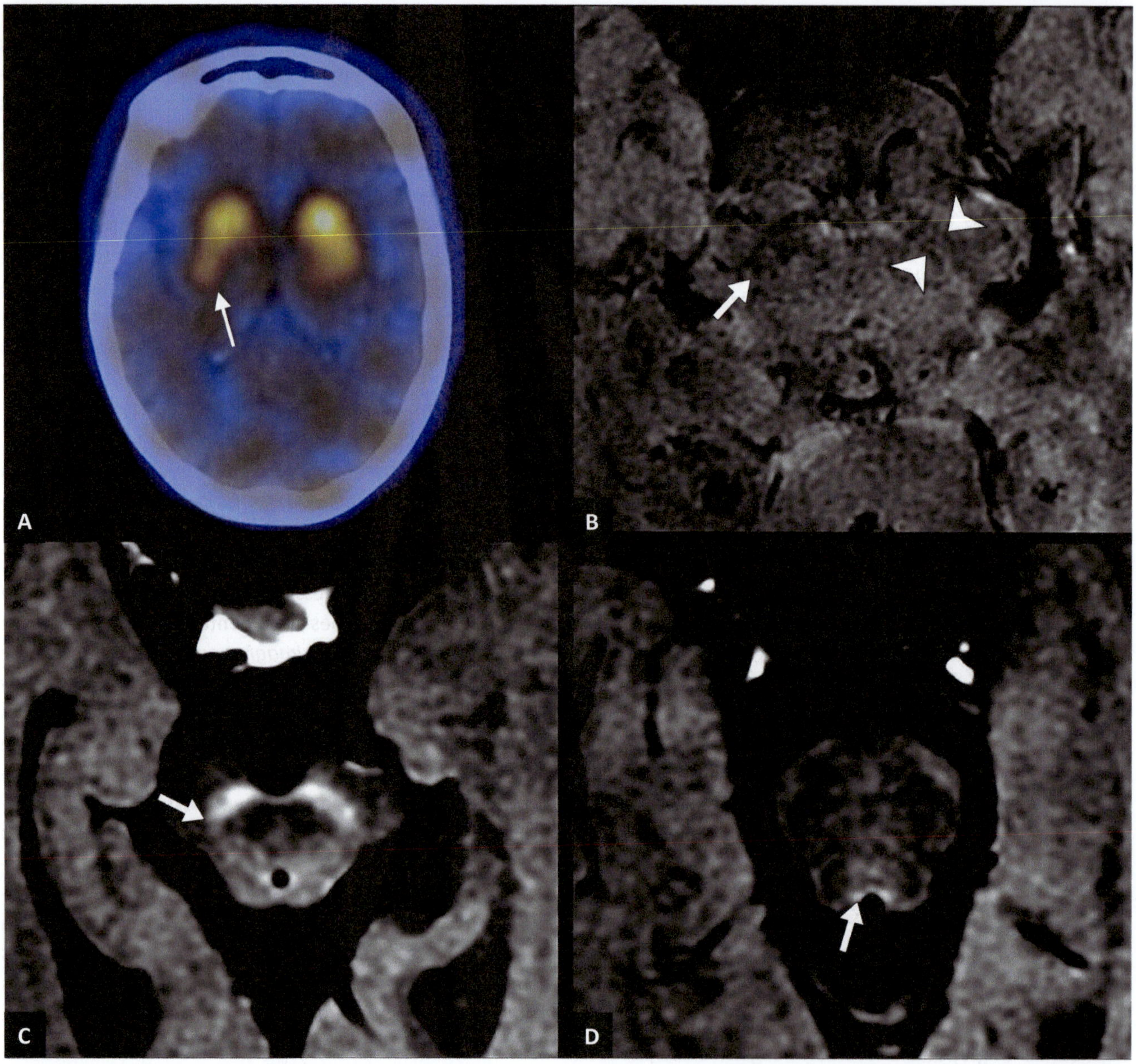

Figura 5.1.15 (A-D). Ressonância magnética com SWI com protocolos para avaliação do nigrossomo e neuromelanina. Feminino, 70 anos, em investigação para doença de Parkison. Imagem axial SPECT/CT do crânio obtida após a administração de 99mTc-TRODAT demonstra menor concentração dos transportadores dopaminérgicos nigroestriatais na região posterior dos núcleos estriados, de forma mais acentuada no estriado direito (seta em **A**). A sequência axial de alta resolução de suscetibilidade **(B)** demonstra a perda do "sinal da andorinha" da substância negra direita (seta) relacionada à depleção do nigrossomo 1, comparando-se ao lado contralateral, onde há duas tênues imagens lineares de baixo sinal (cabeças de setas) delimitando área central com sinal intermediário. As sequências de neuromelanina **(C** e **D)** demonstram redução do hipersinal em T1 da substância negra e dos *locus cerúleos*, sendo o acometimento mais evidente das estruturas direitas (setas).

CT: tomografia computadorizada; SPECT: tomografia por emissão de fóton único (SPECT, do inglês *single photon emission tomography;* SWI: *susceptibility-weighted image*).

Fonte: Acervo da autoria.

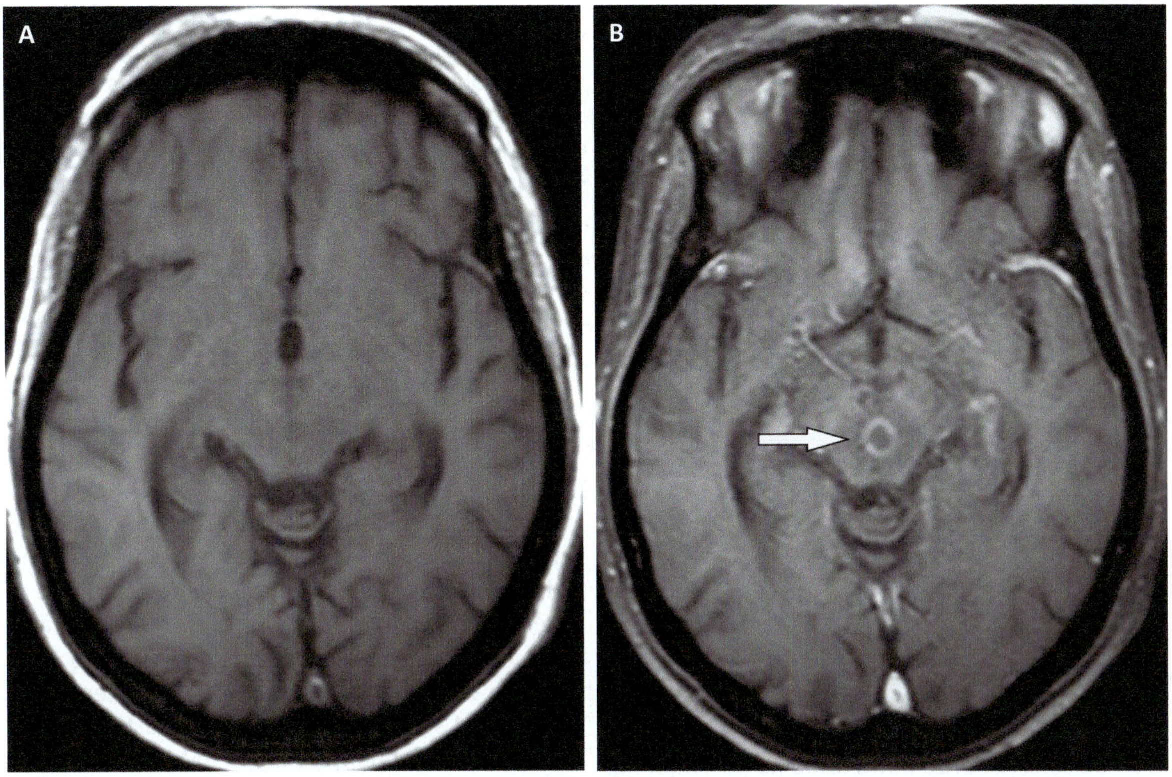

Figura 5.1.16 (A e B). Ressonância magnética. Paciente HIV-positivo, com diagnóstico de aids, apresentando neurotoxoplasmose. Notar a lesão mediana no mesencéfalo, cuja identificação é difícil na imagem pesada em T1 sem contraste **(A)**. Após a injeção do contraste endovenoso paramagnético **(B)**, a lesão é facilmente delimitada em meio às estruturas ao redor (seta).
aids: síndrome da imunodeficiência adquirida.
Fonte: Acervo da autoria.

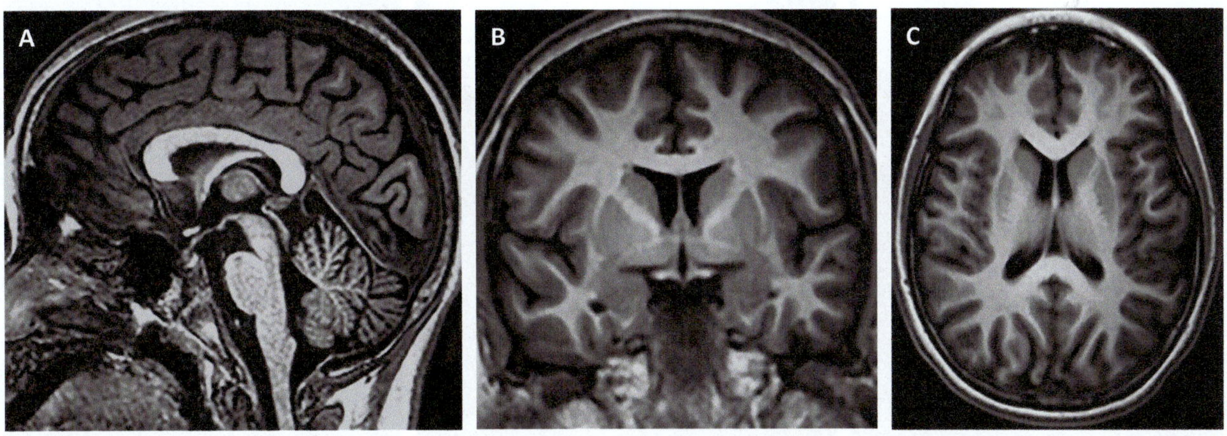

Figura 5.1.17 (A, B e C). Ressonância magnética. Imagem sagital mediana **(A)** de uma sequência volumétrica pesada em T1, adquirida nesse plano. Reconstruções nos planos coronal **(B)** e axial **(C)** podem ser facilmente obtidas a partir do volume inicial.
Fonte: Acervo da autoria.

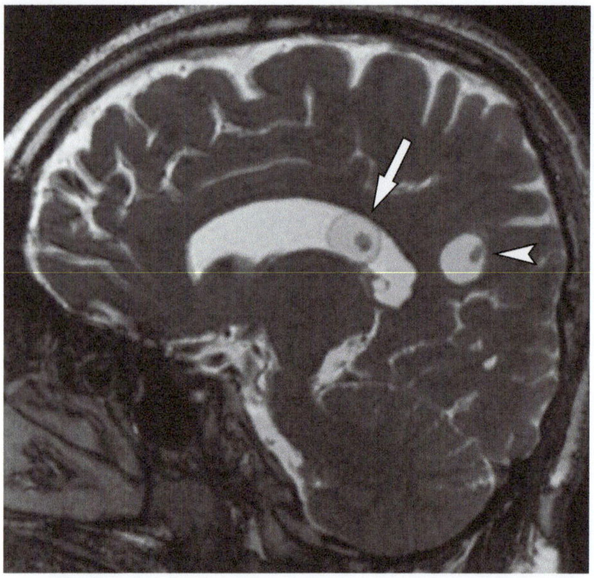

Figura 5.1.18. Ressonância magnética. Paciente feminina de 32 anos com neurocisticercose. A imagem sagital FIESTA (*fast imaging employing steady-state acquisition*) evidencia claramente um cisto intraventricular (seta) com nódulo excêntrico que corresponde ao escólex. Notar que ainda se caracteriza outra lesão no parênquima adjacente (cabeça de seta). A identificação do escólex é virtualmente patognomônica da doença.
Fonte: Acervo da autoria.

Técnicas quantitativas podem ser aplicadas a partir das imagens volumétricas, permitindo, hoje, uma avaliação objetiva de volume das estruturas cerebrais, bem como da carga lesional. Essas informações são muito importantes no acompanhamento evolutivo tanto dos quadros de declínio cognitivo como no seguimento de pacientes com doenças progressivas a exemplo da esclerose múltipla. É importante salientar que essas técnicas, se usadas numa avaliação transversal de um paciente, têm, muitas vezes, utilidade discutível e limitada, mas são muito úteis numa avaliação longitudinal (Figura 5.1.21).

Outras sequências de RM que têm aplicações específicas são:

Angiografia por ressonância magnética

O efeito do fluxo de sangue e do LCR nas imagens por RM foi notado desde os primeiros exames. Foram, então, desenvolvidas sequências para aproveitar esse efeito e permitir a visualização dos vasos sanguíneos, a angio-RM.

As imagens obtidas refletem, assim, o fluxo através do vaso, de forma não invasiva. Existem técnicas de angio-RM sem a utilização do contraste (Figura 5.1.22) e, mais recentemente, a angio-RM pode ser obtida também durante a injeção de um bolo contraste, o que trouxe auxílio em vários cenários clínicos, notadamente no estudo das artérias cervicais (Figura 5.1.23).

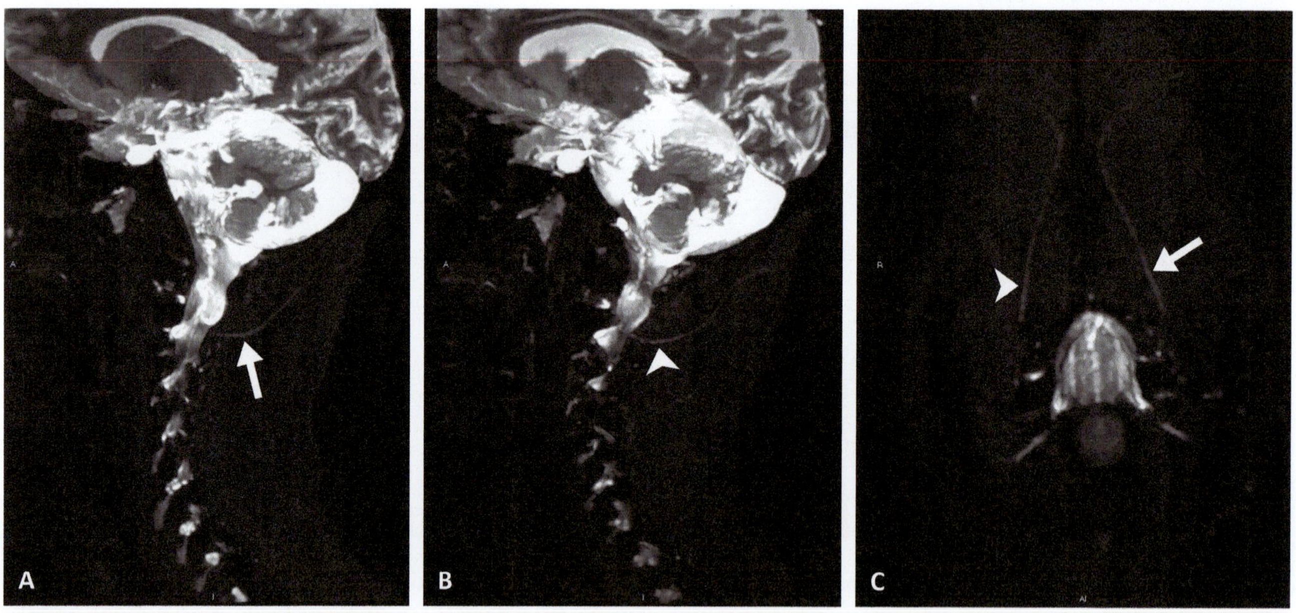

Figura 5.1.19 (A, B e C). Ressonância magnética. Paciente masculino, 45 anos de idade, com dor occipital esquerda contínua há 45 dias. A sequência volumétrica ponderada em T2 com saturação do sinal da gordura após a administração do contraste paramagnético, para estudo neurográfico, nas reformatações sagitais oblíquas (**A** e **B**) e coronal oblíquo (**C**), demostrou discreto espessamento difuso e hipersinal mais acentuado do nervo grande occipital esquerdo (setas em **A** e **C**) comparado ao lado contralateral (cabeças de setas em **B** e **C**). Esse achado corrobora a possibilidade do diagnóstico de neuralgia de Arnold.
Fonte: Acervo da autoria.

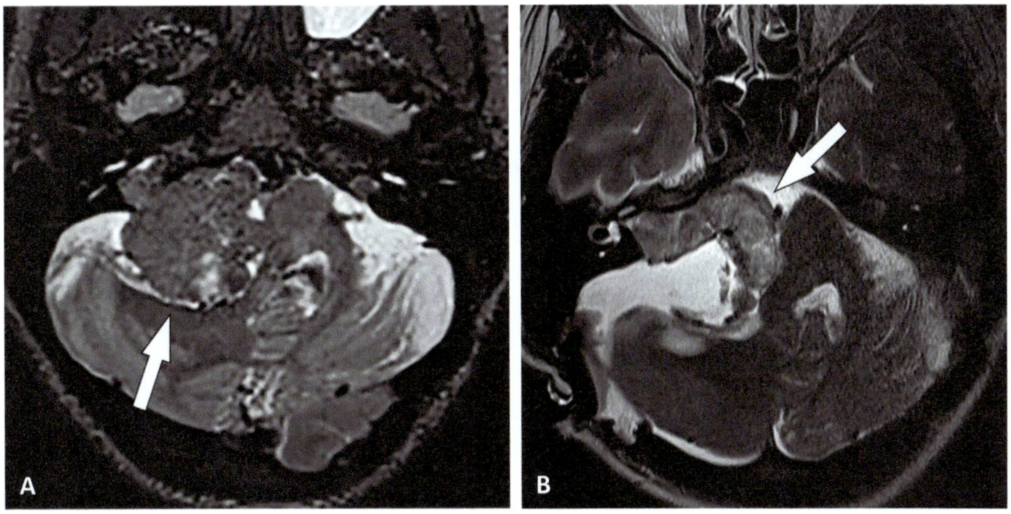

Figura 5.1.20 (A e B). Ressonância magnética intraoperatória. Imagem de RM pré-operatória, axial pesada em T2 **(A)** demonstra volumoso schwannoma vestibular à direita (seta), com efeito de massa sobre o tronco encefálico e sobre o cerebelo, deformando o IV ventrículo. Imagem de RM intraoperatória, axial pesada em T2 **(B)**, evidencia ressecção parcial da lesão, com remanescente tumoral composto pelas áreas mais distantes do acesso cirúrgico (seta). Esse tipo de abordagem permite maximizar a ressecção cirúrgica, com menor morbidade associada.
RM: ressonância magnética.
Fonte: Acervo da autoria.

A

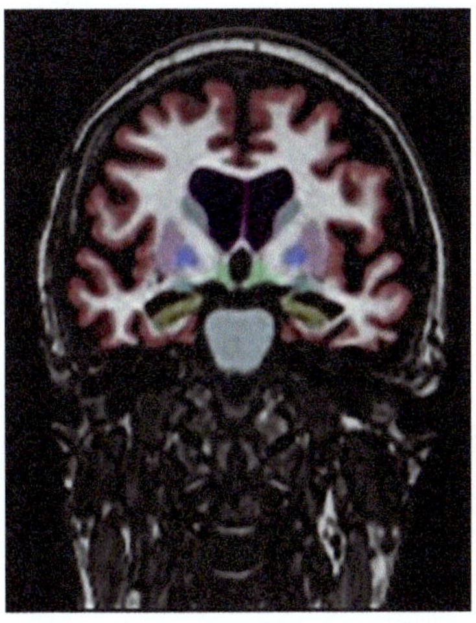

B

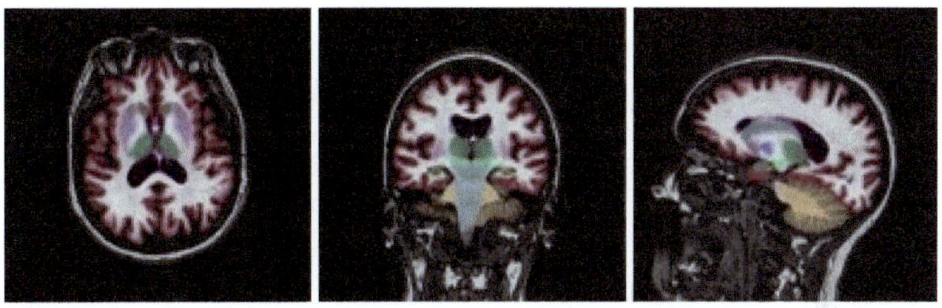

Pontuação de ocupação hipocampal (HOC)	0,77

Estrutura do cérebro	Volume (cm³)	% de ICV (59%-95% Percentil Normativo)	Percentil Normativo
Hipocampos	6,71	6,71	22
Ventrículos laterais	43,70	43,70	95
Ventrículos laterais inferiores	1,99	1,99	93

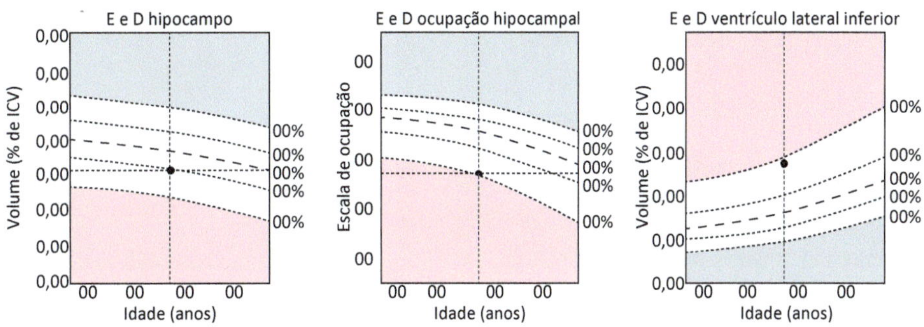

Figura 5.1.21 (A-D). Imagens volumétricas submetidas a um *software* comercial para avaliação do volume das estruturais cerebrais em um paciente do sexo masculino de 63 anos com declínio cognitivo. O exame inicial, mostra os hipocampo ainda no percentil 75. Essa análise transversal é discutível, pois a população considerada normal nesse *software* é bastante distinta da nossa população. Mas a comparação evolutiva realizada 4 anos depois revela uma importante informação, com acentuada redução columétrica dos hipocampos em relação ao exame basal na imagem qualitativa (**C** em relação a **A**) e quantitativa (gráfico abaixo e à esquerda em **D** em relação a **B**).

(*Continua*)

C

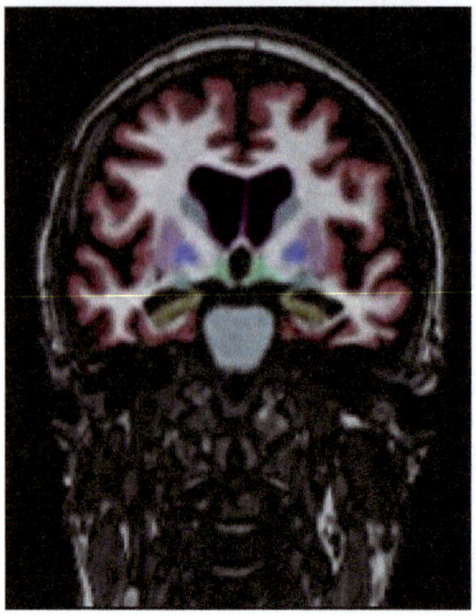

D

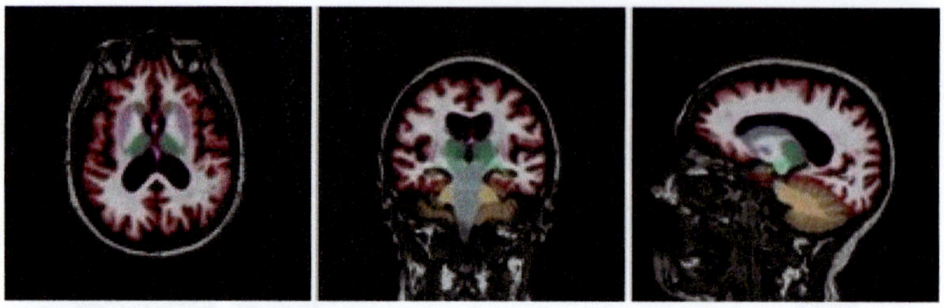

Pontuação de ocupação hipocampal (HOC)		0,77	
Estrutura do cérebro	**Volume (cm³)**	**% de ICV (59%-95% Percentil Normativo)**	**Percentil Normativo**
Hipocampos	4,87	0,34 (0,41-0,54)	1
Ventrículos laterais	72,26	4,99 (0,88-3,39)	99
Ventrículos laterais inferiores	4,5	0,32 (0,06-0,17)	99

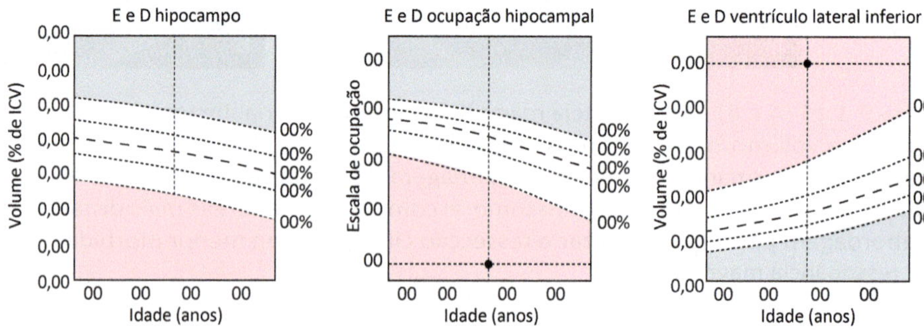

Figura 5.1.21 (A-D). (*Continuação*) Imagens volumétricas submetidas a um *software* comercial para avaliação do volume das estruturais cerebrais em um paciente do sexo masculino de 63 anos com declínio cognitivo. O exame inicial, mostra os hipocampo ainda no percentil 75. Essa análise transversal é discutível, pois a população considerada normal nesse *software* é bastante distinta da nossa. Mas a comparação evolutiva realizada 4 anos depois revela uma importante informação, com acentuada redução columétrica dos hipocampos em relação ao exame basal na imagem qualitativa (**C** em relação a **A**) e quantitativa (gráfico abaixo e à esquerda em **D** em relação a **B**).
Fonte: Acervo da autoria.

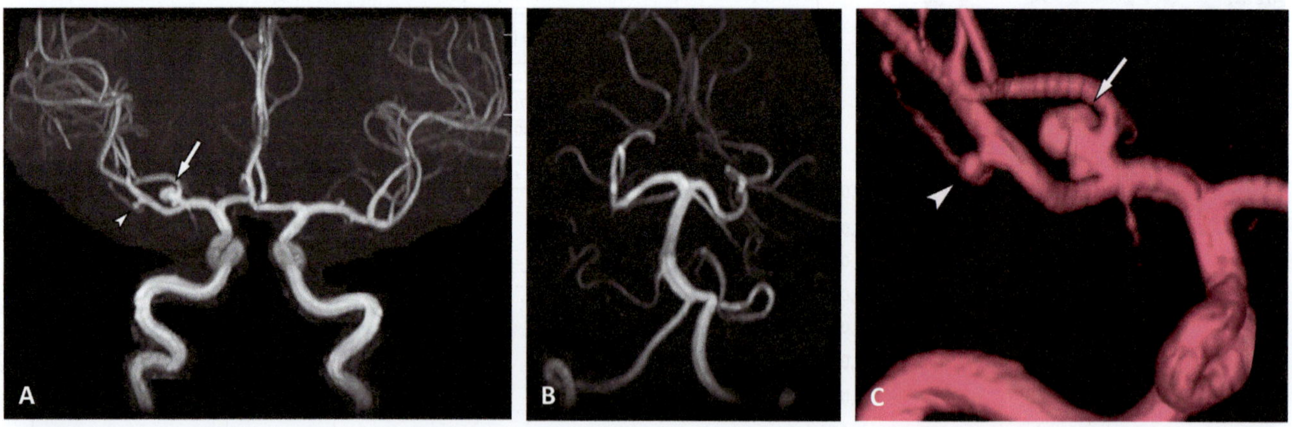

Figura 5.1.22 (A, B e C). Angio-RM arterial intracraniana. Esse tipo de sequência (3D-TOF, *time of flight*) é mais frequentemente obtida sem o uso do gadolínio. Após processamento das imagens com as técnicas *maximum intensity projection* (A e B) e *volume rendering* **(C)**, evidencia-se um aneurisma no plano da bifurcação da artéria cerebral média direita (setas), e outro menor num ramo mais distal do mesmo vaso (cabeças de seta). Notar a possibilidade de obtenção de imagens apenas do território carotídeo **(A)** ou do vertebrobasilar **(B)**. A reconstrução *volume rendering* **(C)** mostra com nitidez características morfológicas do maior aneurisma.
Angio-RM: angiografia por ressonância magnética.
Fonte: Acervo da autoria.

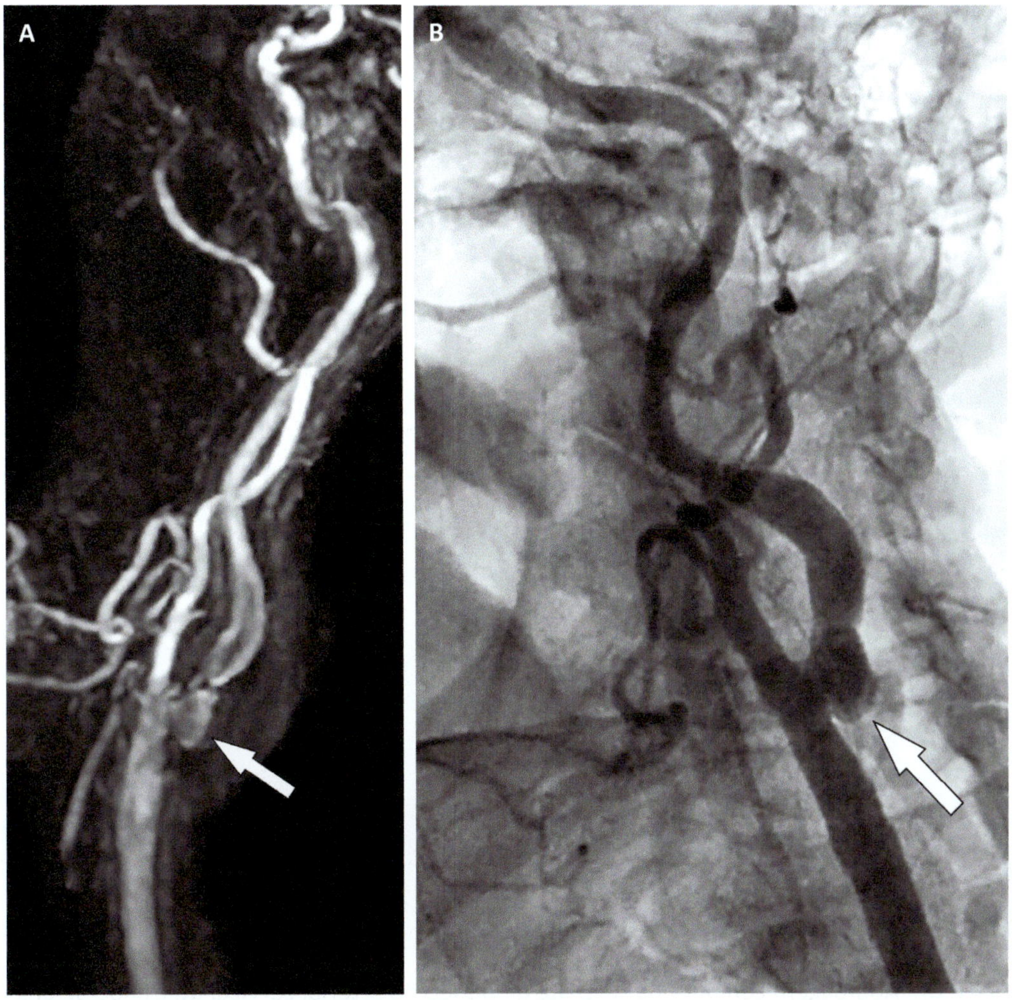

Figura 5.1.23 (A e B). Angio-RM arterial cervical, com o uso de gadolínio. Após processamento das imagens, as artérias cervicais são estudadas de forma bastante adequada. Homem de 79 anos com episódios isquêmicos transitórios de repetição. A angio-RM **(A)** mostra estenose grave da origem da artéria carótida interna direita, com ulceração associada (seta). Realizada angiografia convencional **(B)** que confirmou os achados, inclusive a presença da úlcera (seta).
Angio-RM: angiografia por ressonância magnética.
Fonte: Acervo da autoria.

Na suspeita de dissecção arterial cervical, as imagens de angio-RM devem ser complementadas por imagens axiais usando-se técnica de supressão do sinal da gordura, que permitem identificar o hematoma mural (Figura 5.1.24).

Atualmente, as técnicas de *vessel wall* ou *black blood imaging* permitem o estudo da parede dos vasos sanguíneos e não somente o estudo do lúmen como ocorre nas diversas técnicas de angiografia. Nessa técnica, é feita supressão do sinal do conteúdo vascular, bem como supressão do LCR com a utilização de imagens volumétricas e aquisição de imagens antes e após a injeção de contraste paramagnético. Sua aplicação clínica tem crescido consideravelmente na definição da placa de ateroma, no diagnóstico de vasculite/arterite, dissecção arterial, vasoconstrição cerebral reversível e melhor caracterização de aneurismas (Figura 5.1.25).

As técnicas dinâmicas de angio-RM como a *time-resolved imaging of contrast kinetics* (TRICS) têm ainda seu papel para aumentar a sensibilidade e especificidade no diagnóstico de fístulas durais arteriovenosas.

Por meio do mesmo instrumental, é possível, com aquisição em cine-RM, estudar o movimento do LCR no sistema ventricular e no espaço subaracnóideo perienceFálico ou perimedular. A técnica mais usada é a de contraste de fase (*phase contrast*). O estudo da dinâmica do LCR permite avaliar várias condições relacionadas, como estenose do aqueduto mesencefálico, hidrocefalia de pressão normal e avaliação pós-III ventriculostomias. Além da presença de fluxo, esse tipo de sequência permite avaliar o sentido e a intensidade do mesmo (Figura 5.1.26).

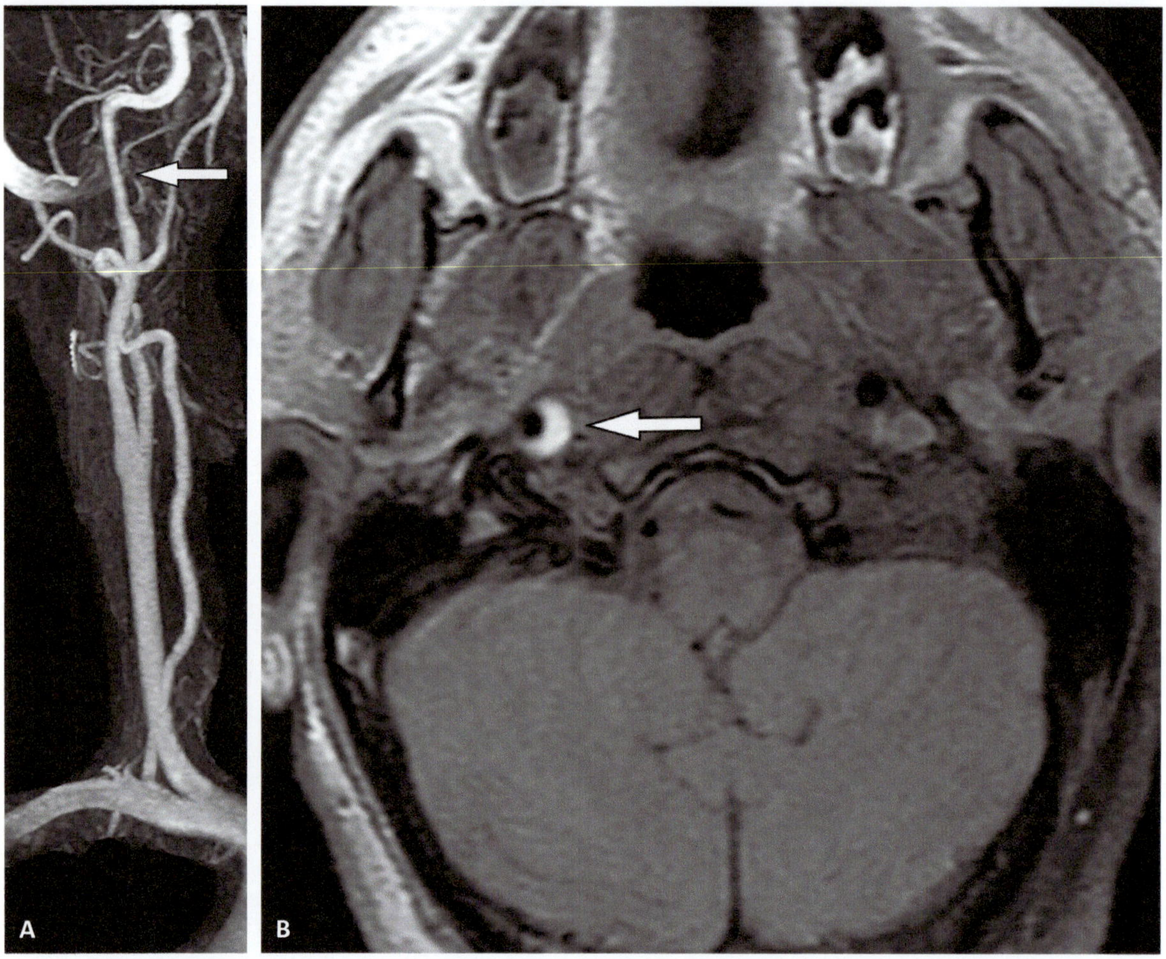

Figura 5.1.24 (A e B). Abordagem conjunta na suspeita de dissecção arterial cervical utilizando-se angio-RM arterial cervical e imagens axiais pesadas em T1 com saturação do sinal da gordura. A angio-RM **(A)** mostra um afilamento com irregularidades dos contornos na porção cervical distal da artéria carótida interna direita (seta). Já a imagem axial T1 neste plano **(B)** evidencia hipersinal em forma de crescente na parede do vaso (seta), caracterizando o hematoma parietal e firmando o diagnóstico de dissecção arterial. Notar que esse hematoma desloca e reduz o calibre da luz verdadeira (que apresenta ausência de sinal na imagem B).
Angio-RM: angiografia por ressonância magnética.
Fonte: Acervo da autoria.

Ressonância magnética funcional

A ressonância magnética funcional (RMf) permite uma avaliação de localização da atividade cerebral com base nas sequências *blood oxigenation level dependente* (BOLD), obtidas por meio de aquisições ultrarrápidas, denominadas "ecoplanares". Essas sequências são sensíveis ao efeito de suscetibilidade magnética causado pela presença de desoxiemoglobina. A inferência acerca da atividade cerebral vem do fato de que onde há atividade neuronal existe aumento do aporte sanguíneo local; entretanto, esse acoplamento neurovascular é desproporcional, com aumento do aporte sanguíneo muito maior do que o aumento de consumo de oxigênio pelo tecido ativado. Dessa forma, as áreas ativadas apresentam redução da concentração de desoxiemoglobina (e aumento da oxiemoglobina), o que causa aumento do sinal nas imagens BOLD.

São obtidas imagens BOLD durante a realização de uma determinada tarefa (paradigma), em que se vai investigar a ativação de áreas cerebrais; além de imagens em repouso, sem a realização de nenhuma tarefa. A partir do pós-processamento dessas imagens em *softwares* dedicados, são gerados os mapas de ativação cerebral.

As aplicações em pesquisa da RMf são vastas, em Neurologia, Neurocirurgia e Psiquiatria, entretanto a aplicação na prática clínica ainda é incipiente, restrita ao mapeamento de áreas eloquentes peritumorais para o planejamento cirúrgico (Figura 5.1.27).

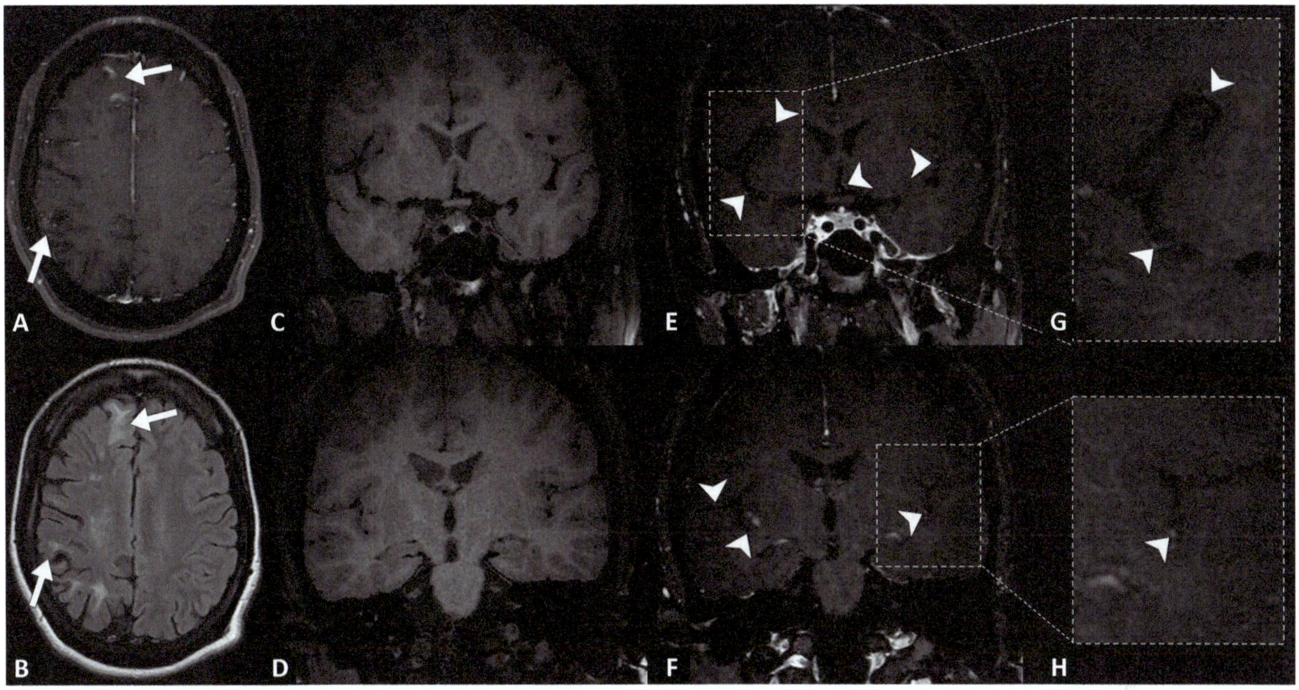

Figura 5.1.25 (A-H). Paciente do sexo feminino, 33 anos de idade, com diagnóstico de vasculite linfocítica. As imagens de ressonância magnética em T1 pós-contraste **(A)** e FLAIR **(B)** demonstram múltiplas lesões comprometendo as regiões corticossubcorticais e profundas dos hemisférios cerebrais, algumas com impregnação pelo gadolínio, sendo mais evidentes no hemisfério cerebral direito (setas). As sequências *vessel wall* no plano coronal antes **(C** e **D)** e após o contraste endovenoso **(E** e **F)** demonstram espessamentos parietais multifocais, predominantemente excêntricos, nos ramos das artérias cerebrais anteriores e médias (cabeças de setas), mais bem demonstrados nas imagens ampliadas **(G** e **H)**.
FLAIR: *fluid attenuated inversion recovery*.
Fonte: Acervo da autoria.

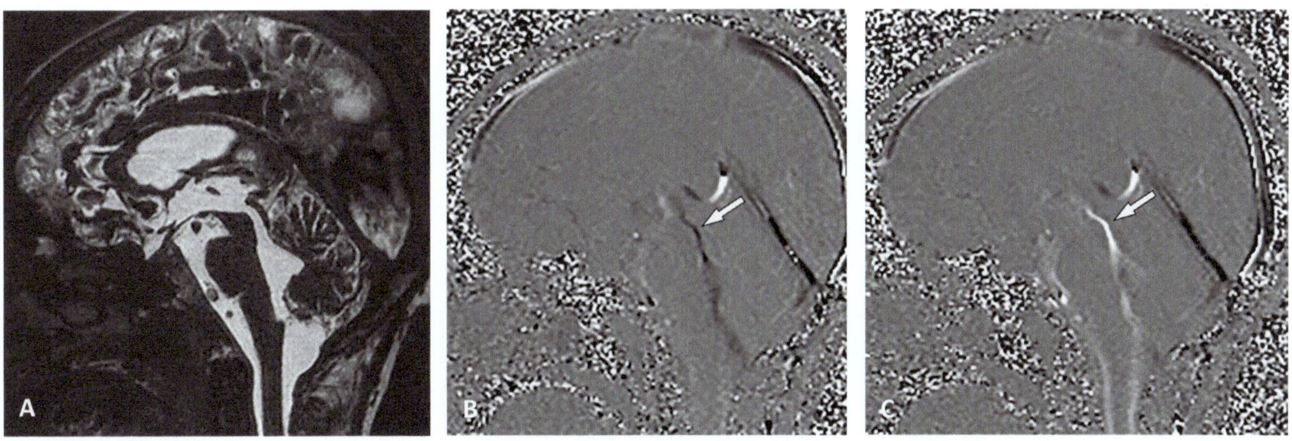

Figura 5.1.26 (A, B e C). Estudo da dinâmica liquórica por RM. Paciente idoso com diagnóstico clínico de hidrocefalia de pressão normal. A imagem FIESTA no plano sagital **(A)** não mostra obstruções no plano do aqueduto mesencefálico. As imagens do estudo da dinâmica liquórica **(B** e **C)** mostram o fluxo anterógrado (preto) e retrógrado (branco) no plano do aqueduto (setas), numa intensidade maior do que a habitualmente encontrada. O hiperfluxo através do aqueduto mesencefálico é um achado habitual nessa doença.
FIESTA: *fast imaging employing steady state acquisition*; RM: ressonância magnética.
Fonte: Acervo da autoria.

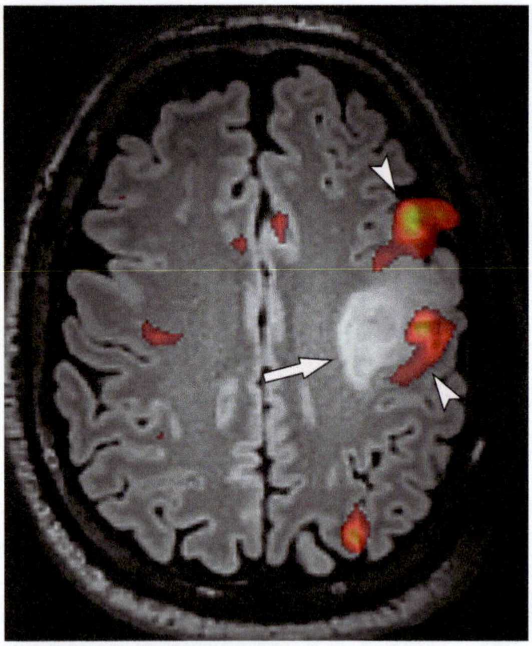

Figura 5.1.27. Ressonância magnética funcional. Imagem BOLD obtida durante a realização de paradigma de linguagem, em que a ativação é demonstrada pelas áreas alaranjadas (cabeças de seta). Essa imagem é sobreposta a uma sequência axial FLAIR, na qual se identifica a área de hipersinal correspondente ao tumor (oligodendroglioma, seta). Esse tipo de informação é interessante para o planejamento cirúrgico dos tumores intracranianos, especialmente aqueles em áreas eloquentes ou próximas a elas.
FLAIR: *fluid attenuated inversion recovery*.
Fonte: Acervo da autoria.

Difusão

As técnicas ecoplanares permitiram, ainda, o estudo do movimento das moléculas de água dos tecidos (movimento browniano) por meio das sequências de difusão. Nessas imagens, em que a movimentação da água é mais livre, como no interior dos ventrículos, há hipossinal; enquanto no tecido cerebral há alguma restrição à movimentação da água representada por membranas celulares, organelas e bainha de mielina, tudo isso resultando em que, no parênquima, haja um sinal intermediário (cinza).

Uma série de doenças cursa com restrição ainda maior à movimentação da água, que se apresenta nas imagens como hipersinal. Deve-se ressaltar, no entanto, que, por vezes, o hipersinal nessa sequência pode estar relacionado ao fato de a lesão ter hipersinal nas sequências pesadas em T2 e não representar verdadeiramente restrição à difusão (efeito *T2 shine through*). Para essa distinção, é fundamental a correlação dessas imagens com o mapa dos coeficientes de difusão aparentes (ADC, do inglês *apparent diffusion coefficient*), os quais permitem ainda medidas quantitativas da difusibilidade da água nos tecidos.

A primeira e mais importante aplicação clínica das imagens de difusão é a caracterização de infarto agudo (Figura 5.1.28), manifesto por exuberante hipersinal (com hipossinal no mapa de ADC). Essas alterações ocorrem minutos após o início do processo.

Outras aplicações clínicas incluem a identificação de abscessos cerebrais (Figura 5.1.29), cistos epidermoides, doenças priônicas, bem como a diferenciação entre edema vasogênico (sem restrição) e citotóxico (com restrição).

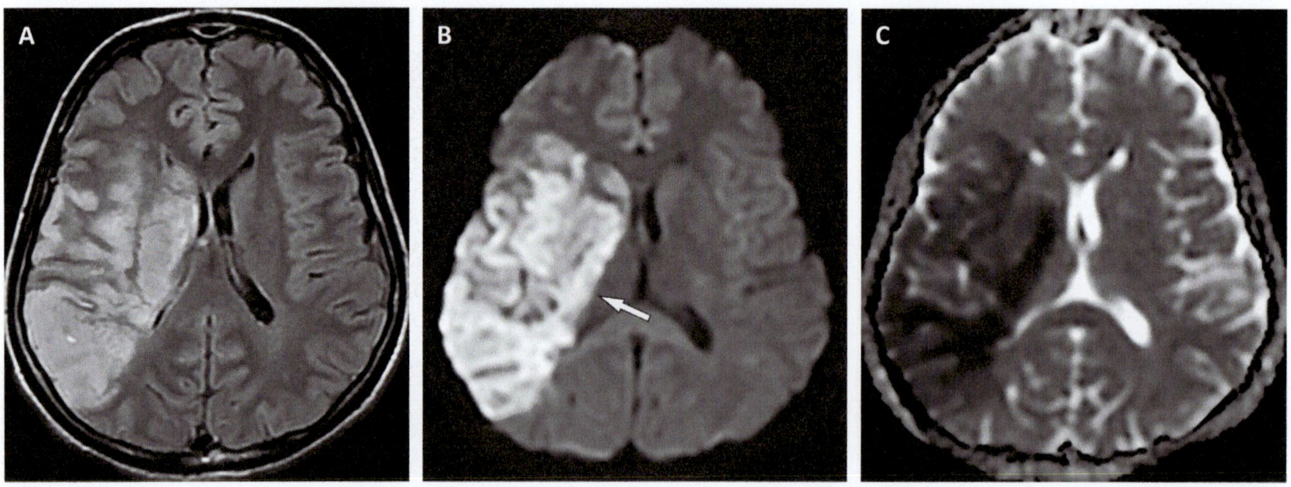

Figura 5.1.28 (A, B e C). Ressonância magnética. Infarto recente no território da artéria cerebral média direita. A imagem axial FLAIR **(A)** já demonstra claramente extenso infarto como área de hipersinal. Mas a imagem de difusão **(B)** mostra, por meio do hipersinal (seta), que existe restrição significativa ao movimento das moléculas de água, sugerindo tratar-se de um evento recente. O mapa de ADC **(C)** corrobora tratar-se de restrição verdadeira, já que a lesão tem hipossinal nessa imagem.
FLAIR: *fluid attenuated inversion recovery*.
Fonte: Acervo da autoria.

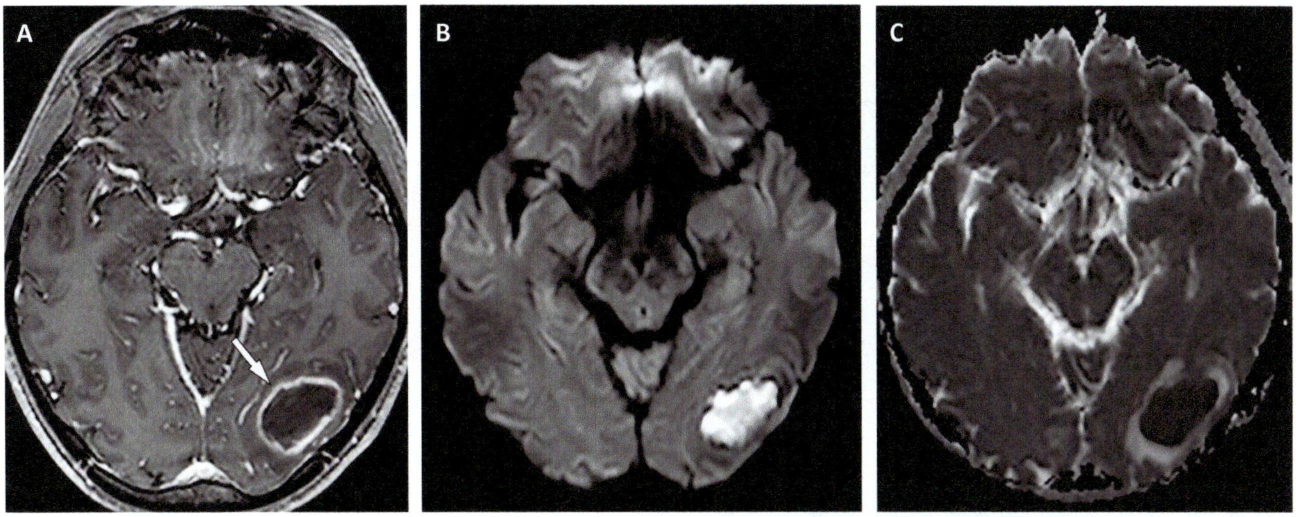

Figura 5.1.29 (A, B e C). Ressonância magnética. Abscesso intracraniano. Imagem axial pesada em T1 pós-contraste **(A)** mostra lesão occipital esquerda com realce periférico e porção central liquefeita (seta). Há discreto edema perilesional. A imagem de difusão **(B)** e o mapa de ADC **(C)** demonstram claramente restrição à difusão da água do conteúdo liquefeito por meio de hiper e hipossinal respectivamente, sugerindo conteúdo espesso e, dessa forma, permitindo o diagnóstico de um abscesso.
Fonte: Acervo da autoria.

Tensores de difusão

A técnica de tensores de difusão (DTI, do inglês *diffusion tensor imaging*) representou uma evolução das técnicas de difusão convencionais, aliadas a uma estratégia inovadora de processamento dos dados obtidos. Também se baseia no movimento browniano das moléculas de água no encéfalo, entretanto tenta caracterizar não só a intensidade desse movimento (o que pode ser feito mediante a difusão convencional e do mapa de ADC), mas também – se houver – a direção preferencial dessa movimentação. Essa análise direcional é possível por intermédio de um modelo matemático de vetores e matrizes.

O DTI se presta especialmente ao estudo da substância branca. Nela, sobretudo a presença das bainhas de mielina e das membranas celulares, a difusão das moléculas de água ocorre preferencialmente no mesmo eixo dos tratos da substância branca, o que se convencionou denominar “difusão anisotrópica”. Assim, ao se caracterizarem áreas de difusão com direção preferencial em determinado eixo, é possível, mediante algoritmos, vislumbrar os tratos da substância branca, que podem ser mapeados em cores de forma que cada uma representa uma orientação preferencial nos três eixos ortogonais (Figura 5.1.30). Parâmetros quantitativos podem ser também derivados dessas aquisições, o principal deles é a anisotropia fracionada (AF).

A partir das aquisições de DTI, seu processamento em *softwares* dedicados permite, ainda, a obtenção de tratografias, que são a representação de tratos específicos inferida a partir da direção preferencial da difusão na substância branca (Figura 5.1.31).

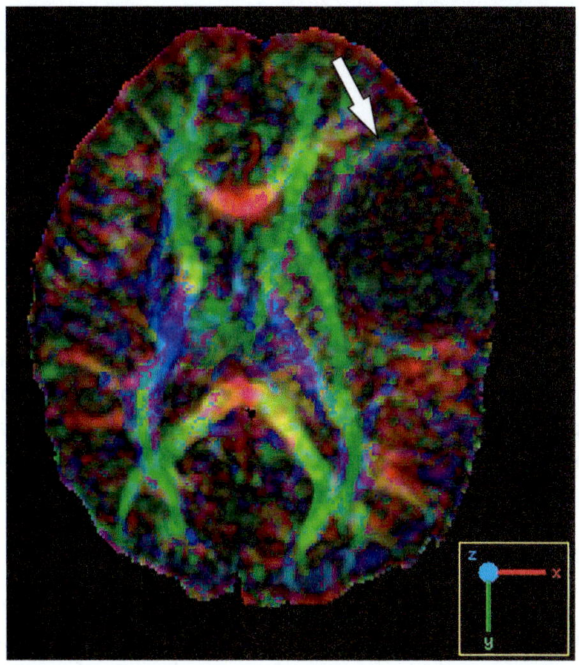

Figura 5.1.30. Estudo de tensores de difusão. Mapa colorido de anisotropia fracionada (AF). Paciente com cisto aracnoide na fossa craniana média esquerda (seta). Notar, no restante dos hemisférios cerebrais, os tratos de substância branca, cujas direções preferenciais estão codificadas de acordo com a legenda no canto da imagem (p. ex., o corpo caloso, cuja direção preferencial é laterolateral, está codificado em vermelho, na legenda correspondendo ao eixo x).
Fonte: Acervo da autoria.

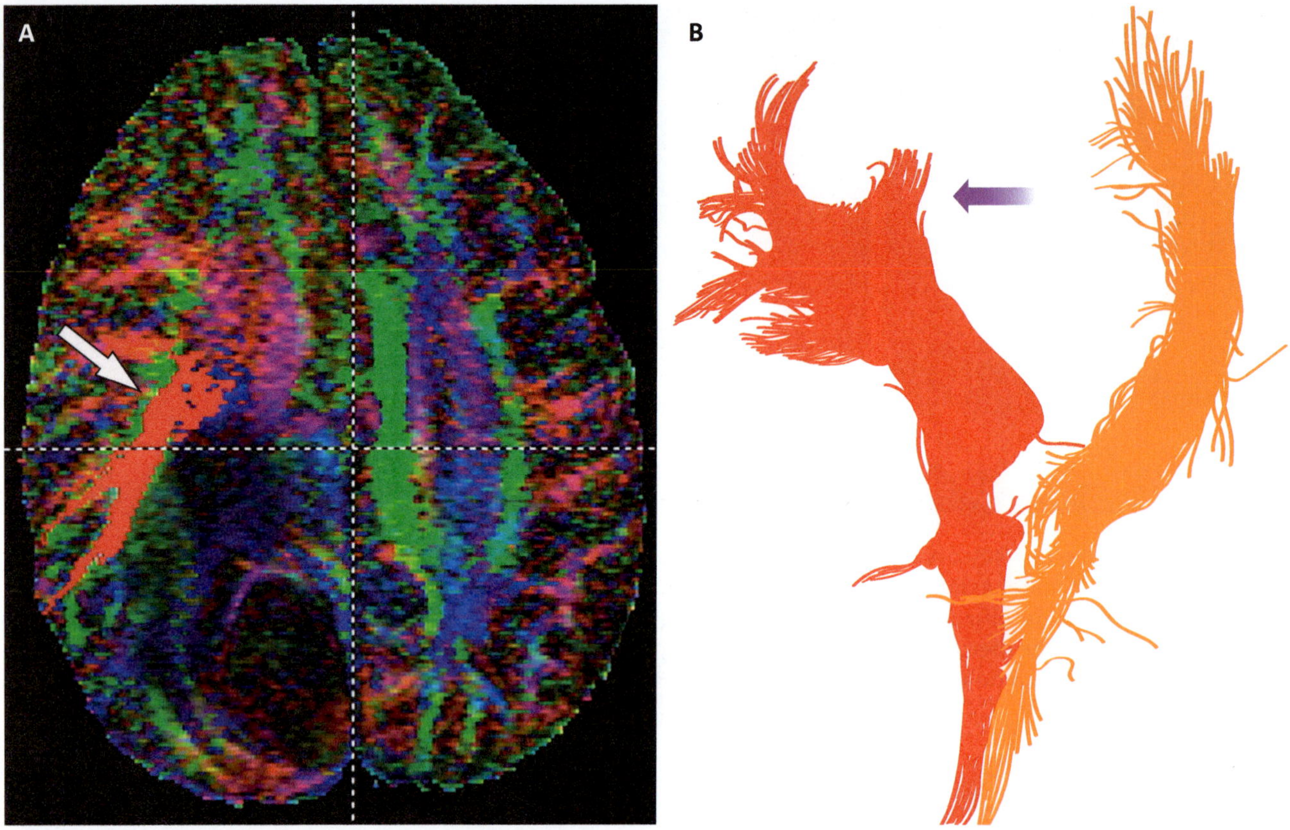

Figura 5.1.31 (A e B). Tratografia. Paciente de 58 anos portador de glioblastoma multiforme. No mapa colorido de AF **(A)**, o trato corticoespinhal direito foi sobreposto, em vermelho (seta), mostrando que o tumor se infiltra e desloca-o (o tumor corresponde à zona de hipossinal na região parieto-occipital direita). Outra opção de visualização dos tratos permite vê-los separadamente do restante do encéfalo **(B)**; aqui, o trato corticoespinhal direito tem cor vermelha e o esquerdo tem cor alaranjada. A distorção e o deslocamento que o tumor causa sobre o trato direito é evidente comparativamente ao que causa no esquerdo (seta).
Fonte: Acervo da autoria.

Como a RMf, suas aplicações em pesquisa são vastas, em Neurologia, Neurocirurgia e Psiquiatria, entretanto a aplicação na prática clínica ainda é incipiente, restrita ao mapeamento de tratos relevantes para o planejamento cirúrgico.

Perfusão por ressonância magnética

A perfusão do encéfalo pode ser obtida por meio de algumas sequências de RM. A mais difundida clinicamente é o estudo com técnicas ecoplanares durante a injeção de um bolo de contraste paramagnético, acompanhando sua primeira passagem pela circulação cerebral. A partir dessas imagens, seu pós-processamento por *softwares* dedicados permite obter estimativas do fluxo/volume sanguíneo cerebrais e do tempo de trânsito do contraste pelo tecido, da mesma forma que a perfusão por TC, em geral de forma semiquantitativa.

As principais indicações clínicas são o estudo dos infartos agudos, em que a análise combinada da difusão e da perfusão permite alguma estimativa da existência de penumbra isquêmica, tecido potencialmente salvável, o denominado *mismatch* (Figura 5.1.32). Esse tipo de estudo tem, ainda, aplicações crescentes na investigação dos tumores cerebrais, já que áreas de maior perfusão representam maior neoangiogênese e presumivelmente maior anaplasia (em meio a um tumor glial) ou tumores mais agressivos (primários ou secundários) ou mesmo recidiva tumoral.

Outra técnica de perfusão é o denominado *arterial spin labeling* (ASL), em que não se utiliza contraste para a obtenção das imagens. Moléculas de água "marcadas" por meio de pulsos de radiofrequência seletivos fazem papel análogo ao do contraste (Figura 5.1.33).

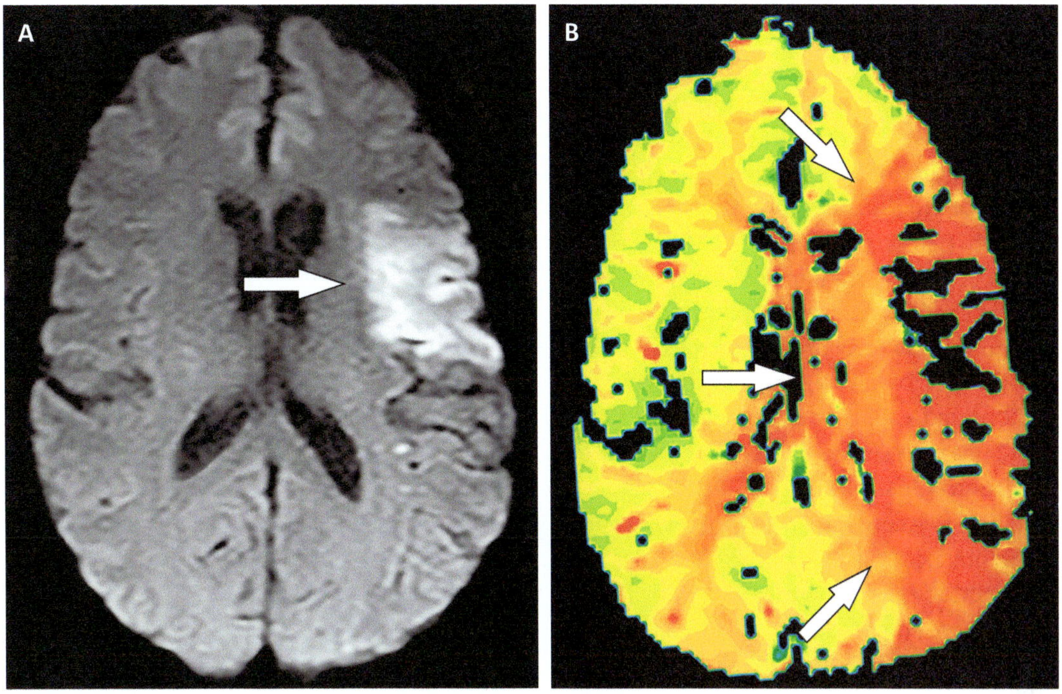

Figura 5.1.32 (A e B). Estudo combinado utilizando difusão e perfusão por RM no infarto agudo. Homem de 67 anos apresentando hemiparesia direita e afasia há 6 horas. A imagem de difusão **(A)** mostra, por meio do hipersinal, um infarto recente em parte do território da artéria cerebral média esquerda (seta). O estudo de perfusão **(B)** mostra, no mapa de cores correspondente, um prolongamento do tempo de trânsito do contraste (setas) envolvendo praticamente todo o território da artéria cerebral média desse lado. Essa situação em que o déficit perfusional é maior do que o infarto visto na difusão representa o *mismatch*, em que potencialmente existe tecido que pode ser salvo mediante estratégias terapêuticas.
Fonte: Acervo da autoria.

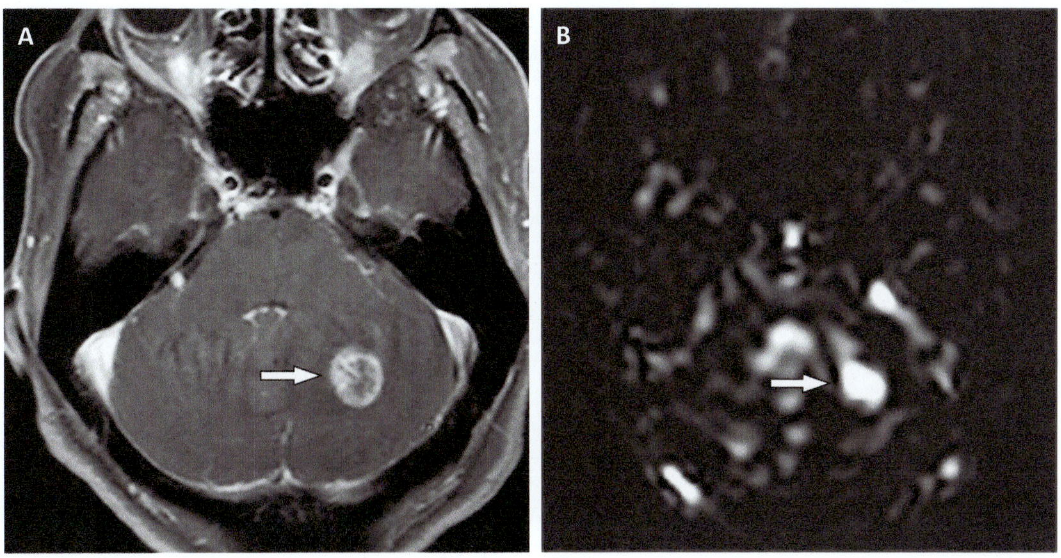

Figura 5.1.33 (A e B). Perfusão por RM usando a técnica ASL, em que não se utiliza o meio de contraste paramagnético. Paciente com metástase de neoplasia de mama. Imagem axial pesada em T1 após a injeção do gadolínio **(A)** mostra lesão no hemisfério cerebelar esquerdo (seta). O estudo de perfusão **(B)** mostra, no mapa correspondente ao fluxo sanguíneo cerebral, áreas de aumento do fluxo na lesão (seta) com hipersinal.
ASL: *arterial spin labeling*; RM: ressonância magnética.
Fonte: Acervo da autoria.

Espectroscopia por ressonância magnética

A espectroscopia por ressonância magnética (ERM) é uma técnica que permite obter informação sobre a composição química de materiais, com base no mesmo princípio físico que resulta na formação de imagem por RM. A ERM permite a análise de alguns metabólitos dos tecidos *in vivo*. De maneira similar à RM convencional, a espectroscopia consiste em se obter o sinal proveniente de núcleos atômicos previamente excitados. Entretanto, enquanto na RM convencional esse sinal é utilizado para compor uma imagem, o sinal obtido na espectroscopia permite compor um espectro de determinadas substâncias presentes no tecido cerebral em concentrações relevantes.

O espectro obtido é constituído de picos de variadas amplitudes, distribuídos em faixa de frequências que podem ser quantificadas em unidades absolutas (Hertz) ou relativas (ppm). A amplitude e a frequência de determinado metabólito serão determinadas pela estrutura química e a quantidade relativa do mesmo na região estudada.

Na espectroscopia de prótons, faz-se costumeiramente a supressão do pico da água, que é muito elevado, a fim possibilitar os demais metabólitos. Os picos principais são o N-acetil aspartato (NAA), a creatina (Cr) e a colina (Cho). Além desses, outros metabólitos relevantes são: lactato; lípides; mio-inositol; glutamato/glutamina; e alanina.

O pico mais alto e agudo em espectros normais, ressonando na frequência de 2 ppm, corresponde ao NAA. É considerado marcador neuronal por ser exclusivo dos neurônios (corpos celulares e axônios); está reduzido em situações em que ocorre perda e/ou disfunção neuroaxonal. O segundo pico mais elevado em condições normais está na frequência de 3 ppm e corresponde à Cr que é encontrada de maneira uniforme no cérebro, relacionada com o metabolismo energético, e que é usualmente utilizada como parâmetro para comparação com os outros metabólitos. Outro pico bem evidente é identificado mais à esquerda, na frequência de 3,2 ppm e representa a Cho, que, por ser um fosfolípide, é encontrado nas membranas celulares e considerado marcador da proliferação de membranas; o que permite associar sua elevação a determinadas condições, especialmente aos tumores (Figura 5.1.34) e quando há lesão de membranas, como na desmielinização aguda.

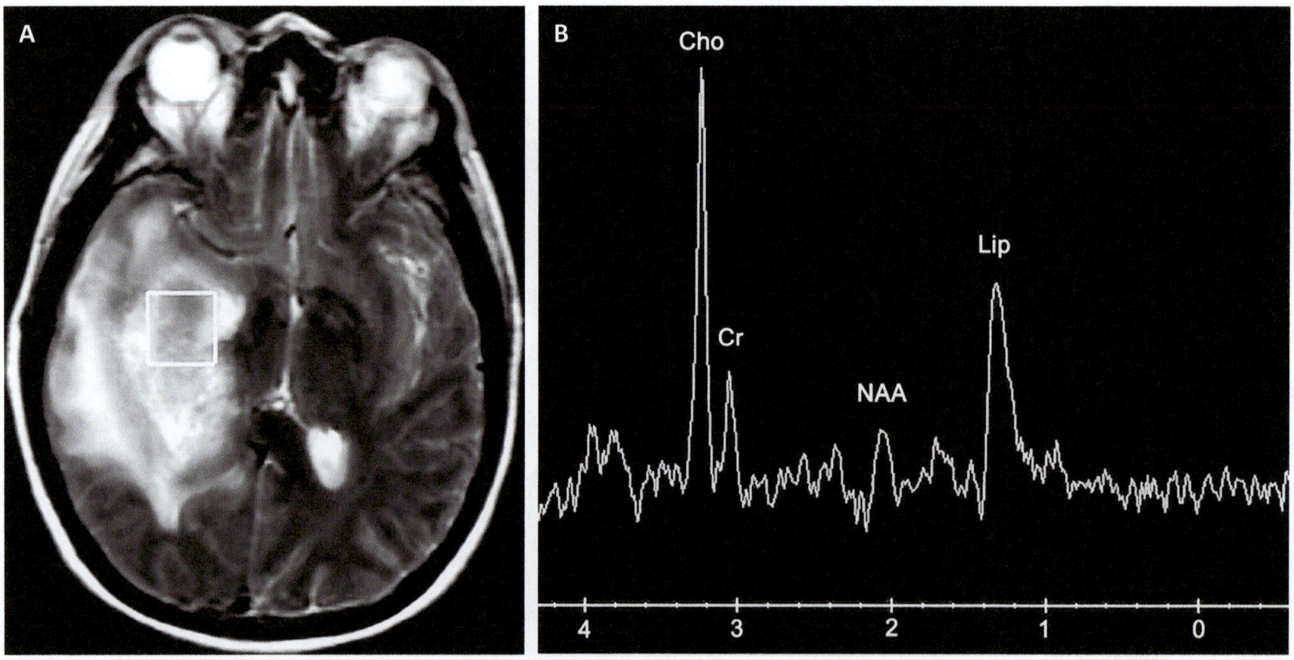

Figura 5.1.34 (A e B). Espectroscopia de prótons por RM. Volumosa lesão profunda no hemisfério cerebral direito, com efeito de massa e diagnóstico final de glioblastoma multiforme. Imagem axial pesada em T2 **(A)** mostra a localização do volume de interesse a ser estudado com a espectroscopia. O espectro resultante **(B)** mostra um perfil metabólico sugestivo de lesão tumoral: notam-se redução do pico do N-acetil aspartato (NAA), aumento do pico de colina (Cho) e presença de picos de lipídios (Lip).
Cr: creatina.
Fonte: Acervo da autoria.

Exemplo de aplicação da espectroscopia é no diagnóstico da doença de Canavan, que é uma doença desmielinizante rara da infância em que a imagem da RM mostra um quadro de desmielinização difusa semelhante ao de outras leucodistrofias, mas em que a espectroscopia mostra aumento do pico de NAA, que está reduzido em todas as outras.

A espectroscopia pode também ser útil no diagnóstico diferencial entre alterações pós-tratamento de lesões neoplásicas; o pico de colina encontra-se elevado em áreas de recidiva tumoral.

Ressonância magnética da coluna vertebral

O impacto do advento da RM da coluna vertebral nas doenças neurológicas foi tão grande quanto o da TC no estudo do encéfalo. Foi o primeiro exame a permitir a visualização direta da medula e das mielopatias; e dos processos intra e extramedulares, como infecções, tumores e granulomas, entre outros (Figura 5.1.35).

A RM permite o exame da coluna em todos os planos. O efeito mielográfico obtido nas sequências T2, sem a utilização de contraste, substituiu com vantagens a perimielografia. É possível, com a RM, estudar dinamicamente o fluxo do LCR perimedular. Além disso, a sequência de difusão tem sido cada vez mais utilizada para o diagnóstico de infarto medular agudo.

Métodos ultrassonográficos

1. Estudos do parênquima encefálico

   Como a ultrassonografia não pode examinar o parênquima encefálico através dos ossos do crânio, ela só é utilizada em duas eventualidades:

   a) Em recém-nascidos e crianças menores através de fontanelas ainda abertas, a ultrassonografia é um método seguro, não invasivo, com aparelhagem facilmente transportável, prescindindo da anestesia geral usualmente necessária para TC e RM nessa faixa etária. Suas informações são úteis para o diagnóstico e seguimento sobretudo das hemorragias perinatais (Figura 5.1.36), mas também de infecções, abscessos, coleções e hidrocefalia.

   b) Acesso direto transcortical durante o ato cirúrgico para a localização de processos profundos.

2. Estudos vasculares

   a) **Duplex Doppler para estudo das artérias cervicais:** auxílio não invasivo valioso na avaliação da doença cerebrovascular. O exame das carótidas, especialmente das suas bifurcações, é muito mais bem-estabelecido do que o estudo

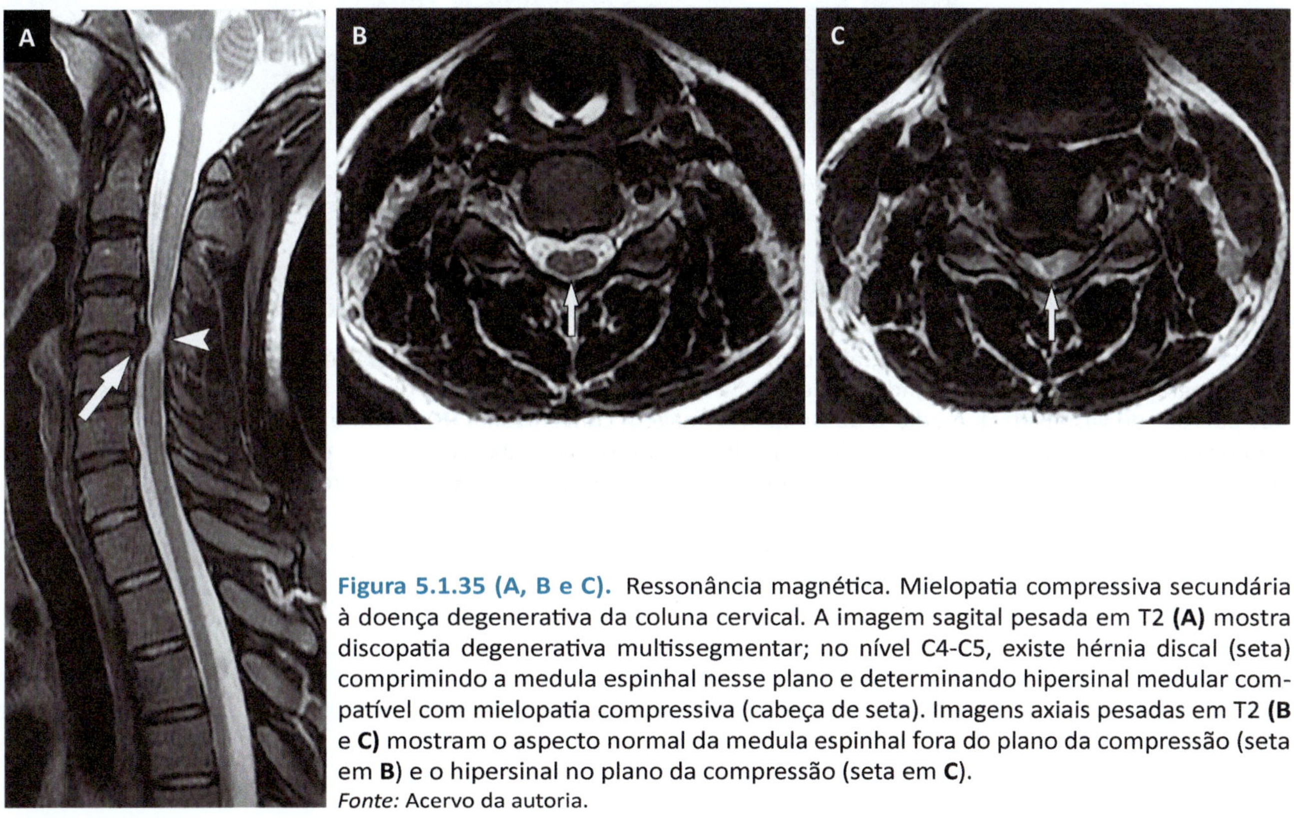

Figura 5.1.35 (A, B e C). Ressonância magnética. Mielopatia compressiva secundária à doença degenerativa da coluna cervical. A imagem sagital pesada em T2 **(A)** mostra discopatia degenerativa multissegmentar; no nível C4-C5, existe hérnia discal (seta) comprimindo a medula espinhal nesse plano e determinando hipersinal medular compatível com mielopatia compressiva (cabeça de seta). Imagens axiais pesadas em T2 **(B e C)** mostram o aspecto normal da medula espinhal fora do plano da compressão (seta em **B**) e o hipersinal no plano da compressão (seta em **C**).
Fonte: Acervo da autoria.

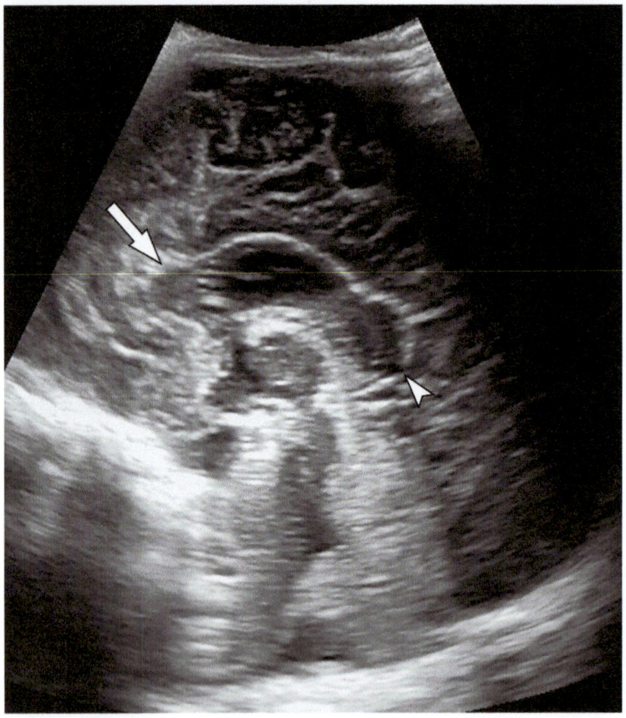

Figura 5.1.36. Ultrassonografia transfontanela. Imagem sagital mediana normal. Notar o joelho (seta) e o esplênio (cabeça de seta) do corpo caloso.
Fonte: Imagem gentilmente cedida pela Dra. Simone Shibao.

das artérias vertebrais (Figura 5.1.37). Além da inspeção visual da artéria, o estudo da análise espectral pelo Doppler permite avaliação acurada de estenoses e das características morfológicas das placas ateromatosas. Por ser operador-dependente, o resultado do exame depende do treinamento adequado operador. Tem, nas mãos de operadores experimentados, alto valor preditivo negativo para doença das bifurcações carotídeas cervicais.

b) **Doppler transcraniano (DTC):** com essa técnica, procura-se mensurar as variações de fluxo das artérias intracranianas por meio de um aparelho que analisa as artérias intracranianas através de locais do crânio com menor espessura óssea, que permitem o acesso sonoro e, por isso, denomiandos "janelas ósseas" (Figura 5.1.38). As principais indicações do método são o estudo da circulação nos segmentos iniciais das artérias intracranianas, detectando estenoses e alterações hemodinâmicas; e a avaliação da presença e gravidade do vasoespasmo nas hemorragias subaracnóideas. O DTC é também um método complementar para o diagnóstico de morte encefálica.

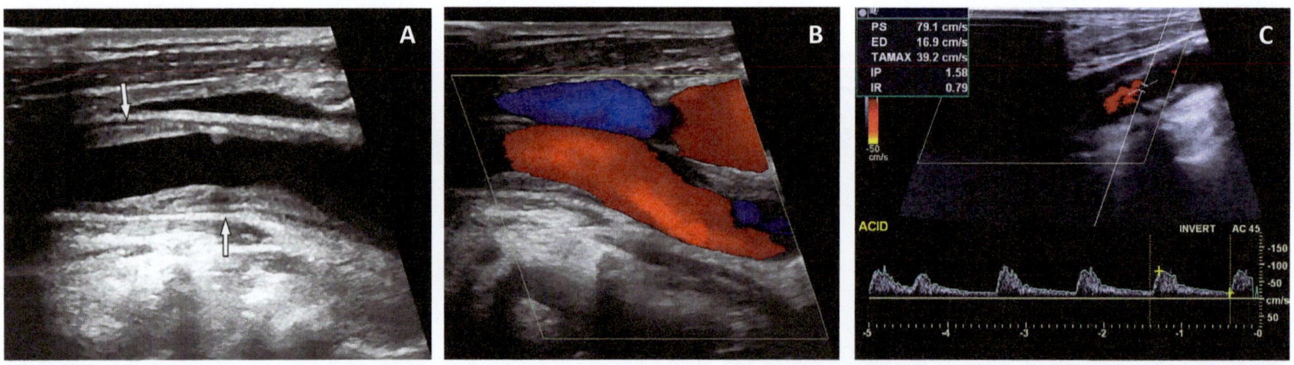

Figura 5.1.37 (A, B e C). Ultrassonografia com Doppler (Duplex) para estudo das artérias cervicais. Imagem de ultrassonografia modo B **(A)** mostrando a emergência da artéria carótida interna direita. Há exuberante espessamento das paredes do vaso (setas). A adição do Doppler à imagem convencional **(B)** permite avaliar intensidade e sentido do fluxo na luz vascular. Além disso, podem ser obtidas amostragens das velocidades em tempo real **(C)**; os valores dessas velocidades e a morfologia das curvas derivadas permitem estimar graus de estenose de forma adequada.
Fonte: Acervo da autoria.

A

B

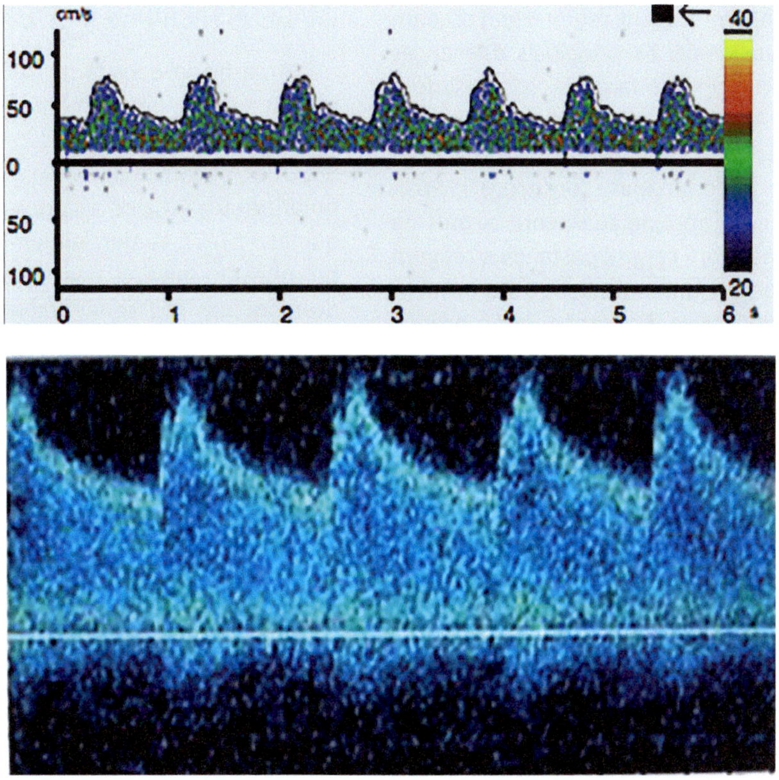

Figura 5.1.38 (A e B). Doppler transcraniano. Padrão normal da curva das velocidades amostradas na artéria cerebral média **(A)**. Em um paciente apresentando vasoespasmo secundário à hemorragia subaracnóidea **(B)**, há grande aumento das velocidades (nesse caso, velocidade média ao redor de 170 cm/s).
Fonte: Imagens gentilmente cedidas pelo Prof. Dr. Edson Bor-Seng-Shu e pelo Dr. Ricardo de Carvalho Nogueira.

CONSIDERAÇÕES FINAIS

Os métodos de neuroimagem têm progredido enormemente e são ferramentas imprescindíveis ao neurologista na condução adequada dos seus pacientes.

5.2 Medicina Nuclear e Imagem Molecular em Neurologia

Artur Martins Novaes Coutinho • Carlos Buchpiguel

INTRODUÇÃO

As imagens cerebrais em Medicina Nuclear envolvem, na atualidade, praticamente apenas aquisições tomográficas – tomografia por emissão de fóton único (SPECT, do inglês *single photon emission tomography*) e tomografia por emissão de pósitrons (PET, do inglês *positron emission tomography*). As aquisições por SPECT fornecem imagens tridimensionais (tomográficas) dos exames de cintilografia, demonstrando distribuição de moléculas radiotraçadoras administradas ao paciente. Os equipamentos SPECT (gama câmara, ou câmera de/à cintilação) têm detectores que capturam as emissões de raios gama simples (por isso, o *single photon* da sigla em inglês), provenientes do átomo radioativo.

Os exames PET também usam radiofármacos para criar imagens tridimensionais. As principais diferenças entre SPECT e PET são o tipo de radiotraçador usado e a forma de detecção. A PET caracteriza-se por empregar isótopos de meia-vida (T½) ultracurta, que produzem pequenas partículas denominadas "pósitrons". Pósitrons são partículas com aproximadamente a mesma massa dos elétrons, mas com carga oposta. Eles reagem com os elétrons no corpo e, quando essas duas partículas se combinam, aniquilam-se. Essa aniquilação produz uma pequena quantidade de energia na forma de dois fótons que disparam em direções opostas. Os detectores do equipamento PET medem esses fótons e usam essas informações para criar imagens de órgãos internos por um sistema denominado "coincidência".

A PET fornece imagens de melhor resolução temporal e anatômica (a resolução espacial ideal dos estudos de SPECT é em torno de 6 mm a 7 mm e nos estudos de PET é em torno de 4 mm), importante nos estudos de ativação e na avaliação de pequenas estruturas cerebrais. Em Neuropsiquiatria, assim como no restante da Medicina Nuclear, em geral, exames com traçadores PET apresentam melhores reprodutividade e acurácia diagnóstica que seus exames equivalentes SPECT. A Figura 5.2.1 exemplifica as diferenças entre um SPECT de perfusão cerebral com ^{99m}Tc-ECD e um exame de metabolismo cerebral de PET com ^{18}F-FDG.

IMAGENS HÍBRIDAS (PET/CT E SPECT/CT)

A partir da década de 2000, foram introduzidos, na prática clínica, equipamentos de imagem denominada "híbrida", permitindo a fusão de imagens funcionais de SPECT e PET com imagens anatômicas da tomografia computadorizada (TC), os achados SPECT/CT e PET/CT. As máquinas PET/CT, comercialmente viáveis, hoje são a regra no mercado médico, não havendo mais comercialização de máquinas PET sem tomografia computadorizada. Os aparelhos SPECT/CT, contudo, encontraram menos viabilidade comercial, e a maioria dos equipamentos mundiais ainda consiste de máquinas não híbridas. A PET/RM foi estabelecida posteriormente e é a técnica diagnóstica híbrida ideal para a avaliação de doenças neurológicas do ponto de vista de acurácia diagnóstica. O método, todavia, não encontrou grande penetração na prática clínica generalizada, principalmente no Brasil, pelo seu altíssimo custo de compra e de manutenção. O método PET/CT persiste, então, como o mais usado nacional e internacionalmente.

TRAÇADORES DISPONÍVEIS NA PRÁTICA CLÍNICA BRASILEIRA E SUAS INDICAÇÕES PARA APLICAÇÃO

Fluxo sanguíneo cerebral

O fluxo sanguíneo cerebral é tradicionalmente investigado por traçadores SPECT como o ^{99m}Tc-etilcisteinato

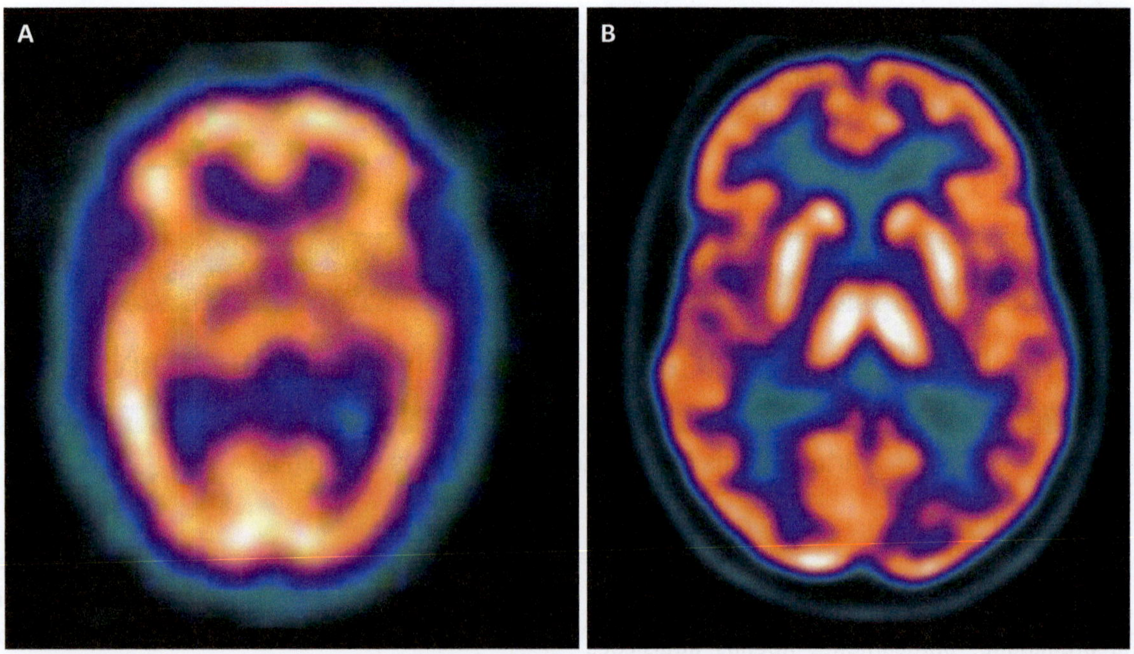

Figura 5.2.1. Imagens axiais demonstrando a diferença de resolução espacial entre um SPECT de perfusão cerebral com ^{99m}Tc-ECD **(A)** e um exame de metabolismo cerebral de PET com ^{18}F-FDG **(B)**. Observa-se melhor distinção de pequenas estruturas cerebrais como giros, núcleos da base e tálamos na imagem PET.
Fonte: Acervo da autoria.

dímero (ECD), disponível na prática clínica nacional. O fluxo sanguíneo está relacionado diretamente à atividade sináptica neuronal e distribui-se em toda a massa cinzenta do cérebro. Os radiofármacos de perfusão SPECT registram a perfusão cerebral regional durante o período imediatamente após a sua administração.

Na SPECT de perfusão cerebral, há uma captação cortical do encéfalo de 3:1 em relação à concentração em região subcortical/substância branca, com padrão simétrico de concentração e maior concentração na região cortical dos lobos occipitais, seguido da região frontal e um padrão praticamente constante de concentração nos lobos parietais, núcleos da base, tálamos e regiões médio/posteriores dos lobos temporais. As regiões polar anterior e mesial dos lobos temporais apresentam menor concentração relativa.

Metabolismo glicolítico

O metabolismo da glicose está ligado à atividade sináptica cerebral. Consequentemente, as alterações na atividade neuronal induzida por doenças se refletem numa alteração no metabolismo da glicose. O radiotraçador para PET mais comumente usado na prática clínica no Brasil e no mundo é a fluordesoxiglicose marcada com flúor-18 (^{18}F-FDG), ou simplesmente PET-FDG. O radiotraçador é administrado por via intravenosa e absorvido pelas células com ajuda de transportadores de glicose, após internacionalização no sistema nervoso central (SNC). No entanto, após ser fosforilado pela hexoquinase, o FDG 6-fosfato não continua na via metabólica da glicose, ficando "retido" por algum tempo no meio intracelular.

Os pacientes devem fazer jejum de 4 a 6 horas antes do exame para que a captação cerebral da FDG não seja influenciada pelo aumento dos níveis séricos de glicose. A glicemia deve ser verificada antes da administração de ^{18}F-FDG e deve estar menor do que 200 mg/dL (limite máximo para realização do método, porém idealmente abaixo de 140 mg/dL). Há, porém, a necessidade de se aguardarem pelo menos 30 minutos após administração da glicose marcada para que a atividade intracerebral entre em equilíbrio, tempo este que limita de forma substancial de estudos de ativação cerebral. Dessa forma, o traçador não é ideal para exames que necessitam de alta extração de primeira passagem (como exames críticos em epilepsia). Assim como no exame de perfusão, o paciente deve ser colocado em uma sala silenciosa e com baixa iluminação cerca de 30 minutos antes e 30 após a injeção de FDG. A distribuição normal da ^{18}F-FDG em exames PET está demonstrada na Figura 5.2.2.

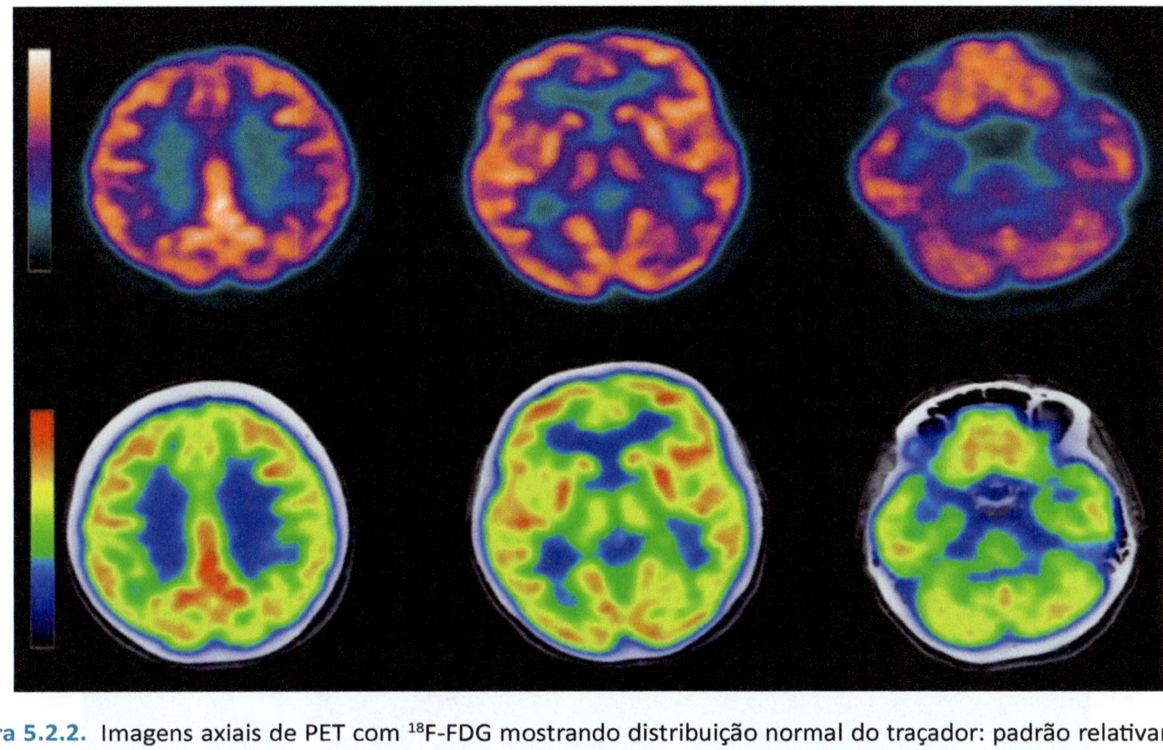

Figura 5.2.2. Imagens axiais de PET com ^{18}F-FDG mostrando distribuição normal do traçador: padrão relativamente simétrico de concentração, com predomínio de concentração na região cortical do lobo occipital, seguido das regiões dos cíngulos posteriores/pré-cúneos e núcleos da base e, posteriormente, dos lobos frontais, parietais e tálamos. O cerebelo apresenta concentração discretamente menor que o córtex cerebral. As regiões polar e mesial dos lobos temporais apresentam metabolismo glicolítico em repouso relativamente menor.
Fonte: Acervo da autoria.

Avaliação de deposição cortical de placas beta-amiloide

Atualmente, há dois traçadores disponíveis no Brasil para esse intuito: o [^{11}C]PIB, disponível em raras instituições e o ^{18}F-floberaben (FBB), disponível em caráter comercial e aprovado para uso clínico. Ambos fornecem informações qualitativas de acurácia diagnóstica semelhantes.

Um exame negativo ("normal") para deposição amiloide demonstra concentração dos traçadores nos tratos de substância branca, por sua afinidade fisiológica pelas bainhas de mielina. Um exame positivo para deposição beta-amloide cortical demonstra concentração difusa do traçador no córtex cerebral (com exceção dos lobos occipitais), que apresenta atividade do traçador semelhante ou maior que a atividade nos tratos de substância branca.

IMAGEM DO SISTEMA DOPAMINÉRGICO NIGROESTRIATAL

Múltiplos radiofármacos foram desenvolvidos para imagem da neurotransmissão dopaminérgica nigroestriatal. Os radiotraçadores pré-sinápticos incluem marcadores de síntese e armazenamento vesicular, como a 6-fluoro-L--dopa-^{18}F (^{18}F-DOPA), adquirida em equipamentos PET, e os

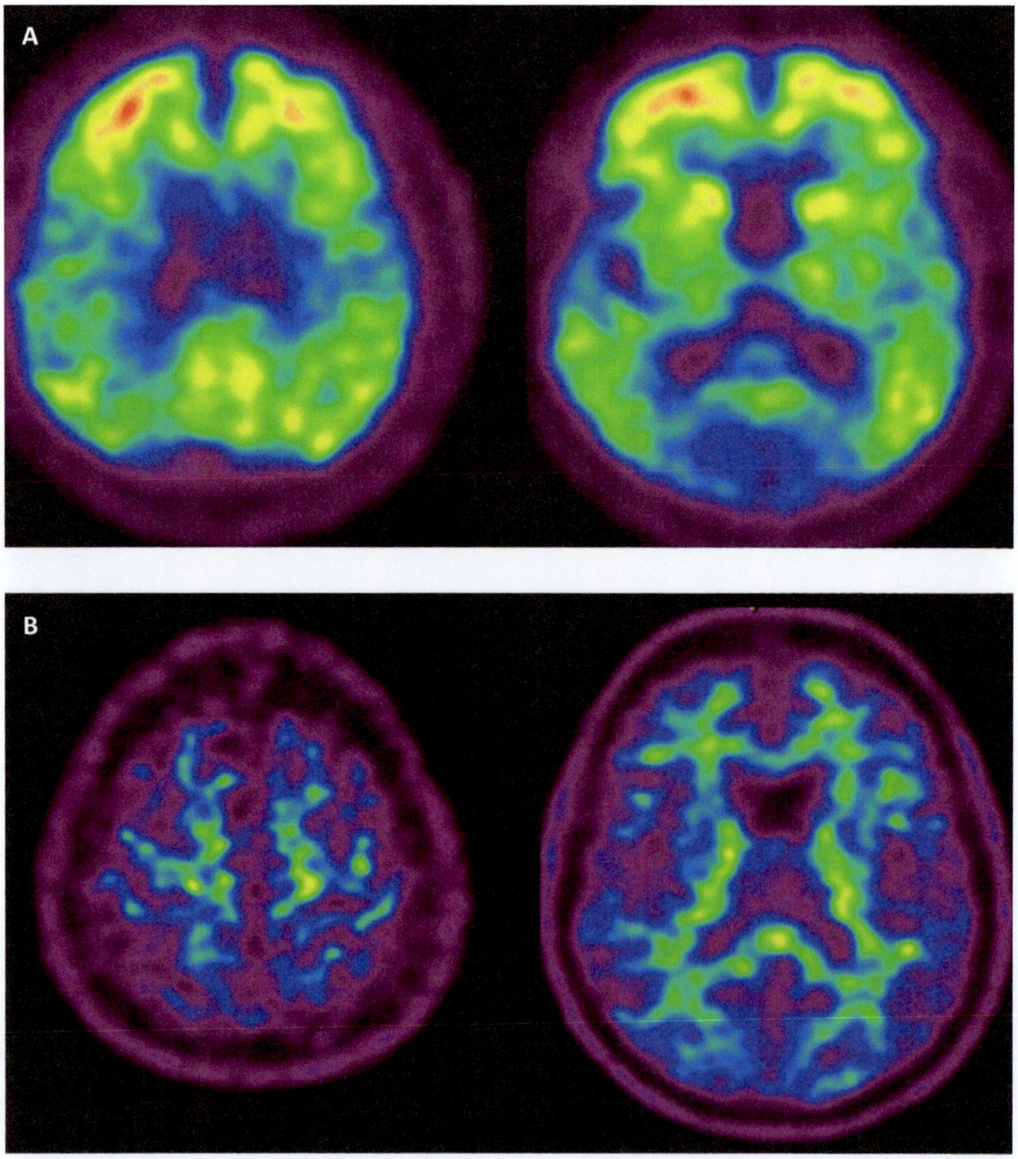

Figura 5.2.3. Imagens de PET amiloide positivo na linha superior. **(A)** Concentração cortical difusa do traçador e negativo na linha inferior. **(B)** Concentração restrita aos tratos de subtância branca.
Fonte: Acervo da autoria.

traçadores dos receptores dopaminérgicos nigroestriatais pré-sinápticos (DAT), que podem ser avaliados por traçadores PET ou SPECT.

No Brasil, até o presente momento, está disponível comercialmente apenas o traçador DAT SPECT denominado "^{99m}Tc-TRODAT-1". O padrão normal de imagem é a captação intensa nos núcleos da base (referidos como "padrão ponto e vírgula"), de forma simétrica e em intensidade marcadamente maior que a atividade inespecífica de fundo (cerca de duas vezes). Uma degeneração da *pars compacta* da substância nigra (que ocorre na doença de Parkinson) ou a morte de neurônios estriatais resultará em menor captação desse radiofármacos nos núcleos estriados (caudado e putâmens), graças a uma menor disponibilidade de terminais sinápticos e, consequentemente, dos transportadores DAT.

Cintilografia cardíaca com ^{123}ImIBG

A metaiodobenzilguanidina (mIBG) é uma molécula que se assemelha estruturalmente à molécula de guanidina, que é análoga à noradrenalina, porém sem atividade farmacológica. Sua concentração no coração demonstra, indiretamente, a saúde da inervação simpática cardíaca. Em algumas condições neurológicas (particularmente casos de denervação e disautonomia de origem degenerativa, como as doenças de Parkinson e com copos de Lewy), sua concentração encontra-se reduzida. Sua disponibilidade é presente, porém limitada, em território nacional.

INDICAÇÕES DOS MÉTODOS PET E SPECT

Normalmente, nas doenças neurológicas, nota-se déficit metabólico glicolítico regional de acordo com a região comprometida pela doença. Isso pode acontecer em casos de lesões neurológicas por traumas, tumores ou doença cerebrovascular vistos com superioridade pelos exames estruturais (TC e RM). Em alguns casos, contudo, as alterações perfusionais e metabólicas antecedem as alterações estruturais, necessitando dos métodos PET e SPECT para realizar o diagnóstico. O maior exemplo são as doenças neurodegenerativas, em que há padrões diferentes de hipometabolismo regional a depender da doença do paciente.

Atualmente, a SPECT de perfusão cerebral e a PET-FDG estão formalmente indicadas principalmente nas seguintes situações:

- Avaliação pré-cirúrgica de epilepsia de difícil controle em que há hipoperfusão/hipometabolismo no foco epiléptico em estudos livre de crises (intercrítico), ou hiperfluxo em estudos críticos em que se injeta o traçador em unidades de vídeo-EEG (feito apenas por SPECT de perfusão).
- Investigação de doenças neurodegenerativas nas seguintes situações: avaliação prognóstica/detecção precoce de quadro degenerativo e diferenciação com quadros puramente vasculares ou de origem psiquiátrica, em que há distribuição próxima à normalidade; diagnóstico diferencial das doenças degenerativas/demências, especialmente em casos não resolvidos pelos métodos tradicionais.

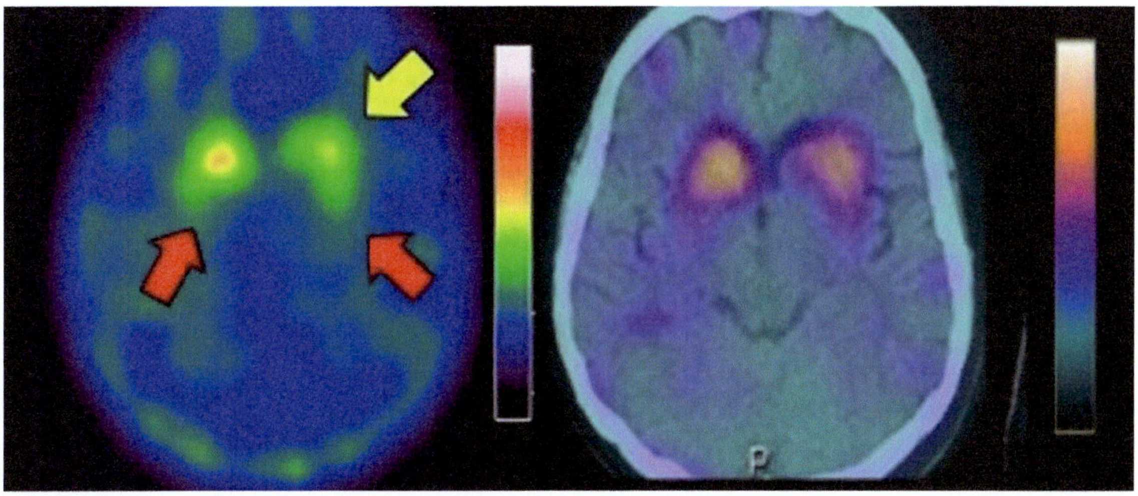

Figura 5.2.4 Imagens de SPECT/CT com ^{99m}Tc-TRODAT de paciente com doença de Parkinson. Há redução da densidade de DAT nos putâmens bilaterais, mais evidente no aspecto posterior do direito (setas vermelhas) e discretamente no caudado à esquerda (seta amarela). Imagens axiais SPECT à esquerda e da fusão SPECT/CT à direita para melhor localização anatômica.
Fonte: Acervo da autoria.

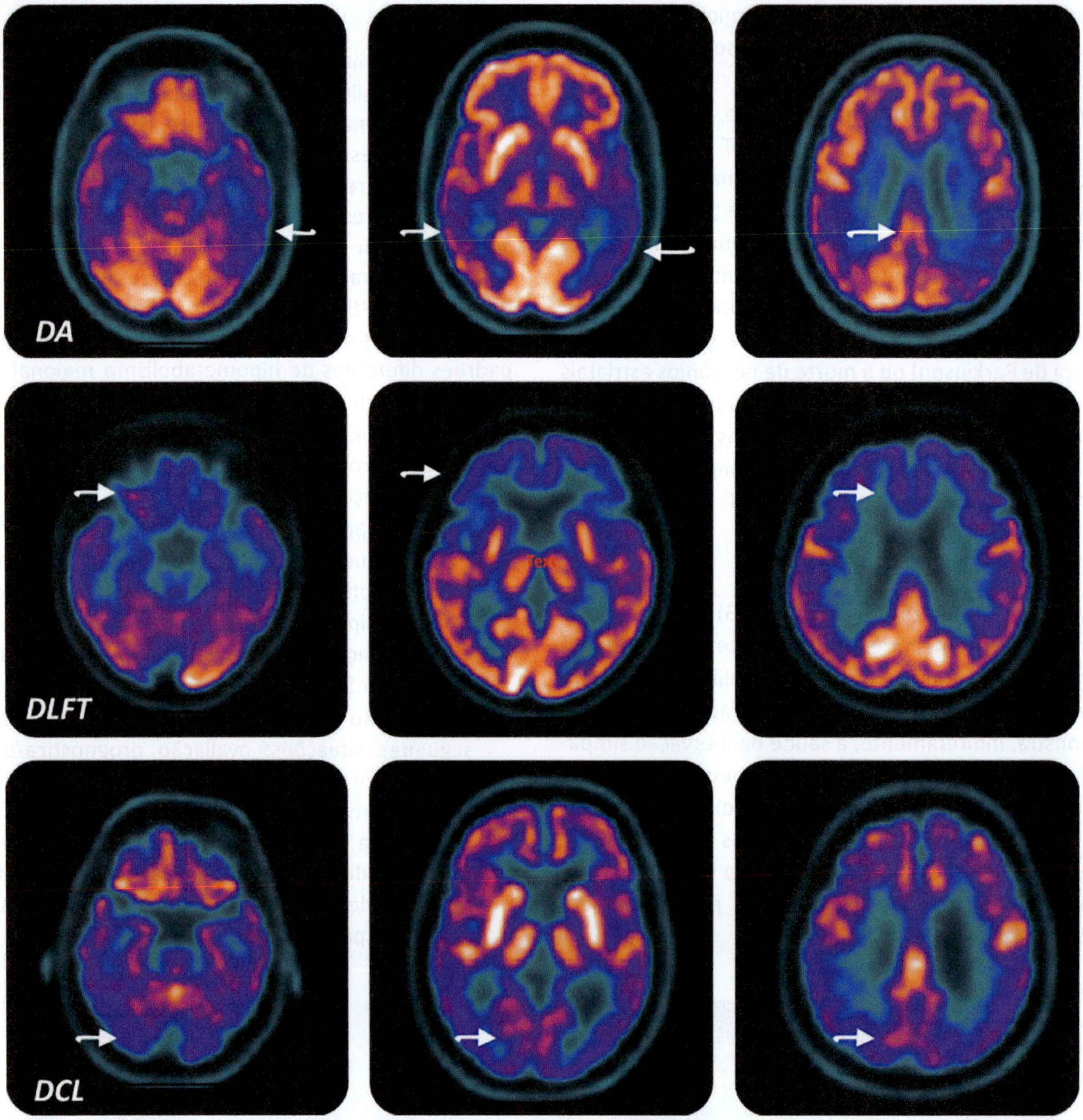

Figura 5.2.5. padrões de hipometabolismo na doenças neurodegenerativas mais comuns. Linha superior: doença de Alzheimer, com hipometabolismo temporoparietal posterior bilateral; linha intermediária: demência frontotemporal variante comportamental, com hipometabolismo frontal bilateral; linha inferior: doença com corpos de Lewy, com hipometabolismo temporoparieto-occipital bilateral.
DA: doença de Alzheimer; DCL: demencia com corpos de Lewy; DLFT: degeneração lobar frontotemporal.
Fonte: Acervo da autoria.

Em algumas ocasiões, podem-se identificar áreas de aumento anômalo do metabolismo na PET-FDG, em geral injeções que ocorram inadvertidamente durante um episódio de crise epiléptica (ou em paciente com crises contínuas), em caso de lesões oncológicas primárias ou secundárias de alto grau (p. ex., melanomas ou linfomas primários do SNC), ou em alguns casos de encefalites autoimunes/infecciosas (uma indicação alternativa da PET-FDG) ou processos inflamatórios agudos, como frontes de desmielinização ou vasculite.

O estudo de perfusão cerebral apresenta uma performance pior em relação aos estudos metabólicos de PET-FDG, que deve ser considerado o método de escolha. Porém, em lugares em que ainda não há a sua disponibilidade, o estudo perfusional pode ter um papel importante na diferenciação dos quadros demenciais.

Os exames de medicina nuclear com traçadores do sistema dopaminérgico (DAT-SPECT) são úteis para diferenciar síndromes parkinsonianas nas quais o exame está alterado (principalmente doença de Parkinson, porém também em paralisia supranuclear progressiva, degeneração corticobasal etc.), de tremor essencial e outras condições (parkinsonismos medicamentoso, psicogênico etc.), diferenciar doença de Alzheimer (DA) de doença com corpos de Lewy. Servem também para graduar o estágio de neurodegeneração das doenças, principalmente na doença de Parkinson, porém não diferenciam os parkinsonianos degenerativos entre si. A cintilografia cardíaca com ^{123}I-mIBG pode ser utilizada para detectar a disautonomia periférica vista na doença de Parkinson e na doença com corpos de Lewy.

O exame de PET amiloide, ainda de custo bastante alto em nosso meio, desempenha o papel principal de excluir DA com um exame negativo, de confirmar patologia amiloide se houver necessidade formal de confirmar DA e de auxiliar no diagnóstico diferencial de quadros degenerativos após investigação mais extensas, inclusive com PET-FDG.

A morte encefálica também pode ser detectada tanto por SPECT de perfusão cerebral como por PET-FDG, quando não deve haver perfusão das estruturas do SNC, notando-se o chamado "crânio vazio" (*hollow skull* ou *empty skull*). Os exames de Medicina Nuclear são métodos reconhecidos pelo Conselho Federal de Medicina para sugerir a presença de morte encefálica.

CONSIDERAÇÕES FINAIS

Os métodos de neuroimagem têm progredido enormemente e são, na atualidade, ferramentas imprescindíveis ao neurologista na condução adequada dos seus pacientes.

BIBLIOGRAFIA CONSULTADA

Abraham, T and Feng J. Evolution of brain imaging instrumentation. Semin Nucl Med. 2011;41(3):202-19.

Alexander MD, Yuan C, Rutman A, Tirschwell DL, Palagallo G, Gandhi D, et al. High-resolution intracranial vessel wall imaging: imaging beyond the lumen. J Neurol Neurosurg Psychiatry. 2016;87(6):589-97. doi: 10.1136/jnnp-2015-312020.

Cerri GG, Leite CC, Rocha MS (Eds.). Tratado de radiologia: volume 1: neurorradiologia: cabeça e pescoço. Barueri: Manole, 2017.

Gharzeddine K, Hatzoglou V, Holodny AI, Young RJ. MR Perfusion and MR spectroscopy of brain neoplasms. Radiol Clin North Am. 2019;57(6):1177-88. doi: 10.1016/j.rcl.2019.07.008.

Guedj E, Varrone A, Boellaard R, et al. EANM procedure guidelines for brain PET imaging using [18F] FDG, version 3. Eur J Nucl Med Mol Imaging. 2022;49(2):632-51. doi: 10.1007/s00259-021-05603-w.

Haller S, Haacke EM, Thurnher MM, Barkhof F. Susceptibility-weighted Imaging: technical essentials and clinical neurologic applications. Radiology. 2021;299(1):3-26. doi: 10.1148/radiol.2021203071.

Huang WS, Chiang YH, Lin JC, Chou YH, Cheng CY, Liu RS. Crossover study of 99mTc-TRODAT-1 SPECT and 18F-FDOPA PET in Parkinson's disease patients. J Nucl Med. 2003;44:999-1005.

Kung HF, Kung MP, Choi SR. Radiopharmaceuticals for single-photon emission computed tomography brain imaging. Semin Nucl Med. 2003;33(1):2-13. doi: 10.1053/snuc.2003.127296.

Newberg A, Alavi A, Reivich M. Determination of regional cerebral function with FDG-PET imaging in neuropsychiatric disorders. Semin Nucl Med 2002;32(1):13-34.

Newberg AB, Alavi A. Normal patterns and variants in single-photon emission computed tomography and positron tomography brain imaging. Semin Nucl Med. 2003;33(1):42-55.

Nobili F, Festari C, Altomare D, Agosta F, Orini S, Boccardi M. Automated assessment of FDG-PET for differential diagnosis in patients with neurodegenerative disorders. European Journal of Nuclear Medicine and Molecular Imaging. 2018;45(9):1557-66.

Obeso JA, et al. Missing pieces in the Parkinson's disease puzzle. Nature Medicine, 2010. doi: 10.1038/nm.2165.

Park E. A new era of clinical dopamine transporter imaging using 123I-FP-CIT. J Nucl Med Technol. 2012;40(4):222-8. doi: 10.2967/jnmt.112.111617.

Pini L, Pievani M, Bocchetta M, Altomare D, Bosco P, Cavedo E, et al. Brain atrophy in Alzheimer's disease and aging. Ageing Res Rev. 2016;30:25-48. doi: 10.1016/j.arr.2016.01.002.

Rowe C, Villemagne VL. Brain amyloid imaging. J Nucl Med Technol. 2013;41:11-8.

Schapira AH, Tolosa E. Molecular and clinical prodrome of Parkinson disease: implications for treatment. Nature Reviews Neurol. 2010;6:309-17.

Silverman DH. Evaluating pathology in the brain with nuclear medicine. Semin Nucl Med. 2008;38(4):225-6.

Tae WS, Ham BJ, Pyun SB, Kang SH, Kim BJ. Current clinical applications of diffusion-tensor imaging in neurological disorders. J Clin Neurol. 2018;14(2):129-40. doi: 10.3988/jcn.2018.14.2.129.

Van der Cruyssen F, et al. 3D cranial nerve imaging, a novel MR neurography technique using black-blood STIR TSE with a pseudo steady-state sweep and motion-sensitized driven equilibrium pulse for the visualization of the extraforaminal cranial nerve branches. American Journal of Neuroradiology. American Society of Neuroradiology (ASNR). 2020;42(3):578-80. doi: 10.3174/ajnr.a6904.

Van Heertum RL, Greenstein EA, Tikofsky RS. 2-deoxyfluorglucose-positron emission tomography imaging of the brain: current clinical applications with emphasis on the dementias. Semin Nucl Med. 2004;34(4): 300-12.

Wang J, et al. 99mTc-TRODAT-1 SPECT study in early Parkinson's disease and essential tremor. Acta Neurologica Scandinavica, 2005. doi: 10.1111/j.1600-0404.2005.00517.

Zelilidou SP, Tripoliti EE, Vlachos KI, Konitsiotis S, Fotiadis DI. Segmentation and volume quantification of MR Images for the detection and monitoring multiple sclerosis progression. Annu Int Conf IEEE Eng Med Biol Soc. 2022;2022:4745-8. doi: 10.1109/EMBC48229.2022.9871533.

Zuckier LS, Kolano J. Radionuclide studies in the determination of brain death: criteria, concepts and controversies. Semin Nucl Med, 2008;38(4):262-73.

5.3 Métodos de Imagem em Neurologia: Doppler Transcraniano

Liz Rebouças • Paula R. Sanches • Ricardo C. Nogueira

INTRODUÇÃO: APLICAÇÃO DO DOPPLER TRANSCRANIANO NA PRÁTICA CLÍNICA

O Doppler transcraniano (DTC) é um método não invasivo de avaliação do fluxo sanguíneo das grandes artérias intracranianas, introduzido na prática clínica no início dos anos 1980.[1] A modalidade oferece uma avaliação segura e custo-efetiva das características do fluxo sanguíneo e da hemodinâmica cerebrovascular, contribuindo para diagnóstico e planejamento terapêutico à beira-leito. Os dados fisiológicos obtidos pelo DTC são complementares àqueles obtidos pelos métodos de imagem vascular, geralmente de maior custo e invasivos. Além disso, o DTC permite o monitoramento conveniente, em tempo real, da resposta vascular às intervenções clínicas, como manipulação da pressão arterial e de terapias de reperfusão.[2,3]

Desde sua introdução, as indicações de DTC foram expandidas para diagnóstico e seguimento de diversas condições cerebrovasculares, ganhando importância no cenário de neuromonitorização multimodal em terapia intensiva e neurocirurgia. Atualmente, as principais aplicações práticas do DTC incluem:

1. Avaliação na doença cerebrovascular isquêmica por meio da detecção e do estudo da repercussão hemodinâmica de estenoses e oclusões arteriais intra e extracranianas, além da detecção de microembolia.[10-13]
2. Diagnóstico e acompanhamento de vasoespasmo e avaliação do risco de isquemia cerebral tardia após hemorragia subaracnóidea (HSA).[14-16]
3. Triagem não invasiva de hipertensão intracraniana (HIC), incluindo técnicas para estimar de maneira não invasiva a pressão de perfusão cerebral (PPC) em pacientes com lesão cerebral aguda, incluindo traumatismo cranioencefálico (TCE), HSA, acidente vascular cerebral isquêmico (AVCi) e hemorragia intracraniana espontânea.[17-19]
4. Avaliação funcional da hemodinâmica encefálica por meio da reatividade cerebrovascular e do estudo de autorregulação do fluxo sanguíneo cerebral (FSC).[4,6]
5. Avaliação da repercussão de condições sistêmicas (sepse e insuficiência hepática) na hemodinâmica encefálica.[20,21]
6. Avaliação do risco de AVC em pacientes com anemia falciforme.[22-24]
7. Exame complementar para diagnóstico de morte encefálica (ME).[25,26]
8. Detecção de embolia paradoxal.[7-9]

ASPECTOS TÉCNICOS DO DOPPLER TRANSCRANIANO

Princípios básicos da ultrassonografia

O fundamento da ultrassonografia (USG) vascular utilizado na prática clínica consiste na emissão de ondas sonoras por cristais pizoelétricos submetidos a uma carga elétrica e na captação das mesmas ondas após reflexão pelas células sanguíneas circulantes. O DTC utiliza a USG pulsada, em que pulsos de ondas sonoras emitidas se propagam e são refletidas pelas estruturas anatômicas, sendo novamente captadas pelo mesmo cristal. Essa técnica permite a determinação da profundidade do objeto refletor por meio da manipulação da frequência de emissão de pulsos. A diferença entre as frequências das ondas sonoras emitidas e refletidas é o "desvio Doppler", utilizado para calcular a velocidade de fluxo sanguíneo no vaso de interesse. Múltiplos elementos refletores em movimento no interior do vaso sanguíneo resultam em vários desvios Doppler diferentes, gerando um espectro de onda com "tempo" representado no eixo horizontal e "velocidade" no eixo vertical, demonstrando um pico sistólico e uma velocidade diastólica (Vd) final (Figura 5.3.1).

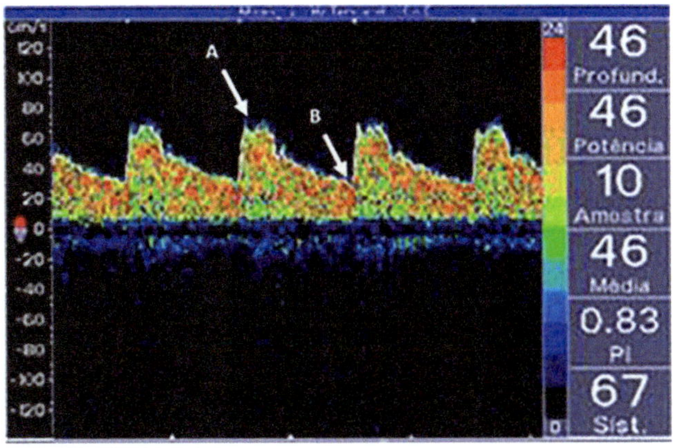

Figura 5.3.1. Espectro de onda durante avaliação da artéria cerebral média (ACM) com Doppler transcraniano. **(A)** Pico de velocidade sistólica. **(B)** Velocidade diastólica final. (PI) *Pulsatility index* (índice de pulsatilidade).
Fonte: Acervo da autoria.

O DTC não inclui imagem vascular, e os territórios arteriais são identificados com base em parâmetros como janela de insonação, direcionamento do probe, profundidade do feixe de ultrassom e características do espectro de onda (Tabela 5.3.1). Após posicionamento do probe nas janelas adequadas, a profundidade do feixe é ajustada até identificação do espectro de onda e, em seguida, as artérias são avaliadas a cada 1 mm ou 2 mm em suas extensões, sempre se buscando e melhor ângulo de insonação. A identificação da artéria insonada envolve a profundidade e direcionamento do fluxo em relação à USG, além das velocidades e morfologia da onda antes e após manobras dinâmicas.[27,28]

Janelas acústicas

O DTC examina as seguintes janelas acústicas e respectivas artérias intracranianas, bilateralmente (Figura 5.3.2):

- **Janela transtemporal:** artérias cerebrais médias, anteriores e posteriores (segmentos P1 e P2, respectivamente, porções pré e pós-artérias comunicantes posteriores), porção distal intracraniana das artérias carótidas (na região da bifurcação intracraniana), artéria comunicante anterior (ACoA) e comunicantes posteriores.
- **Janela transorbital:** artérias oftálmicas, sifões carotídeos (porções parasselares, supraclinóideas e do genu) e artérias cerebrais anteriores contralaterais ao lado abordado.
- **Janela suboccipital:** segmentos distais extracranianos das artérias vertebrais (AV), segmentos intracranianos das artérias vertebrais, artérias cerebelares posteroinferiores e artéria basilar (AB).
- **Janela submandibular:** segmentos retromandibulares das artérias carótidas internas (ACI) cervicais e porções distais extracranianas das ACI (perto da base do crânio).

Tabela 5.3.1. Identificação das artérias cranianas pelo DTC

Artéria	Janela	Profundidade (mm)	Sentido do fluxo	VM (cm/s)
ACI Extracraniana	Submandibular	45 a 50	Sentido contrário ao transdutor	21 a 39
Sifão carotídeo	Transorbital	65 a 80	Mesmo sentido do transdutor	33 a 61
ACI Paraselar *ACI supraclinóidea*	Transorbital	65 a 80	Sentido contrário ao transdutor	30 a 52
AO	Transorbital	45 a 55	Mesmo sentido do transdutor	16 a 26
ACM	Transtemporal medial	30 a 65	Mesmo sentido do transdutor	43 a 67
ACA	Transtemporal medial	60 a 75	Sentido contrário ao transdutor	39 a 61
ACP- P1	Transtemporal posterior	60 a 70	Mesmo sentido do transdutor	29 a 49
ACP- P2	Transtemporal posterior	60 a 70	Sentido contrário ao transdutor	30 a 50
AV	Suboccipital	60 a 75	Sentido contrário ao transdutor	28 a 48
AB	Suboccipital	80 a 120	Sentido contrário ao transdutor	31 a 51

AB: artéria basilar; ACA: artéria cerebral anterior; ACI: artéria carótida interna; ACM: artéria cerebral média; ACP-P1: artéria cerebral posterior segmento 1; ACP-P2: artéria cerebral posterior segmento 2; AO: artéria oftálmica; AV: artéria vertebral.
Fonte: Desenvolvida pela autoria.

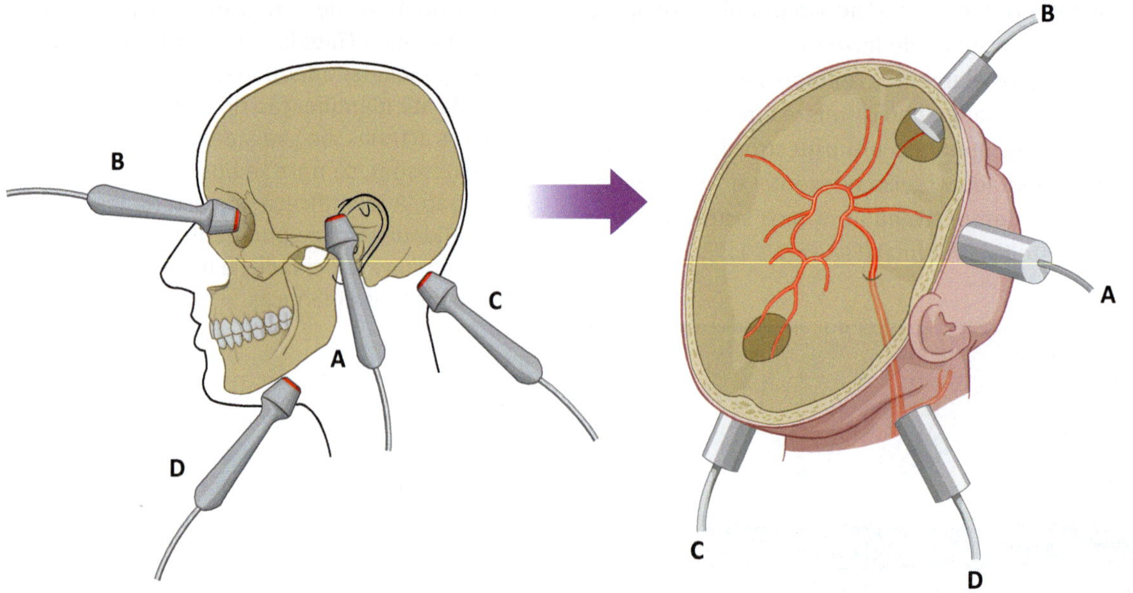

Figura 5.3.2. Janelas acústicas do DTC. **(A)** Transtemporal. **(B)** Transorbital. **(C)** Suboccipital. **(D)** Submandibular.
Fonte: Desenvolvida pela autoria.

ASPECTOS ANATÔMICOS DA CIRCULAÇÃO CRANIANA E CARACTERIZAÇÃO DOS TERRITÓRIOS ARTERIAIS ACESSÍVEIS AO DOPPLER TRANSCRANIANO

O DTC investiga os padrões de fluxo das principais artérias responsáveis pela irrigação *intracraniana*, incluindo os territórios da *circulação anterior* e *posterior*. As ACI são as afluentes principais da *circulação anterior*, responsável por 80% da perfusão sanguínea encefálica, que inclui órbitas e grande parte dos lobos temporais, frontais e parietais.[29] As ACI são originadas após a bifurcação das ACC bilateralmente; em geral, ao nível da cartilagem tireoide (níveis C3 a C5 da coluna cervical) e, via de regra, não emitem ramos ao nível do pescoço. As ACI têm os seguintes segmentos anatômicos acessíveis ao DTC: C1 ou *segmento cervical*, partindo da bifurcação da ACC até a penetração na base do crânio; C2 ou *segmento petroso,* onde atravessa a porção petrosa do osso temporal; C3 ou *segmento cavernoso*, assumindo um formato em "S" dentro do seio cavernoso, denominado *sifão carotídeo*; e C4 ou *segmento supraclinoide*, onde penetra o espaço subaracnoide após o processo clinoide anterior e dá origem à artéria comunicante posterior (ACoP) antes de se dividir em seus ramos terminais, as artérias cerebral média (ACM) e ACA. Na Tabela 5.3.1, os segmentos C1 e C2 são agrupados em artéria carótida interna extracraniana (ACIE), e C3 e C4 como "sifão carotídeo", incluindo os segmentos parasselar e supraclinóideo da ACI.

A artéria oftálmica (AO) é o primeiro ramo intracraniano da ACI e tem origem no segmento cavernoso, sendo responsável pela irrigação do globo ocular, glândulas lacrimais, musculatura extraocular e periósteo da órbita. O estudo da AO com o DTC evidencia um fluxo de alta resistência em virtude de suas características anatômicas e topográficas, e a ausência de fluxo detectável ou a inversão da direção do fluxo sugere processos oclusivos e ativação de circulação colateral compensatória, como nos casos de estenoses significativas e oclusões da ACI.

A artéria cerebral anterior (ACA) tem o seu primeiro segmento (A1) originado na bifurcação terminal da ACI, cursando um trajeto anteromedial acima do nervo óptico na fissura inter-hemisférica, conectando-se ao segmento A1 da ACA contralateral pela ACoA. A partir da ACoA, o segmento A2 continua em direção anterior, originando o segmento A3, que segue distal e superiormente, margeando o corpo caloso. O segmento A1 é comumente hipoplásico e, nessa situação, a ACoA perfunde ambas ACA, inclusive o segmento distal hipoplásico, podendo ser identificada ao DTC. O segmento A1 é identificado na janela transtemporal, geralmente com fluxo em sentido oposto ao probe, com profundidade próxima ao segmento M1 da ACM.

A artéria cerebral média (ACM) é o maior ramo da bifurcação da ACI, com diâmetro próximo a 4 mm na sua origem. Por convenção, a ACM tem quatro segmentos em sua extensão:

- M1: desde sua origem até a fissura Sylviana.

- M2: porção vertical na região medial da fissura, até a ínsula.
- M3: corre lateralmente à fissura, entre os lobos temporal e frontal.
- M4: mais superficial, com ramos contornando superficialmente a convexidade cerebral em sentido superior e inferior.

Através da janela temporal, os segmentos M1 e M2 são avaliados pelo DTC, sendo o fluxo normal de baixa resistência, em direção ao probe, com picos sistólicos seguidos de desaceleração diastólica que atinge 20% a 50% da velocidade de pico sistólico. O segmento M2 origina a maioria dos ramos perfurantes lenticuloestriados, que podem ser responsáveis pelo enchimento de M2 em caso de doença oclusiva de M1, caracterizando ativação de circulação colateral secundária.

A *circulação posterior* é originada do sistema vertebrobasilar, responsável pela irrigação do tronco encefálico, cerebelo, tálamos, partes posteriores dos lobos parietais e temporais e lobos occipitais. As AV são originadas diretamente do arco aórtico, à esquerda; e do tronco braquiocefálico, à direita. Ambas percorrem um trajeto em direção cranial e medial, penetrando os forames transversos ao nível de C5 ou C6 na maioria dos pacientes. Os segmentos V3 (entre C1 e o forame magno) e V4 (segmento intracraniano distal) das AV são acessíveis ao DTC. Na maioria dos casos, as AV direita e esquerda cruzam a dura-máter e fundem-se para formar a AB, que se posiciona ventralmente ao tronco encefálico até a junção pontomesencefálica, onde se bifurca nas artérias cerebrais posteriores (ACPs).

As circulações anterior e posterior comunicam-se entre si via anastomoses, como a ACoA e as ACoP, formando o polígono de Willis (Figura 5.3.3). Mais comumente, o fluxo nas artérias comunicantes não é detectado pelo DTC, e a observação e a característica do fluxo sanguíneo nesses territórios podem indicar ativação de circulação colateral compensatória. A ACoA une ambas ACA e representa a principal circulação colateral da circulação anterior, tendo fluxo tipicamente de alta resistência identificado ao DTC em situações compensatórias de hipoplasias de ACA ou estenoses e oclusões de ACI. ACoP pode ser proeminente e dar origem à ACP diretamente da ACI em cerca de 20% dos pacientes, caracterizando persistência do padrão fetal de circulação encefálica. Em razão de seu diâmetro e de sua localização, o fluxo da ACoP pode não ser identificado rotineiramente pelo DTC, tornando-se mais facilmente visível em situações de estenoses intracranianas de ACI com ativação de circulação colateral, evidenciando um fluxo de alta resistência em direção ao probe na janela transtemporal.

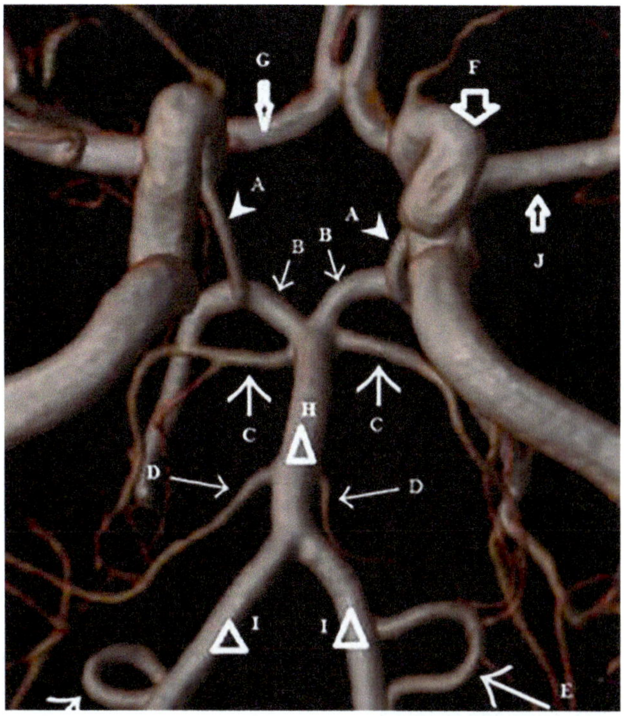

Figura 5.3.3. Polígono de Willis. **(A)** Artéria comunicante posterior (ACoP). **(B)** Artéria cerebral posterior (ACP). **(C)** Artéria cerebelar superior (SCA). **(D)** Artéria cerebelar inferior anterior (AICA). **(E)** Artéria cerebelar inferior posterior (PICA). **(F)** Sifão carotídeo. **(G)** Artéria cerebral anterior (ACA). **(H)** Artéria basilar. **(I)** Artéria vertebral. **(J)** Artéria cerebral média (ACM).

AVALIAÇÃO FUNCIONAL E DA HEMODINÂMICA ENCEFÁLICA PELO DOPPLER TRANSCRANIANO

A partir do espectro de onda sonora gerado no tempo (Figura 5.3.1), o DTC calcula as velocidades de fluxo sanguíneo sistólico (Vs) e diastólico (Vd) encefálico, fornecendo também uma relação entre essas medidas, a velocidade de fluxo média (Vm). Depois, outros índices são gerados e apresentados continuamente durante a insonação (índice de pulsatilidade [IP] e índice de resistência [IR]), representando relações entre as velocidades medidas e contribuindo para interpretação dos padrões hemodinâmicos de FSC (Tabela 5.3.2). Os índices de Lindegaard (IL) e de Soustiel (IS) devem ser calculados pelo neurosonologista após acessar as velocidades médias nas artérias de interesse.

A Vs é o primeiro pico observado no espectro de onda do DTC, repetindo-se a cada ciclo cardíaco. Uma aceleração sistólica rápida é indicativa de ausência de lesão estenótica severa entre o coração e o segmento arterial insonado. Por sua vez, a Vd geralmente está entre 20% e 50% da Vs, indicando o típico padrão de baixa resistência do FSC. A Vm é influenciada por diferentes fatores fisiológicos e sua interpretação não pode ser realizada de forma isolada. Modificações na Vm são decorrentes da idade (aumento gradual, atingindo pico dos 6 aos 10 anos, seguida de redução progressiva), sexo, temperatura, pressão parcial de CO2, pressão arterial média (PAM), hematócrito, gravidez, presença de estados hipermetabólicos e da administração de fármacos anestésicos/sedativos.[30,31]

Tabela 5.3.2. Índices hemodinâmicos encefálicos

Índice	Fórmula
Velocidade média (Vm)	Vm = Vs + (Vd × 2)/3
Índice de pulsatilidade (IP)	IP = Vs-Vd/Vm
Índice de resistência (IR)	IR = Vs-Vd/Vs
Índice de Lindegaard (IL)	IL = VmACM/VmACI extracraniana ipsilateral
Índice de Soustiel (IS)	IS = VmAB/VmAV segmento V3

AB: artéria basilar; ACM: artéria cerebral média; AV: artéria vertebral; Vd: velocidade diastólica; Vm: velocidade média; Vs: velocidade sistólica.
Fonte: Desenvolvida pela autoria.

O IP é a diferença entre a velocidade sistólica e diastólica sobre a média. Em situações em que não há patologias cardiovasculares e não existe alteração do diâmetro do vaso estudado, o IP pode ser utilizado para avaliar, de maneira indireta, o leito vascular distal, sendo o índice mais frequentemente relacionado à resistência microvascular encefálica. Valores superiores a 1,19 podem indicar aumento da resistência cerebrovascular. Valores inferiores a 0,5 podem indicar a presença de malformações arteriovenosas (MAV) por causa do fluxo de baixa resistência característico desses leitos vasculares. Em estenoses ou oclusões proximais, pode haver redução do IP decorrente de vasodilatação arteriolar à jusante. Por sua vez, estenoses críticas, oclusões distais e vasoconstricção microvascular, podem estar associadas à elevação IP nos segmentos arteriais proximais.[32] A elevação do IP pode estar relacionada ao aumento da pressão intracraniana (PIC): modificações de 2,4% no IP podem refletir uma variação de 1 mmHg na PIC.[33] O IR tem a mesma interpretação do IP e valores superiores a 0,8 podem representar um aumento da resistência ao FSC.

O IL é utilizado para a diferenciação entre hiperemia e vasoespasmo, quando há aumento das velocidades de fluxo nas artérias cerebrais médias.[34,35] Em contexto clínico apropriado, um IL inferior a 3 sugere hiperdinamia circulatória, e um IL superior a 3 pode sugerir estreitamento segmentar, como ocorre no vasoespasmo. Para diagnóstico de vasoespasmo na circulação posterior, é utilizado o índice de Soustiel (IS > 2 é indicativo de vasoespasmo da AB).[36-38] Ambos os índices são úteis para diagnóstico e classificação da severidade do vasoespasmo, sendo utilizados no seguimento dos pacientes com doenças intracranianas que cursem com espasmo vascular (Tabela 5.3.3).

Tabela 5.3.3. Critérios diagnósticos e classificação da severidade do vasoespasmo cerebral com DTC

Gravidade do vasoespasmo (ACM)	Vm (cm/s)	IL
Leve	120 a 130	3 a 3,9
Moderado	131 a 180	4 a 6
Grave	> 180	> 6
Gravidade do vasoespasmo (AB)	**Vm (cm/s)**	**IS**
Leve	70 a 85	2 a 2,49
Moderado	> 85	2,5 a 2,99
Grave	> 85	> 3

AB: artéria basilar; ACM: artéria cerebral média; IL: índice de Lindegaard; IS: índice de Soustiel.
Fonte: Desenvolvida pela autoria.

Avaliação da reatividade cerebrovascular

O DTC permite avaliação individualizada do estado da resposta cerebrovascular aos estímulos que atuam sobre o leito arteriolar encefálico. Fisiologicamente, o sistema nervoso central modifica o diâmetro das arteríolas pré-capilares em resposta a variações pressóricas e metabólicas, modificando a resistência cerebrovascular e atuando para preservar o FSC.

A autorregulação cerebral (AR) é a propriedade que permite manutenção do FSC constante durante ampla variação da pressão arterial sistêmica, descrita há cerca de 60 anos por N. A. Lassen.[39] Entre os limites inferior (50 mmHg) e superior (150 mmHg) de autorregulação, o FSC é mantido constante principalmente por meio de mecanismos miogênicos (contração e relaxamento da musculatura arteriolar em resposta a mudanças na pressão transmural), neurogênicos (receptores adrenérgicos nos vasos de pequeno e médio calibre) e metabólicos (relaxamento arteriolar em reposta ao aumento da pressão parcial do gás carbônico [PCO2] e outros mediadores liberados pelo endotélio, como óxido nítrico [NO], acetilcolina, serotonina e neuropeptídeo Y).[40] Um comprometimento da AR pode ocorrer precocemente após injúrias cerebrais agudas como TCE, HSA, AVCi e acidente vascular hemorrágico (AVCh), deixando os pacientes vulneráveis a hiper ou hipofluxo sanguíneo encefálico e contribuindo para lesão neuronal secundária.[41-45] O DTC permite a avaliação estática (avaliação pontual das mudanças nas velocidades de fluxo em resposta a um desafio pressórico) ou dinâmica (monitorização das variações do FSC durante variações espontâneas da pressão arterial sistêmica mediante coeficientes de correlação móvel, como Mx e Mxa ou com base na técnica de função de transferência, como ARI) da autorregulação.[6,46-48] A monitorização da AR pode contribuir para avaliação prognóstica e para individualização da PPC ótima em pacientes neurocríticos.[49-51]

Variações na PCO2 exercem grande influência sobre o FSC: para cada aumento ou redução de 1 mmHg, ocorre aumento ou redução de 4% do FSC, respectivamente.[52] A reatividade circulatória encefálica ao dióxido de carbono (CO2) pode estar comprometida em uma gama de condições cerebrovasculares, aumentando o risco de isquemia cerebral por mecanismo hemodinâmico.[53] A reatividade ao CO2 pode ser avaliada pelo Índice de Apneia Voluntária ou *Breath Holding Index* (BHI), que avalia a capacidade de vasodilatação da circulação encefálica durante hipercapnia induzida pela apneia. Para a realização do teste, o paciente deve estar cooperativo e ser capaz de manter apneia voluntária por 30 segundos. O BHI é dado pela fórmula: **(Vm após apneia – Vm basal)/Vm basal) × 100/30**, em que 30 representa o tempo em segundos de apneia realizada pelo paciente. BHI > 0,6 indica reatividade (ou reserva cerebrovascular) preservada, entre 0,21 e 0,60 indica reatividade comprometida, e ≤ 0,20 significativamente comprometida.[54]

Estimativa da pressão de perfusão cerebral

A PPC representa a principal força motriz do FSC, sendo relacionada à PAM e à pressão intracraniana (PIC), conforme a equação: **PPC = PAM – PIC**. Em situações em que a PIC invasiva não pode ser acessada, o DTC oferece uma alternativa não invasiva e acurada de estimativa da PPC.[4] O método envolve a análise de Fourier das ondas de pressão arterial sistêmica e das velocidades de fluxo sanguíneo na ACM, sendo a **PPC estimada = PAM × (Vd/Vm) + 14**.[4,55] Mais recentemente, diversos estudos demonstraram a utilidade do DTC para estimar a chamada PPC ideal, em que a PPC correlaciona-se ao melhor índice de autorregulação cerebral, com potencial benefício prognóstico para pacientes neurocríticos.[3,50,56-58]

DTC NAS PRINCIPAIS CONDIÇÕES CEREBROVASCULARES

Trauma cranioencefálico

O comprometimento da autorregulação encefálica é comum após TCE grave, atingindo 49% a 87% dos pacientes.[43] Pacientes com AR prejudicada são mais vulneráveis à hipotensão, tendo maior risco de isquemia secundária e maior mortalidade. Nesse cenário, elevações súbitas da pressão arterial aumentam o risco de hiperemia, contribuindo para o aumento de áreas de hemorragia e formação de edema vasogênico. Estudos sugerem que a perda da AR contribui para lesão neuronal secundária na fase aguda do TCE grave, quando até 60% dos pacientes têm redução do FSC, principalmente em razão da instabilidade hemodinâmica.[59,60] A monitorização do FSC e do estado da AR após TCE tem potencial para permitir individualização de manejo clínico, a partir da adequação do fluxo nas diferentes fases hemodinâmicas encefálicas descritas para essa condição.[58]

Três fases hemodinâmicas foram descritas após TCE grave: fase I ou de oliguemia; fase II ou de hipermeria; e fase III ou de vasoespasmo. A fase de *oliguemia* se instala logo após o TCE e é caracterizada pela redução do FSC. A fase de hiperemia geralmente começa nos dias um a três e caracteriza-se por aumento do FSC. A fase de vasoespasmo geralmente tem início dos dias 2 a 6 após TCE e pode haver um comprometimento do FSC. A avaliação com DTC após TCE pode ser útil tão cedo quanto nas primeiras 3 horas do trauma, podendo orientar conduta terapêutica.

Quando a avaliação com o DTC revela uma oliguemia, sobretudo se for persistente (além das primeiras 24 horas), devem ser consideradas entre os diagnósticos diferenciais, as possibilidades de PAM insuficiente para manter a dinâmica da circulação sanguínea encefálica (PAM abaixo do limite de autorregulação), hipofluxo causado por hiperventilação (redução da PCO2 arterial), resultando em vasoconstrição da microvasculatura encefálica, trombose pós-traumática da porção distal das artérias intracranianas, vasoespasmo distal e HIC (especialmente se associada ao aumento do IP). A redução das velocidades de fluxo sanguíneo ao DTC também pode ser decorrente de hipometabolismo encefálico, relacionado a lesões encefálicas graves. A presença de oliguemia persistente pode estar associada a risco maior de isquemia encefálica e a prognóstico desfavorável.[61]

Hiperemia encefálica pode ser detectada pelo DTC em cerca de 30% dos pacientes nas primeiras semanas após TCE grave, estando associada à piora do edema cerebral e HIC.[62] O DTC é útil para detectar hiperemia pós-traumática antes do desenvolvimento da tumefação encefálica, permitindo otimizar a pressão de perfusão e os parâmetros ventilatórios para evitar hiperfluxo cerebral. A persistência do estado de hiperemia pode estar associada a prognóstico neurológico desfavorável.[63]

Vasoespasmo das artérias encefálicas pode ser observado em até 50% dos pacientes com TCE grave. Há uma associação importante entre o vasoespasmo com repercussão hemodinâmica grave e prognóstico neurológico desfavorável, embora essa repercussão seja menor do que nos casos de HSA não traumática. A duração do vasoespasmo nos pacientes com TCE tende a ser mais curta, em decorrência da natureza não inflamatória como causa, ao contrário da HSA. Possivelmente a origem do vasoespasmo pós-traumático esteja associada ao estiramento das artérias durante o trauma e o pico da intensidade, em muitos casos, ocorre entre o 5º e o 7º dia após o trauma, embora seja observada uma duração semelhante à da HSA em alguns casos.

Entre as aplicações do DTC no TCE grave, convém destacar:

1. Detectar alterações circulatórias encefálicas decorrentes da HIC.
2. Avaliar o grau de comprometimento da autorregulação e da reatividade vascular encefálica, possibilitando a predição do prognóstico.
3. Fornecer evidências de dissecção ou trombose pós-traumática das artérias que irrigam o encéfalo, permitindo investigação precoce e adoção de medidas para prevenir infartos encefálicos.
4. Verificar mudanças relativas da dinâmica do fluxo sanguíneo encefálico em resposta aos tratamentos instituídos.
5. Avaliação não invasiva da PPC.

Hemorragia subaracnóidea aneurismática

Vasoespasmo cerebral angiográfico ocorre em até 70% dos pacientes com HSA aneurismática, sendo que metade se torna sintomática. Existe uma correlação direta entre as velocidades de fluxo sanguíneo nas grandes artérias intracranianas e gravidade do vasoespasmo.[15] O DTC tem sensibilidade de 38% a 100% e especificidade de 69% a 91% para detectar vasoespasmo, a depender do território vascular, se comparado à angiografia digital.[64-66] A acurácia é maior para detectar vasoepasmos proximais do que distais, e na circulação anterior (maior acurácia na ACI e ACM, e menor em ACP e AV).[18,67] O vasoespasmo proximal nas artérias intracranianas resulta em aumentos segmentares das velocidades de fluxo, sem aumento associado nas velocidades das artérias extracranianas afluentes, como ACI e AV. Assim, o índice de IL é útil para demonstrar esse mecanismo focal de aumento do FSC, diferenciando vasoespasmo de hiperemia encefálica. Entretanto, o vasoespasmo das arteríolas distais não pode ser identificado diretamente pelo DTC, sendo inferido pelo aumento focal da resistência cerebrovascular distal ao território insonado (aumento do IP).

Assim como no TCE grave, três fases hemodinâmicas evolutivas podem ser identificadas pelo DTC: *oliguemia; hiperemia; e vasoespasmo*. Imediatamente após o íctus, modificações do FSC podem contribuir ou causar HIC e isquemia encefálica após HSA. Nas primeiras 24 horas, em geral, ocorre uma diminuição global do FSC que pode ser decorrente de dois mecanismos:

1. Aumento da PIC associado à redução da PPC.
2. Intensa constrição microvascular associada a baixas concentrações de NO.

Esses fenômenos podem desencadear hipoperfusão tecidual, diminuição da oferta de O2 tecidual com consequente isquemia. Nesse caso, o DTC evidencia um estado hemodinâmico de *oliguemia encefálica*, e a conduta clínica a ser adotada nessa fase inclui:

1. Titulação da PAM mais adequada.
2. Evitar a hiperventilação que, por sua vez, causará hipocapnia e redução adicional do FSC.
3. Evitar estados que aumentem a demanda metabólica tecidual encefálica, como hipertermia e crises convulsivas.[68]

Estados de *hiperemia encefálica* podem sinalizar um acoplamento neurovascular e autorregulação prejudicadas em decorrência da acidose tecidual encefálica ou sistêmica que se instala cerca de 24 horas após o estado de oliguemia.[69] Nessa fase, devem-se evitar situações que piorem a hiperemia encefálica, como hipercapnia, hipertensão arterial sistêmica, anemia e estados hipermetabólicos encefálicos. O DTC pode identificar o comprometimento frequente da AR que ocorre após a HSA aneurismática, principalmente em pacientes mais idosos e com pior *status* clínico, avaliado pela escala de Hunt-Hess.[70] Essa análise tem potencial para auxiliar na identificação da faixa pressórica mais adequada e prevenir isquemia cerebral tardia.[71,72]

O *vasoespasmo* é uma das principais causas de isquemia cerebral tardia após HSA. A monitorização diária com DTC detecta o vasoespasmo precocemente, antes da ocorrência de sintomas, e permite tratamento e monitorização individualizados. Entretanto, diversos fatores contribuem para a ocorrência de isquemia cerebral tardia relacionadas ao vasoespasmo, a saber:

1. Intensidade do vasoespasmo.
2. Ocorrência em múltiplas artérias ou vasoespasmo sequencial ou em "tanden".
3. Ausência de circulação colateral ativada.
4. Hipermetabolismo tecidual associado.
5. Disfunção mitocondrial tecidual.
6. Coexistência de HIC.

7. Oliguemia circulatória global associada.
8. Reserva microcirculatória encefálica prejudicada.
9. Presença de estenoses intracranianas prévias.[73]

Classicamente, o vasoespasmo ocorre 4 a 14 dias após a ruptura do aneurisma e, em alguns casos (13% dos pacientes), pode ser detectado de modo precoce nas primeiras 48 horas ou tardiamente após o 17º dia. Dessa forma, recomenda-se que os exames de DTC sejam regulares nessa fase. A possibilidade de monitorar a evolução da intensidade do vasoespasmo pode permitir a otimização do manejo clínico. Adicionalmente aos critérios clássicos definidores de vasoespasmo (Tabela 5.3.3), um aumento da velocidade na ordem de 50 cm/s em dias subsequentes pode corresponder ao início do processo estenótico. No vasoespasmo grave, a conjunção dos demais fatores hemodinâmicos também observados pelo DTC determina a indicação de fármacos vasoativos e/ou intervenção endovascular. A oportunidade do acompanhamento evolutivo da resposta obtida ao tratamento adotado também é um importante benefício do DTC nessa fase.

Doença cerebrovascular

O uso do DTC na doença cerebrovascular isquêmica é fundamental para:

1. Investigar os mecanismos fisiopatológicos envolvidos na lesão isquêmica.
2. Avaliar recanalização/reoclusão na fase aguda associada ou não a terapias de reperfusão.
3. Planejar as estratégias terapêuticas dirigidas que visam proteger e recuperar as zonas de penumbra.
4. Monitorar a atividade embólica encefálica.
5. Avaliar o impacto hemodinâmico causado pela lesão isquêmica e/ou doenças associadas (p. ex., estenose/oclusão de artéria carótida ou vaso intracraniano, insuficiência cardíaca congestiva etc.). Dessa forma, os dados fornecidos pelo DTC podem beneficiar pacientes com AVCi, ataques isquêmicos transitórios (AIT) ou assintomáticos com alto risco de isquemia encefálica.

Na fase aguda do AVCi, o DTC pode identificar oclusões arteriais e/ou estenoses críticas nos segmentos proximais das artérias encefálicas, nas circulações encefálicas anterior e posterior, e pode monitorar a resposta a terapias de reperfusão (mecânica ou química) e indicar terapias de resgate de forma precoce.[2,74,75] Outra forma de predizer e recanalização do vaso durante as terapias de reperfusão é a detecção de êmbolos pelo DTC na região da artéria ocluída.[77] Além disso, o DTC permite a avaliação da circulação colateral por meio das artérias do polígono de Willis ou das artérias leptomeníngeas durante as oclusões arteriais agudas.[76]

Outra funcionalidade do DTC nas doenças cerebrovasculares é avaliar a repercussão hemodinâmica da doença carotídea extracraniana mediante testes de reatividade ao CO2 e a presença e a repercussão hemodinâmica das estenoses intracranianas.[78,79] Essa análise é útil para determinar qual a repercussão hamodiâmica da estenose auxiliando na definição do tratamento e/ou na previsão de complicações.

Mediante o exame de DTC, é possível detectar em tempo real a atividade embólica no doente com AVCi. Por meio da caracterização do território da atividade embólica, o DTC pode sugerir fonte emboligênica arterioarterial (artéria carótida interna ipsilateral) ou origem cardíaca (ou aórtica), no caso de múltiplos territórios vasculares acometidos. Após a infusão de solução salina com microbolhas (pequenas partículas de gás) em veia periférica, a detecção de microbolhas na circulação encefálica pelo DTC confirma o diagnóstico de *shunt* arteriovenoso, sendo possíveis causas a patência do forame oval ou fístula arteriovenosa pulmonar.[7-9]

DOPPLER TRANSCRANIANO NA HIPERTENSÃO INTRACRANIANA

O aumento da PIC promove mudanças típicas na forma de onda do DTC (Figura 5.3.4). Essa avaliação é importante, pois sabemos que a PPC tem uma relação direta com a PIC, e com a PAM, conforme a equação: PPC = PAM – PIC. Desse modo, o aumento da PIC pode elevar o IP com progressiva redução das velocidades médias e diastólicas de FSC. Essas mudanças geralmente ocorrem com pressões intracranianas ≥ 20 mmHg.[80] O volume diastólico final é o primeiro parâmetro afetado à medida que diminui e a desaceleração do fluxo ocorre mais rapidamente. Quando a PIC é maior do que a pressão arterial diastólica (PAD), mas menor do que a pressão arterial sistólica (PAS), o resultado é uma onda trifásica ou pico sistólico com ausência de componente diastólico final.

Outras utilidades do DTC no contexto de HIC são: avaliar a reposta hemodinâmica a alguma terapêutica; avaliar integridade ou comprometimento da AR; avaliar complacência intracraniana (mediante a compressão simultânea das veias jugulares internas). Em condições normais, essa manobra causa discreto aumento no volume sanguíneo encefálico seguido de aumento da PIC. Em pacientes com redução da complacência, a compressão provocaria elevação do IP e redução das velocidades médias de fluxo sanguíneo encefálico.[81]

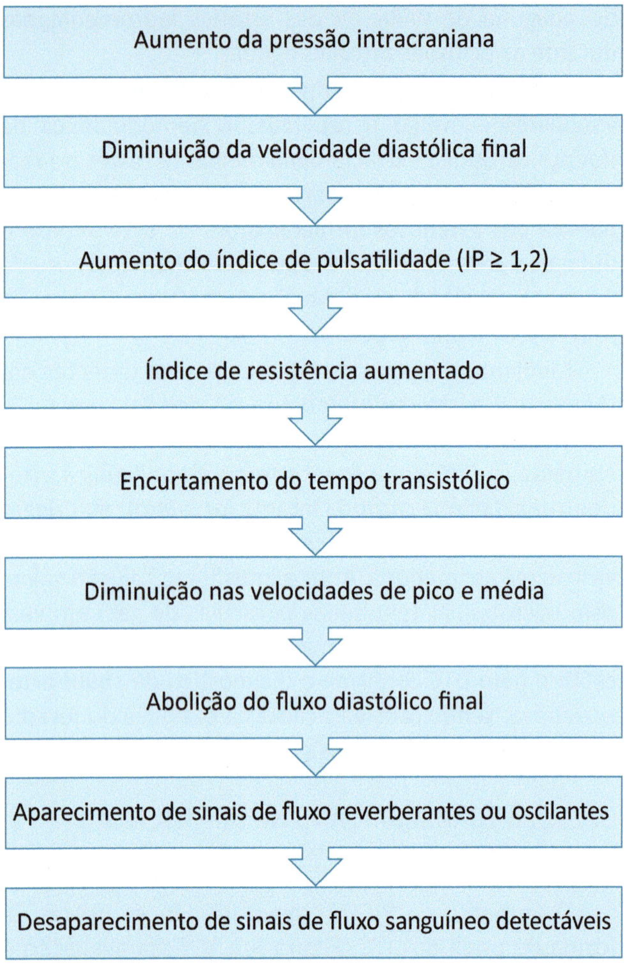

Figura 5.3.4. Mudanças evolutivas no espectro de onda de fluxo sanguíneo encefálico observadas com o DTC em paciente com HIC.
DTC: Doppler transcraniano; HIC: hipertensão intracraniana.
Fonte: Desenvolvida pela autoria.

O aumento progressivo da PIC mostraria incialmente uma redução mais rápida na velocidade do fluxo na fase diastólica do que na fase sistólica, resultando em um aumento do IP. Após novo aumento da PIC, a parte diastólica do espectro começa a desaparecer. Elevação adicional da PIC diminui a forma de onda, resultando em breve pico na sístole denominado. No estágio final da hipertensão intracraniana, os sinais de fluxo sanguíneo não são detectados.

DOPPLER TRANSCRANIANO EM CONDIÇÕES SISTÊMICAS

Sepse

A microcirculação cerebral pode ser comprometida com as alterações no FSC decorrentes da sepse, desempenhando um papel na etiologia da encefalopatia associada à sepse. Na fase inicial da sepse, observa-se um aumento progressivo da velocidade média (Vm) e do IP, ainda com preservação da autorregulação. Em contraste, na fase tardia, observa-se redução da Vm e do IP, com comprometimento da autorregulação.[82]

A elevação do IP pode representar maior resistência cerebrovascular na sepse, que tem sido correlacionada com uma maior prevalência de *delirium*.[20]

O uso de DTC tem como vantagens identificar padrões hemodinâmicos cerebrais que podem preceder os sinais hemodinâmicos sistêmicos; aumento do IP pode representar um sinal precoce de sepse e ajudar a diminuir o tempo para diagnóstico; e a identificação de alterações no fluxo sanguíneo encefálico, correlacionando com alterações hemodinâmicas sistêmicas, pode auxiliar no manejo dos pacientes sépticos.

Anemia falciforme

Os AVC são uma das principais causas de morbimortalidade em indivíduos com doença falciforme. A maioria dos AVC agudos é atribuída à vasculopatia com estenose dos grandes vasos cerebrais.

Em relação à avaliação com angiografia, considerada o padrão-ouro, o DTC é menos invasivo e não apresenta riscos de complicações. Estudos demonstraram que o DTC tem uma sensibilidade de 90% e especificidade de 100% em comparação com a angiografia cerebral na avaliação do risco de AVCI em crianças assintomáticas com doença falciforme.[83] Velocidades médias da ACM acima de 200 cm/s indicam alto risco de AVC, enquanto velocidades entre 170 e 199 cm/s representam um risco intermediário.[84]

Recomenda-se realizar o DTC em todos os pacientes entre 2 e 16 anos de idade com doença falciforme para a prevenção primária de AVC. Quando a velocidade média máxima da ACM for igual ou superior a 200 cm/s e confirmada por duas medidas, indica-se a transfusão crônica de hemácias como medida preventiva.

A Vm do FSC aumenta com a idade do paciente, correlacionando-se a maior taxa absoluta de reticulócitos e menores valores de hemoglobina. No entanto, mais estudos são necessários para definir os valores normais do DTC em crianças menores de 2 anos de idade. O DTC é uma ferramenta importante na detecção precoce do risco de AVC, auxiliando na implementação de medidas preventivas, como a transfusão crônica de hemácias, para reduzir a incidência e gravidade desses eventos.

Insuficiência hepática

O fluxo sanguíneo encefálico é afetado em pacientes com doença hepática grave, tanto aguda quanto crônica, especialmente quando a encefalopatia hepática (EH) está presente, havendo comprometimento da AR.[85] Embora a hiperamonemia seja a causa principal da EH, evidências recentes sugerem que anormalidades no FSC também podem estar relacionadas. Uma hipótese é que pacientes com cirrose apresentam vasoconstrição cerebral mais pronunciada, resultando em elevação progressiva da pressão intracraniana (aumento do IP) e redução do IR à medida que a disfunção hepática progride.[21]

Na EH leve, também é observada uma elevação na resistência circulatória cerebral, resultando em aumento da PIC e índice de resistência, com correlação significativa com o aumento do escore Child-Pugh. Portanto, o DTC oferece auxílio no diagnóstico da encefalopatia leve em pacientes cirróticos.[85]

Endocardite infecciosa

O monitoramento de êmbolos no DTC é um teste não invasivo para detectar embolização mesmo na ausência de uma fonte casrdioembólica clara. Um estudo descobriu que 14% dos pacientes com definitiva e 41% com possível endocardite infecciosa (EI) não preencheram os critérios diagnósticos ecocardiográficos.[86] Ausência de vegetações demonstrada pela ecocardiografia pode levantar dúvidas sobre o diagnóstico e alterar a agressividade da terapêutica. A demonstração de êmbolos como um substituto para fenômenos cardioembólicos pode fazer o diagnóstico de EI definitiva, afirmando a necessidade de terapia antimicrobiana agressiva. O monitoramento de êmbolos pelo DTC pode ser usado para avaliar a eficácia da terapia antimicrobiana e indicar troca para terapias alternativas.

Tradicionalmente, a cirurgia cardiovascular na EI é de alto risco e adiada até seu risco perioperatório de AVC ser reduzido. No caso de paciente com risco moderado a baixo associado a DTC com êmbolos em curso, a cirurgia precoce pode ajudar a reduzir o risco de AVC.

MONITORIZAÇÃO PERIOPERATÓRIA COM DOPPLER TRANSCRANIANO

O DTC pode ser útil no planejamento cirúrgico, bem como na detecção e manejo de complicações neurológicas no período perioperatório. Embora o exame clínico neurológico seja de monitorização neurológica essencial, essa avaliação clínica pode ser complementada, principalmente em pacientes intubados ou sedados, nos quais o exame neurológico será menos acurado. Várias técnicas estão disponíveis para monitoramento global ou regional da hemodinâmica cerebral, oxigenação, metabolismo e eletrofisiologia, contribuindo para complementar e individualizar o manejo clínico.

Uma das contribuições do DTC é a monitorização de embolização cerebral perioperatória.[87] O DTC tem sido usado para a detecção de microembolia cerebral em cirurgia cardíaca desde o final da década de 1980.[88] Em 36% dos procedimentos cardíacos (troca valvar, revascularização miocárdica), ocorre lesão isquêmica cerebral silenciosa.[89] Na endarterectomia carotídea, microêmbolos detectados por DTC foram mais comuns em pacientes com AVC perioperatório em comparação com aqueles sem AVC.[90] Pacientes em suporte circulatório mecânico como ECMO, ou outro dispositivo de assistência ventricular, têm maior incidência de embolização.[91,92] A embolia cerebral nesses casos pode ser atribuída à trombose por baixo débito cardíaco ou a êmbolos originários do circuito.

O DTC é um método acurado para a detecção de *shunts* da direita para a esquerda e tem sido usado no diagnóstico de forame oval patente (FOP). A detecção de um FOP em pacientes com AVC criptogênico aumenta a chance de recorrência, sendo também um marcador de risco de embolia cerebral em muitos procedimentos cirúrgicos cardíacos.[7-9]

No período perioperatório neurocirúrgico, como no caso de craniectomia descompressiva, o DTC serve como uma ferramenta de monitoramento seriado das alterações hemodinâmicas cerebrais. Após craniectomia descompressiva no TCE grave, ocorre um padrão trifásico de FSC (hipoperfusão, vasoespasmo e hiperemia).[93]

DOPPLER TRANSCRANIANO PARA COMPLEMENTAÇÃO DIAGNÓSTICA DE MORTE ENCEFÁLICA

A resolução do Conselho Federal de Medicina n. 2.173 de novembro de 2017, caracteriza ME como perda completa e irreversível das funções encefálicas, definida pela cessação das atividades corticais e de tronco encefálico.[94] Para esse diagnóstico, a mesma resolução estabelece como critérios:

1. Dois exames clínicos que confirmem coma não perceptivo e ausência de função do tronco encefálico.
2. Um teste de apneia que confirme ausência de movimentos respiratórios após estimulação máxima dos centros respiratórios.
3. Um exame complementar que comprove ausência de atividade metabólica, elétrica ou de fluxo sanguíneo encefálico.

Após um insulto neurológico primário, a elevação progressiva da PIC resultante de edema ou de efeito de massa produz compressão gradual de pequenas e grandes artérias intracranianas, eventualmente provocando colapso circulatório. A parada circulatória encefálica pode ser confirmada pela angiografia digital e pelo DTC.

O DTC é atualmente um dos exames complementares mais utilizados para diagnóstico de ME no Brasil, com as vantagens de ser não invasivo, realizado à beira-leito e passível de repetição, sem danos ao paciente.[61] As diretrizes brasileiras para uso da USG transcraniana como teste confirmatório de ME descrevem os pré-requisitos técnicos e os achados sonográficos compatíveis com o diagnóstico de parada circulatória encefálica.[26] Picos sistólicos com velocidades < 50 cm/s ou fluxo oscilatório (fluxo sistólico anterógrado seguido de fluxo diastólico retrógrado) devem ser investigados no sifão carotídeo, a ACM, a AV e a AB, bilateralmente (Figura 5.3.5). Pacientes com ausência de fluxo detectável ao DTC, porém com exame prévio recente confirmando fluxo intracraniano, têm exame compatível com ME. Comparado à angiografia digital, método considerado padrão-ouro, a sensibilidade e a especificidade do DTC para confirmar ME alcançam valores superiores a 95% e 100%, respectivamente.[25,95]

Os principais desafios do uso do DTC para confirmar ME incluem a ausência de janela ultrassonográfica adequada em 10% dos pacientes, além da possibilidade de detecção de fluxo sanguíneo residual em 15% a 20%.[96] De fato, algumas condições clínicas dificultam a comprovação de ausência de fluxo sanguíneo pelo DTC em conformidade com as diretrizes brasileiras, como:

1. Procedimentos neurocirúrgicos com craniectomia prévios.
2. Presença de drenagem ventricular.
3. Persistência de fluxo residual no sifão carotídeo.
4. Incapacidade de avaliação da AB, apesar de padrões de fluxo compatíveis com parada circulatória em ambas AV. Nesse caso, recomenda-se a repetição do exame em 12 a 24 horas, ou confirmação com outro método diagnóstico, como o eletroencefalograma (EEG).[97]

LIMITAÇÕES DO DTC

As principais limitações ao uso mais amplo do DTC na prática clínica incluem:

- O método é operador-dependente, exigindo amplo conhecimento da anatomia cerebrovascular e da fisiopatologia das diferentes condições neurológicas para adequada interpretação dos achados.
- Janelas inadequadas para o DTC estão presentes em 10% a 15% dos indivíduos, particularmente asiáticos, negros e mulheres idosas.
- Avaliação restrita ao fluxo das grandes artérias intracranianas, podendo fornecer índices de velocidade globais em vez de focais.

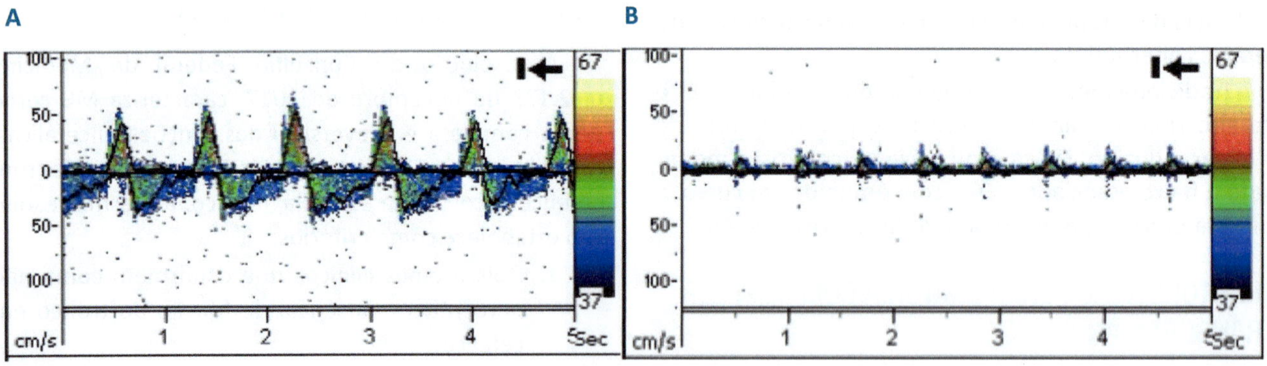

Figura 5.3.5. Padrões de parada circulatória encefálica detectáveis ao DTC. **(A)** Fluxo oscilatório (diástole reversa). **(B)** Picos sistólicos < 50 cm/s.
DTC: Doppler transcraniano.
Fonte: Acervo da autoria.

REFERÊNCIAS BIBLIOGRÁFICAS

1. Aaslid R, Markwalder TM, Nornes H. Noninvasive transcranial doppler ultrasound recording of flow velocity in basal cerebral arteries. J Neurosurg. 1982;57(6).
2. Demchuk AM, Scott Burgin W, Christou I, Felberg RA, Barber PA, Hill MD, et al. Thrombolysis in brain ischemia (TIBI) transcranial Doppler flow grades predict clinical severity, early recovery, and mortality in patients treated with intravenous tissue plasminogen activator. Stroke. 2001;32(1).
3. Bijlenga P, Czosnyka M, Budohoski KP, Soehle M, Pickard JD, Kirkpatrick PJ, et al. "Optimal cerebral perfusion pressure" in poor grade patients after subarachnoid hemorrhage. Neurocrit Care. 2010;13(1).
4. Czosnyka M, Matta BF, Smielewski P, Kirkpatrick PJ, Pickard JD. Cerebral perfusion pressure in head-injured patients: a noninvasive assessment using transcranial Doppler ultrasonography. J Neurosurg. 1998;88(5).
5. Czosnyka M, Miller C, Le Roux P, Menon DK, Vespa P, Citerio G, et al. Monitoring of cerebral autoregulation. Neurocrit Care. 2014;21(2)S95-S102.
6. Giller CA. A bedside test for cerebral autoregulation using transcranial Doppler ultrasound. Acta Neurochir (Wien). 1991;108(1-2).
7. Van der Giessen H, Wilson LC, Coffey S, Whalley GA. Review: detection of patient foramen ovale using transcranial Doppler or standard echocardiography. Australasian Journal of Ultrasound in Medicine. 2020;23(4)210-9.
8. Katsanos AH, Psaltopoulou T, Sergentanis TN, Frogoudaki A, Vrettou AR, Ikonomidis I, et al. Transcranial Doppler versus transthoracic echocardiography for the detection of patent foramen ovale in patients with cryptogenic cerebral ischemia: a systematic review and diagnostic test accuracy meta-analysis. Ann Neurol. 2016;79(4).
9. Palazzo P, Ingrand P, Agius P, Belhadj Chaidi R, Neau JP. Transcranial Doppler to detect right-to-left shunt in cryptogenic acute ischemic stroke. Brain Behav. 2019;9(1).
10. Mattioni A, Cenciarelli S, Eusebi P, Brazzelli M, Mazzoli T, Del Sette M, et al. Transcranial Doppler sonography for detecting stenosis or occlusion of intracranial arteries in people with acute ischaemic stroke. Cochrane Database Syst Rev. 2020;2020(2).
11. Vuković-Cvetković V. Microembolus detection by transcranial doppler sonography: Review of the literature. Stroke Res Treat. 2012;2012:382361.
12. Stygall J, Kong R, Walker JM, Hardman SMC, Harrison MJG, Newman SP. Cerebral microembolism detected by transcranial Doppler during cardiac procedures. Stroke. 2000;31(10).
13. Siebler M, Nachtmann A, Sitzer M, Rose G, Kleinschmidt A, Rademacher J, et al. Cerebral microembolism and the risk of ischemia in asymptomatic high-grade internal carotid artery stenosis. Stroke. 1995;26(11).
14. Kumar G, Shahripour RB, Harrigan MR. Vasospasm on transcranial Doppler is predictive of delayed cerebral ischemia in aneurysmal subarachnoid hemorrhage: a systematic review and meta-analysis. J Neurosurg. 2016;124(5).
15. Snider SB, Migdady I, LaRose SL, Mckeown ME, Regenhardt RW, Lai PMR, et al. Transcranial-Doppler-measured vasospasm severity is associated with delayed cerebral infarction after subarachnoid hemorrhage. Neurocrit Care. 2022;36(3).
16. Chang JJ, Triano M, Corbin MJ, Desale S, Liu AH, Felbaum DR, et al. Transcranial Doppler velocity and associations with delayed cerebral ischemia in aneurysmal subarachnoid Hemorrhage. J Neurol Sci. 2020;415.
17. Rasulo FA, Calza S, Robba C, Taccone FS, Biasucci DG, Badenes R, et al. Trans-Cranial Doppler as a screening test to exclude intracranial hypertension in brain injured patients: the IMPRESSIT-2 prospective multicenter international study. SSRN Electron J, 2021.
18. Robba C, Robba C, Pozzebon S, Moro B, Vincent JL, Creteur J, et al. Multimodal non-invasive assessment of intracranial hypertension: an observational study. Crit Care. 2020;24(1).
19. Rasulo FA, Bertuetti R, Robba C, Lusenti F, Cantoni A, Bernini M, et al. The accuracy of transcranial Doppler in excluding intracranial hypertension following acute brain injury: a multicenter prospective pilot study. Crit Care. 2017;21(1):1-8.
20. Pierrakos C, Antoine A, Velissaris D, Michaux I, Bulpa P, Evrard P, et al. Transcranial Doppler assessment of cerebral perfusion in critically ill septic patients: a pilot study. Ann Intensive Care. 2013;3(1).
21. Macías-Rodríguez RU, Duarte-Rojo A, Cantú-Brito C, Sauerbruch T, Ruiz-Margáin A, Trebicka J, et al. Cerebral haemodynamics in cirrhotic patients with hepatic encephalopathy. Liver Int. 2015;35(2).
22. de Castro Lobo C, Cançado RD, Leite ACCB, dos Anjos ACM, Pinto ACS, da Cunha Matta AP, et al. Brazilian guidelines for transcranial doppler in children and adolescents with sickle cell disease. Rev Bras Hematol Hemoter. 2011;33(1).
23. DeBaun MR, Jordan LC, King AA, Schatz J, Vichinsky E, Fox CK, et al. American Society of Hematology 2020 guidelines for sickle cell disease: prevention, diagnosis, and treatment of cerebrovascular disease in children and adults. Blood Adv. 2020;4(8).
24. Debaun MR, Kirkham FJ. Central nervous system complications and management in sickle cell disease. Blood. 2016;127.
25. Ducrocq X, Braun M, Debouverie M, Junges C, Hummer M, Vespignani H. Brain death and transcranial Doppler: experience in 130 cases of brain dead patients. J Neurol Sci. 1998;160(1).
26. Lange MC, Zétola VHF, Miranda-Alves M, Moro CHC, Silvado CE, Rodrigues DLG, et al. Brazilian guidelines for the application of transcranial ultrasound as a diagnostic test for the confirmation of brain death. Arq Neuropsiquiatr. 2012;70(5).
27. Nicoletto HA, Burkman MH. Transcranial Doppler series part II: Performing a transcranial Doppler. Neurodiagnostic Journal. 2009;49.
28. Bathala L, Mehndiratta M, Sharma V. Transcranial Doppler: technique and common findings (Part 1). Ann Indian Acad Neurol. 2013;16(2).

29. Johnson MH, Thorisson HM, DiLuna ML. Vascular anatomy: the head, neck, and skull base. Neurosurgery Clinics of North America. 2009;20.
30. Torbey MT, Hauser TK, Bhardwaj A, Williams MA, Ulatowski JA, Mirski MA, et al. Effect of age on cerebral blood flow velocity and incidence of vasospasm after aneurysmal subarachnoid hemorrhage. Stroke. 2001;32(9).
31. Alwatban MR, Aaron SE, Kaufman CS, Barnes JN, Brassard P, Ward JL, et al. Effects of age and sex on middle cerebral artery blood velocity and flow pulsatility index across the adult lifespan. J Appl Physiol. 2021;130(6).
32. Nicoletto HA, Burkman MH. Transcranial Doppler series part III: interpretation. American journal of electroneurodiagnostic technology. 2009;49.
33. Homburg AM, Jakobsen M, Enevoldsen E. Transcranial Doppler recordings in raised intracranial pressure. Acta Neurol Scand. 1993;87(6).
34. Lindegaard KF, Nornes H, Bakke SJ, Sorteberg W, Nakstad P. Cerebral vasospasm after subarachnoid haemorrhage investigated by means of transcranial Doppler ultrasound. Acta Neurochir Suppl (Wien). 1988;42.
35. Aaslid R. Transcranial Doppler assessment of cerebral vasospasm. European Journal of Ultrasound. 2002;16.
36. Elzaafarany K, Aly MH, Kumar G, Nakhmani A. Cerebral artery vasospasm detection using transcranial doppler signal analysis. J Ultrasound Med. 2019;38(8).
37. Soustiel JF, Shik V, Shreiber R, Tavor Y, Goldsher D. Basilar vasospasm diagnosis. Stroke. 2002;33(1).
38. Sviri GE, Ghodke B, Britz GW, Douville CM, Haynor DR, Mesiwala AH, et al. Transcranial Doppler grading criteria for basilar artery vasospasm. Neurosurgery. 2006;59(2).
39. Lassen NA. Cerebral blood flow and oxygen consumption in man. Physiol Rev. 1959;39(2).
40. Silverman A, Petersen NH. Physiology, cerebral autoregulation. StatPearls, 2020.
41. Reinhard M, Neunhoeffer F, Gerds TA, Niesen WD, Buttler KJ, Timmer J, et al. Secondary decline of cerebral autoregulation is associated with worse outcome after intracerebral hemorrhage. Intensive Care Med, 2010.
42. Minhas JS, Panerai RB, Ghaly G, Divall P, Robinson TG. Cerebral autoregulation in hemorrhagic stroke: a systematic review and meta-analysis of transcranial Doppler ultrasonography studies. J Clin Ultrasound. 2019;47(1).
43. Rangel-Castilla L, Gasco J, Nauta HJW, Okonkwo DO, Robertson CS. Cerebral pressure autoregulation in traumatic brain injury. Neurosurgical Focus. 2008;25.
44. Reinhard M, Rutsch S, Lambeck J, Wihler C, Czosnyka M, Weiller C, et al. Dynamic cerebral autoregulation associates with infarct size and outcome after ischemic stroke. Acta Neurol Scand, 2012.
45. Budohoski KP, Czosnyka M, Smielewski P, Varsos GV, Kasprowicz M, Brady KM, et al. Monitoring cerebral autoregulation after subarachnoid hemorrhage. Acta Neurochir Suppl. 2016;122.
46. Aaslid R, Lindegaard KF, Sorteberg W, Nornes H. Cerebral autoregulation dynamics in humans. Stroke. 1989;20(1).
47. Tiecks FP, Lam AM, Aaslid R, Newell DW. Comparison of static and dynamic cerebral autoregulation measurements. Stroke. 1995;26(6).
48. Lang EW, Mehdorn HM, Dorsch NWC, Czosnyka M. Continuous monitoring of cerebrovascular autoregulation: a validation study. J Neurol Neurosurg Psychiatry. 2002;72(5).
49. Rivera-Lara L, Zorrilla-Vaca A, Geocadin RG, Healy RJ, Ziai W, Mirski MA. Cerebral autoregulation-oriented therapy at the bedside a comprehensive review. Anesthesiology. 2017;126.
50. Weiss M, Meyfroidt G, Aries MJH. Individualized cerebral perfusion pressure in acute neurological injury: are we ready for clinical use? Current Opinion in Critical Care, 2022;28.
51. Al-Kawaz M, Cho SM, Gottesman RF, Suarez JI R-LL. Impact of cerebral autoregulation monitoring in cerebrovascular disease: a systematic review. Neurocrit Care. 2022;1053-70.
52. Yoshihara M, Bandoh K, Marmarou A. Cerebrovascular carbon dioxide reactivity assessed by intracranial pressure dynamics in severely head injured patients. J Neurosurg. 1995;82(3).
53. Gupta A, Chazen JL, Hartman M, Delgado D, Anumula N, Shao H, et al. Cerebrovascular reserve and stroke risk in patients with carotid stenosis or occlusion: a systematic review and meta-analysis. Stroke. 2012;43.
54. Markus HS, Harrison MJG. Estimation of cerebrovascular reactivity using transcranial doppler, including the use of breath-holding as the vasodilatory stimulus. Stroke. 1992;23(5):668-73.
55. Aaslid R, Lundar T, Lindegaard KF, Nornes H. Estimation of cerebral perfusion pressure from arterial blood pressure and transcranial Doppler recordings. In: Intracranial pressure VI, 1986.
56. Czosnyka M, Smielewski P, Piechnik S, Steiner LA, Pickard JD. Cerebral autoregulation following head injury. J Neurosurg. 2001;95(5).
57. Rasulo FA, Girardini A, Lavinio A, De Peri E, Stefini R, Cenzato M, et al. Are optimal cerebral perfusion pressure and cerebrovascular autoregulation related to long-term outcome in patients with aneurysmal subarachnoid hemorrhage? J Neurosurg Anesthesiol. 2012;24(1).
58. Tas J, Beqiri E, Van Kaam RC, Czosnyka M, Donnelly J, Haeren RH, et al. Targeting autoregulation-guided cerebral perfusion pressure after traumatic brain injury (COGiTATE): a feasibility randomized controlled clinical trial. J Neurotrauma. 2021;38(20).
59. Bouma GJ, Muizelaar JP. Cerebral blood flow in severe clinical head injury. New Horizons. 1995;3.
60. Bouma GJ, Muizelaar JP. Cerebral blood flow, cerebral blood volume, and cerebrovascular reactivity after severe head injury. Journal of Neurotrauma. 1992;9.
61. Bor-Seng-Shu E. Modificações da hemodinâmica cerebral avaliadas pelo Doppler transcraniano em doentes com tumefação encefálica pós-traumática submetidos à craniectomia descompresssiva. Faculdade de Medicina da Universidade de São Paulo, 2004.

62. Kelly DF, Kordestani RK, Martin NA, Nguyen T, Hovda DA, Bergsneider M, et al. Hyperemia following traumatic brain injury: Relationship to intracranial hypertension and outcome. J Neurosurg. 1996;85(5).
63. Kelly DF, Martin NA, Kordestani R, Counelis G, Hovda DA, Bergsneider M, et al. Cerebral blood flow as a predictor of outcome following traumatic brain injury. J Neurosurg. 1997;86(4).
64. Mastantuono JM, Combescure C, Elia N, Tramèr MR, Lysakowski C. Transcranial doppler in the diagnosis of cerebral vasospasm: an updated meta-analysis. Critical Care Medicine. 2018;46.
65. Mascia L, Fedorko L, terBrugge K, Filippini C, Pizzio M, Ranieri VM, et al. The accuracy of transcranial Doppler to detect vasospasm in patients with aneurysmal subarachnoid hemorrhage. Intensive Care Med. 2003;29(7).
66. Khawaja AM, McNulty J, Thakur UV, Chawla S, Devi S, Liew A, et al. Transcranial Doppler and computed tomography angiography for detecting cerebral vasospasm post--aneurysmal subarachnoid hemorrhage. Neurosurg Rev. 2023;46(1).
67. Kalanuria A, Nyquist PA, Armonda RA, Razumovsky A. Use of Transcranial Doppler (TCD) ultrasound in the neurocritical care unit. Neurosurgery Clinics of North America. 2013;24.
68. de Lima Oliveira M, de Azevedo DS, de Azevedo MK, De Carvalho Nogueira R, Teixeira MJ, Bor-Seng-Shu E. Encephalic hemodynamic phases in subarachnoid hemorrhage: how to improve the protective effect in patient prognoses. Neural Regen Res. 2015;10(5).
69. Bor-Seng-Shu E, Kita WS, Figueiredo EG, Paiva WS, Fonoff ET, Teixeira MJ, et al. Cerebral hemodynamics: concepts of clinical importance. Arquivos de Neuro-Psiquiatria. 2012;70.
70. Rynkowski CB, de Oliveira Manoel AL, dos Reis MM, Puppo C, Worm PV, Zambonin D, et al. Early transcranial Doppler evaluation of cerebral autoregulation independently predicts functional outcome after aneurysmal subarachnoid hemorrhage. Neurocrit Care. 2019;31(2).
71. Calviere L, Nasr N, Arnaud C, Czosnyka M, Viguier A, Tissot B, et al. Prediction of delayed cerebral ischemia after subarachnoid hemorrhage using cerebral blood flow velocities and cerebral autoregulation assessment. Neurocrit Care. 2015;23(2).
72. Chang JJ, Dowlati E, Felbaum DR, Mai JC. Relationship of Pressure Reactivity Index and Delayed Cerebral Ischemia in Aneurysmal Subarachnoid Hemorrhage. Turk Neurosurg. 2022;32(6).
73. Bor-Seng-Shu E, De-Lima-Oliveira M, Teixeira MJ, Panerai RB. Predicting symptomatic cerebral vasospasm after aneurysmal subarachnoid hemorrhage. Neurosurgery. 2011;69.
74. Eggers J, König IR, Koch B, Händler G, Seidel G. Sonothrombolysis with transcranial color-coded sonography and recombinant tissue-type plasminogen activator in acute middle cerebral artery main stem occlusion: results from a randomized study. Stroke. 2008;39(5).
75. Barlinn K, Tsivgoulis G, Barreto AD, Alleman J, Molina CA, Mikulik R, et al. Outcomes following sonothrombolysis in severe acute ischemic stroke: subgroup analysis of the CLOTBUST trial. Int J Stroke. 2014;9(8).
76. Anzola GP, Gasparotti R, Magoni M, Prandini F. Transcranial doppler sonography and magnetic resonance angiography in the assessment of collateral hemispheric flow in patients with carotid artery disease. Stroke. 1995;26(2).
77. Tsivgoulis G, Ribo M, Rubiera M, Vasdekis SN, Barlinn K, Athanasiadis D, et al. Real-time validation of transcranial doppler criteria in assessing recanalization during intra--arterial procedures for acute ischemic stroke an international, multicenter study. Stroke. 2013;44(2).
78. Rutgers DR, van Osch MJ, Kappelle LJ, Mali WP, van der Grond J. Cerebral hemodynamics and metabolism in patients with symptomatic occlusion of the internal carotid artery. Stroke. 2003;34.
79. Apruzzese A, Silvestrini M, Floris R, Vernieri F, Bozzao A, Hagberg G, et al. Cerebral hemodynamics in asymptomatic patients with internal carotid artery occlusion: a dynamic susceptibility contrast MR and transcranial Doppler study. Am J Neuroradiol. 2001;22(6).
80. Cardim D, Robba C, Bohdanowicz M, Donnelly J, Cabella B, Liu X, et al. Non-invasive monitoring of intracranial pressure using transcranial Doppler ultrasonography: is it possible? Neurocrit Care. 2016;25(3).
81. Paschoal FM, Bor-Seng-Shu E, Teixeira MJ. Transcranial Doppler ultrasonography with jugular vein compression can detect impairment of intracranial compliance. Clinical Neurology and Neurosurgery. 2013;115.
82. de Azevedo DS, Salinet ASM, de Lima Oliveira M, Teixeira MJ, Bor-Seng-Shu E, de Carvalho Nogueira R. Cerebral hemodynamics in sepsis assessed by transcranial Doppler: a systematic review and meta-analysis. Journal of Clinical Monitoring and Computing. 2017;31.
83. Adams RJ, Nichols FT, Figueroa R, McKie V, Lott T. Transcranial Doppler correlation with cerebral angiography in sickle cell disease. Stroke. 1992;23(8).
84. Adams RJ, McKie VC, Carl EM, Nichols FT, Perry R, Brock K, et al. Long-term stroke risk in children with sickle cell disease screened with transcranial Doppler. Ann Neurol. 1997;42(5).
85. Caracciolo G, Zocco MA, Lupascu A, Annicchiarico BE, Garcovich M, Ainora ME, et al. P.16.8 Role of transcranial doppler (TCD) in the evaluation of cerebral hemodynamic in cirrhotic patients: correlation with severity of the disease and minimal hepatic encephalopathy (MHE) development. Dig Liver Dis. 2014;46.
86. Huang G, Johnson LL, Peacock JE, Tegeler C, Davis K, Sarwal A. Transcranial Doppler emboli monitoring for infective endocarditis. J Neuroimaging. 2020;30(4).
87. Kussman BD, Imaduddin SM, Gharedaghi MH, Heldt T, Larovere K. Cerebral emboli monitoring using transcranial Doppler ultrasonography in adults and children: a review of the current technology and clinical applications in the perioperative and intensive care setting. Anesth Analg. 2021;133(2).

88. Martin KK, Wigginton JB, Babikian VL, Pochay VE, Crittenden MD, Rudolph JL. Intraoperative cerebral high-intensity transient signals and postoperative cognitive function: a systematic review. American Journal of Surgery. 2009;197.
89. Indja B, Woldendorp K, Vallely MP, Grieve SM. Silent brain infarcts following cardiac procedures: a systematic review and meta-analysis. Journal of the American Heart Association. 2019;8.
90. Krul JMJ, van Gijn J, Ackerstaff RGA, Eikelboom BC, Theodorides T, Vermeulen FEE. Site and pathogenesis of infarcts associated with carotid endarterectomy. Stroke. 1989;20(3).
91. Gucci L, et al. Transcranial doppler microembolic signals detection in patients treated with veno-arterial extracorporeal membrane oxygenation. Cerebrovasc Dis. 2015;39.
92. Cho SM, Ziai W, Ponomarev V, Ergin B, Whitman G, Choi CW, et al. Transcranial Doppler as a marker of neurologic and systemic thromboembolism in ECMO patients. Neurocrit Care. 2018;29(1).
93. Vásquez S, Mantilla JM, Suárez MN, Bustamante LA, Guzman J, Rubiano AM. Decompressive craniectomy in the ICU: usefulness of transcranial Doppler (TCD/TCCS) in the monitoring of hemodynamic changes. In: neurosonology in critical care: monitoring the neurological impact of the critical pathology, 2021.
94. Conselho Federal de Medicina. [2024 Jul. 4]. Disponível em: https://sistemas.cfm.org.br/normas/visualizar/resolucoes/BR/2017/2173. Diário Oficial da União. 2017;274-6.
95. Hadani M, Bruk B, Ram Z, Knoller N, Spiegelmann R, Segal E. Application of transcranial Doppler ultrasonography for the diagnosis of brain death. Intensive Care Med. 1999;25(8).
96. De Freitas GR, André C, Bezerra M, Nunes RG, Vincent M. Persistence of isolated flow in the internal carotid artery in brain death. J Neurol Sci. 2003;210(1-2).
97. Dominguez-Roldan JM, Jimenez-Gonzalez PI, Garcia-Alfaro C, Rivera-Fernandez V, Hernandez-Hazañas F. Diagnosis of brain death by transcranial Doppler sonography: solutions for cases of difficult sonic windows. Transplant Proc. 2004;36(10).

PARTE 2

CAPÍTULO 6

Adalberto Studart-Neto • Júlia Chartouni Rodrigues • César Castello Branco Lopes
Emanuelle Roberta Silva de Aquino • Lécio Figueira Pinto • Ida Fortini
Luiz Roberto Comerlatti

Emergências Neurológicas

INTRODUÇÃO

Diariamente, os médicos que atuam em uma unidade de emergência atendem pacientes com queixas neurológicas. Muitas dessas situações são graves ou potencialmente graves e podem resultar em óbito ou em graves sequelas. O pronto diagnóstico e a tomada de conduta rápida podem colaborar para um desfecho mais favorável ao doente. Nos últimos anos, muito tem se avançado em tratamento, como é o caso dos acidentes vasculares cerebrais (AVC), permitindo uma mudança na história natural dessas patologias. Por sua vez, atrasos no diagnóstico e no tratamento podem resultar em pior prognóstico. O jargão do neurologista "tempo é cérebro" nunca foi tão verdadeiro.

Também é muito comum haver dúvidas sobre queixas neurológicas, como cefaleia e vertigem, serem manifestações de uma doença benigna (p. ex., uma enxaqueca ou uma vertigem posicional paroxística benigna [VPPB]) ou de uma afecção mais grave (p. ex., uma hemorragia subaracnóidea ou um AVC de tronco). Mesmo as doenças benignas podem ser impactantes na qualidade de vida dos pacientes e devem receber a atenção do médico.

Nem sempre o emergencista terá um neurologista próximo em seu ambiente de trabalho. Por isso, é de fundamental importância que o médico de emergência aprenda a fazer reconhecimento precoce (ou pelo menos levante a suspeita) e saiba decidir as primeiras condutas diagnósticas e terapêuticas. O presente capítulo tem por objetivo discutir a abordagem inicial das principais emergências neurológicas a partir da síndrome ou sintoma. Algumas das doenças apresentadas serão aprofundadas depois em capítulos específicos.

ABORDAGEM AO PACIENTE EM ESTADO CONFUSIONAL AGUDO (*DELIRIUM*)

Conceito

O *delirium* representa um transtorno da atenção e da consciência caracterizado pela instalação aguda e pelo curso flutuante. Também é denominado como "estado confusional agudo". Atualmente, compreende-se o *delirium* como o resultado de um comprometimento funcional do sistema atencional (formado pelo sistema ativador reticular ascendente, suas projeções talamocorticais e pelo córtex difusamente).

Além da flutuação da atenção e da consciência, o estado confusional agudo também se caracteriza por alterações na percepção (sobretudo visuais, como ilusões e alucinações), pensamento desorganizado, presença de delírios mal-estruturados, inversões do ciclo sono-vigília e outras alterações comportamentais.

Diagnóstico

O *delirium* pode ser classificado em *delirium* hiperativo (paciente agitado ou inquieto) ou hipoativo (apático, letárgico ou sonolento). O *delirium* hiperativo, que comumente chama mais atenção dos familiares e dos profissionais da Saúde, representa apenas 25% dos casos, o que explica por que um transtorno tão comum é ainda subdiagnosticado (apenas 12% a 35% são reconhecidos). Mais comumente, o paciente oscila entre um *delirium* hiperativo e um estado hipoativo.

O Quadro 6.1 traz os critérios diagnósticos de *delirium* pelo DSM-5 (5ª edição do *Manual Diagnóstico e*

Estatístico de Transtornos Mentais). Outro critério muito usado, sobretudo por emergencistas e intensivistas, é o *Confusion Assessment Method* (CAM) (Figura 6.1).

Quadro 6.1. Critérios diagnósticos de *delirium* pelo DSM-5

A. Transtorno da atenção e da consciência
B. O transtorno se desenvolve agudamente, representa uma mudança da atenção e da consciência basais e tende a flutuar quanto à gravidade ao longo do dia
C. Comprometimento de pelo menos outro domínio cognitivo.
D. Esse distúrbio da atenção e da cognição não é mais bem explicado por demência preexistente e também não ocorre no contexto de um coma
E. Há evidências de que o transtorno é uma consequência direta de outra condição clínica, intoxicação ou abstinência de substância, de exposição a uma toxina ou de que ela se deva a múltiplas etiologias

DSM-5: *Manual Diagnóstico e Estatístico de Transtornos Mentais.*
Fonte: Desenvolvido pela autoria.

Uma vez diagnosticado o *delirium*, o passo seguinte deve ser a busca da fatores predisponentes e precipitantes. São fatores predisponentes: a senilidade; demência prévia; transtornos psiquiátricos; presença de diversas comorbidades clínicas; baixa acuidade auditiva ou visual. A identificação desses fatores é importante tanto na prevenção como na identificação precoce do *delirium*. Alguns dos fatores precipitantes mais frequentes são: uso de fármacos hipnoticossedativos; uso de medicamentos anticolinérgicos; cirurgias; internação hospitalar; dor não controlada; infecção; retenção urinária; constipação; anemia; exacerbação aguda de doenças crônicas. Mais comumente, o paciente apresenta múltiplos fatores concomitantes e, quanto mais condições predisponentes, menor o número de fatores precipitantes necessários para resultar em *delirium*. Idosos e pacientes com demência são os mais susceptíveis a esses insultos por apresentarem menor reserva cognitiva.

Doenças neurológicas agudas também podem ocasionar *delirium*. Meningoencefalites, estado de mal epiléptico (EME) não convulsivo e AVC na junção temporoparietal direita são exemplos de doenças neurológicas que podem se manifestar apenas como estado confusional agudo. Alguns dados na história ou no exame neurológico podem levantar a suspeita de estado confusional agudo de causa primariamente neurológica: presença de crises epilépticas; presença de afasia ou sinais de heminegligência; alterações neurológicas focais (como sinal de Babinski); e sinais de irritação meníngea. Na mínima suspeita de etiologia neurológica, uma investigação deve ser feita com exames de neuroimagem, punção lombar para coleta de líquido cefalorraquidiano (LCR) e eletroencefalograma. As meningoencefalites infecciosas, que são uma importante causa de estado confusional agudo no pronto-socorro, serão discutidas com mais detalhes no Capítulo 12 – Doenças Infecciosas do Sistema Nervoso.

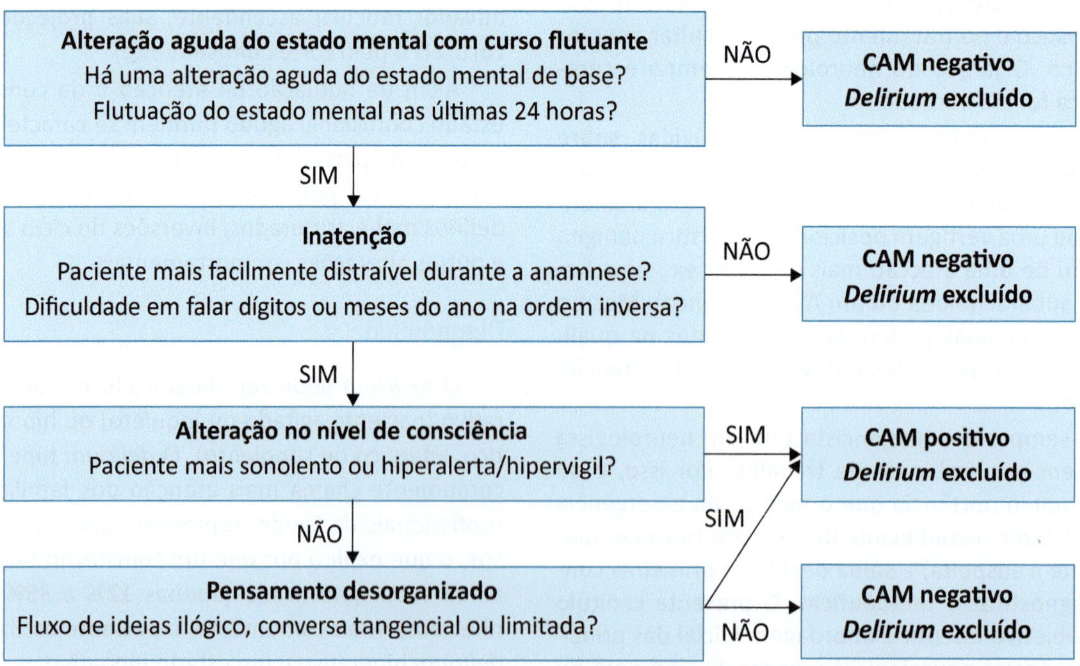

Figura 6.1. Diagnóstico de *delirium* com base nos critérios do CAM (*Confusion Assessment Method*).
Fonte: Desenvolvida pela autoria.

Tratamento

O tratamento do *delirium* requer sobretudo reconhecer os fatores precipitantes e intervir naqueles potencialmente reversíveis. Isso envolve medidas farmacológicas (p. ex., suspender fármacos inapropriados, manejo de sintomas como dor e febre, tratar infecções, intervir em constipação prolongada ou retenção urinária, corrigir distúrbios hidroeletrolíticos) e não farmacológicas (abrir janela, evitar manipulação noturna, evitar internações hospitalares prolongadas, evitar restrição física, orientação de cuidadores). Medidas de intervenção multicomponente para prevenção de *delirium* em idosos hospitalizados deve ser a principal linha de cuidado no *delirium*. Algumas medidas que devem ser tomadas:

1. Identificar pacientes com comprometimento cognitivo.
2. Tratar os transtornos do sono.
3. Evitar o imobilismo.
4. Identificar e corrigir tanto a baixa acuidade visual como a auditiva.
5. Evitar a desidratação.

Uma importante causa de *delirium* reversível é a encefalopatia de Wernicke. A tríade clássica (encefalopatia, ataxia cerebelar, alterações da motricidade ocular) está presente em apenas 16%; por isso, estado confusional sem ataxia e alteração da motricidade ocular não exclui uma encefalopatia de Wernicke. Assim, todo paciente com estado confusional agudo deve receber tiamina intravenosa no primeiro atendimento, pois o atraso na administração de tiamina pode gerar sequelas cognitivas irreversíveis (como é o caso da encefalopatia de Korsakoff).

Além de intervir sob os fatores etiológicos, em casos de *delirium* hiperativo (com agitação) e/ou na presença de alucinações e delírios, muitas vezes se faz necessário tratamento farmacológico sintomático. Benzodiazepínicos devem ser evitados, pois podem causar sedação excessiva. As exceções seriam em duas situações específicas: *delirium tremens* (por abstinência alcoólica); e *delirium* em paciente em fase terminal de vida (para sedação paliativa).

Os antipsicóticos são considerados os fármacos de escolha para o controle da agitação psicomotora. Todavia, o seu uso para controle comportamental em *delirium* não foi liberado pela agência reguladora americana Food and Drug Administration (FDA) por causa do aumento do risco de morbimortalidade cardiovascular e cerebrovascular em idosos com demência. Além disso, outras duas complicações que emergem no uso de antipsicóticos são a sedação e os efeitos extrapiramidais (p. ex., discinesias, distonias agudas, síndrome neuroléptica maligna).

Apesar das incertezas e da falta de evidência em ensaios clínicos, os antipsicóticos permanecem como primeira opção no tratamento sintomático do *delirium* hiperativo. Oportuno lembrar que sempre se deve iniciar com a menor dose do antipsicótico e aguardar pelo menos 30 a 60 minutos para repeti-la no caso de persistência dos sintomas. Um dos maiores erros é já se iniciar com dose alta. Quando se usar o haloperidol, deve-se dar preferência à via intravenosa (IV), em uma dose inicial de 0,25 mg a 0,5 mg e uma dose máxima/dia de 2,5 mg. A administração IV deve ser feita em ambiente monitorizado em virtude do risco de hipotensão e do prolongamento do intervalo QT no eletrocardiograma. Outra opção são os antipsicóticos atípicos, em especial a quetiapina, pois são fármacos que apresentam menos risco de efeitos extrapiramidais. Uma desvantagem dos antipsicóticos atípicos é o maior risco de efeito sedativo. Nos casos de *delirium* prolongado, manter antipsicóticos prescritos (sobretudo nos horários mais críticos, como final da tarde e à noite).

Mais recentemente a dexmedetomidina tem sido estudada como opção para o tratamento do *delirium*. Trata-se de um α2-agonista muito utilizado como sedativo em ambientes de unidade de terapia intensiva (UTI) e pronto-socorro. Diferentemente dos fármacos sedativos usuais, a dexmedetomidina não causa rebaixamento profundo do nível de consciência, sendo possível manter o paciente vigil e calmo. O cuidado que se deve ter é no maior risco de hipotensão e de bradicardia associado à dexmedetomidina quando comparado ao risco representado pelos antipsicóticos. Por isso, deve-se ter cautela em idosos e cardiopatas.

Quanto ao uso de inibidores de acetilcolinesterase (iAChE), não há evidências suficientes que sustentem seu uso na prevenção e no tratamento de *delirium* em idosos e não são recomendados para esses fins. Entretanto, não há estudos de qualidade avaliando o uso dos iAChE para tratamento de *delirium* em pacientes com demência decorrente da doença de Alzheimer ou com demência com corpos de Lewy. É sabido que, nessas duas patologias, há déficit colinérgico e que, por isso, esse grupo de pacientes provavelmente deve se beneficiar da introdução de iAChE em um contexto de *delirium*.

A Figura 6.2 apresenta um fluxograma de abordagem diagnóstica e terapêutica ao paciente com *delirium*.

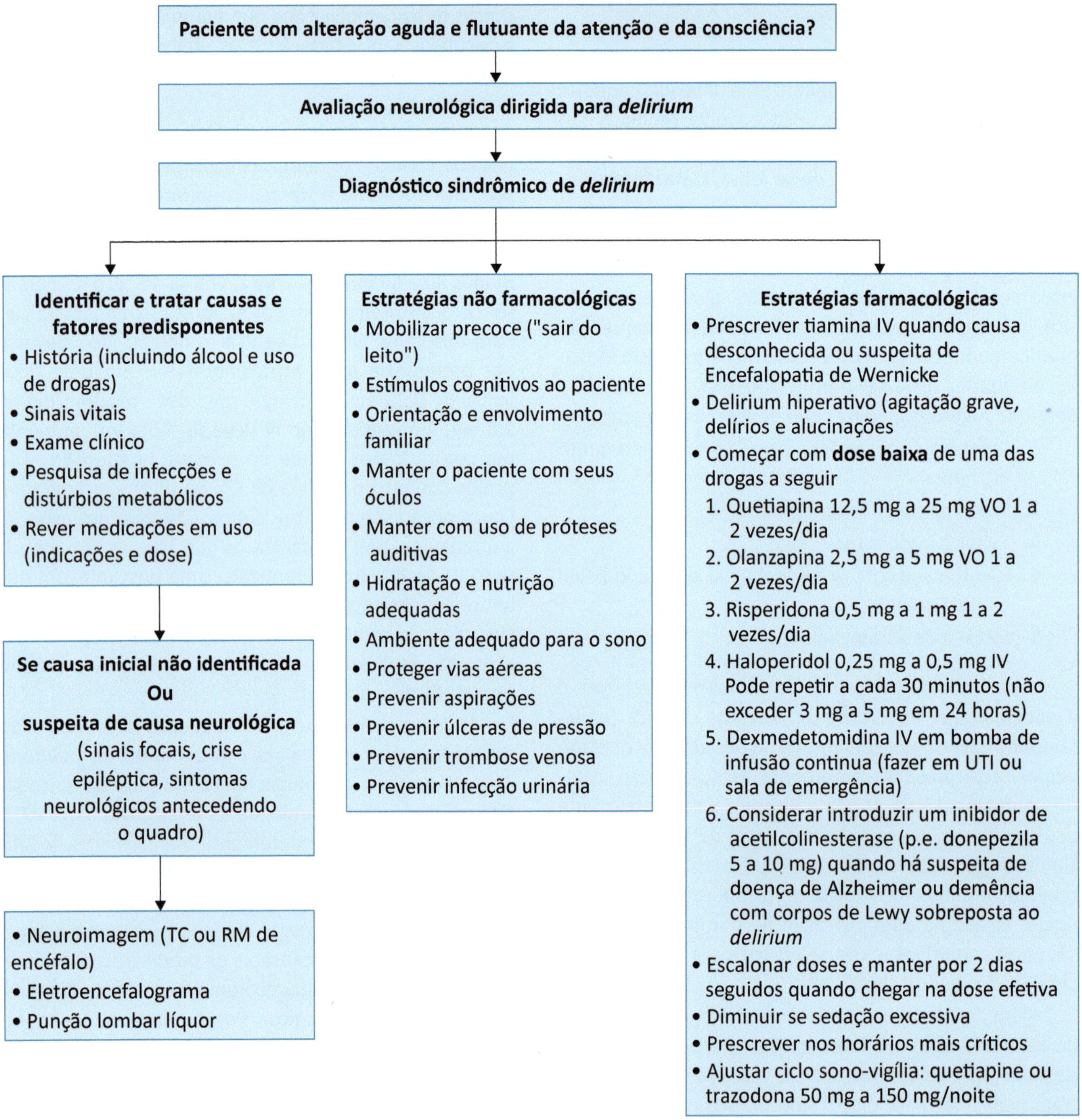

Figura 6.2. Fluxograma de abordagem diagnóstica e terapêutica do paciente com delirium.
IV: (via) intravenosa; RM: ressonância magnética; TC: tomografia computadorizada; UTI: unidade de terapia intensiva; VO: via oral.
Fonte: Desenvolvida pela autoria.

ABORDAGEM AO PACIENTE COM CEFALEIA NA UNIDADE DE EMERGÊNCIA

Cefaleia é uma das principais queixas que levam um paciente a uma unidade de emergência. Os principais objetivos no atendimento desses pacientes com cefaleia no pronto-socorro são:

- Verificar se preenchem os critérios de uma cefaleia primária.
- Identificar sinais de alerta que indiquem uma cefaleia secundária.
- Investigar com exames complementares na suspeita de uma cefaleia secundária.

- Fazer o diagnóstico e tratamento da cefaleia secundária.
- Fazer o tratamento sintomático agudo das cefaleias primárias.
- Esclarecer os pacientes sua cefaleia e a necessidade de tratamento profilático nas cefaleias primárias.

Como em qualquer situação, o primeiro passo é estabelecer um diagnóstico acurado. Embora as cefaleias primárias sejam as mais comuns na prática clínica geral e até mesmo entre aqueles que procuram serviços de emergência, é necessário alto índice de suspeição clínica para que diagnósticos potencialmente graves não sejam negligenciados. Se uma cefaleia atender os critérios de uma das cefaleias primárias estabelecidos pela Sociedade Internacional de Cefaleias, na maioria das vezes nenhum exame complementar será necessário. Exceção a isso são os casos em que se caracteriza a presença de um sinal de alarme ou quando se caracteriza refratariedade ao tratamento (Figura 6.3).

Os dados, sinais e sintomas de alerta na história clínica e no exame neurológico são os seguintes:

- **Idade:** como as cefaleias primárias em geral se iniciam antes dos 30 anos de idade, uma cefaleia iniciada após os 60 anos tem maior risco relativo de ser secundária.
- **Modo de instalação e evolução:** quando se trata da primeira cefaleia, mudança de padrão em relação às crises anteriores, mudança de padrão da aura enxaquecosa ou aura atípica, início súbito ou recente, quando a cefaleia é desencadeada por esforço físico e atividade sexual, evolução progressiva, piora com a postura.
- **Intensidade:** quando o paciente relata ser aquela a pior cefaleia que já experimentou e esta é incapacitante.
- **Sintomas associados:** febre, náuseas e vômitos, sintomas e/ou sinais neurológicos focais, distúrbio da consciência, descarga nasal purulenta, queixas visuais.
- Uso de medicações que possam precipitar cefaleia por vasoconstricção (p. ex., vasoconstrictores nasais, triptanos e ergotamínicos, antidepressivos inibidores de recaptação de serotonina, imunossupressores como tacrolimus e ciclosporina).
- **Antecedentes:** história de câncer, infecção pelo HIV, trauma, glaucoma e outras doenças sistêmicas.
- Elevação súbita da pressão arterial (acima de 25%).
- Febre.
- Presença de pontos dolorosos à palpação do crânio, seios da face, globo ocular, artérias carótidas e temporal.
- Alteração do nível de consciência ao exame neurológico.
- Edema de papila, distúrbio da motricidade ocular, anisocoria, paralisia facial.
- Quaisquer alterações no exame neurológico.
- Presença de rigidez de nuca e de outros sinais meníngeos.

Na presença de suspeita de uma cefaleia secundária, como quando há sintomas e sinais de alerta, uma apropriada investigação complementar deve ser realizada. O exame a ser solicitado dependerá da hipótese clínica a ser confirmada ou descartada. Na maioria dos casos que necessitam de investigação, o exame de neuroimagem será o mais importante, sendo a tomografia computadorizada (TC) de crânio sem contraste o exame mais disponível. A utilização de contraste pode ser instituída quando houver suspeita de patologias vasculares (sobretudo venosas), de doenças inflamatórias, tumorais ou infecciosas do sistema nervoso.

A análise do LCR também está indicada quando a TC de crânio não esclarecer o diagnóstico. Note-se que, salvo quando da suspeita de meningite aguda em paciente com exame neurológico normal (incluindo fundo de olho), o LCR não deverá ser colhido antes da realização de um exame de neuroimagem. A análise do LCR é particularmente útil para diagnóstico das cefaleias relacionadas à alteração da pressão intracraniana (hipo ou hipertensão intracraniana), doenças inflamatórias, infecciosas e tumorais envolvendo o sistema nervoso.

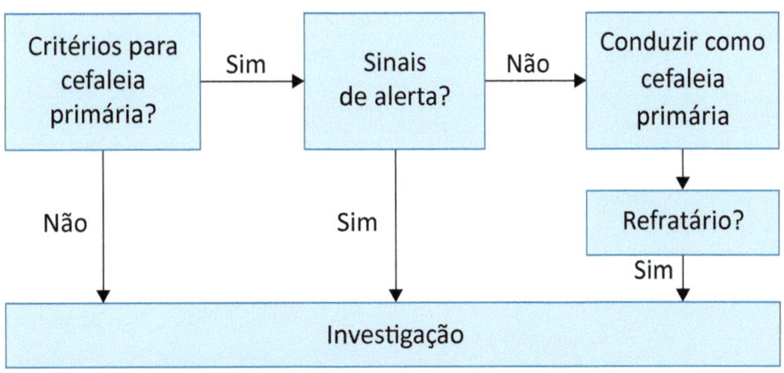

Figura 6.3. Fluxograma de decisão diagnóstica em pacientes com cefaleia.
Fonte: Adaptada de Silberstein SD, Lipton RB, Goadsby PJ, 1998.

Exames gerais, como provas inflamatórias, hemograma e outros também podem ser úteis a depender da hipótese clínica. Por exemplo, cefaleia em idoso levanta a suspeita de arterite de células gigantes e o exame de velocidade de hemossedimentação (VHS) pode ser útil.

Outros exames de imagem, como ressonância magnética (RM), angiorressonância, angiotomografia (angioTC) e Doppler transcraniano, em geral, fogem ao escopo da conduta inicial do caso, mas podem ser necessários em situações específicas. O Quadro 6.2 traz algumas das principais cefaleias secundárias e quando pensar nelas.

O tratamento visa aliviar a dor e os sintomas associados. Deve-se dar ciência ao paciente das causas e dos procedimentos a serem realizados, colocá-lo em ambiente calmo e estabilizar seus parâmetros vitais. Quando a cefaleia é fraca, podem ser utilizados analgésicos comuns ou anti-inflamatórios não hormonais (AINH) no tratamento. Nas cefaleias moderadas ou fortes, podem ser utilizados os analgésicos comuns, os AINH e, quando se trata de crise de enxaqueca, os ergotamínicos e os triptanos. Nas cefaleias intensas e/ou refratárias, deve-se internar o paciente, investigar cefaleias secundárias, hidratá-lo e proceder à reposição de eletrólitos. Nos casos de enxaqueca, dexametasona por via endovenosa (EV) e clorpromazina intravenosa podem ser indicados. Os opiáceos (morfina, tramadol e outros) devem ser evitados, pois podem resultam em abuso e cronificação da cefaleia (em especial nas enxaquecas). O Capítulo 14 – Cefaleias aprofundará a discussão sobre o diagnóstico e o tratamento das cefaleias primárias.

Quadro 6.2. Lista de cefaleias secundárias de interesse na unidade de emergência e quando pensar nessas cefaleias

Causas de cefaleia secundária	Quando pensar
Hemorragia subaracnóidea	▪ Cefaleia súbita e em trovoada (*thunderclap headache*) ▪ Alteração do estado mental ou rebaixamento de consciência ▪ Presença de sinais meníngeos ▪ Desencadeada por esforço
Síndrome de vasoconstrição cerebral reversível	▪ Cefaleia súbita e em trovoada (*thunderclap headache*) ▪ Fatores precipitantes (uso de fármacos vasoconstrictores, pré-eclâmpsia, hipertensão arterial maligna, desencadeada por esforço físico)
Meningites	▪ Febre e outros sintomas sistêmicos de infecção ▪ Alteração do estado mental ▪ Presença de sinais meníngeos ▪ Dor de caráter contínuo ▪ Crises epilépticas
Dissecção arterial	▪ Cefaleia associada à dor cervical unilateral ▪ Presença de déficits focais
Hipotensão intracraniana	▪ Cefaleia que piora na ortostase ▪ Presença de zumbido e vertigem ▪ História de punção lombar recente
Hipertensão intracraniana	▪ Cefaleia que piora no decúbito ▪ Náuseas e vômitos ▪ Presença de papiledema bilateral ▪ Diplopia por acometimento do VI nervo craniano
Trombose venosa cerebral	▪ Sinais de hipertensão intracraniana ▪ Fatores de risco para trombofilias (uso de anticoncepcionais orais, câncer, tabagismo) ▪ Presença de déficits focais ou crises epilépticas
Hematoma subdural	▪ História de traumas cranioencefálicos ▪ Idoso ▪ Uso de anticoagulantes ▪ Presença de déficits focais
Arterite de células gigantes	▪ Idoso ▪ Dor à palpação na região arterial ▪ Queixas de perda visual aguda ▪ Sintomas de polimialgia reumática

Fonte: Desenvolvido pela autoria.

ABORDAGEM AO PACIENTE COM DÉFICIT FOCAL AGUDO E SÚBITO (SÍNDROME NEUROVASCULAR AGUDA)

Nesta seção, será discutido como se faz o atendimento de emergência de um déficit focal agudo de início súbito. Em geral, esses déficits decorrem de um AVC.

Os sintomas da síndrome neurovascular aguda são caracterizados pelo início súbito e sua manifestação depende da região afetada pelo evento cerebrovascular (seja isquêmico, seja hemorrágico). Alguns exemplos são: cefaleia de início súbito; dificuldade súbita de fala (disartria ou afasia); paresia de membros (em especial, hemiparesia); desvio de rima (paralisia facial); vertigem de início súbito; incoordenação (ataxia) aguda; diplopia de início súbito; e perda visual súbita (monocular, binocular ou hemicampo).

Após a identificação de um quadro suspeito de síndrome neurovascular aguda, o primeiro passo é garantir a estabilidade do paciente. São realizadas as medições de sinais vitais, incluindo saturação de oxigênio, frequência cardíaca, pressão arterial, palpação de pulso nos quatro membros e um exame de glicemia capilar (dextro). Hipoglicemia é um diagnóstico diferencial importante de AVC, pois pode se manifestar com qualquer sintoma focal, e deve ser prontamente corrigida com aporte intravenosos de soro glicosado (SG).

Em seguida, deve-se obter a história clínica, com o paciente, se ele estiver em condições de relatá-la, ou com um acompanhante. As informações mais importantes são:

1. O último horário em que o paciente foi visto bem ou, se presenciado, o horário de início dos sintomas.
2. As comorbidades do paciente e as medicações em uso. Nesse momento, também é recomendado já checar as contraindicações para a terapia de reperfusão aguda com alteplase (Quadro 6.3).

Também deve ser realizado um exame neurológico sumário padronizado para o atendimento de paciente com suspeita de AVC: a escala de AVC (National Institutes of Health Stroke Scale – NIHSS). Ele é um exame neurológico focado, contemplando principalmente déficits em território de artéria carótida interna (ou circulação anterior). Uma das desvantagens da escala do NIHSS é a menor sensibilidade para sinais de acometimento do território vertebrobasilar (ou circulação posterior). Por isso o examinador precisa estar atento a sintomas como alterações da motricidade ocular vertical, alterações pupilares, sinais vestibulares, sinais bulbares e ataxia axial não contemplados no NIHSS e que indicam acometimento de tronco encefálico ou cerebelo. O Quadro 6.4 traz os itens do NIHSS.

Quadro 6.3. Contraindicações absolutas e relativas à trombólise intravenosa

Contraindicações absolutas	Contraindicações relativas
Trauma cranioencefálico grave nos últimos 3 meses	Antecedente de hemorragia Intracraniana
Suspeita de hemorragia meníngea, mesmo com tomografia normal	AVCi nos últimos 3 meses
Pressão arterial sistólica > 185 ou pressão arterial diastólica > 110 mmHg no momento de início do tratamento	Cirurgia intracraniana ou espinhal nos últimos 3 meses
Glicemia < 50 mg/dL antes do início do tratamento. A trombólise pode ser considerada se for feita correção de glicemia < 50 ou > 400 mg/dL antes do procedimento	Neoplasia estrutural do trato gastrointestinal diagnosticada recentemente ou hemorragia nas últimas 3 semanas
Plaquetas < 100.000/mm³; RNI > 1,7; TTPA > 40 s ou TP > 15 s	Neoplasia intracraniana intra-axial
Uso de DOAC (inibidores diretos de trombina ou de fator Xa) nas últimas 48 horas, se função renal normal, ou se testes de coagulação (TTPa, INR, contagem de plaquetas, tempo de trombina, tempo de ecarina, atividade de Xa) forem anormais	Área hipoatenuante extensa na tomografia sem contraste. Não há um limite arbitrário de extensão de hipoatenuação a partir do qual o procedimento seja contraindicado, mas a hipoatenuação representa uma área de tecido irreversivelmente lesado
Dose terapêutica de heparina de baixo peso molecular nas últimas 24 horas	
Endocardite bacteriana	
Dissecção de arco aórtico	
Hemorragia interna ativa	

AVCi: acidente vascular cerebral isquêmico; DOAC: *direct oral anticoagulants* (anticoagulantes orais não cumarínicos); INR: razão normalizada internacional (*international normalized ratio*); TTPa: tempo de tromboplastina parcial ativada.
Fonte: Desenvolvido pela autoria.

Quadro 6.4. **Escala de AVC**

Instrução	Definição da escala
1a. Nível de consciência O investigador deve escolher uma resposta mesmo se uma avaliação completa for prejudicada por obstáculos como um tubo orotraqueal, barreiras de linguagem, trauma ou curativo orotraqueal. Um 3 é dado apenas se o paciente não faz nenhum movimento (outro além de postura reflexa) em resposta à estimulação dolorosa	0: Alerta; reponde com entusiasmo 1: Não alerta, mas ao ser acordado por mínima estimulação obedece, responde ou reage 2: Não alerta, requer repetida estimulação ou estimulação dolorosa para realizar movimentos (não estereotipados) 3: Responde somente com reflexo motor ou reações autonômicas, ou totalmente irresponsivo, flácido e arreflexo
1b. Perguntas de nível de consciência O paciente é questionado sobre o mês e sua idade. A resposta deve ser correta – não há nota parcial por chegar perto. Pacientes com afasia ou esturpor que não compreendem as perguntas receberão 2. Pacientes incapacitados de falar em decorrência de intubação orotraqueal, trauma orotraqueal, disartria grave de qualquer causa, barreiras de linguagem ou qualquer outro problema não secundário à afasia receberão um 1. É importante que somente a resposta inicial seja considerada e que o examinador não "ajude" o paciente com dicas verbais ou não verbais	0: Responde ambas as questões corretamente 1: Responde uma questão corretamente 2: Não responde nenhuma questão corretamente
1c. Comandos de nível de consciência O paciente é solicitado a abrir e fechar os olhos e, então, abrir e fechar a mão não parética. Substituir por outro comando de um único passo se as mãos não podem ser utilizadas. É dado crédito se uma tentativa inequívoca é feita, mas não completada em razão da fraqueza. Se o paciente não responde ao comando, a tarefa deve ser demonstrada a ele (pantomima) e o resultado registrado (p. ex., segue um, nenhum ou ambos os comandos). Aos pacientes com trauma, amputação ou outro impedimento físico, devem ser dados comandos únicos compatíveis. Somente a primeira tentativa é registrada	0: Realiza ambas as tarefas corretamente 1: Realiza uma tarefa corretamente 2: Não realiza nenhuma tarefa corretamente
2. Melhor olhar conjugado Somente os movimentos oculares horizontais são testados. Movimentos oculares voluntários ou reflexos (oculocefálico) recebem nota, mas a prova calórica não é usada. Se o paciente tem um desvio conjugado do olhar, que pode ser sobreposto por atividade voluntária ou reflexa, o escore será 1. Se o paciente tem uma paresia de nervo periférica isolada (NC III, IV ou VI), marcar 1. O olhar é testado em todos os pacientes afásicos. Os pacientes com trauma ocular, curativos, cegueira preexistente ou outro distúrbio de acuidade ou campo visual devem ser testados com movimentos reflexos e a escolha feita pelo investigador. Estabelecer contato visual e, então, mover-se perto do paciente de um lado para outro, pode esclarecer a presença de paralisia do olhar	0: Normal 1: Paralisia parcial do olhar. Esse escore é dado quando o olhar é anormal em um ou ambos os olhos, mas não há desvio forçado ou paresia total do olhar. 2: Desvio forçado ou paralisia total do olhar que não podem ser vencidos pela manobra oculocefálica
3. Visual Os campos visuais (quadrantes superiores e inferiores) são testados por confrontação, utilizando-se contagem de dedos ou ameaça visual, conforme apropriado. O paciente deve ser encorajado, mas se olha para o lado do movimento dos dedos, deve ser considerado como normal. Se houver cegueira unilateral ou enucleação, os campos visuais no olho restante são avaliados. Marcar 1 somente se uma clara assimetria, incluindo quadrantanopsia, for encontrada. Se o paciente é cego por qualquer causa, marcar 3. Estimulação dupla simultânea é realizada nesse momento. Se houver uma extinção, o paciente recebe 1 e os resultados são usados para responder à questão 11	0: Sem perda visual 1: Hemianopsia parcial 2: Hemianopsia completa 3: Hemianopsia bilateral (cego, incluindo cegueira cortical)

(*Continua*)

Quadro 6.4. **Escala de AVC.** (*Continuação*)

Instrução	Definição da escala
4. Paralisia facial Perguntar ou usar pantomima para encorajar o paciente a mostrar os dentes ou a sorrir e a fechar os olhos. Considerar a simetria de contração facial em resposta a estímulo doloroso em paciente pouco responsivo ou incapaz de compreender. Na presença de trauma/curativo facial, tubo orotraqueal, esparadrapo ou outra barreira física que obscureça a face, estes devem ser removidos, tanto quanto possível	0: Movimentos normais simétricos 1: Paralisia facial leve (apagamento de prega nasolabial, assimetria no sorriso). 2: Paralisia facial central evidente (paralisia facial total ou quase total da região inferior da face) 3: Paralisia facial completa (ausência de movimentos faciais das regiões superior e inferior da face)
5. Motor para braços O braço é colocado na posição apropriada: extensão dos braços (palmas para baixo) a 90° (se sentado) ou a 45° (se deitado). É valorizada queda do braço se esta ocorre antes de 10 segundos. O paciente afásico é encorajado por meio de firmeza na voz e de pantomima, mas não com estimulação dolorosa. Cada membro é testado isoladamente, iniciando pelo braço não parético. Somente em caso de amputação ou de fusão de articulação no ombro, o item deve ser considerado não testável (NT), e uma explicação deve ser escrita para essa escolha	0: Sem queda; mantém o braço 90° (ou 45°) por 10 segundos completos 1: Queda; mantém o braço a 90° (ou 45°), porém este apresenta queda antes dos 10 segundos completos; não toca a cama ou outro suporte 2: Algum esforço contra a gravidade; o braço não atinge ou não mantém 90° (ou 45°), cai na cama, mas tem alguma força contra a gravidade 3: Nenhum esforço contra a gravidade; braço despenca 4: Nenhum movimento NT: Amputação ou fusão articular, explique: ________________ ____ 5a: Braço esquerdo. 5b: Braço direito
6. Motor para pernas A perna é colocada na posição apropriada: extensão a 30° (sempre na posição supina). É valorizada queda do braço se esta ocorre antes de 5 segundos. O paciente afásico é encorajado por meio de firmeza na voz e de pantomima, mas não de estimulação dolorosa. Cada membro é testado isoladamente, iniciando-se pela perna não parética. Somente em caso de amputação ou de fusão de articulação no quadril, o item deve ser considerado não testável (NT), e uma explicação deve ser escrita para essa escolha	0: Sem queda; mantém a perna a 30° por 5 segundos completos 1: Queda; mantém a perna a 30°, porém esta apresenta queda antes dos 5 segundos completos; não toca a cama ou outro suporte 2: Algum esforço contra a gravidade; a perna não atinge ou não mantém 30°, cai na cama, mas tem alguma força contra a gravidade 3: Nenhum esforço contra a gravidade; perna despenca. 4: Nenhum movimento NT: Amputação ou fusão articular, explique: ________________ ____ 6a: Perna esquerda. 6b: Perna direita
7. Ataxia de membros Esse item avalia se existe evidência de uma lesão cerebelar unilateral. Testar com os olhos abertos. Em caso de defeito visual, assegurar-se de que o teste é feito no campo visual intacto. Os testes índex-nariz e calcanhar-joelho são realizados em ambos os lados e a ataxia é valorizada, somente, se for desproporcional à fraqueza. A ataxia é considerada ausente no paciente que não pode entender ou está hemiplégico. Somente em caso de amputação ou de fusão de articulações, o item deve ser considerado não testável (NT), e uma explicação deve ser escrita para essa escolha. Em caso de cegueira, testar tocando o nariz, a partir de uma posição com os braços estendidos	0: Ausente 1: Presente em 1 membro 2: Presente em dois membros NT: Amputação ou fusão articular, explique: ________________ ____

(*Continua*)

Quadro 6.4. Escala de AVC. *(Continuação)*

Instrução	Definição da escala
8. Sensibilidade Avaliar sensibilidade ou mímica facial ao beliscar ou retirar o estímulo doloroso em paciente torporoso ou afásico. Somente a perda de sensibilidade atribuída ao AVC é registrada como anormal e o examinador deve testar tantas áreas do corpo (braços [exceto mãos], pernas, tronco e face) quantas forem necessárias para checar acuradamente uma perda hemissensitiva. Um escore de 2, "grave ou total" deve ser dado somente quando uma perda grave ou total da sensibilidade pode ser claramente demonstrada. Portanto, pacientes em estupor e afásicos receberão provavelmente 1 ou 0. O paciente com AVC de tronco que tem perda de sensibilidade bilateral recebe 2. Se o paciente não responde e está quadriplégico, marcar 2. Pacientes em coma (item 1a = 3) recebem arbitrariamente 2 nesse item	0: Normal; nenhuma perda 1: Perda sensitiva leve a moderada; a sensibilidade ao beliscar é menos aguda ou diminuída do lado afetado, ou há uma perda da dor superficial ao beliscar, mas o paciente está ciente de que está sendo tocado 2: Perda da sensibilidade grave ou total; o paciente não sente que está sendo tocado
9. Melhor linguagem Uma grande quantidade de informações acerca da compreensão pode ser obtida durante a aplicação dos itens precedentes do exame. O paciente é solicitado a descrever o que está acontecendo no quadro em anexo, a nomear os itens na lista de identificação anexa e a ler da lista de sentença anexa. A compreensão é julgada a partir dessas respostas assim como das de todos os comandos no exame neurológico geral precedente. Se a perda visual interfere nos testes, o examinador deve pedir ao paciente que identifique objetos colocados em sua mão, repetir e reproduzir as falas. O paciente intubado deve ser incentivado a escrever. O paciente em coma (Item 1a = 3) receberá automaticamente 3 neste item. O examinador deve escolher um escore para pacientes em estupor ou pouco cooperativos, mas a pontuação 3 deve ser reservada ao paciente que está mudo e que não segue nenhum comando simples	0: Sem afasia; normal 1: Afasia leve a moderada; alguma perda óbvia da fluência ou dificuldade de compreensão, sem limitação significativa das ideias expressas ou forma de expressão. A redução do discurso e/ou da compreensão, entretanto, dificulta ou impossibilita a conversação sobre o material fornecido. Por exemplo, na conversa sobre o material fornecido, o examinador pode identificar figuras ou item da lista de nomeação a partir da resposta do paciente 2: Afasia grave; toda a comunicação é feita mediante expressões fragmentadas; grande necessidade de interferência, questionamento e adivinhação por parte do ouvinte. A quantidade de informação que pode ser trocada é limitada; o ouvinte carrega o fardo da comunicação. O examinador não consegue identificar itens do material fornecido a partir da resposta do paciente 3: Mudo, afasia global; nenhuma fala útil ou compreensão auditiva
10. Disartria Se o examinador acredita que o paciente é normal, uma avaliação mais adequada é obtida, pedindo-se ao paciente que leia ou repita palavras da lista anexa. Se o paciente tem afasia grave, a clareza da articulação da fala espontânea pode ser graduada. Somente se o paciente estiver intubado ou tiver outras barreiras físicas a produção da fala, esse item deverá ser considerado não testável (NT). Não dizer ao paciente por que ele está sendo testado	0: Normal 1: Disartria leve a moderada; paciente arrasta pelo menos algumas palavras e, na pior das hipóteses, pode ser entendido, com alguma dificuldade 2: Disartria grave; fala do paciente é tão empastada que chega a ser ininteligível, na ausência de disfasia ou com disfasia desproporcional, ou é mudo/anártrico NT: Intubado ou outra barreira física; explique: ____________ ____________________
11. Extinção ou desatenção (antiga negligência) Informação suficiente para a identificação de negligência pode ter sido obtida durante os testes anteriores. Se o paciente tem perda visual grave, que impede o teste da estimulação visual dupla simultânea, e os estímulos cutâneos são normais, o escore é normal. Se o paciente tem afasia, mas parece atentar para ambos os lados, o escore é normal. A presença de negligência espacial visual ou anosagnosia pode também ser considerada evidência de negligência. Como a anormalidade só é pontuada se presente, o item nunca é considerado não testável	0: Nenhuma anormalidade. 1: Desatenção visual, tátil, auditiva, espacial ou pessoal, ou extinção à estimulação simultânea em uma das modalidades sensoriais 2: Profunda hemidesatenção ou hemidesatenção para mais de uma modalidade; não reconhece a própria mão e orienta-se somente para um lado do espaço

AVC: acidente vascular cerebral; NC: nervo craniano.
Fonte: Adaptada de Brott T, Adams HP Jr, Olinger CP, *et al.*, 1989.

O NIHSS é usado tanto para indicação de terapias de reperfusão aguda quanto para seguimento do déficit e avaliação objetiva de piora.

O próximo passo a ser realizado é a TC de crânio. O objetivo principal é avaliar a presença ou não de sangramentos. Caso haja sangramento, o manejo é conforme a patologia (hemorragia intraparenquimatosa ou subaracnóidea). Na ausência de sangramentos, assumimos a possibilidade de lesão isquêmica aguda (AVCi), mesmo que o exame esteja normal. Além da TC de crânio sem contraste, deve ser também realizada uma angioTC arterial e venosa de crânio e de vasos cervicais. O objetivo da angioTC é avaliar se o paciente tem oclusão de segmento proximal (M1) da artéria cerebral média ou do seguimento intracraniano da artéria carótida interna ou artéria basilar.

Com as informações coletadas do exame físico geral e neurológico, com a história clínica do horário de início do déficit ou a última hora em que o paciente foi visto bem, medicações e comorbidades prévias e com a imagem, é possível decidir sobre a conduta aguda.

Caso o paciente tenha menos de 4h30 min de sintomas (ou da última vez que foi visto bem), não apresente contraindicações nem sangramento na TC de crânio, é indicada trombólise intravenosa com alteplase (dose de 0,9mg/kg, 10% em bólus e 90% em bomba de infusão contínua em 1 hora). Idealmente, o bólus da trombólise é feito ainda no aparelho de tomografia. Antes da trombólise, deve-se conferir a pressão arterial e, se necessário, corrigi-la com droga vasoativa (nitroprussiato de sódio ou outro hipotensor intravenoso) até o alvo de 185 × 110 mmHg para início do medicamento e, após, até 180 × 105 mmHg. Não se deve aguardar o resultado dos exames laboratoriais, mas os exames devem ser colhidos e analisados rapidamente. Trombólise deve ser interrompida se o número de plaquetas for < 100.000/mm^3 ou o índice RNI (razão normalizada internacional) for > 1,7.

Há casos nos quais o paciente acorda com déficit neurológico ou o início dos sintomas é indeterminado. Se o despertar foi há menos de 4h30 minutos, podemos fazer um exame de imagem avançado (ressonância magnética). Caso a sequência de difusão esteja alterada e a sequência FLAIR (do inglês *Fluid-attenuated inversion recovery*) esteja normal, o déficit deve ter menos de 4h30 minutos e pode ser realizada a trombólise intravenosa (Figura 6.4). Esse protocolo foi definido a partir do estudo *WAKE UP*.

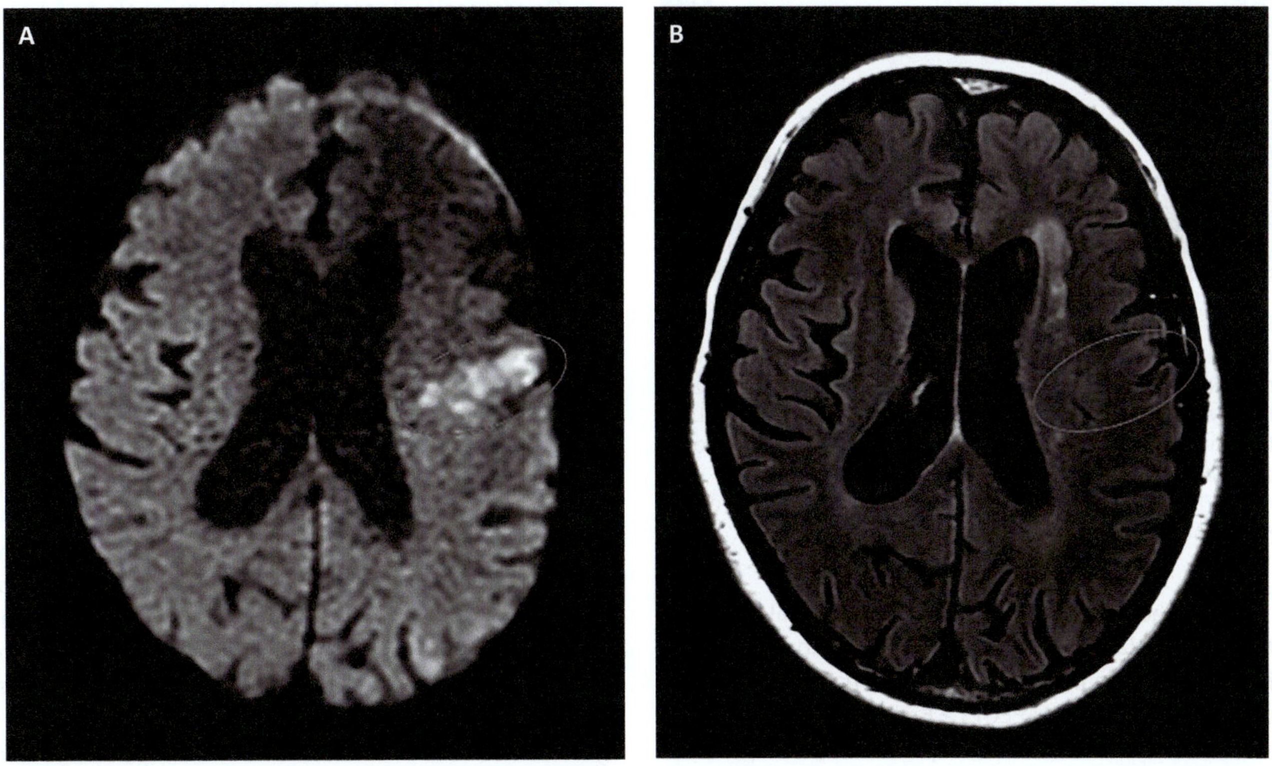

Figura 6.4 (A e B). Imagens de ressonância magnética de encéfalo de um paciente com déficit neurológico de início desconhecido. **(A)** Sequência de difusão mostrando hipersinal (restrição a difusão) em território de artéria cerebral média esquerda. **(B)**. Sequência ponderada em FLAIR não mostrando hipersinal na mesma área em que há restrição a difusão, indicando que há um *mismatch* difusão-FLAIR (sugerindo que o déficit deve ter menos de 4h30 minutos).
Fonte: Acervo da autoria.

É realizada também uma avaliação mais detalhada da TC de crânio sem contraste, procurando sinais precoces de isquemia. Utilizamos a escala de ASPECTS *(Alberta Stroke Program Early CT score)*. A escala de ASPECTS é o resultado do cálculo 10 – [nº de regiões hipodensas na TC de crânio]. Quanto mais alto o ASPECTS, menos sinais de isquemia precoce. Vale ressaltar que a escala de ASPECT tem uma limitação importante, pois só avalia o território da artéria cerebral média (Figura 6.5).

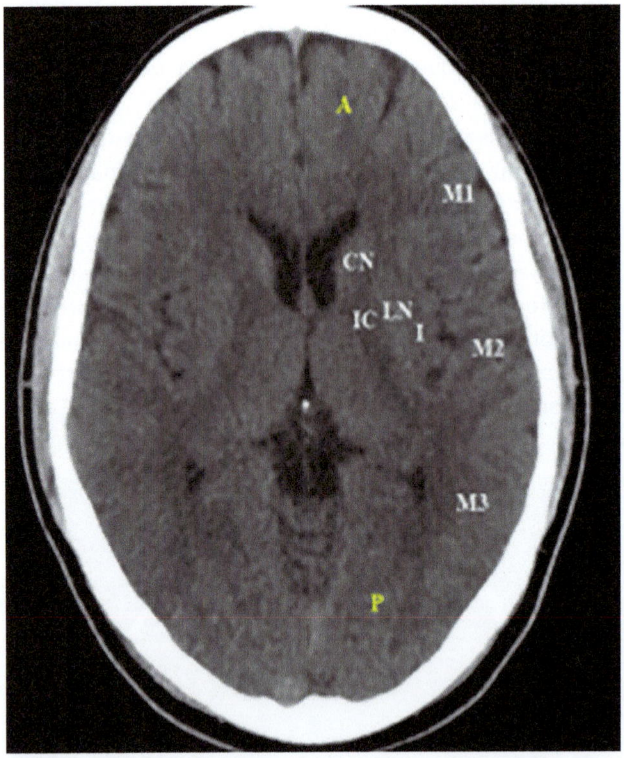

Figura 6.5. Imagem de tomografia computadorizada de crânio mostrando as 10 áreas que são analisadas para o cálculo do ASPECT (*Alberta Stroke Program Early CT score*). Regiões analisadas (total de 10 regiões): C: Caudado; L: Lentiforme; I: Ínsula; IC: Cápsula interna; M1 a 6: Território de artéria cerebral média.
ASPECTS = 10 – [nº de regiões hipodensas na TC de crânio]
Fonte: Acervo da autoria.

Se o paciente apresentar oclusão proximal (segmento proximal da artéria cerebral média ou do seguimento intracraniano da artéria carótida interna), um tempo de sintomas ≤ 6 horas, ASPECTS ≥ 6 e NIHSS ≥ 6, é indicada a trombectomia mecânica. Importante que o paciente que seja submetido não apresente incapacidade funcional prévia. Trata-se de um procedimento que consiste na retirada direta do trombo que oclui o vaso sintomático por meio de um tipo de *stent* endovascular específico, o *stent retriever*, que é aberto dentro do trombo e usado para retirar o trombo do local da oclusão. Apesar de poucos estudos, pacientes com oclusão de artéria basilar também podem se beneficiar de trombectomia.

A avaliação da indicação de trombólise e trombectomia é simultânea, e a elegibilidade para um procedimento não exclui o outro – quando é possível, são realizados ambos.

Entre 6 e 24 horas de sintomas, quando há oclusão proximal, pode ser feita uma análise mais avançada, seja da presença de artérias colaterais (entre 6 e 8 horas de sintomas), seja da presença de tecido salvável (via análise de perfusão ou de core isquêmico na RM em comparação ao déficit clínico). A depender desses fatores, pode ser indicada intervenção mesmo após 6 horas de sintoma. Os protocolos de janela estendida foram definidos pelos estudos *DWI or CTP Assessment with Clinical Mismatch in the Triage of Wake-Up and Late Presenting Strokes Undergoing Neurointervention with Trevo* (DAWN) e *Endovascular Therapy Following Imaging Evaluation for Ischemic Stroke* (DEFUSE 3). Mais detalhes desses protocolos com métodos avançados de neuroimagem fogem do escopo do livro e podem ser consultados nos artigos originais e em materiais especializados de Neurologia.

Os protocolos de trombectomia em janela de 6 horas e de 6 a 24 horas requerem que o paciente seja encaminhado para um centro especializado que tenha disponível uma equipe de Neurologia, Neurorradiologia Diagnóstica e Neurorradiologia Intervencionista e uma estrutura de neuroimagem avançada e de Radiologia Intervencionista. Mas, apesar da necessidade dos especialistas, é de suma importância que o médico emergencista saiba reconhecer os pacientes elegíveis aos protocolos para que possa encaminhá-los o mais rápido possível.

Após a decisão quanto à terapia de reperfusão aguda, o paciente deve ser mantido sob cuidados clínicos rigorosos, em unidade intensiva ou unidade de AVC. Presta-se atenção especial aos controles de sinais vitais, principalmente à pressão arterial. Se o paciente não for trombolisado, usamos como alvo pressão arterial (PA) < 220 × 120 mmHg nas primeiras 24 horas; se o paciente recebeu alteplase ou se foi submetido à trombectomia sem reperfusão, a meta é < 180 × 105 mmHg nas primeiras 24 horas. Caso tenha sido submetido à trombectomia com reperfusão, a meta é de pressão arterial sistólica (PAS) entre 120 e 140. Mantém-se também a glicemia entre 140 e 180 e evitam-se hipo e hipertermia. Além disso, se o paciente for trombolisado, deve ser evitada punção em sítios não compressíveis e em passagem de dispositivos invasivos. Esses cuidados são tão importantes quanto a trombólise e a trombectomia para o bom desfecho.

Após o manejo inicial do AVC, procuramos investigar o paciente de maneira a determinar a causa – também denominada "mecanismo" – do AVC. É instituída terapia profilática secundária de acordo com a causa, geralmente antiagregação (dupla ou simples) ou anticoagulação. Mais detalhes serão discutidos no Capítulo 9 – Doenças cerebrovasculares. O Quadro 6.5 e a Figura 6.6 resumem a abordagem ao paciente com AVC na fase aguda.

ABORDAGEM AO PACIENTE EM ESTADO DE MAL EPILÉPTICO

Estado de mal epiléptico é a grande emergência em epilepsia. A incidência varia de 9,9 a 41/100.000 pessoas/ano, com picos de incidência em menores de 10 anos e acima dos 50 anos. A mortalidade é variável, dependendo da faixa etária, duração e principalmente etiologia, podendo ultrapassar 50% em algumas situações.

Estado de mal epiléptico é definido como uma condição resultante da falência dos mecanismos de cessação de crises ou de alterações nos mecanismos que as iniciam, resultando em que ocorram de forma anormal e prolongada (tempo 1 – *t1*), o que pode ter consequências a longo prazo incluindo dano e morte neuronal, além de alteração das redes neurais a depender da duração (tempo 2 – *t2*). Como existem diferentes tipos de EME, com diferentes gravidades, os tempos 1 e 2 variam, conforme apresentado na Figura 6.7.

O tempo 1 implica que as chances de a crise parar espontaneamente são baixas, sendo recomendado iniciar tratamento. O tempo 2 reflete momento a partir do qual existe risco de lesão cerebral e consequências a longo prazo, portanto o tratamento já deve ter sido iniciado e de preferência com controle. Se o risco ainda persistir, o tratamento deverá ser mais agressivo a partir de então.

Diversas consequências pela continuidade do EME, como edema pulmonar, pneumonia aspirativa, disfunção cardíaca e hipertermia, podem culminar em disfunção de múltiplos órgãos. Dessa forma, o tratamento deve ser precoce e agressivo. O EME prolongado causa alterações na membrana celular, tornando-o cada vez mais propenso a continuar e com menor resposta ao tratamento.

Quadro 6.5. Resumo das indicações de terapia de reperfusão em AVC na fase aguda

Situação	Indicações
▪ Déficit súbito presenciado ou última vez que paciente foi visto bem com tempo < 4,5 horas ▪ Sem contraindicações à trombólise intravenosa ▪ TC de crânio sem sinais de sangramento	Trombólise intravenosa com alteplase
▪ Déficit súbito não presenciado e com tempo indeterminado (p. ex., o paciente acordar com déficit) ▪ Sem contraindicações à trombólise intravenosa ▪ TC de crânio sem sinais de sangramento ▪ RM de crânio com sequência de difusão alterada, mas com sequência FLAIR normal	Trombólise intravenosa com alteplase
▪ Déficit súbito presenciado ou última vez que o paciente foi visto bem com tempo ≤ 6 horas ▪ ASPECT ≥ 6 pontos ▪ NIHSS ≥ 6 pontos ▪ AngioTC arterial demonstrando a presença de oclusão proximal (segmento proximal da artéria cerebral média ou do seguimento intracraniano da artéria carótida interna). Pode-se considerar também oclusão de artéria basilar	Trombectomia mecânica
▪ Déficit súbito presenciado ou última vez que o paciente foi visto bem com tempo entre 6 e 24 horas ▪ AngioTC arterial demonstrando a presença de oclusão proximal (segmento proximal da artéria cerebral média ou do seguimento intracraniano da artéria carótida interna). Pode-se considerar também oclusão de artéria basila ▪ Exames de angioTC mostrando presença de artérias colaterais ou TC de perfusão de crânio ou RM de encéfalo mostrando tecido viável (maiores detalhes consultar os estudos DAWN e DEFFUSE 3 ou materiais especializados de neurologia)	Trombectomia mecânica

AngioTC: angiotomografia; ASPECT: Alberta Stroke Program Early CT score; NIHSS: National Institutes of Health Stroke Scale; RM: ressonância magnética; TC: tomografia computadorizada.
Fonte: Desenvolvido pela autoria.

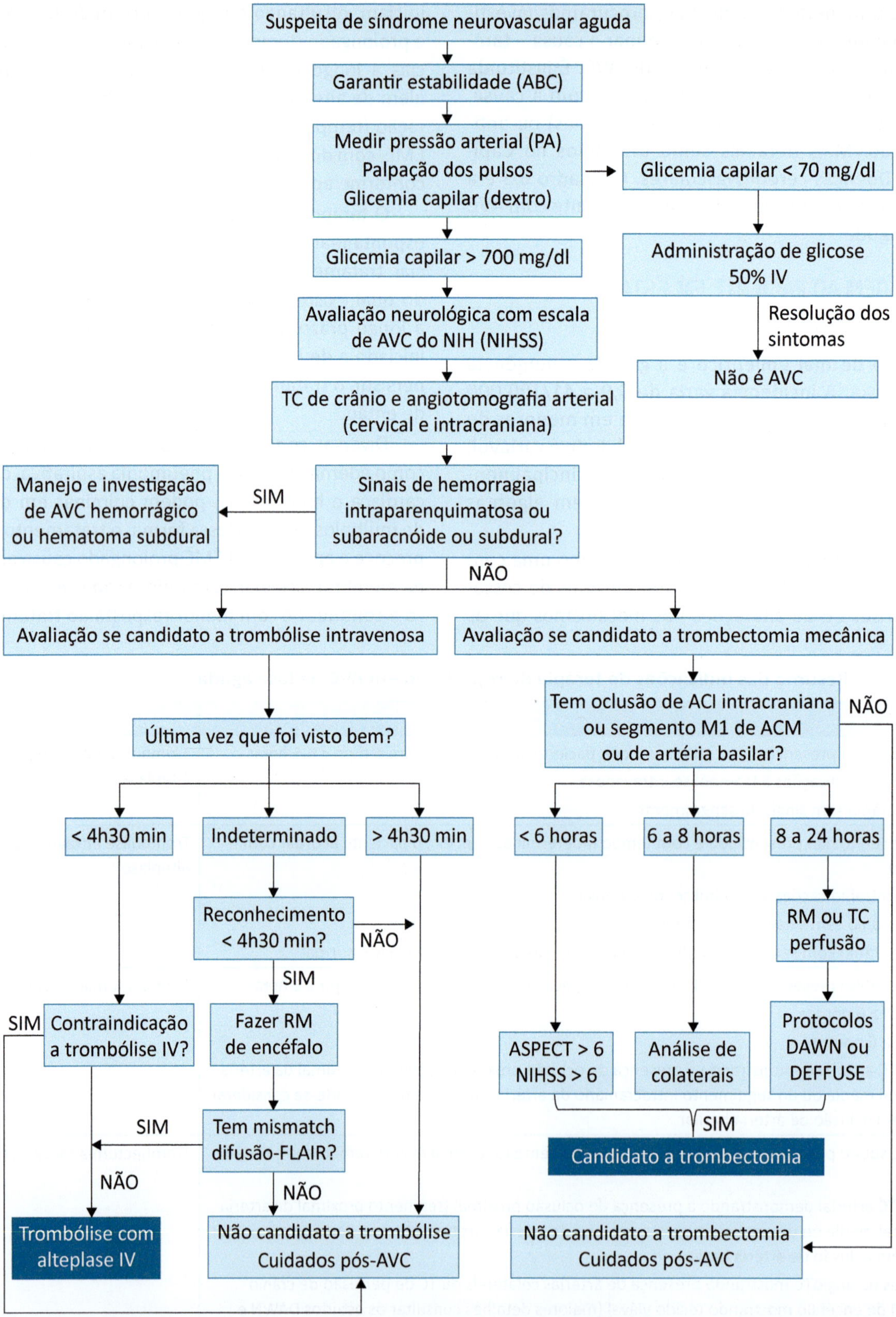

Figura 6.6. Fluxograma do atendimento inicial de paciente com suspeita de AVC.
ACI: artéria carótida interna; ACM: artéria cerebral média; ASPECT: *Alberta Stroke Program Early CT score*; AVC: acidente vascular cerebral; IV: via intravenosa; NIHSS: National Institutes of Health Stroke Scale; TC: tomografia computadorizada.
Fonte: Desenvolvida pela autoria.

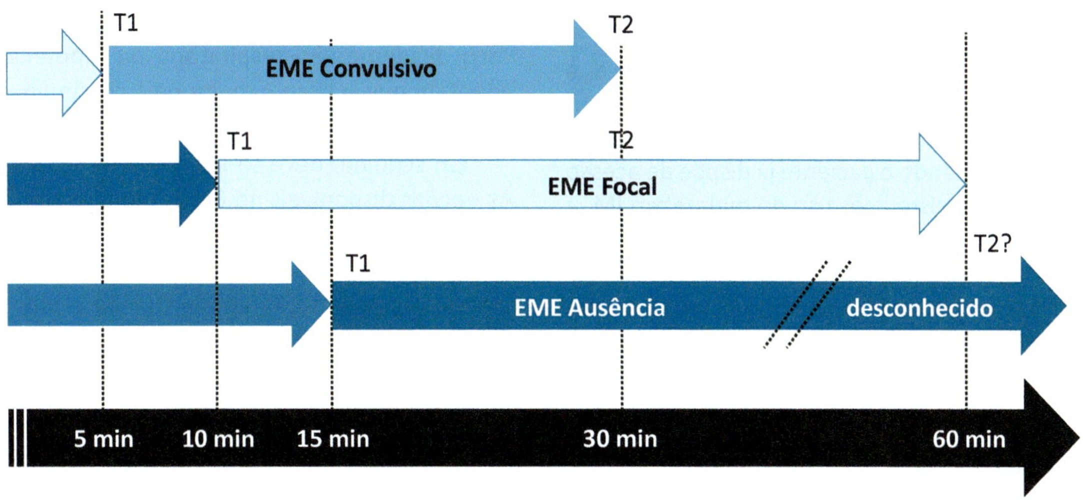

Figura 6.7. Definição dos tempos nas diversas formas de estado de mal epiléptico (EME).
Fonte: Adaptada de Pinto LF, Oliveira JPS de, Midon AM, 2022.

Estado de mal epiléptico convulsivo

O estado de mal epiléptico convulsivo (EMEC) é a grande emergência no tratamento do estado de mal. É definido como crise tônico-clônica (de início focal ou generalizado) com duração maior que 5 minutos (*t1* na definição). Aguardar que a duração chegue a 30 minutos para diagnóstico e tratamento (*t2* da definição) não é adequado em virtude do risco de lesão e menor resposta conforme apresentado na Figura 6.8. Também pode ser definido quando acontecem duas crises tônico-clônicas sem retorno ao basal. Quanto maior a duração, pior o prognóstico e menor a chance de resposta ao tratamento. O tratamento deve ser agressivo, pois *tempo é cérebro!*

O manejo do EMEC deve contemplar três aspectos: estabilização do paciente; tratamento das crises; e investigação etiológica.

Estabilização

Iniciar medidas de suporte básico de vida, monitorização dos sinais vitais, com proteção não invasiva de via aérea (posicionamento de cabeça, aspirar saliva), administrar O2 suplementar, obtenção de acesso venoso periférico. Fundamental tratar hipoglicemia se presente, fazer tiamina IV antes.

Nessa fase, já se deve iniciar investigação com coleta de exames laboratoriais ao se obter o acesso venoso. Essas medidas de suporte básico de vida e estabilização já podem e devem ser iniciadas no atendimento pré-hospitalar

Estado de mal epiléptico: abordagem inicial

- Circulação, vias aéreas, respiração, verificar glicose e acesso IV
- Monitorização contínua
- Glicose 50% 60 mL se hipoglicemia, fazer tiamina 100 mg a 500 mg IV antes
- Exames laboratoriais: hemograma, ureia, creatinina, Na, Ca, P, Mg, função hepática, CKMB e troponina, CPK, prolactina, gasometria
- Se apropriado: dosar níveis anticonvulsivantes, triagem toxicológica, beta-HCG
- Eletrocardiograma
- Após a cessação clínica da crise, solicitar EEG urgente/EEG contínuo para excluir EMENC
- Considerar punção lombar e iniciar antibióticos se houver suspeita clínica de infecção

Figura 6.8. Abordagem inicial do estado de mal epiléptico.
CPK: creatinofosfoquinase; CKMB: creatinoquinase-MB; EGG: eletroencefalograma; EMENC: estado de mal epiléptico não convulsivo; IV: via intravenosa.
Fonte: Adaptada de Glauser T, Shinnar S, Gloss D, *et al.*, 2016; Fontaine C, Jacq G, Perier F, *et al.*, 2020.

Tratamento

O tratamento farmacológico deve ser precoce e agressivo. A 1ª linha é o benzodiazepínico. Se não houver acesso venoso já instalado, deve ser o midazolam intramuscular (IM). Quando o paciente já dispõe de acesso venoso ou a crise persiste após uso do midazolam IM, a opção passa a ser o diazepam IV. Uma segunda dose de benzodiazepínico pode ser feita (midazolam IM + diazepam IV ou diazepam IV + diazepam IV). As doses, forma de administração e recomendações estão apresentadas no Quadro 6.6. Não devemos deixar de administrar pelo risco de depressão respiratória ou hipotensão. Dados apontam que o risco é maior pela continuidade das crises. A administração deve ser o mais precoce possível.

Em seguida, deve-se iniciar medicação de 2ª linha. As opções disponíveis no Brasil são a fenitoína e o levetiracetam. O fenobarbital é uma alternativa eficaz, mas com maior risco de efeitos adversos. As doses, apresentações, recomendação administração e precauções estão apresentadas no Quadro 6.7.

Quadro 6.6. Fármacos de 1ª linha para tratamento do estado de mal epiléptico convulsivo

	Dose inicial adulto	Diluição sugerida	Administração	Efeitos colaterais e considerações
Midazolam	10 mg IM	Sem diluição	Intramuscular Reduzir dose para 5 mg IM se peso de 13 kg a 40 kg Não recomendado repetir	Hipotensão/depressão respiratória ***Primeira opção se paciente não estiver com acesso venoso***
Diazepam	10 mg IV	Não diluído ou em SF 0,9% 1 amp 10 mg/mL em 9 mL de SF 0,9%	EV 5 mg/min (adulto) 2 mg/min em crianças Pode ser repetido, até duas doses	Hipotensão/depressão respiratória

EV: via endovenosa; IM: (via) intramuscular; IV: (via) intravenosa; SF: soro fisiológico.
Fonte: Adaptada de Glauser T, Shinnar S, Gloss D, *et al.*, 2016.

Quadro 6.7. Fármacos de 2ª linha para tratamento do estado de mal epiléptico convulsivo

	Dose inicial	Apresentação/ diluição	Administração	Efeitos colaterais e considerações
Fenitoína	20 mg/kg	Ampola tem 250 mg/5 mL Diluir em SF 0,9%, incompatível com soro glicosado Recomendado uso de filtro de linha	Velocidade máxima infusão 50 mg/min, para Idosos e cardiopatas reduzir para 20 mg/min Realizada sob monitorização PA/FC	Hipotensão e bradicardia se infusão rápida Extravasamento pode causar necrose local Se paciente refere sintomas locais leves próximo ao acesso (ardência, calor), reduzir velocidade de administração
Levetiracetam	60 mg/kg	Frasco-ampola]100 mg/mL com 5 mL Diluir em SF 0,9% ou SG 5%	Infusão 15 minutos	
Lacosamida (não recomendada nessa fase pela falta de evidência, mas figura como droga promissora)	200 a 400 mg IV	Diluir em 100 mL a 250 mL de SF, SG ou Ringer	Infusão em 15 a 60 minutos, parece ser seguro em infusões mais rápidas (5 minutos)	Pode prolongar intervalo PR, atenção em cardiopatas ou uso concomitante de outras medicações com efeito na condução cardíaca
Fenobarbital (se nenhum dos anteriores disponível e situações específicas – abstinência, interrupção súbita)	15 a 20 mg/kg	200 mg/2 mL	50 a 100 mg/min	Sedação e depressão respiratória

FC: frequência cardíaca; IV: via intravenosa; PA: pressão arterial; SF: soro fisiológico; SG: soro glicosado.
Fonte: Adaptado de Glauser T, Shinnar S, Gloss D, *et al.*, 2016; Strzelczyk A, Zöllner JP, Willems LM, *et al.*, 2017.

Quando o EME continua após 2ª linha, é definido como refratário. Nesse momento, devem ser iniciadas medicações anestésicas para realização de coma terapêutico, com necessidade de intubação e ventilação mecânica em terapia intensiva. Os anestésicos recomendados, dose inicial (bólus), apresentações disponíveis, dose de manutenção estão apresentadas na Tabela 6.1.

Em geral, o midazolam é a opção mais recomendada para tratamento. O propofol é uma opção interessante, mas deve-se ter atenção para maior risco de efeitos adversos, em especial a síndrome infusão do propofol, caracterizada por acidose lática, rabdomiólise, alterações eletrocardiográficas). O tiopental é geralmente utilizado quando há falha com as outras opções pelo maior risco de infecções, ventilação mecânica mais prolongada e possivelmente aumento na mortalidade. A cetamina tem sido proposta como opção interessante por não reduzir pressão arterial e por ser bem-tolerada, em geral utilizada em associação com outro anestésico.

A monitorização eletroencefalográfica (idealmente contínua) está indicada. Após desaparecerem as manifestações cínicas, frequentemente ainda existem alterações eletrográficas ou mesmo persistência do EME em até metade dos casos.

Manter o paciente em uso da medicação anestésica por 24 a 48 horas, sendo o mais recomendado obter um padrão de surto-supressão.

Devem ser administrados ao menos dois fármacos antiepilépticos e colocados em níveis terapêuticos durante as 24 horas iniciais (fazer dose de ataque, preferencialmente endovenoso). Fenitoína, levetiracetam, lacosamida e fenobarbital são as opções IV disponíveis no Brasil.

O topiramato por sonda pode ser utilizado, assim como outras opções com possibilidade rápida titulação (ácido valproico, carbamazepina, gabapentina e vigabatrina).

Recomenda-se que, após o paciente permanecer ao menos 24 horas em sedação contínua, deve-se iniciar a redução do anestésico, em 25% a cada 6 horas, com controle eletroencefalográfico.

Casos em que as crises persistem ou retornem após 24 horas apesar do uso dos anestésicos são denominados "EME superrefratário". Nesse ponto, a evidência de trabalhos científicos é limitada e as propostas terapêuticas variam desde associação de outras medicações de 2ª e 3ª linhas, uso de cetamina, anestésicos inalatórios, imunoterapia, entre outras. O tratamento do EME superrefratário necessita de interconsulta com neurologista, preferencialmente especialista na área.

Investigação etiológica

Deverão ser realizados exames para investigação da etiologia, que pode variar desde causas agudas sistêmicas, lesões cerebrais agudas ou prévias (Figura 6.9). A definição da etiologia é muito importante, pois é o principal fator prognóstico. Para casos que não respondem ao tratamento inicial, a chave para o controle pode ser o tratamento da causa de base.

Exames laboratoriais: hemograma, eletrólitos, função renal e hepática, gasometria, dosagem de amônia. De acordo com contexto clínico: toxicológico, creatinoquinase-MB (CKMB) e troponina, beta-HCG.

Tabela 6.1. Fármacos de 3ª linha (anestésicos) para tratamento do estado de mal epiléptico convulsivo

	Dose inicial em bólus	Apresentações	Manutenção (infusão contínua)	Considerações
Midazolam	0,2 mg/kg Pode ser repetido bólus	15 mg/3 mL 5 mg/mL 50 mg/10 mL	0,1 a 2 mg/kg/h	Pode causar hipotensão e depressão cardiorrespiratória em menor grau que tiopental
Propofol	2 a 3 mg/kg Pode ser repetido bólus	Frasco ampola 10 mg/mL ou 20 mg/mL	4 a 10 mg/kg/h	Pode causar síndrome de infusão do propofol (efeito tóxico raro que causa acidose metabólica e rabdomiólise)
Tiopental	3 a 5 mg/kg bólus, pode ser repetido a cada 2 a 3 minutos	Frascos 0,5 a 1 grama Diluir em SF 0,9%	3 a 7 mg/kg/h	Causa hipotensão e depressão cardiorrespiratória, frequente necessidade de uso de vasopressores Aumento risco de infecção
Cetamina	1,5 mg/kg repetido a cada 5 min até 4,5 mg/kg	Frasco ampola 500 mg/10mL	2 a 5 mg/kg/h	Pode causar confusão *delirium* e agitação, uso em geral associado a midazolam ou propofol Menor risco de hipotensão

SF: soro fisiológico.
Fonte: Adaptada de Smith M, 2011.

- **Neuroimagem:** realização obrigatória nesse contexto, sendo as opções a tomografia computadorizada (TC) de crânio e/ou RM nuclear de crânio. A tomografia é o exame mais acessível. A ressonância está indicada para casos sem etiologia definida, após estabilização do paciente.
- **Eletroencefalograma (EEG)/monitorização contínua por EEG:** na fase inicial na emergência, o tratamento do EMEC deve se basear nas manifestações clínicas, de forma rápida e precoce, sem necessidade de EEG. Após o paciente ser medicado e cessarem manifestações clínicas, o EEG é fundamental, deve ser idealmente prolongado, para descartar a continuidade do EME, presença de crises eletrográficas e acompanhamento do tratamento, principalmente quando utilizados anestésicos. O escore 2HELPS2B ajuda a definir a duração. A interconsulta com neurologista é importante para condução do tratamento.
- **LCR:** exame que faz parte da investigação, obrigatório na suspeita de quadros infecciosos, autoimunes e quando não há causa clara. Devem ser afastadas contraindicações (coagulopatia, uso de anticoagulantes e lesão com efeito massa em sistema nervoso central (SNC) – obrigatório ter neuroimagem antes nesse contexto).

Estado de mal epiléptico não convulsivo

EME não convulsivo é definido pela ausência de componente motor proeminente ou clinicamente óbvio. Dessa forma, o EEG é essencial para o diagnóstico. Devemos suspeitar quando o paciente apresenta alteração do nível de consciência (em graus variados, até coma) ou do conteúdo, incluindo alterações comportamentais e cognitivas como afasia. Também podem ocorrer fenômenos sensoriais, autonômicos, psíquicos (delírios), catatonia, alteração motricidade ocular ou pupilas (desvio forçado do olhar, nistagmo, *hippus*), afasia, abalos sutis.

O diagnóstico é feito por critérios eletroencefalográficos: crise duração maior que 10 minutos ou crises em mais de 20% traçado em registro de pelo menos 60 minutos.

Podem ser observados padrões no *continuum* ictal-interictal (padrões rítmicos ou periódicos com características que se assemelham a uma crise, mas que não fecham critérios).

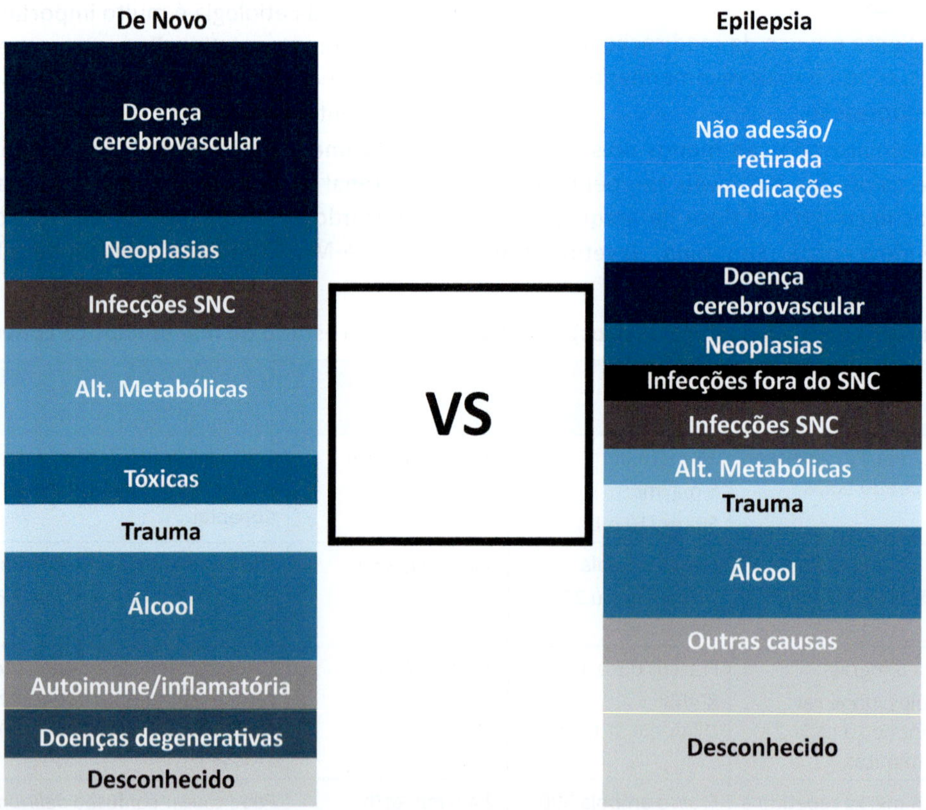

Figura 6.9. Principais etiologias e sua participação em pessoas com estado de mal epiléptico (EME) *de novo* (sem história prévia de epilepsia) *versus* pessoas com epilepsia prévia apresentando EME.
SNC: sistema nervoso central.
Fonte: Adaptada de Valton L, Benaiteau M, Denuelle M, *et al.*, 2020.

Tratamento

O tratamento de 1ª e 2ª linhas são semelhantes ao EMEC. Se o paciente mantiver o estado de mal epiléptico não convulsivo (EMENC), recomenda-se, em geral, tratamento menos agressivo, sem uso de drogas anestésicas e sedativas, pela morbimortalidade associada e pela falta de evidências que modifiquem o prognóstico.

O tratamento no EMENC é mais complexo, devendo ser levados em conta vários aspectos relativos ao paciente, etiologia e tratamento. A sugestão é associar outro fármaco anticrise, de forma sequencial até controle das crises, sempre com uso da monitorização eletroencefalográfica para controle do tratamento. É aceitável o uso de fármacos por via não parenteral (sonda nasoenteral ou oral). As opções disponíveis são fenitoína, levetiracetam, lacosamida e fenobarbital (se ainda não tiveram sido usadas) e por sonda/via oral (VO) o topiramato, ácido valproico, perampanel, vigabatrina, pregabalina, carbamazepina, oxcarbazepina. A lamotrigina não deve ser utilizada nesse contexto.

Mas existem situações em que pode ser adequado tratamento agressivo, quando se julgar que existe maior risco de lesão associado as crises. A investigação da etiologia é semelhante à do EME convulsivo, mas especialmente nos casos superrefratários ela deverá ser ampliada. Tem sido cada vez mais frequente a descrição de encefalites autoimunes.

Estado de mal epiléptico pós-anoxia (ou pós-parada cardiorrespiratória)

O EME pós-anoxia é uma situação clínica distinta e que merece ser discutido à parte. Ocorre em até 35% dos pacientes em coma após parada cardíaca e associa-se a alta mortalidade, acima de 90%. Existe controvérsia se esse padrão representa uma condição tratável ou se reflete o dano grave, na qual o tratamento é inútil, sendo apenas sinais de lesão e morte neuronal.

Recomendamos avaliação caso a caso. Iniciar tratamento de forma padrão e, após avaliar a resposta, outros marcadores prognósticos (potenciais evocados somatossensitivos, neuroimagem, dosagens sanguíneas como enolase neuronal específica), evolução clínica e eletrográfica, pode-se definir melhor qual será o real benefício do tratamento. Dessa forma, seria possível definir melhor e se justifica manter, trocar ou intensificar o uso de anestésicos.

ABORDAGEM AO PACIENTE COM PARALISIA FLÁCIDA AGUDA

A paralisia flácida aguda (PFA) é uma síndrome que se caracteriza por fraqueza muscular de instalação aguda associada à diminuição de tônus muscular e alteração de reflexos tendinosos profundos (hipoativos ou abolidos). Diante de um diagnóstico sindrômico de PFA, a etapa seguinte é focada em estabelecer o diagnóstico topográfico.

A PFA, em geral, resulta de patologias que acometem a medula espinhal e a unidade motora, que é composta pelo corno anterior da medula, raiz nervosa, nervo periférico, junção neuromuscular e músculo. Na topografia medular, o quadro agudo frequentemente cursa com flacidez e hiporreflexia (fase "choque medular") e evolui, nas semanas seguintes, para uma síndrome do neurônio motor superior típica, com hiperreflexia, sinal de Babinski e hipertonia espástica. No acometimento da unidade motora, a hipotonia e a hiporreflexia observadas na fase aguda costumam persistir na fase crônica, com possibilidade de evolução para atrofia muscular.

No primeiro atendimento do paciente com uma PFA, é de fundamental importância que o médico seja capaz de fazer o diagnóstico topográfico certo, pois somente a partir da localização anatômica, haverá maior segurança e menos riscos de erros na conduta diagnóstica e terapêutica. O Quadro 6.8 lista de forma sumária o quadro clínico tipicamente associado a cada uma das topografias responsáveis pela PFA e os diagnósticos etiológicos mais comuns.

Quadro 6.8. Paralisias flácidas agudas a partir do diagnóstico sindrômico e topográfico

Características clínicas (diagnóstico sindrômico)	Diagnóstico topográfico	Diagnósticos etiológicos diferenciais
▪ Fraqueza muscular em membros inferiores (paresia crural) ou em quatro membros (tetraparesia) ▪ Nível sensitivo ▪ Disfunção esfincteriana é comum (bexiga neurogênica e constipação)	Medula espinhal	▪ Mielopatias traumáticas ▪ Mielopatias compressivas (p. ex., estenose de canal vertebral, tumor) ▪ Mielopatias vasculares (p. ex., isquemia medular, fístula arteriovenosa medular) ▪ Mielites infecciosas (p. ex., neuroesquistossomose, mielite fúngica, mielite por herpes) ▪ Mielites inflamatórias autoimunes (p. ex., esclerose múltipla, espectro da neuromielite óptica, mielite por lúpus, mielite por sarcoidose)

(Continua)

Quadro 6.8. Paralisias flácidas agudas a partir do diagnóstico sindrômico e topográfico (*Continuação*)

Características clínicas (diagnóstico sindrômico)	Diagnóstico topográfico	Diagnósticos etiológicos diferenciais
▪ Síndrome do neurônio inferior (fraqueza, arreflexia, hipotonia) ▪ Geralmente de forma assimétrica ▪ Não há acometimento sensitivo ou esfincteriano	Corno anterior da medula	▪ Poliomielite ou infecções pólio-like
▪ Síndrome do neurônio inferior ▪ Geralmente de forma simétrica ▪ Pode ser de predomínio distal ou proximal ▪ Pode ter acometimento sensitivo, em geral em padrão bota-luva ▪ Pode haver sintomas sensitivos positivos (dor, parestesias) ▪ Acometimento esfincteriano pouco frequente ▪ Pode ter acometimento de nervos cranianos (p. ex., paralisia facial, síndrome de nervos bulbares) ▪ Pode haver sintomas de disautonomia	Nervo periférico	▪ Síndrome de Guillain-Barré (ou polirradiculoneurite inflamatória aguda) e suas variantes ▪ Porfiria intermitente aguda ▪ Neuropatia diftérica
▪ Quadro puramente motor ▪ Fraqueza de predomínio proximal ▪ Apresentação com fatigabilidade e flutuação ▪ Frequente comprometimento da motricidade ocular e ▪ Frequente comprometimento da musculatura ventilatória	Junção neuromuscular	▪ Miastenia *gravis* (crise miastênica) ▪ Botulismo
▪ Quadro puramente motor e de predomínio proximal ▪ Pode vir acompanhado de dor muscular ▪ Pode ter aumento da CPK	Músculo	▪ Miosites inflamatórias ▪ Paralisias periódicas ▪ Hipofosfatemia ▪ Hipermagnesemia

CPK: creatinofosfoquinase.
Fonte: Desenvolvido pela autoria.

Na abordagem inicial das PFA, após o estabelecimento do diagnóstico topográfico, o médico deverá solicitar exames que possam guiar o diagnóstico nossoetiológico. Na alta suspeição de lesão medular compressiva em pacientes com déficits motores e sensitivos graves de instalação súbita ou hiperaguda, deve-se proceder à realização urgente de RM de medula para identificação de causas cirúrgicas e potencialmente reversíveis de mielopatias. Excluindo-se causas compressivas e/ou traumáticas, o exame de LCR terá importância na investigação de causas infecciosas e autoimunes.

A punção lombar também deverá ser realizada nos casos de PFA cuja hipótese seja uma polirradiculoneurite (PRN) inflamatória aguda (síndrome de Guillain-Barré). Classicamente, o LCR, nessa síndrome, apresenta uma celularidade normal ou pouco alterada (< 10 células/mm^3) e aumento de proteínas (dissociação proteicocitológica). Entretanto, a ausência da dissociação não exclui uma PRN aguda, mas um aumento de células acima de 50 células/mm^3 é um sinal de alerta contra o diagnóstico.

Outro exame importante nas PFA é a eletroneuromiografia, pois auxilia no diagnóstico topográfico e etiológico. Entretanto, esse exame nem sempre é disponível em unidades de emergência. Por isso, não se deve aguardar esse exame para se iniciar tratamento nos casos graves e com apresentação clássica. Quando o diagnóstico topográfico apontar para uma doença muscular, é imprescindível a solicitação da dosagem sérica da creatinofosfoquinase (CPK) e de eletrólitos (em especial potássio, fósforo, magnésio e cálcio).

Em paralelo, o paciente deve ser monitorizado, pois algumas complicações agudas podem sobrevir. São os casos de insuficiência respiratória aguda por distúrbio ventilatório e instabilidade cardiocirculatória por disautonomia. Por isso, o recomendado é que pacientes com PFA sejam atendidos e monitorizados em sala de emergência, em especial quando as hipóteses diagnósticas forem de uma síndrome de Guillain-Barré ou miastenia *gravis*, que são as duas condições mais frequentemente associadas à insuficiência ventilatória.

Parâmetros clínicos como fala entrecortada, disartria, disfonia, disfagia, dificuldade de manejo de secreções, fraqueza cervical, uso de musculatura respiratória acessória e taquidispneia são sinais de alarme. Testagem formal dos parâmetros ventilatórios com manovacuometria à beira-leito ajuda a decidir quais pacientes precisam de suporte ventilatório. A hipoxemia e a hipercapnia são sinais tardios de falência respiratória e, por isso, não se se deve esperar por eles para se adotarem condutas. Paciente com miastenia podem se beneficiar de ventilação não invasiva, mas NÃO os pacientes com síndrome de Guillain-Barré. Nesses casos, a intubação orotraqueal deve ser precocemente indicada. No Capítulo 24 – Doenças do Neurônio Motor e Neuropatias Periféricas, a síndrome de Guillain-Barré será discutida com mais detalhes, e o manejo da crise miastênica será abordado no Capítulo de 25 – Miopatias e síndromes miastênicas.

ABORDAGEM AO PACIENTE COM PERDA VISUAL AGUDA

A perda visual aguda (PVA), em virtude da ameaça de dano permanente que representa, é uma condição que exige atendimento imediato. Na abordagem da PVA, o profissional deve ter em mente as diferentes etiologias e topografias possíveis de serem responsáveis pelo déficit, que abrangem toda as estruturas responsáveis pela visão, do olho até o córtex visual.

Em primeiro lugar, sempre que disponível, a avaliação oftalmológica é imprescindível para investigação de patologias oftalmológicas. História de trauma ocular, uso de lentes de contato, antecedente de doenças oftalmológicas e presença de dor associada à vermelhidão apontam para causas oftalmológicas. PVA em olho vermelho é um sinal de alerta para doenças oculares e não de nervo óptico ou vias visuais. A avaliação armada da câmara anterior, da medida da pressão ocular e da fundoscopia indireta é essencial nessa etapa. Uma condição que deve ser aventada e reconhecida pelo não especialista é o glaucoma agudo de ângulo fechado, que cursa com a apresentação clássica de dor ocular intensa, olho vermelho, borramento visual e halo em torno das luzes.

Em segundo lugar, é importante categorizar a apresentação temporal da perda visual. Quadros transitórios (amaurose fugaz) são frequentemente pouco valorizados pelos profissionais de Saúde que, na ausência de alterações no exame oftalmológico e neurológico, julgam a apresentação como benigna. Entretanto, esses eventos devem ser conduzidos e investigados como de natureza isquêmica (ataque isquêmico transitório [AIT]). Uma das principais causas de amaurose fugaz é doença aterosclerótica em artérias carótidas internas.

Em terceiro lugar, deve-se caracterizar se a perda visual é monocular ou binocular. Perda visual restrita a um dos olhos aponta para acometimento do olho ou do nervo óptico até sua junção ao quiasma, ou seja, um acometimento pré-quiasmático. Perda visual que ocorre em ambos os olhos simultaneamente aponta para lesões localizadas no próprio quiasma ou nas vias retroquiasmáticas. Menos comumente, PVA binocular pode ser decorrente de lesões pré-quiasmáticas bilaterais.

O exame neurológico deve ser realizado em todo paciente com PVA, em especial após uma avaliação oftalmológica excluir doenças oculares. Atenção fundamental deve ser dada ao exame do nervo óptico (II): avaliação da acuidade visual à beira-leito, a avaliação do campo visual por confrontação, a fundoscopia indireta e avaliação das pupilas e do reflexo pupilar. Todo médico deve ser treinado em exame de "fundo de olho". Na fundoscopia, deve-se atentar para a papila (se há edema, hiperemia ou palidez da papila), mácula, retina e vasos retinianos. Edema de papila (ou papiledema) associado à PVA é indicativo de causas vasculares (neuropatia óptica isquêmica), infecciosas e inflamatórias (neurites ópticas). Quando o papiledema é bilateral, isso pode ser um sinal de hipertensão intracraniana. Alterações na retina podem ocorrer em doenças crônicas (como hipertensão arterial sistêmica e diabetes *mellitus*), mas também indicar afecções oculares agudas ou causas infecciosas.

Caracterizar o padrão da perda de campo visual ajuda na topografia das lesões das vias ópticas:

- **Perda central da visão monocular (escotoma central):** frequente no acometimento do nervo óptico, principalmente naqueles de natureza inflamatória (neurite óptica).
- **Perda visual que respeita o meridiano horizontal:** denominado "defeito altitudinal", é característico das neuropatias ópticas de natureza isquêmica.
- **Defeito de campo que respeita o meridiano vertical:** denominado "hemianopsia" e geralmente aponta para lesões do quiasma ou retroquiasmáticas (vias visuais ou córtex visual primário). Hemianopsia em hemicampos não correspondentes é denominada "heterônima" e sugere lesão quiasmático. Quando ela ocorre em hemicampos correspondentes, é denominada "homônima" e sugere lesão retroquiasmática. Mais detalhes, consultar o Capítulo 1 – Princípios Fundamentais.

ABORDAGEM AO PACIENTE COM DIPLOPIA

A diplopia é um sintoma caracterizado pela duplicação da imagem visual. Para profissionais iniciantes na prática neurológica, esse sintoma frequentemente é tido como inespecífico e de difícil investigação, já que pode ser causado por diversas condições diferentes. A questão é que a diplopia é só um sintoma e, como na tontura, é preciso sistematizar a sua avaliação.

O diagnóstico topográfico e etiológico da causa da diplopia deve ser delineado na anamnese. A avaliação rápida e exasperada da diplopia com foco somente no exame neurológico, sem uma completa e adequada história clínica, frequentemente produz erros semiológicos. Por exemplo, o exame neurológico de um paciente miastênico pode resultar em um diagnóstico errôneo do comprometimento de um nervo craniano isolado, como o oculomotor (III nervo craniano). Esse erro é mitigado por uma boa anamnese que demonstre a flutuabilidade e a fatigabilidade do quadro.

A abordagem da diplopia é aqui resumida em sete principais perguntas que devem ser respondidas ao longo do atendimento do paciente, tanto na anamnese como no exame neurológico. Para melhor aproveitamento da leitura desta seção, sugerimos a leitura do tópico de motricidade ocular do Capítulo 1.

A diplopia melhora ao fechar qualquer um dos olhos?

Nesta etapa, o objetivo é caracterizar a diplopia como monocular ou binocular. Quando monocular, a duplicação da imagem é formada em somente um dos olhos e, portanto, a diplopia melhora ao se ocluir o olho acometido e não melhora na oclusão do olho saudável. Isso pressupõe doenças do aparelho ocular propriamente dito, que são mais bem investigadas por um oftalmologista.

Quando binocular, a duplicação da imagem resulta de um defeito de conjugação das imagens formadas em ambos os olhos e, portanto, a diplopia melhora ao se fechar qualquer um dos olhos. Nesses casos, há um comprometimento do sistema de motricidade ocular que pode ser resultado de desordens dos músculos extrínsecos dos olhos, dos nervos cranianos ou de vias e estruturas do SNC responsáveis pelo controle fino que a conjugação exige. É sobre esse tipo de diplopia que nos aprofundaremos.

A imagem duplicada é formada na horizontal, na vertical ou de forma oblíqua?

Essa caracterização sugere qual movimento ocular está prejudicado e ajuda no diagnóstico topográfico de quais vias estão provavelmente afetadas. Diplopia horizontal é típica do acometimento do VI nervo craniano (abducente) ou dos músculos retos medial e reto lateral. Oftalmoplegia internuclear (OIN) também pode provocar uma diplopia horizontal.

Diplopia vertical e torsional sugere acometimento do IV ou do músculo oblíquo superior e a vertical pura aponta para acometimento de vias do tronco encefálico (desalinhamento vertical também denominado *skew deviation*). Diplopia oblíqua aponta para acometimento do III nervo craniano, por envolvimento de musculatura horizontal e vertical.

A diplopia é pior ao olhar para perto ou para longe?

A piora para longe aponta para acometimento da musculatura abdutora ou do VI nervo craniano e a piora para perto sugere comprometimento da musculatura adutora ou do III nervo craniano.

A diplopia piora em qual direção do olhar?

A diplopia é formada por uma imagem falsa (formada pelo olho com paresia) e pela imagem verdadeira (formada no olho com motricidade normal). Assim, a formação de duas imagens fica mais nítida quando os olhos são movimentados na direção da ação do músculo fraco (ou parético). Por exemplo, uma diplopia horizontal pior para longe e pior para a direita sugere acometimento do reto lateral direito, que é inervado pelo VI nervo craniano direito.

A diplopia é fixa ou intermitente?

Diplopia intermitente ou flutuante é frequentemente encontrada na miastenia *gravis*, uma doença imunomediada da junção neuromuscular, que cursa com fatigabilidade e flutuabilidade como marca de sua apresentação. É comum que os sintomas sejam piores ao fim do dia.

O paciente apresenta anisocoria?

A presença de anisocoria (assimetria pupilar) com midríase fixa unilateral traduz lesão da via parassimpática que é inervada pelo III nervo craniano (oculomotor). Anisocoria com miose e lentificação da dilatação unilateral são alguns dos achados da síndrome de Claude-Bernard-Horner, resultado de lesão da via simpática. Na síndrome de Horner, o paciente pode apresentar também uma semiptose (por acometimento do músculo tarsal superior) e uma enoftalmia aparente (por elevação da pálpebra inferior). Menos frequentemente, o paciente com síndrome Horner pode ter anidrose na hemiface acometida.

Uma dica semiológica importante: a anisocoria cuja diferença se acentua no ambiente claro é indicativo de lesão parassimpática no lado midríase. Se anisocoria é mais evidente quando se escurece a sala de consulta, a lesão deve ser no lado da pupila com miose (lesão das simpáticas).

O paciente apresenta ptose (queda palpebral)?

Ptose unilateral, completa e fixa sugere acometimento do III nervo craniano, responsável pela inervação do músculo elevador da pálpebra. Ptose bilateral, fatigável e intermitente sugere doença da junção neuromuscular, cuja causa mais comum é a miastenia *gravis*.

Diagnósticos etiológicos na diplopia

As sete perguntas apresentadas formam um roteiro imprescindível tanto na anamnese como no exame neurológico para definir o diagnóstico sindrômico como topográfico da diplopia. Como tudo na Neurologia, localizar a lesão é o ponto crucial para se chegar ao diagnóstico etiológico. Portanto, ao término da avaliação cliniconeurológica (anamnese + exame), o médico deverá ser capaz de definir se a diplopia decorre de uma paresia dos músculo inervados pelo III (nervo oculomotor), IV (nervo troclear), VI (nervo abducente) ou por uma combinação desses nervos.

Uma causa importante de lesão isolada de um dos nervos motores oculares é a neuropatia vascular isquêmica por acometimento do *vasa nervorum*. Os pacientes diabéticos são os mais acometidos. Os III e VI nervos são os mais acometidos. Em geral, o prognóstico é bom e o paciente se recupera em semanas a meses. Um diagnóstico diferencial de VI nervo craniano isolado é hipertensão intracraniana. Portanto, nos pacientes com paresia isolada do músculo abducente, deve-se fazer fundo de olho (em busca de papiledema) e investigar causas de hipertensão intracraniana.

No caso de lesão isolada do III nervo craniano, além da etiologia neurovascular, outra importante causa é a compressão por aneurisma cerebral (em especial da artéria comunicante posterior). Uma dica semiológica é avaliar se há acometimento pupilar. Nos casos de compressão do nervo, há lesão das fibras parassimpáticas, ocasionando dilatação pupilar (midríase). Lesões isquêmicas do nervo oculomotor poupam as fibras parassimpáticas e, assim, não há alteração pupilar. Apesar de valiosa essa dica, a presença de midríase não é totalmente sensível para compressão por aneurisma e a recomendação é fazer um estudo de vasos arteriais intracranianos em todo paciente com lesão isolada do III nervo craniano.

A diplopia também pode resultar de uma lesão no tronco encefálico, tanto quando há OIN como nos casos de desalinhamento vertical (*skew deviation*). Por isso, todos os pacientes com OIN e *skew deviation* devem ser internados para realização de um exame de RM, uma vez que TC de crânio é um método pouco sensível para lesões de tronco encefálico. AVC e doenças desmielinizantes (p. ex., esclerose múltipla) estão entre as principais causas de diplopia de causa "central".

Importante também lembrar que doenças dos músculos oculares e da órbita também podem causar dismotilidade ocular e, portanto, diplopia. Na primeira situação, um importante diagnóstico é a oftalmopatia de Graves e, na segunda, as doenças infiltrativas da órbita. A presença de proptose (exteriorização de parte dos olhos) é indicativo das situações.

Um diagnóstico topográfico importante de diplopia é a síndrome de seio cavernoso. No interior desse seio, passam os nervos oculomotor, troclear, abducente, além do 1° ramo do trigêmeo (V1) e de nervo simpático que se direcionam à pupila (eventualmente o 2° ramo do trigêmeo também). Lesões do seio cavernoso, portanto, podem ocasionar uma oftalmoparesia (diplopia) associada a alterações da sensibilidade tátil e dolorosa do terço superior da face (eventualmente do terço médio). É muito frequente o paciente também sentir dor na região acometida da face. Por isso, o termo "oftalmoparesia dolorosa" é considerado sinônimo de "síndrome de seio cavernoso". Quando há perda visual aguda, isso indica que a lesão se estendeu do seio cavernoso em direção ao ápice da orbita, onde se localiza o canal do nervo óptico. A síndrome de seio cavernoso é um diagnóstico sindrômico e não de uma doença. Portanto, são várias as nosologias: vasculares (trombose de seio ou fístula arteriovenosa); infecciosa (micoses ou micobacterioses); neoplásicas (carcinomatose ou linfomatose meníngea); e autoimunes e inflamatórias (sarcoidose, doença relacionada ao IgG4). Apesar de múltiplas etiologias, uma porcentagem significativa dos pacientes fica sem diagnóstico. Esses casos "idiopáticos" (ou sem diagnóstico) frequentemente melhoram com corticosteroides. Historicamente, a oftalmoplegia dolorosa responsiva a corticosteroides era denominada "síndrome de Tolosa-Hunt", mas o uso desse epônimo tem sido desencorajado por causa de sua imprecisão etiológica.

ABORDAGEM AO PACIENTE COM PARALISIA FACIAL

A primeira etapa do raciocínio de paralisias faciais é a diferenciação entre a paralisia facial central e a periférica, já que essa diferenciação tem implicação na topografia da lesão.

A paralisia facial central é caracterizada por fraqueza no terço inferior da face, podendo se estender até o terço médio. A fraqueza para fechar os olhos, quando presente, geralmente é leve e não atrapalha a oclusão completa do olho. Esse quadro é secundário a lesões das vias supranucleares, antes da sinapse no núcleo do nervo facial.

Há duas maneiras de avaliar a mímica facial – analisando-se os movimentos voluntários, como pedindo ao paciente para mostrar os dentes ou sorrir, ou analisando-se os movimentos automáticos, fazendo o paciente sorrir de maneira involuntária. Na paralisia facial central, a depender da topografia da lesão, pode haver dissociação entre o movimento voluntário e o automático. Se a lesão é mais cortical, a função voluntária pode estar mais prejudicada que a função automática. Da mesma maneira, se a lesão é mais profunda, a função voluntária pode mostrar um déficit mais sutil enquanto na automática o déficit fica mais evidente. Esse fenômeno denomina-se "dissociação volitivo-automática". Essa dissociação nunca está presente em lesões periféricas.

Na paralisia facial periférica, a fraqueza é de toda a hemiface, incluindo o terço superior. A paralisia facial periférica pode ser consequência tanto de lesões do núcleo do nervo facial, das fibras intrapontinas (localizadas na ponte) ou do nervo facial em si, ou seja: uma lesão considerada central (em ponte) pode apresentar-se como paralisia facial de padrão periférico. Para o diagnóstico correto da topografia acometida, contamos com os outros sinais e sintomas apresentados pelo paciente.

O nervo facial é composto por fibras de múltiplos núcleos, localizados tanto na ponte como no bulbo. Durante seu trajeto, saem ramos para inervação de diferentes regiões com diferentes funções. As quatro funções principais do nervo facial são lacrimação, controle do estapédio (proteção contra barulhos muito altos), sensibilidade especial (gustação) dos dois terços anteriores da língua e a motricidade da mímica facial (Figura 6.10).

Para que uma lesão central justifique a paralisia facial (núcleo na ponte) e alteração de gustação (núcleo no bulbo), ela deve ser extensa – ou seja, serão necessariamente vistos outros sinais e sintomas neurológicos associados a uma lesão extensa de tronco cerebral. Se o

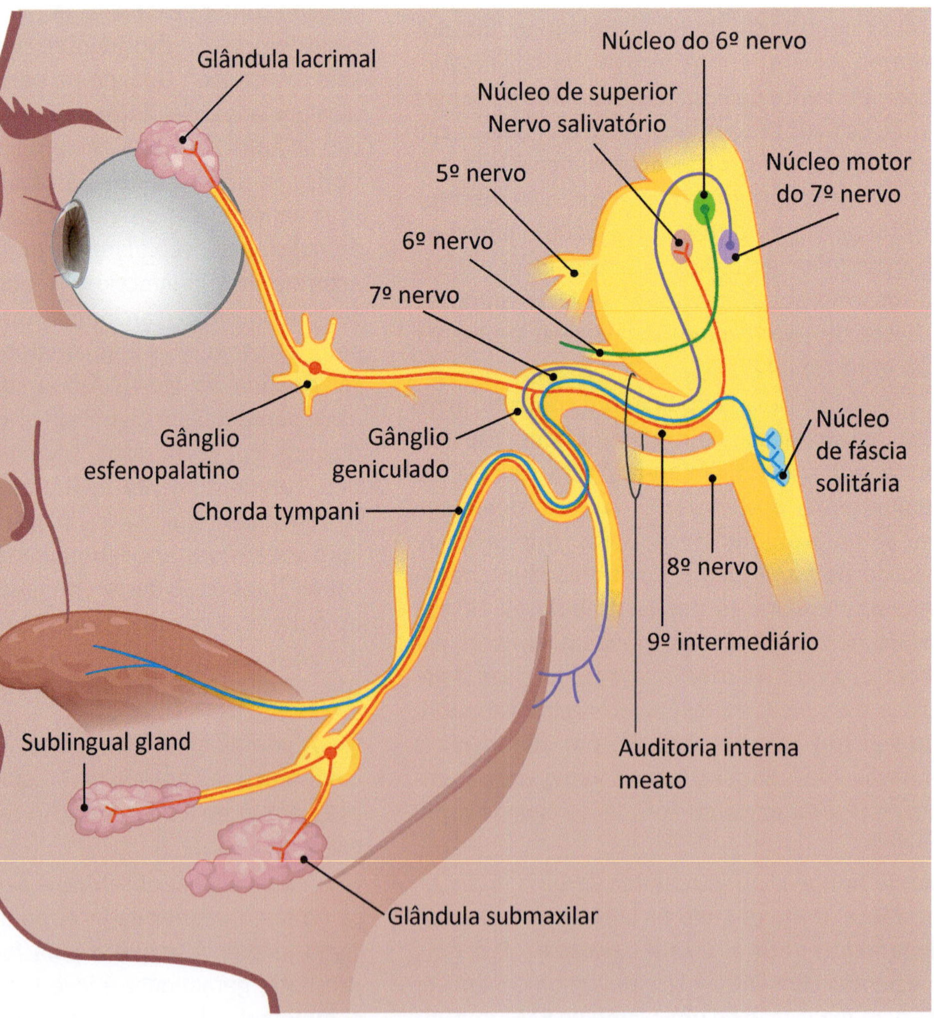

Figura 6.10. Núcleos no tronco encefálico cujas fibras compõem o nervo facial e suas subdivisões periféricas.
Fonte: Desenvolvida pela autoria.

paciente apresentar apenas uma paresia facial isolada e tenha, ao exame ou na história clínica, alteração de gustação nos dois terços anteriores da língua, a lesão será topografada necessariamente no nervo facial após a sua saída do tronco.

Da mesma forma, se o paciente tem sintomas sugestivos de acometimento do nervo vestibulococlear (zumbido, surdez, vertigem de padrão periférico), o mais provável é que a lesão se dê durante o trajeto em comum desses dois nervos, que têm relação próxima desde a saída da ponte até o canal do nervo facial no osso temporal.

Caso haja acometimento do 6º nervo craniano ou do núcleo do abducente ipsilateral, a lesão é topografada no núcleo ou nas fibras do VII localizadas na ponte, ou seja, é uma lesão central. Pode-se entender o porquê observando-se a relação entre as fibras do nervo facial e o núcleo do abducente.

Já no caso de paralisia facial periférica isolada, o mais provável é também lesão no nervo facial, mas após a saída do nervo corda do tímpano (mais distal no nervo facial). Caso sejam observadas fasciculações ou a lesão seja bilateral, pode-se suspeitar de lesão no núcleo do nervo facial. Lesões bilaterais também levantam como diagnóstico diferencial acometimentos de nervo periférico (como Guillain-Barré) ou de junção neuromuscular (como miastenia *gravis*). A Figura 6.11 resume um fluxograma do diagnóstico topográfico das paralisias faciais.

O clássico do acometimento de nervo facial periférico é a paralisia facial idiopática (paralisia de Bell). O paciente, além da paralisia facial de padrão periférico, pode apresentar dor no nível do processo mastoide 1 a 2 dias antes da paralisia e pode descrever alteração de sensibilidade de face, embora não seja observado acometimento objetivo. O tratamento é feito com corticosteroide por 7 dias ou 10 dias com retirada lenta a partir do 5º dia. Embora mais da metade dos pacientes se recupere completamente, o corticosteroide acelera essa recuperação e evita sequelas naqueles que não se recuperarão espontaneamente. A melhora costuma se iniciar por volta do 10º dia após o início do quadro, completando-se em 1 mês e meio. Em casos graves, pode-se realizar antivirais, como aciclovir ou valaciclovir, concomitantemente ao corticosteroide, com base na possível associação com infecção pelo herpesvírus. Não há evidências suficientes que dêem suporte ao uso de antiviral. É importante também analisar a pele do canal auditivo do lado afetado para a presença de lesões que sugiram acometimento pelo herpesvírus ou do herpes-zóster (síndrome de Ramsay-Hut). No caso da presença dessas lesões, o uso de antiviral passa a ser mandatório.

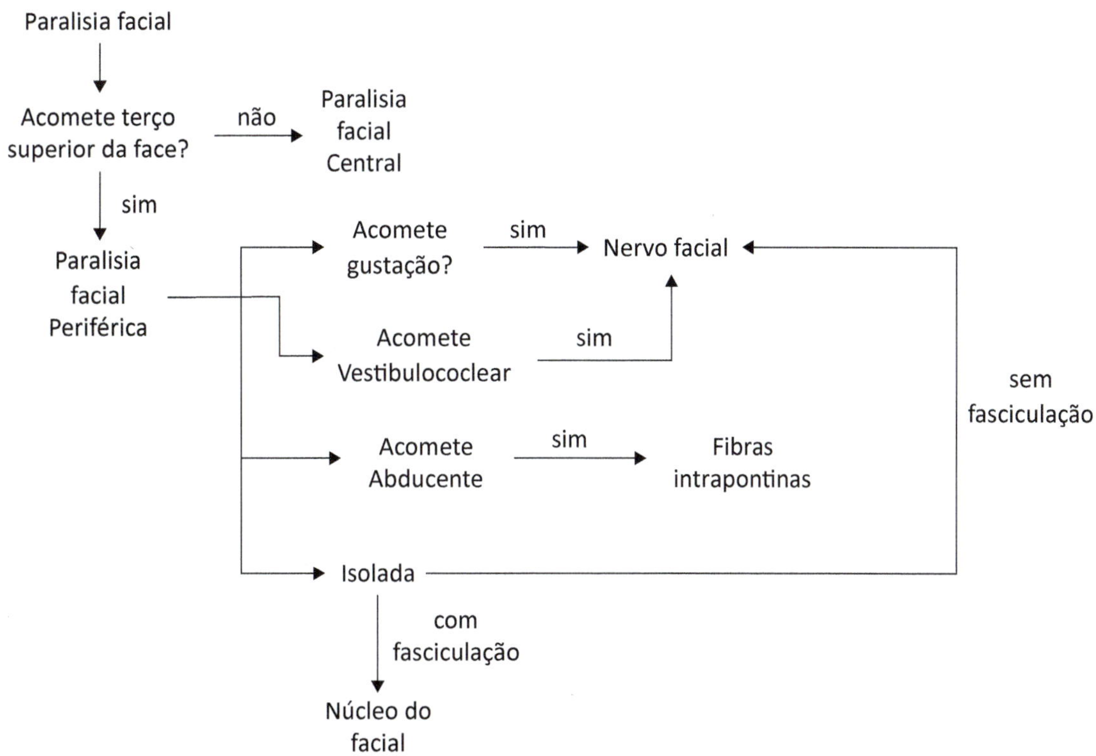

Figura 6.11. Fluxograma de abordagem do diagnóstico topográfico de uma paralisia facial.
Fonte: Desenvolvida pela autoria.

ABORDAGEM AO PACIENTE COM TONTURA E VERTIGEM NA UNIDADE DE EMERGÊNCIA

Tontura ou vertigem são sintomas frequentes, responsáveis por aproximadamente 4% das visitas ao pronto-socorro. Alguns estudos sugerem que 20% a 40% desses pacientes têm uma síndrome vestibular periférica; por outro lado, até 30% dos pacientes têm alguma doença grave, incluindo 15% com AVC, AIT, arritmia cardíaca, infecções agudas ou anemia.

Na anamnese do paciente com queixa de tontura, o passo inicial é definir o tipo de queixa, visando classificá-la como vertigem ou outro tipo de tontura. A vertigem é definida como uma sensação de rotação ou de oscilação, uma ilusão de movimento, ou seja, na definição médica é uma alteração na percepção do espaço ou do movimento do ambiente ou de si mesmo. O paciente com vertigem apresenta náuseas, vômitos e instabilidade durante o evento.

Tontura é definida como sensação de fraqueza, mal-estar e turvação visual, "como se fosse desmaiar", sugere diagnóstico de pré-síncope, e esse sintoma não está relacionado às doenças exclusivas do sistema vestibular. Alguns pacientes queixam-se de tontura e não apresentam vertigem, mas sim desequilíbrio, com dificuldade em ficar de pé e instabilidade ao caminhar, podendo apresentar quedas. Os distúrbios do equilíbrio podem ser resultado de diversas doenças neurológicas, vestibulares ou não, e osteomusculares. Há também situações em que o paciente descreve como tontura uma sensação de mal-estar com descrição vaga, inespecífica, que não se encaixa nos tipos descritos anteriormente.

Apesar de buscarmos a caracterização do sintoma, sabemos que, para o paciente com tontura, nem sempre é fácil identificar o caráter vertiginoso da queixa. Assim, alguns estudos sugerem que tão ou mais importante do que o tipo de vertigem, é a caracterização da temporalidade da queixa, dos desencadeantes dos eventos e dos sintomas associados.

Quanto à temporalidade da queixa, podemos classificar os sintomas vestibulares em agudos ou recorrentes. Se o paciente relata um primeiro episódio de vertigem, prolongado, sem melhora completa com repouso, com desequilíbrio, pode-se definir como síndrome vestibular aguda. Por outro lado, se o paciente relata episódios prévios, recorrentes, definimos como síndrome vestibular recorrente. Nesses casos, é importante questionarmos a duração de cada episódio de vertigem (Figura 6.12).

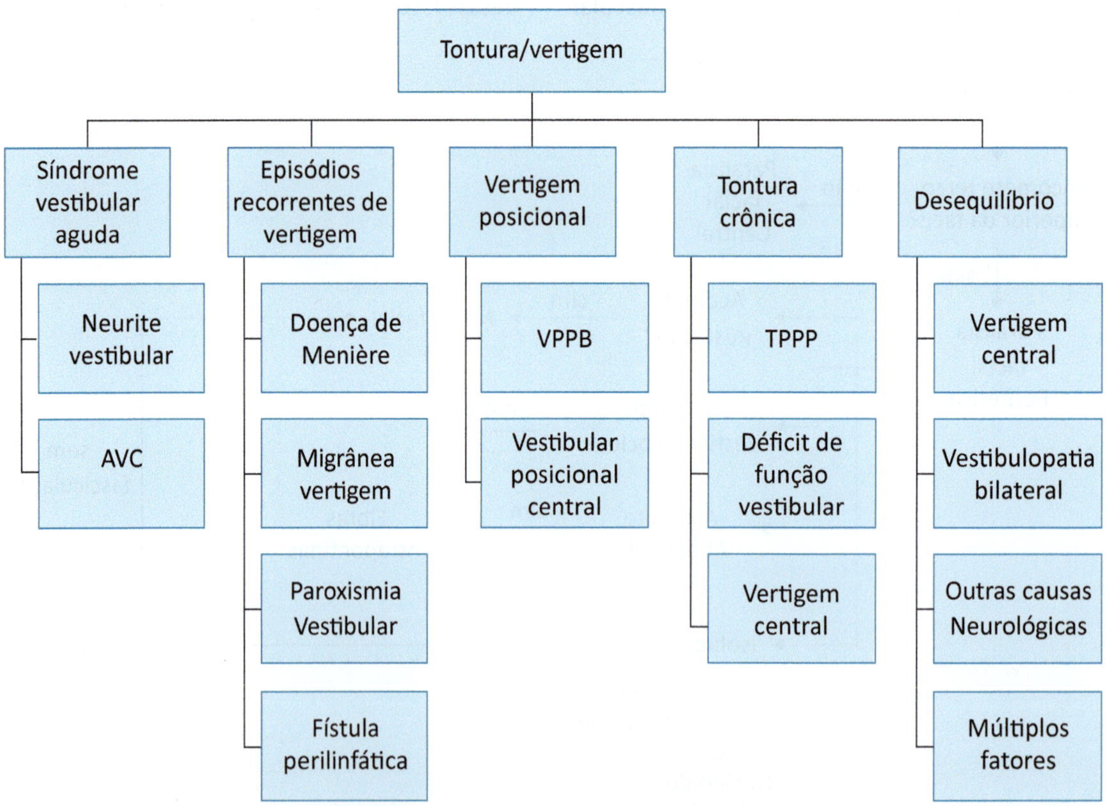

Figura 6.12. Principais causas de síndromes vestibulares.
AVC: acidente vascular cerebral; TPPP: tontura Postural Perceptual Persistente; VPPB: vertigem posicional paroxística benigna.
Fonte: Desenvolvida pela autoria.

O paciente pode apresentar sintomas vestibulares espontâneos ou com fatores desencadeantes, como mudanças da posição da cabeça, do corpo, manobra de Valsalva, hiperventilação, sons altos, entre outros. Também devemos questionar se o paciente nota sintomas associados aos episódios de vertigem. Essa informação é extremamente importante nos casos de vertigem aguda e, nos casos de vertigem recorrente sem desencadeantes, pode ser crucial para o diagnóstico etiológico.

Discutiremos na próxima sessão a síndrome vestibular aguda. As síndromes vestibulares recorrentes não serão abordadas neste capítulo. As doenças mais comuns que provocam crises recorrentes de vertigem sem desencadeante evidente são a migrânea vestibular e a doença de Ménière. A vertigem posicional paroxística benigna (VPPB) é a causa mais frequente de crises de vertigem desencadeadas, nesse caso, por mudança de posição da cabeça.

Síndrome vestibular aguda

O paciente com lesão vestibular aguda queixa-se de vertigem, com nítida sensação de rotação, desequilíbrio, náusea e vômito. Na fase aguda, torna-se fundamental diferenciar o comprometimento central do periférico e, no pronto-socorro (PS), a vertigem de etiologia central é praticamente sinônimo de AVC.

O comprometimento vestibular central decorre de um mecanismo de lesão que inclui toda a via vestibular central, desde o núcleo vestibular até o córtex. A principal etiologia nos casos de instalação aguda é a isquemia por infarto da artéria vertebral, da artéria cerebelar posteroinferior, da artéria cerebelar anteroinferior ou, mais raramente, da artéria basilar. Outras etiologias são os hematomas de ponte ou cerebelo, lesões desmielinizantes (esclerose múltipla) e os tumores. Uma vez que a isquemia é a principal causa desse tipo de comprometimento, a vertigem central é mais comum em pacientes acima de 50 anos com um ou mais fatores de risco para doenças cerebrovasculares.

Se o paciente apresenta nítidos sintomas ou sinais de comprometimento de tronco, como diplopia, déficit motor ou sensitivo, alterações de coordenação, disfagia ou disartria, o diagnóstico de vertigem de origem central é claro. No entanto, alguns pacientes apresentam exclusivamente sintomas vestibulares, e sabe-se que muitos desses pacientes têm lesões de fossa posterior. Nosso objetivo deve ser, então, identificar esses pacientes, visto que estudos mostram que, no grupo específico de pacientes com AVC e vertigem aguda, 35% não são corretamente diagnosticados. AVC de cerebelo são perdidos em uma primeira visita ao pronto-socorro em 28% a 59% das vezes, e o fato de o paciente se apresentar com quadro clínico de tontura e vertigem é um dos fatores de risco para a falha diagnóstica. Um desses estudos identificou que, no grupo não diagnosticado, 75% dos pacientes haviam realizado TC de crânio, que foi considerada normal. AVC hemorrágico de fossa posterior é facilmente detectado na tomografia de crânio; porém a TC de crânio tem baixa sensibilidade para isquemia na fossa posterior, e mesmo a ressonância magnética é falso-negativa em 12% a 13,3% dos casos de vertigem de origem central causada por AVC isquêmico nas primeiras 48 horas de sintomas. Assim, a atenta avaliação clínica é mais sensível na detecção das causas centrais de vertigem que os exames complementares disponíveis.

Nos últimos anos, tem-se dado atenção especial a uma bateria de avaliação de aspectos da motricidade ocular de pacientes com vertigem que formam o acrônimo HINTS (Head-Impulse – Nystagmus – Test-of-Skew), ou seja, avaliação do reflexo vestíbulo-ocular (VOR), presença de nistagmo e presença de *skew deviation.* É importante notar que a identificação de apenas 1 desses três sinais tem sensibilidade entre 96% e 100% para detecção de lesão central, ou seja, o exame neurológico é mais sensível que qualquer exame de neuroimagem disponível no pronto-socorro. Ou seja, se o paciente apresentar *VOR normal e/ou nistagmo que modifica de direção e/ou desvio skew,* deve-se considerar o diagnóstico de vertigem de origem central e adotar todas as condutas indicadas para AVC na emergência. É importante destacar que a interpretação do HINTS é válida para todos os pacientes que estão com vertigem e nistagmo durante a avaliação. A seguir, vamos detalhar esses três itens essenciais do exame neurológico.

Head Impulse *(avaliação do reflexo vestíbulo-ocular)*

O VOR é o movimento dos olhos na direção oposta e na mesma velocidade que o movimento da cabeça. Para examinar o VOR de um paciente consciente e colaborativo, segura-se a cabeça do paciente e solicita-se que ele mantenha os olhos fixos na ponta do nariz do examinador. Em seguida, a cabeça do paciente é rapidamente rodada para um dos lados e observa-se o movimento dos olhos para o lado oposto. Por exemplo, se houver uma lesão periférica à direita, ao rodar a cabeça do paciente para a direita, os olhos não farão o movimento de correção para a esquerda e diz-se que o VOR está alterado à direita (Figura 6.13).

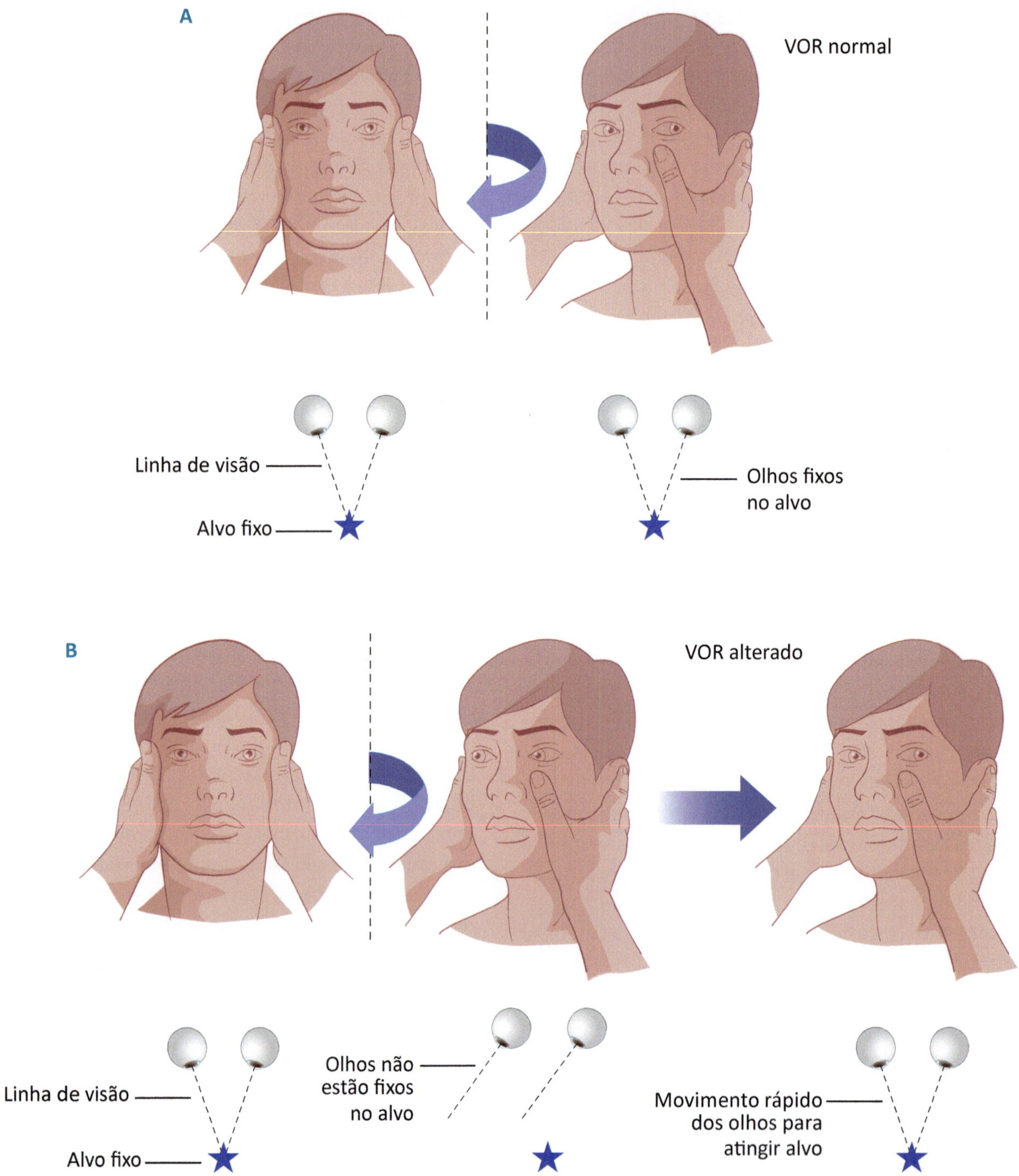

Figura 6.13. Esquema da pesquisa do reflexo vestíbulo-ocular (VOR). Em um indivíduo normal, a rotação da cabeça para um lado leva ao movimento dos olhos na mesma velocidade e na direção oposta **(A)**. Em um paciente com lesão vestibular periférica, por comprometimento do reflexo vestíbulo-ocular, ao se fazer a rotação para o lado lesado, o movimento dos olhos gerado é lento e curto, sendo necessária uma sacada de correção para se manter o alvo visual fixo na retina **(B)**. A presença de VOR normal é indicativo de lesão central. Esse aspecto merece muita atenção, pois é contraintuitivo considerar a presença de um sinal alterado sugestivo da lesão menos grave (lesão vestibular periférica) e a resposta normal sinal da lesão mais grave (lesão vestibular central). Deve-se ter em mente também que o VOR normal só deve ser considerado sinal de lesão central em pacientes com vertigem aguda e presença de nistagmo.
Fonte: Desenvolvida pela autoria.

Nystagmus *(avaliação da direção do nistagmo)*

Nistagmo é um movimento ocular involuntário, oscilatório, rápido, com pelo menos uma fase lenta. O nistagmo de origem vestibular é bifásico com uma fase lenta e uma fase rápida, que bate para o lado de maior tônus. Nas lesões vestibulares periféricas agudas, o lado comprometido tem um tônus diminuído, portanto o nistagmo bate para o lado oposto, "o lado bom". Uma vez que a direção do nistagmo é determinada pelo desbalanço do tônus vestibular e que o tônus vestibular não se modifica se a cabeça permanecer na mesma posição e apenas os olhos se movimentarem, o nistagmo decorrente da lesão vestibular periférica não modifica a direção, independentemente da direção do olhar.

Por sua vez, lesões vestibulares centrais comprometem também as vias envolvidas no controle supranuclear da motricidade ocular extrínseca, envolvidas com seguimento e fixação do olhar. Portanto, pacientes com lesões vestibulares centrais podem apresentar nistagmo horizontorrotatório que inverte de direção conforme a direção do olhar, ou seja, o nistagmo bate para direita quando o paciente olha para direita e bate para esquerda quando o paciente olha para esquerda. Por esse motivo, a identificação de nistagmo que muda de direção conforme a direção do olhar horizontal é indicativa de lesão central. Nistagmo vertical ou puramente rotatório também são indicativos de origem central.

Test-of-Skew *(pesquisa do desalinhamento vertical do olhar)*

Desvio *skew* é o desalinhamento vertical dos olhos que se mantém em todas as posições do olhar. Pode ser evidente, notado já na inspeção dos olhos na posição primária, ou mais sutil, detectado por meio da cobertura alternada dos olhos. Denominam-se "hipertrópico" o olho mais elevado e "hipotrópico" o olho mais rebaixado. Se cobrirmos o olho direito, o olho esquerdo se fixará no examinador e, se houver desvio latente, o olho direito se desviará. Ao descobrirmos o olho direito, ele se movimentará para baixo, caso estivesse elevado (hipertrópico), ou para cima, caso estivesse deprimido (hipotrópico). Devemos cobrir e descobrir os dois olhos alternadamente. Assim, sabemos a posição inicial do olho avaliando o movimento realizado ao retirarmos a cobertura daquele lado (Figura 6.14). Na vertigem de origem periférica, não haverá desalinhamento vertical do olhar; já na vertigem de origem central, por lesão de tronco encefálico, pode haver olhos desalinhados.

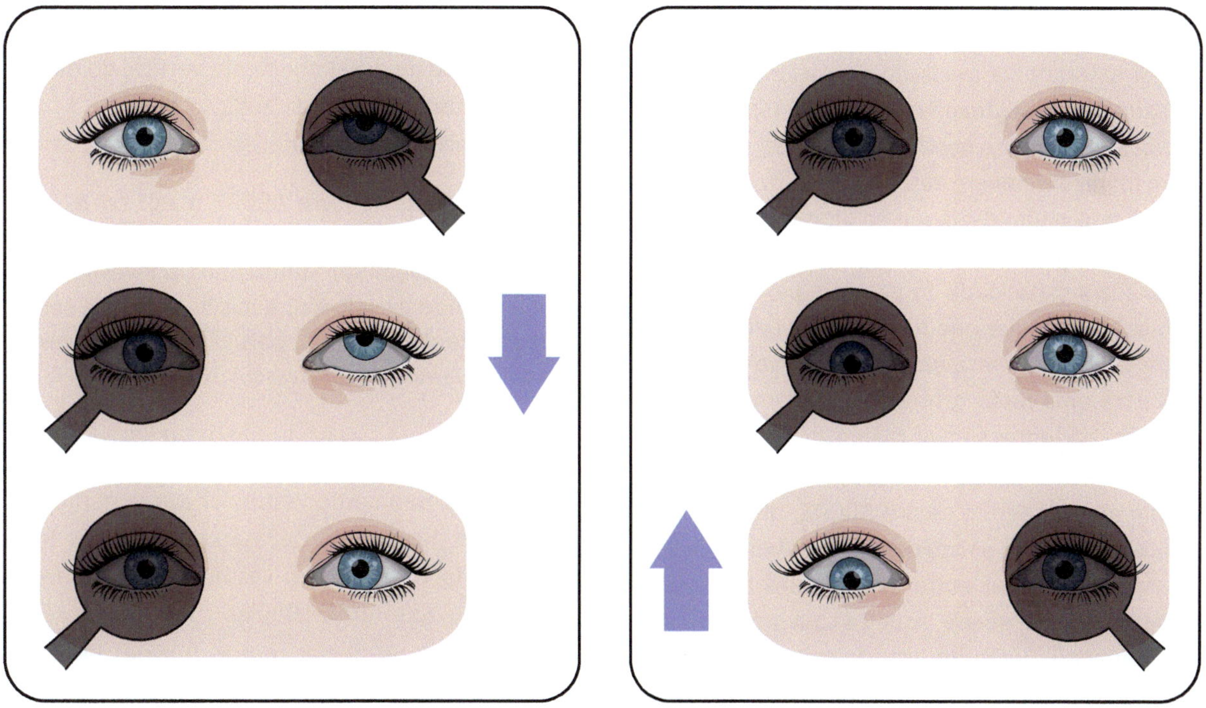

Figura 6.14. Pesquisa do desalinhamento vertical pelo método de cobertura alternada do olhar. Devemos ocluir alternadamente os dois olhos. Quando ao retirar a oclusão de um dos olhos, este se eleva, é porque estava deprimido (como o olho direito nesta figura); quando ao retirar a oclusão o olho se deprime, é porque estava elevado (como o olho esquerdo neste caso). Nessa Figura, o olho direito é hipotrópico e o esquerdo hipertrópico.
Fonte: Desenvolvida pela autoria.

Avaliação da vertigem aguda além do HINTS

A bateria HINTS tem se mostrado bastante sensível e específica para identificar pacientes com vertigem aguda decorrentes de lesões centrais isquêmicas, mas também dois outros aspectos do exame neurológico têm recebido atenção na literatura: audição; e a capacidade de permanecer em pé.

A presença de comprometimento auditivo súbito associado à síndrome vestibular aguda sugere lesão neurovascular. Nesses casos, ocorre comprometimento da artéria labiríntica, que, na maioria dos indivíduos, é ramo da artéria cerebelar anteroinferior (AICA). Vale a pena recordar que a AICA irriga a porção lateral do cerebelo, a porção dorsolateral da ponte e o labirinto; nesse último caso, através da artéria labiríntica. A síndrome de infarto de AICA pode, então, ser muito semelhante à síndrome vestibular periférica se o principal ou único ramo acometido for a artéria labiríntica. A bateria HINTS, ao ser acrescida da avaliação da audição, tem recebido a denominação de "HINTS plus" e aumenta a sensibilidade na identificação de lesões centrais nos casos de síndrome vestibular aguda, podendo chegar a 100%. Em casos de vertigem aguda, o conceito clássico de que a associação de sintomas auditivos e vertiginosos aponta para quadro periférico não é correto.

Outra bateria para avaliação de pacientes com vertigem aguda, cujo acrônimo é STANDING (*SponTAneous Nystagmus, Direction, head Impulse test, standiNG*), também foi recentemente descrita. Embora essa bateria não tenha tido muito destaque na literatura, alguns autores sugerem que, além da bateria HINTS plus, também seja avaliada a capacidade do paciente permanecer em pé sem apoio. Aqueles que não são capazes de permanecer em ortostase sem apoio também devem ser investigados para uma lesão central. Essa informação é útil também em pacientes sem nistagmo.

Apesar de menos sensível e específico que os dados de exame neurológico, o escore ABCD2, utilizado originalmente para avaliar o risco de AVC isquêmico após um AIT, permite identificar entre os pacientes com queixa de vertigem na emergência, aqueles com próvavel causa central (Tabela 6.2). Em um estudo com 907 pacientes com vertigem no pronto-socorro, o diagnóstico final de AVC foi estabelecido em 1% dos pacientes com ABCD2 ≤ 3 e 8,1% dos pacientes com somatória entre 4 e 7. Dos pacientes com ABCD2 6 ou 7, 27% haviam sofrido AVC.

Tabela 6.2. Escore ABCD2

A	Age/idade	≥ 60 anos	1 ponto
		< 60 anos	0
B	Blood pressure/ pressão arterial	≥ 140 × 90 mmHg	1
		< 140 × 90 mmHg	0
C	Clinical features/ sintomas	Motor	2
		Fala	1
		Outros	0
D	Duration/duração	≥ 60 minutos	2
		10 a 59 minutos	1
		< 10 minutos	0
D	Diabetes *mellitus*	Sim	1
		Não	0

Fonte: Desenvolvida pela autoria.

Concluindo, o paciente com vertigem isolada de início agudo e duração prolongada deve ser manejado como um paciente com AVC agudo na emergência e deve ser internado, tratado e investigado cuidadosamente caso apresente qualquer um dos seguintes:

- Nistagmo que muda de direção.
- VOR normal (na presença de nistagmo).
- Presença de desalinhamento vertical do olhar.
- Comprometimento de audição.
- Incapacidade de manter-se de pé.

Pacientes com score ABCD2 maior ou igual a 4 ou pacientes com arritmias diagnosticadas, como a fibrilação atrial, devem ser submetidos à investigação detalhada visando excluir AVC e iniciar profilaxia secundária na suspeita de isquemia, pois são pacientes com maior risco de eventos cerebrovasculares.

Vestibulopatia periférica unilateral aguda

Comprometimento vestibular agudo periférico refere-se a um mecanismo de lesão estrutural ou funcional do labirinto ou do nervo vestibular com consequente desbalanço do tônus vestibular.

O sistema vestibular tem as funções de equilíbrio, estabilização da imagem na retina e percepção do movimento e orientação espacial. O labirinto e o núcleo vestibular mantêm um tônus constante, isto é, mesmo em repouso suas células têm uma atividade contínua. Na lesão do labirinto ou do nervo vestibular unilateral, ocorre um desbalanço deste tônus, uma vez que o lado lesado adquire uma atividade alterada. Esse desbalanço do tônus vestibular causa alteração de todas as suas funções, ocasionando desequilíbrio (com tendência a queda para o lado lesado), nistagmo (alteração na estabilização da imagem na retina) e vertigem (alteração na percepção do espaço e do movimento). Como na lesão periférica há uma perda da informação para todas as funções, todos os sintomas e sinais da síndrome vestibular estão presentes em intensidades semelhantes. Trata-se de uma síndrome harmônica, isto é, todos os sintomas e sinais estão presentes e em intensidades proporcionais.

A síndrome vestibular aguda de origem periférica tem como seu principal diagnóstico etiológico a neurite vestibular. A neurite é o segundo distúrbio vestibular periférico mais comum, perdendo apenas para a VPPB. Tem uma incidência anual de 3,5/100 mil habitantes e acomete igualmente homens e mulheres, com pico entre 30 e 60 anos. A fisiopatologia ainda não está definitivamente elucidada, mas dados sugerem que a neurite ocorra por reativação do herpesvírus simples tipo 1, sendo outras possíveis fisiopatologias o acometimento autoimune ou microvascular do nervo vestibular. A doença é caracterizada por vertigem rotatória de instalação aguda, com duração de dias e melhora progressiva. É acompanhada de náuseas, vômitos e desequilíbrio, e os pacientes não têm sintomas auditivos como zumbido ou hipoacusia.

O diagnóstico de neurite vestibular é clínico, com base nos sinais e sintomas já discutidos. O principal diagnóstico diferencial é o AVC de circulação posterior, ocasionando vertigem de origem central, cuja diferenciação com os quadros periféricos foi discutida no começo desta sessão. Excluindo-se vertigem central, as outras condições que ocasionam vertigem duradoura de início agudo, de origem periférica, são muito mais incomuns que a neurite vestibular e incluem labirintite, infarto labiríntico (ambos incluem sintomas auditivos), síndrome de Ramsay-Hunt (reativação do vírus varicela-zóster, apresentando também vesículas no conduto auditivo e paralisia facial ipsilateral), fístula perilinfática (pós-traumatismo cranioencefálico, barotrauma ou Valsalva) ou uma primeira crise de doenças que caracteristicamente causam vertigem recorrente, como migrânea vestibular e doença de Ménière.

O tratamento da neurite tem o objetivo de acelerar a recuperação do nervo vestibular e a compensação central e aliviar os sintomas desagradáveis na fase aguda. Recomenda-se o encaminhamento precoce à reabilitação vestibular. Alguns estudos avaliaram o uso de corticosteroides na fase aguda, mostrando maior recuperação do nervo a curto prazo, porém há evidências insuficientes quanto ao desfecho a longo prazo, de forma que mais estudos são necessários sobre o tema. Na ausência de contraindicações, sugere-se o uso de prednisona 1 mg/kg por 7 dias.

O controle dos sintomas vertiginosos pode ser obtido com as medicações a seguir, entretanto o dos supressores vestibulares deve ser restrito aos primeiros 2 a 3 dias de sintomas, período de maior desconforto, em razão de sua possível ação prejudicial na recuperação dos pacientes, retardando a compensação central.

- Dimenidrinato 50 mg EV ou VO 8/8 ou 6/6 horas.
- Meclizina 25 mg VO 8/8 ou 6/6 horas.
- Benzodiazepínicos podem ser usados como alternativa.

O prognóstico da neurite vestibular é bom, a vertigem melhora em alguns dias e o equilíbrio em dias a poucas semanas. A doença é tipicamente monofásica, mas de 1,9% a 11% dos pacientes têm recorrência da neurite (não necessariamente do mesmo lado). Em 10% a 15% das vezes, os pacientes com neurite vestibular evoluem com VPPB do canal posterior no mesmo lado acometido, que deve ser tratada com as manobras de reposicionamento específicas. O diagnóstico e o tratamento da VPPB são abordados no Capítulo 16 – Vertigem e Tontura. A Figura 6.15 resume o algoritmo de atendimento do paciente com queixa de tontura e vertigem no pronto-socorro.

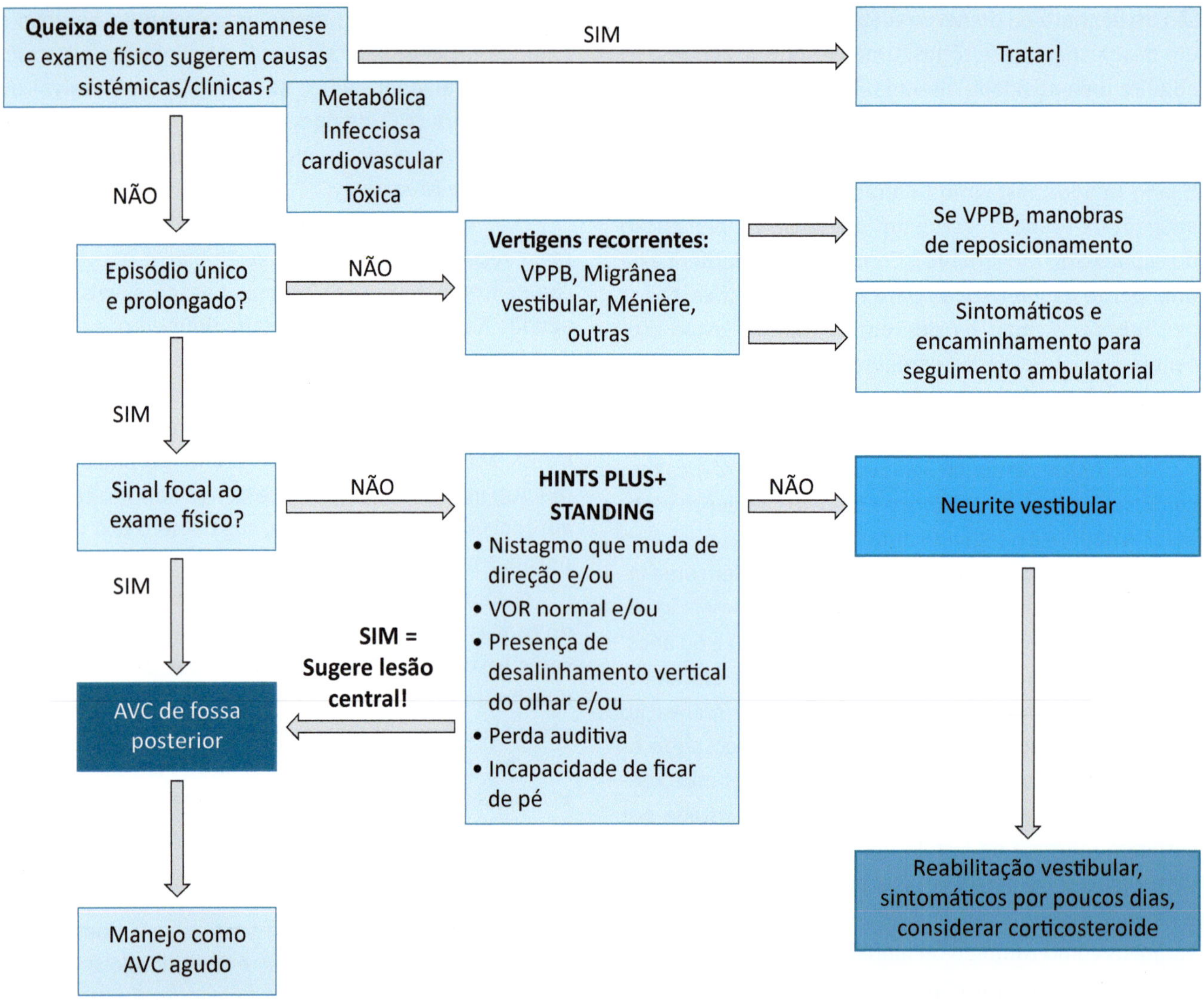

Figura 6.15. Fluxograma de atendimento do paciente com queixa de tontura no pronto-socorro.
AVC: acidente vascular cerebral; VOR: reflexo vestíbulo-ocular; VPPB: vertigem posicional paroxística benigna.
Fonte: Desenvolvida pela autoria.

BIBLIOGRAFIA

Baker AM, Yasavolian MA, Arandi NR. Nonconvulsive status epilepticus: overlooked and undertreated. Emerg Med Pract. 2019;21(10):1-24.

Baloh RW. Vestibular neuritis. The New England Journal of Medicine. 2003;348:1027-32.

Brott T, Adams HP Jr, Olinger CP, Marler JR, Barsan WG, Biller J, et al. Measurements of acute cerebral infarction: a clinical examination scale. Stroke. 1989;20(7):864-70. doi: 10.1161/01.str.20.7.864. PMID: 2749846.

Campbell WW. DeJong: o exame neurológico. 7. ed. Rio de Janeiro: Guanabara Koogan, 2014.

Dinkin Marc. Diagnostic approach to diplopia. Continuum. 2014;20(4 Neuro-ophthalmology):942-65.

Ferlisi M, Shorvon S. The outcome of therapies in refractory and super-refractory convulsive status epilepticus and recommendations for therapy. Brain. 2012;135(8):2314-28.

Fontaine C, Jacq G, Perier F, Holleville M, Legriel S. The role of secondary brain insults in status epilepticus: a systematic review. J Clin Med. 2020;9(8):2521.

Glauser T, Shinnar S, Gloss D, Alldredge B, Arya R, Bainbridge J, et al. Evidence-based guideline: treatment of convulsive status epilepticus in children and adults: report of the Guideline Committee of the American Epilepsy Society. Epilepsy Currents. 2016;16(1):48-61.

Glisson CC. Approach to diplopia. Continuum. 2019;25(5):1362-75.

Glisson CC. Visual loss due to optic chiasm and retrochiasmal visual pathway lesions. Continuum. 2014;20(4 Neuro-ophthalmology):907-21.

Höfler J, Rohracher A, Kalss G, Zimmermann G, Dobesberger J, Pilz G, et al. (S)-ketamine in refractory and super-refractory status epilepticus: a retrospective study. CNS Drugs. 2016;30(9):869-76.

Hofmeijer J, Tjepkema-Cloostermans MC, Blans MJ, Beishuizen A, van Putten MJAM. Unstandardized treatment of electroencephalographic status epilepticus does not improve outcome of comatose patients after cardiac arrest. Front Neurol. 2014;5:39.

Kapur J, Elm J, Chamberlain JM, Barsan W, Cloyd J, Lowenstein D, et al. Randomized trial of three anticonvulsant medications for status epilepticus. N Engl J Med. 2019;381(22):2103-13.

Smith M. Anesthestic agents and status epilepticus. 2011; 52(8):42-4. doi: 10.1111/j.1528-1167.2011.03234.x.

Kattah JC, Talkad AV, Wang DZ, Hsieh YH, Newman-Toker DE. HINTS to diagnose stroke in the acute vestibular syndrome. Stroke. 2009;40:3504-10.

Kim JS, Newman-Toker DE, Kerber KA, Jahn K, Bertholon P, Waterston J, et al. Vascular vertigo and dizziness: diagnostic criteria. J Vestib Res. 2022;32(3):205-22.

Marcantonio ER. Delirium in hospitalized older adults. N Engl J Med. 2017;377:1456-66.

Navi BB, Kamel H, Shah MP, Grossman AW, Wong C, Poisson SN, et al. Application of the ABCD2 score to identify cerebrovascular causes of dizziness in the emergency department. Stroke. 2012;43(6):1484-9.

Newman-Toker DE, Edlow JA. TiTrATE: a novel, evidence-based approach to diagnosing acute dizziness and vertigo. Neurol Clin. 2015;33(3):577-viii.

Newman-Toker DE, Kerber KA, Hsieh YH, Pula JH, Omron R, Saber Tehrani AS, et al. HINTS outperforms ABCD2 to screen for stroke in acute continuous vertigo and dizziness. Academic Emergency Medicine. 2013;20:987-96.

Newman N, Biousse V. Diagnostic approach to vision loss. Continuum. 2014;20(4 Neuro-ophthalmology):785-815. doi: 10.1212/01.CON.0000453317.67637.46.

Pinto LF, Oliveira JPS de, Midon AM. Status epilepticus: review on diagnosis, monitoring and treatment. Arq Neuropsiquiatr. 2022;80(5-1):193-203.

Rissardo JP, Caprara ALF. The unknown etiology of new-onset refractory status epilepticus. Current Medical Issues. 2022; 20(2):119.

Sathe AG, Underwood E, Coles LD, Elm JJ, Silbergleit R, Chamberlain JM, et al. Patterns of benzodiazepine underdosing in the established status epilepticus treatment trial. Epilepsia. 2021;62(3):795-806.

Sheikh KA. Guillain-Barre syndrome. Continuum. 2020;26(5): 1184-204.

Silberstein SD, Lipton RB, Goadsby PJ. Headache in clinical practice. Oxford. Isis Medical Media, 1998.

Steenerson KK. Acute vestibular syndrome. Continuum (Minneap Minn). 2021;27(2):402-19.

Struck AF, Ustun B, Ruiz AR, Lee JW, LaRoche SM, Hirsch LJ, et al. Association of an electroencephalography-based risk score with seizure probability in hospitalized patients. JAMA Neurol. 2017;74(12):1419-24.

Strzelczyk A, Zöllner JP, Willems LM, Jost J, Paule E, Schubert-Bast S, et al. Lacosamide in status epilepticus: systematic review of current evidence. Epilepsia. 2017;58(6):933-50.

Tampi RR, Tampi DJ, Ghori AK. Acetylcholinesterase Inhibitors for Delirium in older adults. Am J Alzheimers Dis Other Demen. 2016;31(4):305-10.

Valton L, Benaiteau M, Denuelle M, Rulquin F, Hachon Le Camus C, Hein C, et al. Etiological assessment of status epilepticus. Rev Neurol (Paris). 2020;176(6):408-26.

van Doorn Pieter. Acute flaccid paralysis. Continuum. 2003;9(3 Emergency Neurology):47-61.

Vanni S, Pecci R, Casati C, Moroni F, Risso M, Ottaviani M, et al. STANDING, a four-step bedside algorithm for differential diagnosis of acute vertigo in the Emergency Department. Acta Otorhinolaryngol Ital. 2014;34(6):419-26.

Wilber ST, Ondrejka JE. Altered mental status and delirium. Emerg Med Clin N Am. 2016;34(3) 649-65.

Yu A, Wu S, Zhang Z, et al. Cholinesterase inhibitors for the treatment of delirium in non-ICU settings. Cochrane Database Syst Rev. 2018;6:CD012494.

Zaccara G, Esposito V, Maschio M, Musolino R, Rudà R, Toni D. A survey on clinical pathways of patients with epilepsy and cerebrovascular diseases or brain tumors. Neurol Sci. 2020;41(6):1507-11.

CAPÍTULO 7

Adalberto Studart-Neto

Coma e Outras Alterações da Consciência

Em memória do Dr. Getúlio Daré Rabello, autor deste capítulo nas três primeiras edições do livro e que inspirou gerações de neurologistas.

...conviver com a incerteza sem ser paralisado pela hesitação.

Bertrand Russel

CONCEITOS

A consciência pode ser definida como um estado de pleno conhecimento e percepção de si próprio e do ambiente e constitui-se de dois componentes: o nível e o conteúdo da consciência. O nível de consciência representa o grau de alerta comportamental que fisiologicamente segue um ciclo de alternância entre os estados de vigília (indivíduo de olhos abertos e alerta) e sono (uma diminuição fisiológica do nível de consciência e facilmente revertida por estímulos externos). Por sua vez, o conteúdo da consciência é constituído por um somatório de todas as funções cognitivas e comportamentais, como a linguagem e a memória.

O coma é o estado mais grave de alteração do nível de consciência e trata-se de uma emergência médica e elevada morbimortalidade. Caracteriza-se por estado de não responsividade, em que o indivíduo se encontra de olhos fechados, sem respostas verbais ou motoras apropriadas a estímulos, mesmo que vigorosos. Respostas reflexas ou estereotipadas podem estar presentes e não definem responsividade consciente. Outra característica marcante no paciente em coma é a ausência do ciclo sono-vigília. A depender da causa do rebaixamento do nível de consciência, o paciente pode apresentar estados intermediários entre o estado de vigília/alerta e o coma. O Quadro 7.1 resume os diferentes níveis de alterações da consciência.

Quadro 7.1. Definições dos diferentes níveis de alterações da consciência

Estado confusional agudo ou delirium	Alteração aguda do estado mental definida pela flutuação da atenção e do nível de consciência, tipicamente com inversões no ciclo sono-vigília, alterações na percepção (como ilusões e alucinações visuais) e pensamento desorganizado
Obnubilação ou letargia	Redução leve a moderada do estado de alerta. Clinicamente, o indivíduo apresenta-se sonolento, com respostas mais lentificadas aos estímulos e com menor interesse no ambiente
Torpor ou estupor	Estado intermediário de diminuição do nível de consciência em que o indivíduo é despertado apenas com estímulos vigorosos e contínuos, sem os quais ele retorna ao estado de sonolência. Em geral, quando desperto, a resposta verbal é inadequada e a resposta motora é apenas de localização a um estímulo doloroso
Coma	Estado grave de não responsividade, em que o indivíduo se encontra de olhos fechados, sem respostas verbais ou motoras apropriadas a estímulos, mesmo que vigorosos. Respostas reflexas ou estereotipadas podem estar presentes e não definem responsividade consciente. Outra característica marcante no paciente comatoso é a ausência de um ciclo sono-vigília

(*Continua*)

Quadro 7.1. Definições dos diferentes níveis de alterações da consciência (*Continuação*)

Estado vegetativo	Condição crônica de alteração da consciência, caracterizada por um sujeito não responsivo, sem sinais de percepção de si e do ambiente, mas com a recuperação do ciclo sono-vigília. É um estado em que o indivíduo tem períodos de vigília (ou seja, olhos abertos espontaneamente) e há presença de funções autonômicas viscerais, mas sem um conteúdo de consciência e sem evidências de respostas comportamentais voluntárias
Estado mínimo de consciência	Descrição de um comprometimento crônico e grave da consciência, mas com algumas evidências comportamentais mínimas e bem definidas de autoconsciência ou de consciência parcial do ambiente
Morte encefálica	Perda irreversível das funções encefálicas, sendo incapaz de manter a homeostase respiratória e cardiovascular

Fonte: Desenvolvido pela autoria.

BASES ANATOMOFISIOLÓGICAS DA CONSCIÊNCIA

O nível de consciência é determinado pela interação entre a formação reticular do tronco encefálico, o diencéfalo (núcleos talâmicos e hipotalâmicos) e os hemisférios cerebrais (córtex cerebral). O conteúdo da consciência, por sua vez, é dependente das denominadas funções corticais superiores, cujos substratos anatômicos são complexas redes neurais corticossubcorticais. Lesões restritas a uma ou mais dessas redes causam alterações cognitivas e comportamentais específicas do conteúdo da consciência (p. ex., afasia, agnosia, amnésia). Aqui, abordaremos as estruturas anatômicas capazes de manter o estado de vigília.

Sistema ativador reticular ascendente (SARA) consiste em uma rede de neurônios situados na formação reticular paramediana no tegmento do mesencéfalo e porção superior da ponte, que se projeta para núcleos talâmicos e hipotalâmicos e, desses, difusamente para os hemisférios cerebrais (Figura 7.1). Esse sistema tem papel central na regulação do estado de alerta e no ciclo sono-vigília. O SARA é composto por vários núcleos cujas terminações axonais liberam neurotransmissores monoaminérgicos (noradrenalina, serotonina, dopamina) e colinérgicos (acetilcolina).

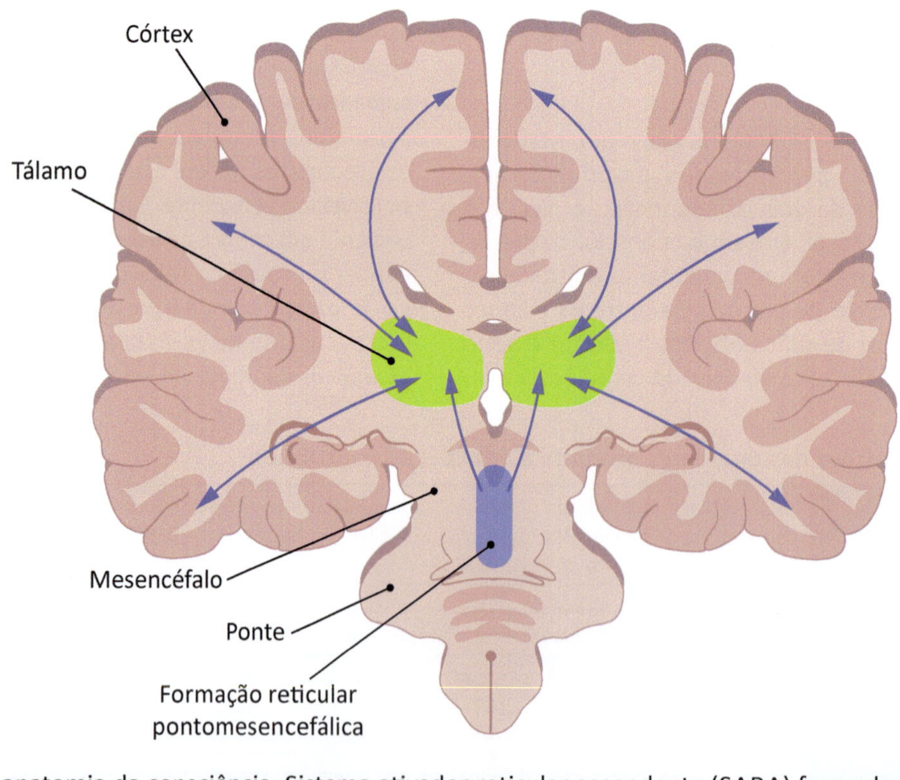

Figura 7.1. Neuroanatomia da consciência. Sistema ativador reticular ascendente (SARA) formado por uma rede de neurônios situados na formação reticular paramediana no tegmento do mesencéfalo e da porção superior da ponte (tegmento mesopontino), que se projeta para núcleos talâmicos e hipotalâmicos e, desses, difusamente para o córtex dos hemisférios cerebrais.
Fonte: Desenvolvida pela autoria.

Portanto, o coma e outras alterações do nível de consciência resultam de lesões ou disfunções dessa complexa rede envolvendo o Sara (no tegmento do mesencéfalo e ponte) e suas projeções aos núcleos talâmicos e hipotalâmicos que, por sua vez, se projetam ao córtex difusamente. Consequentemente, ao se examinar um paciente em coma, o que se busca, em última análise, são sinais neurológicos que nos permitem, em poucos minutos, estabelecer um diagnóstico topográfico de "onde está a lesão" dentro dessa rede neural da consciência.

CAUSAS DE REBAIXAMENTO DO NÍVEL DE CONSCIÊNCIA

Diversas causas estão associadas a alterações aguda da consciência, mas podemos dividi-las em dois grandes grupos: etiologias difusas (encefalopatias); e estruturais (Quadro 7.2). No primeiro grupo, há comprometimento difuso ou multifocal dos hemisférios cerebrais, mais comumente de etiologia toxicometabólica. Já no segundo grupo, constatam-se lesões focais destrutivas ou expansivas que resultam em coma por acometer direta ou indiretamente estruturas do diencéfalo e/ou do Sara. Lesões focais em um dos hemisférios cerebrais só pode gerar um rebaixamento do nível de consciência quando há um efeito de massa que ocasiona uma herniação de estruturas de pelo menos um dos hemisférios que produz uma compressão do diencéfalo ou do Sara no tronco encefálico (Figura 7.2).

Quadro 7.2. Causas de coma e outras alterações da consciência

Encefalopatias difusas	Metabólicas	▪ Encefalopatia urêmica ▪ Encefalopatia hepática ▪ Hipoglicemia ▪ Coma hiperglicêmico não cetótico ▪ Cetoacidose diabética ▪ Hipo e hipernatremia ▪ Hipercalcemia ▪ Hipo e hipermagnesemia ▪ Encefalopatia de Wernicke ▪ Insuficiência adrenal aguda ▪ Hipotireoidismo ▪ Crise tireotóxica ▪ Pan-hipopituitarismo agudo ▪ Sepse e choque séptico ▪ Porfiria
Encefalopatias difusas	Tóxicas	▪ Álcool ▪ Anfetaminas e cocaína ▪ Anticolinérgicos ▪ Barbitúrico ▪ Benzodiazepínicos ▪ Cianeto ▪ Lítio ▪ Metanol ▪ Monóxido de carbono ▪ Opiáceos
	Infecciosas e inflamatórias	▪ Meningites bacterianas agudas ▪ Encefalites virais ▪ Encefalomielite disseminada aguda ▪ Vasculites do sistema nervoso central
	Epilépticas	▪ *Status epilepticus*
	Outros	▪ Hipo e hipertermia ▪ Encefalopatia hipertensiva ▪ Encefalopatia pós-anóxica
Coma de causa estrutural	Supratentoriais	▪ Tumores cerebrais ▪ Abscessos cerebrais ▪ Hidrocefalia não comunicante ▪ Hemorragia intraparenquimatosa ▪ Hemorragia subaracnóidea ▪ Contusão traumática ▪ Hematoma subdural ▪ Hematoma epidural ▪ Infarto em território da artéria cerebral média ▪ Infarto talâmico bilateral ▪ Trombose venosa cerebral
	Infratentoriais	▪ Tumores de fossa posterior ▪ Hemorragias de tronco ▪ Trombose da artéria basilar ▪ Lesões expansivas do cerebelo ▪ Infartos e hemorragias cerebelares ▪ Rombencefalites

Fonte: Desenvolvido pela autoria.

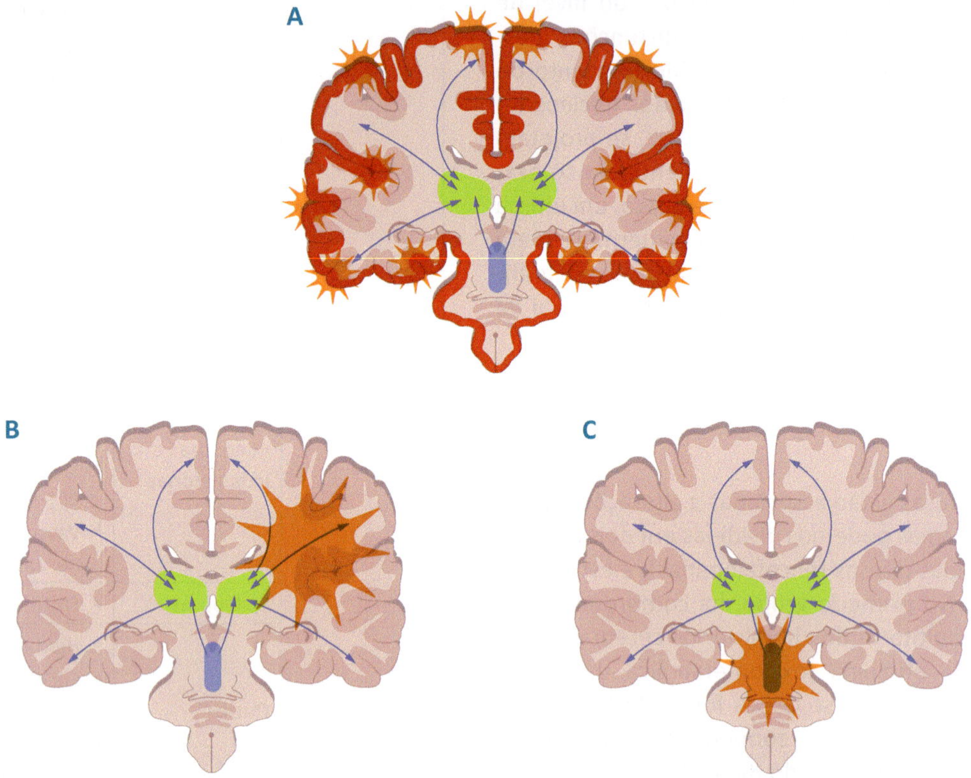

Figura 7.2 (A, B e C). Padrão neuroanatômico de lesão ou disfunção da rede neural da consciência. **(A)** Encefalopatia difusa ou multifocal. **(B)** Lesão estrutural supratentorial. **(C)** Lesão estrutural infratentorial.
Fonte: Desenvolvida pela autoria.

As encefalopatias difusas (ou multifocais) caracterizam-se, em geral, por uma instalação gradual, por vezes com flutuações, passando inicialmente por um estágio de estado confusional agudo (*delirium*) e evoluindo com rebaixamento do nível de consciência. Frequentemente, não se apresenta com sinais lateralizados, postura de decorticação ou decerebração. Entretanto, essa regra não é absoluta: algumas etiologias tóxico-metabólicas podem se apresentar com sinais focais, inclusive com sinal de Babinski (p. ex., hipoglicemia e encefalopatias hepática e urêmica). Movimentos involuntários (p. ex., tremores, mioclonias e asterixis) são indicativos de encefalopatias difusas. É válido lembrar que, embora a maioria das encefalopatias difusas seja por doenças sistêmicas (como insuficiências renal e hepática, quadros sépticos etc.), algumas doenças primariamente do sistema nervoso central (SNC) podem cursar como encefalopatias. São os casos, por exemplo, das meningoencefalites (infecciosas e autoimunes) e do estado de mal epiléptico não convulsivo.

Por outro lado, nos comas por lesões estruturais, a progressão é mais rápida e geralmente há o surgimento de sinais focais. Podemos dividir esse grupo de acordo com a localização em relação à tenda do cerebelo em lesões supra e infratentoriais. Para que lesões supratentoriais possam resultar em coma, pelo menos um de dois mecanismos é necessário: injúrias destrutivas diencefálicas bilaterais (p. ex., um infarto bi talâmico); ou lesões expansivas que causem deslocamento (herniação) de estruturas supratentoriais para o compartimento infratentorial e consequente compressão do diencéfalo e da formação reticular mesopontina (Figura 7.3). Três tipos de herniação estão mais associadas a alterações da consciência:

- **Herniação central:** ocorre quando processos expansivos supratentoriais originam uma compressão direta no diencéfalo, deslocando-o para baixo pelo forame da tenda do cerebelo. À medida que a herniação progride, há uma deterioração rostrocaudal de estruturas do tronco encefálico.
- **Herniação lateral ou uncal:** acontece quando lesões expansivas no lobo temporal ou extra-axiais insinuam o úncus entre o mesencéfalo e a borda livre da tenda do cerebelo. Inicialmente, há compressão do III NC, ocasionando, primeiro, a midríase da pupila ipsilateral e, em seguida, uma ptose palpebral com oftalmoparesia. Depois, há a compressão direta do mesencéfalo, com descerebração contralateral e depressão do nível de consciência.

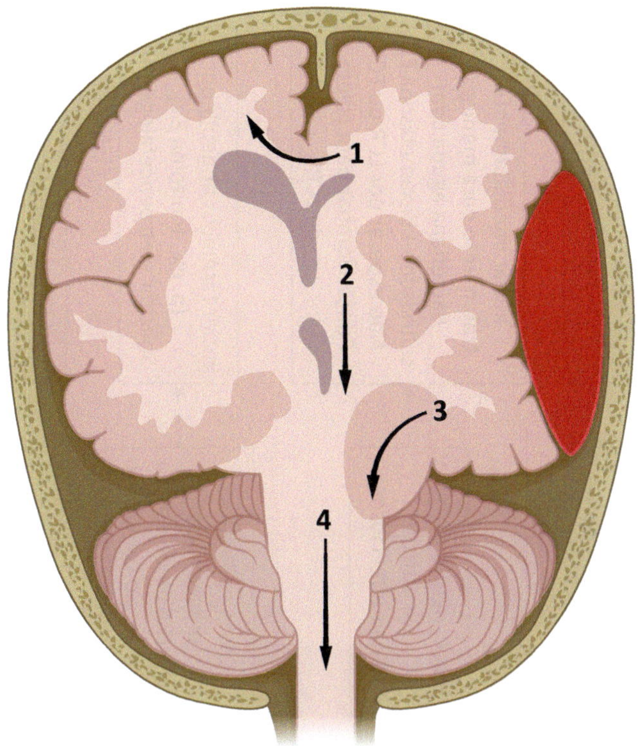

Figura 7.3. Tipos de herniação de estruturas encefálicas. **(1)** Herniação subfalcina. **(2)** Herniação central. **(3)** Herniação uncal. **(4)** Herniação tonsilar.
Fonte: Desenvolvida pela autoria.

- **Herniação subfalcina:** ocorre quando uma lesão expansiva comprime um dos hemisférios medialmente contra a foice cerebral. O giro do cíngulo é deslocado sob a foice e a compressão das artérias pericalosa e calosomarginal causa isquemia da face medial dos lobos frontal e parietal. Comumente, a herniação subfalcina é acompanhada ou progride com uma herniação central ou uncal.

Nas lesões infratentoriais, o mecanismo do coma pode ser por um processo destrutivo direto do Sara (como em um acidente vascular cerebral isquêmico [AVCi] por oclusão trombótica da artéria basilar) ou por compressão direta por massas expansivas na fossa posterior (p. ex., em um hematoma cerebelar). Processos expansivos infratentoriais podem apresentar também com herniação:

- **Herniação transtentorial ascendente:** caracteriza-se pelo deslocamento de estruturas do tronco encefálico para o compartimento supratentorial. Em geral, há uma compressão do mesencéfalo dorsal. O principal sinal é o desvio do olhar conjugado para baixo. Essa herniação pode ocorrer, por exemplo, quando são introduzidas derivações ventriculares em pacientes com processos expansivos de fossa posterior.
- **Herniação tonsilar ou cerebelar:** decorre da compressão das tonsilas cerebelares pelo forame magno com compressão do centro respiratório bulbar, evoluindo com insuficiência respiratória, anóxia e, por fim, morte.

ABORDAGEM INICIAL AO PACIENTE EM COMA

O coma constitui-se em uma emergência médica e, como tal, enquanto se obtém uma história e examina-se o paciente, condutas imediatas devem ser tomadas a fim de se tratar precocemente possíveis causas reversíveis e, assim, minimizar a injúria neurológica (Figura 7.4). Inicialmente, todo paciente com rebaixamento do nível de consciência deve ser avaliado em ambiente de emergência e ter seus sinais vitais monitorizados e estabilizados (via aérea, respiração, pressão arterial (PA), frequência cardíaca e temperatura). Assegurar uma saturação arterial de oxigênio acima de 90% e uma pressão arterial média acima de 70 mmHg são medidas críticas para manter a viabilidade do tecido nervoso. Para permitir adequada oxigenação, pacientes em coma devem ter sua via aérea assegurada por uma intubação orotraqueal.

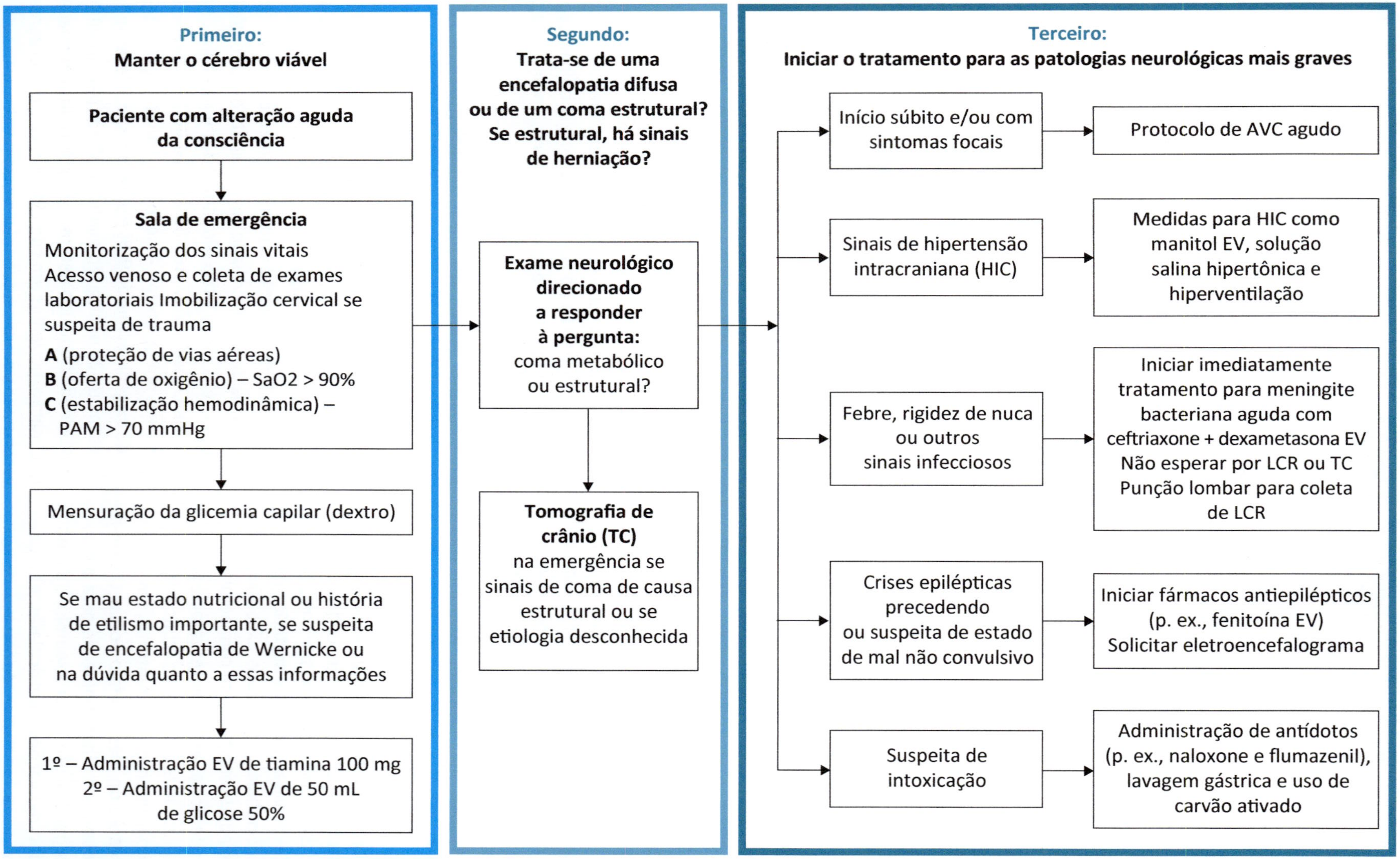

Figura 7.4. Fluxograma da abordagem inicial do paciente com alteração aguda da consciência no pronto-socorro dividida em três passos.
AVC: acidente vascular cerebral; EV: via endovenosa; LCR: líquido cefalorraquidiano; PAM: pressão arterial média; SaO2: saturação arterial de oxigênio, medida pela gasometria.
Fonte: Desenvolvida pela autoria.

Outra medida a ser tomada precocemente é a determinação da glicose capilar (dextro). Se hipoglicemia (< 70 mg/dL), deve-se reverter imediatamente com infusão intravenosa de solução glicosada hipertônica (50 mL de glicose a 50%). Todavia, é necessário atentar ao risco de precipitação de uma encefalopatia de Wernicke em pacientes com deficiência de tiamina. Lembrar que não apenas etilistas crônicos, mas também portadores de doenças esofágicas ou gástricas (como neoplasias malignas), pós-operatório de cirurgia bariátrica (mesmo que tardios), vômitos incoercíveis (incluindo hiperêmese gravídica) e transtornos alimentares de natureza psiquiátrica (anorexia nervosa, por exemplo) são outras situações em que pode haver carência de vitamina B1. Por isso, é mandatório administrar 100 mg a 300 mg de tiamina intravenosa antes da infusão de glicose. Mesmo que não haja hipoglicemia, é recomendado administração via intravenosa (IV) de tiamina em pacientes em coma.

Após as condutas imediatas de estabilização dos sinais vitais, correção de hipoglicemia e administração de tiamina, os passos seguintes são a coleta de uma breve história e a realização de um exame neurológico rápido e objetivo. Aqui, diferentemente de outros cenários, convém fazer a avaliação neurológica antes da anamnese. O exame neurológico do paciente em coma também deve ser direcionado e sistematizado para o diagnóstico topográfico. O principal objetivo ao fim do exame é estabelecer se é um coma por encefalopatia toxicometabólica ou se se trata de um coma de causa estrutural, e, no caso deste, se há sinais de herniação. Definir a nosologia do coma é fundamental para tomada das primeiras condutas: comas por encefalopatia toxicometabólica comumente necessitam de correção e tratamento de distúrbios sistêmicos, enquanto comas estruturais requerem uma abordagem mais "neurológica", sendo que a presença de sinais de herniações quase frequentemente requer procedimentos neurocirúrgicos. A seguir, breve roteiro do exame neurológico no coma, que será aprofundado nos tópicos subsequentes:

1. Nível de consciência.
2. Motricidade:
   - Padrão de resposta motora.
   - Tônus.
   - Presença de movimentos involuntários.
   - Reflexos miotáticos, cutâneo plantar e primitivos.
3. Nervos cranianos e reflexos de tronco:
   - Pupila e reflexo fotomotor (II e III nervos cranianos).
   - Motricidade ocular extrínseca (MOE) (III, IV e VI nervos cranianos).
   - Manobras vestibulares (III, IV e VI e VIII nervos cranianos).
   - Reflexo corneopalpebral (V e VII nervos cranianos).
   - Reflexo de tosse (IX e X nervos cranianos)
4. Fundo de olho (II nervos cranianos).
5. Pesquisa de sinais de irritação meníngea.
6. Padrão respiratório.

Por fim, após rápida avaliação neurológica que permite definir o tipo de coma (encefalopatia difusa *vs.* estrutural), parte-se para a coleta da história clínica. Assim como toda situação de emergência, a anamnese inicial deve ser rápida e precisa. Algumas informações podem ser fundamentais para se estabelecer hipóteses diagnósticas e instituir tratamentos mais urgentes: início dos sintomas (instalação súbita versus insidiosa); sintomas precedentes ao rebaixamento do nível de consciência (febre, cefaleia súbita, crises epilépticas, déficits neurológicos focais); história de trauma; antecedentes médicos e medicações em uso; e história de abuso de drogas ilícitas. A partir dessa abordagem inicial (estabilização de sinais vitais, correção de hipoglicemia, administração de tiamina, exame neurológico e anamnese direcionados), algumas condutas podem ser tomadas no pronto-socorro visando tanto a investigação da etiologia como o tratamento das potencialmente reversíveis (Figura 7.4).

Existem várias situações em que um exame de neuroimagem deve ser realizado rapidamente, ainda no departamento de emergência. O exame de tomografia computadorizada (TC) de crânio é o método preferencial pela maior facilidade, rapidez e disponibilidade, comparando-se com ressonância magnética. As situações em que o exame de neuroimagem é obrigatório:

1. Sinais neurológicos focais.
2. Pacientes com fatores de risco (como neoplasias, infecção pelo vírus da imunodeficiência humana (HIV), transplantados e usuários de imunossupressores).
3. História de trauma ou achados clínicos sugestivos (equimose periorbitária, edema e descoloramento retroauricular, hemotímpano, rinorreia ou otorreia).
4. Pacientes que apresentaram crises epilépticas ou estão em estado de mal epiléptico.
5. Suspeita de infecções do sistema nervoso centra.
6. Sinais de herniação ou de hipertensão intracraniana.
7. Coma de etiologia desconhecida.

EXAME NEUROLÓGICO DO PACIENTE EM COMA

Nível de consciência

Na prática, definimos o nível de consciência de um paciente a partir da sua capacidade de interagir ou estabelecer algum contato (verbal ou visual) com examinador, bem como a partir da intensidade de estímulo necessário para se obter uma resposta verbal ou motora e a qualidade dessa resposta. Inicialmente, tentam-se estímulos verbais, incluindo os vigorosos e, na ausência de resposta, procede-se a um estímulo doloroso. Sempre com o cuidado de não provocar lesão, os locais mais frequentes a serem estimulados são o leito ungueal, esterno, crista supraorbital e articulação temporomandibular (Figura 7.5). Vale salientar que, além de estímulos em tronco e face, deve-se testar a resposta nos quatro membros, a fim de se avaliarem assimetrias em respostas (o que dá ideia, por exemplo, de uma hemiparesia).

Para diminuir a variabilidade interexaminadores na determinação do nível de consciência, várias escalas foram criadas (p. ex., o escore FOUR e a escala de coma de Jouvet). Todavia, nenhuma escala é mais amplamente divulgada como a de coma de Glasgow (Tabela 7.1). Publicada em 1974, ela foi desenvolvida para quantificar a gravidade da injúria neurológica pós-traumatismo cranioencefálico e, a despeito de suas limitações, rapidamente ganhou espaço nas emergências pela sua facilidade de aplicação.

De fato, o uso da escala de coma de Glasgow facilita uma rápida comunicação no ambiente de pronto-socorro e dá uma noção de profundidade do coma (pontuação ≥ 13 indica uma injúria neurológica leve, 9 a 12 um comprometimento moderado e ≤ 8 um coma grave). Todavia, não substitui uma descrição mais detalhada do nível de consciência e da qualidade da resposta, como alterações da linguagem ou a presença de uma síndrome de heminegligência, quando possíveis de examinar. A principal limitação da escala de Glasgow advém do fato que o nível de consciência é definido pelas respostas verbal e motora. Consequentemente, pode-se inferir um escore sobrestimado em indivíduos com afasia e/ou anartria com tetraplegia (como na síndrome de *locked-in*). Não é incomum, por exemplo, pacientes afásicos serem descritos como "confusos".

Tabela 7.1. Escala de coma de Glasgow

Parâmetro	Resposta	Pontuação
Abertura ocular	Espontânea	4
	Estímulos verbais	3
	Estímulos dolorosos	2
	Ausente	1
Melhor resposta verbal	Orientado	5
	Confuso	4
	Palavras inapropriadas	3
	Sons incompreensíveis	2
	Ausente	1
Melhor resposta motora	Obedece a comandos	6
	Localização do estímulo doloroso	5
	Retirada em flexão ao estímulo doloroso	4
	Flexão patológica (decorticação)	3
	Extensão patológica (descerebração)	2
	Ausente	1

Fonte: Desenvolvida pela autoria.

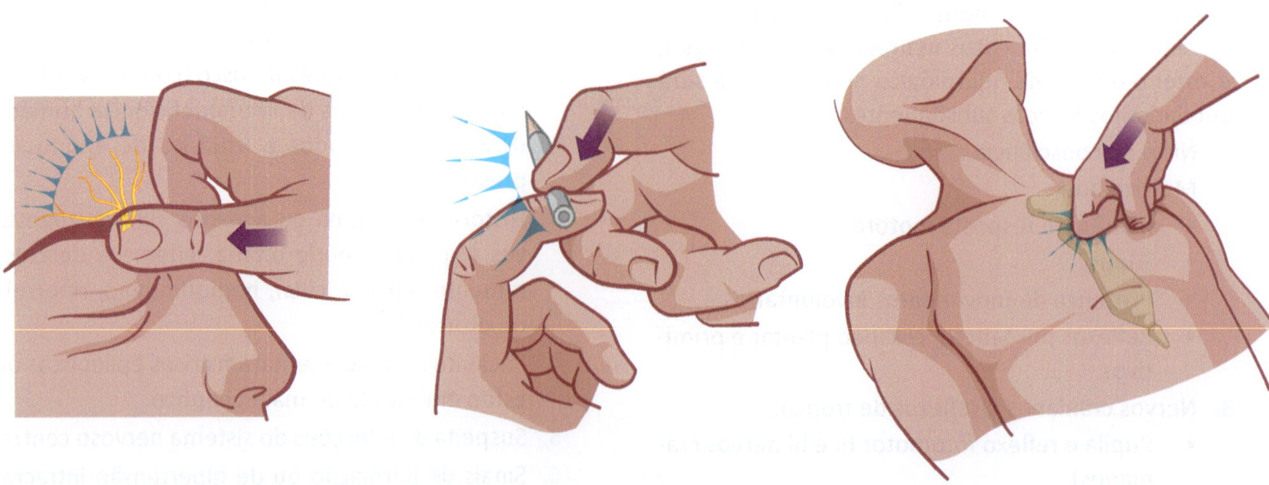

Figura 7.5. Formas de estimular um paciente em coma para observar o padrão de resposta motora.
Fonte: Desenvolvida pela autoria.

Ritmo respiratório

O controle neural da respiração é dado a partir da integração de diversas estruturas do tronco encefálico, do hipotálamo e do córtex pré-frontal (regulação comportamental da respiração). Assim, a depender da topografia da lesão, diferentes padrões respiratórios patológicos podem ser observados. Entretanto, outros fatores podem interferir no ritmo respiratório, como patologias pulmonares ou cardíacas (p. ex., congestão pulmonar), alterações no equilíbrio ácido-base (p. ex., uma acidose metabólica) e drogas sedativas ou bloqueadores neuromusculares. Além disso, paciente que chega em coma à sala de emergência comumente é intubado para proteção de via aérea logo no início do atendimento e a avaliação neurológico, muitas vezes, se dá após o procedimento. Daí a limitação do rimo respiratório como valor topográfico neurológico. O Quadro 7.3 traz um resumo desses padrões respiratórios.

Motricidade

O exame do sistema motor em paciente comatoso consiste no padrão de resposta motora a estímulos, na avaliação da motricidade passiva (tônus), na observação de movimentos involuntários e, por fim, na pesquisa de reflexos (miotáticos fásicos, cutâneo plantar e reflexos primitivos).

Conforme já discutido, na avaliação do nível de consciência, pesquisa-se a resposta motora a estímulos verbais ou dolorosos e, nesse momento, deve-se ficar atento a respostas assimétricas dos membros ou de careteamento facial, em busca de sinais de hemiparesia. De modo geral, o padrão de resposta motora reflete a gravidade do coma. Lesões hemisféricas ou diencefálicas bilaterais ou mesencefálicas acima do núcleo rubro podem ocasionar postura em decorticação (Figura 7.6). Nela, em provocação ao estímulo doloroso, há uma lenta flexão dos dedos, punhos e cotovelos, com adução dos membros superiores e uma extensão e rotação interna dos membros inferiores, acompanhado por uma vigorosa flexão plantar. Por outro, quando a lesão se situa entre os núcleos rubros (mesencéfalo) e os vestibulares (ponte), tem-se a postura em descerebração (extensão tônica dos quatro membros, com adução e pronação dos membros superiores e flexão plantar). Isso decorre da perda da influência flexora dos tratos corticoespinais e rubroespinais sob os motoneurônios medulares, com o predomínio dos reflexos posturais extensores dos tratos vestibuloespinais e reticuloespinais.

Por fim, quando se tem uma lesão no segmento inferior da ponte e no bulbo, há abolição da influência de todas as vias motoras descendentes sob o neurônio motor inferior e, assim, não se obtém nenhuma resposta motora à dor, com flacidez dos quatro membros. Embora essas respostas motoras patológicas sejam mais frequentemente associadas a causas estruturais de coma, indivíduos em estado pós-convulsivo ou com encefalopatia toxicametabólica (p. ex., coma hepático, hipoglicemia e intoxicações) também podem apresentar decorticação ou descerebração.

Quadro 7.3. Padrões respiratórios em pacientes com alteração aguda da consciência

Padrão respiratório	Topografia	Características
Apneia pós-hiperventilação	Encefalopatia difusa	Solicita-se ao paciente que realize cinco inspirações profundas Indivíduos normais têm uma apneia de até 10 segundos Pacientes com encefalopatia têm apneia de 20 a 30 segundos Não se é possível testar em sujeitos em coma
Ritmo de Cheyne-Stokes	Encefalopatia difusa Diencéfalo	Respiração periódica com ciclos de apneia alternando-se regularmente com hiperpneia que se inicia com amplitudes crescentes e, depois, decrescentes até uma nova apneia Sinal de integridade dos reflexos respiratórios do tronco encefálico Pode ocorrer também em insuficiência cardíaca
Hiperventilação neurogênica central	Encefalopatia difusa Mesencéfalo	Inicialmente descrita em lesões mesencefálicas Hoje, acredita-se que um edema pulmonar de etiologia neurogênica é que resulta em uma hiperventilação compensatória
Respiração apnêustica	Ponte	Caraterizada por pausas prolongadas em inspiração
Respiração atáxica	Junção pontinobulbar	Ritmo respiratório irregular, com alternância entre apneia e respirações superficiais e profundas
Apneia neurogênica central	Bulbo ventrolateral	Indica falência do centro respiratório na formação reticular bulbar

Fonte: Desenvolvido pela autoria.

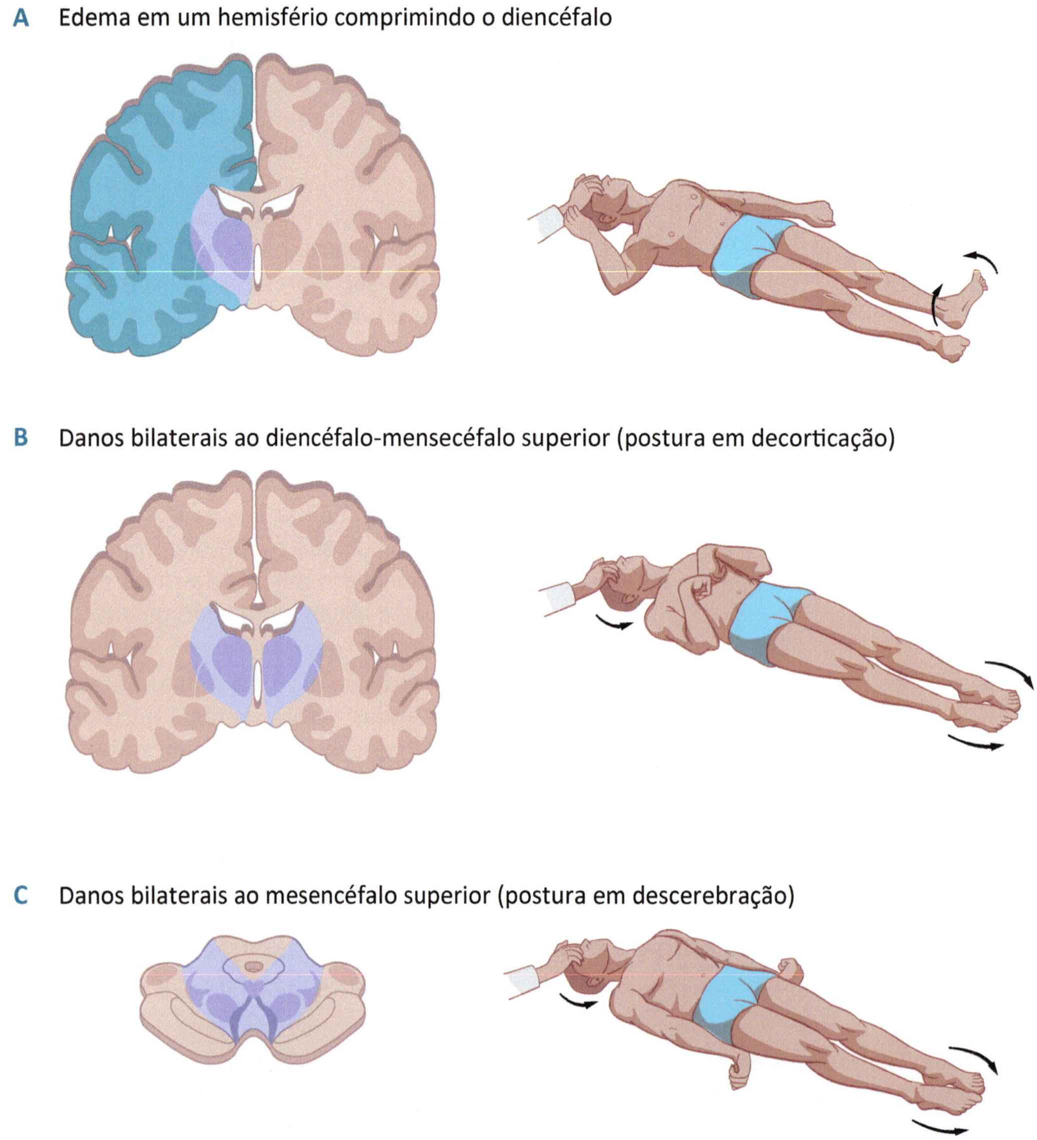

Figura 7.6. Padrões de respostas motoras patológicas ao estímulo doloroso em pacientes em coma: sinergismo postural flexor ou postura em decorticação e sinergismo postural extensor ou postura em descerebração.
Fonte: Desenvolvida pela autoria.

Ainda no exame da motricidade, deve-se observar se há movimentos involuntários. Mioclonias e asterixes são muito frequentes em coma de etiologia toxicametabólica, mas esses e outros movimentos entram no diagnóstico diferencial de crises epilépticas focais com alteração da consciência. Estado de mal não convulsivo, por exemplo, pode se manifestar apenas com sutis movimentos involuntários em mãos ou na face em um paciente em coma.

Pupilas e reflexo fotomotor

O diâmetro pupilar resulta de um complexo balanço entre as ações simpática (dilatação das pupilas) e parassimpática (constrição das pupilas). As vias associadas a esse controle autonômico estão intimamente próximas a estruturas do Sara, daí as respostas pupilares ao estímulo luminoso terem um grande valor localizatório.

No mesencéfalo, na região do complexo nuclear do III nervo craniano, há um núcleo parassimpático (núcleo de Edinger-Westphal) de onde partem fibras parassimpáticas que saem do tronco encefálico através do nervo oculomotor. Próximo do olho, no gânglio ciliar, há uma sinapse com o segundo neurônio da via parassimpática e as suas fibras direcionam-se ao músculo esfíncter da pupila (Figura 7.7). A ação fisiológica final é constrição pupilar e lesões nessa via causam uma dilatação patológica (midríase).

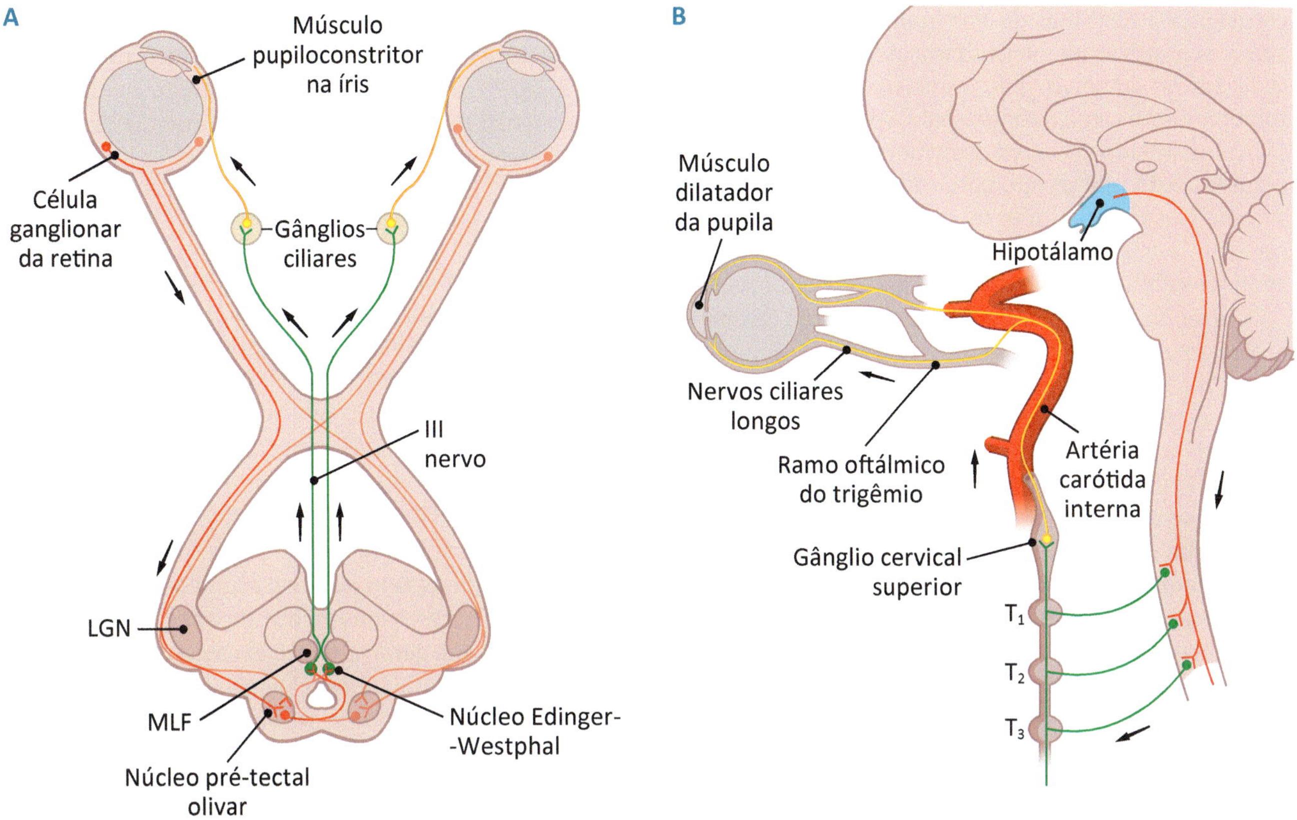

Figura 7.7. Vias parassimpática **(A)** e simpática **(B)** de controle do diâmetro pupilar. Na figura **A**, também se observa o reflexo fotomotor direto e consensual.
FLM: fascículo longitudinal medial; LGN: núcleo geniculado lateral.
Fonte: Desenvolvida pela autoria.

A via simpática que controla o diâmetro pupilar é mais extensa e comporta por três neurônios. O primeiro se localiza no hipotálamo e seu axônio desce pelo tronco encefálico (na porção mais dorsolateral) e faz sinapse com o 2° neurônio na coluna intermediolateral da medula espinhal entre C8 e T2. As fibras do 2º neurônio percorrem a cadeia simpática lateral até o gânglio cervical superior (que se localiza no nível da bifurcação da carótida comum). No gânglio está o 3° neurônio da via simpática, cujas fibras juntam-se ao nervo ciliar longo até chegar ao músculo dilatador da pupila. O resultado normal da ação da via simpática é a dilatação pupilar e injúrias resultam em diminuição patológica (miose). O tamanho da pupila é, portanto, resultado do equilíbrio entre as duas vias, sendo que, no ambiente claro, predomina a ação parassimpática (pupilas menores) e, no escuro, predomina a ação simpática (pupilas maiores).

O sistema pupilomotor é comumente resistente a insultos toxicometabólicos (com exceções da ação de algumas drogas, bem como encefalopatia anóxica e hipotermia). Assim, alterações pupilares são um dos sinais mais sugestivos de coma de etiologia estrutural, permitindo diferenciar de encefalopatia difusa.

Primeiro passo é certificar-se que o paciente não fez uso de nenhum colírio ou substância que influencie no tamanho das pupilas. Entre drogas com ação pupilomotora, há os opiáceos (miose, com pupilas puntiformes), atropina ou outros anticolinérgicos muscarínicos (pupilas midriáticas arreativas) e barbitúricos (pupilas médio-fixas).

Em seguida, procede-se à inspeção do diâmetro pupilar no claro e no escuro. Quando a assimetria entre as pupilas (anisocoria) é maior no claro, sugere um acometimento de III nervo craniano no olho em midríase. Por outro lado, se anisocoria for mais evidente no ambiente escuro, a lesão é do sistema simpático no lado do olho em miose. Nesse último caso, deve-se atentar aos outros achados de uma síndrome de Claude-Bernard-Horner (semiptose e anidrose facial). Assimetria pupilar de até 1 mm e sem diferença entre claro e escuro sugere ser uma anisocoria fisiológica.

Por fim, após a inspeção das pupilas, deve-se pesquisar o reflexo fotomotor. A aferência desse reflexo é realizada pelo II NC (nervo óptico), a eferência pelo III NC (nervo oculomotor) e a integração ocorre no mesencéfalo (no nível colículo superior, no núcleo de Edinger-Westphal). O estímulo luminoso em um olho causa tanto a constrição da pupila deste mesmo olho (reflexo fotomotor direto) como a constrição da pupila contralateral (reflexo consensual). Lesões do nervo óptico reduzem tanto o reflexo fotomotor direto como o consensual da pupila contralateral. Já acometimento do nervo oculomotor provoca midríase e ausência do reflexo fotomotor direto, mas com o consensual preservado. Lesões mesencefálicas podem provocar tanto a midríase (por acometimento parassimpático) como a ausência do reflexo fotomotor direto e consensual.

De modo geral, as pupilas "patológicas" são resultado, então, de um desequilíbrio entre os sistemas simpático e parassimpático (Figura 7.8). Pupilas mióticas em pacientes com coma decorrem de lesões nas vias simpáticas descendentes que se originam nos hipotálamos e descem no sentido dorsolateral no tronco encefálico. Comumente são pupilas com reflexo fotomotor presente:

- **Pupilas mióticas diencefálicas:** decorrentes de lesões bilaterais do centro simpático hipotalâmico. Mas, no coma por encefalopatia toxicometabólica, as pupilas também costumam ser discretamente mióticas e reativas (salvo as exceções já mencionadas). Daí ser essa a pupila com menor valor "localizatório".
- **Pupilas pontinas:** extremamente mióticas, puntiformes. São secundárias ao acometimento de fibras simpáticas descendentes no tegmento pontino (geralmente mais associadas a lesões "destrutivas" como hemorragias). Apesar de muito puntiformes, com uso de um oftalmoscópio, consegue-se ver que são reativas à luz.

Por sua vez, pupilas midriáticas são decorrentes de lesões mesencefálicas, envolvendo a região pré-tectal, o núcleo parassimpático de Edinger-Wesphal (no tegmento do mesencéfalo) ou as fibras infranucleares no III NC. Como há injúria do centro de integração do reflexo fotomotor no mesencéfalo, as pupilas são arreativas à luz:

- **Pupila tectal:** pupila em midríase (5 mm a 6 mm) decorrente de lesões no tecto e na porção dorsal do tegmento do mesencéfalo. Pode ter alguma flutuação no diâmetro (*hippus* ou atetose pupilar).
- **Pupila uncal (ou III nervo craniano):** pupila em extrema midríase em razão do acometimento de fibras infranucleares, comumente do segmento cisternal do III NC. Em geral, a principal causa é a compressão do *úncus* do lobo temporal que se insinua sob o mesencéfalo e o III NC em uma herniação transtentorial lateral. Nesses casos, há uma anisocoria com uma pupila em midríase.

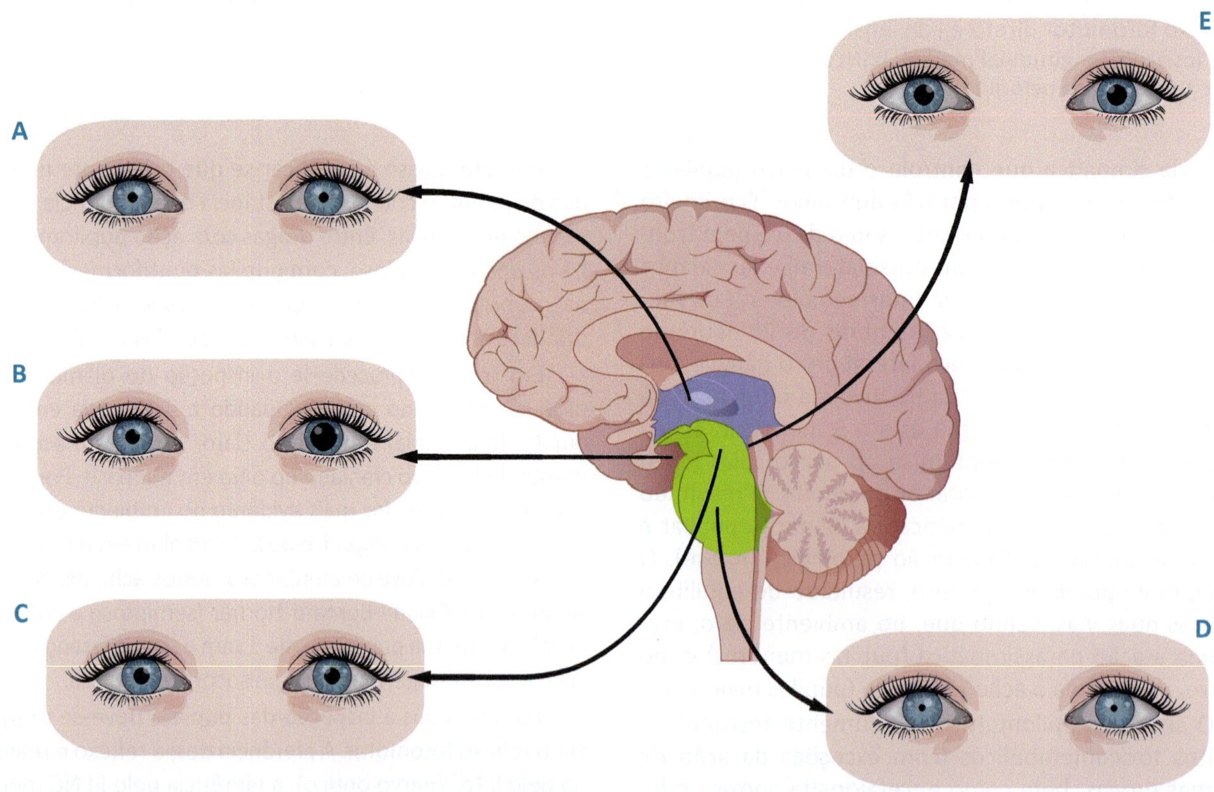

Figura 7.8. Padrões de alterações pupilares em paciente em coma. **(A)** Pupilas diencefálicas. **(B)** Pupila uncal. (C) Pupilas médias e fixas. **(D)** Pupilas pontinas. **(E)** Pupilas tectais.
Fonte: Desenvolvida pela autoria.

Lesões na região ventral do tegmento mesencefálico podem resultar em pupilas médias e fixas. Nesse caso, há injúria tanto de fibras parassimpáticas do segmento fascicular do III NC como de vias simpáticas descendentes provenientes do hipotálamo. Caracterizam-se por apresentarem um tamanho médio de 4 mm a 6 mm e serem arreativas ao estímulo luminoso.

Motricidade ocular extrínseca (MOE)

Assim como o exame das pupilas, a avaliação da MOE também tem um grande valor no diagnóstico topográfico no coma. Além dos núcleos da MOE (III, IV e VI nervos cranianos), diversas estruturas do tronco encefálico, cerebelo e córtex cerebral participam do controle suprassegmentar do olhar (maiores informações dessa anatomia encontram-se no Capítulo 1 – Princípios Fundamentais).

Diferentemente do indivíduo vígil, o exame da MOE do paciente em coma depende mais da pesquisa de reflexos e da observação de movimentos oculares involuntários. Assim, podemos sistematizar o exame da motricidade ocular nos seguintes pontos:

- Inspeção dos olhos na posição primária.
- Observação de desvios do olhar ou desalinhamentos.
- Observação de movimentos oculares espontâneos e involuntários.
- Manobra oculocefálica.
- Pesquisa do reflexo oculovestibular (prova calórica).

Na inspeção dos olhos, deve-se ficar atento se há algum desvio do olhar conjugado ou desconjugado (estrabismo), desalinhamento vertical ou presença de movimentos oculares anômalos. Muitas vezes, essas alterações são sutis e, por isso, o reflexo de Hirschberg pode ser útil nesse momento. Nele, joga-se um foco de luz sobre as córneas e observa-se se há algum grau de deslocamento do reflexo da luz em relação ao centro da pupila. Normalmente, o paciente em coma apresenta-se com as pálpebras fechadas, exceção em lesões agudas de ponte, quando se pode ter uma retração palpebral tônica, e os olhos encontram-se em discreto estrabismo divergente. Já indivíduos torporosos por encefalopatia difusa comumente apresentam movimentos oculares conjugados erráticos ("olhar de varredura"). Com o aprofundamento do rebaixamento do nível de consciência, porém, esses movimentos tendem a desaparecer. Outros movimentos oculares espontâneos são de natureza patológica e muitos podem ter um significado topográfico. Importante ressaltar que não se espera encontrar nistagmo em um paciente em coma. Isso se dá porque, para haver nistagmo, faz-se necessária a ação dos campos oculares corticais. Em situações de coma, todavia, os campos oculares frontal e parietal quase sempre estão deprimidos ou diretamente lesionados. O Quadro 7.4 traz algumas alterações da MOE em um paciente em coma.

Quadro 7.4. Alterações da motricidade ocular encontradas em pacientes com alteração da consciência

Sinal	Descrição	Significado
Desvio conjugado do olhar horizontal	Ipsilateral à hemiparesia ("olhando" para hemiparesia)	Lesão na base e no tegmento da ponte contralateral à hemiparesia
	Contralateral à hemiparesia (desviando o "olhar" da hemiparesia)	Lesão no córtex frontal contralateral à hemiparesia
Desvio conjugado do olhar vertical	Para cima	Encefalopatia anóxica grave
	Para baixo	Lesões destrutivas ou compressão da região pré-tectal (p. ex., por hidrocefalia)
Desalinhamento ocular vertical ou desvio oblíquo (desvio *skew*)	Um olho desviado para cima (hipertrópico) e outro olho desviado para baixo (hipotrópico). O desalinhamento é comitente nas manobras oculocefálicas	Lesão mesencefálica ipsilateral ao olho hipertrópico ou lesão nos núcleos vestibulares pontinobulbares ipsilateral ao olho hipotrópico.
Movimentos oculares em *ping-pong*	Desvios conjugados do olhar horizontal, alternando de um lado para o outro a cada poucos segundos.	Lesão em verme cerebelar Injúrias hemisféricas bilaterais
Bobbing ocular	Abalos rápidos do olhar para baixo com lento retorno a posição inicial Há abolição dos movimentos horizontais	Lesão destrutiva da ponte (p. ex., hemorragias pontinas)
Dipping ocular (ou *bobbing* ocular inverso)	Desvios lentos do olhar para baixo com rápido retorno à posição inicial	Pouco localizatório Encefalopatia anóxica Encefalopatia metabólica
Nistagmo de retração-convergência	Contração simultânea de todos os músculos oculares com retração dos olhos	Lesões pré-tectais

Fonte: Desenvolvido pela autoria.

Após a inspeção dos olhos, procede-se a reflexos que integram os sistemas vestibulares (VIII NC) e motor ocular: manobra oculocefálica; e as provas calóricas.

Classicamente, a pesquisa do reflexo oculocefálico é denominada "manobra dos olhos de boneca", mas desencorajamos o seu uso por achá-lo impreciso e confundidor. Antes de se fazer a manobra oculocefálica, deve-se verificar se não há trauma cervical. Na dúvida, não se realiza o teste. A manobra consiste em realizar movimentos bruscos com a cabeça para os lados, para cima e para baixo. Em resposta a esses movimentos cefálicos, espera-se um movimento ocular conjugado na mesma velocidade em sentido oposto (Figura 7.9). Essa manobra permite averiguar se há qualquer acometimento entre os núcleos vestibulares (na ponte), núcleo do VI NC (na ponte), fascículo longitudinal medial (FLM) e o complexo nuclear do III NC (no mesencéfalo). O reflexo oculocefálico, entretanto, é facilmente diminuído ou abolido em encefalopatia difusa e, por isso, sua ausência tem menor valor localizatório nessas situações.

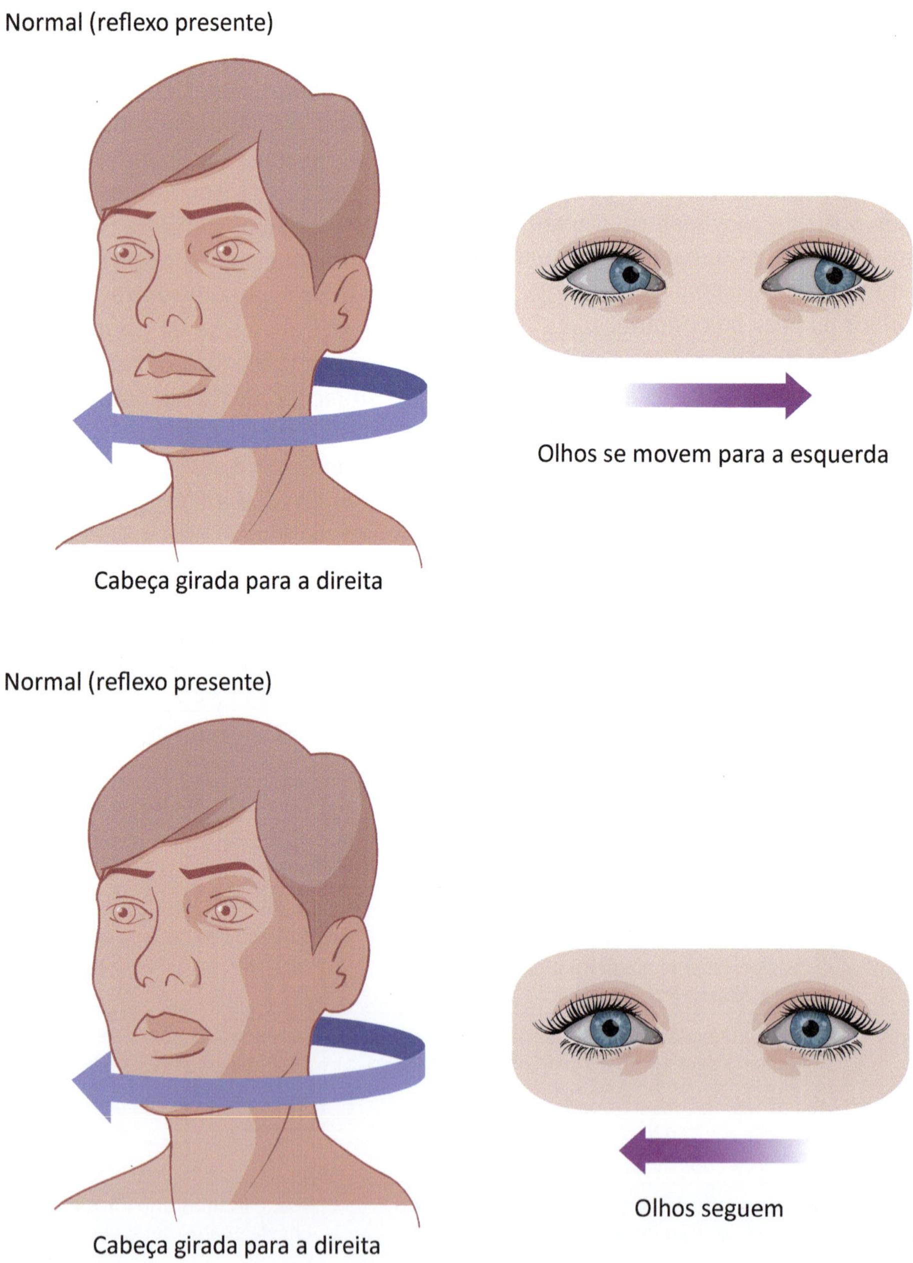

Figura 7.9. Reflexo oculocefálico (aferência pelo VIII NC e eferência pelos III e VI nervos cranianos).
Fonte: Desenvolvida pela autoria.

Por sua vez, os reflexos oculovestibulares provocados por estímulos térmicos (provas calóricas) são mais resistentes a injúrias toxicometabólicas. Antes de fazer as provas, uma otoscopia deve ser feita para se afastar lesão timpânica ou obstruções dos condutos auditivos externos. O paciente é, então, posicionado em decúbito dorsal com cabeceira erguida a 30°, com intuito de verticalizar o canal semicircular lateral e assim potencializar a resposta à manobra. Aplicam-se, então, 50 mL a 100 mL de água destilada (ou soro) gelado (ou morno) lentamente (para evitar trauma timpânico). Após se observar a resposta ocular, aguardam-se cerca de 5 minutos para fazer o mesmo procedimento na outra orelha. O princípio básico das provas calóricas é provocar um desbalanço dos tônus vestibulares, seja inibindo (com água gelada), seja hiperestimulando (água morna). Por exemplo, ao se instilar água gelada em um dos lados, as vias vestibulares ipsilaterais estão sendo inibidas e, então, o sistema vestibular contralateral empurra os olhos na direção da "orelha inibida", ocasionando um desvio conjugado do olhar. Se o sujeito estiver vígil, o campo ocular frontal promove uma sacada corretiva e o resultado final é um nistagmo com a fase rápida na direção contrária ao local onde se injetou a água gelada. Caso o indivíduo esteja em coma, essa sacada não ocorrerá e, portanto, não haverá um nistagmo, e sim o desvio tônico e conjugado do olhar ipsilateral. Para se obterem respostas do conjugadas do olhar vertical, deve-se instilar água nos dois ouvidos simultaneamente. Estímulo gelado bilateral resulta em desvio para baixo, enquanto o estímulo quente bilateral, um desvio para cima (Figura 7.10). Em indivíduos em morte encefálica (ME) ou com lesão estrutural no nível pontomesencefálico, não se observa nenhum movimento ocular. No Quadro 7.5, estão descritas as respostas oculares possíveis nas provas calóricas.

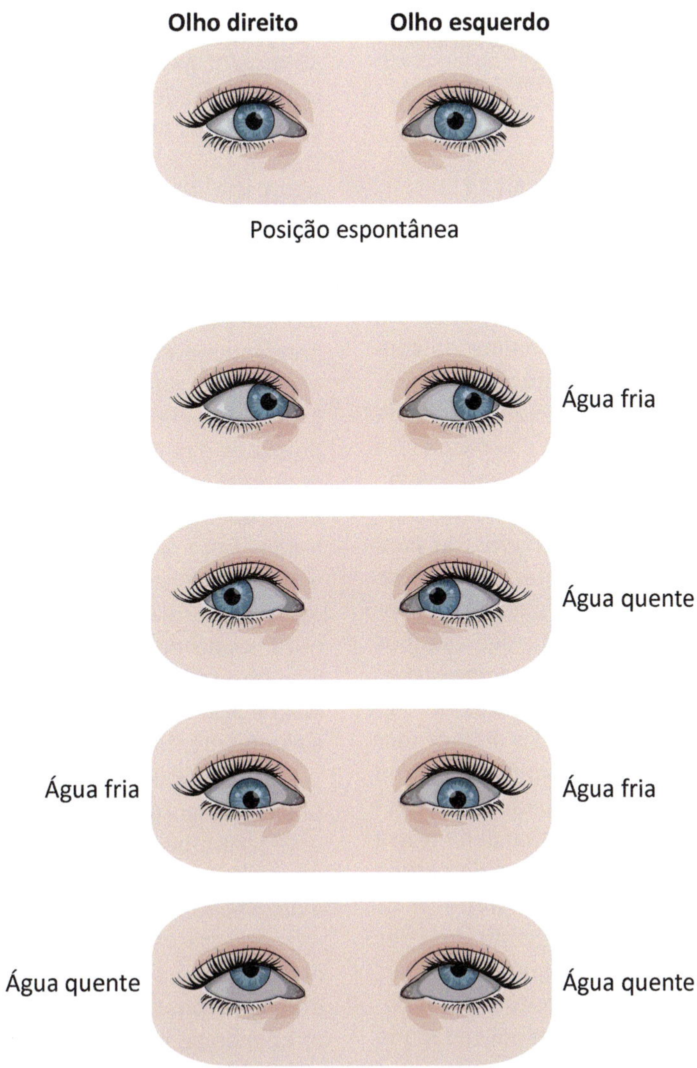

Figura 7.10. Padrões possíveis de reflexo vestíbulo-ocular nas provas calóricas em um paciente em coma.
Fonte: Desenvolvida pela autoria.

Quadro 7.5. Respostas oculares nas provas calóricas

Resposta ocular	Significado
Nistagmo com fase rápida na direção contrária da água gelada ou na mesma direção da água morna	Paciente vígil e sem lesões nas vias oculovestibulares
Desvio tônico e conjugado do olhar	Paciente em coma, mas sem lesões nas vias oculovestibulares
Desvio tônico e desconjugado do olhar, com adução ausente	Lesão do FLM ou do III NC ipsilateral ao olho que não aduz
Desvio tônico e desconjugado do olhar, com abdução ausente	Lesão do VI NC ipsilateral ao olho que não abduz
Ausência de resposta horizontal	Lesão em tegmento pontino
Ausência de resposta vertical	Lesão da região pré-tectal do mesencéfalo
Ausência de quaisquer respostas	Extensa lesão no tronco encefálica ou morte encefálica

FLM: fascículo longitudinal medial; NC: nervo craniano.
Fonte: Desenvolvido pela autoria.

AVALIAÇÃO DE PROGNÓSTICO DE PACIENTES EM COMA

Uma das perguntas mais frequentes feita aos neurologistas é sobre o prognóstico de um paciente em coma. Isso se dá porque, independentemente da causa, o coma é uma situação transitória que pode apresentar três evoluções: a recuperação; a manutenção de uma condição crônica de grave alteração da consciência (estado vegetativo ou estado mínimo de consciência); ou ME. Comumente, essa avaliação do prognóstico é levada em conta pelos intensivistas e emergencistas para algumas tomadas de decisão como adotar medidas de suporte avançado de vida ou instituir cuidados paliativos. Todavia, é sempre necessário advertir que estamos diante de um contexto agudo, transitório e imprevisível e, portanto, toda cautela é aconselhável antes de "fechar prognóstico". Ainda não é claro qual o melhor momento para se iniciar a avaliação do prognóstico de um paciente em coma. No caso de encefalopatia hipoxicaisquêmica, por exemplo, admite-se a possibilidade dessa avaliação somente após no mínimo 72 horas da parada cardiorrespiratória (ou 24 horas no caso de ME).

Naturalmente, a etiologia é determinante qual das duas trajetórias o paciente em coma seguirá. Pacientes em coma por lesão estrutural geralmente têm um prognóstico menos favorável que aqueles com encefalopatia toxicometabólica.

Todavia, há exceções como a encefalopatia hipoxicoisquêmica que pode ter uma evolução pior do que um traumatismo cranioencefálico. Inclusive, essas duas situações são as causas de coma cujos marcadores de prognóstico foram mais bem estudados. Idade avançada, ausência de reflexos de tronco (sobretudo o fotomotor) e persistência de arresponsividade motora e verbal são fatores de pior desfecho. Classicamente referido como marcador de mau prognóstico (inclusive em *guidelines* internacionais), o *status epilepticus* mioclônico, hoje, é relativizado após descrição de relatos de indivíduos com mioclonias persistentes apresentando uma boa evolução.

Além do exame clínico, métodos complementares podem subsidiar essa avaliação de prognóstico, demonstrando alterações sugestivas de dano neuronal grave e irreversível. Exames de neuroimagem (TC e ressonância magnética) e de neurofisiologia (eletroencefalograma (EGG) e potencial evocado somatossensorial) são os mais recomendados em *guidelines*. Alguns biomarcadores séricos e do líquido cefalorraquidiano (LCR) têm sido pesquisados como a enolase neurônio-específica, após estudos demonstrarem que valores maiores que 33 mcg/dL associavam-se a um pior prognóstico. Entretanto, na prática, esses biomarcadores ainda não são recomendados na rotina clínica.

ESTADOS CRÔNICOS DE ALTERAÇÃO DA CONSCIÊNCIA

Conforme já referido no tópico anterior, coma é um estado de alteração aguda e transitória da consciência. Independentemente da etiologia, se o paciente não recuperar o estado de alerta ou não evoluir para ME, após cerca de 2 semanas, ele passará a voltar a ter abertura ocular espontânea e readquirir o ciclo sono-vigília. Entretanto, permanecerá sem nenhuma percepção do ambiente. Ou seja, há recuperação do nível de consciência, mas sem um conteúdo (vigília sem estado de alerta). Por sua vez, as funções neurovegetativas permanecem preservadas, por exemplo, os ritmos cardíaco e respiratório, sem necessidade de suporte avançado de vida. Além disso, podem aparecer movimentos reflexos (como o de preensão ou sucção), reflexo de ameaça, mastigação, deglutição e até sons ininteligíveis e careteamento facial a estímulos dolorosos.

Para essa situação, cunhou-se o termo "estado vegetativo" (Quadro 7.6). Todavia, alguns autores, julgando esse termo pejorativo, defendem usar a expressão "síndrome de vigília não responsiva" (do inglês, *unresponsive wakefulness syndrome*). Classicamente, criaram-se os termos estados vegetativos persistente e permanente para definir o grau de reversibilidade de acordo com o tempo de não responsividade. O estado vegetativo é persistente quando se tem pelo menos 1 mês. Quando as causas são não traumáticas, define-se o estado vegetativo como permanente após 3 meses do início do coma; já nos casos pós-traumatismo cranioencefálico, esse tempo de observação é de 12 meses. No entanto, os relatos de pacientes que se recuperaram após vários anos demonstraram ser inapropriado rotular um estado vegetativo como permanente e atualmente esse termo é desencorajado.

Quadro 7.6. Critérios diagnósticos de estado vegetativo e estado consciência mínima

Estado vegetativo	Estado de consciência mínima
▪ Inconsciência de si e do ambiente ▪ Incapacidade de interagir com outros ▪ Ausência de comportamento voluntário, sustentado, reprodutível ou proposital em resposta a estímulos visuais, auditivos, táteis ou dolorosos ▪ Ausência de compreensão ou expressão da linguagem ▪ Presença do ciclo sono--vigília ▪ Presença de funções autonômicas e hipotalâmicas para sobrevivência a longo prazo desde que com cuidados médicos e de enfermagem ▪ Incontinência urinária e fecal ▪ Presença variável de reflexos de nervos cranianos e espinais	▪ Comprometimento global da responsividade a estímulos ▪ Evidência limitada, mas claramente demonstrável, de consciência de si e do ambiente, indicada pela presença de um ou mais dos seguintes comportamentos: ▪ Seguir simples comandos ▪ Respostas verbais ou gestuais a perguntas sim/não. ▪ Verbalização ininteligível ▪ Comportamentos propositais, incluindo movimentos ou comportamentos afetivos, que ocorrem em resposta a estímulos ambientais relevantes e que não são movimentos reflexos

Fonte: Desenvolvido pela autoria.

Por outro lado, alguns indivíduos em coma podem apresentar recuperação parcial, com uma mínima percepção do ambiente. Essa situação é definida como "estado de consciência mínima" (Quadro 7.6). Trata-se, portanto, de uma situação intermediária entre o estado vegetativo e o de plena consciência. O diagnóstico de um estado mínimo de consciência é feito a partir de evidências comportamentais de percepção e/ou linguagem, seja por respostas verbais, seja por respostas motoras não reflexas direcionadas a estímulos. Entretanto, essas respostas são tipicamente inconsistentes, não sendo incomum uma discrepância entre examinadores acerca de comportamentos volitivos ou automáticos. Além disso, nas últimas décadas, estudos com ressonância magnética funcional (RMF), neuroimagem molecular (tomografia por emissão de pósitrons (PET, do inglês *positron emission tomography* ou tomografia por emissão de fóton único (SPECT, do inglês *single photon emission tomography*)) ou eletrofisiológicos têm demonstrado que pacientes diagnosticados clinicamente como estado vegetativo apresentam evidência de alguma resposta cognitiva imperceptível ao examinador, o que torna cada vez mais nebulosas as fronteiras entre estados vegetativo e mínimo de consciência.

DIAGNÓSTICOS DIFERENCIAIS DE COMA

Há situações em que nem sempre fica estabelecido se o paciente se encontra em coma ou mesmo se há alguma alteração da consciência. A seguir, listamos alguns diagnósticos diferenciais de coma:

- **Mutismo acinético:** estado de alerta em que há uma incapacidade de se engajar em comportamentos direcionados e propositais. O paciente apresenta-se vígil, alerta, explora o ambiente com os olhos, mas não executa movimentos volitivos e nem emite vocalizações. Trata-se de um estado grave de apatia (ou abulia). Os substratos anatômicos são lesões bilaterais do giro do cíngulo anterior e suas conexões com área septal, núcleo *accumbens* e área tegmentar ventral. Alguns autores o consideram um estado mínimo de consciência.
- **Síndrome afetiva cognitiva cerebelar:** estado de alerta e mutismo (embora possa também se apresentar com sonolência) associado a lesões cerebelares, sobretudo do verme e do lobo posterior; por isso, também denominada "mutismo cerebelar". Descrita inicialmente em crianças em pós-operatórios de fossa posterior. Superada a fase aguda, esses pacientes evoluem com disfunção executiva, distúrbios de linguagem e alterações afetivas e comportamentais.
- **Estado de deferentação (síndrome do cativeiro ou de *locked in*):** trata-se de um paciente vígil, com plena consciência, mas tetraplégico, anártrico e com perda da motricidade ocular horizontal, estando preservado apenas o olhar conjugado vertical. Aqui, há uma lesão da base da ponte (porção ventral) com acometimento dos tratos corticoespinal e corticonucleares bilateralmente com preservação da formação reticular pontina. Outras situações que podem gerar um estado *locked-in* são paralisias flácidas agudas (p. ex., a síndrome de Guillain-Barré e crise miastênica).
- **Catatonia:** síndrome comportamental complexa caracterizada por imobilismo e/ou excitabilidade, mutismo, negativismo, olhar fixo, estereotipias, maneirismo, automatismos, perseveração, ecolalia, ecopraxia, distúrbios posturais (p. ex., rigidez cérea), paratonias e reflexos primitivos. Classicamente atribuída a distúrbios psiquiátricos (p. ex., esquizofrenia e depressão grave), sabe-se atualmente que diversas condições neurológicas (p. ex., encefalites imunomediadas) e encefalopatias toxicoimetabólicas podem resultar em um estado catatônico.

MORTE ENCEFÁLICA

A ME representa a mais catastrófica injúria neurológica com falência irreversível de todas as funções encefálicas. Aqui se incluem as perdas das funções neurovegetativas e do tronco encefálico, o que a diferencia do estado vegetativo. Historicamente, definia-se a morte de um indivíduo a partir da falência cardiorrespiratória. Entretanto, com o advento de métodos de suporte avançado de vida, pacientes com lesões neurológicas graves e irrecuperáveis passaram a ter suas funções vitais mantidas artificialmente. Portanto, a partir dos anos 1960, iniciaram-se as discussões científicas e ético-legais sobre quais os limites para se definir o óbito nesses contextos. Os primeiros textos definindo os critérios de ME foram publicados em 1968, 1976 e 1981. O Conselho Federal de Medicina (CFM) publicou a primeira resolução brasileira a respeito do tema em 1997, sendo atualizada em 2017 (Quadro 7.7). Por determinação legal, deve-se seguir rigorosamente todos os critérios, mesmo que haja diferenças em relação às diretrizes internacionais (há países que, por exemplo, dispensam o exame complementar).

Quadro 7.7. Critérios de morte encefálica (ME) definidos pela resolução do Conselho Federal de Medicina (CFM) n. 2.173, de 15 de dezembro de 2017

A – Pré-requisitos
1. Presença de lesão encefálica de causa conhecida, irreversível e capaz de causar a ME
2. Ausência de fatores tratáveis que possam confundir o diagnóstico de ME
3. Tratamento e observação em ambiente hospitalar pelo período mínimo de 6 horas. Quando a causa primária do quadro for encefalopatia hipoxicoisquêmica, esse período de tratamento e de observação deverá ser de, no mínimo, 24 horas
4. Temperatura corporal > 35 °C, saturação arterial de oxigênio > 94% e pressão arterial sistólica ≥ 100 mmHg ou pressão arterial média ≥ 65 mmHg para adultos (ou conforme a faixa etária para menores de 16 anos – consultar Quadro 7.8)
B – Dois exames clínicos (com intervalo mínimo conforme faixa etária
1. Coma não perceptivo
2. Ausência de reflexos de tronco cerebral
a) Ausência do reflexo fotomotor
b) Ausência de reflexo córneopalpebral
c) Ausência do reflexo oculocefálico
d) Ausência do reflexo vestibulocalórico
e) Ausência do reflexo de tosse
Obs.: na presença de alterações anatômicas que impossibilitam a avaliação bilateral dos reflexos, sendo possível exame em um dos lados, e constatada ausência de reflexos do lado sem alterações, dar-se-á prosseguimento às demais etapas para determinação de ME. A causa dessa impossibilidade deverá ser registrada em prontuário
C – Teste da apneia
1. O teste deverá ser realizado uma única vez por um dos médicos responsáveis pelo exame clínico
2. A apneia é definida pela ausência de movimentos respiratórios espontâneos, após a estimulação máxima do centro respiratório pela hipercapnia ($PaCO_2 > 55$ mmHg)
3. Interpretação dos resultados:
a) Teste positivo (presença de apneia): $PaCO_2 > 55$ mmHg, sem movimentos respiratórios, mesmo que o teste tenha sido interrompido antes dos 10 minutos previstos
b) Teste inconclusivo: $PaCO_2 < 55$ mmHg, sem movimentos respiratórios
c) Teste negativo (ausência de apneia) – presença de movimentos respiratórios, mesmo débeis, com qualquer valor de $PaCO_2$ Atentar para o fato de que, em pacientes magros ou crianças, os batimentos cardíacos podem mimetizar movimentos respiratórios débeis
D – Exames complementares
Demonstrar, de forma inequívoca, a ausência de perfusão sanguínea, de atividade elétrica ou metabólica encefálica. Um exame complementar compatível com ME e prévio ao exame clínico poderá ser utilizado no diagnóstico
1. Angiografia cerebral: ausência de fluxo intracraniano, definida por ausência de opacificação das artérias carótidas internas, no mínimo, acima da artéria oftálmica e da artéria basilar
2. Eletroencefalograma: presença de inatividade elétrica ou silêncio elétrico cerebral
3. Doppler transcraniano: ausência de fluxo sanguíneo intracraniano pela presença de fluxo diastólico reverberante e pequenos picos sistólicos na fase inicial da sístole
4. SPECT: ausência de perfusão ou metabolismo encefálico

$PaCO_2$: pressão parcial de dióxido de carbono.
Fonte: Desenvolvido pela autoria.

Os critérios de ME baseiam-se em quatro princípios: reconhecimento de uma causa conhecida e irreversível para o coma, demonstração de um coma não perceptivo e com ausência de reflexos do tronco encefálico, evidência de falência do centro respiratório pelo teste da apneia e a confirmação da ausência de perfusão sanguínea, de atividade elétrica ou metabólica encefálica por meio de exames complementares. Vale salientar que a determinação de ME é independente da condição de o paciente ser doador ou não de órgãos e tecidos, sendo necessária apenas a suspeita clínica para se iniciar o protocolo, conforme definido pela resolução do CFM. Na determinação da causa do coma, alguns pré-requisitos devem ser observados antes de se iniciar a prova de ME (Quadro 7.7).

O primeiro passo é ter o diagnóstico bem-definido de uma etiologia irreversível do coma. A resolução do CFM também exige um tempo mínimo de observação hospitalar de 6 horas, exceto, nos comas por encefalopatia anoxicoisquêmica, em que esse tempo de observação deve ser de pelo menos 24 horas. Adicionalmente, situações que podem simular uma ME devem ser excluídas e, se presentes, revertidas quando possíveis:

- **Distúrbio hidroeletrolítico, ácido-básico/endócrino e intoxicação exógena grave:** caberá à equipe responsável definir se essas condições podem mimetizar uma ME. A hipernatremia grave refratária ao tratamento não contraindica a prova de ME, exceto se for a única etiologia possível do coma.
- **Hipotermia:** temperatura retal, vesical ou esofagiana < 35 °C. Deve ser corrigida antes de se iniciar a determinação de ME.
- **Fármacos depressores do sistema nervoso central e bloqueadores neuromusculares**: se administrado em infusão contínua em pacientes com função renal e hepática normais e que não foram submetidos à hipotermia terapêutica, será necessário aguardar um intervalo mínimo de quatro a cinco meias-vidas após a suspensão dos fármacos, antes de iniciar a prova de ME. Se insuficiência hepática ou renal, hipotermia terapêutica ou quando há suspeita de intoxicação por uso em doses maiores que as usuais, deve-se aguardar tempo maior que cinco meias-vidas do fármaco. Nessas condições anteriormente citadas, é recomendável se evitar o eletroencefalograma (EEG), pois há significativa influência desses agentes na atividade elétrica cerebral.
- **Choque hemodinâmico:** a pressão arterial sistólica deverá ser maior ou igual a 100 mmHg ou a pressão arterial média (PAM) maior ou igual a 65 mmHg. Se necessário, deve-se ligar droga vasoativa para chegar a nesse alvo.
- **Lesões de tronco encefálico:** pacientes em coma estrutural por lesão no tronco encefálico (p. ex., tumores de fossa posterior, AVCi ou hemorrágico, encefalites de tronco) podem apresentar atividade cortical, mesmo com ausência dos reflexos de tronco. Nesses casos, o exame complementar (em particular o EEG) pode ajudar a estabelecer a inviabilidade cortical.
- **Traumatismo facial múltiplo:** pode comprometer a avaliação dos reflexos de tronco.
- **Alterações pupilares prévias:** utilização de drogas locais ou sistêmicas, cirurgia ou traumatismo prejudicam a avaliação do reflexo fotomor.

Quanto ao teste clínico, ele deve ser executado por dois médicos em um intervalo de acordo com a faixa etária do paciente. Naqueles com idade a partir de 2 anos de idade, o intervalo mínimo é de 1 hora. A atual resolução determina alguns critérios para ser examinador: ser capacitado e ter experiência (ter acompanhado ou realizado pelo menos dez provas); um dos médicos ser especialista em Neurologia, Neurocirurgia, Neurologia Infantil, Medicina Intensiva ou Medicina de Emergência; nenhum deles pode fazer parte da equipe de transplante.

A avaliação clínica em si consiste em um exame de coma direcionado. Deve-se atentar para reflexos espinhais que podem estar presentes (inclusive o sinal de Lázaro). Já posturas de decorticação e de descerebração invalidam o diagnóstico, pois indicam integridade dos tratos descendentes do tronco encefálico (rubroespinal, reticuloespinal e vestibuloespinal). Após a constatação do coma aperceptivo, parte-se para a pesquisa dos reflexos de tronco encefálico (Quadro 7.8).

O teste da apneia deve ser realizado em apenas um dos exames clínicos e consiste em determinar a ausência de movimentos respiratórios espontâneos sob hipercapnia ($PaCO2 \geq 55$ mmHg), mas sem hipóxia (Quadro 7.7 e 7.9). Diferentemente de algumas diretrizes de outros países, a resolução brasileira não determina a diferença de PaCO2 antes e depois do teste de apneia. Por fim, a confirmação da ausência de atividade elétrica cerebral ou de perfusão encefálica por meio de um método complementar, que poderá ser feito mesmo antes do exame clínico.

A abertura do protocolo (ou seja, a suspeita de ME) já deve ser comunicada aos familiares (ou responsáveis legais) e notificada obrigatoriamente às centrais de captação e distribuição de órgãos dos estados. Cabe a essas centrais a abordagem aos responsáveis sobre a autorização da doação de órgãos. No caso, de negativa ou de contraindicação, é permitida a suspensão das medidas de suporte avançado de vida, desde que a família já esteja esclarecida do diagnóstico de ME.

Quadro 7.8. Reflexos de tronco encefálico examinados na determinação de morte encefálica

Reflexo	Nervos cranianos	Nível de integração	Técnica
Reflexo fotomotor	Aferência: II Eferência: III	Mesencéfalo	Estímulo luminoso direto sobre as pupilas
Reflexo corneopalpebral	Aferência: V Eferência: VII	Ponte	Estimular o limbo da córnea com algodão ou com uma gota de soro fisiológico
Reflexo oculocefálico	Aferência: VIII Eferência: III e VI	Mesencéfalo e ponte	Movimentos bruscos de rotação horizontal e vertical da cabeça Não fazer se suspeita ou confirmação de trauma cervical
Reflexo oculovestibular	Aferência: VIII Eferência: III e VI	Mesencéfalo e ponte	Prova calórica com água fria ou morna Fazer otoscopia antes Cabeceira a 30º Usar 50 mL a 100 mL de água fria ou morna Esperar 3 minutos de um ouvido a outro
Reflexo de tosse	Aferência: IX e X Eferência: IX e X	Bulbo	Estimular a traqueia com cânula de aspiração no tubo orotraqueal

Fonte: Desenvolvido pela autoria.

Quadro 7.9. Procedimentos do teste da apneia

1. Ventilação com FiO_2 de 100% por 10 minutos para atingir idealmente $PaO_2 \geq 200$ mmHg e $PaCO_2$ entre 35 e 45 mmHg
2. Monitorizar a oximetria e colher gasometria arterial inicial
3. Desconectar ventilação mecânica
4. Estabelecer fluxo contínuo de 6 L/min de O_2 por um cateter intratraqueal no nível da carina ou tubo T (12 L/min) ou CPAP (até 12 L/min + até 10 cm H_2O)
5. Observar se há a presença de qualquer movimento respiratório por 8 a 10 minutos
6. Colher gasometria arterial final
7. Reconectar ventilação mecânica
Interrupção do teste em uma das seguintes situações: ▪ PA sistólica < 100 mmHg ou PA média < que 65 mmHg ▪ Hipoxemia significativa ▪ Arritmia cardíaca ▪ Colher uma gasometria arterial e reconectar o ventilador ▪ Se $PaCO_2$ final < 55 mmHg, deve-se refazer o teste

CPAP: Pressão positiva contínua das vias respiratórias; FiO_2: fração inspirada de oxigênio; PA: pressão arterial; $PaCO_2$: pressão parcial de dióxido de carbono; PaO_2: pressão parcial de oxigênio.
Fonte: Desenvolvido pela autoria.

BIBLIOGRAFIAS

Bernat JL. Chronic disorders of consciousness. Lancet 2006;367: 1181-92.

Brennan PM, Murray GD, Teasdale GM. Simplifying the use of prognostic information in traumatic brain injury. Part 1: The GCS-Pupils score: an extended index of clinical severity. J Neurosurg. 2018;128(6):1612-20.

Busl DKM, Greer DM. Pitfalls in the diagnosis of brain. Neurocrit Care. 2009;11:276-87.

Robinson C, Wijdicks E. The hospital neurology book. Chapter 36: Coma and Other States of Altered Consciousnes.

Edlow JA, Rabinstein A, Traub SJ. Diagnosis of reversible causes of coma. Lancet. 2014;384:2064-76.

Emergency neurological life support. Coma. Version: 2.0., 2016.

Giacino JT, Fins JJ, Laureys S, et al. Schiff disorders of consciousness after acquired brain injury: the state of the science. Nat. Rev. Neurol. 2014;10:99-114.

Greer DM. Cardiac arrest and postanoxic encephalopathy. Continuum (Minneap Minn). 2015;21(5):1384-96.

Posner JB, Saper CB, Schiff ND, Plum F. Plum and Posner's diagnosis of stupor and coma. 4. ed. New York: Oxford University Press, 2007.

Resolução CFM N. 2.173/2017. Publicado no D.O.U. de 15 de dezembro de 2017, Seção I, p. 274-6.

Rossetti AO, Rabinstein AA, Oddo M. Neurological prognostication of outcome in patients in coma after cardiac arrest. Lancet Neurol. 2016;15:597-609.

Teasdale G, Maas A, Lecky F, et al. The glasgow coma scale at 40 years: standing the test of time. Lancet Neurol. 2014;13:844-54.

Westphal GA, et al. Diretrizes para avaliação e validação do potencial doador de órgãos em morte encefálica. Revista Brasileira de Terapia Intensiva. 2016;28(3):220-55.

Wijdicks EF, Bamlet WR, Maramattom BV, et al. Validation of a new coma scale: The FOUR score. Ann Neurol. 2005; 58(4):585-93.

Wijdicks EFM. Determining Brain Death. Continuum (Minneap Minn) 2015;21(5):1411-24.

Young GB, Adrian M. Owen AM. Evaluating the potential for recovery of consciousness in the intensive care unit. Continuum (Minneap Minn) 2015;21(5):1397-410.

CAPÍTULO 8

Jamary Oliveira Filho • Gisela Tinone • Suzete Farias da Guarda
Adriana Bastos Conforto

Doenças Cerebrovasculares

INTRODUÇÃO

As doenças cerebrovasculares (DCV) representam umas das principais causas de morte e de incapacidade no mundo. No nosso meio, é a segunda causa de morte.[1] Segundo a Organização Mundial de Saúde (OMS) e Global Disease Burden Study Group, em 2019 ocorreram cerca de 6,5 milhões de óbitos por DCV.[2] Contudo, o atendimento desses pacientes em unidades especializadas para o tratamento das DCV, bem como o advento de novas terapêuticas, tem melhorado muito o seu prognóstico.

As DCV englobam os acidentes vasculares cerebrais isquêmicos (AVCi), os episódios ou ataques isquêmicos transitórios (AIT), os acidentes vasculares cerebrais hemorrágicos (divididos em hemorragia intraparenquimatosa [HIP] e a hemorragia subaracnóidea) e as tromboses venosas cerebrais (TVC).

ACIDENTE VASCULAR CEREBRAL ISQUÊMICO

Epidemiologia e definição

Em 2019, houve 12,2 milhões de novos casos de acidente vascular cerebral (AVC) no mundo.[2] Cerca de 80% a 85% dos AVC são isquêmicos. O risco de AVC aumenta com a idade sendo mais prevalente depois dos 65 anos (cerca de 75% dos casos), esse risco dobra a cada década depois dos 55 anos.[3]

O AVC caracteriza-se pela instalação súbita ou rápida de déficits neurológicos decorrentes de uma disfunção cerebral focal (ou global) de causa vascular com duração de mais de 24 horas e que podem resultar em morte.[4,5]

Nos AVCi, o quadro neurológico pode ser causado por um infarto localizado nos parênquimas cerebral ou cerebelar, no tronco cerebral, na retina, além dos infartos medulares.

Patogenia

O fluxo sanguíneo cerebral normal é de cerca de 50 mL de sangue por 100 g de córtex cerebral/minuto; o consumo de oxigênio é de 3,5 mL por g/minuto. A oclusão de uma artéria cerebral causa um hipofluxo cerebral que pode ocasionar a formação de duas áreas concêntricas: uma área central denominada "zona de necrose isquêmica" ou "core isquêmico"; e uma área circunjacente, zona de penumbra isquêmica, onde os neurônios ainda persistem viáveis por curto período, às custas da circulação colateral. Se rapidamente forem introduzidas terapêuticas de reperfusão para recanalizar a artéria ocluída, é possível evitar que os neurônios da área de penumbra isquêmica evoluam para morte neuronal, diminuindo a extensão do infarto e melhorando o prognóstico neurológico.

Apresentação clínica

Uma anamnese cuidadosa bem como dados do exame físico geral e neurológico são fundamentais para o diagnóstico clínico de qualquer tipo de DCV, assim como seus diagnósticos diferenciais como encefalite, trauma, enxaqueca complicada, epilepsia e outros.

A apresentação clínica vai depender do território arterial acometido (Quadro 8.1). Podemos dividir as síndromes vasculares entre as da circulação anterior ou território carotídeo e circulação posterior ou território vertebrobasilar. Entre as síndromes carotídeas, existem os distúrbios de linguagem como afasia motora, negligência, hemiparesias proporcionadas e desproporcionadas predomínio braquial ou crural, déficits sensitivos, hemianopsia homônima e outras. Em relação às síndromes do território vertebrobasilar, podemos citar ataxias axiais e apendiculares, déficits motores, déficits sensitivos, vertigem, alterações de nervos cranianos como diplopia, paralisia facial, nistagmo, disfagia, disartria, hemianopsias e até cegueira cortical.

Não podemos deixar de citar as síndromes lacunares clássicas relacionadas aos infartos lacunares menores que 1,5 cm causados pela oclusão de artérias de pequeno calibre, as artérias perfurantes especialmente em pacientes hipertensos, diabéticos, dislipidêmicos. São cinco as síndromes lacunares clássicas: hemiparesia pura; hemihipoestesia pura; disartria-incoordenação da mão (ou "mão desajeitada"); hemiparesia-hemihipoestesia; e ataxia-hemiparesia.

Quadro 8.1. **Síndromes neurológicas de acordo com os territórios vasculares**

Território carotídeo (circulação anterior)	
Síndrome	Manifestações clínicas
Síndrome de artéria cerebral anterior (ACA)	▪ Hemiparesia de predomínio no membro inferior contralateral ▪ Hipoestesia no membro inferior contralateral ▪ Disfunção executiva, apatia, desinibição
Síndrome de artéria cerebral média (ACM) – Ramo superior	▪ Hemiparesia de predomínio braquiofacial contralateral ▪ Hipoestesia de predomínio braquiofacial contralateral ▪ Desvio ou paresia do olhar conjugado horizontal contralateral à hemiparesia ▪ Afasia motora (ACM esquerda) ou heminegligência (ACM direita)
Síndrome de artéria cerebral média (ACM) – Ramo inferior	▪ Afasia de Wernicke e apraxia (ACM esquerda) ▪ Heminegligência (ACM direita)
Síndrome de artéria cerebral média (ACM) – oclusão do segmento inicial (M1)	▪ Hemiparesia contralateral ▪ Hipoestesia contralateral ▪ Desvio ou paresia do olhar conjugado horizontal contralateral à hemiparesia ▪ Afasia global (ACM esquerda) ou heminegligência (ACM direita)
Território vertebrobasilar (circulação posterior)	
Síndrome de artéria cerebral posterior (ACP)	▪ Hemianopsia homônima contralateral ▪ Alexia pura ▪ Agnosia visual (ACP esquerda) ou prosopoagnosia (ACP direita) ▪ Alterações cognitivas (acometimento talâmico anterior ou dorsomedial ou pulvinar) ▪ Ataxia contralateral e hipoestesia contralateral (acometimento talâmico lateral)
Síndrome de Weber (topo da artéria basilar)	▪ Hemiparesia contralateral ▪ Paralisia do nervo oculomotor ipsilateral
Síndrome de Claude- Benedikt (topo da artéria basilar)	▪ Hemiparesia contralateral ▪ Ataxia cerebelar contralateral ▪ Tremor rubral contralateral
Síndrome de Foville (ramos paramedianos da artéria basilar)	▪ Hemiparesia contralateral ▪ Paralisia do olhar conjugado horizontal ipsilateral
Síndrome de Millard-Glubler (ramos paramedianos da artéria basilar)	▪ Hemiparesia contralateral ▪ Paralisia facial ipsilateral
Síndrome de Wallenberg (artéria vertebral)	▪ Hipoestesia alterna (hemiface ipsilateral e hemicorpo contralateral à lesão) ▪ Vertigem ▪ Hemiataxia ipsilateral ▪ Síndrome de Horner ▪ Disfagia, disartria, disfonia ▪ Disautonomia

Fonte: Desenvolvido pela autoria.

Na fase aguda do AVC, utiliza-se a escala de AVC do National Institutes of Health não só para avaliar a gravidade do quadro neurológico, mas também para acompanhar a evolução clínica do paciente, principalmente após a instituição de terapêuticas (escala varia de 0 a 42 pontos). No Capítulo 6 – Emergências Neurológicas, é mostrada a escala de AVC do National Institutes of Health (NIH).

Etiologia

As principais causas de AVCi são aterosclerose de grandes vasos, embolia cardiogênica e doença de pequenos vasos conforme ilustrado na Figura 8.1.

Para a escolha da melhor profilaxia secundária, é fundamental definir a possível causa do AVCi. Para tanto, podemos utilizar critérios de classificação como *Trial of Org 10172 in Acute Stroke Treatment* (TOAST)[6] e CCS.[7] Com base em aspectos clínicos e exames complementares, a escala TOAST subdivide as causas de AVCi em cinco grupos:[6]

1. Aterosclerose de grandes vasos: embolia arteroarterial ou trombose *in situ*.
2. Cardioembólico: próteses valvares metálicas, estenose mitral com fibrilação atrial, trombos no átrio ou apêndice atrial esquerdos, doença do nó sinusal, infarto agudo do miocárdio recente, trombo no ventrículo esquerdo (VE), miocardiopatia dilatada, acinesia da parede de algum segmento do ventrículo esquerdo, mixoma atrial e endocardite bacteriana.
3. Oclusão de pequenos vasos: infartos lacunares.
4. AVC de outras etiologias: vasculopatias não ateroscleróticas como dissecção arterial, trombofilias ou alterações hematológicas como anemia falciforme.
5. Causas indeterminadas: investigação negativa ou mais de uma causa possível.

Outra classificação muito utilizada na prática clínica é a *The Causative Classification of Stroke System* (CCS), disponível pela internet (https://ccs.mgh.harvard.edu), que calcula a possibilidade de determinada etiologia ser causa evidente, possível ou provável.[7]

Ataque isquêmico transitório (AIT)

Nos AIT, o déficit neurológico se reverte espontaneamente em menos de 24 horas sem causar infarto cerebral, da retina ou medular. Portanto, para a sua confirmação diagnóstica, é necessário um exame de imagem como a tomografia e/ou a ressonância magnética (RM) sem infarto recente cerebral, da retina ou medular.

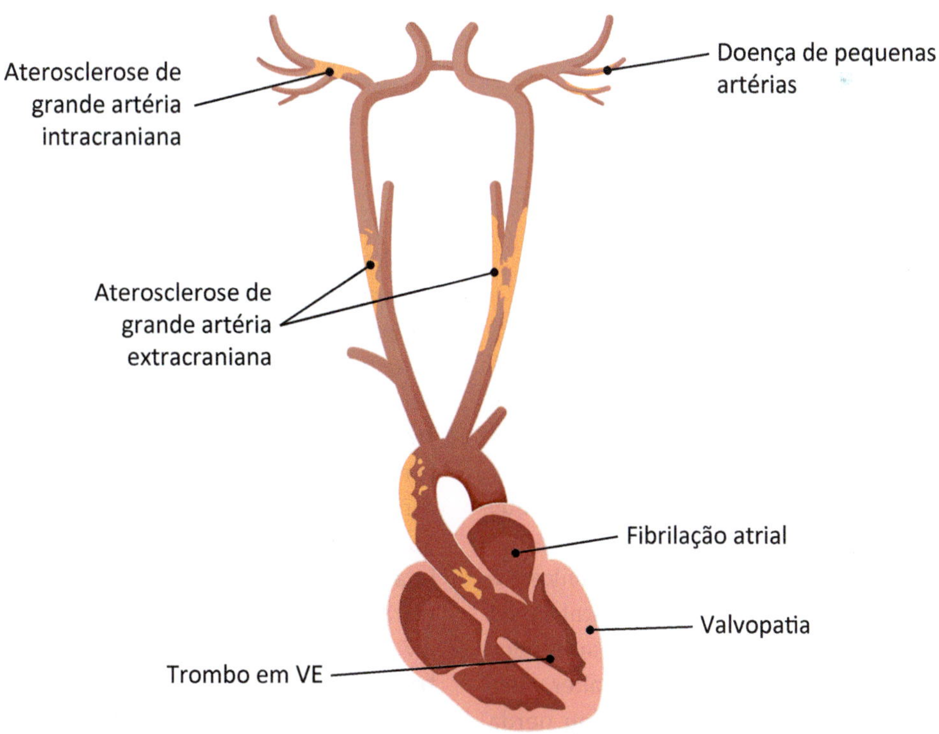

Figura 8.1. Etiologias do AVCi: aterosclerose, doença de pequenos vasos e fontes de embolia cardíaca.
VE: ventrículo esquerdo.
Fonte: Desenvolvida pela autoria.

O diagnóstico e tratamento do AIT é fundamental, pois representa um fator de risco importante para o AVCi, sendo que esse risco é maior principalmente nos primeiros 7 dias após o episódio.[8] Para avaliar o risco de um paciente apresentar um AVC após um AIT foram criadas algumas escalas: a ABCD2, embora mais simples, é muito utilizada na prática clínica por ser de fácil aplicação (Tabela 8.1).[8] A pontuação pode variar de 0 a 7. Se o resultado for < 4, o risco de um paciente apresentar um AVC nos primeiros 7 dias é baixo. Se o resultado for ≥ 4, esse risco é alto. Nesses casos, é importante internar o paciente e/ou realizar uma investigação nas primeiras 24 horas, de modo a instituir o melhor tratamento para o paciente com AIT.[8,9] Portanto, nessa circunstância, a investigação de um AIT deve ser considerada uma emergência neurológica.

Tabela 8.1. Escala ABCD2 para avaliação de risco de um paciente apresentar um AVC após um AIT

A	Idade ≥ 60 anos (1 ponto)	
B	Pressão arterial: se PAS ≥ 140 ou PAD ≥ 90 mmHg (1 ponto)	
C	Quadro clínico: hemiparesia (2 pontos) ou afasia sem hemiparesia (1 ponto)	
D	Duração do AIT: < 60 minutos (1 ponto) e ≥ 60 minutos (2 pontos)	
D	Diabetes (1 ponto)	
Alto risco: resultado ≥ 4		Baixo risco: resultado < 4

AIT: ataque isquêmico transitório; AVC: acidente vascular cerebral; PAS: pressão arterial sistólica.
Fonte: Adaptada de Wardlaw JM, Brazzelli M, Chappell FM, *et al.*, 2015.

Diagnóstico

A realização de exames diagnósticos de imagem é importante tanto para confirmação do diagnóstico clínico e topográfico do AVCi como para determinação da possível etiologia do AVCi.

Na suspeita de um AVCi agudo, é fundamental que seja feita inicialmente a tomografia computadorizada (TC) de crânio e, salvo contraindicações clínicas, a angiotomografia de fase arterial tanto cervical como intracraniana. Nas primeiras horas após o início dos sintomas, em geral a TC é normal ou mostra alterações sutis, como apagamento de sulcos corticais ou perda da diferenciação entre substância branca e substância cinzenta. Posteriormente, é possível identificar a área de hipoatenuação correspondente ao infarto encefálico (Figura 8.2). A TC de crânio é importante para afastar outras patologias como hemorragias cerebrais, causas traumáticas, quadros infecciosos como meningoencefalites, doenças desmielinizantes e até tumores ou metástases.

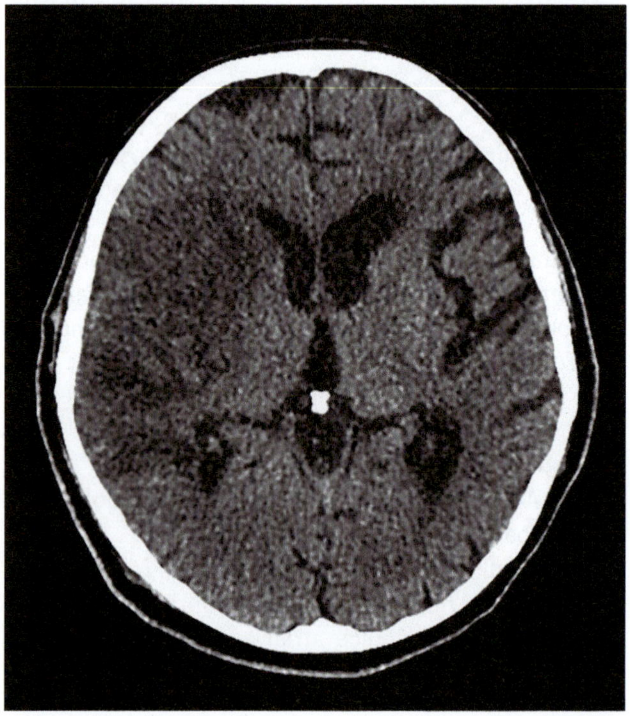

Figura 8.2. Tomografia de crânio: infarto agudo caracterizado por área hipoatenuante no território da artéria cerebral média esquerda com apagamento de sulcos e infarto antigo com área hipoatenuante e atrofia no território da artéria cerebral média direita.
Fonte: Acervo da autoria.

Na fase aguda, é usada a escala *Alberta Stroke Computer Tomography Scale* (ASPECTS) que avalia sinais precoces de infarto cerebral no território da artéria cerebral média na TC de crânio. Para tanto são analisadas dez áreas cerebrais (insula, caudado, *striatum*, cápsula interna e seis regiões corticais do território da artéria cerebral média). A cada região é atribuída um ponto de modo que a TC de crânio sem alterações tem pontuação máxima de 10. A cada área infartada subtrai-se 1 ponto.[10] O que os estudos mostraram é que pacientes com ASPECTS menor ou igual a 7 têm prognóstico pior e apresentam maior risco de transformação hemorrágica.[11]

A angiotomografia cerebral é muito importante não só para elucidação da etiologia do AVCi como, na fase aguda, para avaliar a presença de oclusões (*stop*) em grandes artérias, como porção terminal da artéria carótida interna ou do segmento proximal da artéria cerebral média (Figura 8.3). Isso permite avaliar possíveis candidatos para trombectomia (ver tratamento de AVCi). Existem alguns aparelhos que permitem avaliar o infarto agudo por meio de sequências de perfusão cerebral e definir o "core isquêmico" e a zona de penumbra.

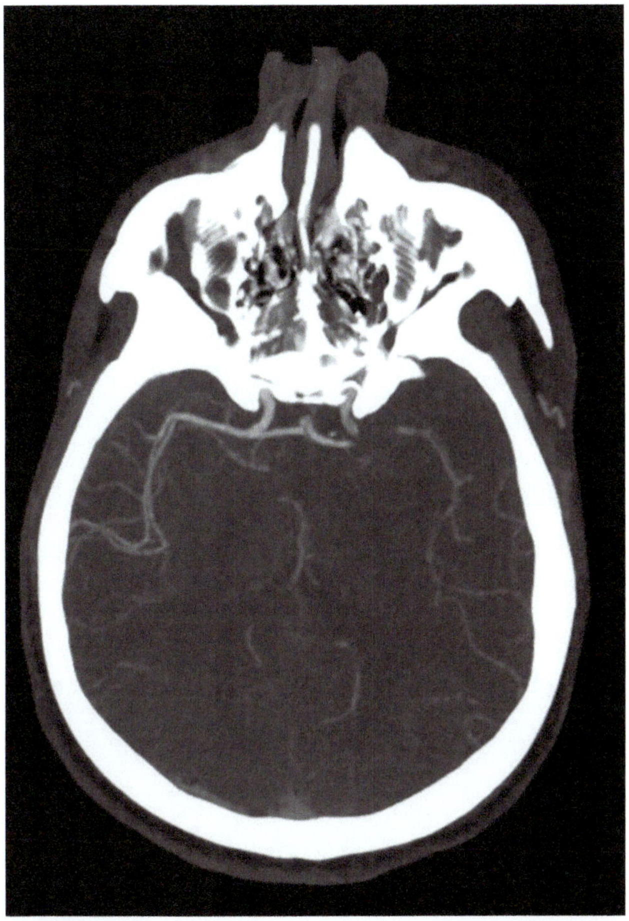

Figura 8.3. Angiotomografia arterial intracraniana: oclusão do segmento terminal da artéria carótida interna esquerda.
Fonte: Acervo da autoria.

A RM de crânio, em comparação à TC de crânio, permite avaliar melhor o infarto hiperagudo. A RM com sequências pesadas em difusão é mais sensível que a TC para o diagnóstico de AVCi, nas primeiras horas após o início dos sintomas (Figura 8.4). Em casos de AVCi com hora de início incerta (paciente acorda com sintomas de AVC ou seus sintomas não permitem que ele relate o início exato dos sintomas, como nos casos de afasia), a comparação ou a sobreposição entre as sequências pesadas em difusão e FLAIR evidencia o "core isquêmico" na difusão, mas não no FLAIR (Figura 8.5).[12] Essa assinatura tecidual indica início dos sintomas < 4,5 horas, janela terapêutica habitual do tratamento trombolítico. As sequências pesadas em difusão e perfusão permitem identificar a área do "core isquêmico" e da penumbra isquêmica (Figura 8.6). Essas informações são muito importantes na tomada de decisão em relação ao tratamento dos pacientes com AVCi agudo, principalmente aqueles que acordaram com o AVC (*wake-up stroke*). O advento dessas técnicas passou a beneficiar muitos pacientes nos quais o momento exato do início dos sintomas não era passível de definição. Além disso, a RM de crânio avalia melhor infartos pequenos como os lacunares bem como lesões na fossa posterior (Figura 8.7).

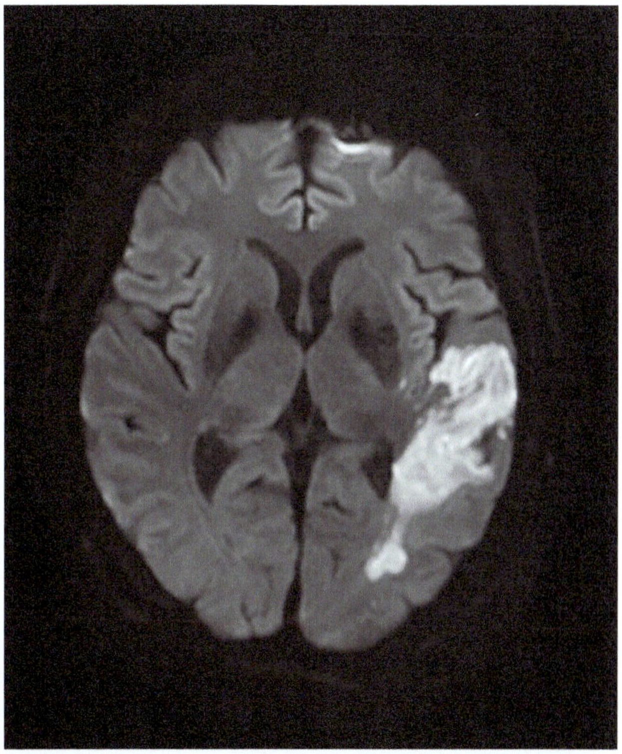

Figura 8.4. Sequência de difusão de ressonância magnética (RM) de encéfalo mostrando AVCi em território de divisão inferior de artéria cerebral média esquerda.
Fonte: Acervo da autoria.

Tanto a angiotomografia como a angiorressonância de vasos cerebrais e cervicais permitem avaliar a presença de estenoses arteriais em casos de aterosclerose de grandes vasos, assim como outras vasculopatias. O advento de técnicas novas para estudo da parede de vaso na RM (*vessel wall*) permitiu melhor avaliação de placas de ateroma (instabilidade da placa com a presença de hemorragias), casos de suspeita de dissecção arterial assim como de vasculites.

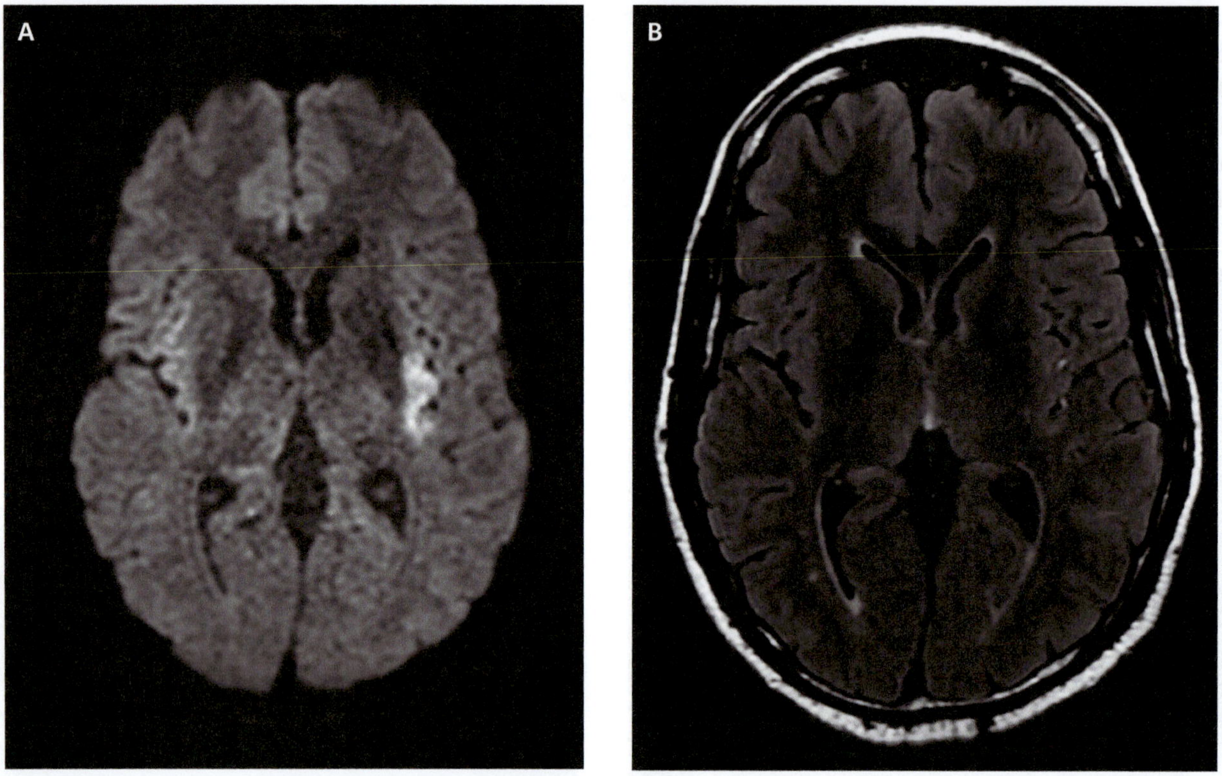

Figura 8.5. Ressonância magnética de crânio mostrando infarto cerebral com menos de 4 horas e meia com área de restrição na sequência pesada de difusão e sem alterações na sequência pesada em FLAIR.
Fonte: Acervo da autoria.

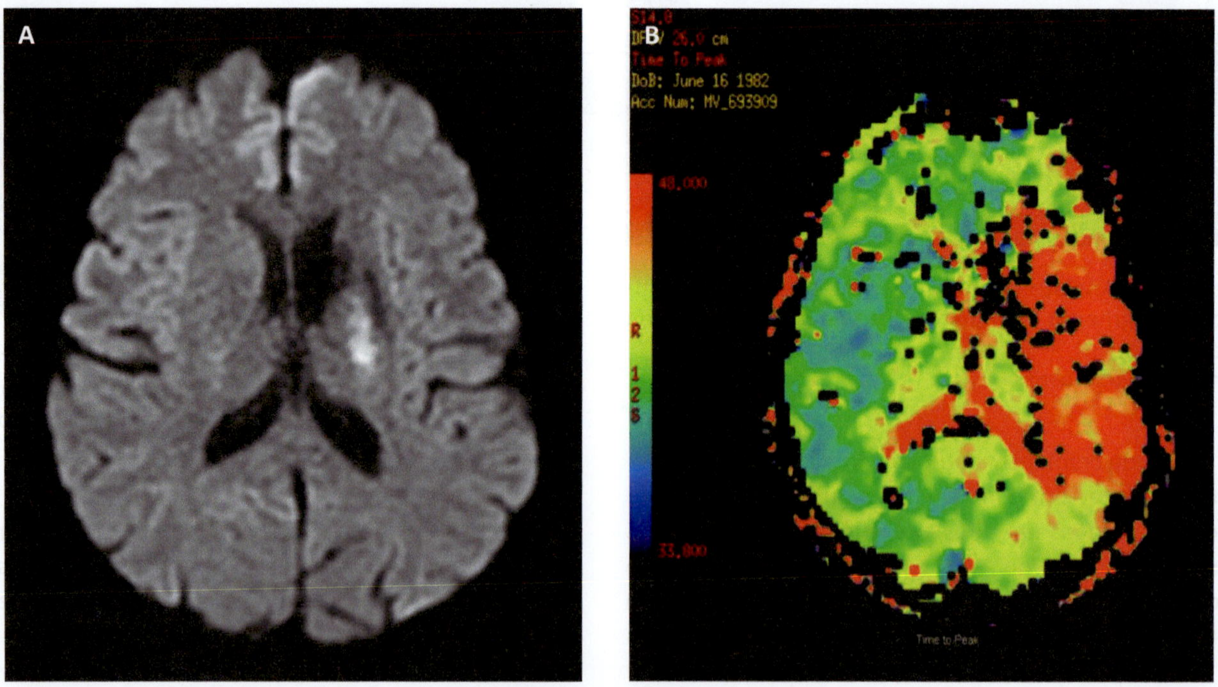

Figura 8.6. Difusão com área pequena de restrição (núcleo/core isquêmico) na região nucleocapsular esquerda. Perfusão com extensa área de nucleocapsular, com pequeno volume (1,5 mL). Perfusão com extensa área de hipoperfusão. Zona de penumbra isquêmica = sobreposição perfusão – difusão.
Fonte: Acervo da autoria.

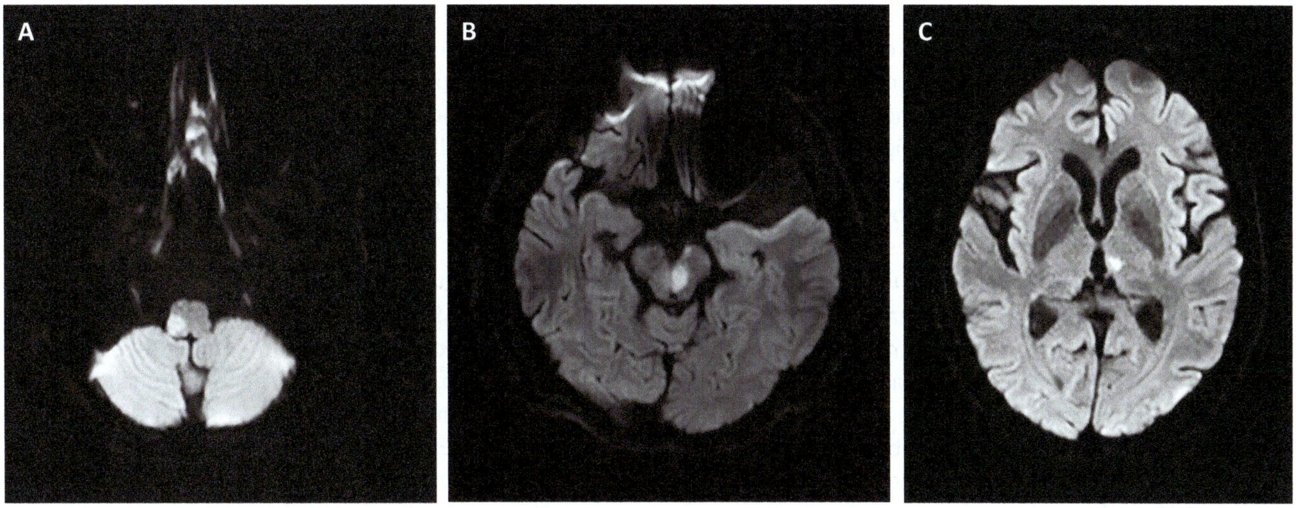

Figura 8.7. Imagens de sequência de difusão de ressonância magnética (RM) de encéfalo mostrando AVCi em bulbo dorsolateral direito **(A)**, mesencéfalo paramediano esquerdo **(B)** e tálamo dorsomedial esquerdo **(C)**.
Fonte: Acervo da autoria.

Exames laboratoriais

Quando o paciente é admitido no setor de emergência, é importante que sejam solicitados exames laboratoriais gerais como eletrólitos, função renal, hemograma, coagulograma, glicemia e eventualmente teste toxicológico. Outros exames importantes na investigação:

1. Líquido cefalorraquidiano (LCR) não é um exame de rotina. Mas deve ser solicitado em casos de suspeita de infecção e de vasculites inflamatórias primárias cerebrais ou relacionadas a lúpus eritematoso sistêmico e doença de Behçet.
2. Investigação cardiológica: principalmente em casos de suspeita de embolia cardíaca (ou aórtica) ou de embolia de origem indeterminada *embolic stroke of undetermined source* (ESUS), é importante a realização de exames como eletrocardiograma e ecocardiograma transtorácico. Quando a suspeita de embolia é alta, sugere-se a complementação com o ecocardiograma transesofágico com ou sem teste de microbolhas para avaliação de *shunt* venosoarterial e Holter de 24 horas. Quando a suspeita de endocardite infecciosa é alta, podem ser realizadas, além de hemoculturas, também a tomografia por emissão de pósitrons (PET, do inglês *positron emission tomography*) cardíaco e a RM cardíaca.
3. Arteriografia digital cerebral: em casos selecionados como suspeita de padrão Moya-Moya, vasculite cerebral e vasoconstrição cerebral reversível, a angiografia digital cerebral pode auxiliar no diagnóstico.
4. Doppler transcraniano permite a avaliação de embolização espontânea, vasoespasmo cerebral, teste de microbolhas e reserva vascular em casos de estenose arterial crítica. Por ser um exame não invasivo e poder ser feito à beira do leito, tem importância não só na monitorização hemodinâmica, mas também na avaliação terapêutica.
5. Entre os exames laboratoriais de rotina, incluem-se: glicemia de jejum e hemoglobina glicada; perfil lipídico; sorologias como hepatite; sífilis e vírus da imunodeficiência humana (HIV); doença de Chagas (ainda muito prevalente em nosso país).
6. Em casos selecionados, pode ser solicitada pesquisa de trombofilia e de autoanticorpos para pesquisa de vasculites sistêmicas.

Prognóstico e tratamento

O prognóstico após o AVCi depende de fatores como idade e extensão da lesão e, em grande parte, do tratamento recebido na fase aguda.[13] Um objetivo primordial é a preservação de tecido encefálico para minimizar o comprometimento neurológico, a incapacidade e a perda em qualidade de vida. Além disso, a integridade de tecido perilesional e em outras áreas encefálicas facilita a recuperação de função mediante mecanismos de plasticidade e de compensação.

O AVCi é uma emergência médica e o conceito de que "tempo é cérebro" é importante para qualquer profissional de Saúde.[14,15] A agilidade do atendimento é fundamental. Nas últimas décadas, houve uma verdadeira revolução no tratamento agudo do AVCi e os avanços nessa área continuam crescendo de modo acelerado.

O tratamento em uma unidade de AVC, em um espaço físico determinado no qual atua uma equipe multidisciplinar, tem impacto crucial sobre a mortalidade e o risco de incapacidade. Cuidados como monitorização e tratamento de pressão arterial (PA), glicemia e oxigenação sanguínea, proteção de via aérea e prevenção de complicações, como pneumonia, trombose venosa profunda, embolia pulmonar e úlceras de pressão são capazes de influenciar substancialmente a evolução após o AVCi.[14,15]

Além disso, a indicação do tratamento trombolítico com alteplase (0,9 mg/kg por via intravenosa, dose máxima de 90 mg, 10% em bólus e o restante da dose em uma hora) tem impacto significativo sobre a redução da incapacidade.[13] A tenecteplase é um trombolítico mais seletivo para o trombo e que é administrado em bólus único na dose de 0,25 mg/kg via intravenosa, sendo não inferior ao tratamento com alteplase, superior para atingir a recanalização de grandes vasos e com menor taxa de sangramento intracraniano.[16-19] O tratamento trombolítico é indicado em pacientes maiores de 18 anos, com AVCi confirmado por TC ou RM, até 4 horas e meia após o início dos sintomas, na ausência de contraindicações. A PA e o quadro clínico devem ser rigorosamente monitorizados durante e após a trombólise. Deve-se observar que há risco de sangramento sistêmico, como hemorragia no sistema nervoso central (SNC), durante e após esse procedimento.

Naqueles pacientes com AVCi por oclusão de grande vaso (artéria basilar, carótida interna, segmento M1 ou M2 da artéria cerebral média), está indicado o tratamento com trombectomia mecânica.[20] Diversos estudos têm expandido a janela de tratamento até 24 horas após o início dos sintomas, usando dispositivos como *stent retrievers* (*stents* endovasculares que são abertos dentro do trombo e usados para retirar o trombo do local da oclusão) ou aspiradores do trombo. No contexto do Sistema Único de Saúde (SUS), o estudo RESILIENT mostrou que, mesmo em ambientes de baixa tecnologia e pouco acesso à reabilitação pós-hospitalar, a trombectomia mecânica até 8 horas de início dos sintomas é eficaz para aumentar a proporção de pacientes que retornam a uma vida independente com pouca ou nenhuma sequela neurológica.[21] Na janela de 8 a 24 horas, há benefício de usar técnicas de neuroimagem mais avançadas que estimam qual a proporção de tecido cerebral composto pela penumbra isquêmica.[22,23]

Em alguns casos de AVCi, pode estar indicado o tratamento cirúrgico na fase aguda.[24] O crânio é uma caixa fechada, e pacientes com infartos extensos no território da artéria cerebral média, ou com infartos cerebelares, podem evoluir com síndrome de hipertensão intracraniana (HIC). Além do tratamento clínico intensivo da síndrome, em alguns casos, pode estar indicada a craniectomia descompressiva. A craniectomia descompressiva está indicada antes de haver aumento da pressão intracraniana (PIC), naqueles pacientes com alto risco para piorar o edema. Na circulação anterior, são tipicamente pacientes com < 60 anos, com a escala do National Institute of Health Stroke (NIHSS) > 15, mais de 50% do território da artéria cerebral média envolvida ou com dois territórios arteriais envolvidos na primeira TC crânio.[25]

Após a fase aguda, é fundamental o controle de fatores de risco para doença vascular, como a hipertensão arterial (HAS), o diabetes *mellitus* e a dislipidemia, por meio de medidas comportamentais e de tratamento medicamentoso. A prevenção de recorrência de AVCi (profilaxia secundária) depende da definição etiológica adequada. Por exemplo, a anticoagulação oral é a estratégia mais eficaz para a prevenção de um novo AVCi em pacientes com fibrilação atrial. Para pacientes com AVCi em território carotídeo, sem incapacidade grave e com estenoses carotídeas significativas por aterosclerose, ipsilaterais ao AVCi, quase sempre são indicadas endarterectomia ou angioplastia com *stent*. Para pacientes com AVCi por aterosclerose de grande artéria, sem indicação de tratamento cirúrgico ou endovascular, em geral são utilizados fármacos antiagregantes plaquetários como aspirina, clopidogrel e o cilostazol.[26]

Estratégias de reabilitação devem ser iniciadas na fase aguda e garantidas posteriormente. Envolvem cuidados oferecidos por uma equipe multidisciplinar que envolve fisioterapeutas, terapeutas ocupacionais, fonoterapeutas, nutricionistas e psicólogos.

ACIDENTE VASCULAR CEREBRAL HEMORRÁGICO (HEMORRAGIA INTRAPARENQUIMATOSA)

Conceito

A HIP é definida como sangramento espontâneo (não traumático) no parênquima encefálico.[27] Representa entre 10% e 15% de todos os casos de AVC, segundo estudos norte-americanos e europeus, embora em nosso meio provavelmente essa frequência seja maior em razão de fatores raciais e socioeconômicos, que contribuem para o mau controle de seu principal fator de risco, a HAS.[2,28]

Etiologia e patogenia

As duas principais causas de HIP são a angiopatia hipertensiva (ou por arteriosclerose ou arteriopatia das perfurantes) e a angiopatia amiloide cerebral (AAC) esporádica.

A HAS é o principal fator etiológico das HIP secundárias à arteriosclerose. Elas são mais frequentemente localizadas na profundidade dos hemisférios cerebrais (hematomas profundos), sendo mais comuns nos núcleos da base, tálamo, ponte e cerebelo, podendo exibir também topografia lobar (Figura 8.8).

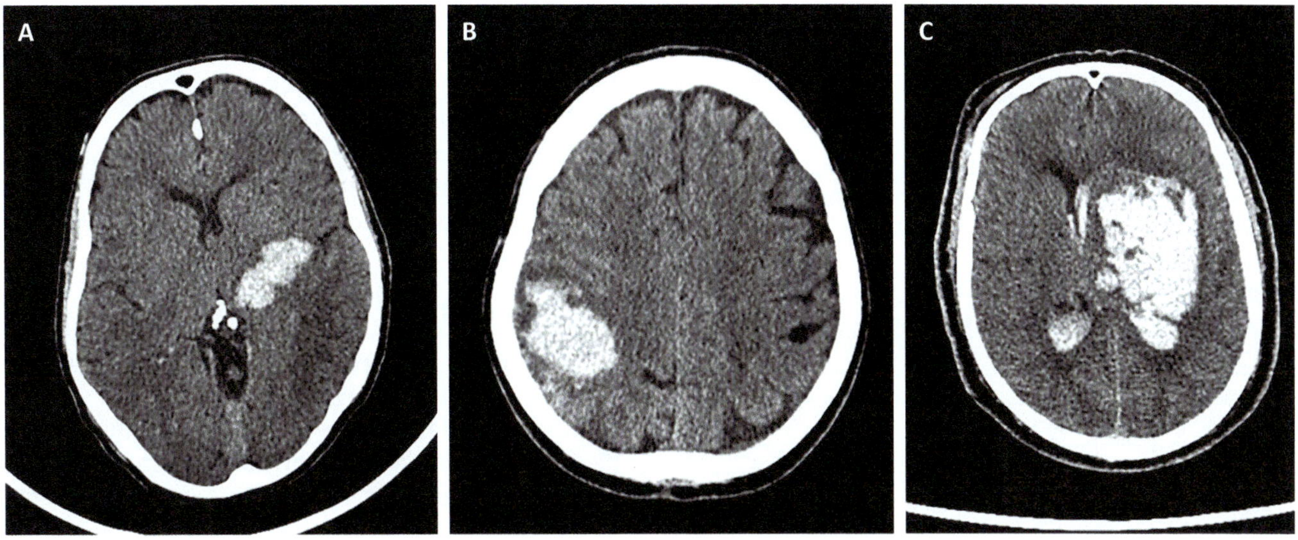

Figura 8.8. **(A)** Tomografia computadorizada (TC) de crânio mostrando hemorragia intraparenquimatoso (HIP) na região talamocapsular esquerda em paciente hipertenso (PA = 170 × 100 mmHg). **(B)** TC de crânio mostrando HIP na região parietal direita em paciente com angiopatia amiloide. **(C)** TC de crânio mostrando extensa HIP na região nucleocapsular esquerda, hemoventrículo, determinando efeito de massa com apagamento de cisternas e sulcos corticais adjacentes.
Fonte: Acervo da autoria.

A HIP por angiopatia hipertensiva surge da ruptura de pequenas artérias perfurantes, de 50 μ a 200 μ de diâmetro, alvos de um processo degenerativo de sua parede denominado "lipo-hialinose", caracterizado por depósito subintimal rico em lípides, descrito por Fisher em 1971, e microaneurismas descritos inicialmente por Charcot e Bouchard em 1868.[29] Exemplificando, a elevação abrupta da PA em paciente previamente hipertenso pode resultar em ruptura de artérias lenticuloestriadas lipo-hialinóticas causando, nesse caso, hemorragia putaminal.

A AAC constitui causa importante de HIP lobar, especialmente em pacientes acima de 50 anos. A AAC caracteriza-se pelo depósito progressivo da proteína β-amiloide na parede de arteríolas e capilares em leptomeninges, córtex cerebral e hemisférios cerebelares. Achados de imagem sugestivos de AAC são: hematoma lobar; microssangramentos cerebrais crônicos; siderose cortical superficial; hemorragia subaracnóidea (HSA) na convexidade; aumento de espaços perivasculares no centro semioval; e hiperintensidades circulares ou ovais na substância branca nos hemisférios cerebrais nas sequências ponderadas em T2 em RM do crânio.[30]

A HIP pode estar associada ao uso de trombolíticos e anticoagulantes. Em adultos jovens com HIP, devem-se investigar aneurismas cerebrais, malformações arteriovenosas, angiomas cavernosos, trombose venosa cerebral e uso de fármacos (lícitos e ilícitos). O Quadro 8.2 resume as principais causas de HIP.

Quadro 8.2. **Causas de hemorragia intraparenquimatosa**

Causas
Hipertensão arterial
Angiopatia amiloide
Malformações vasculares (aneurismas, malformações arteriovenosas, angiomas cavernosos)
Neoplasias (glioblastoma multiforme, metástases [carcinoma renal, broncogênico e coriocarcinoma, entre outros])
Anticoagulantes, fibrinolíticos e diáteses hemorrágicas (hemofilia, púrpura trombocitopênica idiopática, leucemia aguda)
Fármacos simpatomiméticas (fenilpropanolamina, isometepteno, anfetaminas, cocaína, crack)
Síndrome de vasoconstrição cerebral reversível
Angiites primárias e secundárias do SNC
Doença de Moyamoya

SNC: sistema nervoso central.
Fonte: Desenvolvido pela autoria.

Quadro clínico e diagnóstico

Na HIP, as manifestações clínicas podem ser divididas em duas vertentes: uma sinalizando os efeitos da HIC aguda (cefaleia, vômitos e rebaixamento do nível de consciência); e outra específica à localização do sangramento no SNC (Quadro 8.3).

O volume do hematoma se correlaciona diretamente com a gravidade do quadro clínico, determinando maior morbidade e mortalidade. Em cerca de 30% dos casos, é descrito expansão do hematoma nas primeiras 6 horas após instalação dos sintomas, associada a piora do desfecho.[31]

Quadro 8.3. Características clínicas da hemorragia intraparenquimatosa, segundo sua localização

Putaminal: hemiparesia, hemianestesia, afasia global, paralisia do olhar conjugado horizontal contralateral
Talâmioca: hemiparesia, hemianestesia, ocasionalmente afasia, paralisia do olhar conjugado vertical para cima, *skew deviation* (desvio não conjugado vertical do olhar), síndrome de Horner
Lobar: hemiparesia e hemianestesia (frontoparietal), afasia, paralisia do olhar conjugado horizontal contralateral (frontal), hemianopsia (occipital), convulsões (20% a 28%)
Cerebelar: tríade de Ott (ataxia, paralisia do olhar conjugado horizontal e paralisia facial periférica)
Pontina: dupla hemiparesia e hemianestesia, paralisia do olhar conjugado horizontal bilateral, pupilas puntiformes, *bobbing* ocular, postura descerebrada, instabilidade respiratória

Fonte: Desenvolvido pela autoria.

A TC ou a RM do crânio são indicadas para o diagnóstico da HIP aguda.[32] Por meio do exame de imagem, é possível mensurar o volume do hematoma (fórmula ABC/2 onde A representa o maior diâmetro, B o diâmetro de 90° em relação a A e C é o número aproximado de cortes da tomografia multiplicado pela espessura dos cortes).[33]

Nos exames de imagem, é possível ainda avaliar a extensão do hematoma para o sistema ventricular, verificar a ocorrência de hidrocefalia e sinais de HIC ou herniação.[27] O exame deve ser repetido se houver piora do quadro neurológico, que pode representar expansão do hematoma. A TC é mais utilizada por maiores disponibilidade e facilidade e menor tempo de realização.

A RM do crânio tem seu papel adicional em casos específicos, como hemorragias lobares em adultos jovens, em casos de suspeitas de angiomas cavernosos ou malformações arteriovenosas e quando há edema e efeito de massa desproporcionais ao hematoma, que podem corresponder a tumores intracranianos. O estudo de vasos por meio de angiotomografia, angioressonância ou angiografia cerebral está indicado nos pacientes com suspeita de sangramento por aneurismas saculares, trombose venosa cerebral, malformações arteriovenosas ou vasculites.

Na admissão devem ser colhidos hemograma, função renal, função hepática, glicemia, eletrólitos, marcadores inflamatórios, exames da coagulação, troponina. Em casos selecionados, deve-se solicitar exame de rastreamento toxicológico urinário.[27]

Prognóstico e tratamento

Idade avançada, grau de dependência prévio (aferida pela escala de Rankin modificada), diminuição do nível de consciência, escala de AVC do NIH, volume do hematoma, sangramento intraventricular e hematoma profundo (em comparação com hematoma lobar) são todos associados com pior prognostico.[34] A mortalidade descrita é em torno de 40% em 30 dias.[2,28]

No tratamento da HIP, os seguintes aspectos devem ser considerados: cuidados gerais, controle da PA sistêmica, reversão de anticoagulação, controle da HIC e tratamento cirúrgico.[27]

Cuidados gerais

À admissão em serviços de emergência, o paciente deve ter seus sinais vitais avaliados e prontamente estabilizados. Pacientes com escala de coma de Glasgow (ECG) ≤ 8 ou que evoluam com rebaixamento do nível de consciência devem ser submetidos a intubação orotraqueal e ventilação mecânica.

A instituição de um protocolo de cuidados com metas de serem atingidas em até 1 hora do início do tratamento em pacientes que se apresentem com até 6 horas da instalação dos sintomas, durante 7 dias (ou até a alta se esta ocorrer antes), resultou em melhora do desfecho clínico aferido pela escala de Rankin modificada 6 meses após o evento. Esse pacote de cuidados é constituído do controle dos seguintes fatores: HAS (meta PAS < 140 mmHg), hipertermia (alvo T ≤ 37.5 °C), glicemia (meta 110 mg/Dl a 140 mg/dL para não diabéticos e 140 mg/Dl a 180 mg/dL para diabéticos) e reversão de anticoagulação para os pacientes em uso de varfarina ou outros anticoagulantes (alvo INR < 1,5).[35]

Controle da pressão arterial sistêmica

Pressão arterial sistólica (PAS) entre 150 mmHg e 220 mmHg deve ser controlada com anti-hipertensivos intravenosos de rápido início de ação, fácil titulação e curto tempo de ação, tendo como alvo PAS de 140 mmHg. Reduções mais agressivas para níveis pressóricos abaixo dessa meta parecem não ter benefício e estão associadas à disfunção renal.[36,37]

Reversão de anticoagulação

Para os pacientes que apresentem HIP na vigência de anticoagulação, a primeira medida deve ser suspender o anticoagulante. A reversão é indicada de acordo com o anticoagulante em uso e é recomendado iniciar o tratamento antes mesmo do resultado do coagulograma.[27]

Para pacientes em uso de varfarina, é indicada a administração de concentrado de complexo protrombínico (CCP) ou plasma fresco congelado (PFC) nos serviços onde o CCP não esteja disponível. Tanto o CCP quanto o PFC devem ser administrados em associação com vitamina K intravenosa.[38]

Para pacientes em uso de inibidores da trombina (dabigatrana), a reversão da anticoagulação pode ser realizada com idarucizumabe[39] e, para pacientes em uso dos inibidores do fator Xa (rivaroxabana, apixabana, edoxabana), é indicada a reversão com andexanet alfa.[40] Caso os inibidores específicos não estejam disponíveis, pode ser considerado o uso de CPP.[41] Tanto para pacientes em uso de inibidores da trombina como de inibidores do fator Xa que tenham recebido o medicamento nas últimas horas (efeito potencial até 8 horas da última dose do anticoagulante), pode ser usado carvão ativado para diminuir a absorção do anticoagulante.[42]

Nos casos de hemorragia cerebral induzida pela heparina não fracionada ou de baixo peso molecular, pode-se reverter a anticoagulação com sulfato de protamina endovenosa.

Tratamento da hipertensão intracraniana

Monitorização da PIC pode ser indicada em pacientes com rebaixamento do nível de consciência (ECG entre 3 e 8), com efeito ainda incerto no prognóstico.[43,44] A recomendação é manter a pressão de perfusão cerebral entre 50 mmHg e 70 mmHg e a PIC abaixo de 22 mmHg. Terapia hiperosmolar com solução salina hipertônica ou o manitol podem ser utilizados para controle transitório da HIC, seguindo as mesmas recomendações de condutas dos traumatismos cranioencefálicos.[27,45]

Tratamento cirúrgico

Pacientes com hidrocefalia devem ser submetidos à instalação de sistema de derivação ventricular externa (DVE), com descrita redução de mortalidade.[46] A administração de trombolítico via DVE pode melhorar o desfecho funcional desses pacientes.[47]

A recomendação de cirurgia para pacientes com hematoma cerebelar é a craniotomia nos casos de hematomas com volume ≥ 15 mL, hidrocefalia, compressão de tronco encefálico ou deterioração clínica.[48]

Em pacientes com HIP supratentorial com volume > 20 mL a 30 mL e ECG 5 a 12, pode ser indicada cirurgia minimamente invasiva via endoscópica ou estereotáxica com ou sem uso de trombolítico com provável redução de mortalidade em comparação ao manejo exclusivamente clínico e possível melhora do desfecho em comparação à craniotomia.[27,49-52]

A cirurgia minimamente invasiva mostrou benefício em mortalidade e desfecho clínico também em hematomas maiores, de 30 mL a 80 mL, quando comparada ao desfecho do manejo clínico (ENRICH *trial* – apresentado no *European Stroke Congress* 2023, dados não publicados).

Nesses casos de hemorragias supratentoriais volumosas (volume ≥ 30 mL e ECG < 8) com efeito de massa e HIC, a craniotomia ou craniectomia são associadas à redução de mortalidade, sem evidência de benefício no desfecho funcional.[53]

O benefício da craniotomia para drenagem do hematoma em comparação ao benefício do tratamento clínico é incerto tanto para a mortalidade como para melhora de desfechos funcionais.[27,49]

Após as medidas iniciais, o paciente deve ser transferido para uma unidade fechada, se possível uma unidade de AVC ou unidade de terapia intensiva (UTI) neurológica.[54] Monitoração cardíaca contínua deve ser realizada por pelo menos 24 a 72 horas a depender da gravidade. Após a estabilização inicial e a realização de procedimentos cirúrgicos, quando indicadas, deve-se avaliar via de alimentação. Em pacientes sonolentos ou em coma, deve-se indicar dieta enteral. Pacientes alertas devem ser submetidos a teste de deglutição antes de iniciar dieta oral.[55]

Deve-se iniciar profilaxia para tromboembolismo venoso (TEV) com compressão pneumática intermitente no dia de diagnóstico e profilaxia medicamentosa após confirmar estabilização do hematoma com TC do crânio de controle com 24 a 48 horas de instalação dos sintomas.[55]

O uso de corticosteroides, terapia osmolar contínua, transfusão de plaquetas (exceto no contexto de indicação urgente de cirurgias ou plaquetopenias graves), uso de meia de compressão isolada para profilaxia de TEV e uso profilático de anticonvulsivantes não são indicados no tratamento agudo da HIP.[27]

HEMORRAGIA SUBARACNÓIDEA

Conceito

A HSA caracteriza-se por coleção hemática no espaço subaracnoide. A HSA pode ser classificada em dois tipos: traumática, que não será aqui abordada, e espontânea, forma que compreende até 10% de todos os AVC.

Etiologia e patogenia

O principal fator etiológico da HSA, que ocorre em aproximadamente 85% dos casos, é a ruptura de aneurisma intracraniano (AIC), situação associada a elevadas taxas de morbidade e mortalidade. Nesses casos, cerca de 25% dos pacientes morrem antes de receber cuidados médicos.[56,57] A idade média dos pacientes com HSA decorrente de ruptura de AIC atualmente é de 62 anos. Os fatores de risco descritos para a ruptura de AIC se diferenciam entre os estudos e envolvem idade avançada, HAS, tabagismo, sexo feminino, tamanho e localização do aneurisma, HSA prévia além de histórico familiar de HSA.[56,58] O aneurisma sacular compreende cerca de 90%

de todos os AIC e localiza-se preferencialmente no nível das bifurcações das grandes artérias intracranianas, sobretudo no polígono de Willis. Há controvérsias no que se refere a sua etiopatogenia: para o desenvolvimento do aneurisma sacular, vários fatores parecem interagir, desde a aterosclerose e a HAS até predisposição congênita às alterações da lâmina elástica interna das artérias intracranianas que ocasionariam a fragilização de sua parede com consequente formação aneurismática.

É bem descrita na literatura a associação de AIC com a doença renal policística autossômica dominante e com a displasia fibromuscular, entre outras condições genéticas. Entre outras causas menos comuns de HSA espontânea, podem-se citar as malformações arteriovenosas (cerebrais e espinais), angiomas, discrasias sanguíneas, uso de fármacos (cocaína, *crack* e anfetaminas), tumores intracranianos, trombose venosa cerebral, dissecções arteriais intracranianas e angiites.

Quadro clínico e diagnóstico

O paciente com HSA decorrente de ruptura de AIC costuma exibir apresentação clínica bastante característica, como cefaleia intensa de instalação ictal (muitas vezes, descrita como a pior dor de cabeça de sua vida ou cefaleia em trovoada), dor cervical e nucal, náuseas, vômitos, fotofobia e perda da consciência, essa última ocorre em até metade dos pacientes. O exame físico pode revelar sinais de irritação meníngea, hemorragias retinianas, rebaixamento do nível de consciência e, eventualmente, sinais neurológicos focais. Entre os déficits neurológicos focais, os mais característicos são paralisia do nervo oculomotor nos aneurismas da artéria comunicante posterior e paralisia do nervo abducente na síndrome de HIC. A cefaleia pode ser o único sintoma na HSA, ocorrendo isoladamente em até 50% dos casos,[56] podendo regredir completamente em minutos ou horas (cefaleia sentinela). A identificação dessa cefaleia é importante, pois HSA muito mais grave pode recorrer 2 a 3 semanas depois, com altos índices de morbidade e mortalidade.

Diante da suspeita clínica de HSA, a TC deve ser o primeiro exame complementar para confirmá-la. Tomógrafos de boa qualidade podem detectar sangue no espaço subaracnoide em 99% dos pacientes com início dos sintomas até 6 horas e, em 93% dos casos, com até 24 horas de início dos sintomas.[59] Além do sangramento subaracnoide, a TC também pode evidenciar hidrocefalia, hematoma intraparenquimatoso e edema cerebral. Em razão do rápido clareamento do sangue no espaço subaracnoide, a sensibilidade da TC de crânio na HSA cai para cerca de 50% em 1 semana.

O exame do LCR deve ser indicado para os pacientes com quadro clínico sugestivo que tenham TC do crânio sem evidência de HSA.[57]

Angiotomografia ou angiografia cerebral por subtração digital deve ser realizada para identificação do aneurisma (Figura 8.9). A angiotomografia é um exame menos invasivo, podendo chegar a apresentar sensibilidade e especificidade comparáveis à angiografia cerebral, que é o padrão-ouro para o diagnóstico de aneurisma. Se a angiografia cerebral tiver resultado negativo, o que pode ocorrer em cerca de 15% dos casos, recomenda-se repeti-la após 1 a 6 semanas. Em metade desses casos, o diagnóstico é de HSA perimesencefálica, um subtipo de HSA espontâneo, sem aneurisma, que apresenta evolução clínica relativamente benigna, com bom prognóstico e baixo índice de recorrência.[56]

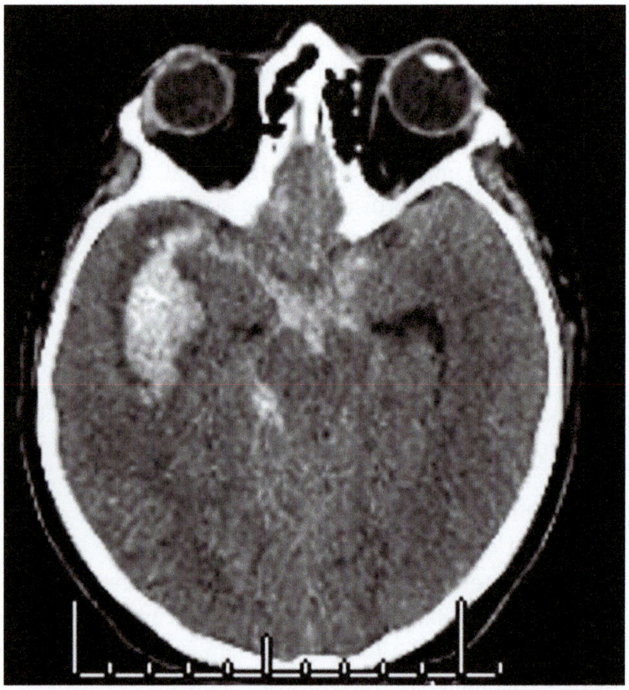

Figura 8.9. Tomografia computadorizada de crânio mostrando hemorragia subaracnóidea decorrente de ruptura de aneurisma da artéria cerebral média.
Fonte: Acervo da autoria.

A RM do crânio deve ser indicada se nenhuma lesão vascular for encontrada na angiografia cerebral, apresentando alta sensibilidade para a detecção de angiomas cavernosos.

Prognóstico e tratamento

Alguns dos indicadores de mau prognóstico são: rebaixamento do nível de consciência na admissão hospitalar; idade avançada; e quantidade de sangue visualizada na TC inicial.

Pacientes com HSA devem ser prioritariamente atendidos em serviços médicos de emergência, visando inicialmente a estabilização de suas funções respiratória, cardiovascular e hemodinâmica, seguida de internamento preferencialmente em unidade neurológica de tratamento intensivo.

Repouso absoluto, analgesia, sedação e controle rigoroso da hipertermia e glicemia são medidas gerais de grande importância.

Recomenda-se controle da PA com uso de anti-hipertensivos endovenosos de curta ação com o objetivo de tratar hipertensão sem resultar em hipotensão ou grandes variações pressóricas, mas não há consenso sobre a meta a ser atingida antes da intervenção do aneurisma.[57]

Nimodipino, fármaco bloqueador de canais de cálcio, deve ser utilizado, por via oral/enteral, na dose de 60 mg, a cada 4 horas durante 3 semanas, com o objetivo de reduzir o risco de complicações isquêmicas.

Pacientes em uso de anticoagulantes devem seguir as mesmas recomendações descritas na seção de HIP.

Profilaxia para TEV com compressão pneumática intermitente deve ser iniciada mesmo antes do tratamento do aneurisma com introdução de profilaxia química após a abordagem do mesmo.

As escalas clínicas de Hunt e Hess (Hunt 1968) e da *World Federation of Neurological Surgeons* (WFNS) (WFNS 1988) são as mais conhecidas e utilizadas na prática diária, com boa correlação prognóstica (Quadro 8.4).[57]

Quadro 8.4. Escalas clínicas de Hunt-Hess e WFNS

GRAU	HUNT-HESS	WFNS
1	Assintomático ou mínima cefaleia e discreta rigidez nucal	ECG 15, sem déficits motores
2	Cefaleia moderada a intensa, rigidez nucal, sem déficits neurológicos, exceto paralisia de nervo craniano	ECG 13 a 14, sem déficits motores
3	Sonolento, confuso ou déficit neurológico focal discreto	ECG 13 a 14, com déficit motor
4	Torpor, hemiparesia moderada a grave	ECG 7 a 12, com ou sem déficit motor
5	Coma profundo, postura descerebrada	ECG 3 a 6, com ou sem déficit motor

ECG: escala de coma de Glasgow.
Fonte: Adaptado de Hoh BL, Ko NU, Amin-Hanjani S, *et al.*, 2023.

Em relação ao tratamento do aneurisma propriamente dito, indica-se terapêutica precoce, nas primeiras 24 horas do sangramento, no sentido de se evitar o ressangramento, seja por meio de clipagem neurocirúrgica microvascular, seja por tratamento endovascular com molas destacáveis. De modo geral, o tratamento endovascular é o mais indicado. Entretanto, para a escolha do procedimento, vários fatores devem ser considerados, como: idade do paciente; presença de comorbidades associadas; tamanho; topografia; e morfologia do aneurisma. Aneurismas da circulação posterior devem ser preferencialmente tratados via endovascular. O tratamento cirúrgico é indicado sobretudo para aneurismas de colo largo e aneurismas associados a hematoma intraparenquimatoso com efeito de massa, devendo-se realizar também a drenagem do hematoma nesses casos.[57]

A monitorização multimodal por meio da microdiálise cerebral e da pressão parcial de oxigênio tissular cerebral (PbtO2) pode identificar de forma precoce pacientes em risco de isquemia cerebral tardia e pode ser utilizada em casos selecionados.[56,57]

Complicações

São diversas as possíveis complicações da HSA, tanto locais como sistêmicas.

O vasoespasmo cerebral costuma ocorrer de 4 a 14 dias após o sangramento, causando infarto cerebral tardio em 20% a 30% dos pacientes. A escala de graduação tomográfica de Fisher modificada é bastante utilizada para correlacionar a quantidade de sangue visualizada na TC com o risco de ocorrência de vasoespasmo sintomático (Quadro 8.5).[60]

Quadro 8.5. Escala de graduação tomográfica de Fisher modificada

Grupo	Hemorragia subaracnoide	Sangramento intraventricular	Risco de vasoespasmo
0	Ausente	Ausente	Baixo
1	Mínima ou difusa	Ausente	Baixo
2	Mínima ou difusa	Presente	Moderado
3	Espessa	Ausente	Moderado
4	Espessa	Presente	Alto

Fonte: Adaptado de Frontera JA, Claassen J, Schmidt JM, *et al.*, 2006.

O Doppler transcraniano deve ser sistematicamente realizado para o seu diagnóstico e monitoramento (de forma ideal diariamente). O tratamento inicial do vasoespasmo sintomático consiste em indução de hipertensão e manutenção de euvolemia. Caso não surta efeito, indicam-se angiografia cerebral e angioplastia transluminal com balão e infusão intra-arterial de vasodilatadores.[57]

A recorrência da hemorragia, causa de altas taxas de morbidade e mortalidade, pode ser evitada com a terapêutica precoce do aneurisma, visto que essa condição ocorre mais frequentemente nas primeiras 6 horas do sangramento inicial. O ressangramento ocorre em uma média de 13% dos pacientes.[61]

Hidrocefalia sintomática deve ser tratada com DVE ou mesmo derivação ventricular permanente.[57]

Crises convulsivas podem ocorrer na fase aguda ou a longo prazo, com piora do prognóstico nas duas situações. Para detecção das crises, é recomendado monitoração com eletroencefalograma contínuo para pacientes com flutuação ou rebaixamento do nível de consciência. O uso profilático de anticonvulsivantes não é consenso entre as diretrizes atuais, podendo ser utilizado em pacientes com alto risco de crises como ruptura de aneurisma de artéria cerebral média, hidrocefalia, infarto cortical associado, hidrocefalia.

Síndrome de resposta inflamatória sistêmica, disfunção cardíaca, respiratória, hiponatremia secundária à secreção inapropriada de hormônio antidiurético ou síndrome perdedora de sal são complicações também associadas à HSA.[57]

REFERÊNCIAS BIBLIOGRÁFICAS

1. DATASUS. Mortalidade – desde 1996 pela CID-10. Última atualização em 20/04/2022. [online]. [2024 Jun. 30]. Disponível em: https://datasus.saude.gov.br.
2. Collaborators GBDS. Global, regional, and national burden of stroke and its risk factors, 1990-2019: a systematic analysis for the Global Burden of Disease Study 2019. Lancet Neurol. 2021;20:795-820.
3. Kelly-Hayes M. Influence of age and health behaviors on stroke risk: lessons from longitudinal studies. J Am Geriatr Soc. 2010;58(2):S325-8.
4. Coupland AP, Thapar A, Qureshi MI, Jenkins H, Davies AH. The definition of stroke. J R Soc Med. 2017;110:9-12.
5. Sacco RL, Kasner SE, Broderick JP, et al. An updated definition of stroke for the 21st century: a statement for healthcare professionals from the American Heart Association/American Stroke Association. Stroke 2013;44:2064-89.
6. Adams HP Jr, Bendixen BH, Kappelle LJ, et al. Classification of subtype of acute ischemic stroke. Definitions for use in a multicenter clinical trial. TOAST. Trial of Org 10172 in Acute Stroke Treatment. Stroke. 1993;24:35-41.
7. Arsava EM, Ballabio E, Benner T, et al. The Causative classification of stroke system: an international reliability and optimization study. Neurology. 2010;75:1277-84.
8. Wardlaw JM, Brazzelli M, Chappell FM, et al. ABCD2 score and secondary stroke prevention: meta-analysis and effect per 1,000 patients triaged. Neurology. 2015;85:373-80.
9. Lioutas VA, Ivan CS, Himali JJ, et al. Incidence of transient ischemic attack and association with long-term risk of stroke. JAMA. 2021;325:373-81.
10. Barber PA, Demchuk AM, Zhang J, Buchan AM. Validity and reliability of a quantitative computed tomography score in predicting outcome of hyperacute stroke before thrombolytic therapy. ASPECTS Study Group. Alberta Stroke Programme Early CT Score. Lancet. 2000;355:1670-4.
11. Aviv RI, Mandelcorn J, Chakraborty S, et al. Alberta stroke program early CT scoring of CT perfusion in early stroke visualization and assessment. AJNR Am J Neuroradiol. 2007;28:1975-80.
12. Thomalla G, Gerloff C. Treatment concepts for wake-up stroke and stroke with unknown time of symptom onset. Stroke. 2015;46:2707-13.
13. Powers WJ, Rabinstein AA, Ackerson T, et al. Guidelines for the early management of patients with acute ischemic stroke: 2019 update to the 2018 guidelines for the early management of acute ischemic stroke: a guideline for healthcare professionals from the American Heart Association/American Stroke Association. Stroke 2019;50:e344-e418.
14. Martins SC, Freitas GR, Pontes-Neto OM, et al. Guidelines for acute ischemic stroke treatment: part II: stroke treatment. Arq Neuropsiquiatr. 2012;70:885-93.
15. Oliveira-Filho J, Martins SC, Pontes-Neto OM, et al. Guidelines for acute ischemic stroke treatment: part I. Arq Neuropsiquiatr. 2012;70:621-9.
16. Campbell BCV, Mitchell PJ, Churilov L, et al. Tenecteplase versus alteplase before thrombectomy for ischemic stroke. N Engl J Med. 2018;378:1573-82.
17. Logallo N, Novotny V, Assmus J, et al. Tenecteplase versus alteplase for management of acute ischaemic stroke (NOR-TEST): a phase 3, randomised, open-label, blinded endpoint trial. Lancet Neurol. 2017;16:781-88.
18. Menon BK, Buck BH, Singh N, et al. Intravenous tenecteplase compared with alteplase for acute ischaemic Stroke in Canada (AcT): a pragmatic, multicentre, open-label, registry-linked, randomised, controlled, non-inferiority trial. Lancet. 2022;400:161-69.
19. Rose D, Cavalier A, Kam W, et al. Complications of intravenous tenecteplase versus alteplase for the treatment of acute ischemic stroke: a systematic review and meta-analysis. Stroke. 2023;54:1192-204.
20. Pontes-Neto OM, Cougo P, Martins SC, et al. Brazilian guidelines for endovascular treatment of patients with acute ischemic stroke. Arq Neuropsiquiatr. 2017;75:50-6.
21. Martins SO, Mont'Alverne F, Rebello LC, et al. Thrombectomy for stroke in the public health care system of Brazil. N Engl J Med. 2020;382:2316-26.
22. Albers GW, Marks MP, Kemp S, et al. Thrombectomy for stroke at 6 to 16 hours with selection by perfusion imaging. N Engl J Med. 2018;378:708-18.
23. Nogueira RG, Jadhav AP, Haussen DC, et al. Thrombectomy 6 to 24 hours after stroke with a mismatch between deficit and infarct. N Engl J Med. 2018;378:11-21.

24. Vahedi K, Hofmeijer J, Juettler E, et al. Early decompressive surgery in malignant infarction of the middle cerebral artery: a pooled analysis of three randomised controlled trials. Lancet Neurol. 2007;6:215-22.
25. Lin J, Frontera JA. Decompressive hemicraniectomy for large hemispheric strokes. Stroke. 2021;52:1500-10.
26. Kleindorfer DO, Towfighi A, Chaturvedi S, et al. 2021 Guideline for the prevention of stroke in patients with stroke and transient ischemic attack: a guideline from the American Heart Association/American Stroke Association. Stroke. 2021;52:e364-e467.
27. Greenberg SM, Ziai WC, Cordonnier C, et al. 2022 Guideline for the management of patients with spontaneous intracerebral hemorrhage: a guideline from the American Heart Association/American Stroke Association. Stroke. 2022;53:e282-e361.
28. Tsao CW, Aday AW, Almarzooq ZI, et al. Heart disease and stroke statistics-2022 update: a report from the American Heart Association. Circulation. 2022;145:e153-e639.
29. Fisher CM. Pathological observations in hypertensive cerebral hemorrhage. J Neuropathol Exp Neurol. 1971;30:536-50.
30. Charidimou A, Boulouis G, Frosch MP, et al. The Boston criteria version 2.0 for cerebral amyloid angiopathy: a multicentre, retrospective, MRI-neuropathology diagnostic accuracy study. Lancet Neurol. 2022;21:714-25.
31. Al-Shahi Salman R, Frantzias J, Lee RJ, et al. Absolute risk and predictors of the growth of acute spontaneous intracerebral haemorrhage: a systematic review and meta-analysis of individual patient data. Lancet Neurol. 2018;17:885-94.
32. Kidwell CS, Wintermark M. Imaging of intracranial haemorrhage. Lancet Neurol. 2008;7:256-67.
33. Kothari RU, Brott T, Broderick JP, et al. The ABCs of measuring intracerebral hemorrhage volumes. Stroke. 1996;27:1304-5.
34. Hammerbeck U, Abdulle A, Heal C, Parry-Jones AR. Hyperacute prediction of functional outcome in spontaneous intracerebral haemorrhage: systematic review and meta-analysis. Eur Stroke J. 2022;7:6-14.
35. Ma L, Hu X, Song L, et al. The third intensive care bundle with blood pressure reduction in acute cerebral haemorrhage trial (INTERACT3): an international, stepped wedge cluster randomised controlled trial. Lancet. 2023;402:27-40.
36. Anderson CS, Heeley E, Huang Y, et al. Rapid blood-pressure lowering in patients with acute intracerebral hemorrhage. N Engl J Med. 2013;368:2355-65.
37. Qureshi AI, Palesch YY, Barsan WG, et al. Intensive Blood-Pressure Lowering in patients with acute cerebral hemorrhage. N Engl J Med. 2016;375:1033-43.
38. Steiner T, Poli S, Griebe M, et al. Fresh frozen plasma versus prothrombin complex concentrate in patients with intracranial haemorrhage related to vitamin K antagonists (INCH): a randomised trial. Lancet Neurol. 2016;15:566-73.
39. Pollack CV Jr., Reilly PA, van Ryn J, et al. Idarucizumab for dabigatran reversal – full cohort analysis. N Engl J Med. 2017;377:431-41.
40. Connolly SJ, Crowther M, Eikelboom JW, et al. Full study report of andexanet alfa for bleeding associated with factor Xa inhibitors. N Engl J Med. 2019;380:1326-35.
41. Dager WE, Roberts AJ, Nishijima DK. Effect of low and moderate dose FEIBA to reverse major bleeding in patients on direct oral anticoagulants. Thromb Res. 2019;173:71-76.
42. Ollier E, Hodin S, Lanoiselee J, et al. Effect of activated charcoal on rivaroxaban complex absorption. Clin Pharmacokinet. 2017;56:793-801.
43. Herrick DB, Ullman N, Nekoovaght-Tak S, et al. Determinants of external ventricular drain placement and associated outcomes in patients with spontaneous intraventricular hemorrhage. Neurocrit Care. 2014;21:426-34.
44. Ren J, Wu X, Huang J, et al. Intracranial pressure monitoring-aided management associated with favorable outcomes in patients with hypertension-related spontaneous intracerebral hemorrhage. Transl Stroke Res. 2020;11:1253-63.
45. Chen H, Song Z, Dennis JA. Hypertonic saline versus other intracranial pressure-lowering agents for people with acute traumatic brain injury. Cochrane Database Syst Rev. 2020;1:CD010904.
46. Warren AD, Li Q, Schwab K, et al. External ventricular drain placement is associated with lower mortality after intracerebral hemorrhage with intraventricular hemorrhage. Int J Emerg Med. 2022;15:51.
47. Kuramatsu JB, Gerner ST, Ziai W, et al. Association of intraventricular fibrinolysis with clinical outcomes in intracerebral hemorrhage: an individual participant data meta-analysis. Stroke 2022;53:2876-86.
48. Kuramatsu JB, Biffi A, Gerner ST, et al. Association of surgical hematoma evacuation vs conservative treatment with functional outcome in patients with cerebellar intracerebral hemorrhage. JAMA. 2019;322:1392-403.
49. Guo G, Pan C, Guo W, et al. Efficacy and safety of four interventions for spontaneous supratentorial intracerebral hemorrhage: a network meta-analysis. J Neurointerv Surg. 2020;12:598-604.
50. Hallenberger TJ, Guzman R, Bonati LH, Greuter L, Soleman J. Endoscopic surgery for spontaneous supratentorial intracerebral haemorrhage: a systematic review and meta-analysis. Front Neurol. 2022;13:1054106.
51. Hanley DF, Thompson RE, Rosenblum M, et al. Efficacy and safety of minimally invasive surgery with thrombolysis in intracerebral haemorrhage evacuation (MISTIE III): a randomised, controlled, open-label, blinded endpoint phase 3 trial. Lancet 2019;393:1021-32.
52. Li M, Mu F, Su D, Han Q, Guo Z, Chen T. Different surgical interventions for patients with spontaneous supratentorial intracranial hemorrhage: a network meta-analysis. Clin Neurol Neurosurg. 2020;188:105617.
53. Pedro KM, Chua AE, Lapitan MCM. Decompressive hemicraniectomy without clot evacuation in spontaneous intracranial hemorrhage: a systematic review. Clin Neurol Neurosurg 2020;192:105730.

54. Langhorne P, Ramachandra S, Stroke Unit Trialists C. Organised inpatient (stroke unit) care for stroke: network meta-analysis. Cochrane Database Syst Rev 2020;4:CD000197.
55. Middleton S, Coughlan K, Mnatzaganian G, et al. Mortality reduction for fever, hyperglycemia, and swallowing nurse-initiated Stroke intervention: QASC trial (quality in acute Stroke care) Follow-Up. Stroke. 2017;48:1331-36.
56. Claassen J, Park S. Spontaneous subarachnoid haemorrhage. Lancet 2022;400:846-62.
57. Hoh BL, Ko NU, Amin-Hanjani S, et al. 2023 Guideline for the management of patients with aneurysmal subarachnoid hemorrhage: a guideline from the American Heart Association/American Stroke Association. Stroke. 2023;54:e314-e70.
58. Nieuwkamp DJ, Setz LE, Algra A, Linn FH, de Rooij NK, Rinkel GJ. Changes in case fatality of aneurysmal subarachnoid haemorrhage over time, according to age, sex, and region: a meta-analysis. Lancet Neurol. 2009;8:635-42.
59. Dubosh NM, Bellolio MF, Rabinstein AA, Edlow JA. Sensitivity of early brain computed tomography to exclude aneurysmal subarachnoid hemorrhage: a systematic review and meta-analysis. Stroke. 2016;47:750-5.
60. Frontera JA, Claassen J, Schmidt JM, et al. Prediction of symptomatic vasospasm after subarachnoid hemorrhage: the modified fisher scale. Neurosurgery. 2006;59:21-7; discussion 21-7.
61. Tang C, Zhang TS, Zhou LF. Risk factors for rebleeding of aneurysmal subarachnoid hemorrhage: a meta-analysis. PLoS One. 2014;9:e99536.

CAPÍTULO 9

Brasil Ping Jeng • Pedro Henrique Martins da Cunha • Wellingson Silva Paiva

Hipertensão Intracraniana

INTRODUÇÃO

O conteúdo do sistema nervoso central (SNC), incluindo cérebro, sangue e líquido cefalorraquidiano (LCR), está dentro de uma caixa fechada não complacente, o crânio. Existe um equilíbrio nas pressões parciais de fluidos dentro do crânio, regra estabelecida pela doutrina Monroe-Kellie (DMK).[1,2] Abercrombie, em 1928, apoiou as descobertas de Monro e Kellie, sendo muito importante para a aceitação da doutrina, que em algumas referências pode ser encontrada como "doutrina Monro-Abercrombie".[3]

Ao assumir que o volume de sangue intracraniano variava entre os lado sarterial e venoso e o total permanecia essencialmente constante, Monro, Kellie e Abercrombie ignoraram a existência do LCR, que só foi reconhecido no século 19 após esforços do fisiologista francês François Magendie.[4] Depois desse entendimento, uma revisão sobre a DMK, Burrows descreveu que o volume de sangue intracraniano e o volume de LCR tinham uma relação recíproca, na qual o aumento de um exigia a diminuição do outro.[5]

Por fim, a fórmula, que perdurou como definidora da DMK foi descrita por Cushing: no crânio intacto, a soma dos volumes do cérebro, LCR e sangue é constante. Se o volume de um desses componentes aumentar, deve ser compensado por uma diminuição igual em outro.[6]

FISIOPATOLOGIA

A definição de pressão é a força exercida por unidade de área. As pressões são geralmente relatadas em unidades de milímetros de água (mmH_2O) ou milímetros de mercúrio (mmHg). Dividindo-se a pressão em mm H_2O por 13,6, obtém-se a pressão equivalente em mmHg; essa constante se baseia na relação entre a densidade da água e a do mercúrio.[7]

A pressão intracraniana (PIC) é considerada normal em adultos entre 5 e 15 mmHg. A pressão de perfusão cerebral (PPC) é a diferença entre a pressão arterial média (PAM) e a PIC. Dessa forma, a PPC pode se reduzir se houver um aumento da PIC, uma diminuição da pressão arterial média (PAM) ou ambos. A autorregulação da pressão normaliza o fluxo sanguíneo cerebral (FSC) com a PPC de 50 a 150 mmHg.[8]

A manutenção da PIC depende do funcionamento de estruturas com características comuns a qualquer sistema hidrodinâmico: o volume de fluido interno (intracraniano), a elastância do sistema, a contribuição da atmosfera e a orientação do eixo crânio-espinhal em relação ao vetor gravitacional. Ela é influenciada, portanto, pela pressão atmosférica, pressão hidrostática e pressão de enchimento.[7]

Em situações que haja redução da PPC, uma vasodilatação dos vasos cerebrais ocorre na tentativa de manter o FSC. Isso pode resultar em aumento da PIC e perpetuar a diminuição da PPC, como um círculo vicioso, o que foi denominado "cascata vasodilatadora". De modo semelhante, um aumento da PPC ocasiona a vasoconstrição, podendo reduzir a PIC.[8]

Em um estado de PIC elevada causada por um componente adicional, como uma neoplasia, sangue venoso e LCR são deslocados para fora do crânio na tentativa de manter o equilíbrio. Como no adulto, aproximadamente 87% do espaço intracraniano (volume total 1.500 mL) é ocupado pelo cérebro; 9%, pelo LCR dos ventrículos, cisternas e espaço subaracnóideo; e 4%, pelo sangue, essa compensação é autolimitada.[7]

O mecanismo compensatório descrito pode tornar-se disfuncional em condições patológicas, podendo resultar em lesão neurológica com dois mecanismos principais: hipoperfusão/isquemia; e herniação. A isquemia é o resultado da diminuição do FSC secundária à PIC intransponível e à compensação vascular desregulada. A herniação é o deslocamento do parênquima cerebral de um compartimento para outro com subsequente compressão de estruturas adjacentes.[9] As principais hérnias que podem ocorrer estão descritas no Quadro 9.1.[10,11]

CAUSAS DE HIPERTENSÃO INTRACRANIANA

As causas de hipertensão intracraniana (HIC) podem ser divididas como intracranianas ou primárias e extracranianas ou secundárias. O Quadro 9.2 mostra as principais doenças relacionadas a cada uma delas.

QUADRO CLÍNICO

Os sintomas clássicos da HIC são cefaleia, vômitos e alteração do estado mental, que, muitas vezes, dificulta a obtenção de uma história adequada.

Quadro 9.1. Tipos de hérnias cerebrais e suas características

Hérnia	Localização	Consequência
Herniação subfalcina	Envolve o giro do cíngulo, que é empurrado contra a foice do cérebro	Infarto junto com o território distal da artéria cerebral anterior
Hérnia uncal transtentorial	Envolve o lobo temporal medial que, muitas vezes, é espremido por uma massa sob e através do tentório	Compressão do 3º nervo craniano, com midríase unilateral; infarto temporal ou occipital por compressão artéria cerebral posterior Síndrome de Kernohan: pedúnculo cerebral contralateral é forçado contra a borda do tentório como em paresia ou paralisia ipsilateral à lesão
Hérnia central (transtentorial) Descendente ou ascendente	Envolve herniação de ambos os lobos temporais através da incisura tentorial	Envolvimento dos tratos rubroespinal e vestibuloespinal com postura em flexão ou extensão. Pode haver tríade de Cushing (hipertensão, bradicardia e respiração irregular) Quando ascendente, pode comprimir as artérias cerebrais posteriores ou cerebelares superiores contra a tenda
Hérnia tonsilar cerebelar	Massa infratentorial, forçando as tonsilas cerebelares através do forame magno	Tonsilas podem comprimir a parte inferior do tronco cerebral e a medula cervical superior, resultando em consequências fatais. A hérnia aguda pode comprimir as artérias cerebelares posteroinferiores, vertebrais ou a origem da artéria espinhal anterior, o que pode causar isquemia do tronco e da região do cerebelo inferior

Fonte: Adaptado de Laine FJ, Shedden AI, Dunn MM, et al., 1995; Stevens RD, Shoykhet M, Cadena R, 2015.

Quadro 9.2. Principais causas de HIC[8,9,12,13]

Intracranianas ou primárias	Extracranianas ou secundárias
▪ Lesão expansiva: neoplasias primárias ou metástases, cistos aracnóideos ▪ Trauma: edema focal ou difuso, hematomas traumáticos (extradural, subdural, intracerebral) ▪ Hemorragia não traumática ▪ Acidente vascular cerebral isquêmico ▪ Hidrocefalia ▪ Hipertensão intracraniana idiopática ou benigna ▪ Pneumoencéfalo ▪ Infecções (encefalite, abscesso cerebral ou meningite) ▪ Fraturas deprimidas sobre os seios venosos maiores ▪ Trombose venosa cerebral ▪ Hemorragia subaracnóidea	▪ Hipóxia ou hipercapnia (hipoventilação) ▪ Obstrução de vias aéreas ▪ Hiper ou hipotensão ▪ Postural ▪ Hipertermia ▪ Convulsões ▪ Farmacoinduzida (exemplos de fármacos são a tetraciclina, rofecoxibe, divalproato de sódio) ▪ Intoxicação por chumbo ▪ Insuficiência hepática ▪ Intoxicação por água, quase afogamento

Fonte: Adaptado de Rangel-Castillo L, Gopinath S, Robertson CS, 2009; Kareemi H, Pratte M, English S, *et al.* 2023; Dunn LT, 2002;Tan MG, Worley B, Kim WB, 2020.

A tríade de Cushing, com hipertensão, bradicardia e respiração irregular, pode ter uma especificidade de até 96,9%, mas é pouco sensível. Está relacionada a aumentos tardios da PIC na prática clínica por causa da distorção ou isquemia do tronco cerebral.[12,14]

Por sua vez, uma Escala de Coma de Glasgow (ECG) com valor menor ou igual a 8 é muito sensível (75,8%), mas pouco específica (39,9%). A deterioração progressiva do nível de consciência (e consequente redução da pontuação na ECG) geralmente acompanha o aumento da PIC e é provavelmente consequência do deslocamento caudal do diencéfalo e do mesencéfalo.[14,15]

A cefaleia é um sintoma frequente, podendo ser latejante ou explosiva e, quase sempre, é exacerbada por quaisquer fatores que aumentem ainda mais a PIC, como tosse, espirro, decúbito ou esforço. Classicamente, é pior pela manhã, fato atribuído ao aumento da PIC durante a noite como consequência do decúbito, aumento da pressão parcial do gás carbônico (PCO_2) durante o sono causado pela depressão respiratória e provavelmente uma diminuição na absorção do LCR.[12]

Papiledema é um sinal confiável de aumento da PIC, mas geralmente acontece em uma fase mais avançada. Sua especificidade de até 85,9%, com sensibilidade de 28,2%. As hemorragias encontradas no exame de fundo de olho se desenvolvem em resposta a aumentos agudos e graves da PIC (como na hemorragia subaracnóidea [HSA] ou no traumatismo cranioencefálico [TCE]).[15]

O vômito tende a ser um sintoma mais tardio; em geral, ocorre após acordar e frequentemente acompanha a cefaleia matinal.

Outros sinais frequentes em associação com a HIC como dilatação pupilar, ptose bilateral, olhar fixo prejudicado, extensão à dor e irregularidade respiratória estão relacionados à hérnia tentorial ou tonsilar, e não diretamente ao nível da PIC.[12,15]

Quando a HIC não é controlada e os mecanismos compensatórios não conseguem estabilizá-la, determinadas partes do cérebro começam a herniar através de espaços ou forames específicos formados pela foice do cérebro ou tenda do cerebelo (Quadro 9.1).

DIAGNÓSTICO

Imagem

A realização de exames de imagem não deve retardar o início do tratamento não invasivo de um paciente com probabilidade moderada a alta de elevação da PIC.[9]

A tomografia computadorizada (TC) é uma modalidade de imagem útil para a avaliação do paciente com HIC e deve ser usada para complementar a história e o exame físico. Os sinais mais sensíveis para elevação da PIC na TC incluem apagamento das cisternas de base (85,9%), desvio da linha média (80,9%) e uma classe de Marshall de pelo menos 3 (80,6%).[15] A classificação de Marshall é um sistema que usa achados importantes na neuroimagem por TC para prognosticar lesões cerebrais traumáticas e é abordada com mais detalhes no Capítulo 10 – Traumatismo Cranioencefálico. A TC também pode fornecer dados para o diagnóstico da causa da HIC e auxiliar na programação do tratamento, principalmente em lesões agudas e com necessidade de rápida propedêutica.[16]

A ressonância magnética (RM) raramente é usada na avaliação da HIC, ainda que tenha utilidade semelhante à TC para avaliação da PIC, por ser um exame mais demorado e de maior custo, portanto menos útil em situações de emergência.

O uso da ultrassonografia (USG) no local de atendimento vem ganhando espaço, desde que se tornou mais disponível. O Doppler transcraniano depende de medidas qualitativas e não invasivas do FSC através de janelas ósseas no crânio para estimar a PIC usando-se a velocidade do fluxo e vários outros parâmetros, ainda que com utilidade limitada no cenário pré-hospitalar. A medição do diâmetro da bainha do nervo óptico posterior à órbita com USG pode auxiliar na detecção do aumento da PIC, mas ainda não foi demonstrado, em estudos, seu valor em relação a meios invasivos de monitorização. Portanto, o uso da USG é considerado, até o momento, um método auxiliar de detecção de HIC.[9]

Monitorização intracraniana invasiva contínua

A monitorização intracraniana invasiva contínua (MIIC) é o padrão-ouro para medir e diagnosticar a HIC. A aferição pode ser realizada com a colocação de um sensor intraparenquimatoso ou um sistema ventricular acoplado a uma derivação ventricular externa (DVE), que ainda permite a drenagem de LCR se necessário.

Ela pode ser utilizada de duas maneiras: como um teste diagnóstico (p. ex., em distúrbios da circulação do LCR); ou como um guia para o tratamento (p. ex., no manejo de TCE fechado).[9,12]

As principais indicações da MIIC podem ser encontradas no Quadro 9.3.

Apesar de amplamente utilizada no contexto do TCE, as evidências do impacto da MIIC no desfecho dos pacientes ainda são conflitantes na literatura. Mesmo que existam limitações importantes, como falta de validade externa e reprodutividade, o estudo BEST:TRIP não encontrou melhora no desfecho neurológico ou de mortalidade com um algoritmo de tratamento utilizando MIIC em comparação a exames físicos e TC seriados.[17]

Quadro 9.3. Principais indicações de MIIC[8,12]

Condição	Comentários
TCE	TCE grave (ECG entre 3 e 8 após ressuscitação cardiopulmonar) e uma TC anormal (hematomas, contusões, edema ou cisternas basais comprimidas) ou TC normal com duas ou mais das seguintes características na admissão: idade ≥ 40 anos, postura motora anormal uni ou bilateral, PAS < 90 mmHg
HSA	Principalmente se houver HCF associada, a DVE permite também drenagem terapêutica
Síndrome de Reye	Indicada quando a amônia no sangue > 300 mg/100 mL e houver deterioração do nível de consciência
Tumores cerebrais	Pode ser útil em pacientes selecionados considerados de alto risco de edema ou HCF obstrutiva (p. ex., cirurgia da fossa posterior)
HCF	Na HPN, uma boa resposta ao *shunt* de LCR foi observada na presença do aumento nas ondas "B" espontâneas noturnas Na HCF descompensada, pode ser de grande utilidade
HIC idiopática benigna	Um cateter subaracnóideo lombar pode ser utilizado tanto como teste diagnóstico como preditor de resposta
Outros	Edema cerebral hipóxico após afogamento, meningite, encefalite, trombose do seio venoso e encefalopatia hepática

DVE: derivação ventricular externa; HCF: hidrocefalia; HIC: hipertensão intracraniana; HPN: hidrocefalia de pressão normal; HSA: hemorragia subaracnóidea; MIIC: monitorização intracraniana invasiva contínua; PAS: pressão arterial sistólica; TC: tomografia computadorizada; TCE: traumatismo cranioencefálico.
Fonte: Adaptado de Rangel-Castillo L, Gopinath S, Robertson CS, 2009; Dunn LT, 2002.

Outra questão importante a ser considerada é que uma leitura normal da PIC isoladamente é insuficiente para descartar pressão elevada, como em lesões focais principalmente de lobo temporal. Por fim, os riscos do procedimento são consideráveis, sendo a infecção o principal evento adverso (EA) descrito, com índices em torno de 5% a 14%, com algumas séries com taxas de até 22% das DVE. Outros EA são a hemorragia pós-procedimento, o mal funcionamento ou posicionamento incorreto, além da perda inadvertida, que pode ocasionar intervenções repetidas ou atraso no manejo.[9,18]

TRATAMENTO

Medidas iniciais

Se o paciente estiver instável, deve-se começar avaliando o ABC (vias aéreas, respiração, circulação). A identificação da história é de suma importância para o entendimento do quadro e seu tratamento adequado. Muitas vezes, o paciente encontra-se em um estado mental alterado, o que torna o relato de um familiar ou de alguém que presenciou os eventos anteriores ao atendimento de grande valia.

Tratar a doença de base

O manejo primário é direcionado, sempre que possível, à condição subjacente pelo aumento da PIC, como ressecar ou remover lesões com efeito de massa, uso de corticosteroides para edema associado a tumores intracranianos, derivação ou *shunt* para hidrocefalia, tratamento de quadros sistêmicos com repercussão na PIC.[9,12]

Manter a homesotase

Outro cuidado importante é em relação à homeostasia: adequada volemia; osmolaridade plasmática; saturação arterial de oxigênio (SaO_2); evitar hipertermia; e tratar as intercorrências clínicas.[19]

Otimização do retorno venoso

A elevação da cabeceira da cama a 30° e a manutenção da cabeça neutra melhoram o retorno venoso jugular, reduzindo, assim, a PIC. Deve-se ter cuidado para excluir hipovolemia, pois a medida pode piorar a PPC. O aumento da pressão intra-abdominal, como pode ocorrer na síndrome do compartimento, também pode exacerbar a PIC pela obstrução do fluxo venoso cerebral. Relatos de casos mostraram reduções imediatas na PIC com laparotomia descompressiva nessas circunstâncias.[20]

Manter o paciente sedado e relaxado

As adequadas sedação e analgesia são importantes porque agitação e dor podem aumentar a PIC. Não há uma clara definição do melhor regime: medicamentos como propofol, etomidato, midazolam são os mais utilizados para sedação; e morfina ou fentanil, para analgesia. A escolha do sedativo deve ser feita pensando em minimizar os efeitos na pressão arterial, pois grande parte desses medicamentos tem EA à hipotensão.

Agentes de curta duração são preferidos para permitir interrupções momentâneas para avaliação neurológica. O bloqueio neuromuscular deve ser considerado quando esses medicamentos não foram suficientes.[8,19]

Terapia hiperosmolar

A redução da PIC se dá pelo efeito reológico mediante expansão do volume plasmático e redução da viscosidade sanguínea, melhorando a PPC e ocasionando vasoconstrição cerebral. Também produz um gradiente osmolar no sangue, ao extrair água do compartimento extravascular (tecido cerebral) e provocar aumento no compartimento intravascular, promovendo, assim, a drenagem venosa e reduzindo a PIC.[21]

A solução salina hipertônica e o manitol são utilizados para o tratamento de TCE, HSA, hemorragia intracerebral e isquemia aguda. O manitol pode causar hipovolemia e induzir um estado hiperosmótico (a osmolalidade sérica não deve ultrapassar 320 mOsm/kg).[12]

Hiperventilação

A hiperventilação, ao produzir hipocapnia, reduz a PIC por vasoconstrição por autorregulação metabólica, o que pode piorar a isquemia cerebral em parte dos pacientes, que já estão com baixa PPC. A alcalose sistêmica gerada por ela também pode provocar taquifilaxia, diminuindo o nível estabelecido da hipocapnia com possível vasodilatação rebote no desmame e reestabelecimento da eucapnia.[9,12]

Seu efeito no desfecho a longo prazo em pacientes com TCE foi investigado, sem demonstrando benefícios, com possível piora no uso prolongado em alguns casos.[22,23] Apesar disso, continua recomendada em diversas diretrizes de trauma, já que os danos de uma PIC elevada seriam maiores que os de uma possível isquemia cerebral, o que só foi demonstrado com emprego prolongado da hiperventilação. Portanto, a hiperventilação deve ser uma medida temporária para prevenir ou tratar complicações de uma herniação cerebral ativa ou iminente enquanto o tratamento mais definitivo não for realizado.[19]

Inicialmente, o alvo é uma pressão parcial de dióxido de carbono ($PaCO_2$) normal baixa entre 35 mmHg e 38 mmHg e dióxido de carbono (CO_2) expirado final entre 32 mmHg e 35 mmHg. Se a HIC persistir, pode-se reduzir a meta para 32 mmHg a 35 mmHg $PaCO_2$ e 28 mmHg a 32 mmHg de CO_2 expirado por até 2 horas (para que não haja lesão cerebral isquêmica).[8,9]

Corticosteroides

Reservados a casos de HIC em pacientes com meningite bacteriana, patologia em que, apesar de dados conflitantes na literatura, seu uso demonstrou uma menor incidência de perda auditiva neurossensorial[24] e tumores cerebrais com efeito de massa, em que atuam na redução do edema vasogênico.[25] Os corticosteroides não demonstraram benefícios e até foram atribuídos a uma maior mortalidade em pacientes com TCE grave (ECT CRASH).[26]

Papel da craniectomia descompressiva

A craniectomia descompressiva (CD) é um procedimento neurocirúrgico em que parte da calvária é removida cirurgicamente para criar uma janela na abóbada craniana, geralmente unilateral, para promover a redução da PIC. Ao ir de encontro à regra da doutrina Monro-Kellie de volume intracraniano fixo, alivia a pressão porque permite a herniação do cérebro inchado através da janela óssea.[8,12]

Esse procedimento pode ser realizado para o tratamento da HIC em diversos distúrbios, como o traumatismo craniano, infarto cerebral, hemorragia intracraniana ou subaracnóidea espontânea e síndrome de Reye. Apesar de reduzir a mortalidade, o procedimento tem alta morbidade e não tem efeito na melhora do desfecho do quadro base. A seleção do paciente, tempo e tipo de cirurgia, além da gravidade da lesão cerebral subjacente, são fatores que determinam o resultado desse procedimento. Por isso, cada caso deve ser individualmente avaliado quanto à indicação.

Os resultados são limitados para confirmar ou refutar a eficácia da CD em adultos. Os estudos sugerem que pode ser uma opção útil quando o tratamento conservador otimizado não conseguiu controlar a PIC.[12,27]

COMPLICAÇÕES

As complicações da HIC dependem da etiologia, sendo as mais dramáticas o acidente vascular cerebral (AVC) ou isquemia difusa, crises epilépticas, neuropatia óptica e/ou perda de visão, coma, parada respiratória e óbito.[9,12]

CONCLUSÃO

A HIC é uma condição clínica potencialmente grave, com elevada taxa de complicações e mortalidade se não tratada. O início do tratamento deve ser o mais precoce possível; muitas vezes, antecedendo o diagnóstico.

REFERÊNCIAS BIBLIOGRÁFICAS

1. Monro A. Observations on the structure and functions of the nervous system, Illustrated with Tables. Lond Med J. 1783;4(2):113-35.
2. Kellie G. Appearances observed in the dissection of two individuals; death from cold and congestion of the brain. Trans Med-Chir Soc Edinburgh. 1824;1:84.

3. Magendie F. Recherches anatomique et physiologique sur le liquide céphalo-rachidien ou cérebro-spinal. Paris, 1842.
4. Abercrombie J. Pathological and practical researches on diseases of the brain and the spinal cord. The London Medical and Physical Journal. 1828;4(21)237-47.
5. Burrows G. On disorders of the cerebral circulation and on the connection between affections of the brain and diseases of the heart. Philadelphia: Lea & Blanchard, 1848.
6. Cushing H. The third circulation in studies in intracranial physiology and surgery. London: Oxford University Press, 1926.
7. Marmarou A, Beaumont A. Physiology of the cerebrospinal fluid and intracranial pressure – chapter 10. In: Winn HR. Youmans and winn neurological surgery. Youmans & Winn Neurological Surgery. 8. ed., 2017.
8. Rangel-Castillo L, Gopinath S, Robertson CS. Management of Intracranial Hypertension, 2009.
9. Kareemi H, Pratte M, English S, Hendin A. Initial diagnosis and management of acutely elevated intracranial pressure. J Intensive Care Med, 2023.
10. Laine FJ, Shedden AI, Dunn MM, Ghatak NR. Acquired intracranial herniations: MR imaging findings. American Journal of Roentgenology. 1995;165:967-73.
11. Stevens RD, Shoykhet M, Cadena R. Emergency neurological life support: intracranial hypertension and herniation. Neurocrit Care. 2015;23:76-82.
12. Dunn LT. Raised intracranial pressure. J Neurol Neurosurg Psychiatry. 2002;73:i23-i27.
13. Tan MG, Worley B, Kim WB, Ten Hove M, Beecker J. Drug-induced intracranial hypertension: a systematic review and critical assessment of drug-induced causes. Am J Clin Dermatol. 2020;21:163-72.
14. Ter Avest E, Taylor S, Wilson M, Lyon RL. Prehospital clinical signs are a poor predictor of raised intracranial pressure following traumatic brain injury. Emerg Med J. 2021;38:21-26.
15. Fernando SM, Tran A, Cheng W, Rochwerg B, Taljaard M, Kyeremanteng K, et al. Diagnosis of elevated intracranial pressure in critically ill adults: systematic review and meta-analysis. BMJ. 2019;366:14225.
16. Marshall LF, Marshall SB, Klauber MR, Van Berkum Clark M, Eisenberg H, Jane JA, et al. The diagnosis of head injury requires a classification based on computed axial tomography. J Neurotrauma. 1992;9(1): S287-S92.
17. Chesnut RM, Temkin N, Carney N, Dikmen S, Rondina C, Videtta W, et al. A trial of intracranial-pressure monitoring in traumatic brain injury. N Engl J Med. 2012;367:2471-81.
18. Tavakoli S, Peitz G, Ares W, Hafeez S, Grandhi R. Complications of invasive intracranial pressure monitoring devices in neurocritical care. Neurosurgical Focus. 2017;43:E6.
19. Cook AM, Morgan Jones G, Hawryluk GWJ, Mailloux P, McLaughlin D, Papangelou A, et al. Guidelines for the acute treatment of cerebral edema in neurocritical care patients. Neurocrit Care. 2020;32:647-66.
20. Joseph DK, Dutton RP, Aarabi B, Scalea TM. Decompressive laparotomy to treat intractable intracranial hypertension after traumatic brain injury. The Journal of Trauma. 2004;57(4):687-95.
21. Hinson HE, Stein D, Sheth KN. Hypertonic saline and mannitol therapy in critical care neurology. J Intensive Care Med. 2013;28:3-11.
22. Curley G, Kavanagh BP, Laffey JG. Hypocapnia and the injured brain: more harm than benefit. Critical Care Medicine. 2010;38:1348-59.
23. Stocchetti N, Maas AIR, Chieregato A, Van Der Plas AA. Hyperventilation in head injury. Chest. 2005;127:1812-27.
24. Brouwer MC, McIntyre P, Prasad K, Van De Beek D. Corticosteroids for acute bacterial meningitis. In: The Cochrane Collaboration (ed.). Cochrane Database of Systematic Reviews. John Wiley & Sons, Ltd, Chichester, UK, p. CD004405.pub4.
25. Kaal ECA, Vecht CJ. The management of brain edema in brain tumors. Current Opinion in Oncology. 2004;16:593-600.
26. Roberts I, Yates D, Sandercock P, Farrell B, Wasserberg J, Lomas G. Effect of intravenous corticosteroids on death within 14 days in 10 008 adults with clinically significant head injury (MRC CRASH trial): randomised placebo-controlled trial. The Lancet. 2004;364:1321-8.
27. Sahuquillo J, Dennis JA. Decompressive craniectomy for the treatment of high intracranial pressure in closed traumatic brain injury. Cochrane Database of Systematic Reviews. 2019;12(12):CD003983.

CAPÍTULO 10

Wellingson Silva Paiva • Raphael Bertani • Almir Ferreira de Andrade

Traumatismo Cranioencefálico

INTRODUÇÃO

O papiro de Edwin Smith (Figura 10.1) é a mais antiga diretriz médica escrita para o tratamento de traumas. Nesse antigo texto, as lesões no cérebro aparecem com destaque e a palavra "cérebro" (Figura 10.2, escrita em hieróglifo) é citada diversas vezes. Mais de 3 milênios e meio depois, o traumatismo cranioencefálico (TCE) permanece como um importante tema a ser estudado pela Medicina.

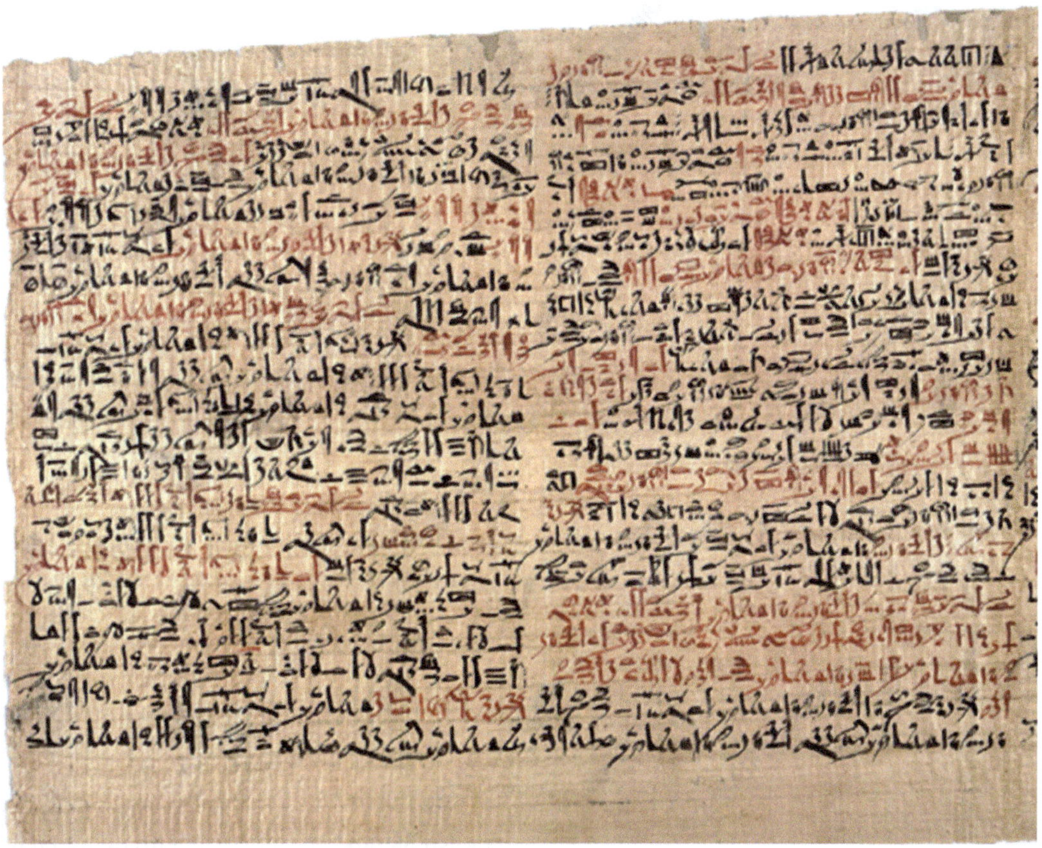

Figura 10.1. Papiro Edwin Smith papiro médico de aprox. 1700 a.C, exposto na Academia de Medicina de Nova York.
Fonte: Foto de Jeff Dahl, disponível em: http://archive.nlm.nih.gov/.

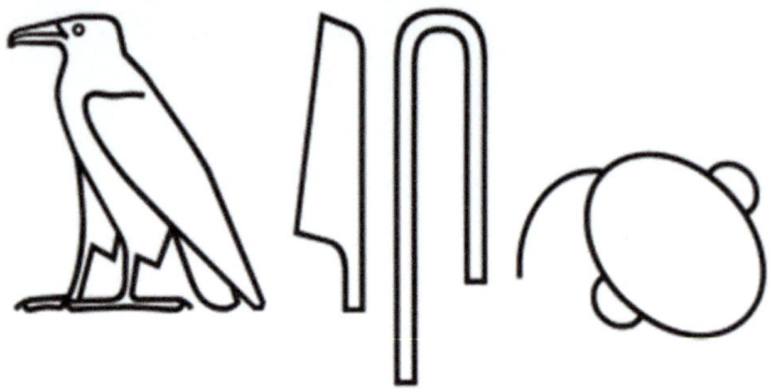

Figura 10.2. "Cérebro" escrito em hieroglifos.
Fonte: Adaptada de https://kids.frontiersin.org/articles/10.3389/frym.2013.00014.

O TCE se refere a lesões cerebrais causadas por agressões físicas geradas por forças externas contra a cabeça atingindo couro cabeludo, crânio, meninges, encéfalo e/ou nervos cranianos. Esse trauma pode ocasionar desde uma alteração local superficial sem maiores repercussões até um comprometimento grave de habilidades cognitivas, físicas e comportamentais, podendo evoluir para morte. Dessa forma, o TCE constitui problemática relevante na sociedade, com consequências que ultrapassam os limites de condições médicas, dadas as suas implicações sociais e econômicas.

Em países desenvolvidos, o TCE é a principal causa de morte em crianças e adultos jovens. Muitos pacientes com lesões cerebrais graves morrem antes de chegar ao hospital, quase 90% das mortes pré-hospitalares relacionadas ao trauma envolvem lesão cerebral. Estima-se que 69 milhões de indivíduos sofram TCE a cada ano. Dadas essas estatísticas, observa-se que mesmo uma pequena redução na mortalidade e morbidade associadas a lesões cerebrais pode ter um grande impacto na Saúde Pública.

MECANISMOS DE TRAUMA

Hipócrates descreveu o TCE da seguinte maneira: durante o trauma que atinge o crânio, acontecem dois tipos de efeitos traumáticos, sendo eles: o impacto direto (primário) com também efeito aceleração-desaceleração, ocasionado pela inércia, e também as lesões secundárias, causadas por uma cascata de fenômenos bioquímicos e metabólicos que ocorrem após o TCE como despolarizações neuronais inadequadas e edema cerebral. Essas informações são cruciais para a compreensão do tratamento dos pacientes com TCE e a importância dos cuidados intensivos após o atendimento inicial, nos casos graves.

Lesões cerebrais primárias

O impacto imediato de diferentes insultos mecânicos ao cérebro pode causar dois tipos de lesões primárias: lesões cerebrais focais; e lesões cerebrais difusas. Estudos demonstraram que a coexistência de ambos os tipos de lesões é comum em pacientes que sofreram TCE de moderado a grave. Nota-se que a lesão axonal difusa (LAD), causada por cisalhamento que decorre de diferentes densidades entre substância branca e cinzenta, aparecerá em cerca de 70% dos casos de TCE mais graves. Como consequência de lacerações, compressão e forças de concussão, o TCE fechado e o TCE penetrante exibem dano cerebral focal com evidência de fratura de crânio e contusão localizada no centro do local de lesão. A área necrótica de células neuronais e gliais está concentrada no local do trauma com suprimento sanguíneo comprometido, podendo causar hematomas (epidural, subdural) e hemorragias intracerebrais em camadas profundas do cérebro. Uma contusão secundária pode se desenvolver em tecidos opostos ou ao redor do local do golpe (mecanismo de contra-golpe) em razão do impacto secundário quando o cérebro rebate e atinge o crânio.

Dessa forma, denomina-se o mecanismo "trauma do impacto direto de golpe". Já o efeito decorrente da inércia, denomina-se "contragolpe", daí haver o mecanismo de golpe e contragolpe e esses dois eventos têm potencial lesivo para as estruturas encefálicas.

Atualmente, predominam quatro hipóteses para o desenvolvimento da lesão de contragolpe. Na hipótese da pressão positiva, esses estresses são causados pelo cérebro "atrasado" em relação ao movimento inicial do crânio, seguido pela compressão do cérebro contra o crânio do lado oposto, que se encontra estacionário e irregular. O cérebro em movimento atinge o lado oposto do crânio, geralmente em proeminências ósseas, criando uma contusão. A hipótese da pressão negativa (ou cavitação) é que o movimento do cérebro em uma direção gera estresse na área oposta do cérebro e causa danos ao tecido cerebral naquele ponto. A hipótese do estresse em cisalhamento rotacional incorpora uma rotação do cérebro além do deslocamento ao longo do eixo do trauma, que também causa a LAD. A hipótese da aceleração angular, por sua vez, postula que o cérebro está ancorado em algumas áreas, como o tronco cerebral, o que resulta em que áreas específicas tenham potencial de maior aceleração e desaceleração dentro do cérebro.

A diferença na densidade do cérebro e do líquido cefalorraquidiano (LCR) tem sido implicada como outro mecanismo para a lesão de contragolpe. Nessa teoria, o cérebro se afasta do local do impacto para ser lesionado na área oposta do crânio ao impacto. Durante um impacto, o LCR mais denso se desloca em direção ao local de impacto no crânio, deslocando o cérebro menos denso na direção oposta. O fato de não haver nenhuma explicação para todos os aspectos da lesão de contragolpe pode mostrar que uma combinação de mecanismos contribui para o resultado final da lesão de contragolpe. A lesão real no cérebro geralmente ocorre na superfície irregular da fossa temporal e na área dos polos frontais.

Frequentemente, a gravidade da lesão no local de contragolpe é maior do que aquela que ocorre no local de golpe. De fato, existem vários relatos de pacientes com lesões de contragolpe na ausência de lesões de golpe.

Dependendo da gravidade da lesão, podem ser gerados déficits cognitivos, mudanças comportamentais e hemiparesia. Em contraste com a lesão focal, o principal mecanismo de lesão cerebral difusa são as forças não contatantes de rápida desaceleração e aceleração que causam lesões de cisalhamento e alongamento nos tecidos cerebrais. As fortes forças de tensão danificam os axônios neuronais, oligodendrócitos e vasculatura sanguínea, ocasionando edema cerebral e dano cerebral isquêmico. A característica marcante da TCE difusa é o extenso dano de axônios predominantemente em tecidos de substância branca subcortical e profunda, como o tronco cerebral e o corpo caloso, que envolve comprometimento do transporte axonal e degradação do citoesqueleto axonal. O grau de lesão axonal e degeneração neuronal determina a gravidade do TCE. Curiosamente, enquanto o TCE por explosão é o resultado de ondas de choque em vez de forças inerciais, ele exibe características de uma lesão cerebral difusa.

Lesões cerebrais secundárias

Eventos bioquímicos, celulares e fisiológicos que ocorrem durante a lesão primária frequentemente evoluem para danos secundários que podem surgir ao longo de horas ou dias e que podem durar de horas a anos. Esses eventos incluem excitotoxicidade, disfunção mitocondrial, estresse oxidativo, peroxidação lipídica, neuroinflamação, degeneração axonal e morte celular por apoptose.

É importante notar que o TCE pode gerar lesões múltiplas e difusas pelo sistema nervoso central (SNC). Logo, o exame clínico e manejo dos pacientes deve atentar a isso (Figuras 10.3 e 10.4).

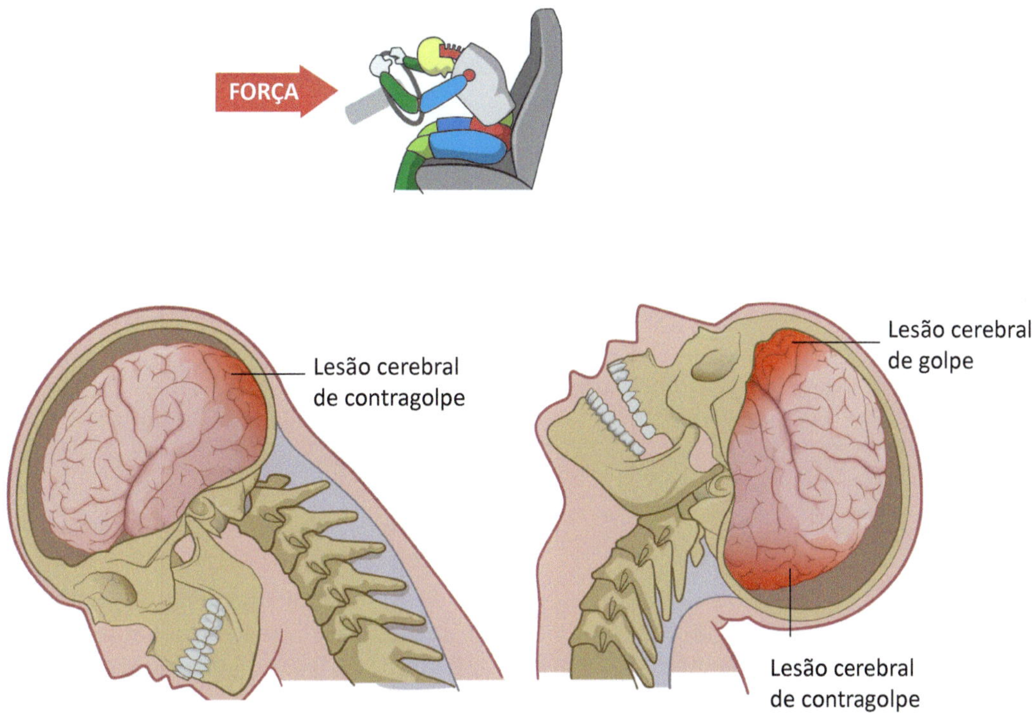

A. A lesão cerebral de contragolpe ocorre quando o cérebro se choca com o crânio o lado oposto ao impacto inicial. Uma vez que o crânio tenha parado de se mover para a frente, o cérebro continua a se mover para trás, chocando-se com a parte posterior do crânio.

B. Imagem com a cabeça para trás. A lesão cerebral ocorre quando o cérebro se choca com o crânio no lado do impacto.

Figura 10.3. Lesão cerebral traumática de cabeça fechada (LCT) golpe e contragolpe.
Fonte: Adaptada de https://catalog.nucleusmedicalmedia.com/view-item?ItemID=28555.

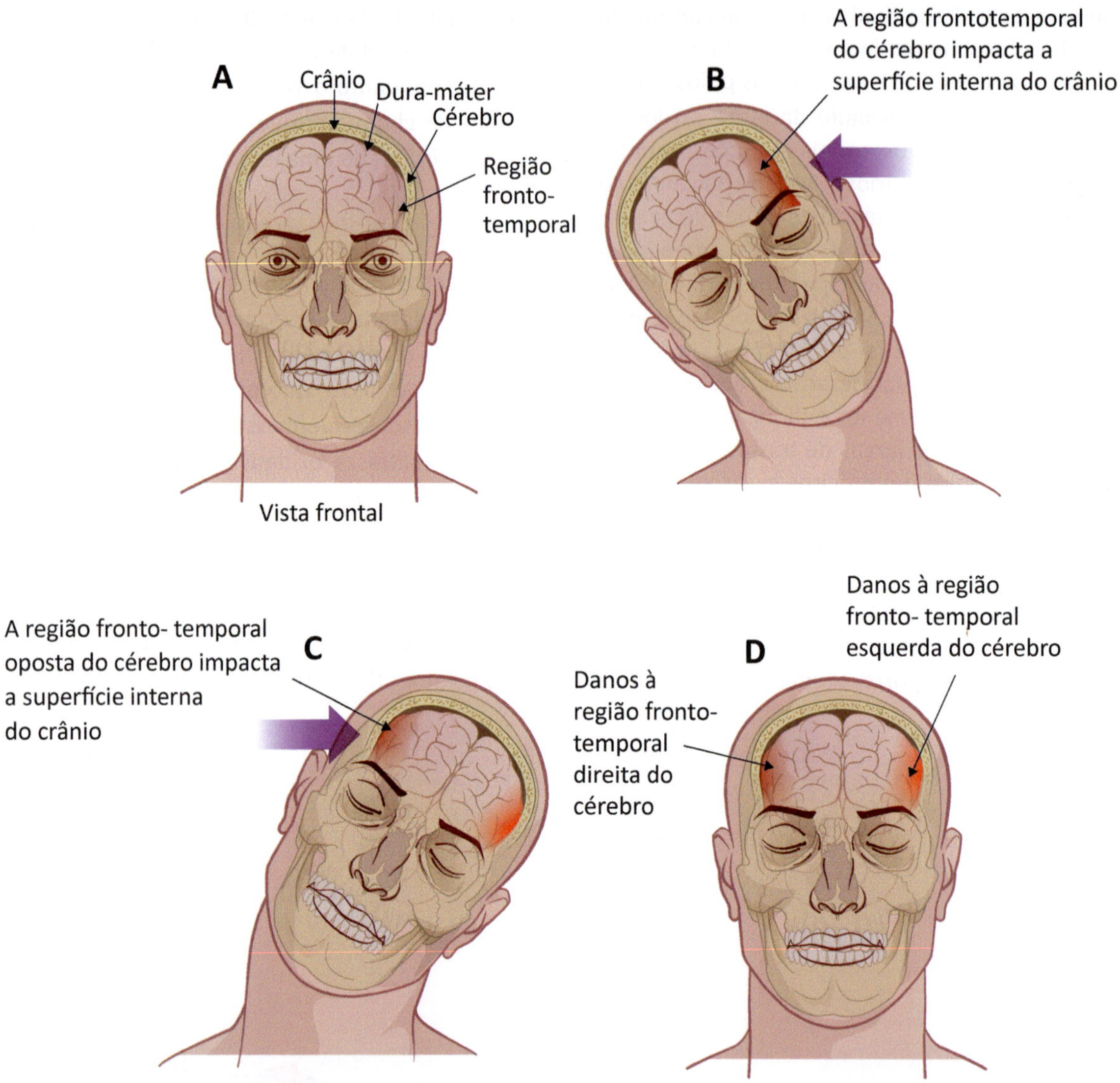

Figura 10.4. Lesão tipo Chicote – lesão lateral integral fechada de cabeça.
Fonte: Adaptada de https://catalog.nucleusmedicalmedia.com/les%C3%A3o-tipo-chicote-les%C3%A3o-lateral-integral-fechada-de-cabe%C3%A7a/view-item?ItemID=28536.

EXTENSÃO DAS LESÕES

Couro cabeludo

As lacerações do couro cabeludo podem resultar em grande perda de sangue, choque hemorrágico e até morte. Isso resulta do fato de essa região ser densamente vascularizada. A causa dessa lesão é fundamentalmente o efeito do impacto.

Crânio

A superfície interna da calota craniana e a base do crânio podem contribuir para lesões encefálicas à medida que o cérebro se move durante a aceleração e a desaceleração que decorrem do evento traumático.

O hematoma subgaleal, conhecido popularmente como "galo", deve-se a sangramentos na vascularização da gálea aponeurótica, já o hematoma subperiosteal se limita anatomicamente às linhas de sutura.

As fraturas de crânio podem dar-se com duas características distintas: com aumento do raio de curvatura (relacionado a impactos diretos); e diminuição desse raio (relacionado a fraturas à distância do local do impacto) (Figura 10.5).

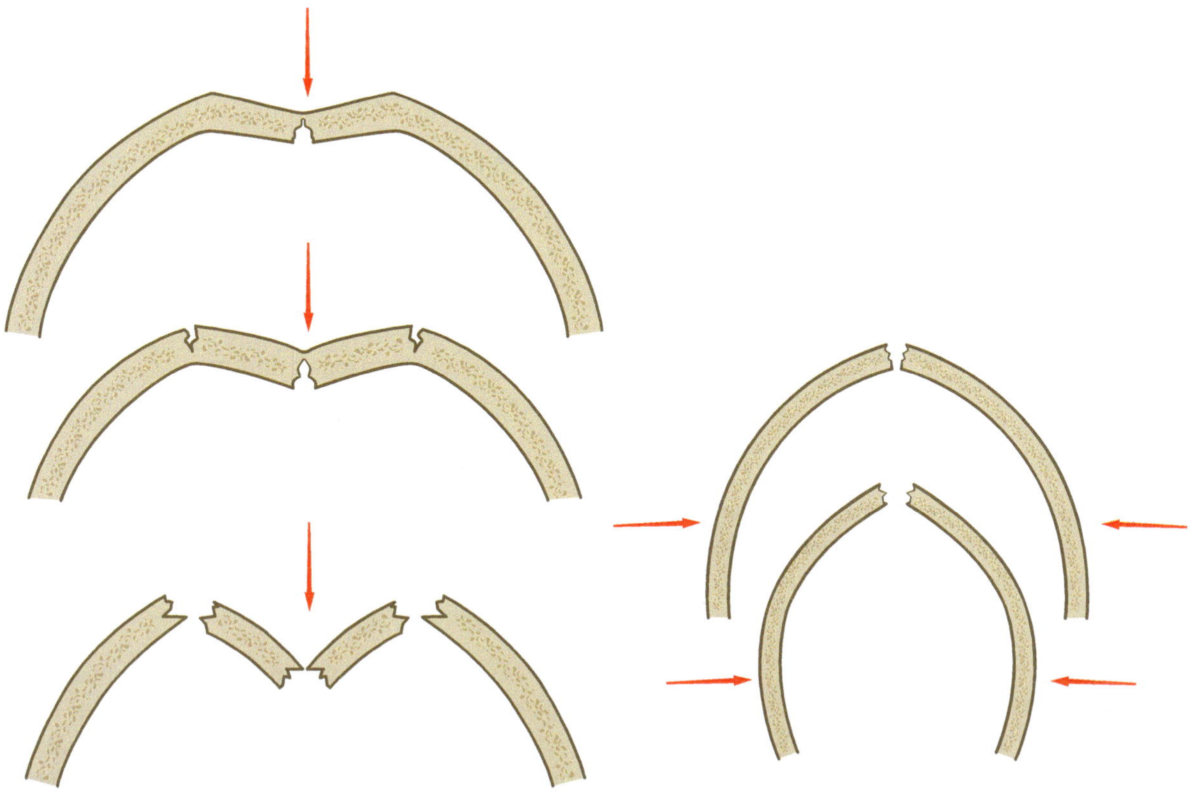

Figura 10.5 (A e B). (A) Fratura por aumento de raio de curvatura do crânio. (B) Fratura por diminuição do raio de curvatura do crânio.
Fonte: Desenvolvida pela autoria.

Os mesmos mecanismos que causam as fraturas podem também causar lacerações das meninges e dos seus vasos, dado o efeito cortante das bordas da fratura.

Meninges

As meninges recobrem o cérebro. São divididas em três camadas: dura-máter; aracnoide-máter; e pia-máter.

Em locais específicos, a dura se divide em duas "folhas" que envolvem os grandes seios venosos, que fornecem a principal drenagem venosa do cérebro. A laceração desses seios venosos pode resultar em hemorragia maciça.

As artérias meníngeas situam-se entre a dura-máter e a superfície interna do crânio no espaço epidural. As fraturas cranianas sobrejacentes podem lacerar essas artérias e causar um hematoma epidural. O vaso meníngeo mais comumente lesado é a artéria meníngea média, localizada sobre a fossa temporal. Um hematoma em expansão por lesão arterial nesse local pode causar rápida deterioração e morte. Os hematomas epidurais também podem resultar de lesões nos seios durais e de fraturas cranianas que tendem a se expandir lentamente e a exercer menos pressão sobre o cérebro subjacente. No entanto, a maioria dos hematomas epidurais constitui emergências com risco de vida que devem ser avaliadas por um neurocirurgião o mais rápido possível.

Abaixo da dura-máter, está uma segunda camada meníngea: a fina e transparente aracnoide-máter. Como a dura-máter não está ligada à membrana aracnoide subjacente, existe um espaço potencial entre essas camadas (o espaço subdural) no qual pode ocorrer hemorragia. Na lesão cerebral, as pontes de veias que viajam da superfície do cérebro para os seios venosos dentro da dura-máter podem se romper, formando um hematoma subdural.

A terceira camada, a pia-máter, está firmemente ligada à superfície do cérebro. O LCR preenche o espaço entre a aracnoide e a pia-máter (o espaço subaracnóideo), amortecendo o cérebro e a medula espinhal. A hemorragia nesse espaço cheio de líquido (hemorragia subaracnóidea) frequentemente acompanha a contusão cerebral e as lesões dos principais vasos sanguíneos na base do cérebro.

Sistema ventricular

Os ventrículos são um sistema de espaços e aquedutos cheios de LCR dentro do cérebro. O LCR é constantemente produzido dentro dos ventrículos e absorvido pela superfície do cérebro. A presença de sangue no LCR pode prejudicar sua reabsorção, resultando em aumento da pressão intracraniana (PIC). Edema e lesões de massa (p. ex., hematomas) podem causar apagamento ou deslocamento dos ventrículos em geral simétricos, que podem ser prontamente identificados em tomografias cerebrais.

CLASSIFICAÇÃO

Dividem-se didaticamente o trauma cranioencefálico em duas classificações: pelo grau de gravidade da lesão; e pela morfologia.

Classificação de gravidade no TCE

A pontuação da escala de coma de Glasgow (ECG) é usada como uma medida clínica objetiva da gravidade da lesão cerebral no TCE (Tabela 10.1).

Tabela 10.1. Pontuação da Escala de Coma de Glasgow

Melhor resposta motora	Pontuação
Obedece a comandos	6
Localiza a dor	5
Flexão de retirada à dor	4
Flexão anormal (decorticação)	3
Extensão (descerebração)	2
Ausente	1
Melhor resposta verbal	**Pontuação**
Orientado	5
Confuso	4
Palavras inapropriadas	3
Sons incompreensíveis	2
Ausente	1
Abertura ocular	**Pontuação**
Espontânea	4
Ao chamado	3
À dor	2
Ausente	1

Fonte: Desenvolvida pela autoria.

- Lesão grave: < = 8.
- Lesão moderada: 9 a 12.
- Lesão leve: 13 a 15.

Classificação morfológica do TCE

- Fraturas de crânio.
- Lesões intracranianas.
    - Lesões cerebrais difusas.
        - Concussões.
        - Lesões axonais difusas.
    - Lesões cerebrais focais.
        - Hematomas epidurais.
        - Hematomas subdurais.
        - Contusões.
        - Hematomas intracerebrais.

Fraturas de crânio

As fraturas do crânio podem ocorrer na abóbada craniana ou na base do crânio. Elas podem ser lineares ou estreladas, bem como abertas ou fechadas. Os sinais clínicos de uma fratura da base do crânio podem incluir: equimose periorbital (olhos de guaxinim); equimose retroauricular (sinal de Battle); vazamento de LCR pelo nariz (rinorreia) ou ouvido (otorreia); e disfunção dos nervos cranianos VII e VIII (paralisia facial e perda auditiva), que pode ocorrer imediatamente ou alguns dias após a lesão inicial.

Uma fratura craniana pode contar um pouco mais sobre a intensidade do trauma sofrido pelo paciente, uma vez que é preciso força considerável para fraturar o crânio.

Lesões intracranianas

As lesões intracranianas são classificadas como difusas ou focais, embora essas duas formas frequentemente coexistam

Lesões cerebrais difusas

As lesões cerebrais difusas se subdividem basicamente em dois tipos: concussões leves, nas quais os sintomas são sutis e o prognóstico em geral é bom; e lesões hipóxicas e isquêmicas mais complexas em que se destaca aqui a LAD.

Concussão: o paciente pode apresentar um distúrbio neurológico não focal transitório que geralmente inclui perda de consciência.

Lesões difusas graves: geralmente resultam de um insulto hipóxico e isquêmico ao cérebro decorrente de choque prolongado ou de apneia ocorrendo imediatamente após o trauma. Nesses casos, a tomografia computadorizada (TC) pode, a princípio, parecer normal, ou o cérebro pode parecer difusamente inchado, e a distinção cinza-branca normal está ausente. Outro padrão difuso, observado com frequência em lesões de impacto ou desaceleração de alta velocidade, pode produzir múltiplas hemorragias puntiformes nos hemisférios cerebrais. Essas "lesões de cisalhamento", frequentes na fronteira entre a substância cinzenta e a substância branca, são referidas como LAD e definem uma síndrome clínica de lesão cerebral grave com evolução variável e prognóstico sombrio.

Lesões cerebrais focais

As lesões focais incluem hematomas epidurais, hematomas subdurais, contusões e hematoma intracerebral.

Hematomas epidurais

Os hematomas epidurais geralmente se tornam biconvexos ou de forma lenticular à medida que empurram a dura-máter aderente para longe da tábua interna do crânio. Eles estão mais frequentemente localizados nas regiões temporal ou temporoparietal e geralmente resultam de uma ruptura da artéria meníngea média consequente a fraturas. Esses coágulos são classicamente de origem arterial; no entanto, eles também podem resultar da ruptura de um grande seio venoso ou sangramento de uma fratura craniana.

A apresentação clássica do hematoma epidural é com intervalo lúcido entre o momento da lesão e a deterioração neurológica

Hematomas subdurais

Os hematomas subdurais são mais comuns que os hematomas epidurais, ocorrendo em aproximadamente 30% dos pacientes com lesões cerebrais graves. Eles geralmente se desenvolvem a partir do cisalhamento de pequenas superfícies ou pontes de vasos sanguíneos do córtex cerebral. Os hematomas subdurais, em geral, parecem se conformar aos contornos do cérebro.

Os danos subjacentes a um hematoma subdural agudo são tipicamente muito mais graves do que os associados a hematomas epidurais em razão da presença de lesão parenquimatosa concomitante (Quadro 10.1).

Contusões e hematomas intracerebrais

As contusões cerebrais são bastante comuns; ocorrem em aproximadamente 20% a 30% dos pacientes com lesões cerebrais graves. A maioria das contusões ocorre nos lobos frontal e temporal, embora possam ocorrer em qualquer parte do cérebro. Em um período de horas ou dias, as contusões podem evoluir para formar um hematoma intracerebral ou uma contusão coalescente com efeito de massa suficiente para exigir evacuação cirúrgica imediata. Essa condição ocorre em até 20% dos pacientes que apresentam contusões na TC inicial da cabeça. Por esse motivo, os pacientes com con-

Quadro 10.1. Diferenças entre hematoma subdural e epidural

	Subdural	Epidural
Local	Espaço subdural	Espaço epidural
Vaso mais comumente lesado	Veias em ponte	Artéria meníngea
Frequência **Fator de risco**	Mais comum Atrofia cortical (idoso, alcoólatra)	Mais raro Trauma intenso osso temporal
Clínica	Progressiva	Intervalo lúcido (tempo da melhora da concussão até o paciente rebaixar por causa do hematoma)
Imagem	Imagem em crescente 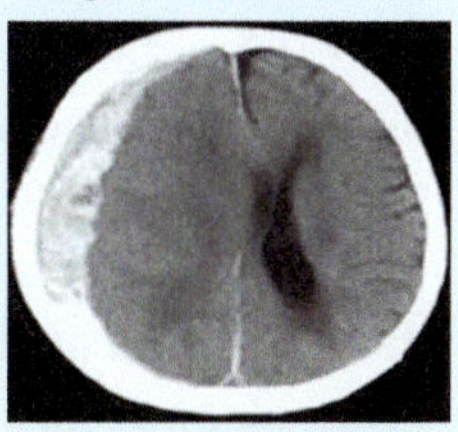	Biconvexa 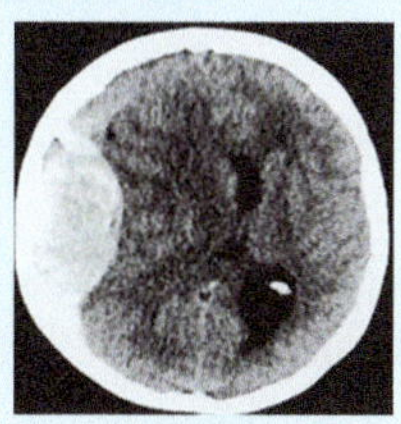

Fonte: Desenvolvido pela autoria.

tusões geralmente passam por exames de TC seriados para avaliar mudanças no padrão da lesão, especialmente dentro de 24 horas após o exame inicial. Em algumas situações, como se houver piora do paciente, o exame será antecipado na suspeita de haver aumento da lesão.

DIAGNÓSTICO

Em razão da grande variabilidade de apresentações clínicas, os exames de imagem assumem um papel importante tanto no diagnóstico como no tratamento inicial do TCE. A TC do crânio é o exame mais utilizado em virtude de sua maior velocidade de realização, disponibilidade e simplicidade. Por apresentar essas características, sua utilização é de extrema importância para pacientes mais graves, os quais necessitam de cuidados imediatos.

A ressonância magnética (RM) do encéfalo é outro método utilizado nesse tipo de diagnóstico. Sua utilização é comprovadamente mais sensível para detecção de sangramentos menores, em geral sem repercussão clínica imediata. É comum, apesar de muitas vezes desnecessária, a realização de exames mais simples como a radiografia simples de crânio, podendo este evidenciar fraturas ou diástases das suturas do crânio. Todavia, a realização de radiografia não substitui a da TC ou da RM.

Como dito anteriormente muitos pacientes com hematomas epidurais ou apenas fraturas do crânio apresentam quadros clínicos assintomáticos. Tendo isso em mente, é importante identificar as principais indicações para realização da tomografia do crânio dos pacientes que sofreram TCE, que são:

- Glasgow < 15 após 2 horas do trauma.
- Idade acima de 65 anos.
- Uso de anticoagulantes orais.
- Amnésia pós-traumática.
- Vômitos (ao menos dois episódios).
- Sinais de fratura de base de crânio ("sinal do guaxinim", equimose periorbital bilateral, "sinal de Battle", equimose retroauricular, otorragia ou otorreia/rinorreia do LCR).
- Suspeita ou sinal de fratura aberta ou afundamento do crânio ao exame físico.
- Intoxicação por álcool ou outras drogas, perda de consciência.
- Mecanismo de trauma perigoso (queda > 5 metros ou 5 lances de escada, ejeção de veículo após colisão, capotamento, mortes documentadas na cena do trauma).

Com relação aos achados em exames de imagem, à TC de crânio, os hematomas epidurais normalmente são evidenciados como lesões hiperdensas, com formato característico, em lente biconvexa. Na RM, observa-se o mesmo formato e as hemorragias agudas são mais visíveis em T2, muitas vezes como lesões hiperintensas, tornando-se mais hiperintensas com a cronificação.

Pode haver falha diagnóstica quando a TC é realizada antes da formação do hematoma (especialmente em pacientes **com fraturas** do crânio) ou em pacientes com anemia severa, o que pode tornar o hematoma mais isodenso. Para evitar que isso ocorra, deve-se repetir a TC nos pacientes com alta suspeita ou fratura de crânio com TC aparentemente normal em até **6 horas ou** se houver deterioração neurológica.

Especificamente para os hematomas epidural e subdural, pode-se verificar a presença do *swirl sign* (espiral), que são pequenas áreas hipodensas envoltas pelo hematoma que pode se mostrar como uma lesão maior e hiperdensa, sendo um indicativo de sangramento hiperagudo. Já com a utilização de meio de contraste, é possível observar o *spot sign*, ou extravasamento de contraste visível como pontos hiperdensos TC de crânio, indicativo de um hematoma (epidural, subudural ou intraparenquimatoso) em expansão, sendo este um fator de pior prognóstico.

É possível estimar o volume dos hematomas utilizando a fórmula matemática A x B x C/2, onde: "A" é o maior diâmetro transverso do hematoma no corte axial`; "B", o maior diâmetro longitudinal no corte axial (90º em relação a "A"); e "C", o número de cortes em que se visualiza o hematoma multiplicado pela espessura do corte, todos os valores em centímetros.

Pode-se utilizar também o próprio *software* do aparelho de TC, se disponível. Essa informação é importante para definição da conduta cirúrgica nesses pacientes, especialmente naqueles casos em que se pretende seguir uma abordagem conservadora de tratamento.

EXAMES DE IMAGEM

É importante reconhecer as lesões intracranianas mais características causadas por TCE, que podem ser visualizadas em TC ou RM. Comumente, em situações de urgências cirúrgicas, a TC acaba é preferida em razão da velocidade, melhor visibilidade de hematomas e fraturas, além de custo menor. A seguir, algumas imagens clássicas encontradas no TCE (Figura 10.6 a 10.11).

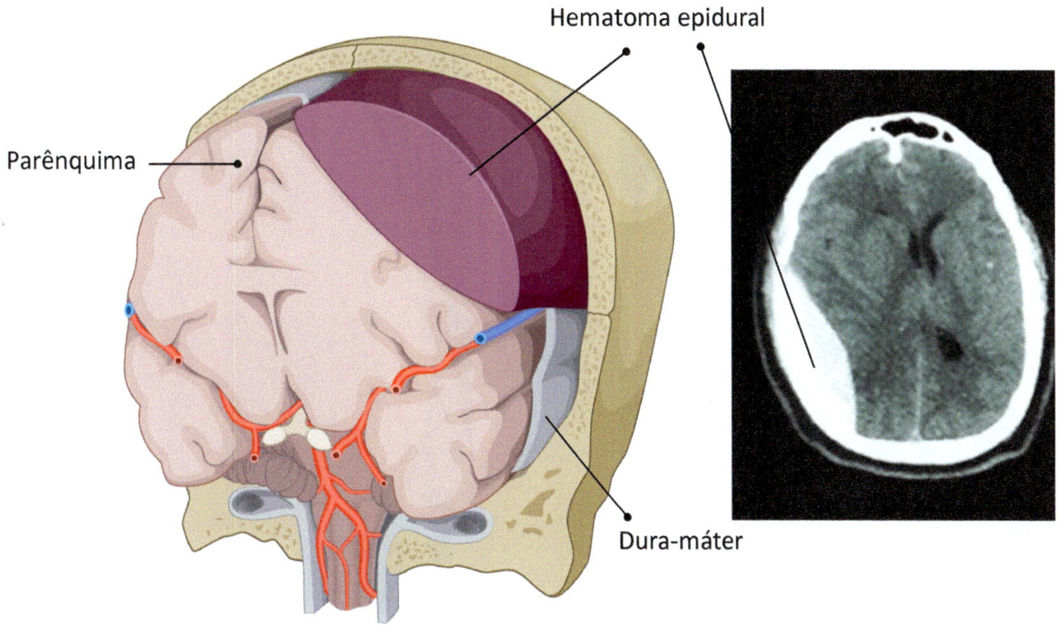

Figura 10.6. Imagem mostrando um hematoma epidural, entre o crânio a meninge, em formato de lente biconvexa, ou "limão siciliano". À direita, uma imagem de tomografia mostrando um volumoso hematoma epidural parietal do lado direito.
Fonte: Desenvolvida pela autoria.

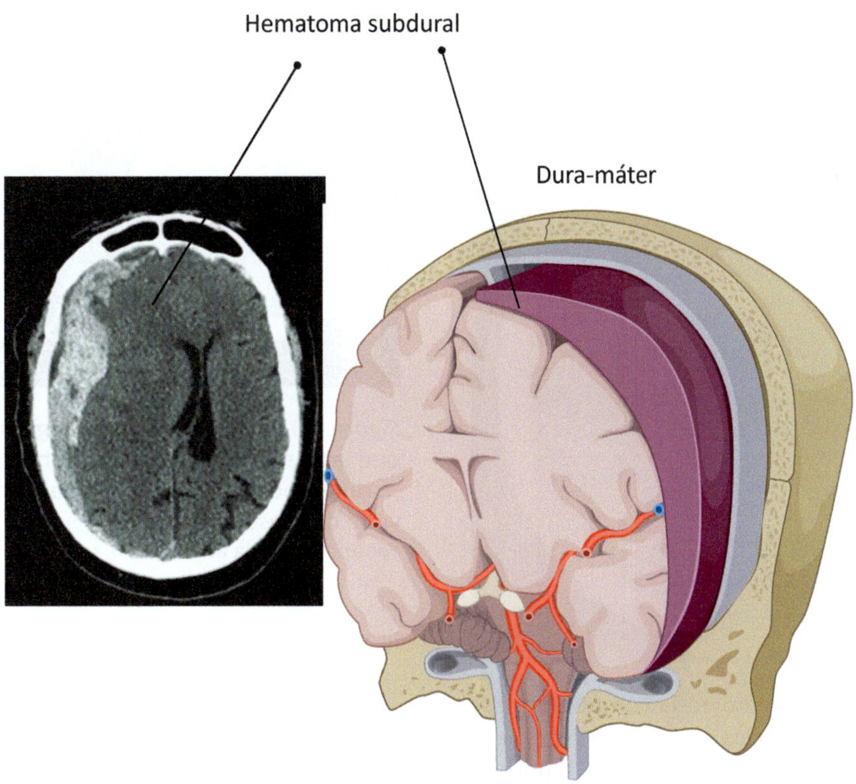

Figura 10.7. Ilustração à direita mostrando um hematoma subdural, entre a dura-máter e o cérebro, em formato de meia-lua ou de banana. À esquerda, uma imagem de tomografia computadorizada mostrando um hematoma subdural frontal temporopareital do lado direito.
Fonte: Desenvolvida pela autoria.

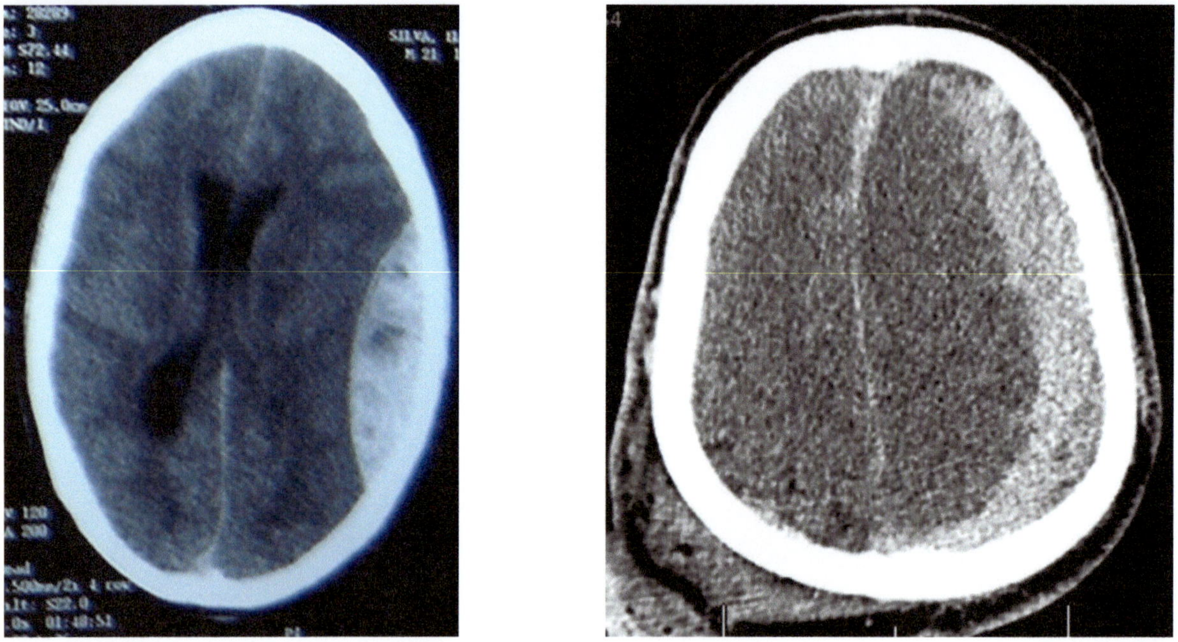

Figura 10.8. À esquerda, uma imagem de TC em um paciente com hematoma subdural frontotemporoparietal à esquerda e hematoma epidural à esquerda. À direita, imagem ilustrativa lembrando os formatos associados ao hematoma epidural ("limão siciliano") e subdural ("banana").
Fonte: Acervo da autoria.

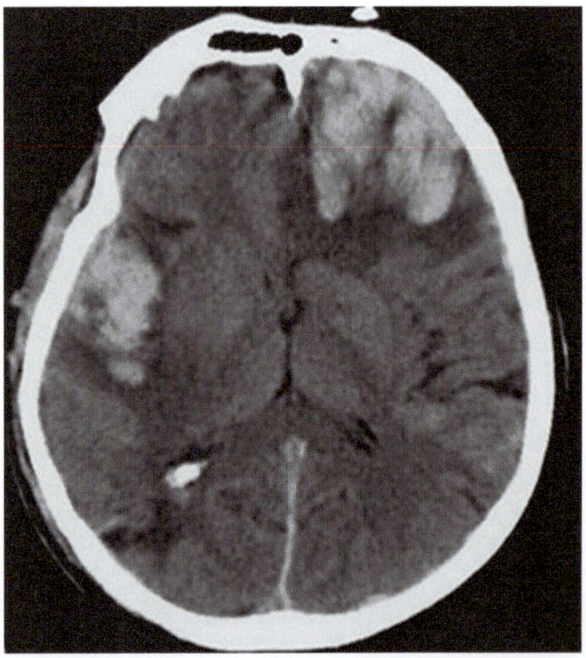

Figura 10.9. Imagem de tomografia computadorizada de uma contusão hemorrágica em que há hiperdensidade (hemorragia) envolta por um halo de hipodensidade (edema). As setas brancas mostram uma contusão temporal, à direita no exame e à esquerda na imagem e frontal, à esquerda no exame e à direita na imagem.
Fonte: Acervo da autoria.

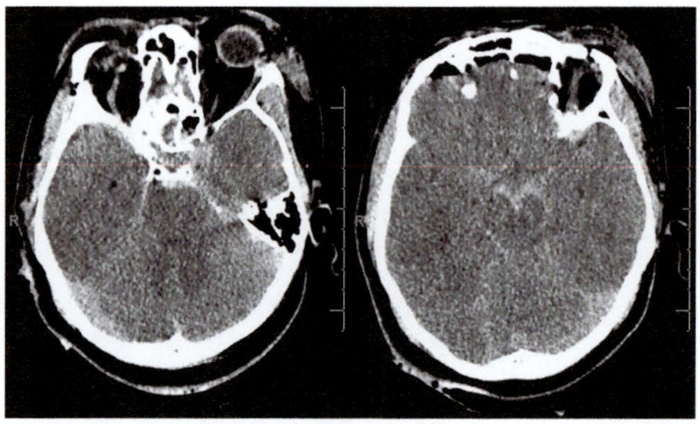

Figura 10.10. Exame de tomografia computadorizada que apresenta hemorragia subaracnóidea traumática perimesencefálica. Note que há material hiperdenso em volta do mesencéfalo.
Fonte: Acervo da autoria.

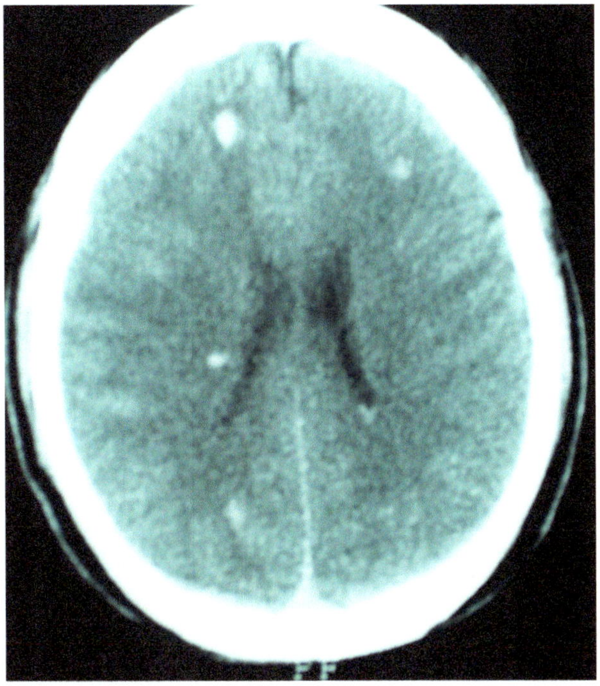

Figura 10.11. A imagem mostra hemorragias pequenas, ovalares, ou "petéquias", que podem surgir quando há lesão axonal difusa.
Fonte: Acervo da autoria.

TRATAMENTO

O tratamento inicial dos pacientes com TCE se baseará nos protocolos internacionais dos pacientes vítimas de trauma, segundo o protocolo Advanced Trauma Life Support (ATLS), passando primeiramente por uma triagem e pelo exame físico inicial buscando-se sinais de gravidade pela sequência "ABCDE do trauma" (ou avaliação primária), onde "A" é a avaliação da perviedade das vias aéreas e proteção da integridade da coluna cervical "B" e avaliação da mecânica ventilatória e exame físico do tórax, "C"; a avaliação da perfusão e pressão arterial (PA), bem como identificação ou suspeição de hemorragias com controle de hemorragias externas e assegurar acessos venosos conforme necessidade; "D", o estado neurológico; e "E", a exposição do paciente para avaliar áreas de mais difícil acesso e proteger de hipotermia severa. Somente após todas as etapas e estabilização serão solicitados exames de imagem e será feita uma avaliação secundária mais criteriosa, com coleta detalhada da história do paciente. É importante que todos os profissionais de Saúde, da equipe de enfermagem ao médico generalista/emergencista, vejam esses pacientes inicialmente como vítimas de trauma multissistêmico (politrauma) para que este receba um tratamento de suporte inicial eficaz e rápido.

Pacientes estáveis e com TCE leve a moderado receberão tratamento de suporte e, se houver indicação, deverá ser solicitada a tomografia de crânio. Nesses casos, deve ser solicitada avaliação de um especialista neurocirurgião. Pacientes com TCE grave (Glasgow < 9) devem ser sedados, evitando-se sedativos que causem hipotensão para garantir a proteção das vias aéreas, além de encaminhados a uma unidade de terapia intensiva (UTI) (preferencialmente de cuidados neurointensivos).

Deve-se ter em mente que as lesões iniciais causadas pelo TCE são, a princípio, lesões primárias irreversíveis. O foco do tratamento inicial é de evitar as lesões secundárias, que ocorrem por eventos no nível celular, desencadeados pelo desbalanço do equilíbrio metabólico delicado do SNC, iniciado pela lesão primária, ocasionando dano neuronal nas primeiras horas e que dura por dias após o TCE grave. Para isso, evita-se especialmente hipóxia e hipotensão, mas também hiper ou hipoglicemia, hiper ou hipocapnia, hipertermia, anemia e outros distúrbios hidroeletrolíticos. Essas medidas visam manter a homeostase do SNC e evitar os eventos celulares causadores de morte neuronal. Estima-se que apenas um episódio de hipotensão prolongada (pressão sistólica < 90) possa aumentar a mortalidade dos pacientes com TCE em até 50%.

Sendo realizada a TC de crânio, pode-se identificar um dos hematomas supramencionados (lesões focais), que podem requerer drenagem. O próximo passo é determinar se será adotada uma conduta cirúrgica ou conservadora. Pacientes sem déficits neurológicos focais, nível de consciência preservado e com hematomas menores que 30 mL e desvio de linha média menor que 5 mm podem, em geral, ser tratados conservadoramente com tomografias seriadas, as quais deverão demonstrar estabilização e/ou diminuição do tamanho do hematoma. Alguns autores defendem o tratamento conservador também para pacientes com Glasgow entre 15 e 13.

No caso de hematomas epidurais, por exemplo, pode haver, em aproximadamente 17,4% dos pacientes submetidos a tratamento conservador, a expansão tardia do hematoma, necessitando de tratamento cirúrgico, o que demonstra a importância da observação das tomografias seriadas aqui mencionadas. Pacientes com déficits neurológicos e rebaixamento do nível de consciência atribuível a hematomas intracranianos ou deterioração neurológica durante o tempo de observação devem ser operados em regime de urgência.

Uma revisão da literatura mostrou que paciente com hematomas subdurais em Glasgow 3 e com ausência de reatividade pupilar podem ter mortalidade de aproximadamente 100%, enquanto pacientes também em Glasgow 3 com pupilas reativas tiveram mortalidade de 87%.

Em múltiplos relatos da literatura pacientes com hematomas epidurais cirúrgicos, a anisocoria, sinal de lesão de tronco, não foi considerada indicador de mau prognóstico para os pacientes operados em menos de 70 a 90 minutos após o surgimento desta, mas foi relacionada a um prognóstico pior em pacientes que foram operados após 70 a 90 minutos, demonstrando, portanto, a importância da cirurgia precoce, especialmente para aqueles pacientes com quadros mais graves.

É importante ressaltar que, no caso dos hematomas epidurais, o escore de "3" na escala Glasgow não contraindica a cirurgia, mas os pacientes com Glasgow 3 a 5 apresentaram prognóstico consideravelmente pior, com uma mortalidade de 74%, do que os que tiveram Glasgow 6-9, com uma mortalidade de apenas 9%. A técnica cirúrgica de escolha é a craniotomia com drenagem do hematoma para a maior parte dessas lesões, ficando, entretanto, a craniectomia descompressiva reservada para casos específicos em que haja outras lesões intracranianas associadas ou, no caso dos hematomas subdurais, quando há desvio de linha média significativo e não atribuível somente ao hematoma em si, sugerindo também um componente importante de edema cerebral associado.

CONCEITOS FISIOPATOLÓGICOS

Ao lidar com pacientes que tenham sofrido TCE moderado ou grave, torna-se, muitas vezes, essencial a participação da equipe multidisciplinar de terapia intensiva. Em um fluxo-padrão do paciente com TCE, a admissão é feita na sala de emergência onde o doente é estabilizado, progredindo, então, diretamente para a UTI ou para o centro cirúrgico e, após a cirurgia, para a UTI. Para entender o que ocorre com o paciente nesse âmbito, faz-se necessário explorar alguns conceitos fisiopatológicos e de terapia intensiva que, se possível, será uma unidade específica para doentes neurológicos.

Monitorização multimodal

Nos últimos anos, tem sido amplamente reconhecido pelos profissionais médicos que o exame físico, por si só, fornece informações insuficientes e tardias sobre a fisiologia dinâmica e em constante mudança do sistema nervoso. Com base nessa nova compreensão, a monitorização multimodal na unidade de cuidados intensivos neurológicos (UCIN) tornou-se um padrão de atendimento. À medida que as possibilidades de obtenção de informações sobre o funcionamento complexo do cérebro a partir de diferentes fontes aumentaram, a multimodalidade também se expandiu.

Ao combinar informações da PA e da PIC, é possível obter uma visão da pressão de perfusão cerebral (PPC) e da autorregulação (AR). Um ultrassom Doppler pode ser adicionado para medir o fluxo sanguíneo cerebral (FSC). Por meio de um cateter de PIC, é possível obter a temperatura cerebral e a pressão parcial de oxigênio nos tecidos (PtO2). Cateteres de microdiálise (MD) podem fornecer mais informações sobre o metabolismo cerebral, amostrando continuamente analitos (hormônios, neurotransmissores, glicina, glutamato, metabólitos etc.) no espaço intersticial.

Embora uma grande quantidade de informações possa ser obtida, interpretar e analisar esses dados também é desafiador, sendo o objetivo final permitir que os clínicos adotem uma abordagem personalizada para cada paciente, tomando decisões de tratamento guiadas por mudanças fisiológicas dinâmicas e não apenas por limiares predeterminados. A seguir, é descrito como os parâmetros mencionados estão sendo atualmente utilizados e são mencionados exemplos de pesquisas em andamento para usos futuros.

Pressão intracraniana (PIC)

A monitorização invasiva da PIC por meio de cateter parenquimatoso, subdural ou intraventricular é um procedimento-padrão na maioria das unidades de cuidados intensivos neurológicos (UCIN). A elevação da PIC, principalmente em pacientes com lesão cerebral aguda, tem sido associada de forma independente ao aumento do risco de mortalidade e a resultados ruins, o que ocasionou sua monitorização e tentativas de tratamento agressivo para reduzir essa elevação. Embora a monitorização da PIC seja atualmente recomendada para o tratamento da hipertensão intracraniana (HIC) em pacientes com TCE grave, os benefícios da intervenção ainda são questionados, o que pode ser explicado pela variação significativa na monitorização da PIC e no manejo em diferentes centros e países. No entanto, os benefícios da monitorização da PIC residem na possibilidade de detecção precoce da HIC para orientar o tratamento precoce e, possivelmente, agressivo, além de permitir a determinação de parâmetros como a PPC, obtida subtraindo-se o valor da PIC do valor da pressão arterial média (PAM). Apesar da controvérsia histórica, muitos estudos recentes têm mostrado benefícios na monitorização da PIC.

Autorregulação

A AR cerebral é o mecanismo fisiológico pelo qual o tecido cerebral mantém um FSC adequado, apesar das variações na PA. Isso é alcançado ajustando-se a resistência vascular de acordo com essas variações.

Vale ressaltar que a lesão cerebral pode comprometer a AR cerebral, e elevações na PIC que ocorrem na presença de AR comprometida ou PPC baixa são menos toleráveis pelo tecido cerebral. Além disso, quanto maior a elevação da PIC, menos tolerável ela se torna em geral.

A PPC ideal pode ser alcançada observando-se as alterações causadas na AR quando a PPC muda, encontrando, assim, a faixa de PPC na qual o paciente apresenta AR mais preservada. Para isso, a AR é calculada por métodos invasivos, utilizando-se o índice de reatividade à pressão (PRx), que é o coeficiente de correlação de Pearson móvel entre 30 medições consecutivas da PIC (por isso a necessidade de ser invasivo) e da PAM. O PRx é expresso em valores que variam de -1 (PRx negativo, correlação inversa), o que indica uma AR predominantemente preservada, a +1 (PRx positivo, respostas vasculares cerebrais não reativas apesar das mudanças na PAM e na PIC), indicando uma AR comprometida. A AR também pode ser expressa pelo índice de amplitude do pulso (PAx), que é a correlação entre a amplitude do pulso da PIC e a PAM.

Oxigenação do tecido cerebral

A hipóxia cerebral é um problema bem conhecido após lesões cerebrais agudas, tanto traumáticas como não traumáticas, bem como em muitas outras situações. A monitorização contínua da oxigenação do tecido cerebral (PbtO2) oferece a oportunidade de se obter uma melhor compreensão da fisiologia cerebral complexa, a fim de otimizar o tratamento e potencialmente melhorar os resultados do paciente após a lesão cerebral aguda. Nesse contexto, a PbtO2 pode ser medida como parte da monitorização neuromultimodal neurológica. Níveis baixos de PbtO2 têm sido associados a resultados neurológicos ruins em várias patologias neurocríticas. Curiosamente, a diferença nos resultados parece ser independente dos níveis de PPC e PIC, e vários estudos sugerem benefícios da combinação de monitorização da PIC/PPC com terapia direcionada à PbtO2, com uma meta de PbtO2 acima de 20 mmHg, conforme sugerido por diretrizes.

Metabolismo celular

Por fim, outro conceito importante é o estudo do metabolismo cerebral, que hoje pode ser avaliado, ainda experimentalmente, pela microdiálise cerebral (MDC) que é um método usado para estudar o metabolismo cerebral. Utilizando-se um cateter com uma sonda revestida por uma membrana semipermeável, a MDC é capaz de monitorar a concentração de substâncias no tecido cerebral, como glicose, piruvato, glutamato e glicerol. Isso permite avaliar o metabolismo energético do cérebro e detectar alterações que ocorrem em situações de lesão cerebral traumática. Estudos têm mostrado que a MDC pode identificar variações nos níveis dessas substâncias, incluindo a relação lactato/piruvato (L/P), que estão correlacionadas com o estado metabólico do cérebro durante essas condições. Exemplos:

Glicose: após uma lesão cerebral traumática, podem ocorrer desequilíbrios nos níveis de glicose no sangue e na sua regulação no cérebro, resultando na incapacidade de o organismo suprir a demanda metabólica, mesmo quando os níveis de glicose no sangue estão dentro da faixa normal. Isso pode causar um colapso metabólico (não causado por isquemia) denominado "neuroglicopenia". Esse fenômeno pode ser identificado pela MDC e tem sido correlacionado a resultados ruins em estudos tanto intervencionistas como observacionais. Além disso, níveis elevados de glicose também têm mostrado efeitos negativos.

Relação lactato/piruvato: a relação L/P é um indicador do equilíbrio entre o metabolismo oxidativo e anaeróbico. Um aumento na relação L/P com baixos níveis de piruvato indica um suprimento diminuído de substrato energético, sugerindo isquemia. Uma relação L/P elevada na presença de piruvato normal ou elevado (níveis mais altos de lactato em relação ao piruvato) sugere disfunção mitocondrial. Quando associado a baixos níveis de glicose, um aumento na relação L/P sugere isquemia grave e está correlacionado a desfechos piores. Mudanças na oxigenação cerebral, perfusão e disponibilidade de glicose parecem refletir mudanças nas relações L/P. Relações L/P aumentadas de modo sustentável têm sido associadas a resultados ruins em casos de lesão cerebral traumática grave.

Glutamato e glicerol: o glutamato é um marcador de hipóxia/isquemia e excitotoxicidade, que ocorre quando os neurônios "gastam" energia em demasia através da excitação neuronal exagerada. O glicerol é um marcador (não específico) da quebra da membrana celular relacionada à hipóxia/isquemia. Embora estudos tenham mostrado um aumento desses metabólitos em grupos de pacientes com piores resultados, a correlação parece ser mais fraca em comparação a outros parâmetros.

AVANÇOS RECENTES

Monitorização não invasiva

Como vimos anteriormente, a monitorização da PIC e de outros parâmetros pode ser de grande valia no manejo do TCE na terapia intensiva. No entanto, o procedimento necessário para inserir um cateter ainda é requerido e não está isento de complicações, principalmente infecção e hemorragia, que podem causar danos significativos e irreversíveis. As taxas de complicações variam significativamente na literatura, e esses riscos limitam o uso da monitorização da PIC, o que torna a monitorização invasiva mais amplamente utilizada em casos mais graves.

Isso pode mudar significativamente com o surgimento e estabelecimento de métodos não invasivos de monitorização da PIC. Vários métodos foram propostos e estão sendo atualmente utilizados, variando de eletroencefalografia (EEG), ultrassonografia (como o nervo óptico e o Doppler transcraniano), tomografia de coerência óptica, pupilometria, sensores de deformação craniana (brain4care) e outros. Embora a maioria desses métodos não forneça valores numéricos para a PIC, eles fornecem estimativas e parâmetros associados, e cada vez mais atenção tem sido dada à análise de formas de onda. No entanto, a falta de fornecimento de valores numéricos absolutos pode ser considerada uma desvantagem significativa desses métodos. Felizmente, estudos que comparam métodos invasivos e não invasivos estão sendo realizados com mais frequência.

Estudos recentes sugerem que a análise de formas de onda não invasiva da PIC pode funcionar como um substituto para os valores fornecidos pela monitorização invasiva da PIC, comparando-se resultados de análises invasivas e não invasivas em pacientes neurocríticos com hemorragia subaracnóideia (HSA), hemorragia intracerebral espontânea, acidente vascular cerebral isquêmico e TCE grave.

Com o desenvolvimento e aprimoramento de dispositivos não invasivos, como mencionado anteriormente, não apenas a monitorização da PIC, mas também a oxigenação tecidual cerebral e reatividade cerebrovascular, estimada pela monitorização da AR com PAx, se tornarão ainda mais viáveis e acessíveis, permitindo a obtenção de mais informações com custo reduzido e para uma gama mais ampla de pacientes.

Embora os autores tenham reconhecido as limitações desses estudos, isso poderia abrir caminho para o aumento da acessibilidade da monitorização não invasiva em diferentes cenários, como países de baixa e média renda, áreas rurais ou isoladas e configurações pré-hospitalares. A redução ou até mesmo a ausência de complicações cirúrgicas poderia não apenas melhorar o manejo do paciente em todos os cenários, mas também tornar a monitorização multimodal economicamente viável e, portanto, melhorar os resultados em áreas com recursos escassos e reduzir o ônus econômico em geral.

Sistemas de computação avançados: machine learning e inteligência artificial

Machine Learning (ML, do inglês aprendizado de máquinas) é o uso de sistemas computacionais para analisar dados e identificar padrões sem intervenção humana. Ele faz parte da inteligência artificial (IA) e pode melhorar a qualidade e eficiência dos serviços, adaptando-se aos novos dados. Os algoritmos são a base para que as máquinas tenham esse tipo de inteligência. Pesquisas recentes têm mostrado que a ML pode ajudar os profissionais de Saúde no diagnóstico, prognóstico e previsão de complicações de doenças. Algoritmos de ML podem identificar padrões e "fenótipos" (grupos de indivíduos similares) específicos em pacientes, permitindo a personalização dos cuidados e otimização do tratamento. Por exemplo, em um estudo, a ML pôde identificar diferentes perfis hematológicos e ajudar a tomar decisões mais eficientes no tratamento. Nesse estudo, uma coorte de pacientes com lesão cerebral traumática acompanhados por 3 e 6 meses após a lesão, foram observadas disparidades específicas de fenótipo relacionadas aos seus perfis hematológicos, resultando na identificação de três grupos distintos. Um deles apresentou anemia com baixos níveis de hemoglobina e hematócrito; outro tinha valores hematológicos normais, porém com contagem de plaquetas mais baixa e tempo de protrombina elevado; e o terceiro *cluster* mostrou achados sugestivos de trombocitopenia, anemia e coagulopatia.

Essas diferenças, que poderiam passar despercebidas, foram identificadas com sucesso por um modelo de ML. No futuro, aprofundar a fenotipagem e a formação de grupos (ou *clusters*) de pacientes pode permitir abordagens mais efetivas e personalizadas para cada paciente individualmente. De fato, esse tipo de algoritmo pode beneficiar os pacientes otimizando os parâmetros dos procedimentos médicos e, possivelmente, minimizando os efeitos colaterais e maximizando a eficiência do tratamento.

BIBLIOGRAFIA CONSULTADA

Al-Nakshabandi NA. The swirl sign. Radiology. 2001;218(2):433. doi: 10.1148/radiology.218.2.r01fe09433.

Bullock R, Smith RM, Van Dellen JR. Nonoperative management of extradural hematoma. Neurosurgery, 1985;16(5):602-6. doi: 10.1227/00006123-198505000-00003.

Carney N, Totten AM, O'Reilly C, Ullman JS, Hawryluk GWJ, Bell MJ, et al. Guidelines for the management of severe traumatic brain injury, fourth edition. Neurosurgery, 2017. doi: 10.1227/NEU.0000000000001432.

Cohen JE, Montero A, Israel ZH. Prognosis and clinical relevance of anisocoria-craniotomy latency for epidural hematoma in comatose patients. Journal of Trauma – Injury, Infection and Critical Care. 1996;41(1):120-2. doi: 10.1097/00005373-199607000-00019.

Color Atlas of Emergency Trauma. New York: Cambridge University Press, 2003:11.

Comitê de Trauma do Colégio Americano de Cirurgiões; Advanced Trauma Life Suport (ATLS). 10. ed., 2018.

Dewan MC, Rattani A, Gupta S, et al. Estimating the global incidence of traumatic brain injury. J Neurosurg. 2018:1-18.10.3171/2017.10.JNS17352.

Kelly H, Delgado Almandoz JE, Panese JC, Leve MH, Romero JR, Gonzales R, et al. The CT angiography spot sign predicts hematoma expansion and in-hospital mortality in traumatic subdural hemorrhage. Stroke, 2010. doi: 10.1159/000321266.

Kothari RU, Brott T, Broderick JP, Barsan WG, Sauerbeck LR, Zuccarello M, et al. The ABCs of measuring intracerebral hemorrhage volumes. Stroke. 1996;27(8):1304-5. doi: 10.1161/01.STR.27.8.1304.

Melo RPR, Pinheiro JS, Medeiros DD, Melo MLRP, Viana CASA, Gouveia SSV. Perfil epidemiológico do traumatismo cranioencefálico em Parnaíba – PI. 2018;25(3):22-7.

Ng SY, Lee AYW. Traumatic brain injuries: pathophysiology and potential therapeutic targets. Front Cell Neurosci. 2019;13:528. doi: 10.3389/fncel.2019.00528.

Okonkwo DO. Introduction: traumatic brain injury. Neurosurg Focus. 2008;25:E1. doi: 10.3171/FOC.2008.25.10.E1.

Otani N, Takasato Y, Masaoka H, Hayakawa T, Yoshino Y, Yatsushige H, et al. Surgical outcome following a decompressive craniectomy for acute epidural hematoma patients presenting with associated massive brain swelling. Acta Neurochirurgica, Supplementum. doi: 10.1007/978-3-211-98811-4-49.

Payne WN, De Jesus O, Payne NA. Contrecoup brain injury. Published Online First: 2019.

Prins M, Greco T, Alexander D, Giza CC. The pathophysiology of traumatic brain injury at a glance. Disease Models & Mechanisms, 2013. doi: 10.1242/dmm.011585.

Ray SK, Dixon CE, Banik NL. Molecular mechanisms in the pathogenesis of traumatic brain injury. Histol. Histopathol. 2002;17:1137-52. doi: 10.14670/HH-17.1137.

Saatman KE, Duhaime AC, Bullock R, Maas AI, Valadka A, Manley GT. Classification of traumatic brain injury for targeted therapies. J. Neurotrauma. 2008;25:719-38. doi: 10.1089/neu.2008.0586.

Santos F, Casagranda LP, Lange C, et al. Traumatismo cranioencefálico: causas e perfil das vítimas atendidas no pronto-socorro de Pelotas/Rio grande do Sul, Brasil. Rev. Min. de Enf. 2013;17(4):882-7.

Schmidt OI, Infanger M, Heyde CE, Ertel W, Stahel PF. The role of neuroinflammation in traumatic brain injury. Eur. J. Trauma. 2004;30:135-49. doi: 10.1007/s00068-004-1394-9.

Skandsen T, Kvistad KA, Solheim O, Strand IH, Folvik M, Vik, A. Prevalence and impact of diffuse axonal injury in patients with moderate and severe head injury: a cohort study of early magnetic resonance imaging findings and 1-year outcome. J. Neurosurg. 2010;113:556-63. doi: 10.3171/2009.9.JNS09626.

Smith DH, Meaney DF, Shull WH. Diffuse axonal injury in head trauma. J. Head Trauma Rehabil. 2003;18:307-16. doi: 10.1097/00001199-200307000-00003.

Smith M. Multimodality neuromonitoring in adult traumatic brain injury: a narrative review. Anesthesiology. 2018;128(2):401-15. doi: 10.1097/ALN.0000000000001885.

Zimmerman RD, Maldjian JA, Brun NC, Horvath B, Skolnick BE. Radiologic estimation of hematoma volume in intracerebral hemorrhage trial by CT scan. American Journal of Neuroradiology, 2006.

CAPÍTULO 11

Roger Schmidt Brock • Gustavo Lordelo

Traumatismo Raquimedular

INTRODUÇÃO

A incidência do traumatismo raquimedular (TRM) no Brasil é de aproximadamente 60 a 70 casos para cada 1 milhão de habitantes/ano, 10% destes com déficit neurológico, totalizando mais de 11 mil lesados medulares a cada ano no Brasil.[1] Essa incidência crescente de politraumatismos nas grandes cidades tem caracterizado o TRM como verdadeiro problema de Saúde Pública.

As causas mais frequentes são os acidentes de trânsitos, seguidos de mergulhos, quedas e ferimentos por arma de fogo. A incidência é de nove homens para cada mulher e ocorre, prioritariamente, em indivíduos no início de sua vida economicamente ativa (média de idade é de 30,4 ± 15,5 anos), embora haja uma distribuição bimodal com um pico em adolescentes e adultos jovens, e um segundo pico na população idosa (acima de 65 anos).

Esse cenário deve ser encarado com uma condição ainda mais preocupante quando é sabido que grande parte dos pacientes com TRM morrem no palco do acidente antes de chegar ao hospital. Aqueles que chegam sofrem de uma série de complicações relacionadas à lesão sendo pacientes de alta morbi mortalidade. Em países desenvolvidos como os Estados Unidos, estimam-se custos na casa de bilhões de dólares anuais, e as perdas de vidas e sofrimento familiar são incalculáveis.[2]

As lesões devem ser reconhecidas precocemente para que o diagnóstico possa ser i confirmado de imediato e instituído seu tratamento, evitando que a perda de função se torne permanente. Estabilização da coluna vertebral e descompressão precoce dos elementos neurais são consideradas princípios fundamentais no tratamento dos pacientes, dados mostram que de 10% a 25% das lesões neurológicas ocorrem após o traumatismo consequentes a falhas na imobilização e no transporte dos pacientes. Os dados mais importantes para a suspeição de uma emergência raquimedular vêm da história e do exame clínico.

Na grande maioria dos pacientes com TRM, o déficit neurológico é secundário à fratura ou à fratura e luxação. Metade das lesões ocorre na coluna cervical; um sexto, na região torácica; e um terço, na região lombossacra. Quando o TRM é analisado caso a caso, as zonas de transição são particularmente vulneráveis, a cifose rígida da coluna torácica e a flexibilidade da lordose lombar tornam esse segmento a principal área de fraturas da coluna toracolombar, com 85% das fraturas dos segmentos torácico e lombar entre T10 e L3.[3]

DIAGNÓSTICO

História clínica

O médico que prestará atendimento primário deve manter alto nível de suspeita quanto a TRM em todo paciente politraumatizado, haja vista que a falta de preocupação com a existência de instabilidade na coluna pode resultar em dano neurológico irreversível. Detalhes sobre a natureza e a gravidade do trauma podem ajudar a definir mecanismos de lesão e a biomecânica nele envolvida, bem como os possíveis segmentos acometidos na coluna.

É considerado paciente de alto risco para TRM, devendo assim ser tratado até que seja realizada avalição completa e minuciosa, todo e qualquer paciente vítima de traumatismo de alta energia (queda de altura, acidente automobilístico etc.), paciente com traumatismos penetrantes acima da clavícula e paravertebrais, paciente com perda ou alteração do nível de consciência, paciente mesmo que com traumas leves e que apresente sinais ou sintomas neurológicos ou dor em região cervical ou dorsal.[4]

Todos os pacientes com TRM deverão ser tratados como portadores de uma fratura instável até que se prove o contrário. White e Panjabi definiram instabilidade como "a perda da habilidade da coluna de manter, sob forças fisiológicas, seu padrão de dispersão de forma a não promover déficit neurológico inicial ou adicional, piora de deformidades ou dor incapacitante".

As estruturas anatômicas envolvidas na estabilidade são os discos intervertebrais e as estruturas ósseas e ligamentares.

As estruturas ósseas relacionadas à estabilidade são os corpos vertebrais, as facetas e os elementos do arco posterior. O arco posterior (definido por todas as estruturas posteriormente ao ligamento longitudinal posterior) e as facetas têm características que permitem menor contensão de carga, mas ainda assim são importantes na estabilidade. O arco posterior tem pouca função contensora de peso, mas é importante para fixação dos ligamentos.

Os ligamentos espinais permitem vários graus de movimentos da coluna vertebral e ajudam a manter seu suporte estrutural. Permitem os movimentos fisiológicos normais enquanto eliminam os extremos dos movimentos e absorvem energia excessiva.[5]

Deve-se atentar para dois grupos de pacientes: o daqueles com história de queda de altura e o daqueles com lesões causados por cinto de segurança. Há associação frequente de lesões por flexão-distração e lesões de vísceras ocas em pacientes com lesões provocadas por cinto de segurança. Indivíduos com queda de altura normalmente apresentam lesões em hiperflexão na região toracolombar, associadas a fraturas de pelve e membros inferiores. Vinte e seis por cento das fraturas sacrais e 8% das fraturas pélvicas estão associadas a fraturas espinais, com 10% a 20% de mortalidade relacionada a traumatismo pélvico fechado.[4]

Exame físico

A inspeção dorsal deverá ser a primeira parte do exame físico inicial da coluna espinal. Abrasões ou contusões cutâneas devem ser atentadas. Desvios das curvas fisiológicas, espasmos musculares e retificações da coluna ou escolioses devem ser anotados. Presença de respiração paradoxal pode ser um dos sinais de um trauma de alto impacto na coluna torácica.

À palpação, a presença de dor e hematomas, de deformidades como gibas e de espaçamento dos processos espinhosos deve ser valorizada como indicador de possível lesão no segmento avaliado.

O segundo objetivo é avaliar a presença de déficit neurológico. Esse dado será de fundamental importância para definir a gravidade do caso e avaliar a urgência no tratamento. Um exame neurológico atento e bem-documentado na admissão hospitalar é mandatório. Além disso, se a informação estiver incompleta ou não confiável e houver variação dos déficits durante uma reavaliação, fica difícil a determinação da evolução do quadro. A avaliação neurológica deve ser realizada de acordo com as orientações da Associação Americana de Lesões Espinais (ASIA) (Figura 11.1) ou a classificação de Frankel (Quadro 11.1), obedecendo-se à terminologia estipulada para essa finalidade. Pacientes que apresentem respiração abdominal e priapismo são de alto risco para o TRM.[6]

Define-se como nível da lesão o segmento mais caudal em que a graduação de força muscular seja de no mínimo 3 em 5 e que a sensibilidade térmica e dolorosa esteja presente. Abaixo do nível da lesão, o paciente perde a motricidade, a sensibilidade, os reflexos autonômicos (inclusive os esfincterianos). Sendo assim, a lesão incompleta é aquela na qual exista qualquer função residual, motora ou sensitiva mais do que três segmentos abaixo do nível da lesão. Nessa avaliação, há, entretanto, pacientes que estão em choque medular, definido por perda transitória de todos os reflexos espinhais abaixo do nível da lesão, identificado pela abolição do reflexo bulbocavernoso e que pode durar até 24 a 48 horas, dando a falsa impressão de uma lesão completa.

Entre as lesões medulares completas, destacamos a síndrome de dissociação bulbocervical que ocorre em lesões da medula espinhal acima no nível de C3 ou acima e resulta em parada cardiorrespiratória imediata. Muitos desses pacientes evoluem para óbito em poucos minutos caso não sejam iniciadas manobras de ventilação assistidas e reanimação cardiopulmonar, a maioria deles vai a óbito na cena, outros apresentarão quadro de tetraplegia e dependência de ventilação mecânica permanente.

Entre as síndromes clínicas de lesão medular incompleta, citem-se: a centromedular; a cordonal anterior; a cordonal posterior; e a síndrome de Brown-Sequard ou síndrome de hemissecção medular.

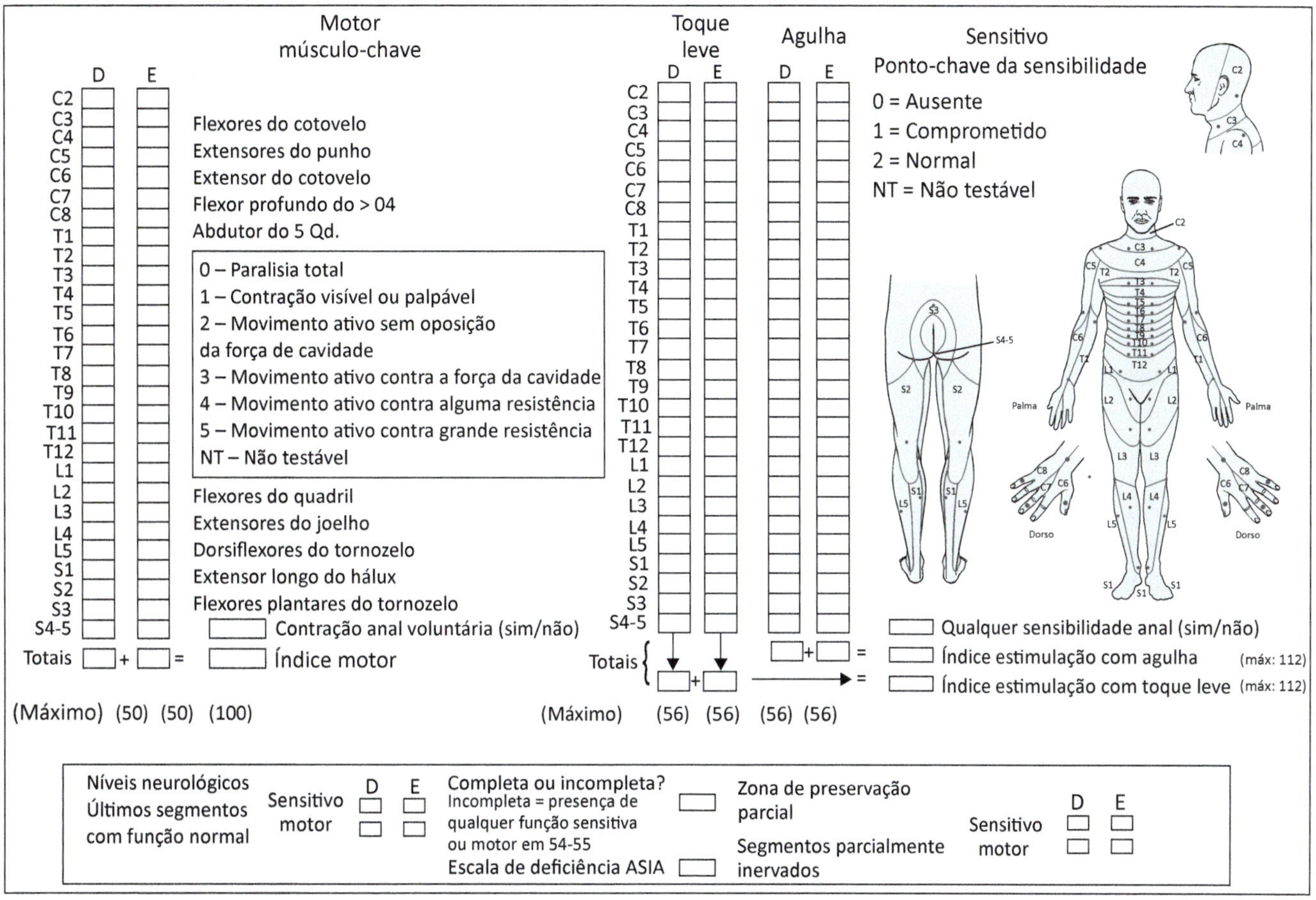

Figura 11.1. Padronização da lesão neurológica da lesão medular.

Quadro 11.1. Escala de lesão neurológica da American Spinal Injury Association (ASIA)/Frankel

A	**Lesão completa:** sem função sensitiva ou motora; ou função preservada nos segmentos sacrais S4-S5
B	**Lesão incompleta:** função sensitiva preservada; sem função motora distal mente no nível da lesão
C	**Lesão incompleta:** função motora parcialmente preservada* distalmente no nível da lesão * Mais de metade dos músculos principais com força muscular menor que grau III
D	**Lesão incompleta:** função motora parcialmente preservada* distalmente no nível da lesão * Mais de metade dos músculos principais com força muscular maior ou igual a grau III
E	**Normal:** sem déficits neurológicos motores ou sensitivos

Fonte: American Spinal Injury Association (ASIA)/Frankel.

A síndrome centromedular é a mais frequente apresentação das lesões incompletas e está associada a um mecanismo de hiperextensão do pescoço de forma súbita principalmente em pacientes com estenose do canal cervical pré-existente. O quadro clinico caracteriza-se por déficit motor predominante em membros superiores, com menor repercussão nos membros inferiores. A presença de bandas de hiperpatia no nível da lesão também pode ocorrer, estando o sinal de Lhermitte presente em 7% dos pacientes. Alterações esfincterianas com retenção vesical também são comuns.[6]

Na síndrome cordonal anterior, ou síndrome da artéria espinal anterior, ocorre lesão medular na área irrigada pela artéria espinal anterior. O quadro clínico é caracterizado por paraplegia ou tetraplegia com dissociação sensitiva, ou seja, déficit de sensibilidade térmica e dolorosa com preservação da sensibilidade profunda.

A síndrome cordonal posterior, por sua vez, é relativamente rara e caracterizada por dor e parestesias, em geral em queimação, no pescoço, membros superiores e tronco, com mínima paresia dos membros superiores.

A síndrome de Brown Sequard se origina da hemissecção medular. Normalmente é resultado de ferimentos penetrantes ou decorrente de compressões medulares por hematomas epidurais acometendo 2% a 4% dos pacientes com TRM. Essa lesão é caracterizada por perda ipsilateral da função motora e de sensibilidade profunda e perda contralateral da sensibilidade superficial para a dor e temperatura.[6]

Exames complementares

Após a suspeita de TRM, o paciente deve manter-se imobilizado até que ele seja avaliado mediante exames de imagem para confirmar a presença e a natureza da lesão ou até que os mesmos exames excluam, na totalidade, o risco de instabilidade da coluna vertebral.

No paciente orientado e consciente, sem déficits neurológicos, a necessidade de exames é guiada por sinais e sintomas clínicos. Trabalho realizado por Hoffman *et al.* definiu que pacientes que se enquadravam nos cinco critérios, listados a seguir, de baixo risco de lesão apresentavam sensibilidade de 99% e valor preditivo negativo de 99,8% não necessitando de investigação por exames de imagem.[7] Dessa maneira, pacientes que não apresentem dor à palpação da linha media cervical posterior, na ausência de déficits neurológicos focais, conscientes com nível de alerta preservado, sem evidência de intoxicação alcoólica ou por outras substâncias e na ausência de outros dores que possam distrair sua atenção de eventual dor cervical podem ser dispensados apenas com base na avaliação clínica cuidadosa.[9]

Quando esses critérios não estão presentes, a imagem desempenha papel essencial no diagnóstico e orientação do manejo do TRM. O exame permite a identificação da lesão estrutural da coluna vertebral, que determinará o tratamento cirúrgico ou não cirúrgico.

Na suspeita clínica de lesão espinal, realiza-se radiografia simples, quando possível, incluído filme em posição ortostática para demonstrar a perda da integridade da banda de tensão posterior sob carga axial. O paciente deve permanecer imobilizado para realização da radiografia simples da coluna cervical. Toda coluna deve ser visualizada (de C1 a T1). Esse exame detectará 88% de todas as fraturas cervicais. O restante poderá requerer incidências especiais. As fraturas mais comumente não visualizadas são as do odontoide e da transição C7/T1, podendo necessitar de complementação com a tomografia computadorizada (TC). Áreas suspeitas devem ser posteriormente investigadas com TC de alta definição.

Hoje, pela grande disponibilidade, há uma tendência crescente de realização de TC de tórax, abdômen e pelve nos pacientes politraumatizados para a exclusão de lesões viscerais antes que a avaliação formal da coluna espinal seja realizada, permitindo uma visualização rápida de toda coluna espinal. A qualidade da TC do tronco é suficiente e esse exame é até mesmo mais eficaz que radiografia simples no diagnóstico de lesões da coluna toracolombar.

A TC é excelente método para se determinar o alinhamento da coluna, assim como para se detectarem alterações ósseas, porém apresenta baixa sensibilidade na detecção de lesões ligamentares. Em comparação direta com exames de ressonância magnética (RM), esta deixa de detectar até 50% das fraturas cervicais identificadas por TC. Embora em um paciente consciente a TC e um exame físico que descarte lesão ligamentar sejam suficientes para sua liberação, isso não ocorre no paciente com alterações do nível de consciência, nos quais é comum a solicitação de RM para a exclusão de lesão ligamentar. Lee *et al.* (2000) relataram ser a RM com sequência pesada em T2 com supressão de gordura método de altas sensibilidade, especificidade e acurácia na avaliação da integridade do complexo ligamentar posterior. Entretanto, estudos recentes demonstram que, em pacientes com alteração do nível de consciência que não apresentem déficit motor aparente, a RM pode não apresentar contribuição significativa, além de expor o paciente ao risco da mobilização necessária para o exame. Dessa maneira, conclui-se que, em pacientes sem déficits neurológicos aparentes, mesmo que em coma, um TC de coluna normal é suficiente para a retirada do colar cervical e da imobilização.[8]

Pacientes portadores de déficit neurológico são candidatos à realização da RM para estudo da lesão medular e eventual deformidade do canal vertebral, o que pode aferir o diagnóstico de lesões ligamentares. A RM deve ser, entretanto, realizada quando da presença de déficit neurológico focal não justificado pelas lesões já determinadas, assim como em determinados pacientes com lesão para auxilio no diagnóstico e programação terapêutica.[7,8]

CLASSIFICAÇÃO DA LESÃO

Uma vez identificada a lesão no atendimento inicial, o próximo passo é definir a necessidade de uma conduta conservadora ou cirúrgica, para isso usamos os sistemas atuais de classificação para auxílio na padronização das condutas.

A classificação AO (Magerl, 1994) baseia-se primordialmente nas características patomorfológicas das lesões e em apenas duas colunas, a anterior resistente à compressão composta pelo corpo vertebral e os elementos posteriores resistentes à tensão. As categorias são agrupadas de acordo com uma uniformidade patomorfológica. As três categorias principais (os três tipos) são nomeados por letras (A, B e C), refletindo o grau de gravidade da lesão e indicando o tratamento.[10]

As fraturas do tipo A são lesões por compressão axial com ou sem flexão e afetam quase exclusivamente o corpo vertebral, a altura do corpo vertebral está reduzida e o complexo ligamentar posterior está intacto. Não ocorre translação no plano sagital ou fragmentação, não havendo estreitamento do canal espinal. A incidência de déficits neurológicos nos pacientes do grupo A é de 14%, saltando de 2% no grupo A1 para 32% no grupo A3, denominadas "fraturas em explosão" ou *burst fractures* e caraterizadas pela perda da integridade do muro posterior, porém mantendo o complexo ligamentar posterior intacto.[10]

Fraturas do tipo "B" são decorrentes de lesões por distração. O principal critério é a ruptura transversa de uma ou ambas as colunas. A flexão-distração inicia a ruptura e o alongamento posterior (grupos B1 e B2) e a hiperextensão com ou sem tração anteroposterior causa ruptura e alongamento anterior. O importante é que a banda de tensão posterior está rompida. Nas lesões tipo B1, a ruptura posterior é primariamente ligamentar, com subluxação bilateral, deslocamento ou fratura facetária, enquanto B2 envolve ruptura do arcabouço ósseo posterior através da lâmina e pedículos ou do istmo. Os ligamentos interespinhosos e supraespinhoso estão rotos. Tanto lesões tipo B1 como B2 envolvem também a coluna anterior de duas possíveis maneiras. A primeira é por meio da ruptura do disco intervertebral e a outra é associada a uma lesão do tipo explosão (A3) do corpo vertebral. A diferenciação entre uma fratura do tipo "B" mais complexa de uma fratura mais simples tipo A3 é de grande importância no que diz respeito à indicação de tratamento uma vez que houve ruptura dos elementos posteriores. A presença de lesão dos elementos posteriores é suspeitada quando da presença de edema e dor local com um *gap* palpável ao exame físico, assim como aumento do espaço interespinhoso aos exames de imagem. A incidência de acometimento neurológico é de 30% nas fraturas do tipo B1 e 33% nas fraturas do tipo B2.[10]

Lesões do tipo B3 são raras lesões por hiperextensão e tração. A ruptura transversal se origina anteriormente e pode ser confinada à coluna anterior ou se estender posteriormente. A lesão anterior é sempre através do disco e, na maioria das vezes, a lesão posterior se dá por fratura dos processos articulares, lâmina e *pars interarticularis*. Ocorre, via de regra, após traumatismo direto nas costas e resulta na translação no plano sagital com frequente acometimento neurológico (50%).[10,11]

Fraturas do tipo "C" são lesões de grande energia com componente rotacional, acometendo tanto a coluna anterior como a coluna posterior e consideradas altamente instáveis; lesões consideradas originalmente de do tipo A com rotação (C1); do tipo B com rotação (C2); por cisalhamento rotacional (C3). Com algumas exceções, lesões rotacionais representam as mais graves da coluna toracolombar com maior incidência de déficit neurológico associado (55%). O acometimento neural é causado pelo deslocamento de fragmentos dentro do canal espinal ou estrangulamento do canal espinal causado por deslocamento translacional. Lesões do tipo C são caracterizadas por deslocamento rotacional com potencial para translação em todas as direções do plano horizontal e ruptura de todos os ligamentos longitudinais e do disco. Fraturas do processo transverso são o principal indicador de lesões rotacionais, sua presença, mesmo que isolada chama a atenção para lesões ocultas do tipo C.[10]

Enquanto utilizada para fins de pesquisa, a classificação detalhada da AO é de muita utilidade, o seu uso em um nível mais básico por meio da compreensão dos seus conceitos fundamentais para agrupamentos nos grupos maiores torna o sistema de grande utilidade na prática clínica.[11]

Vaccaro *et al.* (2006) propuseram nova classificação com base em alguns conceitos defendidos pala classificação da AO, valorizando o mecanismo da lesão, porém estabelecendo um sistema de pontos com a finalidade de orientar a terapêutica. O escore de gravidade do traumatismo toracolombar (TLICS, do inglês *thoracolumbar injury severity score*) avalia a importância da morfologia da lesão, a integridade do complexo ligamentar posterior e o *status* neurológico.[6]

De acordo com o tipo de lesão, esta pode ser pontuada da seguinte maneira: 01 ponto para lesões compressivas, com 1 ponto adicional para fraturas do tipo explosão ou para angulamentos laterais maiores que 15°; 3 pontos para lesões rotacionais com translação; e 4 pontos para lesões com distração. O pior grau de lesão é utilizado e demais mecanismos de lesão são aditivos, devendo ser adicionados ao resultado final. A ruptura do ligamento longitudinal posterior avaliado por meio de RM é pontuada com 2 pontos quando suspeita ou indeterminada, e 3 pontos quando confirmada. Pacientes com o ligamento longitudinal posterior intacto não são graduados.

Quanto à avaliação neurológica, Vaccaro pontua de forma diferente quando do acometimento radicular (2 pontos); cone medular ou medula espinal (3 pontos incompleta e 2 pontos completa); ou acometimento da cauda equina (3 pontos).

Com base nessa classificação, Vaccaro indica que a somatória dos pontos de 3 ou menos deve sugerir tratamento conservador não cirúrgico; entre 4 e 5 pontos, tanto o tratamento conservador como o cirúrgico seriam adequados; e pacientes com mais de 5 pontos deveriam ser submetidos a tratamento cirúrgico.[6]

O TLICS é uma classificação introduzida, projetada para simplificar a classificação das lesões toracolombares e facilitar a decisão do tratamento. Os cirurgiões concordaram com o tratamento recomendado pelo TLICS 96,4% das vezes.[12]

TRATAMENTO

O atendimento do paciente com traumatismo espinal passa por três fases: atendimento pré-hospitalar; avaliação; e tratamento final.

A suspeita e o reconhecimento da lesão espinal são de grande importância para o tratamento adequado, devendo ser, de preferência, realizada pelas equipes de atendimento formadas por pessoal paramédico adequadamente treinado para a retirada do indivíduo em bloco do local do acidente. Um paciente com suspeita de lesão espinal deve ser colocado em prancha rígida para transporte em posição neutra e imobilização cervical. A imobilização cervical é obtida por meio de colar ou, então, de colchões de areia e a cabeça é fixada à maca por meio de fita adesiva. Todo e qualquer movimento da coluna espinal deve ser evitado até que uma avaliação completa desta seja realizada pelo médico na sala de emergência.

Traumatismo craniano, intoxicação etílica e lesões multissistêmicas são fatores de atraso no diagnóstico das lesões de espinais.

O primeiro objetivo na avaliação do paciente com traumatismo espinhal consiste em certificar-se da presença de lesões associadas. Estudos mostram a concomitância de lesões associadas em 47% dos pacientes com traumatismos na coluna espinhal; 26% com traumatismo craniano; 24% trauma torácico; e 23% com lesões de ossos longos. Lesões abdominais e fraturas da coluna lombar frequentemente coexistem.[3]

Deve-se atentar para as medidas de Suporte Avançado de Vida como preconizado pela Academia Americana de Cirurgiões (ATLS®), com controle das vias aéreas, oxigenação e estabilização hemodinâmica. Em pacientes com déficits neurológicos, avaliação de lesão abdominal concomitante deve ser realizada imediatamente. A manutenção de oxigenação e de níveis pressóricos adequados (pressão arterial sistólica [PAS] > 90 mmHg) estão relacionados a melhor prognóstico.

Por muito tempo preconizado, o tratamento com metilprednisolona nos pacientes com déficits neurológicos com menos de 8 horas do trauma havia sido banido segundo recomendações da Associação Médica Brasileira (AMB), dados sua baixa eficácia e alto risco de complicações gastrointestinais.[9] Entretanto, apesar dessa recomendação bem-estabelecida, os novos consensos internacionais voltam a considerar o uso da metilprednisolona naqueles doentes que não apresentem contraindicação. O racional por trás dessa conduta é o possível benefício na redução do edema associado ao TRM. Nesse contexto, seu uso ainda é bastante controverso.[13]

O tratamento cirúrgico visa descomprimir as estruturas neurais (medula e raízes nervosas), alinhar e estabilizar a coluna espinhal, permitir mobilização e reabilitação precoces e evitar deformidades futuras.

O tratamento permite diminuição da dor e evitar piora da deformidade, mobilização precoce e reabilitação enquanto melhora a qualidade de vida a longo prazo, além de evitar a progressão da lesão neurológica.[14]

Existem diversos meios de se atingirem esses objetivos, desde tratamentos conservadores com repouso no leito e uso de coletes até múltiplas formas de intervenção cirúrgicas

O objetivo final é prevenir a lesão secundária; após o TRM, não há o que fazer quando houver ano neuronal ocasionado pelo trauma; entretanto, sabe-se que, com o tempo, há uma tendência a piora da lesão causada por um somatório entre edema e alterações da perfusão sanguínea na medula.

A formação de edema resulta em uma combinação de fatores interdependentes. Fatores relacionados ao dano mecânico após o trauma inicial, juntamente com as fases subaguda e aguda da lesão secundária. Esses fatores incluem ruptura mecânica e subsequente permeabilização inflamatória da barreira sanguínea da medula espinhal, aumento da permeabilidade capilar, desregulação da pressão hidrostática, membranas eletrolíticas desequilibradas e alteração na captação de água pelas células.[15]

A terapêutica adequada deve ser individualizada, basear-se no tipo específico de fratura e no sentido da instabilidade, na existência de lesões associadas e no prognóstico quanto à perspectiva de melhora ou piora do quadro neurológico.

Os pacientes com fratura instáveis devem ser mantidos em repouso absoluto. Profilaxia para trombose venosa com compressão intermitente de membros inferiores com meias pneumáticas quando disponíveis, uso de meias elásticas e de doses profiláticas de heparina deve ser instituído. Cuidados para prevenção de úlceras de pressão, manipulação de secreções e cuidados para com o trato geniturinário requerem atenção especial por parte da equipe cuidadora.[11]

O tratamento cirúrgico demonstrou promover uma diminuição do tempo de internação e de custos hospitalares e permitir rápida reabilitação e retorno às atividades funcionais. A decisão pela cirurgia deve se basear na estabilidade da fratura, evidência radiológica de compressão medular ou de cauda equina e sua relação com o exame neurológico do paciente, além de seu estado geral.[14]

A probabilidade de déficit neurológico em um paciente com um estreitamento do canal com 25%, 50% e 75% no segmento toracolombar é aproximadamente de 12%, 41% e 78%. Nessas situações, o objetivo da cirurgia é promover a descompressão anatômica adequada dos elementos neurais e a estabilização rígida dos segmentos lesionados até que a fusão biológica ocorra.[16]

A estabilização de uma coluna instável é a primeira indicação para cirurgia, uma vez que pode potencialmente causar deformidade e lesão neurológica. Entretanto, definir instabilidade adequadamente é, muitas vezes, difícil.

O momento adequado para a cirurgia em pacientes com lesões medulares é também assunto controverso. Embora modelos animais sugiram que descompressão precoce pode melhorar a recuperação neurológica, a janela oportuna é aparentemente muito pequena. Estudos recentes remetem à necessidade de descompressão de urgência após estudos de metanálise demonstrarem evolução estatisticamente melhor em pacientes submetidos à descompressão em intervalo menor que 12 e 24 horas.[14]

Na vigência de déficit neurológico completo, a cirurgia está recomendada para promover estabilidade espinhal imediata, diminuindo a necessidade de órteses e facilitando a reabilitação precoce.[14]

COMPLICAÇÕES

Os pacientes com lesões medulares sofrem de complicações clínicas decorrentes de seu estado de imobilidade e secundárias aos déficits neurológicos apresentados.

A trombose venosa profunda (TVP) é uma complicação frequente, com incidências que variam de 14% a 100%. Embora exista um risco aumentado de doença tromboembólica nos primeiros 6 meses após a lesão, estudos demonstram que o risco a longo prazo nos pacientes lesados parece aproximar-se daquele apresentado pela população geral. Embolia pulmonar ocorre em cerca de 5% dos casos agudos de TRM e é a terceira principal causa de morte desses pacientes no primeiro ano de trauma.[17] Broncopneumonias são frequentes complicações nessa população; como forma de preveni-las, é possível instituir terapias com pressão ventilatória positiva como forma de mobilizar melhor as secreções.[18]

As úlceras de pressão permanecem como uma importante complicação secundária em pacientes com TRM. Pressão contínua sobre a pele associada a condições de umidade, forças de tensão e má nutrição dos pacientes podem resultar em formação de úlceras de pressão. Os locais mais comuns após 2 anos de lesão são o ísquio (31%), trocânteres (26 %), sacro (18%), calcâneo (5%), maléolo (4%) e os pés (2%). As úlceras de pressão podem comprometer temporariamente a capacidade funcional do indivíduo.[17]

O tratamento da bexiga neurogênica tem sofrido mudanças significativas nos últimos 40 anos e tem diminuído drasticamente a incidência de doença renal, uma vez que esta é uma das principais causas de morbidade e mortalidade nesses pacientes. O melhor controle da função vesical mediante medidas de higiene e educação do paciente e familiares quanto ao autocateterismo, juntamente com o tratamento com antibióticos, têm reduzido o índice de complicações renais a longo prazo. Complicações do trato urológico superior incluem refluxo vesicoureteral, hidronefrose, cálculos renais, insuficiência renal, entre outros. A presença de calculose renal é complicação grave que, quando não tratada, pode causar formação de abscessos, septicemia e morte.[17]

Fraturas de ossos longos são outra complicação secundária nos pacientes com TRM. Há muito se sabe que indivíduos com TRM desenvolvem osteoporose em virtude de imobilidade, aumentando o risco de fraturas patológicas. Pacientes com lesões acima de T6 apresentam risco de desenvolver disautonomias (cerca de 30%), que podem estar associadas com elevação potencialmente perigosa da pressão sanguínea. Descargas autonômicas são desencadeadas por qualquer estímulo nocivo; mais comumente, distensão da bexiga. Calcificação heterotópica causando dor e restrição funcional da amplitude dos movimentos também é complicação conhecida.[17]

PROGNÓSTICO

O prognóstico das lesões medulares depende do tipo e da gravidade da lesão. Lesões completas (Frankel A) são consideradas irreversíveis. Nos pacientes com lesões incompletas, estima-se que em torno de 50% dos pacientes com síndrome centromedular sem hematomielia apresentarão melhora neurológica que lhes permita deambular, porém com algum grau de espasticidade. O controle esfincteriano normalmente é recuperado, entretanto o controle fino motor em membros superiores apresenta prognóstico mais reservado. Nos pacientes com síndrome de Brown Sequard, deambulação e controle esfincteriano são recuperados em até 90% dos casos. Lesões acometendo o cordão anterior apresentam, entretanto, pior prognóstico, com recuperação em apenas 10% a 20% dos pacientes.[11]

A recuperação do paciente com lesão medular é desafiadora. Embora o manejo hospitalar agudo permita a maior recuperação possível, a reabilitação desempenha papel importante na melhoria do resultado funcional, sendo assim, é fundamental que haja um plano terapêutico bem-estabelecido e que todo suporte clínico para reabilitação seja oferecido ao paciente.[19]

REFERÊNCIAS BIBLIOGRÁFICAS

1. Campos da Paz A. Traumatic injury to spinal cord. Prevalence in brazilian hospitals. Paraplegia. 1992;30:340-96.
2. Fehlings MG, Perrin RG. The role and timing of early decompression for cervical spinal cord injury: update with review of recent clinical evidence. Injury, Int J Care Injured. 2005;36:SB13-SB26.
3. Nockels RP, York J. Diagnosis and management of thoracolumbar and lumbar spine injuries. In: Youmans neorological surgery. 5. ed. 2004;4:4987-5009.
4. Linica P, Nowitzke AM. Approach and considerations regarding the patient with spinal injury. Int J Care Injured. 2005;36:SB2-SB12.
5. Knightly JJ, Sonntag VKH. Thoracolumbar fractures. In: principles of spine surgery. 1996;919-49.
6. Vaccaro A, Kim DH, Brodke DS, et al. Diagnosis and management of thoracolumbar spine fractures. J Bone & Joint Surj. 2003;85A(12).
7. Hoffman JR, Mower WR, Wolfson AB, Todd KH, Zucker MI. Validity of a set of clinical criteria to rule out injury to the cervical spine in patients with blunt trauma. National Emergency X-Radiography Utilization Study Group. N Engl J Med. 2000;343(2):94-9.
8. Lee H, Kim H, Kim D, et al. Reliability of magnetic resonance imaging in detecting posterior ligament complex injury in thoracolumbar spinal fractures. Spine. 2000;25 (16):2079-84.
9. Botelho RO, Daniel JW, Boulousa JLR, et al. Effectiveness of methylprednisolone in acute spinal cord injury – a systematic review of randomized controlled trials. Rev Assoc Med Bras. 2009;2010;56(6):729-37.
10 Magerl F, Aebi M, Gertzbein SD, et al. A comprehensive classification of thoracic and lumbar injuries. Eur Spine J. 1994;3:184-201.
11. Vialle LR, Vialle E. Thoracic spine fractures. Injury. 2005; 36:SB65-SB72.
12. Vacarro AR, Baron EM, SanfilippoJ, et al. Reliability of a novel classification system for thoracolumbar injuries: the thoracolumbar injury severity score. Spine. 2006;31(11S):62-9.
13. Hachem LD, Ahuja CS, Fehlings MG. Assessment and management of acute spinal cord injury: from point of injury to rehabilitation. The Journal of Spinal Cord Medicine. 2017;40(6):665-75.
14. Fehlings MG, Perrin RG. The role and timing of early decompression for cervical spinal cord injury: update with review of recent clinical evidence. Injury Int J Care Injured. 2005;36:SB13-SB26.
15. Seblani M, Decherchi P, Brezun J-M. Edema after CNS Trauma: a focus on spinal cord injury. International J Molec Sci. 2023;24(8):7159-9.
16. Meves E, Avanzi O. Correlation between neurological deficit and spinal canal compromise in 198 patients with thoracolumbar and lumbar fractures. Spine. 2005;30(7):787-91.
17. McKinley WO, Jackson AB, Cardenas DD. Long-term medical complications after traumatic spinal cord injury: a regional model systems analysis. Arch Phys Med Rehabil. 1999;80.
18. Zheng R, Guan B, Fan Y, Fu R, Yao L, Wang W, et al. A critical appraisal of clinical practice guidelines for management of four common complications after spinal cord injury. The Spine Journal. 2022;23(6).
19 Eli I, Lerner DP, Ghogawala Z. Acute traumatic spinal cord injury. Neurologic Clinics. 2021;39(2):471-88.

CAPÍTULO 12

Bruno Fukelmann Guedes • Iori Junqueira • Hélio Rodrigues Gomes

Doenças Infecciosas do Sistema Nervoso

O objetivo deste capítulo é demonstrar, principalmente a partir de características clínicas, mas também de algumas características da análise do líquido cefalorraquidiano (LCR), como reconhecer e tratar as principais infecções do sistema nervoso central (SNC).

INTRODUÇÃO

O parênquima cerebral e medular é protegido por membranas (meninges) dispostas ao seu redor e os compartimentos entre elas. Entre as meninges pia e dura-máter e no interior dos ventrículos, circula o LCR, que cumpre funções mecânicas e imunológicas. Infecções do SNC ocorrem quando há invasão do parênquima encefálico ou medular ou do LCR por patógenos como vírus, bactérias, microbactérias e fungos, com inflamação do SNC e respectivos sintomas associados.

Quando uma infecção acomete primariamente o LCR e as meninges, instala-se a meningite. Encefalites, por sua vez, são infecções que se destacam pelo acometimento do parênquima. Meningites e encefalites também podem ser classificadas, quanto a sua apresentação e evolução no tempo, como agudas ou crônicas.

CARACTERIZAÇÃO CLÍNICA E ABORDAGEM INICIAL

A primeira etapa na abordagem ao paciente com suspeita de neuroinfecção é a caracterização clínica. Tipicamente, os sinais e sintomas de infecções do SNC podem ser divididos em quatro grandes grupos.

Sinais e sintomas de infecção sistêmica

Infecções do SNC podem cursar com sinais e sintomas genericamente associados a infecções sistêmicas como febre e sepse, além de algumas alterações sistêmicas típicas de algumas infecções de corrente sanguínea como petéquias e equimoses (meningococcemia) na fase aguda. Infecções mais protraídas, como nas meningites crônicas, podem ter sintomas mais indolentes, com febre persistente por semanas e síndrome consumptiva. Os sinais de infecção sistêmica são muito importantes no diagnóstico e no manejo, exigindo medidas rápidas em caso de infecção grave.

Acometimento meníngeo

Alterações inflamatórias nas meninges e no LCR estão associadas a um conjunto típico de sinais e sintomas. O mais comum é cefaleia. A dura-máter, que tem íntima relação com a aracnoide e, consequentemente, com o LCR, é intensamente inervada por ramos do nervo trigêmeo e das raízes cervicais. Quando há inflamação dessas estruturas, as terminações nervosas são diretamente estimuladas, o que gera uma cefaleia tipicamente intensa. Essa cefaleia costuma ser constante e pode estar associada a alguns outros sintomas classicamente atribuídos à enxaqueca, como fotofobia.

Nem sempre é fácil diferenciar a cefaleia associada a meningoencefalites de outras cefaleias primárias, o que resultou na descrição de características mais típicas de acometimento meníngeo, os sinais meníngeos. Vários sinais já foram descritos, mas alguns poucos foram consagrados na prática clínica: rigidez de nuca; sinal de Kernig; sinal de Brudzinski; e acentuação da cefaleia ao solavanco (*jolt accentuation of headache*), esse último menos citado em livros clássicos, mas que está entre os mais acurados. Apesar de muito citados historicamente, a utilidade da pesquisa de sinais meníngeos é limitada, e sua ausência não deve afastar categoricamente o diagnóstico de meningite. A razão de verossimilhança para testes positivos é de < 2 e > 0,8, respectivamente, com exceção do *jolt*, que é o teste mais sensível com uma razão de 5,5 para testes positivos.

O espaço subaracnoide contém diversas estruturas que penetram ou se originam no SNC, como os nervos cranianos e grandes vasos cerebrais. Por isso, doenças que acometem o LCR podem acometer essas estruturas. Pacientes com meningites podem ter paralisia de um ou vários nervos cranianos, o que é mais comum em infecções que acometem a base do crânio. As paredes das artérias encefálicas podem sofrer inflamações nos segmentos que atravessam o espaço subaracnoide, provocando remodelamentos e oclusões que causam aneurismas e isquemias cerebrais.

Acometimento do parênquima cerebral

O parênquima cerebral pode ser acometido de maneiras diferentes durante uma infecção intracraniana. Ele pode ser invadido diretamente por patógenos com tropismo pelo encéfalo, causando inflamação local, ou pode sofrer por contiguidade – inflamações intensas no LCR e nas meninges "transbordam" e acometem o encéfalo secundariamente. Alguns sintomas são típicos de acometimento encefálico. O principal sinal é a alteração de consciência, que pode variar entre sonolência e confusão leve até coma. Outros sinais derivam de hipofunção ou de hiperativação de regiões específicas do encéfalo, gerando sinais neurológicos focais (afasia, hemiparesia, ataxia) ou crises epilépticas focais (e convulsivas bilaterais com frequência).

Hipertensão intracraniana

Meningoencefalites podem cursar com elevação da pressão intracraniana por diversos motivos, como edema cerebral e hidrocefalia. Os sintomas e sinais são os tipicamente atribuídos a essa condição – rebaixamento de consciência (que também pode acontecer pelo envolvimento direto do encéfalo), papiledema ao exame de fundo de olho e, eventualmente, sinais de herniação cerebral como paralisia do nervo craniano (NC) III e posturas anormais.

CLASSIFICAÇÃO SINDRÔMICA

Após avaliação clínica inicial, a maioria dos casos pode ser classificada em síndromes clássicas. Quando predominam os sinais de envolvimento meníngeo, falamos em meningites. Encefalites são marcadas pelo acometimento prioritário do parênquima cerebral. Há, no entanto, um claro espectro de continuidade. Muitos pacientes com infecções primariamente parenquimatosas têm sinais de acometimento meníngeo como cefaleia e rigidez de nuca. Crises epilépticas e coma são também razoavelmente comuns em pacientes com meningites bacterianas, por exemplo. Quando há sobreposição sindrômica, é comum se descreverem os casos como meningoencefalites. Adicionalmente, estas devem ser classificadas segundo a apresentação temporal:

- 0 a 5 dias de evolução: agudas.
- 6 a 30 dias: subagudas.
- 30 dias: crônicas.

Isso é muito importante, pois o tempo de evolução é o principal diferenciador entre algumas causas clássicas de meningoencefalites.

MENINGITES AGUDAS

Quadros com até 5 dias de evolução em que há sinais de acometimento meníngeo são denominados "meningites agudas". São potenciais emergências médicas em função da possibilidade de infecções bacterianas (meningites bacterianas agudas), com alto potencial de gravidade, em oposição a seu principal diagnóstico diferencial, meningite viral aguda.

Meningites bacterianas agudas

Clínica

Classicamente, as meningites bacterianas agudas foram associadas à tríade cefaleia, febre e encefalopatia. No entanto, uma minoria (44%) dos pacientes com meningite bacteriana aguda tem todos os sinais. Dois ou mais sinais são observados em 95% dos casos, e > 99% dos pacientes com meningite bacteriana aguda apresentam ao menos um sinal.

Sinais de acometimento encefálico, como crises epilépticas e alteração de consciência, são muito comuns em meningite bacteriana aguda (MBA) e não devem ocasionar a desconsideração de seu diagnóstico. Meningites bacterianas tipicamente se apresentam como meningoencefalite, frequentemente associada a sinais de infecção sistêmica grave como sepse; choque e coagulopatia; e hipertensão intracraniana.

Epidemiologia

Classicamente, as MBA de comunidade são atribuídas a três agentes infecciosos: *Haemophilus influenzae*; *Streptococcus pneumoniae*; e *Neisseria meningitidis*. A incorporação de vacinas para *H. influenzae* reduziu drasticamente a importância epidemiológica dessa bactéria que, em 2019, foi identificada em apenas 3,5% dos casos de meningite bacteriana no Brasil. Hoje, *S. pneumonie* e *N. meningitidis* são as principais causas, correspondendo cada uma a cerca de um quinto a um quarto do total de casos notificados ao Sistema de Informação de Agravos de Notificação (Sinan), em 2019. Cerca de metade dos casos foi atribuída a outras bactérias. No grupo de outras bactérias, *Listeria monocytogenes* é um agente importante, em especial por sua relevância em populações susceptíveis – idosos e imunossuprimidos, nos quais pode estar associada a até 40% dos casos.

Investigação diagnóstica

As principais ferramentas diagnósticas em suspeitas de MBA são exames laboratoriais gerais séricos, hemocultura e exame de LCR.

Exames de sangue devem ser colhidos prontamente e ajudam a identificar complicações de infecções sistêmicas, como plaquetopenia, insuficiência renal e outras. Entre os exames gerais, os mais importantes são as provas de atividade inflamatória sistêmica (proteína C-reativa e procalcitonina), pelo seu valor na diferenciação entre meningites bacterianas de não bacterianas. Pouco citada na literatura mais antiga, que enfatiza a importância da análise de parâmetros clássicos do LCR, a procalcitonina, em cortes que variam entre 0,2 e 1 ng/mL, tem maior poder discriminatório que qualquer outro parâmetro laboratorial. Hemocultura é fundamental, pois, além de confirmar a hipótese de meningite bacteriana, permite identificar o agente infeccioso em grande parte dos casos. Idealmente, deve ser colhida imediatamente antes do início dos antibióticos.

Tomografia computadorizada (TC) e ressonância magnética (RM) de crânio são as principais modalidades de exames de neuroimagem utilizadas em suspeitas de meningites bacterianas agudas. Sua principal função é identificar complicações como infartos cerebrais, hidrocefalia e edema cerebral. A acurácia da RM é maior, mas não justifica seu uso no lugar da tomografia, em função da baixa disponibilidade e tempo elevado para realização e interpretação do exame em pacientes potencialmente muito graves, nos quais esses fatores são críticos.

A principal função dos exames de neuroimagem na emergência, no entanto, não é do diagnóstico de meningites bacterianas agudas em si, mas na garantia da segurança da coleta de LCR. Como as meningites bacterianas agudas podem cursar com edema cerebral, hidrocefalia e outras situações associadas à hipertensão intracraniana, a coleta de LCR pode resultar em um teórico gradiente de pressão craniocaudal, o que provoca herniação cerebral e sérias complicações. Classicamente, recomendou-se a realização de TC de crânio em pacientes com potencial risco de herniação, conforme as diretrizes *da* Infectious Diseases Society of America, amplamente adotadas no Brasil. A TC de crânio antes do LCR seria, então, preconizada nas seguintes situações:

- Rebaixamento de consciência.
- Crises epilépticas.
- Pacientes imunossuprimidos.
- Papiledema ao fundo de olho.
- Sinais neurológicos focais.
- História de patologia relevante do SNC.

Essa diretriz é especialmente conservadora e tende a exigir a realização de TC crânio antes do LCR em até 60% dos casos, principalmente pelo rebaixamento de consciência. No entanto, há um entendimento cada vez mais consolidado de que a taxa de herniação após coleta de LCR é mínima, em especial quando a única "contraindicação" é rebaixamento de consciência. As diretrizes europeia, sueca, holandesa e sul-africana recomendam coleta imediata de LCR sem necessidade de tomografia, em todos os pacientes com escala de coma de Glasgow > = 10, salvo quando há outros sinais de alarme. Assim, apenas 40% dos pacientes com suspeita de MBA precisam de fato realizar TC de crânio.

Isso é muito importante porque muitos pacientes se apresentam com casos suspeitos de meningite a serviços de saúde com recursos limitados, e é preciso limitar ao máximo a espera para o diagnóstico, especialmente quando seria necessária transferência a um serviço de referência.

Evitar coleta de LCR no caso dos seguintes achados em exame de neuroimagem:

- Hidrocefalia não comunicante (é possível colher, em alguns casos de dilatação simétrica do sistema ventricular – hidrocefalia comunicante).
- Lesões com efeito de massa importante (como abscessos), especialmente se há desvio da linha média ou compressão sobre ventrículos.
- Edema cerebral grave.

O diagnóstico das principais infecções do SNC se baseia na interpretação conjunta dos dados clínicos e laboratoriais, principalmente das alterações do exame quimiocitológico do LCR e de provas diagnósticas específicas realizadas em amostras de LCR.

Sempre que possível, em suspeitas de meningites bacterianas agudas, o exame deve ser coletado de pronto, idealmente na sala de emergência ou em sala de procedimentos, assim que identificado um caso suspeito, sem se aguardar nenhum exame adicional, salvo na presença de contraindicações à coleta como as já citadas, coagulopatia sabida ou presumida.

Para detalhes sobre a técnica de coleta de LCR, ver o Capítulo 4 – Exames Complementares em Neurologia. Em casos de suspeita de MBA, os seguintes parâmetros devem ser avaliados sempre: quimiocitológico (contagem de leucócitos com diferencial, proteínas totais, glicose); bacteriológico direto (pesquisa de bactérias); cultura para bactérias; micobacteriológico direto (pesquisa de bacilo álcool-acidorresistente [pBAAR]). Esses testes são amplamente disponíveis e imprescindíveis (Quadro 12.1).

Testes adicionais úteis: testes moleculares (reação em cadeia da polimerase [PCR] simples ou multiplex) para patógenos neurotrópicos comuns (enterovírus, herpesvírus, *Mycobacterium tuberculosis*).

Tratamento

A confirmação diagnóstica de meningite bacteriana pode demorar dias, quando exames de cultura estão finalmente disponíveis. No entanto, é comum iniciar tratamento empírico enquanto se aguarda o diagnóstico. O tratamento empírico é preconizado nas seguintes situações:

- Parâmetros clínicos:
  - Sepse ou sinais de infecção bacteriana sistêmica.
  - Clínica altamente sugestiva de infecção por agente específico, como em caso de petéquias e equimoses (meningococcemia) ou de sinusite ou otite grave (doença pneumocócica).
- Parâmetros laboratoriais:
  - LCR turvo.
  - Bacterioscópico positivo.
  - Provas de atividade inflamatória sistêmica elevadas (proteína c-reativa ou pró-calcitonina).
  - Quimiocitológico sugestivo (pleocitose de predomínio neutrofílico, proteína elevada e glicose muito baixa).

Quadro 12.1. Quando pensar em meningite bacteriana aguda (em oposição à meningite viral)

Na avaliação inicial	Após algumas horas (exames iniciais em mãos	Após alguns dias (culturas e PCR em mãos)
Sepse	Proteína C-reativa alta Pró-calcitonina alta	Culturas positivas
Alteração de consciência	LCR – quimiocitológico Pleocitose > 1000 cels/mm³ Contagem neutrófilos > 500 a 1.000 Proteinas > 100 mg/dL Glicose < 40 mg/dL Glicose < 2/3 glicemia	Testes moleculares negativos para vírus e TB
Sinais de meningococcemia/doença pneumocócica	Bacterioscópico positivo em LCR ou sangue	Testes moleculares detectando bactérias
LCR turvo	*Film Array* com bactéria detectada	

LCR: líquido cefalorraquidiano; PCR: reação em cadeia da polimerase.
Fonte: Desenvolvido pela autoria.

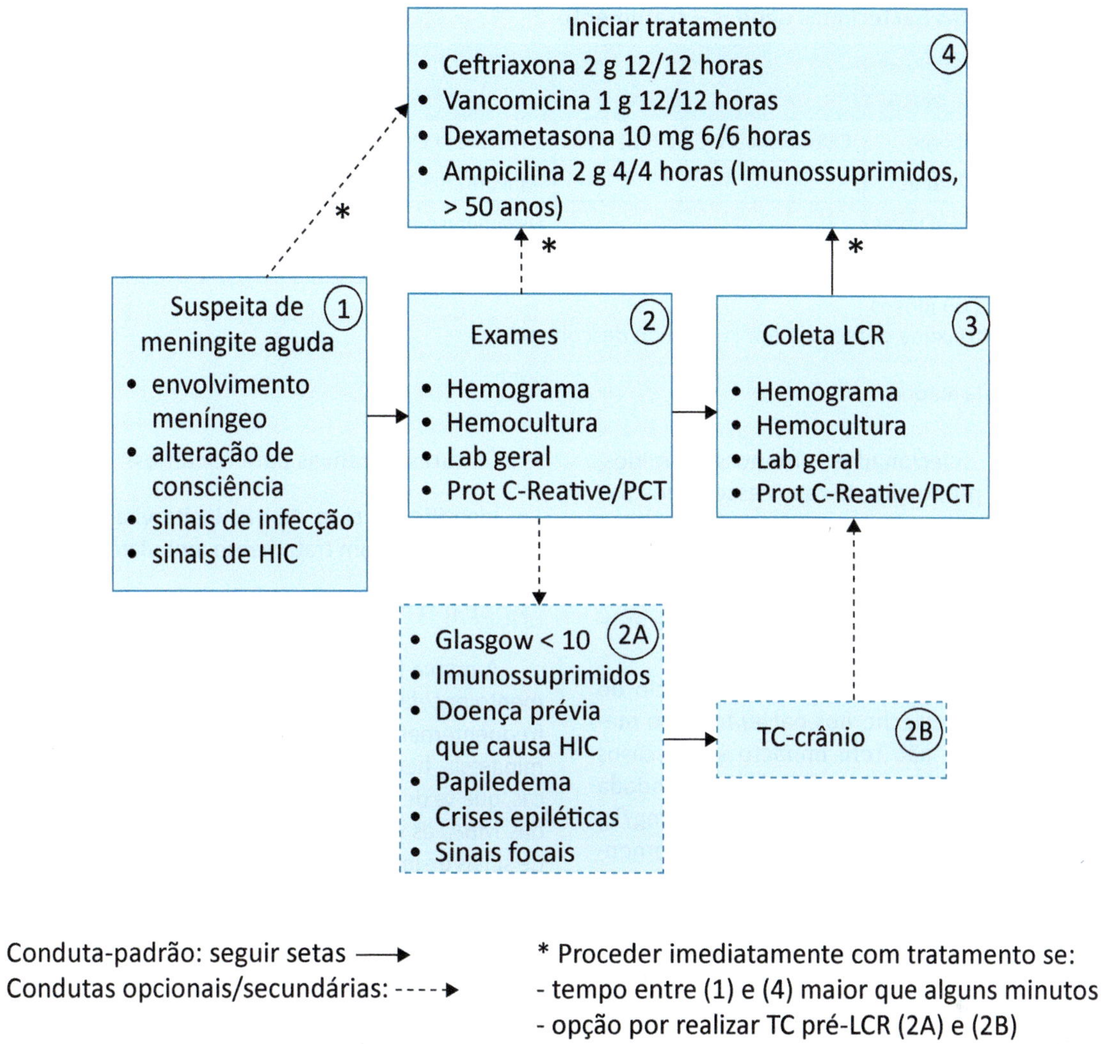

Figura 12.1. Fluxograma em casos de suspeita de meningite bacteriana aguda.
HIC: hipertensão intracraniana; LCR: líquido cefalorraquidiano; PCT: proteína C-reativa .
Fonte: Desenvolvida pela autoria.

Meningites bacterianas agudas são emergências médicas com alta morbimortalidade, muito impactadas pelo tratamento com antimicrobianos. Poucas horas de atraso na administração do antibiótico já têm impacto no desfecho. A chance de desfecho ruim aumenta mais de 10% para cada hora de atraso na administração de antibióticos, e as primeiras 2 horas após chegada ao hospital são fundamentais. O ideal é administrar o antibiótico na sala de emergência, logo após a coleta do LCR, ou mesmo antes, se o exame for protelado para realização de tomografia.

A escolha de antibióticos depende do perfil epidemiológico de MBA na região em que se atua. No Brasil, em 2023, o tratamento empírico é direcionado aos agentes mais comuns – pneumococo, meningococo e bacilos Gram-negativos –, tipicamente sensíveis a cefalosporinas de 3ª geração como a ceftriaxone. É importante notar que a taxa de resistência do pneumococo a cefalosporinas varia muito entre países e extratos populacionais. No Brasil, em 2022, pela primeira vez, observaram-se altas taxas de resistência entre cepas de *S. pneumoniae* causando meningites com cerca de 18% de cepas não susceptíveis a ceftriaxone isoladas de pacientes com mais de 5 anos de idade, o que motiva uma tendência a associar vancomicina ao esquema empírico no Brasil. A Tabela 12.1 resume as opções para tratamento empírico para MBA.

Tabela 12.1. Meningites bacterianas agudas – tratamento

Meningite bacteriana presumida	Doença meningocócica	Doença pneumocócica	Listeriose
Ceftriaxona EV 2 g 12/12 horas	Ceftriaxona EV 2 g 12/12 horas	Ceftriaxona EV 2 g 12/12 horas	Ampicilina 2 g EV 4/4 horas
Vancomicina 1 g EV 12/12 horas		Vancomicina 1 g EV 12/12 horas**	
Dexametasona 10 mg EV 6/6 horas		Dexametasona 10 mg EV 6/6 horas	
Ampicilina 2 g EV 4/4 horas*			

*Se imunossuprimidos ou idosos.
** Se resistência a ceftriaxona detectada em cultura ou desconhecida.
EV: (via) endovenosa.
Fonte: Desenvolvida pela autoria.

Em populações selecionadas (imunossuprimidos, crianças e idosos), a proporção de casos associados a *L. monocytogenes* aumenta, e deve-se associar ampicilina ao esquema. Após identificação do agente etiológico em provas específicas (Gram, cultura ou testes moleculares), o tratamento pode ser revisto, com escolha de antibiótico de espectro mais específico.

A associação de corticosteroides desde o início do tratamento melhora o desfecho nos pacientes com meningite pneumocócica e não tem impacto sobre casos de meningite meningocócica. Por isso, é recomendada a associação de dexametasona na dose de 0,15 mg/kg (ou 10 mg) a cada 6 horas, desde o primeiro momento, em casos de meningite pneumocócica e meningite provavelmente bacteriana de etiologia indeterminada. O tratamento é mantido por 4 dias ou até a exclusão de meningite pneumocócica. A evidência de benefício é mais clara com início nas primeiras doses, mas é razoável iniciar o tratamento assim que possível, desde que dentro do período preconizado de 4 dias.

Meningites agudas não bacterianas

Quando o exame de LCR é sugestivo de meningite, mas há segurança de que se está diante de uma meningite aguda não bacteriana e na ausência de sinais de encefalite, a hipótese mais plausível é a de uma meningite viral aguda.

Meningites virais são doenças tipicamente benignas, que não necessitam de tratamento com antivirais ou antibióticos e cursam com melhora completa dos sintomas em poucos dias a semanas. É importante reconhecer meningites virais porque isso permite desospitalização precoce e diminui iatrogenias. O diagnóstico de meningite viral aguda deve ser considerado quando:

- Perfil do LCR sugestivo de doença viral (< 500 a 1.000 células/mm3, < 100 mg/dL de proteínas, glicose normal, bacterioscópico negativo).
- Provas de atividade inflamatória sistêmica (proteína C-reativa, pró-calcitonina) normais.
- Testes moleculares negativos para bactérias e/ou positivos para vírus.
- Culturas negativas para bactérias.

Identificado caso de meningite viral, é recomendada alta hospitalar, com tratamento ambulatorial dos sintomas.

ENCEFALITES AGUDAS

A marca fundamental das encefalites é o comprometimento encefálico, em especial as alterações de consciência, frequentemente associadas a sinais focais como afasia, hemiparesia, hemianopsia e hemineglігência; e crises epilépticas, que se desenvolvem ao longo de poucos dias. Diferentes das MBA, as encefalites virais tipicamente são desprovidas de sinais de infecção sistêmica (exceção a febre) ou sepse, de acometimento meníngeo extenso (ocasional sinal meníngeo apenas) ou de hipertensão intracraniana.

Epidemiologia

Encefalites agudas podem ter diversas causas, em especial autoimunes e infecciosas. As causas autoimunes são as mais importantes em adultos jovens, população na qual sua incidência rivaliza com a de encefalites infecciosas (ver Capítulo 21 – Encefalites Autoimunes e Síndromes Paraneoplásicas). Em adultos mais velhos e idosos, a meningoencefalite herpética, ou encefalite pelo herpesvírus simples tipo 1 (HSV-1), é a causa mais importante. No total, HSV-1 é responsável por mais de um quarto dos casos de encefalite com causa identificada. Entre as encefalites infecciosas agudas, outras causas relevantes incluem enterovírus (até um quarto dos casos), varicela-zóster (VZV) e, em outros países (mas não no Brasil), os vírus do oeste do Nilo (WNV, do inglês *west Nile virus*) e da encefalite japonesa (JEV).

Encefalite pelo HSV-1

A encefalite causada pelo HSV-1 é a de maior importância clínica por três motivos: é a causa mais comum de encefalite infecciosa, é muito grave e é tratável, por isso merece uma discussão à parte. A Tabela 12.2 resume quando se deve pensar em encefalite pelo HSV-1.

Tabela 12.2. **Quando pensar em encefalite herpética**

Na avaliação inicial	Após algumas horas (exames iniciais em mãos)	Após alguns dias (culturas e PCR em mãos)
Alteração de consciência	Proteína C-reativa normal Pró-calcitonina normal	Culturas negativas
Crises convulsivas	LCR – quimiocitológico celulas: 5 mm^3 a 500/mm^3 poucos neutrófilos (< 50%) Proteínas < 100 mg/dL Glicose > 40 mg/dL Glicose > 2/3 glicemia	Testes moleculares positivos para HSV-1
Ausência de sepse	*Film Array* com HSV detectado	RM encéfalo com alterações típicas
LCR claro		

HSV-1: vírus do herpes simples tipo 1; LCR: líquido cefalorraquidiano; PCR: reação em cadeia de polimerase.
Fonte: Desenvolvida pela autoria.

A principal característica da encefalite por HSV-1 é a alteração de consciência, que acomete até 70% dos pacientes e está frequentemente associada a sinais focais como afasia, hemiparesia, heminegligência, e hemianopsia; e crises epilépticas, que ocorrem em até um terço dos casos.

Investigação diagnóstica

Os exames de sangue preconizados na investigação de encefalites agudas são os mesmos das meningites, já descritos, e simples: laboratório geral com hemograma e provas de atividade inflamatória sistêmica; hemocultura. Tipicamente, todos têm resultados normais ou negativos.

Exames de neuroimagem são mais importantes na investigação de encefalites que de meningites em geral porque são ideias para avaliar alterações do parênquima encefálico. TC de crânio é tipicamente normal ou mostra alterações sutis nas regiões acometidas. A RM do encéfalo é a modalidade de imagem de escolha. Achados típicos incluem lesões com edema vasogênico (hipersinal nas sequências ponderadas em T2 e *fluid attenuated inversion recovery* [FLAIR]), realce pelo contraste e restrição à difusão. Na encefalite herpética, as regiões tipicamente mais acometidas são: hipocampo e estruturas mesiais temporais; polos temporais; região orbitofrontal; ínsula e giro do cíngulo anterior (sistema límbico). As lesões são tipicamente assimétricas – um lado pode ser muito mais acometido, podendo até as lesões serem unilaterais (Figura 12.2).

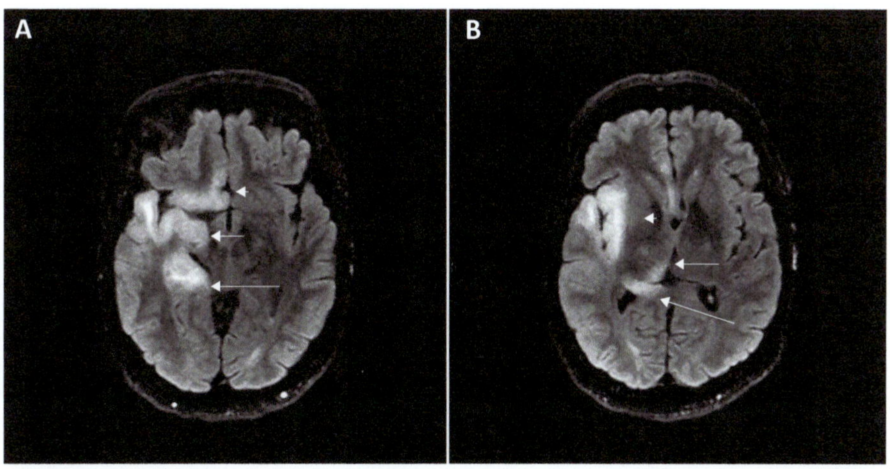

Figura 12.2. Meningoencefalite pelo HSV-1. RM de um paciente com 1 semana de sintomas, mostrando o acometimento típico do córtex orbitofrontal (seta curta em A), da cabeça e cauda do hipocampo (demais setas em A, seta longa em B), do córtex insular (seta média em B) e do pulvinar do tálamo (seta longa em B).
HSV-1: herpesvírus simples; RM: ressonância magnética.
Fonte: Acervo da autoria.

A difusão é a sequência mais sensível durante os primeiros dias de doença e deve ser vista com cuidado. A maioria dos pacientes com encefalite herpética tem alguma alteração à ressonância, e exames normais devem alertar para outros diagnósticos.

O eletroencefalograma (EEG) é importante principalmente para o diagnóstico de eventual estado de mal epiléptico em pacientes com rebaixamento de consciência ou deterioração clínica, mas seu papel no diagnóstico etiológico de encefalites é limitado, em especial quando exames de LCR e RM estão disponíveis. Desorganização difusa da atividade de base é o achado mais comum, o que não diferencia encefalites pelo HSV de encefalopatias metabólicas ou outras encefalites. O achado mais específico é o de atividade periódica lateralizada que é, por sua vez, menos sensível.

O exame de LCR costuma mostrar alterações típicas de meningites virais: pleocitose discreta (5 a 500 células/mm^3), com baixa proporção de neutrófilos (< 50%), hiperproteinorraquia discreta ou ausente (proteínas até 100 mg/dL), glicose normal. Pleocitose (aumento do número de células) é evidente em > 95% dos casos – um exame com celularidade normal sugere a ausência da doença, embora falso-negativos ocorram quando coletado muito precocemente, nos primeiros dias de doença.

Testes moleculares são a principal ferramenta diagnóstica em encefalites por HSV-1. Classicamente, é realizado PCR com alvo para HSV-1 ou HSV-1/2. Nos últimos anos, difundiu-se o uso de testes moleculares mais amplos, que testam múltiplos vírus em uma única análise, como testes multiplex para herpesvírus que também detectam VZV, citomegalovírus (CMV), Epstein-Barr por exemplo (popularmente chamados de testes "pan-herpes"), ou mesmo testes ainda mais amplos, como o *BioFire Film Array(r)*, que também detecta bactérias e micobactérias. Para a detecção de HSV-1, todos esses testes costumam detectar até 95% dos casos e têm alta especificidade – resultados positivos geralmente confirmam a doença. São raros os casos de encefalite herpética com testes moleculares negativos, mas falso-positivos podem ocorrer quando os testes são realizados até 3 dias após o início dos sintomas. A depender do teste e laboratório utilizado, os resultados podem demorar até 3 a 7 dias a estar disponíveis, embora alguns testes comerciais como o *Film Array* podem ser disponibilizados em poucas horas.

Tratamento prévio ou corrente com antivirais há menos de 7 dias não diminui a sensibilidade dos testes moleculares. Testes negativos realizados até o 3° dia de sintomas devem ser repetidos quando segue suspeita clínica.

Tratamento

Atrasos de muitas horas a dias no início do tratamento estão associados a piores desfechos, em especial atrasos > 24 horas. Como os antivirais são muito eficazes, é ideal iniciar aciclovir empírico poucas horas após a admissão hospitalar, quando a maioria das informações clínicas e laboratoriais (incluindo resultado do exame de LCR) já está disponível.

O tratamento com aciclovir deve ser iniciado quando há alteração de consciência/encefalopatia ou crise epiléptica associadas a LCR com pleocitose, salvo quando há sinais inequívocos de meningites bacterianas agudas (Tabela 12.2). É comum, em casos de dúvida, o uso combinado de aciclovir e antibióticos, pela sobreposição clínica de meningites e encefalites. A dose preconizada é de 10 mg/kg de aciclovir via intravenosa (IV) a cada 8 horas, por no mínimo 14 dias, e preferencialmente até ao menos um exame de LCR de controle com teste molecular negativo. Corticosteroides não devem ser utilizados em geral, salvo quando há possibilidade de meningites bacterianas agudas.

NEUROTUBERCULOSE

Epidemiologia

A tuberculose é a doença causada pelo *Mycobacterium tuberculosis*, um bacilo álcool-acidorresistente, e é endêmica no Brasil. A infecção do SNC se dá após disseminação hematogênica de uma infecção primária no pulmão. Ela ainda é a principal causa por doença infecciosa no País.

Fatores de risco para o acometimento do SNC incluem desnutrição, alcoolismo, concomitância de alguma neoplasia maligna, uso de corticosteroides, conviver com o vírus da imunodeficiência humana (HIV) e histórico de infecção pelo sarampo.

A vacinação contra a tuberculose diminui significativamente o risco das formas graves da doença, sobretudo da meningite tuberculosa. As formas de doença que acometem o SNC são: meningite tuberculosa; tuberculomas; e espondilite.

Clínica

A meningite tuberculosa é uma forma grave e letal da doença, e a forma mais comum de acometimento do

SNC. Tipicamente, apresenta-se com sinais de comprometimento meníngeo que pode ser extenso, com muita cefaleia, acometimento de nervos cranianos e infartos cerebrais, semelhante a MBA em muitos aspectos. A principal marca que diferencia meningite tuberculosa de meningites bacterianas agudas é o tempo de instalação. A meningite tuberculosa tipicamente se apresenta como meningite subaguda, chegando o paciente a serviço de Saúde com mais de 5 dias do início dos sintomas. Crises convulsivas são comuns e podem ocorrer mesmo meses após o início do tratamento.

A espondilite é uma infecção das vértebras. Como sua complicação causa fratura e colapso da vértebra com compressão da medula, é de interesse do neurologista. Ela, mais frequentemente, acomete a coluna torácica e lombar e causa uma dorsalgia muito pouco específica, evoluindo ao longo de meses ou anos com cifose por desabamento da vértebra, e um quadro compressivo medular, com alteração de sensibilidade em nível, alterações esfincterianas e, por fim, paraparesia. Os sintomas podem ser súbitos, quando há fratura da vertebra ou formação de abcesso.

Diagnóstico

O diagnóstico, muitas vezes, deve ser feito por meio de suspeita diagnóstica e uma somatória de dados clínicos, radiológicos e laboratoriais; o diagnóstico é difícil e pode demorar dias a semanas, o que resulta no tratamento empírico com frequência, principalmente em casos de meningite crônica ou subaguda.

A análise do LCR é essencial, com um padrão linfomonocitário (mas que pode ser inicialmente neutrofílico nas formas agudas da doença), marcada diminuição da glicose e aumento expressivo dos níveis de proteínas. Vale mencionar que o valor da adenosina deaminase (ADA), muitas vezes, engana, tendo baixo valor preditivo negativo, e apenas valores acima de 8 U/L parecem ter alguma especificidade para o diagnóstico. A cultura é tida como o padrão-ouro, mas demora até 6 semanas para uma leitura adequada; e mesmo com uso de grandes volumes de material e punções seriadas, sua sensibilidade é intermediária. Atualmente, a base do diagnóstico da tuberculose pulmonar são exames de PCR, como o Gene Xpert MTB/RIF Ultra. O uso da mesma técnica em LCR é promissor, mas a sensibilidade desse teste no LCR é variada entre os estudos. O teste é insuficiente para descartar a doença (Tabela 12.3).

Tabela 12.3. Sensibilidade de diferentes testes diagnósticos para TB em LCR

Teste	Sensibilidade
Pesquisa direta (pBAAR)	37% (87% quando 3 coletas seriadas)
Cultura	52% (83% quando 3 coletas seriadas)
Gene Xpert	28%
Gene Xpert Ultra	71%

LCR: líquido cefalorraquidiano; TB: tuberculose.
Fonte: Desenvolvida pela autoria.

Em caso de dúvida diagnóstica e na presença de potencial tuberculoma, o diagnóstico pode ser obtido por meio de biópsia da lesão, com PCR e cultura da amostra. A Tabela 12.3 resume o valor diagnóstico de diferentes testes para tuberculose.

Neuroimagem

A neuroimagem pode trazer dicas, com a tríade clássica de realce leptomeníngeo, hidrocefalia e isquemia parenquimatosa (Figura 12.3); e a presença de tuberculomas (imagens granulomatosas pequenas) na RM. Tuberculomas são lesões com efeito de massa, ou seja, ocupam espaço dentro do crânio, afastando estruturas próximas, geralmente são múltiplos e têm menos de 1 cm de diâmetro. Podem apresentar restrição à difusão na parte central e realce anelar pelo contraste. Eles podem fazer parte da apresentação da meningite ou podem aparecer sem nenhuma outra evidência de doença tuberculosa. Podem acometer qualquer região do SNC, incluindo o parênquima, medula, espaços liquóricos.

O diagnóstico de espondilodiscite tuberculosa geralmente é por biópsia da lesão, mas uma ressonância com disseminação subligamentar, colapso vertebral e coleção abcedada com cápsula fina é altamente indicativa da doença.

Tratamento

O tratamento de todas as formas discutidas de tuberculose se baseia em dois pilares, o esquema RIPE/RHZE e o uso de corticosteroide sistêmico. Os antibióticos são a rifampicina (R), a isoniazida (I ou H), a pirazinamina (P ou Z) e o etambutol (E). O esquema é dividido em uma fase intensiva com duração de 2 meses, com as quatro drogas; e uma fase de manutenção com o RI, com duração de 10 meses (2019). A Tabela 12.4 resume o esquema terapêutico básico com RIPE.

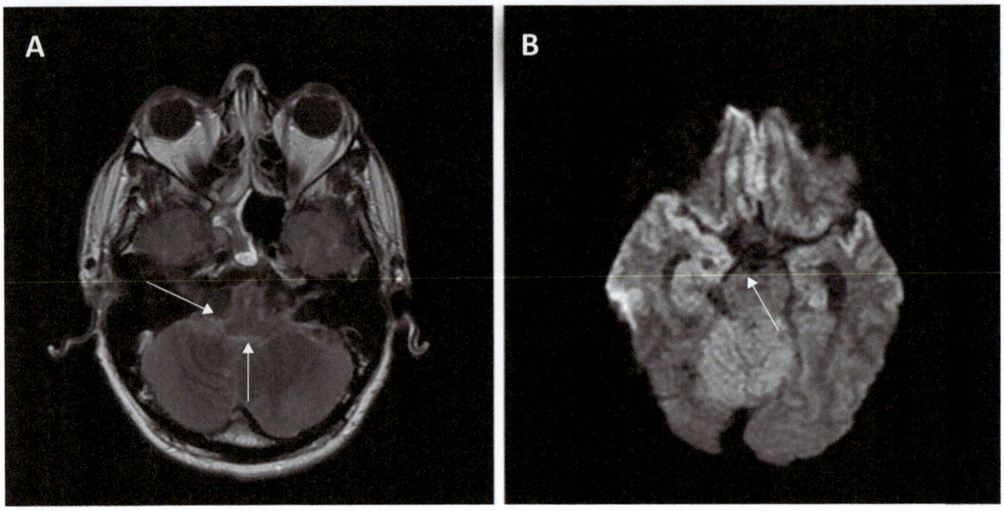

Figura 12.3. Meningite tuberculosa. Exame de ressonância magnética. Sequência FLAIR-gadolínio mostra realce leptomeníngeo na base do crânio, circundando o bulbo (seta em A), enquanto sequência de difusão demonstra pequena lesão isquêmica no mesencéfalo (seta em B).
FLAIR: *fluid attenuated inversion recovery*.
Fonte: Acervo da autoria.

Tabela 12.4. Esquema terapêutico para neurotuberculose

Esquema	Faixa de peso	Unidade/dose	Duração
RIPE RHZE 100/75/400/275 mg	20 kg a 35 kg	2 comprimidos	2 meses (fase intensiva)
	35 kg a 50 kg	3 comprimidos	
	51 kg a 70 kg	4 comprimidos	
	> 70 kg	5 comprimidos	
RI/RH	20 kg a 35 kg	300/150 mg	10 meses (fase de manutenção)
	35 kg a 50 kg	450/225 mg	
	51 kg a 70 kg	600/300 mg	
	> 70 kg	750/375 mg	

Fonte: Desenvolvida pela autoria.

O uso de corticosteroide é indicado para todas as formas meníngeas e para os tuberculomas e espondilites conforme a quantidade de edema, mas sendo indicado para a maioria dos pacientes. Nas formas mais brandas, podemos usar a prednisona (geralmente 1 mg/kg/dia) por 4 semanas; e, nas formas graves, usamos a dexametasona endovenosa, de 0,3 a 0,4 mg/kg/dia por 4 a 8 semanas. O desmame deve ser gradual, e alguns pacientes vão necessitar de uso mais prolongado em razão da piora dos sintomas relacionadas com a diminuição da dose.

Em casos de espondilodiscite, raramente a intervenção cirúrgica é necessária, sendo indicada apenas para os casos com falência vertebral mais graves, pois, com o tratamento, o abcesso regride, e a compressão se resolve.

Síndrome de reconstituição imune/piora paradoxal

A síndrome da reconstituição imune é frequente na tuberculose, podendo aparecer durante o tratamento da doença, tipicamente nos primeiros meses de tratamento, como uma piora paradoxal dos sintomas e exames. É mais comum, mas não exclusiva, em pacientes convivendo com o HIV. Também pode acontecer como o desmascaramento de uma infecção por tuberculose que estava latente, mas que, com a melhora do sistema imune com o uso de terapia antirretroviral pelo paciente com HIV, se torna sintomática. Ambas são tratadas com a introdução e o desmame lento de corticosteroides e início do tratamento para tuberculose no caso do desmascaramento.

MANIFESTAÇÕES NEUROLÓGICAS ASSOCIADAS AO HIV

A infecção pelo retrovírus da imunodeficiência humana é alvo de diversas políticas públicas no Brasil; com isso, a taxa de infecção e de pessoas sem tratamento diminuiu muito nos últimos anos. Mas ainda assim, estima-se que cerca de 380 mil pessoas convivam com a doença no País, sendo cerca de 70% homens, e desses, 52% fazem sexo com homens.

O HIV pode afetar o SNC diretamente, por ação do vírus, ou indiretamente, em razão das infecções oportunistas. As afecções diretamente relacionadas à infecção primária podem ser divididas em relacionadas à soroconversão, como a meningite asséptica e a síndrome de Guillain Barré; e as relacionadas à infecção crônica pelo vírus, como a alteração neurocognitiva relacionada ao HIV, um acometimento que pode evoluir desde uma alteração pequena e subjetiva da cognição, até uma demência (em pacientes sem tratamento adequado para o HIV).

Mas as infecções oportunistas ainda são muito comuns e frequentemente graves. Elas são muito relacionadas a baixas contagens de linfócitos CD4 e podem ser divididas entre focais/multifocais (geralmente incluindo lesões com efeito de massa) ou difusas, como as meningites e encefalites.

Lesões focais – ênfase em neurotoxoplasmose

Epidemiologia, clínica e diagnóstico

Entre as lesões focais, a mais comum é a toxoplasmose do SNC, causada por um parasita protozoário intracelular obrigatório, que estava latente e é reativado pela imunossupressão. Ela é mais comum em pacientes com CD4 menor do que 200 células/mm^3, principalmente quando a contagem cai abaixo de 100.

Em geral, apresenta-se como sinais focais ou multifocais de evolução subaguda, incluindo hemiparesia, alteração de fala ou equilíbrio, associados com febre, cefaleia e alteração da consciência. O diagnóstico é geralmente presuntivo, quando o paciente convivendo com HIV se apresenta com sintomas focais, e uma neuroimagem revelando lesões com efeito de massa, muito comumente em núcleos da base, com captação anelar de contraste e um halo de edema.

Tratamento

O tratamento é feito com pirimetamina 200 mg de ataque e, após, 50 mg/dia, com ácido folínico para evitar toxicidade hematológica, associada a sulfadiazina 1000 mg, 4 vezes/dia. Uma alternativa não menos eficaz é o tratamento com sulfametoxazol 25 mg/kg e trimetropim 5 mg/kg, 2 vezes/dia de forma intravenosa ou oral. O tratamento é mantido por até 6 semanas, quando é substituído por sulfametoxazol e trimetropim oral em doses mais baixas para profilaxia secundária.

Em geral, como neurotoxoplasmose é a causa predominante de lesões focais, o tratamento empírico dessas lesões é direcionado à neurotoxoplasmose. Se o paciente não melhorar de modo significativo, tanto clínica como radiologicamente, em até 2 semanas, diagnósticos diferenciais devem ser considerados. Entre eles, estão outras infecções, como a criptococose com formação de granulomas (critpococomas), a leucoencefalopatia multifocal progressiva (LEMP) por reativação do vírus JC, a tuberculose de SNC com tuberculomas e o linfoma primário do SNC. Como o diferencial é amplo, a biópsia estereotáxica de uma das lesões é indicada.

Doença difusa – ênfase em neurocriptococose

Epidemiologia, clínica e diagnóstico

Das infecções com características difusas, a mais importante é a meningite criptococócica, embora seja importante lembrar que as infecções bacterianas e virais típicas continuam sendo as mais comuns nos pacientes convivendo com HIV e contagens altas de linfócitos CD4+.

A criptococose é causada por um fungo da família dos *Cryptococcus*, sendo a espécie mais comum em paciente com HIV o *C. neoformans*. Ela acomete mais comumente paciente com CD4 abaixo de 10 células/mm^3; sua apresentação é subaguda, e os sintomas mais comuns são cefaleia progressiva e febre. A marca da doença é a acentuada elevação da pressão intracraniana, e isso pode causar outros sintomas de forma progressiva, como alteração da consciência, diminuição da acuidade e do campo visual e diplopia. A neuroimagem pode ou não mostrar hidrocefalia, mas comumente são identificados cistos gelatinosos no espaço subaracnóideo se concentrando nos gânglios da base e podem ser confundidos com espaços perivasculares alargados.

O LCR evidência o aumento da pressão intracraniana e apresenta pleocitose com predominância mononuclear, aumento da proteína, diminuição da glicose; mas até 26% dos pacientes podem apresentar um exame normal. O diagnóstico pode ser feito por meio da identificação do fungo pela microscopia direta e coloração com a tinta da China, com uma sensibilidade de 70% a 90% em paciente com HIV; ou pela cultura. Mas é mais comum ser feito por meio de teste antígeno específico, com a tecnologia de aglutinação no látex. Recentemente, outra forma de diagnóstico foi desenvolvida: um teste rápido com a tecnologia imunocromatográfica de fluxo lateral, com a possibilidade de realizar o teste à beira-leito, é uma opção muito atraente em locais com poucos recursos. Os testes de antígeno constituem a melhor ferramenta diagnóstica, com quase 100% de sensibilidade e especificidade em pacientes convivendo com HIV.

Tratamento

O tratamento é feito com anfotericina B, com preferência para a lipossomal em dose de 3 a 6 mg/kg/dia pela menor toxicidade, mas também podendo ser usada a formulação deoxicolato 0,7 a 1 mg/kg/dia; associada a flucitosina oral em dose de 100 mg/kg/dia, por 2 semanas. Seguida de uma consolidação com fluconazol 400 a 800 mg/dia por 8 semanas, e uma fase de manutenção com fluconazol 200 mg/dia, por pelo menos 1 ano. Flucitosina é uma droga-chave e deve sempre compor o esquema, sendo substituída por fluconazol apenas quando há toxicidade grave ou indisponibilidade da droga. Corticosteroides devem ser evitados porque estão associados a pior desfecho em neurocriptococose, mas seu uso pode ser considerado quando lesões com grande edema ameaçando a vida do paciente.

O manejo da pressão intracraniana é muito importante, tanto para o alívio da cefaleia como para a diminuição de sequelas relacionadas ao acometimento de nervos cranianos. Ele pode ser feito com coletas diárias de LCR de grande volume. Quando as pressões intracranianas seguem elevadas após 7 a 14 dias com punções lombares diárias e, em casos de hipertensão intracraniana (HIC) mais grave, é recomendado drenagem cirúrgica do LCR, com derivação lombar externa, derivação lomboperitoneal, ou derivação ventriculoperitoneal.

A síndrome da reconstituição imune também pode estar presente na meningite criptococócica e, assim como na tuberculose, pode ser paradoxal ou como um desmascaramento.

Outras infecções sem efeito de massa no paciente com HIV são a infecção por CMV, geralmente acometendo pacientes com CD4 abaixo de 50 células/mm^3, como uma encefalite aguda e de rápida progressão; a meningite tuberculosa, que é muito mais comum nessa população, assim como a neurossífilis (NS); e, é claro, outras infecções virais, como herpes-zóster.

NEUROSSÍFILIS

Sífilis é uma infecção reemergente na população brasileira, e com a diminuição da conscientização, também há diminuição da detecção precoce da doença, aumentando a chance de formas mais tardias, e mais graves, como a neurossífilis (NS). Ela é causada pela bactéria *Treponema pallidum,* do grupo das espiroquetas, um organismo Gram-negativo, anaeróbio facultativo, e que não cresce em nenhum meio de cultura conhecido.

Apresentações clínicas

É possível ver manifestações da doença durante qualquer estágio da infecção pelo *T. pallidum*, mas classicamente as manifestações dividem-se em precoces (forma meníngea); e tardias (paresia geral progressiva ou demência sifilítica, meningomielite, *tabes dorsalis* e a sífilis ocular e otológica). Há ainda uma forma meningovascular, que pode ocorrer como parte de NS precoce ou como tardia.

A meningite sifilítica geralmente é pouco sintomática, podendo ser apenas um achado de exame em pacientes rotineiramente submetidos à punção de LCR diante da investigação de sífilis sistêmica (comum em pessoas que convivem com o HIV). O paciente pode ter sinais típicos como cefaleia, fotofobia, confusão mental e rigidez nucal; mas alguns casos podem evoluir com alterações de nervos cranianos, principalmente do 2º (com neurite óptica causando diminuição da acuidade visual), do 7º (paralisia facial periférica) e do 8º (otossífilis, causando diminuição da acuidade auditiva).

No Brasil, a NS pode ser responsável por até 4,7% dos casos de acidente vascular cerebral (AVC), e testes para NS devem ser rotineiros em casos de doença cerebrovascular. Nesses casos, é o AVC é causado por vasculite que pode acometer de pequenos a grandes vasos.

Neurossifilis é conhecida como "a grande imitadora" porque algumas formas inflamatórias da doença podem mimetizar outras doenças neurológicas como as encefalites límbicas, esclerose múltipla e neuromielite óptica; além da demência.

Formas tardias clássicas, como *tabes dorsalis* e paralisia geral progressiva (PGP), são muito raras hoje em dia e deram espaço a apresentações inflamatórias antigamente descritas como "atípicas". As alterações neurológicas clássicas da demência sifilítica incluem: uma alteração importante do comportamento, deixando o paciente mais agressivo e com labilidade emocional importante; alterações psiquiátricas, como depressão, alucinações, e psicose; e alterações corticais, como afasia, apraxia, mioclonias e tremores.

A *tabes dorsalis* é muito rara nos dias atuais e historicamente descrita como uma alteração grave da marcha decorrente da alteração de sensibilidade profunda, associada à abolição dos reflexos dos membros inferiores, decorrentes de uma síndrome cordonal posterior.

A alteração pupilar clássica da NS, a pupila de Argyll-Robertson, caracterizada pela diminuição da reatividade à luz, mas uma preservação do reflexo de acomodação (em que a pupila contrai quando foca em um objeto próximo), é típica das formas tardias, mas raramente é vista nos dias de hoje.

O Quadro 12.2 sintetiza as formas clínicas da doença.

Quadro 12.2. Formas clínicas de neurossífilis

Formas precoces	
	Meningite clássica
	Sífilis meningovascular
Formas tardias atípicas	
	Encefalite límbica
	Mielite Neurite óptica
	Paralisia facial periférica
Formas tardias clássicas	
	Paralisia geral progressiva (PGP) ou demência sifilítica
	Tabes dorsalis

Fonte: Desenvolvido pela autoria.

Diagnóstico

Não há um teste padrão-ouro para o diagnóstico da sífilis neurológica, portanto ele se baseia em: sinais e sintomas atribuíveis à NS; testes treponêmicos (FTA-abs, TTPA, ELISA); testes não treponêmicos (VDRL); e exame quimiocitológico do LCR.

Em geral, o diagnóstico de NS é confirmado quando o teste de VDRL é reagente em LCR ou quando há uma combinação de outros fatores: teste treponêmico positivo no sangue ou LCR/ LCR inflamatório; e clínica compatível.

É possível que, nas formas mais tardias, a análise da citologia e bioquímica do LCR seja completamente normal, apenas com alteração do VDRL. Existe uma correlação entre VDRL fortemente positivo e atividade da doença, e sua redução é correlacionada não somente à cura da doença, mas também à diminuição dos títulos no LCR e à melhora dos sintomas. A Figura 12.4 mostra um fluxograma com fluxo simplificado para o diagnóstico de NS.

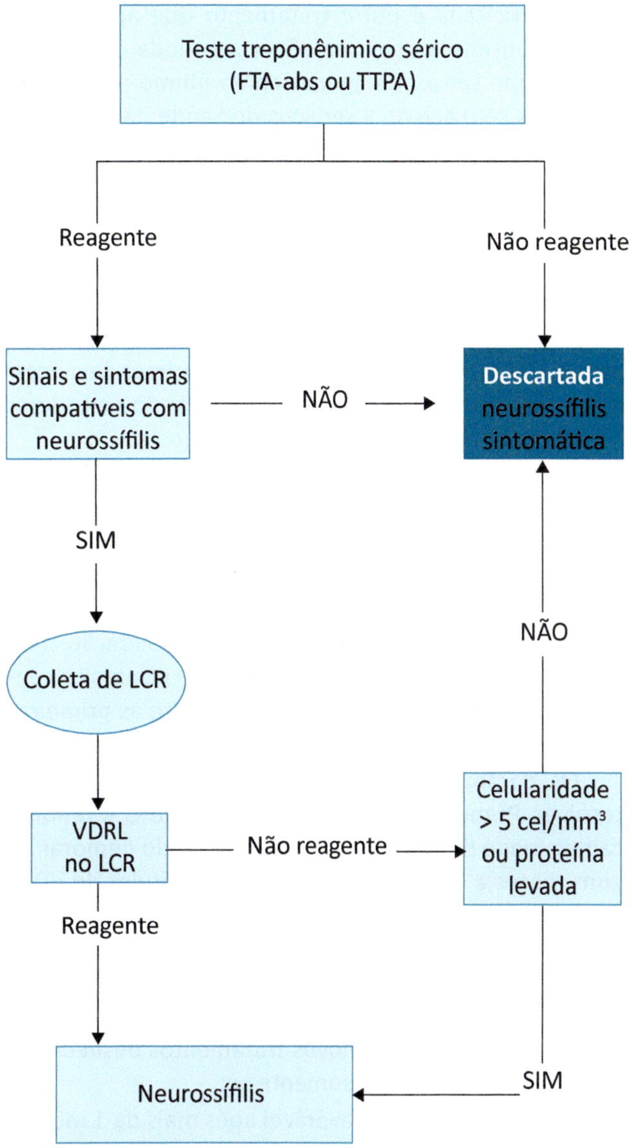

Figura 12.4. Fluxograma diagnóstico de neurossífilis.
LCR: líquido cefalorraquidiano; VDRL: testes não treponêmicos.
Fonte: Desenvolvida pela autoria.

O tratamento de escolha é realizado com penicilina G cristalina endovenosa, por 14 dias, em dose de 18 a 24 milhões de unidades/dia, divididos em intervalos de 4 horas. Não há descrição de *Treponema pallidum* resistente à penicilina, mas a forma benzatina, usada de forma intramuscular, não atinge nível adequado no LCR.

A ceftriaxone é uma alternativa terapêutica que deve ser reservada a casos de alergia grave à penicilina ou quando não há possibilidade de internação hospitalar, com opção pelo tratamento em hospital-dia (na dose de 2 g, 1 vez/dia).

A doxiciclina é outro tratamento que aparece em alguns consensos, mas sua eficácia é ainda mais incerta, devendo ser usada apenas como último recurso em pacientes sem acesso a serviços de Saúde para terapias intravenosas.

Seguimento

Parâmetros clínicos e laboratoriais evoluem de formas distintas após o tratamento, e é importante conhecer a evolução esperada para melhor identificar quando solicitar exames de controle, evitando exames desnecessários ou de difícil interpretação, e quando considerar repetir tratamento por ausência de resposta.

Após tratamento adequado, o primeiro sinal de melhora costuma ser clínico – melhora dos sinais de meningite em casos de sífilis meníngea e outras formas de NS precoce, melhora do acometimento de nervos cranianos, melhora do nível de consciência e controle de crises epilépticas em encefalites límbicas, e estabilização clínica em formas mais tardias como demência/paralisia geral. Essa melhora costuma ocorrer durante as primeiras semanas do tratamento, geralmente no primeiro mês.

Os parâmetros laboratoriais demoram mais a se resolver. Primeiramente, a celularidade no LCR tende a cair ao longo dos primeiros meses, podendo demorar alguns meses a ceder completamente. Os títulos de VDRL tendem a cair até quatro diluições no primeiro ano pós-tratamento, e os níveis de proteínas podem demorar meses a anos a se resolver. Por isso, não é recomendado repetir exame de LCR em menos de 3 a 6 meses, um erro comum que resulta em novos tratamentos desnecessários. Considerar retratar somente se:

- Evolução clínica desfavorável após mais de 1 mês de tratamento.
- Manutenção da pleocitose após 3 a 6 meses.
- Ausência de queda do VDRL sérico de ao menos quatro diluições 12 meses após o tratamento.

BIBLIOGRAFIA CONSULTADA

Attia J. Does this adult patient have acute meningitis? JAMA. 1999;282:175. doi: 10.1001/jama.282.2.175.

Bradshaw MJ, Venkatesan A. Herpes simplex virus-1 encephalitis in adults: pathophysiology, diagnosis, and management. Neurotherapeutics. 2016;13:493-508. doi: 10.1007/s13311-016-0433-7.

Chow F. Neurosyphilis. Continuum: Lifelong Learning in Neurology. 2021;27:1018. doi: 10.1212/CON.0000000000000982.

Costerus JM, Brouwer MC, Sprengers MES, et al. Cranial computed tomography, lumbar puncture, and clinical deterioration in bacterial meningitis: a nationwide cohort study. Clin Infect Dis. 2018;67:920-6. doi: 10.1093/cid/ciy200.

Eisen DP, Hamilton E, Bodilsen J, et al. Longer than 2 hours to antibiotics is associated with doubling of mortality in a multinational community-acquired bacterial meningitis cohort. Sci Rep. 2022;12:672. doi: 10.1038/s41598-021-04349-7.

Ghanem KG, Ram S, Rice PA. The modern epidemic of syphilis. N Engl J Med. 2020;382:845-54. doi: 10.1056/NEJMra1901593.

Grill MF. Neurologic complications of human immunodeficiency virus. Continuum Minneap Minn. 2021;27:963-91. doi: 10.1212/CON.0000000000001035.

Ministério da Saúde. Manual de recomendações para o controle da tuberculose no Brasil. 2019.

Ministério da Saúde. Situação epidemiológica das meningites no Brasil. 2022a.

Saylor D. Neurologic complications of tuberculosis. Continuum Minneap Minn. 2021;27:992-1017. doi: 10.1212/CON.0000000000001005.

Secretaria de Estado da Saúde Coordenadoria de Controle de Doenças Instituto Adolfo Lutz. Informação da vigilância das pneumonias e meningites bacterianas. 2022b.

Targa Martins R, Castilhos RM, Silva da Silva P, Costa LS. Frequency of screening and prevalence of neurosyphilis in stroke population. Cerebrovasc Dis. 2020;49:301-6. doi: 10.1159/000508491.

Vikse J, Henry BM, Roy J, et al. The role of serum procalcitonin in the diagnosis of bacterial meningitis in adults: a systematic review and meta-analysis. Int J Infect Dis. 2015;38:68-76. doi: 10.1016/j.ijid.2015.07.011.

Waghdhare S, Kalantri A, Joshi R, Kalantri S. Accuracy of physical signs for detecting meningitis: a hospital-based diagnostic accuracy study. Clin Neurol Neurosurg. 2010;112:752-7. doi: 10.1016/j.clineuro.2010.06.003.

Williamson PR, Jarvis JN, Panackal AA, et al. Cryptococcal meningitis: epidemiology, immunology, diagnosis and therapy. Nat Rev Neurol. 2017;13:13-24. doi: 10.1038/nrneurol.2016.167.

Zunt JR. Tuberculosis of the Central Nervous System. Continuum Minneap Minn. 2018;24:1422-38. doi: 10.1212/CON.0000000000000648.

CAPÍTULO 13

Ida Fortini • Marcio Nattan Portes Souza • Luiz Alberto Bacheschi

Cefaleias

INTRODUÇÃO

O termo "cefaleia" aplica-se a todo processo doloroso referido no segmento cefálico, que pode ter origem em qualquer das estruturas faciais ou cranianas. A cefaleia representa o sintoma mais comum na prática médica. Estudos revelam que a grande maioria da população apresentou ou apresentará cefaleia em algum período da vida, e essa é a quinta causa de procura por atendimento em emergências. Mais de 75% das mulheres e de 55% dos homens sentirá pelo menos um tipo de cefaleia intensa durante a vida. Esses dados justificam a importância do conhecimento desse tema por todos os médicos, independentemente de sua especialidade.

Além de queixa comum, a cefaleia é causa de grande impacto funcional na vida das pessoas. No *Global Burden of Diseases*, de 2019, a enxaqueca figura em segundo lugar no *ranking* das doenças que geram maior número de anos vividos com incapacidade, sendo a primeira doença neurológica do *ranking*. As cefaleias comprometem o desempenho do indivíduo e geram prejuízos pessoais, profissionais, sociais, dano psicológico e custos econômicos consideráveis para o paciente e para a sociedade. Nos Estados Unidos da América, estima-se que ocorra mais de 1 milhão de dias de faltas escolares e de 150 milhões de dias de ausência de trabalho a cada ano em decorrência de cefaleias. A perda da produtividade anual estimada é superior a US$ 17,2 bilhões. Cerca de 31% dos indivíduos acometidos por enxaqueca sofrem prejuízos funcionais regulares devidos às crises.

BASES ANATÔMICAS

Uma vez que a sensibilidade dolorosa é fundamental como mecanismo de proteção e defesa, fica fácil compreender por que o segmento cefálico é o mais rico em estruturas sensíveis à dor, já que aí se situam o encéfalo e os órgãos das sensibilidades especiais.

O conhecimento, mesmo resumido, das estruturas cranianas sensíveis à dor é importante para a compreensão dos mecanismos e características dos vários tipos de cefaleia. São sensíveis à dor: todas as estruturas faciais superficiais ou profundas; o couro cabeludo; o periósteo craniano; os vasos sanguíneos extracranianos; as artérias do círculo de Willis e as porções proximais extracerebrais de seus ramos; os grandes seios venosos intracranianos e suas veias tributárias; a parte basal da dura-máter; os nervos cervicais superiores e os nervos cranianos com função sensitiva (V, VII, IX e X). Não são sensíveis à dor: os ossos da calota craniana; as leptomeninges e a maior parte da dura-máter; o parênquima encefálico, o epêndima e os plexos coroides dos ventrículos cerebrais; todos os vasos interiores do parênquima encefálico, além dos demais nervos cranianos.

Os mecanismos envolvidos na produção das cefaleias são basicamente:

1. Deslocamento, tração, distensão, irritação ou inflamação das estruturas sensíveis à dor, enumeradas antes.
2. Vasodilatação.
3. Disfunção do processamento sensitivo das vias dolorosas da cabeça.

CLASSIFICAÇÃO

As características clínicas variadas e as múltiplas etiologias tornam difícil a tarefa de classificar as cefaleias. A Sociedade Internacional de Cefaleia (SIC) publicou, em 2018, a 3ª edição da *International Classification of Headache Disorders* (ICHD-3), com os critérios diagnósticos para cada tipo de cefaleia, de forma a uniformizar a nomenclatura utilizada mundialmente (veja no Quadro 13.1, os principais grupos da classificação).

Quadro 13.1. Classificação Internacional das Cefaleias – 3ª edição

Parte um: as cefaleias primárias
1. Migrânea (enxaqueca)
2. Cefaleia do tipo tensão
3. Cefaleias trigeminoautonômicas
4. Outras cefaleias primárias
Parte dois: as cefaleias secundárias
5. Cefaleia atribuída a trauma ou lesão cefálica e/ou cervical
6. Cefaleia atribuída a transtorno vascular craniano e/ou cervical
7. Cefaleia atribuída a transtorno intracraniano não vascular
8. Cefaleia atribuída a uso de substância ou sua supressão
9. Cefaleia atribuída a infecção
10. Cefaleia atribuída a transtorno da homeostase
11. Cefaleia ou dor facial atribuída a transtorno do crânio, pescoço, olhos, orelhas, nariz, seios paranasais, dentes, boca ou outra estrutura facial ou cervical
12. Cefaleia atribuída a transtorno psiquiátrico
Parte três: neuropatias cranianas dolorosas, outras dores faciais e outras cefaleias
13. Lesões dolorosas dos nervos cranianos e outras dores faciais
14. Outras cefaleias

Fonte: Desenvolvido pela autoria.

Um conceito básico importante é a divisão das cefaleias entre primárias e secundárias. As cefaleias secundárias decorrem da ativação do sistema de dor, consequente a uma lesão detectável. É o caso, por exemplo, de doenças benignas como infecção de vias aéreas superiores que cursa com inflamação de tecidos da nasofaringe capaz de desencadear cefaleia, ou de doenças graves como o acidente vascular cerebral hemorrágico, que tem a cefaleia como um dos sintomas mais comuns.

Já no caso das cefaleias primárias, que respondem pela grande maioria de atendimentos de cefaleia, não existe uma lesão ativando o sistema de dor. Portanto, pode-se considerar que o problema causador da percepção dolorosa é primariamente uma disfunção do processamento da dor por esse sistema. Justamente por não existir uma lesão detectável nas cefaleias primárias, não existe necessidade de investigação com exames subsidiários que não vão demonstrar nenhuma alteração relacionada à cefaleia. A principal causa de busca por atendimento médico por cefaleia é a migrânea, também denominada "enxaqueca".

Além das cefaleias primárias e das cefaleias secundárias, a Classificação Internacional das Cefaleias também inclui um terceiro grupo que é das neuropatias dolorosas, outras dores faciais e outras cefaleias. A cefaleia mais comum presente nesse grupo é a neuralgia do trigêmeo, que pode ter natureza tanto primária como secundária.

As cefaleias primárias mais comuns são a enxaqueca e a cefaleia tipo tensão (CTT), mais frequentes nos indivíduos do sexo feminino. A enxaqueca ocorre em 15% a 30% dos indivíduos sendo que 9% destes mostram episódios frequentes de cefaleia. Já CTT aparece em 35% a 78% da população, e 3% apresentam episódios incapacitantes de dor. As cefaleias primárias são mais comuns até a quinta década de vida. A partir da quinta e sexta décadas de vida a incidência de dor de cabeça se reduz de forma geral, e começam a predominar as cefaleias secundárias, associadas a lesões patológicas, assim como as neuralgias e dores neuropáticas do segmento cefálico.

As cefaleias do grupo 4 necessitam de investigação clínica antes de serem consideradas primárias, como cefaleia da tosse, cefaleia associada ao esforço físico, cefaleia primária em trovoada e aquelas relacionadas à atividade sexual. As cefaleias primárias, embora possam comprometer muito a qualidade de vida do paciente, de modo geral, não apresentam risco de letalidade.

Todas as cefaleias listadas nos grupos de 5 a 14 dessa classificação são secundárias. São numerosas e decorrentes de variadas causas. Nesses casos, o tratamento de cada uma delas requer, na maioria das vezes, abordagem específica da afecção causadora da cefaleia, diferentemente do que se faz nas cefaleias primárias.

Segundo o Comitê de Classificação das Cefaleias da SIC, o fator decisivo para se classificar uma cefaleia como secundária é que ela ocorra em associação temporal estreita a uma doença orgânica. Se a cefaleia ocorre muito tempo após a doença orgânica, ela não pode ser aceita como secundária. Muitas vezes, porém, essa associação temporal é difícil de ser estabelecida, podendo tratar-se simplesmente da coexistência das duas afecções.

A avaliação clínica constitui o passo mais importante para o diagnóstico das cefaleias. A história detalhada, com caracterização da cefaleia atual e de episódios prévios, dados pregressos de vida, antecedentes familiares e o interrogatório sobre os diversos aparelhos são elementos fundamentais para se estabelecer o diagnóstico. Devem ser especificamente analisadas as características da cefaleia listadas no Quadro 13.2.

Quadro 13.2. Caracterização da cefaleia

Forma e circunstância de instalação	Súbita Progressiva Recorrente Desencadeada por esforço, tosse ou atividade sexual Relacionada a decúbito ou ortostase
Caráter	Pressão Pulsátil Queimação Pontadas Misto
Localização	Unilateral fixa Unilateral variável Bilateral Holocraniana Localização variável
Sintomas associados	Fotofobia Fonofobia Osmofobia Náusea ou vômito Alteração do nível de consciência Lesões dermatológicas associadas Turvação visual Tinnitus Febre ou outros sintomas sistêmicos
Período do dia	Sem período específico Cefaleia noturna que acorda o paciente Cefaleia matutina Cefaleia vespertina
Outras características	Irradiação

Fonte: Desenvolvido pela autoria.

Na caracterização da história de cefaleia, é importante questionar sobre a existência de episódios prévios de dor. Frequentemente, os pacientes tendem a omitir episódios pregressos que tenham sido menos intensos e incapacitantes, mas essa informação pode ser fundamental para o raciocínio diagnóstico. Deve-se perguntar a pacientes com histórico de cefaleia prévia sobre o histórico de tratamentos preventivos prévios, percepção de melhora ou não, presença ou ausência de efeitos colaterais, doses das medicações e duração dos tratamentos. Também deve-se investigar o uso de analgésico, dose da medicação, efetividade, recorrência de crises em 24 horas após o uso e frequência de uso.

A história familiar de cefaleia também é muito relevante dado que algumas das causas mais comuns de cefaleias primárias tem um importante componente genético, como é o caso da enxaqueca.

Dois componentes de grande relevância na anamnese são o histórico de saúde e as comorbidades pregressas. Aspectos importantes que devem ser ativamente perguntados são saúde mental, em especial presença de sintomas sugestivos de transtorno de ansiedade ou depressão e sintomas sugestivos de distúrbios do sono. Outras comorbidades também podem ser relevantes na história, sendo recomendável averiguar a existência de doenças infecciosas, cardiovasculares, neoplásicas, endocrinológicas, reumatológicas, oftalmológicas, otorrinolaringológicas, hematológicas e metabólicas.

Por fim, é importante determinar o impacto da cefaleia sobre os aspectos sociais como a profissão, as relações familiares, as atividades de vida diária, prática e a percepção geral de saúde.

A anamnese é o ponto fundamental para determinação de risco de uma cefaleia secundária ou caracterização de uma cefaleia primária. Para isso, dois passos são fundamentais:

- Caracterizar o padrão da cefaleia.
- Verificar a existência de sinais de alarme para causas mais graves de cefaleias secundárias.

Considerando que essa definição influencia diretamente a decisão de solicitar exames ou não, e sobre qual a melhor forma de tratar, é muito importante que esses passos sejam familiares a todos os médicos.

Existem quatro padrões básicos de cefaleia descritos na Figura 13.1.

Após definir o padrão da cefaleia, o segundo passo é avaliar a presença de sinais e fatores de alarme que indiquem a possibilidade de cefaleia secundária de maior gravidade e a necessidade de uma investigação mais urgente. Entre esses sinais de alarme, incluem-se: a primeira ou pior cefaleia vivenciada pelo doente; cefaleia de início recente; cefaleia iniciada após os 50 anos; cefaleia associada a traumatismos cranianos; cefaleia com intensidade e frequência progressivas; cefaleia em doentes com câncer; síndrome de imunodeficiência adquirida e coagulopatias; cefaleia em doentes com alteração da consciência e/ou exame neurológico anormal; cefaleias de esforço; cefaleias associadas à febre e/ou doenças sistêmicas; cefaleias relacionadas a posturas; cefaleias iniciadas durante a gestação; cefaleias com evidência de rigidez de nuca e/ou outros sinais meníngeos; cefaleias em doentes com convulsões, mesmo antigas, sem exame prévio de neuroimagem.

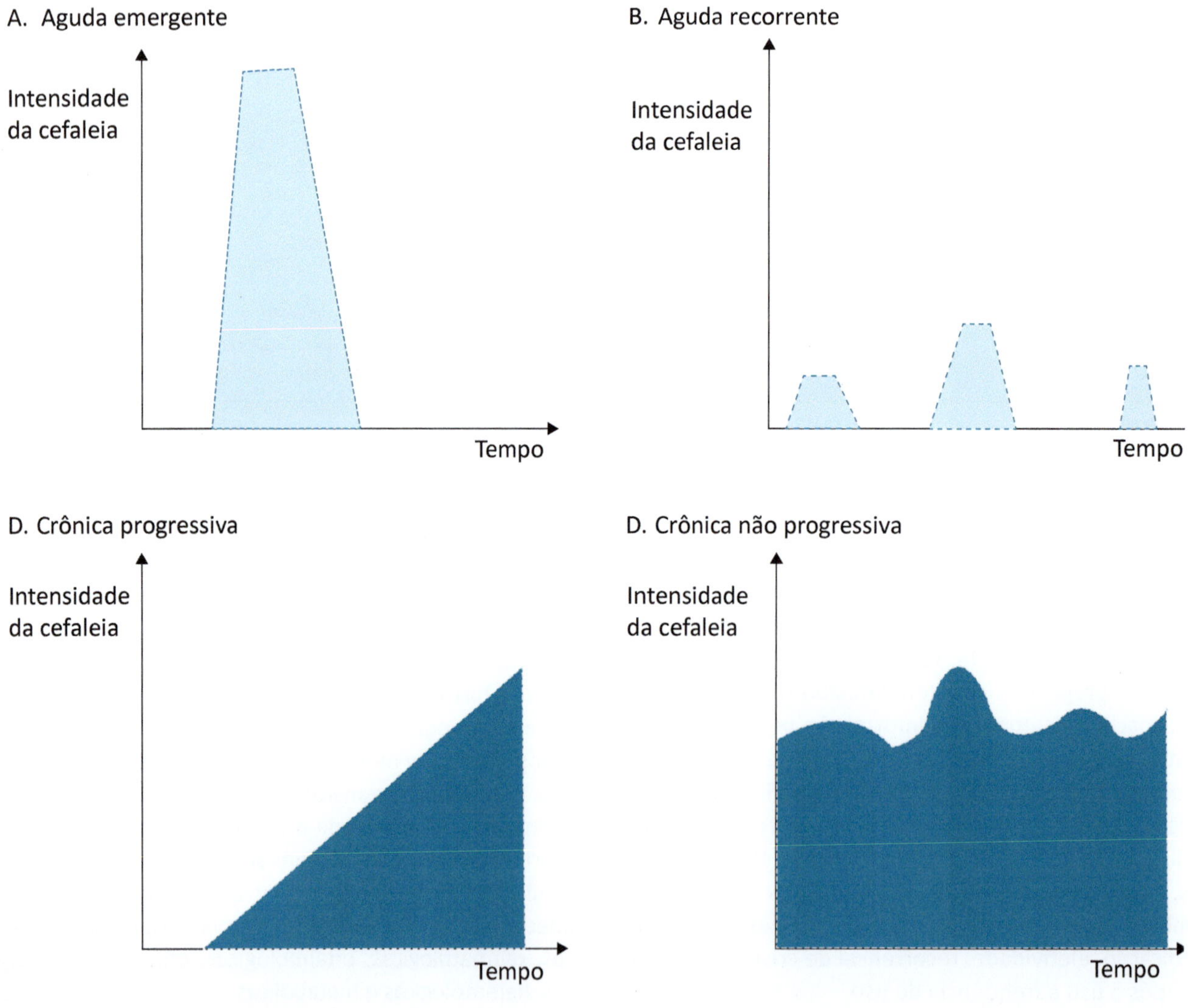

Figura 13.1. Padrões básicos da cefaleia.
Fonte: Desenvolvida pela autoria.

AVALIAÇÃO DOS PACIENTES COM CEFALEIA

O exame físico geral e o exame neurológico costumam ser normais nos doentes com cefaleias primárias. Devem ser observados os sinais vitais, presença de febre, rigidez nucal, evidências de traumatismos, sinais neurológicos focais, alterações da motricidade ocular e da acuidade visual. Devem ser realizadas a palpação e a percussão do crânio, mandíbulas, região cervical, artérias cervicais e pericranianas, e também realizar o exame da cavidade oral, dentes, ouvidos e dos seios da face. O exame do fundo de olho pode evidenciar sinais de aumento da pressão intracraniana, glaucoma, êmbolos, hemorragias retinianas e anormalidades características de hipertensão arterial, assim como de algumas doenças metabólicas e de neoplasias sistêmicas. Bloqueios anestésicos do nervo grande occipital, supraorbitário, ramos recorrentes posteriores da 2ª e 3ª raízes cervicais, gânglio esfenopalatino, processo estiloide e ligamento estilomandibular podem ser de grande valor diagnóstico, mas seus resultados devem ser cuidadosamente analisados e validados com critério.

As anormalidades no exame físico e os dados de história vão condicionar a necessidade ou não da requisição de exames subsidiários. Os exames complementares (radiografia simples, tomografia computadorizada (TC), ressonância magnética (RM), potencial evocado), as avaliações oftalmológicas, otorrinolaringológicas, odontológicas e bucomaxilofaciais podem ser eventualmente necessárias.

Quando a mesma cefaleia ocorre mais de uma vez, 80% delas são do grupo 1 (enxaqueca), do grupo 2 (CTT) ou da associação de ambas. O estudo individualizado de cada tipo de cefaleia ultrapassa os limites de um capítulo como este, fornecendo material para livros inteiros, como os que constam das referências ao fim deste capítulo. Apenas alguns tipos, pela importância para o médico, serão analisados mais detalhadamente. Antes, algumas considerações gerais merecem atenção.

O padrão temporal da cefaleia, seu modo de início e sua evolução ao longo do tempo podem ser úteis na distinção entre uma cefaleia primária e secundária:

- Cefaleias explosivas que atingem rapidamente um pico de intensidade máxima devem sempre levantar a suspeita de hemorragia intracraniana pela ruptura de um aneurisma arterial intracraniano ou de outras malformações vasculares. Entretanto, pode também resultar de outras causas, como trombose de seios venosos cerebrais, dissecções arteriais, e síndromes de vasoconstrição cerebral reversível. É sempre necessária investigação de forma a se descartar lesões intracranianas ou hemorragias.
- Cefaleias que progridem em minutos ou poucas horas, em geral, são secundárias às meningites, encefalites, hemorragias cerebrais não arteriais e sinusites agudas.
- Cefaleias de instalação insidiosa e evolução progressiva, atingindo o ápice em dias ou poucos meses (até 3 meses) sugerem processos expansivos intracranianos (hematomas subdurais ou tumores de crescimento rápido) ou processos inflamatórios (meningites crônicas). Cefaleias crônicas perduram por anos, repetindo-se com determinado padrão, sugerem cefaleias primárias, como a enxaqueca, cefaleia em salvas e cefaleia do tipo tensional.
- As cefaleias de origem intracraniana causadas por processos expansivos, irritação meníngea ou hipertensão intracraniana, são menos frequentes do que as cefaleias primárias e devem ser lembradas principalmente quando são de início recente, ou quando há modificação do padrão de dor que o paciente apresentava antes. Frequentemente, acompanham-se de outros sinais e sintomas neurológicos.
- Merecem especial atenção cefaleia que têm relação com determinadas posturas, cefaleias matutinas ou que causam o despertar do paciente.
- As cefaleias listadas no grupo 11 são causadas por processos que acometem o crânio, pescoço, olhos, orelhas, nariz, seios da face, articulações temporomandibulares e cavidade bucal. Nesses casos, a dor é inicialmente sentida na estrutura em questão, podendo se irradiar e tornar-se generalizada.
- As cefaleias secundárias a alterações da homeostase têm uma multiplicidade de fatores causais, como hipóxia/hipercapnia, jejum, alterações da pressão arterial, apneia do sono e diálise.

INVESTIGAÇÃO DIAGNÓSTICA

Os exames hematológicos e bioquímicos geralmente não mostram alterações em casos de cefaleias primárias, mas podem mostrar alterações em quadros de problemas inflamatórios, distúrbios metabólicos ou infecciosas. O exame de ressonância nuclear magnética (RNM) é o exame de escolha. Mais sensível que a TC, especialmente para avaliar partes moles, as estruturas da fossa posterior e a transição craniovertebral.

Na suspeita de processos inflamatórios ou infecciosos, faz-se necessário o exame do líquido cefalorraquidiano (LCR), que possibilita avaliar processos relacionados com alterações da pressão intracraniana, afecções hemorrágicas, infecciosas, inflamatórias e neoplásicas do sistema nervoso central (SNC).

As radiografias simples do crânio podem demonstrar fraturas e aumento dos diâmetros da sela turca. As radiografias dos seios da face são indicadas quando houver suspeita de sinusopatia e as da coluna cervical, quando houver história de traumatismos.

Para avaliação da presença de sangramentos parenquimatosos e intracranianos, a TC tem valor, assim como nos casos de hidrocefalia.

FISIOPATOLOGIA DAS CEFALEIAS PRIMÁRIAS

Diversos fatores constitucionais, genéticos, ambientais, sexo, idade e outras condições de saúde se correlacionam com a ocorrência de cefaleia.

Não se conhece completamente a fisiopatologia da enxaqueca. Estudos com tomografia por emissão de pósitrons demonstram ativação duradoura de núcleos situados no tronco cerebral, que seriam os geradores das crises, como o núcleo do lócus cerúleo e outros da formação reticular. A fase de dor é consequência da ativação do sistema trigeminovascular, resultando em reação inflamatória estéril no espaço perivascular ao nível das meninges. Após os sintomas premonitórios e a aura, que nem sempre ocorrem na crise de enxaqueca, há ativação dos núcleos trigeminais, especialmente dos neurônios que darão origem ao primeiro ramo. Essa ativação resultará em estímulos dirigidos para a periferia, veiculados por fibras do sistema trigeminovascular, especialmente para os vasos meníngeos, local onde são liberados neurotransmissores (substância P [SP]/peptídeo relacionado ao gene da calcitonina [CGRP]), que, agindo nos vasos, provocam vasodilatação e aumento da permeabilidade vascular. A abertura dos poros vasculares permitirá extravasamento de plasma e de substâncias endovasculares (bradicinina, peptídeos vasoativos, óxido nítrico [NO]), que promoverão inflamação. A estimulação das aferências trigeminais, nesse nível, provocada pela inflamação, gerará estímulos dolorosos que serão levados ao núcleo trigeminal e, daí, para o tálamo e, finalmente, para o córtex, local em que a dor se tornará consciente. Em todo esse processo, desde a inflamação neurogênica até o carreamento dessas informações, a serotonina está envolvida, sendo ela o principal neurotransmissor da fase de dor da crise enxaquecosa. No enxaquecoso, haveria também distúrbios nos sistemas opioides, serotonérgicos e noradrenérgicos centrais de controle da dor.

Foi observado que os pacientes submetidos a implante de eletrodos no núcleo magno da rafe ou na substancia cinzenta periaquedutal mesencefálica (SPM) para o tratamento de dor crônica referiam cefaleia unilateral semelhante à enxaqueca com náuseas, vômitos, fotofobia e fonofobia, mesmo quando o paciente não era enxaquecoso. Essas observações indicam que pode existir uma estrutura anatômica no tronco cerebral ou no mesencéfalo que pode estar envolvida na geração da crise de enxaqueca e que, de alguma forma, ativa o sistema trigeminovascular. Nos cérebros de pacientes enxaquecosos, ocorre acúmulo de ferro na substância SPM, sugerindo alguma disfunção dos sistemas supressores de dor. Em animais de experimentação, também se verificou que a SPM modula sinais aferentes nociceptivos trigeminovasculares e que essa modulação pode ser inibida pelo bloqueio dos canais de cálcio locais.

Na enxaqueca, a gênese da dor decorre da ativação de nociceptores sediados nos grandes vasos cerebrais, vasos meníngeos, grandes seios venosos e na dura-máter. Essas estruturas são inervadas por ramos nervosos oriundos do gânglio de Gasser (denominado "sistema trigeminovascular") e das raízes sensitivas cervicais, que contêm SP e CGRP e que são liberados quando o gânglio trigeminal é estimulado. No processo de estimulação do sistema trigeminovascular, ocorre dilatação dos vasos cerebrais de grande calibre e um processo de inflamação neurogênica estéril que envolve a liberação de vários neuropeptídeos na parede vascular, principalmente a SP e o CGRP. Disso resultam degranulação de mastócitos, anormalidades venulares e agregação plaquetária. Essas alterações são responsáveis pelas modificações na atividade da serotonina e pelo aumento de seus metabólitos na circulação. As fibras trigeminais perivasculares contêm receptores 5HT1D e os vasos sanguíneos cerebrais e durais expressam receptores 5HT1B. Durante a crise de enxaqueca, a concentração de CGRP na veia jugular é elevada, entretanto as concentrações de SP, neuropeptídeo Y e peptídeo vasoativo intestinal (VIP) não se alteram. Outras substâncias também se acumulam junto aos vasos, como íons K^+, catecolaminas, histamina, serotonina e prostaglandinas contribuindo para o processo inflamatório estéril e para a manutenção da dor. O processo inflamatório estéril parece sensibilizar as fibras nervosas, de forma tal que estas passam a responder a estímulos previamente inócuos, por exemplo, as pulsações arteriais (sensibilização periférica). Entretanto, nas crises de enxaqueca não parece ocorrer vasodilatação significante e, com base em imagens contrastadas, não foi possível evidenciar aumento da permeabilidade vascular.

Existem muitas evidências que sugerem que a serotonina possa ser particularmente importante em alguns aspectos da fisiopatologia da enxaqueca. A serotonina ou 5-hidroxitriptamina (5-HT) funciona predominantemente como um neurotransmissor inibitório no cérebro. Dependendo do tônus vascular, do diâmetro e do leito vascular considerado, a administração de 5-HT pode causar vasoconstrição ou vasodilatação. Em geral, a 5-HT contrai as grandes artérias e anastomoses arteriovenosas, principalmente através do receptor 5-HT1b e dilata as arteríolas, mediante o receptor 5-HT7. Nos pacientes com enxaqueca sem aura, os níveis de serotonina plaquetária são normais entre as crises, mas sofrem uma rápida redução de cerca de 40% durante os ataques, e ocorre aumento da excreção do ácido 5-hidroxi-indol-acético, principal metabólito da serotonina. Os níveis plasmáticos de 5-HT são cerca de duas vezes mais altos do que durante os períodos intercríticos. Portanto, parece ocorrer uma liberação ictal de 5-HT plaquetária no início da crise, o que resulta em aumento dos níveis plasmáticos. Demonstra-se que os neurônios serotoninérgicos localizados na rafe do tronco encefálico mudam seu padrão de disparo em resposta a estímulos estressantes, um comportamento compatível com a hipótese de que ataques de enxaqueca sejam deflagrados por um aumento da liberação de 5-HT em resposta a estímulos emocionais. Ainda não está definido se a ativação trigeminovascular poderia ser causada por uma alteração no padrão de disparo dos neurônios da rafe. A depleção de serotonina deve ter papel importante na dor da enxaqueca; assim, por exemplo, a injeção endovenosa de serotonina pode abortar a cefaleia espontânea ou induzida pela reserpina.

A vasodilatação induzida pela acetilcolina depende de um endotélio intacto, sendo o mediador dessa vasodilatação endotélio-dependente o NO, gerado a partir do terminal guanidino-nitrogênio da l-arginina e oxigênio molecular. A família de enzimas que cataliza a formação de NO é conhecida como "óxido nítrico-sintetase" (NOS). O NO é algiogênico e exerce grande número de efeitos fisiológicos em todo o organismo, principalmente vasodilatação endotélio-dependente e causa a hiperalgesia, além de poder liberar GCRP de terminações nervosas perivasculares cerebrais. A formação de NO também pode ser estimulada pela depressão alastrante cortical (DAC), pois o NO é produzido em resposta à ativação do receptor NMDA de aminoácidos excitatórios. A estimulação do receptor 5-HT2b/2c também libera NO.

Em resumo, as crises de enxaqueca são geradas no cérebro, como sugerido pelos sintomas premonitórios (p. ex., aumento da emotividade, irritabilidade, sonolência, alterações do apetite, bocejamento e hipersensibilidade sensorial) que, para muitos pacientes, são premonitórias da cefaleia. Esses sintomas ocorrerem até 48 horas antes da cefaleia. Estudos psicofísicos e neurofisiológicos forneceram evidências claras de que, no período intercrítico, os enxaquecosos apresentam uma hipersensibilidade a estímulos sensoriais e de processamento anormal da informação sensorial, caracterizada por aumento das amplitudes e menor habituação dos potenciais evocados e potenciais evento-relacionadas.

Em 1940, o neurofisiologista brasileiro Leão descreveu um fenômeno denominado "depressão alastrante cortical" (DAC), que ocorria ao estimular o córtex cerebral de coelhos. Produzia-se uma onda elétrica de negatividade que se alastrava num ritmo de 3 mm/minuto. Esse fenômeno parece ocorrer no córtex cerebral na fase de aura da enxaqueca. Acredita-se que a DAC seja o correlato neurofisiológico da aura da enxaqueca.

Os mecanismos da disfunção cerebral primária que conduzem ao início da crise de enxaqueca, a suscetibilidade à DAC e a ativação da via trigeminovascular permanecem em grande parte desconhecidos.

Uma hipótese unificada para a patogênese da enxaqueca ainda não é possível. Podemos dizer, no entanto, que a predisposição à enxaqueca é hereditária e que o cérebro enxaquecoso é qualitativa e quantitativamente diferente do não enxaquecoso. Essas diferenças dão origem a um limiar de suscetibilidade governado por fatores que ocasionam a hiperexcitabilidade neuronal, particularmente no córtex occipital. Esses fatores podem incluir um déficit na fosforilação oxidativa mitocondrial, um ganho na função de canais de cálcio, deficiência de magnésio intracelular ou uma combinação deles. Na rara enxaqueca hemiplégica familiar, a mutação de um gene, envolvido na produção de um tipo específico de canal de cálcio P/Q cerebral, foi identificada em 50% das famílias. A excitabilidade neuronal pode ser responsável pelo fenômeno da DAC, com subsequentes alterações do 0020 regional. Em modelos animais, a depressão alastrante pode ativar regiões críticas do tronco encefálico, incluindo o núcleo trigeminal caudal (NTC). Essa estrutura crítica pode gerar inflamação neurogênica via liberação antidrômica de neuropeptídeos do axônio terminal de fibras trigeminais nociceptivas que inervam os vasos meníngeos. O NTC também recebe impulsos de aferentes vasculares trigeminais, que são ativados pela inflamação neurogênica estéril perivascular. Esse sistema de duas vias poderia ser responsabilizado pela cefaleia enxaquecosa que é desencadeada pelo sistema vascular (p. ex., por substâncias vasodilatadoras ou arteriografia), por mecanismos centrais de DAC ou pela ativação de conexões hipotalâmicas – trigeminais e do tronco cerebral.

A dor na cefaleia em salvas e nas hemicranias paroxísticas, assim como na enxaqueca, resulta da ativação do sistema trigeminovascular, mas de maneira mais intensa, tanto assim que a dor é muito mais forte. Também se observa aumento nos níveis de CGRP veia jugular, além de níveis altos de VIP e peptídeo ativador da adenilato ciclase pituitária (PACAP), causados pela ativação autonômica. Nas cefaleias trigeminoautonômicas, a ativação das vias parassimpáticas cranianas se faz pelas conexões entre o núcleo do trato espinal do trigêmeo e os núcleos salivatório e lacrimal no tronco cerebral. Em relação à cefaleia em salvas que, na maioria das vezes, é episódica, e que parece obedecer a um ritmo circadiano, parece existir um gerador ao nível hipotalâmico, provavelmente no núcleo supraquiasmático. Estudos com RNM funcional acoplada à tomografia por emissão de pósitrons (PET, do inglês *positron emission tomography*) demonstraram ativação ipsolateral dessa região durante as crises. As alterações simpáticas que ocorrem na cefaleia em salvas (síndrome de Horner) são atribuídas ao sofrimento do plexo pericarotídeo comprimido no canal ósseo, o que resulta do edema da parede da artéria carótida interna. A compreensão dos mecanismos das cefaleias indometacinorresponsivas como as hemicranias paroxísticas e hemicrania contínua ainda é muito limitada. Especula-se que a indometacina possa ter certos efeitos no sistema do NO que os outros anti-inflamatórios não hormonais não produzem.

A fisiopatologia da CTT é menos compreendida que a da enxaqueca. Alguns estudos verificaram predisposição genética na CTT crônica (CTTC), visto que os parentes próximos dos afetados têm um risco de desenvolvê-la duas a quatro vezes maior do que a população geral. Durante muito tempo, considerou-se que a contração excessiva dos músculos pericranianos e do pescoço originava a dor, entretanto numerosos estudos eletromiográficos têm mostrado atividade muscular normal ou levemente aumentada.

O achado mais proeminente na CTT é o aumento do dolorimento à palpação dos tecidos miofasciais pericranianos. O dolorimento aumenta com o aumento da frequência da cefaleia, sendo os limiares mais baixos na CTTC. Talvez isso possa ser explicado pela sensibilização de nociceptores miofasciais periféricos, sensibilização de neurônios do núcleo do trato espinal do trigêmeo, diminuição da atividade antinociceptiva de estruturas supraespinais e aumento da sensibilidade da percepção supraespinal da dor. A despeito do estudo citado, as anormalidades periféricas não parecem ser a causa primária da dor miofascial à palpação. O grau de contração muscular é pequeno para explicar a dor e não sabemos como os desencadeantes periféricos, a exemplo das disfunções oromandibulares e da manutenção de posturas não fisiológicas por longo tempo, influenciam a dor.

Quanto aos mecanismos centrais, existem componentes emocionais importantes. O estresse psicossocial, a ansiedade, a depressão e a tensão mental diária são os fatores desencadeadores mais comuns da CTT, mas seu papel exato na geração, exacerbação e manutenção da cefaleia permanecem pouco claros. Possivelmente, a influência límbica provocaria ativação inadequada dos sistemas centrais supressores de dor. A sensibilidade central à dor parece ser normal nos pacientes com CTT episódica, porém, na CTTC, tem sido verificada hipersensibilidade a estímulos mecânicos, térmicos e elétricos, não só na região cefálica como também em pontos extracefálicos não sintomáticos, o que sugere que o sistema nervoso central (SNC) seja sensibilizado na CTTC e que a percepção alterada da dor tenha um papel importante na CTT, pelo menos na sua forma crônica. A atuação deficiente dos sistemas supressores induziria hipersensibilidade dos neurônios do núcleo espinal do trigêmeo transformando estímulos normais, não nociceptivos, em dor e poderia, secundariamente, induzir hipersensibilidade dos nociceptores miofasciais. A CTTC resultaria, então, de uma interação entre a atividade nociceptiva endógena do tronco cerebral e o *input* periférico. A hipersensibilidade dos nociceptores periféricos poderia ser mais alta na CTTC e estaria associada à disfunção da musculatura pericraniana, enquanto, na CTTC não associada à contratura pericraniana, haveria aumento generalizado e contínuo da nocicepção.

Diversos estudos bioquímicos em pacientes com CTT têm se revelado normais, inconsistentes ou inconclusivos. Níveis de ácido gama-aminobutírico (GABA) plaquetário são mais altos em pacientes com CTTC do que em enxaquecosos e controles. Um estudo mostrou que dor na CTTC podia ser melhorada com inibidores da NO-sintetase e piorada por formadores de NO, sugerindo um papel dessa substância na sensibilização.

Um achado consistente na CTTC é a redução da duração do período tardio de supressão exteroceptiva (ES2) dos músculos temporais. A supressão exteroceptiva é a inibição da atividade voluntária dos músculos mandibulares vista à EMG induzida pela estimulação elétrica do nervo trigêmeo. Há dois sucessivos períodos silenciosos (ES1 e ES2). O ES1 é um reflexo monossináptico e está normal na CTT. Entretanto, o ES2 provavelmente é um reflexo multissináptico mediado por interneurônios inibitórios do tronco cerebral, que é fortemente modulado por estruturas límbicas e que está ausente em 40% dos pacientes com CTTC, com duração reduzida em 87% e que poderia ser considerado um marcador da disfunção central, indicativo da redução de atividade desses interneurônios. Porém, seu valor diagnóstico ainda não está determinado, pois alguns estudos evidenciaram que também há redução do ES2 na enxaqueca sem aura, em distonias e na doença de Parkinson. Outros parâmetros neurofisiológicos têm se mostrado normais na CTTC como a latência do reflexo de piscamento (*blinking*) e o contingente de variação negativa cortical.

ENXAQUECA

A enxaqueca é uma das formas mais comuns de cefaleia. Em inquéritos epidemiológicos populacionais, é a segunda em frequência, só ficando atrás da CTT. Quando se considera a incidência em consultórios, ambulatórios ou clínicas especializadas, a enxaqueca é, de longe, a primeira colocada, o que se justifica pela maior intensidade de sua sintomatologia. Assim, a frequência e a intensidade dos sintomas são as características fundamentais a serem consideradas em relação à enxaqueca. Sua incidência na população é estimada entre 15% e 25% nas maiores séries, sendo a prevalência no sexo feminino duas a três vezes mais alta do que no masculino (17% no sexo feminino e 6% no sexo masculino). Segundo estudo epidemiológico realizado por Queiroz *et al.*, na população brasileira, a prevalência de enxaqueca é de 13,2%, sendo de 20% nas mulheres.

Em cerca de 25% dos casos, a primeira manifestação da enxaqueca ocorre antes dos 10 anos e, na sua maioria, antes dos 20 anos; pode, entretanto, aparecer até nas décadas finais da vida. Há evidência de história familiar em cerca de dois terços dos casos. A intensidade dos sintomas é muito importante, já que é comum que as pessoas que felizmente não sofrem de cefaleia minimizem ou mesmo menosprezem os sintomas de quem as tem. Uma convulsão ou mesmo uma lipotimia que são muito menos duradouras criam uma comoção muito maior nos circunstantes que uma crise grave e prolongada de enxaqueca. A intensidade da dor e de seus fenômenos associados confere à enxaqueca uma das causas mais frequentes, senão a primeira, em perda de dias de trabalho. Nos Estados Unidos, durante 1 ano, foram contados mais de 5 milhões de dias de perda de trabalho por enxaqueca.

Embora, na maioria das vezes, a enxaqueca possa ser clinicamente bem-reconhecida, seus limites com outras formas de cefaleia ainda geram controvérsias. Uma definição satisfatória, pelo menos por ser oficiosa, é dada pelo Grupo de Pesquisa em Enxaquecas e Cefaleias da Federação Mundial de Neurologia: "A enxaqueca é um distúrbio familiar caracterizado por crises recorrentes de cefaleia muito variáveis em intensidade, frequência e duração. As crises são comumente unilaterais e geralmente associadas a anorexia, náuseas e vômitos. Em alguns casos, são precedidas por ou associadas a perturbações neurológicas ou de humor. Todas essas características referidas não estão necessariamente presentes em cada crise ou em cada paciente".

Estudos genéticos comprovam que a enxaqueca é uma doença hereditária. A concordância em gêmeos homozigóticos é de aproximadamente 50% e cerca de 70% dos enxaquecosos têm parentes de 1º grau com história de enxaqueca. O risco de enxaqueca é quatro vezes maior em parentes de 1º grau de pacientes com enxaqueca com aura. Herança poligênica com variantes ou polimorfismos em muitos genes parecem contribuir para a suscetibilidade às formas comuns de enxaqueca

Estudos da Genomic Wide Association (GWA) identificaram uma série de genes de suscetibilidade que podem ser potencialmente relevantes para enxaqueca. Esses genes estão envolvidos na neurotransmissão glutamatérgica (MTDH, LRP1 e MEF2D), nas vias de dor (TRPM8), no desenvolvimento neuronal (MEF2D, ASTN2, PRDM16, PHACTR1 e TGFBR2) e na função da vasculatura cerebral (PHACTR1 e TGFBR2). Entre essas variantes genéticas, os resultados mais consistentes foram observados para LRP1 e TRPM8. O gene KCNK18, que codifica o canal de potássio TRESK K2 envolvido nas vias de dor, foi relacionado à enxaqueca com aura.

Na enxaqueca hemiplégica familiar do tipo 1, que é um tipo de enxaqueca com aura durante a qual se associa hemiplegia aos outros sintomas de aura, em 50% das famílias afetadas pode-se demonstrar uma mutação no cromossomo 19p13 lócus 1q, correspondente ao gene CACNA1A4 associado aos canais de cálcio voltagem dependentes. Esse gene também está associado à ataxia cerebelar (doença caracterizada por incoordenação motora). A enxaqueca hemiplégica familiar do tipo 2 deve-se à mutação em genes associados a canais de sódio localizados no cromossomo 1.

Alguns fatores podem facilitar crises nos pacientes predispostos. Os fatores mais frequentes relatados pelos pacientes que podem desencadear uma crise são estresse, período menstrual, alguns alimentos, bebidas alcoólicas, luz forte, calor, viagens, odores, fome, alterações do ciclo vigília-sono e mudanças climáticas.

Mais da metade dos pacientes com enxaqueca pode apresentar sintomas premonitórios que podem se iniciar 24 a 48 horas antes das crises, como alterações do humor, do paladar, sonolência, euforia, sensação de cabeça leve, bocejamento, congestão nasal, fadiga, sensibilidade à luz, dores musculares e cervicais. Estudos realizados utilizando ressonância magnética funcional em pacientes com enxaqueca mostram que ocorre aumento do fluxo sanguíneo cerebral (FSC) regional no hipotálamo até 48 horas antes do início da cefaleia. Portanto, os sintomas premonitórios são decorrentes da ativação hipotalâmica.

A cefaleia da enxaqueca é, caracteristicamente, pulsátil (ou latejante) na maioria dos casos. Em cerca de dois terços das vezes, é unilateral. A localização e a periodicidade da dor são muito variáveis de um indivíduo para outro e mesmo no próprio indivíduo em ocasiões diversas. A dor pode ser predominantemente temporal, frontal, occipital, uni ou bilateral, sendo possível qualquer localização craniana. A periodicidade é variável, podendo ocorrer poucas vezes no ano, ou até ser diária; pode aparecer "em salvas", muitas vezes num período, com longas acalmias, relacionadas a fenômenos periódicos como os ciclos menstruais ou não. Pode aparecer em qualquer hora do dia; ou, em algumas pessoas, sempre num mesmo horário. Geralmente, a duração da crise atinge poucas horas ou dias e a intensidade da dor varia muito. É muito frequente que a cefaleia piore com o esforço físico e com os movimentos da cabeça. Caracteristicamente, a intensidade da dor da enxaqueca é moderada ou forte, prejudicando ou impedindo as atividades do indivíduo.

São frequentes os sintomas e sinais associados à dor na crise da enxaqueca. A fotofobia ocorre em cerca de 80% dos casos, frequentemente há intolerância a outros estímulos sensoriais, como sons e odores. Podem aparecer fenômenos vasomotores, são comuns palidez e sudorese e menos frequentes congestão nasal e conjuntival. Os sintomas gastrointestinais são comuns: náuseas em dois terços dos casos; vômitos em um terço; e até diarreias. Geralmente, há retenção hídrica e oligúria durante a crise.

Percebe-se que, além da intensidade da dor, os fenômenos associados contribuem para que frequentemente a enxaqueca torne impossível ao indivíduo persistir em suas atividades habituais, necessitando afastar-se para deitar em algum local calmo, escuro, sem ruídos ou outros estímulos ambientais.

A forma clínica mais característica da enxaqueca é representada pela ocorrência de aura enxaquecosa. A aura da enxaqueca é constituída por sinais de disfunção neurológica focal que causam distúrbios que mais frequentemente são de tipo sensorial, mas podem ser motores, psíquicos ou de funções simbólicas. As auras mais frequentes são visuais, aparecem subitamente, tendem a aumentar com fenômenos negativos (escotomas) ou positivos (luzes, cores, cintilações etc.), duram poucos minutos e, quando desaparecem, começam a dor e os fenômenos associados; é a denominada "enxaqueca clássica" ou, na classificação da SIC, enxaqueca com aura. Mais frequentemente, a cefaleia e os fenômenos associados (náuseas, vômitos, fotofobia e fonofobia) não são precedidos por sintomas de disfunção neurológica focal, constituindo a "enxaqueca sem aura, previamente denominada 'enxaqueca comum'". A aura enxaquecosa pode preceder ou acompanhar a dor. Raramente, os sintomas de aura podem ser duradouros, com déficits neurológicos permanentes, situação denominada "infarto enxaquecoso". Eventualmente, a aura pode não ser seguida ou acompanhada por cefaleia, simulando episódios isquêmicos transitórios. Atualmente esse quadro, previamente conhecido como "equivalente enxaquecoso", é denominado "aura enxaquecosa sem cefaleia".

O diagnóstico da enxaqueca, como de toda cefaleia, depende fundamentalmente da história clínica. Os exames complementares dependem das hipóteses diagnósticas emanadas da história e de eventuais achados do exame neurológico.

A eficácia do tratamento de qualquer condição médica geralmente depende do reconhecimento dos mecanismos etiopatogênicos envolvidos e da forma de evitá-los ou controlá-los. Infelizmente, em relação à enxaqueca, embora progressos evidentes tenham sido feitos, ainda não conhecemos seu mecanismo fisiopatogênico básico. Existem várias teorias propostas, algumas com base em evidências experimentais e clínicas, cientificamente bem conduzidas, mas ainda insuficientes para explicar todas as nuanças da enxaqueca.

Tratamento da enxaqueca – Medidas gerais

Segundo Lance, o tratamento do paciente com enxaqueca ou qualquer outra forma de cefaleia começa pela obtenção da história, atenção durante o exame e, muitas vezes, termina ao longo das explicações que precedem a prescrição do tratamento.

A atenção a ser dada à história é fundamental, não só para a obtenção de todos os dados necessários à elaboração do diagnóstico, mas também para observar e conhecer a estrutura psicológica do paciente. Além disso, saber ouvir e inquirir é o primeiro passo para aumentar a confiança do paciente em que o médico realmente está interessado em ajudar e resolver o problema dele.

O exame físico e neurológico detalhado permite ao médico segurança quanto ao diagnóstico diferencial além de reforçar a confiança do paciente. A seguir, a explicação que o médico oferece ao paciente também é muito importante. Além de buscarem alívio para suas dores, os pacientes querem que lhes seja explicado o seu quadro. Muitos deles convivem com dor e, por motivos eventuais, passam a temer ser portadores de um tumor ou aneurisma cerebral. Assim, muitas vezes, a explicação oferecida pelo médico quanto à dor é suficiente para satisfazê-los, até mesmo independentemente da conduta a ser seguida.

Toda a atenção que o médico dedica à anamnese e à história e o cuidado que ele teve em oferecer explicação e dirimir as dúvidas do paciente podem representar uma conquista e o primeiro passo efetivo para o sucesso terapêutico.

Fatores predisponentes ou desencadeantes podem ser identificados em alguns pacientes e eventualmente afastados, como fumo, bebidas alcóolicas, alguns alimentos (chocolate, queijos curados, com alto teor de tiramina, embutidos de carne – nitritos e nitratos – e comidas orientais – glutamato de sódio), drogas vasodilatadoras e fatores ambientais (exposição prolongada ao sol, excesso de luminosidade e aglomerações em recintos fechados – aumento do monóxido de carbono [CO]). São muito importantes fatores emocionais como estresse, medo, ansiedade, angústia ou fatores situacionais como fadiga (por exercícios físicos ou esforço mental), privação de sono, hipoglicemia. Muitas vezes, a correção de um ou mais desses fatores é suficiente para reduzir a frequência das crises. Anticoncepcionais, em geral, representam um importante fator de piora da enxaqueca e provavelmente aumentam o risco de problemas vasculares relacionados ou não à enxaqueca.

Tratamento das crises

Quando as crises de enxaqueca são esparsas ou eventuais (duas ou menos ao mês), deve-se optar apenas por tratar as crises, ou tentar abortar as crises. Uma condição muito importante é a rapidez da medicação. Qualquer que seja ela, seu efeito terapêutico será sempre maior se aplicado no início da crise. O tratamento das crises se baseia na utilização de analgésicos e anti-inflamatórias não hormonais (AINH), antienxaquecosos específicos (ergóticos, triptanos) e antieméticos. Um grupo de drogas conhecidas como *gepants* (antagonistas do receptor de CGRP) já é utilizado no exterior para tratamento de crises, porém até o momento não está disponível no nosso meio.

Os medicamentos que podem ser utilizados são mencionados a seguir. As doses recomendadas se encontram na Tabela 13.1.

Tabela 13.1. Drogas utilizadas no tratamento de crises de enxaqueca

	Droga	Dose e via de administração	Efeitos colaterais	Observações
Analgésicos comuns	Dipirona	500 g a 2 g VO 1 g a 2 g IV (máx.: 3 g)	Hipotensão arterial, agranulocitose (rara)	
	Paracetamol			
AINES (anti-inflamatório não esteroides)			Náuseas, dor epigástrica, dispepsia, tonturas, *rash* cutâneo, edema, retenção de fluidos, lesão renal aguda	
	Cetoprofeno	25 a 150 mg/dia VO 100 mg a 300 mg IV		
	Tenoxicam	20 a 40 mg/dia VO 20 mg IV		
	Cetorolaco-trometamina	10 mg a 20 mg VO (máx.: 60 mg) 15 mg a 30 mg IV 15 mg a 60 mg IM		Pacientes com < 50 kg de peso ou com mais de 65 anos: 15 mg
	Naproxeno	275 mg a 1500 mg VO		
	Ibuprofeno	200 a 1600 mg/dia VO		
	Nimesulida	100 mg a 300 mg VO/dia		
	Clonixilato de lisina	250 a 500 mg/dia VO		
	Ácido tolfenâmico	200 a 600 mg/dia VO		
	Ácido acetil salicílico	500 a 1000 mg/dia VO (máx.: 3 g)		
Triptanos	Sumatriptano	10 mg a 20 mg por inalação nasal (máx.: 40 mg/dia) Via SC: 6 mg/dose (máx.: 12 mg/dia)	Sensação de aperto ou pressão na garganta ou no peito, parestesias, tonturas, náuseas, mialgias	

(Continua)

Tabela 13.1. **Drogas utilizadas no tratamento de crises de enxaqueca (*Continuação*)**

	Droga	Dose e via de administração	Efeitos colaterais	Observações
		Naratriptano	2,3 mg a 7,5 mg VO	
		Rizatriptano	10 mg a 20 mg VO	A dose ser reduzida pela metade quando do uso concomitante com propranolol
		Zolmitriptano	5 mg a 10 mg VO	
Ergóticos				
	Diidroergotamina	1 a 2 mg/dia VO		
Dexametasona		10 mg IM ou IV em 3 a 5 minutos	Alterações de fluidos e eletrólitos, hipocalemia, fraqueza muscular, úlcera péptica, convulsões, reações de hipersensibilidade, alterações psiquiátricas, hiperglicemia, aumento da pressão intraocular	Útil para reduzir taxa de recorrência das crises, mas não para alívio da dor. Utilizada na Unidade de Emergência (UE)
Neurolépticos			Reações extrapiramidais, sonolência, obnubilação, hipotensão, hipertensão, borramento visual	
	Haloperidol	2,5 mg a 5 mg IM ou IV em 3 a 5 minutos		Utilizada na UE
	Clorpromazina	10 mg a 30 mg VO 12,5 mg a 25 mg IM 0,1 a 0,3 mg/kg IV, lentamente		Administração lenta por via IV na UE
Valproato de sódio		500 mg IV em 30 minutos	*Rash* cutâneo, tontura, nistagmo, sonolência, tremor, diplopia	
Opiáceos			Depressão respiratória, depressão do SNC, náuseas, vômitos, obstipação intestinal, retenção urinária, hipotensão, hipersensibilidade	
	Tramadol	50 a 100 IV (máx.: 400 mg/dia)		Recomendação fraca para uso
	Morfina	2 mg a 10 mg/70 Kg de peso IM ou IV		Uso não recomendado, risco de cefaleia rebote e dependência. Recomendação fraca para uso

(Continua)

Tabela 13.1. **Drogas utilizadas no tratamento de crises de enxaqueca (*Continuação*)**

	Droga	Dose e via de administração	Efeitos colaterais	Observações
Antieméticos				
	Metoclopramida	10 mg a 30 mg VO 10 mg a 40 mg IV	Discinesia e distonia agudas, síndrome parkinsoniana, acatisia, tonturas, diminuição do nível de consciência, confusão e alucinação, convulsões, síndrome neuroléptica maligna, depressão, diarreia, amenorreia, galactorreia, metemoglobinemia, hipotensão, bradicardia.	Recomendação forte para uso
	Ondansetrona	4 mg a 8 mg VO 4 mg a 8 mg IV	Cefaleia, obstipação, sensação de calor, rubor, convulsão, reações distônicas, crises oculógiras, discinesia, arritmias, dor torácica, bradicardia, tontura, alterações visuais transitórias	Recomendação forte para uso

Aine: antinflamatório não esteroidal; IM: intramuscular; IV: intravenoso; máx: máximo; SC: subcutâneo; SNC: sistema nervoso central; VO: via oral.
Fonte: Desenvolvida pela autoria.

Analgésicos

Enxaquecas com crises esparsas e de início recente, muitas vezes, respondem exclusivamente a analgésicos comuns (aspirina, dipirona, paracetamol) em doses habituais.

Drogas anti-inflamatórias não hormonais

Úteis para o tratamento da crise de enxaqueca, elas são superiores ao placebo e têm ação no mínimo comparável à da ergotamina. Foram utilizadas, entre outras, cetoprofeno, ácido tolfenâmico, ácido mefenâmico, diclofenaco e naproxeno. Não se conhece bem o mecanismo de ação dessas drogas na enxaqueca, mas sim que a infusão de prostaglandinas não provoca crises de enxaqueca e que algumas drogas desse grupo, como a indometacina, têm pouca eficácia no tratamento dessa enfermidade. Com efeito analgésico, elas diminuem a sensibilização de nociceptores periféricos e os efeitos mais específicos no sistema trigeminal e antinociceptivo no TC. Como o início de ação é rápido, elas atingem a concentração máxima de 1 a 2 horas. Podem ser utilizadas para o tratamento de crises fortes, por via intramuscular (IM). São úteis no tratamento da enxaqueca menstrual, inclusive para profilaxia, e também na fase de suspensão de ergotamina e triptanos utilizados abusivamente. O principal problema da utilização dessas drogas é a difícil tolerância gastrointestinal. Com o uso repetido, hemorragia gástrica e reações de hipersensibilidade podem ocorrer.

Vasoconstritores

Quando as crises não respondem aos analgésicos comuns, devemos utilizar vasoconstritores de preferência associados a analgésicos.

Ergotamina e diidroergotamina (DHE)

A ergotamina deve ser prescrita na dose inicial de 2 mg, repetida a cada 30 minutos se a cefaleia não tiver melhorado (até o máximo de 6 mg). A dose de DHE corresponde à metade (1 mg de início até o máximo de 3 mg). Ambas podem provocar vômitos. Quando eles ocorrem pela própria enxaqueca ou pelos derivados do *ergot*, outra via de administração deveria ser indicada. Isso também seria indicado em casos em que a absorção por via oral não é suficientemente rápida para abortar as crises. A DHE é derivada da ergotamina, tem as mesmas características de absorção e espectro de ação e, em doses terapêuticas equivalentes, produz os mesmos efeitos colaterais. As formas de apresentação parenteral e inalatória nasal são disponíveis só para a DHE na maioria dos países. Embora utilizada há várias décadas, não existem muitos estudos randomizados envolvendo a ergotamina.

A ergotamina seria útil aos pacientes que têm crises prolongadas ou para aqueles nos quais a recorrência é um fato importante. A frequência de uso atualmente recomendada é de 1 vez/semana ou de até 6 vezes/mês, sendo a dose utilizada em cada ataque de 0,5 mg a 2 mg. Em outros países, existem preparações de ergotamina para a administração parenteral, retal ou por inalação. Por seus efeitos vasoconstritores, os derivados do *ergot* não devem ser utilizados em indivíduos idosos ou portadores de afecções vasculares graves, periféricas, cardiovasculares ou cerebrovasculares. A administração crônica dessas drogas pode levar ao ergotismo, uma rara situação clínica em que ocorrem gangrena por oclusão de ramos arteriais distais dos membros e muitas vezes amaurose. Para que isso não ocorra, recomendam-se doses semanais máximas de 12 mg para a ergotamina e 6 mg para a diidroergotamina.

Isometepteno

É um vasoconstritor menos potente que os anteriores, mas com menores efeitos colaterais. Em nosso meio, existe um único produto comercial que o contém para administração por via oral (VO) ou parenteral.

Triptanos

O desenvolvimento e o uso dos agonistas dos receptores 5 HT1b/1d para o tratamento das crises agudas de enxaqueca representaram o avanço isolado de maior impacto no tratamento de pacientes com enxaqueca nas últimas décadas. As drogas coletivamente conhecidas como triptanos (sumatriptano, naratriptano, rizatriptano, frovatriptano, almotriptano, zolmitriptano e eletriptano) têm em comum a farmacologia e atuam como agonistas dos receptores 5 HT1b/1d.

Os triptanos podem atuar contraindo os vasos cranianos, particularmente o leito carotídeo, por meio dos receptores 5 HTIb, e podem também causar a inibição periférica das fibras nervosas aferentes trigeminais que inervam os vasos e a porção da dura-máter sensível à dor, por meio dos receptores 5 HT1d, ou por uma combinação desses mecanismos. Além disso, fecham *shunts* arteriovenosos e é principalmente por intermédio desse mecanismo que o fluxo craniano é redistribuído após sua administração.

Os triptanos são considerados muito efetivos para o tratamento das crises de enxaqueca, apresentando poucos efeitos colaterais, de modo geral leves e transitórios. Podem ocorrer sensação transitória de pressão na cabeça, sensação de calor, náuseas, vômitos, distúrbios do paladar, tontura, aperto no peito, dor no local da injeção, vertigens, dispneia e sensação de fraqueza. Durante o uso de triptanos, alguns casos de isquemia miocárdica foram documentados em pacientes com angina de Prinzmetal, coronariopatias sintomáticas e assintomáticas.

Os triptanos, assim como os derivados do *ergot*, têm propriedades vasoconstritoras que podem limitar seu uso em pacientes portadores de coronariopatias, doenças vasculares periféricas e cerebrais e hipertensão arterial grave.

Os triptanos não têm efeitos analgésicos e provavelmente não atravessam a barreira hematoencefálica em animais. São efetivos em mais de 65% dos casos, mesmo quando administrados tardiamente na crise. Recomenda-se seu uso nas crises moderadas ou graves.

O sumatriptano é disponível nas apresentações oral, subcutânea e como *spray* nasal. Por via oral, recomenda-se uma dose inicial de 50 mg, que pode ser repetida até duas vezes num período de 24 horas. A dose de sumatriptano por via subcutânea (SC) é de 6 mg, sendo a dose máxima recomendada por essa via 12 mg em 24 horas. A eficácia do sumatriptano administrado por VO é menor do que quando administrado por via SC. Tem meia-vida (T1/2) de 2 horas e a via de eliminação é a hepática. Os índices de recorrência da cefaleia são de 30% a 40% em 24 horas. O sumatriptano *spray* nasal (20 mg) tem início de ação rápido (15 minutos) e, com a exceção do sabor desagradável, tem boa tolerabilidade. Comparado ao sumatriptano subcutâneo, o *spray* nasal é menos efetivo na redução dos sintomas de enxaqueca, porém causa menos efeitos adversos. A maior parte do *spray* administrado numa narina é absorvida pela via gastrointestinal. Cerca de 75% dos pacientes relatam alívio da dor até 2 horas após a aplicação. Vários estudos demonstraram que o uso abusivo de sumatriptano pode causar cefaleias rebotes.

Após a descoberta do sumatriptano, outros agonistas 5HT1d foram desenvolvidos: zolmitriptano; naratriptano; rizatriptano (disponíveis no Brasil); eletriptano; almotriptano; frovatriptano (não disponíveis no nosso meio).

O zolmitriptano age não somente nos componentes periféricos do sistema trigêmino-vascular, mas também no TC, suprimindo a neuroexcitabilidade dentro do NTC. Tem meia-vida de 3 horas e atinge o pico da concentração plasmática em 2h30. Pode ser utilizado em doses de 2,5 mg e 5 mg. A taxa de respostas positivas é de 65% a 75% na 2ª hora. Os índices de recorrência e persistência da cefaleia foram menores, com doses de 2,5 mg, do que com o placebo. O zolmitriptano reduz a incidência de fotofobia, fonofobia e náuseas quando comparado ao placebo. Seu metabolismo se processo por meio do sistema citocromo p450 e também pela monoamina oxidase (MAO). A dose total diária é de 5 mg para pacientes fazendo uso de inibidores da MAO.

O naraptriptano tem biodisponibilidade maior do que a do sumatriptano, baixa taxa de recorrência da cefaleia, além de apresentar baixa frequência de efeitos colaterais, embora tenha uma eficácia menor. Tem meia-vida mais longa, de 6 horas, e leva de 2 a 3 horas para atingir o pico de concentração plasmática. Sua excreção é renal. A droga mostra uma relação dose-resposta terapêutica bem definida com relação ao alívio da cefaleia, com uma resposta média de 48% 2 horas após a administração. A taxa de recorrência da dor dentro das 24 horas é baixa, por volta de 25%, quando comparada à taxa de recorrência da dor após o uso de sumatriptano, que é da ordem de 38%. É o único dos triptanos que não é contraindicado para uso concomitante com inibidores da MAO.

O rizatriptano revela eficácia superior ao placebo já após 30 minutos de uso e até 4 horas depois. Sua eficácia em promover o alívio da cefaleia é comparável à do sumatriptano, porém com um início de ação muito mais rápido. Quase 50% dos pacientes ficam totalmente sem dor 2 horas após utilizarem rizatriptano, que está disponível na forma de comprimidos e existe também na forma de disco dispersível, solúvel sobre a língua, e que dispensa a ingestão de água para ser deglutido. Deve-se reduzir a dose para a metade quando do uso concomitante de rizatriptano e propranolol.

Cafeína

Geralmente é associada à ergotamina e aos analgésicos comuns para potencializar sua ação.

Antieméticos

Podem ser muito úteis nas formas clínicas com vômitos. Devem também ser utilizados logo no início da crise com analgésicos e vasoconstritores por via oral ou parenteral. Podem ser utilizados metoclopramida, bromoprida ou dimenidrinato.

Corticosteroides

No tratamento de crises prolongadas e refratárias (também denominadas "estado de mal enxaquecoso"), a melhor resposta é obtida com o uso parenteral de corticosteroides (dexametasona 16 mg ou metilprednisolona 80 mg), por 24 ou 72 horas. Alguns autores sugerem associar ergotamina, 0,5 mg de 8/8 horas, por via intramuscular (IM), no máximo por 3 dias.

Bloqueios anestésicos de nervos periféricos

O bloqueio anestésico pode ser realizado em ramos periféricos de nervos pericranianos, como os occipitais maiores e menores, supratrocleares, supraorbitários e auriculotemporais. O bloqueio de nervos pericranianos, geralmente é realizado com anestésico (lidocaína ou bupivacaína), em alguns casos com associação de corticosteroide. Apesar da escassez de estudos clínicos controlados de qualidade, é um procedimento utilizado comumente em centros terciários, sobretudo em pacientes com crises refratárias às medidas habituais, no *status* migranoso e para pacientes com enxaqueca crônica associada à cefaleia por uso excessivo de analgésicos. Outro cenário clínico em que o bloqueio pode ser muito útil é durante a gestação, uma vez que o uso de lidocaína é considerado seguro nesse período, ao passo que diversas outras modalidades terapêuticas carecem de evidência ou são consideradas de maior risco. Nos últimos anos, vem crescendo a literatura que demonstra a efetividade do tratamento em cefaleias primárias, como a enxaqueca, bem como em alguns caos de cefaleias secundárias. A maior parte da literatura sobre bloqueio de nervos pericranianos trata do bloqueio dos nervos occipitais maiores e menores, mas alguns autores incluem bloqueio dos nervos supratroclear, supraorbitário, auriculotemporal.

O bloqueio de nervo occipital é a primeira escolha para o tratamento de ponte na cefaleia em salvas, e alguns autores sugerem que pode ser suficiente para remissão do episódio de salvas em alguns pacientes.

A neuralgia occipital é caracterizada por episódios paroxísticos de dor intensa, aguda, em pontada ou queimação, recorrentes e localizadas na região occipital. Além disso, a região de inervação do nervo occipital acometido apresenta alodínea fora dos períodos de crise e a palpação do nervo occipital em sua emergência é dolorosa. Nesses pacientes, o bloqueio anestésico oferece melhora significativa e, muitas vezes, permanente, sendo inclusive um dos critérios para o diagnóstico.

Efeitos colaterais comuns do bloqueio de nervos pericranianos são dor na aplicação e sangramento no local de injeção. Efeitos colaterais menos comuns são tontura, mal-estar e hipotensão relacionada à ativação vasovagal. Efeitos colaterais raros relacionados ao uso de corticosteroide no bloqueio occipital são a alopecia e a atrofia dérmica.

Considerações sobre o tratamento das crises de enxaqueca

Nas crises fracas, que não cedem com as medidas gerais, sugere-se o uso de analgésicos comuns (ácido acetilsalicílico, paracetamol, dipirona) ou de AINH. Além disso, recomenda-se o consumo de metoclopramida ou domperidona quando os sintomas de náusea ou vômito estão associados. Essas drogas podem ser usadas 30 minutos antes dos medicamentos propostos para a dor mesmo quando o paciente não apresenta náusea, com o objetivo de se obter efeito gastrocinético ou mesmo de impedir a progressão da crise.

Nas crises moderadas, além da possibilidade do emprego de analgésicos e AINH, são recomendados derivados ergóticos ou triptanos. Exceto com o uso dos triptanos, o emprego de gastrocinéticos e antieméticos é sempre recomendado.

O emprego de ergóticos deve ser o mais precoce possível, pois estes não têm efeito quando tardiamente usados. Os triptanos, por seu lado, podem ser utilizados em qualquer momento da crise.

Na recorrência frequente da cefaleia após o uso de triptano, é recomendada a associação com AINH.

Nas crises fortes, recomenda-se o uso de triptanos, indometacina ou clorpromazina. O consumo de dexametasona ou de haloperidol pode também ser recomendado. Na vigência de recorrência da cefaleia após uso de triptanos, deve-se associar AINH.

Foi demonstrado que após 2 horas do início da crise, de 50% a 79% dos pacientes refere alodínia cutânea (sensibilidade ao tocar o couro cabeludo ou os cabelos). Nessa situação, o consumo isolado de um triptano geralmente não será eficaz para a resolução da crise e recomenda-se o uso associado de um AINH. No exterior, produtos com associações desse tipo já estão disponíveis no mercado.

Tratamento profilático

Embora a enxaqueca seja uma condição muito frequente, a proporção de pacientes que faz uso de medicamentos para profilaxia das crises é baixa. Segundo estudo de Dekker *et al.* na Holanda, publicado em 2013, cerca de 13% de todos os pacientes com enxaqueca fazem tratamento profilático naquele País. No Brasil, essa proporção é ainda mais baixa.

O tratamento profilático das crises de enxaqueca está indicado quando:

- A enxaqueca interfere significativamente nas atividades rotineiras do paciente, apesar do tratamento da crise.
- O paciente apresenta intolerância, não responde ou apresenta contraindicações para o uso de medicamentos paliativos.
- O paciente faz uso abusivo de drogas sintomáticas.
- O paciente apresenta crises muito frequentes (mais de uma crise/semana).
- O paciente está em circunstâncias especiais, como enxaqueca hemiplégica ou basilar, ou quando ele tem uma lesão neurológica permanente.

Muitas drogas utilizadas no tratamento preventivo da enxaqueca são usadas para tratar outras afecções. Os antidepressivos regulam "para baixo" receptores 5-HT2 e receptores β-adrenérgicos. Os anticonvulsivantes diminuem a atividade dos sistemas glutamatérgicos e facilitam os sistemas gabaérgicos. O mecanismo potencial pelo qual os medicamentos profiláticos atuam na redução das crises de enxaqueca seria o aumento no limiar de desencadeamento das crises pela estabilização de um sistema nervoso mais reativo, potencializando a ação dos sistemas antinociceptivos, inibindo a depressão cortical alastrante e a sensibilização periférica e central, bloqueando a inflamação neurogênica e modulando o tônus simpático e parassimpático ou, ainda, o tônus serotoninérgico.

Além do número razoável de drogas que são utilizadas com essa finalidade, existe uma relação enorme daquelas que foram consumidas sem sucesso e um contingente razoável de drogas relatadas como eficazes em estudos isolados e muito malcontrolados. Essa miscelânea farmacológica é explicada pelos aspectos fracionados dos conhecimentos incompletos sobre a fisiopatologia da enxaqueca.

A variabilidade com que a enxaqueca se apresenta em indivíduos diferentes e, por vezes, no mesmo indivíduo dificulta a constituição de amostras homogênea de forma a se poder avaliar, em estudos "duplo-cegos", a eficácia de uma nova droga.

É importante que o chamado "efeito placebo" chegue a ser citado por alguns autores como responsável em até 50% pela melhora observada com a instituição de novos tratamentos.

Com tantos fatores interferentes, é relativamente complicado apresentar um roteiro preferencial da utilização de drogas para tratamento profilático sem inserir um caráter subjetivo de avaliação. Por isso, os esquemas terapêuticos propostos a seguir são semelhantes, em linhas gerais, àqueles que podem ser lidos nas referências.

Drogas do primeiro grupo

Drogas razoavelmente eficazes, com efeitos colaterais reduzidos, sem necessidade de controle médico a intervalos curtos. São especialmente úteis em enxaquecas de início recente (e, por isso, muito utilizadas em crianças e jovens).

Fazem parte desse grupo drogas com ação anti-histamínica e antiserotoninérgica (por alguns denominadas "antamínicos"), a saber: pizotifeno e cipro-heptadina.

Posologia: pizotifeno – 0,5 mg a 1,5 mg; ciproheptadina – 8 mg a 16 mg.

Efeitos colaterais: sedação, secura da boca, aumento do apetite.

Pela boa tolerância, desde que a sedação seja desprezível e o aumento de peso não seja indesejável, essas drogas poderiam ser utilizadas como uma primeira opção.

Betabloqueadores

O uso de betabloqueadores para tratamento profilático da enxaqueca nasceu da observação casual de melhora de enxaqueca em pacientes em tratamento de angina. O propranolol é o mais utilizado e estudado. As doses variam entre 60 mg e 160 mg/dia, com máximo de 240 mg. Outros betabloqueadores não seletivos foram usados com resultados satisfatórios em estudos individuais: metoprolol (25 mg a 100 mg/dia); timolol (10 mg a 20 mg/dia); nadolol (40 mg a 120 mg/dia); atenolol (50 mg a 200 mg/dia); e pindolol.

Eventuais efeitos colaterais incluem astenia, tonturas, hipotensão postural e depressão. A frequência cardíaca e a pressão arterial devem ser controladas periodicamente. São contraindicados em asmáticos e pacientes com insuficiência cardíaca congestiva. Alterações do ritmo cardíaco devem ser bem-avaliadas. Pacientes normalmente hipotensos dificilmente tolerarão o tratamento; por outro lado, seriam drogas de escolha em hipertensos.

Bloqueadores de canais de cálcio

Apresentam indicações e efeitos semelhantes aos dos betabloqueadores. Podem ser utilizados em nosso meio: verapamil (160 mg 240 mg); flunarizina (5 mg a 20 mg/dia). Nifedipina e nimodipina não são úteis para a profilaxia da enxaqueca, podendo inclusive piorá-la. Os efeitos colaterais com o uso de verapamil incluem astenia, hipotensão postural e braquicardia e tornam-nos contraindicados na presença de bloqueio de 2º e 3º graus. A flunarizina tem limitados efeitos cardiológicos, pode produzir sonolência e, em indivíduos sensíveis, especialmente em idosos, impregnação com quadro parkinsoniano. Além disso, pode precipitar quadros depressivos. Pacientes jovens geralmente toleram bem doses de 10 mg/dia de flunarizina; aconselha-se a interrupção do tratamento, após 3 meses, em razão da possibilidade teórica de provocar discinesia tardia.

Antidepressivos tricíclicos

Em doses de 25 mg a 75 mg/dia, revelaram-se eficazes como profiláticos da enxaqueca. São especialmente indicados em casos em que há componentes depressivos e ansiosos envolvidos no desencadeamento da enxaqueca, embora esse efeito não dependa apenas das propriedades antidepressivas dessas drogas. A droga mais utilizada é a amitriptilina, mas resultados semelhantes também podem ser obtidos com o uso de nortriptilina, imipramina, clomipramina ou maprotilina. Os principais efeitos colaterais são: secura da boca; obstipação intestinal; retenção urinária; taquicardia; irritabilidade; sonolência; e ganho de peso. São contraindicados em cardiopatias graves e na presença de glaucoma e adenoma de próstata.

Antidepressivos tetracíclicos

Os antidepressivos tetracíclicos podem ser eficazes no tratamento profilático da enxaqueca. São úteis especialmente nos pacientes que também apresentam insônia. Podem causar aumento de peso e sedação. No mercado, estão disponíveis a mirtazapina (15 mg a 45 mg/dia) e a mianserina (30 mg a 90 mg/dia).

Inibidores duais de receptação de serotonina e noradrenalina

Venlafaxina, desvenlafaxina e duloxetina podem ser úteis no tratamento profilático das crises de enxaqueca. Alguns estudos sugerem que são mais eficazes do que os inibidores específicos de receptação de serotonina. Geralmente, são bem-tolerados e podem ser utilizados por pacientes com depressão e enxaqueca.

Inibidores específicos da recaptação de serotonina

São úteis na profilaxia das enxaquecas frequentes e nas cefaleias crônicas diárias, principalmente nos pacientes obesos e naqueles nos quais o uso de antidepressivos tricíclicos esteja contraindicado. Podem ser utilizadas: fluoxetina; paroxetina; sertralina; e fluvoxamina. Até o momento, só existem estudos que comprovam a eficácia da fluoxetina, que pode ser utilizada nas doses de 20 mg a 80 mg/dia. Essas drogas podem causar disfunção sexual. Tanto os antidepressivos tricíclicos como os nibidores específicos da recaptação de serotonina (IERS) são úteis no tratamento dos pacientes que, além da enxaqueca, apresentam também depressão e ansiedade.

Ácido valproico

Tanto o ácido valproico como o divalproato são medicações profiláticas muito eficazes para enxaqueca. Podem ser utilizados nas doses de 500 mg a 2.000 mg/dia. São drogas gabaérgicas, isto é, aumentam os níveis de GABA, um neurotransmissor inibitório, que hiperpolariza os neurônios pós-sinápticos. São anticonvulsivantes e também antineurálgicos. Os efeitos colaterais incluem sedação, alopecia, tremores e confusão mental. Também podem ocorrer náuseas e vômitos que, porém, são autolimitados. O efeito adverso mais grave é a hepatotoxicidade. Deve-se verificar a função hepática antes da introdução dessas drogas. No entanto, uma insuficiência hepática irreversível é muito rara em adultos, principalmente quando o ácido valprpico ou o divalproato são utilizados isoladamente e não em associação a outros medicamentos. Os medicamentos gabaérgicos são especialmente úteis nos pacientes com cefaleias muito frequentes e na presença de outras comorbidades como epilepsias, transtornos de ansiedade, transtorno bipolar e depressão.

Topiramato

O topiramato é útil para o tratamento profilático de enxaquecas refratárias, enxaquecas transformadas em cefaleias crônicas diárias e enxaquecas em pacientes epiléticos, com transtorno bipolar ou com comportamento agressivo. Em doses de 25 a 150 mg/dia, reduz significativamente a frequência das crises. É contraindicado nos pacientes com nefrolitíase, na gravidez e em pacientes com hepatopatias. Os efeitos colaterais mais frequentes são sensações de formigamento nas extremidades e alterações cognitivas (alterações de memória e dificuldade para encontrar palavras ao falar). Foram relatados casos de glaucoma e miopia agudos desencadeados pelo seu uso. Pode ocasionar perda de peso.

Miscelânea

Existe uma relação enorme de drogas ou outros métodos terapêuticos, alguns totalmente não convencionais, propostos para o tratamento profilático da enxaqueca. Essa relação inclui: drogas inibidoras de prostaglandinas (aspirina, indometacina e a maioria dos anti-inflamatórios não hormonais); drogas que inibem a adesividade plaquetária (aspirina, dipiridamol); clonidina; agonistas dopaminérgicos (bromocriptina, lisurida); outros anticonvulsivantes (gabapentina, lamotrigina e levetiracetam), olanzapina, inibidores duais da recaptação de serotonina e noradrenalina (duloxetina e desvenlafaxina), além de muitos outros.

Toxina botulínica

A aplicação de toxina botulínica demonstrou eficácia em ensaio clínico randomizado duplo-cego no tratamento de pacientes com enxaqueca crônica, mas não para pacientes com enxaqueca episódica (< 15 dias de dor/mês). O principal mecanismo de ação atualmente considerado é a absorção de toxina pelos terminais sensitivos de fibras C não mielinizadas. A nível intracelular, as moléculas de toxina clivam SNAP25, grupo de proteínas que ancoram vesículas contendo mediadores envolvidos na sustentação do processo de crise, como o CGRP. Por essa razão, a aplicação é realizada no tecido subcutâneo, que é rico em terminais de fibras sensitivas não mielinizadas. O protocolo que demonstrou eficácia denomina-se PREEMPT e preconiza aplicação trimestral de 5 unidades de toxina botulínica por ponto, em 35 a 39 pontos envolvendo regiões da fronte, têmporas, occipícios, base do crânio posteriormente e trapézios. Os principais efeitos colaterais potenciais são alterações estéticas relacionadas à aplicação na região frontal, dor cervical, relacionada à aplicação na região da base do crânio e dor nos pontos de aplicação. De maneira geral, o tratamento é muito bem-tolerado, e a recomendação dos principais *guidelines* é que se realizem ao menos dois ciclos de tratamento para se avaliar a resposta. A toxina botulínica pode ser uma opção de grande interesse para pacientes crônicos que tiveram efeitos colaterais, baixa adesão, resposta inadequada, ou que têm contraindicações importantes a medicamentos preventivos orais.

Anticorpos monoclonais Anti-CGRP

Primeiro grupo de medicações desenvolvidas para o tratamento preventivo da enxaqueca que chegou ao mercado, os anticorpos são divididos entre antimolécula CGRP (galcanezumabe, fremanezumabe e eptinezumabe) e antirreceptor do CGRP (erenumabe). Todos os quatro medicamentos foram testados no cenário de pacientes com enxaqueca episódica e crônica e demonstraram eficácia na redução das crises. O mecanismo de ação postulado é o bloqueio da atividade de CGRP ricamente produzido em fibras sensitivas não mielinizadas tipo C no gânglio trigeminal, e que atuam sobre fibras mielinizadas tipo A-delta, que apresentam alta densidade de receptores CGRP. Essa ativação parece ser importante na manutenção do processo fisiopatológico responsável pelo sintoma doloroso na crise de enxaqueca. Há dúvida sobre a potencial ação do anticorpo monoclonal a nível central, se esse mecanismo é considerado menos provável, uma vez que a concentração de líquido cefalorraquidiano (LCR) detectável de monoclonal é em torno de 0,01% da concentração sérica. Apesar da conhecida ação vasodilatadora do CGRP, o bloqueio da molécula ou do receptor não demonstrou efeitos adversos vasculares em pacientes sem fatores de risco. Contudo, o uso não foi avaliado e não é recomendado na população de alto risco vascular, ou com doença vascular estabelecida (miocárdica, cerebral ou periférica). O uso de monoclonais anti-CGRP ou receptor também não é indicado durante a gestação. Os principais efeitos colaterais relacionados ao uso dessa classe de medicações são reação no local da aplicação com prurido, dor e formação de placada eritematosa que tende a durar poucos dias, e constipação intestinal. De forma geral, os anticorpos monoclonais preventivos de enxaqueca são muito bem-tolerados, o que explica em parte a alta efetividade da classe. Os anticorpos monoclonais anti-CGRP ou seu receptor são mostrados no Quadro 13.3.

Quadro 13.3. Anticorpos anti-CGRP ou seu receptor

Nome	Via de administração	Dose
Fremanezumabe	Subcutânea mensal Subcutânea trimestral	225 mg 675 mg
Galcanezumabe	Subcutânea	1º mês 240 mg, seguida de 120 mg/mês
Eptinezumabe	Endovenoso trimestral	300 mg
Erenumabe	Subcutâneo mensal	70 mg ou 140 mg

Fonte: Desenvolvido pela autoria.

Conclusões

O tratamento da enxaqueca inicia-se com a atenção do médico dedicada à história, segue com um exame cuidadoso, ganhando a confiança do paciente e, muitas vezes, completa-se com as explicações oferecidas, já que frequentemente são as dúvidas e as preocupações mais importantes para o paciente do que a própria dor. Fatores desencadeantes e predisponentes podem ser reconhecidos e eventualmente evitados ou reduzidos. Quando as crises são esparsas (até duas ao mês), recomenda-se apenas tratamento das crises. O aumento da frequência e da intensidade das crises justifica o tratamento profilático. Em casos iniciais, especialmente em crianças e jovens, o uso de antamínicos pode ser suficiente além de elativamente isento de efeitos colaterais sérios. Muitas vezes, drogas mais potentes precisam ser utilizadas e, nesses casos, há necessidade de o médico estar familiarizado com suas limitações e contraindicações. Betabloqueadores, bloqueadores de canais de cálcio, antidepressivos tricíclicos (estes isoladamente ou associados aos anteriores) e os IERS representam as melhores opções terapêuticas disponíveis no momento. O ácido valproico e o topiramato devem ser reservados para uso nos casos de cefaleias rebeldes, nas cefaleias crônicas diárias e nos pacientes que tenham também epilepsia.

CEFALEIA TIPO TENSÃO

Anteriormente denominada "cefaleia de contração muscular", constitui a cefaleia mais frequente na prática clínica. Pode acometer cerca de 40% da população, em geral com incidência igual em ambos os sexos. Embora possa ocorrer em qualquer idade, incide mais a partir da terceira década, quando são mais frequentes os problemas emocionais, familiares e profissionais.

A dor é geralmente descrita como "peso", "pressão", "constrição" etc. e não costuma ser latejante. As localizações mais comuns são: frontal, temporal ou fronto-temporal, em geral bilateral e, frequentemente, com um componente occipital. Um dos aspectos mais importantes para distingui-la da enxaqueca é a inexistência de fenômenos associados, como náuseas ou vômitos. A SIC admite que o indivíduo possa ter fotofobia ou fonofobia, porém não as duas acompanhando a dor. Assim, mesmo quando a intensidade da dor é grande, raramente a pessoa necessita afastar-se de seus afazeres. De modo geral, a intensidade da dor é fraca ou moderada e não ocorre piora da cefaleia com esforço, atividade física ou movimentos da cabeça.

A SIC distingue a forma "episódica" e a forma "crônica". A CTT "episódica" é aquela que as pessoas apresentam quando estão diante de um agente desencadeante específico que pode ser diverso para cada uma delas. Seguramente, os principais desencadeantes são os fatores emocionais, sendo comum o aparecimento da cefaleia no decorrer de um dia de tensão acima do normal. São frequentes as cefaleias de fim de expediente, seja no trabalho, seja na escola, pode ainda ser desencadeada por esforços físicos ou por situações que exigem contração muscular prolongada como esforços visuais, dirigir veículos ou enfrentar outras situações de estresse.

A forma crônica é caracterizada por cefaleia diária, ou quase diária, podendo mesmo ser contínua, em que o paciente refere momentos de acalmia, mas sem que a dor desapareça totalmente. Segundo a SIC, a cefaleia deve estar presente por mais de 15 dias por mês por pelo menos 6 meses (ou mais de 180 dias/ano) para ser classificada como CTT crônica, e quando a cefaleia ocorre menos de 15 dias/mês deve ser classificada como episódica. A cefaleia tem intensidade fraca a moderada, podendo prejudicar, porém não inibir atividades diárias, tem qualidade em peso, pressão, aperto ou compressão, é bilateral, não é agravada por atos como subir escadas ou outros esforços físicos e pode ser acompanhada por não mais do que um dos seguintes sintomas: fotofobia; fonofobia; e náuseas. Os vômitos nunca ocorrem nesse tipo de cefaleia. A forma crônica é mais comum após os 30 anos, com predominância no sexo feminino e de difícil controle terapêutico. Geralmente, a cefaleia, nesses casos, é apenas um dos sintomas de um estado depressivo.

Embora até pela denominação seja relacionada à contração muscular prolongada, o mecanismo produtor da dor ainda não é totalmente conhecido. Alguns autores chegam a afirmar que a contração muscular não é mecanismo primário e pode mesmo não existir em muitos casos.

Finalmente, é importante assinalar a frequente associação entre a enxaqueca e a CTT. É provável que a enxaqueca seja uma condição facilitadora para o aparecimento da CTT.

O diagnóstico da CTT também é fundamentalmente clínico, com base numa correta anamnese. Exames complementares serão eventualmente necessários, quando sintomas ou achados do exame sugerirem alguma patologia associada.

O tratamento da CTT tem aspectos muito diferentes quando se consideram formas "episódica" ou "crônica". As formas episódicas, esporádicas, raramente são o motivo da consulta e, em geral, são constatadas durante o interrogatório na anamnese. Muitos pacientes convivem com sua dor, muitas vezes sem necessitar de medicação. Geralmente, analgésicos comuns são eficazes como sintomáticos eventuais. A retirada ou a redução dos fatores causais, quando possível, são procedimentos eficazes.

As formas crônicas são, quase sempre, muito resistentes às medidas terapêuticas. Os analgésicos comuns, além de atuar pouco, são, vai de regra, excessivamente utilizados pelos pacientes, como automedicação compulsiva. A dor é apenas a ponta exposta de um *iceberg* depressivo. O uso de antidepressivos é a medida terapêutica mais eficaz e, assim mesmo, é capaz de beneficiar cerca de metade dos pacientes. A literatura apresenta uma preferência, nem sempre claramente justificada, pelo uso da amitriptilina (50 mg a 100 mg/dia); todos os outros antidepressivos tricíclicos podem ser também utilizados em doses correspondentes, assim como também os IERS. Muitas vezes, há necessidade de auxílio psicológico ou psiquiátrico. Métodos terapêuticos alternativos como acupuntura ou *biofeedback* podem auxiliar pequena parcela dos pacientes e, assim mesmo, por tempo limitado, sendo comum o retorno da cefaleia após a interrupção do tratamento.

CEFALEIA EM SALVAS

Sob a denominação "cefaleia em salvas" (do inglês *cluster headache*), são incluídas cefaleias caracteristicamente intensas, unilaterais, de curta duração e associadas a fenômenos de congestão conjuntival, lacrimejamento e congestão nasal. Com base em variações de localização, duração e intensidade dos fenômenos vasomotores associados, muitos autores descreveram entidades supostamente distintas; a sinonímia dessas entidades é ainda mais ampla e confusa.

A localização periorbitária da cefaleia é a mais comumente encontrada. No nosso meio, é também conhecida pela denominação "cefaleia de Horton". A dor é sempre unilateral, sempre afetando o mesmo lado em todas as crises durante uma salva sendo referida sobretudo na região periorbitária. É muito intensa e geralmente descrita como intolerável, nem sempre é referida como latejante, sendo, muitas vezes, descrita como lancinante. Associadamente, existe intensa congestão conjuntival ipsilateral com lacrimejamento intenso, além de obstrução da narina do mesmo lado; em 30% dos casos podem ocorrer miose e semiptose durante a crise (síndrome de Claude-Bernard-Horner). Nada parece aliviar a dor durante a crise; diferentemente da enxaqueca, o indivíduo não consegue permanecer parado, torna-se inquieto e, muitas vezes, desesperado.

Os episódios dolorosos começam agudamente e tendem a ceder também de forma abrupta; sua duração é variável (de 15 a 180 minutos), mas na grande maioria é de 15 minutos a 2 horas. Pode ocorrer desde um episódio a cada 2 dias até 6/dia; porém, em média, o indivíduo apresenta de uma a três crises de dor/dia, que tendem a ocorrer sempre no mesmo horário, inclusive interrompendo o sono durante a madrugada.

A característica fundamental é o aparecimento das crises dolorosas em surtos de duração variável ("salvas" ou "cachos" de dor), que, em geral, duram de 3 a 8 semanas. Após esse período, a dor desaparece espontaneamente. Os períodos de acalmia podem ser longos, variam de um indivíduo para outro e também no mesmo indivíduo, tendendo a ser menores com o passar do tempo. Pode haver intervalos de vários anos entre os surtos que mais frequentemente ocorrem uma a duas vezes/ano. Após algum tempo, embora não seja comum, podem deixar de haver períodos de acalmia, com dores contínuas. Isso configuraria a "forma crônica" da cefaleia em salvas, quando as crises ocorrem por mais de 1 ano sem remissão ou com períodos de remissão que duram menos de 14 dias, em contraposição à "forma episódica", habitual, na qual os períodos de salvas duram de 7 dias a 1 ano, separados por intervalos livres de crises que duram 14 dias ou mais.

A cefaleia em salvas é mais frequente no sexo masculino, porém essa diferença vem se reduzindo nos últimos 30 anos. Uma das razões possíveis é a redução do erro diagnóstico de cefaleia em salvas em mulheres, que frequentemente são interpretadas como episódios de enxaqueca. Na grande maioria dos pacientes, o primeiro surto ocorre entre os 20 e os 30 anos; é muito raro antes disso, mas pode aparecer em idades mais avançadas.

O tratamento da cefaleia em salvas é composto de três pilares:

1. Tratamento dos episódios de crise aguda.
2. Tratamento de ponte.
3. Tratamento preventivo.

Tratamento da crise aguda

Uma das opções no tratamento da crise de cefaleia em salvas é a inalação de oxigênio. Para um bom resultado, é fundamental realizar a aplicação do oxigênio da forma adequada: paciente deve estar sentado, e deve receber o oxigênio à concentração de 100%, com fluxo de 10 litros/minuto, em máscara com reservatório não reinalante, durante 15 minutos, mais de 70% dos pacientes têm uma boa resposta. Também tem a vantagem de poder ser repetido múltiplas vezes ao longo do dia, em pacientes que têm mais de um episódio de cefaleia/dia. Outra modalidade de tratamento de crise considerada eficaz é o sumatriptano 6 mg via SC. A dose pode ser repetida apenas uma vez em 24 horas. O sumatriptano intranasal também é utilizada apesar de apresentar eficácia inferior à formulação subcutânea. Apresentações orais de triptanos não apresentam eficácia uma vez que o tempo de absorção e de pico plasmático se aproxima do limite espontâneo de duração da maioria dos episódios de cefaleia em salvas.

Tratamento de ponte

O tratamento de ponte está indicado para reduzir a frequência de crises até que o tratamento preventivo possa atingir dose adequada e tenha efetividade. Classicamente, a opção mais utilizada era o uso de corticosteroides orais por curto período (até 15 dias) e com rápido desmame. Entretanto, nas últimas décadas diversos estudos comprovaram a eficácia do bloqueio de nervo occipital maior ipsilateral com anestésico (lidocaína ou bupivacaína) associado a corticosteroide (p. ex., metilprednisolona).

Tratamento preventivo

O tratamento preventivo tem o intuito de interromper o surto de salvas. As opções de 1ª linha são verapamil e galcanezumabe. Antes de se iniciar o verapamil, recomenda-se uma avaliação cardiológica e um eletrocardiograma para descartar comorbidades que contraindiquem o uso. A dose recomendada de início é de 160 mg a 240 mg e pode ser aumentada a cada semana em 80 mg. A cada aumento, um novo eletrocardiograma deve ser realizado para evitar o risco de aumento de dose associado ao desenvolvimento de complicações como bloqueios ou bradicardia significativa. Após controle completo, o surto recomenda-se manter o verapamil por algumas semanas até iniciar o desmame cauteloso, mas é importante realizar o desmame completo e não há necessidade de manter a medicação continuamente na vasta maioria dos pacientes com cefaleia em salvas. Outra opção para o tratamento é o anticorpo monoclonal anti-CGRP galcanezumabe que demonstrou eficácia no controle da cefaleia em salvas episódica na dose de 300 mg mensal. Cabe ressaltar que a medicação não demonstrou eficácia no tratamento da cefaleia em salvas crônica (quadro com remissões menores que 1 mês ao longo de 1 ano). Outras opções de 2ª linha são carbonato de lítio, ácido valproico, topiramato e melatonina.

ARTERITE TEMPORAL

A arterite temporal não é uma doença frequente, mas apresenta algumas peculiaridades que obrigam o médico a estar atento a esse diagnóstico, não só por requerer tratamento específico, mas também pela possibilidade de se prevenir comprometimento visual, que é uma grave complicação.

A cefaleia é caracteristicamente de início tardio, aparece após os 50 anos, com mais frequência depois dos 60 anos, e acomete ambos os sexos. A dor, em geral, é intensa, muitas vezes latejante, podendo ser uni ou bilateral, predominando nas regiões frontotemporais. Pode ser contínua, limitando as atividades do indivíduo idoso. Pela localização temporal, a dor pode intensificar-se com a mastigação, obrigando o paciente a parar de se alimentar ("claudicação intermitente" da mandíbula).

A dor é causada por um processo inflamatório das artérias extracranianas, demonstrado pela biópsia, frequentemente acompanhado pela presença de células gigantes ("arterite de células gigantes"). O processo arterítico pode acometer outros territórios vasculares sistêmicos e mesmo o território intracraniano, em especial os ramos da artéria oftálmica, ocasionando graves sequelas visuais.

O comprometimento visual pode ser evitado com o tratamento específico, daí a necessidade de atenção para o diagnóstico precoce. Não é infrequente que um idoso, já com algumas semanas de cefaleia, tenha seu diagnóstico apenas suspeitado quando procura o oftalmologista com grave isquemia retiniana.

O diagnóstico baseia-se na história clínica e no encontro eventual de artérias temporais espessadas, tortuosas e dolorosas. O hemograma pode mostrar leucocitose e neutrofilia, mas é a velocidade de hemossedimentação (VHS) que mais frequentemente se altera. Ela se encontra acima de 40 mm na grande maioria dos casos, podendo ultrapassar os 100 mm. A proteína C--reativa (PCR) é sempre positiva nesses casos. O diagnóstico de certeza pode ser feito pela biópsia de artéria. Outro exame que pode corroborar o diagnóstico é a ultrassonografia de artérias temporais, que pode mostrar o "sinal do halo", caracterizado por um anel hipoecoico no lúmen arterial, refletindo o edema induzido pela inflamação da parede arterial.

O tratamento é feito com corticosteroides. Geralmente, utiliza-se a prednisona em doses diárias iniciais de 1 mg/kg de peso, reduzindo-se progressivamente a doses de manutenção de até 10 mg/dia. A melhora costuma ser dramática, com desaparecimento da dor nas primeiras 48 horas. Isso pode ser um teste diagnóstico mais sensível que o VHS. O VHS, a PCR e o quadro clínico podem servir de controle para a corticosteroideterapia. A corticosteroideterapia precoce previne o comprometimento visual na maioria dos casos. Nos casos graves, quando já está se estabelecendo a perda visual, pode-se tentar "pulsos" de corticosteroides (metilprednisolona 1 g/dia por 3 dias) ou mesmos 'pulsos" de imunossupressores (ciclofosfamida 1 g/dia por 1 dia).

Além da cefaleia e das alterações visuais, podem ocorrer manifestações sistêmicas associadas. Mal-estar geral, perda de peso, febre baixa persistente, sudorese noturna, dores musculares, especialmente na musculatura paravertebral e das cinturas, fazem parte de um quadro denominado "polimialgia reumática". Quando a cefaleia não é evidente, o diagnóstico desse quadro no indivíduo idoso pode ser muito difícil. VHS elevada, resposta rápida à corticosteroideterapia e eventualmente a biópsia de artéria temporal confirmam o diagnóstico.

OUTROS TIPOS DE CEFALEIA

Existe uma série de condições menos frequentes, em que aparecem formas especiais de cefaleia. Pelas características desse livro, não há possibilidade de estudo particularizado dessas formas. O leitor pode encontrar informações detalhadas nas referências que estão ao fim do capítulo. Incluem-se aqui as cefaleias relacionadas aos esforços, à tosse, à altitude, à atividade sexual, aos estímulos frios e muitas outras.

A abordagem das cefaleias na unidade de emergência é tratada no Capítulo 6 – Emergências Neurológicas.

BIBLIOGRAFIA CONSULTADA

Antonaci F, Dumitrache C, De Cillis I, Allena M, et al. A review of current European treatment guidelines for migraine. J Headache Pain. 2010;11(1):2213-9. doi: 10.1007/s10194-009-0179-2.

Aurora SK, Dodick DW, Turkel CC, DeGryse RE, Silberstein SD, Lipton RB, et al. OnabotulinumtoxinA for treatment of chronic migraine: results from the double--blind, randomized, placebo-controlled phase of the PREEMPT 1 trial. Cephalalgia. 2010;30(7):793-803. doi: 10.1177/0333102410364676.

Burstein R, Cutrer MF, Yarnitsky D. The development of cutaneous allodynia during a migraine attack clinical evidence for the sequential recruitment of spinal and supraspinal nociceptive neurons in migraine. Brain. 2000;123(8):1703-9. doi: 10.1093/brain/123.8.1703.

Cohen F, Yuan H, DePoy EMG, Silberstein SD. The arrival of anti--CGRP monoclonal antibodies in migraine. Neurotherapeutics. 2022;19(3):922-30. doi: 10.1007/s13311-022-01230-x.

Dekker F, Dieleman JP, Neven AK, Ferrari MD, Assendelft WJ. Preventive treatment for migraine in primary care, a population-based study in the Netherlands. Cephalalgia. 2013;33(14):1170-8. doi: 10.1177/0333102413490343.

Dodick DW, Turkel CC, DeGryse RE, Aurora SK, Silberstein SD, Lipton RB, et al. OnabotulinumtoxinA for treatment of chronic migraine: pooled results from the double-blind, randomized, placebo-controlled phases of the PREEMPT clinical program. Headache. 2010;50(6):921-36. doi: 10.1111/j.1526-4610.2010.01678.x.

Evers S, Afra J, Frese A, Goadsby PJ, Linde M, May A, et al. EFNS guideline on the drug treatment of migraine--revised report of an EFNS task force. Eur J Neurol. 2009;16(9):968-81. doi: 10.1111/j.1468-1331.2009.02748.x.

Fernandes L, Randal M, Idrovo L. Peripheral nerve blocks for headache disorders. Pract Neurol. 2020:practneurol-2020-002612. doi: 10.1136/practneurol-2020-002612.

Goadsby PJ, Dodick DW, Leone M, Bardos JN, Oakes TM, Millen BA, et al. Trial of galcanezumab in prevention of episodic cluster headache. N Engl J Med. 2019;381(2):132-41. doi: 10.1056/NEJMoa1813440.

Goadsby PJ, Holland PR, Martins-Oliveira M, Hoffmann J, Schankin C, Akerman S. Pathophysiology of migraine: a disorder of sensory processing. Physiol Rev. 2017;97(2):553-622. doi: 10.1152/physrev.00034.2015.

Headache Classification Committee of the International Headache Society (IHS) The International Classification of Headache Disorders, 3. ed. Cephalalgia. 2018;38(1):1-211. doi: 10.1177/0333102417738202.

Lance JW. Mechanism and management of headache. London: Butterworths, 1998.

Melhado EM, Santos PSF, Kaup AO, Costa ATNMD, Roesler CAP, Piovesan ÉJ, et al. Consensus of the Brazilian Headache Society (SBCe) for the prophylactic treatment of episodic migraine: part I. Arq Neuropsiquiatr. 2022;80(8):845-61. doi: 10.1055/s-0042-1756441.

Olesen J, Tfelt-Hansen P, Welch KMA (Eds.). The headaches. 2. ed. Philadelphia: Lippincot Williams & Wilkins, 2000.

Queiroz LP, Peres MF, Piovesan EJ, Kowacs F, Ciciarelli MC, Souza JA, et al. A nationwide population-based study of tension-type headache in Brazil. Headache. 2009;49(1):71-8. doi: 10.1111/j.1526-4610.2008.01227.x.

Raffaelli E jr, Silva WF, Martins OJ (Eds.). IHS – Comitê de Classificação das Cefaleias da Sociedade Internacional de Cefaleia. Classificação e critérios diagnósticos para cefaleias, nevralgias cranianas e dor facial (Tradução). São Paulo: Lemos Editorial, 1997.

Rasmussen BK. Epidemiology of headache. Cephalalgia. 2001;21(7):774-7. doi: 10.1177/033310240102100708.

Safiri S, Pourfathi H, Eagan A, Mansournia MA, Khodayari MT, Sullman MJM, et al. Global, regional, and national burden of migraine in 204 countries and territories, 1990 to 2019. Pain. 2022;163(2):e293-e309. doi: 10.1097/j.pain.0000000000002275.

Silberstein SD, Lipton RB, Goadsby PJ. Headache in clinical practice. Oxford: Isis Medical Media, 1998.

Silberstein SD, Neto W, Schmitt J, Jacobs D; MIGR-001 Study Group. Topiramate in migraine prevention: results of a large controlled trial. Arch Neurol. 2004;61(4):490-5. doi: 10.1001/archneur.61.4.490.

Silberstein SD. Topiramate in migraine prevention. Headache. 2005;45(1):S57-65. doi: 10.1111/j.1526-4610.2005.4501005.x.

Silva WF. Cefaleias: diagnóstico e tratamento. Rio de Janeiro: Medsi, 1989.

Sociedade Brasileira de Cefaleia. Recomendações para o tratamento da crise enxaquecosa: consenso da Sociedade Brasileira de Cefaleia. Arq Neuro-Psiquiatr 2000;58:371-89.

Sutherland HG, Albury CL, Griffiths LR. Advances in genetics of migraine. J Headache Pain. 2019;20(1):72. doi: 10.1186/s10194-019-1017-9.

Vinken PJ, Bruyn GW, Klawans HL, Clifford Rose F (eds.). Headache. Handbook of Clinical Neurology. Amsterdam: Elsevier. 1986;48.

CAPÍTULO 14

Lécio Figueira Pinto • Luiz Henrique Martins Castro

Epilepsia

DEFINIÇÕES E CONCEITOS IMPORTANTES

Crises epilépticas são definidas como ocorrência transitória de sinais ou sintomas decorrentes de atividade neuronal anormal, síncrona ou excessiva cerebral, gerando sinais ou sintomas transitórios. Pode haver alteração da consciência (desde sutil a total), manifestações involuntárias motoras, sensoriais, emocionais, cognitivas ou autonômicas, percebidos pelo paciente ou por um observador (Figura 14.1).

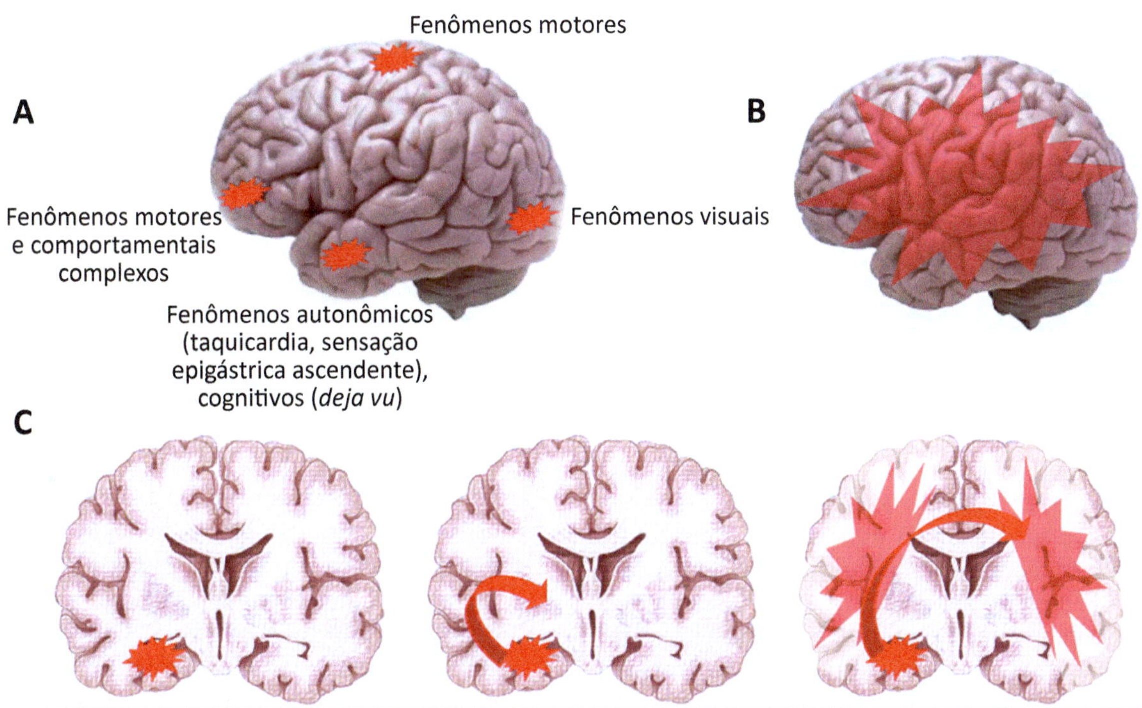

Figura 14.1. Crises epilépticas: sinais e sintomas conforme localização, tipo e evolução. **(A)** Crises focais em distintas regiões, ocasionando diferentes sinais sintomas. **(B)** Crise generalizada desde início. **(C)** Crise focal, com evolução inicial para o mesmo hemisfério resultando em alteração da consciência, com posterior envolvimento de ambos os hemisférios cerebrais, perda completa da consciência e manifestação tônico-clônica bilateral.
Fonte: Adaptada de Chowdhury FA, Silva R, Whatley B, *et al.*, 2021.

Epilepsia é uma doença cerebral crônica, caracterizada por predisposição persistente do cérebro para gerar crises epilépticas recorrentes e as consequências neurobiológicas, cognitivas, psicológicas e sociais. Tradicionalmente, a epilepsia é definida pela ocorrência de duas crises epilépticas não provocadas ou reflexas, separadas por um intervalo de mais de 24 horas

A ocorrência de uma ou mais crises dentro de 24 horas, mesmo sob a forma de crises recorrentes ou estado de mal epiléptico, não é suficiente para o diagnóstico de epilepsia, pois não ocorre aumento no risco de recorrência, independente de tratamento.

Segundo a Liga Internacional de Epilepsia (ILAE, do inglês Internacional League Against Epilepsy), em critérios revistos, o diagnóstico de epilepsia também pode ser estabelecido na ocorrência de uma crise não provocada (ou reflexa), caso a probabilidade de novas crises seja semelhante ao risco de recorrência após duas crises não provocadas nos 10 anos seguintes (maior que 60%). Ainda, o diagnóstico de epilepsia pode ser estabelecido quando se caracteriza uma síndrome epiléptica, conforme apresentado no Quadro 14.1.

Quadro 14.1. Critérios para diagnóstico operacional de epilepsia (ILAE 2014)

Duas crises epilépticas não provocadas ou reflexas com mais de 24 horas de intervalo
Uma crise não provocada ou reflexo e probabilidade de recorrência semelhante ao risco de recorrência de duas ou mais crises nos 10 anos seguintes (risco maior que 60%)
Diagnóstico de uma síndrome epiléptica, como epilepsia ausência da infância, epilepsia mioclônica juvenil, epilepsia autolimitada com espículas centrotemporais, epilepsia temporal mesial com esclerose hipocampal, síndrome de Rasmussen etc.)

ILAE: Liga Internacional de Epilepsia (ILAE, do inglês Internacional League Against Epilepsy).
Fonte: Adaptado de Fisher RS, Acevedo C, Arzimanoglou A, *et al.*; 2014; Wirrell EC, Nabbout R, Scheffer IE, *et al.*, 2022.

A definição de epilepsia a partir de crise única permite que o diagnóstico seja estabelecido e indicado o tratamento para pessoas com alto risco de recorrência. A definição de probabilidade maior que 60% decorre de estudos que apontaram que, após uma segunda crise, o risco de uma terceira crise é de 73% (intervalo de confiança de 59% a 87%), não muito distinto do risco após uma terceira crise, de 76% (intervalo de confiança de 60% a 91%).

Assim, risco superior a 60% (faixa inferior do intervalo de confiança) indica o mesmo risco após duas crises não provocadas com mais de 24 horas de intervalo. Os principais fatores preditivos de recorrência são história de lesão cerebral prévia, eletroencefalograma (EEG) com atividade epileptiforme, presença de lesão epileptogênica no exame de neuroimagem e crise noturna.

Após uma primeira crise, é necessário realizar investigação diagnóstica, definir a causa da crise e orientar o tratamento. A crise pode representar uma condição aguda reversível, associada à disfunção do tecido neural sem lesão ou à lesão de gravidade e extensão variadas. A crise pode também decorrer de lesão crônica ou progressiva, incluindo doenças degenerativas. A avaliação adequada, discutida adiante, permite definir os diferentes cenários:

- **Crise provocada:** crise decorrente de causa imediata identificada e transitória, como distúrbio metabólico (uremia, insuficiência hepática, distúrbios hidreletrolíticos graves – sódio, cálcio, fósforo, magnésio –, hipo/hiperglicemia, acidose/alcalose, intoxicação exógena, abstinência de drogas sedativas, sem evidência de lesão cerebral aguda). Essas crises, via de regra, manifestam-se como crises tônico-clônicas. As focais são raras, observadas quase exclusivamente no contexto de hipo ou hiperglicemia. A relação temporal deve ser estabelecida com exames realizados até 24 horas após a crise, com exceção da abstinência alcoólica, em que crises podem ocorrer 7 a 48 horas após última ingesta de álcool.
- **Crise sintomática aguda:** apresentam relação temporal próxima com lesão aguda do sistema nervoso central (SNC) com alteração estrutural, como acidente vascular cerebral hemorrágico (AVCh) ou acidente vascular cerebral isquêmico (AVCi), encefalite, trauma cranioencefálico (TCE) etc. Consideram-se crises sintomáticas agudas aquelas que ocorrem até 7 dias após o insulto. O intervalo pode ser mais longo, como no hematoma subdural crônico ou infecção de SNC, desde que haja sinais clínicos ou laboratoriais de atividade.
- **Crises reflexas:** desencadeadas por estímulos específicos ou determinada atividade do paciente, demonstradas de modo objetivo e consistente. Podem ocorrer exclusivamente no contexto do desencadeante, porém, na maioria dos casos, acontecem tanto de forma espontânea como com desencadeantes específicos. Podem ser desencadeadas por estímulos simples (visuais, como estimulação luminosa intermitente, táteis, auditivos etc.) ou complexos (alimentação, padrões visuais complexos, leitura, micção, atividades mentais complexas, como cálculos, tarefas visuoespaciais). Crises desencadeadas por esses estímulos podem ser focais ou generalizadas. As de início generalizado, como mioclonias

ou crises tônico-clônicas, podem ser desencadeadas por fotoestimulação intermitente e por tarefas visuoespaciais complexas, como armar quebra-cabeças. Nas crises focais, é comum que a ativação do córtex epileptogênico ocorra por estímulo específico que ative a função da mesma área, como estimulação visual nas epilepsias focais no córtex occipital, ou estimulação tátil nas epilepsias do lobo parietal. Para determinado paciente, o estímulo pode ser bastante específico; por exemplo, imersão do corpo em água com certa temperatura, ou crises desencadeadas por determinados padrões visuais.

- **Crise única (isolada):** uma ou mais crises que recorrem no período de 24 horas. Pode corresponder a uma crise provocada, crise sintomática aguda ou à primeira manifestação de epilepsia. Crises múltiplas dentro de 24 horas devem ser interpretadas como crise única para avaliação do risco de recorrência.
- **Crise febril:** ocorre em uma faixa etária específica, entre 3 meses e 5 anos de idade, com pico de incidência antes dos 2 anos, em vigência de febre, na ausência de lesão ou infecção do SNC ou outra causa definida, sem história de crises prévias afebris. A crise febril pode ocorrer imediatamente antes da elevação da temperatura ou no contexto de doença infecciosa aguda, sem febre (crise febril "afebril"). Habitualmente, ocorrem com temperatura superior a 38 °C. A ocorrência de crises febris é fortemente influenciada por fatores genéticos.
- **Crises não provocadas:** ocorrem na ausência de lesão cerebral aguda (crise sintomática aguda) ou alteração clínica potencialmente responsável (crise provocada) e diferem destas pelo maior risco de recorrência e menor gravidade e mortalidade. Quando associadas a lesões estruturais cerebrais prévias (geralmente após mais que 1 semana), são denominadas "crises sintomáticas remotas".
- **Síndromes epilépticas:** conjunto de achados clínicos e eletrencefalográficos que têm em comum etiologias específicas (estruturais, metabólicas, genéticas, autoimunes, infecciosas etc.), com implicação na investigação, escolha do tratamento e prognóstico. Essas síndromes apresentam, habitualmente, faixas etárias características e comorbidades associadas.

Alguns autores incluem as crises provocadas juntamente com as sintomáticas agudas. Optamos por tratá-las de modo distinto pelo impacto na decisão terapêutica, pois se não existir lesão cerebral e a causa for revertida, o risco de recorrência é praticamente nulo, exceto na recorrência do fator desencadeante (nova hipo ou hiperglicemia, abstinência alcoólica etc.).

IMPORTÂNCIA E EPIDEMIOLOGIA

A probabilidade de um indivíduo apresentar uma crise epiléptica ao longo da vida é de até 10%.

A epilepsia associa-se a grande impacto na qualidade de vida das pessoas, como expresso na definição da doença. Ela pode se manifestar em qualquer faixa etária, contrariando a noção amplamente disseminada que seja uma doença de início na infância. A epilepsia pode ser manifestar em qualquer faixa etária, com um pico de incidência em idosos. Ocorre mundialmente, afeta ambos os sexos, com incidência um pouco mais elevada em homens e em países de renda baixa e média.

Estima-se que mais de 65 milhões de pessoas vivam com epilepsia no mundo. No Brasil, estudos apontam prevalência de 0,78% a 1,86%, com epilepsia ativa (ocorrência de ao menos uma crise nos últimos 2 anos) em até 0,87% da população. Extrapolados para a população brasileira, estimada em 215.820.455 habitantes em 2023, com prevalência média de 1%, haveria mais de 2.100.000 pessoas vivendo com epilepsia no Brasil.

FISIOPATOLOGIA

Epileptogênese refere-se à sequência de eventos/processos que transformam o tecido/rede neural normal em rede hiperexcitável, que passa a gerar crises recorrentes e espontâneas. Esse processo complexo permanece ainda incompletamente elucidado e até o momento inexiste tratamento que o bloqueie. As causas envolvidas na epileptogênese são variadas e incluem fatores genéticos ou adquiridos (lesões cerebrais) que participam de modo isolada ou conjuntamente na gênese de epilepsia.

Após o estabelecimento de lesão cerebral, pode haver um período inicial sem crises (período latente), em que ocorrem transformações na rede neural (epileptogênese) que aumentam a predisposição para crises espontâneas. Em muitas situações, as crises espontâneas recorrentes já se iniciam concomitantemente à lesão cerebral

A fisiopatologia envolvida nas crises epilépticas é complexa e a via final decorreria de desbalanço entre mecanismos excitatórios e inibitórios, com hiperexcitabilidade em redes neuronais que originas as crises. Em muitos casos, observa-se substrato estrutural, com lesão detectada nos exames de neuroimagem. Diversos fatores contribuem para a hiperexcitabilidade neuronal, como mudanças na expressão gênica, densidade e atividade de canais iônicos, alterações em sinapses, perda de neurônios inibitórios, brotamento e maior conexão de neurônios excitatórios, com impacto em redes neurais.

O papel de fatores genéticos nas epilepsias e o desenvolvimento e o maior acesso a técnicas como painéis de genes e o sequenciamento completo do exoma e Genoma têm contribuído para o diagnóstico e compreensão de aspectos genéticos da doença. A principal contribuição da genética nas epilepsias se observa nas encefalopatias epilépticas da infância, com a identificação de inúmeros genes associados a essas epilepsias, muitos dos quais relacionados a canais iônicos. Todavia, nas epilepsias generalizadas idiopáticas (ausência infância, ausência juvenil, mioclônica juvenil, crises tônico-clônicas isoladas), em que se observa forte papel da hereditariedade, 95% dos pacientes apresenta resultados negativos nos testes atuais.

As epilepsias podem ter causas monogênicas, detectadas nos testes atuais, em uma minoria de casos. Frequentemente, a herança pode ser poligênica ou com aumento de suscetibilidade. A interação com fatores ambientais e lesões estruturais adquiridas completam a complexa e intrincada relação etiológica das epilepsias.

CLASSIFICAÇÃO DAS CRISES E SÍNDROMES EPILÉPTICAS

O objetivo da classificação é agrupar as crises, permitindo compreender as causas, manifestações clínicas, comorbidades (cognitivas, psiquiátricas etc.), orientar o tratamento e prognosticar a resposta ao tratamento medicamentoso e cirúrgico.

Inicialmente, deve se determinar se o evento clínico é uma crise epiléptica, pois existem muitos imitadores (o diagnóstico diferencial será discutido adiante).

A ILAE propôs, em 1981, a classificação mais empregada até a última revisão. Nesta, as crises eram divididas entre as de início parcial e as de início generalizado. As crises parciais eram divididas em simples e complexas. Outras revisões foram propostas, porém dificuldades na aceitação e aplicação resultaram em sua baixa aceitação e em seu emprego limitado.

Uma nova classificação das crises foi publicada pela ILAE, em 2017, com basena classificação de 1981.

Apesar de ser crucial a diferenciação das crises entre as de início focal e as de início generalizado, esta pode ser difícil em alguns casos. A definição atual está esquematizada na Figura 14.2.

Pela definição, as crises de início focal iniciam-se em circuitos limitados a um hemisfério, de forma localizada ou mais difusamente distribuídas, e podem, rapidamente, envolver circuitos bilaterais. Também se admite que crises focais possam se originar em estruturas subcorticais.

As crises de início generalizado originam-se em algum ponto de uma rede neuronal, com rápido envolvimento de redes distribuídas bilateralmente. Segundo esse conceito, a classificação de uma crise como de início generalizado não descarta início focal, que pode ainda não ser definido por limitações metodológicas atuais.

A alteração da consciência na classificação é avaliada apenas em crises de início focal, pois, como regra, está comprometida nas generalizadas, excetuando-se crises muito breves, como mioclonias.

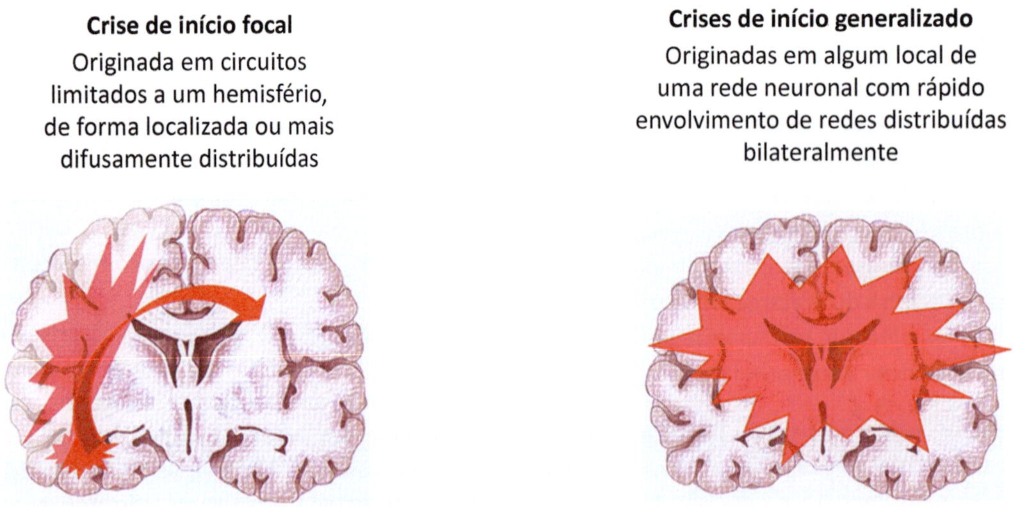

Figura 14.2. Principais tipos principais de crises epilépticas.
Fonte: Adaptada de Berg AT, Berkovic SF, Brodie MJ, *et al.*, 2010.

Avaliar alteração da consciência não é trivial, porém muito relevante pelo impacto em questões como: direção de veículos; interferência no aprendizado em crianças; impacto no trabalho e risco de acidentes; entre outros. A alteração de consciência durante as crises pode ter intensidade variável, desde uma pessoa vígil que responde a comandos de modo inapropriado com ou sem amnésia para o evento, até coma, com completa ausência de consciência, optou-se, na classificação da ILAE, por não se empregar a palavra consciência. Em consenso da Liga Brasileira de Epilepsia, optou-se pelo emprego, em português, da palavra "percepção" em vez de "consciência". O termo "Crise disperceptiva" é empregado para crises em que ocorra qualquer comprometimento da consciência, de grau variável, com envolvimento do nível de consciência, percepção, memória, responsividade e ciência de si próprio em relação ao meio. Percepção não é classificador para crises de início generalizado, pois, como regra, a consciência está alterada em crises de início generalizado.

Alguns tipos de crise podem ter início focal ou generalizado, como os espasmos epilépticos, as crises tônicas e atônicas. Para distinção entre crises de início focal e generalizado nesses casos, são necessários dados complementares à observação clínica, como o registro de vídeo-EEG da crise, neuroimagem etc.

A Figura 14.3 apresenta a classificação expandida, indicando os subtipos de crises.

A classificação admite crises de início desconhecido. Isso pode decorrer de falta de dados de história, investigação. Existe a possibilidade de que os dados disponíveis não permitam classificar o tipo específico de crise (crises não classificadas).

O esquema da classificação é colunar, porém não hierárquico. Após a determinação se as crises são de início focal, generalizado ou desconhecido, podem ser apontadas as manifestações iniciais mais proeminentes, motoras ou não motoras. Após isso, deve-se tentar descrever as características das crises focais (cognitiva, automatismos, hipercinéticas etc.) ou generalizadas (ausência típica, mioclônica, tônica etc.).

A classificação distingue crises tônico-clônicas de início focal (crise focal evoluindo para tônico-clônica bilateral) das de início generalizado (crise tônico-clônica generalizada).

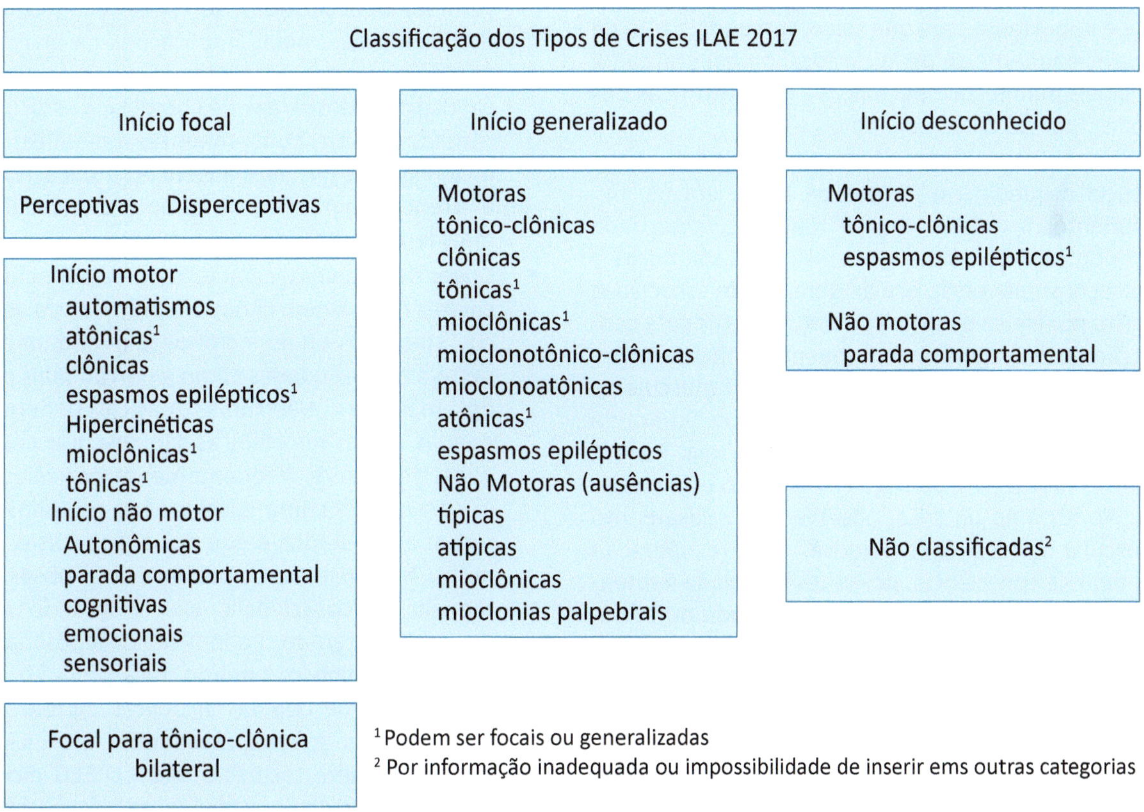

Figura 14.3. Esquema expandido da classificação dos tipos de crises epilépticas da ILAE 2017.
ILAE: Liga Internacional de Epilepsia (ILAE, do inglês Internacional League Against Epilepsy).
Fonte: Fisher RS, Cross JH, French JA, *et al.*, 2017.

A versão traduzida para o português pela Comissão de Consenso da Liga Brasileira de Epilepsia está disponível pelo *link*: https://www.ilae.org/files/ilaeGuideline/OperationalClassification-Fisher2017-Brazil.pdf

Dados de exames complementares podem auxiliar a classificação da crise epiléptica, embora não sejam incluídos na classificação. Esses dados podem incluir vídeos caseiros, padrões eletrencefalográficos, lesões detectadas por neuroimagem, resultados de exames laboratoriais como detecção de anticorpos antineuronais ou mutações gênicas. Encoraja-se o uso de qualquer informação complementar disponível para o diagnóstico.

Do ponto de vista prático, para não especialistas, é importante ter segurança de se tratar de crise epiléptica (conhecer os tipos de crises auxilia a precisão diagnóstica) e se a crise tem início focal ou generalizado. Por vezes, não é possível, em um primeiro momento ou mesmo após realização de exames, determinar o tipo/início da crise e esse fato deve ser considerado na certeza diagnóstica, em investigações adicionais e nas escolhas de tratamento, como será discutido. "Convulsão" é um termo usado para designar crises em que ocorre atividade motora proeminente durante uma crise. Apesar de não estar incluído na classificação, ainda é um termo muito empregado e, na maioria das vezes, utilizado para crises tônico-clônicas. A descrição mais detalhada da crise é importante para que se compreenda o tipo de crise, principalmente se de início focal ou generalizado. As principais manifestações clínicas e características dos principais tipos de crises epilépticas são:

- **Crises tônico-clônicas:** há perda abrupta de consciência e queda, caso a pessoa esteja em pé. Inicialmente, instala-se a fase tônica, caracterizada por contração tônica em extensão dos membros e pescoço, supraversão ocular, geralmente associadas a grito por causa da expulsão forçada de ar pela contração do diafragma. O componente tônico dura cerca de 30 segundos e é seguido de abalos musculares clônicos, ritmados, dos quatro membros. Durante a crise, ocorrem apneia, cianose e sialorreia. Podem ocorrer mordedura de língua e liberação esfincteriana. Ao término da crise, observam-se relaxamento muscular e respiração ruidosa, com recuperação gradual da consciência, por vezes associada a intensa agitação (período pós-ictal), que pode durar vários minutos. A ocorrência das crises tônico-clônicas primariamente generalizadas tendem a predominar em vigília, próximas ao despertar com frequência. As crises tônico-crônicas de início focal ocorrem na evolução da crise ou podem se apresentar como generalizadas quando acontecem em sono. Nas crises tônico-clônicas generalizadas, o EEG mostra, na fase tônica, atividade rítmica generalizada rápida, de frequência maior que 10 Hz, bilateral, síncrona e simétrica, evoluindo com padrão de poliespículas generalizadas. Na fase clônica, observam-se complexos lentos de poliespícula-onda, seguidos de intensa depressão da atividade elétrica cerebral após término da crise, seguido de gradual recuperação dos ritmos de base.
- **Crises de ausência:** caracterizam-se por breve perda de contato com o meio, habitualmente de breve duração, por vezes associadas a automatismos discretos, como piscamentos. Em crises mais prolongadas, podem ocorrer automatismos complexos, alterações discretas do tônus e fenômenos autonômicos. Crises de ausência típica caracterizam-se por breve duração e início e término abruptos. Ocorrem em indivíduos neurologicamente normais. Na epilepsia ausência da infância, podem ocorrer várias vezes ao dia; enquanto na epilepsia ausência juvenil, as crises são menos frequentes. As crises de ausência típica podem ser desencadeadas pela manobra de hiperpneia. Ausências atípicas ocorrem em indivíduos neurologicamente comprometidos, em geral no contexto de síndromes epilépticas mais graves. Estas apresentam início e fim menos abruptos e maior duração. Pode ocorrer confusão pós-ictal. Crises de ausência devem ser diferenciadas de crises focais com perda de consciência, pelas implicações na investigação, etiologia e tratamento. Nas crises de ausência típica, ocorrem descargas de complexos espícula-onda ritmados a 3 Hz, concomitantes à manifestação clínica (Figura 14.4). Nas ausências atípicas, o padrão eletrencefalográfico é de complexos espícula-onda, mais lentos, ritmados a 1,5 a 2,5 Hz.
- **Crises mioclônicas:** caracterizam-se por abalos musculares rápidos, em choque, simétricos ou assimétricos, síncronos ou assíncronos, que podem envolver tanto as extremidades como a porção mais proximal dos membros. Mioclonias maciças podem causar quedas. Crises mioclônicas são descritas como choques, tremores e, frequentemente, os pacientes não as consideram como crises, sendo referidos apenas serem desajeitados e que deixam as coisas cair das mãos. Nas crises mioclônicas, não é observada alteração da consciência, exceto quando ocorrem de modo reiterado. Podem ser desencadeadas por estímulo luminoso repetido, pela privação de sono ou pelo uso de bebidas alcoólicas. Apesar de mais frequentemente se apresentarem de início generalizado, podem ter início focal. O EEG mostra padrão de espículas e ondas lentas, frequentemente com complexos de poliespícula-onda de frequência maior que 3 Hz, que podem ser desencadeadas pela fotoestimulação intermitente (Figura 14.5).

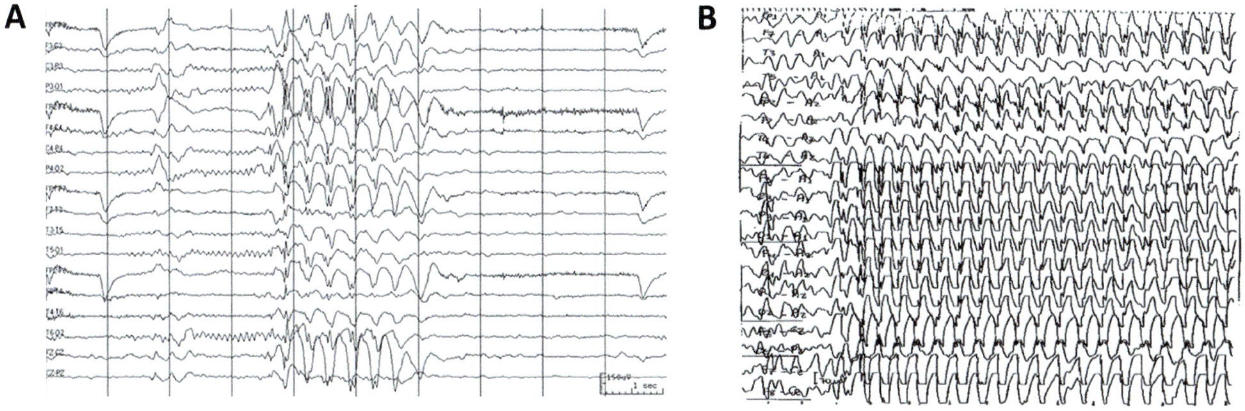

Figura 14.4. Eletroencefalograma evidencia padrão de descarga generalizada de complexos espícula-onda ritmados a 3 Hz **(A)** e crise de ausência **(B)**, em que estes paroxismos ocorrem de modo prolongado, associados à manifestação clínica.
Fonte: Acervo da autoria.

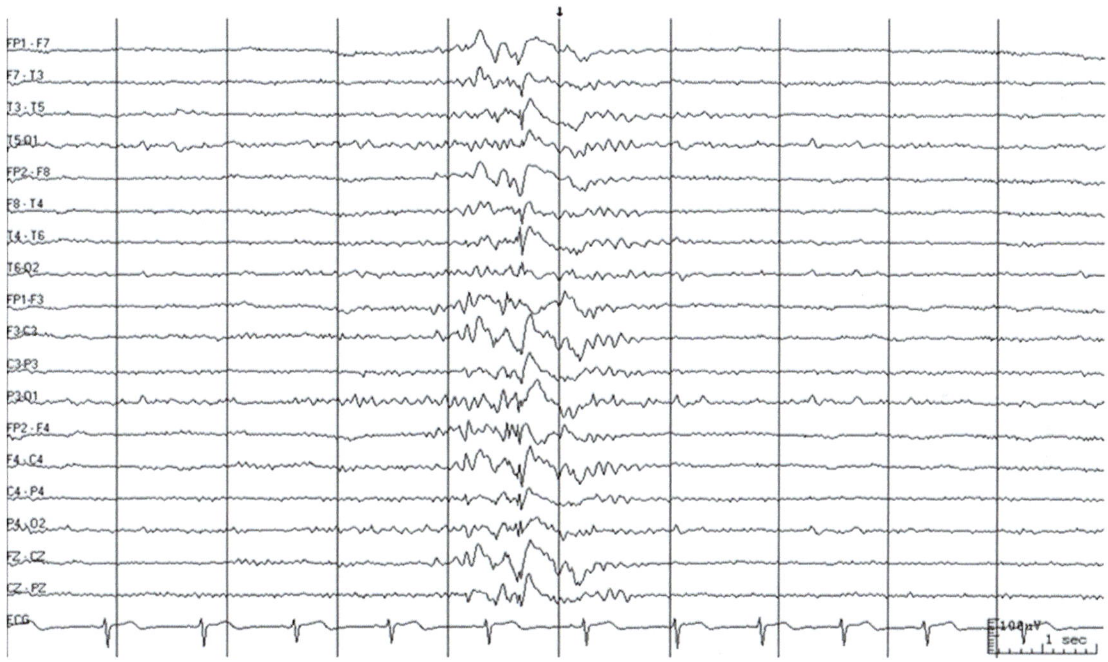

Figura 14.5. Eletroencefalograma evidencia padrão de descarga generalizada de complexos espícula-onda.
Fonte: Acervo da autoria.

- **Crises tônicas/atônicas:** caracterizam-se, respectivamente, por perda abrupta de consciência, contração tônica ou perda de tônus, em geral simétrica, causando quedas sem proteção, potencialmente com traumatismos graves. Nas crises tônicas, ha elevação dos braços, flexão da musculatura do pescoço e supraversão ocular. A duração é curta. Crises tônicas tendem a ocorrer em sono, quando podem manifestar-se de modo sutil, com discreta abertura das pálpebras e supraversão ocular. Nas crises atônicas, há perda abrupta do tônus axial e queda abrupta da cabeça. As crises tônicas e atônicas ocorrem quase exclusivamente em pacientes com comprometimento neurológico e em síndromes epilépticas graves. Nas crises tônicas, observa-se, ao EEG, atividade ritmada rápida, de projeção generalizada, nas frequências de 14 Hz a 20 Hz, também denominada "atividade paroxística rápida ou ritmo recrutante". Nas crises atônicas, pode ser observado padrão de complexos espícula-onda generalizados ou atenuação difusa da atividade elétrica cerebral.

- **Crises focais motoros:** ocorrem abalos musculares rápidos envolvendo a face e/ou membros, unilaterais, que podem assumir a característica de marcha, com acometimento de forma seriada de grupos musculares, como mão, braço, face e perna, seguindo a topografia das áreas cerebrais ("homúnculo de Penfield"). Esse padrão de crise indica envolvimento da área motora primária, no giro pré-central.
- **As crises tônicas:** caracterizam-se por acometimento motor bilateral, com posturas bizarras, com elevação em abdução assimétrica dos membros superiores. Podem ter início focal ou generalizado. Pode ocorrer versão da cabeça, com extensão do braço do mesmo lado e flexão do contralateral, denominada "postura do espadachim". Por vezes, acometem também membros inferiores, causando queda ao solo. Podem ocorrer com ou sem acometimento da consciência. Nesse tipo de crise, ocorre acometimento da área motora suplementar. Essas crises, com frequência, são erroneamente interpretadas como eventos não epilépticos, crises psicogênicas ou funcionais, sobretudo quando são breves e não ocorre perda de consciência.
- **Crises versivas:** caracterizam-se por versão forçada da cabeça e dos olhos para um dos lados e podem ocorrer com a consciência preservada ou comprometida. Embora esse tipo de crise decorra com maior frequência de acometimento da região frontal imediatamente anterior ao giro central contralateral à versão, essas crises podem iniciar-se em outras regiões, como frontal ipsilateral à versão, occipital (ipsi- ou contralateral), temporal (habitualmente ipsiversivas, porém também contraversivas). Dessa forma, a lateralização das crises versivas deve ser feita com cautela.
- **Crises com automatismos:** caracterizam-se por movimentos oromastigatórios ou manuais, que podem ser perseverativos (o paciente continua a fazer o que estava fazendo, como comer) ou *de novo* (iniciam-se com a crise). Os tipos de automatismos mais frequentes são os oromastigatórios (movimentos repetitivos da boca). Ocorrem também automatismos de membros, geralmente envolvendo as extremidades, como automatismos manuais, em que o paciente faz movimentos repetitivos, sem propósito definido, como explorar o meio, mexer nas roupas, ou bater repetidamente. Alguns pacientes apresentam automatismos mais complexos, como fazer o sinal da cruz, por exemplo. Nesse tipo de crise, habitualmente, ocorre perda da consciência, porém, por vezes, pode acontecer preservação parcial ou completa da consciência. A ocorrência de automatismos sugere envolvimento de estruturas do lobo temporal (Figura 14.6).

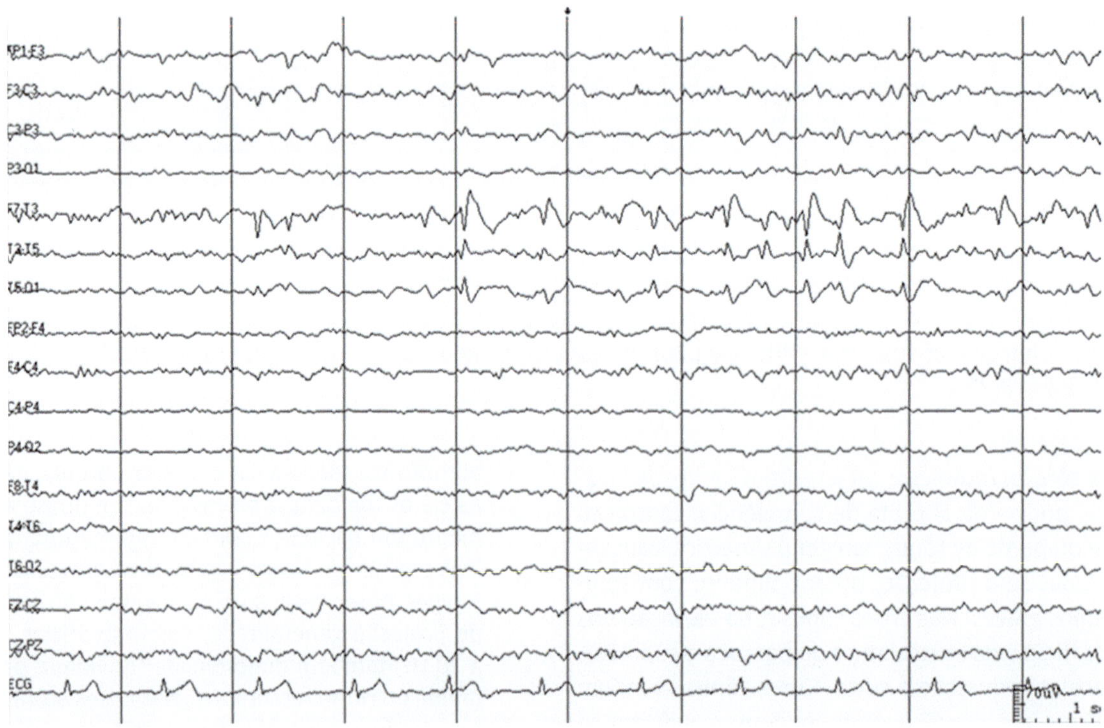

Figura 14.6. Eletroencefalograma evidencia atividade epileptiforme focal frequente na região temporal esquerda.
Fonte: Acervo da autoria.

- **Crises hipercinéticas:** caracterizam-se por movimentos vigorosos, amplos, que envolvem a porção proximal dos membros, com movimentos amplos dos braços ou pernas, movimentos de pedalar, balanceio do corpo, propulsão do quadril ou outros movimentos complexos. Esse tipo de crise sugere envolvimento de estruturas do lobo frontal, embora também aconteçam em casos de epilepsia do lobo temporal. Pode ou não ocorrer acometimento da consciência.
- **Crises de parada comportamental:** caracterizam-se por parada da atividade em curso e perda de contato, geralmente de curta duração. Essas crises são de início focal, mas podem assemelhar-se clinicamente a crises de ausência, sendo então classificadas em crises de início desconhecido quando não for possível diferenciação com base em outros dados clínicos e laboratoriais.
- **Crises sensoriais:** caracterizam-se por variedade de sintomas. Essas crises podem ser somestésicas (formigamento, dormência em face, mão, braço ou perna unilateralmente, também podendo apresentar o fenômeno de "marcha", descrito nas crises motoras). Refletem acometimento do córtex sensitivo primário, localizado no giro pós-central (lobo parietal). Também podem ocorrer sintomas visuais, como alucinações visuais elementares (pontos luminosos, cores) ou complexas (formas geométricas ou cenas). Alucinações visuais elementares sugerem acometimento do córtex occipital, nas vizinhanças do córtex visual primário, contralaterais ao sintoma clínico. Alucinações visuais complexas sugerem envolvimento do córtex de associação occipitotemporal. Outro tipo de crise sensorial são as **auditivas**, em que ocorrem alucinações auditivas simples ou complexas, que sugerem acometimento de regiões vizinhas ao giro temporal superior. As **crises olfatórias ou gustatórias**, ocorrem por envolvimento de estruturas temporais mesiais (uncus) ou frontais basais.
- **Crises autonômicas:** caracterizam-se por sensação visceral ascendente, mais comumente epigástrica, ou sensação de opressão no peito ou garganta ("sufocamento"). Podem ocorrer outras sensações ascendentes, por vezes somáticas bilaterais ("subindo por todo o corpo"), por vezes unilaterais (podendo ser confundidas com crises originadas no córtex sensitivo), geralmente acompanhadas de sintomas autonômicos, como piloereção. Nessas crises, também podem ocorrer outros fenômenos autonômicos como taquicardia, palidez e sudorese. Esse padrão de crise sugere acometimento de estruturas límbicas e paralímbicas, especialmente estruturas temporais mesiais, como amígdala, hipocampo e giro para-hipocampal e insula.
- **Crises cognitivas:** podem ocorrer manifestações muito variadas, como afasia, amnésia, pensamento forçado, acalculia, porém as mais frequentes são experienciais, comumemente acompanhadas de sintomas autonômicos, descritas como desrealização, despersonalização, estranheza (*jamais-vu*) ou familiaridade (*déjà-vu*).
- **Crises emocionais:** podem ocorrer também manifestações muito variadas, como raiva, ansiedade, medo, choro (dacrística), riso (gelástica – sugerem o diagnóstico de hamartoma de hipotálamo).
- **Espasmos epilépticos:** esse tipo de crise pode ter início focal ou generalizado. Ocorrem em qualquer idade, porém são mais frequentes em lactentes, podem fazer parte da síndrome de West, porém também ocorrem fora desse contexto. Caracterizam-se por abalos musculares abruptos, com contração, por alguns segundos, da musculatura flexora ou extensora, com duração maior que uma mioclonia e menor que uma crise tônica. Tendem a ocorrer em salvas (*clusters*), nos períodos logo após o despertar. Durante a salva de espasmos, a criança pode ficar irritada e chorosa e, por vezes, os espasmos são erroneamente atribuídos a cólicas dos lactentes ou a mal-estar inespecífico. Nos espasmos epilépticos, observa-se, concomitantemente, ao EEG, padrão denominado eletrodecremental, constituído por onda lenta de grande amplitude, seguida de intensa depressão generalizada da atividade elétrica cerebral (dessincronização difusa), por vezes com atividade rápida superposta.

Após a classificação do tipo de crise, devemos classificar as epilepsias, conforme apresentado na Figura 14.7. As epilepsias podem ser focais (exclusivamente crises focais), generalizadas (exclusivamente crises generalizadas), focais e generalizadas combinadas ou desconhecidas. Também devemos, nesse processo, identificar a etiologia e comorbidades associadas.

O termo "epilepsia generalizada idiopática" ainda é útil e representa quatro entidades bem reconhecidas: epilepsia ausência da infância; epilepsia ausência juvenil; epilepsia mioclônica juvenil e epilepsia com crises tônico-clônicas generalizadas isoladas (previamente denominada "epilepsia com crises tônico-clônicas do despertar"). Apesar de certa imprecisão e da descoberta crescente de genes causadores dessas epilepsias, optou-se por manter esse termo porque o termo "epilepsia generalizada genética" (EGG) é de difícil aplicação na maioria desses casos, em que se desconhece alteração genética, e porque indica hereditariedade (que não ocorre em muitos casos). O termo EGG pode ser usado quando o médico se sentir confortável em invocar a etiologia genética.

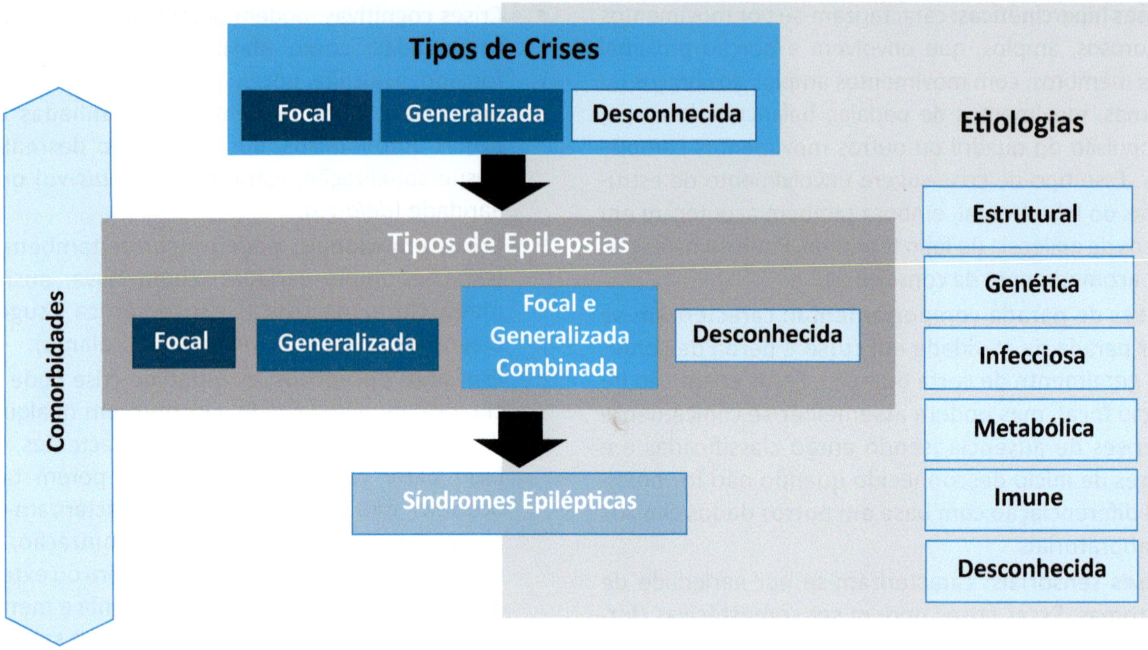

Figura 14.7. Esquema expandido da classificação dos tipos de crises epilépticas da ILAE 2017.
Fonte: Adaptada de Scheffer IE, Berkovic S, Capovilla G, *et al.*, 2017.

O termo "benigno" não deve ser usado em epilepsia, sendo recomendado o uso dos termos "autolimitada" e "farmacorresponsiva", quando apropriado. O termo "benigno" é inapropriado pelo impacto e consequências da epilepsia sobre a vida do indivíduo (aprendizado, psicossociais etc.). Assim, deve ser substituído pelos termos "autolimitado" (para as epilepsias que têm resolução espontânea em algumas síndromes) e/ou "farmacorresponsiva" (boa resposta ao uso de fármacos apropriados).

As encefalopatias epilépticas são definidas como condições em que a atividade epileptiforme contribui de modo independente para o comprometimento cognitivo e alterações comportamentais graves, de modo além do esperado apenas pela etiologia subjacente. A atividade epileptiforme frequente, nesses casos, associa-se à desaceleração do desenvolvimento e, muitas vezes, a regressão cognitiva. As encefalopatias epilépticas podem ocorrer em contexto de desenvolvimento prévio normal ou anormal. O controle da atividade epileptiforme nessas encefalopatias poderia reduzir o impacto deletério sobre o desenvolvimento cognitivo. Encefalopatia do desenvolvimento refere-se a comprometimento do desenvolvimento não relacionado à atividade epileptiforme frequente, por exemplo, em criança ou adulto com deficiência intelectual.

Síndromes epilépticas são definidas pelo conjunto de achados clínicos, eletrográficos e de neuroimagem que têm em comum etiologias específicas (estruturais, metabólicas, genéticas, autoimune, infecciosas etc.) e implicações na investigação, escolha do tratamento (medicamentoso e cirúrgico) e prognóstico. As síndromes habitualmente envolvem faixas etárias características e comorbidades associadas.

As definições e classificação das síndromes foram recentemente revisadas, tomando-se por base os tipos de crises, presença de encefalopatia epiléptica ou do desenvolvimento, ocorrência de declínio neurológico progressiva e idade de início.

Na nova classificação das síndromes, o conceito de EGG foi mais bem-definido e inclui as epilepsias generalizadas idiopáticas (com possibilidade de sobreposição entre elas). Existem crianças que apresentam epilepsia ausência da infância, as crises não cessam na idade esperada ou recorrem (não é autolimitada e tampouco benigna conforme) e evoluem para epilepsia mioclônica juvenil.

DIAGNÓSTICO E INVESTIGAÇÃO DAS CRISES EPILÉPTICAS E EPILEPSIAS

Anamnese

O diagnóstico da epilepsia baseia-se na história clínica, obtida com o paciente e pessoas que testemunharam a crise.

Deve-se obter descrição detalhada dos sinais e sintomas e a sequência em que ocorreram. Frequentemente, os pacientes e testemunhas focam nas alterações motoras mais evidentes, com as crises tônico-clônicas ou a confusão pós-ictal. É fundamental investigar a alterações sutis ou subjetivas. Descrições de sinais e sintomas que ocorrem imediatamente antes do que é referido como crise, ainda enquanto a pessoa está consciente ou o início observado por testemunhas da crise, são importanteas para diagnosticar o tipo de crise, a região cerebral de início e propagação da crise.

A descrição de sensação de mal-estar ascendente pelo tórax, alterações no pensamento (como sensação de já ter vivido, experimentado uma situação – *déjà vu*), sensação de medo ou taquicardia apontam início focal, habitualmente na região mesial do lobo temporal. Alterações visuais com distorção ou presença de cores e formas apontam início focal na região occipital ou temporaoccipital. Postura em um membro, abalos localizados em uma região do corpo, versão cefálica ou dos olhos, especialmente quando ocorrem com a pessoa consciente, localizam início ou envolvimento precoce em lobo frontal.

Essas manifestações indicam a área de início ou envolvimento precoce em crises focais, mesmo quando evoluem para crise tônico-clônica. Nem todas as crises se iniciam da mesma forma ou com a mesma intensidade, mesmo com início focal na mesma região.

Ao questionar as características das crises para pacientes e familiares, devemos avaliar se as diferentes descrições não são "variações do mesmo tema", com diferentes intensidade e evoluções das crises, que devem ser interpretadas pelo médico como diferentes crises. Por exemplo, nas crises focais originadas na porção medial do lobo temporal, pacientes e observadores podem descrever cinco tipos de crises (Quadro 14.2).

Outras manifestações que podem ser ignoradas e devem ser ativamente pesquisadas são breves episódios de parada comportamental (crises de ausência ou crises focais disperceptivas), abalos rápidos envolvendo partes ou todo o corpo, mais frequentemente pela manhã ou associados à privação de sono (muito sugestivos de mioclonias).

Manifestações após o término das crises são importantes. Avaliar se existe déficit focal, como afasia, hemiparesia ou déficit de campo visual. Essas alterações indicam crise de início na crise focal e a região envolvida.

Atualmente, a maioria das pessoas possui um telefone celular, a maioria *smartphones* com câmera de vídeo. Registrar as crises com o celular é um instrumento extremamente útil para o diagnóstico. Estudos indicam que a revisão desses vídeos, especialmente por especialistas em epilepsia, permite um diagnóstico final com precisão de 89% para crises epilépticas e 86% para crises não epiléticas psicogênicas. A chance de se estabelecer um diagnóstico correto aumenta muito utilizando-se o vídeo do *smartphone* associado a história clínica, exame físico e exames complementares. Assim, é enfaticamente recomendado que os eventos sejam filmados e que esses vídeos sejam revisados nas consultas.

Na história, devem-se avaliar os antecedentes pessoais e familiares. Ocorrência crise febril na infância é fator de risco, assim como história familiar de epilepsia e de outras doenças neurológicas. História de lesão cerebral prévia, doença mental e deficiência intelectual associam-se a maior risco de epilepsia. Presença de comorbidades cardiovasculares e uso de medicações podem ajudar no diagnóstico etiológico e também avaliar possíveis interações com o tratamento.

O uso de medicações para outras condições, incluindo as não prescritas por médico, também deve ser avaliado. Algumas medicações podem provocar crises epilépticas ou facilitar a ocorrência em pessoas com epilepsia ou propensão à epilepsia (Quadro 14.3). O uso de drogas ilícitas e para uso recreativo devem ser ativamente questionados.

Quadro 14.2. Variações do mesmo tema: tipos de crises descritos por um paciente com epilepsia medial do lobo temporal

1	Sensação ruim no peito, ascendente, com alteração pensamento, mundo fica estranho, diferente
2	Perda da consciência, faz movimentos repetitivos com braço esquerdo. Movimentos como se estivesse mastigando ou estalando os lábios (automatismos manuais e mastigatórios). Fica com braço direito imóvel, por vezes com postura. Pode começar com tipo 1, mas nem sempre
3	Apresenta desvio da cabeça para direita, abalos no lado direito da face e no braço. Pode começar algumas vezes com os tipos 1 ou 2
4	Apresenta convulsão (crise tônico-clônica), mais comum quando está dormindo, mas, se estiver acordado, em geral inicia-se antes com a crise tipo 1 ou 2
5	Fica confuso, desorientado, falando de "forma estranha" – afasia. Algumas vezes amigos e familiares relatam que isso acontece após crises tipos 2, 3 ou 4; mas outras vezes que o paciente já é encontrado assim

Fonte: Adaptado de Blair RDG, 2012.

Quadro 14.3. Medicações e drogas ilícitas mais associadas à ocorrência de crises

Antidepressivos, destaque para **bupropiona** e tricíclicos	Isoniazida	Antibióticos, destaque para betalactâmicos (**cefepime**) e carbapenêmicos (imipenem)
Antipsicóticos, destaque para **clozapina**	**Cocaína**	Estimulantes e simpatomiméticos
Tramadol	Quimioterápicos	**Lítio**
Baclofeno	Ciclosporina	**Tacrolimus**

Fonte: Adaptado de Chen HY, Albertson TE, Olson KR, 2016; Messing RO, Closson RG, Simon RP, 1984.

Na história clínica, para o diagnóstico das Epilepsias, é importante compreender que as crises são fenômenos paroxísticos, estereotipados e autolimitados.

As crises são paroxísticas, na maioria das vezes ocorrem sem desencadeante claro, exceto quando reflexas e apresentam-se com padrão semelhante de uma para outra, não obrigatoriamente idênticas, pois variam em intensidade e extensão do acometimento das redes. Crises são autolimitadas, não fenômenos contínuos. Crises prolongadas, que não cessam espontaneamente, são classificadas como estado de mal epiléptico. Crises variam em duração, em geral são breves. Para as pessoas que presenciam as crises, o estresse torna a percepção de tempo imprecisa, sendo reportadas durações mais prolongadas. Há dificuldade em se diferenciar a duração da crise com alteração de consciência e a agitação e confusão pós-ictais.

A maioria das crises tônico-clônicas, de início focal ou generalizado, dura, em média 1 minuto e raramente ultrapassa 2 minutos de duração. Em estudo que investigou a duração de crises de modo objetivo e sistematizado durante registos de vídeo-EEG, a duração média da fase tônico-clônica foi de 74 segundos, mesmo as crises mais prolongadas, de início focal com evolução para tônico-clônica bilateral. Nesse estudo, com o viés de redução das medicações, que podem gerar crises mais prolongadas, a duração das crises foi inferior a 2 minutos.

Exame neurológico

Antes do exame neurológico, deve ser realizado exame clínico geral, com atenção para sinais de doença cardiovascular, medida ortostática da pressão arterial, avaliação da frequência e ritmo cardíacos. Alterações cutâneas podem apontar para doenças sistêmicas.

O exame neurológico deve ser realizado, com enfoque principalmente para o achado de sinais focais. Em pessoas em tratamento, devem ser pesquisados sinais de toxicidade medicamentosa, especialmente visão turva, tontura, nistagmo e tremor, devem correlacionados com os horários de tomadas de medicações (efeitos adversos são mais comuns no pico de dose).

Eletroencefalograma

O EEG consiste no registro da atividade elétrica cerebral com eletrodos colocados no couro cabeludo, em posições pré-determinadas, denominado "Sistema 10-20". Nessa convenção, cada eletrodo recebe denominação com uma letra e um número. A letra indica a localização (FP = frontopolar, F = frontal, C = central, P = parietal, O = occipital e T = temporal) e o número indica o lado (ímpares para esquerda, pares para direita). Os eletrodos colocados sobre a linha média, em vez de número, recebem como aposto a letra "z". A diferença de voltagem entre dois eletrodos é apresentada em cada canal (corresponde a uma linha do traçado). O EEG é apresentado em montagens contendo vários canais, sendo as mais utilizadas a bipolar longitudinal, referencial (com Cz ou média definida entre vários eletrodos) e transversal.

Em indivíduos normais, os ritmos cerebrais variam de acordo com o estado de vigília e sono e com a idade (padrões maturativos). Existem achados não habituais, que não configuram doença, conhecidas como "variantes da normalidade". A apresentação das anormalidades epileptiformes interictais e ictais é variável em um mesmo individuo, em diferentes indivíduos e entre tipos de crises. Assim, a interpretação do EEG é complexa e requer formação específica, com grande variabilidade entre observadores e erros na interpretação. Uma discussão mais ampla sobre realização e interpretação do EEG foge ao escopo deste capítulo. O médico que recebe o laudo deve avaliar sua qualidade técnica (Quadro 14.4).

Quadro 14.4. Pontos importantes para avaliar qualidade do registro de eletroencefalograma, com padrões mínimos de qualidade de registro segundo a Federação Internacional de Neurofisiologia Clínica e da ILAE

Médico responsável pelo laudo deve ter formação específica, preferencialmente com residência médica e/ou título de especialista
Duração exame deve ser superior a 20 minutos
Devem ser colocados eletrodos conforme sistema 10-20 (pelo menos 19 eletrodos), além de eletrodos para registro de um canal de eletrocardiograma

Orientação para privação de sono e obtenção de sono durante o registro (aumenta muito a chance de registrar anormalidades epileptiformes)
Realização de fotoestimulação intermitente
Realização de hiperpneia (exceto se houver contraindicações como doença pulmonar, cardíaca ou cerebrovascular e/ou incapacidade de colaboração)
Acompanhamento por técnico com formação adequada
Registro de vídeo concomitante é desejável

Fonte: Adaptado de Peltola ME, Leitinger M, Halford JJ, *et al.*, 2023.

O EEG faz parte da investigação de pessoas com eventos suspeitos para crises epilépticas. Para a detecção de anormalidades epileptiformes e/ou crises, é necessário que ocorra ativação de área significativa e que esta se situe suficientemente próxima dos eletrodos. Anormalidades em regiões mais profundas dificilmente serão registradas na superfície do escalpo, como as da base do lobo frontal, fissura inter-hemisférica. Ainda, há necessidade de envolvimento cortical em áreas suficientemente extensas para gerar campo elétrico a ser captado pelos eletrodos, o que resulta que mesmo algumas crises focais não apresentem correlato ao EEG de superfície. Estima-se que seja necessário envolvimento de 6 cm^2 a 10 cm^2 de córtex para captura de descarga epileptiforme pelo EEG.

A sensibilidade do EEG em capturar descargas varia de 25% a 56%, portanto EEG normal não exclui epilepsia. Mais de 40% das pessoas com epilepsia apresentam ao menos um EEG normal e até 10% dos pacientes nunca apresentam atividade epileptiforme ao EEG. Estima-se que o primeiro registro de EEG seja capaz de demonstrar anormalidades em 50% casos, com aumento no ganho quando se obtém registro com privação de sono, registro de período em sono, maior duração do registro e repetição de exames. Após três a quatro exames, é pouco provável que se obtenha ganho adicional.

Adicionalmente, mais de 10% das pessoas normais apresentam alterações inespecíficas ao EEG. Se houver diagnóstico de doença neurológica, especialmente presença de lesão cerebral, pode ser registrada atividade epileptiforme em 10% a 30% dos casos, sem refletir necessariamente a presença de epilepsia ou ocorrência de crises, exigindo cuidadosa correlação clínica. Até 1% dos adultos e 4% das crianças sem epilepsia apresentam anormalidades epileptiformes ao EEG.

Quando alterado e em contexto adequado, o EEG contribui para confirmação diagnóstica, localização do foco epileptogênico e classificação do tipo de crise e síndrome.

Neuroimagem

Exames de neuroimagem são recomendados para a maioria dos pacientes. Após uma primeira crise, se não houver uma clareza diagnóstico, o exame de neuroimagem é mandatório.

A tomografia de crânio (TC) tem papel na avaliação da primeira crise na emergência, permitindo diagnóstico/exclusão de causas que requeiram conduta imediata. *Guideline* da Academia Americana de Neurologia recomenda TC sem contraste na emergência após uma primeira crise para orientar o tratamento. Em algumas situações, há maior chance de existir alteração que necessite tratamento imediato, especialmente se houver anormalidades ao exame neurológico, se a história sugerir fator causal ou se a crise for de início focal. A TC sem contraste pode detectar tumores, hemorragias, malformações arteriovenosas de maior tamanho, AVCi e lesões calcificadas. A TC com contraste é indicada nos casos com suspeita de infecção ou pequenas neoplasias, incluindo metástases, principalmente se a RM não estiver disponível. No Quadro 14.5, são apresentados os principais fatores de risco para doença aguda intracraniana e que indicam exame de neuroimagem na urgência.

Quadro 14.5. Fatores de risco para a doença aguda intracraniana que requerem neuroimagem de urgência

Febre
Imunodeprimido (HIV, transplantado, uso de corticosteroide)
História de TCE
Anticoagulação
História de neoplasia
Sinais neurológicos focais
Crises com manifestação motora focal
Alteração consciência persistente após a crise
Cefaleia precedendo ou persistente após a crise

HIV: vírus da imunodeficiência humana; TCE: traumatismo cranioencefálico.
Fonte: Adaptado de Krumholz A, Wiebe S, Gronseth GS, *et al.*, 2015.

A ressonância magnética (RM) de crânio é o exame de escolha na investigação das epilepsias, pois permite maior ganho diagnóstico, com visualização de malformações corticais do desenvolvimento, incluindo displasia cortical focal, esclerose mesial temporal e neoplasias (incluindo as de baixo grau), que constituem o grupo de lesões estruturais que mais comumente causam epilepsia, que apresentam maior risco de recorrência e associam-se à refratariedade ao tratamento farmacológico.

A RM deve ser realizada com protocolo adequado e interpretada por radiologista com experiência, preferencialmente em Neurorradiologia, para maior chance de detecção de lesões sutis. Com frequência, exames de RM "normais", quando repetidos com protocolo adequado ou revisados por neurorradiologista, tornam-se anormais, com detecção de lesões previamente não reconhecidas.

Em pacientes que apresentam tomografia normal, sem evolução do quadro e controlados com o tratamento, a RM não é obrigatória, embora desejável. Em pacientes com o diagnóstico de epilepsias generalizadas idiopáticas/genéticas (epilepsia ausência da infância e juvenil, epilepsia mioclônica juvenil e com crises tônico-clônicas isoladas), a realização da RM não é obrigatória. Sempre que houver refratariedade ao tratamento, alteração exame neurológico ou evolução do quadro, a RM é obrigatória, devendo ser realizada com protocolo adequado.

Exames laboratoriais

Exames laboratoriais devem ser solicitados na investigação da primeira crise e acompanhamento na epilepsia. Os exames sugeridos para investigação após primeira crise estão indicados no Quadro 14.6 e devem ser solicitados conforme o contexto clínico, especialmente o beta-HCG, quando houver possibilidade de gestação, enzimas cardíacas e triagem toxicológica. Os demais exames serão pertinentes para maioria dos pacientes após uma primeira crise.

Quadro 14.6. Exames sugeridos para investigação após primeira crise

Hemograma
Glicemia
Creatinina, ureia
Eletrólitos: sódio, cálcio, fósforo, magnésio
TGO, TGP
Marcadores inflamatórios: PCR, VHS
Gasometria arterial
CPK
Enzimas cardíacas: CKMB e Troponina
Beta-HCG
Toxicológico

CKMB: creatinofosfoquinase MB; CPK: creatinofosfoquinase; PCR: proteína C-Reativa; VHS: velocidade de hemossedimentação.

Fonte: Adaptado de Beghi E, Carpio A, Forsgren L, *et al.*, 2010.

As alterações encontradas devem ser consideradas no contexto clínico. Alterações leves dificilmente serão, por si sós, causa de uma crise epiléptica, porém podem contribuir para reduzir o limiar e desencadear crise em pacientes com epilepsia prévia ou com predisposição a crises, como a presença de lesão cerebral, a exemplo de sequela de acidente vascular ou de traumatismo craniano. A Tabela 14.1 apresenta sugestão de alterações nos exames laboratoriais que poderiam isoladamente gerar crise epiléptica.

Tabela 14.1. Alterações nos exames laboratoriais que podem isoladamente explicar uma crise epiléptica

Exame	Resultados sugeridos
Glicemia	< 36 ou > 450 mg/dL
Sódio	< 115 mg/dL
Cálcio	< 5 mg/dL
Magnésio	< 0,8 mg/dL
Ureia	> 100 mg/dL
Creatinina	> 10 mg/dL

Fonte: Adaptada de Beghi E, Carpio A, Forsgren L, *et al.*, 2010.

Para alguns fármacos anticrise (FAC), é recomendada a avaliação laboratorial periódica para avaliação de efeitos adversos. Recomenda-se obtenção do exame antes ou logo ao início do uso, repetição mais frequente no início do uso e, em seguida, a intervalos mais longos, a cada 6 meses a 1 ano. Os exames devem ser direcionados segundo o fármaco em uso e algumas sugestões são apresentadas no Quadro 14.7.

Quadro 14.7. Sugestão de exames mais relevantes na monitorização para cada um dos fármacos anticrise

Fármaco	Necessidade de monitorização
Carbamazepina e oxcarbazepina	Hemograma (leucopenia), transaminases e sódio, vitamina D
Fenitoína	Hemograma (leucopenia), transaminases, vitamina D
Valproato	Hemograma (plaquetopenia), transaminases, amilase, amônia (casos selecionados), vitamina D
Fenobarbital, primidona	Hemograma, transaminases, vitamina D
Vigabatrina	Campo visual

Fonte: Desenvolvido pela autoria.

Os FAC de 2ª e 3ª gerações apresentam perfil de segurança maior e menor necessidade de monitorização com exames laboratoriais (especialmente levetiracetam, lacosamida e lamotrigina).

Nível sérico dos fármacos anticrise

A monitorização terapêutica (MT) com dosagem dos níveis séricos FAC deve ser realizada de forma crítica, não devendo ser um exame solicitado como rotina no acompanhamento de pessoas com epilepsia.

Após o início do FAC, devemos aguardar 4 a 5 meias-vidas para que se atinja o estado estável (*steady state*). A partir desse ponto, será possível realizar a MT. O nível sérico deverá ser colhido no vale, ou seja, antes da próxima tomada para avaliar se o nível sérico do fármaco está dentro da faixa terapêutica.

A faixa de referência/terapêutica para MT dos fármacos anticrise se baseia em dados populacionais, indicando a faixa em que a maioria dos pacientes fica livre de crises e sem ocorrência de efeitos adversos. Nível sérico abaixo do nível inferior da faixa sugere que seja improvável que ocorra resposta terapêutica, enquanto níveis acima do limite superior sugerem possibilidade de toxicidade. A utilização da MT para ajuste inicial dos FAC não se mostrou eficaz em otimizar o controle, não permitindo encontrar dose eficaz de forma mais precisa ou reduzir efeitos adversos.

O conceito de "concentração terapêutica individual" é mais preciso. A dosagem obtida após ajuste, que ocasionou o controle de crises com boa tolerabilidade para cada indivíduo, poderá ser utilizada no decorrer do tratamento para avaliar interações medicamentosas, não adesão ou queda dos níveis por mudança na formulação, fabricante ou troca para genéricos, e para flutuações que ocorrem durante a gestação.

Alguns pacientes podem apresentar controle de crises em níveis "subterapêuticos", não sendo necessário o aumento da dose. Outros pacientes podem necessitar de níveis "supraterapêuticos" para o controle de crises, sem apresentar toxicidade clínica. Ainda, efeitos adversos podem ocorrer em níveis "terapêuticos" para alguns pacientes, obrigando à redução da dose ou troca do FAC.

Para os FAC que apresentam alta taxa de ligação proteica, como fenitoína, fenobarbital e valproato, a fração livre é a responsável pelo efeito anticrise e também pelos efeitos colaterais. Assim, em alguns casos, é necessária a monitoração de níveis séricos da droga livre. A hipoalbuminemia também influenciará a fração livre.

A dosagem dos níveis séricos é particularmente útil para avaliar a adesão terapêutica, ajuste das doses durante a gestação e outras situações em que possam ocorrer variações como insuficiência renal e hepática, idosos, comorbidades e uso concomitante de outras medicações. Ainda, a obtenção dos níveis séricos pode ajudar a avaliar toxicidade pela medicação, particularmente em situações e pessoas com maior dificuldade de percepção ou comunicação como indivíduos com deficiência intelectual. Solicitar níveis séricos dos FAC de maneira regular, como rotina em pacientes que estão controlados e sem efeitos adversos não é recomendado.

Líquido cefalorraquidiano e painel para encefalites autoimunes

O exame do líquido cefalorraquidiano (LCR) deve ser avaliado na investigação da primeira crise, sendo obrigatório na presença de febre ou de outros sinais de infecção sistêmica, presença de doença autoimune sistêmica, suspeita de meningite ou encefalite. Podem ser observadas alterações secundárias a crises, sendo as mais descritas: discreto aumento da taxa de proteínas; aumento de lactato; e leve pleocitose. Antes de se atribuírem as alterações à crise, é necessária exclusão de outras causas. Nos últimos anos, tem ganhado destaque o papel de etiologias autoimunes nas crises epilépticas e mesmo na epilepsia (predisposição sustentada à ocorrência de crises fora do contexto agudo de uma encefalite autoimune). Na suspeita de encefalites imunomediadas, deve ser feita a pesquisa de autoanticorpos dirigidos a componentes de membrana neuronal, com painéis para pesquisa de anticorpos em sangue e LCR. A avaliação liquórica está indicada em quadros suspeitos clinicamente, sobretudo se associados a pleocitose, aumento de produção de IgG intratecal ou presença de bandas oligoclonais. Parâmetros de LCR normais não excluem encefalite autoimune. Alguns anticorpos, como anti-LGI1 apresentam maior positividade no soro.

Vídeo-EEG e eletroencefalograma prolongado

A realização de EEG prolongado, de horas ou dias, aumenta a sensibilidade para detecção de anormalidades, como o registro de atividade epileptiforme, de crises e de outros eventos. Em pacientes com EEG persistentemente normal, a despeito da repetição de ao menos três exames, realização de privação de sono e registro de traçado em sono, registro mais prolongado poderá ser útil em casos que persistia a dúvida diagnóstica, quanto ao tipo de crise ou de síndrome. Não devemos esquecer que o diagnóstico de epilepsia é clínico.

O vídeo-EEG consiste na realização do eletroencefalograma com registro concomitante e sincronizado por vídeo. Está indicado em pacientes em que não foi possível diagnóstico clínico de epilepsia, especialmente quando há necessidade de diagnóstico diferencial de fenômenos paroxísticos, sobretudo as crises não epilépticas psicogênicas (ou funcionais). Também está indicado para na caracterização clinicoeletrográfica das crises epilépticas (tipo de crise e síndrome), na avaliação pré-operatória da epilepsia, na quantificação de crises e na detecção de crises subclínicas. Também pode ser útil em casos em que seja complexa modificação ambulatorial dos FAC e para diferenciar crises de efeitos adversos.

Medicina nuclear

Os exames de medicina nuclear têm papel na investigação da epilepsia refratária ao tratamento medicamentoso, como parte da avaliação pré-cirúrgica. Não fazem parte da investigação de rotina de pessoas com epilepsia e não devem ser utilizados para diagnóstico.

A tomografia por emissão de pósitrons (PET, do inglês *positron emission tomography*) permite o estudo de metabolismo cerebral, com o emprego de glicose marcada com material radioativo. Nas epilepsias focais, o achado típico é um hipometabolismo regional.

Outro exame também utilizado é a tomografia por emissão de fóton único (SPECT, do inglês *single photon emission tomography*). Pode ser feito tanto a título de estudo interictal (fora das crises) como ictal (injeção do radiofármaco durante crise, em geral sob monitorização durante vídeo-EEG). É um estudo de imagem funcional que se baseia na avaliação do fluxo sanguíneo cerebral. Durante a crise (SPECT ictal) ocorre hiperfluxo na região onde se inicia. Os marcadores utilizados devem ser injetados o mais precocemente possível após o início da crise; por isso, o exame deve ser feito durante o registro por vídeo-EEG. O SPECT ictal é bastante preciso na localização do foco e da propagação inicial em epilepsias focais, sendo raros os casos de localização incorreta. Para a correta interpretação dos achados, devem-se avaliar o momento das crises e o padrão do traçado eletrencefalográfico no momento em que a injeção foi realizada, podendo refletir regiões que foram envolvidas no início e durante a propagação da crise ou demonstrar hipoperfusão regional no período pós-ictal.

A realização do SPECT e do PET constitui parte da avaliação pré-cirúrgica e auxilia no processo de identificação do foco epileptogênico (congruência dos dados apontando para mesma área) e pode mesmo ajudar a localizar uma lesão não identificada previamente (Figura 14.8).

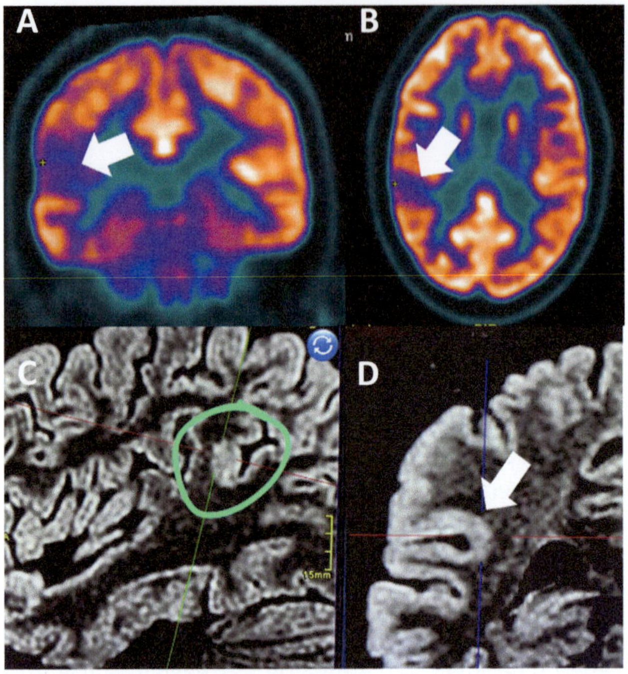

Figura 14.8. Paciente com epilepsia focal farmacorresistente com ressonância interpretada, a princípio, como normal, com PET mostrando área de hipometabolismo. Na revisão dos exames, identificado lesão suspeita, ressecada, e confirmado displasia cortical focal, tipo B. PET SCAN corte coronal **(A)** com área de hipometabolismo giro supramarginal direito, confirmada no corte axial **(B)**. Ressonância revisada, sendo encontrada área de espessamento cortical focal na mesma região em corte sagital **(C)**, confirmada no corte coronal **(D)**.
Fonte: Acervo da autoria.

Testes genéticos

O conhecimento da genética nas epilepsias é área em franca expansão. Assim, recomendações rapidamente tornar-se-ão ultrapassadas. Reconhecemos, hoje, que o mesmo fenótipo pode se associar a diferentes alterações genéticas e diferentes apresentações fenotípicas podem ser vistas em uma mesma variante/mutação gênica. Outro conceito importante é que muitas, se não a maioria, epilepsias são causadas por mutação *de novo*, não presente nos pais, contrariando o conceito de que seria necessária história familiar ou consanguinidade para que se suspeitasse de causa genética para a epilepsia.

Assim, todas as epilepsias sem etiologia definida podem ter causa genética, independentemente da idade de apresentação, e mereceriam consideração para testagem genética. A testagem genética pode encerrar a odisseia de exames para investigação, reduzir custos, com interrupção de exames desnecessários, direcionar a abordagem ao paciente para tratamentos específicos (medicina de precisão), evitar tratamentos que pioram as crises em condições específicas, permitindo propostas paliativas em alguns casos, aconselhamento genético e melhor esclarecimento para as pessoas e famílias.

Os pacientes com maior rendimento diagnóstico nos testes genéticos até o momento são aqueles que apresentam alterações adicionais além da epilepsia ("epilepsia *plus*"), com destaque para as encefalopatias epilépticas e do desenvolvimento, alterações do neurodesenvolvimento associadas (deficiência intelectual, autismo, regressão cognitiva), características dismórficas. Nessas situações específicas, o ganho diagnóstico pode chegar a 50%, principalmente com o Genoma. Os testes com a melhor relação ganho: disponibilidade:custo são o Exoma e os painéis de genes (sugestão de que englobem mais de 25 genes). Em muitos casos, é necessária a interconsulta com neurogeneticista ou geneticista para orientar a investigação e, principalmente, aconselhamento, pois são frequentes as variantes de significado incerto no exame de Exoma.

DIAGNOSTICO ETIOLÓGICO

O conjunto de dados clínicos, de imagem, eletrográficos e, por vezes, de outras investigações complementares, como testes genéticos, permitirá diagnóstico etiológico em uma parte significativa dos pacientes com epilepsia. Contudo, mesmo em países desenvolvidos, não se chega a um diagnóstico etiológico em aproximadamente 50% dos casos.

Muitas etiologias já foram discutidas; estas podem ser divididas segundo a faixa etária (Quadro 14.8).

As causas autoimunes têm se destacado, recentemente, pela descoberta do papel dos anticorpos dirigidos antígenos da membrana neuronal e a possibilidade de investigação com painéis para encefalites autoimunes. É necessário que se diferenciem crises agudas sintomáticas que ocorrem no contexto das encefalites autoimunes e a epilepsia associada à autoimunidade. A maior parte das pessoas que apresentam crises no contexto da atividade da encefalite não deve receber o diagnóstico de epilepsia e, portanto, não necessitará de tratamento a longo prazo.

Em pacientes que apresentem outros sintomas sugestivos de encefalites e que apresentem crises epilépticas, recomenda-se a investigação de encefalite autoimune com RM de crânio, exame do LCR e pesquisa de painéis específicos para autoanticorpos dirigidos a antígenos de membrana neuronal. Existem critérios diagnósticos de encefalite autoimune definida e possível.

Quadro 14.8. Etiologia da epilepsia segundo faixas etárias

Faixa etária	Etiologia
Neonatos	Anóxia/hipóxia Isquemia Hemorragia intracraniana Trauma Infecção sistema nervoso central Malformações Doenças genéticas/metabólicas
Lactentes e crianças	Epilepsias idiopáticas Doenças genéticas/metabólicas Infecção sistema nervoso central Malformações Trauma Crise febril
Adolescentes e adultos jovens	Trauma Epilepsias idiopáticas Infecção sistema nervoso central Abuso de substâncias Doenças genéticas Neoplasias do sistema nervoso central
Idosos	Acidente vascular cerebral Neoplasias do sistema nervoso central Doenças degenerativas/demências

Fonte: Adaptado de Beghi E, 2020.

DIAGNÓSTICO DIFERENCIAL

A frequência de diagnóstico incorreto de epilepsia é elevada: em cerca de 30% dos pacientes encaminhados para centros especializados com diagnóstico de epilepsia, o diagnóstico está incorreto.

Crises epilépticas devem ser diferenciadas de outros eventos paroxísticos, com ou sem alteração da consciência. Os eventos não epilépticos dividem-se em psicogênicos e fisiogênicos (Quadro 14.9).

Os ataques isquêmicos transitórios (AIT) habitualmente não constituem diagnóstico diferencial importante, pois, por definição, são déficits neurológicos focais e quase a totalidade das crises tem como manifestação um fenômeno positivo, não déficit. O *limb shaking* é uma manifestação não usual da isquemia cerebral em que ocorrem movimentos de um segmento corporal por perda ou redução do tônus, distinto do que ocorre nas crises epilépticas, mas que pode gerar dúvida diagnóstica. Habitualmente, associa-se à estenose crítica de carótida.

Os principais imitadores que ocasionam erro diagnóstico em epilepsia são crises não epilépticas psicogênicas e síncope, que serão discutidas em maior detalhe (Quadro 14.10).

Quadro 14.9. Eventos não epilépticos fisiogênicos e psicogênicos mais frequentes

a) Com consciência preservada ▪ Distúrbios do movimento (coreia, coreoatetose e discinesias paroxísticas, distonia) ▪ Tiques ▪ Ataxia episódica ▪ Distúrbios de atenção ▪ Autoestimulação infantil ▪ Enxaqueca ▪ Vertigem paroxística posicional benigna ▪ Crises de pânico e alucinações ▪ Episódios isquêmicos transitórios (*limb-shaking episodes*) ▪ Amnésia global transitória ▪ Fenômenos paroxísticos na esclerose múltipla
b) Com alteração da consciência ▪ Crises não epilépticas psicogênicas ▪ Simulação (*malingering*") ▪ Síncope e pré-síncope (vasovagal, reflexa, cardíaca etc.) ▪ Quadros confusionais agudos (encefalopatias toxicometabólicas) ▪ Enxaqueca basilar
c) Eventos durante o sono ▪ Mioclonias fisiológicas do sono ▪ Pesadelos ▪ Terror noturno ▪ Sonambulismo ▪ Narcolepsia-cataplexia ▪ Movimentos periódicos dos membros durante o sono ▪ - Distúrbio comportamental do sono REM

REM: *rapid eyes moviment*.
Fonte: Desenvolvido pela autoria.

Quadro 14.10. Diferenças entre crises tônico-clônicas, síncope e crises não epilépticas psicogênicas (CNEP)

	Crise Epiléptica	Síncope	CNEP
Fatores desencadeantes	Raramente	Frequentes, ortostatismo prolongado	Frequentes, por exemplo, situações conflituosas
Pródromos	"Aura": *déjà vu*, medo, sensação epigástrica ascendente	Sudorese, escurecimento visual	Tontura, sonolência
Ocorrência em sono	Comum, principalmente na epilepsia do lobo frontal	Raro, exceto síncope cardíaca	Não
Quedas	Em geral, com hipertonia	Em geral, hipotonia	Em geral, lenta
Cor da pele	Cianose	Palidez	Hiperemiada
Mordedura língua	Frequente, lateral	Rara	Rara, ponta da língua
Olhos	Abertos	Abertos, virados para cima	Fechados
Emissão de sons	Frequente, "grito epiléptico"	Raro	Frequente, pode ocorrer choro

(*Continua*)

Quadro 14.10. Diferenças entre crises tônico-clônicas, síncope e crises não epilépticas psicogênicas (CNEP) (*Continuação*)

	Crise epiléptica	Síncope	CNEP
Abalos	Rítmicos, síncronos generalizados	Em até 80% casos, multifocais, arrítmicos, < 30 segundos duração	Assíncronos, alternam intensidade, frequência e localização, movimentos laterais de cabeça
Incontinência urinária	Frequente	Ocasional	Rara
Duração	1 a 2 minutos	< 30 segundos	> 3 minutos
Pós-Ictal	Confusão e sonolência	Recuperação ráoida	Recuperação gradual, como se fosse um despertar

Fonte: Adaptada de Lempert T, M Bauer M, D Schmidt D, 1994; Kowacs PA, Silva Jr EB, Santos HL, *et al.*, 2005; Leibetseder A, Eisermann M, LaFrance Jr WC, *et al.*, 2020; Hampel KG, Garces-Sanchez M, Gomez-Ibanez A, *et al.*, 2019.

O principal diagnóstico diferencial nos eventos não epilépticos fisiológicos em adultos é a síncope. A presença de abalos, desvio ocular, vocalizações, mordedura de língua e/ou liberação de esfíncteres, apesar de ser mais característica das crises epilépticas, não é exclusiva, podendo ser observada nas sincopes. Na síncope convulsiva, ocorrem abalos durante o episódio de perda de consciência por hipóxia, sem caracterizar uma crise epiléptica.

As crises não epilépticas psicogênicas (CNEP) representam o diagnóstico diferencial mais importante e difícil. Podem ocorrer concomitantemente crises epilépticas e CNEP em alguns dos pacientes, tornando o diagnóstico ainda mais desafiador. Algumas características clínicas auxiliam a diferenciação entre crises epilépticas e CNEP, em especial manutenção dos olhos fechados, movimentos assíncronos e fora de fase dos membros, báscula de quadril, movimentos laterais de cabeça, rotação em torno do eixo do corpo e curso flutuante. Contudo, nenhuma dessas características é patognomônica, pois podem ser observadas em crises epilépticas. O vídeo-EEG é o padrão-ouro para o diagnóstico.

Estudo de metanálise concluiu que nenhum achado semiológico isolado foi capaz de discriminar crises epilépticas de CNEP. Nesse estudo, apenas os achados de manter os olhos fechados durante a crise e movimentação fora de fase dos membros permitiram identificar CNEP.

TRATAMENTO

Crises provocadas e crises agudas sintomáticas

Nas crises provocadas, o foco deve ser a correção das alterações metabólicas, suspensão de medicações ou substâncias tóxicas que causaram a(s) crise(s). Esses distúrbios devem ser graves o suficiente para justificar a ocorrência da crise em pessoas sem epilepsia prévia.

Deve-se ter cuidado ao atribuir a crise a alterações metabólicas leves a moderadas, pois a causa da crise pode ainda não estar identificada ou a crise pode ter ocorrido por predisposição individual. Após a correção do fator desencadeante, por exemplo, suspender uma medicação, é extremamente improvável que a crise recorra, a não ser que a pessoa seja reexposta aos estímulos. Crises provocadas não configuram diagnóstico de epilepsia e não se recomenda uso crônico de FAC. O uso de FAC pode ser feito em algumas situações, como se há recorrência de crises enquanto a alteração metabólica não está corrigida ou, ainda, se perdurar o efeito da medicação ou da toxina que ocasionou as crises. O FAC deverá ser suspenso após a correção dos distúrbios.

A ocorrência de crises focais fora do contexto de hipo- ou hiperglicemia não são esperadas, e devem ser investigadas predisposição individual para crises, lesão cerebral prévia, causa genética etc.

Embora muitas das etiologias de crises agudas sintomáticas, representem risco elevado para ocorrência de crises na fase aguda do processo, a chance de o indivíduo desenvolver epilepsia é habitualmente baixa.

As crises agudas sintomáticas estão relacionadas a maior mortalidade que as crises não provocadas.

Com base nesses dados, não se indica uso crônico de FAC após crises agudas sintomáticas. O risco de desenvolver epilepsia na sequência de uma crise aguda sintomática após AVC, traumatismo cranioencefálico ou neuroinfecção é muito inferior ao que acontece após uma crise sintomática remota (≥ 7 dias para acidente vascular e trauma, após resolução da infecção). O risco fica abaixo do limiar de 60% estipulado para as crises sintomáticas agudas, não se indicando tratamento crônico. Nas crises sintomáticas remotas, o risco habitualmente atinge o limiar e a pessoa preenche critérios para diagnóstico de epilepsia, sendo indicado tratamento medicamentoso crônico.

Para pacientes que apresentaram crises agudas sintomáticas, o tratamento por um período com FAC é apropriado, dada a maior morbimortalidade na fase aguda da doença.

A escolha do FAC deverá ser feita de acordo com disponibilidade e urgência. Em nosso meio, a fenitoína é o FAC mais disponível para uso endovenoso. Permite dose de ataque, de até 20 mg/kg, doses menores podem ser utilizadas quando não se configura estado de mal epiléptico, com melhor tolerabilidade.

A lacosamida também está disponível para uso endovenoso, com ataque de 200 mg, repetido se necessário. Tanto para fenitoína como para lacosamida, devemos ter cautela em pacientes com cardiopatia pelo maior risco de arritmia e bloqueio atrioventricular.

Mais recentemente, o levetiracetam também está disponível na apresentação endovenosa. Pode ser feita dose de ataque de até 60 mg/kg (limitado a 4.500 mg/dia – dose sugerida para estado de mal). Doses inferiores podem ser empregadas em casos com menor gravidade.

Outros FAC disponíveis para uso oral podem ser utilizados nesse contexto, quando o cenário clínico for adequado ou outras opções tornarem-se indisponíveis. As principais opções seriam levetiracetam, lacosamida, valproato e topiramato.

Recomenda-se que os FAC sejam mantidos por período breve, geralmente 3 meses (com base em recomendação/consenso de especialistas).

Antes da suspensão do tratamento, sugere-se revisão clínica e laboratorial. Pacientes que apresentaram novas crises mesmo sutis após a resolução da fase aguda, apresentam maior risco de recorrência de crise, devendo ser mantido o tratamento com FAC. Em casos que apresentam atividade epileptiforme ao EEG, o tratamento de longo prazo pode se considerado.

Não se deve manter o tratamento com FAC, sem motivos precisos, pois os FAC não são eficazes em reduzir a incidência de epilepsia ou mortalidade, elevam custos e têm risco de efeitos adversos.

Mais recentemente, foram definidos recursos para prever casos com maior risco de recorrência, nos quais o tratamento prolongado com FAC estaria justificado. Para casos de AVCi – uma das principais causas epilepsia em adultos – foi desenvolvido um modelo de predição de fácil aplicação (SELECT Score – disponível *online* e em aplicativos para *smartphones*) que demonstrou boa capacidade de predizer crises tardias após AVCi, permitindo tratamento personalizado.

Primeira crise/crise única

O risco de recorrência de crises epilépticas em pessoas que apresentaram uma crise única, ou múltiplas crises dentro de 24 horas, é baixo. O tratamento com FAC pode ser considerado em alguns casos. O uso rotineiro de FAC após uma primeira crise ocasionaria tratamento desnecessário em muitos casos. Após uma primeira crise, deve se investigar a causa e definir o risco de recorrência com base em dados clínicos, eletrográficos e de imagem.

O tratamento com FAC deve ser oferecido, levando-se em conta o risco de recorrência, preferências pessoais, estilo de vida e riscos possíveis decorrentes de uma crise.

O tratamento precoce aumenta tempo até a próxima crise e a primeira crise tônico-clônica e reduz o tempo para atingir a remissão das crises. Após 5 anos de acompanhamento, não há diferença na proporção de pessoas livres de crises em comparação ao grupo que recebeu tratamento precoce (76%) e tardio, após uma segunda crise (77%). Adicionalmente, não houve diferença na qualidade de vida ou complicações graves. O tratamento precoce com FAC após uma primeira crise associa-se a efeitos adversos em 31% pacientes, na maioria leves e transitórios.

Após uma primeira crise, o risco de recorrência é maior nos primeiros 6 meses. Em seguida, o risco se reduz e atinge um platô em 2 anos. Nesse período, devem ser tomadas precauções para serem evitadas situações de risco e o paciente deve ser orientado quanto ao impedimento legal para direção de veículos.

Epilepsia

O tratamento das epilepsias deve basear-se no diagnóstico estabelecido com segurança. Deve-se ter cautela em iniciar tratamento em situações em que há incerteza no diagnóstico.

O tratamento baseia-se no uso dos FAC, que propiciam controle completo das crises na maioria das pessoas. Outras modalidades de tratamento podem ser utilizadas em pacientes que não obtenham controle de crises com o uso de FAC (Figura 14.9).

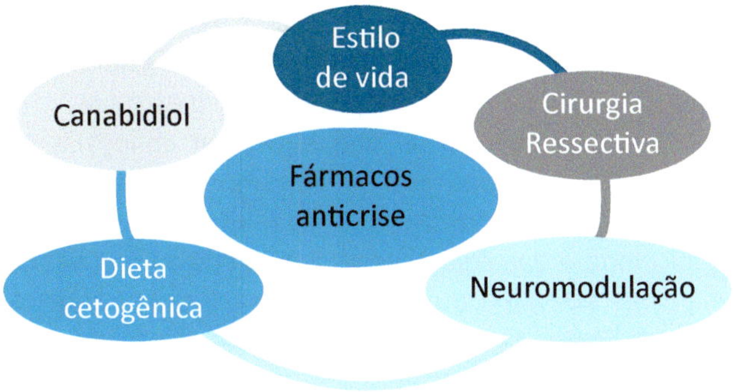

Figura 14.9. Opções de tratamento para as epilepsias.

Os fármacos anticrise atualmente disponíveis promovem apenas tratamento sintomático. Por isso, evita-se o termo "drogas antiepilépticas", pois os FAC têm papel anticrise apenas. Os FAC agem por diversos mecanismos (bloqueio de canais de sódio, canais de cálcio, potenciação da transmissão gabaérgica, inibição da transmissão glutamatérgica e ação na vesícula sináptica 2A) evitando a ocorrência de crises.

Na escolha do melhor FAC para cada paciente, ainda não é possível praticar a medicina de precisão. A escolha do FAC, escalonamento de doses e associações entre FAC baseia-se nas melhores evidências disponíveis, experiência do médico, disponibilidade do FAC e resposta individual.

A escolha adequada do FAC para tratamento inicial é fundamental. Quase 90% dos pacientes obtêm controle de crises com o primeiro ou segundo FAC. Ainda, 86,8% dos pacientes que ficaram livres de crises utilizaram monoterapia.

O diagnóstico adequado do tipo de crise é um fundamental na escolha do FAC. Os fármacos anticrise apresentam diferentes espectros de ação em crises focais e generalizadas. FAC com espectro de ação para crises focais (especialmente os bloqueadores de canais de sódio) podem piorar o controle de crises primariamente generalizadas. O exemplo clássico é a piora das crises em pacientes com epilepsia mioclônica juvenil tratados com carbamazepina, fenitoína ou oxcarbazepina. A Figura 14.10 apresenta as escolhas dos FAC segundo o tipo de crise.

Para pacientes em que não seja possível definir se a crise tem início focal ou generalizado, deve-se optar por fármacos de amplo espectro de ação, como valproato, lamotrigina, levetiracetam. A escolha de fármacos de amplo espectro não deve ser feita indiscriminadamente. Consenso de especialistas indica que o valproato não seria a melhor escolha nas epilepsias focais. Nesses casos, os bloqueadores de canal sódio (carbamazepina, oxcarbazepina, lamotrigina, lacosamida, fenitoína) são os FAC de escolha, com impressão de melhores resultados.

Além de ser considerar o tipo de crise, devem-se considerar as características do paciente, como idade, sexo, comorbidades, potencial de risco de eventos adversos.

O tratamento da epilepsia é habitualmente de longo prazo e, muitas vezes, não é possível a interrupção do uso dos FAC. A escolha, portanto, deve levar em conta efeitos adversos a curto e longo prazo.

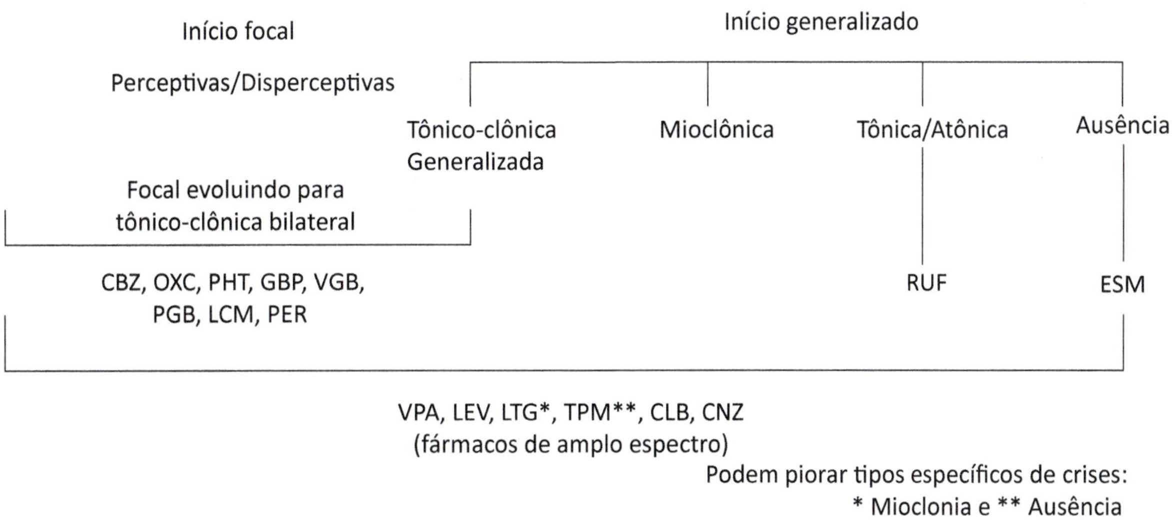

Figura 14.10. Escolha dos fármacos segundo o tipo de crise.
CBZ: carbamazepina; CLB: clobazam; CNZ: clonazepam; ESM: etossuximida; GBP: gabapentina; LCM: lacosamida; LEV: levetiracetam; LTG: lamotrigina; OXC: oxcarbazepina; PER: perampanel; PGB: pregabalina; PHT: fenitoína; RUF: rufinamida; TPM: topiramato; VGB: vigabatrina; VPA: valproato.
Fonte: Adaptada de Thijs RD, Surges R, O'Brien TJ, *et al.*, 2019.

Uma vez considerado o tipo de crise, deve-se avaliar o potencial de interação medicamentosa. Fármacos anticrise de 1ª geração (fenobarbital, fenitoína e carbamazepina) apresentam indução enzimática, por ativação do metabolismo hepático mediado pelo citocromo P450. O valproato e o canabidiol inibem o sistema P450. A maioria dos FAC de 2ª e 3ª gerações não apresenta efeito significativo sobre a indução enzimática.

Depois desses passos, deve-se considerar o perfil do paciente e a presença de comorbidades. Deve-se optar por FAC com menor potencial de risco de efeitos adversos.

A hiponatremia é comum com o uso de carbamazepina e ainda mais frequente com o uso de oxcarbazepina, mais comumente observada em idosos e no uso concomitante de diuréticos.

Os FAC podem causar tontura, diplopia, ataxia, especialmente os bloqueadores de canal de sódio (lamotrigina, oxcarbazepina, lacosamida, carbamazepina e fenitoína), de modo dose-dependente e somatório quando associados FAC com o mesmo mecanismo de ação.

Alergia cutânea é frequente com alguns FAC, como lamotrigina, carbamazepina, oxcarbazepina e fenitoína.

Hepatotoxicidade pode ocorrer com uso de valproato e também com carbamazepina e fenitoína.

Alterações cognitivas são frequentes em pessoas com epilepsia; alguns FAC podem causar ou acentuar essas alterações, como topiramato, fenobarbital e benzodiazepínicos). Estes fármacos devem ser evitados ou utilizados com cautela em pacientes com comprometimento cognitivo. O clobazam é um benzodiazepínico com ação anticrise, apresenta boa tolerabilidade e eficácia.

Os FAC podem ter ação benéfica ou deletéria nos distúrbios de humor. Valproato, carbamazepina, oxcarbazepina, lamotrigina e gabapentina são utilizados como estabilizadores de humor e podem ser benéficos em pacientes com epilepsia. Outros FAC podem apresentar efeitos negativos na esfera psiquiátrica, como o levetiracetam, que pode causar ou acentuar irritabilidade e transtornos ansiosos e depressivos. Topiramato, fenobarbital, vigabatrina e etossuximida também apresentam risco de efeitos adversos psiquiátricos.

Como não existem estudos comparativos adequados para avaliar a eficácia relativas dos FAC, sua escolha deve ser individualizada, considerando-se segurança e tolerabilidade.

A carbamazepina é considerada o FAC padrão para crises focais. Contudo, o efeito de indução enzimática limita seu uso como 1ª escolha. Os estudos SANAD I e II demostraram que, a despeito da eficácia, a carbamazepina é menos tolerada que os novos FAC, especialmente a lamotrigina. O levetiracetam e a lacosamida apresentam eficácia em crises focais e excelente tolerabilidade. A oxcarbazepina, embora mais bem tolerada que carbamazepina, apresenta maior risco de hiponatremia.

O valproato é o FAC mais eficaz nas epilepsias generalizadas. Para homens, o valproato é primeira opção para crises generalizadas. Em razão do risco de teratogenicidade e das consequências cognitivas em crianças expostas ao valproato *in utero*, restringiu-se seu uso para mulheres em idade fértil em que não foi possível o controle com opções mais seguras. Em mulheres, o levetiracetam e a lamotrigina são opções adequadas para crises generalizadas, com boa tolerabilidade e segurança na gestação. A etossuximida é o FAC de escolha para crises de ausência, especialmente as ausências da infância. O topiramato é eficaz em crises focais e generalizadas, porém com menor tolerabilidade, e não são utilizados como 1ª ou 2ª linhas.

Os benzodiazepínicos, como clonazepam (melhor opção em crises generalizadas, principalmente mioclonias) e o clobazam (preferido entre especialistas, por melhor tolerabilidade) são habitualmente utilizados em associação com os FACs.

Após a escolha do fármaco, a dose deve ser titulada objetivando-se controle completo de crises. O aumento deve ser feito de modo gradual, maximizando a tolerabilidade. A dose pode ser titulada até a mínima dose eficaz, porém a titulação pode ser limitada pela tolerabilidade (maior dose tolerada). A maioria dos pacientes obtém controle de crises, em doses baixas a médias.

Os FAC são eficazes apenas quando ingeridos regularmente pelos pacientes. Adesão ao tratamento representa um grande desafio no tratamento das epilepsias. Estudos indicam que apenas 29% a 66% dos pacientes tomam as medicações conforme prescrição.

Adesão ao tratamento é influenciada por aspectos relacionados tanto aos pacientes como aos médicos. Compreensão inadequada, falta de confiança no médico e de boa relação médico-paciente, receio de efeitos adversos e dúvida sobre a necessidade do tratamento figuram entre os principais aspectos relacionados aos pacientes. No âmbito dos médicos, complexidade excessiva do esquema terapêutico e incapacidade de estabelecer boa relação e comunicação efetiva são os aspectos mais relevantes.

Situações especiais

Mulher em idade fértil

Mulheres com epilepsia tem altas taxas de gravidez não desejada. Pesquisa realizada nos Estados Unidos mostrou que 65% das gestações em mulheres com epilepsia não foram planejadas. Essa taxa é muito mais alta do que a encontrada na população geral, que foi de 45% a 51%.

Muitos dos FAC utilizados são indutores enzimáticos conforme discutido previamente (carbamazepina, fenitoína, fenobarbital, oxcarbazepina, topiramato doses > 200 mg/dia), o que reduz a eficácia dos contraceptivos hormonais, elevando o risco de gravidez indesejada.

A lamotrigina tem seu efeito reduzido por uso de contraceptivos contendo estrógenos, com queda de até metade de sua concentração. Dessa forma, esses contraceptivos devem ser evitados em mulheres usando lamotrigina ou cuidadoso ajuste deverá ser feito, em geral com necessidade de aumento da dose da lamotrigina até duas vezes o basal. Atenção quando o uso do contraceptivo for interrompido, pois poderá haver toxicidade.

Para mulheres em idade fértil, especialmente em uso de FAC indutores, os métodos mais seguros são o uso de dispositivos intrauterinos (DIU(140) e de progesterona (implantável ou intramuscular).

Alguns FAC estão associados a ganho de peso e outros, a efeitos cosméticos negativos, como aumento de pelos/hirsutismo, hiperplasia gengival etc. Esses efeitos adversos, em geral, têm impacto negativo nas mulheres e baixa aceitação, devendo ser levados em conta na escolha do FAC. Valproato, gabapentina, pregabalina, vigabatrina, carbamazepina estão associados a ganho de peso. Fenitoína pode causar hirsutismo e hiperplasia gengival. Valproato, além do ganho de peso, está associado a ovários policísticos, irregularidade menstrual, queda e alteração das características do cabelo e alteração ungueal.

Deve-se abolir o mito de que mulheres com epilepsia não podem engravidar. A fertilidade não é comprometida e, com planejamento adequado, a maior parte delas pode ter filhos saudáveis.

Mulheres com epilepsia devem receber suplementação de ácido fólico, ao menos 3 meses antes da gravidez. O folato, uma vitamina importante para síntese e reparo de ácidos nucleicos e suplementação durante a gravidez, demonstrou reduzir o risco de defeitos do tubo neural nas crianças.

Como a maioria das gestações não é planejada, recomenda-se suplementação para todas as mulheres em idade fértil. Existe alguma controvérsia sobre as doses recomendadas de ácido fólico, sendo sugerido de 0,4 mg a 1 mg/dia antes e durante a gravidez para reduzir o risco de anomalias congênitas. Doses maiores que 1 mg podem estar relacionadas a riscos segundo estudos recentes.

Assim, na escolha do FAC em mulheres em idade fértil, desde que respeitadas características individuais, os fármacos mais adequados nessa população são a lamotrigina e o levetiracetam, possivelmente oxcarbazepina. Devem-se evitar o valproato, topiramato, fenitoína, fenobarbital e possivelmente a carbamazepina. O valproato é o mais teratogênico de todos.

Tratamento durante gestação

As mulheres com epilepsia após engravidar não devem interromper suas medicações. As mudanças deveriam ter sido feitas na fase do planejamento. A interrupção abrupta está relacionada a alto risco de crises. Assim, após constatada a gestação, não é recomendada a troca ou a suspensão das medicações, especialmente de forma abrupta.

Gestação planejada, em uso do(s) FAC mais seguros, na menor dose possível, com uso de ácido fólico e crises controladas é o que todo médico deve fazer em conjunto com mulheres em idade fértil.

Durante a gestação, acontecem várias alterações na mulher que causam a queda dos níveis séricos dos FAC. Algumas medicações apresentam alterações mais significativas do que outras. Destaque para aquelas que sofrem aumento da metabolização hepática, sendo a lamotrigina a mais influenciada, mas também ocorre redução dos níveis de levetiracetam, topiramato, oxcarbazepina, fenitoína e fenobarbital.

Idosos

Com o envelhecimento da população, a incidência de epilepsia atualmente é maior em idosos do que em crianças e adultos, conforme discutido no início do capítulo. Epilepsia representa a terceira doença neurológica mais comum em idosos, perdendo apenas para AVC e demência, condições que também aumentam o risco de epilepsia. Dessa forma, particularidades no tratamento dos idosos devem ser destacadas.

Idosos com epilepsia têm suas crises frequentemente controladas com monoterapia e menores doses, mas são mais susceptíveis a efeitos adversos pelo tratamento.

Medicações que causam indução enzimática (fenitoína, carbamazepina, fenobarbital, também oxcarbazepina e topiramato em doses maiores) reduzem o efeito de outras medicações. Como em idosos comorbidades são frequentes e eles usam, em geral, várias medicações, isso tem implicação ainda maior.

A hiponatremia causada pela carbamazepina e, de forma ainda mais frequente, a oxcarbazepina, é ainda mais problemáticas em idoso. O uso concomitante de diuréticos acentua e aumenta o risco.

Existe maior risco de alteração óssea pelos indutores e valproato. Algumas medicações aumentam risco de queda por causam tontura, ataxia, diplopia, como carbamazepina, fenitoína, oxcarbazepina e, com menor frequência, lamotrigina. Somadas ao impacto negativo cognitivo que podem acarretar, aumentam o risco de queda e fraturas.

Ainda sobre cognição, medicações como benzodiazepínicos, fenobarbital e topiramato devem ser evitados em virtude dos efeitos negativos.

O valproato, em geral, tem mais risco de tremor e parkinsonismo, não devendo estar entre as primeiras escolhas.

Estudos apontam que lamotrigina e levetiracetam são as opções com melhor resultado para tratamento de pacientes idosos com epilepsia. Apesar de a gabapentina ser apontada como escolha nesse contexto, sabidamente apresenta menor eficácia e tolerabilidade, ocasionando menor taxa de retenção. A lacosamida tem se mostrado opção interessante e eficaz nessa faixa etária.

Insuficiência renal

Para fármacos com uso endovenoso e/ou necessidade de dose de ataque, não é necessário o ajuste pela função renal e hepática, pois isso depende do volume de distribuição.

A dose de manutenção deve ser ajustada para fármacos com excreção renal. A fenitoína tem uma equação para correção que leva em conta a albumina e a função renal. Apesar de útil, ela pode ser imprecisa, especialmente em pacientes graves.

Quanto a hemodiálise e terapias de substituição renal, fatores com volume de distribuição, ligação proteica e tipo de terapia/filtro utilizado influenciam se o FAC é retirado e qual a proporção. FAC com alta ligação proteica (carbamazepina, fenitoína e valproato) são pouco dialisáveis, ao passo que fenobarbital, topiramato, levetiracetam, vigabatrina e gabapentina têm baixa ligação, sofrendo, assim, redução do nível sérico após hemodiálise, com necessidade de suplementação de dose.

Insuficiência hepática

Levetiracetam, gabapentina, pregabalina são escolhas adequadas nesse contexto por não sofrerem metabolização hepática.

O topiramato e a lacosamida, apesar de terem parte metabolismo hepático, não tem influência significativa e são alternativas.

A fenitoína, a lamotrigina, a carbamazepina e a oxcarbazepina podem ser utilizadas com monitorização cuidadosa. A fenitoína tem extensa metabolização hepática, o que, somado à hipoalbuminemia e à competição pela bilirrubina na ligação proteica, provoca aumento da fração livre, com necessidade de ajuste na insuficiência hepática grave.

O valproato é uma medicação com maior risco de hepatotoxicidade, devendo ser evitado. O fenobarbital, a primidona e os benzodiazepínicos apresentam maior risco, pelo efeito sedativo e toxicidade, e dessa forma também devem ser evitados.

O que fazer quando o paciente continua a apresentar crises?

Após uso do primeiro FAC, caso persistam crises, é possível trocar o FAC ou associar outra medicação. Estudos mostram eficácia semelhante das duas estratégias. Se possível, deve-se tentar monoterapia.

Aproximadamente um terço dos pacientes com epilepsia não terá suas crises controladas com a primeira e a segunda medicações (epilepsia farmacorresistente). Essa definição é bem-consolidada, com importantes implicações nos próximos passos da investigação e do tratamento.

Continuar tentando outros FAC nesse contexto não é a conduta mais adequada. É fundamental que o diagnóstico de epilepsia esteja bem-estabelecido, pois até um terço dos casos considerados farmacorresistentes encaminhados para centros especializados recebem outro diagnóstico. Crises não epilépticas psicogênicas (crises funcionais) são o diagnóstico mais frequente nesse contexto.

A avaliação de outras opções de tratamento é o mais adequado com base nas evidências disponíveis. A avaliação por especialista em centro especializado de epilepsia deve ser considerado nesse momento. Essa avaliação inclui a realização de vídeo-EEG, mas não se limita a ela. Outros exames podem ser necessários, como RM de crânio com protocolo de epilepsia e laudada por especialista neurorradiologista, PET-Scan, avaliação neuropsicológica, SPECT cerebral (realizado quando houver crise registrada no vídeo-EEG), RM funcional para linguagem e memória, teste de Wada etc. Após esses exames, o caso deve ser discutido em reunião com diversos especialistas, como neurologista especialista em epilepsia, neurorradiologista, especialista em medicina nuclear, neuropsicólogo, neurocirurgião e outros profissionais com o objetivo de se identificar o foco epileptogênico e a possibilidade e planejamento de cirurgia ressectiva para epilepsia. A avaliação pré-cirúrgica para epilepsia é complexa e de custo elevado.

A cirurgia de epilepsia, quando possível, permite os melhores resultados, com controle completo das crises em parcela significativa dos pacientes. Estudo randomizado controlado comparando eficácia da cirurgia na epilepsia do lobo temporal mostrou controle completo de crises em 58% dos casos, comparado a apenas 8% no grupo de tratamento medicamentoso. Observou-se, ainda, ganho em qualidade de vida. O único óbito ocorreu no grupo de tratamento medicamentoso, confirmando o benefício e a segurança do procedimento. (186) Outros estudos e revisões confirmam a eficácia da cirurgia ressectiva em outras localizações, assim como com outras modalidades cirúrgicas (hemisferectomia, calosotomia) para tratamento da epilepsia farmacorresistente, com taxas muito superiores às alcançadas com tentativas de novos FAC.

Para casos que mantêm crises a despeito do tratamento medicamentoso, com impacto na qualidade de vida, não candidatos ou que falharam ao tratamento cirúrgico, outras opções de tratamento são possíveis, como dieta cetogênica e a neuromodulação. No Brasil, estão disponíveis a estimulação do nervo vago (terapia VNS – *vagus nerve stimulation*) e estimulação cerebral profunda (DBS – *deep brain stimulation*).

Canabidiol no tratamento das epilepsias: qual o papel?

Apesar de haver atualmente mais de 25 FAC aprovados no mundo para tratamento das epilepsias, cerca de um terço dos pacientes persiste com crises. Adicionalmente, nem todos os pacientes podem ser operados ou ficam livres de crises com a cirurgia. Assim, novas opções terapêuticas podem contribuir para a melhora de crises e na qualidade de vida destas pessoas.

Existem evidências de alto nível para uso do canabidiol, com estudos clínicos randomizados, controlados com placebo, comprovando a eficácia e segurança em epilepsias graves da infância, como as síndromes de Dravet, Lennox-Gastaut e esclerose tuberosa em que foram utilizadas doses de 10 a 25 mg/kg.

Os resultados dos estudos demonstram que, a despeito da eficácia, a magnitude do efeito não é elevada, a proporção de pacientes livres de crises é baixa e o risco de interromper o tratamento é duas a três vezes maior que o de ficar livre de crises. Em relação à segurança, não se observaram, até o momento, efeitos adversos mais graves que limitem o uso do canabidiol.

Para a maioria dos cenários como uso em adultos, com epilepsia de outras etiologias e de crises de início focal, ainda não existem estudos que demonstrem a magnitude do efeito. Ainda faltam dados sobre doses adequadas em adultos.

O canabidiol deve ser encarado como um medicamento. Pacientes e familiares frequentemente acreditam que o canabidiol seja um produto natural, sem efeitos adversos. O custo é elevado, a biodisponibilidade é baixa (deve ser ingerido junto com refeições). A medicação apresenta efeitos adversos (náusea, vômitos, diarreia, sonolência e aumento de transaminases que resultam na interrupção do tratamento). Interação medicamentosa com outros FAC pode ocorrer, principalmente com clobazam (com aumento dos níveis e de seu metabólito N-desmetil-clobazam). Essa interação parece aumentar eficácia, porém eleva o risco de sedação.

O canabidiol utilizado em todos esses estudos foi de alto grau de pureza, com apenas traços de tetraidrocanabinol (THC). Muitos produtos contendo canabinoides vendidos no Brasil não têm grau farmacêutico. Estudos apontam desvios das concentrações em relação ao alegado pelos fabricantes. Apesar de ser opção terapêutica atrativa, não há dados que confirmem o papel do efeito comitiva (*entourage*), o benefício da presença de outros canabinoides na formulação.

Assim, o uso de canabidiol apresenta bases sólidas em epilepsias graves da infância (encefalopatias epilépticas), especialmente na síndrome de Dravet, na síndrome de Lennox-Gastaut e na esclerose tuberosa. Em cenários apropriados, em que houve falha com outros tratamentos, em que não tenha sido possível tratamento cirúrgico ou este tenha falhado, o canabidiol pode representar opção terapêutica a ser discutida com o paciente e familiares.

CONSIDERAÇÕES FINAIS

a) Crises provocadas: investigar, tratar/remover a causa.
b) Crise aguda sintomática: investigar, tratar a causa; em alguns casos, tratamento com fármaco anticrise por curto período (3 meses).
c) Primeira crise epiléptica: o foco deve ser investigar a causa, afastar a ocorrência de eventos não epilépticos (especialmente síncope e crises não epilépticas psicogênicas (CNEP) – crises funcionais), avaliar risco de recorrência (EEG e RM), tratar casos especiais em que exista risco elevado de recorrência.
d) Epilepsia (duas crises não provocadas ou uma crise com alto risco de recorrência: investigação com EEG (vigília e sono) e neuroimagem (preferência para RM de crânio)), determinar o tipo de crise e instituir tratamento com o fármaco adequado. Monitorar resposta clínica, efeitos colaterais clínicos e laboratoriais, ajustar doses para controle completo de crises. Identificar e tratar comorbidades psiquiátricas, principalmente depressão a ansiedade.

e) Epilepsia farmacorresistente/refratária (após uso de pelo menos dois fármacos em monoterapia ou associação, apropriados e em dose máxima tolerada): encaminhar para serviço especializado em avaliação, para confirmar o diagnóstico de epilepsia (crises não epilépticas psicogênicas são diferencial importante e podem estar em associação), avaliar o tipo de crise, verificar possibilidade de cirurgia para epilepsia em casos apropriados (especialmente nas epilepsias focais com lesão detectada).

f) Objetivos do tratamento em epilepsia vão além do controle das crises. Devemos atentar para efeitos colaterais dos fármacos, tratamento de comorbidades (especialmente depressão), minimizar o impacto psicossocial da epilepsia e permitir ao paciente um estilo de vida com o mínimo de limitações sob o ponto de vista familiar, de trabalho e social, com objetivo de preservar a qualidade de vida.

BIBLIOGRAFIA CONSULTADA

Arif H, Buchsbaum R, Weintraub D, Koyfman S, Salas-Humara C, Bazil CW, et al. Comparison and predictors of rash associated with 15 antiepileptic drugs. Neurology. 2007;68(20):1701-9.

Beghi E. The Epidemiology of epilepsy. Neuroepidemiology. 2020;54(2):185-91. doi: 10.1159/000503831.

Beghi E, Carpio A, Forsgren L, Hesdorffer DC, Malmgren K, Sander JW, et al. Recommendation for a definition of acute symptomatic seizure. Epilepsia. 2010;51(4):671-5. doi: 10.1111/j.1528-1167.2009.02285.x.

Berg AT, Berkovic SF, Brodie MJ, Buchhalter J, Cross JH, van Emde Boas W, et al. Revised terminology and concepts for organization of seizures and epilepsies: report of the ILAE Commission on Classification and Terminology, 2005-2009. Epilepsia. 2010;51(4):676-85.

Bergey GK. Management of a first seizure. Continuum (Minneap Minn). 2016;22(1):38-50.

Bernasconi A, Cendes F, Theodore WH, Gill RS, Koepp MJ, Hogan RE, et al. Recommendations for the use of structural magnetic resonance imaging in the care of patients with epilepsy: a consensus report from the International League Against Epilepsy Neuroimaging Task Force. Epilepsia. 2019;epi.15612.

Birnbaum AK, Meador KJ, Karanam A, Brown C, May RC, Gerard EE, et al. Antiepileptic drug exposure in infants of breastfeeding mothers with epilepsy. JAMA Neurol. 2020;77(4):441-50.

Blair RDG. Epilepsy Res Treat. 2012;2012:751510. doi: 10.1155/2012/751510.

Borges MA, Min LL, Guerreiro CAM, Yacubian EMT, Cordeiro JA, Tognola WA, et al. Urban prevalence of epilepsy: populational study in São José do Rio Preto, a medium-sized city in Brazil. Arquivos de Neuro-Psiquiatria. 2004.

Chen Z, Brodie MJ, Liew D, Kwan P. Treatment outcomes in patients with newly diagnosed epilepsy treated with established and new antiepileptic drugs: a 30-year longitudinal cohort study. JAMA Neurol. 2018;75(3):279-86.

Chen H-Y, Albertson TE, Olson KR. Treatment of drug-induced seizures. Br J Clin Pharmacol. 2016;81(3):412-9. doi: 10.1111/bcp.12720.

Cheng JY, French JA. Intelligent use of antiepileptic drugs is beneficial to patients. Curr Opin Neurol. 2018;31(2):169-75.

Chowdhury FA, Silva R, Whatley B, Walker MC. Localisation in focal epilepsy: a practical guide. Practical Neurology. 2021;21(6):481-91.

de Bruijn MAAM, Bastiaansen AEM, Mojzisova H, van Sonderen A, Thijs RD, Majoie MJM, et al. Antibodies contributing to focal epilepsy signs and symptoms score. Ann Neurol. 2021;89(4):698-710.

De Paola L, Terra VC, Silvado CE, Teive HAG, Palmini A, Valente KD, et al. Improving first responders' psychogenic nonepileptic seizures diagnosis accuracy: Development and validation of a 6-item bedside diagnostic tool. Epilepsy Behav. 2016;54:40-6.

Demarest ST, Brooks-Kayal A. From molecules to medicines: the dawn of targeted therapies for genetic epilepsies. Nat Rev Neurol. 2018;14(12):735-45.

Devinsky O, Cross JH, Laux L, Marsh E, Miller I, Nabbout R, et al. Trial of cannabidiol for drug-resistant seizures in the Dravet syndrome. N Engl J Med. 2017;376(21):2011-20.

Devinsky O, Patel AD, Cross JH, Villanueva V, Wirrell EC, Privitera M, et al. Effect of cannabidiol on drop seizures in the Lennox-Gastaut syndrome. N Engl J Med. 2018;378(20):1888-97.

Devinsky O, Vezzani A, O'Brien TJ, Jette N, Scheffer IE, de Curtis M, et al. Epilepsy. Nat Rev Dis Primers. 2018;4:18024.

Elwan S, Alexopoulos A, Silveira DC, Kotagal P. Lateralizing and localizing value of seizure semiology: comparison with scalp EEG, MRI and PET in patients successfully treated with resective epilepsy surgery. Seizure. 2018;61:203-8.

Engel J, McDermott MP, Wiebe S, Langfitt JT, Stern JM, Dewar S, et al. Early surgical therapy for drug-resistant temporal lobe epilepsy: a randomized trial. JAMA. 2012;307(9):922-30.

Englot DJ. A modern epilepsy surgery treatment algorithm: incorporating traditional and emerging technologies. Epilepsy Behav. 2018;80:68-74.

Fisher RS, Acevedo C, Arzimanoglou A, Bogacz A, Cross JH, Elger CE, et al. ILAE official report: a practical clinical definition of epilepsy. Epilepsia. 2014;55(4):475-82.

Fisher RS, Cross JH, French JA, Higurashi N, Hirsch E, Jansen FE, et al. Operational classification of seizure types by the International League Against Epilepsy: position paper of the ILAE Commission for Classification and terminology. Epilepsia. 2017;58(4):522-30.

Gaston TE, Ampah SB, Martina Bebin E, Grayson LP, Cutter GR, Hernando K, et al. Long-term safety and efficacy of highly purified cannabidiol for treatment refractory epilepsy. Epilepsy Behav. 2021;117:107862.

GBD 2016 Neurology Collaborators. Global, regional, and national burden of neurological disorders, 1990-2016: a systematic analysis for the Global Burden of Disease Study 2016. Lancet Neurol. 2019;18(5):459-80.

Gomes MM, Zeitoune RG, Kropf LAL, Beeck ES van. A house--to-house survey of epileptic seizures in an urban community of Rio de Janeiro, Brazil. Arq Neuro-Psiquiatr. 2002;60:708-11.

Grafinger KE, Krönert S, Broillet A, Weinmann W. Cannabidiol and tetrahydrocannabinol concentrations in commercially available CBD E-liquids in Switzerland. Forensic Sci Int. 2020;310:110261.

Graus F, Titulaer MJ, Balu R, Benseler S, Bien CG, Cellucci T, et al. A clinical approach to diagnosis of autoimmune encephalitis. The Lancet Neurology. 2016;15(4):391-404.

Graus F, Vogrig A, Muñiz-Castrillo S, Antoine JCG, Desestret V, Dubey D, et al. Updated diagnostic criteria for paraneoplastic neurologic syndromes. Neurol Neuroimmunol Neuroinflamm. 2021;8(4):e1014.

Gunawardane N, Fields M. Acute symptomatic seizures and provoked seizures: to treat or not to treat. Curr Treat Options Neurol. 2018;20(10):41.

Hampel KG, M Garces-Sanchez, A Gomez-Ibanez, M Palanca--Camara, V Villanueva. Rev Neurology. 2019;68(6):255-63. doi: 10.33588/rn.6806.2018242.

Hauser WA, Annegers JF, Kurland LT. Incidence of epilepsy and unprovoked seizures in Rochester, Minnesota: 1935-1984. Epilepsia. 1993;34(3):453-68.

Hauser WA, Rich SS, Lee JRJ, Annegers JF, Anderson VE. Risk of recurrent seizures after two unprovoked seizures. New England Journal of Medicine. 1998;338(7):429-34.

Hernández-Ronquillo L, Adams S, Ballendine S, Téllez-Zenteno JF. Epilepsy in an elderly population: classification, etiology and drug resistance. Epilepsy Res. 2018;140:90-4.

Herzig-Nichtweiß J, Salih F, Berning S, Malter MP, Pelz JO, Lochner P, et al. Prognosis and management of acute symptomatic seizures: a prospective, multicenter, observational study. Annals of Intensive Care. 2023;13(1):85.

Herzog AG, Mandle HB, Cahill KE, Fowler KM, Hauser WA. Predictors of unintended pregnancy in women with epilepsy. Neurology. 2017;88(8):728-33.

Hesdorffer DC, D'Amelio M. Mortality in the first 30 days following incident acute symptomatic seizures. Epilepsia. 2005;46(11):43-5.

Hildebrand MS, Dahl HHM, Damiano JA, Smith RJH, Scheffer IE, Berkovic SF. Recent advances in the molecular genetics of epilepsy. J Med Genet. 2013;50(5):271-9.

Hirsch E, French J, Scheffer IE, Bogacz A, Alsaadi T, Sperling MR, et al. ILAE definition of the idiopathic generalized epilepsy syndromes: position statement by the ILAE task force on nosology and definitions. Epilepsia. 2022;63(6):1475-99.

Intravooth T, Staack AM, Juerges K, Stockinger J, Steinhoff BJ. Antiepileptic drugs-induced hyponatremia: review and analysis of 560 hospitalized patients. Epilepsy Res. 2018;143:7-10.

Intravooth T, Staack AM, Juerges K, Stockinger J, Steinhoff BJ. Antiepileptic drugs-induced hyponatremia: review and analysis of 560 hospitalized patients. Epilepsy Res. 2018;143:7-10.

Kearney H, Byrne S, Cavalleri GL, Delanty N. Tackling epilepsy with high-definition precision medicine: a review. JAMA Neurol. 2019;76(9):1109-16.

Kho LK, Lawn ND, Dunne JW, Linto J. First seizure presentation: do multiple seizures within 24 hours predict recurrence? Neurology. 2006;67(6):1047-9.

Kløvgaard M, Lynge TH, Tsiropoulos I, Uldall PV, Banner J, Winkel BG, et al. Epilepsy-related mortality in children and young adults in denmark: a nationwide cohort study. Neurology. 2021;10.1212/WNL.0000000000013068.

Kochen S, Villanueva M, Bayarres L, Daza-Restrepo A, Gonzalez Martinez S, Oddo S. Cannabidiol as an adjuvant treatment in adults with drug-resistant focal epilepsy. Epilepsy Behav. 2023;144:109210.

Kowacs PA, Silva Jr EB, Santos HL, Rocha SB, Simão C, Meneses MS, et al. Syncope or epileptic fits? Some examples of diagnostic confounding factors. Arq Neuropsiquiatr. 2005;63(3A):597-600.

Krumholz A, Wiebe S, Gronseth GS, Gloss DS, Sanchez AM, Kabir AA, et al. Evidence-based guideline: management of an unprovoked first seizure in adults: report of the guideline development Subcommittee of the American Academy of Neurology and the American Epilepsy Society. Neurology. 2015;84(16):1705-13.

Kühne F, Becker L, Bast T, Bertsche A, Borggraefe I, Boßelmann CM, et al. Real-world data on cannabidiol treatment of various epilepsy subtypes: a retrospective, multicenter study. Epilepsia Open. 2023;8(2):360-70.

Kwan P, Arzimanoglou A, Berg AT, Brodie MJ, Allen Hauser W, Mathern G, et al. Definition of drug resistant epilepsy: consensus proposal by the ad hoc Task Force of the ILAE Commission on Therapeutic Strategies. Epilepsia. 2010;51(6):1069-77.

LaFrance WC, Baker GA, Duncan R, Goldstein LH, Reuber M. Minimum requirements for the diagnosis of psychogenic nonepileptic seizures: a staged approach: a report from the International League Against Epilepsy Nonepileptic Seizures Task Force. Epilepsia. 2013;54(11):2005-18.

Leibetseder A, Eisermann M, LaFrance Jr WC, Nobili L, Oertzen TJ von. How to distinguish seizures from non-epileptic manifestations. Epileptic Disorders. 2020;22(6):716-38.

Lempert T, Bauer M, Schmidt D. Syncope: a videometric analysis of 56 episodes of transient cerebral hypoxia. Ann Neurol. 1994;36(2):233-7. doi: 10.1002/ana.410360217.

Löscher W, Klein P. The pharmacology and clinical efficacy of antiseizure medications: from bromide salts to cenobamate and beyond. CNS Drugs. 2021;35(9):935-63.

Marino Jr R, Cukiert A, Pinho E. Epidemiological aspects of epilepsy in São Paulo: a prevalence study. Arq Neuropsiquiatr. 1986;44(3):243-54.

Marson A, Burnside G, Appleton R, Smith D, Leach JP, Sills G, et al. The SANAD II study of the effectiveness and cost-effectiveness of levetiracetam, zonisamide, or lamotrigine for newly diagnosed focal epilepsy: an open-label, non--inferiority, multicentre, phase 4, randomised controlled trial. The Lancet. 2021;397(10282):1363-74.

Marson A, Burnside G, Appleton R, Smith D, Leach JP, Sills G, et al. The SANAD II study of the effectiveness and cost-effectiveness of valproate versus levetiracetam for newly diagnosed generalised and unclassifiable epilepsy: an open-label, non-inferiority, multicentre, phase 4, randomised controlled trial. The Lancet. 2021;397(10282):1375-86.

Marson A, Jacoby A, Johnson A, Kim L, Gamble C, Chadwick D, et al. Immediate versus deferred antiepileptic drug treatment for early epilepsy and single seizures: a randomised controlled trial. Lancet. 2005;365(9476):2007-13.

Marson AG, Al-Kharusi AM, Alwaidh M, Appleton R, Baker GA, Chadwick DW, et al. The SANAD study of effectiveness of carbamazepine, gabapentin, lamotrigine, oxcarbazepine, or topiramate for treatment of partial epilepsy: an unblinded randomised controlled trial. Lancet. 2007;369(9566):1000-15.

Marson AG, Al-Kharusi AM, Alwaidh M, Appleton R, Baker GA, Chadwick DW, et al. The SANAD study of effectiveness of valproate, lamotrigine, or topiramate for generalised and unclassifiable epilepsy: an unblinded randomised controlled trial. Lancet. 2007;369(9566):1016-26.

Meador KJ, Baker GA, Browning N, Cohen MJ, Bromley RL, Clayton-Smith J, et al. Fetal antiepileptic drug exposure and cognitive outcomes at age 6 years (NEAD study): a prospective observational study. Lancet Neurol. 2013;12(3):244-52.

Meador KJ, Baker GA, Browning N, Cohen MJ, Bromley RL, Clayton-Smith J, et al. Breastfeeding in children of women taking antiepileptic drugs: cognitive outcomes at age 6 years. JAMA Pediatr. 2014;168(8):729-36.

Messing RO, Closson RG, Simon RP. Drug-induced seizures: a 10-year experience. Neurology. 1984;34(12):1582-6. doi: 10.1212/wnl.34.12.1582.

Miller I, Scheffer IE, Gunning B, Sanchez-Carpintero R, Gil--Nagel A, Perry MS, et al. Dose-ranging effect of adjunctive oral cannabidiol vs placebo on convulsive seizure frequency in dravet syndrome: a randomized clinical trial. JAMA Neurol. 2020;77(5):613-21.

Muthusamy S, Seneviratne U, Ding C, Phan TG. Using semiology to classify epileptic seizures vs psychogenic nonepileptic seizures: a meta-analysis. Neurology. Clinical Practice. 2022;12(3):234-47.

Noronha ALA, Borges MA, Marques LHN, Zanetta DMT, Fernandes PT, de Boer H, et al. Prevalence and pattern of epilepsy treatment in different socioeconomic classes in Brazil. Epilepsia. 2007;48(5):880-5.

Panayiotopoulos CP. Optimal Use of the EEG in the diagnosis and management of epilepsies. In: The epilepsies: seizures, syndromes and management. Bladon Medical Publishing; 2005. [2024 Jul. 8]. Disponível em: https://www.ncbi.nlm.nih.gov/books/NBK2601/.

Patsalos PN, Spencer EP, Berry DJ. Therapeutic drug monitoring of antiepileptic drugs in epilepsy: a 2018 update. Ther Drug Monit. 2018;40(5):526-48.

Peltola ME, Leitinger M, Halford JJ, Vinayan KP, Kobayashi K, Pressler RM, et al. Routine and sleep EEG: minimum recording standards of the International Federation of Clinical Neurophysiology and the International League Against Epilepsy. Clin Neurophysiol. 2023;147:108-20.

Pennell PB, French JA, May RC, Gerard E, Kalayjian L, Penovich P, et al. Changes in seizure frequency and antiepileptic Therapy during pregnancy. N Engl J Med. 2020;383(26):2547-56.

Perucca P, Gilliam FG. Adverse effects of antiepileptic drugs. Lancet Neurol. 2012;11(9):792-802.

Petrenaite V, Sabers A, Hansen-Schwartz J. Individual changes in lamotrigine plasma concentrations during pregnancy. Epilepsy Res. 2005;65(3):185-8.

Piccenna L, O'Dwyer R, Leppik I, Beghi E, Giussani G, Costa C, et al. Management of epilepsy in older adults: a critical review by the ILAE Task Force on Epilepsy in the elderly. Epilepsia. 2023;64(3):567-85.

Pitkänen A, Lukasiuk K, Dudek FE, Staley KJ. Epileptogenesis. Cold Spring Harb Perspect Med. 2015;5(10):a022822.

Pohlmann-Eden B, Marson AG, Noack-Rink M, Ramirez F, Tofighy A, Werhahn KJ, et al. Comparative effectiveness of levetiracetam, valproate and carbamazepine among elderly patients with newly diagnosed epilepsy: subgroup analysis of the randomized, unblinded KOMET study. BMC Neurol. 2016;16(1). [2024 Jul. 8]. Disponível em: https://www.ncbi.nlm.nih.gov/pmc/articles/PMC4995751/.

Proposal for revised clinical and electroencephalographic classification of epileptic seizures. From the Commission on Classification and Terminology of the International League Against Epilepsy. Epilepsia. 1981;22(4):489-501.

Sampaio LPB, Caboclo LOSF, Kuramoto K, Reche A, Yacubian EMT, Manreza MLG. Prevalence of epilepsy in children from a brazilian area of high deprivation. Pediatr Neurol. 2010;42(2):111-7.

Scheffer IE, Berkovic S, Capovilla G, Connolly MB, French J, Guilhoto L, et al. ILAE classification of the epilepsies: position paper of the ILAE commission for classification and terminology. Epilepsia. 2017;58(4):512-21.

Sen A, Jette N, Husain M, Sander JW. Epilepsy in older people. The Lancet. 2020;395(10225):735-48.

Sheidley BR, Malinowski J, Bergner AL, Bier L, Gloss DS, Mu W, et al. Genetic testing for the epilepsies: a systematic review. Epilepsia. 2022;63(2):375-87.

Sheikh SR, Kattan MW, Steinmetz M, Singer ME, Udeh BL, Jehi L. Cost-effectiveness of surgery for drug--resistant temporal lobe epilepsy in the US. Neurology. 2020;95(10):e1404-16.

Simabukuro MM, Silva GD, Castro LHM, Lucato LT. A critical review and update on autoimmune encephalitis: understanding the alphabet soup. Arq Neuropsiquiatr. 2022;80(5-1):143-58.

Smith D, Defalla BA, Chadwick DW. The misdiagnosis of epilepsy and the management of refractory epilepsy in a specialist clinic. QJM. 1999;92(1):15-23.

Smith S. EEG in the diagnosis, classification, and management of patients with epilepsy. J Neurol Neurosurg Psychiatry. 2005;76(2):ii2-7.

Steinlein OK. Genes and mutations in human idiopathic epilepsy. Brain Dev. 2004;26(4):213-8.

Stephen LJ, Harden C, Tomson T, Brodie MJ. Management of epilepsy in women. Lancet Neurol. 2019;18(5):481-91.

Steriade C, Britton J, Dale RC, Gadoth A, Irani SR, Linnoila J, et al. Acute symptomatic seizures secondary to autoimmune encephalitis and autoimmune-associated epilepsy: conceptual definitions. Epilepsia. 2020;61(7):1341-51.

Süße M, Saathoff N, Hannich M, von Podewils F. Cerebrospinal fluid changes following epileptic seizures unrelated to inflammation. European Journal of Neurology. 2019;26(7):1006-12.

Tatum W. EEG interpretation: common problems. Clinical Practice. 2012;9:527-38.

Tatum WO, Hirsch LJ, Gelfand MA, Acton EK, LaFrance WC, Duckrow RB, et al. Assessment of the predictive value of outpatient smartphone videos for diagnosis of epileptic seizures. JAMA Neurol. 2020;21.

Tatum WO, Mani J, Jin K, Halford JJ, Gloss D, Fahoum F, et al. Minimum standards for inpatient long-term video-electroencephalographic monitoring: a clinical practice guideline of the International League Against Epilepsy and International Federation of Clinical Neurophysiology. Epilepsia. [2024 Jul. 8]. Disponível em: https://onlinelibrary.wiley.com/doi/abs/10.1111/epi.16977.

Téllez-Zenteno JF, Dhar R, Wiebe S. Long-term seizure outcomes following epilepsy surgery: a systematic review and meta-analysis. Brain. 2005;128(5):1188-98.

Thiele EA, Bebin EM, Bhathal H, Jansen FE, Kotulska K, Lawson JA, et al. Add-on cannabidiol treatment for drug-resistant seizures in tuberous sclerosis complex: a placebo-controlled randomized clinical trial. JAMA Neurol. 2021;78(3):285-92.

Thiele EA, Marsh ED, French JA, Mazurkiewicz-Beldzinska M, Benbadis SR, Joshi C, et al. Cannabidiol in patients with seizures associated with Lennox-Gastaut syndrome (GWPCARE4): a randomised, double-blind, placebo-controlled phase 3 trial. Lancet. 2018 17;391(10125):1085-96.

Thijs RD, Surges R, O'Brien TJ, Sander JW. Epilepsy in adults. Lancet. 2019;393(10172):689-701.

Thomas RH, Berkovic SF. The hidden genetics of epilepsy--a clinically important new paradigm. Nat Rev Neurol. 2014;10(5):283-92.

Thompson K, Pohlmann-Eden B, Campbell LA, Abel H. Pharmacological treatments for preventing epilepsy following traumatic head injury. Cochrane Database Syst Rev. 2015;2015(8):CD009900.

Tisi J, Bell GS, Peacock JL, McEvoy AW, Harkness WF, Sander JW, et al. The long-term outcome of adult epilepsy surgery, patterns of seizure remission, and relapse: a cohort study. The Lancet. 2011;378(9800):1388-95.

Tomson T, Dahl M, Kimland E. Therapeutic monitoring of antiepileptic drugs for epilepsy. Cochrane Database Syst Rev. 2007;2007(2):CD002216.

Vegrim HM, Dreier JW, Alvestad S, Gilhus NE, Gissler M, Igland J, et al. Cancer risk in children of mothers with epilepsy and high-dose folic acid use during pregnancy. JAMA Neurol. 2022;79(11):1130-8.

Voinescu PE, Park S, Chen LQ, Stowe ZN, Newport DJ, Ritchie JC, et al. Antiepileptic drug clearances during pregnancy and clinical implications for women with epilepsy. Neurology. 2018;91(13):e1228-36.

Wiebe S, Blume WT, Girvin JP, Eliasziw M. A Randomized, controlled trial of surgery for temporal-lobe epilepsy. New England Journal of Medicine. 2001;345(5):311-8.

Wirrell EC, Nabbout R, Scheffer IE, Alsaadi T, Bogacz A, French JA, et al. Methodology for classification and definition of epilepsy syndromes with list of syndromes: report of the ILAE task force on nosology and definitions. Epilepsia. 2022;63(6):1333-48.

CAPÍTULO 15

Cristiana Pereira Borges • Emanuelle Roberta Silva de Aquino

Vertigem e Tontura

INTRODUÇÃO

A avaliação do paciente com vertigem ou tontura pode ser considerada uma tarefa bastante difícil para muitos médicos, portanto um dos objetivos deste capítulo é desmistificar esse conceito e mostrar a importância da avaliação adequada.

Na língua portuguesa, esses dois termos são sinônimos, mas do ponto de vista médico há diferenças, e a definição é a seguinte:

- **Vertigem:** sensação de movimento de si mesmo, quando não está ocorrendo um movimento ou percepção distorcida do movimento de si mesmo, durante um movimento normal da cabeça. Portanto, trata-se de uma percepção falsa de movimento.
- **Tontura:** sensação alterada da orientação espacial sem alteração na percepção de movimento. Portanto, trata-se de uma alteração na percepção de posição e não de movimento.

Um problema que emerge dessa definição, em especial em nossa língua e nossa cultura, é que sensação de mal-estar, pré-síncope, escurecimento visual fraqueza não deveriam ser incluídos na definição do termo "tontura". Mas não podemos mudar a forma como os pacientes se referem aos seus sintomas. Então, o que fazer? Devem-se usar os termos adequados, principalmente na descrição clínica dos sintomas dos pacientes e nas pesquisas científicas. Mas durante a abordagem aos pacientes, o mais importante é entender o que eles de fato sentem, e isso será obtido provavelmente usando-se comparações, descrições detalhadas, que podem inclusive não usar os termos "tontura" e "vertigem".

O segundo aspecto que provavelmente faz os médicos e acompanhantes menosprezarem o sintoma vertigem é o fato de a sua causa não ser grave na maioria dos casos. No entanto, não podemos confundir gravidade com incapacidade. Embora muitas vezes as doenças que causem vertigem não sejam graves, a sensação vertiginosa é incapacitante e angustiante para o paciente. Como não temos consciência da função do sistema vestibular, a não ser que algo dê errado, para que o leitor entenda a magnitude do que o paciente sente, sugerimos sentar-se numa cadeira de escritório e rodá-la por 30 segundos. A sensação que se tem durante, e logo após rodar é o que o paciente com crise de vertigem sente, às vezes de maneira espontânea, sem aviso prévio e por horas!

Como consequência dessas dificuldades, a abordagem ao paciente com vertigem pode ter custos elevados tanto para o Sistema de Saúde, uma vez que o paciente procura muitos médicos até o diagnóstico definitivo, e são realizados exames desnecessários, assim como para o paciente que perde dias de trabalho ou, em casos extremos, muda sua atividade de trabalho por causa da tontura.

Expostos esses aspectos, esperamos que o leitor perceba a importância do tema, tenha uma boa leitura e seja capaz de diagnosticar e tratar pacientes com vertigem ou tontura.

ANAMNESE

Ao fim da anamnese do paciente com tontura, deve-se ter uma hipótese diagnóstica em mente. O exame físico e neurológico pode ajudar na confirmação, e raramente um exame complementar é útil se, na anamnese, não foi estabelecida uma hipótese clara. Para atingir esse objetivo, avaliamos os seguintes aspectos, além do tipo de tontura/vertigem: instalação; duração; recorrência; desencadeantes; agravantes; e sintomas associados (ver a seguir). A partir dos dados obtidos, podemos classificar o paciente em um dos grupos: síndrome vestibular aguda (ou episódio único e prolongado de vertigem); episódios recorrentes espontâneos ou posicionais; tontura crônica; desequilíbrio; ou causa clínica (Figura 15.1).

É importante ressaltar dois aspectos: muitos pacientes com tontura não têm doenças vestibulares, mas sim doenças clínicas e ou cardiológicas como hipotensão postural ou efeito colateral de medicação; e um a cada seis pacientes pode ter mais de um tipo de tontura e deve receber um diagnóstico para cada tipo de queixa.

Tipo de queixa: tontura/ vertigem

Conforme mencionado, a caracterização do tipo de queixa, se vertigem ou tontura, se rotatória ou não, é obtida com maior facilidade por meio de comparações. O médico deve pedir ao paciente que descreva o que sente e, na medida do possível, usar outras experiências para exemplificar (como rodar em um brinquedo de criança, ou balançar em um barco). O mais importante é que o médico consiga entender a sensação que o paciente tem, independentemente dos termos utilizados.

Instalação, duração e recorrência

A forma de instalação geralmente fornece uma boa pista da causa da tontura. Instalação abrupta pode ser observada, por exemplo, nos casos de vertigem central por acidente vascular cerebral (AVC), na neurite vestibular, e nas crises de doença de Ménière e migrânea vestibular. Por outro lado, pacientes com vertigem central por doenças degenerativas ou pacientes com vestibulopatia bilateral podem relatar um início insidioso.

As crises podem durar de segundos a minutos nos casos de vertigem de posicionamento paroxística benig-

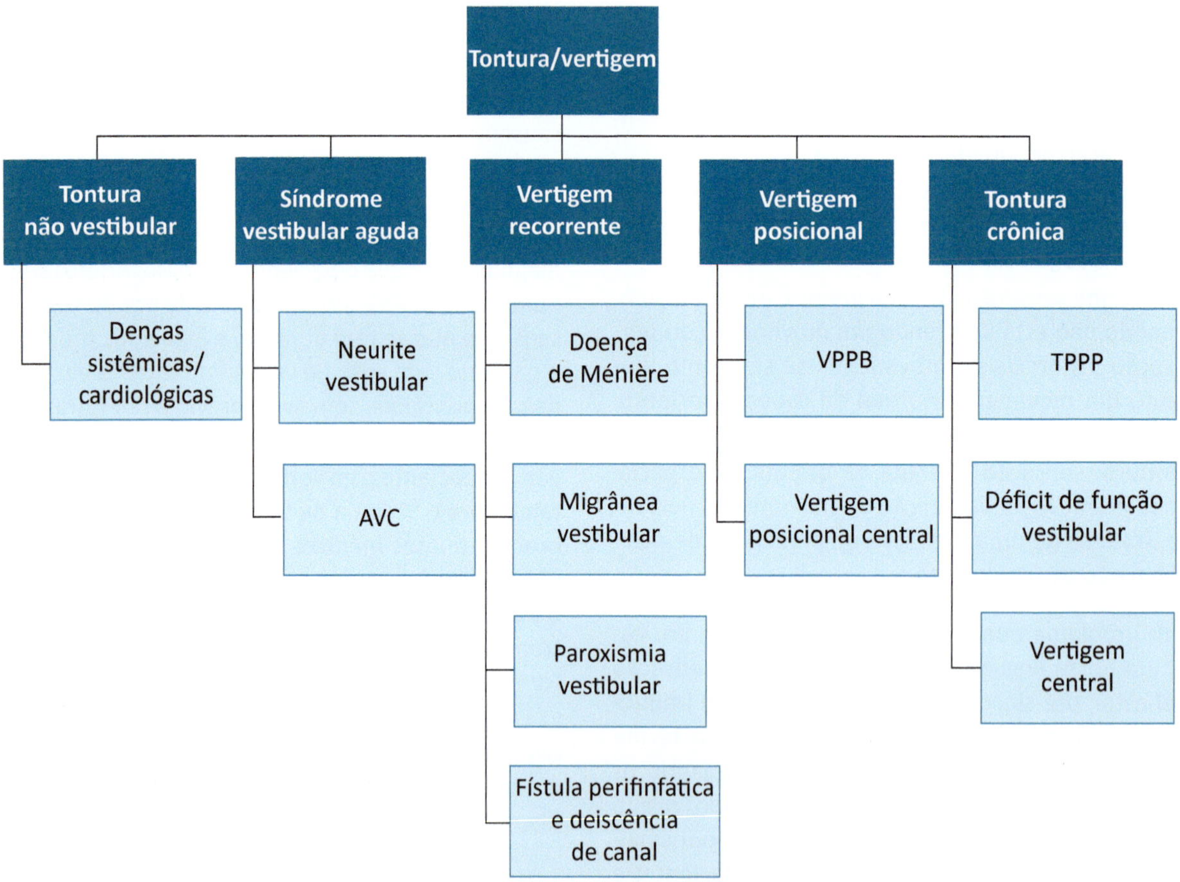

Figura 15.1. Algoritmo com as principais formas de apresentação de tontura e vertigem e alguns de seus diagnósticos diferenciais.
AVC: acidente vascular cerebral; TPPP: tontura postural-perceptual persistente; VPPB: vertigem de posicionamento paroxística benigna.
Fonte: Desenvolvida pela autoria.

na (VPPB), paroxismia vestibular, fístula perilinfática; ou minutos a horas na doença de Ménière, migrânea vestibular e episódios isquêmicos transitórios. Uma queixa mais prolongada de vertigem de até dias pode ser encontrada nas lesões periféricas, como na neurite vestibular, ou nas lesões centrais, como infartos (acidente vascular cerebral isquêmico [AVCi]) unilaterais de tronco. Alguns pacientes podem relatar queixas mais duradouras, de semanas a meses, mas nesses casos é referida sensação de balançar ou apenas um desequilíbrio.

A duração das crises de vertigem é uma informação, às vezes, de difícil obtenção de maneira precisa, pois o paciente pode se referir também ao mal-estar que permanece após a crise. Por exemplo, um paciente com VPPB pode relatar que tem vertigem por vários dias de maneira quase constante. Isso pode acontecer, especialmente se as crises de VPPB forem muito frequentes e intensas. Embora cada uma dure apenas 1 minuto, a frequência e a intensidade dão ao paciente uma sensação de desconforto importante entre as crises, e ele acaba por se referir a essa sensação como um único episódio. Portanto, é importante definir quanto tempo dura a crise mais intensa e diferenciá-la de sintomas mais leves que podem permanecer entre as crises propriamente ditas.

Isso já remete a outro aspecto, a recorrência, visto que, no exemplo citado, o paciente não apresenta um único episódio prolongado, mas sim crises curtas recorrentes e sintomas residuais entre elas.

Desencadeantes e agravantes

Pacientes com vertigem podem ter diferentes desencadeantes e agravantes, mas mudança de posição e movimentos da cabeça merecem atenção especial.

Sabe-se que pacientes com crises de vertigem podem ter os sintomas piorados tanto com mudança de posição como com movimentos da cabeça. Isso é fácil de entender se lembrarmos que, durante uma crise, o sistema vestibular já está funcionando mal e qualquer estímulo extra certamente induzirá uma piora da situação e dos sintomas. Então, é fundamental diferenciar uma piora dos sintomas, por meio dos movimentos, durante uma crise já estabelecida, do desencadeamento da crise propriamente dita. Por exemplo, pacientes com VPPB ficam bem a maior parte do tempo, mas têm crises desencadeadas ao se deitar e virar-se na cama. Por sua vez, um paciente com neurite vestibular tem uma queixa de vertigem constante, que pode piorar se ele fizer qualquer movimento da cabeça. Nesses casos, a diferença entre "piorar" e "desencadear" é fundamental na interpretação dos sintomas.

Vale a pena lembrar que, embora seja rara, a vertigem desencadeada por manobras de Valsalva aponta na direção de uma fístula perilinfática ou deiscência de canal.

Sintomas associados

Por fim, deve-se identificar possíveis sintomas associados. Zumbido e hipoacusia indicam, na maioria das vezes (mas não sempre), uma lesão periférica e, se acompanhados de plenitude aural, sugerem comprometimento de labirinto como na doença de Ménière. Sintomas de tronco encefálico auxiliam, mas não estão obrigatoriamente presentes no distúrbio vestibular central. Atenção deve ser dada à presença de cefaleia, mas por causa da alta frequência da queixa de dor de cabeça, deve-se ter cautela ao se fazer uma associação entre a cefaleia e a vertigem, e o diagnóstico de migrânea vestibular deve obedecer aos critérios específicos. Náuseas, vômitos e desequilíbrio estão presentes em diferentes doenças vestibulares periféricas e centrais, mas também não são sintomas obrigatórios, portanto não auxiliam no diagnóstico diferencial.

EXAME NEUROLÓGICO

O exame neurológico específico de um paciente com queixa de vertigem inclui a avaliação do equilíbrio estático e dinâmico, a verificação de diferentes formas de nistagmo, reflexo vestíbulo-ocular (VOR) e alterações especificas da motricidade ocular como o desvio *skew* (desalinhamento ocular vertical de origem central).

Exame do equilíbrio e da marcha

Na avaliação do equilíbrio, alguns testes são bem-conhecidos, como Romberg, com os pés paralelos ou em tandem. No entanto, esse teste é pouco específico e pouco sensível, e pacientes com lesões vestibulares crônicas podem não apresentar alterações. Outra forma de avaliar esses pacientes é examiná-los também em uma superfície instável, que pode ser uma almofada (deve-se utilizar uma almofada de 10 cm a 15 cm de altura, densidade 28). O paciente é examinado em quatro condições:

1. Olhos abertos, na superfície estável (chão).
2. Olhos fechados, na superfície estável.
3. Olhos abertos na superfície instável (almofada).
4. Olhos fechados, na superfície instável. Essa forma de avaliação, denominada "teste clínico de organização sensorial", se baseia no conceito de repesagem sensorial.

Sabe-se que indivíduos normais não utilizam as aferências somatossensorial, visual e vestibular de maneira proporcional em todas as condições. Dependendo da situação, é dada prioridade a uma dessas informações. Em uma superfície estável, um indivíduo saudável não oscila, não há aceleração da cabeça, então é dada mais importância à informação que vem do sistema sensitivo (propriocepção), de onde o indivíduo está pisando e a posição do seu pé. Mas se o indivíduo estiver em uma superfície irregular, inclinada ou instável, há tanto aumento da informação de aceleração ou inclinação da cabeça, ou seja, maior informação proveniente do sistema vestibular como um aumento da quantidade de arco reflexo na musculatura distal dos membros inferiores. Esta última, por sua vez é considerada pela integração no sistema nervoso central (SNC) como uma informação pouco útil para manutenção do equilíbrio, pois se trata de uma informação modificada. Nessa condição de superfície instável, há, então, um maior uso das informações vestibulares e visuais em detrimento da informação somatossensorial. Assim, um paciente com lesão vestibular terá muito mais dificuldade em se manter de pé na superfície instável e, nessa condição, pode surgir uma queda não visualizada na superfície estável. Importante notar que pacientes com lesões periféricas unilaterais têm tendência à queda para o lado lesado, mas pacientes com lesões vestibulares bilaterais e pacientes com nistagmos verticais podem cair preferencialmente para frente ou para trás.

No teste de Fukuda, muitas vezes utilizado para avaliação de pacientes com vertigem, é solicitado que o paciente marche no lugar, e aqueles com lesões unilaterais apresentam desvio para o lado da lesão. Um estudo recente, no entanto, constatou que esse teste tem baixas sensibilidade e especificidade na identificação de pacientes com lesões vestibulares.

A marcha, por sua vez, deve ser avaliada por meio da observação clínica (largura da base, tamanho do passo, desvios) e pacientes com lesão vestibular podem apresentar desvio da marcha para o lado lesado.

Pesquisa de nistagmo espontâneo, evocado pelo olhar e posicional

O nistagmo espontâneo de origem vestibular surge nas situações em que há um desbalanço do tônus, ou seja, quando um lado funciona mais do que o outro. O nistagmo vestibular é bifásico, com uma fase lenta (vestibular) e uma fase rápida (uma sacada de correção). O sistema vestibular do lado mais ativo desencadeia o movimento dos olhos para o lado oposto, o que corresponde à fase lenta do nistagmo. Por sua vez, o SNC promove uma sacada de correção para a posição original (fase rápida). Ao exame clínico, a fase rápida chama mais atenção e diz-se que o nistagmo bate na direção da direção da fase rápida. Portanto, a partir da explicação supradescrita (em que o lado mais ativo "empurra" os olhos para o lado oposto e que, em seguida, há uma correção com fase rápida), pode-se concluir que o nistagmo bate no sentido do labirinto mais ativo (Vídeo 15.1).

Vídeo 15.1: Nistagmo horizontal para a esquerda. Nota-se a fase lenta para direita e a sacada de correção para esquerda, ou seja, o nistagmo bate para esquerda

Saber que o nistagmo bate para o lado mais ativo faz mais sentido do que dizer que é para o lado saudável ou para o lado comprometido. Há doenças em que o lado lesado fica menos ativo, como na neurite vestibular (portanto, o nistagmo bate para o lado bom), enquanto em outras fica mais ativo, como na VPPB (nesse caso, o nistagmo bate para o lado comprometido).

Outro aspecto também muito importante é saber que o nistagmo de origem periférica pode ser inibido pela fixação visual, ou seja, se pedimos para o paciente olhar para um ponto fixo, o nistagmo pode diminuir de intensidade ou mesmo desparecer. Isso acontece porque, nas lesões vestibulares periféricas, as vias centrais que controlam a motricidade ocular estão íntegras e, à medida que o paciente as usa para fixar num objeto a sua frente, o nistagmo periférico é inibido. Para evitar isso ou conseguir examinar o nistagmo sem o efeito da fixação visual, é possível utilizar óculos de Frenzel (cujas lentes de mais de 16 dioptrias impedem a fixação visual), o examinador deve pedir ao paciente que olhe para uma parede inteira branca, sem pontos para fixar o olhar, ou observar o nistagmo sob a pálpebra com o paciente de olhos fechados.

Nistagmo evocado pelo olhar deve ser diferenciado do nistagmo da posição extrema. Na posição extrema, o paciente mantém a fixação apenas com o olho abduzido e surge um nistagmo fisiológico. Esse nistagmo, de posição extrema do olhar, tem baixas amplitude e frequência, é esgotável, e por ser fisiológico, não deve ser valorizado.

O nistagmo evocado pelo olhar surge no olhar lateral e no olhar para cima e raramente no olhar para baixo e é decorrente de um comprometimento da motricidade ocular. Para manter os olhos em uma posição excêntrica, é necessário que haja uma contração tônica da musculatura ocular extrínseca, o que é desencadeado por estruturas localizadas no tronco encefálico e no cerebelo. Se essas estruturas estiverem comprometidas, a cada tentativa de manter os olhos em uma posição excêntrica, os tecidos da órbita exercem uma força elástica que levam os olhos de volta à posição central (movimento lento), e um movimento rápido leva os olhos novamente para posição desejada, ou seja, surge um nistagmo evocado pelo olhar (Vídeo 15.2).

Vídeo 15.2: Nistagmo evocado pelo olhar. Ao olhar para direita, o nistagmo bate para direita e, ao olhar para a esquerda, bate para esquerda.

Pacientes com queixa de vertigem, em especial aqueles com queixa de vertigem ao se deitar e virar-se na cama, devem ser avaliados com manobras posicionais. As manobras de Dix-Hallpike e de posicionamento lateral são utilizadas para identificar uma possível VPPB (ver a seguir).

Reflexo vestíbulo-ocular ou teste do impulso cefálico

Nesse teste, pede-se ao paciente que mantenha os olhos fixos no nariz do examinador e rapidamente vira-se a cabeça do paciente, primeiro, para um lado e, depois, para outro. No indivíduo normal, esse movimento rápido da cabeça gera um movimento ocular na mesma velocidade e direção oposta. Por exemplo, ao se virar a cabeça do paciente para direita, observa-se um único movimento ocular para o lado esquerdo e vice-versa. Nesse exemplo, diz-se que o VOR é normal bilateralmente.

Em um paciente com lesão vestibular periférica, ao se virar a cabeça para o lado da lesão, o movimento ocular desencadeado pelo VOR é lento e de pequena amplitude. Para que a imagem do objeto de interesse se mantenha fixa, é necessário um segundo movimento rápido (no inglês: *catch-up saccade*), ou seja, ao se movimentar a cabeça para o lado da lesão, surgem dois movimentos na direção oposta: o primeiro é o VOR lento e curto; e o segundo uma, pequena sacada. Por exemplo, ao se virar, para a direita, a cabeça do paciente com uma lesão à direita, notam-se dois movimentos oculares para esquerda: um curto e lento; e outro rápido que atinge o alvo visual. Ao se virar a cabeça desse mesmo paciente para a esquerda, obtém-se um único movimento ocular para direita – um VOR normal. Ao se descrever essa situação, diz-se que o VOR é alterado à direita e normal à esquerda, uma vez que o VOR é descrito pelo lado estimulado, ou seja, pelo lado para o qual se vira a cabeça (Figura 15.2, Vídeos 15.3 e 15.4).

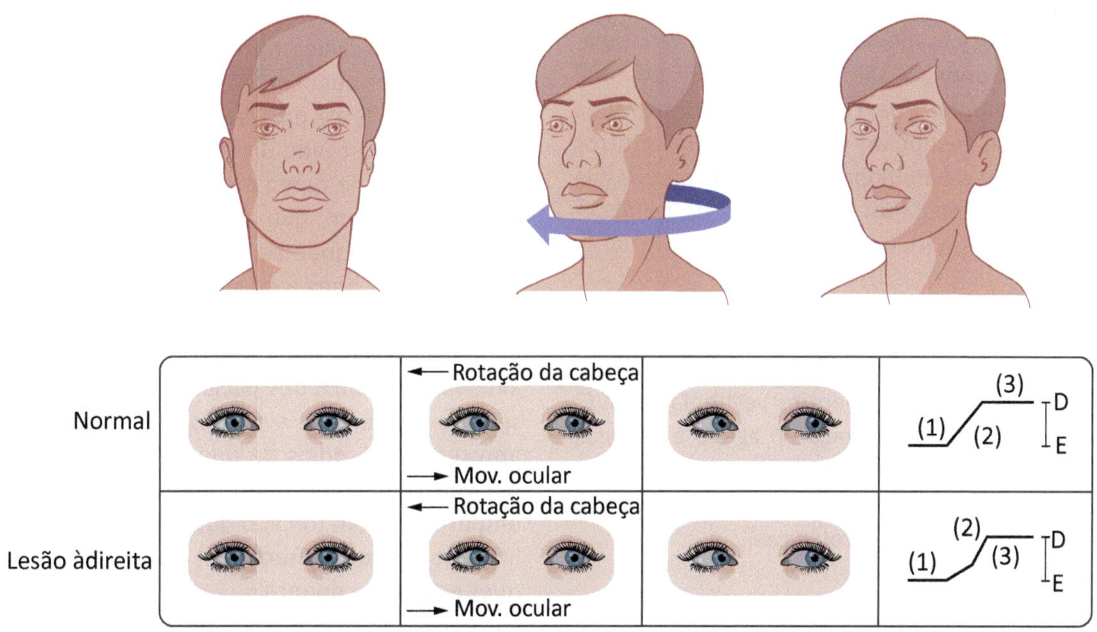

Figura 15.2. Exame do reflexo vestíbulo-ocular normal e com lesão periférica à direita.
Fonte: Desenvolvida pela autoria.

Vídeo 15.3: Reflexo vestíbulo-ocular normal dos dois lados. Ao virar a cabeça para um lado, os olhos fazem um rápido movimento na direção oposta.

Vídeo 15.4: Reflexo vestíbulo-ocular alterado do lado esquerdo. Ao se virar a cabeça para a esquerda, os olhos fazem dois movimentos, um curto seguido de um segundo que finalmente mantém os olhos fixos no alvo visual. Ao se virar a cabeça para direita, o movimento dos olhos é normal.

PRINCIPAIS DOENÇAS

A partir da anamnese e do exame físico e neurológico, é possível estabelecer a hipótese diagnóstica, seguindo o raciocínio mostrado na Figura 15.1. Em um ambulatório especializado em distúrbios vestibulares, as principais doenças são: VPPB; tontura postural perceptual persistente; doença de Ménière; migrânea vestibular; neurite vestibular; vertigem central. Outros diagnósticos como vestibulopatia bilateral, paroxismia vestibular, fístula perilinfática e deiscência de canal semicircular ocorrem em menor frequência.

Síndrome vestibular aguda

Os principais diagnósticos diferenciais de uma síndrome vestibular aguda são neurite vestibular e AVC. Como nesses casos a manifestação é aguda e intensa, os pacientes costumam procurar o pronto-socorro, e a respectiva abordagem é descrita no capítulo específico (Capítulo 6 – Emergências Neurológicas).

Vertigem recorrente (não posicional)

Entre os principais diagnósticos de episódios recorrentes de vertigem, estão a doença de Ménière e a migrânea vestibular, correspondendo cada uma a aproximadamente 8% a 10% dos casos atendidos em ambulatório especializado. Paroxismia vestibular, fístula perilinfática e deiscência de canal semicircular também fazem parte desse grupo, mas são condições muito menos frequentes (1% a 2% cada uma, em ambulatório especializado).

Doença de Ménière

A doença de Ménière é uma síndrome vestibular periférica recorrente, cujas crises se caracterizam por alterações auditivas (zumbido, plenitude e perda auditiva) associadas à sensação vertiginosa, com duração de minutos a horas (Quadro 15.1). É mais comum entre os 30 e 50 anos e raramente pode ocorrer na infância ou depois dos 65 anos.

Quadro 15.1. **Critérios diagnósticos para doença de Ménière de acordo com a Sociedade Bárány.**

Doença de Ménière definida
▪ Ocorrência de dois ou mais episódios de vertigem espontânea, cada um com duração de 20 minutos a 12 horas ▪ Audiometria demonstrando perda auditiva em baixas ou média frequências em uma orelha, definindo a orelha afetada, em pelo menos uma ocasião, durante ou após o episódio de vertigem ▪ Sintomas auditivos flutuantes (perda auditiva, zumbido ou plenitude) na orelha afetada ▪ Os episódios não podem ser explicados por outros distúrbios

Fonte: Desenvolvido pela autoria.

Na prática clínica, a crise típica é descrita se iniciando com sintomas auditivos. O paciente tem uma sensação de plenitude (uma pressão na orelha como se estivesse subindo ou descendo uma serra), associada a zumbido, e algum grau de perda auditiva. Em seguida, começa a crise de vertigem, que pode durar minutos a horas. O paciente ainda pode sentir algum grau de instabilidade por 1 a 2 dias após a crise. A frequência é bastante variável, de algumas crises por semana a poucas crises por ano e tende a diminuir após anos de doença. Em aproximadamente 50% dos pacientes, a doença de Ménière se torna bilateral na evolução. Alguns pacientes podem apresentar episódios de queda abrupta não precedida por vertigem, como se desabassem ou como se fossem empurrados com força, o que é denominado "crise otolítica" (ou crises de Tumarkin) e podem ocorrer em qualquer estágio da doença.

Pacientes com doença de Ménière apresentam hidropsia endolinfática, ou seja, um aumento da endolinfa, cuja causa pode ser idiopática ou secundária a trauma da orelha interna, infecção, doença autoimune. Com o aumento da endolinfa, admite-se que ocorra uma ruptura da membrana labiríntica, que separa endolinfa de perilinfa. Como a endolinfa é rica em potássio, a mudança na concentração desse íon ocasionaria uma disfunção transitória das células ciliadas.

O diagnóstico da doença de Ménière é estabelecido a partir dos critérios clínicos e com a realização de audiometria com diminuição da audição em baixas ou médias frequências. Embora não seja necessário, outros exames podem auxiliar no diagnóstico. Pacientes com doença de Ménière podem apresentar diminuição da resposta na prova calórica na orelha afetada e, embora a avaliação do VOR com o vídeo *Head Impulse Test* (vHIT) possa também estar alterado, isso ocorre em menor frequência. A dissociação entre a prova calórica alterada e o vHIT normal tem sido apontada como sugestiva de doença de Ménière. A eletrococleografia é um exame que avalia potenciais endococleares gerados a partir do estímulo sonoro e, quando alterado, é sugestivo de hidropsia endolinfática. Exame de imagem como ressonância magnética (RM), muitas vezes, são necessários para excluir outras possiblidades em um paciente com perda auditiva unilateral, como schwannoma vestibular. Além disso, técnicas específicas podem visualizar a hidropsia endolinfática. Esse achado, no entanto, não confirma o diagnóstico de doença de Ménière uma vez que pode estar presente em pacientes, com migrânea, zumbido e perda auditiva sem vertigem. Exames laboratoriais para pesquisa de sífilis e doenças autoimunes da orelha interna devem ser solicitados, em especial se a doença for bilateral.

O tratamento da doença de Ménière tem como principal alvo a prevenção das crises de vertigem. Pode ser iniciado com dieta hipossódica, pois se admite que essa medida pode diminuir o volume de endolinfa. Do ponto de vista medicamentoso, pode-se utilizar hidroclorotiazida com o mesmo objetivo. Embora faltem evidências robustas, alguns trabalhos apontam que o uso da betaistina é benéfico no controle das crises, em doses de 48 mg a 480 mg/dia. Na experiência das autoras, o uso da betaistina deve ser iniciado com 48 mg/dia e a dose pode ser aumentada até 48 mg 2 a 3 vezes/dia com bom controle das crises de vertigem e sem efeitos colaterais significativos. Por fim, existem opções como a injeção intratimpânica de corticosteroide ou de gentamicina, mas que são reservadas aos casos que não respondem ao tratamento medicamentoso.

Migrânea vestibular

A observação de que há relação entre vertigem e migrânea é antiga e, em 2012, foram estabelecidos os critérios para migrânea vestibular, revisados em 2022 (Quadro 15.2). A prevalência de migrânea vestibular é de 1% na população geral, e aproximadamente 10% dos pacientes atendidos em ambulatório de vertigem e de 10% a 20% dos pacientes atendidos em clínicas de cefaleia têm diagnóstico de migrânea vestibular.

Quadro 15.2. Critérios diagnósticos para migrânea vestibular

Migrânea vestibular
Pelo menos cinco episódios preenchendo os critérios C e D A. História atual ou pregressa de migrânea sem aura ou de migrânea com aura B. Sintomas vestibulares de moderada ou forte intensidade, com duração de 5 minutos a 72 horas C. Pelo menos 50% dos episódios estão associados a pelo menos um dos três aspectos de migrânea: ▪ Cefaleia com características migranosas ▪ Fotofobia e fonofobia ▪ Aura visual D. Não pode ser explicada por outra forma de cefaleia ou outra síndrome vestibular

Fonte: Desenvolvido pela autoria.

Os sintomas vestibulares mais comuns são vertigem rotatória espontânea e vertigem posicional. A vertigem pode se iniciar de maneira espontânea com duração de horas e, na sequência, o paciente pode começar a ter vertigem posicional ou induzida por movimento da cabeça. A vertigem posicional, por sua vez, pode ser transitória ou persistente, durando todo o tempo em que se mantém a posição da cabeça, e pode estar presente em 40% a 70% dos pacientes, embora não ocorra em todas as crises. Pacientes podem também apresentar vertigem induzida por cenas visuais, como movimentos de carros na rua, cenas de filmes de ação, e essa forma de vertigem pode persistir entre as crises. Outros sintomas vestibulares ainda podem ser a vertigem (ilusão de movimento) ou a tontura (alteração na percepção do espaço, sem ilusão de movimento), desencadeados por movimentos da cabeça que não sejam de mudança de posição em relação à gravidade.

De acordo com a classificação, os sintomas vestibulares podem ter duração bastante variável, de 5 minutos a 72 horas. De maneira geral, pacientes com migrânea vestibular apresentam o seguinte perfil em relação à duração dos sintomas: em 30% os sintomas duram minutos; em 30% duram horas; e, em 30%, dias. Restam ainda 10% nos quais os sintomas podem durar de segundos ou semanas. Naqueles pacientes com crises que duram segundos, estas ocorrem na sequência e de maneira frequente por determinado período, e esse período é de 5 minutos a 72 horas. Naqueles que apresentam sintomas por semanas, é possível identificar um período de 72 horas no princípio, no qual os sintomas são mais intensos e, no restante do tempo, são nitidamente mais brandos e considerados residuais.

Um aspecto que muitas vezes atrasa o diagnóstico e dificulta a compreensão por parte dos pacientes é que os sintomas vestibulares nem sempre estão associados à cefaleia. Em primeiro lugar, de acordo com a classificação, apenas 50% das crises vestibulares precisam estar associadas a sintomas migranosos. Além disso, essa associação não é obrigatoriamente com a cefaleia, pois o paciente pode apresentar sintomas vestibulares relacionados à fonofobia ou fotofobia ou à aura visual.

Por fim, a vertigem pode ocorrer durante a crise típica de migrânea, mas também pode precedê-la ou surgir após os sintomas migranosos, e muitos pacientes com migrânea vestibular podem apresentar sintomas no intervalo entre as crises, como cinetose (em até 61% dos casos) ou tontura induzida por movimentos da cabeça (em até 66% dos casos) ou por estímulos visuais (em até 89% dos casos).

O exame neurológico durante a crise de migrânea vestibular pode evidenciar nistagmo em até 70% dos casos. Os pacientes podem apresentar nistagmo espontâneo, posicional ou ambos e estes podem ter características centrais ou periféricas. Ainda podem ocorrer alteração do reflexo vestíbulo ocular e alteração do equilíbrio e da marcha. Entre as crises, pode ocorrer nistagmo evocado pelo olhar e nistagmo posicional central (presente em até 28% dos pacientes, ainda que, muitas vezes, seja discreto e assintomático). A frequência com que as alterações podem ser observadas no período intercrítico aumenta conforme o tempo de doença.

O diagnóstico de migrânea vestibular é clínico e os exames complementares quando realizados têm o objetivo de afastar outras causas para as queixas do paciente, mas deve-se ter em mente que algumas alterações podem surgir numa minoria de casos como redução uni ou bilateral na prova calórica e alteração do vHIT.

Ainda há poucos estudos que tenham avaliado especificamente o tratamento em migrânea vestibular, e as orientações se baseiam no que se faz para migrânea de maneira geral. Embora possa ser usado, não há evidências robustas do benefício dos triptanos, sendo os mais estudados o zolmitriptano e o rizatriptano. Analgésicos e anti-inflamatórios não hormonais podem ser utilizados para a cefaleia, assim como os antieméticos, antivertiginosos e anti-histamínicos podem ser prescritos para os sintomas vestibulares, náusea e vômito.

O uso de medicações no tratamento profilático está indicado quando as crises de migrânea vestibular são muito frequentes e tem o objetivo de diminuir a intensidade e a frequência das crises. A escolha da medicação se baseia na melhor opção para o paciente, considerando-se os efeitos benéficos e adversos de cada uma, sendo que as principais são os betabloqueadores (propranolol, metoprolol), antidepressivos (venlafaxina, amitriptilina, nortriptilina), antiepiléticos (topiramato, ácido valproico, lamotrigina) e bloqueadores de canal de cálcio (flunarizina). Essa última, no entanto, não é aprovada pelo órgão regulador americano Food and Drug Administration (FDA) e deve ser usada com ressalvas dado o risco de induzir parkinsonismo a longo prazo.

Deve-se adotar também uma abordagem não farmacológica. Identificação dos desencadeantes para que sejam evitados, estilo de vida (como exercícios), dieta adequada e regular, sem longos períodos de jejum podem ser medidas eficazes. A reabilitação vestibular pode ser uma opção, em especial para os pacientes com tontura postural-perceptual persistente (TPPP) associada ou naqueles com forte comportamento de esquiva a situações desencadeantes.

A paroxismia vestibular é uma causa rara de episódios recorrentes de vertigem e caracteriza-se por crises com duração menor que 1 minuto que podem ocorrer em repouso ou desencadeadas por movimentos da cabeça. Assim como na neuralgia do trigêmeo, acredita-se que ocorra por desmielinização do nervo vestibular, que pode ser secundária a um contato neurovascular (p. ex., da artéria cerebelar anteroinferior com o VIII nervo). No entanto, sabe-se que o contato neurovascular é muito comum, podendo ocorrer em até 30% dos indivíduos saudáveis. Por isso, o diagnóstico de paroxismia deve se basear no quadro clínico e não na imagem. Os pacientes são tratados com carbamazepina ou oxcarbazepina com boa resposta, sendo inclusive a resposta ao tratamento também um dos critérios diagnósticos.

Outra doença rara que pode cursar com episódios recorrentes e breves de vertigem é a deiscência de canal semicircular superior (também denominado "canal anterior"). Nessa doença, ocorre uma falha na camada óssea que recobre o canal semicircular superior, e o paciente pode se queixar de vertigem induzida por manobras de Valsalva ou por sons muito intensos, além de apresentar sintomas auditivos como autofonia (ouve os batimentos cardíacos, sons intestinais) e perda auditiva. Merece atenção o fato de que a deiscência de canal semicircular superior pode ser visualizada em até 5% dos pacientes que realizam tomografia computadorizada (TC) de ossos temporais, mas apenas 10% desses indivíduos apresentam sintomas, ou seja, o diagnóstico deve ser clínico e não se basear em achados radiológicos, uma vez que a grande maioria dos indivíduos que apresentam a alteração é assintomática.

Vertigem posicional

Vertigem posicional paroxística benigna

A vertigem posicional paroxística benigna (VPPB) é a principal causa de vertigem em ambulatórios especializados, e a incidência cumulativa na população geral pode chegar a 10%. A prevalência aumenta com a idade, com um pico após os 60 anos, e é mais comum em mulheres com uma proporção de 2:1 a 3:12.

Para compreender os sintomas e o tratamento, é necessário entender como ocorre a VPPB. Existem duas teorias para explicar a VPPB: a da cupulolitíase; e a da canalolitíase. Nos dois casos, cristais de carbonato de cálcio, proveniente dos otólitos do utrículo se descolam da mácula e caem no canal semicircular. A partir daí, esses cristais podem ficar aderidos à cúpula (cupulolitíase, situação mais rara) ou podem ficar flutuando livremente na endolinfa do canal semicircular (canalolitíase, situação mais frequente) (Figura 15.3).

Admitindo-se a teoria da canalolitíase, movimentos da cabeça provocam o movimento de partículas que flutuam livremente na endolinfa, o que resulta em uma aceleração anormal desta com consequente deflexão anormal da cúpula. Nessa condição, o paciente apresenta vertigem e nistagmo desencadeados por movimentos rápidos da cabeça que, por sua vez, induzem o movimento das partículas de otólitos que flutuam no canal semicircular. No momento em que o paciente permanece parado, as partículas também cessam o movimento dentro do canal, e a vertigem e o nistagmo desaparecem.

Como a entrada do canal semicircular posterior fica um pouco inferior, o canal semicircular posterior é acometido em 60% a 90% das vezes. O canal horizontal vem

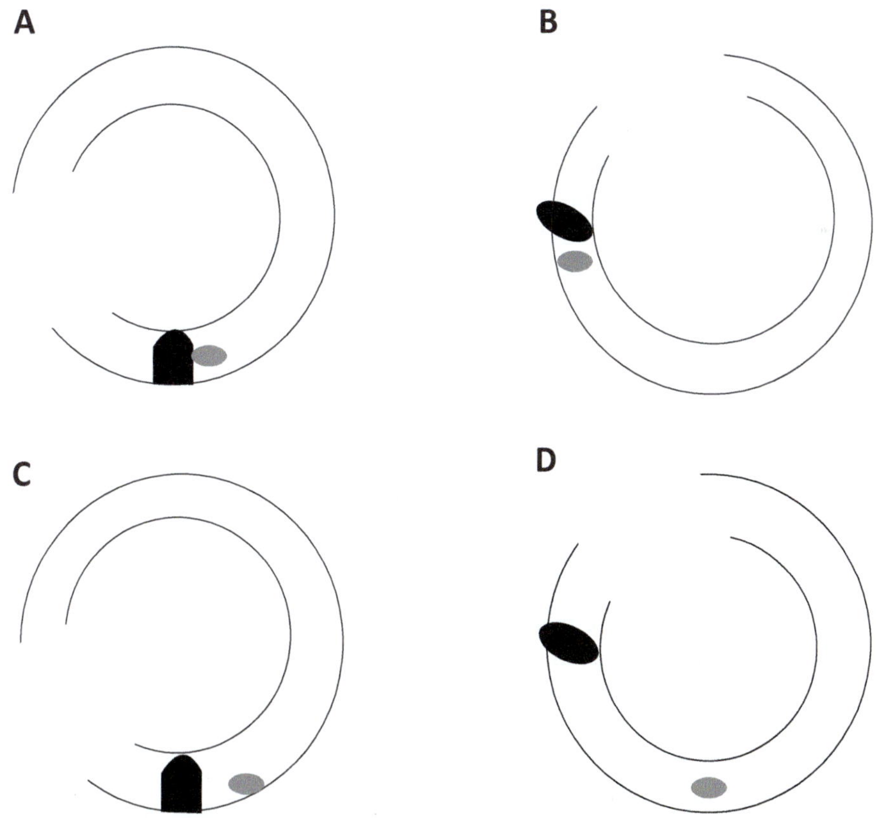

Figura 15.3 (A-D). Mecanismos de cupulolitíase (em **A** e **B**) e canalolitíase (**C** e **D**). Na cupulolitíase, os fragmentos de otólitos ficam aderidos à cúpula, e a deflexão da cúpula se mantém enquanto for mantida a posição da cabeça. Na canalolitíase, os fragmentos flutuam pela endolinfa e a deflexão da cúpula ocorre por alguns segundos, induzida pelo movimento dos fragmentos.
Fonte: Desenvolvida pela autoria.

em segundo lugar, em 5% a 30% das vezes. O canal anterior (também denominado "canal superior") tem sua entrada em uma posição superior, portanto é extremamente improvável que seja acometido.

Grande parte dos casos de VPPB são considerados idiopáticos e relacionados à idade. Além disto, outros fatores têm sido descritos como relacionados à VPPB e os principais são os seguintes: migrânea; doença de Ménière; neurite vestibular; surdez súbita; trauma; e deficiência de vitamina D.

Os pacientes com VPPB, tipicamente, descrevem episódios de vertigem rotatória, de curta duração e forte intensidade desencadeados por movimentos rápidos da cabeça, sendo os mais frequentes os seguintes: levantar-se da cama pela manhã; deitar-se e virar-se na cama; estender o pescoço para olhar para o alto; e fletir o pescoço para olhar para baixo. Na prática clínica, quando o paciente relata vertigem ao se deitar e virar-se na cama, há de se pensar em VPPB e a pesquisa de nistagmo se faz mandatória. Como alguns pacientes não fazem esse relato de maneira espontânea, é obrigatório incluir, na anamnese do paciente com queixa de tontura e vertigem, perguntas a esse respeito.

A curta duração da crise também é um aspecto sensível e específico na identificação da VPPB, embora, às vezes, a sua determinação possa ser um desafio. Alguns pacientes se referem também aos sintomas de peso na cabeça e instabilidade que podem persistir após um episódio intenso e curto de vertigem. Na prática clínica, deve-se perguntar ao paciente quanto tempo dura especificamente o episódio mais intenso de vertigem rotatório, excluindo-se o mal-estar que se segue à crise. Por fim, ainda se deve ter em mente que até um terço dos pacientes com VPPB pode relatar uma histórica atípica, o que ocorre com mais frequência na população idosa.

Pacientes com VPPB têm exame neurológico normal com exceção da presença de nistagmo posicional desencadeado pela manobra de Dix-Hallpike ou pela manobra de posicionamento lateral (Figuras 15.4 e 15.5). O objetivo de cada uma dessas manobras é realizar um movimento com a cabeça do paciente no plano do canal semicircular posterior e, assim, desencadear o movimento dos otólitos e consequente nistagmo. O uso de óculos de Frenzel ou de vídeo-oculografia pode facilitar a observação de nistagmo, mas não são imprescindíveis, uma vez que o nistagmo da VPPB costuma ser muito intenso e seu componente torcional é pouco inibido pela fixação visual.

A observação do nistagmo típico, além dos aspectos da anamnese, é critério diagnóstico para VPPB, e suas características são as seguintes (Vídeos 15.5 e 15.6):

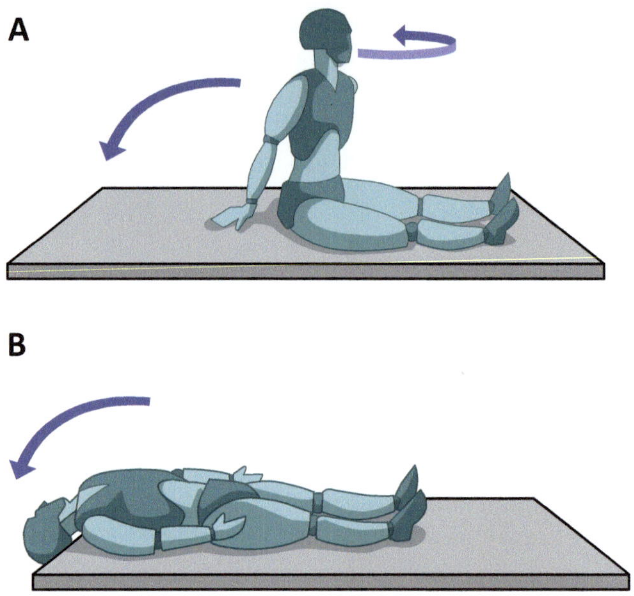

Figura 15.4 (A e B). Manobra de Dix-Hallpike. **(A)** A cabeça é rodada 45° para o lado que se quer examinar. **(B)** O paciente é rapidamente colocado em decúbito dorsal, mantendo a posição da cabeça em relação ao tronco.
Fonte: Desenvolvida pela autoria.

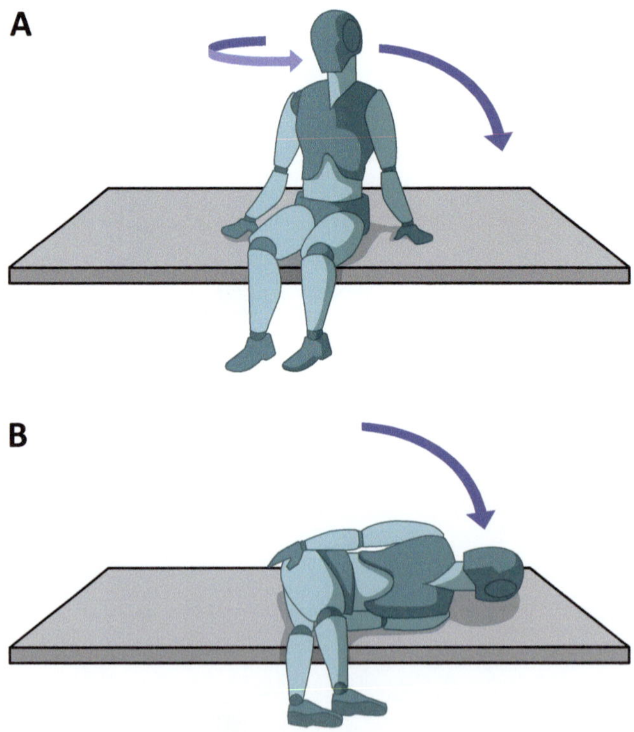

Figura 15.5 (A e B). Manobra de posicionamento lateral. **(A)** A cabeça do paciente é rodada 45° para o lado oposto ao que se pretende examinar. **(B)** O paciente é rapidamente colocado em decúbito lateral, mantendo a posição da cabeça em relação ao tronco.
Fonte: Desenvolvida pela autoria.

1. Direção: o nistagmo tem um componente vertical para cima e outro componente torcional, com o polo superior do olho batendo no sentido do labirinto comprometido que, durante a manobra, fica mais baixo.
2. Latência de pouco segundos até seu aparecimento.
3. Duração curta, de segundos.
4. Diminuição na intensidade e eventual desaparecimento com manobras repetidas, isto é, fatigabilidade.

Vídeo 15.5: Nistagmo em paciente com VPPB do canal semicircular posterior direito filmado durante a manobra de Dix Hallpike com a cabeça rodada 45°. Note que o nistagmo tem curta duração e tem um componente vertical para cima e outro torcional, com o polo superior batendo para o lado direito.

Vídeo 15.6: Nistagmo em paciente com VPPB do canal semicircular posterior esquerdo filmado durante a manobra de Dix Hallpike com a cabeça rodada 45° para o lado esquerdo. Note que o nistagmo tem curta duração e tem um componente vertical para cima e outro torcional, com o polo superior batendo para o lado esquerdo.

De todas essas características, as mais importantes são a *direção* (vertical para cima e torcional para o lado afetado) e a *duração* (< 1 minuto) do nistagmo.

A realização de exames subsidiários, em especial exames de imagem, é necessária apenas quando há suspeita de lesões centrais, ou seja, quando são encontradas outras alterações no exame neurológico além do nistagmo posicional, quando não há resolução do quadro apesar da realização de repetidas manobras, ou quando o nistagmo posicional não apresenta as características típicas.

Os principais diagnósticos diferenciais da VPPB são: vertigem posicional central; lesões de tronco ou cerebelo, em especial próximas ao IV ventrículo/ migrânea vestibular; e paroxismia vestibular. A diferenciação entre VPPB e vertigem posicional central é estabelecida por meio da avaliação do nistagmo de acordo com os aspectos apresentados no Quadro 15.3.

A VPPB é tratada com manobras cujo objetivo é o reposicionamento dos otólitos de volta ao utrículo. As manobra[s] mais utilizadas são a de Epley e a de Semont (Figuras 15.6 e 15.7). Em aproximadamente 80% dos pacientes, há desaparecimento dos sintomas e do nistagmo após uma sessão de realização de manobras e essa porcentagem aumenta com a repetição das manobras.

Há recomendação de que o paciente seja reavaliado após a realização da manobra terapêutica, para verificação do resultado da manobra, com o intervalo de 1 mês. Alguns pacientes podem ter sintomas residuais com sensação de tontura ou de flutuação após a resolução do quadro de VPPB. Quando são muito desconfortáveis, podem ser tratados com sintomáticos e tendem a resolver em 7 a 10 dias.

Pacientes com VPPB podem ter recidivas cuja frequência aumenta com o aumento de tempo de observação com dados mostrando recorrência de 15% em 1 ano a 50% em 40 meses. A recidiva não implica pior prognóstico e cada episódio de recidiva deve ser tratado com manobras de reposicionamento.

Quadro 15.3. Características do nistagmo observado na VPPB e na vertigem posicional central

	VPPB	Vertigem posicional central
Latência	Alguns segundos	Sem latência
Duração	Segundos (< 1 minuto)	Prolongadas (> 1 minuto)
Fatigabilidade	Presente	Ausente
Aspecto crescendo – decrescendo	Presente	Ausente
Direção	Vertical para cima e torcional para o lado afetado	Vertical puro. Pode mudar a direção sem mudar posição da cabeça

Fonte: Desenvolvido pela autoria.

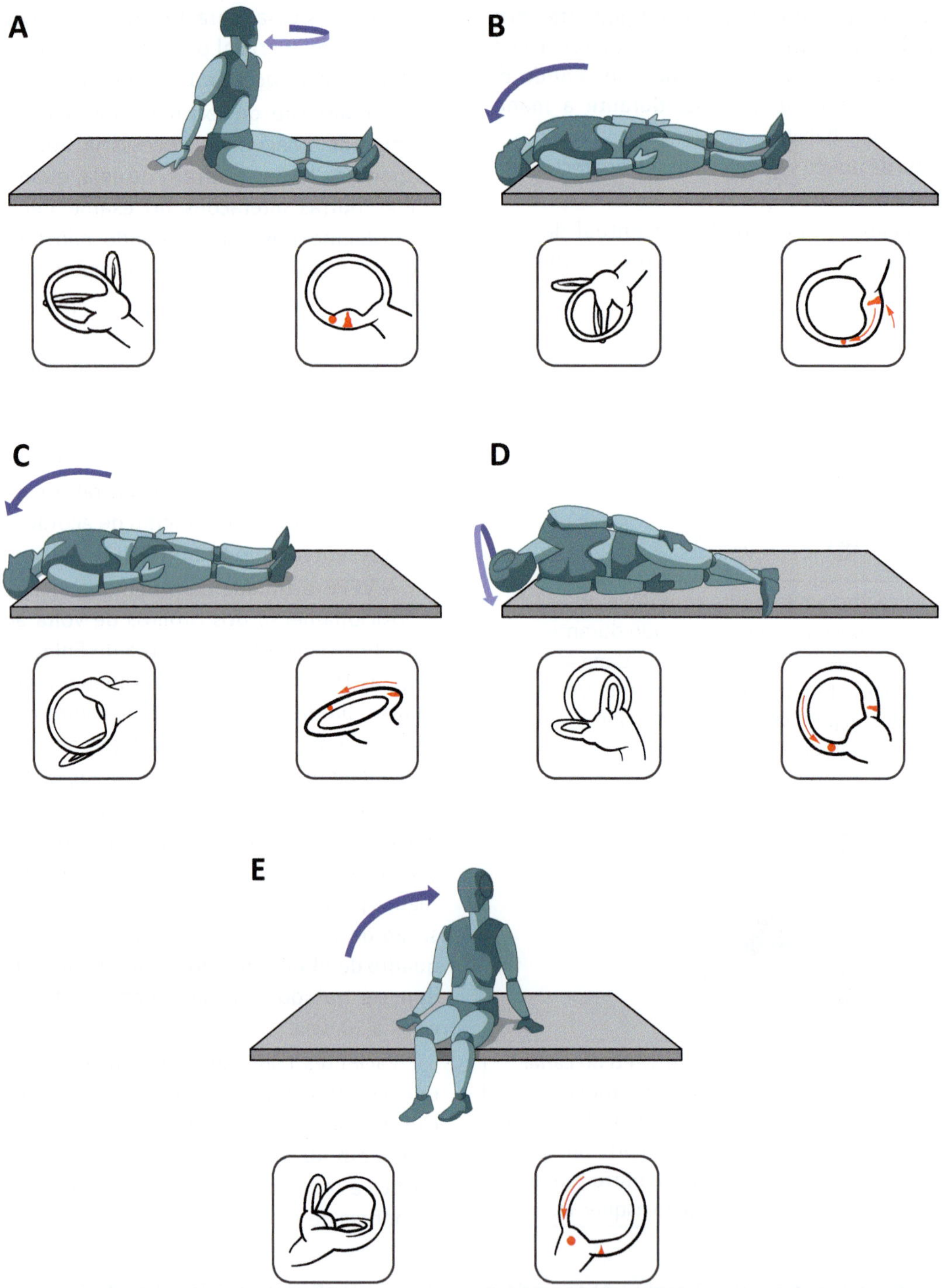

Figura 15.6 (A-E). Manobra de Epley. Estão representados o labirinto comprometido (esquerdo), na perspectiva do examinador, assim como o movimento do cálculo por intermédio do CSC. **(A e B)** A cabeça do paciente é rodada 45° para o lado comprometido e, em seguida, ele é rapidamente deitado mantendo a posição da cabeça em relação ao tronco. **(C e D)** A cabeça e o tronco são rodados em duas etapas de 90°. **(E)** Lentamente, o paciente é colocado sentado.
Fonte: Desenvolvida pela autoria.

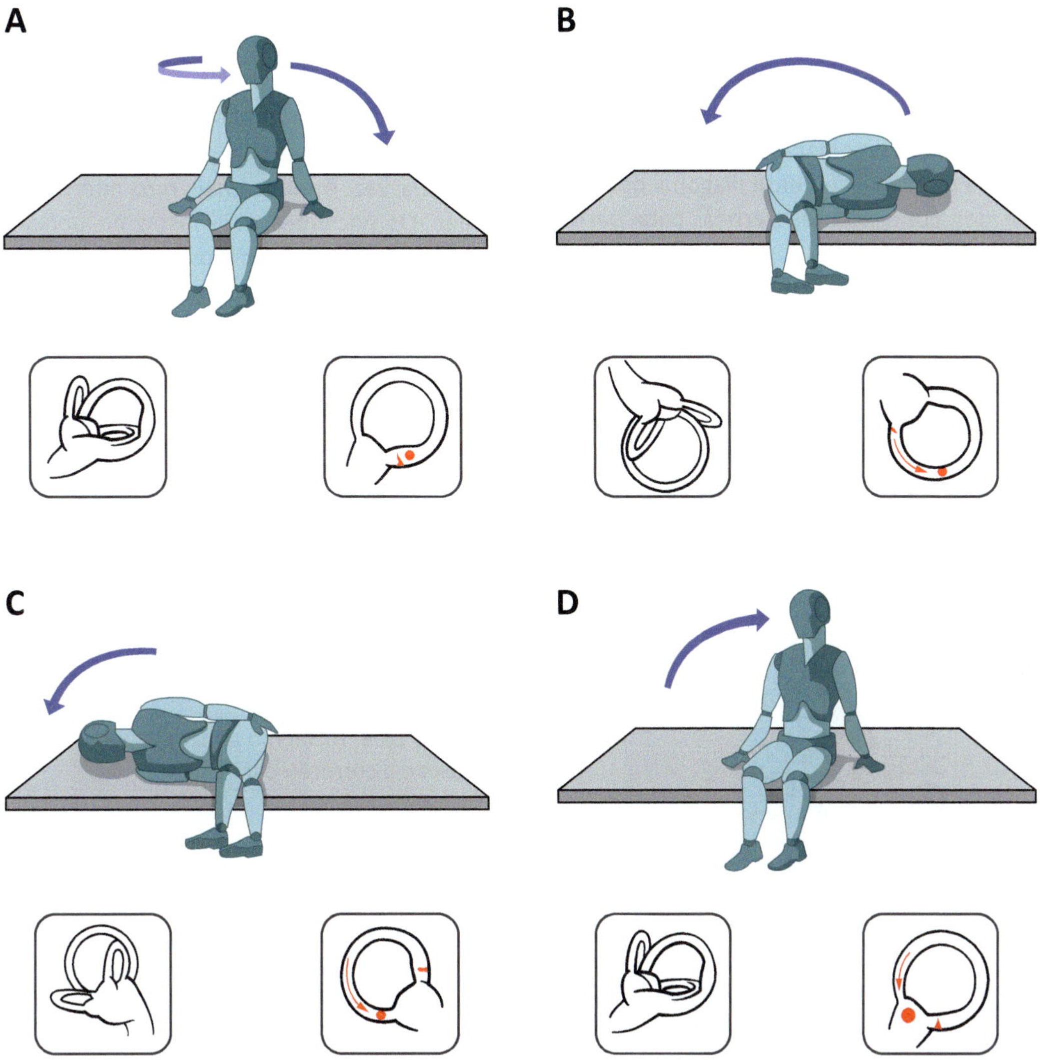

Figura 15.7 (A-D). Manobra de Semont. Em cada uma das posições, é demonstrado o labirinto comprometido (esquerdo), na perspectiva do examinador, assim como o movimento dos fragmentos dentro do CSC. **(A)** A cabeça do paciente é rodada 45° para o lado são. **(B e C)** Em seguida, o doente é deitado para o lado comprometido. Rapidamente, ele é colocado em decúbito no outro lado, mantendo a posição da cabeça em relação ao tronco, isto é, ele olha para baixo, com o nariz encostado na maca. **(D)** Lentamente, o paciente é colocado sentado.
Fonte: Desenvolvida pela autoria.

Vertigem crônica

Vertigem central – nistagmo upbeat *(vertical para cima) e* downbeat *(vertical para baixo)*

Pacientes com vertigem central correspondem a 13% dos atendimentos em ambulatório especializado, e pacientes com nistagmo *downbeat* são uma parcela desse grupo. A média de idade desse pequeno grupo de pacientes fica em torno dos 60 anos, sem predominância entre os gêneros.

O paciente com nistagmo *downbeat* refere que as queixas são crônicas, permanecendo presentes a maior parte do tempo, principalmente quando o paciente está em pé ou caminhando; e o desequilíbrio, por ser importante. Muitos podem se queixar de dificuldade para ler, referindo que as letras ficam embaralhadas. Não há queixa de crises de vertigem, ou seja, a principal queixa do paciente é de uma tontura crônica.

Ao exame neurológico, há nistagmo vertical para baixo na posição primária, mas casos leves podem apresentar nistagmo apenas no olhar lateral que, nessa posição, assume uma direção levemente diagonal por causa da somatória dos componentes vertical para baixo e horizontal. O nistagmo diminui e pode desaparecer ao se olhar para cima (Vídeo 15.7). Testes de equilíbrio estático na superfície estável podem evidenciar pequenas oscilações ou tendência à queda com os olhos fechados, sobretudo para trás, e geralmente o paciente não consegue permanecer em pé na superfície instável e de olhos fechados. O nistagmo *downbeat* pode vir associado a outros sinais cerebelares, vestibulopatia bilateral e/ou neuropatia periférica.

Vídeo 15.7: Nistagmo downbeat. Nota-se a fase lenta para cima com a sacada de correção para baixo.

Em nosso meio, as causas mais frequentes são a malformação de Arnold-Chiari e as degenerações cerebelares. Outras etiologias menos comuns são: lesões vasculares de fossa posterior; doença desmielinizante; alterações tóxicas e metabólicas; doenças inflamatórias e infecciosas; neoplasias; ataxia episódica tipo II; síndrome paraneoplásica; e de 30% a 50% não têm a etiologia definida.

Os pacientes com nistagmo *downbeat* devem ser investigados com RM de encéfalo com o intuito de confirmar ou afastar malformação de Arnold-Chiari, atrofia cerebelar, tumor, lesões inflamatórias ou vasculares. Muitas vezes, a RM de encéfalo é normal, o que, nos casos de nistagmo *downbeat*, não afasta o diagnóstico de vertigem central. Também devem ser solicitados exames de laboratório: perfil tireoidiano e anticorpos; vitamina B12; vitamina B1; HIV; HTLV-1; sorologia para sífilis; anti-GAD; antitransglutaminase; e antiendomísio. Etiologias infecciosas, inflamatórias e paraneoplásica são mais raras (aproximadamente 2% cada grupo), portanto devem ser investigadas a depender da apresentação clínica (subaguda ou crônica) e da epidemiologia de cada paciente.

Uma vez identificada, deve ser tratada a doença de base. Sabemos, porém que, na maioria das vezes, a opção é o tratamento sintomático que, em nosso meio, pode ser feito com clonazepam, baclofeno ou gabapentina.

O nistagmo vertical para cima, ou nistagmo *upbeat*, por sua vez, é muito mais raro que o nistagmo downbeat. Os pacientes com nistagmo *upbeat* se queixam de desequilíbrio e oscilopsia, e este pode ser o sintoma mais estressante. O nistagmo *upbeat* ocorre na posição primária do olhar e diminui ou desaparece ao se olhar para baixo e pode não se modificar ao se olhar lateralmente (Vídeo 15.8).

Vídeo 15.8: Nistagmo *upbeat*. Nota-se a fase lenta para baixo e a correção para cima.

Embora a encefalopatia de Wernicke possa se manifestar com outras formas de nistagmo ou alteração da motricidade ocular, diante de um paciente com nistagmo *upbeat*, principalmente de instalação aguda, deve-se pensar na deficiência de tiamina. Outras possíveis causas para nistagmo *upbeat* são: atrofia e degeneração cerebelar; esclerose múltipla; processos expansivos; lesões vasculares (isquêmicas ou hemorrágicas); intoxicação (organofosforados).

A abordagem terapêutica envolve o tratamento da doença de base. Mas diferentemente do nistagmo *downbeat* que, muitas vezes, se torna permanente, o nistagmo *upbeat* pode diminuir de forma gradual e até desaparecer de maneira espontânea. O tratamento do nistagmo *upbeat* em si, por sua vez, pode ser importante principalmente nos casos em que há oscilopsia importante, e gabapentina ou baclofeno podem ser tentados.

Tontura postural perceptual persistente

A TPPP foi recentemente definida e seus critérios estabelecidos, mas a doença não é nova, pois muitos de seus aspectos clínicos eram reconhecidos com outros nomes como "vertigem postural fóbica", "vertigem visual", "desconforto de espaço-movimento" e "tontura subjetiva crônica". Estima-se que seja a segunda causa mais frequente de tontura/vertigem em ambulatório especializado, sendo responsável por 15% a 20% dos casos atendidos.

O paciente com TPPP se queixa de tontura predominando uma sensação de balançar, com desequilíbrio. Tipicamente, as queixas ocorrem com o paciente em pé ou caminhando e melhoram com o paciente sentado, desaparecendo com decúbito. São desencadeadas ou pioram com movimentos ou estímulos visuais complexos (movimento de pessoas e carros na rua, filmes com muita ação, ou em 3D, movimento na tela de computador ou celular), em locais muito abertos, ou com muitas pessoas. As queixas devem ser crônicas, com duração de 3 meses ou mais e, nesse período, não são necessariamente contínuas, podendo ocorrer, com frequência, nas situações descritas, com alguns períodos de melhora ou piora. Precedendo o início da queixa, o paciente pode haver uma síndrome vestibular (p. ex., VPPB, migrânea vestibular, neurite vestibular), um transtorno psiquiátrico ou doença clínica.

O exame neurológico é normal na maioria das vezes. O encontro de alguma alteração, no entanto, não invalida o diagnóstico de TPPP, e pode inclusive apontar na direção do fator precipitante, como a observação de VOR alterado de um dos lados em paciente com história compatível com neurite vestibular e preenchendo critérios para TPPP.

O tratamento inclui tanto abordagens não farmacológicas como reabilitação vestibular e terapia cognitivo-comportamental como medicamentosa com uso de antidepressivos (p. ex., sertralina, escitalopram, fluoxetina, duloxetina, venlafaxina, mirtazapina).

Vestibulopatia bilateral

Vestibulopatia bilateral é o comprometimento da função de ambos os labirintos ou ambos os nervos vestibulares. Embora seja rara, acometendo apenas de 2% a 4% dos casos em ambulatório especializado, pode ser bastante incapacitante. Como os dois lados estão lesados, não há desbalanço vestibular, não há vertigem, e as queixas apresentadas pelo paciente podem ser vagas, com predomínio do desequilíbrio, que é mais acentuado em situações de baixa luminosidade em superfícies irregulares ou inclinadas. Há também oscilopsia ao caminhar. O paciente com história típica refere que, ao caminhar, vê tudo balançando e que, para ler uma placa ou reconhecer uma pessoa que esteja à sua frente, tem de parar para conseguir estabilizar a visão. Isso acontece porque, nos casos de vestibulopatia bilateral, o reflexo vestíbulo ocular está muito comprometido e não há o movimento dos olhos na direção oposta ao movimento da cabeça, ou seja, não ocorre a estabilização da visão durante a caminhada (Vídeo 15.9).

Vídeo 15.9: Oscilopsia. Pacientes com vestibulopatia bilateral não conseguem manter a visão estável durante os movimentos da cabeça, como ao caminhar.

Muitos casos são idiopáticos e, quando encontradas, as causas mais comuns são: antibióticos ototóxicos; doença de Ménière; meningite; encefalites e cerebelites; ataxia episódica tipos 2 e 6; doença autoimune sistêmica; deficiência de vitamina B12.

O exame neurológico mostra alteração bilateral do VOR (Vídeo 15.10). Nos testes de equilíbrio, com os olhos fechados e na superfície estável, o paciente pode apresentar leves oscilações para frente e para trás, mas habitualmente não há queda. As quedas são observadas quando o paciente tenta permanecer em pé na superfície estável, principalmente de olhos fechados.

Vídeo 15.10: VOR alterado bilateralmente. Nota-se abolição do reflexo vestíbulo-ocular em ambos os lados após uso de gentamicina.

O diagnóstico pode ser confirmado com a realização da prova calórica que evidencia diminuição da resposta à estimulação quente e fria em ambos os ouvidos, ou alteração bilateral no vHIT. O tratamento envolve a correção da causa quando possível. A fisioterapia pode ser realizada com o intuito de otimização de outros sistemas íntegros, como visão e propriocepção, mas a melhora é limitada.

PRINCÍPIOS DA REABILITAÇÃO VESTIBULAR

A aplicação da reabilitação vestibular no tratamento de casos de síndrome vertiginosa aguda e crônica tem aumentado nos últimos anos e as publicações evidenciam seu papel na melhora da qualidade de vida dos pacientes. Este capítulo não tem objetivo descrever os exercícios utilizados na reabilitação, mas sim explicar seus princípios e indicações. Os exercícios devem ser personalizados, sendo diferentes para cada vestibulopatia e para cada paciente, assim, é essencial ter um diagnóstico médico da etiologia da vertigem antes de iniciar a reabilitação. A realização de exercícios mal-indicados ou com nível de dificuldade inadequado para aquele paciente causará atraso em sua recuperação. As manobras de reposicionamento para VPPB são, muitas vezes, denominadas "reabilitação vestibular", porém são exercícios específicos que podem ser realizados diretamente na consulta médica e já foram abordados neste capítulo.

A reabilitação vestibular baseia-se em exercícios que visam a compensação, adaptação e substituição da função vestibular. A compensação da hipofunção vestibular depende da plasticidade do SNC. Os exercícios são realizados com objetivo de diminuir o desbalanço do tônus vestibular nos núcleos vestibulares. Na literatura, encontramos também o termo "exercícios de habituação" para descrever estímulos repetitivos que visam a diminuição da magnitude da resposta vestibular, ou seja, uma mudança quantitativa da resposta ao estímulo.

Exercícios de adaptação, de integração vestíbulo visual ou de estabilização do olhar são movimentos oculares e cefálicos que visam a restauração da função do reflexo vestíbulo ocular. São realizados exercícios com fixação do olhar em alvos em diferentes distâncias, parados ou em movimento, durante diferentes movimentos da cabeça. Compensação e adaptação têm o objetivo de melhorar os sintomas dos pacientes com vertigem e desequilíbrio.

Por fim, exercícios de substituição são aqueles realizados visando a utilização de outras aferências sensoriais (visual, somatossensitiva) para restituição da funcionalidade do paciente com disfunção vestibular. Isso envolve um processo de aprendizagem, que depende da interação do paciente com o meio ambiente, e que independe do restabelecimento da função original, caracterizando uma mudança qualitativa da resposta ao estímulo. Esses exercícios têm como objetivo melhorar o equilíbrio e diminuir o risco de quedas em pacientes com lesões vestibulares.

O grande objetivo da reabilitação vestibular é melhorar os sintomas dos pacientes, o equilíbrio e a funcionalidade, estimulando o retorno às atividades habituais de vida. A reabilitação está indicada em lesões vestibulares periféricas unilaterais, como na neurite vestibular e no schwannoma vestibular, ou bilaterais, como na doença de Ménière ou na vestibulopatia bilateral por outras etiologias. Também é útil em pacientes com causas centrais de vertigem, como pacientes pós-AVC ou com doenças cerebelares degenerativas. Benefício também foi mostrado em doenças vestibulares sem lesão vestibular persistente, como TPPP e migrânea vestibular.

Para o sucesso da reabilitação, a equipe de Saúde deve ser experiente no atendimento a pacientes com tontura e estar focada no melhor tratamento multidisciplinar para o paciente, que precisa engajar-se e realizar ativa e progressivamente (em quantidade e dificuldade) os exercícios propostos.

TRATAMENTO FARMACOLÓGICO DA VERTIGEM

Ao longo do capítulo foram citadas diversas doenças que cursam com sintomas vestibulares e seus tratamentos específicos foram lembrados. Nos próximos parágrafos, falaremos de algumas medicações utilizadas como sintomáticos para vertigem, porém ressaltamos que, no atendimento a pacientes com síndromes vestibulares, devemos sempre buscar o diagnóstico etiológico acurado e a prescrição de tratamento farmacológico e não farmacológico específico para a causa.

As medicações mais utilizadas para alívio dos sintomas de vertigem pertencem às classes dos anti-histamínicos e dos benzodiazepínicos (Tabela 15.1).

Anti-histamínicos

As medicações da classe dos anti-histamínicos são as mais comumente utilizadas para alívio de crises de vertigem. Dimenidrinato, meclizina e prometazina são antagonistas do receptor tipo 1 de histamina e seu uso visa a redução da duração e da intensidade dos episódios de vertigem. No Brasil, os dois primeiros são mais utilizados para essa finalidade. O principal efeito colateral dessas medicações é a sedação.

A betaistina tem ação antagonista do receptor tipo 3 de histamina e agonista do receptor tipo 1, sendo menos eficaz para controle sintomático de sintomas vestibulares agudos se comparada aos antagonistas do receptor tipo 1. Sua principal aplicação é como medicação de uso prolongado para controle da doença de Ménière, como discutido anteriormente no capítulo.

Benzodiazepínicos

Diazepam, clonazepam e lorazepam são os benzodiazepínicos mais utilizados para alívio da sensação de vertigem. A presença de receptores ácido-δ-amino-butírico (GABA) nas vias vestibulares centrais e periféricas sugere que a ação antivertiginosa dos benzodiazepínicos, drogas gabaérgicas, ocorre tanto por ação central como periférica.

Tabela 15.1. Principais medicações utilizadas como sintomáticos para quadros vertiginosos

Classe	Medicação	Dose e via de administração	Principais efeitos colaterais
Anti-histamínicos	Dimenidrinato	25 mg a 50 mg 6/6 horas VO, IV ou IM	Sonolência
	Meclizina	25 mg a 50 mg 8/8 horas VO	
	Betaistina	16 mg a 48 mg 8/8 horas VO	
Benzodiazepínicos	Diazepam	1 mg a 5 mg 12/2 horas VO ou IV	Agudos: sedação, depressão respiratória Crônicos: adição, disfunção cognitiva, aumento de quedas
	Clonazepam	0,25 mg a 0,5 mg 8/8 horas VO	
	Lorazepam	0,5 mg a 2 mg 6/6 horas VO	
Anticolinérgicos	Escopolamina	1 mg/72 horas *patch* transdérmico	Sedação, boca seca, retenção urinária
Bloqueadores de canal de cálcio	Flunarizina	5 mg a 10 mg 1 vez/dia VO	Parkinsonismo, depressão, ganho de peso
	Cinarizina	25 mg a 75 mg 8/8 horas VO	
Antagonista 5HT-3	Ondansetrona	4 mg a 8 mg 8/8 horas VO ou IV	Constipação, cefaleia
Antagonista D2	Metoclopramida	10 mg 8/8 horas VO ou IV	Sintomas extrapiramidais

Fonte: Desenvolvida pela autoria.
IV: intravenoso; VO: via oral.

Parte do alívio sintomático proporcionado pela medicação pode resultar também de seu efeito ansiolítico.

Vale destacar que os benzodiazepínicos não somente são sedativos, mas também têm efeitos colaterais muito importantes a longo prazo, como adição, prejuízo cognitivo e aumento do risco de quedas. Uma revisão sistemática e metanálise recente concluiu que anti-histamínicos são mais eficazes em reduzir os sintomas de pacientes com vertigem que benzodiazepínicos e, na opinião das autoras, o uso desses últimos deve ser desencorajado.

Outras classes

A escopolamina, medicamento da classe dos anticolinérgicos, tem propriedades antieméticas e pode ser utilizada em casos de cinetose em sua forma transdérmica. Essa formulação não está disponível no Brasil e não há evidências que demonstrem vantagem dos anticolinérgicos sobre os anti-histamínicos.

Flunarizina e cinarizina são bloqueadores de canal de cálcio com ação anti-histamínica e já foram muito utilizados como antivertiginosos no Brasil. Entretanto, seu uso deve ser sempre monitorado pelo risco de desenvolvimento de parkinsonismo medicamentoso como efeito colateral. Assim, sugerimos cautela no uso e a não utilização em pacientes idosos.

Drogas antieméticas, como a ondansetrona (antagonista do receptor de serotonina 5HT-3) e a metoclopramida (antagonista de receptor de dopamina D2), podem auxiliar no controle de náuseas e vômitos, com menor impacto sobre a sensação de vertigem (a ilusão do movimento). São especialmente úteis para pacientes atendidos em serviços de urgência com vômitos intensos e impossibilidade de ingestão via oral de alimentos e medicamentos.

Para finalizar, é importante lembrar que, no tratamento de pacientes com síndrome vestibular aguda, os sintomáticos vestibulares podem ser prescritos para conforto do paciente, mas sempre restritos aos primeiros dias de sintomas, pois seu uso prolongado retarda a compensação e a adaptação vestibular e prolonga o quadro clínico.

BIBLIOGRAFIA

Baloh RW. Vestibular migraine I: mechanisms, diagnosis, and clinical features. Semin Neurol. 2020;40(1):076-82.

Basura GJ, Adams ME, Monfared A, Schwartz SR, Antonelli PJ, Burkard R, et al. Clinical practice guideline: Ménière's disease. Otolaryngol – Head Neck Surg (United States). 2020;162(2):S1-55.

Basura GJ, Adams ME, Monfared A, Schwartz SR, Antonelli PJ, Burkard R, et al. Clinical practice guideline: Ménière's disease executive summary. Otolaryngol Neck Surg. 2020;162(4):415-34. doi: 10.1177/0194599820909439.

Bisdorff AR, Staab JP, Newman-Toker DE. Overview of the International Classification of Vestibular Disorders. Neurol Clin. 2015;33(3):541-50.

Casani AP, Guidetti G, Schoenhuber R. Report from a consensus conference on the treatment of Ménière's disease with betahistine: rationale, methodology and results. Acta Otorhinolaryngol Ital. 2019;38(5):460-7.

Chabbert C. Principles of vestibular pharmacotherapy. Handb Clin Neurol. 2016;137:207-18.

Cohen H, Blatchly CA, Gombash LL, Di Fabio RP. A study of the clinical test of sensory interaction and balance. Phys Ther. 1993;73(6):346-54.

Dunlap PM, Holmberg JM, Whitney SL. Vestibular rehabilitation: advances in peripheral and central vestibular disorders. Curr Opin Neurol. 2019;32(1):137-44.

Fife T, Corrigan M, Do B, Bhattacharyya N, Holmberg J, Roberts R, et al. Clinical Practice Guideline: benign paroxysmal positional vertigo (update). Otolaryngol – Head Neck Surg. 2017;156(3).

Fife TD. Approach to the history and evaluation of vertigo and dizziness. Contin Lifelong Learn Neurol. 2021;27 (2):306-29.

Hain TC, Cherchi M. Vestibular testing. Contin Lifelong Learn Neurol. 2021;27(2):330-47.

Halmagyi GM, Curthoys IS. A clinical sign of canal paresis. Arch Neurol. 1988;45(7):737-9.

Hoskin JL. Ménière's disease: new guidelines, subtypes, imaging, and more. Curr Opin Neurol. 2022;35(1):90-7.

Hunter BR, Wang AZ, Bucca AW, Musey PI Jr, Strachan CC, Roumpf SK, et al. Efficacy of benzodiazepines or antihistamines for patients with acute vertigo: a systematic review and meta-analysis. JAMA Neurol. 2022;79(9):846-55.

Joshi P, Mossman S, Luis L, Luxon LM. Central mimics of benign paroxysmal positional vertigo: an illustrative case series. Neurol Sci. 2020;41(2):263-9.

Kattah JC. Clinical characteristics and etiology of bilateral vestibular loss in a cohort from central Illinois. Front Neurol. 2018;9(46):1-10.

Kerber KA. Episodic positional dizziness. Contin Lifelong Learn Neurol. 2021;27(2):348-68.

Kim HJ, Park JH, Kim JS. Update on benign paroxysmal positional vertigo. J Neurol. 2020;(0123456789):1-6. doi: 10.1007/s00415-020-10314-7.

Kim JS, Zee DS. Benign paroxysmal positional vertigo. N Engl J Med. 2014;370(12):1138-47.

Lempert T, Olesen J, Furman J, Waterston J, Seemungal B, Carey J, et al. Vestibular migraine: diagnostic criteria. J Vestib Res Equilib Orientat. 2022;32(1):1-6.

Lempert T, von Brevern M. Vestibular migraine. Neurol Clin. 2019;37(4):695-706. doi: 10.1016/j.ncl.2019.06.003.

Lopez-Escamez JA, Carey J, Chung W-H, Goebel JA, Magnusson M, Mandalà M, et al. Diagnostic criteria for Ménière's disease. J Vestib Res. 2015;25:1-7. [2024 Jul. 16]. Disponível em: https://content.iospress.com/articles/journal-of-vestibular-research/ves00549.

McDonnell MN, Hillier SL. Vestibular rehabilitation for unilateral peripheral vestibular dysfunction. Cochrane Database Syst Rev. 2015;1:CD005397.

Min S, Kim JS, Park HY. Predictors of treatment response to pharmacotherapy in patients with persistent postural--perceptual dizziness. J Neurol. 2021;(0123456789).

Nevoux J, Barbara M, Dornhoffer J, Gibson W, Kitahara T, Darrouzet V. International consensus (ICON) on treatment of Ménière's disease. Eur Ann Otorhinolaryngol Head Neck Dis. 2018;135(1):S29-32. doi: 10.1016/j.anorl.2017.12.006.

Newman-Toker DE, Edlow JA. TiTrATE: a novel, evidence-based approach to diagnosing acute dizziness and vertigo. Neurol Clin. 2015;33(3):577-99.

Scherl C. Rare diseases of the salivary glands and of facial nerve. Laryngorhinootologie. 2021;100:S1-28.

Smyth D, Britton Z, Murdin L, Arshad Q, Kaski D. Vestibular migraine treatment: a comprehensive practical review. Brain. 2022;145(11):3741-54. doi: 10.1093/brain/awac264.

Staab JP, Eckhardt-Henn A, Horii A, Jacob R, Strupp M, Brandt T, et al. Diagnostic criteria for persistent postural-perceptual dizziness (PPPD): Consensus document of the committee for the classification of vestibular disorders of the barany society. J Vestib Res Equilib Orientat. 2017;27(4):191-208.

Staab JP. Persistent postural-perceptual dizziness. Semin Neurol. 2020;40(1):130-7.

Strupp M, Kim JS, Murofushi T, Straumann D, Jen JC, Rosengren SM, et al. Bilateral vestibulopathy: diagnostic criter3ia consensus document of the classification committee of the barany society. J Vestib Res Equilib Orientat. 2017;27(4):177-89.

Strupp M, Lopez-Escamez JA, Kim JS, Straumann D, Jen JC, Carey J, et al. Vestibular paroxysmia: diagnostic criteria. J Vestib Res Equilib Orientat. 2017;26(5-6):409-15.

Strupp ML, Straumann D, Helmchen C. Nystagmus: diagnose, anatomische zuordnung und therapie. Klin Monbl Augenheilkd. 2021;238(11):1186-95.

Tran TM, Lee MS, McClelland CM. Downbeat nystagmus: a clinical review of diagnosis and management. Curr Opin Ophthalmol. 2021;32(6):504-14.

Van Esch B, Van Der Zaag-Loonen H, Bruintjes T, Van Benthem PP. Betahistine in Ménière's disease or syndrome: a systematic review. Audiol Neurotol. 2022;27(1):1-33.

Von Brevern M, Bertholon P, Brandt T, Fife T, Imai T, Nuti D, et al. Benign paroxysmal positional vertigo: diagnostic criteria. J Vestib Res Equilib Orientat. 2015;25(3-4):105-17.

Whitney SL, Alghwiri AA, Alghadir A. An overview of vestibular rehabilitation. Handb Clin Neurol. 2016;137:187-205.

CAPÍTULO 16

Gabriel Taricani Kubota • Bruno Hojo Rebouças

Abordagem do Doente com Dor

EPIDEMIOLOGIA DA DOR CRÔNICA E A IMPORTÂNCIA DE ESTUDÁ-LA

A dor crônica é uma condição altamente prevalente no mundo e no Brasil. Estimativas quanto a sua frequência variam de acordo com a metodologia e a definição utilizada para dor crônica, mas de forma geral acredita-se que ela acometa entre 20% e 30% da população mundial.[1] No Brasil, em particular, estima-se que 45,6% da população apresente dor crônica, sendo ela mais frequente na região Centro-Oeste do País (56,25%).[2] Entre suas causas mais comuns, destacam-se: a cefaleia do tipo tensão que acomete 2,3 bilhões de pessoas e é a segunda doença mais frequente no mundo, abaixo apenas das patologias dentárias; a migrânea que afeta 1,24 bilhões; e a dor lombar presente em 0,5 bilhão de pessoas.[3] Essa enorme prevalência tem repercussão na prática clínica, sendo que, entre as dez principais causas de ida ao médico, três são relacionadas à dor crônica: osteoartrite; lombalgia; e cefaleias.[4] Apesar de variações existirem a depender da condição de dor crônica em questão; de forma geral, ela é mais frequente entre idosos, mulheres e indivíduos obesos.[1]

Além de frequente, a dor crônica produz impacto importante na sociedade. Dor lombar crônica e as cefaleias primárias são as duas maiores causas de morbidade no mundo.[3] Na neurologia, em particular, a quantidade de anos vividos com incapacidade atribuídos à enxaqueca e cefaleia por uso excessivo de medicação em conjunto supera a soma da resultante de todas outras doenças neurológicas.[3] Além de interferir em diversos aspectos da funcionalidade e qualidade de vida do paciente, condições de dor crônica também reduzem a sua produtividade econômica e resultam em presenteísmo e absenteísmo, além de consumo maior de recursos de Saúde. O resultado disso é alarmante. Somando-se custos diretos e indiretos, estima-se que a enxaqueca resulte em um gasto anual de R$ 67,6 bilhões no Brasil[5] e que, entre 2012 e 2016, a lombalgia crônica tenha resultado em custos de US$ 2,2 bilhões ao país.[6]

Em outras palavras, a dor crônica é um problema de Saúde Pública. Apesar disso e da complexidade da abordagem desses doentes, que envolve não apenas aspectos biológicos, mas também psicossociais, de litígio trabalhista, e ganhos primários e secundários;[1] existe uma lacuna grave na formação médica para a sua abordagem e tratamento no mundo. De fato, estima-se que na Europa, Canadá, Austrália e Estados Unidos menos de 0,5% da carga horária mínima do currículo médico seja dedicado à dor crônica.[7] Destaca-se, portanto, a necessidade do estudo dessa condição, sua avaliação e seu tratamento.

O QUE É DOR E COMO AVALIÁ-LA

A dor é frequentemente compreendida como uma sensação desagradável relacionada a uma injúria. Porém, esse é um conceito simplificado, que não captura a complexidade da experiência dolorosa e deixa de fora aspectos relevantes para a sua avaliação, compreensão de seu impacto para o doente e, consequentemente, sua abordagem terapêutica.

De fato, de acordo com a Associação Internacional para o Estudo da Dor (IASP), a dor é "uma experiência sensitiva e emocional desagradável, associada, ou semelhante àquela associada a uma lesão tecidual ou potencial".[8] Essa definição traz alguns aspectos importantes para a conceituação da dor:

1. **A dor é uma experiência multidimensional:** em outras palavras, ela é percebida pelo indivíduo, simultaneamente, por meio de perspectivas (ou dimensões) distintas. De acordo com a teoria clássica proposta por Melzack & Casey (1968), a experiência dolorosa é dividida em três dimensões: sensorial-discriminativa; afetiva-motivacional; e cognitiva-avaliativa.[9] A dimensão sensorial-discriminativa (também conhecida como nocicepção) versa sobre aspectos eminentemente somestésicos dessa experiência, p. ex., intensidade, qualidade (p. ex., queimação, peso, choque), localização. A afetiva-motivacional descreve a resposta emocional a ela, frequentemente negativa, podendo envolver medo, ansiedade, raiva. Já a cognitiva-avaliativa relaciona-se à interpretação da dor, influenciada por experiências e conhecimentos prévios, e considera aspectos como catastrofização e alteração da percepção da imagem corporal. Apesar de descrita na década de 1960, essa divisão clássica é amparada por achados de estudos com neuroimagem funcional mais recentes, nos quais observa-se que estímulos álgicos resultam na ativação de áreas corticais associadas ao processamento de informações somestésicas (p. ex., córtex somestésicos primário e secundário), límbicas (p. ex., amígdala, córtex do cíngulo anterior, ínsula), e cognitivas (p. ex., córtex pré-frontal dorsolateral).[10] Num panorama mais moderno, pode-se ainda considerar que essas três dimensões contribuem para aspectos mais amplos do doente com dor: o sofrimento; e seu comportamento. A noção de multidimensionalidade é também capturada pelo conceito paralelo de "dor total", estabelecido por Cicely Saunders, no contexto dos cuidados paliativos.[11] Nesse caso, a experiência de dor do paciente incluiria componentes de natureza física, psicológica, social, emocional e espiritual.[11]
2. **A dor é relacionada a lesões teciduais reais ou potenciais:** a ativação de receptores nas terminações nervosas periféricas da via sensorial nociceptiva, relacionada à dor, ocorre mediante estímulos de natureza mecânica, térmica e/ou química (incluindo-se citocinas inflamatórias).[1,12] No entanto, deve-se reconhecer que a intensidade necessária desses estímulos para ativação desses receptores é, em geral, logo abaixo daquela requerida para provocar lesão tecidual. Ou seja, quando expostos a um estímulo lesivo (p. ex., ao colocar a mão em uma panela quente), sentimos dor antes de esse estímulo resultar em lesão tecidual (p. ex., antes de queimarmos a mão). A dor, portanto, assume papel protetor e sinaliza ao indivíduo a necessidade de tomar atitudes (p. ex., retirar a mão da panela quente), antes que a lesão ocorra. Ademais, a dor também surge depois que a lesão se estabeleceu (p. ex., depois que a mão foi queimada), em geral como resultado do processo inflamatório local (estímulo de natureza química), e faz o indivíduo tomar atitudes que favoreçam a recuperação tecidual (p. ex., utilizar menos a mão, de maneira a reduzir sua exposição às intempéries do meio).[1,12] Nota-se, portanto, que a dor tem um papel fisiológico importante e é essencial para adaptação do comportamento do indivíduo a fim de garantir a integridade tecidual.[1,12]
3. **A dor pode estar presente mesmo em situações nas quais o doente não é capaz de expressá-la:** esse importante adendo ao conceito de dor foi resultado da sua última atualização pela IASP em 2020.[8] Ele propõe que, apesar de a dor ser uma experiência de natureza subjetiva, a sua presença deve ser considerada em diversas situações nas quais o indivíduo não é capaz de comunicá-la. Estudos com neuroimagem funcional e técnicas de avaliação psicofísica demonstram que, mediante estímulo doloroso, há ativação de áreas corticais relacionadas ao processamento de dor, mesmo em pessoas com alterações de estado mental (p. ex., coma e demência avançada). No entanto, por causa da barreira de comunicação inerente a esses contextos, não é incomum a dor ser subdiagnosticada e, consequentemente, subtratada.[8] Nessas situações, recomenda-se a detecção da experiência de dor por meio de instrumentos que valorizam a ocorrência de comportamentos indiretamente relacionados a ela, incluindo: careteamento; taquipneia; gemência; e a resposta dos pacientes a analgésicos.[8] Exemplos desses instrumentos incluem o *Pain Assessment in Advanced Dementia* (PAINAD) (para pacientes com demência avançada), *Behavioural Pain Scale*, *Critical Care Observation Tool* e o *Nociception Coma Scale – Revised.*

Frente à complexidade e diferentes nuances que a experiência de dor pode ter em cada indivíduo, e em cada contexto clínico, suas avaliação e quantificação são um desafio. Habitualmente, a dor é avaliada tanto no contexto clínico hospitalar e ambulatorial como em pesquisas por meio da escala verbal numérica (EVN) e da escala visual analógica de dor (EVA). Ambas são escalas ancoradas em 0 (ausência absoluta de dor) e 10 (pior dor possível). Na primeira, o paciente classifica verbalmente a intensidade de sua dor e, na segunda, ele aponta onde ela estaria numa linha de 10 cm de extensão. Nessa última, a intensidade de dor é expressa em milímetros a partir do 0. Os dois instrumentos são amplamente utilizados e obtêm resultados consistentes.[13] Adaptações da EVA para favorecer a comunicação em situações específicas, como avaliação da dor na criança, também foram criadas (Figura 16.1).[14]

No entanto, essas escalas são limitadas para avaliação da dor em sua multidimensionalidade e do seu impacto na funcionalidade do doente, o que pode ter implicações clínicas significativas. Por exemplo, em um estudo com 180 doentes com dor crônica, tratados por 6 meses em um centro de referência, houve redução da intensidade média de dor apenas de 6,74 mm para 6,09 mm na EVA. Porém, 55% deles relataram estar satisfeitos com a melhora e 77% com os cuidados.[15] Nesse sentido, o uso de escalas multidimensionais é recomendado. Um instrumento útil para avaliação da importância de cada uma das dimensões da dor para o paciente é a versão abreviada do Questionário de Dor McGill.[16] Nele, o doente é solicitado a selecionar, entre conjuntos de palavras, descritoras possíveis de sua experiência de dor. Quanto maior o número de palavras selecionadas pertencentes a determinada dimensão, maior a importância desta (Quadro 16.1).[16] Outro instrumento interessante é o Inventário Breve de Dor, que visa produzir uma avaliação global do quadro álgico, combinando itens sobre a localização da dor, sua intensidade ao longo do tempo, resposta a medicações e sua interferência na funcionalidade do doente (Figura 16.2).[17]

Quadro 16.1. Versão abreviada do Questionário de Dor McGill

Descritores	Presente	Ausente
Dimensão sensorial		
1. Latejante		
2. Pontada		
3. Choque		
4. Fina-agulhada		
5. Fisgada		
6. Queimação		
7. Espalha		
8. Dolorida/doida		
Dimensão afetiva		
9. Cansativa-exaustiva		
10. Enjoada		
11. Sufocante		
12. Apavorante-enlouquecedora		
13. Aborrecida		
Dimensão avaliativa		
14. Que incomoda		
15. Insuportável		

Fonte: Adaptado de Ferreira KASL, de Andrade DC, Teixeira MJ, 2013.

A) Escala visual analógica de dor

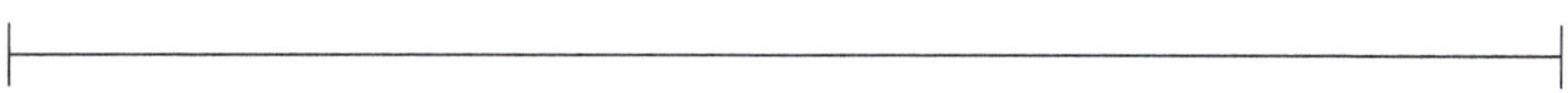

Ausência de dor – Pior dor possível

B) Escala de faces para avaliação de dor – revisada

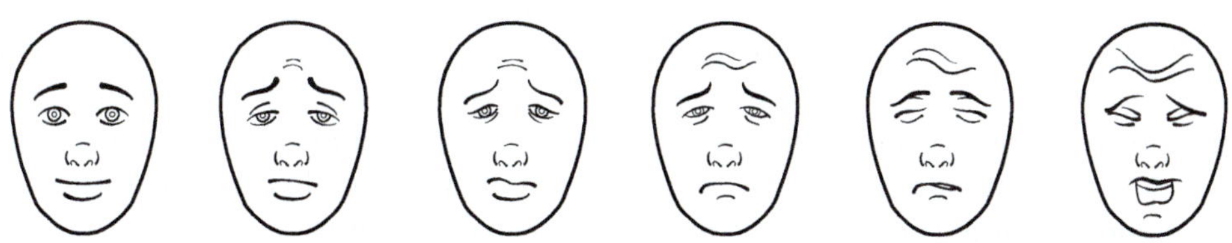

Figura 16.1. Escalas visuais para avaliação da dor.
Fonte: Adaptada de www.iasp-pain.org/resources/faces-pain-scale-revised/.

1) Durante a vida, a maioria das pessoas apresenta dor de vez em quando (dor de cabeça, dor de dente etc.). Você teve hoje, dor diferente dessas?

1. Sim ☐ 2. Não ☐

2) Marque sobre o diagrama, com um X, as áreas onde você sente dor, e onde a dor é mais intensa

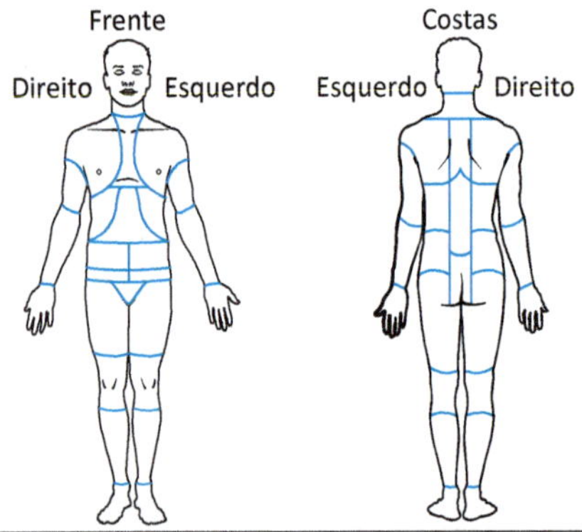

3) Circule o número que melhor descreve a pior dor que você sentiu nas últimas 24 horas

Sem dor 0 1 2 3 4 5 6 7 8 9 10 Pior dor possível

4) Circule o número que melhor descreve a dor mais fraca que você sentiu nas últimas 24 horas

Sem dor 0 1 2 3 4 5 6 7 8 9 10 Pior dor possível

5) Circule o número que melhor descreve a média da sua dor

Sem dor 0 1 2 3 4 5 6 7 8 9 10 Pior dor possível

6) Circule o número que mostra quanta dor você está sentindo agora (neste momento)

Sem dor 0 1 2 3 4 5 6 7 8 9 10 Pior dor possível

7) Quais tratamentos ou medicações você está recebendo para dor?

Nome	Dose/Frequência	Data de início

8) Nas últimas 24 horas, qual a intensidade da melhora proporcionada pelos tratamentos ou medicações que você está usando? Circule o percentual que melhor representa o alívio que você obteve

Sem alívio 0% 10% 20% 30% 40% 50% 60% 70% 80% 90% 100% alívio completo

9) Circule o número que melhor descreve como, nas últimas 24 horas, a dor interferiu na sua:

Atividade geral
Não interferiu 0 1 2 3 4 5 6 7 8 9 10 Interferiu completamente

Humor
Não interferiu 0 1 2 3 4 5 6 7 8 9 10 Interferiu completamente

Habilidade de caminhar
Não interferiu 0 1 2 3 4 5 6 7 8 9 10 Interferiu completamente

Trabalho
Não interferiu 0 1 2 3 4 5 6 7 8 9 10 Interferiu completamente

Relacionamento com outras pessoas
Não interferiu 0 1 2 3 4 5 6 7 8 9 10 Interferiu completamente

Sono
Não interferiu 0 1 2 3 4 5 6 7 8 9 10 Interferiu completamente

Habilidade para apreciar a vida
Não interferiu 0 1 2 3 4 5 6 7 8 9 10 Interferiu completamente

Figura 16.2. Versão Brasileira do Inventário Breve de Dor.
Fonte: Adaptada de Ferreira KA, Teixeira MJ, Mendonza TR, *et al.* 2011.

Além do emprego dos instrumentos descritos, durante a avaliação clínica, deve-se caracterizar: a qualidade da sensação dolorosa (p. ex., peso, queimação, choques, pontada); localização; duração; variações temporais da dor (a dor neuropática e a relacionada a processos inflamatórios e neoplásicos normalmente pioram durante a noite); fatores de piora e melhora; impacto funcional (interferência da dor no sono, humor, atividades da vida diária, trabalho, na vida social e sexual); e medicação prévia e atual (documentar fármacos e doses, assim como sua tolerância e eficácia).[18] É também relevante investigar se há história de abuso de substâncias, incluindo alcoolismo, pois, quando presente, pode interferir na decisão pela prescrição de opioides, bem como favorecer um envolvimento precoce de um psicólogo/psiquiatra.[19] Também deve-se identificar circunstâncias clínicas como distúrbios do sono, comorbidades, transtornos de humor e sedentarismo, que podem ajudar a individualizar o tratamento.

DIFERENÇA ENTRE DOR AGUDA E DOR CRÔNICA

Operacionalmente e para fins de pesquisas clínicas e epidemiológicas, a dor aguda é diferenciada da crônica com base na sua duração no tempo. Apesar de o corte dessa duração ter variado na literatura ao longo dos anos, atualmente a IASP considera dor crônica aquela "persistente ou recorrente por mais do que 3 meses".[20] No entanto, mais do que de natureza temporal, essa distinção é conceitual.

A dor aguda é fortemente associada a um dano tecidual e tem papel adaptativo importante.[1] Como já discutido, ela sinaliza ao indivíduo a presença de uma lesão real ou iminente, de modo a permitir que ele modifique seu comportamento para evitar com que a lesão se estabeleça e/ou a favorecer a recuperação do tecido comprometido. A perda da percepção da dor aguda, como ocorre em polineuropatias de fibras finas, predispõe ao surgimento de lesões importantes de pele e partes moles que tardam a cicatrizar ou evoluem com complicações graves. Um exemplo frequente disso é o pé diabético que se desenvolve, em parte, pela perda da sensibilidade dolorosa protetora consequente à polineuropatia relacionada a essa doença.[1]

Por outro lado, a dor crônica é um processo patológico mal adaptativo. Apesar de ela poder surgir a partir de uma dor aguda resultante de um dano tecidual, ela persiste mesmo após a resolução deste. De fato, na dor crônica, não é infrequente a dissociação entre o grau de lesão tecidual e intensidade de dor. Um exemplo ilustrativo desse conceito é a osteoartrite de joelhos. Enquanto, na prática clínica, encontram-se comumente indivíduos com grandes alterações radiológicas da articulação e sem queixa de dor importante, há também aqueles com alterações discretas e dor incapacitante.[21]

O porquê de alguns indivíduos desenvolverem dor crônica e outros não ainda é motivo de debate na literatura. No entanto, já são reconhecidos muitos dos processos fisiopatológicos que geram hiperatividade das vias neurológicas relacionadas à transmissão e ao processamento de informações nociceptivas e, consequentemente, à dor crônica. Em conjunto, esses elementos são denominados "sensibilização", sendo denominados aqueles que ocorrem no sistema nervoso periférico de "sensibilização periférica", e os que acontecem no sistema nervoso central (SNC) de "sensibilização central". O detalhamento de cada um desses mecanismos foge ao escopo deste capítulo, porém os principais deles são apresentados no Quadro 16.2.

ABORDAGEM COM BASE EM MECANISMOS

Inicialmente, os esforços no estudo da abordagem e tratamento da dor foram voltados a patologias e contextos clínicos específicos.[22] No entanto, atualmente compreende-se que os processos responsáveis por gerar dor não são específicos a cada doença. De fato, mecanismos de dor semelhantes podem ser encontrados em doenças diversas e, frequentemente, múltiplos mecanismos distintos podem ser encontrados numa mesma doença e até mesmo em um mesmo doente.[23]

De fato, como discutiremos adiante, a dor no doente pós-acidente vascular cerebral (AVC), no lesado medular e na polineuropatia diabética, muitas vezes, tem uma mesma natureza neuropática; e a estratégia terapêutica nestes casos é semelhante. Porém, a dor pós-AVC pode ter natureza distinta entre pacientes diferentes. Apesar de AVC em tálamo, bulbo dorsolateral, ínsula e opérculo parietal classicamente estar associado ao desenvolvimento de dor neuropática central, apenas cerca de 1% a 25% dos portadores de dor pós-AVC apresentam de fato dor neuropática.[1] Grande parte desses doentes, na verdade, tem uma gama de condições dolorosas diversas que, muitas vezes, se sobrepõem, as quais incluem dor relacionada à espasticidade, síndrome dolorosa miofascial, síndrome do ombro doloroso e outras dores articulares.[1] Deve-se notar que a forma de abordar e tratar o doente com dor pós-AVC, portanto, variará de acordo com o(s) mecanismo(s) gerador(es) de dor pertinente(s) em questão. O mesmo ocorre para a dor no doente com lesão medular. Nesses indivíduos, o tipo de dor mais frequente é o nociceptivo musculoesquelético, possivelmente secundário à sobrecarga mecânica em ombros,

Quadro 16.2. Principais elementos fisiopatológicos do processo de sensibilização da dor crônica

Sensibilização periférica	Sensibilização central
Aumento da expressão e da atividade de receptores nociceptivos	Sensibilização central atividade-dependente/Potenciação a longo prazo
Aumento da expressão e da atividade de canais iônicos	Redução da recaptação de neurotransmissores excitatórios na fenda sináptica pelas células da Glia
Inflamação neurogênica	Redução da atividade inibitória das vias descendentes moduladoras da dor
Crescimento (*sprouting*) de fibras nervosas no tecido lesionado	Alterações de excitabilidade e da atividade de interneurônios corticais, nas regiões relacionadas ao processamento da dor

Fonte: Adaptado de Teixeira MJ, Figueiró JB, Yeng LT, Andrade DC de, 2018.

punhos, dorso e região lombar.[1] A dor neuropática de origem central, por sua vez, surge em 40% a 50% desses pacientes, em geral no primeiro ano após a lesão.[1] Ainda, podem estar presentes no doente portador de mielopatia outros geradores de dor: dor por ossificação heterotópica; dor relacionada a espasmos musculares e contraturas; dor abdominal de origem visceral relacionada à constipação.[1]

Essa perspectiva de abordagem da dor e direcionamento do seu tratamento voltado ao seu provável mecanismo ou síndrome dolorosa em questão, e não de acordo com a doença de base do indivíduo, é denominada "abordagem translacional" ou "abordagem com base em mecanismo".[23] Atualmente, os mecanismos de dor (ou síndromes dolorosas) reconhecidos são: neuropático; nociceptivo; nociplástico; e misto (Quadro 16.3). O gerenciamento racional da dor crônica requer análise dos mecanismos prováveis de geração de dor, como guia para o seu tratamento. Deve-se destacar, no entanto, que apesar de a identificação da síndrome/mecanismo de dor ser fundamental para determinação do tratamento do quadro álgico, a investigação e tratamento da doença subjacente à dor devem ser sempre realizados em paralelo. Neste capítulo, serão abordadas as principais síndromes dolorosas e a estratégia terapêutica direcionada a cada uma delas.

Quadro 16.3. Mecanismos de dor e suas características

	Dor nociceptiva	Dor neuropática	Dor nociplástica
Causas	Lesão real ou potencial a tecido	Doença ou lesão no sistema nervoso	Alterações mal-adaptativas que afetam o processamento e modulação da dor, sem uma evidência objetiva de lesão tecidual ou nervosa
Exemplos de mecanismos	Alterações osteodegenerativas (osteoartrite), trauma (queimadura, fratura), dor muscular, dor visceral	Dor por radiculopatia (lombociatalgia, síndrome do túnel do carpo), toxinas (quimioterapia), alterações metabólicas (hepatopatia, diabetes), trauma (pós-operatória), isquêmica (doença vascular periférica, diabetes), infecciosa (HIV, sífilis, hanseníase), inflamatória (síndrome Guillain-Barré), genética (doença de Charcot Marie Tooth)	Sensibilização central, fibromialgia, síndrome do intestino irritável, enxaqueca
Descritores de Dor	Dor em aperto, pressão, dolorido, pulsátil	Choque, agulhadas, formigamento, facada	Difusa, torturante, dolorida, dor visceral
Déficit sensitivo	Infrequente e, se presente, em distribuição não cutânea ou não nervosa	Frequente (dormência, formigamento)	Não incomum, em distribuição não cutânea e não nervosa
Déficit motor	Pode ter fraqueza induzida pela dor	Fraqueza pode estar presente se o nervo motor for afetado	É comum a queixa de fadiga generalizada
Hipersensibilidade	Incomum, exceto para hipersensibilidade na área imediata de uma lesão aguda	Alodinia, hiperalgesia e hiperpatia	Queixa comum, frequentemente difuso
Padrão da dor	Dor bem localizada	Dor em território nervoso (dermátomo ou nervo periférico)	Dor difusa, não confinada a um padrão de referência anatômico
Fatores desencadeantes	Exacerbações menos comuns e frequentemente associadas a atividades específicas	Exacerbações comuns e imprevisíveis	Comuns, frequentemente relacionados ao estresse psicossocial

(Continua)

Quadro 16.2. Mecanismos de dor e suas características (*Continuação*)

	Dor nociceptiva	Dor neuropática	Dor nociplástica
Sintomas associados	Sintomas psiquiátricos como depressão e ansiedade	Maior sofrimento psicológico e incapacidade concomitante do que o observado na dor nociceptiva	O sofrimento psicológico afeta a maioria dos indivíduos. Sintomas cognitivos, insônia e fadiga são comuns. Frequentes queixas gastrointestinais e sensibilidade a outros estímulos sensoriais. Associação com reações de sensibilidade múltipla a medicamentos
Terapia farmacológica	Anti-inflamatórios não esteroidais, relaxantes musculares, inibidores da recaptação de serotonina-norepinefrina e antidepressivos tricíclicos, imunomoduladores modificadores da doença (artrite inflamatória), tramadol	Antidepressivos tricíclicos e inibidores da recaptação de serotonina-norepinefrina, gabapentinóides, adesivo de lidocaína (dor localizada), toxina botulínica, tramadol	Antidepressivos tricíclicos e inibidores da recaptação de serotonina e norepinefrina, gabapentinoides

HIV: vírus da imunodeficiência humana.
Fonte: Desenvolvido pela autoria.

DOR NEUROPÁTICA

Definida como "dor que ocorre como consequência direta de uma lesão ou de doenças que afetam o sistema somatossensitivo",[24] a dor neuropática apresenta uma prevalência de 7% a 10% na população geral,[25] com grande impacto socioeconômico, na qualidade de vida e funcionalidade.[19] É uma condição particularmente desafiadora pela sua gravidade, etiologia heterogênea, cronicidade e refratariedade terapêutica.[26]

As principais causas de lesão nervosa que resultam em dor neuropática são: trauma; isquemia; inflamação; infecção (hepatites virais, vírus da imunodeficiência humana (HIV), sífilis, coronavírus e, especialmente no Brasil, hanseníase); neurotoxicidade (etilismo); neurodegeneração; paraneoplásica; metabólica (diabetes, tireoidopatias), déficit vitamínico (vitamina B12, ácido fólico); entre outros.[27]

Os mecanismos fisiopatológicos da dor neuropática são complexos e envolvem alterações no sistema nervoso desde o nociceptor, nervo periférico, gânglio da raiz dorsal, e vias nociceptivas/estruturas terminais no SNC. A dor pode ser resultante de descargas ectópicas, perda do mecanismo de inibição da dor, sensibilização periférica e/ou sensibilização central.[28]

A apresentação clínica da dor neuropática é heterogênea. Por definição, ela se localiza na região inervada pela estrutura do sistema sensorial danificada e é habitualmente descrita como queimação, choques ou frio doloroso. Sintomas associados de prurido, formigamento, alfinetadas e dormência são frequentes. Ela pode ser contínua ou intermitente (em crises), de intensidade variável (de fraca à insuportável). A queixa dolorosa pode ainda ser dividida como espontânea, que ocorre independente de um estímulo externo; ou evocada, que é desencadeada por um estímulo externo qualquer.[29] A dor neuropática evocada pode se apresentar como alodinia, hiperalgesia e/ou hiperpatia. A alodinia é a dor desencadeada por um estímulo não doloroso como o toque suave e atrito da roupa sobre a pele, o vento na face e temperaturas quentes ou frias. A hiperalgesia ocorre quando há percepção dolorosa aumentada desencadeada por um estímulo doloroso (p. ex., agulha utilizada no exame físico). Já a hiperpatia é caracterizada por reação dolorosa aumentada desencadeada por estímulos dolorosos repetitivos.[30]

O exame físico e o neurológico são importantes nesses pacientes, nos quais devem ser realizados ectoscopia, exame de motricidade e sensibilidade. No exame sensorial, deve-se investigar a sensibilidade tátil, dolorosa, térmica, pressão (profunda e superficial), vibração e propriocepção. Habitualmente, nessa etapa do exame, encontram-se tanto sinais sensoriais negativos (hipoalgesia, hipostesia tátil e térmica) como positivos (alodinia, hiperalgesia e hiperpatia) na região onde o paciente relata dor.[31]

Os exames complementares podem ser solicitados para documentar e quantificar a lesão no sistema nervoso, além de investigação etiológica da neuropatia. Estes devem ser solicitados com base na anamnese e no exame físico e podem incluir: exames laboratoriais;

eletroneuromiografia; ressonância nuclear magnética; tomografia computadorizada; biopsia de nervo.[32] É importante enfatizar, no entanto, que o diagnóstico da dor neuropática se baseia principalmente na caracterização clínica da dor e exame físico detalhados. Isso porque nem toda lesão do sistema nervoso sensorial origina quadros dolorosos.[19] Os exames complementares, nesse sentido, têm papel importante apenas na confirmação da lesão da via sensorial e na investigação da sua causa.

Variados instrumentos foram desenvolvidos para auxiliar no rastreio da dor neuropática e quantificar a sua gravidade/intensidade. No Brasil, há dois instrumentos validados para triagem de dor neuropática: *Douleur Neuropathique 4 Questions* (DN4)[33] e *The Leeds Assessment of Neuropathic Symptoms and Signs* (LANSS) *Pain Scale*.[34] O DN4 é um instrumento simples que pode ser usado tanto por especialistas como por não especialistas, composto de sete itens que se referem a sintomas e por outros três que se relacionam com o exame físico. Cada item pontua 1 se a resposta for positiva e 0 se negativa, chegando a um valor mínimo de zero e o máximo de 10 (Figura 16.3). Valores iguais ou maiores que 4 sugerem dor neuropática. O DN4 demostrou sensibilidade de 83% e especificidade de 90%, na população brasileira.[35]

A dor neuropática é classificada como periférica ou central, a depender do local da lesão que a gera: no sistema nervoso periférico ou central, respectivamente. Ela também pode ser descrita como focal, quando sua maior intensidade é circunscrita a uma área pequena do corpo (ou seja, menor que a folha de um papel A4), ou não focal.

A abordagem terapêutica de pacientes com dor neuropática é complexa e a resposta é imprevisível, sendo variável e, muitas vezes, decepcionante. Os objetivos terapêuticos envolvem o tratamento da causa subjacente e da dor propriamente dita.[36] A informação e o apoio ao paciente são componentes críticos para o seu sucesso. Assim, explicar ao paciente a causa de sua dor e o plano de tratamento é essencial para o estabelecimento de objetivos realistas.[37]

A terapia deve ser multimodal e multidisciplinar, incluindo abordagens farmacológicas e não farmacológicas. Para o tratamento farmacológico, deve-se reconhecer que a dor neuropática é caracteristicamente refratária a analgésicos simples e anti-inflamatórios. Dessa forma, recomenda-se como 1ª linha no tratamento dessa condição: antidepressivos tricíclicos (p. ex., amitriptilina e nortriptilina); inibidores da recaptação de serotonina e norepinefrina; e a gabapentina (Figura 16.4). Quando a dor neuropática é focal, recomenda-se ainda como 1ª li-

Entrevista com o paciente		
Questão 1: a sua dor tem uma ou mais das seguintes características?		
1 – Queimação	( ) SIM	( ) NÃO
2 – Sensação de frio dolorosa	( ) SIM	( ) NÃO
3 – Choque elétrico	( ) SIM	( ) NÃO
Questão 2: há presença de um ou mais dos seguintes sintomas na mesma área da sua dor?		
4 – Formigamento	( ) SIM	( ) NÃO
5 – Alfinetada e agulhada	( ) SIM	( ) NÃO
6 – Adormecimento	( ) SIM	( ) NÃO
7 – Coceira	( ) SIM	( ) NÃO
Exame do paciente		
Questão 3: a dor está localizada numa área onde o exame físico pode revelar uma ou mais das seguintes características?		
8 – Hipoestesia ao toque	( ) SIM	( ) NÃO
9 – Hipoestesia à picada de agulha	( ) SIM	( ) NÃO
Questão 4: na área dolorosa, a dor pode ser causada ou aumentada por:		
10 – Escovação		

Escore	Dor nociceptiva (< 4) ( )	Dor neuropática (> = 4) ( )

Figura 16.3. Questionário para diagnóstico de dor neuropática – DN4.
Fonte: Adaptada de Freynhagen R, Parada HA, Calderon-Ospina CA, *et al.*, 2019.

nha o uso de emplastros de lidocaína 5% tópicos e a aplicação de estimulação elétrica nervosa transcutânea. Em caso de refratariedade a esses tratamentos, pode-se considerar associação dos fármacos de 1ª linha supracitados, pregabalina ou tramadol; além da toxina botulínica em caso de dor neuropática focal. Nos casos ainda refratários deve ser considerado técnicas de neuromodulação com estimulação magnética transcraniana, implante cirúrgico de estimulador elétrico epidural medular, ou uso de opioides fortes.[38]

Por sua vez, tratamentos não farmacológicos também assumem grande importância nessa condição, visto a necessidade de retorno à funcionalidade desses pacientes. Pode ser orientada a prática de atividades físicas, fisioterapia analgésica e motora, psicoterapia, terapia cognitivo-comportamental, terapia nutricional, acupuntura, ioga, tai chi, estimulação nervosa eléctrica transcutânea, estimulação magnética transcraniana repetitiva, entre outros.[39] Esses tratamentos devem ser considerados e encorajados imediatamente após o estabelecimento do diagnóstico.[18]

DOR NOCICEPTIVA

A dor nociceptiva é o tipo de dor mais prevalente do mundo e definida como "dor que ocorre por um dano real ou potencial a um tecido não neural, devido ativação de nociceptores". O termo "dor nociceptiva" foi cunhado para contrastar com o de "dor neuropática", descrevendo quadro dolorosos que ocorrem quando o sistema somatossenstivo apresenta-se íntegro, ao contrário do funcionamento anormal desse sistema nas dores neuropáticas.[40] A prevalência na população geral de dor crônica nociceptiva é de 30% a 35%.[41,42]

A dor nociceptiva pode ser somática ou visceral. Os receptores da dor somática estão localizados na pele, tela subcutânea, fáscia, em outros tecidos conjuntivos, periósteo, endósteo e cápsulas articulares. A estimulação desses receptores produz dor localizada aguda ou leve, caracteristicamente relatada como em aperto, peso ou pontada. Os receptores da dor visceral estão localizados na maioria das vísceras e no tecido conjuntivo circundante. A dor visceral decorrente de obstrução de um órgão oco é mal-localizada, profunda e, algumas vezes, espasmódica, podendo também ser referida em sítios cutâneos à distância (p. ex., angina cardíaca pode apresentar dor referida em braço esquerdo).[43]

As principais causas de dor nociceptiva são: lesão provocada por corte/ferida cutânea; queimaduras; dor após fratura óssea; dor pós-operatória; artralgias; dores inflamatórias (artrite, tendinite, apendicite); dores musculares; dismenorreia; dor dentária; entre outras.

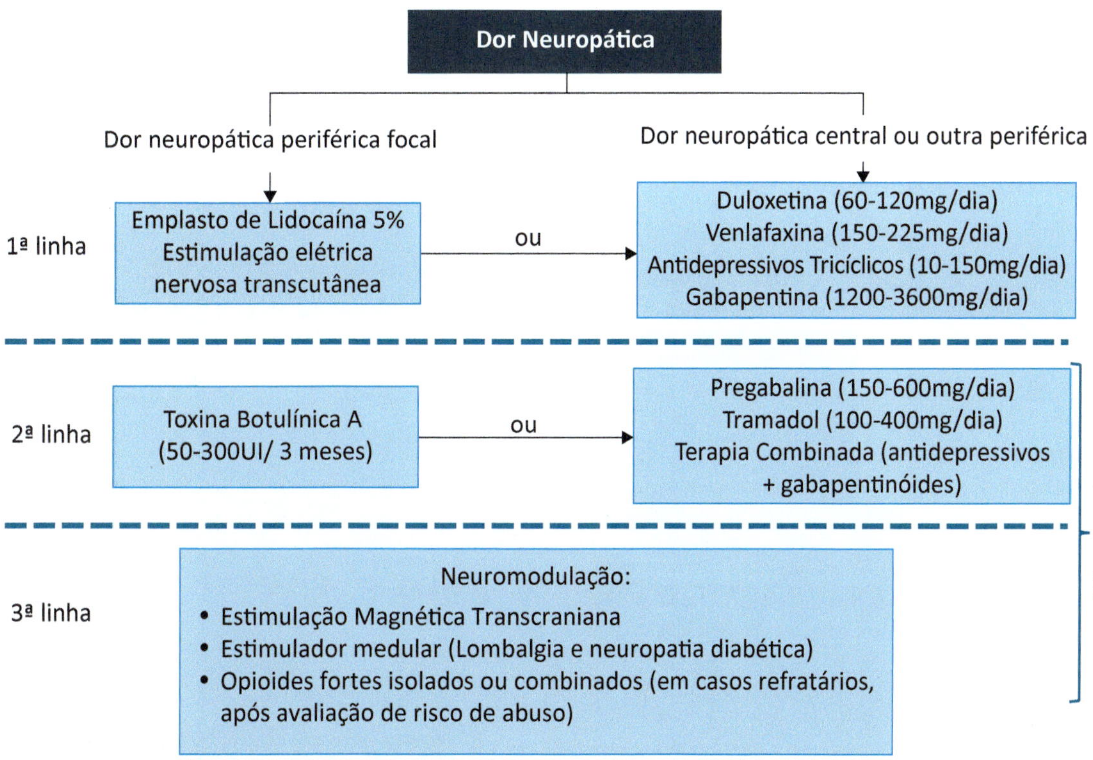

Figura 16.4. Tratamento da dor neuropática.
Fonte: Moisset X, Bouhassira D, Avez Couturier J, *et al.*, 2020.

O manejo da dor nociceptiva se baseia no tratamento da causa de base, associado à reabilitação e terapia sintomática. A terapia não farmacológica assume, aqui, local de destaque no planejamento terapêutico. Deve ser orientado atividade física com prática regular de exercícios físicos,[44] fisioterapia, massoterapia, psicoterapia, terapia cognitiva comportamental,[45] acupuntura,[46] agulhamento a seco de pontos-gatilho nos casos de síndrome dolorosa miofascial,[47] entre outros.

A estratégia terapêutica farmacológica das dores nociceptivas deve respeitar a proposta da Escada Analgésica da Organização Mundial da Saúde (OMS)[48] (Figura 16.5), que inclui analgésicos simples, anti-inflamatórios não esteroidais, fármacos adjuvantes e opioides (fracos e fortes). O tratamento será considerado ineficaz se os analgésicos não atenuarem os sintomas de forma esperada após 1 semana, utilizando-se a dose máxima preconizada.[45] Nesse caso, haverá passagem para o degrau seguinte da escada analgésica.

O uso de opioides, independentemente se fracos ou fortes, por tempo prolongado não é recomendado para pacientes com dor nociceptiva não oncológica (osteoartrose, artrite reumatoide, entre outros) consequente a efeitos adversos limitantes, como retenção urinária, constipação e sonolência bem como tolerância e, portanto, perda de eficácia.[49] De fato, o uso de opioides deve ser reservado apenas para os casos de exacerbação da dor, que sejam refratários aos demais medicamentos previstos nos Degraus do Tratamento da Dor da OMS, e deve ser adoado por curtos períodos de tempo (2011).[50]

DOR NOCIPLÁSTICA

Até o início da década de 2010, a IASP reconhecia apenas dois mecanismos de dor: nociceptivo; e neuro-

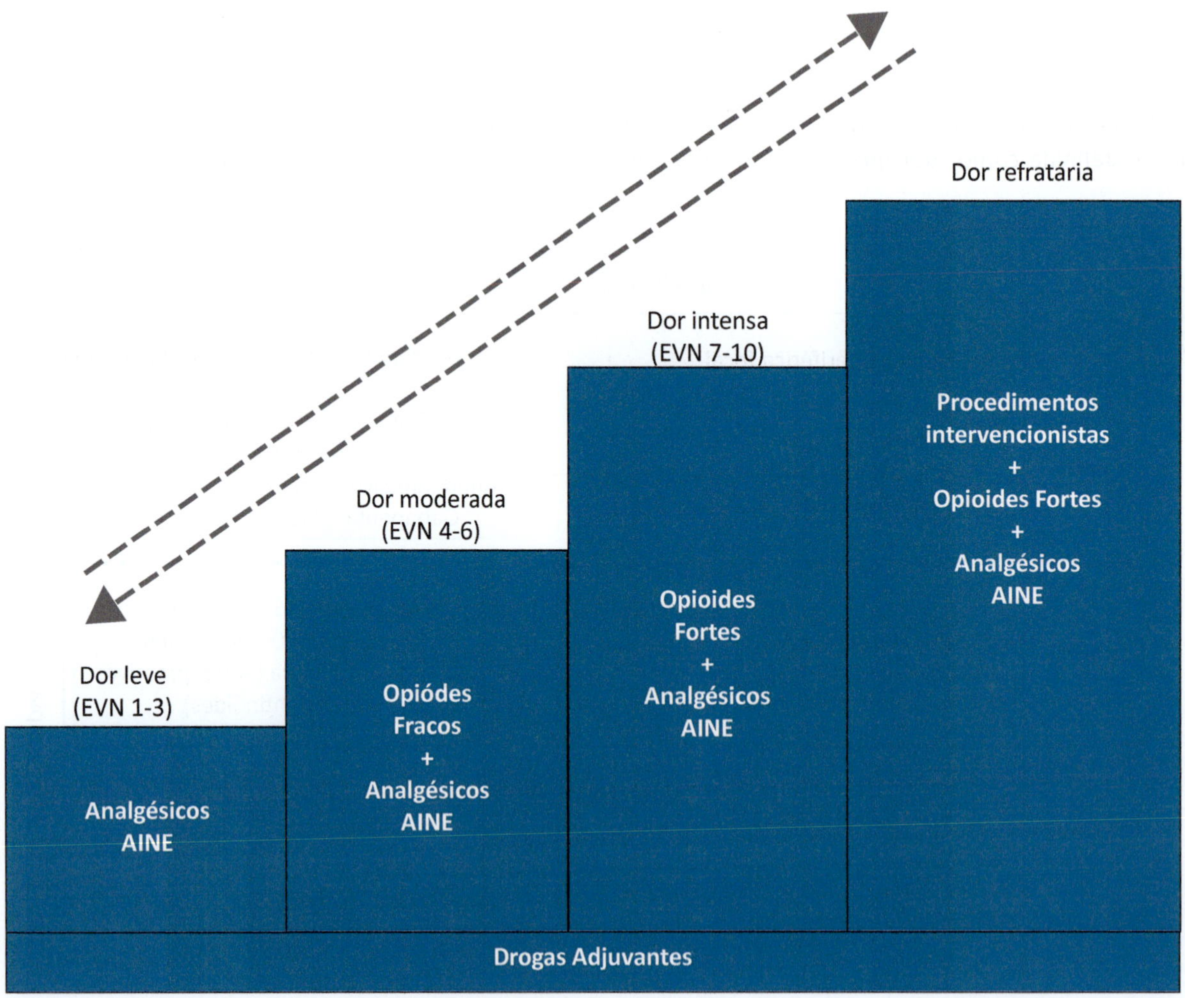

Figura 16.5. Escada Analgésica da Organização Mundial de Saúde.
Fonte: Adaptada de Anekar AA, Hendrix JM, Cascella M, 2023.

pático. Apesar de essa classificação dicotômica ser satisfatória para grande parte das condições dolorosas, ela não abarcava um grupo de condições frequentes na prática clínica, por exemplo: cefaleias primárias (incluindo migrânea e cefaleia do tipo tensão); fibromialgia; e síndrome do intestino irritável. É notável que, nessas circunstâncias, a dor não poderia ser atribuída, *a priori*, à ativação de nociceptores (definição da dor nociceptiva), e a via neurológica somatossensitiva está íntegra (o que impede a caracterização de uma dor neuropática). Ainda mais importante, do ponto de vista prático, a abordagem terapêutica dessas doenças também não se encaixava naquela proposta para as condições pertinentes aos dois mecanismos de dor até então reconhecidos.

Por esta razão, em 2016, houve a introdução de um terceiro mecanismo ou síndrome dolorosa, denominado "dor nociplástica".[51] A IASP define esse mecanismo de dor como aquele "que surge da **nocicepção alterada**, apesar da ausência de evidência de lesão tecidual real ou potencial, que leve à ativação de nociceptores periféricos, ou evidência de doença ou lesão do sistema somatosensorial levando a dor".[51] Em outras palavras, ele seria resultado da alteração dos sistemas de processamento neurológico da dor, resultando em amplificação da mesma e/ou redução do seu controle inibitório, na ausência de elementos que pudessem ocasionar a definição de uma dor neuropática ou nociceptiva. Essas alterações são descritas em diversos locais do sistema nervoso, desde as terminações nociceptivas do sistema nervoso periférico até áreas corticais e subcorticais de processamento da dor no SNC.[52]

A dor nociplástica inclui diversas entidades clínicas, algumas mais e outras menos comuns na população. As principais dessas condições são apresentadas no Quadro 16.4, de acordo com sua classificação atual.[52] Observa-se que algumas condições de dor musculoesquelética tradicionalmente consideradas nociceptivas foram recém-reclassificadas como síndromes dolorosas nociplásticas, a exemplo da lombalgia não específica. Por muito tempo, considerou-se que a lombalgia não específica, responsável por cerca de 90% dos casos de dor lombar crônica, seria resultado de lesão ou degeneração de vértebras, discos intervertebrais e músculos paraespinhais em virtude da sobrecarga mecânica.[53] No entanto, observa-se uma relação fraca entre a presença de alterações degenerativas musculoesqueléticas na coluna lombar e a presença de dor na população. Ademais, em cerca de um terço dos episódios de dor lombar aguda não é possível identificar-se um desencadeante mecânico. Dessa forma, considera-se hoje que a hipótese mais provável de mecanismo gerador de dor desses pacientes seja de natureza nociplástica.[53]

Quadro 16.4. Principais entidades clínicas pertinentes ao mecanismo de dor nociplástico conforme sua classificação

Dor generalizada crônica e fibromialgia	Síndrome dolorosa complexa regional	Dor orofacial e cefaleias primárias crônicas	Síndromes de dor visceral crônica	Dore crônica musculoesquelética primária
Fibromialgia	Síndrome dolorosa complexa regional tipo 1/*Distrofia simpática reflexa*	Migrânea crônica	Síndrome do intestino irritável	Lombalgia crônica primária/lombalgia crônica não específica
Síndrome de dor generalizada crônica	Síndrome dolorosa complexa regional tipo 2/*Causalgia*	Cefaleia do tipo tensão crônica	Dispepsia funcional	Cervicalgia crônica primária/cervicalgia crônica não específica
		Cefaleias trigêmino-autonômicas (p. ex., cefaleia em salvas)	Síndrome da bexiga dolorosa/cistite intersticial	
		Dor facial persistente idiopática	Síndrome de dor crônica pélvica primária em homens	
		Síndrome da ardência bucal	Síndrome de dor crônica pélvica primária em mulheres	
		Disfunção da articulação temporomandibular dolorosa crônica		

Fonte: Desenvolvido pela autoria.

Como apresentado no Quadro 16.4, várias entidades clínicas distintas compartilham do mecanismo nociplástico de dor. Apesar da diversidade clínica dessas entidades, elas apresentam elementos em comum:

1. **Ausência de biomarcador/exame complementar para o seu diagnóstico na rotina clínica:** sua identificação, portanto, baseia-se em critérios clínicos; e a ausência de confirmação objetiva por exames complementares contribui para o atraso diagnóstico e frequente estigmatização que esses doentes sofrem pela sociedade em geral e, em alguns casos, pelos próprios profissionais de Saúde que os atendem.[52]
2. **Sintomas não dolorosos são frequentemente associados:** esses sintomas, por vezes, contribuem para a morbidade relacionada à doença tanto como à dor em si. Na migrânea, por exemplo, o paciente relata fotofobia, fonofobia e osmofobia. Na fibromialgia, além da dor generalizada, transtornos do sono e fadiga também são sintomas cardinais da doença; e alterações cognitivas (*fibro fog*) e sintomas de humor depressivo são comuns. Já na síndrome do intestino irritável, os pacientes relatam alterações de hábito intestinal e do aspecto de fezes.[52]
3. **A resposta a analgésicos opioides é pobre:** de forma geral, essa classe medicamentosa não é recomendada no manejo dessas doenças, pois produzem pouco benefício no médio a longo prazo.[52]
4. **Outros elementos em comum:** incluem a demanda, de forma geral, alta por serviços de Saúde; a comorbidade frequente com transtornos de humor depressivo e de ansiedade; histórico familiar frequente para dor crônica e problemas de saúde mental; e sintomas de dor no período da infância e adolescência.[52]

Esses elementos clínicos em comum, bem como a costumeira coocorrência dessas doenças num mesmo paciente (p. ex., síndrome do intestino irritável é mais prevalente em pacientes com migrânea e/ou fibromialgia em relação à população geral) corrobora o fato de elas compartilharem de processos patológicos em comum.[52] Ainda assim, como entidades clínicas distintas, apresentam critérios diagnósticos e abordagens terapêuticas particulares. Foge ao escopo deste capítulo discutir cada uma dessas entidades; no entanto, as cefaleias primárias serão abordadas detalhadamente no Capítulo 13 deste livro.

DOR MISTA

Na evolução conceitual da classificação da dor, emerge o termo "dor mista" que, de forma geral, é considerada quando ocorre uma sobreposição entre quaisquer dos outros três mecanismos de dor previamente discutidos. No entanto, esse termo ainda não foi formalmente definido e inserido nas terminologias oficiais da IASP, de modo que ele acaba sendo utilizado equivocadamente nas mais diferentes formas na literatura: dor por lesão primária e seus efeitos secundários; quadro doloroso que se modifica de dor nociceptiva para neuropática; dor que, nas ferramentas de triagem para dor neuropática, apresenta escores ambíguos; experiência de dor por grupos de estudos não homogêneos; dor com combinação de elementos somáticos, visceral e neuropático; dor gerada por mecanismo combinado de dor central e periférica pós-AVC; ou simplesmente dor em múltiplos locais.

O termo "dor mista" como uma categoria fisiopatológica de dor foi cunhado em 1999, quando os autores a caracterizaram em pacientes que apresentavam dor neuropática e nociceptiva concomitantemente.[54] A partir de então, diversas publicações sobre o assunto surgiram na literatura, desde discussões fisiopatológicas até implicações de tratamentos específicos relacionados a esta classificação.[55]

O atual conceito proposto é: "dor mista é uma sobreposição complexa entre os diferentes tipos de dores (nociceptiva, neuropática e nociplástica), em qualquer combinação, atuando simultânea e/ou concorrentemente para causar dor numa mesma área corpórea. Qualquer um dos diferentes mecanismos pode ter predominância clínica sobre o outro, a qualquer momento. A dor mista pode ser aguda ou crônica".[56] Seu diagnóstico é clínico, com base na história da moléstia atual e exame físico (Figura 16.6).

Na prática clínica, a dor mista é um termo bem familiar, que cada vez mais é demonstrado ser muito frequente, tanto em pacientes oncológicos, lombalgias, osteoartrites, entre outros quadros dolorosos. Por exemplo, em pacientes com dor por osteoartrite, foi demonstrado que aproximadamente 34% apresentam tanto descritores neuropáticos como nociceptivos de dor, sugerindo que a dor por osteoartrite possa resultar da combinação de mecanismos nociceptivos e neuropáticos.[57] A prevalência de dor neuropática em pacientes com osteoartrite de joelho ou quadril foi estimada em outro estudo em 23%.[58]

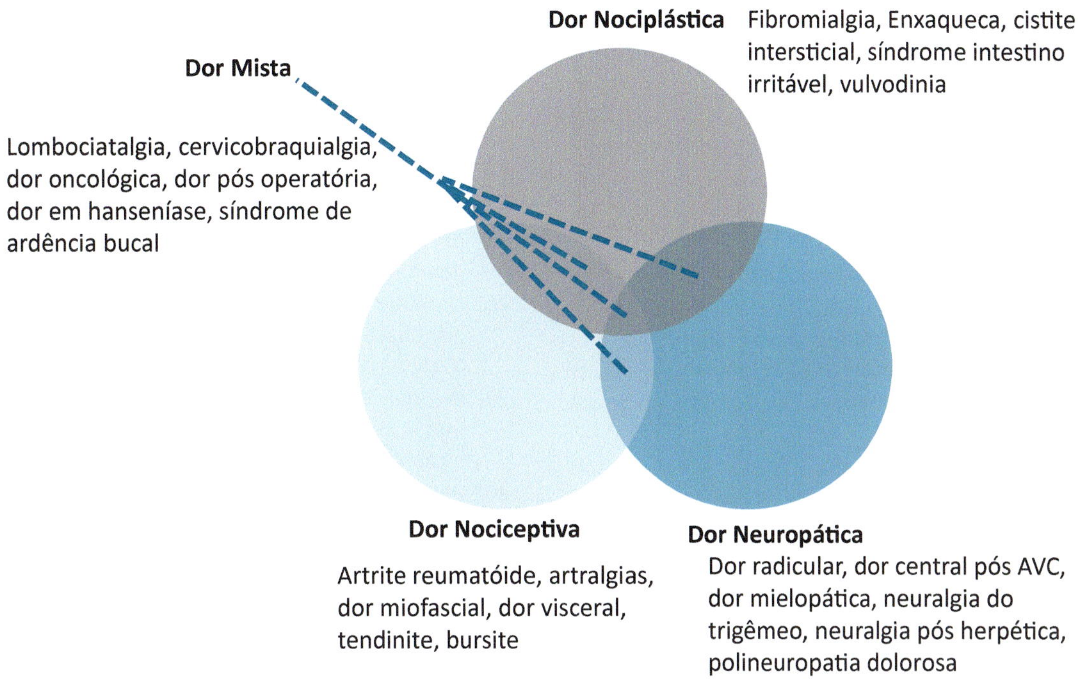

Figura 16.6. Dor mista.
Fonte: Adaptada de Freynhagen R, Parada HA, Calderon-Ospina CA, *et al.*, 2019.

Cada vez mais, a dor mista vem ganhando espaço entre os diferentes tipos de dor, já sendo evidenciada em alguns estudos a sua alta prevalência, tanto nos serviços de atenção primária como nos centros especializados. De acordo com um estudo espanhol com mais de 5 mil pacientes na atenção primária e em centro ortopédico, a dor mista é o tipo de dor mais comum, com prevalência de 59,3%, seguida da dor nociceptiva com 31,8% e neuropática com 8,9%.[59] Ademais, quando comparada a outros mecanismos de dor, a dor mista é associada a pior qualidade de vida, além de maior suscetibilidade à depressão, transtorno de ansiedade, pânico e distúrbios do sono.[60]

Apesar das recentes publicações sobre o tema, a dor mista ainda carece de reconhecimento formal. Isso se faz importante ,pois poderá afetar diretamente os pacientes envolvidos, facilitar a comunicação médico-paciente e possivelmente influenciar de forma positiva no seu tratamento. Além disso, sua definição provavelmente se difundirá na classe médica e no público geral, tornando-se cada vez mais reconhecida e estudada.[56]

REFERÊNCIAS BIBLIOGRÁFICAS

1. Teixeira MJ, Figueiró JB, Yeng LT, Andrade DC. Dor – manual para o clínico. 2. ed. São Paulo: Atheneu, 2018.
2. Aguiar DP, Souza CPQ, Barbosa WJM, Santos-Júnior FFU, Oliveira AS. Prevalence of chronic pain in Brazil: systematic review. BrJP. 2021;4:257-67.
3. GBD 2017 DALYs and HALE Collaborators. Global, regional, and national disability-adjusted life-years (DALYs) for 359 diseases and injuries and healthy life expectancy (HALE) for 195 countries and territories, 1990-2017: a systematic analysis for the Global Burden of Disease Study 2017. Lancet. 2018;392(10159):1859-922.
4. St Sauver JL, Warner DO, Yawn BP, Jacobson DJ, McGree ME, Pankratz JJ, et al. Why patients visit their doctors: assessing the most prevalent conditions in a defined American population. Mayo Clin Proc. 2013;88(1):56-67.
5. Oliveira AB, Queiroz LP, Sampaio Rocha-Filho P, Sarmento EM, Peres MF. Annual indirect costs secondary to headache disability in Brazil. Cephalalgia. 2020;40(6):597-605.
6. Carregaro RL, Tottoli CR, Rodrigues D da S, Bosmans JE, Silva EN, Tulder M van. Low back pain should be considered a health and research priority in Brazil: lost productivity and healthcare costs between 2012 to 2016. PLOS ONE. 2020;15(4):e0230902.
7. Shipton EE, Bate F, Garrick R, Steketee C, Shipton EA, Visser EJ. Systematic review of pain medicine content, teaching, and assessment in Medical School Curricula Internationally. Pain Ther. 2018;7(2):139-61.
8. Raja SN, Carr DB, Cohen M, Finnerup NB, Flor H, Gibson S, et al. The revised International Association for the Study of Pain definition of pain: concepts, challenges, and compromises. Pain. 2020.
9. Melzack R, Casey K. Sensory, motivational, and central control determinants of pain: a new conceptual model. In: The skin senses. Springfield IL: Thomas. 1968:423-43.

10. Borsook D, Moulton EA, Schmidt KF, Becerra LR. Neuroimaging revolutionizes therapeutic approaches to chronic pain. Mol Pain. 2007;11:3-25.
11. Mehta A, Chan LS. Understanding of the concept of "total pain": a prerequisite for pain control. Journal of Hospice & Palliative Nursing. 2008;10(1):26-32.
12. Basbaum AI. Pain. In: Principles of neural science. 6. ed. McGraw Hill/Medical. 2021:470-95.
13. Hjermstad MJ, Fayers PM, Haugen DF, Caraceni A, Hanks GW, Loge JH, et al. Studies comparing numerical rating scales, verbal rating scales, and visual analogue scales for assessment of pain intensity in adults: a systematic literature review. J Pain Symptom Manage. 2011;41(6):1073-93.
14. Hicks CL, von Baeyer CL, Spafford PA, van Korlaar I, Goodenough B. The faces pain scale – revised: toward a common metric in pediatric pain measurement. Pain. 2001;93(2):173-83.
15. Hirsh AT, Atchison JW, Berger JJ, Waxenberg LB, Lafayette-Lucey A, Bulcourf BB, et al. Patient satisfaction with treatment for chronic pain: predictors and relationship to compliance. The Clinical Journal of Pain. 2005;21(4):302-10.
16. Ferreira KASL, de Andrade DC, Teixeira MJ. Development and validation of a Brazilian version of the short-form McGill pain questionnaire (SF-MPQ). Pain Manag Nurs. 2013;14(4):210-9.
17. Ferreira KA, Teixeira MJ, Mendonza TR, Cleeland CS. Validation of brief pain inventory to Brazilian patients with pain. Support Care Cancer. 2011;19(4):505-11.
18. Closs SJ, Staples V, Reid I, Bennett MI, Briggs M. Managing the symptoms of neuropathic pain: an exploration of patients' experiences. J Pain Symptom Manage. 2007;34(4):422-33.
19. Gilron I, Watson CPN, Cahill CM, Moulin DE. Neuropathic pain: a practical guide for the clinician. CMAJ. 2006;175(3):265-75.
20. Treede RD, Rief W, Barke A, Aziz Q, Bennett MI, Benoliel R, et al. A classification of chronic pain for ICD-11. Pain. 2015;156(6):1003-7.
21. Eberly L, Richter D, Comerci G, Ocksrider J, Mercer D, Mlady G, et al. Psychosocial and demographic factors influencing pain scores of patients with knee osteoarthritis. PLoS One. 2018;13(4):e0195075 .
22. Breen J. Transitions in the concept of chronic pain. ANS Adv Nurs Sci. 2002;24(4):48-59.
23. Vardeh D, Mannion RJ, Woolf CJ. Toward a mechanism-based approach to pain diagnosis. J Pain. 2016;17(9): T50-69.
24. Treede RD, Jensen TS, Campbell JN, Cruccu G, Dostrovsky JO, Griffin JW, et al. Neuropathic pain: redefinition and a grading system for clinical and research purposes. Neurology. 2008;70(18):1630-5.
25. van Hecke O, Austin SK, Khan RA, Smith BH, Torrance N. Neuropathic pain in the general population: a systematic review of epidemiological studies. Pain. 2014;155(4): 654-62.
26. Smith BH, Torrance N, Ferguson JA, Bennett MI, Serpell MG, Dunn KM. Towards a definition of refractory neuropathic pain for epidemiological research. An international Delphi survey of experts. BMC Neurol. 2012;12:29.
27. Finnerup NB, Sindrup SH, Jensen TS. Chronic neuropathic pain: mechanisms, drug targets and measurement. Fundam Clin Pharmacol. 2007;21(2):129-36.
28. Finnerup NB, Jensen TS. Mechanisms of disease: mechanism-based classification of neuropathic pain-a critical analysis. Nat Clin Pract Neurol. 2006;2(2):107-15.
29. Dworkin RH. An overview of neuropathic pain: syndromes, symptoms, signs, and several mechanisms. The Clinical Journal of Pain. 2002;18(6):343.
30. Herr K. Neuropathic pain: a guide to comprehensive assessment. Pain Manag Nurs. 2004;5(4-1):9-18.
31. Dworkin RH, Backonja M, Rowbotham MC, Allen RR, Argoff CR, Bennett GJ, et al. Advances in neuropathic pain: diagnosis, mechanisms, and treatment recommendations. Arch Neurol. 2003;60(11):1524-34.
32. Gilron I, Baron R, Jensen T. Neuropathic pain: principles of diagnosis and treatment. Mayo Clin Proc. 2015;90(4):532-45.
33. Santos JG, Brito JO, de Andrade DC, Kaziyama VM, Ferreira KA, Souza I, et al. Translation to portuguese and validation of the douleur neuropathique 4 questionnaire. J Pain. 2010;11(5):484-90.
34. Schestatsky P, Félix-Torres V, Chaves MLF, Câmara-Ehlers B, Mucenic T, Caumo W, et al. Brazilian portuguese validation of the leeds assessment of neuropathic symptoms and signs for patients with chronic pain. Pain Med. 2011;12(10):1544-50.
35. Bouhassira D, Attal N, Alchaar H, Boureau F, Brochet B, Bruxelle J, et al. Comparison of pain syndromes associated with nervous or somatic lesions and development of a new neuropathic pain diagnostic questionnaire (DN4). Pain. 2005;114(1-2):29-36.
36. Attal N, Cruccu G, Baron R, Haanpää M, Hansson P, Jensen TS, et al. EFNS guidelines on the pharmacological treatment of neuropathic pain: 2010 revision. Eur J Neurol. 2010;17(9):1113-e88.
37. Arnstein P. Chronic neuropathic pain: issues in patient education. Pain Manag Nurs. 2004;5(4-1):34-41.
38. Moisset X, Bouhassira D, Avez Couturier J, Alchaar H, Conradi S, Delmotte MH, et al. Pharmacological and non-pharmacological treatments for neuropathic pain: Systematic review and French recommendations. Rev Neurol (Paris). 2020;176(5):325-52.
39. Bai YW, Yang QH, Chen PJ, Wang XQ. Repetitive transcranial magnetic stimulation regulates neuroinflammation in neuropathic pain. Front Immunol. 2023;14:1172293.
40. Boyd D, Woda A, Butler M. IASP pain terminology. 2011. [2024 Jul. 16]. Disponível em: https://www.iasp-pain.org/publications/free-ebooks/classification-of-chronic-pain-second-edition-revised/.

41. Díaz R, Marulanda F. Chronic nociceptive and neuropathic pain in adult population in Manizales (Colombia). Acta Medica Colombiana. 2011;36(1):10-7.
42. Aguiar DP, Souza CPQ, Barbosa WJM, Santos-Júnior FFU, Oliveira AS. Prevalence of chronic pain in Brazil: systematic review. Brazilian Journal of Pain. 2021. [2024 Jul. 16]. Disponível em: http://www.scielo.br/scielo.php?script=sci_issues&pid=2595-3192&lng=en&nrm=isso.
43. Cohen SP, Vase L, Hooten WM. Chronic pain: an update on burden, best practices, and new advances. Lancet. 2021;397(10289):2082-97.
44. Costa LOP, Maher CG, Latimer J, Hodges PW, Herbert RD, Refshauge KM, et al. Motor control exercise for chronic low back pain: a randomized placebo-controlled trial. Phys Ther. 2009;89(12):1275-86.
45. Chou R, Huffman LH, American Pain Society, American College of Physicians. Nonpharmacologic therapies for acute and chronic low back pain: a review of the evidence for an American Pain Society/American College of Physicians clinical practice guideline. Ann Intern Med. 2007;147(7):492-504.
46. Madsen MV, Gøtzsche PC, Hróbjartsson A. Acupuncture treatment for pain: systematic review of randomised clinical trials with acupuncture, placebo acupuncture, and no acupuncture groups. BMJ. 2009;338:a3115.
47. Tough EA, White AR, Cummings TM, Richards SH, Campbell JL. Acupuncture and dry needling in the management of myofascial trigger point pain: a systematic review and meta-analysis of randomised controlled trials. Eur J Pain. 2009;13(1):3-10.
48. Anekar AA, Hendrix JM, Cascella M. WHO Analgesic Ladder. In: StatPearls. Treasure Island (FL): StatPearls Publishing; 2023. [2024 Jul. 16]. Disponível em: http://www.ncbi.nlm.nih.gov/books/NBK554435/.
49. Trescot AM, Helm S, Hansen H, Benyamin R, Glaser SE, Adlaka R, et al. Opioids in the management of chronic non-cancer pain: an update of American Society of the Interventional Pain Physicians' (ASIPP) Guidelines. Pain Physician. 2008;11(2):S5-62
50. Jadad AR, Browman GP. The WHO analgesic ladder for cancer pain management. Stepping up the quality of its evaluation. JAMA. 1995;274(23):1870-3.
51. Kosek E, Cohen M, Baron R, Gebhart GF, Mico JA, Rice ASC, et al. Do we need a third mechanistic descriptor for chronic pain states? Pain. 2016;157(7):1382-6.
52. Fitzcharles MA, Cohen SP, Clauw DJ, Littlejohn G, Usui C, Häuser W. Nociplastic pain: towards an understanding of prevalent pain conditions. The Lancet. 2021;397 (10289):2098-110.
53. Vlaeyen JWS, Maher CG, Wiech K, Van Zundert J, Meloto CB, Diatchenko L, et al. Low back pain. Nat Rev Dis Primers. 2018;4(1):52.
54. Grond S, Radbruch L, Meuser T, Sabatowski R, Loick G, Lehmann KA. Assessment and treatment of neuropathic cancer pain following WHO guidelines. Pain. 1999; 79(1):15-20.
55. Baron R, Binder A. How neuropathic is sciatica? The mixed pain concept. Orthopade. 2004;33(5):568-75.
56. Freynhagen R, Parada HA, Calderon-Ospina CA, Chen J, Rakhmawati Emril D, Fernández-Villacorta FJ, et al. Current understanding of the mixed pain concept: a brief narrative review. Curr Med Res Opin. 2019;35(6):1011-8.
57. Hochman JR, French MR, Bermingham SL, Hawker GA. The nerve of osteoarthritis pain. Arthritis Care Res (Hoboken). 2010;62(7):1019-23.
58. French HP, Smart KM, Doyle F. Prevalence of neuropathic pain in knee or hip osteoarthritis: a systematic review and meta-analysis. Semin Arthritis Rheum. 2017;47(1):1-8.
59. Ibor PJ, Sánchez-Magro I, Villoria J, Leal A, Esquivias A. Mixed pain can be discerned in the primary care and orthopedics settings in spain: a large cross-sectional study. Clin J Pain. 2017;33(12):1100-8.
60. Gálvez R, Marsal C, Vidal J, Ruiz M, Rejas J. Cross-sectional evaluation of patient functioning and health-related quality of life in patients with neuropathic pain under standard care conditions. Eur J Pain. 2007;11(3):244-55.

CAPÍTULO 17

Egberto Reis Barbosa • Mônica Santoro Haddad • Márcia Rúbia Rodrigues Gonçalves
Jacy Bezerra Parmera • Rubens Gisbert Cury

Distúrbios do Movimento

CONCEITO

O termo "distúrbios do movimento" refere-se a um grupo de doenças neurológicas que se assemelham por ter a característica de cursar com movimentos anormais.[1] Por definição, os distúrbios ou transtornos dos movimentos são síndromes neurológicas nas quais há tanto excesso de movimento como diminuição de movimentos voluntários ou automáticos, não relacionados com fraqueza motora ou espasticidade.

Os principais tipos de distúrbio do movimento estão relacionados no Quadro 17.1 e destacados em negrito aqueles que, pela sua importância quanto à frequência e/ou gravidade, serão abordados neste capítulo.

Destaca-se, entre os distúrbios do movimento, o grupo relacionado às disfunções dos núcleos da base (p. ex., parkinsonismo, coreia, balismo, distonia), que tradicionalmente são englobadas sob a denominação "síndromes extrapiramidais".

O termo "extrapiramidal" foi introduzido por Samuel Alexander Kinnier Wilson[2] com a intenção de designar um conjunto de estruturas anatômicas, englobando os núcleos (previamente denominados gânglios) da base e alguns núcleos do tronco cerebral, envolvidos no controle motor e responsáveis, em situações patológicas, por certos distúrbios do movimento, com características peculiares. Essa conceituação visava s individualização de dois sistemas motores básicos: o piramidal; e o extrapiramidal. A cada um deles, atribuíam-se uma organização anatômica independente e funções específicas.

A evolução do conhecimento a respeito da estruturação do controle da motricidade no sistema nervoso central (SNC) veio demonstrar que a integração anatômica e funcional entre os dois sistemas citados é de tal ordem que, do ponto de vista neurofisiológico, a manutenção dessa conceituação dicotômica é incorreta. Entretanto, como a lesão de cada um desses sistemas dá origem a síndromes clínicas bastante distintas, essa terminologia tradicional ainda é empregada com finalidade prática.

Para facilitar a compreensão da fisiopatologia e dos aspectos clínicos e terapêuticos das síndromes extrapiramidais, é imprescindível a apresentação de uma breve revisão abrangendo aspectos anatômicos, funcionais e mecanismos fisiopatológicos relacionados aos gânglios da base.

Quadro 17.1. Classificação dos distúrbios do movimento

- **Parkinsonismo**
- **Coreia**
- Balismo
- **Distonia**
- Atetose
- **Tique**
- Estereotipia
- Acatisia
- **Tremor**
- **Ataxia**
- **Mioclonia**
- Hiperecplexia
- Síndrome da mão alienígena
- Síndrome das pernas inquietas
- *Moving toes/Fingers*
- Pseudoatetose
- **Espasmo hemifacial**
- Síndrome do homem rígido
- Discinesias paroxísticas
- Discinesias hipnogênicas
- Discinesias psicogênicas

ESTRUTURAS ANATÔMICAS E ASPECTOS FUNCIONAIS

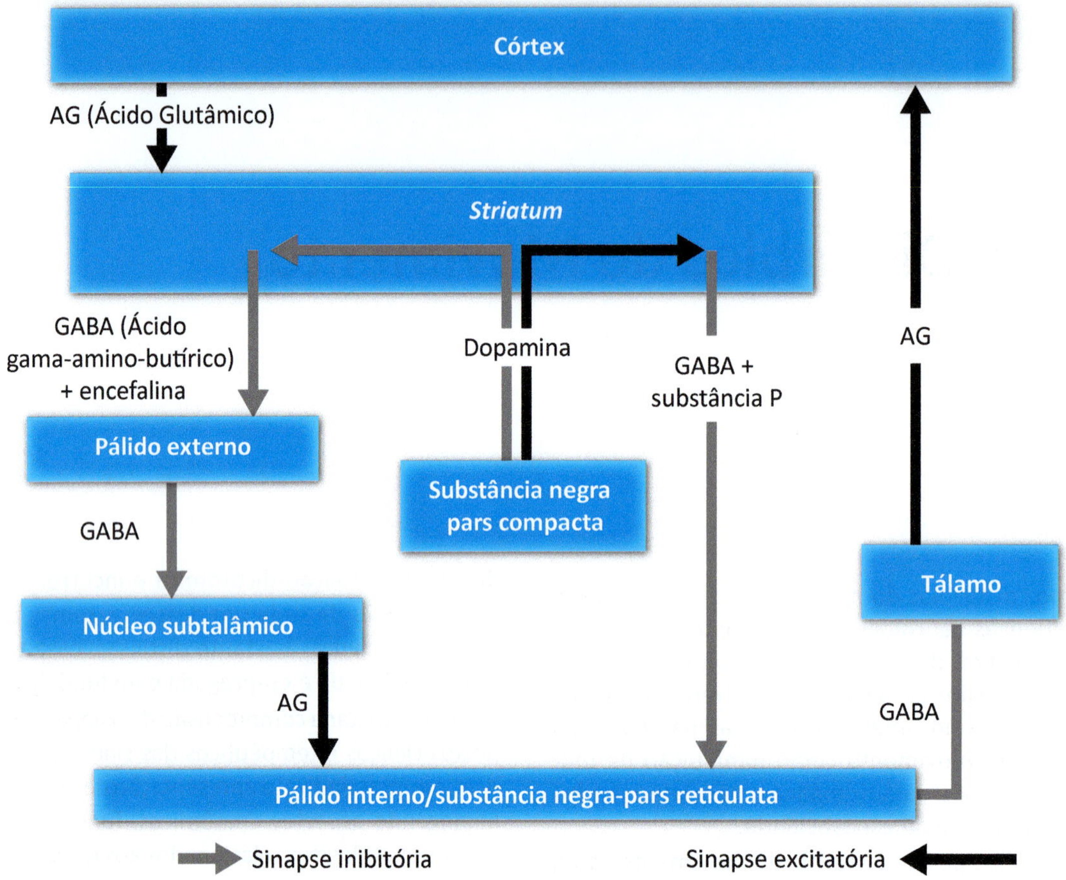

Figura 17.1. Circuitaria dos gânglios da base.
Fonte: Desenvolvida pela autoria.

As principais estruturas anatômicas relacionadas ao sistema extrapiramidal são os núcleos da base: núcleo lentiforme (putâmen e globo pálido), núcleo caudado, substância negra (*pars* compacta e *pars* reticulata) e núcleo subtalâmico de Luys. O putâmen e o núcleo caudado podem ser incluídos em uma unidade funcional que se denomina neostriado ou *striatum*. O globo pálido divide-se em dois segmentos: interno e externo; ou medial e lateral. Esse conjunto de estruturas forma um sistema que atua em estreita conexão com o córtex cerebral, principalmente com as áreas motoras corticais.

A principal via de entrada do sistema é o *striatum*, para onde se projetam aferências provenientes de todo o neocórtex (sobretudo o córtex motor e áreas associativas) e de várias estruturas do paleocórtex. As aferências corticais têm ação excitatória sobre o *striatum* e utilizam como neurotransmissor o glutamato.

No *striatum*, há certa diferenciação quanto às conexões recebidas pelo núcleo caudado e pelo putâmen. O primeiro recebe o maior contingente de fibras provenientes de áreas associativas, principalmente córtex pré-frontal e áreas parietais posteriores, enquanto o maior contingente das aferências corticais para o putâmen tem origem no córtex sensorimotor. Essa diferenciação sugere uma participação do núcleo caudado em funções cognitivas, ao passo que o putâmen parece estar exclusivamente envolvido no controle da motricidade. O *striatum* recebe também aferências nigrais, que provêm da *pars compacta* da substância negra e tem como neurotransmissor a dopamina (DA). As aferências nigrais têm efeitos diversos em diferentes subpopulações de neurônios estriatais. Dessa forma, atuando sobre receptores dopaminérgicos de tipo D2, inibem neurônios estriatais que se projetam para o pálido externo (primeira estação da via indireta, conforme será explanado adiante) e, agindo sobre receptores dopaminérgicos de tipo D1, excitam neurônios estriatais que, por uma via direta, se destinam ao complexo pálido interno/substância negra *pars reticulata* (via de saída dos gânglios da base).

O *striatum* recebe ainda projeções serotoninérgicas de núcleos da rafe, aferências noradrenérgicas do *locus ceruleus*; aferências glutamatérgicas provenientes dos núcleos centromediano e parafascicular do tálamo e, em escala mais modesta, aferências provenientes do núcleo pedúnculo-pontino, do globo pálido e do núcleo subtalâmico de Luys.

Nas conexões intraestriatais, a acetilcolina é um neurotransmissor de papel relevante. O principal contingente das aferências estriatais é constituído por neurônios inibitórios, em que o neurotransmissor é o ácido-δ-amino-butírico (GABA). Essas aferências destinam-se, em sua maior parte, ao globo pálido (segmentos interno e externo) e, em menor proporção, à *pars reticulata* da substância negra. Os neurônios gabaérgicos estriatais que se projetam para o pálido externo utilizam também o neuropeptídeo encefalina que atua como neuromodulador na transmissão sináptica. Por sua vez, os neurônios gabaérgicos estriatais que se projetam para o pálido interno e a substância negra *pars reticulata* têm como neuromodulador o neuropeptídeo substância P.

Se o *striatum* é o ponto-chave como via de entrada do circuito dos gânglios da base, o segmento interno do globo pálido juntamente com a *pars reticulata* da substância negra constitui a via de saída do sistema. Entre a via de entrada (*striatum*) e a via de saída (globo pálido interno/substância negra *pars reticulata*), há duas vias de comunicação (vias estriado-palidais): a via direta; e a via indireta. A primeira não tem estações intermediárias e a via indireta tem conexões com o pálido externo e o núcleo subtalâmico de Luys antes de atingir a via de saída. As eferências do segmento externo do globo pálido são inibitórias mediadas pelo GABA e destinam-se ao núcleo subtalâmico de Luys, que, por sua vez, envia projeções excitatórias glutamatérgicas para o segmento interno do globo pálido e a substância negra *pars reticulata*.

O maior contingente da via de saída do sistema projeta-se para os núcleos talâmicos ventral lateral e ventral anterior, de onde partem fibras destinadas ao córtex pré-motor (área 6), à área motora suplementar e ao córtex motor primária (área 4). As projeções que partem do pálido interno/substância negra *pars reticulata* e que se destinam ao tâlamo são inibitórias mediadas por GABA, ao passo que a via talamocortical é excitatória, sendo o neurotransmissor envolvido pelo glutamato. Há ainda eferências partindo do pálido interno/substância negra *pars reticulata* que se destinam ao colículo superior e núcleo pedúnculo-pontino.

Essa descrição de circuitos e neurotransmissores nos núcleos da base é sumária, visando apenas à exposição dos dados essenciais indispensáveis como introdução para o conhecimento das afecções que afetam essas estruturas. Convém assinalar, porém, que outros neurotransmissores e ainda neuropeptídeos estão envolvidos no funcionamento desse complexo sistema.[3]

O papel do circuito dos gânglios da base na atividade motora em condições normais ainda não está devidamente esclarecido, mas as evidências a partir de dados anatômicos e fisiológicos indicam que esse sistema não é gerador de movimentos. Mink *et al.*[4] consideram que os gânglios da base têm uma função primariamente inibitória, que permite a facilitação seletiva de padrões motores desejados e ampla inibição de outros que poderiam competir com aqueles.

ASPECTOS FISIOPATOLÓGICOS

Os distúrbios do movimento relacionados a disfunções dos núcleos da base são classicamente divididos em dois grupos: as síndromes hipocinéticas (parkinsonismo); e as síndromes hipercinéticas (coreia, balismo, distonia e mioclonias).

No parkinsonismo, admite-se que, por um lado, como consequência da disfunção da alça dopaminérgica nigroestriatal, ocorra uma redução da atividade inibitória sobre a via indireta e da atividade excitatória sobre a via direta. Essas alterações, conforme mostra a Figura 17.2, resultam, por mecanismo de cascata na via indireta, no aumento da atividade excitatória do núcleo subtalâmico sobre a via de saída do sistema (pálido interno/substância negra *pars reticulata*). Por outro lado, há redução da atividade inibitória da via direta sobre o mesmo complexo pálido interno/substância negra *pars reticulata*. Essas alterações resultam em intensificação da atividade inibitória desse complexo sobre o tálamo e, consequentemente, redução da estimulação cortical exercida pelas projeções talamocorticais, resultando em diminuição da iniciativa motora que se expressa na síndrome parkinsoniana.

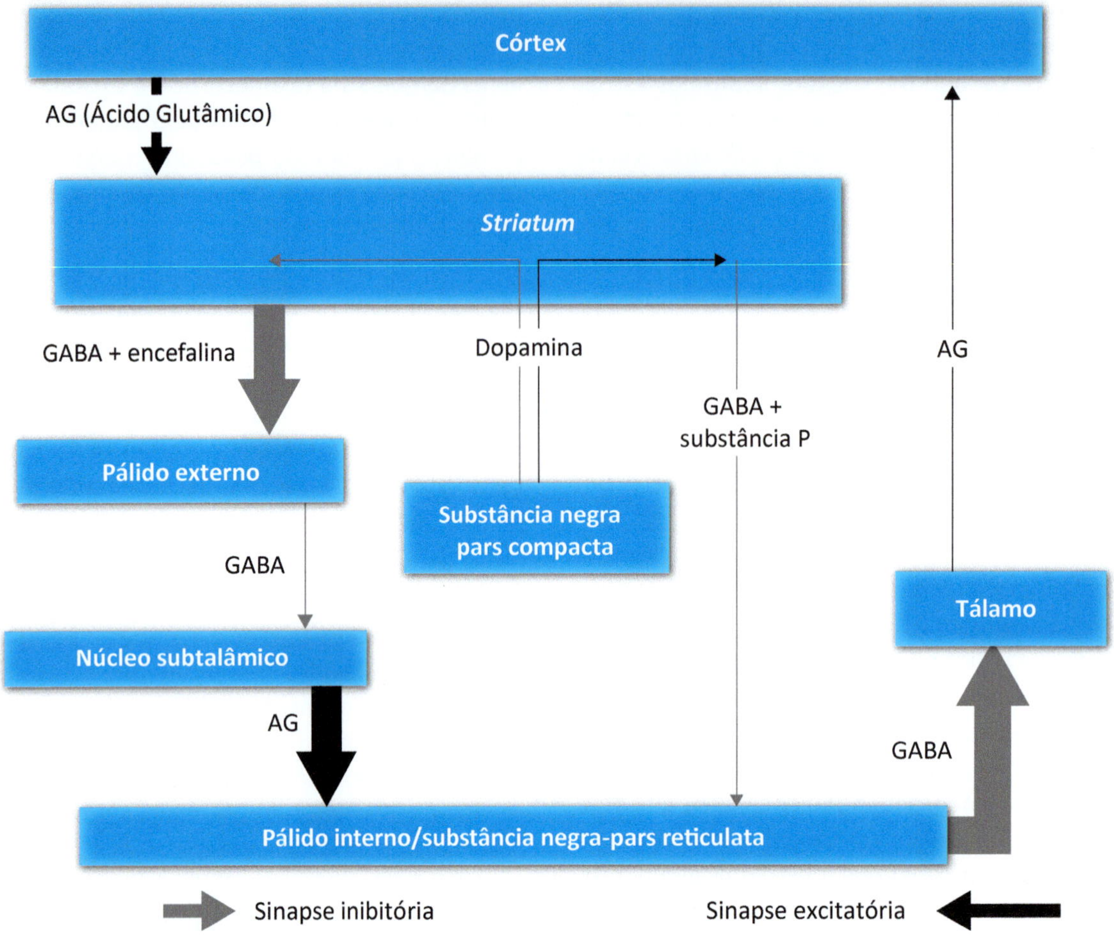

Figura 17.2. Modelo fisiopatológico do parkinsonismo.
Fonte: Desenvolvida pela autoria.

O modelo fisiopatológico das síndromes hipercinéticas é mais apropriado para as coreias e o balismo. Nessas condições (Figura 17.3), admite-se que, em razão das alterações estriatais atingindo preferencialmente neurônios que expressam GABA + encefalina, ocorra redução da atividade inibitória exercida pela *striatum* sobre o pálido externo (via indireta). Como decorrência, há intensificação da atividade inibitória do pálido externo sobre o núcleo subtalâmico de Luys e, consequentemente, redução da atividade excitatória exercida por essa estrutura sobre o complexo pálido interno/substância negra *pars reticulata*, que tem sua atividade diminuída. Na sequência das conexões do circuito, ocorre redução da inibição do tálamo e da hiperatividade da alça talamocortical provocando o aparecimento de movimentos anormais. O balismo é classicamente decorrente de lesões do núcleo subtalâmico de Luys, e a sequência de eventos fisiopatológicos se inicia nessa estrutura e tem a mesma repercussão sobre funcionamento do circuito.

ASPECTOS CLÍNICOS, ETIOLÓGICOS E TERAPÊUTICOS DOS PRINCIPAIS TIPOS DE DISTÚRBIO DO MOVIMENTO

Entre as síndromes extrapiramidais, a síndrome parkinsoniana, pela sua frequência e gravidade, será abordada com maior profundidade. Além da síndrome parkinsoniana, os seguintes distúrbios do movimento, relevantes pela sua frequência, serão analisados: coreia; balismo; distonia; os diversos tipos de tremor; tiques; e espasmo hemifacial (EH).

SÍNDROME PARKINSONIANA

O parkinsonismo, entendido como síndrome parkinsoniana de diversas etiologias, é dos mais frequentes distúrbios motores decorrentes de lesão do sistema nervoso central (SNC).

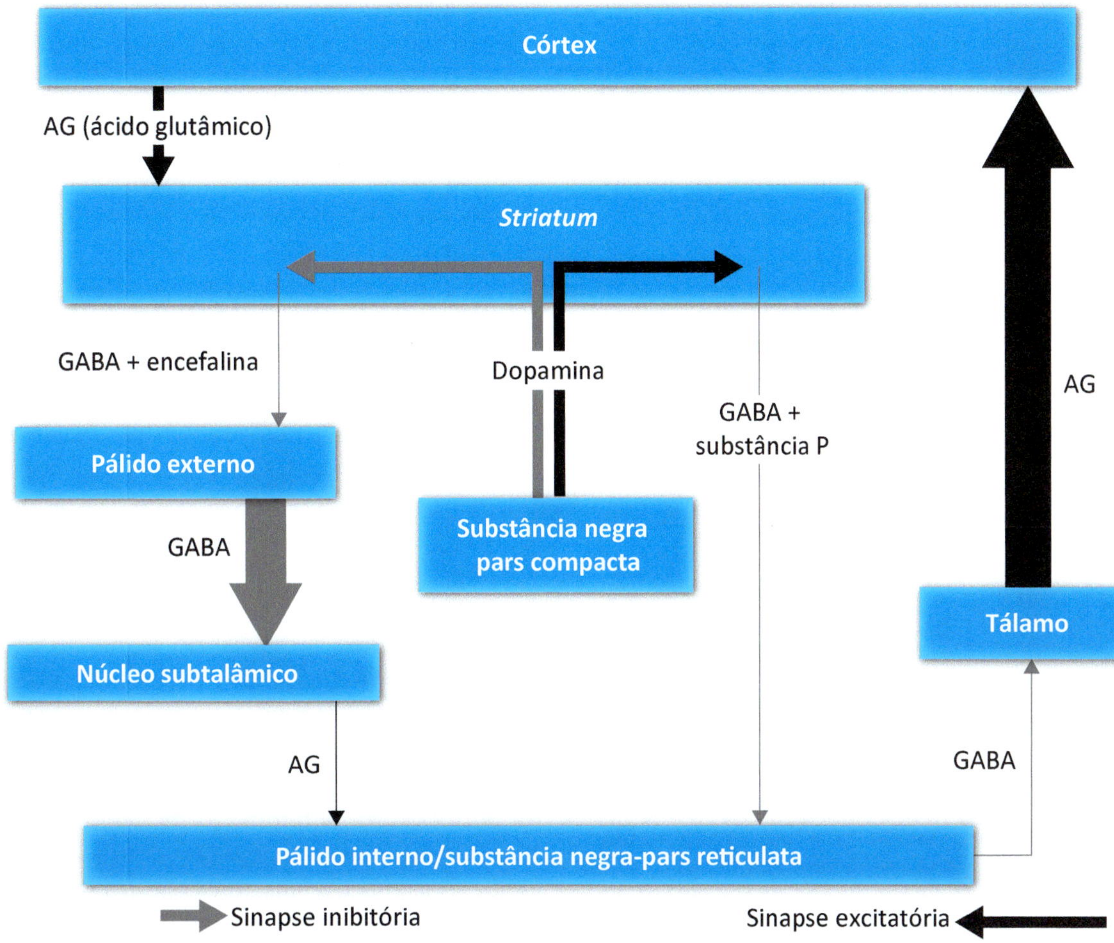

Figura 17.3. Modelo fisiopatológico das síndromes hipercinéticas (coreia e balismo).
Fonte: Desenvolvida pela autoria.

A prevalência da doença de Parkinson (DP), a forma mais comum de parkinsonismo (excetuado o induzido por drogas), varia entre 50 e 150 casos/100 mil pessoas; entretanto, quando se considera isoladamente a faixa da população acima de 60 anos, essa taxa aumenta em cerca de dez vezes, atingindo cerca de 1,5% dos indivíduos.[5]

Quadro clínico

Na síndrome parkinsoniana, o quadro clínico é constituído basicamente por bradicinesia ou acinesia, rigidez, tremor e instabilidade postural.

A acinesia é um distúrbio caracterizado por pobreza de movimentos e lentidão da iniciação e execução de atos motores voluntários e automáticos, associada à dificuldade na mudança de padrões motores e na ausência de paralisia. Esse tipo de desordem motora pode englobar ainda incapacidade de sustentar movimentos repetitivos, fatigabilidade anormal e dificuldade de realizar atos motores simultâneos.[6]

Os termos "bradicinesia" ou "oligocinesia" referem-se mais especificamente à lentidão na execução de movimentos. Hipocinesia é a designação dada por alguns autores para a pobreza de movimentos manifestada por redução da expressão facial (hipomimia), diminuição da expressão gestual corporal, incluindo a diminuição ou ausência dos movimentos associados dos membros superiores durante a marcha (marcha em bloco) e redução da deglutição automática da saliva, resultando em seu acúmulo e na perda pela comissura labial (sialorreia). A situação oposta à hipocinesia é a acatisia, que consiste numa compulsão à movimentação e pode ser observada no parkinsonismo induzido por neurolépticos e, mais raramente, no parkinsonismo idiopático. Outro distúrbio motor relacionado à acinesia é a aceleração involuntária na execução de movimentos automáticos, sendo sua forma mais conhecida a festinação, que se caracteriza por uma aceleração involuntária da marcha.[6]

Outras alterações motoras eventualmente presentes na síndrome parkinsoniana e consideradas independentes da acinesia, do ponto de vista fisiopatológico, mas semiologicamente a ela relacionadas, são acinesia súbita e cinesia paradoxal.

A acinesia súbita ou congelamento (*freezing*) caracteriza-se pela perda abrupta da capacidade de iniciar ou sustentar uma atividade motora específica, mantendo-se as demais inalteradas. Manifesta-se mais frequentemente durante a marcha e pode, portanto, ocorrer como uma hesitação no seu início ou determinar uma frenação súbita dos movimentos dos membros inferiores, às vezes provocando queda, já que a inércia tende a manter o corpo em movimento. A acinesia súbita pode surgir também quando o paciente depara-se com um obstáculo real, como uma pequena elevação do solo, ou apenas visual, como uma faixa pintada no solo. Outras vezes, uma situação de tensão emocional pode desencadear o fenômeno. Determinados estímulos sensoriais ou motores podem fazer desaparecer essa dificuldade, e alguns pacientes, conscientes desse fato, utilizam-no para controlar a acinesia súbita. Esse tipo de quadro motor nos parkinsonianos é incomum nos primeiros anos de evolução da doença, mas tende a surgir com sua progressão, podendo agravar consideravelmente a incapacidade motora.[6]

O inverso da acinesia súbita também pode ocorrer nos parkinsonianos, ou seja, melhora abrupta e de curta duração do desempenho motor, quando sob forte emoção. Esse fenômeno, conhecido como "cinesia paradoxal", é muito mais raro do que a acinesia súbita.

A acinesia e os distúrbios correlatos mencionados interferem decisivamente na atividade motora voluntária, sobretudo automática, e causam dificuldades que se manifestam nos atos motores básicos da vida diária, como a marcha, a fala e as atividades que requerem a conjugação de atos motores, como a alimentação, o vestir-se e a higiene corporal.

No parkinsonismo, a escrita do paciente sofre modificações precoces e, por vezes, características, quando tende à micrografia (as letras são escritas cada vez menores).

A marcha desenvolve-se a pequenos passos, às vezes arrastando os pés e, como já mencionado, há perda dos movimentos associados dos membros superiores (marcha em bloco), hesitações no seu início, interrupções e aceleração involuntária.

Na fala, há comprometimento da fonação e da articulação das palavras, configurando um tipo de disartria denominada "hipocinética". Nessa disartria, sobressaem: redução do volume da fala, que pode tornar-se apenas um sussurro; perda da capacidade de inflexão da voz, que se torna monótona; e distúrbios do ritmo, que podem consistir em episódios de hesitação inicial e cadência lenta.

A rigidez é outra anormalidade motora quase sempre presente na síndrome parkinsoniana. Trata-se de uma forma de hipertonia denominada plástica, em que a resistência à movimentação passiva é uniforme ao longo de toda a excursão do segmento mobilizado, sem o "intervalo livre" inicial e o caráter crescente da intensidade da resistência ao movimento passivo observado na hipertonia elástica. A resistência pode ser contínua durante a distensão passiva ou intermitente, esta configurando o fenômeno da roda denteada. A tendência de retorno à posição inicial do segmento deslocado, frequentemente observada na hipertonia elástica, não costuma ocorrer na rigidez. Outra característica da hipertonia plástica é o acometimento preferencial da musculatura flexora, determinando alterações típicas da postura, com anteroflexão do tronco e semiflexão dos membros (postura simiesca). Outro aspecto semiológico relacionado à hipertonia plástica é a exacerbação dos reflexos tônicos segmentares (reação paradoxal de Westphal ou reflexo local de postura de Foix-Thévenard). Esse fenômeno pode ser mais facilmente observado quando o examinador faz a flexão dorsal do pé do paciente. Essa movimentação passiva desencadeia uma contração prolongada dos músculos envolvidos, gerando a persistência dessa postura por algum tempo.

O tremor parkinsoniano é clinicamente descrito como de repouso, exacerbando-se durante a marcha, no esforço mental e em situações de tensão emocional, diminuindo com a movimentação voluntária do segmento afetado e desaparecendo com o sono. A frequência varia de quatro a seis ciclos por segundo e costuma envolver preferencialmente as mãos, configurando a alternância entre pronação e supinação. Embora seja o sintoma mais comum, nem todos os pacientes parkinsonianos apresentam tremor.

Eventualmente, pode estar presente, nos parkinsonianos, um tremor postural, de frequência entre sete e 12 ciclos por segundo, com características semelhantes às do tremor essencial.

A instabilidade postural decorre da perda de reflexos de readaptação postural. Esse distúrbio, que não é comum em fases iniciais de evolução do parkinsonismo, podendo manifestar-se apenas durante mudanças bruscas de direção durante a marcha; depois, pode agravar-se e determinar quedas frequentes. Especula-se atualmente o papel de sistemas colinérgicos na gênese dos distúrbios de equilíbrio apresentado em fases moderadas ou avançadas da doença de Parkinson. Vale salientar que, em seu atual critério, a instabilidade postural não é considerada um aspecto encontrado na síndrome parkinsoniana da DP.[7]

Os distúrbios mentais, demência e depressão; os distúrbios autonômicos como obstipação intestinal, hiposmia; e tendência à hipotensão são frequentes na doença de Parkinson, mas não estão necessariamente presentes em síndromes parkinsonianas de outras etiologias.

As crises oculógiras consistem em desvio conjugado tônico dos olhos para cima, para baixo ou lateralmente, com duração de segundos ou minutos, e podem ocorrer no parkinsonismo pós-encefalítico ou determinado por neurolépticos.

A limitação da convergência ocular é uma anormalidade frequentemente observada na doença de Parkinson.

O parkinsonismo, entendido como síndrome parkinsoniana de diversas etiologias, é dos mais frequentes distúrbios motores decorrentes de lesão do SNC.

Diagnóstico diferencial

A identificação de síndromes parkinsonianas manifestadas pelo quadro clínico clássico, descrito anteriormente, em geral, não oferece dificuldades. Porém, em fases iniciais ou mesmo nas mais avançadas, o quadro pode apresentar-se de forma fragmentária, dificultando seu reconhecimento.

Nas formas rigidoacinéticas, a diferenciação deve ser feita em relação a vários grupos de doenças. Em um primeiro grupo, pode-se incluir quadro depressivo e hipotireoidismo. Em situações em que o quadro rigidoacinético é unilateral, a dificuldade motora pode simular hemiparesia como a que ocorre na disfunção do trato corticospinal (lesão piramidal). A ausência de outras anormalidades comumente presentes na síndrome piramidal, como hipertonia elástica, hiper-reflexia, sinal de Babinski e abolição do reflexo abdominal, permite a diferenciação clínica nesses casos.

Na síndrome parkinsoniana que se expressa apenas por tremor, o diagnóstico diferencial deve ser feito em relação ao tremor essencial, tremor fisiológico exacerbado e tremor cerebelar. A questão da diferenciação entre esses diferentes tipos de tremor será abordada adiante, no tópico referente às hipercinesias.

Etiologia

Estabelecido o diagnóstico sindrômico de parkinsonismo, passa-se à identificação:

1. Parkinsonismo idiopático ou primário (doença de Parkinson).
2. Parkinsonismo secundário; III) parkinsonismo atípico (ou parkinsonismo *plus*).[8]

As principais causas de parkinsonismo secundário estão relacionadas no Quadro 17.2. Entre elas, destacam-se as drogas que bloqueiam os receptores dopaminérgicos, como os neurolépticos e os antivertiginosos (bloqueadores de canais de cálcio), como flunarizina e cinarizina.

Quadro 17.2. Causas de parkinsonismo secundário

▪ **Drogas:** neurolépticos (fenotiazínicos, butirofenonas, tioxantenos, reserpina, tetrabenazina), antieméticos (metoclopramida), bloqueadores de canais de cálcio (cinarizina, flunarizina), amiodarona, lítio
▪ **Intoxicações exógenas:** manganês, monóxido de carbono, dissulfeto de carbono, metilfeniltetra-hidroperidina (MPTP), metanol, organofosforados, herbicidas (paraquat, glifosato)
▪ **Infecções:** encefalites virais, neurocisticercose e síndrome da imunodeficiência adquirida
▪ Doença vascular cerebral
▪ Traumatismo cranioencefálico
▪ Processos expansivos do SNC
▪ Hidrocefalia
▪ **Distúrbios Metabólico:** hipoparatireoidismo

SNC: sistema nervoso central.
Fonte: Desenvolvido pela autoria.

O parkinsonismo atípico ou parkinsonismo *plus* é a denominação empregada para caracterizar quadros neurológicos em que uma síndrome parkinsoniana, geralmente apenas expressa por acinesia e rigidez (sem tremor), associa-se a distúrbios autonômicos, cerebelares, piramidais, de neurônio motor inferior ou, ainda, de motricidade ocular extrínseca. Essa combinação de manifestações neurológicas pode ser encontrada em certas afecções de caráter degenerativo, das quais as principais são a atrofia de múltiplos sistemas e a paralisia supranuclear progressiva. Essas doenças podem ter seu quadro clínico inaugurado por uma síndrome parkinsoniana e, por vezes, somente com a evolução do quadro e o aparecimento das manifestações mais típicas, o diagnóstico pode ser estabelecido. As principais causas de parkinsonismo atípico estão relacionadas no Quadro 17.3.[9,10]

Quadro 17.3. Causas de parkinsonismo atípico

▪ Atrofia de múltiplos sistemas
▪ Paralisia supranuclear progressiva
▪ Degeneração corticobasal
▪ Demência com corpos de Lewy

Fonte: Desenvolvido pela autoria.

Pela observação do Quadro 17.3, é possível concluir que, na maior parte dos casos, a etiologia de uma síndrome parkinsoniana pode ser identificada por dados de anamnese e exame neurológico, mas eventualmente podem ser necessários exames complementares, como tomografia de crânio, ressonância magnética (RM) do encéfalo, exame do líquido cefalorraquidiano (LCR) e avaliação do metabolismo.[11]

No parkinsonismo primário, é rotina a avaliação radiológica mediante tomografia de crânio ou RM de crânio com o objetivo de excluir outras enfermidades. As imagens obtidas por RM permitem melhor visualização dos núcleos da base e mesmo da substância negra, podendo substituir com vantagem a tomografia de crânio.

A tomografia por emissão de pósitrons (PET, do inglês *positron emission tomography*) ou tomografia por emissão de fóton único (SPECT, do inglês *single photon emission tomography* com Trodat) permitem o estudo da atividade dopaminérgica no nível estriatal e a identificação de insuficiência dopaminérgica, mesmo em indivíduos assintomáticos. Atualmente, esses métodos são aprovados pela agência reguladora americana Food and Drug Administration (FDA) para diagnóstico diferencial entre DP e tremor essencial.[11]

Tratamento

As síndromes parkinsonianas determinadas por drogas, algumas intoxicações exógenas (p. ex., organofosforados) e processos expansivos do SCN, geralmente, são controladas apenas com remoção da causa básica.

O parkinsonismo encefalítico ou pós-encefalítico, vascular, metabólico e o decorrente de certas intoxicações exógenas (p. ex., manganês, herbicidas), via de regra, são definitivos e as tentativas de tratamento sintomático seguem as mesmas diretrizes utilizadas no tratamento da doença de Parkinson, que serão abordadas a seguir.

No conjunto de anormalidades bioquímicas presentes na DP no *striatum*, o dado de maior relevância é o desequilíbrio entre a atividade dopaminérgica e a atividade colinérgica. A quase totalidade das drogas empregadas no tratamento da DP tem como mecanismo básico de ação o aumento da atividade dopaminérgica.

O tratamento da DP pode ser considerado basicamente como sintomático. A terapia sintomática visa ao controle das manifestações clínicas da doença, seja por meio de intervenções farmacológicas no desequilíbrio de neurotransmissores no nível estriatal, seja por meio de técnicas de cirurgia estereotáxica que promovam alterações nas conexões entre os gânglios da base (Quadro 17.4).

Quadro 17.4. Tratamento sintomático da doença de Parkinson

1. Drogas que aumentam a atividade dopaminérgica: ▪ **Precursores da dopamina:** levodopa ▪ **Bloqueadores da degradação da dopamina:** selegilina, rasagilina, safinamida, opicapone, entacapone ▪ **Bloqueadores da recaptação da dopamina:** amantadina ▪ **Agonistas dopaminérgicos:** bromocriptina, apomorfina, cabergolina, ropinirol, pramipexol
2. Drogas que reduzem a atividade colinérgica: ▪ **Anticolinérgicos:** biperideno, triexifenidil

Fonte: Desenvolvido pela autoria.

Tratamento sintomático medicamentoso

Levodopa

A introdução da levodopa para tratamento da DP por Cotzias *et al.*, em 1967,[12] significou considerável avanço em seu tratamento e proporcionou sensível melhora na qualidade de vida dos parkinsonianos. Essa droga, em que pesem seus efeitos colaterais a longo prazo, continua sendo a mais largamente utilizada no tratamento.

A levodopa é transformada em dopamina sob a ação da enzima dopadescarboxilase. Essa transformação, porém, pode ocorrer perifericamente, antes de o SNC ser alcançado. A dissipação periférica da levodopa, além de determinar efeitos colaterais (náuseas, vômitos, diminuição do apetite, hipotensão postural e arritmia cardíaca) decorrentes da formação de dopamina, cria a necessidade do uso de doses elevadas, cerca de 3 a 4 g/dia. O emprego de inibidores periféricos da dop-descarboxilase (carbidopa e benserazida) permite o controle da maioria desses efeitos colaterais e a redução da dose para aproximadamente 1 g/dia.

Atualmente, o uso da levodopa isoladamente está abandonado e as preparações empregadas são as que contêm a associação de levodopa com benserazida ou carbidopa.

A levodopa ainda permanece como recurso de 1ª linha no tratamento da doença de Parkinson. Comprovadamente, modificou a expectativa e a qualidade de vida dos pacientes, porém, a longo prazo, surgem limitações a seu emprego, representadas por flutuações do desempenho motor e discinesias.

Os mecanismos que determinam o aparecimento dessas complicações e as tentativas de contorná-las têm sido objeto de diversos estudos, e a literatura a respeito é extensa e controversa, porém, dada a relevância do tema, é indispensável a análise de cada um dos tópicos referidos.

A perda da eficácia da ordem de 30% a 40% da resposta inicial costuma ocorrer em 60% dos pacientes com mais de 3 anos de uso da droga. Essa perda de efeito parece ser dependente do avanço da doença, que causa a diminuição progressiva de neurônios dopaminérgicos nigrais, de maneira que os remanescentes tornam-se insuficientes para metabolizar e armazenar a levodopa exógena de modo adequado a proporcionar uma atividade dopaminérgica eficaz na alça nigroestriatal. É possível, ainda, que o processo degenerativo em fases mais adiantadas atinja os receptores dopaminérgicos estriatais de tal modo que, apesar do aporte adequado de dopamina, não há resposta terapêutica.

Estima-se que de 2 a 5 anos após o início do tratamento com levodopa, 50% dos pacientes desenvolvem flutuações do desempenho motor relacionadas à droga. Essas oscilações são vinculadas a fatores farmacocinéticos e farmacodinâmicos. Admite-se que, entre os fatores diretamente relacionados ao uso crônico da levodopa, implicados no aparecimento de algumas das complicações, esteja a estimulação intermitente dos receptores dopaminérgicos exercida pela dopamina gerada a partir dessa droga. Sabe-se que, em condições fisiológicas, a estimulação dos receptores da dopamina endógena é contínua, tônica. A estimulação intermitente de receptores dopaminérgicos pela levodopa decorre de oscilações de sua biodisponibilidade.

Essas flutuações decorrem, em parte, de sua meia-vida curta e de condições variáveis de esvaziamento gástrico, absorção intestinal e passagem pela barreira hematoencefálica. O transporte da levodopa através das mencionadas barreiras naturais é feito por um sistema que normalmente é utilizado por aminoácidos neutros e, que, portanto, compete com essa droga. Por outro lado, a formação de 3-O-metildopa (3-OMD), um subproduto da levodopa decorrente da ação periférica da catecol-o-metil-transferase (COMT), é outro fator de interferência no sistema de transporte da droga e, portanto, contribui para as oscilações de sua biodisponibilidade.[13]

Ainda que não esteja devidamente esclarecido o mecanismo pelo qual a estimulação intermitente dos receptores dopaminérgicos gera respostas anômalas, há evidencias de que, em termos de neurônios espinhosos gabaérgicos estriatais, ocorram modificações da atividade de receptores de glutamato do tipo N-Metil-D-Aspartato (NMDA). As interações bioquímicas entre esses dois tipos de receptor estriatal começam a ser mais bem-conhecidas e supõe-se que a estimulação intermitente de receptores de DA determine a liberação de kinases que vão promover alterações do grau de fosforilação dos receptores de tipo NMDA.

A partir desses dados, pode-se inferir que todas as intervenções farmacológicas que melhorem a biodisponibilidade da levodopa devem contribuir para minimizar as complicações crônicas da levodopaterapia. Entre essas intervenções, podemos incluir: medidas dietéticas objetivando reduzir a competição dos aminoácidos ingeridos; fracionar as doses de levodopa e de inibidores enzimáticos com a capacidade de poupar levodopa.

Os principais tipos de complicações motoras observados no tratamento crônico com levodopa são a deterioração do fim de dose (*wearing off*) e discinesias que são movimentos involuntários do tipo coreico ou distônico. Nas fases avançadas, ocorrem ainda oscilações entre períodos em que o paciente flutua em um estado sob efeito da levodopa (estado *on*) a outro em que o efeito da droga diminui e os sinais de parkinsonismo voltam com gravidade (estado *off*).

No Quadro 17.5, constam os principais tipos de complicação motora observados no tratamento crônico com levodopa.

Quadro 17.5. Complicações motoras da levodopaterapia

- Redução da duração de efeito (*wearing- off*)
- Acinesia noturna
- Acinesia matinal
- Distonia de fim de dose
- Retardo de efeito (*delayed on*)
- Discinesias: pico de efeito/bifásica
- Congelamento da marcha (*freezing*)
- Combinação de flutuações/flutuações erráticas

Fonte: Desenvolvido pela autoria.

No Quadro 17.6, estão relacionadas as condutas terapêuticas recomendadas para o manejo das complicações motoras da levodopaterapia. Os efeitos colaterais de natureza psiquiátrica mais frequentemente relacionados à levodopa são alucinações e delírios. Esses efeitos colaterais são mais frequentes em idosos e em pacientes com declínio cognitivo. Todos os outros medicamentos de ação antiparkinsoniana podem igualmente acarretar esses efeitos colaterais.

Quadro 17.6. Manejo das complicações motoras da levodopaterapia

Ajustes nas doses de levodopa
Associação de outras drogas
▪ Inibidores da COMT
▪ Agonistas dopaminérgicos
▪ Inibidores da MAO
Tratamento cirúrgico – estimulação cerebral profunda

COMT: catecol-o-metil-transferase; MAO: monoamina oxidase.
Fonte: Desenvolvido pela autoria.

Para o controle desses efeitos colaterais, recomenda-se inicialmente retirar as drogas antiparkinsonianas associadas à levodopa e, depois, reduzir progressivamente a dose dessa última. Caso essa medida acarrete piora inaceitável do parkinsonismo, é recomendável manter uma dose mínima e introduzir um neuroléptico com baixa afinidade por receptores dopaminérgicos estriatais (D1 e D2), como clozapina ou quetiapina.

Agonistas dopaminérgicos

Os agonistas dopaminérgicos, drogas que estimulam diretamente os receptores dopaminérgicos pós-sinápticos, foram desenvolvidos na tentativa de superar as limitações da levodopa no tratamento da DP.

Diversos agonistas dopaminérgicos foram testados no tratamento da DP nas últimas décadas. As primeiras drogas desse grupo foram os derivados do ergot: bromocriptina; lisurida; e pergolida, além do piribedil. Posteriormente, três outros agonistas dopaminérgicos foram introduzidos no tratamento da DP: cabergolina (derivado do ergot); pramipexol; ropinirol; e rotigotina (usada em forma de adesivo cutâneo de absorção transdérmica). Atualmente, no Brasil, estão disponíveis para prescrição apenas bromocriptina, cabergolina, pramipexol e rotigotina; e as duas primeiras são muito pouco utilizadas por serem agonistas derivados do ergot, que podem estar associados a efeitos colaterais graves como fibrose retroperitoneal, pulmonar e lesão de válvulas cardíacas.

A apomorfina, embora seja o mais antigo dos agonistas dopaminérgicos, tem utilização restrita ao uso por via subcutânea, seja intermitente, seja por infusão contínua, e tem seu emprego reservado para situações especiais, reversão rápida de períodos *off*, impossibilidade de uso de outros antiparkinsonianos por via oral, como em cirurgias do aparelho digestivo ou em bombas de infusão contínua para tratamento de flutuações motoras graves refratárias a outras formas de tratamento. Contudo, essa droga não está disponível em no Brasil.[15]

Os vários tipos de agonistas dopaminérgicos apresentam ação diversificada sobre os vários tipos de receptores dopaminérgicos e mesmo sobre os receptores noradrenérgicos e serotoninérgicos.

Na Tabela 17.1, constam as principais características farmacológicas dos agonistas dopaminérgicos.

Atuando nos receptores dopaminérgicos estriatais, os agonistas dopaminérgicos não dependem, como a levodopa, da ação de sistemas enzimáticos presentes nos neurônios nigrais que estão em processo de degeneração.

Outro aspecto favorável na ação desses agentes farmacológicos é o fato de, diferentemente da levodopa, não aumentarem o turnover de dopamina.

Por essas razões, os agonistas dopaminérgicos podem ser utilizados como monoterapia ou em associação com a levodopa em fases iniciais da DP. Descreveremos, a seguir, as principais características dos agonistas dopaminérgicos de introdução mais recente: pramipexol; ropinirol; e rotigotina.

O pramipexol é um derivado sintético benzotiazólico com alta afinidade por receptores dopaminérgicos D2 e D3 e baixa afinidade para receptores dopaminérgicos de tipo D1, e receptores serotoninérgicos, colinérgicos e noradrenérgicos. Estudos farmacocinéticos demonstram que o pramipexole é rápido e eficazmente (90%) absorvido após ser ingerido, alcançando picos plasmáticos entre 1 e 3 horas e sua meia-vida é aproximadamente de 9 a 12 horas.

Ensaios clínicos mostram que essa droga em doses diárias de 1,5 mg a 4,5 mg, divididos em três tomadas, é efetiva no controle do parkinsonismo em pacientes com DP em fase precoce e avançada. O pramipexole tem ainda ação antidepressiva e efeito benéfico nos sintomas negativos da esquizofrenia, atribuíveis à estimulação de receptores dopaminérgicos de tipo D3. Os efeitos colaterais dessa droga são semelhantes aos dos agonistas dopaminérgicos derivados do ergot, porém não incluem aqueles que são próprios dos ergolíneos como eritromelalgia, vasoespasmo e fibrose pleural e retroperitonial. Um efeito colateral peculiar dessa droga são episódios súbitos de sonolência durante o dia e que podem interferir nas atividades do paciente. Efeitos colaterais mais raros, porém limitantes, são os transtornos de controle de impulso com o aparecimento de comportamentos do tipo "jogo patológico", compulsão por compras e hipersexualidade.[14]

Tabela 17.1. Características farmacológicas de agonistas dopaminérgicos

Medicamento	Interação com receptor de DA	Interação com outros receptores		Doses (mg)
		NA	5-FTP	
Não Ergot				
Pramipexol	D3/D2	±		0,75 a 4,5
Ropinirol	D3/D2	–	-	0,75 a 20
Rotigotina	D2 > D1	+	+	4 a 8
Ergot				
Bromocriptina	D2	+	+	5 a 40
Pergolida	D2 > D1	+	+	0,75 a 5
Cabergolina	D2	+	+	5 a 10

Fonte: Desenvolvida pela autoria.

O ropinirol, ainda não comercializado em nosso meio, é um agonista não ergolíneo que atua seletivamente sobre receptores derivados indolfenólicos com alta afinidade para receptores dopaminérgicos de tipos D2 e D3 e baixa afinidade por receptores alfa e beta adrenérgicos e serotoninérgicos. A sua taxa de absorção oral é de 88% e a meia-vida, de 6 horas.

A metabolização dessa droga é hepática, podendo sofrer competição de outros fármacos como ciprofloxacina e estrógenos. As doses habitualmente empregadas variam de 0,75 mg a 20 mg/dia divididas em três tomadas. O perfil de efeitos colaterais é semelhante ao do pramipexol.

A rotigotina é um agonista da DA não ergolínico com afinidade para receptores D3, D2 e D1. O mecanismo de ação no tratamento da DP envolve a estimulação de receptores D2. Os adesivos liberam 2 mg, 4 mg, 6 mg ou 8 mg de substância ativa nas 24 horas. A menor dose eficaz é de 4 mg/dia. Os efeitos colaterais mais frequentes incluem hipotensão ortostática, taquicardia, sonolência, insônia, sonhos anormais, alucinações (raramente ideações paranoides), dermatite de contato e prurido nos locais de aplicação.

Anticolinérgicos

Os anticolinérgicos têm ação antiparkinsoniana conhecida há mais de 1 século e se constituíram nas únicas drogas disponíveis no tratamento da DP até o aparecimento da levodopa. O seu mecanismo de ação tem como base a redução da atividade colinérgica, contribuindo para o restabelecimento do equilíbrio acetilcolina/dopamina no *striatum*. Dos componentes do quadro clínico na DP, os que melhor respondem à ação dessas drogas são o tremor e a rigidez, ao passo que a bradicinesia pouco se modifica.

A variedade de anticolinérgicos disponíveis é grande e nenhum apresenta superioridade comprovada. Em nosso meio, os mais utilizados são biperideno e tri-hexifenidil. As doses empregadas variam de 2 mg a 20 mg diários, divididas entre duas e quatro vezes.

Os efeitos colaterais periféricos consequentes ao uso de anticolinérgicos são bastante conhecidos, sendo os mais comuns: sialosquese; constipação intestinal; dificuldade visual consequente à midríase e ao déficit de acomodação visual; e retenção urinária.

De maior gravidade, porém, são os efeitos colaterais centrais: quadro confusional e alucinações, mais frequentemente observados em pacientes idosos e demenciados, nos quais a droga deve ser utilizada com cautela. Esses efeitos colaterais parecem estar relacionados à interferência dessas drogas na via colinérgica que se origina nos núcleos colinérgicos do prosencéfalo basal e projeta-se para o córtex cerebral. Essa via, que pode já estar afetada pela própria doença, sofrendo a ação bloqueadora dos anticolinérgicos, resultaria no aparecimento dessas alterações mentais.

Por essas razões expostas e pela possibilidade sugerida em alguns estudos de que o uso prolongado de anticolinérgicos pode acelerar declínio cognitivo, os anticolinérgicos têm perdido espaço no arsenal do tratamento da DP.

Amantadina

A atividade antiparkinsoniana dessa droga, que é um agente antiviral, foi descoberta casualmente. O primeiro estudo demonstrando de forma inequívoca seus efeitos benéficos sobre a DP foi desenvolvido por Schwab e England, em 1969.[16] A potência de seus efeitos é consideravelmente menor à dos efeitos da levodopa, e as investigações sobre o mecanismo de ação evidenciam atividades glutamatérgicas, anticolinérgicas, dopaminérgicas, ação esta que se faria principalmente mediante o bloqueio da recaptação de dopamina na fenda sináptica. As doses utilizadas variam entre 100 mg e 300 mg/dia, fracionadas em duas a três tomadas. Os efeitos colaterais mais comuns são os decorrentes da ação anticolinérgica e, portanto, semelhantes aos dos anticolinérgicos. Além desses, podem ocorrer livedo reticular e edema dos membros inferiores.

Estudos em animais mostram que a hiperatividade da transmissão glutamatérgica no *striatum* pode ser um dos mecanismos que contribuem para o aparecimento das discinesias. A amantadina tem sido usada nas fases avançadas da DP como uma das estratégias para controlar as discinesias causadas pela levodopaterapia em razão de seu efeito antiglutamatérgico.[14]

A amantadina, com certa frequência, perde sua atividade antiparkinsoniana após 6 meses a 1 ano de uso, porém continua sendo considerada um bom coadjuvante no tratamento da DP.

Inibidores da catecol-orto-metil-transferase (icomt)

A enzima catecol-orto-metil-transferase (COMT) atua na metabolização periférica e central da levodopa. Mesmo com a combinação da levodopa com inibidores da descarboxilase, somente uma pequena porcentagem da dose administrada por via oral atinge o SNC. Para melhorar essa absorção, os ICOMT podem ser introduzidos inibindo a metabolização da levodopa, o que modifica sua farmacocinética e aumenta sua meia-vida e a área sob a curva de concentração plasmática, resultando em maior disponibilidade no sistema nervoso central, potencializando e aumentando a duração do efeito. Essa ação é uma estratégia importante em pacientes com deterioração de fim de dose, sendo a principal indicação desse grupo de drogas em paciente com DP avançada.

Em decorrência desse mecanismo de ação, os ICOMT devem ser prescritos conjuntamente com a levodopa, pois, de forma isolada, não apresentam nenhum efeito antiparkinsoniano. Atualmente utilizados são o entacapone e o opicapone (não disponível no Brasil). O entacapone é prescrito em doses de 200 mg a cada dose de levodopa até dose máxima de 1.600 mg/dia. Como essas substâncias aumentam os efeitos clínicos da levodopa, produzem o mesmo efeito da prescrição de doses elevadas de levodopa, aumentando o risco de desenvolvimento de discinesias e também dos mesmos efeitos colaterais da levodopa.

Tratamento cirúrgico

Medidas cirúrgicas para diminuir o tremor e a rigidez na DP não são recentes, e vamos tecer algumas considerações sobre a história e desenvolvimento desse tratamento que tem sido realizado desde o início do século passado, a princípio tendo como alvo o trato corticospinal.

A partir dos anos 1940, houve mudança do alvo para os gânglios da base, observando-se melhora da rigidez e do tremor sem o aparecimento de espasticidade ou fraqueza, embora ainda com alta morbidade.

A observação de que lesões palidais poderiam melhorar sinais parkinsonianos foi um grande avanço. A partir de então, a palidotomia tornou-se mais difundida como opção para o alívio dos sintomas parkinsonianos, principalmente com a introdução da cirurgia estereotáxica. Contudo, em 1955, introduziu-se a talamotomia estereotáxica para o tratamento do tremor e, a partir daí, esse alvo passou a ser o mais utilizado, sobretudo para pacientes com predominância desse tipo de manifestação.

Com o advento da levodopa, no fim dos anos 1960, esses procedimentos cirúrgicos caíram para um plano secundário, sendo raramente realizados por quase três décadas. Nos últimos anos, em razão das complicações e limitações do tratamento farmacológico e os progressos nos conhecimentos sobre a fisiopatologia do parkinsonismo aliados ao advento de novas técnicas de neuroimagem (tomografia e RM do encéfalo), houve um interesse renovado pelo tratamento cirúrgico da DP.

Os avanços nos conhecimentos a respeito dos mecanismos geradores da síndrome parkinsoniana ocasionaram a proposição de um modelo fisiopatológico, já exposto na introdução deste capítulo, no qual a redução da atividade dopaminérgica resulta em hiperatividade do pálido interno/substância negra *pars reticulata*, o que, por sua vez, causou em excessiva inibição do tálamo. Consequentemente, ocorre diminuição da atividade tálamo-cortical, resultando em redução da atividade motora (acinesia) típica da moléstia e surgimento, no nível talâmico, de atividade tremorigênica. Outras manifestações da DP como rigidez e alterações posturais e da marcha relacionam-se às conexões do núcleo subtalâmico de Luys com núcleos no tronco encefálico.

As novas técnicas de neuroimagem, aliadas aos recursos da informática e à introdução dos registros eletrofisiológicos durante o ato cirúrgico, contribuíram decisivamente para a melhor localização das estruturas a serem atingidas. Esses progressos tecnológicos possibilitaram a redução das complicações e aumentaram a precisão dos procedimentos cirúrgicos.

O principal avanço no tratamento neurocirúrgico da DP foi a introdução, na década de 1980, da técnica de implante estereotáxico de eletrodos para estimulação cerebral profunda (ECP; ou DBS, do inglês *Deep Brain Stimulation*). Consiste na implantação de eletrodos nas estruturas-alvo, em geral bilateralmente, com capacidade de inibir seu funcionamento por meio de estimulação elétrica de alta frequência.[17]

Essa técnica tem a vantagem, em relação aos tradicionais procedimentos ablativos, de provocar modificações reversíveis nas estruturas visadas. Nesse tipo de procedimento, o eletrodo implantado tem vários polos que permitem ajustes na direção, frequência e intensidade do estímulo. Esses ajustes podem ser feitos por um controle aplicado externamente sobre o gerador de estímulos que fica instalado no tórax, no tecido subcutâneo, abaixo da clavícula. Mesmo com as desvantagens dessa técnica de custo elevado do sistema a ser implantado, risco de infecção e, acima de tudo, necessidade de ajustes periódicos, nos últimos anos houve um grande crescimento no uso de DBS em detrimento dos procedimentos ablativos. O sucesso terapêutico do tratamento cirúrgico da DP baseia-se principalmente na indicação precisa do procedimento. Para tanto, estabelecem-se critérios para seleção adequada dos pacientes que englobam vários aspectos. Em princípio, o paciente candidato a esse procedimento deve apresentar controle insatisfatório dos sintomas motores apesar do melhor esquema farmacológico estabelecido, manifestado por flutuações motoras, discinesias e *wearing off*.

É necessária a confirmação do diagnóstico de doença de Parkinson excluindo-se quadros de parkinsonismo atípico ou secundário. Nesse ponto, excluem-se pacientes com os seguintes achados: sintomas com menos de 5 anos de evolução; presença de *red flags* que indicam outra doença que não a DP como instabilidade postural e alteração da marcha nos primeiros 3 anos de doença, paralisia do olhar vertical, disautonomia grave e precoce, alucinações não relacionadas à medicação nos 3 primeiros anos da doença, além de declínio cognitivo antecedendo os sintomas motores ou surgindo dentro do primeiro ano de doença.

A resposta à levodopa é outro critério importante para a seleção do paciente, pois, quanto melhor a resposta, maior a chance de benefício do tratamento cirúrgico. Para tanto, utilizam-se testes clínicos nos quais o paciente é examinado 12 horas sem o uso da medicação e é reavaliado 1 hora depois de uma dose de 200 mg de levodopa, sendo esperada uma melhora clínica de 25% a 50% em escalas estabelecidas. De modo geral, todos os sintomas que melhoram com a levodopa e também o tremor podem melhorar com DBS, sendo que não há benefício no controle de sintomas axiais, distúrbios da fala, disfagia e disautonomia, além de distúrbios comportamentais. Em relação à idade, a maioria dos estudos tem observado maior benefício em pacientes com menos de 75 anos.

Os alvos cirúrgicos para DP mais frequentemente utilizados são o globo pálido interno e o núcleo subtalâmico de Luys (Figura 17.4).

Atualmente, o tratamento cirúrgico de escolha para a doença de Parkinson é a utilização do DBS, porém o alvo mais adequado ainda está em debate na literatura, havendo vários estudos utilizando a estimulação do núcleo subtalâmico de Luys considerada, por diversos autores, o mais eficaz procedimento cirúrgico para tratamento da DP.

O risco desse procedimento é considerado baixo e há evidências de menor mortalidade e morbidade em comparação com os procedimentos ablativos.

Reabilitação

Vários estudos realizados em animais demonstram que exercícios físicos podem reduzir o efeito tóxico de neurotoxinas como 6-hidroxidopamina (6-OH-DA) e 1 metil, 4-fenil, 1,2,3,6-tetra-hidropiridine (MPTP). Isso pode ser resultado da expressão de fatores neurotróficos induzidos pelos exercícios, além do aumento de plasticidade cerebral.

Além disso, tem sido demonstrado que treinamento intensivo de voz produz benefícios na fala e deglutição. Portanto, muitos pacientes podem beneficiar-se de tratamento multidisciplinar.[14]

HIPERCINESIAS

Coreias/hemibalismo

A coreia (do grego *choreia*, dança) caracteriza-se por movimentos involuntários de início abrupto, explosivo, geralmente de curta duração, repetindo-se com intensidade e topografia variáveis, assumindo caráter migratório e errático.[18] Os movimentos voluntários nos segmentos afetados, assim como a marcha, são parasitados pelos movimentos coreicos, que provocam interrupções e desvios da trajetória, conferindo um caráter bizarro a toda a movimentação do paciente. Por vezes, o indivíduo incorpora deliberadamente o movimento coreico em um movimento voluntário, com o intuito de torná-lo menos aparente, porém resultando numa gesticulação exagerada, caracterizando o chamado "maneirismo".

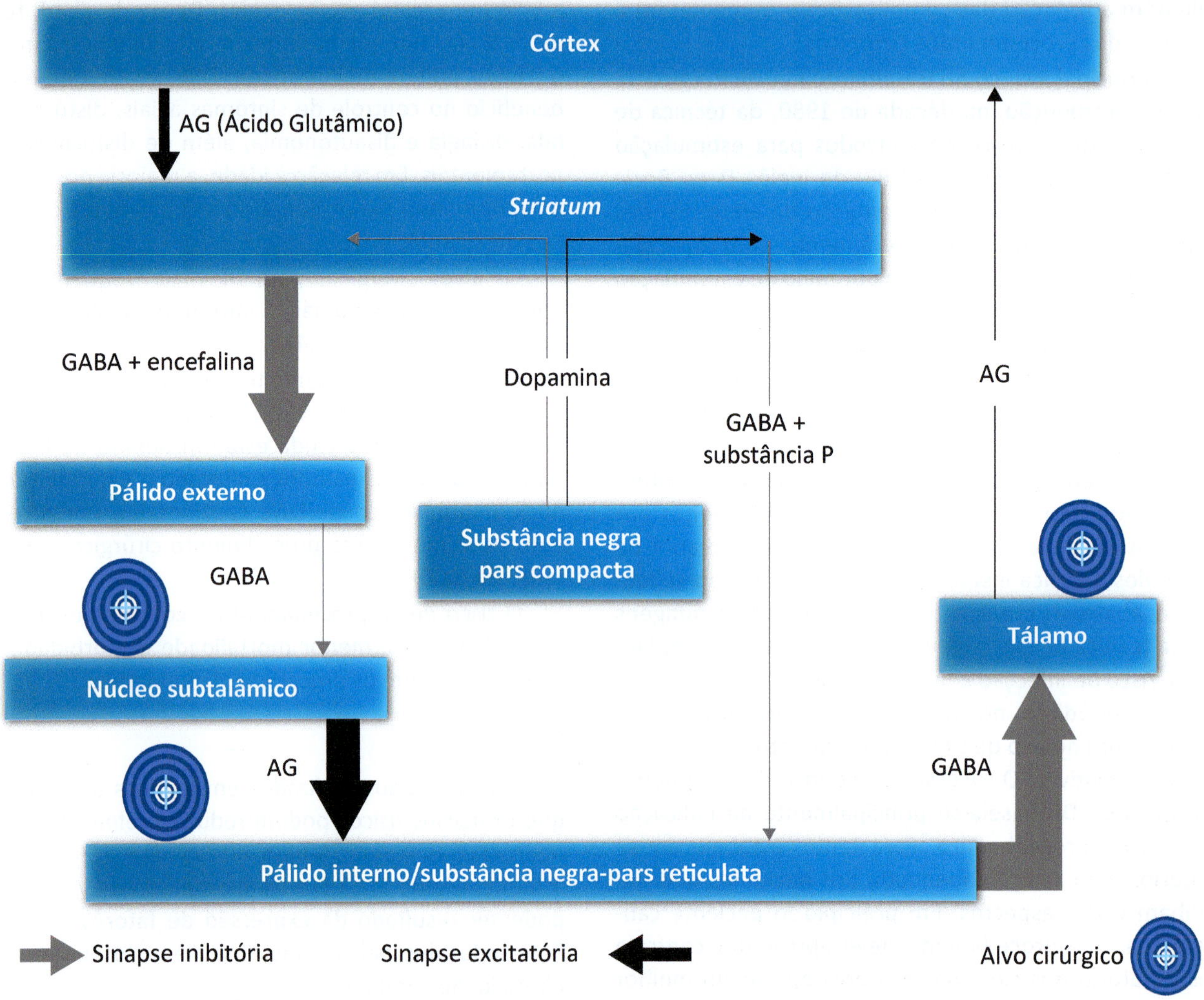

Figura 17.4. Alvos para tratamento cirúrgico da doença de Parkinson.
Fonte: Desenvolvida pela autoria.

A coreia acompanha-se de certo grau de hipotonia, e os reflexos miotáticos profundos tendem a ser pendulares. Na caracterização eletrofisiológica do movimento coreico, observam-se surtos intermitentes de atividade muscular com frequência e amplitude semelhantes aos do movimento voluntário normal, porém a ativação das unidades motoras é descoordenada e errática.

A fisiopatologia dos movimentos coreicos já foi descrita antes, mas deve ser ressaltado que os conhecimentos a respeito de alguns tipos de coreia indicam que a disfunção no nível estriatal determina um perfil bioquímico em que há baixa de atividade do GABA e da acetilcolina, com relativa preservação da atividade dopaminérgica, o que tem implicações no tratamento sintomático das coreias.

O diagnóstico diferencial das síndromes coreicas inclui diversas afecções que podem ser agrupadas conforme o Quadro 17.7.

Quadro 17.7. Classificação etiológica das coreias

Hereditárias
Doença de Huntington; síndromes Huntington-*like* (1 a 4); atrofia dentatorrubro-palidoluisiana(ADRPL); neuroacantocitose; ataxiateleangectasia; coreia hereditária benigna, ataxias espinocerebelares (tipos 1, 2,3,17); coreoatetose paroxística cinesiogênica; esclerose tuberosa; doença de Wilson (DW); calcificação familiar dos gânglios da base; neurodegeneração associada à pantotenokinase (PKAN); neuroferritinopatia
Autoimunes
Lúpus eritematoso sistêmico; síndrome de anticorpo antifosfolípide; púrpura de Henoch-Schonlein; periarterite nodosa; artrite reumatoide

Parainfecciosas (imunomediadas)
Coreia de Sydenham; coreia gravídica; encefalite pós-infecciosa e pós-vacinal; coreias paraneoplásicas
Infecciosas
Encefalopatia pelo HIV; meningite tuberculosa; toxoplasmose; difteria; endocardite bacteriana; neurolues; encefalite viral (sarampo, varicela, rubéola); coqueluche; cisticercose
Metabólicas
Hipertireoidismo; hipoparatireoidismo; hiper/hiponatremia; hipomagnesemia; hipocalcemia; hiper/hipoglicemia; degeneração hepatocerebral adquirida; policitemia vera; doenças mitocondriais; porfiria
Induzidas por drogas/toxinas
Antagonistas dopaminérgicos (discinesias tardias); Abstinência; antieméticos (metoclopramida; bromoprida); antiparkinsonianos; anticonvulsivantes; anfetaminas; cocaína; tricíclicos; anticoncepcionais orais; anticolinérgicos; lítio; digoxina; cinarizina/flunarizina; baclofeno; ciclosporina; intoxicações por mercúrio/,anganês/CO/organofosforados
Vasculares
AVCi; AVCh
Neoplásicas
Linfomas do SNC; metástases no SNC
Trauma
Hematoma epidural e subdural

5-HTP: serotonina; AVCh: acidente vascular cerebral hemorrágico; AVCi: acidente vascular cerebral isquêmico; DA: dopamina; NA: noradrenalina; SNC: sistema nervoso central.
Fonte: Desenvolvido pela autoria.

De modo geral, podemos diferenciar as síndromes coreicas agudas das crônicas progressivas. Nesse último grupo, em geral, colocamos as coreias familiares, das quais a mais comum, no adulto, é a doença de Huntington, cujo diagnóstico inclui exames de neuroimagem, assim como testes genéticos. A doença de Huntington costuma ter sua instalação tardia, na quinta ou sexta décadas de vida, embora possa manifestar-se em qualquer faixa etária. Trata-se de uma afecção de caráter hereditário autossômico dominante, cujo defeito genético (expansão de trinucleotídeos CAG, resultando na produção de uma proteína, a huntingtina, anormalmente longa) foi localizado no braço curto do cromossomo 4. O quadro clínico é dominado por uma síndrome coreica associada a alterações mentais (distúrbios psiquiátricos e cognitivos). A evolução é invariavelmente fatal num período que varia de 10 a 20 anos após o diagnóstico.[19]

Entre as síndromes coreicas de início agudo, nas quais, em geral, não há história familiar positiva, destaca-se a coreia de Sydenham, que é a causa mais frequente de coreia na infância. Nos casos de coreia aguda, a investigação é centrada nos exames de bioquímica sanguínea, funções hormonais e provas reumatológicas, além da pesquisa sobre possível coreia induzida por drogas. Eventualmente, exames de neuroimagem são necessários.

Quanto às coreias decorrentes de transtornos metabólicos, há relatos da literatura demonstrando a presença de movimentos coreicos em quase todos os tipos de desequilíbrio metabólico, mas aqueles em que há maior probabilidade de manifestação desse tipo de hipercinesia são o hipertiroidismo, as alterações da glicemia e os distúrbios eletrolíticos.

Movimentos coreicos de duração temporária podem ser induzidos por estimulantes noradrenérgicos, como as anfetaminas e as xantinas; anticonvulsivantes, como a fenitoína; estrógenos e antieméticos como a metoclopramida. A relação das drogas capazes de induzir coreia e de outros tipos de hipercinesia é extensa (Quadro 17.7) e as mencionadas são apenas exemplos mais conhecidos.[20]

A discinesia tardia é uma condição relacionada ao uso crônico de bloqueadores dopaminérgicos e caracteriza-se pelo aparecimento de movimentos coreiformes, principalmente bucolinguofacias, podendo também afetar o tronco e os membros. Do ponto de vista semiológico, os movimentos são mais organizados e repetitivos que os movimentos coreicos de outras etiologias, o que lhes confere certa especificidade, permitindo sua individualização entre as demais hipercinesias.

A discinesia tardia é atribuída à hipersensibilidade de receptores dopaminérgicos, farmacologicamente denervados, podendo ser causada por diversos tipos de bloqueador dopaminérgico. Mais frequentemente, são os fenotiazínicos e as butirofenonas os responsáveis por esse tipo de hipercinesias. Sabe-se também que drogas do grupo das benzamidas, como metoclopramida e sulpiride, assim como bloqueadores de canais de cálcio, como cinarizina e flunarizina, podem induzir discinesia tardia.

Pacientes com idades mais avançadas são mais propensos a desenvolver esse tipo de complicação do uso de neurolépticos. A prevalência de discinesia tardia em indivíduos tratados cronicamente com neurolépticos é estimada em 25%, enquanto em pacientes com idade acima de 60 anos essa taxa sobe para 40%. A cautela no uso dessas drogas em pacientes idosos deve, portanto, ser redobrada.

Pacientes idosos que nunca usaram neurolépticos ou outras drogas capazes de causar discinesias tardias (especialmente antieméticos) também podem apresentar, com início insidioso, movimentos coreicos que se restringem à face, envolvendo principalmente a musculatura bucolingual, com extensão para as áreas adjacentes, no território inferior da face, configurando um quadro semelhante ao observado na discinesia tardia induzida por drogas. As causas dessas discinesias bucolinguofacial são obscuras, mas podem estar relacionadas a fatores hormonais, como queda de estrógenos ou perda da propriocepção consequente à edentação.

O hemibalismo/hemicoreia é uma situação clínica bem específica, em geral por lesão vascular isquêmica do núcleo subtalâmico do Luys, embora outras lesões no SNC possam manifestar-se dessa forma. O paciente apresenta movimentos involuntários amplos, de início e fim abruptos, que envolvem segmentos proximais dos membros e podem também acometer o tronco e o segmento cefálico, abragendo apenas um lado do corpo. Causam deslocamentos bruscos, violentos, colocando em ação grandes massas musculares. São de início e fim abruptos e desenvolvem-se com rapidez, assumindo trajetória variável, mas geralmente assemelhando-se ao movimento de arremesso no membro superior ou de chute no membro inferior. Outras vezes, a trajetória é grosseiramente circular.[20]

O quadro tem instalação abrupta em pacientes com perfil para doença cerebrovascular. Nos demais pacientes, especialmente nos mais jovens, com quadro de hemibalismo/hemicoreia, devemos sempre considerar a presença de granulomas toxoplasmóticos (num contexto de aids).

Quadros de atetose ou coreoatetose são bem mais frequentes em crianças que em adultos, em geral por agressões anóxicas ao SNC. Trata-se de movimentos involuntários mais lentos, sinuosos, quase sempre contínuos, lembrando uma contorção, e que envolvem predominantemente as extremidades distais. Do ponto de vista eletrofisiológico, a atetose pode ser um movimento distônico ou um coreico.

O tratamento sintomático das coreias tem como base os conhecimentos já mencionados a respeito de desequilíbrio bioquímico nessa condição, em que há redução da atividade gabaérgica e colinérgica e predomínio da atividade dopaminérgica.

As drogas que aumentam a atividade colinérgica não têm se mostrado suficientemente eficazes para serem consideradas opções no tratamento. Por sua vez, os agonistas gabaérgicos, como o ácido valproico, têm sido empregados no tratamento da coreia reumática com resultados satisfatórios. As doses variam de 250 mg a 1.500 mg diários, divididos em três a quatro tomadas.

Os antagonistas dopaminérgicos de ação pré ou pós-sináptica são os mais empregados no tratamento das coreias. Entre aqueles com ação pré-sináptica, os mais utilizados são tetrabenazina, deutetrabenazina e valbenazina. Esses medicamentos podem provocar hipotensão e quadro depressivo, porém não induzem o efeito colateral mais temido dos antagonistas de ação pós-sináptica, ou seja, discinesias tardias e também causam menos impregnação extrapiramidal (parkinsonismo por droga). Os antagonistas dopaminérgicos de ação pós-sináptica são os bloqueadores de receptores dopaminérgicos e têm grande eficácia no controle dos movimentos coreicos. Os mais empregados são os neurolépticos típicos como haloperidol (2 mg/dia a 40 mg/dia), ou neurolépticos atípicos, mas com ação de bloqueio dopaminérgico como risperidona e olanzapina.[21]

Essas drogas podem induzir parkinsonismo, às vezes tão incapacitante quanto a própria hipercinesia que se pretende controlar, de modo que as doses devem ser mínimas na introdução e aumentadas cuidadosamente até que se obtenha o efeito desejado. Porém, o efeito colateral mais grave dos bloqueadores dopaminérgicos, conforme já mencionado, é a discinesia tardia.

O tratamento farmacológico do balismo é feito com o mesmo arsenal disponível para o tratamento das coreias, acrescentando-se apenas clonazepam, eventualmente empregado em doses de 2 mg a 6 mg/dia. A cirurgia estereotáxica, por vezes, torna-se necessária para abolir a hipercinesia não controlável com drogas. Na maioria dos casos, o hemibalismo evolui para hemicoreia em alguns dias após o início abrupto do quadro.

Distonias

A distonia é um distúrbio do movimento caracterizado por contrações musculares mantidas ou intermitentes causando movimentos e/ou posturas anormais.[22] O termo "distonia" foi introduzido, na literatura médica, por Oppenheim em 1911.[23] A atetose é um tipo de movimento anormal considerado uma forma mais lenta de movimento distônico e que provoca oscilações entre duas posturas do segmento corpóreo afetado.

As principais características fenomenológicas do movimento distônico são:[22]

- Os movimentos distônicos são **tipicamente estereotipados em torção, daí a denominação "distonia de torção"**, repetem-se no mesmo segmento corpóreo e podem ocorrer com intervalos regulares configurando um tremor (tremor distônico).
- A distonia frequentemente é desencadeada ou agravada por um movimento voluntário, mas pode estar presente no repouso e varia conforme a postura do paciente (deitado, sentado, em pé ou durante a marcha).
- A distonia pode ainda manifestar-se apenas em movimentos específicos como a escrita na qual observar-se outra característica do movimento distônico que é o espraiamento da ativação muscular com envolvimento de músculos que habitualmente não participam daquela ação.
- Os movimentos distônicos geralmente são lentos (componente tônico), mas podem ser rápidos (componente fásico, mioclônico) e, ao fim do movimento, há uma contração mantida.
- Outra característica peculiar das distonias é a possibilidade de aliviar o movimento anormal por meio de "truques" sensoriais (*sensory tricks*) que geralmente são estímulos sensoriais tácteis ou proprioceptivos aplicados à área do corpo afetada pelo movimento anormal.
- Assim como a maioria dos movimentos involuntários, as distonias pioram com estresse e fadiga e melhoram com o repouso e o sono.

Fisiopatologia das distonias

A caracterização eletrofisiológica do movimento distônico em exame de eletroneuromiografia se apoia em dois aspectos básicos: coativação de músculos antagonistas com *bursts* de contrações prolongadas e propagação anormal da contração a músculos adjacentes. A coativação de músculos antagonistas é decorrente da perda da inibição recíproca, fenômeno fisiológico no qual a ativação de um músculo é acompanhada por uma inibição do seu antagonista permitindo que os movimentos sejam executados adequadamente.

Os mecanismos fisiopatológicos responsáveis pelas distonias ainda não estão devidamente elucidados, mas estudos neurofisiológicos, anatômicos e de neuroimagem indicam que três tipos de disfunção neurofisiológica, interrelacionados, estão envolvidos nas distonias: perda de mecanismos de inibição; aumento da plasticidade neuronal; e disfunções do processamento sensorial.[24]

Correlações anatomoclínicas em distonias com lesões anatômicas identificadas mostram que esse tipo de transtorno de movimento pode ter origem em várias regiões anatômicas do SNC. Mais frequentemente, as lesões estão localizadas nos gânglios da base e tálamo, entretanto podem ser encontradas em córtex sensório-motor, cerebelo, tronco cerebral e medula espinhal.

Supõe-se que essas anormalidades estejam relacionadas à disfunção no controle supraespinal envolvendo a circuitaria corticoestriato-talamocortical e a consequente perda da capacidade de selecionar movimentos desejados e inibir outros que poderiam ser ativados em paralelo.

Estudos neurofisiológicos e com estimulação magnética transcraniana têm confirmado essa perda de mecanismos inibitórios nas distonias, demonstrando perda da inibição intracortical de curto e longo prazo e redução do período de silêncio. Vários estudos têm evidenciado que, nas distonias ocupacionais, há aumento da plasticidade sináptica no córtex motor, porém com perda da especificidade espacial.

Há ainda evidências de transtornos sensoriais nas distonias representadas por fenômeno do truque sensorial que alivia o quadro distônico, distonia que se segue a trauma periférico ou em dor regional crônica e anormalidades sensoriais constatadas em modelos animais de distonia em primatas.

Concluindo, atualmente considera-se que as distonias decorrem de disfunções de redes neurais que envolvem principalmente o córtex sensório-motor, os gânglios da base e o cerebelo.[25]

Classificação das distonias

Na classificação das distonias proposta por uma força tarefa da Movement Disorders Society,[22] os autores estabelecem dois eixos segregados: I – características clínicas; e II – etiologia. Essa classificação busca, portanto, maior clareza organizacional e de definição.

1. O eixo I voltado para as características clínicas da distonia inclui quatro parâmetros:
2. Idade de início.
3. Distribuição corpórea ou topográfica (focal, segmentar ou generalizada).
4. Padrão temporal com base em evolução da doença subjacente (progressiva, estática ou transitória) e variabilidade (persistente, flutuante, ação específica, paroxística).
5. Manifestações neurológicas associadas:

a) Distonia isolada (com ou sem tremor).
b) Distonia combinada com outro distúrbio do movimento (parkinsonismo ou mioclonia).
c) Distonia com outras alterações neurológicas ou com manifestações sistêmicas.

O eixo II volta-se para características que possam definir a causa da distonia com base em dois parâmetros:

1. Avaliação neuroanatômica (geralmente por neuroimagem) com três possibilidades:
   a) Presença de evidências de perda neuronal progressiva degenerativa.
   b) Presença de evidências de alterações estáticas não progressivas relacionadas a anomalias do neurodesenvolvimento ou adquiridas ao longo da vida.
   c) Ausência de alterações neuroanatômicas.
2. Distonia adquirida ou hereditária:
   a) Hereditária com defeito genético comprovado (formas genéticas de distonia).
   b) Adquirida (formas sintomáticas ou secundárias de distonia).
   c) Idiopática (causa desconhecida).

As distonias isoladas idiopáticas ou mesmo algumas formas genéticas que se instalam na infância, em geral, acometem inicialmente os membros inferiores e progridem de forma ascendente configurando, quanto a sua distribuição corpórea, formas generalizadas. Por sua vez, as distonias isoladas (idiopáticas ou genéticas) que se instalam na idade adulta, geralmente após a quarta década de vida, têm tendência a serem focais e as mais comuns são a distonia cervical e o blefaroespasmo, que são as formas mais prevalentes na população em geral.

Considerando-se que, em certas formas de distonia adquirida, medidas terapêuticas mais específicas podem modificar o curso da doença de base, o reconhecimento das características clínicas do quadro distônico que sugerem essa forma etiológica é de grande relevância. As principais dessas características são: distonia restrita a um hemicorpo (hemidistonia); progressão rápida; e acometimento orobulbar precoce e proeminente com disartria e disfagia. Outra característica que sugere distonia adquirida é a configuração topográfica de forma inversa ao que se observa nas idiopáticas conforme descrito no parágrafo anterior, ou seja: forma focal na infância e generalizada no adulto.

Formas genéticas de distonia

Assim como em todas as áreas da Medicina, os avanços nos conhecimentos a respeito da genética das distonias foram consideráveis nas últimas décadas. Entre os *loci* relacionados a formas monogênicas de distonia, cerca de 30 são designados pela sigla DYT embora atualmente a preferência seja pelo gene relacionado. Mais 20 genes relacionados a esses *loci* já foram identificados.[26]

Essas formas genéticas podem ser agrupadas em três tipos conforme o quadro clínico:

a) Formas com quadro distônico isolado.
b) Distonia associadas a outros transtornos neurológicos, especialmente a parkinsonismo ou mioclonia.
c) Formas paroxísticas.

Entre as formas genéticas de distonia que se apresentam apenas com distonia, a primeira a ser descrita e a mais conhecida é a DYT1. O gene relacionado a essa forma é o da torsina A e está localizado na região q32-34 do cromossomo 9. Cerca de um terço dos indivíduos portadores de mutações desse gene apresenta expressão clínica (30% a 40% de penetrância). Na sua forma mais típica, esses pacientes apresentam distonia generalizada instalada na infância, porém formas focais como cãibra do escrivão ou distonia cervical já foram descritas. A proteína relacionada a esse gene foi denominada "torsina A", cujo papel na patogênese dessas distonias não está devidamente esclarecido. Outra forma desse grupo que tem sido encontrada com alguma frequência, inclusive em nosso país, é a DYT6, que geralmente se apresenta com distonia cervical.

No grupo das distonias genéticas manifestadas com distonia associada a outros transtornos, a mais importante é a distonia DOPA-responsiva, que está vinculada aos *loci* DYT5/DYT14. Nessa forma, ocorrem mutações que determinam alterações nas enzimas GTP-ciclo-hidrolase 1 ou da tirosina-hidroxilase relacionadas à síntese de dopamina e no quadro clínico, além da distonia, uma síndrome parkinsoniana pode estar presente. Por essa razão, os pacientes têm deficiência de dopamina e respondem muito bem à reposição dopaminérgica.

Entre as formas paroxísticas, a mais comum é a discinesia paroxística cinesiogênica, relacionada aos *loci* DYT10 e DYT19. Os episódios de coreoatetose ou distonia são provocados por movimentação súbita após período de repouso e facilmente controlados com o uso de doses baixas de anticonvulsivantes.

Em estudo genético de 87 casos de distonias isoladas atendidos na Divisão de Neurologia do Hospital das Clínicas da Faculdade de Medicina da Universidade de São Paulo (HCFMUSP),[27] as formas genéticas encontradas por ordem de frequência foram: DYT 6/Gene THAP1 (11 pacientes); DYT5/Gene GCH1 (9 pacientes); DYT4/Gene TUBB4A (4 pacientes); DYT16/Gene PRKA (3 pacientes); DYT11/gene SGCE (1 paciente); e DYT1/Gene THOR1 (1 paciente).

Formas adquiridas de distonia (secundárias ou sintomáticas)

As distonias adquiridas podem ser divididas em dois grandes grupos etiológicos: as associadas a doenças neurológicas hereditárias ou degenerativas, geralmente manifestando-se nas primeiras décadas de vida; e as decorrentes de causas ambientais. Entre as primeiras, destacam-se a doença de Wilson, condição decorrente de um transtorno do metabolismo do cobre potencialmente tratável e a deficiência de pantotenatoquinase com acúmulo cerebral de ferro cujo diagnóstico é facilitado pelas típicas alterações de neuroimagem. No segundo grupo, sobressaem pela sua frequência as associadas ao uso de antagonistas dopaminérgicos (distonias tardias). As distonias consequentes a outras causas ambientais, como infecção do SNC, intoxicações exógenas, traumatismo cranioencefálico, AVC e distúrbios metabólicos, são bastante raras.

Tratamento das distonias

Em casos nos quais uma causa para o quadro distônico é identificada, busca-se um tratamento especifico que, por vezes é eficiente. Exemplos de condições nas quais sucessos terapêuticos são alcançados são a doença de Wilson e a distonia DOPA-responsiva.

O tratamento sintomático das distonias é feito em bases empíricas, já que sua fisiopatologia é pouco conhecida, mas há várias drogas que podem ser úteis.[28] Das drogas empregadas, os anticolinérgicos são os agentes farmacológicos mais usados, porém, em indivíduos idosos, devem ser usados com extrema cautela já que muito frequentemente causam transtornos no desempenho cognitivo. Desse modo, essas drogas, que são empregadas em altas doses (10 mg/dia a 40 mg/dia, em média) no tratamento das distonias na infância e na idade adulta, são de pouca utilidade em idades mais avançadas em razão de seus efeitos colaterais.

Em distonias generalizadas, isoladas de início na infância, mesmo sem estudo genético, que nem sempre é acessível, um teste terapêutico com levodopa é recomendável, pois uma resposta favorável eventualmente pode ser obtida.

A tetrabenazina e a deutetrabenzina (esta já disponível no mercado brasileiro), depletores pré-sinápticos de dopamina por meio da inibição do transportador vesicular de monoaminas, são opções interessantes para o controle de movimentos distônicos. As opções restantes são os benzodiazepínicos e o baclofeno. O baclofeno intratecal tem sido empregado com algum sucesso em distonias que afetam predominantemente os membros inferiores.

De modo geral, os resultados do tratamento farmacológico sistêmico das distonias são precários e a introdução da toxina botulínica em injeções intramusculares, indicada principalmente para as formas focais de distonia, constituiu-se em avanço marcante no controle desses movimentos anormais.[29]

A toxina botulínica atua na junção neuromuscular bloqueando a liberação de acetilcolina na fenda sináptica. Há sete sorotipos de toxina botulínica designados pelas letras A, B, C, D, E, F e G. A ação da toxina botulínica se dá por meio da sua interferência sobre os mecanismos de ancoragem da vesícula de acetilcolina na membrana celular a nível sináptico (Figura 17.5).

As proteínas envolvidas no complexo mecanismo de ancoragem da vesícula de acetilcolina na membrana celular estão representadas na Figura 17.5A e os sítios de ação dos diversos tipos de toxina botulínica constam na Figura 17.5B.

As preparações de toxina botulínica para uso terapêutico existentes no mercado brasileiro são do tipo A e são empregadas em doses variáveis, conforme a massa muscular a ser injetada. A duração do efeito é, em média, de 3 meses. Efeitos colaterais sistêmicos são pouco comuns, sem gravidade e transitórios (náuseas, sialosquese e obstipação intestinal). Os efeitos colaterais locais, igualmente transitórios, são relacionados à paresia excessiva dos músculos injetados. Nas distonias cervicais em que frequentemente a toxina botulínica é aplicada no músculo esternocleidomastóideo, pode ocorrer disfagia e, no blefaroespasmo, ptose palpebral.

O tratamento cirúrgico das distonias indicado em casos selecionados envolve procedimentos periféricos e centrais. Os primeiros consistem em denervação da musculatura acometida através de neurectomia seletiva de ramos do nervo facial ou rizotomia cervical para as distonias cervicais.

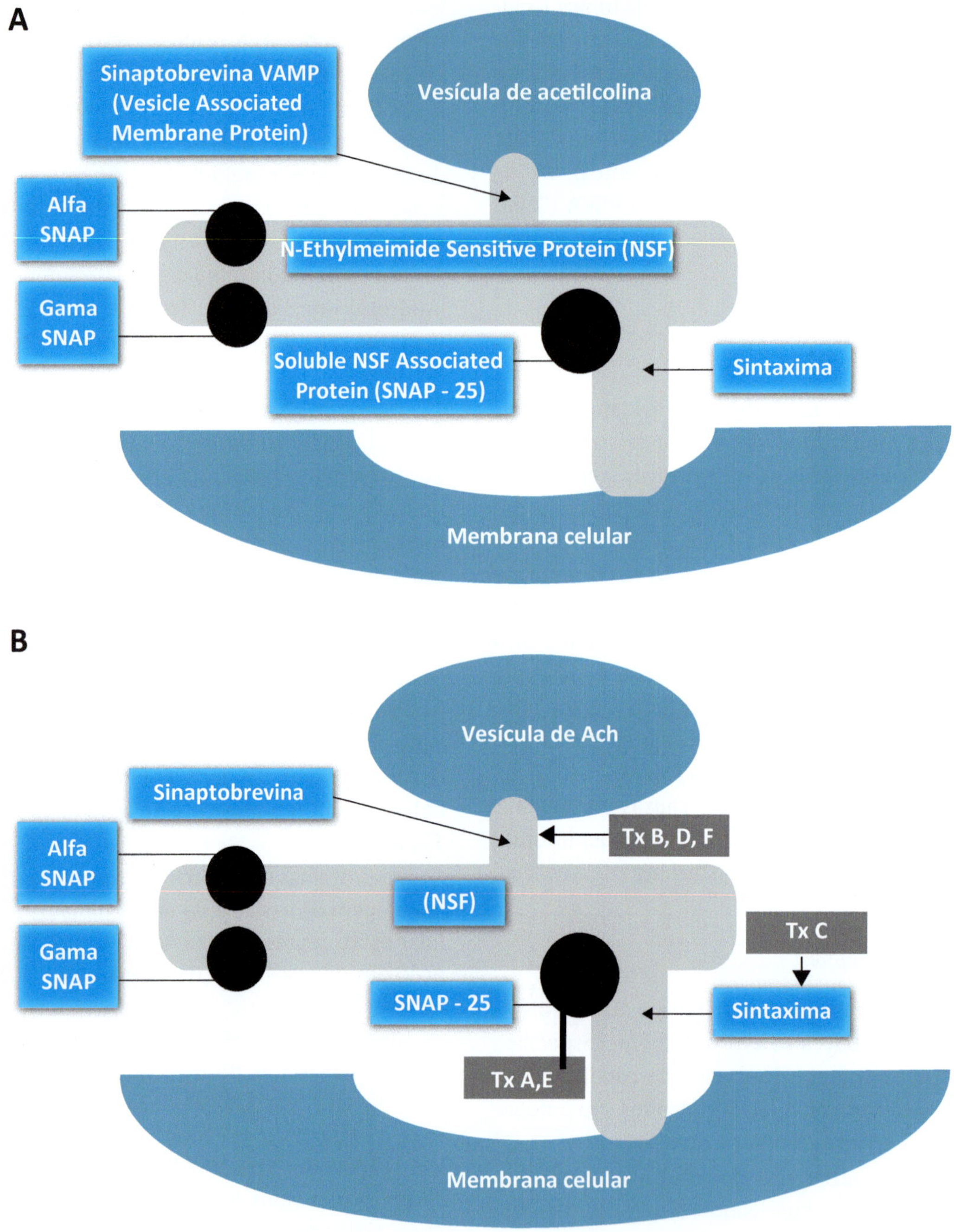

Figura 17.5. Proteínas envolvidas no mecanismo de ancoragem da vesícula de acetilcolina **(A)** e sítios de ação dos diversos tipos de toxina botulínica **(B)**.
Fonte: Desenvolvida pela autoria.

Os procedimentos centrais, indicados especialmente para hemidistonia ou distonia generalizada, de diversas etiologias, têm sido realizados por meio da técnica da DBS, tendo como alvo mais utilizado o globo pálido interno.[30] Nessas intervenções, a estimulação com alta frequência, por meio de eletrodos implantados nessa estrutura, causa sua inibição funcional. Resultados altamente favoráveis têm sido obtidos com esse tipo de procedimento. O núcleo subtalâmico também pode ser o alvo da DBS para tratamento de distonias, com bons resultados.[31]

Tremores

O tremor é conceituado como movimento involuntário em que a contração alternada dos músculos agonistas e antagonistas gera oscilação rítmica de determinado segmento corpóreo.

Embora vários tipos de tremor não estejam relacionados à disfunção dos gânglios da base, a abordagem do diagnóstico diferencial das diversas formas de tremor é de grande importância, dada a alta prevalência desse tipo de hipercinesia. Ressalte-se que o tremor é o mais comum dos movimentos involuntários.[32]

O tremor pode ser fisiológico ou patológico. Entre eles, os principais tipos são: tremor parkinsoniano; tremor fisiológico de amplitude exacerbada; tremor cerebelar; tremor essencial; e tremores secundários a lesões de estruturas do tronco encefálico (p. ex., tremor de Holmes).

A diferenciação entre esses diferentes tipos de tremor se faz, fundamentalmente, com base na história clínica e nas suas características de frequência, fenomenologia (relação com o repouso, movimentos ou postura).

Admitindo-se um espectro de frequência com faixa de variação de 2 Hz a 12 Hz, pode-se considerar que os tremores de mais baixa frequência são os do tipo cerebelar, palatal, tremor de Holmes ou outros relacionados a lesões do tronco encefálico (2 Hz a 4 Hz). O tremor parkinsoniano situa-se numa faixa um pouco acima, 4 Hz a 6 Hz. O tremor essencial geralmente é de frequência mais alta que o parkinsoniano (4 Hz a 8 Hz), e o tremor fisiológico de amplitude exacerbada pode atingir uma faixa de variação de 8 Hz a 12 Hz. Tremor distônico, neuropático, tarefa específica e psicogênico flutuam em torno de 5 Hz a 12 Hz. O tremor ortostático é uma entidade rara, com frequência muito rápida de 13 Hz a 18 Hz.

Esses limites de frequência são arbitrários e estão colocados como tentativa de sistematização, porém há ampla imbricação nessa faixa de frequência.

As características fenomenológicas, como as circunstâncias de aparecimento do tremor, são outro elemento importante para sua diferenciação. Assim, sabe-se que o tremor parkinsoniano, basicamente, é de repouso, que diminui com a movimentação. Entretanto, como já mencionado, alguns parkinsonianos apresentam, concomitante ou isoladamente, um tremor postural com frequência de 5 Hz a 12 Hz.

Semelhantemente ao tremor essencial, que é tipicamente postural, o tremor fisiológico exacerbado é mais perceptível na postura. Alguns tremores só ocorrem em determinadas posições ou tarefa específicas, sendo a escrita o desencadeante mais comum. Por sua vez, o tremor cerebelar e outros relacionados a lesões do tronco encefálico manifestam-se com maior intensidade à movimentação, sendo, portanto, tremores de ação de predomínio cinético.

Em particular, o tremor de Holmes caracteriza-se por uma combinação de um tremor de repouso de baixa frequência (2 Hz a 5 Hz) e um tremor postural e cinético de grande intensidade e amplitude. O tremor ortostático só está presente nos membros inferiores quando o paciente fica em pé, desaparecendo durante a marcha. O tremor palatal só é observado no exame do palato, sendo dividido em sintomático, que é produzido por contrações rítmicas do músculo elevador do véu palatino, podendo ocorrer ainda movimentos dos olhos e da face. Nesse tipo, pode haver o achado de hipertrofia olivar nos exames de imagem. Já o tremor palatal essencial geralmente é assintomático, podendo haver *ear click* e não é associado à doença olivar.

Quanto à resposta farmacológica, o tremor parkinsoniano pode ser controlado ou atenuado com drogas de ação dopaminérgica e anticolinérgicos. O tremor essencial responde muito bem à ação do álcool, peculiaridade clínica útil para sua caracterização. O seu tratamento pode ser feito com betabloqueadores adrenérgicos (p. ex., propranolol) ou primidona.

O tremor cerebelar é pouco sensível à ação dos agentes farmacológicos, mas alguns autores relatam melhora desse tipo de tremor com o uso de drogas que intensificam a atividade gabaérgica, como ácido valproico ou clonazepam. Da mesma forma, o tremor de Holmes também apresenta resposta farmacológica precária. O componente de repouso costuma melhorar com as mesmas medicações utilizadas no tratamento do tremor parkinsoniano, mas o componente postural, que, via de regra, é o mais incapacitante, não responde à maioria das medicações mais utilizadas (as mesmas utilizadas para o tremor cerebelar), mas pode ser dramaticamente controlado pelo tratamento cirúrgico, utilizando-se técnica estereotáxica para a abordagem do núcleo intermédio-ventral do tálamo.

O tremor fisiológico torna-se de amplitude patológica, resultando, por vezes, em incapacidade, na presença de alguns fatores desencadeantes que são descritos a seguir:

- Emoções: tensão e ansiedade.
- Fadiga muscular.
- Hipoglicemia.
- Tireotoxicose.
- Feocromocitoma.
- Hipotermia.
- Abstinência de álcool.
- Drogas: agonistas beta-adrenérgicos.

- Agonistas dopaminérgicos.
- Ácido valproico.
- Lítio.
- Neurolépticos.
- Antidepressivos tricíclicos.
- Xantinas (cafeína, teofilina).

A remoção desses fatores desencadeantes, geralmente, é suficiente para o controle do tremor. Quando se torna necessário o uso de drogas para seu tratamento, as mais indicadas são os betabloqueadores adrenérgicos.

Em face de sua alta prevalência, alguns comentários adicionais em relação ao tremor essencial fazem-se necessários. Tipicamente, o tremor essencial caracteriza-se por um tremor de ação, postural, podendo apresentar algum componente cinético. Um componente de repouso pode raramente ocorrer em casos avançados. Em geral, é monossintomático, isto é, não se acompanha de nenhum sinal neurológico como sinais parkinsonianos ou cerebelares.

Geralmente, ocorre envolvimento distal dos membros superiores com movimentos de flexão e extensão dos dedos e das mãos. Essas características do tremor essencial podem determinar incapacidade para tarefas que envolvam habilidades manuais, sendo a escrita a mais acometida, seguida por dificuldade na alimentação, o que, em muitos casos, gera constrangimento social.

À parte os membros superiores, os territórios corpóreos mais acometidos, em ordem de frequência, são: o segmento cefálico, tanto na direção horizontal (negação) como na vertical (afirmação); e os músculos fonatórios. O acometimento de outras regiões corpóreas, além das mencionadas, é infrequente, mas pode ocorrer em estágios mais avançados de evolução do tremor essencial.

História familiar positiva para tremor essencial é relatada com frequência de 17% até 70% na literatura, mas provavelmente todos os casos tenham base hereditária e os casos esporádicos reflitam dados inadequados de anamnese. Os relatos publicados até o momento indicam que o tremor é herdado mediante herança autossômica dominante. Estudos realizados revelaram três sítios genéticos para o tremor essencial: 2p22; 3q13; e 6p23. Mais recentemente, o gene LINGO 1, que tem importante função na regeneração axonal, tem sido associado ao tremor essencial.[33]

Um dos mecanismos para a gênese do tremor essencial está fundamentado na denominada "hipótese olivar". Ela baseia-se na similaridade entre o tremor essencial e o tremor induzido pela hamarlina em animais. A hamarlina é uma substância que aumenta as propriedades rítmicas dos neurônios olivares, gerando alterações da sua neuromodulação por intermédio dos neurotransmissores serotonina e GABA, ocasionando ritmicidade numa frequência de 4-l2Hz. Essas oscilações olivares seriam transmitidas e amplificadas dentro da alça cerebelo-talamocortical ou triângulo de Mollaret. Além disso, dados clínicos também corroboram a disfunção cerebelar no tremor essencial.

O início dos sintomas do tremor essencial pode ocorrer em qualquer idade; no entanto, há aumento da incidência em razão de seu avanço. Isso, associado ao fato de que a doença de Parkinson também é uma condição de alta prevalência na quinta e sexta décadas de vida, gera dificuldade na diferenciação das duas condições. No entanto, estudos epidemiológicos e anatomopatológicos não evidenciam vínculos entre as duas patologias.

Espasmo hemifacial

O EH é caracterizado por movimentos involuntários paroxísticos envolvendo músculos no território de inervação do nervo facial. Os movimentos são unilaterais (excepcionalmente bilaterais) e, em geral, iniciam-se pelo músculo orbicular dos olhos, estendendo-se de forma gradual, ao longo de meses ou anos para o território inferior da face, principalmente na região perioral, determinando desvio da rima bucal. Os espasmos podem exacerbar-se com emoções ou fadiga e persistir durante o sono. É raro a instalação ocorrer inicialmente na musculatura perioral e assumir progressão ascendente.

Na maioria dos casos a etiologia é obscura, configurando a condição denominada "EH essencial" ou "EH idiopático", que geralmente acomete indivíduos de meia-idade, sendo mais frequente no sexo feminino.

Em alguns pacientes, demonstra-se uma compressão vascular (geralmente, uma alça da artéria cerebelar posteroinferior) do nervo facial no seu ponto de emergência do tronco cerebral, antes de atravessar o ângulo cerebelo-pontino. Causas raras de EH são: aneurisma; malformação arteriovenosa; ou, ainda, processo expansivo comprimindo o nervo facial. Deve-se ressaltar ainda que, em alguns pacientes com paralisia facial de qualquer etiologia, pode instalar-se um EH pós-paralítico.

O diagnóstico de EH é firmado com base na anamnese e no exame neurológico que não revelam outras anormalidades além dos espasmos, embora em alguns casos possa estar presente uma pleve paresia do nervo facial no território acometido pelos movimentos anormais. O diagnóstico diferencial deve ser feito com miocimia facial, crise epiléptica focal, espasmos mastigatórios e mioclonia facial.

Admite-se que o HE esteja relacionado à lesão parcial do nervo facial determinando excitação ectópica e transmissão efáptica, com consequente atividade nervosa ortodrômica e antidrômica associada à deaferentação. Esses fenômenos periféricos determinariam uma reorganização aberrante de circuitos neuronais no núcleo do nervo facial.

O tratamento do EH com anticonvulsivantes, como carbamazepina, fenitoína e clonazepam pode proporcionar alguma redução da intensidade dos espasmos, frequentemente temporária. A exploração do nervo facial na fossa craniana posterior, acompanhada de afastamento dos vasos sanguíneos que possam estar muito próximos dele, eventualmente pode ser benéfica, porém envolve riscos desproporcionais à benignidade dessa condição.

As injeções de toxina botulínica na musculatura afetada pelo EH tem se mostrado, com base em centenas de casos seguidos por mais de uma década em diversos centros em todo o mundo, como o mais efetivo tratamento dessa condição.[34] Da mesma forma que ocorre em relação às distonias focais, o efeito tem duração de 3 a 4 meses, devendo ser repetida a aplicação após esse intervalo. Alguns efeitos colaterais podem ocorrer com aplicação de toxina botulínica como ptose palpebral, diplopia e fraqueza da musculatura facial. Esses efeitos não chegam a causar comprometimento funcional importante e desaparecem após algumas semanas.

Tiques e síndrome de Gilles de la Tourette

Os tiques são conceituados como movimentos bruscos, de curta duração, que se repetem de forma estereotipada, podendo ser parcial ou totalmente suprimidos de forma voluntária. Tiques simples e transitórios ocorrem em aproximadamente 15% das crianças, mas a condição descrita em 1885 por Georges Gilles de la Tourette[35] é mais rara e de maior gravidade, face ao ostracismo social que pode acarretar.

A síndrome de Gilles de la Tourette (SGT) é definida atualmente de acordo com os seguintes critérios propostos pelo *Manual de Diagnóstico e Estatística de Doenças Mentais* (American Psychiatry Association):

a) Presença de tiques múltiplos motores e um ou mais tiques vocais em algum período da doença, embora não necessariamente concomitantes (tique é um movimento ou vocalização súbita, rápida, recorrente, não rítmica e estereotipada).
b) Os tiques ocorrem várias vezes por dia (geralmente em surtos) quase todos os dias, ou intermitentemente durante 1 ano, sendo que, nesse período, não há fase de remissão superior a 3 meses consecutivos.
c) O distúrbio causa acentuado sofrimento ou prejuízo significativo no desempenho social, ocupacional ou em outras áreas importantes da vida do indivíduo.
d) O início dá-se antes dos 18 anos de idade.
e) O distúrbio não decorre dos efeitos fisiológicos diretos de uma substância (p. ex., estimulantes do SNC) ou de condições médicas gerais (p. ex., doença de Huntington ou encefalite pós-viral).

Podem estar presentes ainda nessa condição a coprolalia (vocalização de palavras obscenas), a ecolalia (repetição das palavras do interlocutor), a copropraxia (gestos obscenos) e a ecopraxia (repetição de gestos do interlocutor). Chien *et al.*,[36] em estudo de 58 casos de SGT, observaram a ocorrência dessas manifestações com as seguintes frequências: coprolalia, 27,6%; ecolalia, 27,6%; copropraxia, 20,1%; ecopraxia, 25,8%.

Há associação significativa da SGT com transtorno obsessivo-compulsivo e síndrome de déficit de atenção e hiperatividade, que se apresentaram, respectivamente, com as seguintes frequências no mesmo estudo antes mencionado: 39,6% e 25,8%.

Embora no passado a SGT tenha sido considerada um transtorno neurótico, hoje em dia é amplamente reconhecida a participação de fatores orgânicos em sua etiopatogenia. As principais evidências nesse sentido são: a presença de um fator genético (ainda que não estejam identificados os genes); a persistência dos tiques durante o sono; as alterações neurofisiológicas observadas em estudos de potencial de prontidão; as alterações de metabolismo em circuitos frontoestriatais constatadas em estudos por meio de PET-Scan e a boa resposta a drogas de ação antidopaminérgica.

A estratégia de tratamento para a SGT varia conforme a sua gravidade. Nas formas leves, indicam-se apenas orientação e esclarecimento dos familiares e, na escola, o apoio psicológico, com terapia cognitivo-comportamental. Nas formas moderadas, além das medidas mencionadas, deve ser instituído tratamento medicamentoso, inicialmente com drogas menos eficazes, mas mais seguras como clonidina e clonazepan e, caso não haja resposta, recorre-se aos neurolépticos (olanzapina, pimozida, risperidona, aripiprazol ou haloperidol). A tetrabenazina (ainda não disponível no mercado brasileiro) é um depletor dopaminérgico pré-sináptico, portanto uma droga mais segura que os neurolépticos, pois não traz risco de provocar discinesias tardias. Nos casos graves, com grande comprometimento funcional e baixa resposta à terapia medicamentosa, a estimulação cerebral bilateral do globo pálido ou do tálamo deve ser considerada, com bons resultados reportados na literatura. Deve-se lembrar que, pela possibilidade de boa parte dos pacientes melhorar até os 18 anos, a cirurgia é indicada somente no grupo acima dessa idade.[37]

REFERÊNCIA BIBLIOGRÁFICA

1. Fahn S. The history of dopamine and levodopa in the treatment of Parkinson's disease. Mov Disord. 2008;23(3): S497-S508.
2. Wilson SAK. The Croonian Lectures on some disorders of motility and of muscle tone, with special reference to the corpus striatum. Lecture I. Lancet. 1925;206:2:1-10.
3. Groenewegen HJ. Basal Ganglia. In: Wolters E, Bauman C. Parkinson disease and other movement disorders. Amsterdam, University Press, 2014:45-78.
4. Mink JW. The basal ganglia: selective facilitation and supression of movement. Education Program Syllabus of the American Academy of Neurology. 2FC.004. 1998:19-32.
5. Ben-Shlomo Y, Darweesh S, Llibre-Guerra J, Marras C, San Luciano M, Tanner C. The epidemiology of Parkinson's disease. Lancet. 2024;403(10423):283-92.
6. Fahn S, Jankovic J, Hallett M. Principles and practice of movement disorders. 2. ed. Philadelphia: Elsevier, 2011.
7. Postuma RB, Berg D, Stern M, Poewe W, Olanow CW, Oertel W, et al. MDS clinical diagnostic criteria for Parkinson's disease. Mov Disord. 2015;30(12):1591-601.
8. Morris HR, Spillantini MG, Sue CM, Williams-Gray CH. The pathogenesis of Parkinson's disease. Lancet. 2024;403 (10423):293-304.
9. Parmera JB, Oliveira MCB, Rodrigues RD, Coutinho AM. Progressive supranuclear palsy and corticobasal degeneration: novel clinical concepts and advances in biomarkers. Arq Neuropsiquiatr. 2022;80(5-1):126-36.
10. Parmera JB, de Almeida IJ, de Oliveira MCB, Silagi ML, de Godoi Carneiro C, Studart-Neto A, et al. Metabolic and structural signatures of speech and language impairment in corticobasal syndrome: a multimodal PET/MRI Study. Front Neurol. 2021;12:702052.
11. Otani RTV, Yamamoto JYS, Nunes DM, Haddad MS, Parmera JB. Magnetic resonance and dopamine transporter imaging for the diagnosis of Parkinson´s disease: a narrative review. Arq Neuropsiquiatr. 2022;80(5-1):116-25.
12. Cotzias GC, van Woert MH, Schiffer LM. Aromatic amino acids and modification of parkinsonism. N Engl J Med. 1967;276:374-79.
13. Pringsheim T, Day GS, Smith DB, Rae-Grant A, Licking N, Armstrong MJ, et al. Dopaminergic therapy for motor symptoms in early Parkinson disease practice guideline summary: a report of the AAN guideline subcommittee. Neurology. 2021;97(20):942-57.
14. Bloem BR, Okun MS, Klein C. Parkinson's disease. Lancet. 2021;397(10291):2284-303.
15. Antonini A, D'Onofrio V, Guerra A. Current and novel infusion therapies for patients with Parkinson's disease. J Neural Transm (Vienna). 2023;130(11):1349-58.
16. Schwab RS, England AC Jr, Poskanzer DC, Young RR. Amantadine in the treatment of Parkinson's disease. JAMA. 1969;208(7):1168-70.
17. França C, Carra RB, Diniz JM, Munhoz RP, Cury RG. Deep brain stimulation in Parkinson's disease: state of the art and future perspectives. Arq Neuropsiquiatr. 2022;80(5-1):105-15.
18. Haddad MS, Cardoso FEC. Coreias. In Brasil Neto JP, Takayanagui OM. Tratado de Neurologia. Rio de Janeiro: Elservier. 2013:347-53.
19. Haddad MS, Cummings JL. Huntington's disease. In: Miguel EC, Rauch SL, Leckman JF (eds). Neurosychiatry of the Basal Ganglia. Psychiatric Clinics. 1997;20:791-808.
20. Silva GD, Parmera JB, Haddad MS. Acute chorea: case series from the emergency room of a Brazilian tertiary-level center. Arq Neuropsiquiatr. 2021;79(3):233-37.
21. Termsarasab P. Chorea. Continuum (Minneap Minn). 2019;25(4):1001-35. doi: 10.1212/CON.0000000000000763.
22. Albanese A, Bhatia K, Bressman SB, et al. Phenomenology and classification of dystonia: a consensus update. Mov Disord. 2013;28:863-73.
23. Klein C, Fahn S. Translation of Oppenheim's 1911 paper on dystonia. Movement Disord 2013;28:851-862.
24. Kaji R, Bhatia K, Graybiel AM. Pathogenesis of dystonia: is it of cerebellar or basal ganglia origin? J Neurol Neurosurg Psychiatry. 2018;89:488-92.
25. Sadnicka A, Meppelink AM, Kalinowski A, et al. Dystonia. BMJ. 2022;377:e062659.
26. Biase L, Di Santo A, Caminiti ML Dystonia diagnosis: clinical neurophysiology and genetics. J Clin Med. 2022; 11:1-18.
27. Silva-Junior FP. Caracterização clínica e genética de pacientes com distonia de etiologia desconhecida, isolada ou combinada. Tese de Doutorado. São Paulo: Faculdade de Medicina da Universidade de São Paulo (FMUSP); 2021.

28. Stephen CD. Dystonia. Continuum (Minneap). 2022; 28:1435-75.
29. Anandan C, Jankovic J. Botulinum toxin in movement disorders: an update. Toxins (Basel). 2021;13(42):1-31,
30. Casagrande SCB, Listik C, Coelho DB, et al. Disord Clin Pract. Deep brain stimulation in patients with isolated generalized dystonia caused by prka mutation. Mov Disord Clin Pract. 2019;6(7):616-8.
31. Fonoff ET, Campos WK, Mandel M, et al. Bilateral subthalamic nucleus stimulation for generalized dystonia after bilateral pallidotomy. Mov Disord. 2012;27:1559-63.
32. Bhatia KP, Bain P, Bajaj N, Elble RJ, Hallett M, Louis ED, et al. Consensus statement on the classification of tremors. from the task force on tremor of the International Parkinson and Movement Disorder Society. Mov Disord. 2018;33(1):75-87.
33. Welton T, Cardoso F, Carr JA, Chan LL, Deuschl G, Jankovic J, et al. Essential tremor. Nat Rev Dis Primers. 2021;7(1):83.
34. Barbosa ER, Haddad MS, Silva HCA, et al. Espasmo hemifacial: tratamento com toxina botulínica. Arq Bras Neurocirurg. 1994;13:119-22.
35. Lees AJ. Georges Gilles de la Tourette: the man and his times. Rev Neurol (Paris) 1986;142:808-16.
36. Chien HF, Barbosa ER, Miguel EC. Síndrome de Gilles de la Tourette. Estudo clínico de 58 casos. Arq Neuropsiquiatr. 2001;59:729-32.
37. Egolf A, Coffey BJ. Current pharmacotherapeutic approaches for the treatment of Tourette syndrome. Drugs Today (Barc). 2014;50:159-79.

CAPÍTULO 18

Adalberto Studart-Neto • Sonia Maria Dozzi Brucki
Paulo Caramelli • Ricardo Nitrini

Transtornos Cognitivos

CONCEITOS

A demência pode ser compreendida como uma síndrome caracterizada pela presença de declínio cognitivo e/ou comportamental persistente que interfere nas atividades de vida diária (AVD do indivíduo e que independe de alterações do nível de consciência. Alguns aspectos dessa conceituação merecem consideração à parte. Muitas doenças podem causar o conjunto de sintomas e sinais de demência, o que permite defini-la como uma *síndrome.* É necessário que exista *declínio* em relação a um nível prévio e que este seja resultante do comprometimento de pelo menos dois dos seguintes domínios: memória; linguagem; habilidades visioespaciais; praxias; gnosias; funções executivas; e personalidade ou comportamento. Na demência, o declínio não é causado pelo comprometimento do nível de consciência (ou estado de alerta e atenção), como sucede na síndrome confusional aguda (ou *delirium).* Embora não explicitado no conceito supradescrito, a demência é sempre uma condição patológica decorrente do comprometimento do sistema nervoso central (SNC), de forma direta (como lesão ou processo degenerativo) ou indireta (p. ex., por ação de medicamentos ou por alterações metabólicas).

Inicialmente, pressupunha-se ser necessário, para o diagnóstico de demência, que houvesse o comprometimento da memória. Mais recentemente, incorporando-se informações e conceitos obtidos pelo estudo de diversos tipos de demência, como as demência vascular (DV) e frontotemporal, foi abolida a necessidade de comprometimento obrigatório de memória para caracterização de demência. Diversas demências podem se iniciar e ter como sintomas principais alterações em outros domínios cognitivos ou de comportamento. No Quadro 18.1, podemos observar os novos critérios diagnósticos para demência.

Quadro 18.1. Critérios para o diagnóstico de demência de qualquer

1. Demência é diagnosticada quando há sintomas cognitivos ou comportamentais (neuropsiquiátricos) que:
1.1. Interferem na habilidade no trabalho ou em atividades usuais
1.2. Representam declínio em relação a níveis prévios de funcionamento e desempenho
1.3. Não são explicáveis por *delirium* (estado confusional agudo) ou doença psiquiátrica maior
2. O comprometimento cognitivo é detectado e diagnosticado mediante combinação de:
2.1. Anamnese com paciente e informante que tenha conhecimento da história; e
2.2. Avaliação cognitiva objetiva, mediante exame breve do estado mental ou avaliação neuropsicológica. A avaliação neuropsicológica deve ser realizada quando a anamnese e o exame cognitivo breve realizado pelo médico não forem suficientes para permitir diagnóstico confiável

(Continua)

Quadro 18.1. Critérios para o diagnóstico de demência de qualquer (*Continuação*)

3. Os comprometimentos cognitivos ou comportamentais afetam no mínimo dois dos seguintes domínios:
3.1. **Memória**, caracterizado por comprometimento da capacidade para adquirir ou evocar informações recentes, com sintomas que incluem: repetição das mesmas perguntas ou assuntos e esquecimento de eventos, compromissos ou do lugar onde guardou seus pertences
3.2. **Funções executivas**, caracterizado por comprometimento do raciocínio, da realização de tarefas complexas e do julgamento, com sintomas como: compreensão pobre de situações de risco, redução da capacidade para cuidar das finanças, de tomar decisões e de planejar atividades complexas ou sequenciais
3.3. **Habilidades visioespaciais**, com sintomas que incluem incapacidade de reconhecer faces ou objetos comuns, encontrar objetos no campo visual, dificuldade para manusear utensílios e para vestir-se não explicáveis por deficiência visual ou motora
3.4. **Linguagem** (expressão, compreensão, leitura e escrita), com sintomas que incluem dificuldade para encontrar e/ou compreender palavras, erros ao falar e escrever, com trocas de palavras ou fonemas, não explicáveis por déficit sensorial ou motor
3.5. **Personalidade ou comportamento**, com sintomas que incluem alterações do humor (labilidade, flutuações incaracterísticas), agitação, apatia, desinteresse, isolamento social, perda de empatia, desinibição, comportamentos obsessivos, compulsivos ou socialmente inaceitáveis

Fonte: Adaptado de Smid J, Studart-Neto A, César Freitas KG, *et al.* 2022.

A síndrome demencial representa o mais grave estágio de declínio cognitivo e/ou comportamental, pois faz o indivíduo perder parcial ou completamente sua autonomia e independência funcional. Entretanto, entre a cognição normal e a demência, existe uma situação intermediária de transtorno cognitivo denominada "comprometimento cognitivo leve" (CCL). O CCL pode ser definido como a condição em que o indivíduo apresenta um declínio cognitivo mais acentuado que o esperado para sua idade, mas sem acarretar prejuízo a sua autonomia em exercer as AVD. O indivíduo pode até ter dificuldades leves para executar tarefas complexas anteriormente habituais; entretanto, ele ainda deve ser capaz de manter sua independência com mínima assistência. O Quadro 18.2 traz os critérios diagnósticos de CCL.

Inicialmente, os critérios diagnósticos do CCL enfatizavam o déficit de memória e definiam um estado de risco de evolução para a doença de Alzheimer (DA). Posteriormente, reconheceu-se que o CCL é uma entidade heterogênea quanto a sua apresentação clínica, etiologia e seu prognóstico, e déficits em outros domínios cognitivos, além da memória, passaram a ser aceitos com consequente divisão do CCL em subtipos. Assim, definiram-se quatro subtipos: CCL amnéstico de único domínio; CCL amnéstico de múltiplos domínios; CCL não amnéstico de único domínio; e CCL não amnéstico de múltiplos domínios.

Mais recentemente, tem se dado importância para uma situação muito comum na prática clínica: pacientes que procuram o médico com queixas cognitivas (mais notadamente de memória), mas que ainda apresentam um desempenho normal em testes cognitivos e não apresentam prejuízos na realização das AVD. A essa situação tem se proposto o termo "declínio cognitivo subjetivo" (DCS). Diferentemente do CCL, em que o paciente tem um comprometimento objetivamente mensurado nos testes cognitivos, o indivíduo com DCS tem uma autopercepção subjetiva de declínio cognitivo, mas apresenta um desempenho normal quando submetido à avaliação neuropsicológica.

Tanto a demência, como o CCL e o DCS são *síndromes* e comportam diversos diagnósticos etiológicos. As diferenças entre as três síndromes são de acordo com a presença ou não de um comprometimento objetivamente mensurado da cognição e quanto isso está levando a um prejuízo na autonomia e independência funcional do indivíduo (Figura 18.1). Dependendo da causa, o declínio cognitivo pode se iniciar a partir de uma trajetória contínua que se iniciaria pelo DCS, seguido pelo CCL e terminaria na demência. Entretanto, nem todo paciente com DCS evoluirá para um estágio de CCL, bem como nem todo sujeito com CCL progredirá para uma demência. O DCS, por exemplo, pode ser decorrente do próprio processo do envelhecimento normal. Por outro lado, cada vez mais estudos epidemiológicos vêm demonstrando que o DCS representa uma situação de maior risco para progressão em CCL e, principalmente, o CCL é uma condição de alto risco para conversão em demência nos anos subsequentes.

Quadro 18.2. Critérios diagnósticos de comprometimento cognitivo leve

Critérios
1. Queixas cognitivas relatadas pelo paciente ou pelo informante
2. Sujeito ou informante relatam declínio no funcionamento cognitivo em relação a habilidades prévias no último ano 3. Evidência de comprometimento em um ou mais domínios cognitivos obtida mediante exame cognitivo ou uma avaliação neuropsicológica, em comparação a uma população normal de mesmos faixa etária e nível educacional
4. Comprometimento cognitivo não tem repercussão importante nas atividades de vida diária. Pode haver problemas leves para executar tarefas complexas anteriormente habituais; no entanto, o indivíduo ainda é capaz de manter sua independência com mínima assistência
4. Ausência de evidências de demência

Fonte: Desenvolvido pela autoria.

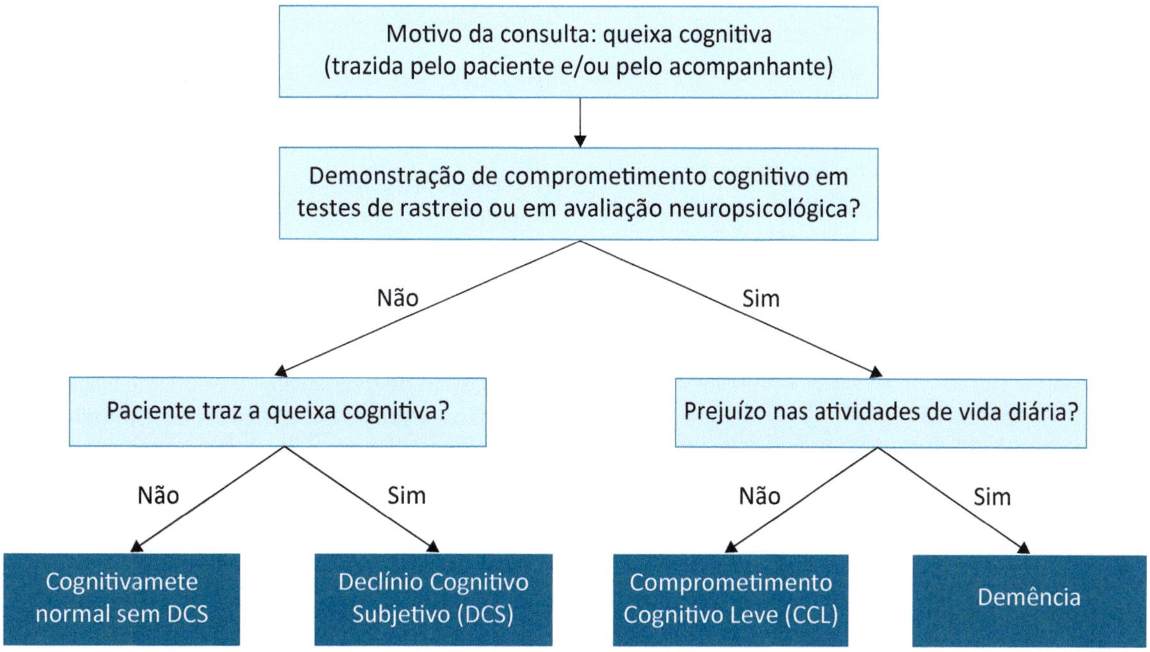

Figura 18.1. Fluxograma mostrando como diferenciar as três síndromes cognitivas (declínio cognitivo subjetivo, comprometimento cognitivo leve e demência).
Fonte: Desenvolvida pela autoria.

EPIDEMIOLOGIA E FATORES DE RISCOS

Com o envelhecimento populacional, os transtornos cognitivos vêm aumentando em prevalência e incidência, tornando-se uma condição clínica bastante comum na prática clínica não apenas do neurologista, como dos médicos em geral. A incidência de demência aumenta exponencialmente com a idade. Em países de alta renda, a incidência anual varia de 3,4/1.000 pessoas entre 60 e 64 anos para 99,4/1.000 pessoas a partir dos 95 anos.

De acordo com a força-tarefa internacional *Global Burden of Disease Study*, estima-se que o número de pessoas com demência tenha um aumento de 57,4 milhões em 2019 para 152,8 milhões em 2050. A estimativa é que esse aumento se dê principalmente em países de média e baixa renda. Na América Latina, e no Brasil em particular, o estimado é um aumento de 200% na prevalência nesse mesmo período. Em uma metanálise de 2013, foi calculada uma prevalência de 8,5% na América Latina na população com idade ≥ 65 anos, superior ao observado em outras regiões do mundo (onde a prevalência variou de 5% a 7%).

A prevalência no Brasil é estimada entre 5,1% e 17,5%, variando de acordo com a região estudada, também nessa faixa etária. A maior parte dos estudos foi realizada em cidades na região Sudeste, o que pode não representar a realidade de todo o País.

Prevalência tão elevada torna necessário que todos os médicos que atendem indivíduos nessa faixa etária estejam familiarizados com os princípios que norteiam a conduta prática. Da mesma forma que outras condições muito frequentes, como hipertensão arterial, depressão e cefaleia, a demência também não pode ser entendida como tema de interesse exclusivo de especialistas.

Certamente o envelhecimento é o principal fator de risco para o desenvolvimento de uma demência e há duas razões principais para isso. As doenças que causam demência, como as afecções vasculares, degenerativas e neoplásicas, entre outras, têm incidência crescente ao longo da vida e tornam-se muito mais frequentes a partir dos 65 anos de idade. Além disso, quando essas doenças acometem indivíduos idosos, causam síndromes demenciais mais frequentemente do que quando ocorrem em pessoas mais jovens. Isso se dá em parte por causa das mudanças biológicas cerebrais durante o envelhecimento, como diminuição de peso e volume, perda neuronal e perdas de conectividade, o que diminui a resiliência cerebral nos mais idosos.

Também chamam muita a atenção, nos estudos epidemiológicos, as maiores prevalência e incidência em países de média e baixa renda. Uma explicação para isso é a baixa reserva cognitiva nas populações desfavorecidas do ponto de vista socioeconômico. Baixa reserva cognitiva significa menor capacidade de tolerar lesões do SNC sem que sobrevenha declínio cognitivo. A reserva cognitiva depende muito da escolaridade, de fatores nutricionais (sobretudo durante a gravidez e a infância) e de outras formas de aprendizado, além da educação formal, que é medida pela escolaridade. Esses fatores são muito atrelados ao grau de desenvolvimento social e econômico de uma sociedade.

Livingston et al. estimaram que mais de 40% dos casos do mundo são potencialmente preveníveis ou podem ter seu aparecimento postergado por meio do controle de 12 fatores de risco ao longo da vida: baixa escolaridade; perda auditiva; traumatismo cranioencefálico; hipertensão arterial sistêmica (HAS); abuso de álcool; obesidade; sedentarismo; tabagismo; depressão; isolamento social; poluição do ar; e diabetes *mellitus*. Estudo semelhante feito no Brasil calculou que 48,2% dos casos de demência são atribuíveis a esses 12 fatores de risco. Desses, os dois maiores impactos são da escolaridade e a HAS na meia-idade.

É possível que baixa reserva cognitiva e controle inadequado desses fatores de risco sejam responsáveis pela alta prevalência de demência na população latino-americana.

ABORDAGEM DIAGNÓSTICA AO PACIENTE COM SINTOMAS COGNITIVOS E COMPORTAMENTAIS

Demência, CCL e DCS são síndromes e, portanto, o diagnóstico é clínico, com base na anamnese, no exame cognitivo e na avaliação funcional. Em outras palavras, ao fim da consulta, o médico deve ser capaz de estabelecer o diagnóstico sindrômico do transtorno cognitivo. Os exames complementares não são necessários para o diagnóstico de demência, CCL ou DCS, e sim para a identificação da sua causa (diagnóstico etiológico).

Uma boa anamnese é o primeiro passo para um diagnóstico correto. Idealmente, o paciente deve estar acompanhado por um informante próximo no dia a dia, pois é muito comum o paciente com demência ser incapaz de reconhecer os próprios déficits. O Quadro 18.3 traz uma sugestão de sistematização da anamnese de pacientes com transtornos cognitivos.

Quadro 18.3. Sugestão de anamnese dirigida a pacientes com transtornos cognitivos e comportamentais

Atenção	▪ Tem momentos que fica mais confuso ou desorientado? ▪ Facilmente se distrai? ▪ Não sabe onde deixou objetos?
Memória	▪ Mais dificuldade em se lembrar de fatos recentes do que os mais antigos? ▪ Tem tido desorientação temporal? ▪ Repetitivo ou pergunta várias vezes a mesma coisa? ▪ Tem esquecido compromissos? ▪ Não é capaz de manter em dia com notícias? ▪ Não se lembra de tomar medicações?
Linguagem	▪ Tem dificuldade de encontrar palavras? ▪ Não sabe nomear objetos? ▪ Tem dificuldade de compreender o que lhe é falado? ▪ O vocabulário está mais empobrecido?
Orientação espacial	▪ Tem se perdido em caminhos previamente conhecidos? ▪ Tem dificuldade em aprender novos caminhos? ▪ Tem dificuldade de se localizar dentro de casa?

(*Continua*)

Quadro 18.3. **Sugestão de anamnese dirigida a pacientes com transtornos cognitivos e comportamentais** (*Continuação*)

Funções executivas	▪ Está com dificuldades de planejar ou organizar o dia? ▪ Tem dificuldade em realizar tarefas com várias etapas? ▪ Tem dificuldade de resolver os problemas do dia a dia? ▪ Não consegue tomar decisões? ▪ Dificuldades em fazer julgamentos?
Humor	▪ Parece triste ou desanimado? ▪ Não vê prazer na vida ou diz não ter mais futuro? ▪ Está mais irritado ou impaciente? ▪ Está se isolando, não convivendo com os outros?
Ansiedade	▪ Fica preocupado sobre eventos planejados? ▪ É incapaz de relaxar ou é excessivamente tenso? ▪ Preocupa-se excessivamente mesmo com coisas triviais?
Apatia	▪ Não tem interesse pelo mundo à volta? ▪ Não tem iniciativa para as atividades cotidianas? ▪ Tem sido mais difícil engajá-lo em conversas ou afazeres cotidianos?
Desinibição	▪ Age impulsivamente, sem pensar? ▪ Tem feito ou dito coisas que não devem ser feitas ou faladas em público? ▪ Mudou a personalidade? Está menos "social"?
Agitação	▪ O paciente é pouco cooperativo? ▪ O paciente é agressivo verbal ou fisicamente? ▪ Perambula a esmo pela casa? ▪ Fica mexendo em objetos a sua volta repetidamente?
Delírios	▪ Acredita em coisas que não são reais? ▪ Acha que alguém está tentando lhe fazer mal ou roubá-lo? ▪ Afirma que seus parentes não são quem dizem ser?
Alucinações	▪ Relata ouvir vozes ou age como se ouvisse vozes? ▪ Vê coisas, pessoas ou animais que não são vistas pelos outros? ▪ Comporta-se como se visse coisas que os outros não vêem?
Sono	▪ Tem dificuldade de iniciar ou manter o sono? ▪ Fala ou faz movimentos durante o sono como se estivesse acordado? ▪ Tem sonhos vívidos ou pesadelos frequentemente? ▪ Tem roncos? Acorda fadigado? Tem sonolência diurna?
Apetite e hábito alimentar	▪ Tem tido menos ou mais apetite? Tem tido compulsão alimentar? ▪ Apresentou alguma mudança no comportamento alimentar? ▪ Mudou a preferência alimentar (p. ex., passou a ter preferência por doces)?

Fonte: Desenvolvido pela autoria.

A história deve ser direcionada para identificar os sintomas cognitivos e/ou comportamentais presentes, a cronologia de aparecimento e se estão acarretando algum prejuízo na funcionalidade do paciente. Os sintomas cognitivos podem ser investigados na anamnese por meio de perguntas direcionadas a cada domínio cognitivo: memória; atenção; funções visuespaciais, gnosias, praxias, funções executivas e linguagem.

A avaliação funcional inicia-se na própria anamnese, devendo-se buscar junto ao paciente e, sobretudo, junto ao familiar ou acompanhante, evidências de que os déficits cognitivos estejam interferindo no desempenho das AVD. Deve-se questionar sobre as atividades instrumentais e básicas de vida diária (AIVD e ABVD [banho, higiene, capacidade de se alimentar, continência e transferência], respectivamente). Sempre atentar que o declínio funcional se refere a uma comparação ao grau prévio de funcionalidade basal do próprio paciente. Por isso, é sempre necessário conhecer como era a rotina do paciente antes do declínio (p. ex., como ele desempenhava suas atividades laborais, como lidava com finanças, como executava as atividades domésticas, entre outros). Uma vez que haja dependência para AIVD, parte-se para as perguntas sobre as ABVD.

Recomenda-se também o emprego de questionários específicos, como o de atividades funcionais (QAF), de Pfeffer, que pode ser entregue ao acompanhante para ele responder enquanto se faz os testes cognitivos. Os escores no QAF de Pfeffer também variam de zero a 30 pontos, em que escores maiores indicam pior desempenho. É um teste não influenciado pela escolaridade e a nota de corte é de 5 pontos (> 5). É um questionário útil para o acompanhamento da evolução (Quadro 18.4).

Quadro 18.4. **Questionário de atividades funcionais de Pfeffer**

1. Ele (ela) manuseia seu próprio dinheiro?	
0 – Normal 1 – Faz com dificuldade 2 – Necessita de ajuda 3 – Não é capaz	0 – Nunca o fez, mas poderia fazê-lo agora 1 – Nunca o fez e agora teria dificuldade
2. Ele (ela) é capaz de comprar roupas, comida, coisas para casa sozinho (a)?	
0 – Normal 1 – Faz com dificuldade 2 – Necessita de ajuda 3 – Não é capaz	0 – Nunca o fez, mas poderia fazê-lo agora 1 – Nunca o fez e agora teria dificuldade
3. Ele (ela) é capaz de esquentar a água para o café e apagar o fogo?	
0 – Normal 1 – Faz com dificuldade 2 – Necessita de ajuda 3 – Não é capaz	0 – Nunca o fez, mas poderia fazê-lo agora 1 – Nunca o fez e agora teria dificuldade
4. Ele (ela) é capaz de preparar uma comida?	
0 – Normal 1 – Faz com dificuldade 2 – Necessita de ajuda 3 – Não é capaz	0 – Nunca o fez, mas poderia fazê-lo agora 1 – Nunca o fez e agora teria dificuldade
5. Ele (ela) é capaz de manter-se em dia com as atualidades, com os acontecimentos da comunidade ou da vizinhança?	
0 – Normal 1 – Faz com dificuldade 2 – Necessita de ajuda 3 – Não é capaz	0 – Nunca o fez, mas poderia fazê-lo agora 1 – Nunca o fez e agora teria dificuldade
6. Ele (ela) é capaz de prestar atenção, entender e discutir um programa de rádio ou televisão, um jornal ou uma revista?	
0 – Normal 1 – Faz com dificuldade 2 – Necessita de ajuda 3 – Não é capaz	0 – Nunca o fez, mas poderia fazê-lo agora 1 – Nunca o fez e agora teria dificuldade
7. Ele (ela) é capaz de lembrar-se de compromissos, acontecimentos familiares, feriados?	
0 – Normal 1 – Faz com dificuldade 2 – Necessita de ajuda 3 – Não é capaz	0 – Nunca o fez, mas poderia fazê-lo agora 1 – Nunca o fez e agora teria dificuldade
8. Ele (ela) é capaz de manusear seus próprios remédios?	
0 – Normal 1 – Faz com dificuldade 2 – Necessita de ajuda 3 – Não é capaz	0 – Nunca o fez, mas poderia fazê-lo agora 1 – Nunca o fez e agora teria dificuldade

(*Continua*)

Quadro 18.4. Questionário de atividades funcionais de Pfeffer (*Continuação*)

9. Ele (ela) é capaz de passear pela vizinhança e encontrar o caminho de volta para casa?	
0 – Normal	0 – Nunca o fez, mas poderia fazê-lo agora
1 – Faz com dificuldade	1 – Nunca o fez e agora teria dificuldade
2 – Necessita de ajuda	
3 – Não é capaz	
10. Ele (ela) pode ser deixado (a) em casa sozinho (a) de forma segura?	
0 – Normal	0 – Nunca ficou, mas poderia ficar agora
1 – Sim, com precauções	1 – Nunca ficou e teria dificuldade
2 – Sim, por curtos períodos	
3 – Não poderia	

Fonte: Desenvolvido pela autoria.

Sintomas neuropsiquiátricos (p. ex., transtornos de humor e sintomas psicóticos) devem ser sempre questionados por alguns motivos. Primeiro, os sintomas neuropsiquiátricos são muito comuns em doenças que causam transtornos cognitivos, podendo inclusive antecedê-los. Segundo, os transtornos psiquiátricos primários podem ser causa de síndromes cognitivas e são importantes diagnósticos diferenciais. Terceiro, esses sintomas acarretam grande impacto na qualidade de vida e nos cuidados desses pacientes, sendo, portanto, alvos de tratamentos farmacológicos e não farmacológicos.

Outros dados fundamentais da história clínica são a idade de início (demência pré-senil vs. senil), como se deu a instalação dos sintomas (insidioso vs. súbito) e a velocidade do comprometimento cognitivo (demência lentamente vs. rapidamente progressiva). Essas três informações podem gerar diferentes hipóteses diagnósticas para uma mesma síndrome cognitiva. Por exemplo, casos de demência pré-senil (início dos sintomas < 65 anos) ou rapidamente progressiva (evolução em demência moderada a grave em menos de um ou dois anos) têm diagnósticos diferenciais mais diversos, incluindo etiologias potencialmente reversíveis (p. ex., encefalites imunomediadas) e, por isso, requerem uma investigação mais ampla.

A avaliação cognitiva, por sua vez, já se inicia durante a própria anamnese, observando-se os níveis de consciência e de atenção, o humor, o comportamento durante a entrevista, o juízo crítico, a organização do pensamento, a linguagem espontânea e a capacidade de evocar fatos recentes ou remotos.

O exame cognitivo propriamente dito deve ser feito inicialmente com testes de rastreio que permitam, com suficiente segurança, levantar suspeitas sobre possível quadro demencial. Dos diferentes testes de rastreio disponíveis, o miniexame do estado mental (MEEM) é o mais empregado (ver Capítulo 2 – Semiologia Neurológica). Trata-se de teste simples e de rápida aplicação, avaliando orientação temporoespacial, memória, atenção e cálculo, linguagem e habilidades visuais-construtivas. O escore varia de zero a 30 pontos, com escores maiores indicando melhor desempenho. O escore obtido nesse teste é fortemente influenciado pela escolaridade, recomendando-se o emprego de notas de corte diferenciadas conforme o nível educacional (Quadro 18.5).

Quadro 18.5. Notas de cortes de alguns testes de rastreio normatizados pela escolaridade na população brasileira

Teste cognitivo	Notas de corte sugeridas na população brasileira
Miniexame do Estado Mental (MEEM)	▪ Por escolaridade: ▪ Analfabetos: ≤ 19 ▪ 1 a 4 anos: ≤ 24 ▪ 5 a 8 anos: ≤ 26 ▪ 9 a 11 anos: ≤ 27 ▪ ≥ 12 anos: ≤ 28
Bateria Breve de Rastreio Cognitivo (BBRC)	▪ Teste de memória de figuras: ▪ Memória incidental: ≤ 4 ▪ Memória Imediata: ≤ 6 ▪ Aprendizado: ≤ 6 ▪ Memória tardia: ≤ 5 ▪ Reconhecimento: ≤ 7 ▪ Fluência verbal semântica (animais) por escolaridade ▪ Analfabetos: ≤ 8 ▪ 1 a 7 anos: ≤ 11 ▪ ≥ 8 anos: ≤ 12
Avaliação Cognitiva de Montreal (MoCA)	▪ Para diagnóstico de demência (por escolaridade): ▪ Analfabetos: ≤ 8 ▪ 1 a 4 anos: ≤ 15 ▪ 5 a 8 anos: ≤ 16 ▪ 9 a 11 anos: ≤ 19 ▪ ≥ 12 anos: ≤ 21

Fonte: Adaptado de Smid J, Studart-Neto A, César Freitas KG, *et al.*, 2022.

Embora o MEEM esteja amplamente sedimentado na prática clínica, outros testes de rastreio cognitivo vêm sendo desenvolvidos, com destaque para a Avaliação Cognitiva de Montreal (MoCA, do inglês *Montreal Cognitive Assessment*). Esse instrumento contempla itens de funções executivas (teste de trilhas e relógio), habilidades visuoconstrutivas (cópia de um cubo e relógio), memória (evocação de cinco palavras), atenção (dígitos na ordem direta e inversa, vigilância e subtrações seriadas), linguagem (nomeação, repetição e fluência verbal fonêmica), abstração e orientação (Capítulo 2). O escore máximo é também de 30 pontos. O MoCA apresenta, portanto, maior número de domínios cognitivos, sobretudo atenção e funções executivas. Assim como o MEEM, o MoCA sofre muita influência da escolaridade.

Pensando nessa dificuldade de um instrumento que avalie populações com menor escolaridade, foi, então, desenvolvido, por Nitrini *et al.*, a bateria breve de rastreio cognitivo (BBRC), que consiste em um teste de memória com dez figuras e uma interferência com fluência verbal semântica (animais) e o teste do desenho do relógio. Estudos mostraram que o desempenho no Teste de Memória de Figuras da BBRC não sofre influência da escolaridade. No Capítulo 2, há uma melhor descrição dos três testes de rastreio.

Testes neuropsicológicos são requeridos quando a avaliação cognitiva breve não for suficientemente sensível para detectar o prejuízo, o que pode ocorrer em indivíduos com CLL (sobretudo se alta escolaridade). As baterias neuropsicológicas consistem em uma avaliação cognitiva mais extensa, com testes padronizados por idade e escolaridade, cujos resultados são comparados habitualmente a uma média populacional em uma curva de distribuição normal e fornecidos em desvio-padrão ou z-escore.

Por fim, na consulta de um paciente com transtornos cognitivos, deve ser realizado não apenas o exame cognitivo, mas todo o exame neurológico completo. Pois, além dos sintomas cognitivos, o paciente pode apresentar outros sinais neurológicos. Em especial, alguns achados podem ter particular relevância, como sinais de parkinsonismo, alterações de marcha e ou de motricidade ocular. Os reflexos primitivos são frequentemente observados em pacientes com comprometimento frontal e em quadros demenciais graves. São os sinais de "frontalização". Entre os reflexos primitivos, estão os reflexos de preensão palmar (*grasping*), de busca (*grouping*), de protrusão labial (*snouting*), de sucção e palmomentoneano.

DIAGNÓSTICO NOSOLÓGICO E ETIOLÓGICO

As causas de demência são múltiplas. Podemos agrupar as diferentes etiologias de demências em dois grandes grupos: o as demências sem; e o das com evidência de comprometimento estrutural. As demências com evidência de comprometimento estrutural podem ser divididas em primárias (ou neurodegenerativas) e secundárias (Figura 18.2). De modo geral, as demências sem evidência de comprometimento estrutural e as demências secundárias incluem algumas causas potencialmente reversíveis.

As demências sem comprometimento estrutural são decorrentes de distúrbios toxicometabólicos secundários a doenças sistêmicas (p. ex., uremia, hiperamonemia, hiponatremia), carenciais (como deficiência de ácido fólico, tiamina e vitamina B12) e hormonais (como hipotireoidismo). Outra causa importante de demência secundária sem lesão estrutural é aquela consequente à ação de drogas sobre o SNC. Por isso, é de fundamental importância que seja feito um levamento das medicações que o paciente usa frequentemente. De modo geral, os fármacos com mecanismo de ação anticolinérgico, anti-histaminérgico ou os agonistas gabaérgicos são aqueles que têm ação deletéria para cognição. O Quadro 18.6 traz alguns exemplos dessas medicações.

O diagnóstico de demências secundárias sem lesão estrutural depende essencialmente de exames laboratoriais e de história clínica detalhada, buscando relacionar a presença de doenças sistêmicas. O Quadro 18.7 lista os exames laboratoriais obrigatórios na investigação etiológica das demências. Muitas das etiologias toxicometabólicas causam encefalopatias de instalação aguda e, muitas vezes, com distúrbios da consciência e da atenção associados, quando o diagnóstico deve ser o de síndrome confusional aguda (ou *delirium*) e não de demência.

Doenças infecciosas são também causas relevantes de demências secundárias e nem sempre há evidências de comprometimento estrutural nos exames de neuroimagem. Nesse grupo, destacam-se a neurossífilis e o comprometimento neurocognitivo associado ao HIV (HAND, do inglês *associated neurocognitive disorder HIV*). O diagnóstico dessas demências infecciosas sempre virá da sorologia e do exame do líquido cefalorraquidiano (LCR).

O exame de LCR não está indicado apenas quando há suspeita de doença infecciosa do SNC, como também em pacientes com início dos sintomas em idade inferior a 65 anos, pacientes com apresentações clínicas atípicas de demência ou curso rápido ou com hidrocefalia comunicante. Além de causas infecciosas, o exame do LCR é muito útil nas suspeitas de causas inflamatórias ou autoimunes.

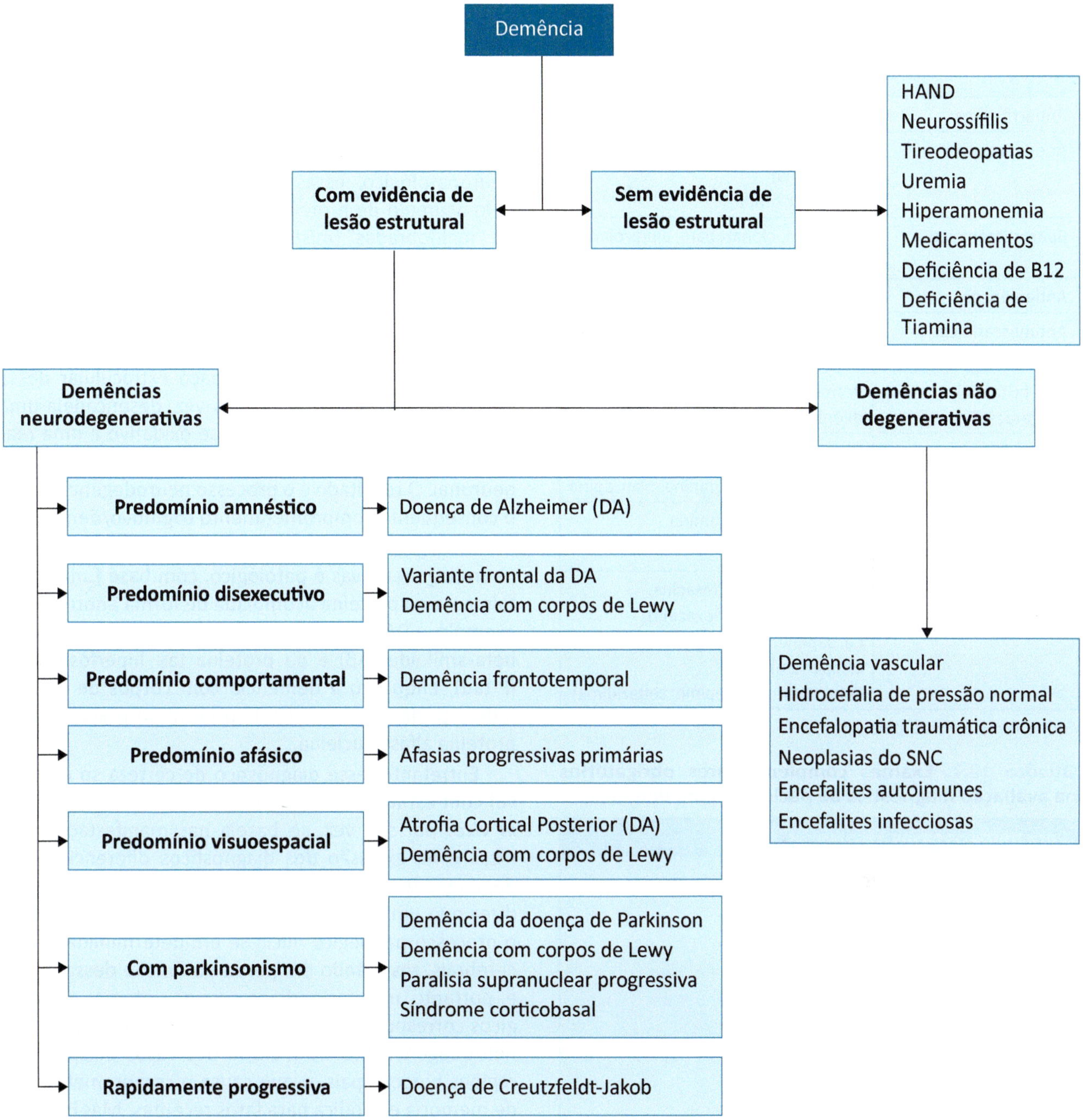

Figura 18.2. Principais diagnósticos diferenciais etiológicos de uma demência. No grupo das demências degenerativas, divisão a partir do sintoma cognitivo mais proeminente no início.
HAN: *HIV associated neurocognitive disorder* (comprometimento neurocognitivo associado ao HIV).
Fonte: Desenvolvida pela autoria.

Outro subgrupo de demências secundárias são aquelas com evidência de lesão estrutural do SNC: doença cerebrovascular (DCV), tumores, hidrocefalia, hematoma subdural, encefalites autoimunes e infecciosas. Nesses casos, o diagnóstico específico depende fundamentalmente de métodos de neuroimagem estrutural, como a tomografia computadorizada (TC) ou a ressonância magnética (RM) de crânio. A tomografia tem como vantagens seu custo mais baixo e a maior rapidez na sua realização. A RM oferece como principal vantagem a avaliação mais detalhada da substância branca, permitindo o diagnóstico de DV secundária a doenças de pequenos vasos, além de possibilitar melhor visualização de padrões de atrofia cortical.

Quadro 18.6. Lista de medicações associados a declínio cognitivo ou a estado confusional agudo

Classe farmacológica	Exemplos
Antiarrítmicos	Disopiramida
Antidepressivos	Tricíclicos (amitriptilina, clomipramina, nortriptlina) ISRS (paroxetina)
Benzodiazepínico	Diazepam, clonazepam, alprazolam, bromazepam
Antieméticos	Proclorperazina
Antimuscarínicos (incontinência urinária)	Oxibutinina, darifenacina, tolterodina, solifenacina
Anti-histamínicos (1ª geração)	Prometazina, dimenidrinato, difenidramina, hidroxizina
Antiparkinsonianos	Biperideno
Antipsicóticos	Clorpromazina, clozapina, olanzapina
Antiespasmódicos	Beladona, escopolamina
Relaxantes musculares	Ciclobenzaprina
Antibióticos	Quinolonas (ciprofloxacina, norfloxacina, levofloxacina) Carbapenêmicos (imipenem, ertapenem) Cefalosporina (cefepime, ceftazidima)

Fonte: Desenvolvido pela autoria.

Quadro 18.7. Exames complementares obrigatórios na avaliação diagnóstica de pacientes com demência

Para todos os casos
▪ Hemograma completo ▪ Ureia e creatinina ▪ TSH ▪ Albumina ▪ Enzimas hepáticas ▪ Vitamina B12 ▪ Ácido fólico ▪ Cálcio sérico ▪ Reações sorológicas para sífilis ▪ Tomografia ou ressonância magnética do encéfalo
Para casos selecionados*
▪ Análise do líquido cefalorraquidiano (LCR) ▪ Exames de neuroimagem funcional (SPECT ou PET com ^{18}FDG) ▪ Eletroencefalograma ▪ Sorologia para HIV (para pacientes com idade inferior a 60 anos, com apresentações clínicas atípicas, ou com sintomas sugestivos)

***Exemplos de casos selecionados:** demências de início pré-senil (< 65 anos), demências rapidamente progressivas, demências atípicas ou para diagnósticos diferenciais com outras demências neurodegenerativas.
Fonte: Desenvolvido pela autoria.

O último grupo de etiologias corresponde às demências primárias ou neurodegenerativas. Tanto em estudos epidemiológicos como em estudos de banco de cérebros, as patologias neurodegenerativas são as causas mais prevalentes e aquelas que estão mais associadas ao envelhecimento cerebral. Do ponto de vista neuropatológico, essas demências são caracterizadas pelo acúmulo de proteínas anormalmente processadas ou "maldobradas" (*misfolded proteins diseases*) no SNC. Essas proteínas são encontradas normalmente nas células do tecido nervoso e, por fenômenos ainda não muito bem-elucidados, sofrem processos de alteração estrutural e falhas nos mecanismos de *clearance* que geram acúmulo intracelular ou no espaço extracelular dessa proteína. Esse acúmulo, por sua vez, desencadeia uma cascata inflamatória e de estresse oxidativo e uma reação astrocitária e da micróglia que culminam na morte neuronal. O resultado é o processo neurodegenerativo e o consequente comprometimento cognitivo/demência.

O diagnóstico de certeza desse grupo de doenças neurodegenerativas é patológico, com base fundamentalmente na proteína acumulada de forma anormal. Por exemplo, a DA caracteriza-se pela presença do peptídeo beta-amiloide (Aβ) e da proteína tau hiperfosforilada (P-tau), enquanto a demência com corpos de Lewy e a doença de Parkinson (DP) apresentam o acúmulo da proteína alfassinucleína.

Entretanto, esse diagnóstico de certeza só é possível com estudo patológico *post mortem*. O diagnóstico *in vivo*, por sua vez, se baseia nas manifestações clínicas e na exclusão dos diagnósticos diferenciais não degenerativos. Para entender isso melhor, é preciso dizer que em cada doença neurodegenerativa do SNC, o processo patológico inicia-se em determinadas áreas cerebrais, resultando em perda da função dessa região e, portanto, manifestando-se com os sintomas neurológicos correspondentes. Por exemplo, na DA, o processo neurodegenerativo na maioria dos casos inicia-se nas regiões hipocampais, o que causa o comprometimento de memória episódica para fatos recentes. Mas há casos que esse processo neurodegenerativo da DA tem início em áreas relacionadas à linguagem ou em áreas de associação visual, gerando fenótipos atípicos (variantes afásicas e de comprometimento visuais, respectivamente). À medida que o processo neurodegenerativo se alastra por outras áreas cerebrais, novos sintomas surgem e o quadro demencial progride em gravidade até chegar ao estágio avançado da doença. Isso explica o porquê de as demências neurodegenerativas apresentarem manifestações cognitivas distintas no início, mas, ao fim, todas as demências em estágio grave são semelhantes. Por esse motivo, o diagnóstico etiológico de uma demência em estágio grave é mais difícil e uma boa história clínica pode organizar a cronologia dos sintomas iniciais. Dessa forma, a melhor forma de iniciar o raciocínio diagnóstico em demências é identificar quais os primeiros sintomas cognitivos (Figura 18.2).

Além de manifestações cognitivas, muitas demências podem apresentar sinais motores, sobretudo distúrbios do movimento. Dessa forma, nesses casos, o exame neurológico constitui a ferramenta diagnóstica principal, revelando tremor, rigidez, bradicinesia e distúrbio de marcha característico na DP e na demência com corpos de Lewy; alteração da motricidade ocular extrínseca na paralisia supranuclear progressiva (PSP); movimentos coreicos na doença de Huntington; distonia, mioclonias e parkinsonismo na degeneração corticobasal (DCB).

A seguir, apresentamos as características clínicas básicas das principais formas de demência.

DOENÇA DE ALZHEIMER

Conceito e patologia

A DA foi descrita originalmente em uma paciente de 51 anos de idade com quadro de demência iniciado com ideias delirantes seguidas de declínio cognitivo. O paciente faleceu após 4 anos do início dos sintomas. Por conta da idade do paciente, durante diversas décadas, o termo "doença de Alzheimer" ficou reservado para a forma de demência degenerativa que incidia na faixa etária pré-senil (antes dos 65 anos de idade). A partir da década de 1970, com o avanço dos conhecimentos na área, verificou-se que a então denominada "doença de Alzheimer" era semelhante, tanto do ponto de vista clínico como histopatológico, à chamada "demência senil", e o epônimo "doença de Alzheimer" passou a ser utilizado independendo da faixa etária do paciente.

Tanto estudos epidemiológicos como pesquisas em banco de cérebros estimam que cerca de 50% dos casos de demência sejam consequentes à DA e sua prevalência aumenta expressivamente com o envelhecimento. Embora seja a causa de demência mais comum, é muito frequente a coexistência de DA com DCV e/ou com outras patologias neurodegenerativas (demência mista), sobretudo a partir dos 80 anos.

A DA caracteriza-se, do ponto de vista anatomopatológico, por atrofia cortical que acomete sobretudo a formação hipocampal e áreas corticais associativas. Ao exame histopatológico, caracteriza-se pela presença de emaranhados neurofibrilares e placas senis, além de perda neuronal e sináptica, astrogliose e ativação da micróglia.

Os emaranhados neurofibrilares são lesões intraneuronais, resultantes do acúmulo de proteína tau, a qual é constituinte normal dos microtúbulos (parte do citoesqueleto neuronal) e que sofre processo de P-tau. As placas senis são lesões extracelulares formadas por acúmulo do peptídeo Aβ envolta por terminações nervosas (axônios e dendritos) degeneradas e restos de células gliais. Essas duas proteínas (Aβ e P-tau) são consideradas as proteínas principais na fisiopatologia da DA.

Genética e fisiopatologia

A DA é responsável por mais de 50% dos casos de demência. Na maioria das vezes, sua ocorrência é esporádica, embora existam casos familiares (menos de 2%) com padrão de transmissão autossômica dominante, incidindo em indivíduos mais jovens (em geral antes dos 60 anos de idade), determinados por mutações nos genes da presenilina 1, da presenilina 2 ou da proteína precursora de amiloide. Esse último gene localiza-se no cromossomo 21 e por isso pacientes portadores da trissomia do 21 (síndrome de Down) apresentam maior incidência de DA do que a população geral. A pesquisa de mutação desses genes deve ser considerada em casos de DA de início pré-senil com história familial com padrão de herança mendeliana autossômica dominante.

Nos casos esporádicos, vários genes são implicados como fatores de risco (poligênico), embora a maioria desses genes tenha um peso individual muito pequeno no risco de desenvolvimento da DA. A principal exceção é o gene que codifica a apolipoproteína E (APOE), uma proteína plasmática transportadora de colesterol. O gene da APOE tem três alelos (ε2, ε3 e ε4), sendo o alelo ε4 aquele implicado na DA. A presença de um alelo ε4 aumenta o risco de DA em três a cinco vezes e a presença de dois alelos ε4 o eleva de 10 a 15 vezes. É importante ressaltar que o alelo ε4 não está presente em cerca de 20% dos casos de DA esporádica. Por isso, na prática clínica, não se utiliza a pesquisa de polimorfismos da APOE no diagnóstico de DA, já que a ausência de ε4 não exclui o diagnóstico e a presença de ε4 não o confirma.

As primeiras descrições de casos de DA consequente à mutação do gene da proteína precursora de amiloide ocasionaram a formulação de uma hipótese denominada "teoria da cascata amiloide". De acordo com essa teoria, o acúmulo extracelular do peptídeo Aβ seria o evento inicial da fisiopatologia. A proteína precursora de amiloide é uma proteína transmembrana que apresenta duas vias de clivagem: uma não amiloidogênica; e outra amiloidogênica. O Aβ é formado na via amiloidogênica. Nas formas familiares, haveria um aumento da produção Aβ, enquanto nas formas esporádicas ocorreria diminuição da eliminação do Aβ produzido (*clearance*). Esse peptídeo Aβ se agregaria formando, inicialmente, oligômeros solúveis e, depois, em polímeros insolúveis que se depositam como placas senis. Oligômeros solúveis já teriam um efeito neurotóxico e o conjunto de oligômeros solúveis e insolúveis promoveria uma cascata de eventos (incluindo resposta inflamatória, disfunção sináptica e reação de astrócito e micróglia) cujo resultado seria a hiperfosforilação da proteína tau. Essa P-tau, por sua vez, ocasionaria uma perda da estabilização do citoesqueleto do neurônio e, como consequência, a morte neuronal. A consequência final de toda essa cascata de eventos é o processo neurodegenerativo. Apesar de ainda ser a hipótese fisiopatológica mais amplamente aceita, evidências mais recentes indicam que a DA pode ter outros mecanismos fisiopatológicos além daqueles da "cascata amiloide".

Manifestações clínicas e diagnóstico

O quadro clínico inicia-se de modo insidioso e com evolução progressiva. Na maioria dos casos, os primeiros sintomas são déficits de memória para fatos recentes, como confusão com datas, esquecer-se de compromissos, repetitivo nas perguntas ou com dificuldade de se lembrar de acontecimentos recentes. Dificuldades com caminhos pouco conhecidos ou de aprender novos percursos também são comuns. Inicialmente, esses sintomas não interferem na sua autonomia para as AVD, caracterizando como um estágio de CCL amnéstico decorrente da DA.

vão se aprofundam e sintomas em outros domínios cognitivos emergem, o paciente evolui progressivamente para um estágio de demência consequente à DA. Nessa fase, vão se evidenciando distúrbios de raciocínio lógico e de planejamento (funções executivas), alterações de linguagem (sobretudo dificuldades de nomeação e de encontrar palavras), disfunção visuespacial e desinteresse por atividades habituais, com apatia. Outras manifestações neuropsiquiátricos, como agitação e sintomas psicóticos (ideias delirantes, sobretudo de caráter persecutório, e alucinações) surgem frequentemente nas fases moderadas a graves. Nas fases avançadas, o paciente apresenta grave comprometimento de memória (inclusive para fatos remotos) e pode não mais reconhecer familiares e o seu próprio domicílio. Conforme os sintomas cognitivos e comportamentais pioram, o paciente progride na sua dependência funcional até perder a independência para ABVD.

Alterações de equilíbrio, marcha e força muscular estão ausentes, a não ser no período final, quando o paciente fica restrito ao leito. Esse padrão de acometimento quase exclusivo da cognição e do comportamento reflete a já mencionada distribuição do processo patológico, a qual acomete predominantemente a formação hipocampal e áreas corticais associativas, com preservação de áreas corticais primárias. A morte costuma ocorrer após evolução de 7 a 15 anos, embora evolução mais rápida possa ocorrer (sobretudo nos casos pré-senis), ou evolução com platôs de estabilidade relativa durante alguns anos.

Cerca de 15% dos pacientes se manifestam inicialmente sem prejuízo de memória recente. São casos de DA cujos primeiros sintomas são os de linguagem (variante logopênica), visuespacial (variante visual ou atrofia cortical posterior), sintomas comportamentais com ou sem prejuízo nas funções executivas (variantes comportamental e disexecutiva). Essas variantes não amnésticas de DA são mais frequentes na faixa pré-senil.

O diagnóstico da DA baseia-se em quadro clínico compatível e na exclusão de outras causas de demência pelos exames laboratoriais e de neuroimagem estrutural citados anteriormente. Os exames de neuroimagem revelam atrofia cortical difusa, mas que predomina na formação hipocampal (Figura 18.3).

Estudos mostram que os critérios diagnósticos têm uma boa sensibilidade (71% a 87%), mas uma especificidade não muito boa (44% a 71%) para identificar a DA. Diante disso, muitos esforços têm sido feitos na busca de marcadores biológicos (ou biomarcadores) que permitam diagnóstico mais preciso e, sobretudo, mais precoce. Os biomarcadores da DA podem ser investigados no LCR ou por meio de métodos de neuroimagem funcional/molecular.

Os biomarcadores no LCR consistem na dosagem do peptídeo Aβ, a proteína P-tau e da proteína tau total. Pacientes com DA apresentam diminuição da concentração de Aβ e aumento nas concentrações de P-tau e de tau total. É o que chamamos de "assinatura da DA" no LCR. Mais recentemente, pesquisas têm desenvolvido métodos de dosar essas mesmas proteínas no sangue (biomarcadores plasmáticos).

Outro importante método de biomarcadores são os exames de neuroimagem molecular que usam radioisótopos para aquisição da imagem. Dois são os métodos de aquisição da neuroimagem molecular: a tomografia por emissão de pósitrons (PET, do inglês *positron emission tomography*); e a tomografia por emissão de fóton único (SPECT, do inglês *single photon emission tomography*). A SPECT avalia a perfusão cerebral e, embora tenha um custo mais baixo, tem sido substituído pela PET cerebral, pois as imagens cerebrais adquiridas têm menor resolução espacial. O exame de PET cerebral avalia o metabolismo cerebral, pois usa uma glicose marcada com ^{18}F (fluordeoxiglicose ou FDG). O metabolismo glicolítico, por sua vez, é uma medida indireta da atividade sináptica neuronal. Por conseguinte, áreas de hipometabolismo cerebral indicam regiões corticais com neurodegeneração. Caracteristicamente, o padrão observado na DA é de hipometabolismo no córtex de associação tem-

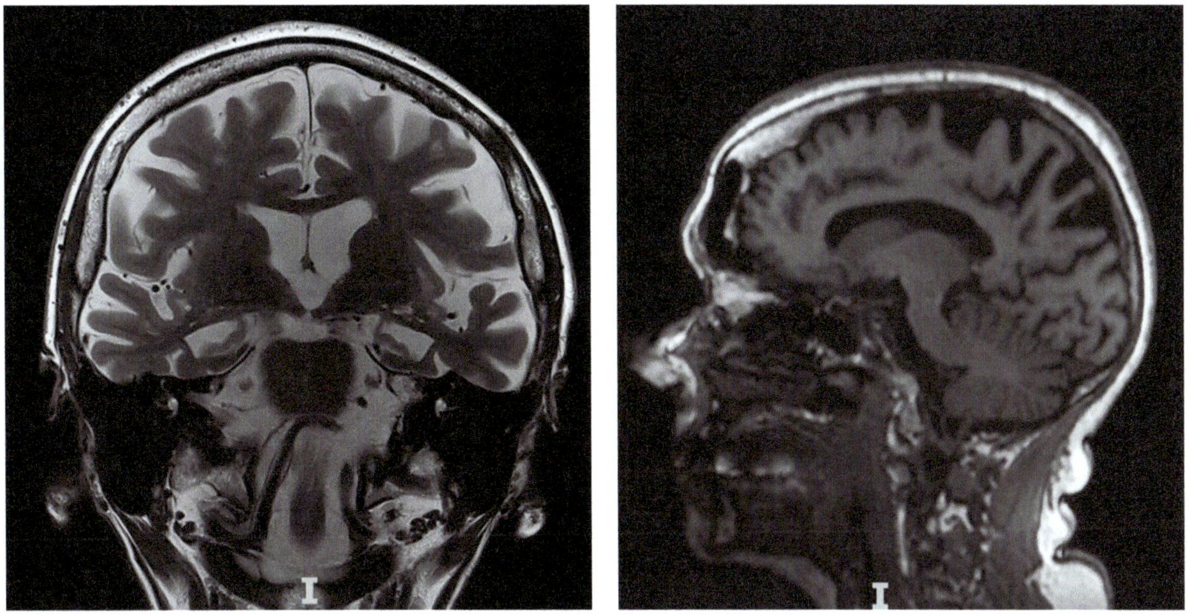

Figura 18.3. Imagens de ressonância magnética de encéfalo de um paciente com doença do Alzheimer. À esquerda, imagem em corte coronal mostrando atrofia dos hipocampos e, à direita, um corte sagital mostrando atrofia de predomínio parietal.
Fonte: Acervo da autoria.

poroparietal (Figura 18.4). Mais recentemente, foram desenvolvidos exames de PET que usam radioisótopos ligantes ao peptídeo Aβ (PET amiloide – Figura 18.5) ou à proteína P-tau (PET tau). Entretanto, até o momento, são exames de difícil disponibilidade em nosso País.

Os biomarcadores foram desenvolvidos inicialmente para pesquisa, em especial em ensaios clínicos. Atualmente, a solicitação de biomarcadores **é** recomendada em situações especiais:

1. Demências de início pré-senil (< 65 anos).
2. Demências rapidamente progressivas (DRP).
3. Demências atípicas.
4. Quando há dúvida entre DA ou outras demências neurodegenerativas.

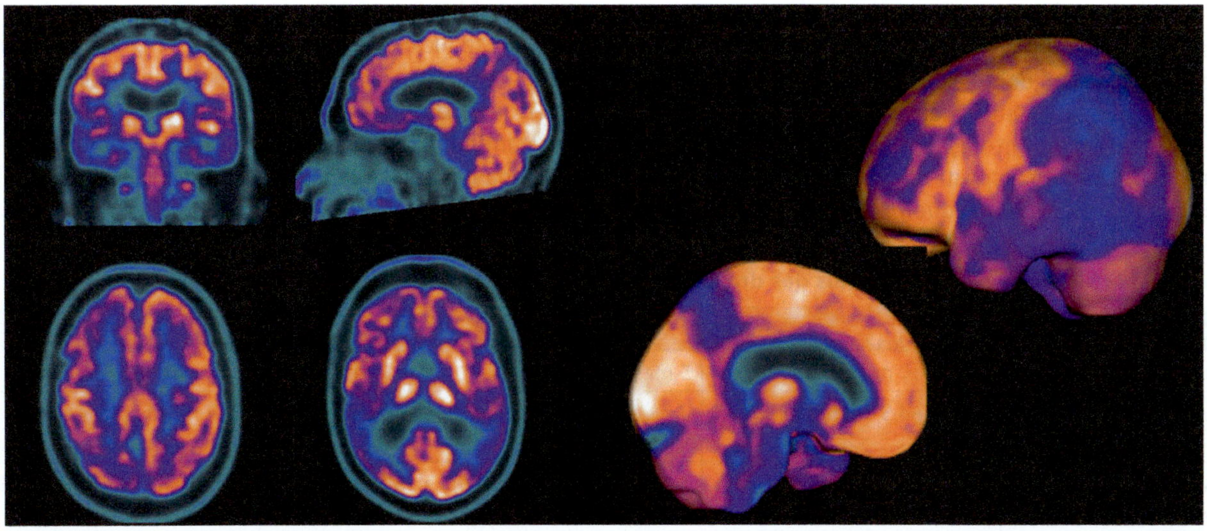

Figura 18.4. Tomografia por emissão de pósitrons (PET). Hipometabolismo glicolítico nas regiões temporoparietais característico da doença de Alzheimer.
Fonte: Imagens adquiridas no Centro de Medicina Nuclear do Instituto de Radiologia do Hospital das Clínicas da Faculdade de Medicina Nuclear.

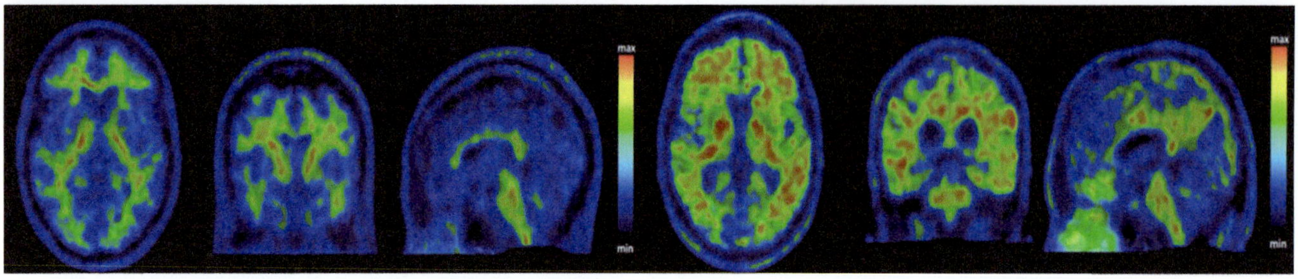

Figura 18.5. Tomografia por emissão de pósitrons (PET) com marcador para peptídeo beta-amiloide. Imagens à direita demonstram acúmulo anômalo de amiloide em córtex cerebral (em vermelho). Imagens à esquerda demostram não haver depósito cortical de amiloide.
Fonte: Imagens adquiridas no Centro de Medicina Nuclear do Instituto de Radiologia do Hospital das Clínicas da Faculdade de Medicina Nuclear.

No momento em que houver terapias modificadoras de doença (como fármacos antiamiloide) se tornarem disponíveis em nosso meio, as indicações do uso de biomarcadores serão ampliadas.

Tratamento

O tratamento atualmente disponível no Brasil é sintomático e corresponde aos inibidores da acetilcolinesterase (iAChE) e a memantina.

Os iAChE se baseiam na inibição das enzimas colinesterases, responsáveis pela destruição do neurotransmissor acetilcolina na fenda sináptica. Essa estratégia terapêutica baseia-se nas evidências de que ocorre redução significativa da concentração de acetilcolina em núcleos subcorticais específicos, como o núcleo basal de Meynert, e em sinapses corticais. Esse déficit colinérgico tem sido considerado responsável por parte das alterações cognitivas e comportamentais que ocorrem na doença.

Três drogas iAChE atualmente disponíveis são a donepezila, a galantamina e a rivastigmina (Tabela 18.1). Não há evidências de diferenças com relação à eficácia. A opção deve se basear na posologia, no perfil de eventos adversos e na interação com outras drogas, bem como no padrão de resposta clínica de cada paciente. Os eventos adversos mais frequentes são do TGI (náuseas, vômitos, cólicas, diarreia, anorexia) e cardiovasculares (bradicardia sintomática). Para minimizar os eventos adversos, todos os anticolinesterásicos devem ter suas doses aumentadas em intervalos de, pelo menos, 30 dias.

Recomenda-se que essas drogas sejam prescritas a pacientes com demência de intensidade leve a moderada, embora sejam também eficazes na fase grave. São observados efeitos terapêuticos modestos sobre a cognição, comportamento e AVD. Essas medicações estão disponíveis no Brasil para uso de todos os pacientes de forma gratuita em unidades do Sistema Único de Saúde (SUS).

A memantina é o outro fármaco disponível para tratamento sintomático em pacientes com DA. Trata-se de um antagonista do receptor NMDA de glutamato. A memantina está indicada nos estágios moderado a grave da DA e não há recomendações para o uso em casos leves. A posologia é de duas tomadas/dia de 10 mg (um comprimido); devendo-se iniciar com 5 mg pela manhã (meio comprimido) 1 vez/dia e aumentar 5 mg a cada semana, até que se alcance a posologia de 10 mg 2 vezes/dia (ou 20 mg 1 vez/dia). A memantina pode ser utilizada de forma isolada ou em associação aos iAChE. A associação da memantina para o paciente que já faz uso do inibidor está indicada nas fases moderadas a grave, com efeito aditivo na ação benéfica sobre a cognição e comportamento.

Tabela 18.1. Características principais das drogas anticolinesterásicas

Medicação	Apresentações	Dose inicial	Dose terapêutica	Formas de administração
Donepezila	5 mg a 10 mg	5 mg/dia	5 a 10 mg/dia	Via oral, 1 vez/dia
Rivastigmina	1,5 – 3 – 4,5 – 6 mg	3 mg/dia	6 a 12 mg/dia	Via oral, divididos em 2 doses ao dia
Rivastigmina transdérmica*	Adesivos de 4,6 mg – 9,5 mg – 13,3 mg	4,6 mg/dia	9,5 a 13,3 mg/dia	Via transdérmica, 1 vez/dia
Galantamina	8 – 16 – 24 mg	8 mg/dia	16 a 24 mg/dia	Via oral, 1 vez/dia

* Cada adesivo de rivastigmina de 5 cm^2 contém 9 mg (cujo percentual de liberação é de 4,6 mg em 24 horas). Adesivos de 10 cm^2 contêm 18 mg (com liberação de 9,5 mg em 24 horas) e os de 15 cm^2 contêm 27 mg (com liberação de 13,3 mg em 24 horas).
Fonte: Desenvolvida pela autoria.

Os transtornos de humor e comportamento, como depressão e agressividade, e a sintomatologia psicótica podem necessitar de tratamento farmacológico específico. Nesses casos, deve ser dada preferência a antidepressivos com menor ação anticolinérgica (como os inibidores seletivos de recaptação de serotonina [ISRS]) e os antipsicóticos atípicos (com menor ação sobre o sistema extrapiramidal).

Para quadros de agitação leve em pacientes virgens de tratamento, uma boa possibilidade terapêutica é o uso dos iAChE, que têm ação no comportamento. Se não for suficiente, aconselha-se o uso dos ISRS, que, muitas vezes, são eficientes em reduzir a agitação de pacientes com DA. Os ISRS mais utilizados são sertralina, citalopram e escitalopram.

A prescrição de antipsicóticos atípicos (risperidona, quetiapina, olanzapina, aripiprazol, brexpiprazol) deve ser restrita ao tratamento de sintomas psicóticos (delírios e alucinações) e quadros de agressividade; sempre na menor dose possível e pelo menor tempo necessário. Além dos efeitos extrapiramidais (parkinsonismo), aumentam os riscos de eventos cardiovasculares e morte. Importante ressaltar que os antipsicóticos atípicos não têm a indicação terapêutica para uso em demências aprovada em bula. Em 2023, foi aprovado o brexpiprazol (antipsicótico atípico), pela agência americana US Food and Drug Administration (FDA) para tratamento da agitação associada à DA. Sua aprovação foi dada após dois estudos com resultados positivos, em doses de 2 e 3 mg/dia.

O tratamento das alterações comportamentais deve, quando possível, ser iniciado por medidas não farmacológicas, orientando-se os cuidadores quanto ao quadro observado, fatores desencadeantes, alternativas de mudança de foco, entre outros.

Distúrbios de sono também são frequentes na DA. A agitação noturna e a dificuldade de iniciar o sono, que são sintomas desgastantes aos cuidadores, podem ser manejados por baixas doses de quetiapina, uso de trazodona e, mais recentemente, a medicação suvorexant demonstrou efetividade no auxílio a esse distúrbio.

O acompanhamento por equipe multiprofissional sempre que possível, incluindo terapeutas ocupacionais, psicólogos, fonoaudiólogos, enfermeiros e fisioterapeutas (nas fases mais avançadas), além de medidas de orientação e suporte ao familiar/cuidador são de grande importância, reduzindo, em muitos casos, a necessidade de prescrição de neurolépticos, além de diminuírem a carga sobre o cuidador e a institucionalização.

Em 2021, o aducanumab tornou-se a primeira droga antiamiloide aprovada pela FDA para uso clínico em pacientes com DA. O aducanumab é um anticorpo monoclonal que remove o peptídeo Aβ. A indicação seria apenas para pacientes nas fases de CCL e de demência leve pela DA e que apresentem algum biomarcador amiloide positivo. Entretanto, a aprovação do aducanumab foi envolto de controvérsias, pois, dos dois ensaios clínicos fase III, um teve seus resultados negativos e o outro mostrou um desfecho clínico questionável. No ano de 2024, a empresa suspendeu a comercialização do aducanumab. Em 2023, a FDA aprovou o segundo anticorpo monoclonal antiamiloide, denominado "iecanemab", também para as fases iniciais da DA (CCL e demência leve). O donanemab foi outro anticorpo monoclonal que mostrou diferença significativa entre os grupos placebo e medicado nos escores cognitivos e funcionais. Entretanto, a importância dessa mudança de escores, ou seja, a real significância clínica, permanece incerta em todos os ensaios com monoclonais. Além disso, os agentes antiamiloide apresentam uma taxa alta de eventos adversos neurológicos potencialmente graves (edema, micro-hemorragias e até acidente vascular cerebral [hemorrágico [AVCh]). Os anticorpos monoclonais antiamiloide não são disponíveis até o momento no Brasil. Deveremos ficar atentos quanto aos estudos que serão realizados depois da liberação desses fármacos para o uso na prática clínica (estudos de fase 4) para sabermos se essa será a principal opção terapêutica para as fases iniciais da DA.

DEMÊNCIA FRONTOTEMPORAL

O grupo das demências frontotemporais (DFT) constitui exemplo de formas de degeneração cerebral focal, em que as manifestações clínicas apresentam estreita relação com a distribuição do processo degenerativo.

Do ponto de vista anatomopatológico, o termo empregado é "degeneração lobar frontotemporal" (DLFT). A terminologia DFT é utilizada para as síndromes clínicas decorrentes da DLFT. Há duas grandes formas de apresentação: a variante comportamental (vcDFT); e as variantes de linguagem (afasias progressivas primárias ou APP). O grupo das DFT costuma incidir mais frequentemente na faixa pré-senil, embora possa também ter apresentação após os 65 anos. Cerca de 40% dos pacientes têm história familial positiva e de 10% a 20% apresentam um padrão de herança autossômica dominante.

O quadro clínico da vcDFT caracteriza-se por apatia, alterações da afetividade ou do comportamento social, com redução do senso moral e consequente desinibição e impulsividade. As alterações de julgamento ou comportamento social são desproporcionais ao déficit de memória anterógrada. Essas manifestações decorrem do predomínio frontal e temporal da atrofia cerebral.

O diagnóstico da vcDFT baseia-se na anamnese, com relato de alterações de comportamento como primeira manifestação, e na avaliação neuropsicológica, revelando comprometimento predominante de funções executivas, com relativa preservação da memória e das habilidades visuespaciais. Alguns casos de vcDFT são associados à doença do neurônio motor (outra forma de apresentação da DFT). Nesses casos, fraqueza, atrofia muscular e fasciculações acometendo os quatro membros e a língua fazem parte do quadro clínico.

O grupo das APP apresenta, por sua vez, três fenótipos: variante não fluente/agramática; variante semântica; e variante logopênica. Essa última, apesar de ser uma APP, não é incluída no grupo das DFT, pois a patologia subjacente é DA na grande maioria dos casos. Em geral, o quadro de comprometimento de linguagem nas APP permanece isolado por algum tempo (até 2 anos) e, depois, associam-se outros déficits, conforme o espraiamento do processo patológico pelo cérebro.

Na variante agramática da APP, predominam o agramatismo e a apraxia da fala. O paciente manifesta-se com uma fala telegráfica, com trocas de fonemas, dificuldades de construir frases. No exame anatomopatológico, observa-se atrofia do opérculo frontal esquerdo e de áreas peri-Sylvianas.

No caso da variante semântica, o processo degenerativo afeta principalmente os lobos temporais (sobretudo à esquerda), e o quadro clínico caracteriza-se por déficit de memória semântica que se manifesta por anomia, com perda progressiva do significado das palavras, da capacidade de reconhecimento visual (objetos e seres vivos, incluindo rostos conhecidos) e redução da fluência verbal. Com a evolução, pode ocorrer extensão das alterações neuropatológicas para os lobos frontais, com o aparecimento das alterações de comportamento anteriormente descritas.

A variante logopênica se caracteriza por anomia, dificuldade de encontrar palavras e comprometimento da repetição de frases, com preservação do conhecimento semântico de palavras e ausência de agramatismo. Os exames de imagem mostram acometimento do córtex temporoparietal à esquerda. Como já mencionado anteriormente, a variante logopênica das APP é consequente à DA e, portanto, não pertence ao grupo das DFT.

Os exames de neuroimagem estrutural (TC ou RM) costumam revelar atrofia dos lobos frontais e porção anterior dos lobos temporais na vcDFT (Figura 18.6); no PET, há hipometabolismo nas regiões frontotemporais (Figura 18.7). Atrofia das regiões anteriores dos lobos temporais com predomínio à esquerda é o achado típico na variante semântica das APP (Figura 18.8), enquanto atrofia de regiões perisylvianas esquerdas é observada na variante agramática (Figura 18.9). Os exames de SPECT e PET podem ser particularmente úteis nesses casos, evidenciando marcada hipoperfusão ou hipometabolismo das regiões antes descritas, desproporcional ao grau de atrofia.

Não há tratamento farmacológico específico disponível para essas diferentes condições, apenas sintomáticos. Para os sintomas comportamentais, estratégia semelhante ao descrito anteriormente para a DA é realizado aqui (ISRS, antipsicóticos atípicos). Vale destacar que os iAChE podem piorar os sintomas na vcDFT. Para os sintomas de linguagem nas APP, é indicada a terapia fonoaudiológica.

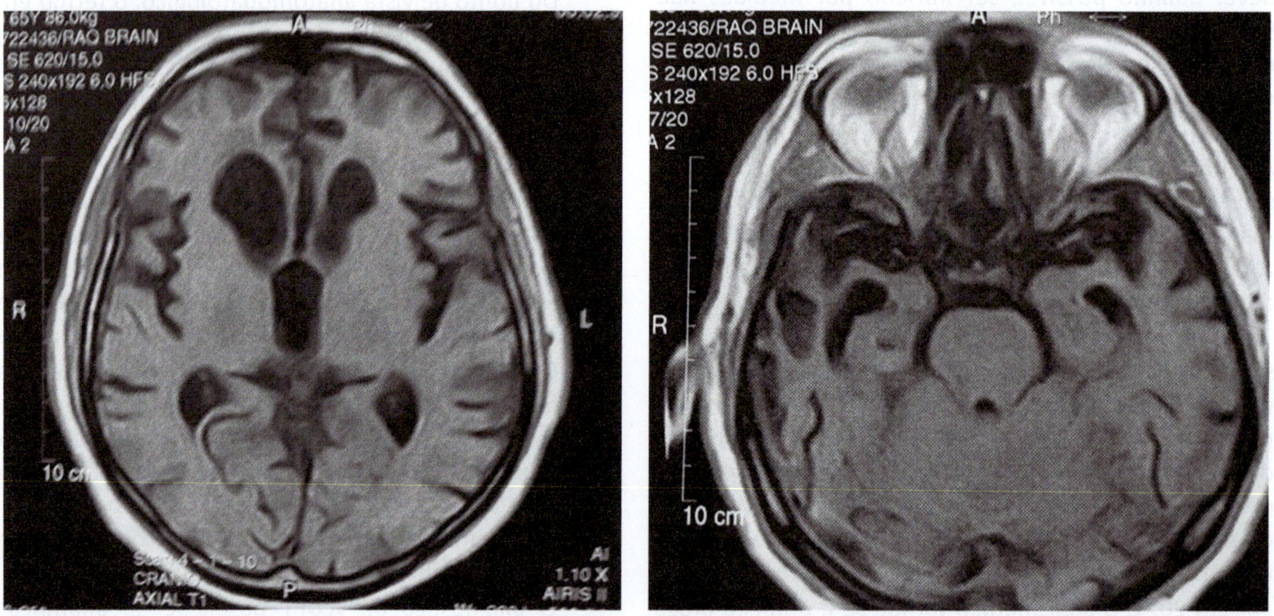

Figura 18.6. Ressonância magnética de crânio de paciente com demência frontotemporal mostrando atrofia dos lobos frontais e regiões temporais anteriores.
Fonte: Acervo da autoria.

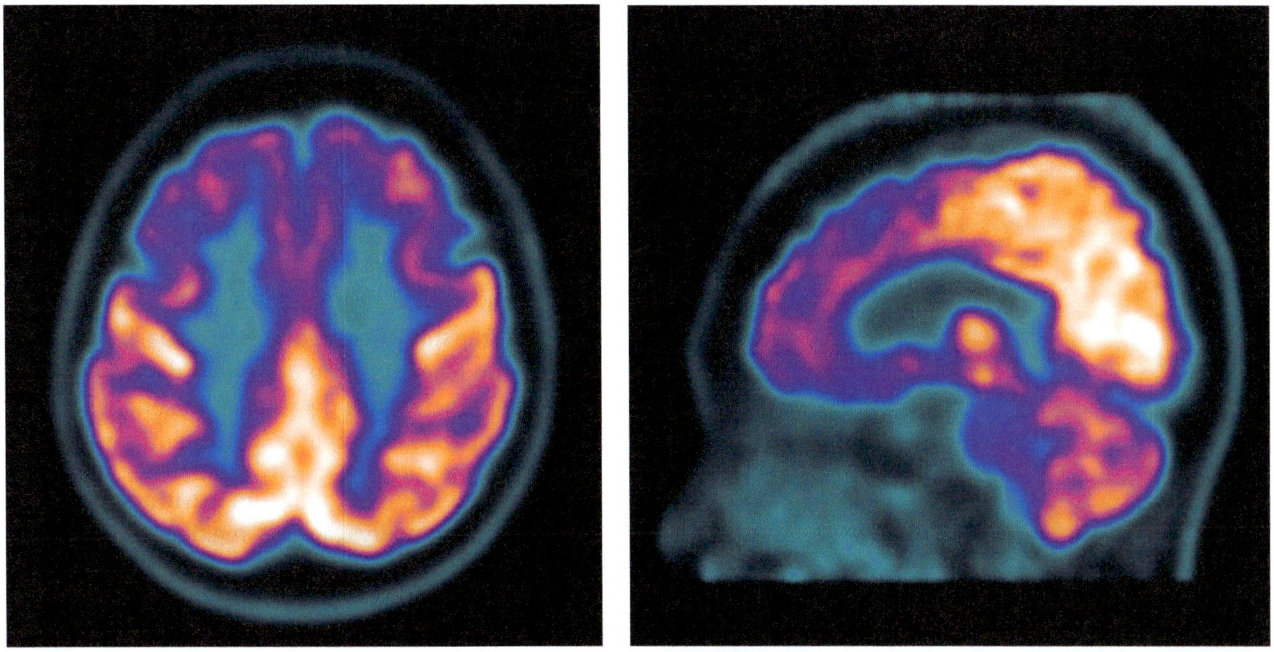

Figura 18.7. Tomografia por emissão de pósitrons (PET). Hipometabolismo glicolítico nas regiões frontais característico da variante comportamental da demência frontotemporal.
Fonte: Imagens adquiridas no Centro de Medicina Nuclear do Instituto de Radiologia do Hospital das Clínicas da Faculdade de Medicina Nuclear.

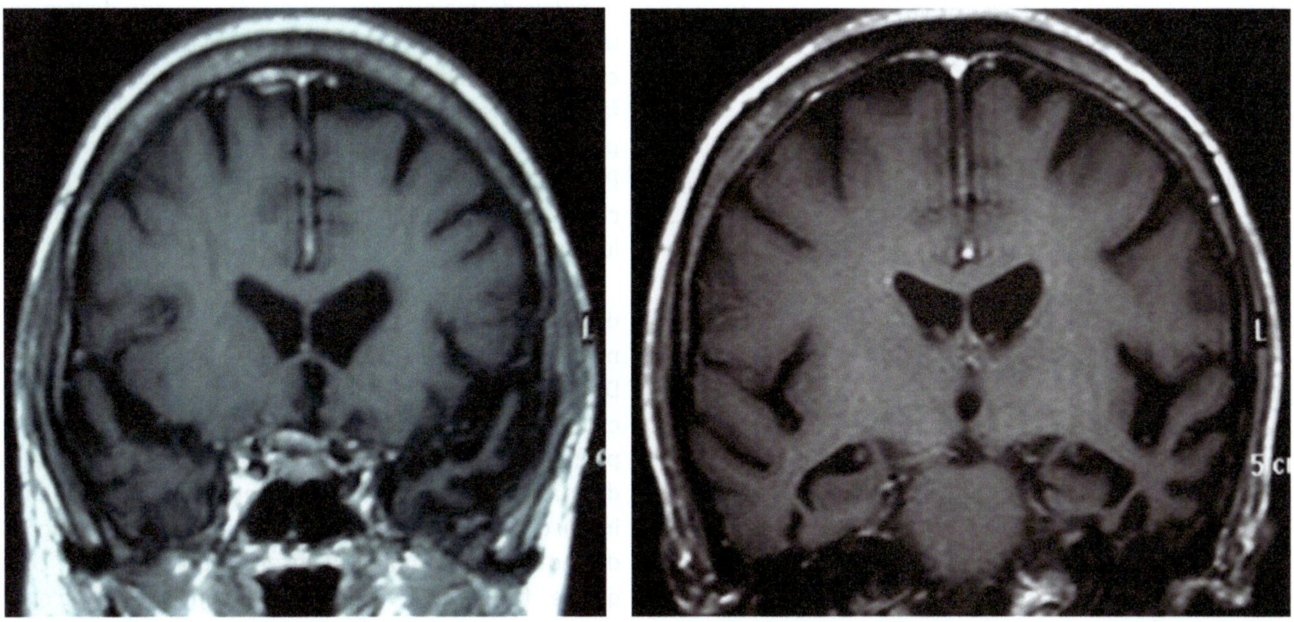

Figura 18.8. Ressonância magnética de crânio mostrando atrofia das regiões temporais anteriores, assimétrica, com predomínio à esquerda em paciente com variante semântica das afasias progressivas primárias.
Fonte: Acervo da autoria.

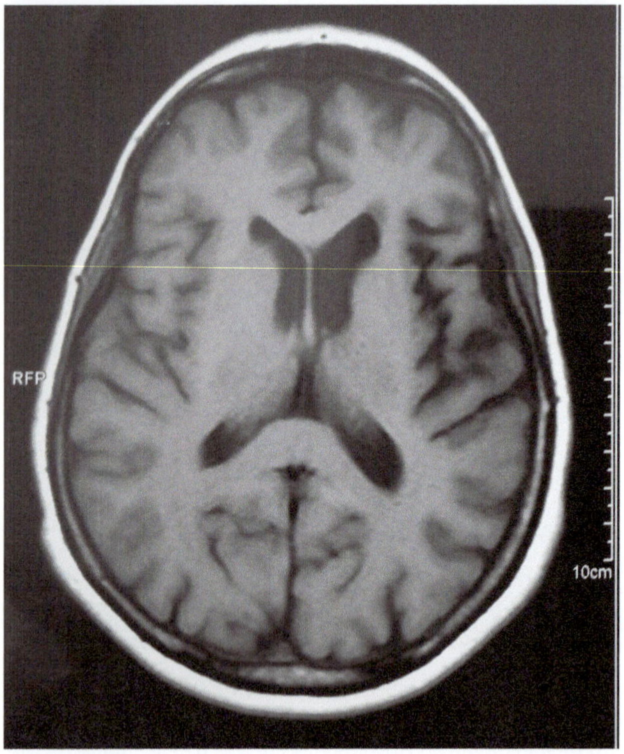

Figura 18.9. Ressonância magnética de crânio mostrando atrofia perisylviana esquerda em paciente com variante agramática das afasias progressivas primárias. *Fonte:* Acervo da autoria.

DEMÊNCIAS COM PARKINSONISMO

Nesse grupo, incluem-se formas de demência degenerativa em que a demência pode ou não ser a manifestação clínica principal. Nesses casos, portanto, o exame neurológico é de extrema importância, revelando sinais motores extrapiramidais característicos.

A DP e a demência com corpos de Lewy (DCL) representam o espectro de uma mesma patologia: doenças neurodegenerativas caracterizadas pelo acúmulo de alfassinucleína (que se acumula no citoplasma de neurônios, formando os denominados corpúsculos ou corpos de Lewy). A diferença entre a DP e DCL se dá essencialmente pela cronologia do surgimento dos sintomas cognitivos e do parkinsonismo. Enquanto a DCL caracteriza-se pelo surgimento de sintomas cognitivos antes ou em até 1 ano depois do início da síndrome parkinsoniana; na DP, os sintomas cognitivos aparecem mais de 1 ano após o desenvolvimento dos sintomas motores. Nas formas mais comuns de DP, o declínio cognitivo ocorre em fase mais avançadas e com intensidade menor que nas outras doenças degenerativas.

A DCL manifesta-se por declínio cognitivo que interfere no funcionamento social e ocupacional, com perda maior em tarefas visuespaciais, atencionais e funções executivas. Existem quatro características nucleares:

1. A flutuação da cognição (por vezes chegando a verdadeiros quadros de *delirium* e períodos de sonolência excessiva).
2. Parkinsonismo (em geral, síndromes rigidoacinéticas de distribuição simétrica).
3. Alucinações visuais recorrentes e vívidas (envolvendo crianças, pessoas pequenas, animais).
4. O transtorno comportamental na fase REM do sono (caracterizado por perda da atonia muscular característica dessa fase do sono, com movimentos de luta, chutes, gritos, entre outros).

Nos exames de neuroimagem estrutural (TC e RM), existe relativa preservação das regiões temporais mediais e pode haver captação diminuída na SPECT/PET na região occipital, com preservação da região do cíngulo posterior ("sinal da ilha do cíngulo"). As drogas inibidoras da acetilcolinesterase mostram-se eficazes em decorrência do acentuado déficit colinérgico que ocorre nessa doença. Para os sintomas parkinsonianos, o uso da levodopa é o mais recomendado. Os pacientes comumente apresentam sensibilidade exagerada aos efeitos extrapiramidais da maioria dos antipsicóticos, que devem ser utilizados com muita cautela nesses casos. Quetiapina e clozapina são os antipsicóticos mais indicados quando se fazem necessários, mas os iAChE são a primeira escolha para tratar tanto a agitação como as alucinações visuais. Para o distúrbio comportamental do sono REM, o uso de clonazepam ou de melatonina pode ser eficaz no controle dos sintomas.

Além da DCL e DP, há duas outras doenças neurodegenerativas que cursam com demência e parkinsonismo: a PSP; e a DCB. Entretanto, diferentemente de DCL e DP que são decorrentes do acúmulo da alfassinucleína, a PSP e a DCB estão associadas ao acúmulo da proteína tau. Na PSP, a demência é manifestação ainda mais frequente que na DP, com comprometimento intenso das funções executivas associado a alterações da motricidade ocular extrínseca e do equilíbrio, com quedas frequentes, nos pacientes com o fenótipo clássico da doença. Já a DCB caracteriza-se por apraxias de membros e perda da sensibilidade cortical associadas a sintomas motores extrapiramidais de início assimétrico (parkinsonismo, distonia e mioclonias). Estudos neuropatológicos ou com biomarcadores têm revelado que alguns pacientes com quadro clínico de DCB têm DA e não apenas a taupatia. Portanto, tem sido considerado mais apropriado denominá-la como "síndrome corticobasal" (SCB).

COMPROMETIMENTO COGNITIVO VASCULAR

A DV é o segundo tipo mais frequente de demência. Além disso, é comum a ocorrência de DCV em associação à DA. O termo "comprometimento cognitivo vascular" (CCV) tem sido recomendado, pois engloba tanto os casos de demência como os CCL decorrentes de DCV.

O CCV compreende uma variedade de síndromes cognitivas. O CCV pode ser causado por múltiplas lesões tromboembólicas (demência por múltiplos infartos), lesões únicas em territórios estratégicos (como tálamo ou giro angular esquerdo), infartos lacunares, alterações crônicas da circulação cerebral, lesões extensas da substância branca (doença de Binswanger), angiopatia amiloide e quadros decorrentes de AVCh (hemorragias intraparenquimatosas, subdurais ou subaracnóideas).

O diagnóstico de CCV é feito com base no quadro clínico e em exames de neuroimagem estrutural. A presença de fatores de risco ou de sinais neurológicos focais (como sinal de Babinski ou hiperreflexia) deve alertar para essa possibilidade diagnóstica.

O quadro clínico clássico é caracterizado por início abrupto, relacionado a um AVC ou a um ataque isquêmico transitório, podendo haver estabilidade, melhora ou piora progressivas, em geral de caráter flutuante ou com deterioração em degraus. Em pacientes com hipertensão arterial, o CCV pode apresentar curso mais insidioso e progressivo, em que os episódios agudos são menos evidentes à anamnese, em decorrência de infartos lacunares/doença vascular de pequenos vasos acometendo substância branca periventricular e núcleos da base. Nesses casos, a evolução progressiva pode fazer pensar, inicialmente, em uma demência neurodegenerativa. A ocorrência de sinais neurológicos focais ao exame neurológico (como hemiparesia, ataxia, hemianopsia ou mesmo afasia e heminegligência) contribui de maneira importante para o diagnóstico de DV.

Na forma de CCV subcortical, predominam os déficits em funções executivas de forma desproporcional à perda de memória (Figura 18.10).

Os principais fatores de risco associados ao CCV são a HAS, o *diabetes mellitus*, tabagismo, alcoolismo, doença cardíaca, aterosclerose, dislipidemia e obesidade. Pode também ocorrer em pacientes com lúpus eritematoso sistêmico (LES) e com vasculites que afetam o SNC. Por ser condição secundária ao acometimento cerebrovascular, o CCV é forma de demência passível de prevenção, primária e secundária.

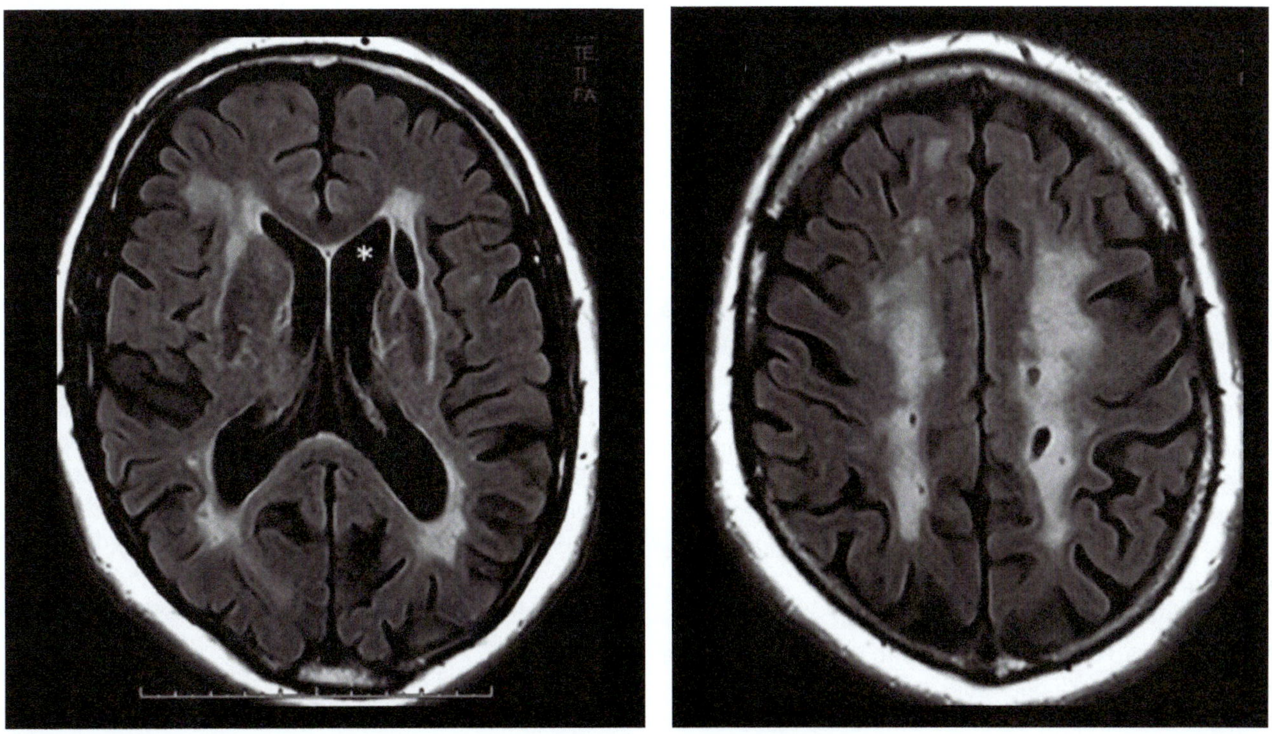

Figura 18.10. Imagem de ressonância magnética de paciente com demência vascular subcortical mostrando lacunas e microangiopatia confluente e extensa. Imagens ponderadas em FLAIR.
FLAIR: *fluid attenuated inversion recovery*.
Fonte: Acervo da autoria.

O diagnóstico precoce de DCV e a identificação de fatores de risco permitem o planejamento de estratégias de prevenção, as quais podem retardar ou melhorar a evolução do paciente, ou até mesmo prevenir a instalação de demência. O controle da HAS, o emprego de antiagregantes plaquetários ou o tratamento das vasculites inflamatórias podem bloquear a progressão da demência e, em alguns casos, produzir melhora apreciável. Há evidências de que os iAChE também possam ser eficazes no tratamento sintomático do CCV, sobretudo do CCV subcortical.

Não devemos esquecer que a associação de mais do que uma patologia é frequente, o que caracteriza as chamadas demências mistas. Associações de doenças são ainda mais frequentes em indivíduos com idade superior a 80 anos, nos quais é mais frequente encontrar mais do que uma doença que pode ser responsável pelo quadro demencial do que uma única doença. Em geral, considera-se a associação de alterações vasculares a quadro clínico sugestivo de DA. Entretanto, as lesões vasculares podem se associar a qualquer tipo de processo degenerativo. A concomitância de infartos cerebrais e de doença degenerativa, como a DA, aumenta muito a emergência de síndrome demencial. Essa é uma das razões para a ocorrência mais precoce de demência em pacientes com fatores de risco para doença vascular cerebral.

DEMÊNCIAS POTENCIALMENTE REVERSÍVEIS

Uma parcela de casos com demência pode ser reversível com tratamento específico. Como a maioria dos casos de demência decorre de doenças primárias do SNC, a busca por doenças potencialmente reversíveis costuma ser infrutífera, o que pode determinar uma postura niilista do médico, que passa a se dar por satisfeito com uma investigação superficial em que geralmente é solicitada apenas a TC do crânio. Essa postura é equivocada e deve ser combatida com base em alguns argumentos destacados a seguir.

A demência costuma ser um processo de longa evolução e de alto custo para a família, sobretudo em virtude da dependência que origina, exigindo a presença quase constante de um cuidador. O custo da investigação é relativamente baixo quando comparado àquele necessário ao longo de toda a evolução.

Mais decisivo é o argumento de que, no idoso (contrariamente ao que ocorre no adulto jovem), em que se tem como premissa que todas as síndromes são ou devem ser explicadas a partir de uma única lesão ou de uma única doença, muitas vezes, uma síndrome decorre de duas ou mais lesões ou doenças. Alguns exemplos são fáceis de encontrar – distúrbios de marcha, tonturas e fraqueza muscular são queixas comuns e em geral secundárias a diferentes processos patológicos que se associam num mesmo indivíduo idoso.

Finalmente, a demência do idoso pode resultar de comorbidade, tão frequentes nessa idade. Assim, o tratamento de anemia ou a suspensão de um medicamento com efeito sobre o desempenho cognitivo, por exemplo, podem ser acompanhados de melhora mesmo em casos da demência de etiologia degenerativa.

Na investigação, deve-se ter em conta que a reversibilidade depende, em grande parte, da precocidade do diagnóstico. No Quadro 18.8, estão as principais causas de demência potencialmente reversível.

Quadro 18.8. Principais causas de demência potencialmente reversível

Depressão	Neoplasias
Doenças vasculares cerebrais	Hidrocefalias
Doenças metabólicas e carenciais	Hematoma subdural
Doenças infecciosas	Doenças inflamatórias e autoimunes

Fonte: Desenvolvido pela autoria.

As características principais das causas de demência reversível serão descritas a seguir, de modo sucinto. Descrições mais completas podem ser obtidas na bibliografia.

Depressão

A introdução da depressão entre as causas de demência potencialmente reversível, embora possa ser criticável do ponto de vista nosológico, justifica-se pela importância prática que contém. A depressão em idosos pode ser responsável por déficit cognitivo, condição reversível com o adequado tratamento da síndrome depressiva. Por outro lado, sabe-se que a depressão pode ser alteração inicial ou mesmo inaugural de alguns tipos de demência, e que, durante a evolução destes, a depressão é ainda mais frequente. Tendo em vista essas associações, é importante recomendar (quando um idoso apresentar depressão e declínio cognitivo leve ou moderado) que a depressão seja tratada antes de se firmar o diagnóstico de demência. Atualmente, os antidepressivos indicados nesses casos são os ISRS ou inibidores de recaptação de serotonina e de noradrenalina (IRSN). Os antidepressivos tricíclicos, os inibidores da MAO e a paroxetina devem ser evitados por causa de seus efeitos anticolinérgicos.

Doenças vasculares cerebrais

O CCV já foi discutido nas páginas precedentes, mas é conveniente ressaltar que o tratamento adequado dos fatores de risco e a prevenção de novos episódios isquêmicos podem fazer os déficits cognitivos regredirem de modo apreciável. Portanto, o uso adequado de anti-hipertensivos, hipoglicemiantes e antiarrítmicos deve ser assegurado sempre que indicado. Prevenção secundária do AVC deve ser realizada com emprego de antiplaquetários, anticoagulantes ou estatinas, quando indicados.

Demências em distúrbios metabólicos, tóxicos e carenciais

De modo didático e que pode ser usado para a orientação no raciocínio diagnóstico, essas demências são divididas em dois grandes grupos:

1. Secundárias a disfunções de outros órgãos ou sistemas e estados carenciais.
2. Causadas por substâncias exógenas.

No primeiro grupo, destacam-se o hipo e hipertireoidismo, hiperparatireoidismo, encefalopatias hepática e urêmica, insuficiência cardíaca congestiva, hipoxemia, anemia, deficiências de tiamina e de vitamina B12, entre outras. Quanto ao grupo relacionado a substâncias exógenas, fármacos que atuam primariamente sobre o SNC são as causas mais frequentes de síndrome demencial reversível (ver Quadro 18.6). Outras substâncias exógenas incluem o álcool, metais pesados como o chumbo e o mercúrio e compostos industriais como organofosforados e acrilamida.

Alguns pontos que devem ser sempre lembrados são:

1. O quadro clínico de muitas doenças metabólicas é incompleto ou mesmo bastante diferente no idoso, quando comparado com as manifestações clássicas, em geral descritas em adultos jovens. Assim, o hipertireoidismo do idoso pode, por exemplo, ser acompanhado de apatia e retardo psicomotor.
2. Deve-se suspeitar de carências nutricionais em alcoólatras, em doentes crônicos, naqueles com cirurgia gástrica prévia, em indivíduos que vivem isolados ou em anoréticos e deprimidos.
3. Não é raro que pacientes que fazem uso crônico de medicamentos esqueçam de referir esse fato ao médico. Isso é particularmente comum com hipnóticos, ansiolíticos e antivertiginosos. Assim, é necessário um interrogatório específico sobre *todos* os medicamentos.

Demência em doenças infecciosas

A frequência de etiologia infecciosa em casuísticas de demência varia bastante em função da idade. Na população com idade inferior a 50 anos, o papel das doenças infecciosas é especialmente mais importante. O HAND tornou-se menos frequente, uma vez que há novos tratamentos disponíveis para a infecção por esse vírus.

Muitas doenças infecciosas ou parasitárias que afetam o SNC podem causar demência. Infecções agudas tendem a causar alterações do nível de consciência, de modo que raramente merecem consideração na análise de casos de demência, exceto como resultado de sequelas. Infecções subagudas e em particular as crônicas podem cursar com demência como manifestação principal ou em associação com outras síndromes neurológicas.

Como em outras síndromes infecciosas do SNC, os exames complementares essenciais são os do LCR e os de neuroimagem. Destaca-se, na análise do LCR, a importância da eletroforese de proteínas que, em alguns casos, é a alteração mais marcante e que permite a suspeita de processo infeccioso. A controversa questão da biópsia cerebral no diagnóstico de demência torna-se mais simples neste capítulo, pois há consenso de que sua principal indicação seja exatamente na suspeita de processo infeccioso, quando todos os métodos não invasivos forem insuficientes para o esclarecimento.

No pequeno espaço deste capítulo, cabe apenas reiterar que ainda devemos pensar em neurossífilis em todos os casos de declínio cognitivo ou de alterações do comportamento. Atualmente, com a elevada sensibilidade de testes treponêmicos, como os de imunofluorescência, de hemaglutinação e, mais recentemente, o teste de quimioluminescência (CMIA), é possível excluir esse diagnóstico quando os testes treponêmicos são negativos no soro. Quando positivos, solicita-se o LCR. É exame obrigatório na investigação de qualquer quadro de comprometimento cognitivo. Pode mimetizar quadros degenerativos e vasculares.

Neoplasias

Tumores encefálicos primários ou metastáticos podem evoluir com síndrome demencial, em função sobretudo da localização. Em idosos, não é raro que neoplasias se manifestem por meio de declínio cognitivo. Os métodos de imagem estrutural permitem o diagnóstico com relativa facilidade.

Outra entidade que merece destaque é a encefalite límbica paraneoplásica, que será mais bem discutida abaixo entre as doenças inflamatórias e autoimunes.

Hidrocefalia de pressão normal

A hidrocefalia de pressão normal (HPN) caracteriza-se clinicamente por distúrbio progressivo da marcha ao qual se associam demência e incontinência urinária. O distúrbio de marcha precede os demais em basicamente todos os casos e caracteriza-se como uma apraxia de marcha. Clinicamente, o paciente não apresenta fraqueza muscular ou ataxia, mas é incapaz de desenvolver uma marcha normal, como se os pés estivessem atraídos ao chão por imã ("marcha magnética"). A neuroimagem estrutural revela dilatação ventricular desproporcional ao grau de atrofia cerebral, apagamento dos sulcos corticais da convexidade, arredondamento dos cornos frontais, sinais de hiperintensidade periventricular na RM sugestiva de extravasamento de LCR, ânulo calosal < 90 graus. Podem ser observados "bolsões" de LCR, com alargamentos regionais de sulcos ao exame de imagem.

O diagnóstico de HPN pode ser difícil, visto que muitas demências podem apresentar dilatação do sistema ventricular secundária à atrofia cerebral, em geral nas fases mais avançadas da evolução. Na DA, por exemplo, é comum constatar-se dilatação ventricular nas fases finais, quando a marcha também já se encontra muito comprometida, bem como o controle esfincteriano. DCV, particularmente subcortical, e DP também podem apresentar distúrbio de marcha, demência e incontinência urinária. Portanto, o dado clínico mais importante para a suspeita de HPN é a instalação precoce de um distúrbio de marcha que não é explicável por déficit motor, ataxia ou bradicinesia.

O exame de RM e a punção lombar para coleta de LCR são os exames complementares mais importantes para o diagnóstico. No caso da RM, observa-se uma dilatação ventricular desproporcional ao grau de atrofia, com apagamentos dos sulcos da alta convexidade, alargamentos localizados de LCR em alguns sulcos ("bolsões") e hipersinal da substância branca periventricular (Figura 18.11). Na coleta de LCR, retiram-se cerca de 40 mL (volume cerca de quatro vezes maior do que o retirado em punções habituais) para verificar se o paciente melhora, especialmente da marcha, nas horas seguintes. Teste de punção (*tap test*) positivo tem valor preditivo alto para bom resultado do tratamento cirúrgico.

O tratamento é cirúrgico e consiste na derivação ventricular, que pode causar melhora marcante com completo desaparecimento dos sintomas e sinais. Entretanto, cerca de 80% dos pacientes podem voltar a piorar dos sintomas, em especial do transtorno cognitivo. Nesses casos, deve-se suspeitar de comorbidades como DA ou CCV.

Hematoma subdural

É sempre importante considerar a possibilidade de hematoma subdural no idoso. Quando unilateral, predominam as manifestações focais, sugerindo processo expansivo ou mesmo um AVC. Nas formas bilaterais, a demência pode ser a manifestação predominante. Não é raro que pacientes muito idosos com hematoma subdural bilateral sejam erroneamente diagnosticados com demência degenerativa. O tratamento pode ser clínico ou cirúrgico, dependendo do caráter expansivo do processo, avaliado pela evolução clínica e pela neuroimagem.

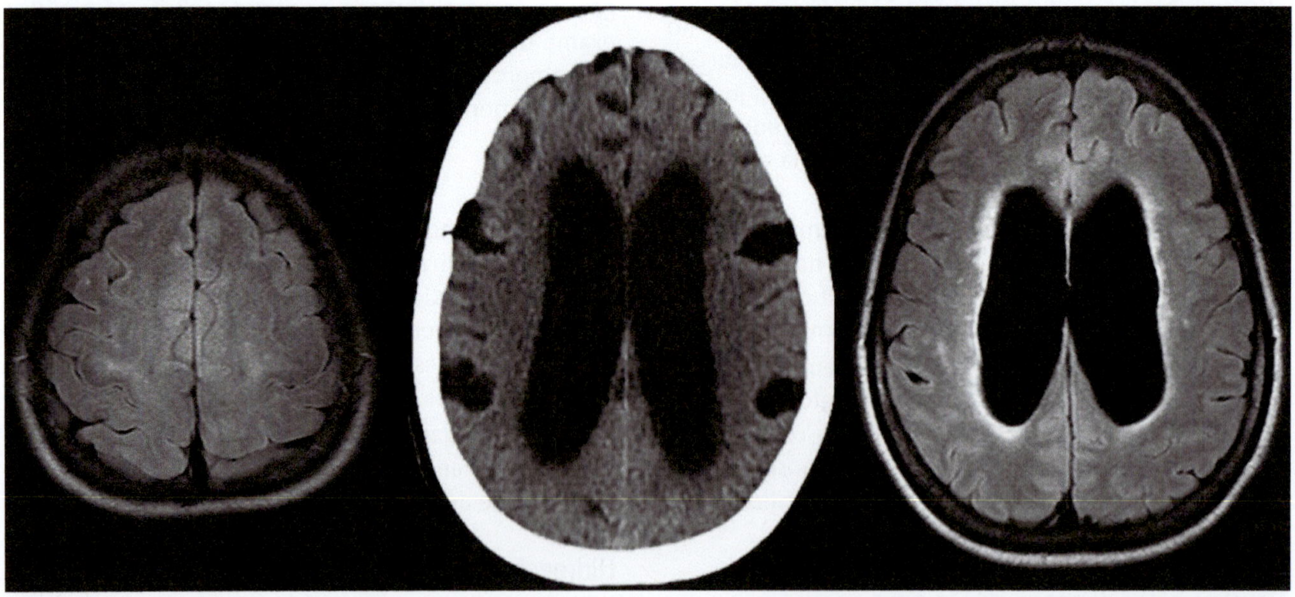

Figura 18.11. Imagens de ressonância magnética e tomografia computadorizada de crânio de pacientes com hidrocefalia de pressão normal mostrando apagamentos dos sulcos da alta convexidade (esquerda), alargamentos localizados de LCR em alguns sulcos ou "bolsões" de LCR (centro) e hipersinal da substância branca periventricular (direita).
Fonte: Acervo da autoria.

Doenças inflamatórias e autoimunes

Tanto doenças inflamatórias e autoimunes sistêmicas como as de acometimento exclusivamente do SNC são causas importantes de demência. Parte dessas doenças resulta em quadros de demência de evolução rápida e será discutida no item seguinte.

Entre as doenças autoimunes sistêmicas que podem causar transtornos cognitivos, destacam-se o LES, as vasculites sistêmicas e a doença de Behçet. Neoplasias fora do SNC podem causar encefalites paraneoplásicas, uma importante causa de demência de etiologia autoimune e em geral de progressão rápida.

No grupo das doenças inflamatórias exclusivas do SNC, destacam-se as doenças desmielinizantes, sendo a esclerose múltipla (EM) a principal representante desse grupo. Classicamente, a EM era descrita pelo acometimento multifocal de substância branca que ocasiona déficits motores, sensitivos, autonômicos e visuais, principalmente. Entretanto, cada vez mais estudos mostram acometimento cortical e que os pacientes apresentam frequentemente algum grau de comprometimento cognitivo (CCL ou mesmo demência). Em geral, é um declínio cognitivo de predomínio disexecutivo e associado ao tempo de doença.

DEMÊNCIAS RAPIDAMENTE PROGRESSIVAS

As DRP são caracterizadas como um declínio cognitivo acelerado em que o paciente evolui para um estágio moderado a grave em até 2 anos. Em algumas situações, a demência instala-se em semanas a meses.

Classicamente, a doença de Creutzfeldt-Jakob (DCJ) é considerada o protótipo de DRP. Doença rara, com incidência anual em torno de um caso por 1 milhão de habitantes, é uma hipótese sempre aventada no diagnóstico diferencial de encefalopatias subagudas. A DCJ é uma encefalopatia espongiforme (na qual existe vacuolização cortical que confere um aspecto esponjoso ao exame histopatológico) causada pela ação patogênica de uma proteína anormal denominada *prion* e que se caracteriza clinicamente pela instalação rapidamente progressiva de demência associada a mioclonias, sinais piramidais, extrapiramidais e cerebelares. O eletroencefalograma pode revelar atividade periódica de frequência alta, que, embora não patognomônica, é bastante sugestiva do diagnóstico. Na investigação de DRP, é obrigatória a realização de exame de ressonância, devendo-se, sobretudo, notar as imagens de *fluid attenuated inversion recovery* (FLAIR) e difusão. A presença de hiperintensidade cortical ou em núcleos da base nessas duas aquisições levanta a suspeita de DCJ (Figura 18.12). No exame de LCR, pode-se solicitar a dosagem de proteína 14-3-3 e a proteína tau, que, embora sejam marcadores não específicos de DCJ, tipicamente apresentam-se elevados nessa doença. Mais recentemente, foi desenvolvido um método de detecção da proteína priônica patológica no LCR, denominado *real-time quaking induced conversion* (RT-QuIC) que atualmente é o exame padrão-ouro, mas ainda é pouco disponível em nosso meio. A doença é inexoravelmente fatal, acarretando óbito em menos de 1 ano, na maioria dos casos.

Embora o DCJ seja o modelo de DRP, muitas outras patologias podem estar implicadas como etiologia. Parte considerável dos casos de DRP é decorrente de causas não degenerativas e, portanto, potencialmente reversível.

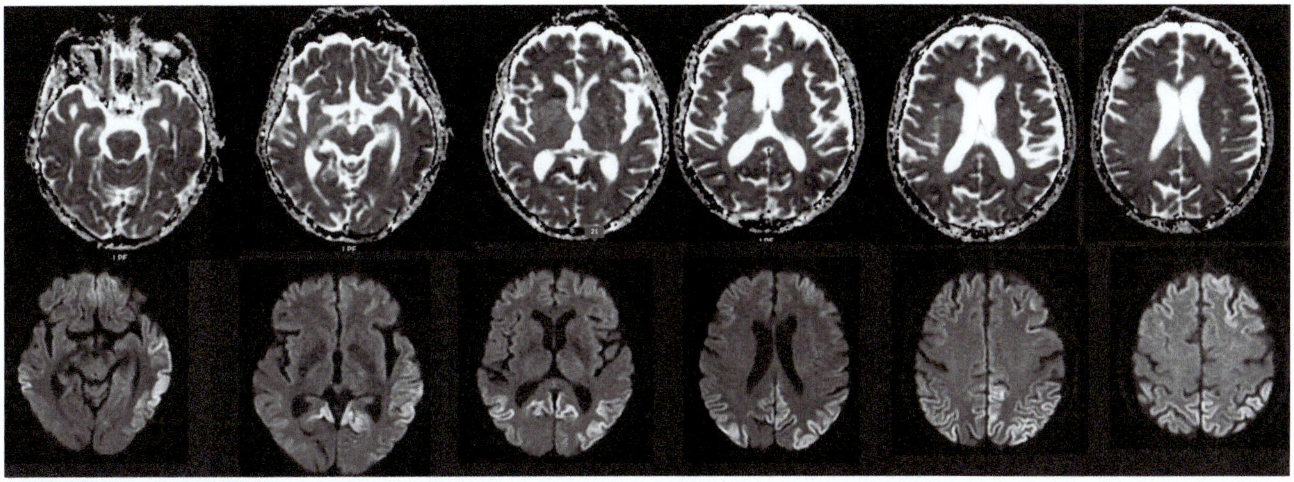

Figura 18.12. Ressonância magnética de crânio de paciente com doença de Creutzfeldt-Jakob mostrando hiperintensidade cortical e em núcleos da base nas sequencias ponderadas em FLAIR (à esquerda) e difusão (à direita).
FLAIR: *fluid attenuated inversion recovery.*
Fonte: Acervo da autoria.

Assim, doenças inflamatórias, infecciosas, metabólicas, tóxicas e neoplásicas correspondem a uma parcela importante das causas de DRP. Em um estudo realizado no Hospital das Clínicas da Faculdade de Medicina da Universidade de São Paulo (HC-FMUSP), 3,7% dos pacientes internados na enfermaria de Neurologia, entre 2012 e 2015, tinham DRP. Nessa amostra, a DCJ representou apenas 11,5% dos casos. Por sua vez, 45,9% dos pacientes com DRP tinham uma doença imunomediada, dos quais, as encefalites límbicas autoimunes representaram a principal causa. Diante da importância desse grupo de patologias, as encefalites autoimunes (incluindo as paraneoplásicas) serão discutidas em um capítulo à parte. Importante destacar que, em outras séries de casos de DRP, as doenças priônicas ainda foram a principal da causa.

Ainda nesse estudo do HCFMUSP, o que se observou foi uma reversão dos sintomas cognitivos após tratamento em 59% dos casos, sendo, em sua grande maioria, em pacientes com doenças imunomediadas. O que esse e outros estudos mostram é que pacientes com DRP devem ser investigados o mais precoce e rapidamente possível. Assim, é recomendável a internação hospitalar de pacientes com DRP para agilizar a realização de exames diagnósticos e o tratamento.

BIBLIOGRAFIA CONSULTADA

Barbosa BJAP, Siqueira Neto JI, Alves GS, Sudo FK, Suemoto CK, Tovar-Moll F, et al. Diagnosis of vascular cognitive impairment: recommendations of the scientific department of cognitive neurology and aging of the Brazilian Academy of Neurology. Dement. Neuropsychol. 2022;16(3-1):53-72.

Bottino CM, Azevedo D Jr, Tatsch M, Hototian SR, Moscoso MA, Folquitto J, et al. Estimate of dementia prevalence in a community sample from São Paulo, Brazil. Dement Geriatr Cogn Disord. 2008;26:291-99.

Brucki SMD, Magaldi RM, Morillo LS, Carvalho I, Perroco TR, Bottino CM, et al. Demências. Enfoque multidisciplinar. São Paulo: Atheneu, 2011.

Caramelli P, Marinho V, Laks J, Coletta MVD, Stella F, Camargos EF, et al. Treatment of dementia: recommendations of the Scientific Department of Cognitive Neurology and Aging of the Brazilian Academy of Neurology. Dement. neuropsychol. 2022;16(3-1):88-100.

César-Freitas KG, Suemoto CK, Power MC, et al. Incidence of dementia in a Brazilian population: the Tremembé epidemiologic study. Alzheimers Dement. 2022;18(4):581-90. doi: 10.1002/alz.12423.

Custodio N, García A, Montesinos R, Escobar J, Bendezú L. Prevalencia de demencia en una población urbana de Lima-Perú: estudio puerta a puerta. An Fac Med 2008;69:233-8.

Fagundes SD, Silva MT, Thees MF, Pereira MG. Prevalence of dementia among elderly Brazilians: a systematic review. São Paulo Med J. 2011;129:46-50.

Ferri CP, Prince M, Brayne C, Brodaty H, Fratiglioni L, Ganguli M, et al.; Alzheimer's Disease International. Global prevalence of dementia: a Delphi consensus study. Lancet. 2005;366:2112-7.

Folstein MF, Folstein SE, McHugh PR. Mini-mental state. A practical method for grading the cognitive state of patients for the clinician. J Psychiatr Res. 1975;12:189-98.

Freitas KG, Dourado MCN, Kochhann R, Barbosa BJAP, Schilling LP, et al. Subjective cognitive decline, mild cognitive impairment, and dementia – syndromic approach: recommendations of the Scientific Department of Cognitive Neurology and Aging of the Brazilian Academy of Neurology. Dement. neuropsychol. 2022;16(3-1):1-24.

Frota NAF, Nitrini R, Damasceno BP, Forlenza OV, Dias-Tosta E, Silva AB, et al. Criteria for the diagnosis of Alzheimer's disease: recommendations of the Scientific Department of Cognitive Neurology and Aging of the Brazilian Academy of Neurology. Dement. Neuropsychol. 2011;5:146-52.

GBD 2019 Dementia Forecasting Collaborators. Estimation of the global prevalence of dementia in 2019 and forecasted prevalence in 2050: an analysis for the Global Burden of Disease Study 2019. Lancet Public Health. 2022;7(2):e105-25. doi: 10.1016/S2468-2667(21)00249-8.

Herrera Jr. E, Caramelli P, Silveira ASB, Nitrini R. Epidemiologic survey of dementia in a community-dwelling Brazilian population. Alz Dis Assoc Disord 2002;16:103-8.

Jorm AF, Korten AE, Henderson AS. The prevalence of dementia: a quantitative integration of the literature. Acta Psychiatr Scand. 1987;76:465-79.

Livingston G, Huntley J, Sommerlad A, Ames D, Ballard C, Banerjee S, et al. Dementia prevention, intervention, and care: 2020 report of the Lancet Commission. Lancet. 2020;396(10248):413-46. doi: 10.1016/S0140-6736(20)30367-6.

Lopes MA, Bottino CM. Prevalência de demência em diversas regiões do mundo: análise dos estudos epidemiológicos de 1994 a 2000. Arq Neuropsiquiatr. 2002;60:61-9.

Lopes MA, Hototian SR, Bustamante SE, Azevedo D, Tatsch M, Bazzarella MC, et al. Prevalence of cognitive and functional impairment in a community sample in Ribeirão Preto, Brazil. Int J Geriatr Psychiatry. 2007;22:770-6.

Mesulam MM. Aging, Alzheimer's disease, and dementia: clinical and neurobiological perspectives. In: Mesulam MM (ed.). Principles of behavioral and cognitive neurology. 2. ed. Oxford: Oxford University Press. 2000:439-522.

Molero AE, Pino-Ramírez G, Maestre GE. High prevalence of dementia in a Caribbean population. Neuroepidemiology. 2007;29:107-12.

Nitrini R, Bottino CMC, Albala C, Custodio Capuñay NS, Ketzoian C, Llibre Rodriguez JJ, et al. Prevalence of dementia in Latin America: a collaborative study of population-based cohorts. Int Psychogeriatr. 2009;21:622-30.

Nitrini R. Distúrbios cognitivos. In: Martins MA, Carrilho FJ, Alves VAF, Castilho EA, Cerri GG, Wen CL. Clínica Médica, São Paulo: Manole, 2009;6:328-50.

Pages-Larraya FP, Mari G. Prevalence of dementia of the Alzheimer's type, vascular dementia and other dementias in the city of Buenos Aires. Acta Psiquiat Psicol Am Lat. 1999;45:122-41.

Parmera JB, Tumas V, Ferraz HB, Spitz M, Barbosa MT, Smid J, et al. Diagnosis and management of Parkinson's disease dementia and dementia with Lewy bodies: recommendations of the Scientific Department of Cognitive Neurology and Aging of the Brazilian Academy of Neurology. Dement. Neuropsychol. 2022;16(3-1):73-87.

Pfeffer RI, Kurosaki TT, Harrah Jr CH, Chance JM, Filos S. Measurement of functional activities in older adults in the community. J Gerontol. 1982;37:323-9.

Prince M, Bryce R, Albanese E, Wimo A, Ribeiro W, Ferri CP. The global prevalence of dementia: a systematic review and metaanalysis. Alzheimers Dement. 2013;9(1):63-75.e2.

Rosenfeld MR, Dalmau JO. Paraneoplastic disorders of the CNS and autoimmune synaptic encephalitis. Continuum (Minneap Minn). 2012;18:366-83.

Scazufca M, Menezes PR, Vallada HP, Crepaldi AL, Pastor-Valero M, Coutinho LM, et al. High prevalence of dementia among older adults from poor socioeconomic backgrounds in São Paulo, Brazil. Int Psychogeriatr. 2008;20:394-405.

Schilling LP, Balthazar MLF, Radanovic M, Forlenza OV, Silagi ML, Smid J, et al. Diagnosis of Alzheimer's disease: recommendations of the Scientific Department of Cognitive Neurology and Aging of the Brazilian Academy of Neurology. Dement. Neuropsychol. 2022;16(3-1):25.

Smid J, Studart-Neto A, César Freitas KG, Dourado MCN, Kochhann R, Barbosa BJAP, et al. Subjective cognitive decline, mild cognitive impairment, and dementia – syndromic approach: recommendations of the Scientific Department of Cognitive Neurology and Aging of the Brazilian Academy of Neurology. Dement. Neuropsychol. 2022;16(3-1):1-24.

Souza LC, Hosogi ML, Machado TH, Carthery Goulart MT, Yassuda MS, Smid J, et al. Diagnosis of frontotemporal dementia: recommendations of the Scientific Department of Cognitive Neurology and Aging of the Brazilian Academy of Neurology. Dement. Neuropsychol. 2022;16(3-1):40-52.

Studart-Neto AS, et al. Rapidly progressive dementia: prevalence and causes in a neurologic unit of a tertiary hospital in Brazil. Alzheimer Dis Assoc Disord. 2017;31:239-43.

Suemoto CK, Ferretti-Rebustini REL, Rodriguez RD, Leite REP, Soterio L, Brucki SMD, et al. Neuropathological diagnoses and clinical correlates in older adults in Brazil: a cross-sectional study. PLoS Med. 2017;14(3):e1002267. doi: 10.1371/journal.pmed.1002267.

Suemoto CK, Mukadam N, Brucki SMD, et al. Risk factors for dementia in Brazil: Differences by region and race. Alzheimers Dement. 2023;19(5):1849-57. doi: 10.1002/alz.12820.

Teixeira AL, Caramelli P. Neurologia cognitiva e do comportamento. Rio de Janeiro: Revinter, 2012.

CAPÍTULO 19

Tarso Adoni • Samira Luisa dos Apostolos Pereira • Dagoberto Callegaro

Doenças Inflamatórias Idiopáticas do Sistema Nervoso Central - Esclerose Múltipla, Neuromielite Óptica, Encefalomielite Disseminada Aguda e MOGAD

INTRODUÇÃO

As doenças inflamatórias idiopáticas do sistema nervoso central (SNC) caracterizam-se por agressão imunomediada dirigida contra antígenos próprios e que é desencadeada após um evento gatilho que pode (p. ex., infecção ou vacinação) ou não ser identificado. Nesse grupo, incluem-se quatro entidades clínicas que serão aqui abordadas, a saber: esclerose múltipla (EM); neuromielite óptica e seu espectro (NMOSD, do inglês *neuromyelitis optica spectrum disorder*); doença anti-MOG (MOGAD, de *myelin oligodendrocyte glycoprotein antibody disease*); e encefalomielite disseminada aguda (ADEM, do inglês de *acute disseminated encephalomyelitis*).

Cada uma dessas enfermidades tem um mecanismo de agressão autoimune característico que deve ser conhecido por todo médico para que sejam feitas as melhores abordagem e escolha terapêutica, uma vez que tratamentos utilizados para EM podem ser prejudiciais quando prescritos equivocadamente para pacientes com NMOSD, por exemplo. Assim, ao fim da leitura deste capítulo, o leitor deverá ser capaz de identificar, diferenciar, investigar e tratar as principais doenças inflamatórias idiopáticas do SNC.

ESCLEROSE MÚLTIPLA

Epidemiologia e fatores de risco

A EM é uma doença que afeta predominantemente indivíduos jovens e cuja primeira manifestação ocorre entre 20 e 40 anos de idade, embora possa acometer pessoas antes dos 18 anos (EM de instalação precoce, 5% a 10% dos casos) ou após os 50 anos (EM de instalação tardia, 3% a 5% dos casos). Constitui-se na principal causa não traumática de incapacidade em jovens e é algo mais comum em mulheres, na proporção de duas a três mulheres acometidas para cada homem. Embora seja uma doença mais comum em indivíduos de pele branca ("caucasianos"), pode acometer qualquer etnia e, aparentemente, apresenta curso mais grave em afrodescendentes e asiáticos.

Em termos de prevalência, há um gradiente de latitude a partir da linha do Equador, com maiores latitudes mostrando maior prevalência da EM; como consequência, por exemplo, há, na região Sudeste do Brasil, 15 a 20 casos de EM para cada 100 mil habitantes, com as menores taxas registradas na região Nordeste do País. Algumas regiões do mundo podem demonstrar prevalência de 300 casos para cada 100 mil habitantes (Canadá).

O gradiente latitudinal pode ser explicado, pelo menos em parte, pelos fatores de risco relacionados ao surgimento da doença. Entre os principais fatores de risco, podemos citar:

a) Baixos níveis de vitamina D.
b) Infecção pelo vírus Epstein-Barr (EBV).
c) Fatores genéticos. Vamos discutir um pouco mais esses fatores de risco.

A principal fonte natural de vitamina D ativa (25-hidroxivitamina D) é a exposição cutânea aos raios UVB; países de maior latitude têm menores taxas de insolação do tipo UVB, o que explicaria níveis populacionais mais baixos de vitamina D e, assim, maior risco de desenvolver EM, embora o mecanismo exato não esteja totalmente elucidado e, muito provavelmente, dependa da ocorrência associada de outros fatores (p. ex., genéticos). É importante ressaltar que a vitamina D é um hormônio e que a suplementação de altas doses está associada aos riscos de hipercalcemia, hiperfosfatemia, hipercalciúria e insuficiência renal por nefrocalcinose, além de não existirem evidências científicas que embasem essa conduta. A recomendação atual é manter os níveis séricos de 25-hidroxivitamina D em torno de 60 ng/mL.

O EBV, herpesvírus tipo 4, faz parte da família *Hepersviridae* e costuma infectar crianças de modo assintomático. Quando a infecção ocorre na adolescência ou em adultos jovens, pode se manifestar clinicamente como mononucleose infecciosa. Resolvida a infecção, o vírus EBV é incorporado de maneira definitiva aos linfócitos B, onde permanece de maneira latente. Demonstrou-se, recentemente, o aparecimento de EM após a infecção pelo EBV por meio da elevação crescente dos títulos contra o vírus. Acredita-se que a infecção pelo EBV seja condição imprescindível para a deflagração da EM, embora não exclusiva, pois dependeria de complexa interação com outros fatores ambientais e genéticos. Isso pode ser comprovado pela quase ubíqua soropositividade para o EBV na população geral, porém com poucos indivíduos desenvolvendo EM.

O complexo HLA abriga inúmeros genes relacionados ao sistema imunológico e alguns de seus haplótipos estão associados a um risco aumentado de EM, principalmente o HLA-DRB1*15:01. Por sua vez, o haplótipo HLA-A*02 parece conferir proteção contra a EM quando presente. A interação complexa desses fatores genéticos pode ser exemplificada pelo risco ainda maior na ocorrência, num mesmo indivíduo, do HLA-DRB1*15:01 presente e o HLA-A*02 ausente.

Outros fatores de risco descritos são a **obesidade** na infância e na adolescência, provavelmente por promover um *status* crônico mais inflamatório e diminuir a biodisponibilidade da vitamina D; o **tabagismo**, possivelmente por múltiplos mecanismos, tanto ativo como passivo (note que o tabagismo passivo pode ser um fator de risco modificável para a EM); o **microbioma intestinal**, embora mais dados sejam ainda necessários, parece influenciar o risco de EM; já foi demonstrada diferença no microbioma de pacientes com EM e controles. Sabe-se que bactérias intestinais podem produzir citocinas que, por sua vez, podem estimular células imunológicas pró-inflamatórias e atenuar a atividade de células imunes anti-inflamatórias.

Características clínicas

A EM é uma doença que pode se apresentar sob quatro fenótipos clínicos:

1. **EM recorrente-remitente:** como o próprio nome diz, os sintomas surgem e desaparecem com total recuperação ou deixando mínima sequela. Entre a recorrência (surto) dos sintomas, não há nenhuma progressão da doença. Esse é o padrão de apresentação mais comum da EM, acometendo 85% dos portadores.
2. **EM primariamente progressiva:** a doença progride lentamente desde a sua instalação, sem a ocorrência de sinais e sintomas de surgimento abrupto (surto). Essa forma representa 15% a 20% dos casos de EM e, diferentemente da forma mais comum, recorrente-remitente, tende a acometer indivíduos com mais de 40 anos de idade e é mais comum em homens. O quadro clínico clássico é o de paraparesia espástica progressiva associada a sintomas neurovegetativos (bexiga neurogênica com urgência/urge-incontinência ou, mais raramente, retenção urinária).
3. **EM secundariamente progressiva:** após o início da doença sob curso recorrente-remitente, existe progressão da doença, com agravamento da incapacidade. Nesse período, pode ou não haver surtos. Esse padrão acometerá cerca de 50% dos pacientes após 10 anos do início da doença.
4. **EM progressiva primária com recorrências (surtos):** doença progressiva desde o início associada à ocorrência de períodos agudos de piora (surto), com total recuperação ou permanência de sequelas; há progressão da doença entre os surtos. É a forma menos frequente de apresentação.

Em 2014, após revisão dos fenótipos clínicos e com o objetivo de identificar os grupos de pacientes com maior probabilidade de benefício do tratamento com drogas modificadoras de doença e facilitar futuros ensaios clínicos, Lublin *et al.* passaram a classificar a EM em:

a) **Recorrente-remitente ativa ou não ativa**, em que se define atividade como a ocorrência clínica de surto ou, por ressonância magnética (RM), a presença de nova lesão captante de gadolínio ou nova lesão/aumento de lesão ponderada em T2.
b) **Progressiva** ativa e com progressão; ativa, mas sem progressão; não ativa, mas com progressão; e não ativa e sem progressão (doença estável), em que a progressão foi definida por avaliação clínica anual demonstrando acúmulo de incapacidade.

O chamado "surto" de EM é definido pela comprovação objetiva de novo sintoma neurológico ou o retorno de sintoma pregresso com duração de pelo menos 24 horas, na ausência de febre ou infecção.

Existem sinais e sintomas que são mais comuns na EM como: neurite óptica; sinal de Lhermitte; oftalmoplegia internuclear (principalmente quando bilateral); e a piora dos sintomas antigos com a elevação da temperatura corporal (fenômeno de Uhthoff), principalmente após exposição ao sol, após tomar um banho quente ou em ambientes fechados muito aquecidos. As principais manifestações clínicas da EM são: déficits motores (piramidais, como fraqueza dimidiada, sinal de Babinski e reflexos profundos exaltados); sensitivos (hipoestesia superficial ou profunda, parestesias); cerebelares; visuais (diminuição da acuidade visual, diplopia); e de tronco encefálico (p. ex., oftalmoplegia internuclear e redução da sensibilidade na hemiface); e, após algum tempo de doença, neurovegetativos (principalmente urgência urinária, com ou sem incontinência).

Fisiopatologia

Durante a formação do sistema imunológico, desde a 4ª semana gestacional até os primeiros meses de vida, existem a diferenciação e a maturação das células de defesa, o que inclui o passo de depleção clonal de células com potencial de reagir contra antígenos próprios, processo que ocorre no timo (linfócitos T) e na medula óssea (linfócitos B). Em todos os indivíduos normais, algumas dessas células escapam da depleção e são mantidas sob vigilância, o que se denomina "tolerância". A perda da tolerância imunológica permite que células com potencial de reagir contra antígenos próprios exerçam sua ação autoimune deletéria.

A causa da perda da tolerância imunológica na EM ainda é assunto não totalmente resolvido, mas é possível que se trate do resultado de uma complexa interação entre os já citados fatores de risco genéticos e os ambientais. Especula-se que o mecanismo de *mimetismo molecular* possa desempenhar algum papel por meio da exposição do sistema imunológico a antígenos (componentes virais) que compartilham semelhanças estruturais com proteínas da bainha de mielina do SNC, caso do EBV, por exemplo. Do ponto de vista histológico e bioquímico, há o predomínio de linfócitos CD8+ e CD4+ T helper (TH) 1 e TH17 com a produção de citocinas pró-inflamatórias IL-17, gama interferonas e *granulocyte-macrophage colony-stimulating factor* (GMCSF). Embora a EM esteja, historicamente, vinculada à perda de tolerância imunológica e o ataque predominante de células T autorreativas, há um papel bastante claro e relevante dos linfócitos B, o que pode ser comprovado pela presença de bandas oligoclonais IgG específicas no líquido cefalorraquidiano (LCR) e pela demonstração de atenuação da resposta inflamatória (e consequente melhor controle da doença) por drogas que ocasionam a depleção de linfócitos B.

Diagnóstico e diagnóstico diferencial

Os primeiros critérios diagnósticos de EM datam de 1965, feitos por Schumacher. Após esse período, houve a incorporação do auxílio laboratorial no diagnóstico por meio dos critérios de Poser, de 1983. A partir do desenvolvimento da RM, os critérios foram gradativamente aprimorados levando-se em conta os avanços proporcionados pela imagem (critérios de McDonald, 2001, 2010 e 2017). Atualmente, utilizam-se os critérios de McDonald de 2017.

É de fundamental importância que se tenha em mente que, independentemente da evolução dos diversos critérios diagnósticos, o seguinte conceito se conservou central: "**esclerose múltipla é uma doença que exige, para o seu diagnóstico, a comprovação objetiva de disseminação no tempo e no espaço, desde que não haja melhor explicação para os achados.**"

Chama-se "disseminação no tempo" a ocorrência de pelo menos dois surtos separados no tempo por pelo menos 30 dias. Denomina-se "disseminação no espaço" a comprovação objetiva, ao exame neurológico, de sinais localizados em, pelo menos, dois diferentes sítios no SNC. Por exemplo: papila óptica pálida ao exame de fundo de olho (lesão de nervo óptico) e oftalmoplegia internuclear (lesão localizada no tronco encefálico). Os atuais critérios de McDonald, com o objetivo de permitir o diagnóstico mais precoce e, consequentemente, o início precoce do tratamento, permitem que a disseminação no tempo seja substituída pela presença de bandas oligoclonais no LCR ou pela concomitância de lesões captantes e não captantes de gadolínio na avaliação por RM ou, ainda, pelo aparecimento de nova lesão captante de gadolínio ou hiperintensa ponderada em T2 em qualquer exame de RM de seguimento. Assim, mesmo após a ocorrência de apenas um surto, preenchidas as exigências antes citadas, pode-se firmar o diagnóstico de EM. Disseminação no espaço, de acordo com a RM, pode ser preenchida pela presença de uma ou mais lesões hiperintensas em T2 em pelo menos duas das quatro áreas características de acometimento na EM: periventricular; cortical ou justacortical; infratentorial (tronco ou cerebelo); e medula espinhal.

Ainda assim, diante de um paciente com disseminação temporal e espacial, é necessário que se excluam outras condições que possam se apresentar com o mesmo quadro clínico, conforme a definição da doença ("desde que não haja melhor explicação para os achados"). O Quadro 19.1 mostra alguma dessas doenças e justifica a solicitação de exames específicos que possam descartá-las antes que o diagnóstico de EM seja fechado.

Quadro 19.1. Diagnóstico diferencial da esclerose múltipla

Doenças inflamatórias/granulomatosas:
▪ Lúpus eritematoso sistêmico ▪ Síndrome de Sjögren ▪ Doença de Behçet ▪ Sarcoidose ▪ Encefalomielite disseminada aguda (ADEM) ▪ NMO ▪ MOGAD ▪ Granulomatose com poliangeíte ▪ Granulomatose eosinofílica com poliangeíte ▪ Vasculite primária do SNC/vasculites secundárias ▪ Síndrome do anticorpo antifosfolípide (SAAF)
Doenças infecciosas: ▪ Neuroborreliose de Lyme/doença de Baggio-Yoshinari ▪ Leucoencefalopatia multifocal progressiva ▪ Sífilis ▪ Mielopatia do HIV ▪ Paraparesia espástica tropical (HTLV)
Doenças genéticas: ▪ Leucodistrofia metacromática ▪ Adrenomieloleucodistrofia ▪ CADASIL ▪ Neuropatia óptica hereditária de Leber (LHON) ▪ Ataxias epinhocerebelares
Miscelânea: ▪ Malformação de Arnold-Chiari ▪ Degeneração combinada subaguda da medula por deficiência de vit.B12 e/ou cobre ▪ Doença cerebrovascular (lacunar e embólica)/mixoma atrial ▪ Migrânea com aura ▪ Fístula dural medular arteriovenosa ▪ Meningioma em placa ▪ Linfoma ▪ Mielinólise pontinha e extrapontina

MOGAD: *myelin oligodendrocyte glycoprotein antibody disease*; NMO: neuromielite óptica; SNC: sistema nervoso central.
Fonte: Desenvolvido pela autoria.

Investigação

Conforme discutido na seção anterior, embora o diagnóstico de EM se baseie na ocorrência clínica de surtos e na identificação correta de disseminação no tempo e no espaço, a solicitação de alguns exames é obrigatória. Na suspeita diagnóstica e na exclusão de diagnósticos diferenciais, o papel da RM com contraste (gadolínio) do crânio e das colunas cervical e torácica (para o estudo da medula espinhal e a correta estratificação de prognóstico) é crucial como passo inicial. A seguir, a solicitação da análise do LCR por punção lombar com a pesquisa de bandas oligoclonais por metodologia de isoeletrofocalização pode ajudar a excluir infecções e a comprovar a disseminação temporal da doença. A extensão com que exames laboratoriais deverão ser pedidos dependerá da história clinicoepidemiológica de cada paciente: possibilidade de infecção; autoimunidade sistêmica; painel genético (p. ex., suspeita de CADASIL ou LHON), propedêutica cardiovascular e outros anticorpos associados a doenças desmielinizantes (antiaquaporina 4 e anti-MOG).

Tratamento

O tratamento da EM pode ser dividido, didaticamente, em três partes: tratamento dos surtos; tratamento com drogas modificadoras da doença (DMD); e tratamento sintomático.

Tratamento dos surtos

Baseia-se no uso de metilprednisolona por via parenteral, dose de 1.000 mg/, por 3 a 5 dias consecutivos (pulsoterapia). Na ocorrência de surtos leves ou na indisponibilidade de realização da pulsoterapia, corticosteroides por via oral podem ser prescritos por curto período (prednisona ou equivalente, 1 mg/kg/dia, por 5 dias consecutivos). Por outro lado, na excepcionalidade (5% a 10% dos casos) de um surto grave que não tenha respondido à metilprednisolona parenteral, plasmaférese pode ser necessária. Vale ressaltar que o desmame com corticosteroides orais após a pulsoterapia não agrega benefício adicional e, seguramente, contribui para maior chance de efeitos adversos.

Tratamento com drogas modificadoras da doença (DMD)

Envolve o uso de drogas com diferentes mecanismos de ação, capazes de produzir desde imunomodulação até imunossupressão. O seu uso é reservado para os pacientes com a forma ativa da EM (surtos e/ou incremento de lesões vistas pela RM). As primeiras drogas especificamente desenvolvidas e aprovadas para o tratamento da EM estão disponíveis há quase três décadas e são as chamadas betainterferonas 1a e 1b e o acetato de glatirâmer, que têm diferentes características biológicas, vias e frequência de administração. Trata-se de drogas bastante seguras, porém de menor eficácia.

Acredita-se que a betainterferona 1a e a betainterferona 1b atuem por efeitos na diminuição da produção de interferon gama, aumento da produção de interleucina 10 (IL-10), diminuição da relação Th1/Th2, diminuição na permeabilidade da barreira hematoencefálica por ação sobre moléculas de adesão endotelial e metaloproteases e efeitos sobre as células gliais. O acetato de glatirâmer apresenta efeito terapêutico por expansão de células Th2-específicas com propriedades imunorreguladoras. O principal efeito colateral das betainterferonas é a reação *flu-like*, caracterizada por febre, calafrios, artralgia e mialgias. Esses efeitos podem ser minimizados pela administração de drogas antipiréticas antes da aplicação e horas após. O acetato de glatirâmer pode produzir sensação de opressão no peito logo após a aplicação (reação imediata pós-aplicação), que, embora muito desconfortável, não traz riscos maiores. As betainterferonas (subcutânea ou intramuscular) e o glatirâmer (subcutâneo) são drogas injetáveis autoaplicáveis, o que pode ocasionar eventual reação cutânea no local da aplicação.

Drogas orais também disponíveis, por ordem crescente de eficácia, são a teriflunomida 14 mg/dia, o fumarato de dimetila 240 mg (2 vezes/dia) e o fingolimode 0,5 mg/dia. A teriflunomida é teratogênica para mulheres que querem engravidar e para homens que querem engravidar a sua parceira; também pode ocasionar queda capilar e neuropatia periférica. O fumarato de dimetila pode causar efeitos adversos gastrointestinais (epigastralgia, diarreia, náuseas e vômitos) e cutâneos (*flushing*), ambos atenuados pela ingestão do comprimido imediatamente após a refeição. O uso do fingolimode, que atua por sequestro de linfócitos periféricos para o interior dos linfonodos, necessita da solicitação de exames específicos antes da sua prescrição: sorologia IgG e IgM para varicela-zóster (caso IgG negativo, vacinar contra herpes-zóster pelo menos 30 dias antes do início da medicação), eletrocardiograma (a presença de alterações da condução atrioventricular pode impedir o uso da medicação por efeito bradicardizante) e mapeamento de retina (pelo risco aumentado de edema de mácula).

Há medicações ainda mais potentes aprovadas pela Agência Nacional de Vigilância Sanitária (Anvisa) e incluídas no Sistema Único de Saúde (SUS) e/ou no rol de procedimentos da Agência Nacional de Saúde (ANS): natalizumabe, ocrelizumabe e alentuzumabe. O natalizumabe é um anticorpo monoclonal que bloqueia a alfa-4-beta-1 na superfície linfocitária e, por isso, impede o tráfego de células autorreativas da periferia para o SNC através da barreira hematoencefálica. Deve ser administrado por via intravenosa na dose de 300 mg a cada 4 semanas. O principal efeito adverso relacionado ao uso de natalizumabe além de 24 infusões é o risco de desenvolvimento de leucoencefalopatia multifocal progressiva (LEMP) nos portadores do vírus JC, o que deve ser monitorado atentamente pelo médico prescritor e limitar o tempo de uso da medicação nos pacientes de risco. O ocrelizumabe é um anticorpo monoclonal que depleta linfócitos B (anti-CD20+) e que deve ser prescrito por via parenteral na dose de 600 mg a cada 6 meses. Há o risco de reação infusional (pré-medicar com difenidramina e metilprednisolona) e de infecções mais frequentes em vias aéreas. O alentuzumabe é um anticorpo monoclonal anti-CD52+ que depleta linfócitos T e B e aplicado por via intravenosa, 12 mg/dia, por 5 dias consecutivos no 1º ano e por 3 dias consecutivos no 2º ano. O seu uso está relacionado ao desenvolvimento de complicações autoimunes a partir do 2º ano desde a aplicação, como: púrpura trombocitopênica idiopática; tireoidopatia de Graves ou hipotireoidismo; doença antimembrana basal pulmonar e glomerular (*goodpasture*); além do relato de casos de hemofilia adquirida e de síndrome hemofagocítica.

Outras drogas, embora aprovadas pela Anvisa, ainda aguardam incorporação ao SUS ou à ANS, como o ofatumumabe (anti-CD20+ por via subcutânea de aplicação mensal) e o siponimode (medicação de uso oral, sequestradora de linfócitos, para uso de pacientes com a forma secundariamente progressiva da EM).

Tratamento sintomático

Envolve o manejo medicamentoso da fadiga (amantadina ou modafinila), da dor neuropática trigeminal (carbamazepina), da espasticidade (baclofeno, benzodiazepínicos, aplicação de toxina botulínica), dos distúrbios do humor, das alterações neurovegetativas (incontinência urinária, disfunção erétil, escape fecal) e da marcha (em casos selecionados, fampridina). É fundamental incluir os tratamentos sintomáticos não medicamentosos, com especial destaque para a fisioterapia, psicoterapia e terapia ocupacional.

NEUROMIELITE ÓPTICA

Epidemiologia e fatores de risco

A NMOSD é uma doença autoimune inflamatória rara caracterizada por ataques recorrentes e graves ao SNC. Os ataques apresentam-se mais comumente como neurite óptica e mielite, o que pode causar cegueira em cerca de metade dos pacientes (amauróticos) e/ou torna-la cadeirante em 5 anos, caso a doença não seja identificada e tratada adequadamente. A incapacidade é associada à gravidade e ao acúmulo dos ataques.

No início dos anos 2000, a descrição do anticorpo da classe IgG direcionada contra o canal de água amplamente distribuída nos processos podócitos dos astrócitos, conhecido como "anticorpo anti-aquaporina 4 IgG" (AQP4-IgG), mudou a história natural dos pacientes que vivem com NMO, possibilitou o diagnóstico preciso na primeira apresentação clínica da doença, seja esta neurite, seja esta mielite ou mesmo outras síndromes típicas da doença como a síndrome de área postrema. Com a ampliação das manifestações clínicas associadas a NMO e com a possibilidade do diagnóstico na presença do anticorpo, o termo "desordem do espectro da NMOSD" foi consagrado para englobar pacientes com diagnóstico no primeiro episódio neurológico, bem como pacientes com episódios recorrentes, cuja dosagem do anticorpo não foi realizada ou foi negativa.

A NMOSD é associada, em 80% dos casos, à positividade para um anticorpo antiaquaporina-4 IgG (AQP4--IgG). Em 2015, um painel de especialistas internacionais definiu os critérios de diagnóstico da NMOSD (conhecido como IPND-2015). O uso desses critérios reduziu o tempo de diagnóstico e aumentou em 40% a capacidade de diagnóstico em diversos centros, promovendo um tratamento precoce, o que evitou incapacidade irreversível decorrente de acúmulo de surtos e melhorou a qualidade de vida das pessoas com NMOSD. A descrição do anticorpo AQP4-IgG; o desenvolvimento do conceito da doença; a elaboração dos critérios diagnósticos; a descoberta do seu papel patogênico e de biomarcador da doença; do risco de recorrência; e da resposta terapêutica representam um dos grandes avanços na área da neurologia. Apenas duas décadas após a descrição inicial, cerca de três ensaios clínicos randomizados possibilitaram a aprovação em bula e de agências reguladoras de medicamentos monoclonais específicos para tratamento da NMOSD. A mortalidade que alcançava 30% em 5 anos após o diagnóstico, em estudos de história natural, foi reduzida para cerca de 10% após 10 anos do início da doença.

A doença acomete mais comumente as mulheres com uma proporção de até 10:1 em relação aos homens. A idade média de início dos sintomas é entre 30 e 40 anos, mas casos pediátricos e em idosos não são incomuns. A incidência tem aumentado nas últimas duas décadas, fato provavelmente relacionado ao aumento na capacidade diagnóstica decorrente de melhores métodos de investigação clínica e, principalmente, após a identificação do anticorpo AQP4-IgG que propiciou o desenvolvimento do conceito da doença e a elaboração dos critérios diagnósticos. A incidência variou entre 0,053 e 0,4/100 mil habitantes/ano e a prevalência entre 0,5 e 4,4. No Brasil, a prevalência estimada da NMOSD é de 2,1/100 mil habitantes, e a doença representa cerca de 20% de todos os casos de doença inflamatória e desmielinizante do SNC em serviços de especialistas, afetando principalmente mulheres jovens afrodescendentes, com um curso recorrente em sua maioria e causando moderada a grave incapacidade.

Por ser uma doença intimamente relacionada à presença do anticorpo AQP4-IgG, pouco se sabia sobre os fatores de risco relacionado à NMOSD. Recentemente, alguns fatores biológicos, ambientais e sociais foram associados à doença: tabagismo; deficiência de vitamina D; obesidade; alimentação rica em carboidratos complexos; depressão; eventos de vida estressantes (p. ex., mortes de parentes de 1º grau, ruptura familiar e ausência de suporte social).

Fisiopatologia

O anticorpo antiaquaporina 4 IgG (AQP4-IgG), um marcador sérico da NMOSD, é o agente patogênico da doença. O evento imunizante primário que resulta na produção periférica de autoanticorpos direcionados ao AQP4 permanece desconhecido. As células B, em especial as subpopulações com características morfológicas e fenotípicas dos plasmablastos, marcadas com CD19+, têm importante papel na produção de anticorpos e estão significativamente aumentadas no soro dos pacientes AQ4-IgG-positivos. A função dos plasmablastos é influenciada pela presença da IL-6 que está aumentada no soro e no LCR dos pacientes com NMOSD, o que potencialmente perpetua a sobrevida dessas células.

Postula-se que após um evento que possibilite a quebra da barreira hematoencefálica como um quadro viral, o AQP4-IgG circulante no soro, adentra no SNC em locais de maior permeabilidade da barreira hematoencefálica e liga-se de forma seletiva ao AQP4. Em resposta a essa ligação, ocorre ativação do complemento com subsequente lise astrocitária, aumento da permeabilidade e infiltração massiva de leucócitos, particularmente neutrófilos e eosinófilos. A ativação do complemento resulta na produção de diversos fatores quimiotáticos, como o componente C5a, podendo resultar na ativação de eosinófilos secundariamente. A ativação do complemento causada pelo AQP4-IgG resulta em aumento do número de neutrófilos circulantes que entram no SNC e participam precocemente do processo lesivo. Linfócitos T também parecem estar envolvidos e este fato se deve provavelmente à subclasse IgG1 do AQP4-IgG cuja atividade depende de células T. Esse processo provoca uma lesão patologicamente representada por um padrão vasculocêntrico de distribuição das imunoglobulinas e dos componentes do complemento, mapeados nos locais de expressão de AQP4 nas terminações dos astrócitos. Essa interação AQP4/AQP4-IgG ocasiona uma *down-regulation* de AQP4 e perda astrocitária seletiva, demonstrada pelo aumento da proteína ácida fibrilar glial (GFAP) no LCR. A desmielinização ocorre de maneira secundária por fagocitose e ação de fatores pró-inflamatórios. A ampliação do conhecimento da imunopatogênese tem permitido a descoberta de novos alvos terapêuticos direcionados contra células B, IL e complemento, como será discutido mais adiante.

Características clínicas

As seis síndromes clínicas principais reconhecidas na NMOSD acometem as seguintes regiões anatômicas do SNC ricas em AQP4: nervo óptico; medula espinhal; área postrema; tronco encefálico; diencéfalo; e hemisférios cerebrais. As três primeiras topografias determinam as síndromes clássicas mais sugestivas de NMOSD: neurite óptica; mielite transversa longitudinalmente extensa (MTLE); e síndrome de área postrema. As principais características das síndromes clínicas principais e os achados de imagem na NMOSD são descritas a seguir (Figura 19.1).

Neurite óptica

Apresenta-se como perda visual acompanhada de dor à movimentação ocular, uni ou bilateral e grave (acuidade visual 20/200 ou pior). A instalação pode ser aguda ou até em semanas. O déficit de campo visual pode demonstrar déficit atitudinal mais comumente. A RM de órbitas demonstra, em geral, comprometimento

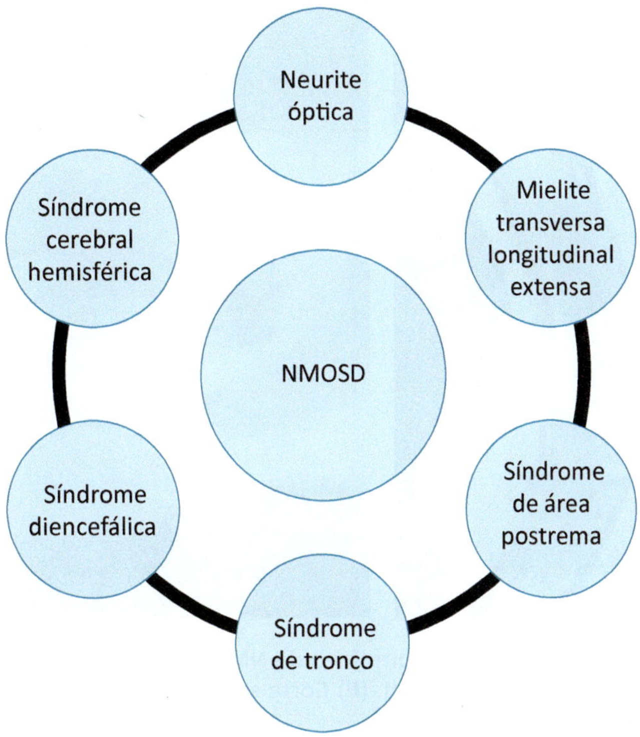

Figura 19.1. Formas de apresentação clínica das desordens do espectro da neuromielite óptica (NMOSD).
Fonte: Desenvolvida pela autoria.

extenso do nervo óptico (superior a 1/2) e o envolvimento do quiasma é altamente sugestivo dessa patologia. A reposta à pulsoterapia com metilprednisolona intravenosa é maior quando iniciada de forma precoce e, usualmente, é inferior àquela vista em pacientes com EM. O grau de suspeição para NMOSD deve ser maior em pacientes com baixa resposta à pulsoterapia com metilprednisolona.

Mielite aguda (MTLE)

A mielite usualmente se apresenta com dor neuropática radicular ou em faixa evoluindo, com perda de sensibilidade com nível sensitivo, para paraparesia ou tetraparesia e urgeincontinência. A instalação aguda em horas a dias é comum, mas evolução em semanas também pode ocorrer. Espasmos tônicos dolorosos e prurido são sintomas mais comuns na NMOSD que em outras etiologias de mielite. O envolvimento transverso da medula espinhal resulta em uma síndrome medular completa com alteração esfincteriana, nível sensitivo e déficit motor abaixo da lesão que pode se apresentar como choque medular. A RM demonstra lesão medular holomedular ou centromedular na sessão MTLE, usualmente comprometendo a altura de três ou mais corpos vertebrais. Porém mielites curtas não são exclusivas da EM e podem ocorrer mesmo tanto na primeira apresentação como na evolução da NMOSD. Nos exames de RM, além do comprometimento extenso evidenciado nos cortes sagitais e predomínio central nos cortes transversais, lesões com alto sinal em T2, conhecidas como *bright spotty lesions*, hipossinal marcado em T1 e captação de contraste são importantes marcadores radiológicos dessa patologia (Figura 19.2).

Síndrome de área postrema

Essa síndrome é definida pela presença, por mais de 48 horas, de pelo menos dois dos três seguintes sintomas atribuíveis à lesão de área postrema: soluços; náuseas; ou vômitos incoercíveis. O quadro ocorre na ausência de manifestação clínica sistêmica, não responde a sintomáticos, mas tem excelente resposta a esteroides, mesmo em baixas doses. Não é incomum ser o sintoma inaugural na NMOSD e pode fazer o paciente procurar a emergência clínica ou o gastroenterologista em um primeiro momento. Cerca de 70% dos pacientes que apresentam esse quadro evoluem com lesão medular ou de vias ópticas nas semanas seguintes, reforçando a importância do diagnóstico nessa fase inicial.

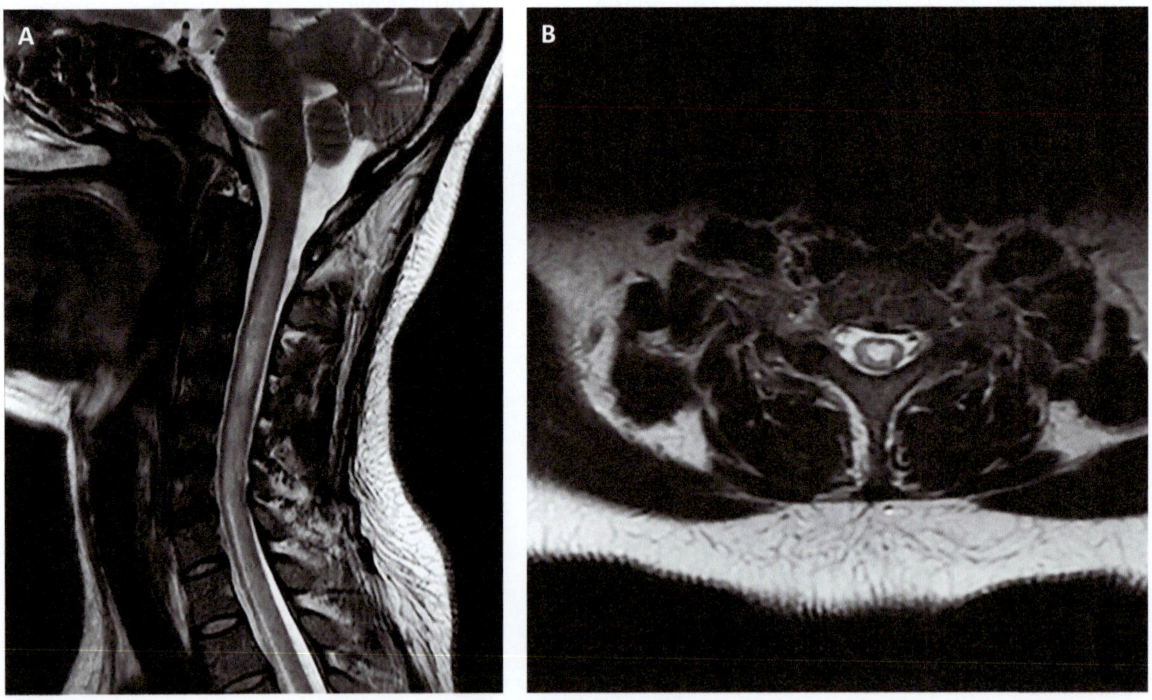

Figura 19.2. RM de medula cervical de paciente com surto de NMOSD: **(A)** corte sagital T2 demonstrando lesão tumefativa com extenso hipersinal em medula cervical. **(B)** Corte axial T2 com predomínio central da lesão medular e presença de *bright spotty lesion*.

NMOSD: neuromielite óptica; RM: ressonância magnética.

Fonte: Acervo do Serviço de Neuroimunologia do Hospital das Clínicas da Faculdade de Medicina da Universidade de São Paulo (HC-FMUSP).

Síndromes agudas de tronco

Sintomas de lesões de tronco encefálico ocorrem em um terço dos pacientes, sendo as mais frequentes: diplopia; alteração oculomotora; prurido; neuralgia trigeminal; perda auditiva; paralisia facial; e vertigem/ataxia vestibular. A localização das lesões é tipicamente subependimária, em que existe uma grande expressão do AQP4.

Síndrome clínica diencefálica aguda ou narcolepsia sintomática com lesões diencefálicas típicas de NMOSD

Pode ocorrer hipersonia ou narcolepsia secundária a lesões hipotalâmicas, além de distúrbios de regulação de temperatura, anorexia, obesidade e síndrome da secreção inapropriada de hormônio antidiurético (ADH). Lesões diencefálicas podem causar redução do nível de consciência por comprometimento talâmico.

Síndrome sintomática cerebral com lesões encefálicas típicas de NMOSD na RM

Síndromes piramidais dimidiadas, sintomas cognitivos ou alterações de nível de consciência possivelmente decorrentes de lesões tumefativas podem ocorrer nos hemisférios cerebrais causando encefalopatia e déficit focais a depender da localização.

Os surtos de NMOSD tendem a ser mais severos do que na EM e, em geral, são seguidos de recuperação incompleta, podendo determinar incapacidade com um único surto. Após o primeiro surto, 60% dos pacientes recorrem no 1º ano e 90% dentro de 3 anos, sendo maior o risco naqueles AQP4-IgG-positivos. O desafio diagnóstico entre pacientes com EM, NMOSD E MOGAD é uma realidade na prática do neurologista e as características importantes entre elas são descritas no Quadro 19.2.

Quadro 19.2. Resumo das características úteis para diferenciar a NMOSD, MOGAD e EM

Característica	MOGAD	NMOSD	EM
Epidemiologia			
Idade	20 a 30 anos ao diagnóstico; início < 18 é comum	Média de 40 anos ao diagnóstico; início < 18 e > 50 anos não é incomum	Média de 30 anos ao diagnóstico; início após os 60 anos é raro
Etnia	Caucasianos	Não caucasianos; mais em asiáticos e afrodescendentes	Preferencialmente caucasianos
Predominância de gênero feminino	1:1	9:1	3:1
Mielite			
Extensão da lesão	Longitudinal extensa (> 3 corpos vertebrais)	Longitudinal extensa (> 3 corpos vertebrais)	Curta (< 3 corpos vertebrais)
Parcial *vs.* completa	Predomínio torácico ou toracolombar	Predomínio cervical ou cervicotorácica	Síndrome medular parcial, predomínio de sintomas sensitivos
Localização	Usualmente centromedular, com envolvimento do "H" medular	Síndrome medular completa é comum. Usualmente holo ou centromedular	Usualmente dorsolatera.
Recuperação	Usualmente completa	Usualmente parcial	Usualmente completa
Neurite óptica			
Bilateral simultâneo	Comum	Comum	Muito raro
Lesão extensa	Comum	Comum	Muito raro
Envolvimento de quiasma	Pode ocorrer	Comum	Muito raro
Recuperação completa	Muito comum	Raro	Comum
RM de encéfalo			
Lesões perpendiculares aos ventrículos (dedos de Dawson)	Muito raras	Muito raras	Muito comuns (típicas)
Lesões justacorticais	Raras	Raras	Comuns (típicas)
Lesões hemisféricas extensas	Comuns (lesões em nuvem)	Comuns (lesões em nuvem)	Raras (exceto nas formas pseudotumorais da EM)

(Continua)

Quadro 19.2. **Resumo das características úteis para diferenciar a NMOSD, MOGAD e EM** (*Continuação*)

Característica	MOGAD	NMOSD	EM
Exames laboratoriais			
AQP4-IgG	Ausente	Presente em 70% a 80% dos casos	Ausente
MOG IgG	Presente – necessário para definir a doença	Ausente	Pode ocorrer – quando em baixos títulos
LCR: celularidade	Elevada, em especial durantes os surtos	Elevada, em especial durantes os surtos	> 50 células é rara
LCR: neutrófilos, e eosinófilos	Incomuns	Usualmente presentes	Usualmente ausentes
LCR: BOC	Usualmente ausente	Usualmente ausente	Usualmente presente
LCR: GFAP durante o surto	Usualmente elevada	Usualmente bastante elevada	Normal ou discretamente elevado

EM: esclerose múltipla; GFAP: proteína ácida fibrilar glial; LCR: líquido cefalorraquidiano.
Fonte: Adaptado de Gama Pereira AB, Sampaio Lacativa MC, da Costa Pereira FF, *et al.*, 2015; Sand IK, 2016.

Diagnóstico e diagnóstico diferencial

Os critérios de diagnóstico validados para o diagnóstico denominado "IPND 2015" permitem o diagnóstico de NMOSD na vigência de apenas uma das seis síndromes clínicas somada à positividade de AQP4-IgG. Infelizmente, a dosagem do anticorpo ainda não é disponível de rotina em diversos países como o Brasil, o que dificulta o diagnóstico precoce e a jornada do paciente com NMOSD. Para o diagnóstico em casos soronegativos ou com ausência de anticorpos. deve-se seguir as recomendações do painel diagnóstico IPND 2015 (Quadro 19.3).

Quadro 19.3. **Critérios diagnósticos de NMOSD em adultos – Consenso internacional 2015**

AQP4-IgG (+)	AQP4-IgG (-)
1. Pelo menos uma síndrome clínica* **2.** AQP4-IgG positivo no soro (método CBA fortemente recomendado) **3.** Exclusão de outros diagnósticos alternativos	**1.** Pelo menos duas síndromes clínicas, resultando de um ou mais surtos com os seguintes critérios: a. Pelo menos uma síndrome clínica deve ser: neurite óptica, mielite aguda com MLTE ou síndrome de área postrema b. Disseminação no espaço (duas ou mais síndromes clínicas) c. Preencher os critérios adicionais de RM** **2.** AQP4-IgG negativo ou teste indisponível **3.** Exclusão de outros diagnósticos alternativos
*Síndromes clínicas: **1.** Neurite óptica **2.** Mielite aguda **3.** Síndrome de área postrema **4.** Síndrome aguda de tronco **5.** Síndrome clínica diencefálica aguda ou narcolepsia sintomática com lesões diencefálicas típicas de NMOSD na RM **6.** Síndrome sintomática cerebral com lesões encefálicas típicas de NMOSD na RM **Critérios adicionais de RM para casos AQP4-IgG (-): **1.** NO aguda: requer (a) RM de encéfalo normal ou com lesões inespecíficas de substância branca OU (b) RM de nervo óptico com hipersinal T2 ou captação de contraste no T1 se estendendo por mais de ½ comprimento no nervo óptico ou envolvendo o quiasma **2.** Mielite aguda: requer lesão intramedular acometendo a altura de três ou mais segmentos corpos vertebrais contíguos (MLTE) OU atrofia focal da medula em três ou mais segmentos contíguos com história prévia compatível com mielite aguda **3.** Síndrome de área postrema: requer lesão em bulbo ou área postrema na RM **4.** Síndrome aguda de tronco: requer lesão subependimária de tronco na RM	

AQP4-IgG: anticorpo antiaquaporina-4 IgG; NMOSD: Neuromielite óptica; RM: ressonância magnética.
Fonte: Adaptado de Wingerchuk DM, Banwell B, Bennett JL, *et al.*, 2015.

Os requisitos para diagnóstico de pacientes com AQP4-IgG negativos ou na indisponibilidade da pesquisa de autoanticorpos são mais rigorosos para evitar erros diagnósticos. Esses indivíduos devem apresentar pelo menos duas síndromes clínicas diferentes (disseminação no espaço) e critérios de imagem adicionais destinados a aumentar a especificidade diagnóstica. Pelo menos um dos eventos clínicos deve ser uma das três síndromes clínicas clássicas supradescritas.

Os critérios de 2015 permitem o diagnóstico de NMOSD na vigência de apenas uma das seis síndromes clínicas somada à positividade de AQP4-IgG. O teste de AQP4-IgG pode ajudar no diagnóstico precoce de NMOSD, ainda na primeira síndrome clínica. Os avanços tecnológicos na pesquisa dos autoanticorpos aperfeiçoaram a sensibilidade, sem comprometer a especificidade. Os métodos com base em células vivas HEK-293 transfectadas (expressando a isoforma M23 da AQP4 humana) foram os mais sensíveis. Mesmo no Brasil, esses testes são conhecidos pela sigla em inglês CBA (*cell based assay*) e apresentam uma especificidade de 99,8% e a sensibilidade média de 76,7%. A leitura da reação antígeno-anticorpo pode ser feita por imunofluorescência indireta por meio de microscopia ou por citometria de fluxo, sendo esse último com melhores sensibilidade e especificidade. Ambos os testes de imunofluorescência ou citometria, desde que usando a tecnologia CBA, são fortemente recomendados pelo consenso internacional.

No que concerne ao diagnóstico diferencial, considera-se o mesmo perfil de diagnósticos diferenciais da EM, demonstrado no Quadro 19.1. De acordo com o quadro clínico, é importante que exames específicos possam descartá-las antes que o diagnóstico da NMOSD seja feito. De nota, pacientes com provas de autoimunidades sistêmica na ausência de critérios diagnósticos para essas doenças reforçam o diagnóstico de NMOSD; e a presença de outras doenças autoimune é mais comum na NMOSD que em outras doenças desmielinizantes.

Durante o surto de NMOSD, a celularidade no LCR, em geral, ultrapassa 50 células, podendo chegar a mais de 300 leucócitos/campo. A presença de neutrófilos e eosinófilos é comum e já foi considerada um critério diagnóstico. Bandas oligoclonais são usualmente ausentes, embora possam estar presentes de forma transitória durante os surtos em menos de um terço dos casos. O aumento de neurofilamentos de cadeia leve e GFAP é comum e associado a dano neuronal e lesão astrocitária, respectivamente.

Tratamento

Tratamento dos surtos

Os surtos da NMOSD usualmente são mais graves que os da EM. É recomendando início precoce da chamada "pulsoterapia" com metilprednisolona 1 g/dia, por 3 a 5 dias. O início precoce da pulsoterapia, principalmente em menos de 7 dias após início do sintomas, foi associado a melhor recuperação. A plasmaférese deve ser associada à pulsoterapia precocemente e sobretudo em pacientes com déficit motor grave (considerados aqueles com força muscular < 2) e perda da acuidade visual pior que 20/200. O uso da plasmaférese precoce associada aos esteróides tem melhor prognóstico que o uso sequencial após falha com esteróides. É recomendada uma média de cinco a sete sessões com troca de 1,5 volemia, com substituição por albumina humana a 20% ou plasma fresco.

Tratamento de manutenção – uso de drogas modificadoras do curso da doença

A terapia imunossupressora na NMOSD reduz as recaídas e tem sido associada a melhores resultados, pois a incapacidade na NMOSD está relacionada à gravidade do surto. Após a fase aguda do surto de pacientes com NMOSD, é necessário manter os corticosteroides. Usualmente, é recomendada a prednisona na dose de 1 mg/kg, com desmame gradual até início do efeito da terapia de manutenção. Os prejuízos do uso de corticosteroide oral a longo prazo e a eficácia reduzida, quando comparados a outros imunossupressores, reforçam o conceito segundo o qual o uso de corticosteroide como monoterapia não é recomendado a longo prazo na NMOSD.

Os medicamentos recomendados com base em estudos de vida real e comumente usados incluem os imunossupressores de ampla ação, como a azatioprina, o micofenolato de mofetila, o metrotrexato, o mitoxantrone e a ciclofosfamida. Em razão de efeitos colaterais e eficácia heterogênea para controle dos surtos, o uso de imunossupressores orais tem sido cada vez menos recomendado enquanto os anitcorpos monoclonais são fortemente recomendados. O rituximabe, um anticorpo monoclonal direcionado contra celulas B, foi amplamente usado nas últimas duas décadas, com maior eficácia na redução da frequência e gravidade das recaídas de NMOSD com robusta evidência científica. O rituximabe ainda é a medicação mais prescrita para pacientes com NMOSD, embora não tenha respaldo na bula do medicamento e não esteja incluído em protocolos de condutas terapêuticas do sistema único de saúde ou no rol da saúde suplementar no Brasil. O uso precoce do rituximabe está associado a menor incapaciadade observada em pacientes que fizeram uso de rituximabe após o primeiro surto, quando comparados aos pacientes que só receberam a medicação após falha com imunossupressores orais. Porém, diante de robusta evidência científica e de estudos de farmacoeconomia, o uso do rituximabe tem sido aprovado em protocolos institucionais, como o do HC-FMUSP explicitado na Figura 19.3.

A NMOSD é por si uma doença agressiva cuja história natural é associada com alta morbimortalidade e na qual um ataque pode causar incapacidade permanente. Diante de dados heterogêneos de resposta aos imunossupressores orais, os critérios associados a doença agressiva e critérios preditivos de má resposta favorecem ainda mais o uso precoce de anticorpos monoclonais. Esses critérios são: presença de fenótipo compatível com síndrome de neuromielite óptica completa e clinicamente definitiva; histórico de tratamento prévio com interferon; e histórico de surto grave prévio.

Entretanto, novos anticorpos monoclonais demonstraram resultados positivos em ensaios de fase 3 essenciais e receberam aprovação regulatória para NMOSD. O inebilizumab com posologia a cada 6 meses e eficácia de 85% é um anticorpo monoclonal direcionado ao CD19 expresso em células B, incluindo uma fração de plasmablastos. O satralizumab, um anticorpo monoclonal que bloqueia o receptor da IL-6, demonstrou eficácia de cerca de 75% para controle dos surtos. O eculizumab e o ravulizumabe são anticorpos monoclonais que inibem a clivagem de C5 do complemento, demonstraram eficácia próximas a 95% a 100% de controles de surtos nos ensaios clínicos. No Brasil, existe aprovação em bula para uso do inebilizumab, satralizumabe e ravalizumabe. Porém, no momento da elaboração desse capítulo nenhum deles tinha aprovação nas agências pagadoras do SUS ou na saúde suplementar.

O início da terapia imunossupressora deve ser feito o mais precocemente possível em pacientes com NMOSD AQP4-IgG positiva e nas formas recorrentes de NMOSD, mesmo com exame de AQP4-IgG negativo. Antes de iniciar uma terapia imunossupressora, os pacientes devem ser informados sobre os riscos e complicações potenciais, como infecções, mielotoxicidade, malignidade, infertilidade; e, em mulheres na idade fértil, deve ser reforçada a necessidade de contracepção eficaz. Gravidez e infecções crônicas, particularmente HIV, hepatite B e C e tuberculose, devem ser excluídas antes do início da terapia.

Tratamento sintomático

O manejo de sintomas em pacientes com NMOSD pode ser similar do exposto em relação ao tratamento da EM, com algumas ressalvas importantes: os espasmos tônicos dolorosos são um sintoma mais frequentes e respondem a baixas doses de carbamazepina ou lamotrigina.

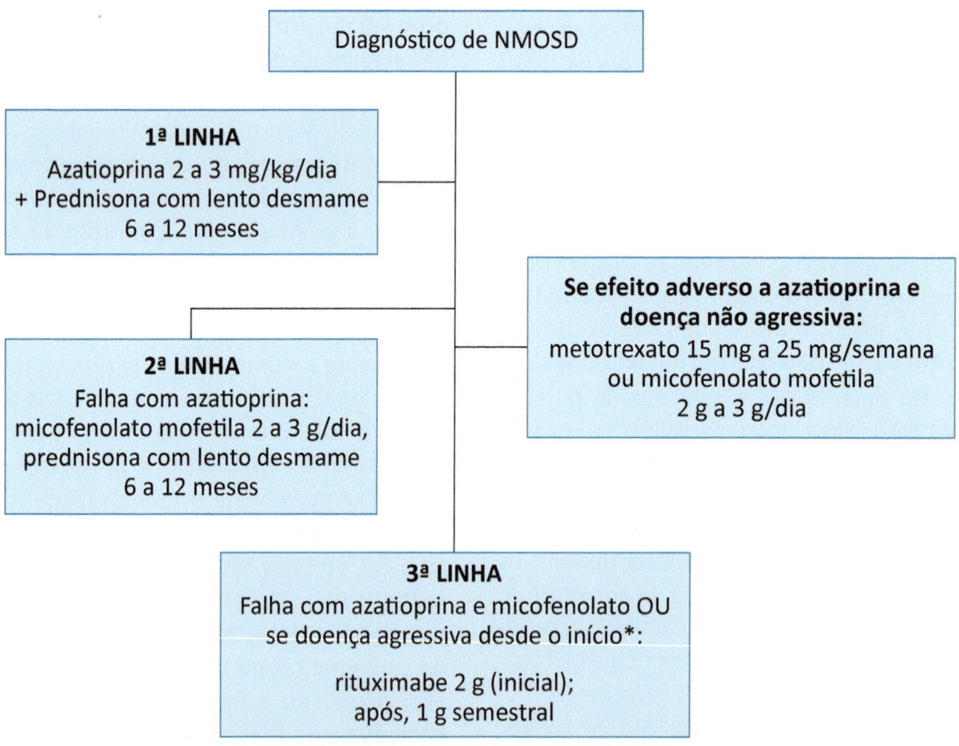

Figura 19.3. Protocolo institucional para tratamento de manutenção de NMOSD do Grupo de Neuroimunologia da Clínica Neurológica do Hospital das Clínicas da Faculdade de Medicina da Universidade de São Paulo (HC-FMUSP).
NMOSD: Neuromielite óptica.
Fonte: Desenvolvida pela autoria.

DOENÇA ASSOCIADA AO ANTICORPO MOG-IGG (MOGAD)

Epidemiologia e fatores de risco

Anticorpos contra a mielina do oligodendrócito (MOG-IgG) têm sido identificados em cerca de 20% a 40% dos pacientes soronegativos para AQP4-IgG. Esse grupo apresenta algumas características clínicas, radiológicas, imunopatológicas e respostas terapêuticas que sugerem mecanismos patológicos subjacentes distintos dos pacientes com NMOSD AQP4 IgG positiva. O estudo da população com NMOSD seronegativa e da população com encefalite possibilitou o melhor entendimento da entidade reconhecida como MOGAD.

Usualmente, a MOGAD tem início de doença em uma faixa etária mais jovem, com maior prevalência em caucasoides e a proporção masculina e feminina é semelhante, de forma bem diferente do grupo de pacientes com NMOSD e EM. No Brasil, a prevalência estimada da NMOSD é de 0,4/100000 habitantes.

Fisiopatologia

Anticorpos MOG-IgG podem causar desmielinização primária com perda de microtúbulos do citoesqueleto dos oligodentrócitos, alterando a expressão de proteínas no SNC. Dados de soros de pacientes em modelos experimentais de encefalite autoimune corroboram o papel patogênico do MOG IgG por resultar no desenvolvimento da doença desmielinizante clinicamente e na demonstração patológica de perda axonal, desmielinização e alterações de proteínas nos oligodentrócitos

Características clínicas

A neurite óptica, a mielite transversa e encefalite são manifestações típicas da MOGAD. A neurite óptica é a forma mais comum no adulto e mais frequentemente associada à recorrência da doença. NO pode representar pelo menos 5% a 10% das causas de neurite óptica. A presença de papilite ou até lesão macular no exame clínico, perineurite no exame de RM e evolução com ótima resposta a esteroides deve levantar a suspeita de MOGAD. A frequência de MOG-IgG em adultos com neurite óptica com edema grave do disco óptico é substancialmente maior do que em adultos com neurite óptica retrobulbar. A presença de lesão em quiasma é descrita tanto em pacientes com MOGAD como em pacientes com NMOSD.

A mielite associada a MOGAD é de predomínio torácico, com paraparesia, disfunção esfincteriana como sintomas mais importantes. Nos exames de imagem, pode haver o envolvimento centromedular (descrita como lesão no H medular e do cone medular). No exame de RM do encéfalo, lesões em substância cinzenta profunda no encéfalo não são incomuns.

A encefalite em pacientes com MOGAD pode se apresentar como episódio fenotípico de uma síndrome cortical isolada como afasia, crise convulsiva focal isolada ou apresentação com rebaixamento do nível de consciência similar a um quadro de ADEM. Essa última é a forma de apresentação mais comum na população pediátrica com MOGAD.

A doença pode ter um curso monofásico ou recorrente e a associação de mielite e neurite na abertura do quadro é mais comum em pacientes com MOGAD, do que aqueles com NMOSD e EM. A recorrência é menos comum do que em pacientes com NMOSD E EM, e está relacionada à persistência do anticorpo MOG-IgG positivo.

Tratamento

Tratamento dos surtos

Os surtos da MOGAD usualmente são mais graves que os da EM, mas podem ser menos graves do que os e NMOSD. É recomendando início precoce da chamada "pulsoterapia" com metilprednisolona 1 g/dia, por 3 a 5 dias. O início precoce da pulsoterapia após começo dos sintomas foi associado a melhor recuperação e a menor chance de recorrência. Em pacientes com MOGAD, início de esteroides com menos de 2 dias de sintomas resultou em melhor resultado clínico. Assim como nos surtos de NMOSD, a plasmaférese deve ser associada à pulsoterapia precocemente em pacientes com déficit motor grave (considerados aqueles com força muscular < 2) e perda da acuidade visual pior que 20/200. Em pacientes com MOGAD, o início precoce e a manutenção dos corticosteroides por até 3 meses após o surto inicial estão associados a menor recorrência.

Tratamento de manutenção – uso de drogas modificadoras do curso da doença

Prednisona oral em doses baixas a moderadas é comumente utilizada em combinação com outros imunossupressores. Após o tratamento do surto, uma dose 1 mg/kg/dia deve ser mantida até ajuste da terapia de manutenção escolhida e, após confirmação da eficácia desta, o desmame do corticosteroide deve ser realizado de forma lenta e gradual.

Os prejuízos do uso de corticosteroide oral a longo prazo, como diabetes, sobrepeso, osteoporose e hipertensão, são amplamente conhecidos e, portanto, o uso de corticosteroide como monoterapia não é recomendado a longo prazo na NMOSD. Em pacientes que necessitem de terapia prolongada ou com doses altas de prednisona, deve-se instituir proteção gástrica, suplementação de cálcio e vitamina D e avaliar grupos de risco para osteoporose visando a introdução de bifosfonatos.

ENCEFALOMIELITE DISSEMINADA AGUDA

Epidemiologia e fatores de risco

O termo "ADEM" designa uma doença inflamatória imunomediada e desmielinizante do SNC, cuja principal característica clínica é a encefalopatia. A prevalência, em âmbito mundial, gira em torno de 0,3 a 0,6/100 mil habitantes/ano em séries históricas. Vale ressaltar que muitos desses dados referem-se a casuísticas prévias à disponibilidade de anticorpos específicos e de critérios diagnósticos para as doenças imunomediadas do SNC, como encefalites imunomediadas, MOGAD e NMOSD. Portanto, o diagnóstico de ADEM pode ser ainda mais raro do que o reportado acima.

É uma das formas mais raras de doenças desmielinizantes inflamatórias comumente associada a um quadro infeccioso ou a outro gatilho imunológico como um quadro pós-vacinal, ou até pós-operatório. Ocorre mais comumente em crianças, mas pode ocorrer em qualquer idade e em qualquer grupo racial. Na infância, ADEM parece mais comum no gênero masculino, mas essa diferença não persiste em outras faixas etárias.

Fisiopatologia

O achado patológico típico consiste em ilhas perivenulares de desmielinização associadas com infiltrados de macrófagos, granulócitos e linfócitos T e B. Por definição, os macrófagos são marcados para mielina e as lesões têm a mesma idade cronológica. São presentes lesões desmielinizantes coalescentes, subpiais e intracorticais, mas o achado peculiar é a presença de desmielinizante cortical com agregados microgliais. As lesões podem estar localizadas em qualquer topografia do SNC, de predomínio, mas não exclusivo, da substância branca. Dessa forma, lesões podem envolver o córtex, tálamo, gânglios da base, tronco encefálico, medula espinhal e nervos ópticos. Há controvérsia se a leucoencefalopatia hemorrágica pode ser considerada uma variante de ADEM.

Características clínicas

ADEM caracteriza-se por um quadro agudo de encefalopatia em associação com déficits neurológicos multifocais. Os sintomas ocorrem, em geral, 2 a 4 semanas do evento imunizante considerado o gatilho. No entanto, esse evento gatilho é identificado em menos de dois terços dos casos. O quadro é agudo com instalação de sintomas em menos de 1 semana. Pode ser precedido por sintomas prodrômicos como febre, astenia, cefaleia náuseas e vômitos. Esse quadro é seguido por sinais neurológicos focais, dependente do local de acometimento, e sinais inequívocos de encefalopatia. Crises epilépticas podem ocorrer em até um terço dos casos e são mais comuns em casos pós-infeciosos ou vacinais.

Por definição, o curso é monofásico, embora ocorra flutuação dos sintomas nos primeiros 3 meses. A apresentação multifásica pode ocorrer e é definida pela recorrência de um quadro típico de ADEM, após 3 meses do quadro inicial, com confirmação clínica e radiológica. Se a entidade ADEM multifásica representa uma nova doença e não ADEM *per se*, ainda é controverso.

Diagnóstico e diagnóstico diferencial

O critério diagnóstico mais respeitado, elaborado para população pediátrica e ainda usado se baseia no *International Pediatric Multiple Sclerrosis Study Group* (IPMSSG – elaborado em 2007 e atualizado em 2013) e inclui as seguintes características:

- Evento multifocal com etiologia inflamatória desmielinizante.
- Encefalopatia – alteração do nível de consciência ou comportamental não explicada por febre, doenças sistêmicas ou sintomas pós-ictais.
- Alterações consistente com desmielinização em exame de RM, realizado durante a fase aguda (3 meses).
- Ausência de novo achado clínico ou radiológico após os 3 meses do quadro inicial.

Observa-se que o diagnóstico de ADEM permanece de exclusão, sempre necessitando-se considerar diagnósticos alternativos. Na infância, cerca de 50% dos casos de ADEM apresentam anticorpo MOG-IgG. Esses casos representam o diagnóstico de MOGAD, que pode ter evolução monofásica ou recorrente. A presença e principalmente a persistência do MOG-IgG nesse grupo estão associadas à recorrência e reforça o diagnóstico dessa recente entidade clínica, com fisiopatologia, diagnóstico e prognóstico diferentes dos apresentados em pacientes com ADEM propriamente.

Tratamento

O tratamento de ADEM só é recomendado na fase aguda e baseia-se no uso de corticosteroides. É recomendando início precoce da chamada "pulsoterapia" com metilprednisolona 1 g/dia por 3 a 5 dias. Há relatos anedóticos de recuperação com extensão da pulsoterapia para até 7 a 10 dias de tratamento. A plasmaférese deve ser associada à pulsoterapia precocemente, o que se associa a melhor prognóstico. É recomendada uma média de cinco a sete sessões com troca de 1,5 volemia, com substituição por albumina humana a 20% ou plasma fresco. Imunoglobulina humana na dose de 2 g/kg, dividida em 5 dias, tem sido usada como terapia de resgate em pacientes que não responderam a esteroides e a plasmaférese. É recomendado lento desmame de corticosteroides por até 3 meses após o surto inicial.

BIBLIOGRAFIA CONSULTADA

Abboud H, Petrak A, Mealy M. Treatment of acute relapses in neuromyelitis optica: Steroids alone versus steroids plus plasma exchange. Mult Scler. 2016;22(2):185-92.

Aungsumart S, Apiwattanakul A. Clinical outcomes and predictive factors related to good outcomes in plasma exchange in severe attack of NMOSD and long extensive transverse myelitis: case series and review of the literature. Multiple Sclerosis and Related Disorders. 2017;13:93-7.

Ayzenberg I, Schollhammer J, Hoepner R, et al. Efficacy of glatiramer acetate in neuromyelitis optica spectrum disorder: a multicenter retrospective study. J Neurol. 2016;263:575-82.

Bonnan M, Valentino R, Olindo S. Plasma exchange in severe spinal attacks associated with neuromyelitis optica spectrum disorder. Mult Scler. 2009;15(4):487-92.

Costanzi C, Matiello M, Lucchinetti CF, et al. Azathioprine. Tolerability, efficacy, and predictors of benefit in neuromyelitis optica. Neurology. 2011;77:659-66.

Cree BAC, Bennett JL, Sheehan M, et al. Placebo-controlled study in neuromyelitis optica-ethical and design considerations. Multiple Sclerosis Journal. 2016;22(7):862-72.

da Gama Pereira AB, Sampaio Lacativa MC, da Costa Pereira FF, et al. Prevalence of multiple sclerosis in Brazil: a systematic review. Mult Scler Relat Disord. 2015;4:572-9.

Damato V, Evoli A, Iorio R. Efficacy and safety of rituximab therapy in neuromyelitis optica spectrum disorders a systematic review and meta-analysis. JAMA Neurol. Published online, 2016.

Etemadifar M, Nasr Z, Khalili B, et al. Epidemiology of neuromyelitis optica in the world: a systematic review and meta-analysis. Mult Scler Int. 2015;2015:174-20.

Flanagan EP, Cabre P, Weinshenker BG, et al. Epidemiology of aquaporin-4 autoimmunity and neuromyelitis optica spectrum. Ann Neurol. 2016;79:775-83.

Flanagan EP, Weinshenker BG, Krecke KN, et al. Short myelitis lesions in aquaporin-4-IgG–positive neuromyelitis optica spectrum disorders. JAMA Neurol. 2015;72:81-7.

Greenberg BM, Graves D, Remington G, et al. Rituximab dosing and monitoring strategies in neuromyelitis optica patients: creating strategies for therapeutic success. Multiple Sclerosis Journal. 2012;18(7)1022-6.

Huh S, Kim S, Hyun J, et al. Mycophenolate Mofetil in the Treatment of Neuromyelitis Optica Spectrum Disorder. JAMA Neurol. 2014;71(11):1372-8.

Jarius S, Ruprecht K, Kleiter I, et al. MOG-IgG in NMO and related disorders: a multicenter study of 50 patients. Part 2: Epidemiology, clinical presentation, radiological and laboratory features, treatment responses, and long-term outcome. J Neuroinflammation. 2016;27;13(1):280.

Jarius S, Ruprecht K, Wildemann B, et al. Contrasting disease patterns in seropositive and seronegative neuromyelitis optica: a multicenter study of 175 patients. Journal of Neuroinflammation. 2012;9:14.

Jarius S, Wildemann B. The history of neuromyelitis optica. J Neuroinflamm. 2013;10:1-12.

Jiao Y, Fryer JP, Lennon VA, et al. Aquaporin 4 IgG serostatus and outcome in recurrent longitudinally extensive transverse myelitis. JAMA Neurol. 2014;71:48-54.

Kessler RA, Mealy MA, Levy M. Treatment of neuromyelitis optica spectrum disorder: acute, preventive, and symptomatic. Curr Treat Options Neurol. 2016;18(1):2.

Kim S, Kim W, Huh S. Clinical efficacy of plasmapheresis in patients with neuromyelitis optica spectrum disorder and effects on circulating anti-aquaporin-4 antibody levels. J Clin Neurol. 2013;9:36-42.

Kim SH, Huh SY, Lee SJ, Joung A, Kim HJ. A 5-year follow-up of rituximab treatment in patients with neuromyelitis optica spectrum disorder. JAMA Neurol. 2013;70(9):1110-7.

Kim SH, Hyun JW, Joung A, et al. Predictors of response to first-line immunosuppressive therapy in neuromyelitis optica spectrum disorders. Mult Scler. Epub 2017:1-7.

Kimbrough DJ, Fujihara K, Jacob A, et al. Treatment of neuromyelitis optica: review and recommendations. Mult Scler Relat Disord. 2012;1(4):180-7.

Kitley J, Waters P, Woodhall M, et al. Neuromyelitis optica spectrum disorders with aquaporin-4 and myelin-oligodendrocyte glycoprotein antibodies: a comparative study. JAMA Neurol. 2014;71:276-83.

Kremer L, Mealy M, Jacob A, et al. Brainstem manifestations in neuromyelitis optica: a multicenter study of 258 patients. Mult Scler J. 2014;20:843-7.

Lennon VA, Wingerchuk DM, Kryzer TJ, et al. A serum autoantibody marker of neuromyelitis optica: distinction from multiple sclerosis. Lancet. 2004;364:2106-12.

Matiello M, Lennon VA, Jacob A, et al. NMO-IgG predicts the outcome of recurrent optic neuritis. Neurology. 2008;70:2197-200.

Mealy MA, Wingerchuk DM, Palace J, et al. Comparison of relapse and treatment failure rates among patients with neuromyelitis optica: multicenter study of treatment efficacy. JAMA Neurol. 2014;71:324-30.

Melamed E, Levy M, Waters PJ, et al. Update on biomarkers in neuromyelitis optica. Neurol Neuroimmunol Neuroinflamm. 2015;2:e134.

Montcuquet A, Collongues N, Papeix C, et al. Effectiveness of mycophenolate mofetil as first-line therapy in AQP4-IgG, MOG-IgG, and seronegative neuromyelitis optica spectrum disorders. Multiple Sclerosis Journal. 2016;1-8.

Nikoo Z, Badihian S, Shaygannejad V, et al. Comparison of the efficacy of azathioprine and rituximab in neuromyelitis optica spectrum disorder: a randomized clinical trial. J Neurol, 2017.

Papadopoulos MC, Verkman AS. Aquaporin 4 and neuromyelitis optica. Lancet Neurol. 2012;11:535-44.

Papais-Alvarenga RM, Vasconcelos CCF, Carra A, et al. Central nervous system idiopathic inflammatory demyelinating disorders in South Americans: a descriptive, multicenter, cross-sectional study. PLoS ONE. 2015;10(7):e0127757.

Pekcevik Y, Mitchell CH, Mealy MA, et al. Differentiating neuromyelitis optica from other causes of longitudinally extensive transverse myelitis on spinal magnetic resonance imaging. Mult Scler. 2016;22(3):302-11.

Pittock SJ, Weinshenker BG, Lucchinetti CF, et al. Neuromyelitis optica brain lesions localized at sites of high aquaporin 4 expression. Arch Neurol. 2006;63:964-8.

Roemer SF, Parisi JE, Lennon VA, et al. Pattern-specific loss of aquaporin-4 immunoreactivity distinguishes neuromyelitis optica from multiple sclerosis. Brain. 2007;130:1194-205.

Sánchez-Carteyron A, Alarcia R, Ara JR, et al. Posterior reversible encephalopathy syndrome after rituximab infusion in neuromyelitis optica. Neurology. 2010;74(18):1471-3.

Sand IK. Neuromyelitis optica spectrum disorders. Continuum (Minneap Minn). 2016;22:864-96.

Sato D, Callegaro D, Lana-Peixoto MA, et al. Treatment of neuromyelitis optica: an evidence based review. Arq Neuropsiquiatr. 2012;70:59-66.

Sato DK, Callegaro D, Lana-Peixoto MA, et al. Distinction between MOG antibody-positive and AQP4 antibody-positive NMO spectrum disorders. Neurology. 2014;82:474-81.

Sato DK, Callegaro D, Lana-peixoto MA, et al. Seronegative neuromyelitis optica spectrum. Arq Neuropsiquiatr. 2014;72:445-50.

Sellner J, Boggild M, Clanet M, et al. EFNS guidelines on diagnosis and management of neuromyelitis optica. Eur J Neurol. 2010;17(8):1019-32.

Siritho S, Sato DK, Kaneko K, et al. The clinical spectrum associated with myelin oligodendrocyte glycoprotein antibodies (anti-MOG-Ab) in Thai patients. Mult Scler. 2016;22(7):964-8.

Waters PJ, Pittock SJ, Bennett JL, et al. Evaluation of aquaporin-4 antibody assays. Clin Exp Neuroimmunol. 2014;5:290-303.

Wingerchuk DM, Banwell B, Bennett JL, et al. International consensus diagnostic criteria for neuromyelitis optica spectrum disorders. Neurology. 2015;85:177-89.

Wingerchuk DM, Hogancamp WF, O'Brien PC, et al. The clinical course of neuromyelitis optica (Devic's syndrome). Neurology. 1999;53:1107-14.

Xu Y, Wang Q, Rena H, et al. Comparison of efficacy and tolerability of azathioprine, mycophenolate mofetil, and cyclophosphamide among patients with neuromyelitis optica spectrum disorder: a prospective cohort study. Journal of the Neurological Sciences. 2016;370:224-8.

CAPÍTULO 20

Marcos Castello Barbosa de Oliveira • Marcelo Houat de Brito

Neoplasias do Sistema Nervoso Central

INTRODUÇÃO

É importante para o médico reconhecer sinais clínicos de um possível tumor cerebral, assim como saber realizar a investigação diagnóstica e o manejo das principais complicações, já que é uma condição que pode ocasionar grande morbidade e, a depender da etiologia, pode ter um prognóstico reservado, principalmente se o diagnóstico for feito de forma tardia. Por outro lado, existem condições mais benignas, que podem ser encontradas de forma incidental em um exame de neuroimagem, sendo importante reconhecer essas situações para tranquilizar o paciente e não realizar exames e procedimentos desnecessários.

No geral, as neoplasias primárias do sistema nervoso não são comuns, com um risco aproximado de 0,6% de ocorrer durante a vida de uma pessoa e uma incidência ao redor de 11 mil casos/ano no Brasil. Porém, na faixa etária pediátrica, são a segunda principal causa de malignidade, atrás apenas das malignidades hematológicas. Além disso, existem diversas neoplasias sistêmicas que podem acometer o sistema nervoso central (SNC), seja por meio de metástases parenquimatosas, seja por infiltração meníngea, influenciando tanto em morbidade como em prognóstico da doença de base.

Existem diversos tipos de tumores primários do sistema nervoso, porém vários são raros e de menor importância clínica para o médico generalista. Este capítulo abordará os principais tumores primários do SNC, acometimento neurológico de neoplasias sistêmicas e complicações neurológicas do tratamento oncológico.

DIAGNÓSTICO DE LESÕES COM EFEITO DE MASSA NO SISTEMA NERVOSO CENTRAL

Uma lesão com efeito de massa no SNC é uma expansiva que, quando vista em exame de imagem, mostra sinais de que está ocupando espaço além do habitual do tecido nervoso saudável. Alguns desses sinais são o apagamento de sulcos, diminuição de volume de ventrículos, presença de desvio de linha média e presença de edema vasogênico ao redor da lesão. Esse último é caracterizado por edema que costuma poupar o córtex cerebral, causado por um acúmulo de líquido extracelular associado à quebra da barreira hematoencefálica.

O primeiro passo para o diagnóstico é feito, então, mediante um exame de neuroimagem (preferencialmente ressonância magnética), solicitado a partir de sinais e sintomas neurológicos que possam sugerir o diagnóstico, como crise epiléptica nova, déficits neurológicos focais, sinais de hipertensão intracraniana (HIC) ou cefaleia com sinais de alarme. As características da lesão com efeito de massa, em conjunto com a clínica do paciente, podem já definir um diagnóstico. Por exemplo, um paciente com neoplasia pulmonar avançada e lesão expansiva cerebral na região corticossubcortical captante de contraste tem como principal hipótese diagnóstica a de uma metástase.

Porém, em muitos casos, os achados de imagem e a clínica sozinhos não são suficientes para o diagnóstico, devendo-se lançar mão do exame padrão-ouro para essa condição: a biópsia cerebral. Os achados macroscópicos, histopatológicos, imuno-histoquímicos e moleculares trazem dados muito importantes que, em conjunto com os dados clinicorradiológicos, costumam definir a etiologia da lesão.

É importante ressaltar que lesão com efeito de massa no SNC não é igual ao diagnóstico de uma neoplasia. Doenças infecciosas e inflamatórias, como neurotoxoplasmose em pacientes portadores de imunossupressão por vírus da imunodeficiência humana (HIV) e formas pseudotumorais de esclerose múltipla, são importantes diagnósticos diferenciais. Portanto, quando as características clínicas e radiológicas não favorecerem o diagnóstico de uma neoplasia, prosseguir a investigação complementar com sorologia para HIV e/ou coleta de líquido cefalorraquidiano (LCR) (quando não houver contraindicação a esta como hidrocefalia obstrutiva ou risco de herniação) pode auxiliar no raciocínio e evitar que uma biópsia cerebral seja necessária.

TUMORES PRIMÁRIOS DO SISTEMA NERVOSO CENTRAL

Classificação histológica dos tumores primários do sistema nervoso

Historicamente, a Organização Mundial da Saúde (OMS) classifica os tumores primários do sistema nervoso em quatro graus de acordo com características histológicas. Quanto maior o grau histológico, pior tende a ser o prognóstico do tumor. No Quadro 20.1, estão resumidas as características histológicas de cada grau de forma geral, já que há uma classificação específica para os diversos tipos de tumor.

Quadro 20.1. Graduação dos tumores do sistema nervoso de acordo com sua histologia

Grau	Características
1	Tumor com **baixo potencial proliferativo**, com possibilidade de cura com ressecção cirúrgica
2	Presença **células atípicas infiltrativas, porém com baixa atividade mitótica**. Tendência maior à recorrência após ressecção e, por vezes, pode progredir com graus mais altos de malignidade
3	Maior evidência histológica de malignidade, com presença de **anaplasia** (atipia nuclear) e atividade mitótica aumentada. Geralmente necessitam de tratamento agressivo adjuvante (RT +- QT) pelo risco importante de recidiva
4	Tumores mitoticamente ativos e propensos à **necrose**, sendo comum associação com **neovascularização** e infiltração de tecido circundante. Tendência à disseminação cranioespinal e rápida progressão pós-operatória

Fonte: Adaptado da classificação da OMS de 2007.

Em sua revisão da classificação em 2021, a OMS acrescentou a importância de se utilizarem parâmetros moleculares em associação à histologia para a definição de classe e prognóstico de tipos específicos de tumores, como veremos a seguir nos gliomas difusos do adulto. Desse modo, o laudo patológico, segundo essa nova classificação, deve conter o diagnóstico integrativo, com base numa combinação da histologia com alterações moleculares, seguido do diagnóstico histológico, do grau da OMS e das informações moleculares, em forma de lista.

Gliomas difusos do adulto

Esse grupo de tumores que tem origem nas células da glia é dividido em três tipos: **astrocitomas**, **oligodendrogliomas** e **glioblastoma** (Tabela 20.1). Na edição anterior da classificação da OMS, de 2016, os gliomas eram divididos em 15 tipos diferentes. Os tumores astrocíticos, por exemplo, eram divididos em astrocitoma difuso, astrocitoma anaplásico e glioblastoma multiforme. Na classificação de 2021, optou-se por simplificar os gliomas difusos em apenas três grupos, que são graduados de acordo com achados histológicos e moleculares (p. ex., astrocitoma anaplásico agora deve ser denominado "astrocitoma", IDH-mutado, grau 3 da OMS). Isso se deu pelo reconhecimento da importância de marcadores moleculares no diagnóstico e prognóstico do tumor, mesmo quando a histologia demonstra características em contrário.

Para os gliomas difusos do adulto, existem dois importantes marcadores moleculares. O primeiro deles é a codeleção 1p19q, que é uma característica definidora do oligodendroglioma. A outra é a mutação de IDH, que é um marcador de bom prognóstico. A ausência de mutação de IDH (denominado "tumor IDH selvagem") confere pior prognóstico. O IDH mutado está presente no astrocitoma e no oligodendroglioma. Um glioma com IDH selvagem, exceto em raros casos específicos (p. ex., gliomas de início na infância ou de linha média), confere o diagnóstico de glioblastoma (grau 4 da OMS). Vale lembrar que nem sempre há disponibilidade para testar todas as mutações do IDH e, por isso, em alguns casos o tumor é classificado pela histologia, seguido pela sigla NOS (*not otherwise specified*, ou não especificado). Além da histologia, alterações moleculares são também importantes para a graduação desses tumores. Por exemplo, deleção em homozigose da CDKN2A/B é um marcador de pior prognóstico, e sua presença em um astrocitoma IDH-mutado o classifica como grau 4.

São os tumores primários cerebrais mais comuns, sendo o glioblastoma o mais frequente desse grupo, responsável por cerca de 60% dos gliomas. São duas vezes mais comuns em caucasianos em relação a outras etnias, além de serem ligeiramente mais comuns em homens do que mulheres. Os gliomas grau 2 (de baixo grau) têm pico de incidência nas quarta e quinta décadas de vida, enquanto os gliomas de alto grau (graus 3 e 4) ocorrem mais frequentemente entre a quinta e a sétima décadas de vida.

O único fator de risco ambiental reconhecido até o momento é a exposição prévia à radiação ionizante. História familiar em parente de 1º grau parece duplicar o risco de desenvolver esse tipo de neoplasia, porém, ainda assim, não é uma associação frequente. Somente uma minoria dos casos (~5%) tem relação com alguma síndrome genética bem-estabelecida, como neurofibromatose tipo 1 ou síndrome de Li-Fraumeni.

Gliomas de baixo grau têm crises epilépticas como apresentação clínica mais comum, já que são tumores de crescimento lento e que mais infiltram do que destroem o parênquima adjacente. Gliomas de alto grau se apresentam mais frequentemente com déficits neurológicos focais, porém crises epilépticas também são frequentes, assim como cefaleia.

Na tomografia computadorizada (TC) de crânio, os gliomas se apresentam como uma lesão hipodensa e que, principalmente nos gliomas de alto grau, têm realce ao contraste endovenoso. Calcificações podem ser vistas em até 20% dos casos, sendo mais comum nos oligodendrogliomas. Na ressonância magnética (RM) de crânio, costumam ter hiposinal em T1 e hipersinal em T2/*fluid attenuated inversion recovery* (FLAIR); realce ao contraste e restrição à difusão na sequência DWI falam a favor do glioma ser de alto grau (Figura 20.1).

Com relação aos achados histopatológicos, **astrocitomas** têm uma população monótona de células tumorais com núcleo hipercromático e pouco citoplasma; **oligodendrogliomas** têm o clássico padrão em "ovo frito", um halo perinuclear não corado que ocorre pela retirada lipídica da bainha de mielina dos oligodendrócitos na preparação da lâmina; **glioblastomas** apresentam padrão de necrose em pseudopaliçada, podendo demonstrar também vasos sanguíneos proeminentes por conta da neovascularização.

O tratamento dessas neoplasias é feito com a combinação de máxima remoção neurocirúrgica possível, radioterapia e quimioterapia. É possível, em gliomas de baixo grau, indicar uma conduta expectante com exames de imagem seriados em casos pouco sintomáticos, porém isso tem sido cada vez menos feito.

Há casos em que áreas eloquentes (como a motora primária ou a da linguagem) estão afetadas, tornando um procedimento neurocirúrgico complexo e potencialmente mais mórbido do que benéfico. Nesses casos, assim como pacientes com funcionalidade bastante comprometida, podem ser realizadas apenas radioterapia e/ou quimioterapia.

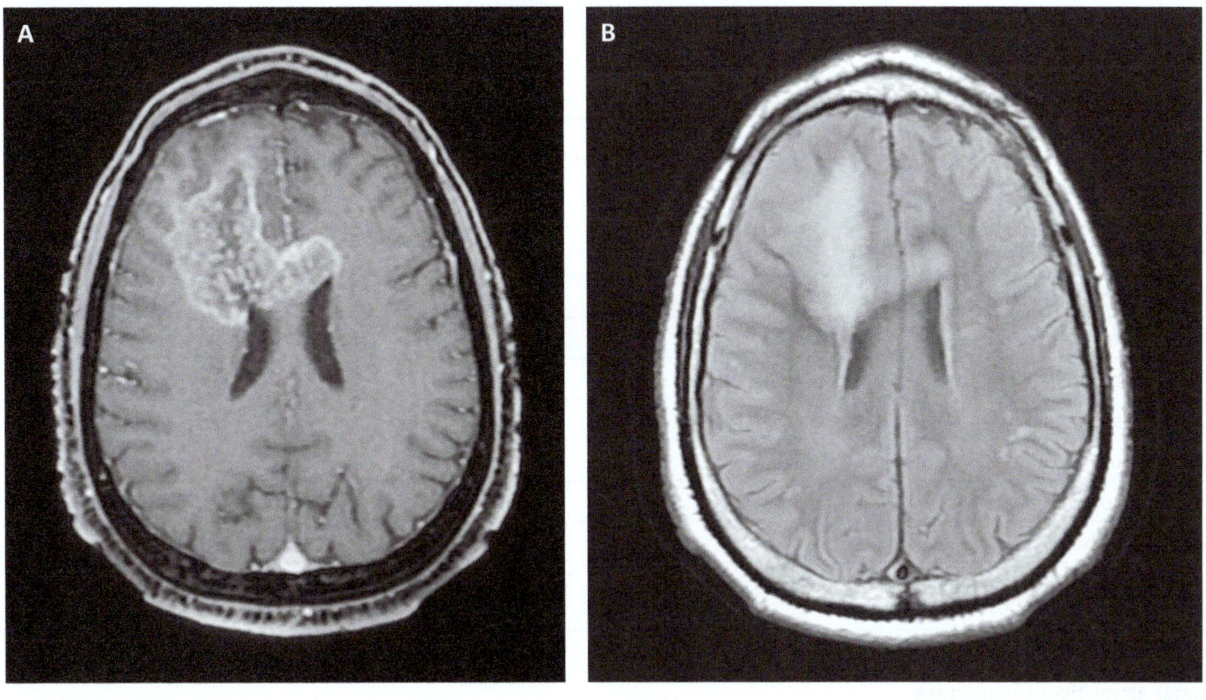

Figura 20.1. RM de crânio nas sequências T1 com gadolínio **(A)** e T2 FLAIR **(B)** demonstrando uma lesão com efeito de massa com captação heterogênea do contraste e com acometimento do corpo caloso e invasão do hemisfério contralateral, compatível com um glioblastoma multiforme.

FLAIR: *fluid attenuated inversion recovery*; RM: ressonância magnética.

Fonte: Acervo da autoria.

A radioterapia realizada costuma ser focal, com seu campo incluindo a lesão ou cavidade cirúrgica e uma margem ao redor de 2 cm. Casos com lesões múltiplas, que antigamente eram denominados *gliomatosis cerebri*, podem ter indicação de radioterapia cerebral total, que apresenta maiores efeitos colaterais, principalmente cognitivos, devendo-se ter isso em mente ao se avaliar proporcionalidade de tratamento em pacientes com baixo *performance status*.

O esquema quimioterápico-padrão atual para o tratamento de oligodendrogliomas é o PCV, composto por procarbazina, lomustina (CCNU) e vincristina, realizado após cirurgia e/ou radioterapia. Astrocitomas de baixo grau também podem ser tratados com esse mesmo esquema, mas costumam ter indicação de temozolomida. Já os glioblastomas têm indicação de temozolomida, uma medicação alquilante que demonstrou aumentar sobrevida nessa neoplasia quando realizada de forma concomitante à radioterapia, seguido de mais seis ciclos mensais após a radioterapia. Deve-se ficar atento à hematotoxicidade dos agentes alquilantes (temozolomida, procarbazina e lomustina) e à toxicidade para os nervos periféricos da vincristina. Hepatotoxicidade, náuseas e constipação também podem ocorrer em ambos os esquemas.

O prognóstico dos gliomas difusos é dependente dos aspectos histológicos e moleculares. Tumores com codeleção 1p19q e IDH mutado (oligodendrogliomas) têm sobrevida mediana de 9 anos; os sem codeleção 1p19q e IDH mutados têm sobrevida mediana de 6 anos; e os sem codeleção 1p19q e IDH selvagem têm sobrevida mediana de 2 anos. A sobrevida média de um glioblastoma diagnosticado pela histologia é de 15 a 18 meses, porém, quando acomete um paciente acima de 65 anos, essa sobrevida cai para 7 a 9 meses. Como há tendência de recorrência de lesão, está indicado acompanhamento pós-tratamento com neuroimagem seriada para os gliomas difusos do adulto.

É importante salientar o papel do acompanhamento precoce de equipe com formação em cuidados paliativos, já que esta auxilia a endereçar as demandas enfrentadas pelo binômio paciente-família nas variadas fases de uma doença potencialmente ameaçadora à vida (como é o glioblastoma multiforme), e não somente na fase final dela.

Tabela 20.1. Os principais tumores cerebrais e seus marcadores e graduação, conforme a classificação de tumores do sistema nervoso central da OMS de 2021

	Grau da OMS	Marcadores definidores	Marcadores caracteristicamente alterados
Gliomas difusos do adulto			
Astrocitoma, IDH-mutante	2,3,4	IDH1, IDH2	ATRX, TP53, CDKN2A/B
Oligodendroglioma, IDH-mutante e 1p19q-codeletado	2,3	IDH1, IDH2, 1p19q	Promotor TERT, CIC, FUBP1, NOTCH1
Glioblastoma, IDH-selvagem	4	IDH selvagem	Promotor TERT, cromossomos 7/10, EGFR
Gliomas difusos pediátricos de baixo grau			
Astrocitoma difuso, MYB ou MYBL1 alterado	1	MYB, MYBL1	
Glioma angiocêntrico	1		MYB
Tumor neuroepitelial polimorfo de baixo grau do jovem	1		BRAF, família FGFR
Glioma difuso de baixo grau, via MAPK alterada		via MAPK	FGFR1, BRAF
Gliomas difusos pediátricos de alto grau			
Glioma difuso de linha média, H3 K27 alterado	4	H3 K27	TP53, ACVR1, PDGFRA, EGFR, EZHIP
Glioma difuso hemisférico, H3 G34 mutante	4	H3 G34	TP53, ATRX
Glioma difuso de alto grau pediátrico, H3 selvagem e IDH selvagem	4	H3 selvagem, IDH selvagem	PDGFRA, MYCN, EGFR (metiloma)
Glioma hemisférico infantil			Família NTRK, ALK, ROS, MET
Gliomas astrocíticos circunscritos			
Astrocitoma pilocítico	1		KIAA1549-BRAF, BRAF, NF1
Astrocitoma de alto grau com características pilocíticas			BRAF, NF1, ATRX, CDKN2A/B (metiloma)

(*Continua*)

Tabela 20.1. **Os principais tumores cerebrais e seus marcadores e graduação, conforme a classificação de tumores do sistema nervoso central da OMS de 2021** (*Continuação*)

	Grau da OMS	Marcadores definidores	Marcadores caracteristicamente alterados
Gliomas astrocíticos circunscritos			
Xantoastrocitoma pleomórfico	2,3		BRAF, CDKN2A/B
Astrocitoma subependimário de células gigantes (SEGA)	1		TSC1, TSC2
Glioma cordoide	2		PRKCA
Astroblastoma, MN1 alterado		MN1	
Tumores glioneuronais e neuronais			
Ganglioglioma	1		BRAF
Tumor neuroepitelial disembrioplástico (DNET)	1		FGFR1
Tumores ependimários			
Tumores dos plexos coroides			
Tumores embrionários			
Meduloblastoma	4	WNT, SHH, TP53	CTNNB1, APCTP53, PTCH1, SUFU, SMO, MYCN, GLI2 (metiloma), MYC, MYCN, PRDM6, KDM6A (metiloma)
Tumor teratoide/rabdoide atípico	4		SMARCB1, SMARCA4
Tumores da pineal			
Tumores dos nervos cranianos e paraespinhais			
Schwannoma			
Neurofibroma			
Paraganglioma			
Meningiomas			
Meningioma	1,2,3		NF2, AKT1, TRAF7, SMO, PIK3CA; KLF4, SMARCE1, BAP1; H3K27me3; promotor TERT, CDKN2A/B
Tumores mesenquimais não meningoteliais			
Hemangioblastoma			
Tumores melanocíticos			
Tumores hematolinfoides			
Linfomas			
Tumores histiocíticos			
Tumores de células germinativas			
Tumores da região selar			
Metástases para o SNC			

Fonte: Desenvolvida pela autoria.

Gliomas difusos pediátricos

Os gliomas difusos pediátricos têm um perfil molecular e clinicorradiológico distinto dos gliomas de adulto e, por isso, na classificação da OMS de 2021, foram colocados em uma categoria própria. É importante ressaltar que a classificação se baseia em tumores que ocorrem primariamente em crianças ou adultos, mas alguns tumores pediátricos podem ocorrer em adultos jovens. Os gliomas difusos pediátricos são divididos em dois grupos: alto e baixo grau, com quatro entidades em cada grupo (Tabela 20.1). Os de baixo grau têm em comum crescimento lento e difuso no cérebro, mas com características histológicas superpostas ou inespecíficas, e cuja investigação molecular ajuda a diferenciar as lesões entre os tipos.

Tipicamente, manifestam-se com epilepsia de difícil controle. Entre os de alto grau, há o **glioma difuso de linha média** e o **glioma difuso hemisférico**, que se caracterizam por alterações no gene H3 da histona (alteração na posição K27 e mutação na G34, respectivamente); o **glioma difuso de alto grau com IDH-selvagem e H3 selvagem**, que ocorrem em crianças, adolescentes e adultos jovens e tem prognóstico reservado; e o **glioma hemisférico infantil**, que se manifesta no 1º ano de vida e apresenta alterações moleculares específicas. O termo "glioblastoma" não é mais usado no contexto de neoplasias pediátricas.

Glioma difuso de linha média

É um glioma de alto grau (grau 4 da OMS), altamente infiltrativo, que acomete crianças de 5 a 10 anos e está associado a alterações no H3 K27. É responsável por cerca de 10% a 15% dos tumores pediátricos de SNC. Ocorrem no tronco cerebral, tálamo e na medula espinhal e costumam se apresentar com alterações de nervos cranianos, ataxia, sinais piramidais, hemiparesia e alteração da marcha. Hidrocefalia obstrutiva é comum quando há aumento da ponte. À RM, o glioma na ponte se apresenta como uma massa envolvendo a maior parte da ponte, que é hiperintensa em T2 e FLAIR (Figura 20.2). Em geral, a biopsia é prescindida pela morbidade associada à cirurgia no tronco cerebral e boa acurácia diagnóstica da RM. O tratamento costuma ser radioterapia sem quimioterapia, já que a resposta a quimioterápicos, em geral, é pobre nesse tipo de glioma.

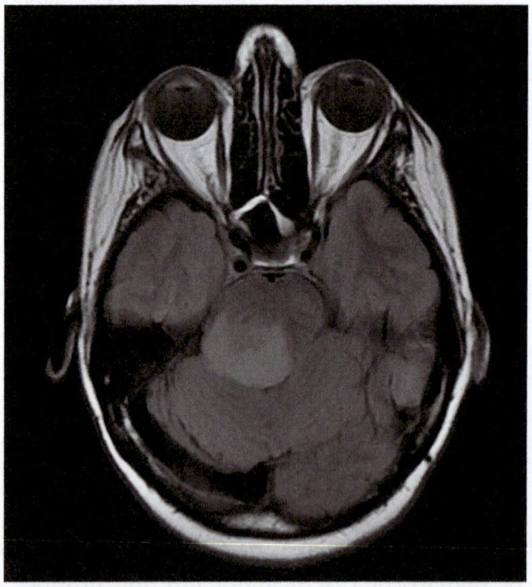

Figura 20.2. RM de crânio demonstrando uma lesão tumefativa na ponte na sequência FLAIR, compatível com glioma difuso de linha média.
FLAIR: *fluid attenuated inversion recovery*; RM: ressonância magnética.
Fonte: Acervo da autoria.

Gliomas astrocíticos circunscritos

Em contraste com os gliomas difusos, alguns gliomas são mais circunscritos e tendem a apresentar uma história natural mais indolente. A resseção cirúrgica é o pilar do tratamento. Os principais tumores desse grupo são o **astrocitoma pilocítico** e **o astrocitoma subependimário de células gigantes (SEGA)**, tumores de baixo grau (grau 1 da OMS). Os outros tumores desse grupo são mais raros e podem ter um grau um pouco maior (graus 2 ou 3 da OMS): **astrocitoma de alto grau com características pilocíticas**, com prognóstico pior que o do astrocitoma pilocítico, mas melhor que o de um glioblastoma; **xantoastrocitoma pleomórfico**, tumores que costumam ocorrer no lobo temporal e cursar com epilepsia; **glioma cordoide**, tumor que surge na parede do 3º ventrículo; e **astroblastoma**, tumor de crianças e adultos jovens que apresenta alterações no gene MN1.

Astrocitoma pilocítico

É um glioma grau 1 OMS que acomete principalmente crianças no fim da primeira década de vida. É o tumor primário do SNC mais comum da infância. Sua localização principal é no cerebelo, o que faz sua apresentação clínica se dar, costumeiramente, com síndrome cerebelar ou hidrocefalia obstrutiva. Apesar disso, essa neoplasia pode se localizar em outras partes do sistema nervoso, como no cérebro ou no nervo óptico. Essa última localização fala inclusive a favor de neurofibromatose tipo 1, facomatose autossômica dominante que predispõe a gliomas de vias ópticas.

O achado mais típico em neuroimagem é uma lesão solidocística cerebelar com realce de contraste em seu componente sólido e a presença de um nódulo mural (Figura 20.3). Esses tumores não costumam ter mutações de IDH. Como esse é um tumor benigno, a sua resseção cirúrgica costuma ser curativa.

Astrocitoma subependimário de células gigantes

São tumores benignos e de crescimento lento vistos em pacientes com esclerose tuberosa. Geralmente surgem na região periventricular e, apesar de classificados de astrocitoma, são provenientes de linhagem glioneuronal. Costumam ser responsivos a inibidores do mTOR como sirolimus e everolimus.

Tumores glioneuronais e neuronais

Uma grande variedade de tumores primários apresenta características neuronais ou glioneuronais. Normalmente ocorrem em crianças e adultos jovens. A maioria consiste em tumores circunscritos e de curso be-

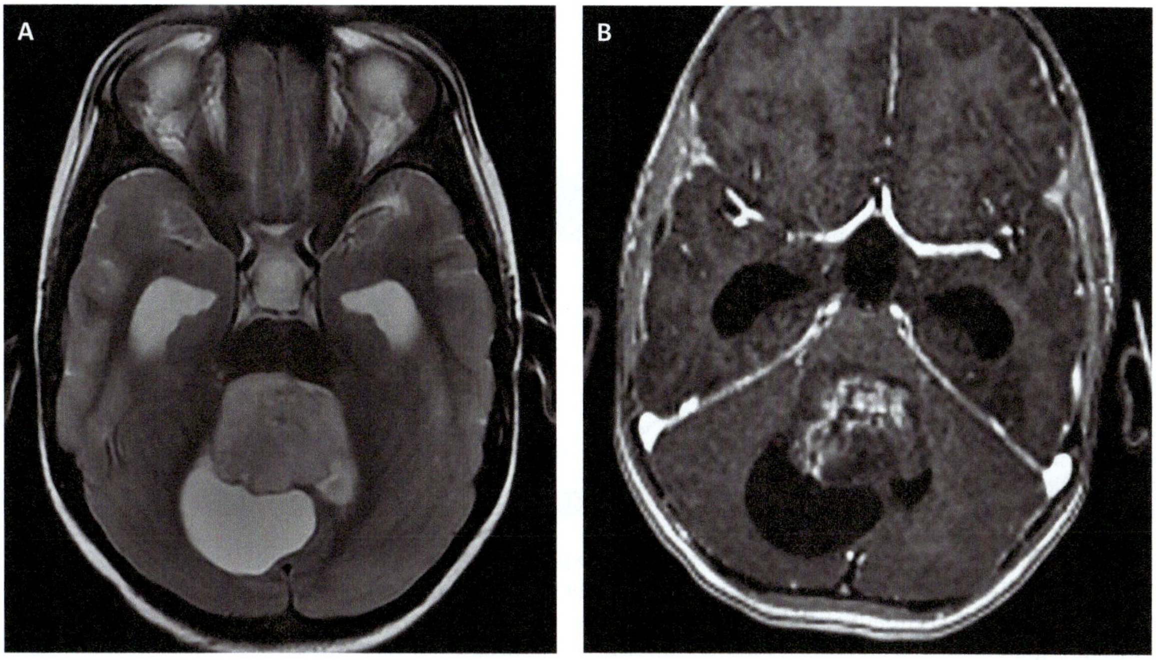

Figura 20.3. Imagem de RM de crânio mostrando lesão solidocística em fossa posterior, com realce ao contraste, nas sequências T2 (A) e T1 com gadolínio (B), compatível com astrocitoma pilocítico.
RM: ressonância magnética.
Fonte: **Imagens** gentilmente cedidas pela Dra. Raquel Moreno.

nigno, em geral manejados com cirurgia isolada. O mais comum desses tumores é o **ganglioglioma**, um tumor grau 1 da OMS parcialmente cístico, bem-delimitado que tem um componente astrocítico acompanhado de coleções de células neoplásicas ganglionais e pode apresentar mutações no gene BRAF. O **tumor neuroepitelial disembrioplástico (DNET)** é um tumor cortical grau 1 da OMS, costuma ter aparência pseudocística multiloculada ("bolhas") em RM T2, frequentemente mostra alterações no gene FGRF1 e/ou no BRAF V600E e, em geral, está associado à epilepsia refratária; ressecção cirúrgica é comumente necessária para controle da epilepsia.

Tumores embrionários

Tumores embrionários surgem de células precursoras do cérebro e têm a propensão de se tornar metastáticos precocemente no curso da doença. Os principais tipos de tumores embrionários são o meduloblastoma e o tumor teratoide/rabdoide atípico.

Meduloblastoma

É uma neoplasia maligna (grau 4 OMS) que têm origem no tecido neuroectodérmico primitivo. Tem pico de incidência entre 5 e 9 anos de idade, sendo mais frequente em meninos (2:1). Sua localização mais comum é a região mediana do cerebelo. Por conta dessa localização, síndrome cerebelar de predomínio axial e hidrocefalia obstrutiva são apresentações clínicas frequentes dessa patologia, que tem evolução muito mais rápida que o astrocitoma pilocítico.

Na RM de crânio (Figura 20.4), esse tumor costuma se apresentar como uma lesão sólida nas regiões medianas do cerebelo, com realce ao contraste e restrição à difusão, que são características de tumores com alta proliferação celular. Disseminação leptomeníngea é comum nessa doença, podendo ser vista de forma precoce em por volta de 30% dos pacientes. Por conta disso, RM de neuroeixo (crânio + medula total) e coleta de LCR devem ser solicitadas para todos os pacientes com suspeita dessa doença, lembrando que, em casos de hidrocefalia obstrutiva, a coleta de LCR deve ser postergada.

O tratamento dessa condição é feito com máxima ressecção cirúrgica possível, somada à radioterapia cranioespinhal total e à quimioterapia, já que é uma neoplasia de alto grau e com risco importante de disseminação meníngea. É importante salientar que se evita realizar radioterapia em crianças menores de 3 anos de idade por conta dos efeitos colaterais, sendo postergada costumeiramente até uma idade mais segura.

sobrevida média em 5 anos é de 70% a 80% para crianças em geral, porém de 40% a 50% em crianças menores de 3 anos. Nos casos mais raros que ocorrem em adultos, a sobrevida média em 5 anos é de por volta de 65%. Não são incomuns complicações do tratamento

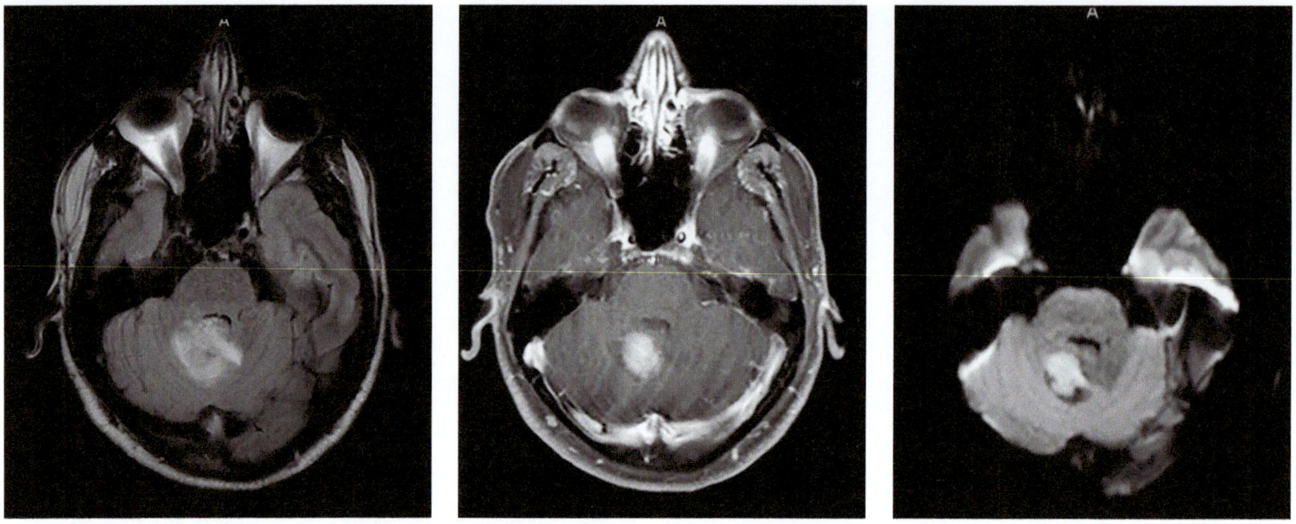

Figura 20.4. Imagens de RM de crânio mostrando lesão expansiva sólida em região mediana do cerebelo com hipersinal na sequência FLAIR, realce ao contraste na sequência T1 com gadolínio e restrição à difusão das moléculas de água na sequência DWI, compatível com meduloblastoma.
FLAIR: *fluid attenuated inversion recovery*; RM: ressonância magnética.
Fonte: **Imagens** gentilmente cedidas pela Dra. Aline Sgnolf Ayres.

dessa patologia, principalmente a longo prazo e por conta da radioterapia. Algumas das complicações possíveis são disfunção cognitiva, disfunções hormonais, perda auditiva, catarata, aumento do risco de doenças cerebrovasculares e neoplasias secundárias.

Tumor teratoide/rabdoide atípico

Esse é um tumor agressivo que geralmente afeta crianças menores de 3 anos de idade. Pode ocorrer em qualquer local do cérebro, mas mais comumente no tronco cerebral, especialmente em menores de 2 anos. São tumores que têm origem provavelmente em células fetais pluripotentes e podem apresentar-se com aspecto semelhante ao do meduloblastoma na RM. O prognóstico é, em geral reservado, com sobrevida em 5 anos menor que 30%, apesar de tratamento – em geral, com quimioterapia em altas doses, resgate com transplante autólogo de medula e radioterapia.

Tumores ependimários

Ependimomas são um grupo heterogêneo de gliomas bem-circunscritos com características histológicas que lembram células gliais radiais, células progenitoras dos neurônios que se alinham no sistema ventricular. Constituem 6% a 10% dos tumores pediátricos; mas em menores de 3 anos, a frequência chega a 30%. Em geral, localizam-se nos ventrículos cerebrais, especialmente na fossa posterior, e na medula espinhal. A maioria dos ependimomas é considerada grau 2 OMS, mas casos raros podem ter mais características de malignidade e ganham a classificação de grau 3. Subependimomas são tumores grau 1 da OMS geralmente achados incidentais em neuroimagem de adultos.

Tumores do plexo coroide

O plexo coroide é o tecido neuroepitelial que produz o LCR. Tumores provenientes do plexo coroide se localizam em proporção à densidade desse tecido: 50% nos ventrículos laterais; 40% no 4º ventrículo; 5% no 3º ventrículo; e 5% multifocal. A apresentação mais comum é com aumento da pressão intracraniana e hidrocefalia causando cefaleia. A idade mediana de diagnóstico é 3 anos, mas podem ocorrer em adultos.

Tumores de nervos cranianos e paraespinhais

Os tumores de nervos periféricos são um grupo heterogêneo de tumores raros, em sua maioria benignos. Alguns tipos, como neurofibromas e schwannomas, podem ser esporádicos ou estar associados a neurofibromatose.

Neurofibroma

Neurofibromas são tumores compostos de células de Schwann, células perineurais e fibroblastos e podem estar localizados na pele, provenientes de pequenos nervos cutâneos, ou podem ser intraneurais, encontrados em raízes, tronco, plexo nervoso ou no nervo periférico. Neurofibromas múltiplos são um achado típico de neurofibromatose tipo 1.

Schwannoma

Tumor benigno do sistema nervoso periférico que ocorre mais frequentemente entre a quinta e a sexta décadas de vida. Noventa por cento são lesões únicas e esporádicas, com os outros 10% correspondendo a doenças genéticas autossômicas dominantes que cursam com schwannomas múltiplos. A mais comum dessas doenças genéticas é a neurofibromatose tipo 2, cuja presença de schwannoma do acústico (VIII par craniano) bilateral é patognomônica.

Pode acometer qualquer local do sistema nervoso periférico, como nervos cranianos e raízes nervosas. Sua localização mais comum é no nervo vestibulococlear e a apresentação clínica mais comum relacionada à disfunção deste (perda auditiva, *tinnitus*). Outra apresentação comum é a de síndrome cerebelar por compressão extrínseca do pedúnculo cerebelar. Pode também ser um achado de imagem em um paciente assintomático.

A imagem mais típica é de uma massa bem-circunscrita na topografia do nervo vestibulococlear, por vezes com degeneração cística, atenuação intermediária à TC de crânio, hiperintensa em T2/FLAIR e com intenso realce ao contraste endovenoso (Figura 20.5). O tratamento é necessário apenas em casos sintomáticos ou de tumores grandes com risco de compressão de estruturas adjacentes e é feito por meio de neurocirurgia convencional ou de modalidades de radioterapia (incluindo radiocirurgia).

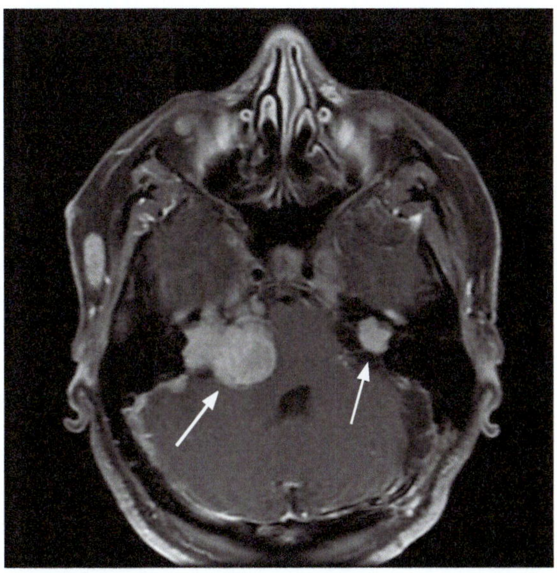

Figura 20.5. Imagem de RM de encéfalo (sequência T1 com contraste) de paciente portadora de neurofibromatose tipo 2, mostrando lesões nos ângulos pontocerebelares, na topografia dos VIII nervos cranianos, compatível com schwannoma bilateral dos nervos acústicos.
RM: ressonância magnética.
Fonte: Acervo da autoria.

Meningiomas

É um tumor primário do tecido meningotelial que tem incidência maior quanto maior for a idade, sendo a média, ao diagnóstico, de 65 anos. É mais comum em mulheres do que em homens (2-3:1) e tem como fator externo bem-documentado a exposição prévia à radiação ionizante. Na maioria das vezes, é esporádico, mas pode estar associado a síndromes genéticas como a neurofibromatose tipo 2.

É o tumor mais comum do SNC, correspondendo a cerca de um terço dos tumores. Vale ressaltar aqui que esta é uma lesão extra-axial, ou seja, vem de fora do parênquima cerebral. O tumor primário cerebral mais comum, conforme já citado previamente no capítulo, é o glioblastoma.

A maioria desses tumores é benigno, sendo considerados grau 1 pela OMS. Porém, por volta de 30% dos casos são grau 2 e cerca de 1% é grau 3, ou seja, apresenta características de malignidade na biópsia e tem pior prognóstico.

A apresentação clínica varia de casos assintomáticos a casos com compressão importante do parênquima cerebral adjacente, podendo gerar déficits neurológicos focais e epilepsia. O achado de imagem característico é uma lesão expansiva extra-axial proveniente da dura-máter (pode haver sinal da cauda dural), isodensa na TC de crânio, iso ou hiperintensa em T2/FLAIR da RM de crânio e com realce homogêneo ao contraste em ambos os métodos (Figura 20.6).

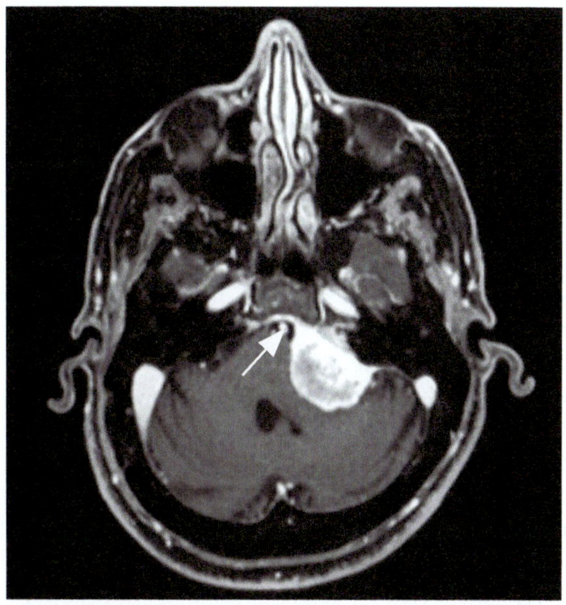

Figura 20.6. Imagem de RM de encéfalo na sequência T1 com contraste mostrando meningioma de ângulo pontocerebelar. Note o sinal da cauda dural (seta).
RM: ressonância magnética.
Fonte: Acervo da autoria.

Se forem pequenos e assintomáticos, podem apenas ser observados com neuroimagem seriada, inicialmente a cada 3 a 6 meses e, depois, de forma menos frequente se estáveis. Quando grandes, sintomáticos ou com características de possível malignidade pela imagem (p. ex., invasão de parênquima cerebral), o tratamento cirúrgico é indicado. Em áreas de difícil acesso cirúrgico ou pacientes com funcionalidade comprometida, pode ser realizado o tratamento com radioterapia em vez de neurocirurgia. Os casos operados em que são verificados sinais histológicos de malignidade (graus 2 ou 3) costumam ter indicação de radioterapia adjuvante.

O risco de recidiva das lesões após o tratamento é de 7% a 25% para os tumores grau 1, 29% a 52% para os tumores grau 2 e 50% a 94% para os tumores grau 3. Por isso, é importante realizar acompanhamento com neuroimagem após o tratamento.

Hemangioblastoma

São tumores de origem vascular de crescimento lento no SNC, que ocorrem mais comumente no cerebelo, tronco cerebral ou medula. Tem pico de incidência entre 30 e 60 anos, sendo o tumor primário de fossa posterior mais comum no adulto. Cerca de 80% dos casos são esporádicos, com o restante relacionado à doença de von Hippel-Lindau, doença genética autossômica dominante que predispõe ao surgimento de tumores benignos e malignos como carcinoma de células renais, feocromocitoma e tumores neuroendócrinos do pâncreas. A imagem típica na RM é de um cisto com nódulo captante na borda, localizado no cerebelo.

METÁSTASES DE TUMORES SÓLIDOS

Metástases intraparenquimatosas

Até 30% dos pacientes adultos com câncer podem ter metástases intraparenquimatosas e, portanto, lesões secundárias são mais comuns que tumores cerebrais primários. Neoplasias de pulmão, melanoma, câncer de mama, carcinoma de células renais e câncer colorretal são as principais neoplasias que acometem o parênquima cerebral. O principal mecanismo pelo qual ocorre o acometimento cerebral é a disseminação hematogênica, também sendo possíveis disseminação linfática, intratecal, perineural ou mesmo por contiguidade (p. ex., tumores de cabeça e pescoço).

As características clássicas de imagem de uma metástase cerebral são lesões nodulares ou puntiformes, localizadas na junção corticossubcortical (área mais vascularizada), com bastante edema vasogênico e realce ao contraste endovenoso (homogêneo ou anelar completo) por quebra de barreira hematoencefálica (Figura 20.7). Essas lesões podem estar acompanhadas de sangramentos (mais comuns em melanomas e nas neoplasias de rim e tireoide) e calcificações. Podem se apresentar como lesões únicas ou múltiplas e podem acometer o parênquima supra e infratentorial. Lesões intramedulares são muito raras em tumores sólidos.

A apresentação clínica é semelhante a outras lesões com efeito de massa, como cefaleia, crises epilépticas e/ou déficit neurológico focal. Diferentemente de tumores de evolução lenta, a instalação dos sintomas costuma ser relativamente rápida.

O prognóstico, em geral, é ruim, com sobrevida média de 4 a 6 meses, mas é variável de acordo com a possibilidade de tratamentos, que vem aumentando e melhorando nos últimos anos. A avaliação com relação às possibilidades de tratamento é feita de acordo com número de metástases, funcionalidade do paciente, sítio primário e características específicas do tumor, como possibilidade de utilizar terapias-alvo, inibidores de *checkpoint* imune e a resposta a terapias prévias.

Uma ou duas lesões em áreas não eloquentes, dúvida diagnóstica, efeito de massa e síndrome de HIC costumam favorecer tratamento neurocirúrgico. Uma até quatro lesões pequenas (em geral menores que 3 cm), que sejam de difícil acesso cirúrgico ou em paciente sem *performance status* para procedimento cirúrgico, geralmente têm indicação de realização de radiocirurgia estereotáxica. Múltiplas lesões têm como o tratamento mais indicado a radioterapia cerebral total, que apresentam maiores efeitos colaterais a médio/longo prazo, principalmente cognitivos.

A maior parte dos quimioterápicos não penetra bem a barreira hematoencefálica, um dos motivos para o prognóstico ruim dessa condição. Porém, existem alguns com penetração adequada e que podem ser utilizados, como a capecitabina para câncer de mama.

Quando há possibilidade de uma terapia-alvo para a neoplasia sistêmica, como melanoma BRAF+ (p. ex., dabrafenibe), câncer de pulmão com mutações em EGFR (p. ex., erlotinib) ou ALK (p. ex., lorlatinibe) e câncer de mama HER2+ (p. ex., lapatinibe), pode-se utilizar esse tipo de tratamento com as medicações específicas para cada situação, desde que que tenham penetração adequada na barreira hematoencefálica.

Os inibidores de *checkpoint* imune, classe de medicações que bloqueiam a supressão tumoral da resposta das células T, aumentando a resposta imune do organismo contra a neoplasia, podem ser utilizados para metástases cerebrais em populações selecionadas de pacientes, por exemplo com câncer de pulmão não pequenas células e melanoma. Os medicamentos dessa classe incluem os inibidores de PD-1 nivolumabe e pembrolizumabe, o inibidor de PD-L1 atezolizumabe e o inibidor de CTLA-4 ipilimumabe.

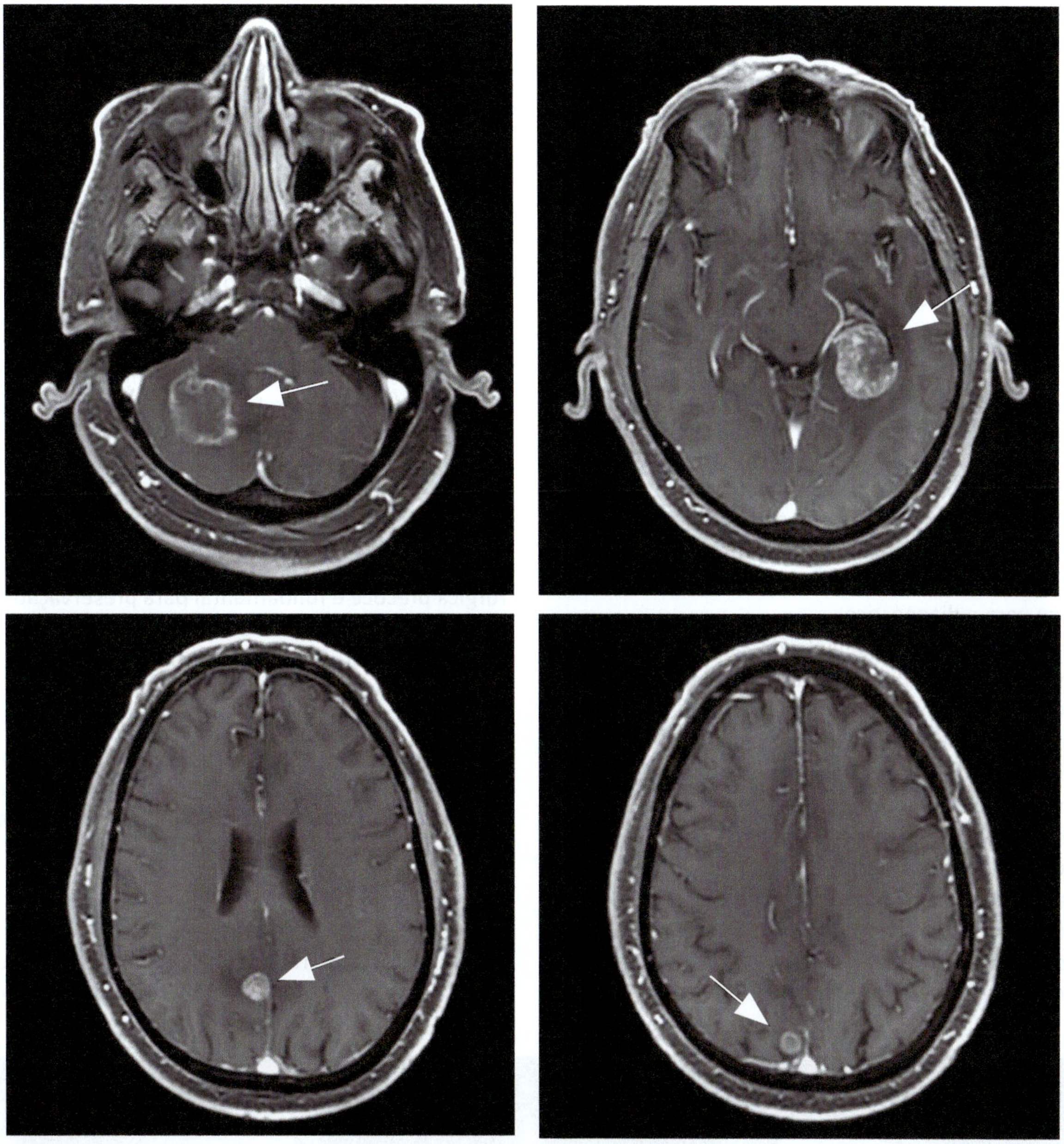

Figura 20.7. Imagens de RM de crânio na sequência T1 com contraste endovenoso demonstrando metástases no parênquima cerebral supra e infratentorial.
RM: ressonância magnética.
Fonte: Acervo da autoria.

Por fim, pacientes com doença sistêmica avançada, refratária aos tratamentos e com baixa funcionalidade podem tornar os tratamentos fúteis ou até mais mórbidos do que benéficos. Nesses pacientes, acaba-se optando por um tratamento com cuidados paliativos exclusivos.

Carcinomatose meníngea

Carcinomatose meníngea ou meningite neoplásica é quando há acometimento leptomeníngeo de uma neoplasia sólida sistêmica. Os tumores mais comumente associados a essa condição são os de mama, pulmão e melanoma. A apresentação clínica aqui será distinta das lesões com efeito de massa, sendo mais comum acometimento de nervos cranianos e raízes nervosas, ataxia e evolução com sinais de HIC por conta de alterações diretas na reabsorção de LCR.

O exame mais sensível para esse diagnóstico é a ressonância magnética de neuroeixo com contraste endovenoso, já que pode haver acometimento do envoltório tanto do encéfalo como da medula espinhal e cauda equina. No acometimento leptomeníngeo, verificam-se aumento de espessura e realce de contraste meníngeo que seguem os contornos de sulcos e fissuras encefálicas, em geral de forma mais difusa e homogênea, por vezes com nodulações (Figura 20.2). Vale ressaltar que esses achados não são específicos de patologias oncológicas, devendo ser interpretados dentro do contexto clínico, já que doenças infecciosas e inflamatórias também podem cursar com esses padrões de imagem.

Outro exame importante para diagnóstico dessa condição é a pesquisa de citologia oncótica no LCR. É pouco sensível, podendo ser necessárias até três coletas de amostras com grande volume (ao menos 10 mL) para o diagnóstico, porém é muito específico, já que, se positivo, é a própria célula neoplásica que se visualiza no LCR. Casos com imagem de acometimento meníngeo, sem doença sistêmica clara e com LCR inconclusivo podem necessitar de biópsia de uma área acometida da meninge para o diagnóstico.

Classicamente, o tratamento de carcinomatose meníngea é feito com radioterapia cerebral total (ou até de neuroeixo, se acometimento importante e sintomático de raízes nervosas) e/ou quimioterapia intratecal com metotrexate. Porém, esse tratamento apresenta risco bastante aumentado do desenvolvimento de efeitos colaterais graves, como leucoencefalopatia. Opções menos mórbidas para o tratamento dessa condição estão cada vez mais disponíveis, com o surgimento de novos quimioterápicos com maior penetração em SNC, inibidores de *checkpoint* imune e terapias-alvo. Apesar disso, o prognóstico, assim como o das metástases parenquimatosas cerebrais, não é bom. A sobrevida, em geral, é menor que 6 meses, independentemente do tratamento realizado.

Metástases epidurais

A infiltração neoplásica epidural pode ser resultado de extensão direta de metástases ósseas da calota craniana e coluna vertebral ou por disseminação hematogênica – no caso de acometimento da coluna, por exemplo, via plexo venoso de Batson. Os tumores primários mais comuns são mama, próstata e pulmão. Em contraste com a carcinomatose meníngea, na neuroimagem o acometimento paquimeníngeo é mais superficial, não chega a contornar os sulcos e fissuras, costuma ser mais assimétrico ou focal e, muitas vezes, observa-se contiguidade com lesões ósseas.

Quando a metástase acomete o espaço epidural da coluna, pode haver compressão medular, que é uma emergência neurológica. Nesses casos, intervenção cirúrgica precoce é fundamental para preservação de funções neurológicas. Até a realização da cirurgia, podem-se utilizar corticosteroides para mitigar sintomas.

Como essas lesões estão fora da barreira hematoencefálica, diferentemente das lesões intraparenquimatosas e leptomeníngeas, quimioterapia sistêmica é uma opção de tratamento. Radioterapia costuma ser a principal escolha de tratamento para lesões no espaço medular e ajuda a controlar a dor.

Plexopatia

Metástases para sistema nervoso periférico são raras. Cerca de 1% dos pacientes com câncer desen-

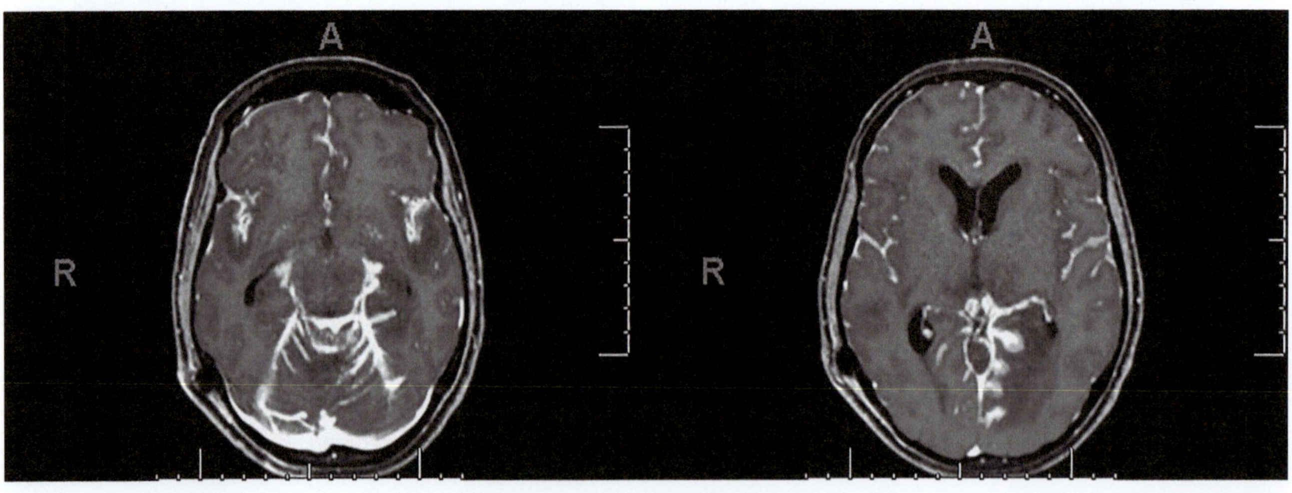

Figura 20.8. Imagem de RM de crânio na sequência T1 com gadolínio (contraste endovenoso) demonstrando realce leptomeníngeo difuso em um paciente com carcinomatose meníngea.
RM: ressonância magnética.
Fonte: Acervo da autoria.

volvem plexopatia. A infiltração do plexo, em geral, se dá por extensão local do tumor. A infiltração do plexo cervical é vista em tumores de cabeça e pescoço, pulmão, mama e linfoma; do plexo braquial, em tumores de mama e pulmão, especialmente do ápice pulmonar (tumor de Pancoast); do plexo lombossacro, em neoplasias ginecológicas, colorretais, de próstata, sarcomas e linfomas. Plexopatias neoplásicas devem ser distinguidas de plexopatias induzidas pela radioterapia (actínicas). A plexopatia neoplásica costuma cursar com muita dor e as alterações sensitivas são mais tardias; a plexopatia actínica, em geral, se apresenta com alterações sensitivas indolores e, tipicamente, estão associadas a mioquimias na eletroneuromiografia (ENMG).

MANIFESTAÇÕES NEUROLÓGICAS DAS DOENÇAS HEMATOLÓGICAS

Linfomas

Os linfomas não Hodgkin podem envolver o SNC no momento do diagnóstico, mas mais frequentemente acometem o SNC quando recidivam. O risco de recidiva em SNC é de 5% a 25% para o linfoma de Burkitt, linfoma linfoblástico agudo e linfoma agressivo difuso de grandes células B; esse risco é bem menor para linfomas indolentes e de células T. Os linfomas intravasculares, apesar de bastante raros, têm alta incidência de acometimento do SNC.

A infiltração leptomeníngea, ou linfomatose meníngea, é a complicação neurológica mais frequente dos linfomas não Hodgkin. A apresentação clínica é semelhante à da carcinomatose meníngea, com acometimento de nervos cranianos e raízes, hidrocefalia, ataxia e crises epilépticas. A análise do LCR com frequência mostra aumento de celularidade com hiperproteinorraquia e consumo de glicose. A imunofenotipagem por citometria de fluxo é mais sensível que a citologia para demonstrar células atípicas, além de fornecer informações imunofenotípicas do linfoma.

Os linfomas de Hodgkin raramente acometem o SNC, mas podem evoluir com complicações neurológicas indiretas. Vasculite primária do SNC (angeíte granulomatosa) pode ser a apresentação inicial do linfoma de Hodgkin ou aparecer mesmo após seu tratamento. Síndrome paraneoplásicas, embora raras em doenças hematológicas, são mais frequentemente associadas ao linfoma de Hodgkin que os não Hodgkin e podem ser a manifestação inicial ou aparecer no decorrer da doença, diferentemente das síndromes paraneoplásicas da maioria dos outros tumores. Mais comumente, apresentam-se como degeneração cerebelar paraneoplásica (associada ao anticorpo anti-Tr), mas também como encefalite límbica (associada ao anticorpo anti-mGluR5), polirradiculopatia desmielinizante inflamatória crônica (CIDP) ou doença do neurônio motor.

Linfoma primário do sistema nervoso central

Ocorre principalmente em pacientes imunossuprimidos, como pacientes com aids ou pós-transplantados. No contexto de imunossupressão, tem importante relação com a presença do vírus Epstein-Barr (EBV). Quando ocorre em imunocompetentes, a associação com esse vírus não costuma existir. Na maioria das vezes, o linfoma primário do sistema nervoso central (LPSNC) é um linfoma difuso de grandes células B e, diferentemente da invasão secundária do SNC por neoplasia hematológica, o acometimento parenquimatoso é bem mais frequente que o meníngeo.

Costuma ocorrer em pessoas acima dos 50 anos, com apresentação clínica semelhante à de outras lesões expansivas descritas neste capítulo. Lesão infiltrativa com efeito de massa apresentando hipersinal em T2/FLAIR, realce homogêneo ao contraste e restrição à difusão na sequência DWI costumam ser as características dessa doença em uma RM de crânio (Figura 20.9). Apresenta-se como lesão única em cerca de 70% dos casos, na maioria das vezes na região supratentorial. Não é infrequente o acometimento do corpo caloso e dos olhos, sendo importante avaliação oftalmológica de todo paciente com suspeita dessa patologia.

O tratamento costuma ter como base o uso de corticosteroides e metotrexate em altas doses. É importante citar aqui que, por ser uma neoplasia responsiva a corticosteroides, o uso dessa classe de medicações deve ser evitado antes de uma biópsia de paciente com suspeita de LPSNC porque reduz o rendimento desse teste diagnóstico. Radioterapia cerebral total pode ser realizada em pacientes com lesões de alto grau ou na recorrência. Já cirurgia não costuma ter papel no tratamento dessa doença. Nos casos relacionados à infecção pelo HIV, a terapia antirretroviral de alta eficácia é fundamental no tratamento. Infelizmente, o prognóstico do LPSNC costuma ser ruim, com sobrevida média de cerca de 30 meses.

Leucemias

Leucemias agudas têm altas taxas de acometimento leptomeníngeo, especialmente na recidiva. Com o uso de tratamento profilático do SNC na fase de indução, o risco é menor, mas 5% a 15% dos pacientes com leucemia linfoide aguda (LLA) desenvolvem doença leptomeníngea. Leucemias crônicas raramente acometem o SNC.

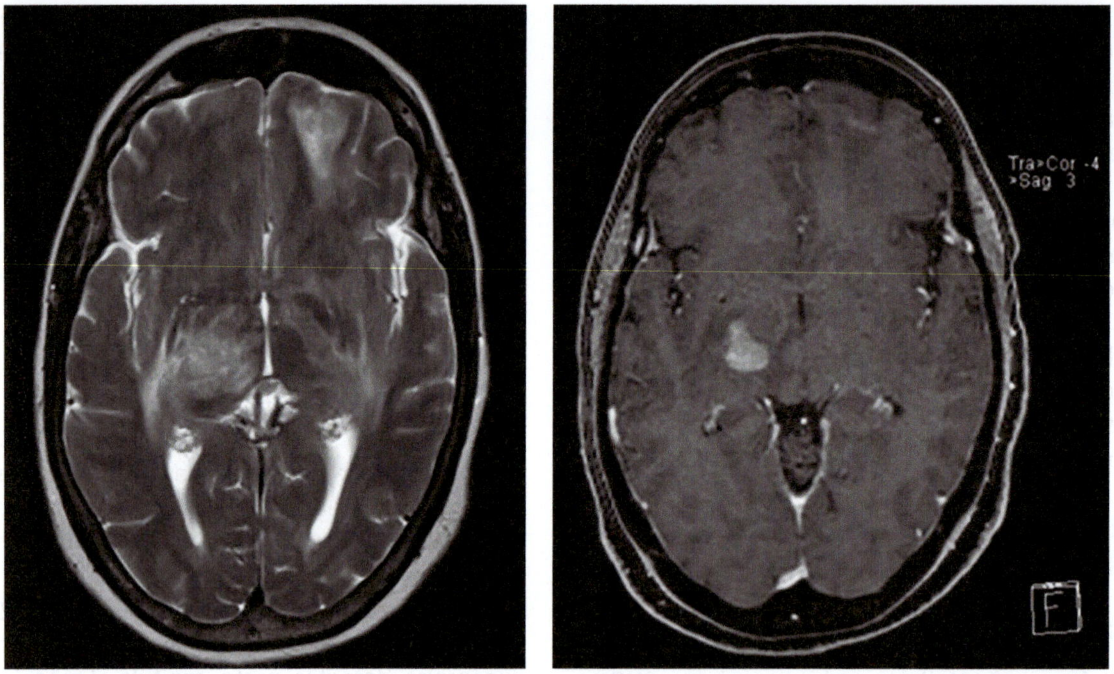

Figura 20.9. Imagens de RM de crânio demonstrando uma lesão expansiva infiltrativa na região talâmica à direita, com hipersinal na sequência T2 (a lesão e o edema vasogênico em volta) e realce ao contraste homogêneo na área de lesão na sequência T1 com gadolínio, compatível com linfoma primário do sistema nervoso central.
RM: ressonância magnética.
Fonte: Acervo da autoria.

Hemorragia intracraniana é uma complicação comum das leucemias agudas e pode ocorrer por coagulação intravascular disseminada, trombocitopenia, crise blástica ou leucocitose. Trombose venosa cerebral também é outra complicação que pode ocorrer, por infiltração leucêmica dos seios venosos ou associada à L-asparaginase, quimioterápico com alto risco de causar trombose.

Doenças de células plasmocitárias

O acometimento direto do sistema neurológico pelo mieloma múltiplo é muito raro (menor que 1%), geralmente leptomeníngeo e, via de regra, associado à doença avançada. Na magroglobulinemia de Waldenström (MW), uma doença que cursa com paraproteinemia IgM, a síndrome de Bing-Neel é uma complicação rara, em casos avançados, que cursa com infiltração do cérebro, medula e leptomeninges de plasmócitos produtores de IgM.

Síndrome de hiperviscosidade é associada a altos níveis séricos de imunoglobulina, geralmente IgM, e está presente em 30% dos pacientes com MW. É raro ocorrer no mieloma múltiplo IgG e IgA. Manifesta-se clinicamente com borramento ou perda visual, cefaleia, vertigem, nistagmo, tontura, alteração auditiva, diplopia e ataxia. Em casos mais severos, pode provocar confusão, alteração de consciência, acidente vascular isquêmico (AVC) ou coma. Hiperviscosidade sintomática é uma emergência médica que deve ser prontamente tratada com plasmaférese.

A neuropatia periférica é uma complicação comum da gamopatia monoclonal de significado indeterminado (GMSI), do mieloma múltiplo e da MW. Pode se apresentar como polineuropatia axonal ou desmielinizante e pode ter padrão distal e simétrico ou semelhante ao da polineuropatia inflamatória desmielinizante crônica (PIDC). No mieloma múltiplo, cerca de 20% dos pacientes apresentam polineuropatia, que, em geral, é leve, distal, sensitivo-motora e lentamente progressiva. Nas discrasias plasmocitárias produtoras de IgM (tanto GMSI quanto MW), neuropatia periférica é mais frequente, chegando a 50% dos casos, geralmente consiste em uma polineuropatia desmielinizante distal, simétrica, acometendo sobretudo os membros inferiores, de predomínio sensitivo e lentamente progressiva, também denominada "neuropatia adquirida desmielinizante simétrica e distal" (DADS-M).

A polineuropatia com organomegalia, endocrinopatia, distúrbio de células plasmocitárias monoclonais e alterações cutâneas (POEMS) é uma síndrome associada à gamopatia monoclonal lambda que cursa com uma polineuropatia simétrica de progressão rápida e debilitante. Tipicamente, está associada a lesões ósseas escleróticas, aumento do fator de crescimento endotelial vascular

(VEGF, do inglês, *vascular endothelial growth fator*) e doença de Castleman e cursa com manifestações sistêmicas: organomegalia; endocrinopatia; alterações cutâneas; extravasamento vascular; papiledema; e trombose.

Polineuropatia por deposição de proteína amiloide (amiloidose AL) é vista mais comumente em mieloma múltiplo que na MW e está mais associada à paraproteinemia IgG ou IgA lambda. Costuma ser uma neuropatia distal, simétrica, dolorosa, com acometimento de fibras finas e autonômicas. O diagnóstico é feito pela constatação de depósitos de amiloide endoneurais na biópsia de nervo periférico. A crioglobulinemia associada a MW, mieloma múltiplo (MM) e GMSI pode resultar em vasculite epineural e a isquemia do nervo, causando mononeuropatia múltipla.

COMPLICAÇÕES NEUROLÓGICAS DO CÂNCER E DE SEU TRATAMENTO

Epilepsia

É uma complicação comum em portadores de tumores cerebrais e importante causa de morbidade nessa população. A semiologia da crise epiléptica tem relação direta com a área do tumor, como crises focais motoras contralaterais em pacientes com tumor frontal, podendo ter generalização secundária, evoluindo com crises tônico-clônicas bilaterais. O seu tratamento se faz com medicações antiepilépticas adequadas para crises focais, principalmente as com melhor perfil de interação medicamentosa e de efeitos colaterais cognitivos. Lamotrigina e levetiracetam costumam ser as drogas de escolha para terapia a longo prazo.

Hipertensão intracraniana

Como visto ao longo do capítulo, lesões com efeito de massa podem se complicar com síndrome de HIC, desde casos leves apenas com cefaleia que é pior pela manhã ou ao deitar-se, até casos mais graves com evolução para coma. A presença de papiledema ao exame físico reforça a hipótese de HIC.

Casos leves podem ser tratados inicialmente com corticosteroideterapia, seja para diminuir edema vasogênico em lesões com efeito de massa, seja para mitigar sintomas em pacientes com carcinomatose meníngea. Costuma-se utilizar dexametasona em doses de 4 mg a 16 mg/dia.

Já casos graves, com rápida deterioração neurológica, risco de herniação e/ou rebaixamento do nível de consciência devem ser tratados de forma mais agressiva. Medidas como cabeceira elevada a 30°, cabeça centralizada, corticosteroideterapia, sedação e uso de soluções hipertônicas podem ser necessárias até se realizar o tratamento definitivo, que é neurocirúrgico. Alguns pacientes não terão condições clínicas de realizar uma neurocirurgia ou mesmo tem doença muito avançada e refratária ao tratamento. Nesses casos, opta-se por priorizar o conforto do paciente.

Hidrocefalia

Ocorre mais comumente em tumores de fossa posterior por obstrução do fluxo de LCR no aqueduto cerebral. Pode se apresentar de forma aguda com síndrome de HIC com rápido acometimento do nível de consciência. Um exame de neuroimagem demonstra facilmente o diagnóstico, sendo indicado o tratamento com a realização de uma derivação ventricular de urgência. Em geral, o tratamento definitivo do tumor fica para um segundo momento.

Neuropatia periférica induzida por quimioterapia

Neuropatia periférica induzida por quimioterapia é a complicação mais comum do tratamento do câncer. Os agentes mais comumente associados são os derivados da platina (cisplatina, oxaliplatina, carboplatina), taxanos (paclitaxel, docetaxel), alcaloides da vinca (vincristina, vindesina, vinblastina), inibidores de proteassoma (bortezomib), agentes imunomodulatórios e antiagiogênicos (talidomida, lenalidomida) e novos agentes antimicrotúbulo (eribulina, ixabepilone, brentuximabe vedotina, trastuzumab emtansina).

Os sintomas da polineuropatia por quimioterapia dependem do agente utilizado, da dose cumulativa, da duração da exposição e da parte do sistema nervoso periférico afetado (gânglio da raiz dorsal, terminações nervosas, fibras sensitivas, motoras ou autonômicas). A apresentação mais comum é uma polineuropatia comprimento dependente dolorosa, predominantemente sensitiva e simétrica. Clinicamente, esses pacientes queixam-se de parestesia distal, alodínia, hiperalgesia e disestesia e, ao exame, notam-se alteração da propriocepção e perda dos reflexos aquileus. Acometimento motor e autonômico podem estar presentes com alguns agentes, como alcaloides da vinca. O Quadro 20.2 mostra os principais quimioterápicos associados a neuropatia periférica, seu padrão e mecanismo de acometimento e quadro clínico.

A ENMG pode ser importante para graduação da neuropatia e seguimento, podendo auxiliar também a diferenciar de outras causas de neuropatia. Na maioria dos casos, há melhora da neuropatia após suspensão ou diminuição da dose do quimioterápico, mas com frequência a recuperação é incompleta. O tratamento sintomático se baseia em medicações que melhoram os sintomas sensitivos positivos, como duloxetina, gabapentinoides e/ou antidepressivos tricíclicos.

Quadro 20.2. **Agentes quimioterápicos comumente associados à neuropatia periférica**

Quimioterápico	Padrão de acometimento	Patologia	Sintomas	Prognóstico
Platinas Cisplatina	Fibras grossas, sensitivo	Gânglio da raiz dorsal, mitocondriopatia	Parestesias, hiperalgesia, perda auditiva	Reversível em meses; pode inicialmente piorar após a suspensão da droga (*coasting*)
Oxaliplatina	Fibras grossas, sensitivo, agudo e crônico	Gânglio da raiz dorsal, canalopatia (sódio)	Alodínia perilabial/ orofaríngea (aguda)	
Taxanos Paclitaxel Docetaxel	Fibras finas e grossas, sensitivo-motor	Gânglio da raiz dorsal, mitocondriopatia, terminações nervosas, transporte axonal, microtúbulo	Dormência, parestesia dolorosa, mialgia, artralgia	Reversível em meses
Alcaloides da vinca Vincristina Vindesina Vimblastina	Fibras finas, sensitivo-motor, acometimento autonômico	Gânglio da raiz dorsal, terminações nervosas, microtúbulo	Dormência e parestesia, fraqueza, neuropatia craniana, disfunção gastrointestinal, hipotensão	Reversível em meses
Bortezomib	Fibras finas, sensitivo, axonal	Mitocondriopatia, retículo endoplasmático, DNA e microtúbulos	Dormência e parestesia dolorosa	Reversível com diminuição da dose ou cessação
Talidomida	Fibras grossas e finas, sensitivo-motor	Gânglio da raiz dorsal, antiangiogênese, lesão axonal, desregulação da neurotropina	Parestesia distal dolorosa, mialgia	Reversível após cessação
Suramina	Sensitivo-motor, axonal e desmielinizante	Gânglio da raiz dorsal	Parestesia distal dolorosa	Reversível após cessação

Fonte: Adaptado de Dietrich J, 2020.

Doença cerebrovascular

Doenças cerebrovasculares ocorrem em cerca de 15% dos pacientes com câncer. Cerca de 10% dos pacientes internados por acidente vascular cerebral isquêmico (AVCi) têm câncer como comorbidade, pacientes estes que tendem a apresentar maior mortalidade, maior severidade do AVC e deterioração neurológica mais precoce. Mecanismos convencionais (p. ex., aterosclerose de grandes vasos, aterosclerose de pequenos vasos e cardioembolia) são a etiologia de cerca de 50% dos AVC em pacientes com câncer. Os outros 50% permanecem como criptogênicos apesar de investigação detalhada; e trombofilia paraneoplásica é, muitas vezes, considerada a etiologia em parte desses casos, apesar de não haver nenhum marcador clínico que confirme esse mecanismo. Outras etiologias específicas em pacientes com câncer incluem embolia tumoral, hiperviscosidade, vasculopatia actínica (causando, por exemplo, a doença carotídea), embolia paradoxal e uso de agentes antiangiogênicos (como bevacizumabe). Coagulopatia, por neoplasias hematológicas ou trombocitopenia secundária à quimioterapia, podem causar a hemorragias intracranianas.

Neurotoxicidade induzida por radiação

Irradiação do SNC é usada como tratamento de diversos tumores primários ou secundários ou como profilaxia em pacientes com alto risco de desenvolver doença no SNC. Dependendo do caso, pode ser focal, de crânio total ou de neuroeixo. As diferentes modalidades estão associadas a riscos e formas distintas de neurotoxicidade. As complicações podem ocorrer em uma fase aguda, subaguda ou tardia. Sintomas da fase aguda acontecem de dias a semanas da irradiação do cérebro e incluem náuseas, alterações do estado mental, letargia, fadiga e piora dos déficits. A fase subaguda vai de semanas até 6 meses da irradiação e pode se apresentar com alterações cognitivas, piora do déficit e pseudoprogressão (edema e aumento do realce pela inflamação causada pela radioterapia, que pode se confundir na neuroimagem com progressão do tumor). As complicações tardias acontecem de meses a anos da irradiação e incluem declínio cognitivo, leucoencefalopatia, atrofia cerebral, necrose tecidual (radionecrose), endocrinopatia, vasculopatia e tumores secundários (como meningioma e cavernoma). As síndromes *stroke-like* pós-radioterapia, como SMART (ataques de enxaqueca *stroke-like* pós-radioterapia) e ALERT (encefalopatia aguda de início tardio após radioterapia) são síndromes recentemente descritas que cursam com imagens que mimetizam AVCi.

BIBLIOGRAFIA CONSULTADA

Adoni T, Brock RS. Neurologia e neurocirurgia.Série MedicinaNet. São Paulo: Atheneu, 2008. Capítulo 21: Tumores primários do sistema nervoso central, p. 343-354; Capítulo 22: Metástases cerebrais, p. 355-60.

Batchelor TT, Lewis SL. Neuro-oncology. Continuum (Minneap Minn). 2020;26(6).

Cheng-Ching E, Chahine L, Baron EP, Rae-Grant A. Revisão abrangente em neurologia clínica. Tradução da 2. edição. Rio de Janeiro: Di livros, 2019. Capítulo 8: Neuro-oncologia, p. 323-65.

Dietrich J. Neurotoxicity of Cancer Therapies. Contin Lifelong Learn Neurol. 2020;26:1646-72.

Jankovic J, Mazziota JC, Pomeroy SL, Newman NJ. Bradley and Daroff's neurology in clinical practice. 8. ed. New York: Elsevier, 2021. Section E: Cancer and the nervous system; p. 1068-4.

Louis DN, Perry A, Wesseling P, et al. The 2021 WHO classification of tumors of the central nervous system: a summary. Neuro Oncol. 2021;23:1231-251.

Louis ED, Mayer SA, Noble JM. Merrit tratado de neurologia. Tradução da 14. ed. Rio de Janeiro: Guanabara Koogan, 2023. Seção 14: Neuro-oncologia, p. 1073-169.

Pruitt AA, Lewis SL. Neuro-oncology. Continuum (Minneap Minn). 2017;23(6).

Radanovic M. Neurologia básica para profissionais da área da saúde. São Paulo: Atheneu, 2015. Capítulo 12: Tumores do sistema nervoso, p. 215-228.

Vale TC, Pedroso JL, Barsottini OGP. Guia de bolso de neurologia. Rio de Janeiro: Atheneu, 2019. Seção 7: Neuro-oncologia, p. 451-476.

Wen PY, Lewis SL. Neuro-oncology. Continuum (Minneap Minn). 2015;21(2).

CAPÍTULO 21

Nathalia Rossoni Ronchi • Eduardo Tieppo • Roger Santana • Leandro Tavares Lucato
Gabriela Alencar Bandeira Rodrigues • Renata Barbosa Paolilo • Mateus Mistieri Simabukuro

Encefalites Autoimunes e Síndromes Neurológicas Paraneoplásicas

INTRODUÇÃO

Até o início dos anos 2000, o grupo de doenças atualmente conhecido como "encefalites autoimunes" ou "encefalites mediada por anticorpos" era desconhecido.[1]

Se outrora até metade dos casos de encefalites permanecia sem diagnóstico, assistimos, nos últimos 20 anos, à descoberta de doenças completamente desconhecidas, reduzindo o número de casos sem etiologia conhecida.[2] Outras disfunções neurológicas tidas como idiopáticas, infecciosas ou apenas definida com termos descritivos são hoje mais bem compreendidas graças ao conhecimento das encefalites autoimunes.

Na última edição desta obra, não havia um capítulo dedicado às encefalites autoimunes, sendo que o interesse crescente acerca dessas doenças reside no fato de serem doenças graves, potencialmente tratáveis, e com várias interfaces entre as diferentes áreas da Neurologia e Psiquiatria. São doenças graves, ainda que potencialmente tratáveis, uma vez que metade dos pacientes acometidos pode necessitar de internação prolongada em unidade de terapia intensiva (UTI).

Não se devem considerar as encefalites autoimunes apenas como doenças raras as quais deveriam ser relegadas a notas de rodapé de livros. É impossível, hoje em dia, abordar situações como primeiro episódio de psicose, demências rapidamente progressivas, crises epilépticas refratárias de início recente sem considerar as encefalites autoimunes entre os diagnósticos diferenciais. Seu reconhecimento, portanto, faz parte da Neurologia que todo o médico deve saber.

DEFINIÇÕES

Muitos termos e definições são utilizados no campo das encefalites autoimunes (Quadro 21.1). Não obstante alguns sejam óbvios, outros são utilizados de forma não rigorosa, o que acaba aumentando a confusão. Por exemplo, termos como "encefalite límbica", "encefalite autoimune" e "encefalite paraneoplásica" são, muitas vezes, utilizados como sinônimos, embora se associem a definições distintas, por vezes relacionadas.

Quadro 21.1. Definições

Termo	Definição
Encefalopatia	Distúrbio cerebral caracterizado por alterações de funções mentais ou diminuição do nível de consciência com ou sem déficits neurológicos focais
Encefalite	Distúrbio cerebral associado a mecanismos inflamatórios ou imunomediados que geralmente resultam em encefalopatia. A encefalite pode causar déficits de memória ou sintomas psiquiátricos isolados, sem sinais evidentes de encefalopatia
Encefalite Límbica	Uma forma de encefalite com achados clínicos, de RNM, EEG e/ou FDG-PET mostrando envolvimento restrito do sistema límbico, principalmente do hipocampo. Embora muitas encefalites afetem o sistema límbico juntamente com outras áreas do cérebro, apenas um subconjunto corresponde à encefalite límbica

(Continua)

Quadro 21.1. Definições (*Continuação*)

Termo	Definição
Transtorno paraneoplásico	Distúrbio causado por câncer que pode afetar o sistema nervoso ou qualquer outro órgão ou tecido, mas não está relacionado à invasão direta do câncer no órgão ou tecido afetado. Além disso, não é causado por causas vasculares, metabólicas, tóxicas ou iatrogênicas
Paraneoplásica clássica anticorpo neuronal	Um anticorpo que serve como um biomarcador de uma síndrome paraneoplásica (p. ex., sua detecção implica que em > 80% dos casos a síndrome neurológica está associada a um câncer subjacente)
Anticorpo neural	Um anticorpo que reage com células cerebrais, sejam neurônios (anticorpo neuronal), sejam gliais (anticorpo glial)
Anticorpo onconeural	Um anticorpo que reconhece um antígeno neural expresso pelo tumor associado (quase sempre um tumor sistêmico). Quando o antígeno onconeural é intracelular, os termos "anticorpo paraneoplásico clássico" e "anticorpo onconeural" são equivalentes
Anticorpo contra um antígeno de superfície celular	Um anticorpo que reage com uma proteína ou receptor expresso na superfície celular. No sistema nervoso central (SNC), a maioria dos alvos conhecidos está na superfície dos neurônios, mas alguns são expressos por células gliais ou ambos. Muitos anticorpos da superfície celular neuronal associam-se a encefalites que ocorrem com ou sem associação com câncer (a frequência do câncer varia de 0% a 70%, dependendo do anticorpo). Esses anticorpos não preenchem os critérios de "anticorpos paraneoplásicos clássicos" ou anticorpos contra antígenos intracelulares (onconeuronais) nos quais a associação de câncer é > 80%
Encefalite paraneoplásica	Uma forma de encefalite que em > 80% dos casos ocorre com câncer e geralmente se associa a anticorpos paraneoplásicos clássicos
Encefalite autoimune	Uma forma de encefalite que ocorre como resultado de uma resposta imune específica do cérebro com ou sem associação com câncer. Geralmente se associa a um anticorpo contra um antígeno de superfície celular neuronal ou glial. Essas características são diferentes daquelas da encefalite paraneoplásica, que quase sempre (> 80%) se associam ao câncer, e os antígenos-alvo são geralmente intracelulares
Encefalite mediada por anticorpos	Encefalite autoimune para a qual há evidências de que os anticorpos são diretamente patogênicos (p. ex., eles alteram a estrutura ou a função do antígeno-alvo ou causam sintomas diretamente). A maioria dos anticorpos contra antígenos de superfície celular neuronal demonstrou ser patogênica. Em contraste, a maioria dos anticorpos paraneoplásicos clássicos ou anticorpos onconeurais não é considerada patogênica
Encefalite autoimune negativa para anticorpos	Encefalites clinicamente caracterizadas por rápida progressão (< 3 meses) de déficit de memória, alteração do estado mental e sintomas psiquiátricos. Deve haver exclusão de síndromes bem-definidas (encefalite límbica, ADEM, encefalite de tronco de Bickerstaff), também não devem ser detectados anticorpos bem-caracterizados no soro e no LCR; além disso, a ressonância, o LCR ou a biópsia cerebral devem mostrar evidências de inflamação do SNC. Obrigatória exclusão de outras causas

ADEM: encefalomielite desmielinizante aguda; EEG: eletroencefalograma; FDG-PET: tomografia por emissão de pósitrons com fluordeoxiglicose; LCR: líquido cefalorraquidiano; RNM: ressonância nuclear magnética; SNC: sistema nervoso central.
Fonte: Desenvolvido pela autoria.

Lato sensu, a definição de encefalite autoimune pode contemplar qualquer processo mediado por mecanismos imunológicos (imunidade inata, adaptativa, celular, humoral) cujo alvo é o encéfalo (neurônio e células da glia). Entretanto, atualmente reservamos o termo *stricto sensu* para as encefalites com mecanismos imunológicos específicos contra antígenos que se encontram na superfície dos neurônios e na glia.

Dessa forma, faz-se importante compreender que são conceitos em evolução até hoje, sendo necessária uma compreensão das origens e dos progressos sobre o conhecimento das encefalites autoimunes e síndromes paraneoplásicas.

BREVE HISTÓRICO

Primeira fase (1960): descrição das síndromes neurológicas paraneoplásicas

Pode-se considerar o primeiro marco dessa história a descrição inicial, na década de 1960, de síndromes neurológicas ocorrendo como uma "reação remota" e não metastática ao câncer. Nessa época, são descritas as síndromes neurológicas paraneoplásicas "clássicas" como a encefalite límbica (uma síndrome clinicorradiológica de encefalite autoimune, que pode ou não ser paraneoplásica, a qual será pormenorizada a seguir), encefalomielite, neuronopatia sensitiva (ganglionopatia), degeneração cerebelar paraneoplásica, síndrome miastênica de Eaton-Lambert. Já naquela época, investigadores consideravam, como possível mecanismo, uma reação imunomediada à distância ao tumor, apesar de as evidências laboratoriais serem rudimentares. Embora conceitos fossem ficar claros ao longo do tempo, já era possível delinear duas características das síndromes paraneoplásicas até o presente:

1. Podem afetar qualquer parte do SNC, frequentemente com manifestações clínicas.
2. Ocorrem em associação com câncer. Hoje em dia, sabemos que, muitas vezes, a manifestação neurológica antecede o diagnóstico da neoplasia (em alguns casos, em anos) e que determinadas síndromes estão associadas a certos tipos de tumores.[3]

Em relação à origem do termo *paraneoplásico* (do grego *pará*, "junto de, próximo a"; *neos*, "novo"; *plasís*, formação), este surgiu em meados dos anos 1950, e só passou a ser mais amplamente utilizado em literatura inglesa nos anos 1970.[4]

Segunda fase (1980-1990): descrição dos anticorpos paraneoplásicos clássicos

Após a descrição das síndromes paraneoplásicas clássicas, houve um período de arrefecimento acerca do interesse dessas doenças. Entretanto, em 1985, é identificado um anticorpo que reagia aos núcleos de neurônios de dois pacientes com neuronopatia sensitiva e tumor de pequenas células de pulmão. Pouco tempo depois, constatou-se que o antígeno reconhecido pelos anticorpos desses pacientes também era expresso pelo tumor. Pela primeira vez, foi demonstrada, de forma robusta, que a expressão ectópica (isto é, fora do sistema nervoso) de uma proteína neuronal pelo tumor poderia iniciar um processo imunomediado contra a mesma proteína dentro das raízes nos nervos e no cérebro. Esse primeiro anticorpo recebeu o nome de "anti-Hu" (ANNA-1) (primeiras duas letras do nome do paciente índex). Na mesma época, foram descritos o anti-Tr em paciente com ataxia cerebelar e linfoma de Hodgkin e o anti-Yo em casos de degeneração cerebelar paraneoplásica e em tumores ginecológicos.

Após a caraterização desses primeiros anticorpos, muitos outros foram descritos associados às síndromes paraneoplásicas neurológicas partilhando entre si as características de os antígenos-alvos serem epítopos intracelulares, quase invariavelmente se associam a neoplasias. Também se caracterizam por pouca ou nenhuma reposta ao tratamento com imunoglobulina humana ou plasmaférese, pois não se trata de anticorpos patogênicos, mas marcadores de uma resposta mediada por células T citotóxica.

Terceira fase (anos 2000 até os dias de hoje): descrição dos anticorpos contra antígenos de superfície neuronal, sinápticos ou células gliais

Nos anos 2000, o Dr. Josep Dalmau, investigando pacientes com síndrome neurológicas paraneoplásicas, fez observações importantes ao analisar dados clínicos e padrões de marcação de imuno-histoquímica em cérebro de ratos (um dos métodos para a detecção dos anticorpos antineurais). Ao estudar pacientes com diferentes tipos de encefalites, presumidamente imunomediadas, ele notou que os anticorpos de alguns pacientes marcavam o neurópilo (densa e intrincada rede de fibras nervosas amielínicas, entre as quais encontram-se processos gliais, fibrilas, terminais sinápticos, axônios e dendritos dispersos entre as células nervosas da substância cinzenta no SNC) do cérebro do rato. Além de padrão de marcação dos anticorpos, outras características clínicas chamavam a atenção e destoavam das síndromes neurológicas paraneoplásicas conhecidas desde então:

1. Alguns desses pacientes tinham manifestação clínica de encefalite límbica enquanto outros apresentavam acometimento multifocal ou difuso.
2. Eram pacientes mais jovens, nem todos apresentavam tumor e, quando este estava presente, não era do tipo geralmente associado às síndromes paraneoplásicas até então descritas (p. ex., teratoma de ovário).
3. Embora os sintomas fossem graves, os pacientes geralmente respondiam de forma notória ao tratamento com imunoterapia e ao tratamento de tumor.[5]

No mesmo ano, outro trabalho do Dr. Dalmau descreveu uma nova síndrome clínicas em quatro mulheres jovens, caracterizada por sintomas psiquiátricos proeminentes, rápido desenvolvimento de alterações neurológicas graves, diminuição do nível de consciência, hipoventilação central. Todas eram portadoras de teratoma de ovário (hoje, sabemos que nem todos os pacientes são mulheres jovens e nem todos apresentam teratoma). Das quatro, três apresentaram melhora substancial após imunoterapia e remoção do teratoma. No laboratório, todas apresentavam anticorpos que reagiam contra o neurópilo e a superfície celular de neurônios de rato vivos. Dois anos mais tarde, em 2007, o antígeno alvo foi caracterizado como o receptor de

N-Metil-D-Aspartato (NMDA), e a doença passou a ser denominada "encefalite antirreceptor NDMA". Como a síndrome clínica é facilmente reconhecida e agora havia um teste diagnóstico específico (isto é, a demonstração dos anticorpos), a identificação de novos casos ocorreu em uma velocidade impressionante. Após 1 ano, uma série com cem pacientes foi descrita para uma doença até então completamente desconhecida.[6]

Desde então, outras síndromes, doenças e anticorpos foram descobertos ou mais bem-caracterizados, e o conhecimento a respeito delas se fez de forma extremamente rápida e ampla. Atualmente, são 18 encefalites autoimunes reconhecidas, sendo 16 delas associadas a antígenos presentes na superfície dos neurônios e as outras duas, a antígenos presentes em células gliais. Nessas doenças, como veremos a seguir, o anticorpo costuma ser patogênico (Quadro 21.1, encefalites mediadas por anticorpos) e nem sempre há associação com tumores.

CLASSIFICAÇÃO

Podemos classificar as encefalites combinando a informação de três aspectos: mecanismo imunológico principal de doença; localização do antígeno; e presença ou ausência de tumor.[1] No entanto, é importante observar que todas as classificações têm suas limitações.

Classificação de acordo com o mecanismo imunológico principal

Podemos classificar os encefalite autoimunes de acordo com o mecanismo imunológico predominante: medidas por células T citotóxicas; mediado por células B ou anticorpos; e outros mecanismos (ou desconhecidos).

Classificação de acordo com o tipo de antígeno

É a classificação mais útil e quando se leva em conta a localização do antígeno: intracelular e de superfície neural (neurônio ou glia) (Figura 21.1); ou, ainda, sua identidade molecular (p. ex., receptor NMDA, LGI1, MOG etc.). Entre as vantagens dessa classificação, estão as implicações patogênicas e clínicas que ela traduz, podendo ser generalizadas para a maioria dos casos, embora existam exceções.

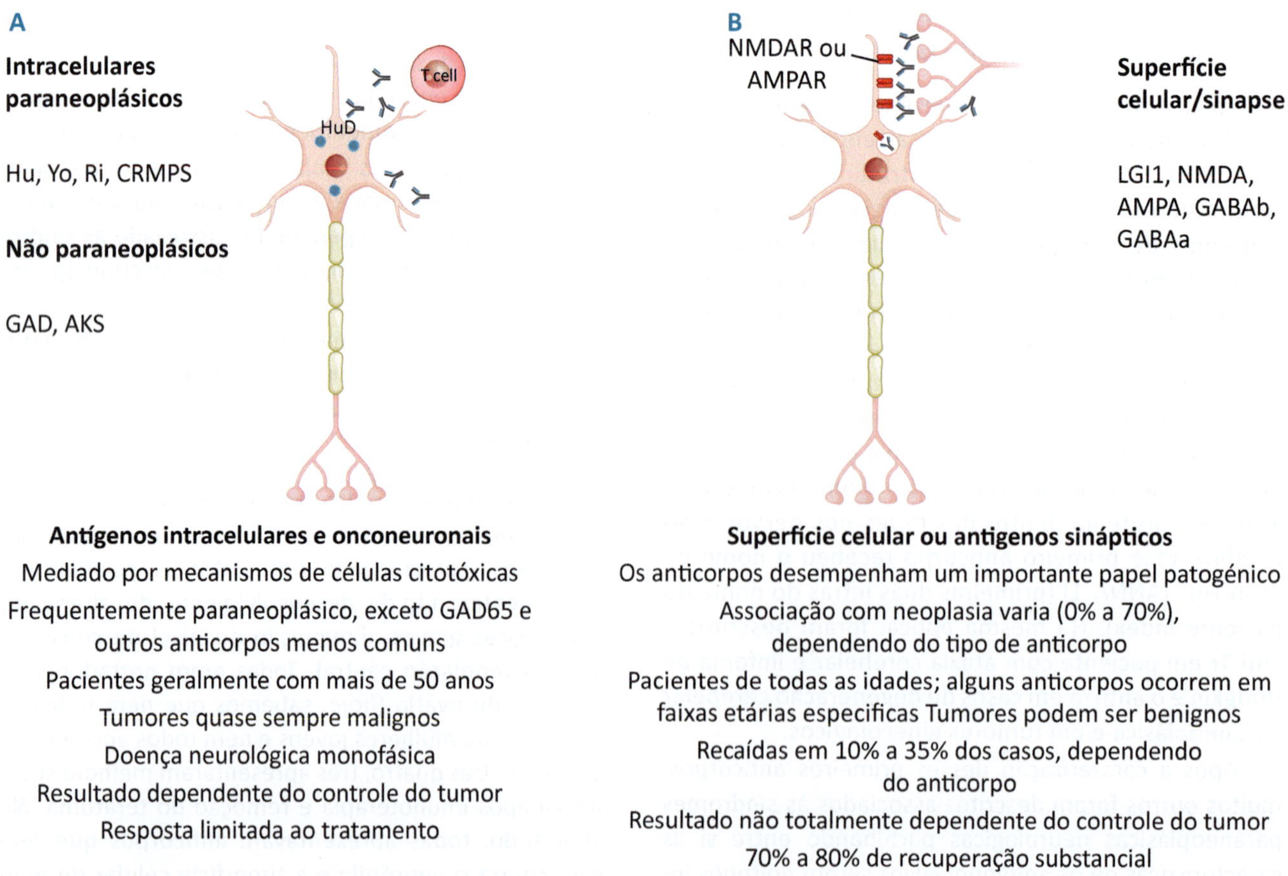

Figura 21.1. Divisão dos anticorpos de acordo com sua localização.
Fonte: Desenvolvida pela autoria.

Quando o antígeno é intracelular, o mecanismo envolvido é o de células T citotóxicas, denotando pior resposta ao tratamento em relação às encefalites associadas a anticorpos de superfície celular. Entre as exceções, podemos citar a doença associada ao anti-IgLON5 (proteína de superfície celular), na qual os pacientes apresentam prognóstico ruim, enquanto alguns pacientes com encefalites associadas a antígenos intracelulares podem apresentar recuperação, desde que precocemente diagnosticados e tratados de forma apropriada.

No que concerna à classificação de acordo com a identidade molecular dos antígenos, ela tem a vantagem de ser mais precisa quando abordadas doenças individualmente.

Classificação de acordo ou não com a presença de neoplasia

Quando se leva em conta a associação ou não com neoplasia, podemos classificar as encefalites como paraneoplásicas ou não paraneoplásicas, respectivamente. Ela é importante quando o tipo histológico de tumor se associa ao anticorpo do paciente, por exemplo teratoma de ovário e encefalite antirreceptor NMDA; ANNA-1 e carcinoma de pequenas células de pulmão. A implicação prática é que a presença de alguns anticorpos enseja a procura de determinado tipo de tumor. Exemplo dramático é o caso de homens jovens com encefalite anti-Ma2 que não respondem ao tratamento e nos quais não são encontrados tumores por meio de exames convencionais. Nessas condições, a orquiectomia empírica pode ocasionar melhora, pois a presença de anti-Ma2, nesse contexto clínico específico, se relaciona a tumores testiculares microscópicos.[7]

Por outro lado, a presença de um tumor nem sempre garante nexo causal com a encefalite. Na ocorrência de um tumor atípico (p. ex., câncer de próstata e encefalite antirreceptor NMDA), a associação pode ser coincidência, sem que o tumor apresente alguma relação com a doença neurológica. Pode-se, nessa situação, verificar se o tumor atípico expressa o antígeno reconhecido pelo anticorpo do paciente, fornecendo-se, assim, maiores evidências de um possível elo etiopatogênico.[1,3]

EPIDEMIOLOGIA DAS ENCEFALITES AUTOIMUNES

Até 12,6 casos/100 mil pessoas de encefalites surgem anualmente, estimando-se que 40% a 50% sejam causados por agentes infeccioso; 20% a 30%, por mecanismos autoimunes; e o restante, por etiologias que permanecem desconhecidas, mesmo após investigação extensa.[2]

Outros estudos, demonstram uma incidência similar entre causas infecciosas virais e causas autoimunes. Por exemplo, no condado de Olmsted, em Minessota, nos Estados Unidos, a prevalência de encefalite autoimune em 1 de janeiro de 2014 foi de 13,7/100 mil habitantes e a de causas infecciosas de encefalite foi de 11,6/100 mil habitantes (sendo a prevalência de etiologia viral de 8,3/100 mil habitantes).[8]

Entretanto, fato é que a frequência exata das encefalites autoimunes é desconhecida e as estimativas podem estar longe da frequência real pelos seguintes motivos: os critérios diagnósticos para encefalites, em geral, podem não identificar casos de encefalites autoimunes; a descoberta de anticorpos e de doenças cresceu de forma exponencial e não foram contempladas nos estudos epidemiológicos do passado; e os testes diagnósticos não são amplamente disponíveis.[1]

ABORDAGEM DIAGNÓSTICA INICIAL

Até agora, vimos algumas definições de encefalites autoimunes. Na próxima sessão, vamos discorrer sobre quando suspeitar das encefalites autoimunes, pistas para identificá-las e abordagem diagnóstica.

Definição e avaliação clínica da encefalite autoimune possível

As encefalites agudas podem ser definidas como processos inflamatórios do parênquima cerebral manifestando-se clinicamente com disfunção neurológica em razão de diversas causas infecciosas e imunomediadas.[2] Embora uma doença neurológica relativamente rara, trata-se de uma entidade clínica extremamente importante, dada as altas taxas de morbidade e mortalidade.

Até 2007, quando a encefalite antirreceptor NMDA foi caracterizada, as causas virais eram consideradas as mais comuns e, até então, a causa mais comum de encefalite imumomediada era a encefalomielite desmielinizante aguda (ADEM, do inglês *acute disseminated encephalomyelitis*). Portanto, as diretrizes e os consensos sobre encefalites agudas tinham as causas infecciosas como protótipo de encefalite, mesmo que em até metade dos casos a etiologia ainda fosse indeterminada.

Atualmente, esse conceito mudou, pois cerca até 30% das encefalites agudas são de causa autoimune. Em um passado recente, antes da descoberta das encefalites autoimunes, a presença de febre, pleocitose no exame do líquido cefalorraquidiano (LCR) e alterações na neuroimagem sugestivas de inflamação tinham um papel fundamental para dar suporte à encefalite provável ou confirmada.[10] Embora essas alterações possam ocorrer nas encefalites autoimunes, sabemos que quase 25% dos pacientes podem apresentar exame do LCR e ressonância magnética (RM) normais. O Quadro 21.2 compara os critérios diagnósticos de encefalites agudas nos últimos 10 anos.[2,11]

Quadro 21.2. Comparação dos critérios utilizados para o diagnóstico clínico de encefalite aguda

Critérios de diagnóstico do International Encephalitis Consortium de 2013 (Venkatesan, *et al.*, 2013)	Seminário Lancet 2019 (Venkatesan, et al., 2019)
Critério maior (obrigatório) Pacientes que procuram atendimento médico com estado mental alterado (definido como diminuição ou alteração do nível de consciência, letargia ou mudança de personalidade) com duração ≥ 24 horas sem causa alternativa identificada	Início agudo ou subagudo de nível alterado de consciência, letargia e mudança de personalidade, déficits de memória de curto prazo ou sintomas psiquiátricos
Critérios menores (2 necessários para possível encefalite; ≥ 3 necessários para encefalite provável ou confirmada): Febre ≥ 38 °C nas 72 horas anteriores ou posteriores à apresentação Novo início de convulsões Novo aparecimento de achados neurológicos focais Contagem de leucócitos no LCR ≥ 5/mm³ RM sugestiva de encefalite EEG compatível com encefalite e não atribuível a outra causa	**Elementos de suporte*:** ▪ Novos achados focais do sistema nervoso central (SNC) ▪ Novo início de convulsões ▪ Pleocitose do LCR ▪ Características da ressonância magnética cerebral da encefalite ▪ EEG compatível com encefalite ▪ Febre nas 72 horas anteriores ou posteriores à apresentação ▪ Exclusão razoável de causas alternativas

* A confiança no diagnóstico de encefalite aumenta com o aumento do número de características de suporte.
EEG: eletroencefalograma; LCR: líquido cefalorraquidiano; RM: ressonância magnética.
Fonte: Adaptado de Venkatesan A, Tunkel AR, Bloch KC, *et al.*, 2013; Venkatesan A, Michael BD, Probasco JC, *et al.*, 2019.

Quando suspeitar de encefalite autoimune?

A possibilidade de encefalite autoimune deve ser obrigatoriamente considerada em pacientes que apresentam critérios diagnóstico para encefalite autoimune possível, ou seja, obedecendo aos critérios de Graus:[12]

1. Início subagudo (rápida progressão em menos de 3 meses) de déficits de memória (memória recente), alteração do estado mental* ou sintomas psiquiátricos.
2. Pelo menos um dos itens seguintes:
   - Novos achados focais no SNC.
   - Crises epilépticas não explicadas por epilepsia prévia conhecida.
   - Pleocitose no exame de LCR (aumento na contagem de glóbulos brancos > 5 células por mm³).
   - Características no exame de RM sugestivas de encefalite.
3. Exclusão razoável de causas alternativas.[12]

Muitos dos diagnósticos diferenciais (Quadro 21.3) podem ser excluídos após anamnese cuidadosa, exames laboratoriais (p. ex., distúrbios hidroeletrolíticos, outras causas metabólicas de encefalopatia, toxicológico), avaliação da neuroimagem e avaliação do LCR. Como as etiologias infecciosas são causas importantes de encefalite e como o atraso no tratamento pode ocasionar pior prognóstico, muitas vezes os pacientes recebem aciclovir e antibióticos empíricos até a exclusão de etiologia infecciosa.

Quadro 21.3. Diagnósticos diferenciais em paciente com encefalite autoimmune possível

Infecção do SNC (encefalite pelo herpesvírus simples tipo 1, herpesvírus humano-6, neurossífilis, doença de Whipple, HIV)
Encefalopatia séptica
Condições pós-COVID-19
Encefalopatia metabólica
Toxicidade por drogas (ilícitas, efeito neurotóxico direto ou por indução de crises como a encefalopatia por cefepime, encefalopatia posterior reversível, reações idiossincráticas como a síndrome neuroléptica maligna, interações como as síndromes seritoninérgicas, abstinência, complicações do tratamento células CAR-T, inibidores do *checkpoint*)
Brain fog em decorrência de quimioterapia, polifarmácia ou pós-covid-19
Doenças cerebrovasculares (incluindo vasculite)
Neoplasia de SNC (gliomas e linfomas)
Doença de Creutzfeldt-Jakob
Doenças neurodegenerativas rapidamente progressivas
Epilepsia
Doenças reumatológicas (p. ex., lúpus, sarcoidose, Sjögren, outras)
Síndrome de Kleine-Levin
Síndrome de Reye (crianças)
Doenças mitocondriais (p. ex., MELAS)
Erros inatos do metabolsimo (crianças)
Doenças neurodegenerativas
Doenças primariamente psiquiátricas
Doenças neurológicas funcionais
Síndrome da fadiga crônica (encefalomielite miálgica)

MELAS: mitocondriopatias.
Fonte: Desenvolvido pela autoria.

É importante observar que, na população pediátrica (crianças em fase de desenvolvimento), o diagnóstico de encefalite autoimune é ainda mais desafiador em virtude da sobreposição de alterações comportamentais consideradas normais durante a infância e pela capacidade limitada das crianças descreverem seus próprios sintomas. Dessa forma, os critérios diagnósticos para encefalite autoimune possível em crianças são:[13]

1. A evidência de início agudo subagudo dos sintomas.
   a) Instalação de sintomas neurológicos e/ou psiquiátricos ≤ 3 meses em criança previamente hígida.
2. Evidência clínica de disfunção neurológica (≥ duas características presentes).
   a) Alteração do estado mental ou do nível de consciência.
   b) Déficit neurológico focal.
   c) Comprometimento cognitivo.
   d) Regressão aguda do desenvolvimento.
   e) Distúrbios do movimento (exceto tiques).
   f) Sintomas psiquiátricos.
   g) Crises de início recente.
3. Exclusão razoável de outras causas.

Embora os critérios diagnósticos para encefalite autoimune possível supracitados devam gerar a suspeita de encefalite autoimunes, eles apresentam diversas limitações, entre as quais:

- Em algumas encefalites, a progressão pode ser mais lenta (> 3 meses).[9,14,15]
- Alguns pacientes com doenças autoimunes do SNC associada a anticorpos de superfície neuronal podem não apresentar sintomas sugestivos de encefalite, sem alteração do estado mental, como ocorre na rombencefalite (encefalite com sinais de disfunção de tronco cerebral).
- Encefalite com sintomas psiquiátricos isolados (que embora rara, pode acontecer em encefalite antirreceptor NMDA)
- Pacientes que apresentam quadro de estado de mal epiléptico refratário que necessitam de sedação e intubação e não podem ter avaliado o estado mental de forma fidedigna.

Portanto, no que diz respeito à aplicação clínica, o termo "encefalite autoimune possível" representa um termo com intuito de generalizar e facilitar o reconhecimento das encefalites autoimunes, mas ainda assim não contemplará todos os casos definidos. Mesmo em centros internacionais de referência e especializados de encefalites, cerca de 27% dos pacientes que receberam diagnóstico inicial de encefalite autoimune foram erroneamente diagnosticados. Desses, 28% fechavam critérios para encefalite autoimune possível. Muitos receberam imunoterapia desnecessária, sendo expostos a risco e tiveram o tratamento para a causa correta atrasada.[16]

SINTOMAS PRODRÔMICOS E/OU PRECOCES QUE AUXILIAM NO DIAGNÓSTICO DE DETERMINADAS ENCEFALITES

Durante a avaliação de pacientes com quadro de encefalite aguda, a anamnese é importante para que sejam revistos os antecedentes epidemiológicos (viagens recentes a áreas endêmicas, contato com pessoas sintomáticas, exposição a animais) enquanto se avalia a possibilidade de causas infecciosas.

Por outro lado, é de suma importância reconhecer alguns sintomas que podem ser as primeiras manifestações das encefalites autoimunes, ocorrendo dias a semanas antes da apresentação da encefalite com a integralidade de seu quadro sindrômico. O reconhecimento desses sinais pode favorecer diagnóstico e tratamento mais precoces (Quadro 21.4).

Quadro 21.4. Sintomas prodrômicos e precoces que pode podem anteceder em dias ou semanas o início de manifestações mais graves de encefalite autoimune

Sintoma/síndrome	Tipo de encefalite
Crises distônicas faciobraquiais	Encefalite anti-LGI1
Crises epilépticas generalizadas ou focais do lobo temporal proeminentes	Encefalite anti-GABAbR ou LGI1
Ataxia cerebelar episódica ou mioclonia ortostática paroxística de membros inferiores	Encefalite anti-CASPR2
Manifestações psiquiátricas	Encefalite antirrecpetor NMDA(mais raramente antirreceptro AMPA)
Insônia grave	Encefalite antirreceptor NMDA
Episódio anterior de encefalite do herpesvírus simples tipo 1	Encefalite anti-NMDAR ou anti-GABAaR
Diarreia e perda de peso importante	Encefalite anti-DPPX

Fonte: Desenvolvido pela autoria.

Crises epilépticas

Talvez o exemplo mais importante seja o de que, hoje, denominam-se "crises distônicas faciobraquiais" (CDFB), que acometem até 40% dos pacientes com encefalite anti-LGI1 e o declínio cognitivo. As CDFB consistem em contrações motoras súbitas, unilaterais, de curta duração (geralmente < 3 segundos), recorrentes (podem ocorrer centenas de vezes durante o dia) predominando nos músculos ditais do membro superior e na face (embora possam acometer membros inferiores), seguidas de uma postura distônica, podendo ocorrer várias vezes ao dia, refratárias ao uso de fármacos anticrises, mas responsivas à imunoterapia. Cada episódio é unilateral, mas pode surgir bilateralmente de forma assíncrona. Podem ocorrer de forma isolada ou associadas a outros sintomas como alteração da consciência, automatismos, vocalizações e sensação de medo após o evento. Pode existir aura sensitiva.

Crises epilépticas focais de lobo temporal ou com generalização secundária (sem especificidade clínica como as CDFB) podem ocorrer de forma isolada na encefalite anti-LGI1 e na encefalite antirreceptor GABAb.

Sintomas psiquiátricos isolados

Sintomas psiquiátricos são uma manifestação central e precoce na encefalite antirreceptor NMDA. Eles não são específicos, ou seja, não há um fenótipo psiquiátrico para encefalite antirreceptor NMDA. Dessa forma, podem apresentar-se como sintomas maniformes, psicóticos, transtorno depressivo, catatonia etc. Como veremos a seguir, raramente ocorrem de forma isolada e, em poucos dias a semanas, a doença evolui e passam a ocorrer outros sintomas como déficits cognitivos (memória e linguagem), crises epilépticas, distúrbios de movimentos, insônia grave, disautonomia.

Piora de sintomas após encefalite herpética

Encefalite autoimune associada a antirreceptor NMDA (e, menos frequentemente, antirreceptor GABAa) pode ocorrer em quase 25% de pacientes após episódio de encefalite pelo herpesvírus simples, e a maioria ocorre nos primeiros 3 meses que sucedem a manifestação viral. Consequentemente, deve-se considerar a possibilidade de encefalite autoimune em qualquer paciente que evolui com piora neurológica ou desenvolve novos sintomas neurológicos após encefalite por herpesvírus.

Distúrbios do movimento e ataxia cerebelar paroxística

Ataxia cerebelar pode ser um dos sintomas iniciais e predominantes da encefalite associada ao Caspr-2. Dos pacientes com encefalite anti-Caspr2 que apresentam ataxia cerebelar, em cerca de 70% ela é ou está entre os sintomas iniciais.

Em alguns pacientes, ela pode manifestar-se como evento paroxísticos de ataxia cerebelar precedendo o aparecimento de outros sintomas de encefalite. Os ataques de ataxia são descritos como de curta duração (poucos minutos), manifestando-se com desequilíbrio, disartria, dismetria e nistagmo, podendo ser desencadeado por ortostatismo.

Ainda nas fases iniciais de encefalite anti-Caspr2, há descrições de pacientes com mioclonias predominantes em membros inferiores, que se manifestam com ataques paroxísticos de curta duração (10 s a 30 s) desencadeadas por ortostatismo e/ou deambulação, ocorrendo várias vezes ao dia. Na maioria dos pacientes, outros sintomas associados à encefalite aparecem posteriormente no decorrer da doença (declínio cognitivo, neuromiotonia, insônia, crises epilépticas).[17]

Sintomas sistêmicos

No caso de encefalite anti-DPPX, diarreia e sintomas gastrointestinais ocorrem em 75% dos pacientes precedendo os sintomas de encefalite. Embora rara, na encefalite anti-3αneurexina sinais de encefalite autoimune sistêmica podem preceder os sintomas neurológicos (artralgia, outros sintomas de lúpus, presença de fator antinúcleo).[18]

RECONHECIMENTO DAS SÍNDROMES PELO PADRÃO DE IMAGEM

Alguns padrões de alterações na RM podem auxiliar nos diagnósticos de encefalites autoimunes no contexto de achados clínicos compatíveis. Entre os exemplos mais frequentes, encontram-se o padrão de encefalite límbica, das encefalites multifocais do ADEM, outras encefalites multifocais e das encefalites corticais focais (Figura 21.2).

Padrão de imagem de encefalite límbica

No caso da encefalite límbica, por exemplo, o acometimento bilateral dos lobos mesiais temporais nas sequências T2 e *fluid attenuated inversion recovery* (FLAIR) é específico. Como veremos a seguir, a presença desse achado aliada a outros critérios permite estabelecer o diagnóstico de encefalite límbica definida, mesmo na ausência de anticorpos. Embora, nesses casos, a testagem de anticorpos seja importante (pois a identificação do anticorpo prediz o mecanismo imunomediado, o prognóstico e a associação com neoplasias), há casos das encefalites negativa para anticorpos. Poucas doenças mimetizam o padrão bilateral, sendo a infecção pelo herpesvírus humano do tipo 6 (HHV-6) uma delas, geralmente associada à imunossupressão intensa, como se observa em pacientes submetidos a transplante de órgãos sólidos ou transplante de medula óssea hematopoiética.

Quando as alterações do lobo mesial temporal são unilaterais, a testagem de anticorpos se faz obrigatória para o diagnóstico definitivo.

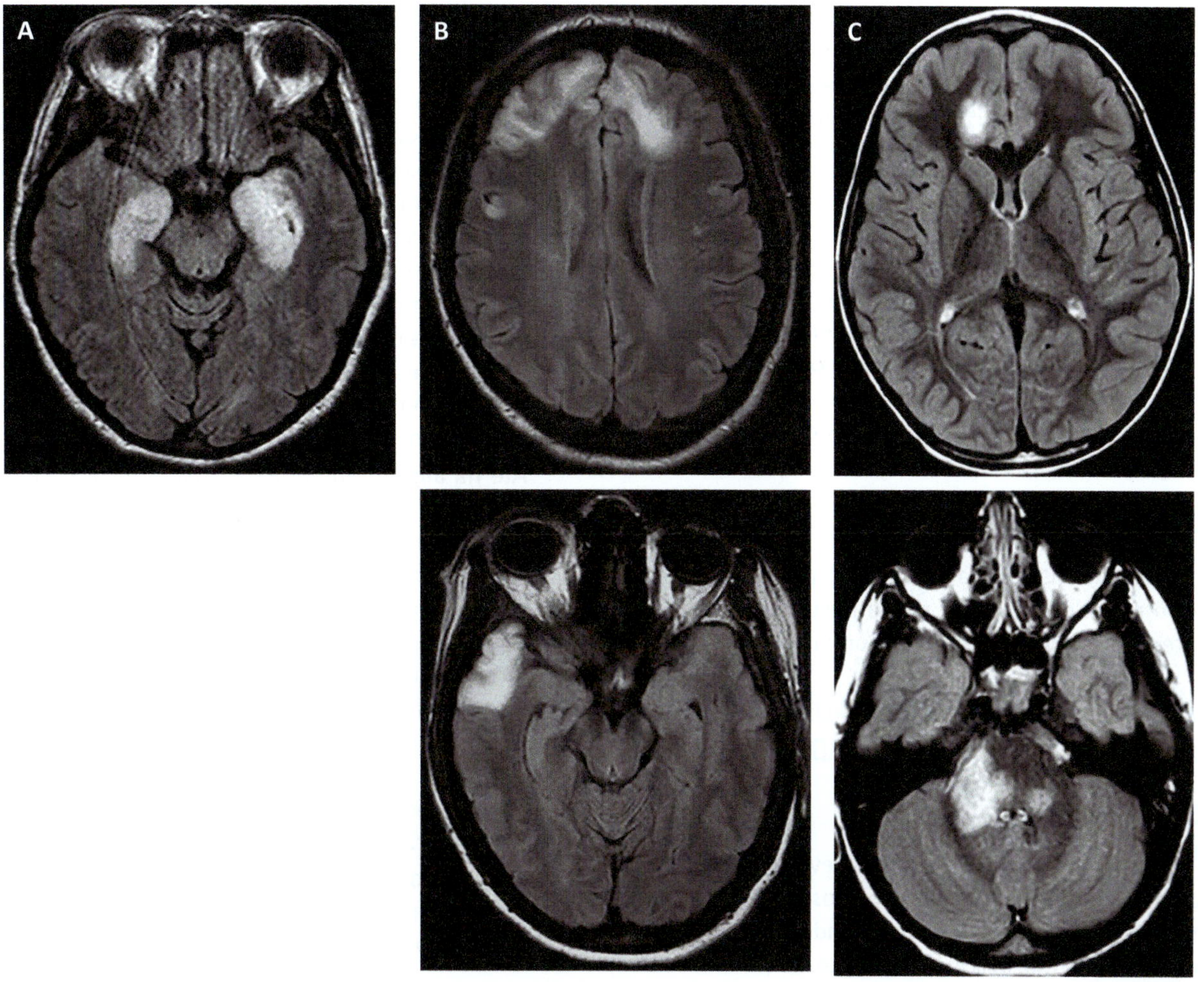

Figura 21.2. **(A)** Encefalite límbica: ressonância magnética do crânio demonstrando hipersinal cortico subcortical em FLAIR (nas regiões mesiais temporais). **(B)** Encefalite anti GABA A: ressonância magnética do crânio demonstrando hipersinal corticossubcortical em FLAIR acometendo os lobos frontais e o polo temporal direito. **(C)** Encefalite associada ao anti-MOG: ressonância do crânio demonstrando lesões ovoides de hipersinal em FLAIR acometendo a substância branca justacortical frontoparietal direita (setas brancas) e outras acometendo os pedúnculos cerebelares e trajeto intra-axial dos nervos trigêmeo.
FLAIR: *fluid attenuated inversion recovery*.
Fonte: Acervo da autoria.

Padrão de imagem multifocal em ADEM

Encefalomielite desmielinizante aguda será discutida de forma pormenorizada no capítulo de doenças desmielinizantes, entretanto merece alguns comentários neste capítulo. Trata-se da forma mais comum de encefalite autoimune em crianças, sendo que seus critérios diagnósticos se baseiam em achados clinicorradiológicos e exclusão de outras causas. Os achados de RM consistem em múltiplas lesões bilaterais em T2/FLAIR na substância cinzenta e branca. Em pelo menos metade dos casos, há acometimento de tálamo, estriado ou estruturas infratentoriais como a medula espinhal. Em crianças com ADEM, anticorpos anti-MOG são encontrados em até 60% dos casos.

Padrão de imagem multifocal outros que ADEM

Encefalite não ADEM associada ao MOG

Recentemente, houve a descrição de MOG em crianças se manifestando como encefalite, com características clínicas e radiológicas diferentes do ADEM. Nesses casos, a ressonância pode demonstrar um padrão de acometimento cortical bilateral extenso, acometimento isolado e simétrico do tálamos e núcleos da base, lesões isoladas corticais ou corticossubcorticais.

Encefalite antirreceptor GABAa

A encefalite associada ao anticorpo contra o receptor GABAa caracteriza-se por crises epiléticas refratárias (incluindo estado de mal epiléptico) e alterações multifocais corticossubcorticais em T2/FLAIR, distribuindo-se nos lobos temporais (95%), frontais (65%), parietais (25%) ou occipitais (25%), assim como os núcleos da base (15%), cerebelo e tronco (10%).[19]

Encefalite cortical associada ao MOG

Uma manifestação de doença associada ao MOG, recentemente descrita, é a encefalite cortical cerebral. Caracteriza-se clinicamente por cefaleia, crises epilépticas, déficits focais e encefalopatia acompanhada pelos achados radiológicos cortical uni ou bilateral (menos frequente) de hipersinal em T2/FLAIR com realce leptomeníngeo.[1]

Encefalite associada ao anti-GFAP

Padrão de distribuição de realce pelo contraste linear ou radial perivascular, perpendicular aos ventrículos laterais associada a realce leptomeníngeo.

COMO INTERPRETAR A TESTAGEM DE ANTICORPOS: RECOMENDAÇÕES GERAIS E ARMADILHAS

Métodos diagnósticos

Em geral, nos trabalhos que descrevem os anticorpos novos pela primeira vez, os achados dos estudos são altamente específicos para determinada síndrome neurológica, o que nem sempre se aplica, infelizmente, ao "mundo real".

Há algumas razões para esse descompasso. A primeira delas diz respeito à metodologia de testagem. Como a descoberta dos autoanticorpos se dá em laboratórios de pesquisa, que usam diversos métodos laboratoriais, para detecção de anticorpos antineuronais, entre os quais (Figura 21.3):

- Imuno-histoquímica em cérebro de rato com um primeiro teste e, após, testes confirmatórios como *cell-based assays* (CBA).
- Imunnoblot: detecção de anticorpos contra antígenos intracelulares em conformação linear.
- Ensaios celulares (CBA): para anticorpos que só reconhecem os antígenos em sua conformação nativa, como é o caso dos anticorpos contra-antígenos de superfície neuronal e glias (anti-MOG, anti-Aquaporina-4).
- Cultura em neurônio de rato: para identificação de anticorpos contra antígenos de superfície neuronal de identidade desconhecida.

A Tabela 21.1 demonstra os principais anticorpos intracelulares, os de superfície neuronal, a síndrome clínica a eles associadas, limitações dos métodos e associação com neoplasias.

Limitações de testes comerciais

Embora a comercialização dos testes possa melhorar o acesso a eles, o aumento da disponibilidade pode diminuir o valor diagnóstico do teste, elevando o número de falso-positivos e falso-negativos, o que resulta em uma taxa maior de equívocos diagnósticos com impacto no manejo dos pacientes.[16]

No Brasil, os laboratórios privados enviam os testes para laboratórios de outros países para serem testados com *kits* comerciais, os chamados "painéis de autoanticorpos". Esses testes são feitos com uma técnica de radioimunoprecipitação e usam valor de corte baixo, aumentando o risco de leituras falsas ou inespecíficas.

Até há algum tempo, alguns laboratórios ainda disponibilizavam (talvez, alguns até ainda continuem a disponibilizar) o teste de radioimunoensaio para "anticorpos" contra canal de potássio voltagem-dependente (VGKC, do inglês *voltage-gated potassium channels*). Atualmente está comprovada que a detecção de anticorpos contra VGKC por radioimunoensaio não tem significado clínico e não deveria ser utilizada para o diagnóstico, pois trata-se de um teste altamente inespecífico. No seu lugar, é recomendado utilizar CBA e imuno-histoquímica direcionados para anticorpos contra o LGI1 e o Caspr2, proteínas intimamente ligadas ao VGKC.

Em estudo da Mayo Clinic com 500 amostras de pacientes examinadas com o "painel paraneoplásico", das 87 amostras positivas. 62 (71%) eram falso-positivas.[20]

Testagem do anti-GAD

Outro aspecto importante, diz respeito à testagem dos anticorpos anti-GAD (do inglês *glutamic acid decarboxylase*, enzima descarboxilase do ácido glutâmico).

Pacientes com síndromes neurológicas associadas ao anti-GAD apresentam níveis séricos > 100 vezes do valor daqueles vistos em pacientes com diabetes *mellitus* tipo1. Além disso, baixos níveis de anti-GAD podem estar presentes em até 8% da população saudável. Portanto, ao contrário das outras encefalites autoimunes, nas quais a presença de anticorpos é mais importante que os títulos (baixos ou altos títulos de anticorpos antirreceptor NMDA têm o mesmo valor diagnóstico), nas doenças neurológicas associadas ao anti-GAD, o nível de anticorpos no soro é importante para a correlação clínica.

Outras limitações importantes dos testes em laboratórios comerciais residem no fato de que, muitas vezes, os laboratórios não informam quais amostras devem ser testadas (soro, LCR ou ambos), que os diferentes anticorpos dos painéis não têm o mesmo valor diagnóstico e se foi feita mais de uma metodologia como teste confirmatório ou não (imuno-histoquímica e CBA).

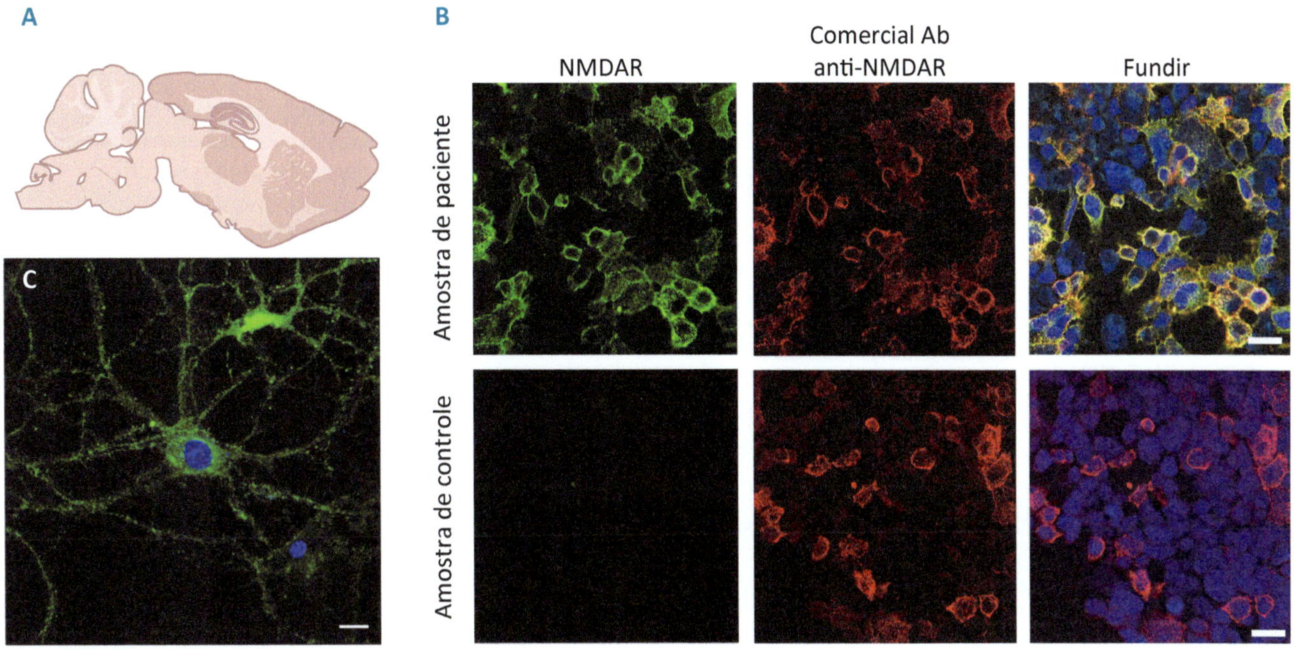

Figura 21.3. A figura demonstra os testes diagnósticos para detecção dos anticorpos de superfície de neuronal. **(A)** Imuno-histoquímica com cérebro de rato utilizando o LCR do paciente. **(B)** Ensaio celular (CBA]) com células HEK293 expressando a subunidade GluN1 do receptor NMDA, o soro do paciente demonstra reação (verde), enquanto o do controle não reage. Na coluna do meio, um anticorpo monoclonal comercial contra o NMDA indentifica as mesmas células (vermelho). A colocalização das reações é demonstrada em amarelo. **(C)** Em culturas de neurônios de hipocampo de ratos, o LCR do paciente reage com a superfície de neurônios vivos. Núcleo visualizado em DAPI (4',6'-diamino-2-fenil-indol).
Escala gráfica: PFA = 2 mm; HEK= 20 microns; Neurônios = 10 microns.
LCR: líquido cefalorraquidiano; NMDA: N-Metil-D-Aspartato.
Fonte: Acervo da autoria.

Tabela 21.1. **Anticorpos no diagnóstico das encefalites autoimunes e síndromes paraneoplásicas**

Anticorpo	Síndrome neurológica principal	Frequência e tipos de câncer associados	Testes diagnósticos	Amostra recomendada para teste e possíveis armadilhas na interpretação de anticorpos
Hu (ANNA1)	Encefalite límbica, encefalomielite e/ou neuropatia sensorial	83% com tumores: ▪ 75% CPCP ▪ 10% CPCNP ▪ 15% câncer extratorácico	IH e Line Blot	Recomendado testar no soro Títulos baixos geralmente não indicam que a síndrome neurológica seja paraneoplásica
CV2 (CRMP5)	Encefalomielite e/ou neuropatia sensório-motora (uveíte, neurite óptica, coreia)	91% com tumores: ▪ 77%CPCP ▪ 5% CPCNP ▪ 8% timoma ▪ 10% câncer extratorácico	IH e Line Blot	Recomendado testar no soro 7,5% de resultados falso-negativos apenas por Line Blot
SOX1	Síndrome miastênica de Eaton Lambert e síndrome cerebelar rapidamente progressiva	94% de pacientes com tumores: ▪ 93% CPCP ▪ 4% CPCNP ▪ 3% câncer extratorácico	IH, CBA, Line Blot	Recomendado testar no soro 24% de resultados falso-negativos apenas por Line Blot IH não é um bom método de *screening* (pode ser negativo em 17% de casos positivo no Line Blot e no CBA) 25% de Line Blot positivo pode ser positivo no CBA

(*Continua*)

Tabela 21.1. **Anticorpos no diagnóstico das encefalites autoimunes e síndromes paraneoplásicas** (*Continuação*)

Anticorpo	Síndrome neurológica principal	Frequência e tipos de câncer associados	Testes diagnósticos	Amostra recomendada para teste e possíveis armadilhas na interpretação de anticorpos
Yo (PCA1)	Síndrome cerebelar rapidamente progressiva	90% dos pacientes com tumor ▪ 62% câncer de ovário ▪ 26% mama ▪ 12% trompas de Falópio	IH e Line Blot	Recomendado testar no soro Bandas positivas no Line Blot sem IH positiva apresentam baixa especificidade para SNP
Ri (ANNA2)	Encefalite do tronco síndrome opsoclonus-mioclonus e ataxia	84% dos pacientes com tumores: ▪ 51% Mama ▪ 30% pulmão ▪ 19% outros	IH e Line Blot	Recomendado testar no soro
Anfifisina	Síndrome da pessoa rígida e encefalomielite/ neuropatia sensorial	79% de pacientes com tumores: ▪ 59% CPCP ▪ 35% mama ▪ 6% outros	IH e Line Blot	Soro > LCR Estudos com microscopia eletrônica demonstram anticorpos nos terminais sinápticos nervosos, ou seja, a anfifisina pode ser acessada pelos anticorpos no espaço extracelular durante sua exposição transitória no processo de reciclagem vesicular
Tr (DNER)	Síndrome cerebelar Rapidamente progressiva	91% de pacientes com tumores 100% linfoma de Hodgkin	IH, CBA, Line Blot	LCR > soro Anticorpos Tr podem ser detectados apenas no LCR (diferentemente dos outros onconeurais)
Ma/Ma2	Encefalite límbica e encefalite do tronco cerebral	90% de pacientes com tumores: ▪ 47% testicular ▪ 17% pulmão ▪ 36% outros cânceres, principalmente tumores gastrointestinais	IH e Line Blot	Recomendado testar no soro Os *blots* comerciais podem ter apenas a proteína Ma2 e não conseguem diferenciar entre os anticorpos Ma2 (reativo apenas com Ma2) e Ma (reativo com Ma2 e Ma1)
KLHL11	Ataxia cerebelar e encefalite do tronco cerebral	Câncer testicular e teratomas, frequências diferem entre estudos	IH e CBA	Soro + LCR Nenhum ensaio comercial disponível. Valor da IH para screening é desconhecido. Até que um melhor padrão em IH seja definido, sugere-se testar por CBA.
PCA2	Encefalomielite	Pacientes com tumores 89%: ▪ 40% CPCP, ▪ 24% CPCNP	IH e imunotransferência	Recomendado testar no soro Ensaio comercial disponível Frequentemente detectada com Hu, CV2 e outros anticorpos onconeurais concomitantes
AK5	Encefalite límbica	Não se associa	IH e CBA	Recomendado testar no soro Poucos casos publicados
GAD	Síndrome da pessoa rígida, ataxia cerebelar, epilepsia, encefalite límbica	12% timoma ou pequenas células de pulmão	Radioimunoensaio, ELISA, IH e CBA (detectam mais altos títulos)	A detecção de anticorpos GAD no LCR é necessária para confirmar a associação da encefalite com a autoimunidade GAD

(*Continua*)

Tabela 21.1. **Anticorpos no diagnóstico das encefalites autoimunes e síndromes paraneoplásicas** (*Continuação*)

Anticorpo	Síndrome neurológica principal	Frequência e tipos de câncer associados	Testes diagnósticos	Amostra recomendada para teste e possíveis armadilhas na interpretação de anticorpos
GFAP	Meningoencefalite, à RNM pode haver padrão de realce perivascular em alguns pacientes		CBA	LCR > soro (soro negativo em 45%) Os teratomas ovarianos são excluídos porque esses pacientes também têm anticorpos NMDAR que são responsáveis pela encefalite
NMDAR	Encefalite antirreceptor NMDA	Teratoma ovariano geralmente encontrado em mulheres jovens na faixa etária de 12 a 45 anos	IH, CBA	LCR > soro; soro negativo em até 15%
AMPAR	Encefalite límbica	65%: timoma e CPCP	IH, CBA	LCR > soro
GluK2R	Cerebelite rapidamente progressiva. Pode haver concomitância com declínio cognitivo, alteração da consciência, distúrbio de movimento. Descrição de hidrocefalia obstrutiva	Um paciente com antecedente remoto de linfoma de Hodgkin		LCR > soro
GABAaR	Encefalite com crises epilépticas refratárias e RNM com alterações corticossubcorticais multifocais em T2/FLAIR	25% dos pacientes – timoma	IH, CBA	LCR > soro
GABAbR	Encefalite límbica	50% dos pacientes, geralmente CPCP	IH, CBA	LCR > soro Ensaios CBA comerciais ocasionalmente negativos no soro ou LCR
mGluR1	Síndrome cerebelar rapidamente progressiva	11% dos pacientes, geralmente linfoma de Hodgkin, linfoma cutâneo de células T, câncer de próstata	IH, CBA, cultura de neurônio de rato	LCR > soro
mGluR2	Síndrome cerebelar rapidamente progressiva	Dois casos descritos: um tumor neuroendócrino de sítio primário desconhecido, rabdomiossarcoma alveolar	IH, CBA, cultura de neurônio de rato	LCR > soro
mGluR5	Encefalite (aíndrome de Ophelia)	70% dos pacientes, geralmente linfoma de Hodgkin	IH, CBA, cultura de neurônio de rato	LCR > soro
D2R	Encefalite de núcleos da base	0%	CBA	Soro (LCR?), na descrição não utilizadas a IH e a cultura de hipocampo de rato, positivo apenas no CBA
GlyR	Encefalomielite progressiva com rigidez e mioclonias	20% dos pacientes: timoma, linfoma de células B, neoplasia de mama	CBA,	LCR > soro. Negativo na IH; se suspeita, testar com CBA

(*Continua*)

Tabela 21.1. **Anticorpos no diagnóstico das encefalites autoimunes e síndromes paraneoplásicas** (*Continuação*)

Anticorpo	Síndrome neurológica principal	Frequência e tipos de câncer associados	Testes diagnósticos	Amostra recomendada para teste e possíveis armadilhas na interpretação de anticorpos
LGI1	Encefalite límbica	< 10% dos pacientes timoma	IH, CBA	LCR + soro Resultados discordantes. Um estudo relatou anticorpos LGI1 negativos em 12% das amostras de LCR, enquanto outro mostrou que 17% das amostras de soro eram negativas para anticorpos LGI1
Caspr2	Síndrome de Morvan, encefalite límbica	20% dos pacientes, geralmente timoma (timoma é encontrado com mais frequência em pacientes com síndrome de Morvan do que naqueles com LE)	IH, CBA	LCR + soro Dois estudos relataram que o teste do LCR foi menos sensível do que o soro, particularmente na síndrome de Morvan
DPPX	Encefalite associada a diarreia e hiperecplexia	< 10%, linfoma	IH, CBA	LCR > soro
3α-neurexina	Encefalite	0%	IH, CBA	LCR > soro
IgLON5	Doença associada ao IgLON5 (distúrbio do sono, alteração da marcha, distúrbio do movimento, comprometimento cognitivo)	0%	IH, CBA	LCR + soro
Sez6l2	Ataxia cerebelar, sintomas extrapiramidais (parkinsonismo)	0%	IH, CBA, cultura de neurônio de rato	LCR + soro
VGCC	Síndrome cerebelar rapidamente progressiva associada ou não à síndrome miastênica de Lambert-Eaton	50% dos pacientes com síndrome miastênica de Lambert Eaton e cerca de 90% dos pacientes com síndrome cerebelar rapidamente progressiva	Radio-imunoensaio, fracamente positivo em cultura de neurônio de ratos	Soro (LCR?)
Aquaporina-4	Espectro da doença da neuromielite óptica Envolvimento típico do bulbo (náuseas e vômitos intensos) e diencéfalo	< 5%, vários adenocrcinomas	CBA	Testar no soro
MOG	ADEM/Encefalite/ MOGAD	0%	CBA	Testar no soro Um caso de paciente com ADEM com anticorpos MOG apenas no LCR

[a] LCR + soro significa que ambas amostras são recomendadas, LCR > soro indica que a testagem no LCR é mais específica ou risco de resultados falsos com soro.

AK: *adenylate kinase*, adenilatoquinase; AMPAR: α-amino-3-hydroxy-5-methyl-4-isoxazolepropionic acid receptor, ácido alfa--amino-3-hidroxi-5-metil-4-isoxazol propiônico; ANNA: anticorpo nuclear neuronal; Caspr2: contactin-associated protein-like 2, proetína; CBA: *cell-based assay*; CPCNP: carcinoma de pulmão de células não pequenas; CPCP: carcinoma de pequenas células de pulmão; CRMP5: *collapsing response-mediator protein 5*; D2R: Dopamine 2 receptor; DNER: Delta/notch-like epidermal growth factor-related receptor; DPPX: dipeptidyl-peptidase-like protein; GluK2R glutamate kainate 2 receptor; GluK2R: glutamate kainate 2 receptor; GlyR: glycine receptor; IH: imuno-histoquímica em cérebro de ratos; KLHL11: Kelch-like 11; LCR: líquido cefalorraquidiano; LGI1: *leucine rich glioma inactivated 1*; mGLUR: *metabotropic glutamate receptor*; MOG: *myelin oligodendrocyte glycoprotein*; NMDAR: *N-methyl-D-aspartate*; PCA: *Purkinje cell type*; Sez6l2: *seizure-related 6 homolog like 2* (Sez6l2); SNP: síndrome neurológica paraneoplásica; SOX: Sry-like HMG box; VGCC: P/Q-*type voltage-gated calcium channel*.

Fonte: Desenvolvida pela autoria.

Na maioria dos laboratórios diagnósticos, a testagem de anticorpos antineurais é feita com *kits* comerciais que inclui Line Blot (para anticorpos onconeurais) e CBA (para anticorpos contra antígenos de superfície). Um teste positivo raramente é confirmado por técnicas adicionais e isso é um fator que engendra diversas limitações.

Para determinação dos anticorpos onconeurais, recomenda-se fortemente o uso tanto do imunoblot como de imuno-histoquímica de forma combinada. Essas orientações nem sempre ficam claras para o médico que está solicitando o teste. Entre os anticorpos mais frequentemente discordantes, encontram-se o anti-Yo e o ZIC4

Os CBA realizados por *kit* comercial também são passíveis de limitações. Entre elas, cite-se o fato de, na testagem de anticorpos antirreceptor NDMA, quando o soro é usado em diluições baixa (p. ex., 1:10), há risco de falso-positivos. Além disso, o CBA comercial pode ser falso-negativo em cerca de 30% dos casos, particularmente para antirreceptor GABAb, anti-LGI1e antirreceptor AMPA.[1]

Em resumo, a despeito do método utilizado em laboratório comercial ou de pesquisa, a utilização de um segundo método confirmatório é de suma importância para evitar resultados falsos, sobretudo se somente o soro é utilizado. Todos os anticorpos contra antígenos de superfície neuronal devem ser testados também no LCR.

Dos métodos disponíveis comercialmente para testagem de anti-GAD, encontram-se o ELISA (*enzyme-linked immunosorbent assay*) e radioimunoensaios. Esses métodos foram desenvolvidos para detecção de baixos níveis de anticorpos em pacientes com DM tipo 1, porém não estabelecem um valor de corte para os altíssimos níveis de anticorpos observados em paciente com síndromes neurológicas associadas ao anti-GAD, como a síndrome da pessoa rígida.

Por outro lado, laboratórios de pesquisa utilizam testes qualitativos, como imuno-histoquímica, CBA ou imunoblots. Trata-se de testes menos sensíveis (não detectam baixos níveis de anti-GAD, o que, na verdade, é irrelevante para síndromes neurológicas), porém mais específicos para as doenças neurológicas associadas ao GAD.

Portanto, a recomendação é de que a simples presença de anti-GAD no soro não seja utilizada como o único indicador para estabelecer o nexo entre uma doença do SNC com uma possível etiologia autoimune. Para prevenir o erro diagnóstico e poupar pacientes de imunoterapia desnecessária, sugerimos levar em conta a presença de altíssimos níveis de anticorpo anti-GAD no soro, associada à síndrome clínica (síndrome da pessoa rígida, ataxia cerebelar, epilepsia) e documentação de anticorpos anti-GAD no LCR.[21]

Recomendações para testagem

Em publicação recente, o Dr. Josep Dalmau e o Dr. Francesc Graus, responsáveis pela descrição da maioria das encefalites autoimunes e síndromes paraneoplásicas, fazem algumas recomendações a respeito da testagem de anticorpos nas encefalites autoimunes.[1]

- Solicitar o teste em pacientes com características clínicas de encefalite autoimune.
- Testar soro e LCR.
- Preocupar-se com resultados falso-positivos se os anticorpos de superfície neural forem detectados apenas no soro (as exceções incluem anticorpos MOG e anticorpos AQP4).
- Ignorar os anticorpos neuronais da classe IgM ou IgA como biomarcadores de diagnóstico. Apenas os anticorpos neurais IgG têm significado diagnóstico.
- Certificar-se de que os resultados positivos de immublots de *kits* comerciais ou CBA sejam confirmados por imuno-histoquímica. Isso é particularmente importante se apenas o soro for testado, o título de anticorpos for baixo e o resultado for discordante com o diagnóstico clínico.
- Soro e LCR de pacientes com síndromes altamente sugestivas de encefalite autoimune, mas negativos para anticorpos neurais, devem ser reexaminados em laboratórios de pesquisa de referência.

SÍNDROMES CLÍNICAS PRINCIPAIS

Encefalite antirreceptor NMDA

Introdução

A encefalite antirreceptor NMDA é a encefalite autoimune mais frequente. Acomete predominantemente mulheres jovens e crianças (embora possa ocorrer em homens e idosos). Até 80% dos pacientes apresentam insônia, sintomas psiquiátricos e alterações comportamentais graves que podem mimetizar doenças psiquiátricas primárias, como a esquizofrenia. Entretanto, a maioria dos pacientes apresentará sintomas adicionais que incluem crises epilépticas, distúrbios do movimento, alterações da linguagem e disautonomia. Cerca da metade das mulheres jovens apresenta teratoma de ovário, que contém tecido nervoso e expressa receptor NMDA, o que provavelmente serve de gatilho para a resposta imune. De forma menos frequente, a encefalite também pode ocorrer após casos de encefalite herpética. Para seu diagnóstico, é necessária a confirmação da presença de anticorpo contra a subunidade GluN1 do receptor NMDA no LCR.[22]

Apesar de grave, é uma doença potencialmente tratável, e a maioria dos pacientes apresenta bom prognóstico.

Fisiopatologia

O NMDA é um receptor inotrópico do glutamato composto por duas subunidades GluN1 e duas subunidades GluN2 ou GluN3. A ligação com o glutamato é feita pelas subunidades GluN2, enquanto as subunidades GluN1 (presentes em todos os receptores NMDA) e GluN3 se ligam à glicina. Com a maturidade, muitos receptores NMDA GluN1/GluN2B são expressos predominantemente nos neurônios hipocampais extrassinápticos, enquanto os receptores tipo GluN1/GluN2A/GluN2B são os principais receptores sinápticos no hipocampo e prosencéfalo. As funções fundamentais do receptor NMDA são: transmissão e remodelamento sináptico; poda sináptica; e a potenciação hipocampal a longo prazo (*long-term potentiation*), a qual é um paradigma de formação de memória e aprendizagem.[1]

Durante a encefalite antirreceptor NMDA, ocorre a produção de autoanticorpos, IgG que se ligam à subunidade GluN1 do NMDA resultando na ligação cruzada (*crosslinking*) e internalização dos receptores.[1]

Dois gatilhos atualmente conhecidos que estimulam a produção do autoanticorpo são tumores (sendo o mais comum o teratoma ovariano) e a encefalite por herpesvírus. A encefalite antirreceptor NMDA pode proceder o quadro da encefalite viral em até 18 meses, com maior prevalência nos primeiros 2 a 3 meses.[22]

Manifestações clínicas

As manifestações clínicas da encefalite antirreceptor NMDA são multifacetadas, mas podem ser reconhecidas se suas apresentação polissintomática e evolução em múltiplos estágios forem conhecidas. Os sintomas característicos da doença são:

- Sintomas psiquiátricos.
- Distúrbios do movimento.
- Crise convulsiva.
- Alteração da memória.
- Alteração da fala: inicialmente há disartria e afasia, seguidas de mutismo.
- Redução do nível de consciência.
- Disfunção autonômica ou hipoventilação central.
- Distúrbios do sono, como insônia e transtorno comportamental do sono REM.

Cerca de 50% a 60% dos pacientes têm um pródromo viral inespecífico que pode incluir cefaleia, febre, sintomas de vias aéreas superiores ou de trato gastrointestinal. Após essa fase prodrômica, há uma rápida instalação (dias ou semanas) de sintomas de mudança comportamental, frequentemente acompanhados por insônia e redução do discurso (que pode ser precedido por pressão do discurso). Pelas próximas semanas a meses, ocorrem complicações neurológicas graves, sendo observados distúrbio do movimento, disautonomia, hipoventilação e crise convulsiva. Aproximadamente 50% a 70% dos pacientes necessitam de internação em unidade de terapia intensiva (UTI). Posteriormente, há uma fase crônica da doença, com manutenção de alguns déficits neurológicos, como disfunção executiva, impulsividade, desinibição e distúrbios do sono (insônia e transtorno comportamental do sono REM).[22]

Pode haver variação do primeiro sintoma de acordo com a faixa etária, havendo maior prevalência de psicose e alteração comportamental nos adolescentes e adultos jovens, enquanto nas crianças é mais evidente a presença de insônia, irritabilidade, crises convulsivas e distúrbios do movimento. Ao longo da evolução clínica, a alteração de memória e a hipoventilação são comuns nos pacientes adultos, já nas crianças há déficits focais e alteração da fala.

A seguir, vamos detalhar os principais achados clínicos nos pacientes com encefalite antirreceptor NMDA.

Sintomas psiquiátricos: aproximadamente 59% dos pacientes com a doença apresentam inicialmente sintomas psiquiátricos, como alucinações visuais ou auditivas, episódios esquizoafetivos agudos, depressão, mania, compulsão, transtornos alimentares (descritos em ordem de prevalência). Devido ao fato das alterações comportamentais e dos sintomas psiquiátricos serem proeminentes, os pacientes são equivocadamente diagnosticados como primeiro episódio psicótico de uma doença psiquiátrica primária. É válido ressaltar que, visando o controle desses sintomas, os pacientes são comumente tratados com antipsicóticos, entretanto em até 47% dos casos existe aumento de sensibilidade a neurolépticos, facilitando a ocorrência de síndrome neuroléptica, aligna.

Distúrbio do sono: alteração do sono quase sempre está presente nos pacientes com encefalite antirreceptor NMDA. Numa fase inicial, a maior parte dos pacientes refere insônia e alguns pacientes, menor necessidade para dormir associada a sintomas de mania. Após a fase aguda da doença, a maior parte dos pacientes evolui com hipersonia.

Distúrbios do movimento: acomete em torno de 75% dos adultos e 95% das crianças; na maioria, não há fenótipo específico, podendo ocorrer discinesia oromandibulares, coreia, atetose, distonia, mioquimias, opistótono, batismo, blefaroespasmo, crises oculogíricas, entre outros. A presença de distúrbios do movimento é uma importante pista diagnóstica para encefalite antirreceptor NMDA.

Crises convulsivas: entre 72% e 94% desenvolvem crises convulsivas e estas estão mais frequentemente presentes no início da doença em crianças e homens jovens. A semiologia das crises não apresenta nenhuma característica distintiva e os pacientes podem evoluir para estado de mal epiléptico. Geralmente, as crises são sintomáticas agudas ("provocadas") secundárias à encefalite autoimune, ou seja, permanecem apenas durante a fase aguda da doença e não necessitam do uso de fármacos anticrise a longo prazo depois de os pacientes se recuperarem da doença.

Nos pacientes gravemente enfermos internados em UTI, os principais desafios consistem na diferenciação entre crises epilépticas e discinesias, diferenciar febre por infecção de febre por hipertermia da encefalite.

Exames complementares

RM de encéfalo, eletroencefalograma (EEG), análise do LCR e a dosagem no LCR de anticorpos IgG contra a subunidade GluN1 do receptor são exames essenciais durante a investigação do paciente com encefalite antirreceptor NMDA.

Diferentemente de outras encefalites, na antirreceptor NDMA, o exame costuma ser normal. Nos 30% dos pacientes em que se encontram alterações, estas consistem em alterações em T2/FLAIR inespecíficas distribuídas pelos lobos temporais (22%), córtex cerebral (17%), cerebelo (6%), tronco cerebral (6%), núcleos da base (5%), com raras associações de captação de contraste. Raramente (4% dos casos) pode haver sobreposição com doenças desmielinizantes.[22]

A análise do LCR está alterada em cerca de 80% a 95% dos pacientes, sendo principalmente identificadas pleocitose linfocítica, hiperproteinorraquia ou bandas oligoclonais (BOC) positivas. É importante também solicitar a pesquisa de reação em cadeia da polimerase (PCR) virais, visto que a infecção viral do SNC é a etiologia mais comum nos casos de encefalite.[22]

As alterações do EEG fazem parte dos critérios de diagnóstico da doença e é um exame especialmente importante nas suspeitas de estado de mal epiléptico. A principal alteração encontrada é de lentificação focal ou difusa da atividade de base (91%), além de paroxismo epileptiforme, GRDA ou aumento da atividade beta difusa. Cerca de 23% dos pacientes podem evoluir com o achado de *extreme delta brush*.[22]

Para o diagnóstico definitivo, é obrigatória a confirmação do autoanticorpo. Para isso, é realizada a dosagem do anti-NMDAR no sangue e no LCR, sendo o resultado positivo no LCR mais sensível e específico. O método laboratorial padrão-ouro é o CBA.

Como descrito anteriormente, pode existir concomitância com tumor. A frequência varia de acordo com a idade e o sexo do paciente, podendo chegar a 50% de associação com teratoma ovariano nas mulheres jovens. Outros tumores já descritos são o câncer de pequenas células pulmonares, adenocarcinoma uterino, adenocarcinoma de próstata, linfoma de Hodgkin, neuroblastoma, disgerminoma pineal e tumor neuroendocrino de pâncreas. Por isso, é sempre importante a investigação de neoplasia oculta ao se diagnosticar o paciente com encefalite anti-NMDAR por meio tomografia computadorizada de tórax, abdome e pelve, com complementação com ultrassonografia (USG) transvaginal nas mulheres. Para teratomas maduros, a tomografia por emissão de pósitrons (PET, do inglês *positron emission tomography*) tem pouca utilidade.[22]

Diagnóstico

O diagnóstico da encefalite antirreceptor NMDA é facilitado pelo conhecimento da síndrome e pelo curso clínico da doença. Quando os sintomas neurológicos passam a ocorrer, é mais fácil reconhecê-la, mas pode ser difícil em fases iniciais quando os pacientes apresentam apenas sintomas psiquiátricos e comportamentais.

Todos os pacientes com suspeita de encefalite antirreceptor NMDA devem ter confirmação diagnóstica com a demonstração dos anticorpos no LCR. Todavia, o resultado dos exames pode demorar dias a semanas (ou mesmo não estar disponível); por esse motivo e para que não ocorra atraso na instituição do tratamento, um grupo de especialistas estabeleceu os critérios diagnósticos da Quadro 21.5.[12]

Quadro 21.5. Critérios diagnósticos para encefalite antirreceptor NMDA

Provável
▪ Evolução rápida (menor que 3 meses) de pelo menos quatro dos seis sintomas maiores: ▪ Alteração comportamental ou déficit cognitivo ▪ Alteração da fala (logorreia, redução verbal ou mutismo) ▪ Crises convulsivas ▪ Distúrbios do movimento, discinesia, rigidez ou posturas anormais ▪ Redução do nível de consciência ▪ Hipoventilação central ou disfunção autonômica ▪ Pelo menos uma alteração laboratorial: ▪ EEG anormal (desorganização ou lentificação da atividade de base focal ou difusa, paroxismos epileptiformes ou extreme *delta brush*) ▪ LCR com pleocitose ou bandas oligoclonais positivas ▪ Apenas três sintomas clínicos e achado de teratoma ovariano ▪ Exclusão de história recente de encefalite por herpesvírus ou de encefalite japonesa B, que pode resultar em sintomas neurológicos imunomediados
Definitivo
▪ Um ou mais dos seis sintomas clínicos, associados à presença do anticorpo contra a subunidade GluN1 do receptor NMDA (deve ser testado também no LCR). Se o exame for positivo apenas no soro, são necessários exames confirmatórios (imuno-histoquímica e CBA) ▪ Exclusão de história recente de encefalite por herpesvírus ou de encefalite japonesa B, que pode resultar em sintomas neurológicos imunomediados

EEG: eletroencefalograma; LCR: líquido cefalorraquidiano; NMDA: N-Metil-D-Aspartato.

Fonte: Desenvolvido pela autoria.

Para pacientes que preenchem critérios para encefalite antirreceptor NMDA provável, pode ser iniciada imunoterapia enquanto se aguarda a confirmação com o anticorpo.

Prognóstico

A maioria dos pacientes (85% a 90%), desde que adequadamente tratados (imunoterapia, tratamento de neoplasia quando presente, tratamento sintomático dos sintomas psiquiátricos e neurológicos), apresenta melhora expressiva, e a recuperação pode levar alguns meses ou mais de 1 ano. A mortalidade em algumas séries é de cerca de 6%.

Desde os primeiros estudos após a descoberta da doença, ficou evidente que após a fase aguda da doença, a maioria dos pacientes (mesmo os com forma mais leve) apresenta um processo de recuperação frequentemente lento, dominado por sintomas residuais cognitivos, sintomas comportamentais e déficit psicossocial.[23]

No geral, a encefalite antirreceptor NMDA é uma doença potencialmente reversível quando tratada de forma correta, por isso faz-se necessário o reconhecimento da enfermidade pelos profissionais médicos.

Encefalite límbica

Introdução

A encefalite límbica é uma entidade clinicopatológica caracterizada por instalação subaguda (geralmente em menos de 3 meses) de: declínio cognitivo; alterações comportamentais; e crises epiléticas. O sintoma mais típico é o déficit de memória episódica, os pacientes tornam-se incapazes de formar novas memórias e de lembrar-se de eventos recentes, embora possam recuperar memórias antigas. A ressonância geralmente mostra alterações nas sequências T2 e FLAIR envolvendo o hipocampo e a amígdala, uni ou bilateralmente. A origem dos sintomas é a disfunção dessas duas regiões que compõem o sistema límbico, junto com os núcleos septais, cíngulo, córtex orbitofrontal, polo anterior do lobo temporal e hipotálamo. Sendo que o principal mecanismo dessa disfunção é autoimune, podendo ser relacionada a dois princípios: um mediado por células-T citotóxicas; outro mediado por anticorpos que interagem com proteínas da superfície neuronal e/ou sinapse.[12]

A incidência estimada de encefalite límbica é de 0,3 casos/100 mil habitantes/ano, sendo um dos principais tipos de encefalite autoimune. Se inicialmente a descrição da encefalite límbica estava quase sempre associada à presença de um câncer como potencial gatilho do processo imunomediado, estudos recentes indicam que a maior parte dos casos o gatilho dessa resposta é desconhecido.[1]

Manifestações clínicas

Conforme anteriormente citado, o quadro clínico é caracterizado pela instalação subaguda da seguinte tríade principal de sintomas:

1. Déficit cognitivo (memória episódica).
2. Alteração comportamental.
3. Crises epilépticas.

O termo "encefalite límbica" tem sido usado de maneira equivocada no decorrer dos anos, ou seja, é um termo usado indiscriminadamente para qualquer manifestação paraneoplásicas que afete os hemisférios cerebrais, mesmo sem características clínicas e de neuroimagem da encefalite límbica.

Exames complementares

Durante a investigação dos pacientes com encefalite límbica, é essencial a realização de análise do LCR, RM de encéfalo, EEG e dosagem de autoanticorpos.

A análise da bioquímica do LCR pode evidenciar pleocitose linfocítica (geralmente menor que 100 cél./mm^3) em até 60% a 80% dos casos, presença de bandas oligoclonais positivas e/ou aumento de índice de IgG em 50% dos pacientes. Entre todos os anticorpos que podem causar a doença, a encefalite anti-LG1, é a mais frequente e também a que apresenta a menor taxa de alteração do LCR.[12]

Na RM de encéfalo, é observado hipersinal unilateral ou bilateral em áreas límbicas na sequência T2/FLAIR (ver os padrões de imagem na Figura 21.2). Além disso, a RM também é importante para diagnóstico diferencial com outras etiologias, sendo as mais encontradas as encefalites infecciosas, como encefalite por herpesvírus, e os tumores cerebrais, como os gliomas (ver diagnósticos diferenciais no Quadro 21.3). Nos casos de imagem dentro da normalidade, para auxiliar na confirmação diagnóstica, pode-se solicitar o PET-TC com achado de hipermetabolismo mesial temporal bilateral.[12]

Diagnóstico

Com o intuito de melhorar o diagnóstico e o tratamento da encefalite límbica, um conjunto de critérios diagnósticos foi atualizado em 2016 (Quadro 21.6). Sobre esses critérios, é importante salientar que eles são específicos, permitindo o diagnóstico até quando a pesquisa de anticorpos é negativa no soro e no LCR, o que acontece em até 12% dos casos. No entanto, muitos pacientes com encefalite límbica podem apresentar alteração de imagem unilateral ou ausente. A testagem de anticorpos também é imprescindível para os casos de encefalite límbica, pois, além de confirmar o diagnóstico (nos casos que não fecham todos os critérios), também auxilia na pesquisa de câncer oculto e na predição da resposta ao tratamento.[12]

Quadro 21.6. Critérios diagnósticos para encefalite límbica

O diagnóstico é definido ao preencher os quatro critérios seguintes: 1. Início subagudo (progressão menor que 3 meses) de déficit de memória operacional, crise ou sintomas psiquiátricos que sugiram envolvimento límbico 2. Envolvimento restrito aos lobos temporais mediais bilaterais na ressonância magnética em T2/FLAIR
Pelo menos um dos seguintes: 1. Pleocitose no LCR (contagem de glóbulos brancos > = 5 células/mm³) 2. EEG com paroxismos epileptiformes ou surtos de ondas lentas envolvendo os lobos temporais
Exclusão de outras causas alternativas OBS:[1] É importante ressaltar que o diagnóstico DEFINITIVO não necessita de autoanticorpo positivo, mas é necessário preencher TODOS os quatro critérios. Caso o paciente não preencha um dos três primeiros critérios, é OBRIGATÓRIA a detecção de algum anticorpo, onconeural ou de superfície, que justifique os sintomas OBS:[2] O PET-TC pode ser utilizado para preencher os critérios, visto ser mais sensível que a RNM. É esperado encontrar hipermetabolismo nos lobos temporais mediais

FLAIR: *fluid attenuated inversion recovery*; LCR: líquido cefalorraquidiano; PET-TC: tomografia por emissão de pósitrons; RNM: ressonância nuclear magnética.
Fonte: Desenvolvido pela autoria.

As dosagens de autoanticorpos devem ser sempre solicitadas, mesmo que o paciente já preencha os critérios diagnóstico de forma definitiva, isso porque cada anticorpo tem evolução e prognóstico distintos. Além disso, cada anticorpo também tem uma incidência de associação com tumor diferente, o que altera a investigação de neoplasia oculta do paciente. Sempre deve ser solicitada a dosagem dos autoanticorpos no sangue e no LCR.[12]

Outras síndromes clínicas

Síndrome de Morvan

Caracterizada pela hiperexcitabilidade dos nervos periféricos em razão da presença de movimentos involuntários que podem ser detectados pela eletroneuromiografia, como neuromiotonia e mioquimias. Envolvimento do SNC ocorre concomitantemente, com presença de alterações comportamentais, alucinações, sintomas cerebelares, disautonomia e distúrbio de sono podendo surgir incapacidade de dormir associada à hiperatividade motora e autonômica, denominada *Agrypnia excitata*. A síndrome de Morvan está quase sempre associada ao anticorpo anti-CASPR2. Timoma maligno é o tumor mais comumente associado.[1]

Espectro da síndrome da pessoa rígida (incluindo a encefalomielite progressiva com rigidez e mioclonus)

Em geral, a síndrome da pessoa rígida (*stiff person syndrome*) apresenta um curso crônico e flutuante e é caracterizada por dor e espasmos musculares que podem ser espontâneos, desencadeados por atividade ou por estímulos sensoriais externos, e são decorrentes de um fenômeno denominado "hiperecplexia". Também pode haver rigidez muscular, que predomina na região toracolombar paraespinhal e abdominal, além de regiões proximais dos membros em decorrência de coativação dos músculos agonistas e antagonistas. O anticorpo anti-GAD é o mais associado a essa síndrome e apresenta baixa associação com tumores. O anticorpo antianfifisina também já foi descrito, normalmente apresenta-se em pacientes mais velhos e tem relação com câncer de mama.[3]

Além de variantes focais, o espectro da síndrome da pessoa rígida inclui a encefalomielite progressiva com rigidez e mioclonia (*progressive encephalomyelitis with rigidity and myoclonus [PERM]*), que, em geral, tem um curso rapidamente progressivo e apresenta-se com hiperecplexia e rigidez, além de alteração do estado mental, acometimento do tronco encefálico, disautonomia e mioclonias. Está envolvida principalmente com anticorpos antirreceptor de glicina que normalmente não têm relação com neoplasia, mas anticorpos anti-GAD e anti-DPPX também estão associados.[3]

Doença relacionada ao anticorpo contra o IgLON5

A instalação dos sintomas geralmente é lenta e apresenta distúrbio do sono característico, com parassonias de sono não REM e REM associados à síndrome da apneia obstrutiva do sono (SAOS), com achados típicos na polissonografia.

Ainda podem ocorrer sintomas que precedem ou acompanham o distúrbio do sono, como alteração de marcha, alterações oculomotoras, disautonomia (disfunção urinária, sudorese, arritmias, hipotensão ortostática), sintomas bulbares como disfagia, disartria e estridor durante a vigília, movimentos involuntários (coreia, bradicinesia) e comprometimento cognitivo. A evolução, geralmente, é mais lenta e, na maioria das vezes, o exame de LCR e a RM não demonstram alterações. Infelizmente, os pacientes não costumam responder a tratamentos, embora existam relatos de casos em que houve melhora dos sintomas.

Os achados da autópsia demonstram uma nova forma de taupatia. Em decorrência da instalação crônica dos sintomas, má resposta à imunoterapia e achados relacionados à proteína tau nos tecidos neuronais, não se sabe ao certo se o anticorpo anti-IgLON5 é apenas o marcador da doença como consequência a um processo neurodegenerativo ou se tem algum papel patogênico. Não se associa à neoplasia.

Encefalomielite

Disfunção em múltiplos locais do sistema nervoso, incluindo encéfalo, mas também a medula e envolvimento periférico, como gânglios da raiz dorsal (ganglionopatia), nervos ou raízes nervosas, podendo gerar uma sintomatologia variada, como sintomas comportamentais, cognitivos, motores e sensitivos. Tem alta associação com câncer de pulmão de células pequenas e tem relação principalmente com os anticorpos ANNA-1 e Anti-CRMP5 (CV2).[3]

Síndrome cerebelar rapidamente progressiva

Envolvimento de vias cerebelares comprometendo a coordenação e equilíbrio que pode ocasionar alteração de marcha, da fala e da movimentação ocular. A síndrome também pode cursar com sintomas cognitivos e comportamentais. O anticorpo mais comumente envolvido é o Anti-Yo (PCA-1) e tem alta associação com neoplasia de mama e ovário, mas outros autoanticorpos também foram descritos com esse fenótipo, como anti-Ri (ANNA-2), Anti-Tr (DNER), Anti-PCA-2 (MAP1B), anticorpos contra canais de cálcio controlados por voltagem tipo P/Q (VGCC), Anti-SOX-1, anti-mGluR1 entre outros.[3]

Ganglionopatia sensitiva (neuronopatia)

Fenótipo causado pelo envolvimento dos neurônios sensitivos dos gânglios da raiz dorsal no SNP e manifestando-se tanto com déficits de sensibilidade superficial (hipoestesia, parestesias) como sensibilidade profunda (sensibilidade vibratória, capacidade de reconhecer a posição de partes do corpo no espaço). Tem maior relação com os anticorpos ANNA-1, anti-CRMP5 e antianfifisina, tem associação com câncer de pulmão de pequenas células. Ganglionopatias podem ser causadas por outras etiologias, como síndrome de Sjögren e deficiência de vitamina B12.[3]

Opsoclonus-mioclonus ataxia

Síndrome caracterizada por movimentos oculares involuntários de alta frequência, de forma caótica e multidirecional (denominados "opsoclonus"), além de mioclonias que podem envolver a região de tronco, membros e segmento cefálico. Ainda pode cursar com sintomas cerebelares (como ataxia) e alteração do nível de consciência. Em crianças, é associada com neuroblastoma em cerca de 50% dos casos e, em adultos, tem maior relação com câncer de pulmão e mama, sendo comum a presença do ANNA-2, embora possa ter associação com outros anticorpos.[3]

Síndrome miastênica de Lambert-Eaton

Início progressivo de fraqueza na musculatura proximal que geralmente começa nos membros inferiores e segue nos superiores, músculos distais e, finalmente, os músculos oculares e bulbares. Além disso, 90% dos pacientes apresentam disautonomia, como boca seca, disfunção erétil e constipação. O distúrbio acomete a junção neuromuscular. O exame de eletroneuromiografia pode confirmar o diagnóstico cínico. Anticorpos contra canais de cálcio controlados por VGCC são presentes em até 90% dos indivíduos, e anticorpos nucleares antigliais (anti-SOX1) também foram descritos com esse fenótipo, sendo que ambos apresentam associação com neoplasia de pulmão de pequenas células.[3]

Encefalite do tronco cerebral

Geralmente se apresenta com movimentos oculares anormais e sintomas bulbares (disartria, disfagia), às vezes acompanhada por movimentos involuntários e disfunção cerebelar. Quando ocorre em associação com neoplasia, está fortemente associada a anticorpos anti-Ma2, quase sempre com tumores testiculares ou câncer de pulmão não pequenas células, embora também tenha associação com outros anticorpos como ANNA-1, ANNA-2 e anti-KLHL11.[3]

A encefalite de tronco de Bickerstaff é caracterizada pela instalação subaguda (geralmente em menos de 4 semanas) de alteração progressiva da consciência associada à ataxia e oftalmoparesia bilateral (na maioria das vezes, simétrica). Muitas vezes, é precedida por um quadro infeccioso, o curso é monofásico e o prognóstico é bom. Associa-se com o anticorpo anti-GQ1b.[12]

Desconstrução da encefalopatia de Hashimoto

O diagnóstico de encefalopatia de Hashimoto (EH) é geralmente considerado em pacientes com uma ampla gama de sintomas neurológicos acompanhados por achados normais ou inespecíficos na RM e LCR, função tireoidiana normal ou hipotireoidismo leve, níveis elevados de anticorpos antiperoxidase tireoidiana (Anti-TPO) no soro e resposta clínica aos esteroides. Um dos termos utilizados em literatura inglesa é *steroid-responsive encephalopathy associated with autoimmune thyroiditis* (SREAT), traduzido como "encefalopatia responsiva a esteroide associada à tireoidite autoimune".

A apresentação mais frequente inclui declínio cognitivo subagudo, mioclonias, alteração de comportamento ou crises epilépticas. Menos frequentemente, pode cursar com ataxia cerebelar isolada, psicose ou estado de mal epiléptico.

No entanto, o diagnóstico apresenta várias limitações importantes. Uma delas é a ausência de biomarcadores específicos da doença. O anticorpo anti-TPO é positivo em 13% das pessoas saudáveis, o que resulta em baixa especificidade desses anticorpos. Além disso, o significado dos anticorpos contra o terminal amino da α-enolase (considerada um possível biomarcador da EH) não é claro. Outra limitação é que a confirmação diagnóstica depende da resposta aos corticosteroides e frequentemente há casos que compartilham apresentação clínica e exames complementares de forma semelhante, porém alguns respondem aos corticosteroides e outros não. Muitas vezes, pacientes que apresentam sintomas descritos da EH preenchem critérios para encefalite límbica. Por fim, a maioria dos pacientes relatados em estudos prévios com EH não foram investigados quanto aos anticorpos de superfície neuronal. A EH foi descrita muitos anos antes da descoberta dos anticorpos de superfície neuronal, portanto a reclassificação de pacientes previamente diagnosticados com EH após a descoberta dos anticorpos contra superfície neuronal, confirma que muitos pacientes com diagnóstico de EH na verdade apresentam distúrbios neurológicos diferentes.

Diante desse contexto, a real existência dessa condição vem sendo questionada, e possivelmente essa entidade não representa uma única doença, mas um grupo heterogêneo de distúrbios, ainda com mecanismos patogênicos desconhecidos.

Encefalites com anticorpos negativos

Apesar dos importantes e recentes avanços acerca das encefalites associadas a anticorpos, ainda 25% a 30% dos pacientes com encefalite permanecem sem diagnóstico.[2] Por outro lado, a ausência de um anticorpo não significa que a doença não possa ter uma etiologia autoimune. As encefalites autoimunes com anticorpos negativos englobam dois grupos de doenças. Em primeiro lugar, estão as doenças com síndromes clínicas e/ou radiológicas bem-estabelecidas como é o caso de ADEM, encefalite límbica e encefalite de tronco Bisckerstaff. Por exemplo, cerca de 7% das encefalites límbicas não têm anticorpos identificados, mesmo em centro de referências em testagem. Nesses pacientes, o quadro clínico é caracterizado por amnésia isolada ou predominante, sendo as crises raramente presentes, diferindo dos quadros de encefalite límbica com anticorpos positivos para antígenos de superfície, nas quais mais de 80% dos pacientes apresentam sintomas múltiplos ou crises.

O segundo grupo de encefalites autoimune negativas para anticorpos é mais desafiador, pois é o grupo no qual não há síndrome clínica específica. Nesses casos, é importante fazer algumas considerações. Para definir que uma encefalite é de anticorpo negativo, devemos nos certificar que os anticorpos antineurais foram testados adequadamente, isto é, com a metodologia mais adequada (Tabela 21.1) e para todos os anticorpos que estejam associados com a síndrome clínica radiológica em questão. Muitos casos publicados em literatura como encefalites "soronegativas" apresentam limitações metodológicas, pois anticorpos não foram incluídos na testagem.

Outra observação importante é que como algumas encefalites podem ter marcadores inflamatórios negativos, como exames de LCR e RM normais. Portanto, quando nos deparamos com doentes com sintomas de declínio cognitivo, crises epilépticas, alteração da consciência, distúrbio do movimento rapidamente progressivo cuja causa não é prontamente conhecida, é comum nos questionarmos se não pode se tratar de uma encefalite autoimune e se não valeria a pena um teste com imunoterapia. Entre esses pacientes com LCR e RM normais, há casos nos quais as síndromes clínicas são altamente específicas, como ocorre com a encefalite anti-LGI1 com CDFB ou doença associada ao IgLON5. A presença de anticorpos auxilia na definição diagnóstica.

Para pacientes com encefalite autoimune possível sem síndrome clínica específica, com anticorpos negativos (desde que testados de acordo com os preceitos técnicos adequados) e sem inflamação evidenciada pelo LCR e RM, a biópsia têm grande chance de apresentar um diagnóstico alternativo.

Por outro lado, pacientes com encefalite autoimune possível com anticorpos negativos, mas com indícios de processo inflamatório (no LCR, RM ou biópsia), constituem um desafio diagnóstico, sendo necessários estudos futuros que identifiquem marcadores clínicos ou de neuroimagem capazes de predizer a reposta à imunoterapia.[24] Além disso, avanços tecnológicos como a metagenômica para causas infecciosas poderão, cada vez mais, auxiliar na investigação de encefalites de causa desconhecida.

TRATAMENTO

O tratamento dos pacientes consiste no uso de imunoterapias e na retirada do tumor, quando existente. As primeiras linhas são pulsoterapia com corticosteroide (metilprednisolona 1 g por 5 dias), imunoglobulina intravenosa (2 g/kg divididos em 5 dias) ou plasmaférese. É comum a associação de pelo menos dois desses tratamentos descritos. Cerca de 50% dos casos serão refratários ao tratamento inicial, sendo necessário instituir a 2ª linha que consiste no uso de rituximabe ou ciclofosfamida. Já a 3ª linha de tratamento, com tocilizumabe ou bortezomibe, é proposta por alguns autores para alguns pacientes que não respondem às medicações citadas previamente.

Durante a internação, cerca de 70% dos pacientes necessitam de suporte de terapia intensiva para a proteção de via aérea, disautonomia persistente, flutuação do nível de consciência ou hipoventilação central. O maior desafio, nesses casos, é diferenciar hipertermia por doença do SNC da febre por infecção hospitalar, visto que quadros infecciosos limitam o tratamento com imunoterapia.

Além disso, outro pilar é o uso de medicações sintomáticas para controle das complicações neurológicas. No controle de crise convulsiva, são utilizados principalmente levetiracetam, carbamazepina e ácido valproico, com efeitos semelhantes. No tratamento dos distúrbios do movimento, o ideal é aguardar a resolução por meio das imunoterapias; entretanto, em casos graves, com risco de automutilação, pode ser necessário sedação com midazolam, propofol ou quetamina. Já os sintomas psiquiátricos são controlados com antipsicóticos, atentando-se apenas para a predisposição à ocorrência de síndrome neuroléptica, aligna.

Na fase crônica, sugere-se a retirada gradual das medicações sintomáticas. As imunoterapias também são reservadas para a fase aguda da doença, não sendo necessário tratamento de manutenção. Entretanto, nos casos de novo surto (cerca de 12%), pode ser considerado uso a longo prazo de azatioprina, metotrexate ou micofenolato, embora sejam necessárias maiores evidências para determinar a eficácia dessas medicações em reduzir as recidivas.

REFERÊNCIAS BIBLIOGRÁFICAS

1. Dalmau J, Graus F. Autoimmune encephalitis and related disorders of the nervous system. Cambridge: Cambridge University Press, 2022. [2024 Jul. 18]. Disponível em: https://www.cambridge.org/core/books/autoimmune-encephalitis-and-related-disorders-of-the-nervous-system/5B06466834888A0F017F5B20176F71E4.
2. Venkatesan A, Michael BD, Probasco JC, Geocadin RG, Solomon T. Acute encephalitis in immunocompetent adults. The Lancet. 2019;393(10172):702-16.
3 Graus F, Vogrig A, Muñiz-Castrillo S, Antoine JCG, Desestret V, Dubey D, et al. Updated diagnostic criteria for paraneoplastic neurologic syndromes. Neurology – neuroimmunology neuroinflammation. 2021;8(4). [2024 Jul. 18]. Disponível em: https://nn.neurology.org/content/8/4/e1014.
4. Darnell RB, Posner JB. Paraneoplastic syndromes. Oxford: Oxford University Press. 2011:496.
5. Ances BM. Treatment-responsive limbic encephalitis identified by neuropil antibodies: MRI and PET correlates. Brain. 2005;128(8):1764-77.
6. Dalmau J, Lancaster E, Martinez-Hernandez E, Rosenfeld MR, Balice-Gordon R. Clinical experience and laboratory investigations in patients with anti-NMDAR encephalitis. The Lancet Neurology. 2011;10(1):63-74.
7. Mathew RM, Vandenberghe R, Garcia-Merino A, Yamamoto T, Landolfi JC, Rosenfeld MR, et al. Orchiectomy for suspected microscopic tumor in patients with anti-Ma2-associated encephalitis. Neurology. 2007;68(12):900-5.
8. Dubey D, Pittock SJ, Kelly CR, McKeon A, Lopez-Chiriboga AS, Lennon VA, et al. Autoimmune encephalitis epidemiology and a comparison to infectious encephalitis: autoimmune encephalitis. Annals of Neurology. 2018;83(1):166-77.
9. van Sonderen A, Thijs RD, Coenders EC, Jiskoot LC, Sanchez E, de Bruijn MAAM, et al. Anti-LGI1 encephalitis: clinical syndrome and long-term follow-up. Neurology. 2016;87(14):1449-56.
10. Venkatesan A. Advances in infectious encephalitis: etiologies, outcomes, and potential links with anti-NMDAR encephalitis. Curr Infect Dis Rep. 2013;15(6):594-9.
11. Venkatesan A, Tunkel AR, Bloch KC, Lauring AS, Sejvar J, Bitnun A, et al. Case definitions, diagnostic algorithms, and priorities in encephalitis: consensus statement of the International Encephalitis Consortium. Clin Infect Dis. 2013;57(8):1114-28.
12. Graus F, Titulaer MJ, Balu R, Benseler S, Bien CG, Cellucci T, et al. A clinical approach to diagnosis of autoimmune encephalitis. The Lancet Neurology. 2016;15(4):391-404.
13. Cellucci T, Van Mater H, Graus F, Muscal E, Gallentine W, Klein-Gitelman MS, et al. Clinical approach to the diagnosis of autoimmune encephalitis in the pediatric patient. Neurology – neuroimmunology neuroinflammation. 2020;7(2):e663.
14. van Sonderen A, Ariño H, Petit-Pedrol M, Leypoldt F, Körtvélyessy P, Wandinger KP, et al. The clinical spectrum of Caspr2 antibody-associated disease. Neurology. 2016;87(5):521-8.
15. Hara M, Ariño H, Petit-Pedrol M, Sabater L, Titulaer MJ, Martinez-Hernandez E, et al. DPPX antibody–associated encephalitis Main syndrome and antibody effects. Neurology. 2017;88(14):1340-8.
16. Flanagan EP, Geschwind MD, Lopez-Chiriboga AS, Blackburn KM, Turaga S, Binks S, et al. Autoimmune encephalitis misdiagnosis in adults. JAMA Neurol. 2022. [2024 Jul. 18]. Disponível em: https://jamanetwork.com/journals/jamaneurology/fullarticle/2799083.
17. Gövert F, Abrante L, Becktepe J, Balint B, Ganos C, Hofstadt-van Oy U, et al. Distinct movement disorders in contactin-associated-protein-like-2 antibody associated autoimmune encephalitis. Brain. 2022;awac276.
18. Gresa-Arribas N, Planagumà J, Petit-Pedrol M, Kawachi I, Katada S, Glaser CA, et al. Human neurexin-3α antibodies associate with encephalitis and alter synapse development. Neurology. 2016;86(24):2235-42.

19. Spatola M, Petit-Pedrol M, Simabukuro MM, Armangue T, Castro FJ, Barcelo Artigues MI, et al. Investigations in GABAAreceptor antibody-associated encephalitis. Neurology. 2017;88(11):1012-20.
20. Ebright MJ, Li SH, Reynolds E, Burke JF, Claytor BR, Grisold A, et al. Unintended consequences of mayo paraneoplastic evaluations. Neurology. 2018;91(22):e2057-66.
21. Graus F, Saiz A, Dalmau J. GAD antibodies in neurological disorders – insights and challenges. Nat Rev Neurol. 2020;16(7):353-65.
22. Dalmau J, Armangué T, Planagumà J, Radosevic M, Mannara F, Leypoldt F, et al. An update on anti-NMDA receptor encephalitis for neurologists and psychiatrists: mechanisms and models. The Lancet Neurology. 2019;18(11):1045-57.
23. Guasp M, Rosa-Justicia M, Muñoz-Lopetegi A, Martínez-Hernández E, Armangué T, Sugranyes G, et al. Clinical characterisation of patients in the post-acute stage of anti-NMDA receptor encephalitis: a prospective cohort study and comparison with patients with schizophrenia spectrum disorders. The Lancet Neurology. 2022;21(10):899-910.
24. Dalmau J, Graus F. Diagnostic criteria for autoimmune encephalitis: utility and pitfalls for antibody-negative disease. The Lancet Neurology. 2023;22(6):529-40.

CAPÍTULO 22

Álvaro Pentagna • Matheus Dalben Fiorentino

Transtornos do Sono

INTRODUÇÃO

O sono e os sonhos despertam a curiosidade do ser humano desde épocas remotas, sendo frequentemente representados nas mais diversas formas de arte, muitas vezes envoltos por um véu místico e até religioso. Até o início do século XX, acreditava-se que o sono era um estado de hipoatividade cerebral provocado pelo acúmulo diurno de toxinas no cérebro. Dois fatores históricos foram cruciais para que a Medicina conseguisse penetrar no hermético mundo do sono: o advento do eletroencefalograma (EEG), em 1928, por Hans Berger; e a constatação da natureza ativa e complexa do sono por Nathaniel Kleitman e Eugene Aserinsky, na década de 1950.[1] O EEG trouxe a possibilidade do estudo eletrofisiológico cerebral, permitindo a observação de diferentes padrões de atividade elétrica cortical durante a vigília e o sono, além de viabilizar um enorme conjunto de estudos neuroanatômicos na identificação de importantes áreas relacionadas à manutenção da vigília, como na identificação do sistema reticular ativador ascendente (SARA).[2] Já a constatação de que a atividade elétrica cerebral é ativa e tem variações ao longo da noite de sono bem como a ocorrência de comportamentos e movimentos distintos e um funcionamento diverso do sistema nervoso autônomo proporcionaram o conhecimento dos estágios do sono.

Assim, o sono que antes era visto como um estado de hipoatividade cerebral e hermético passou a ser considerado um estado ativo e complexo, além de objeto de interesse crescente para a Medicina que passou a dispor das ferramentas necessárias para seu estudo.

FISIOLOGIA DO SONO

Conhecimentos básicos da fisiologia do sono são fundamentais para uma prática médica mais adequada. Infelizmente trata-se de um conhecimento negligenciado nos cursos de graduação e residência médica do Brasil. Este capítulo vai se ater a princípios mínimos que todo médico deve conhecer para melhor compreensão do texto. Dessa forma, vamos explorar inicialmente os principais processos que promovem a alternância entre os estados de sono e vigília e, depois, a macroestrutura do sono.

A ocorrência do sono e da vigília é regida por dois processos que interagem entre si no organismo: o processo S (*sleep pressure*); e o processo C (*Circadian Rhythm*). Da interação entre esses processos, resulta a propensão humana para dormir (Figura 22.1).[3]

O processo S, também conhecido como "pressão homeostática do sono", é promovido sobretudo pelo processo metabólico do organismo, destacando-se no sistema nervoso central (SNC) a adenosina, um metabólito neuronal que se acumula ao longo do dia, resultando em propensão ao sono quanto maior sua concentração. Dessa forma, quanto mais intensa a demanda cognitiva e física à qual uma pessoa é exposta, maior a propensão ao acúmulo de adenosina e maior a sensação de sono e cansaço. O processo S é o principal responsável pelo início do período de sono. Curiosamente a cafeína, presente no café e em diversos estimulantes, tem como seu principal mecanismo de ação o antagonismo do receptor de adenosina.[4-6]

Por sua vez, o processo C, ou ritmo circadiano, atua como nosso relógio biológico, marcando a passagem do dia e da noite. Para tanto, vale-se de dois sofisticados mecanismos: os *clock genes;* e os *zeitgebers*. Os *clock*

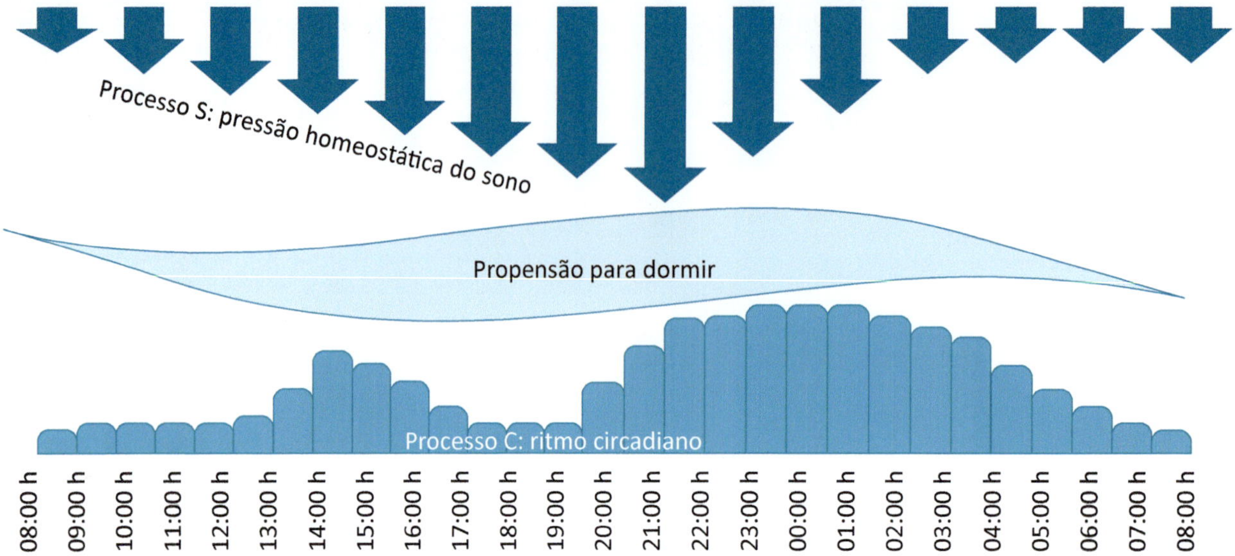

Figura 22.1. A interação entre os processos S e C resulta na propensão individual para dormir.
Fonte: Adaptada de Borbély AA, Daan S, Wirz-Justice A, *et al*. 2016.

genes são um conjunto de genes, entre eles BMAL1 e CLOCK, que marcam a passagem de tempo no organismo humano. Um dos mecanismos envolve a produção de proteínas que formam uma alça de *feedback* negativo sobre sua própria cadeia de produção. Com o passar do tempo, ocorre a degradação dessas proteínas, o que faz sua produção ser retomada, tudo isso ocorrendo em um período aproximado de 24 horas. Na maior parte dos humanos, esse processo ocorre em mais de 24 horas e, em pequena parcela da população, próximo desse período ou em menos tempo. Os *zeitgebers* atuam como grandes sincronizadores desse sistema. Os principais *zeitgebers* são a luz, a atividade física e a alimentação e, por intermédio desses sinais, ocorre um ajuste do relógio biológico às 24 horas do dia solar no planeta Terra, processo denominado *entrainment*. O processo C é o principal responsável por sermos animais de hábitos diurnos e por gerar aquele sono gostoso da sesta.[4-7]

A macroestrutura do sono, ou seja, a maneira como estruturamos e classificamos nosso sono ao longo de uma noite, é composta de dois principais blocos: o sono *rapid eye movement* (REM); e o sono *non rapid eye movement* (NREM), sendo esse último subdividido em N1, N2 e N3. Esses estágios alternam-se ao longo da noite de sono, formando quatro a cinco ciclos com duração de 90 a 110 minutos cada (Figura 22.2).

O sono NREM é predominante, podendo chegar a ocupar aproximadamente 7% a 80% do tempo total de sono (TTS) em condições fisiológicas. O estágio N1 pode ser o estágio de transição da vigília para o sono e pode corresponder a até 10% do TTS. Já N2 é conhecido com o sono consolidado e pode corresponder de 45% a 50% do TTS. O estágio N3, muitas vezes referido

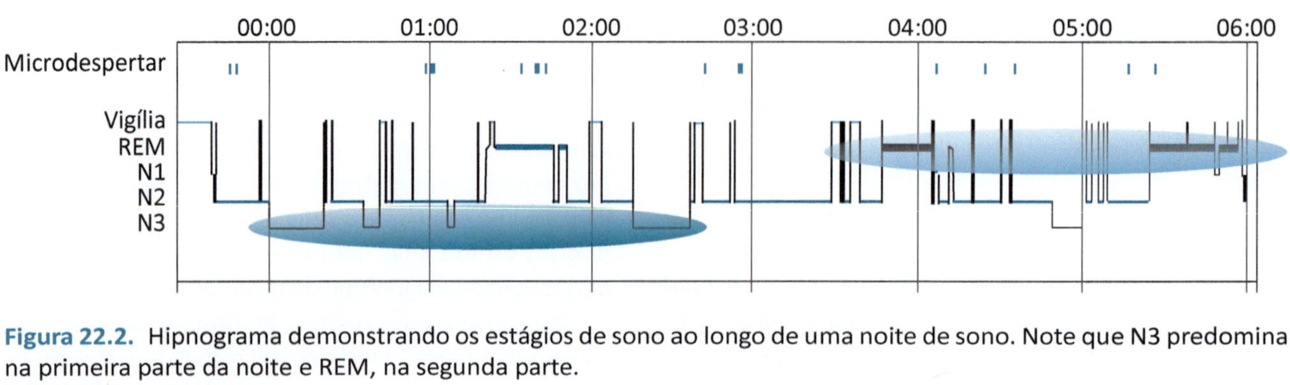

Figura 22.2. Hipnograma demonstrando os estágios de sono ao longo de uma noite de sono. Note que N3 predomina na primeira parte da noite e REM, na segunda parte.
REM: *rapid eye movement.*
Fonte: Desenvolvida pela autoria.

como "sono de ondas lentas" ou "sono delta", é considerado o estágio de sono mais profundo sob o ponto de vista eletrofisiológico uma vez que predominam ondas lentas na frequência delta de elevada amplitude, com grande atividade gabaérgica encefálica e na qual o limiar para despertar é maior. Pode-se dizer que N3 é a expressão eletrofisiológica do processo S, ocorrendo em maior quantidade quando o paciente está mais cansado, principalmente se privado de sono. Em condições normais, corresponde a 25% do TTS. O sono NREM é marcado por uma baixa atividade autonômica, pela ausência de movimentos oculares rápidos, podendo haver lenta movimentação ocular durante N1, além da manutenção do tônus muscular em todos seus estágios.

Por sua vez, o sono REM predomina no terço final da noite e sua ocorrência no primeiro ciclo de sono é geralmente fragmentada e pode levar de 70 a 120 minutos do início do sono (latência do sono REM). Ocupa 20% a 25% do TTS e é caracterizado por uma alta atividade autonômica, movimentos oculares rápidos, atonia muscular, além da ocorrência dos sonhos mais intensos e complexos.[4-6]

PROPEDÊUTICA DA MEDICINA DO SONO

Na prática médica, a propedêutica do sono se baseia principalmente nos aspectos da anamnese que, muitas vezes, é complementada por meio do relato dos familiares e de indivíduos que compartilham o local de sono com o paciente, como cônjuge, irmãos e colegas de moradia. Além disso, o fácil acesso a câmeras de vídeo de telefones vem demonstrando ser um grande aliado para que o profissional tenha melhor percepção daquilo que ocorre durante a noite de sono, principalmente relacionado aos comportamentos de um sono inquieto.

As queixas de sono são divididas entre sintomas noturnos e diurnos; os sintomas que ocorrem durante o dia costumam ser consequência da noite maldormida. Tendo esse conhecimento, o médico não deve focar exclusivamente nas queixas individuais de saúde, mas observar também os aspectos sociais do paciente, como trabalho e relações pessoais. Uma noite maldormida não só provoca sonolência diurna, cansaço, dor e alterações de memória e humor, mas pode ocasionar pior desempenho profissional ou acadêmico, acidentes e problemas de relacionamento interpessoal.

No entanto, três queixas podem ser consideradas pilares da anamnese, pois pelo menos uma delas está presente no relato do indivíduo com algum transtorno do sono, quando não ocorrem duas ou todas elas: a dificuldade para dormir; a sonolência excessiva diurna; e o sono inquieto.

Recomenda-se que o profissional detalhe cada queixa referida, buscando determinar o início dos sintomas, a intensidade, as características, manifestações associadas, fatores de melhora e piora, duração e periodicidade.

Particularmente, a medicina do sono tem alguns detalhes que devem ser ativamente perguntados porque podem ser cruciais na determinação etiológica da queixa. Essas informações, eventualmente, sugerem se o transtorno está relacionado à vigília, ao sono REM ou ao NREM. Geralmente os quadros relacionados ao sono NREM costumam predominar na primeira metade da noite, os pacientes não se recordam ou não conseguem referir com clareza o que ocorre e muitas vezes são precedidos por privação de sono na noite anterior. Já as doenças relacionadas ao sono REM costumam ser acompanhadas da lembrança dos sonhos e predominam na segunda metade da noite.

Sintomas noturnos
Dificuldade para dormir
Sono agitado
Pesadelos
Ronco e engasgos
Movimentos anormais
Comportamentos anormais
Desconforto
Despertar com paralisia
Alucinações

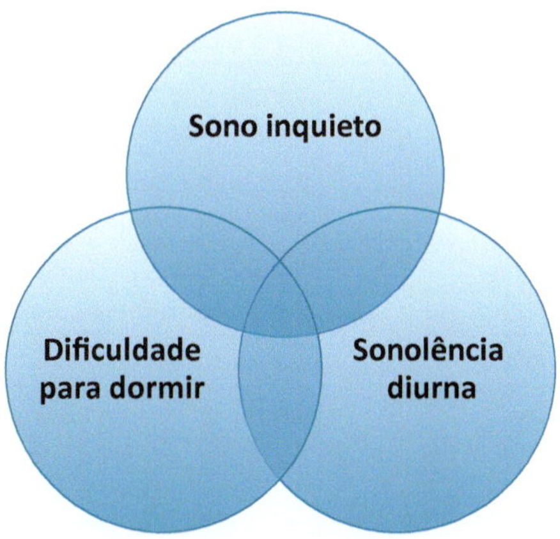

Sintomas diurnos
Sonolência excessiva diurna
Prostração
Cefaleia
Alteração do humor
Esquecimento
Acidentes frequentes
Mau desempenho laboral ou acadêmico
Irritabilidade
Sono não restaurador

Figura 22.3. Os sintomas predominantes na investigação de um transtorno do sono.
Fonte: Desenvolvida pela autoria.

Outros quadros peculiares dos transtornos do sono podem ser doenças específicas, mas também sintomas de outras doenças, como a paralisia do sono, em que o indivíduo desperta ainda na atonia do sono REM. É comum estar acompanhada por uma sensação de opressão torácica e pela percepção irreal da presença de alguém ou algo desconhecido no ambiente. As alucinações também são muito frequentes, inclusive acompanhando a paralisia do sono. São classificadas como hipnagógicas se ocorrem na transição da vigília para o sono ou hipnopômpicas, na transição do sono para a vigília.

A avaliação física não deve fugir daquele exame geral ao qual somos apresentados na graduação, mas existem algumas facetas que devem ser destacadas relativas ao exame da via aérea superior por conta dos transtornos respiratórios relacionados ao sono.

Determinar o grau de obesidade do paciente por meio do índice de massa corpórea é um primeiro passo. O exame de via aérea superior deve ser procedido com a determinação do seu grau de abertura mediante a técnica de Mallampati modificada e da verificação do tamanho das tonsilas segundo a classificação de Friedman.[8]

A circunferência cervical é outro preditor importante da ocorrência da apneia obstrutiva do sono (AOS). Infelizmente, pode-se observar variação entre os estudos sobre a partir de qual nível cervical realizar essa mensuração, mas geralmente a posição da borda superior da membrana cricotireoidiana é a mais utilizada. Na prática, muitos pacientes apresentam um pescoço curto e mede-se onde é possível fazer o contorno cervical com a fita métrica.[9]

Outras análises ainda relacionadas à via aérea superior são alterações estruturais como micrognatismo, macroglossia e marcação dentária sobre a língua indicando aumento. Doenças dentárias graves e desvio de septo acentuado que podem dificultar a estratégia de tratamento da AOS.[9]

MÉTODOS DIAGNÓSTICOS

Tanto pacientes como muitos médicos acreditam que a realização de uma polissonografia (PSG), popularmente referida como "exame do sono", vai demonstrar a real causa do transtorno do sono do qual sofre o doente. Isso é extremamente equivocado e, sobretudo no caso da insônia, a avaliação clínica é a opção diagnóstica.

Nesta parte do capítulo, serão descritos a PSG e suas variações, o teste das múltiplas latências do sono (TMLS) e a actigrafia.

Antes, citamos aqui o diário de sono, instrumento importantíssimo, prático e de baixo custo em que o paciente registram conforme sua percepção os horários para se deitar, adormecer, despertar e realizar atividades. Pode ser realizado por anotações de horários ou preenchimento de gráficos para pintar. Existe uma subjetividade no seu preenchimento, fator que deve ser levado em consideração na interpretação dos dados.

Polissonografia

A PSG, como seu nome diz, é a tradução gráfica de vários elementos fisiológico do sono. O estudo clássico de PSG analisa os aspectos eletrofisiológicos do SNC, atividade motora e comportamental, além de parâmetros cardiopulmonares (Quadro 22.1).

Quadro 22.1. Informações frequentemente descritas numa polissonografia

Informação	Referência	Descrição
Tempo total de registro (TTR)	-	Inicia-se a partir do momento em que as luzes são apagadas para o paciente dormir
Latência de sono	< 30 minutos	Tempo que o paciente demora para adormecer a partir do momento em que as luzes do quarto são apagadas
Tempo total de sono (TTS)	-	Um exame com menos de 4 horas de sono pode gerar resultados inadequados
Tempo de vigília após o início do sono (WASO, do inglês *wake after sleep onset*)	< 30 minutos	Tempo que o paciente permanece acordado após a ocorrência do primeiro estágio de sono
Eficiência do sono	80% a 85%	Cálculo: TTS÷TTR
Índice de microdespertares	< 10/hora	Pode indicar fragmentação do sono
Estágios de sono		
N1	< 10%	Seu aumento pode indicar sono superficial ou fragmentado
N2	45% a 50%	Seu aumento pode indicar sono superficial ou fragmentado

(Continua)

Quadro 22.1. Informações frequentemente descritas numa polissonografia (*Continuação*)

Informação	Referência	Descrição
N3	20% a 25%	Seu aumento pode indicar privação de sono
REM	20% a 25%	Múltiplos fatores reduzem essa porcentagem
Índice de movimentos periódicos de membros	< 15/hora	Seu aumento não significa síndrome das pernas inquietas e sua presença não é necessariamente patológica
Índice de apneia e hipopneia (IAH)	< 5 pausas respiratórias/hora 5 a 15 pausas/hora – apneia leve 15 a 30 pausas/hora – apneia moderada > 15 pausas/hora – apneia grave	Note que as pausas são calculadas por hora, não pelo número absoluto Apneias e hipopneias têm o mesmo valor em relação ao sono, ou seja, causam dessaturação e fragmentação do sono
Despertares relacionados a esforços respiratórios (RERA, do inglês *Sleep related respiratory effort*)	Devem ser consideradas conforme o contexto clínico	São despertares relacionados a esforços respiratórios que não preenchem critérios para hipopneias, nem apneias, mas fragmentam o sono
Saturação mínima de O_2	≥ 89%	A análise também depende do tempo em que o paciente permanece com saturação menor que o limite
Frequência cardíaca (FC)	> 40 bpm	Habitualmente varia entre 40 bpm e 50 bpm durante o sono

Fonte: Desenvolvido pela autoria.

O componente neurofisiológico é formado por EEG, eletro-oculograma (EOG) e eletromiograma do mento (EMG-mento). Ele determina se o indivíduo está dormindo ou acordado, os estágios do sono e a ocorrência de despertares (transição do sono para a vigília) e microdespertares (despertares com duração breve, de 4 segundos a menos que 15 segundos de duração). Além disso, ele pode demonstrar de forma pouco específica a presença de atividade epileptiforme, ocorrência de REM sem atonia e alterações variadas na atividade elétrica cerebral. É possível expandir o número de eletrodos eletroencefalográficos para 18 a 21 canais para diferenciar crises epilépticas de parassonias.[10]

O componente respiratório talvez seja o principal do ponto de vista populacional uma vez que os transtornos respiratórios relacionados ao sono, junto com a insônia, são as doenças do sono mais prevalentes (e não se solicita PSG para insônia, com raras exceções). São utilizados sensores de intensidade e pressão do fluxo aéreo oral e nasal, cintas de movimentação torácica e abdominal, sensor de ronco, oximetria de pulso e um canal eletrocardiográfico.[11]

Por fim, os parâmetros de atividade motora e comportamental são agregados em sensores do movimento de membros inferiores, sensores de posição do decúbito e vídeo. Para investigação do transtorno comportamental do sono REM (TCSREM), pode-se solicitar o incremento de eletrodos de membros superiores para se obter com mais precisão a perda da atonia durante o sono REM.[10]

Tecnicamente, a PSG é classificada em quatro variações, ou tipos:[12]

- Tipo 1: pelo menos sete parâmetros analisados, sendo obrigatoriamente os três que determinam os estágios de sono + quatro componentes respiratórios, geralmente a cânula de pressão aérea, a cinta torácica e o oxímetro de pulso, que determinam dois parâmetros (saturação da oxihemoglobina e frequência cardíaca), tudo com o acompanhamento de um técnico em PSG. É o exame clássico realizado em um laboratório de sono.
- Tipo 2: como o tipo 1, mas sem monitoramento de técnico em PSG. É o método geralmente utilizado no Brasil para a denominada "PSG domiciliar".
- Tipo 3: utilizam-se os quatro componentes respiratórios do tipo 1 sem determinar os estágios de sono. Fácil de realizar, é uma boa solução em termos de Saúde Pública para o diagnóstico da AOS sem comorbidades graves como doenças cardiopulmonares, neurodegenerativas ou uso de opioides. Infelizmente pouco utilizada no Brasil.
- Tipo 4: apenas dois parâmetros, geralmente um oxímetro de pulso. Não pode ser utilizado para o diagnóstico da AOS.

Teste das múltiplas latências do sono

O teste das TMLS é um método objetivo para se avaliar a sonolência excessiva diurna de um indivíduo. A metodologia se baseia no uso dos três parâmetros de estadiamento do sono (EEG, EOG e EMG-mento).[10]

O paciente é solicitado a dormir por cinco oportunidades durante o dia, todas separadas pelo intervalo de 2 horas, sendo a primeira oportunidade 2 horas após o despertar diurno.

Ao apagar as luzes, inicia-se a contagem do tempo para que o paciente adormeça, ou seja, a latência de sono. Assim que o paciente adormece, são contados mais 15 minutos de registro e ele é despertado e deve permanecer acordado até o próximo registro. O paciente tem até 20 minutos para adormecer em cada oportunidade.

Os registros são estadiados e deve ser destacado se surge sono REM precoce (Soremp) em cada cochilo. As latências são somadas e divididas pelo número de oportunidades de sono oferecidas, geralmente cinco; desse cálculo, obtém-se a latência média de sono. Latência média menor ou igual a 8 minutos significa sonolência excessiva diurna.

É fundamental citar que deve haver um preparo para o TMLS. Fármacos que possam interferir nos resultados, geralmente psicotrópicos como os antidepressivos, hipnóticos e psicoestimulantes devem ser suspensos com uma antecedência de 2 semanas. Um registro prévio ao exame deve ser iniciado antes com um diário de sono ou actigrafia. Sugerem-se 2 semanas de registro, pois o paciente pode ser um importante privador de sono ou ter horários de sono extremamente irregulares que podem influenciar o exame. Uma PSG também deve ser preferencialmente realizada na véspera para certeza de que a noite de sono anterior ao registro foi adequada e evitar resultados de falso-positivo ou negativo.[13]

Actigrafia

A actigrafia é um estudo longitudinal do sono dos pacientes ao longo de um período muito utilizado para investigação de transtornos do ritmo circadianos e de síndrome do sono insuficiente.[14]

É realizada por meio de um aparelho como um relógio que determina os períodos de vigília e sono de acordo com parâmetros como movimento e luminosidade do ambiente. Essas informações são traduzidas por uma leitura automatizada e, depois, corrigida por um profissional da Saúde para interpretação adequada dos dados. Esta é a principal e crucial diferença com o que diz seu *smartwatch*.[15]

Os parâmetros mais adequados de informação da actigrafia são estimar os horários de dormir e acordar, além dos despertares e, com menor sensibilidade, a latência de sono (tempo entre o momento de deitar-se para dormir e efetivamente adormecer). Com essas informações, pode-se estabelecer o TTS, o tempo de vigília após o início do sono e a eficiência de sono.[15]

Informações sobre cronobiologia também podem ser obtidas, mas ainda não utilizadas de forma efetiva na prática clínica.

TRANSTORNOS DO SONO

Os transtornos do sono são atualmente classificados na 3ª edição da *Classificação Internacional dos Distúrbios do Sono* (ICSD-3). Conhecê-los permite ao profissional saber o que buscar. São divididos em seis grupos:

1. Insônia.
2. Transtornos respiratórios relacionados ao sono.
3. Hipersonias de origem central.
4. Transtornos do ritmo circadiano.
5. Parassonias.
6. Transtornos do movimento relacionados ao sono.

Insônia

Caracteriza-se principalmente pelo sintoma de dificuldade para dormir. A insônia pode ocorrer no momento de adormecer (insônia de início), durante a noite e madrugada, com um sono fragmentado (insônia de manutenção) ou como um despertar precoce, antes do desejado (insônia de final de noite). Se os sintomas acontecem há menos de 3 meses, considera-se uma insônia aguda, se ela ocorre há mais de 3 meses, pelo menos três vezes por semana, trata-se de uma insônia crônica. É importante destacar que as queixas não podem ser explicadas simplesmente por falta de oportunidade ou circunstâncias adequadas para dormir.[16]

O tempo reduzido de sono e a baixa eficiência provocada pela insônia, a longo prazo, provocam vários sintomas que auxiliam no diagnóstico:

- Fadiga e astenia.
- Comprometimento da atenção, concentração e memória.
- Prejuízo no funcionamento social, familiar, laboral ou acadêmico.
- Irritabilidade e transtornos de humor.
- Sonolência diurna.
- Problemas de comportamento como hiperatividade, impulsividade e agressividade.
- Redução da motivação, energia e iniciativa.

- Propensão a erros e acidentes.
- Preocupação ou insatisfação com o sono.

O diagnóstico é eminentemente clínico e é provável que uma PSG apenas cause, ao paciente, mais uma noite muito maldormida. Exames investigativos são indicados para casos excepcionais em que haja refratariedade ao tratamento e, talvez, a actigrafia seja uma opção melhor que a PSG por analisar o paciente de forma linear ao longo de várias noites.

Seu tratamento se baseia em duas estratégias que podem ou não ser concomitantes: terapia cognitivo-comportamental para insônia (TCC-I); e farmacológica.

A TCC-I utiliza-se de técnicas de terapia cognitivo-comportamental associadas a conhecimentos de medicina do sono e outras técnicas como *mindfulness* e terapia de aceitação e compromisso (ACT). Ela busca promover ao paciente psicoeducação para desmistificar conceitos errôneos sobre o sono e dar a ele estratégias e regras de hábitos e ambiente de sono, a denominada "higiene do sono". Também são utilizadas técnicas de relaxamento como o relaxamento muscular progressivo, o *biofeedback* e a meditação. Durante o tratamento, busca-se um controle de estímulo para reestabelecer a associação entre o quarto e a cama com o hábito de sono e a terapia cognitiva tenta recriar ou modificar conceitos sobre o sono com reestruturação cognitiva e eventual intenção paradoxal. Umas das estratégias de melhor resultado é a restrição do tempo de sono para gerar pressão de sono na noite seguinte e consolidar um período de sono mais contínuo.[17]

A estratégia farmacológica é realizada com medicamentos de propriedade hipnótica. Para a insônia aguda, o zolpidem, a eszopiclona e a zopiclona apresentam bons resultados, porém vem sendo observado um número crescente de abuso desses fármacos, acidentes, parassonias complexas e mesmo crises epilépticas na interrupção abrupta de doses em abuso. Assim, seu uso não deve ultrapassar o período de 1 mês. Para a insônia crônica, a ramelteona, um agonista melatoninérgico com alta afinidade para o receptor melatoninérgico é a opção para a insônia crônica de início de noite. Os antidepressivos com propriedade hipnótica são as opções para insônia crônica de manutenção e final de noite, podendo também ser utilizados nos casos de insônia de início. Apenas a doxepina tem evidências que sustentam um uso não *off-label* no Brasil, mas como não é comercializada pela indústria farmacêutica tradicional, é necessária a manipulação. Mirtazapina, trazodona e amitriptilina são opções. Os antagonistas duais do receptor orexinérgico (DORA) são opções terapêuticas para o tratamento, mas ainda não estão disponíveis no Brasi.[17]

Apneia obstrutiva do sono

São vários os transtornos respiratórios relacionados ao sono como as síndromes de apneia central, a hipoventilação e a hipoxemia relacionados ao sono, porém a AOS é o destaque pela sua alta prevalência, podendo alcançar até um terço da população da capital paulista se considerarmos os casos leves, moderados e graves.[18]

O trecho faríngeo da via aérea superior é uma estrutura tubular elástica através da qual ocorre a passagem de ar para as vias aéreas inferiores. A patência desse tubo depende de vários fatores, entre eles, sua própria elasticidade, ou seja, sua capacidade de retornar e manter sua forma e pressões que atuam sobre ele. Há duas principais pressões que atuam sobre a faringe: uma pressão extrínseca, positiva, exercida principalmente pelas partes moles do organismo; e uma pressão intrínseca, negativa, mantida principalmente pela expansão da caixa torácica através da musculatura respiratória. Por meio dessa dinâmica, compreende-se como os principais fatores de risco clinicoepidemiológicos resultam na AOS. A elasticidade faríngea, por exemplo, pode ser afetada pelo próprio envelhecimento, tornando-a mais colabável. A pressão extrínseca pode sofrer grande aumento pelo acúmulo de gordura cervical quando há ganho de peso e a pressão intrínseca tornar-se menos negativa por uma doença neuromuscular. Tudo isso ocasiona obstrução intermitente das vias aéreas, provocando episódios de dessaturação da oxi-hemoglobina e um reflexo de despertar fundamentalmente noradrenérgico para que se restabeleça o tônus muscular aumentado da vigília.[8] Dessaturação e fragmentação são os componentes principais dessa doença aumentando o estresse oxidativo e a elevação da pressão arterial, culminando em um aumento do risco cardiovascular e metabólico de forma independente.

Além dos sintomas diurnos descritos em insônia, sintomas noturnos também são muito frequentes, como ronco, engasgos, xerostomia, noctúria, refluxo gastroesofágico, dispneia, cefaleia matutina e sono inquieto.[16]

O diagnóstico é feito por meio de uma PSG dos tipos 1, 2 ou 3. Pacientes com condições clínicas que dificultam um registro tranquilo como aqueles com comprometimento cognitivo e pacientes com elevado risco de apneia central, como usuários de opioides, portadores de doenças neurodegenerativas e doenças cardiopulmonares devem realizar exames do tipo 1.[19]

O tratamento da AOS se baseia essencialmente em estratégias de manter a patência da porção faríngea da via aérea superior, seja através de um aparelho intraoral de avanço mandibular, indicado para casos com índice de apneia e hipopneia (IAH) leve sintomáticos e moderados-leve, seja por um aparelho de pressão aérea positiva para casos moderados e graves.[20,21]

Num passado recente, realizavam-se exames para titulação da pressão aérea positiva com aparelhos que fornecem pressão aérea contínua (CPAP). Atualmente, para casos simples, fora da lista daqueles pacientes que obrigatoriamente devem realizar um exame diagnóstico do tipo 1, pode-se titular a pressão aérea positiva com aparelhos automáticos (APAP). O desafio encontra-se no custo desses equipamentos, que não são fornecidos pelo Sistema Único de Saúde (SUS), principalmente os APAP.[12]

Hipersonias de origem central

Aqui o destaque vai para a narcolepsia, doença provocada por uma instabilidade na manutenção entre a vigília e os estágios de sono. Sua principal característica é uma necessidade incontrolável de dormir que surge por várias oportunidades durante o dia. O paciente também pode apresentar intrusões da atonia do sono REM durante o dia, geralmente desencadeadas por emoções intensas, como susto, medo ou gargalhadas, é a denominada "cataplexia", que determina o tipo 1 da doença.[22] Paralisia do sono, ou seja, um despertar durante o sono REM mantendo a atonia, e alucinações, como uma intrusão de vigília durante um sonho que não cessa também podem estar presentes.

Seu diagnóstico diferencial é de difícil realização pela atual pandemia de síndrome do sono insuficiente que nossa sociedade vive. O preparo para o exame de TMLS deve ser rigoroso. A latência média de sono deve ser menor ou igual a 8 minutos e devem ocorrer pelo menos dois episódios de SOREMP.

Outra forma para diagnóstico é pela mensuração do nível de hipocretina no líquido cefalorraquidiano (LCR), que estará reduzido nos casos de narcolepsia do tipo 1. Na narcolepsia do tipo 2, não há crises catapléticas ou redução do nível de hipocretina no LCR.[23]

O tratamento é realizado por meio de hábitos de sono que permitam que o paciente durma durante o dia. Cochilos breves de 20 a 30 minutos costumam ser restauradores.[24]

A estratégia farmacológica baseia-se em psicoestimulantes para a sonolência excessiva diurna. Modafinila, armodafinila e metilfenidato são as opções com evidência disponíveis no Brasil. Para a cataplexia, utilizam-se antidepressivos, principalmente aqueles com ação serotoninérgica e noradrenérgica como os antidepressivos duais e os tricíclicos; mesmo os inibidores seletivos da recaptação da serotonina também podem ser utilizados.[25]

Transtornos do ritmo circadiano

Dividem-se entre intrínsecos e extrínsecos. Os primeiros são aqueles determinados pelas características do indivíduo, sejam elas de cronotipo (matutino e vespertino), sejam por características individuais como idade, amaurose ou comprometimento cognitivo. Os casos extrínsecos são determinados por duas situações: trabalhadores de turno; e *jet-lag* por viagens aéreas através de diferentes meridianos.[23,26]

O avanço de fase é aquele em que se dorme muito cedo e desperta-se também cedo demais. Comum entre os idosos, que se tornam mais sensíveis ao processo S e "cansam-se" mais facilmente.

O atraso de fase é uma ocorrência fisiológica entre os adolescentes, mas também existe uma grande população adulta com esse cronotipo vespertino quando há preferência para se deitar tarde e acordar tarde. Isso acarreta privação crônica de sono e recorrentes atrasos ao trabalho ou escola.

O transtorno de ritmo não 24 horas, também conhecido como *free-runners*, são aqueles que seguem quase exclusivamente seu padrão de processo C, sem *entrainment*, ciclando em períodos diários mais longos que as 24 horas do dia solar. É comum entre indivíduos com deficiência visual grave.

Por fim, os pacientes com transtorno de ritmo irregular são aqueles que apresentam um sono fragmentado ao longo das 24 horas, pois seus sistemas de controle do sono estão intensamente comprometidos. É uma condição comum entre os indivíduos com síndromes demenciais avançadas e encefalopatia crônica não evolutiva

Parassonias

São eventos sensoriais, motores ou comportamentais que ocorrem durante o sono de forma involuntária e que, muitas vezes, acarretam experiência desagradável. São classificadas conforme o estágio de sono em que ocorrem, NREM ou REM.

As parassonias NREM, ou distúrbios do despertar, tendem a ocorrer na infância e adolescência, melhorando com o envelhecimento, mas podem persistir até a idade adulta. Predominam no terço inicial da noite, quando se concentra o sono N3. Ocorrem por um despertar parcial de determinadas áreas do cérebro, principalmente aquelas que correspondem a engramas motores, enquanto as demais regiões permanecem dormindo. O despertar dessas áreas motoras básicas, por sua vez, gera os sintomas apresentados pelo paciente, comumente com a interação do indivíduo com o ambiente ao seu redor.[27,28] São classificadas conforme a atuação, podendo ocorrer episódios de desespero e grito (terror noturno), agitação (despertar confusional), vocalização simples (sonilóquio), deambulação (sonambulismo), alimentação (transtorno alimentar relacionado ao sono) ou até mesmo comportamentos sexuais (parassonia sexual). Vale ressaltar que, como apenas algumas regiões cerebrais estão despertas, via de regra não há recordação dos eventos, nem mesmo intenção de realizar os atos praticados.[23]

O TCSREM é a principal parassonia do sono REM, geralmente acometendo pessoas mais velhas, a partir da sexta década de vida. Tende a ocorrer no terço final da noite e caracteriza-se pela perda da atonia do sono REM, fazendo os movimentos gerados durante o sono serem efetivamente realizados pelo paciente. O paciente interage com o sonho, não com ambiente, recorda-se do sonho e, geralmente, sua temática é de medo ou violência. Sua causa está relacionada a distúrbios neurodegenerativos, principalmente as alfassinucleinopatias, como a doença de Parkinson.[29,30] Alguns medicamentos podem causar o TCSREM como antidepressivos, betabloqueadores e anticolinesterásicos.

O diagnóstico das parassonias NREM é clínico, mas se houver dúvida diagnóstica, uma PSG com privação na noite anterior para aumentar a ocorrência de N3 na noite de registro é a opção. Já o TCSREM, como já foi descrito, demanda eminentemente uma PSG com montagem específica para seu diagnóstico.

O tratamento das parassonias NREM é feito com o aumento do limiar do despertar do paciente, evitando a condição de despertar parcial que causa o quadro. Antidepressivos tricíclicos ou benzodiazepínicos são as opções mais utilizadas. Já o TCSREM pode ser tratado com melatonina até doses elevadas, benzodiazepínicos e mesmo a rivastigmina.[31]

Transtornos do movimento relacionados ao sono

Aqui, vamos destacar a síndrome das pernas inquietas (SPI). Caracteriza-se pela ocorrência de um desconforto ou urgência em movimentar os membros inferiores que acontece no período noturno, geralmente próximo ao horário de adormecer. O repouso intensifica o sintoma, mas a movimentação ou massagem do membro o alivia.[16]

A teoria patofisiológica da SPI está provavelmente relacionada ao transportador de dopamina no SNC, o que explica a deficiência de ferro como importante fator de risco e o uso de agonistas dopaminérgicos como opção terapêutica. Há um componente poligênico na origem do quadro que ocorre com maior ou menor intensidade conforme esse poder genético e a existência de fatores sistêmicos concomitenates. Além da deficiência de ferro, outras condições orgânicas também estão associadas à SPI:[32]

- Insuficiência renal.
- Polineuropatia.
- Diabetes *mellitus*.
- Parkinsonismo.
- Uso de antidepressivos.
- Terceiro trimestre de gestação.
- Enxaqueca.
- Doença cerebrovascular em mulheres.

O diagnóstico é clínico e reforçamos que a existência de movimentos periódicos de membros inferiores não são critérios diagnósticos, apesar de muito frequentes na SPI.

A estratégia terapêutica deve ser inicialmente com o cuidado das condições concomitantes e, se necessário, medicamentos específicos. Gabapentina e pregabalina são opções iniciais, sendo os agonistas dopaminérgicos a 2ª linha e opioides, outra opção.[33]

CONCLUSÃO

O desconhecimento da medicina do sono promove várias situações que tornam o atendimento médico equivocado, mesmo por profissionais de renome. Muitos exemplos podem ser citados: a noctúria que não tem a AOS como diferencial para hiperplasia prostática benigna; o déficit de atenção e hiperatividade que, na realidade, é decorrente de insônia, síndrome da pernas inquietas ou síndrome do sono insuficiente; o uso indiscriminado e perigoso de hipnóticos com o equivocado pensamento de tratar-se de “apenas um indutor do sono”... Todas situações quotidianas com as quais o especialista de sono se depara, buscando retomar o caminho adequado ao cuidado do paciente.

Trata-se de uma das áreas da Saúde mais presentes na prática médica de todo profissional, mas infelizmente seu ensino é negligenciado na graduação e nos programas de residência médica no Brasil. O estudo da medicina do sono é fundamental para qualquer médico que atue de forma direta com pacientes, independentemente de sua especialidade; afinal, todos seus pacientes dormem ou deveriam estar dormindo bem e com segurança.

REFERÊNCIAS BIBLIOGRÁFICAS

1. Aserinsky E. Regularly occurring periods of eye motility, and concomitant phenomena, during sleep. J Neuropsychiatr. 2003;15(4):454-5. [2024 Jul. 10]. Disponível em: http://neuro.psychiatryonline.org/article.aspx?articleID=101837.

2. Moruzzi G, Magoun HW. Brain stem reticular formation and activation of the EEG. Electroencephalogr Clin Neurophysiol. 1949;1(4):455-73. [2024 Jul. 10]. Disponível em: http://www.ncbi.nlm.nih.gov/pubmed/18421835.
3. Borbély AA, Daan S, Wirz-Justice A, Deboer T. The two--process model of sleep regulation: a reappraisal. J Sleep Res. 2016;25(2):131-43.
4. Scammell TE, Arrigoni E, Lipton JO. Neural circuitry of wakefulness and sleep. neuron. 2017;93(4):747-65. doi: 10.1016/j.neuron.2017.01.014.
5. Saper CB, Fuller PM. Wake-sleep circuitry: an overview. Curr Opin Neurobiol. 2017;44:186-92.
6. Moszczynski A, Murray BJ. Neurobiological aspects of sleep physiology. Neurol Clin. 2012;30(4):963-85.
7. Cox KH, Takahashi JS. Circadian clock genes and the transcriptional architecture of the clock mechanism. J Mol Endocrinol. 2019;63(4):R93-102.
8. Gottlieb DJ, Punjabi NM. Diagnosis and management of obstructive sleep apnea: a review. JAMA. 2020;323(14):1380-400.
9. Myers KA, Mrkobrada M, Simel DL. Does this patient have obstructive sleep apnea? The rational clinical examination systematic review. JAMA. 2013;310(7):731-41.
10. AASM. The AASM Manual for the Scoring of Sleep and Associated Events Rules, terminology and technical specifications Version 3, 2023.
11. Kapur VK, Auckley DH, Chowdhuri S, Kuhlmann DC, Mehra R, Ramar K, et al. Clinical practice guideline for diagnostic testing for adult obstructive sleep apnea: an American Academy of Sleep Medicine Clinical Practice Guideline. Sleep. 2017;13(3):479-504.
12. Caples SM, Anderson WMD, Calero K, Howell M, Hashmi SD. Use of polysomnography and home sleep apnea tests for the longitudinal management of obstructive sleep apnea in adults: an American Academy of Sleep Medicine clinical guidance statement. J Clin Sleep Med. 2021;17(6):1287-93.
13. Krahn LE, Arand DL, Avidan AY, Davila DG, Debassio WA, Ruoff CM, et al. Recommended protocols for the multiple sleep latency test and maintenance of wakefulness test in adults: guidance from the American Academy of Sleep Medicine. J Clin Sleep Med. 2021;17(12):2489-98.
14. Smith MT, McCrae CS, Cheung J, Martin JL, Harrod CG, Heald JL, et al. Erratum: use of actigraphy for the evaluation of sleep disorders and circadian rhythm sleep-wake disorders: an American Academy of Sleep Medicine systematic review, meta-analysis, and GRADE assessment. Journal of Clinical Sleep Medicine. 2019;147:(7):1209-123. J Clin Sleep Med. 2019;15(3):531.
15. Fekedulegn D, Andrew ME, Shi M, Violanti JM, Knox S, Innes KE. Actigraphy-based assessment of sleep parameters. Ann Work Expo Heal. 2020;64(4):350-67.
16. Medicine AA of S. International Classification of Sleep Disorders. 3. ed. Darien IL: American Academy of Sleep Medicine. 2014;19-46.
17. Bacelar A. Consenso de insônia. Insônia: do diagnóstico ao tratamento. Associação Brasileira de Sono, 2019.
18. Tufik S, Santos-Silva R, Taddei JA, Bittencourt LRA. Obstructive sleep apnea syndrome in the Sao Paulo epidemiologic sleep study. Sleep Med. 2010;11(5):441-6.
19. Kapur VK, Auckley DH, Chowdhuri S, Kuhlmann DC, Mehra R. Clinical practice guideline for diagnostic testing for adult obstructive sleep apnea: an American Academy of Sleep Medicine Clinical Practice Guideline. 2017;13(3):479-504.
20. Jacobowitz O, Afifi L, Penzel T, Poyares D, Marklund M, Kushida C. Endorsement of: "treatment of adult obstructive sleep apnea with positive airway pressure: an American academy of Sleep Medicine Clinical Practice Guideline" by World Sleep Society. Sleep Med. 2022;89:19-22.
21. Ramar K, Dort LC, Katz SG, Lettieri CJ, Harrod CG, Thomas SM, et al. Clinical practice guideline for the treatment of obstructive sleep apnea and snoring with oral appliance therapy: an update for 2015. J Clin Sleep Med. 2015;11(7):773-828.
22. Fraigne JJ, Torontali ZA, Snow MB, Peever JH. REM Sleep at its core – circuits, neurotransmitters, and pathophysiology. Front Neurol. 2015 [cited 2016;6:123. [2024 Jul. 1]. Disponível em: http://journal.frontiersin.org/article/10.3389/fneur.2015.00123/abstract.
23. ISCD-3. International classification of sleep disorders. 3. ed. Darien IL. American Academy of Sleep Medicine, 2014.
24. Sono AB. Narcolepsia do diagnóstico ao tratamento. Bacelar A, Sóster L (ed). São Caetano do Sul: Difusão Editora, 2021:21.
25. Maski K, Trotti LM, Kotagal S, Auger RR, Rowley JA, Hashmi SD, et al. Treatment of central disorders of hypersomnolence: an American Academy of Sleep Medicine clinical practice guideline. J Clin Sleep Med. 2021;17(9):1881-93.
26. Auger RR, Burgess HJ, Emens JS, Deriy L V, Thomas SM, Sharkey KM. Clinical practice guideline for the treatment of intrinsic circadian rhythm sleep-wake disorders. J Clin Sleep Med. 2015;11(10):1199-236. [2024 Jul. 1]. Disponível em: http://www.ncbi.nlm.nih.gov/pubmed/26414986%5Cnhttp.
27. Bassetti C, Vella S, Donati F, Wielepp P. SPECT during sleep walking for personal use only. Not to be reproduced without permission of The Lancet. Incidence of childhood precursor B-cell acute lymphoblastic leukaemia in north--west England for personal use only. Not to be reproduced without perm. Lancet. 2000;356:484-5.
28. Terzaghi M, Sartori I, Tassi L, Didato G, Rustioni V, LoRusso G, et al. Evidence of dissociated arousal states during NREM parasomnia from an intracerebral neurophysiological study. Sleep. 2009;32(3):409-12. [2024 Jul. 1]. Disponível em: http://www.pubmedcentral.nih.gov/articlerender.fcgi?artid=2647795&tool=pmcentrez&rendertype=abstract.
29. Iranzo A, Fernández-Arcos A, Tolosa E, Serradell M, Molinuevo JL, Valldeoriola F, et al. Neurodegenerative disorder

risk in idiopathic REM sleep behavior disorder: Study in 174 patients. PLoS One. 2014;9(2).

30. Schenck CH, Boeve BF, Mahowald MW. Delayed emergence of a parkinsonian disorder or dementia in 81% of older men initially diagnosed with idiopathic rapid eye movement sleep behavior disorder: a 16-year update on a previously reported series. Sleep Med. 2013;14(8):744-8. doi: 10.1016/j.sleep.2012.10.009.
31. Howell M, Avidan AY, Foldvary-Schaefer N, Malkani RG, During EH, Roland JP, et al. Management of REM sleep behavior disorder: an American Academy of Sleep Medicine systematic review, meta-analysis, and GRADE assessment. J Clin Sleep Med. 2022;19(4):759-68.
32. Trenkwalder C, Allen R, Paulus W, Winkelmann J. Restless legs syndrome associated with major diseases: a systematic review and new concept. Neurology. 2016;86(14): 1336-43.
33. Fröhlich AC, Eckeli AL, Bacelar A, Poyares D, Pachito DV, Stelzer FG, et al. Brazilian consensus on guidelines for diagnosis and treatment for restless legs syndrome. Arq Neuropsiquiatr. 2015;73(3):260-80.

CAPÍTULO 23

Angelina Maria Martins Lino • Carlos Otto Heise
Rodrigo de Holanda Mendonça

Doenças do Neurônio Motor e Neuropatias Periféricas

INTRODUÇÃO

As doenças neuromusculares englobam enfermidades que afetam alguma topografia da unidade motora: corpo celular do neurônio motor inferior; prolongamento periférico (raízes do nervo periférico); plexos; nervos periféricos; junção neuromuscular; e músculo. Diversas doenças de diferentes etiologias (genéticas, degenerativas, autoimunes/inflamatórias, entre outras causas adquiridas) podem afetar essas diferentes topografias (Figura 23.1). Neste capítulo, abordaremos as principais doenças do neurônio motor e as neuropatias periféricas.

DOENÇAS DO NEURÔNIO MOTOR

Esclerose Lateral Amiotrófica (ELA)

Definição

A esclerose lateral amiotrófica (ELA), também conhecida como "doença de Lou Gehrig", é uma enfermidade neurodegenerativa progressiva que afeta os neurônios motores responsáveis pelo controle dos músculos voluntários. Trata-se da terceira doença neurodegenerativa mais comum, ficando atrás somente da doença de Alzheimer e da de Parkinson. É caracterizada pela degeneração seletiva dos neurônios motores superiores no córtex cerebral e dos neurônios motores inferiores do corno anterior da medula espinhal e dos núcleos motores do tronco encefálico, resultando em fraqueza muscular e atrofia.

A ELA é uma condição complexa e multifatorial, sendo sua causa conhecida em 10% dos casos, quando de origem hereditária (ELA familiar), enquanto os restantes 90% são esporádicos. Mutações em genes como da enzima superóxido desmutase (SOD1), proteína TDP-43 (TARDBP) e FUS, além de uma expansão em uma região não codificante no cromossomo 9 (C9orf72), estão associadas à forma familiar da doença. A causa da doença não é conhecida com precisão, por isso ainda é tida como idiopática. Sua patogênese envolve várias vias celulares e moleculares, incluindo o acúmulo de proteínas anormais, nos quais inclusões intracelulares de proteínas anormais, como TDP-43 e FUS, que são maldegradadas e acumulam-se nos neurônios motores. Associadamente, ocorrem disfunção mitocondrial que resulta em aumento do estresse oxidativo e morte celular; excitotoxicidade, na qual o excesso de glutamato pode causar sobrecarga de cálcio e danos aos neurônios; também há uma resposta imune e inflamatória com ativação da microglia e dos astrócitos que contribui para a degeneração neuronal.

Quadro clínico

A ELA, geralmente, se apresenta em adultos entre os 40 e 70 anos, com um início insidioso de sintomas que progridem para afetar diferentes segmentos do corpo. A degeneração dos neurônios motores da via motora resulta em sinais e sintomas atribuíveis tanto ao neurônio motor superior (1º neurônio) como o neurônio motor inferior (2º neurônio) e que podem ser variáveis e afetar o paciente em diferentes graus ao longo da instalação da doença:

1. **Sintomas atribuíveis ao neurônio motor superior (1º neurônio)**
   - **Espasticidade e hiperreflexia:** aumento do tônus muscular e reflexos tendinosos profundos exagerados, além de outros sinais de liberação piramidal, como o sinal de Babinski e clônus.

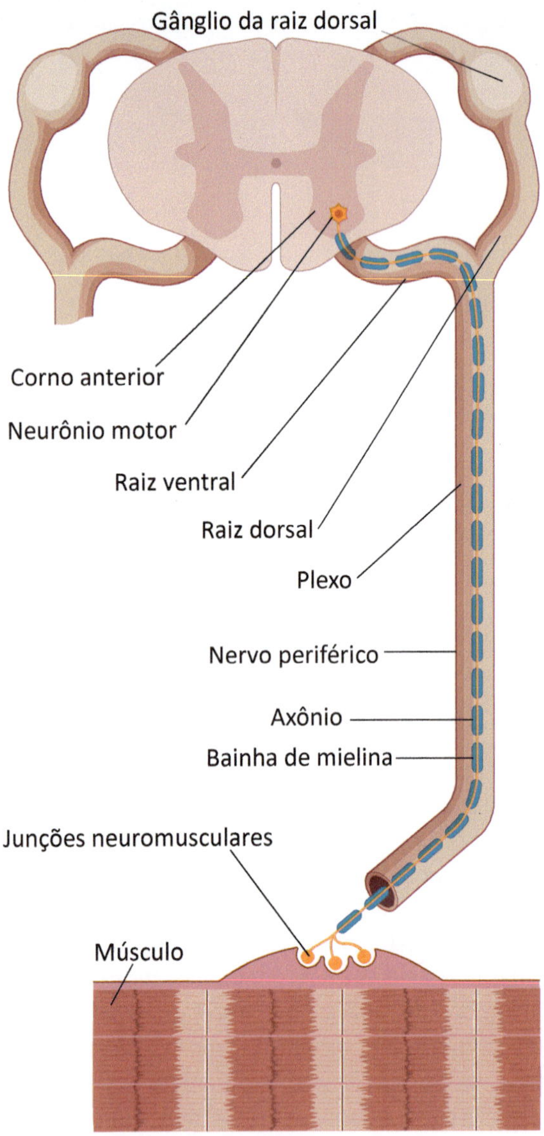

Doenças da Unidade Motora-Sensorial: Classificação regional

Neurônio motor
- Doenças do neurônio motor primário
  - Atrofia muscular progressiva
  - Pasia bulbar primária
  - Esclerose lateral amiotrófica
  - Doença de Werdnig-Heftmann
- Poliomielite
- Telanus

Gânglio da raiz dorsal
- Herpes zoster
- Ataxia de Friedreich
- Neuropatia sensorial hereditária

Nervo espinhal (raízes dorsal e ventral)
- Extrusão ou hérnia de disco
- Tumor

Plexo
- Tumor
- Trauma
- Idiopático plexopatia
- Plexopatia diabética

Nervo periférico
- Metabólicos, tóxicos, nutricionais
  - neuropatias idiopáticas

Nervo periférico
- Neuropatias hereditárias
- Infecciosas, pós-infecciosas
- Neuropatias inflamatórias
  - (Síndrome de Guilain-Barré)
- Síndromes de aprisionamento e compressão
- Trauma

Junção neuromuscular
- Miastenia grave
- Síndrome de Lambert-Eaton
- Botulismo

Músculo
- Distrofia muscular de Ouchenne
- Distrofia miotônica
- Distrofia masoar da cintura escapular
- Miopatias congênitas
- Dermatomiosite polimiosítica
- Miopatias relacionadas ao potássio
- Miopatia de disfunção endérica
- Miopatias enzimáticas
- Ratdomiólise

Figura 23.1. Topografia lesional das diferentes doenças que afetam o sistema nervoso periférico – doenças neuromusculares e doenças do sistema nervoso periférico.
Fonte: Desenvolvida pela autoria.

2. **Sintomas atribuíveis ao neurônio motor inferior (2º neurônio)**
   - **Fraqueza muscular e atrofia:** geralmente, de início distal em membros superiores ou inferiores ou, ainda, em músculos bulbares. Evolução com dificuldade para levantar objetos, subir escadas, caminhar ou manter a postura ereta por fraqueza. A atrofia muscular é uma marca das doenças do neurônio motor, e a atrofia da mão é comum na ELA, envolvendo musculatura intrínseca da mão, predominando na musculatura da porção lateral em relação à medial, o que gera um padrão característico de *split-hand sign* (Figura 23.2).
   - **Fasciculações:** contrações musculares involuntárias visíveis sob a pele, comuns nos membros e na língua.

   Além disso, o paciente apresenta associadamente outros sintomas que podem ser atribuíveis à degeneração de diferentes pontos da via motora.
3. **Sintomas bulbares**
   - Disartria (dificuldade para falar) e disfagia (dificuldade para engolir).
   - Fraqueza nos músculos da língua, faringe e laringe, podendo causar broncoaspiração.

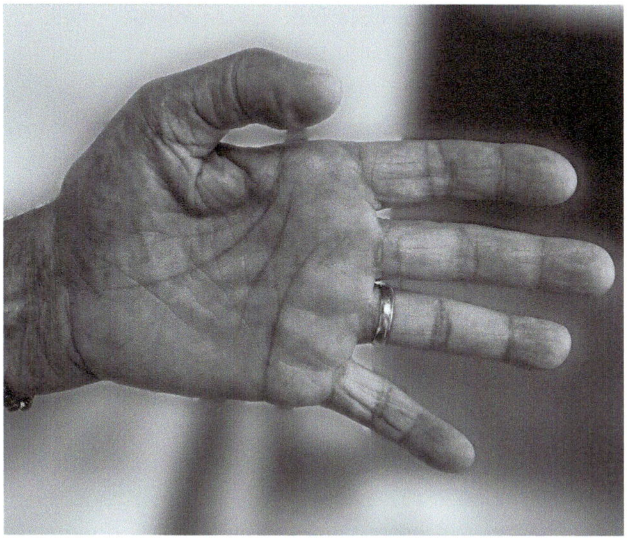

Figura 23.2. Amiotrofia neurogênica da mão por degeneração do neurônio motor inferior. Note que a atrofia intensa é mais acentuada na região lateral da mão em relação à região medial, o que causa uma aparência de "mão dividida" (*split-hand sign*).
Fonte: Acervo da autoria.

4. **Dificuldades respiratórias**
   - Fraqueza nos músculos respiratórios (tanto intercostais como no diafragma), resultando em dispneia e insuficiência ventilatória, com necessidade de uso de suporte ventilatório e que, frequentemente, é a causa principal de morte em pacientes com ELA.
5. **Função cognitiva**
   - Em alguns casos, pode ocorrer comprometimento cognitivo e comportamental, como a presença de afeto pseudobulbar (risos e choro imotivados) e, em alguns casos, associação ao extremo da demência frontotemporal.

O diagnóstico diferencial deve excluir outras condições que podem mimetizar a ELA, como doenças musculares primárias, esclerose múltipla, neuropatias periféricas e doenças da junção neuromuscular.

Tratamento

Até o momento, não existe uma cura para a ELA; o tratamento é sintomático e com foco em manter a qualidade de vida e prolongar a sobrevida. As abordagens terapêuticas incluem:

1. **Medicamentos como o riluzol**, que prolonga a sobrevida em alguns meses, possivelmente por causa da redução da excitotoxicidade mediada pelo glutamato. Mais recentemente, no Brasil, está disponível o **edaravone**, um antioxidante que pode retardar a progressão da doença em alguns pacientes.
2. **Cuidados multidisciplinares**
   - Envolvem neurologistas, fisioterapeutas, fonoaudiólogos, terapeutas ocupacionais, nutricionistas e especialistas em cuidados paliativos.
   - **Fisioterapêutica motora:** ajuda a manter a mobilidade, reduzir a espasticidade e melhorar a qualidade de vida.
   - **Fonoaudiologia:** auxilia ajustes na fala e na prevenção de aspirações.
   - **Suporte nutricional:** monitoramento nutricional é crucial para evitar a perda de peso e a desnutrição.
   - **Suporte respiratório:** uso de ventilação não invasiva e, eventualmente, traqueostomia em estágios avançados.
   - **Suporte psicológico e social:** apoio emocional e psicológico é essencial para os pacientes e suas famílias e deve-se envolvê-los em grupos de apoio.
   - **Uso de tecnologias assistivas:** dispositivos de comunicação alternativa para pacientes com dificuldades de fala e equipamentos de assistência à mobilidade, como cadeiras de rodas.

A ELA é uma doença devastadora e complexa, com uma progressão rápida e impactante. A gestão eficaz requer uma abordagem integrada e multidisciplinar para melhorar a qualidade de vida dos pacientes e abordar os múltiplos aspectos dessa condição desafiadora. A contínua investigação científica é fundamental para descobrir novos tratamentos que possam eventualmente resultar na cura da doença.

Atrofia muscular espinhal (AME) 5q

A atrofia muscular espinhal ligada ao 5q trata-se de doença que afeta exclusivamente o neurônio motor inferior dos cornos anteriores da medula espinhal e dos núcleos motores do tronco encefálico, ao contrário da ELA. A AME é uma doença geneticamente determinada, de herança autossômica recessiva, relacionada a mutações bialélicas no gene de sobrevida do neurônio motor (*SMN1*) e tem uma incidência aproximada de 1 para 10 mil nascidos vivos. Doença de início tipicamente na infância, com raros casos com início na idade adulta, cujos sinais e sintomas são aqueles decorrentes do acometimento do neurônio motor inferior: hipotonia; fraqueza muscular pior em membros inferiores em relação a membros superiores; arreflexia; fasciculações de língua; dificuldades de deglutição que, por fim, evoluem para dificuldades respiratórias por fraqueza de musculatura intercostal e bulbar.

A doença é classicamente dividida em três subtipos, de acordo com a idade de aparecimento de sintomas e marcos motores adquiridos. Na AME do tipo 1 (doença de Werdnig-Hoffmann), quando os sintomas aparecem antes dos 6 meses de idade e a criança não tiver adquirido nenhum marco motor; AME do tipo 2 cujos sintomas aparecem entre os 6 meses e 1 ano e meio de idade, a criança se senta, mas não adquire marcha independente; AME do tipo 3 (doença de Kugelberg-Welander), quando os sintomas aparecem após os 18 meses de idade, na qual a criança adquire marcha, mas evolui com perda progressiva. Até pouco tempo atrás, a doença era a maior causa de mortalidade infantil de origem genética monogênica, e a maioria das crianças com AME do tipo 1 evoluíam a óbito por insuficiência ventilatória antes de 1 ano de idade. O advento recente de terapias genéticas modificadoras de doença transformaram esse prognóstico sombrio de forma drástica e o curso invariavelmente fatal da doença. Tanto drogas denominadas "oligonucleotídeo-antissentido", de administração intratecal contínua, como terapia de reposição gênica com base na administração endovenosa por meio de vetor viral revolucionaram o tratamento das doenças genética e abriram uma nova era terapêutica nesse grupo de doenças.

NEUROPATIAS PERIFÉRICAS

As neuropatias periféricas acometem algum ponto do sistema nervoso periférico (SNP), que consiste anatomicamente na parte do sistema nervoso em que os neurônios ou seus processos estão relacionados com a célula satélite periférica – a célula de Schwann. Compreende os nervos cranianos, com exceção dos nervos olfatório e óptico, as raízes nervosas, gânglios da raiz dorsal, troncos nervosos periféricos e suas ramificações terminais e o SNP. "Neuropatia periférica" é um termo genérico que indica uma alteração dos nervos periféricos independentemente da etiologia.

Classificação das neuropatias periféricas (NP)

Embora o número de etiologias das NP seja muito grande, sua apresentação clínica é muito mais limitada. Desse modo, as NP podem ser classificadas de acordo com seis parâmetros principais:

1. **Velocidade de instalação:** aguda, subaguda, crônica.
2. **Tipo de fibra nervosa envolvida:** motora, sensitiva, autonômica ou mista.
3. **Tamanho da fibra nervosa envolvida:** mielinizada grossa, mielinizada fina, amielínica ou mista.
4. **Distribuição:** proximal, distal, difusa.
5. **Padrão de acometimento dos nervos:** mononeuropatia, mononeuropatia múltipla, polineuropatia.
6. **Patologia:** degeneração axonal, desmielinização segmentar, mista.

Alguns aspectos dessa classificação merecem explicação.

Primeiro, quanto ao padrão de envolvimento do SNP, devem-se distinguir dois grupos de NP. Doenças que causam alteração da função dos nervos periféricos de modo simétrico, distal e bilateral são denominadas "polineuropatias". Se há envolvimento de raízes espinais ou raízes e troncos dos nervos periféricos, podem ser usados os termos "polirradiculopatia" ou "polirradiculoneuropatia", respectivamente.

A segunda categoria compreende lesão focal de um nervo periférico (mononeuropatia) ou lesão multifocal (mononeuropatia múltipla). Em algumas condições clínicas, a progressão ocorre com somação dos déficits decorrentes do envolvimento de vários nervos periféricos e o exame neurológico demonstra o padrão simétrico de envolvimento nervoso (mononeuropatia múltipla confluente). Entretanto, mesmo nesses casos é possível constatar, ao exame clínico ou eletrofisiológico, o acometimento em diferentes graus nos vários territórios dos nervos periféricos, individualmente.

Segundo, quanto ao estudo anatomopatológico, evidenciam-se vários processos distintos que podem estar presentes em combinações variadas em um mesmo paciente e em diferentes etiologias de NP. São eles: degeneração walleriana; desmielinização segmentar; e degeneração axonal. Essas evidências histológicas de lesão nervosa estão, com frequência, associadas a diferentes graus de regeneração tecidual (remielinização e brotamentos axonais).

A mielina e a célula de Schwann são os elementos da fibra nervosa mais suscetíveis à agressão, podendo ser afetadas de forma primária ou secundária, em decorrência de uma doença axonal. A degeneração focal da bainha de mielina com preservação do axônio é denominada "desmielinização segmentar".

A degeneração walleriana ocorre em função da interrupção focal do axônio e/ou corpo celular. Já a degeneração axonal centrípeta (*dying back*) resulta de lesão metabólica do neurônio. Em ambas, há degeneração secundária da mielina.

Na desmielinização segmentar, a recuperação da função pode ser rápida, uma vez que o axônio está intacto, necessitando somente da sua remielinização. Por sua vez, na degeneração walleriana e axonal, a recuperação é mais lenta – em meses ou anos –, já que o axônio deve primeiro regenerar-se e reconectar-se ao músculo antes de a função voltar.

Sintomas e sinais das neuropatias periféricas

Há uma série de sintomas e sinais motores, sensitivos, reflexos, autonômicos e tróficos relativamente típicos da doença do nervo periférico, os quais permitem seu diagnóstico.

Alteração da função motora

A fraqueza muscular pode ser decorrente de desmielinização segmentar, interrupção axonal ou destruição do neurônio motor, sendo o grau da fraqueza muscular proporcional ao número de motoneurônios alfa ou axônios motores afetados.

A maioria das polineuropatias tem distribuição característica com acometimento inicial e mais grave dos músculos dos pés e pernas, e mais tardio e menos intenso dos músculos das mãos e antebraços. As neuropatias nutricionais, metabólicas e tóxicas evoluem dessa maneira. As alterações patológicas, nesses casos, iniciam-se na parte distal dos nervos mais calibrosos e mais longos, progredindo em direção ao corpo celular. Esse comportamento justifica-se por lesão primária do corpo celular do neurônio com diminuição da síntese proteica e consequente falência de suprimento para as partes mais distais dos axônios. Decorre desse mecanismo a atrofia muscular, que também é intensa quando há lesão axonal. Nas neuropatias desmielinizantes, a atrofia é mais discreta, sendo consequente ao desuso.

A hipotonia muscular, geralmente, acompanha os quadros em que o comprometimento periférico é importante. Decorre da interrupção do arco reflexo espinal.

Reflexos profundos

A perda dos reflexos profundos na NP é comum. Vários mecanismos podem estar envolvidos, como perda de fibras aferentes dos fusos musculares, desnervação das fibras musculares intrafusais e dispersão temporal da condução nervosa (condução assíncrona dos impulsos no nervo periférico).

Fasciculações e cãibras

A presença de fasciculações e cãibras não é um achado importante na maioria das polineuropatias. Fasciculações podem ocorrer em algumas neuropatias crônicas e, por vezes, em radiculopatias crônicas.

Alteração da sensibilidade

A sensibilidade está mais comprometida nos segmentos distais dos membros, com frequência assumindo a forma de "bota e luva" e acometendo mais os membros inferiores que os superiores.

Na maioria das polineuropatias, todas as modalidades sensitivas (tátil, térmica, dolorosa, vibratória e cineticopostural) estão comprometidas. Na medida em que a doença progride, há hipoestesia ou anestesia nas partes proximais dos membros e tronco.

Outro padrão de perda sensitiva é a hipoestesia térmica e dolorosa com preservação da sensibilidade tátil, vibratória e cineticopostural. Essa dissociação pseudossiringomiélica é frequente nas neuropatias com comprometimento de axônios mielínicos finos e amielínicos.

Nas neuropatias em que o maior comprometimento é das grandes fibras mielínicas, há perda da sensibilidade tátil, vibratória e cineticopostural, ao passo que a térmica e a dolorosa estão preservadas.

Na maioria das NP, a intensidade da hipoestesia é maior ou proporcional à fraqueza muscular.

Parestesia, hiperestesia e hiperpatia

A dor é considerada um sintoma positivo, ao contrário da perda sensitiva, que é um sintoma negativo. Parestesias são sintomas espontâneos, com frequência referidas como queimação ou formigamento. Podem ocorrer no território de um nervo periférico e, na polineuropatia simétrica, têm o padrão de "bota ou luva" nos membros. Quando sintomas dolorosos são referidos sem estímulo externo, são denominados "disestesias".

Hiperestesia é a sensibilidade aumentada a um leve estímulo mecânico. É, em geral, empregada para designar uma resposta desagradável a um estímulo não nocivo.

Hiperpatia é uma resposta dolorosa, desagradável, a um estímulo nocivo, sobretudo se repetido.

Esses fenômenos ocorrem em lesão parcial do nervo periférico ou durante recuperação da injúria nervosa.

Ataxia sensitiva e tremor

Ataxia sensitiva pode resultar de deaferentação proprioceptiva, ocorrendo nos casos de perda de fibras grossas. Quando a deaferentação acomete os membros superiores e a força muscular é preservada, podem-se observar movimentos pseudoatetóticos nos dedos se os membros são mantidos estendidos com os olhos fechados. Fenômeno semelhante pode ocorrer nos membros inferiores.

Tremor pode estar presente em algumas neuropatias, sobretudo nos membros superiores quando estendidos ou em movimento. Sua causa é incerta.

Alterações tróficas e deformidades

Atrofia muscular é o principal distúrbio trófico decorrente da lesão dos neurônios e/ou axônios motores e ocorre por desnervação.

A presença de deformidades de pés, mãos e coluna é frequente em polineuropatias crônicas, sobretudo naquelas que se iniciam na infância.

A analgesia das partes distais as torna suscetíveis a queimaduras, escaras de decúbito e outras formas de injúria. As falanges distais dos dedos podem ser perdidas e podem se formar úlceras plantares (mal perfurante plantar). A osteoartropatia neurogênica (juntas de Charcot) caracteriza-se pelas enormes deformidades articulares, ausência de manifestações álgicas e, geralmente, início súbito e desenvolvimento rápido.

A pele torna-se atrófica, adelgaçada, lisa e brilhante; as unhas ficam curvas e rígidas; e o tecido subcutâneo, espessado.

Alterações autonômicas

Anidrose e hipotensão ortostática são as manifestações mais frequentes e, muitas vezes, constituem os principais sintomas da neuropatia.

Outras alterações são: pupilas médias ou pequenas, arreativas; boca seca; xeroftalmia; impotência sexual; incontinência urinária; e fecal; dilatação do esôfago e do cólon.

Abordagem clínica das neuropatias periféricas

Muitas causas podem resultar no aparecimento de uma NP, por isso é importante, quando estivermos diante de um paciente com essa hipótese clínica, haver uma sequência na avaliação clínica e laboratorial para procurar diagnosticar sua etiologia e instituir um tratamento adequado.

Em presença de um paciente com neuropatia periférica, a primeira etapa é definir em qual padrão os sintomas e sinais presentes se enquadram: polineuropatia sensitivomotora simétrica; ou mononeuropatia múltipla. Isso porque as polineuropatias têm um grande leque de diagnóstico diferencial, enquanto as mononeuropatias ocorrem em um número menor de etiologias, sendo as mais importantes as vasculites; o diabetes *mellitus*; neuropatia motora multifocal; crioglobulinemia; hanseníase; doença de Lyme; infecção pelo vírus HIV; neurofibromatose; e sarcoidose. O acometimento isolado de fibras sensitivas, autonômicas ou motoras pode ocorrer, porém são pouco comuns.

Nos casos crônicos, além de uma causa adquirida, a possibilidade de uma neuropatia hereditária deve sempre ser considerada. Uma história de longa evolução (anos), com simetria dos sintomas desde o início, presença de pés *cavus* e dedos em martelo ao exame, pode ser interpretada como uma neuropatia hereditária. A história familiar negativa não a exclui, seja pelo caráter recessivo da doença, seja pelos sinais discretos presentes nos familiares e não percebidos por eles.

Para as formas adquiridas, uma abordagem inicial pode ser realizada enfatizando-se quatro grupos etiológicos básicos: distúrbios metabólicos; tóxicos; carenciais; infecciosos; e imunemediados.

Alguns pontos são importantes e devem ser ativamente questionados ao paciente, como história ocupacional, uso de medicamentos, presença de doenças sistêmicas concomitantes e hábitos (alcoolismo, uso de drogas).

Alguns exames laboratoriais costumam ser pedidos na investigação inicial: hemograma; glicemia; hemoglobina glicada; ureia e creatinina; dosagem de hormônios tireoidianos; fator reumatoide; fator antinuclear; dosagem de vitamina B_{12}; índice de segmentação de neutrófilos; imunoeletroforese sérica e urinária; sorologias para os vírus da hepatite e HIV. Exames mais específicos terão indicação de acordo com a história e outras manifestações sistêmicas do paciente.

A eletroneuromiografia, além de confirmar a presença da neuropatia, fornece dados quanto a seu tipo de lesão, ou seja, comprometimento de padrão desmielinizante, axonal ou misto. Enquanto no padrão desmielinizante observam-se diminuição da velocidade de condução nervosa, aumento da latência motora distal, presença de bloqueio de condução ou dispersão temporal e aumento do tempo de latência da onda F; na lesão axonal, o que predomina é uma diminuição importante da amplitude do potencial associada à presença de sinais de desnervação na eletromiografia. Quando ocorre uma mononeuropatia múltipla, esse exame é importante para confirmar quais nervos estão acometidos e o grau desse comprometimento.

Em razão da sequela sensitiva e da resposta patológica, na maioria das vezes, inespecífica, a biópsia de nervo, em geral realizada no nervo sural, é o último exame a ser pedido quando a investigação sistêmica não evidenciou uma etiologia definida. Sua utilidade é maior quando há suspeita clínica de etiologias como vasculites, neuropatia amiloide, hanseníase, infiltração neoplásica do nervo e algumas doenças hereditárias que determinam aparecimento de material de depósito. Em presença das etiologias exemplificadas, o resultado negativo à biópsia deve ser criticamente analisado em conjunção com as manifestações sistêmicas, uma vez que a distribuição dessas anormalidades histológicas é aleatória e, sendo assim, podem não estar contidas num espécime de poucos milímetros de extensão.

Agora, vamos abordar algumas etiologias mais importantes das NP, considerando os grupos básicos citados anteriormente.

Deve-se lembrar que, apesar de uma investigação clinicolaboratorial adequada, cerca de 24% dos pacientes com NP não têm uma etiologia determinada.

Principais etiologias das neuropatias periféricas

Neuropatias adquiridas

Neuropatias decorrentes de distúrbios metabólicos

A causa mais frequente desse grupo é o diabetes *mellitus*, porém outras doenças sistêmicas podem ser exemplificadas: falência renal crônica; falência hepática; hipotireoidismo; hipertireoidismo; acromegalia; entre outros.

Essas neuropatias são, em geral, axonais, com comprometimento sensitivo-motor, embora os sintomas sensitivos distais predominem.

A NP associada à falência renal crônica tem prevalência de 10% a 80%, e a intensidade de suas manifestações clínicas relaciona-se com a duração e gravidade da insuficiência renal. A velocidade de condução motora começa a se alterar quando o *clearance* de creatinina cai abaixo de 10% do normal e a partir daí diminui em paralelo à redução da função renal. Entretanto, a magnitude dos sintomas e sinais da neuropatia urêmica não guarda correlação direta com a velocidade de condução. A apresentação clínica mais frequente é de polineuropatia sensitivo-motora progressiva e simétrica, sendo o sintoma mais importante as disestesias nos pés, com déficit motor leve. O acometimento autonômico é raro. Fisiopatologicamente, acredita-se que o acúmulo de substâncias de peso molecular entre 300 Da e 2.000 Da, como metilguanidina e mioinositol, teria ação neurotóxica. A diálise pode estabilizar ou mesmo melhorar a neuropatia. Quanto ao transplante renal, mesmo neuropatias graves melhoram meses após o transplante.

Cerca de 20% a 50% dos pacientes admitidos em unidades de terapia intensiva (UTI) podem desenvolver polineuropatia do doente crítico. Trata-se de polineuropatia predominantemente motora axonal consequente à síndrome da resposta inflamatória sistêmica (SIRS), em função da sepse, falência de um ou múltiplos órgãos, associada a diferentes condições críticas como pancreatite, traumatismo, queimaduras ou apenas à ventilação mecânica prolongada. Se o paciente sobrevive à condição crítica da doença de base, a polineuropatia apresenta melhora lenta e gradual com sequelas variáveis. Graças aos avanços da Medicina Intensivista com maior sobrevida do paciente crítico, o diagnóstico da polineuropatia do doente crítico tem aumentado na atualidade. Clinicamente, o paciente apresenta tetraparesia, arreflexia profunda, manutenção e prolongamento de insuficiência respiratória com dificuldade para desmame do aparelho de suporte ventilatório. O exame eletroneuromiográfico revela envolvimento axonal e avalia o grau de comprometimento do nervo frênico e da musculatura do diafragma. A biópsia de nervo revela degeneração axonal das fibras motoras e sensitivas, sem evidências de infiltrado inflamatório. Como essas alterações são inespecíficas e não acrescentam informações adicionais, a biópsia de nervo não é rotineiramente realizada.

Pela sua importância, será abordada agora, separadamente, a neuropatia diabética.

Neuropatia diabética

Neuropatia periférica ocorre como complicação do diabetes insulino-dependente tipo 1, insulino-independente tipo 2, bem como no diabetes relacionado a outras síndromes e também à intolerância à glicose.

Evidências clínicas e subclínicas de neuropatia periférica são observadas em cerca de dois terços dos pacientes diabéticos tipos 1 e 2. A prevalência da neuropatia varia de 7,5% à época da descoberta do diabetes a 50% após 25 anos. Esse percentual pode elevar-se de modo considerável se a definição da NP incluir os casos assintomáticos com alterações à eletroneuromiografia. De forma geral, 50% dos pacientes diabéticos apresentam polineuropatia sensitiva, 25% têm síndrome do túnel do carpo, ao redor de 5% têm neuropatia autonômica e neuropatia assimétrica proximal é observada em cerca de 1%. A ocorrência de NP está relacionada com a duração do diabetes *mellitus* e com um controle glicêmico inadequado.

Crianças com diabetes raramente têm neuropatia (2%).

Classificação das neuropatias diabéticas:

- Polineuropatia
  - Polineuropatia sensitiva ou sensitivo-motora.
  - Polineuropatia motora aguda ou subaguda.
  - Neuropatia autonômica.
- Neuropatia focal e multifocal
  - Neuropatia de nervos cranianos.
  - Mononeuropatia de tronco e membros.
  - Neuropatia motora proximal.

Polineuropatia sensitiva

É a forma de apresentação mais frequente. É comum iniciar-se após a instituição de tratamento com insulina ou hipoglicemiantes orais.

Na maioria dos casos de polineuropatia sensitiva, os sintomas são relativamente discretos, podendo o exame revelar anormalidades na ausência de sintomas. Os sinais mais precoces são: perda do reflexo aquiliano; e hipopalestesia nos pés. Quando os sintomas acompanham os sinais, consistem em parestesias nos pés. Sintomas nas mãos são menos comuns. Dor nos membros inferiores é frequente, piorando à noite.

Às vezes, a neuropatia sensitiva é intensa, de instalação rápida ou insidiosa. Há diminuição da sensibilidade cutânea distalmente nos quatro membros e perda da sensibilidade profunda. A ataxia sensitiva pode desenvolver-se com marcha talonante e a perda da sensibilidade dolorosa contribui para o desenvolvimento de úlceras perfurantes nos pés e de artropatia neuropática, sobretudo nas articulações interfalangeanas e metatarsofalangeanas. Nos casos mais graves, a perda sensitiva pode atingir a face anterior do tronco baixo.

A presença de neuropatia autonômica causa anidrose e consequente pele seca. O quadro de ataxia por perda da sensibilidade profunda e atonia vesical com discreta fraqueza dos membros assemelha-se à *tabes dorsalis*; daí a denominação "pseudotabes diabético".

Polineuropatia motora aguda ou subaguda

Certo grau de fraqueza muscular distal e atrofia, em especial nos membros inferiores, geralmente acompanha a polineuropatia sensitiva simétrica.

Entretanto, há descrições de polineuropatia predominantemente motora aguda ou subaguda associada ao diabetes. A apresentação clínica assemelha-se à polirradiculoneurite inflamatória aguda e costuma ser tratada de forma semelhante por se acreditar que a lesão decorra de agressão imunológica. Dúvidas existem se esse quadro constitui uma entidade relacionada ao diabetes.

Neuropatia autonômica

Sintomas de envolvimento autonômico incluem disfunção pupilar e lacrimal, hipotensão postural, alteração da sudorese e reflexos vasculares, atonia do trato gastrointestinal, diarreia, atonia vesical, ejaculação retrógrada, impotência sexual. Também pode ocorrer hipoglicemia sem os sinais premonitórios usuais, resultando em coma. A polineuropatia autonômica do diabetes pode ocorrer de forma isolada, porém costuma estar associada à polineuropatia sensitivo-motora de predomínio sensitivo.

Neuropatia de nervos cranianos

Essas neuropatias costumam ocorrer em pacientes idosos, sendo a alteração mais frequente a lesão isolada do 3º nervo. O 6º nervo é afetado com menos frequência e o 4º nervo raramente é envolvido de forma isolada. O início é, quase sempre, abrupto e pode ser indolor ou associado com cefaleia. A inervação pupilar não costuma ser afetada na paralisia do 3º nervo. A recuperação é a regra.

Excetuando-se os nervos da motricidade ocular, o nervo facial é o mais acometido dos demais nervos.

Mononeuropatias de tronco e membros

Os nervos periféricos podem ser afetados isolada ou associadamente. Os mais afetados são: ulnar; mediano; radial; femoral; cutâneo lateral da coxa; e fibular. O início é, em geral, abrupto, com dor. A lesão situa-se, na maioria dos casos, no mesmo local das paralisias por compressão. Também são descritos casos com dor no tronco decorrente da radiculopatia; esse quadro é denominado "mononeuropatia do tronco" ou "neuropatia toracoabdominal".

Neuropatia motora proximal (amiotrofia diabética)

Há fraqueza muscular assimétrica e atrofia proximal nos membros inferiores e, às vezes, também na região lombar e perineal. A dor é mais intensa à noite. Os reflexos patelares estão abolidos, mas a alteração sensitiva é ausente ou discreta. Os músculos, em geral, afetados são o ileopsoas, quadríceps femoral e adutores, com preservação dos extensores da coxa e flexores da perna. Os músculos dos membros superiores raramente são afetados.

A tendência à recuperação espontânea é grande e o quadro pode ocorrer de um lado, regredir e, então, aparecer do lado oposto. O local mais provável de lesão é o nível das raízes ou nervos espinais.

Patologia

Há perda de axônios nos nervos periféricos e desmielinização segmentar, que, em geral, é secundária às alterações dos axônios. Fibras amielínicas estão reduzidas em número, em alguns casos. Lesões similares são encontradas nas raízes e colunas posteriores da medula espinal, no gânglio simpático e ramos comunicantes. Lesões vasculares obliterativas ocorrem em razão do espessamento das paredes dos capilares endoneurais, os quais podem também apresentar duplicação da membrana basal.

Patogênese

As diferentes formas clínicas da doença sugerem que mais de um mecanismo pode estar envolvido na etiopatogênese da neuropatia diabética. As alterações vasculares, bem como as metabólicas, parecem ser responsáveis pelo comprometimento dos nervos periféricos. Um modelo fisiopatológico simplificado relaciona as neuropatias focais e multifocais ao envolvimento vascular e as polineuropatias, ao distúrbio metabólico.

Mononeuropatia de nervos cranianos e periféricos, assimétrica, parece ter origem isquêmica secundária à doença do *vasa nervorum.*

Nas polineuropatias, alterações metabólicas são aventadas: acúmulo de sorbitol no nível das células de Schwann; deficiência de mioinositol com redução da velocidade de condução. A disfunção metabólica gerada nos corpos celulares comprometeria o transporte axonal com decorrente atrofia axonal distal (*dying back*).

Tratamento

Como há relação entre lesão de nervos periféricos e controle glicêmico inadequado, o ponto principal do tratamento é a manutenção da glicemia relativamente normal.

A dor pode ser um sintoma importante e, várias drogas, como carbamazepina, gabapentina, pregabalina e antidepressivos tricíclicos, são recomendadas para seu tratamento.

Neuropatias tóxicas e carenciais

Neuropatias relacionadas às drogas

A maioria das neuropatias causadas por drogas é predominantemente distal, simétrica e sensitivomotora. Os sintomas sensitivos costumam predominar e a dor é comum.

A eletroneuromiografia e o padrão histológico sugerem degeneração axonal sem características específicas e, portanto, a biópsia de nervo não é diagnóstica. Quando a exposição à droga cessa, o paciente ainda piora um pouco antes de começar a melhorar. A recuperação ocorre em meses e costuma ser incompleta.

As drogas que causam neuropatia são muito variadas, entre as quais destacam-se: amiodarona; cloranfenicol; cloroquina; colchicina; dapsona; zalcitabina; disulfiram; isoniazida; etambutol; hidralazina; metronidazol; nitrofurantoína; fenitoína; piridoxina; talidomida; sinvastatina; dideoxicitidina; óxido nitroso; cisplatina; suramin; vincristina.

A isoniazida aumenta a excreção de piridoxina (vitamina B_6) e, portanto, a sua reposição previne o aparecimento de neuropatia. Por outro lado, uma dose muito elevada de piridoxina causa uma neuroatia sensitiva atáxica.

Neuropatias relacionadas a toxinas

A chave do diagnóstico de uma neuropatia causada por metais pesados é o reconhecimento do quadro sistêmico, com comprometimento hematológico ou não, que acompanha a síndrome periférica. É comum que a exposição aguda a elevadas concentrações determine a ocorrência de polineuropatia predominantemente motora de instalação aguda. A polineuropatia prevalentemente sensitiva, por sua vez, está associada à exposição crônica a baixas concentrações.

Neuropatia por arsênico: além da polineuropatia periférica sensitivo-motora, há pancitopenia, alterações digestivas (dores abdominais, vômitos e diarreia), cutâneas (hiperqueratose das regiões palmar e plantar, melanose e alopecia) e nas unhas (estrias transversas esbranquiçadas).

Neuropatia por chumbo: causa dor abdominal, anemia, linha plúmbica na margem das gengivas e alterações auditivas. Em geral, a neuropatia é predominantemente motora, com predileção pelo nervo radial, sendo a lesão axonal.

Neuropatia por tálio: causa sintomas gastrointestinais. A neuropatia periférica é sensitivomotora, distal e dolorosa. Alopecia costuma ocorrer 2 a 3 semanas após o início da neuropatia.

O diagnóstico das NP causadas por metais é feito pelo nível sérico elevado do metal no sangue, urina, cabelo ou unhas. O tratamento é feito com parada da exposição ao agente e utilização de agentes quelantes.

Neuropatia alcoólica

Ocorre em 25% a 66% dos pacientes alcoólatras e o quadro típico é uma neuropatia que acomete sobretudo os membros inferiores, com prevalência sensitiva; há presença de hiperestesia nos pés, abolição dos reflexos aquileus e leve déficit distal. Menos frequente é a apresentação isolada como polineuropatia autonômica em 15% dos pacientes.

A causa não está definida, podendo ser decorrente do efeito tóxico do etanol ou do quadro carencial associado, ou ambos.

O tratamento da neuropatia consiste em cessar o consumo de álcool e manter uma nutrição adequada. A melhora é gradual, ocorrendo em meses, e pode ser incompleta.

Neuropatias carenciais

- **Deficiência de vitamina B_1 (tiamina):** causa beribéri, cujo quadro principal é a falência cardíaca e a polineuropatia periférica, que é distal e axonal, sendo o sintoma sensitivo a principal manifestação. A progressão causa déficit motor. Com a reposição vitamínica, as manifestações cardíacas costumam melhorar em horas ou dias, enquanto a melhora neurológica ocorre em 3 a 6 meses, sendo as manifestações motoras mais responsivas que as sensitivas.
- **Deficiência de vitamina B_6 (piridoxina):** provoca neuropatia periférica, cuja causa mais frequente é

o aumento de sua excreção consequente ao uso da isoniazida, droga empregada no tratamento da tuberculose. Por outro lado, a ingestão excessiva dessa vitamina causa uma neuropatia sensitiva atáxica.

- **Deficiência de vitamina B_{12} (cobalamina):** a absorção dessa vitamina no íleo depende de sua ligação com o fator intrínseco produzido na mucosa gástrica. Sua deficiência pode ser resultante da falta de oferta, alterações gástricas e de absorção, bem como cirúrgicas gastrointestinais e bariátricas. Pode causar uma leve polineuropatia que não ocorre isoladamente, sendo o quadro clínico principal relacionado a uma mielopatia com lesão da coluna posterior e lateral (degeneração combinada subaguda). A reposição da vitamina B_{12} por via intramuscular costuma reverter parcialmente o quadro.
- **Deficiência de vitamina E:** causa síndrome espinocerebelar e arreflexia, ataxia de marcha e membros e diminuição da sensibilidade vibratória e anartrestesia. Sua deficiência decorre de má absorção, e a lesão periférica se dá sobretudo nos processos centrais dos neurônios do gânglio da raiz dorsal. A suplementação vitamínica costuma cessar a progressão, inclusive com recuperação do quadro.

Neuropatias infecciosas

Neuropatias relacionadas ao vírus HIV

Neuropatias sintomáticas ocorrem em 10% a 15% dos pacientes HIV-positivos e a incidência aumenta na medida em que a contagem de linfócitos CD4 diminui e a imunodeficiência aumenta.

Vários tipos de neuropatia ocorrem nos pacientes com infecção pelo vírus HIV. Nos estágios tardios da doença, o quadro mais comum é uma neuropatia distal dolorosa, sobretudo nos pés, com alteração sensitiva mais importante e comprometimento motor menor. A causa desse tipo de neuropatia é incerta, sendo improvável uma ação direta do vírus HIV. Soma-se a possibilidade de neuropatia decorrente do efeito tóxico das drogas antirretrovirais ou por associação de quadros carenciais.

Pacientes assintomáticos, com infecção pelo vírus HIV, muitas vezes na época da soroconversão, podem apresentar quadro de polirradiculoneurite aguda ou crônica, de modo similar aos pacientes HIV-negativos, exceto pela presença de pleocitose no líquido cefalorraquidiano (LCR).

Duas síndromes periféricas causadas pelo citomegalovírus podem ocorrer nos estágios avançados da doença: mononeuropatia múltipla grave; e polirradiculopatia lombossacral aguda.

Neuropatias relacionadas ao vírus da hepatite C

Cerca de 10% dos pacientes com hepatite C apresentam neuropatia periférica. O mecanismo de ação resulta da microvasculite secundária à presença do vírus, e não a uma ação direita deste em associação ou não com crioglobulinas séricas.

A neuropatia pode se manifestar como uma polineuropatia sensitiva ou sensitivo-motora ou mesmo como uma mononeuropatia múltipla, que é a apresentação mais comum.

Neuropatia relacionada à hanseníase

A hanseníase é uma doença infecciosa primária do SNP causada pelo *Mycobacterium leprae*. A lesão inicial é uma pápula ou mácula geralmente hipopigmentada, com diminuição da sensibilidade em virtude da invasão dos nervos cutâneos pelo bacilo, e surge após o período de incubação, que varia de 3 meses a 40 anos. A manifestação clínica é determinada pela resposta imune do hospedeiro. A forma tuberculoide caracteriza-se por resposta imune de base celular com perfil de citocinas Th1 com formação de granuloma e a lesão nervosa costuma ser assimétrica e confinada à proximidade da lesão cutânea. Na forma lepromatosa, apesar da anergia específica ao bacilo, há resposta com linfócitos B policlonais e painel de citocinas Th2, não há formação de granuloma com proliferação e disseminação do agente. Nas formas *borderline*, as deformidades são, de modo geral, mais intensas em razão do maior número de nervos envolvidos, da progressão mais rápida e da instabilidade imunológica (estados reacionais). A hanseníase neural pura perfaz cerca de 10% dos casos e apresenta diagnóstico clínico difícil na ausência de áreas cutâneas anestésicas, já que a biópsia de nervo pode não revelar a presença do bacilo e a reação em cadeia da polimerase (PCR) para *M. leprae* tem sido descrita como negativa em 53% dos casos. Ainda, as neurites agudas podem se sobrepor à neuropatia previamente existente em decorrência da agressão imunológica ao nervo deflagrada pelos estados reacionais.

O sintoma principal é a perda sensitiva, sobretudo à dor e à temperatura, acometendo nervos cutâneos e mistos em partes do corpo com temperatura relativamente baixa, assumindo o padrão de lesão neural com distribuição focal ou multifocal que, na forma lepromatosa, pode mostrar confluência dos déficits. A perda sensitiva é acompanhada de perda da função motora em virtude da invasão de nervos próximos da pele (o nervo ulnar é o mais acometido). O diagnóstico é feito pela biópsia de pele ou nervo. O tratamento é realizado, sobretudo, com sulfonas, sendo dapsona a mais utilizada. Nas formas reacionais de tipos 1 e 2, os corticosteroides são empregados no tratamento da neurite.

Neuropatia relacionada ao vírus da varicela-zóster

A reativação do vírus da varicela-zóster latente nos neurônios sensitivos do gânglio da raiz dorsal ou gânglios cranianos causa uma ganglionite inflamatória e necrótica, com alteração sensitiva no dermátomo e dor. Algumas vezes, a inflamação se estende à raiz dorsal, medula espinal e raiz ventral, e fraqueza no miótomo correspondente pode ser encontrada em 30% dos pacientes. Após a resolução do *rash* cutâneo, pode ocorrer neuralgia pós-herpética, cuja incidência aumenta com a idade.

Neuropatias imunomediadas

Síndrome de Guillain-Barré (SGB) ou polirradiculoneurite aguda

A síndrome de Guillain-Barré (SGB) é caracterizada clinicamente por déficit motor progressivo em geral ascendente, de instalação aguda acompanhada de arreflexia, com ou sem alteração sensitiva e com recuperação espontânea dentro de intervalo de tempo variável.

Com base nos estudos patológicos e eletroneurofisiológicos, a SGB pode ser dividida em formas predominantemente desmielinizantes ou axonais.

Histologicamente, os casos a princípio descritos apresentavam desmielinização inflamatória primária nas raízes e nervos, sobretudo motores. Essas formas foram denominadas "polineuropatia inflamatória aguda desmielinizante" (AIDP, do inglês *acute inflammatory demyelinating polyneuropathy*).

Com o avanço dos procedimentos diagnósticos, em especial eletroneuromiográficos e imunológicos, outras formas de SGB foram descritas. Uma das mais importantes entidades é a forma axonal pura de SGB, com degeneração axonal das fibras motoras e sensitivas e denominadas sob o acrônimo AMSAN, do inglês *acute motor sensory axonal neuropathy*.

Posteriormente, outras formas com degeneração axonal apenas das fibras motoras foram descritas e denominadas sob o acrônimo AMAN, do inglês *acute motor axonal neuropathy*.

Atualmente, sob a denominação SGB, incluem-se formas distintas da doença.

Formas com quadro de déficit motor predominante:

- Polirradiculoneurite aguda inflamatória desmielinizante (AIDP).
- Neuropatia axonal sensitivo-motora aguda (AMSAN).
- Neuropatia axonal motora aguda (AMAN).

Além dessas formas, são descritas outras variantes com quadro clínico predominante distinto:

- Síndrome de Miller Fisher.
- Forma faringocervicobraquial.
- Neuropatia aguda pandisautonômica.

Fatores predisponentes

Em cerca de dois terços dos casos, a SGB é antecedida por eventos que precedem de 1 a 3 semanas o desenvolvimento da paralisia aguda ascendente. São descritos infecção de vias aéreas superiores, diarreia e, mais raramente, após procedimentos cirúrgicos ou vacinação e associação com outras doenças, doença de Hodgkin, lúpus eritematoso sistêmico, hepatite viral, micoplasma, doença de Lyme, sarcoidose e infecção pelo vírus HIV. Estudos mais recentes enfatizam a associação da infecção pelo *Campylobacter jejuni*, uma causa de diarreia aguda, com as formas axonais da SGB.

Sintomas e sinais

Os pacientes costumam apresentar infecção respiratória ou gastrointestinal aguda com duração de poucos dias. Após 1 a 3 semanas, desenvolve-se a "paralisia ascendente", ou seja, os membros inferiores são envolvidos inicialmente e, após alguns dias depois, os membros superiores. Embora descrita como paralisia ascendente, a fraqueza geralmente acomete tanto músculos proximais como distais do mesmo membro. Instalação descendente com início nos membros superiores e na face também pode ocorrer (forma faringocervicobraquial). Cerca de um terço dos pacientes pode evoluir até insuficiência respiratória, necessitando de ventilação mecânica, e 50% têm envolvimento dos nervos cranianos, sobretudo da mímica facial. Metade dos pacientes desenvolve déficit orofaríngeo e 10% a 20% têm envolvimento da motricidade ocular extrínseca. A fraqueza muscular é relativamente simétrica, acompanhada de arreflexia, um sinal precoce na evolução da doença. Embora os sintomas sejam predominantemente motores, o paciente costuma ter discreta alteração sensitiva, a qual pode inaugurar o quadro na AIDP e AMSAN. Em contraste, distúrbios sensitivos estão ausentes nos pacientes com AMAN. Cerca de metade dos pacientes têm disfunção autonômica, com flutuação da pressão arterial, arritmia cardíaca, disfunção gastrointestinal, retenção urinária e edema pulmonar neurogênico.

O grau máximo de incapacidade ocorre geralmente entre 1 e 4 semanas. Mais de 50% dos pacientes atingem o grau máximo de incapacidade em 2 semanas; 80%, em 3 semanas. É muito raro os sintomas piorarem após 4 semanas. A maioria dos pacientes com AIDP atinge o grau máximo de incapacidade em 11 a 12 dias, e todos atingem o máximo em 4 semanas. Os pacientes com AMAN e AMSAN atingem o grau máximo de incapacidade em cerca de 6 dias.

O ponto de maior déficit neurológico é sucedido por uma fase de platô por 2 a 4 semanas e, após, por uma recuperação geralmente em poucos meses. Após 6 meses de evolução da doença, 85% dos pacientes já voltaram a deambular, entretanto somente 15% deles ficam sem nenhum déficit residual e, apesar do avanço da terapêutica de suporte e imunomoduladora, a taxa de mortalidade permanece entre 3% e 8%. As causas mais comuns de óbito incluem falência respiratória com e sem sepse, embolia pulmonar e disautonomia. Cerca de 65% dos pacientes permanecem com sintomas e sinais menores, como pé caído ou parestesias distais, os quais não impedem as atividades diárias. Déficit motor permanente, em geral acometendo os membros inferiores ou perda sensitiva, ocorre em 5% a 10% dos casos. Incapacidade mais prolongada ocorre sobretudo naqueles com AMSAN. Muitos desses pacientes são incapazes de andar após 1 ano do início do quadro.

Variantes da SGB com outros quadros predominantes

Síndrome de Miller Fisher

A síndrome de Miller Fisher é caracterizada por oftalmoplegia, ataxia e arreflexia na ausência de fraqueza muscular importante, e é considerada uma variante da SGB, em razão de seu início agudo, curso monofásico com recuperação posterior e aumento da proteína no LCR sem pleocitose. A oftalmoplegia evolui em 1 a 3 dias, sendo, em geral, grave e completa e relativamente simétrica. Alguns pacientes têm ptose e a função pupilar é normal.

Neuropatia pandisautonômica aguda

A falência autonômica costuma acometer o sistema simpático e parassimpático. As manifestações mais comuns são hipotensão postural, manifestações gastrointestinais (náuseas, vômitos, diarreia, obstipação e dor abdominal), intolerância ao calor decorrente da diminuição da sudorese, visão borrada, olhos secos, retenção urinária e impotência. Os reflexos podem estar diminuídos e um quarto dos pacientes tem alteração sensitiva distal. A recuperação pode ser completa, mas em muitos casos é gradual e incompleta.

Exames complementares

Após 1 semana de evolução, observa-se, no LCR, um aumento da concentração de proteína com celularidade normal (dissociação proteinocitológica), que atinge o máximo entre as 4ª e 6ª semanas. A elevação da concentração proteica resulta provavelmente da quebra de barreira hematoliquórica.

O estudo eletroneuromiográfico é importante para definir o padrão desmielizinante ou axonal da SGB.

Tratamento

O primeiro ponto a ser considerado no tratamento da SGB é a terapêutica de suporte, com prevenção de trombose venosa profunda, fisioterapia adequada e monitorização da evolução da doença para detecção precoce do comprometimento respiratório, sintomas bulbares e instabilidade autonômica.

Como já referido no quadro clínico, muitos dos pacientes na evolução da doença ficam restritos ao leito, 30% necessitam de assistência ventilatória, 5% a 10% podem evoluir com déficit funcional persistente e 3% a 8% evoluem para óbito. Portanto, o emprego de uma terapêutica que acelere a recuperação da doença ou, se possível, que impeça a evolução para um grau de incapacidade mais importante, sempre foi pesquisado.

A plasmaférese foi o primeiro tratamento comprovadamente eficaz na SGB. Fatores humorais, incluindo anticorpos, imunecomplexos, complemento e outros mediadores inflamatórios são mecanicamente removidos. O maior problema na realização da plasmaférese é o acesso venoso. A utilização de veia periférica é mais segura, embora, muitas vezes, torne-se necessário o emprego de cateteres intravenosos de duplo lúmem.

Assim, apesar de sua eficácia, em vista muitas vezes de dificuldades técnicas, dos riscos e da própria disponibilidade em se realizar a plasmaférese, outras formas de tratamento continuaram sendo estudadas. Vários trabalhos evidenciaram a ação benéfica da imunoglobulina endovenosa. A resposta a essa terapêutica mostrou-se igualmente eficaz à plasmaférese. Concluindo, atualmente os dois tratamentos – imunoglobulina e plasmaférese – são eficazes nos pacientes com SGB. Muitas vezes a opção entre um dos dois dependerá da disponibilidade de cada um nos diversos serviços. Evidências sugerem que não há benefício em aplicar novo curso de imunoglobulina após falência de resposta com o primeiro ou utilizar a outra opção terapêutica quando a primeira foi ineficaz.

Polirradiculoneurite Crônica (PRNC) ou CIDP (Chronic Inflammatory Demyelinating Polyradiculoneuropathy)

A PRNC é uma polineuropatia desmielinizante adquirida, provavelmente de natureza imunológica.

A instalação da doença costuma ser lentamente progressiva ou com períodos de flutuação da fraqueza muscular, estabelecendo-se como crônica uma evolução de pelo menos 2 meses. Na forma idiopática, o déficit motor é, em geral simétrico, acometendo tanto a musculatura proximal como a distal e costuma ter início nos membros inferiores, raramente evoluindo para insuficiência respiratória. O envolvimento sensitivo é frequente, com hipoestesia distal em "bota e luva" e comprometimento da sensibilidade profunda. De modo geral, há arreflexia generalizada. Os nervos cranianos também podem ser acometidos.

O diagnóstico pode ser feito por meio do quadro clínico, das alterações eletroneuromiográficas que evidenciam a presença de desmielinização, e o LCR mostra dissociação proteinocitológica. A biópsia de nervo só é realizada quando há dúvidas em relação ao diagnóstico.

A resposta positiva ao tratamento imunossupressor é uma das melhores evidências de que a PRNC é uma doença imunologicamente mediada.

Corticosteroides são preconizados e reconhecidos como tratamento eficaz. Outros agentes imunossupressores também são usados, como azatioprina, ciclofosfamida e ciclosporina. A plasmaférese e a imunoglobulina também são benéficas, sendo atualmente consideradas, por vários autores, como tratamento de 1ª escolha. Entretanto, muitos pacientes costumam piorar com a retirada ou o espaçamento das sessões de plasmaférese ou da administração de imunoglobulina, sendo necessária uma associação com drogas imunossupressoras.

Variantes da PRNC

PRNC associada a outras doenças sistêmicas

Diversas doenças podem estar associadas à PRNC: lúpus eritematoso sistêmico; diabetes *mellitus*; síndrome nefrótica; tireotoxicose; hepatite tipo B; infecção pelo vírus da imunodeficiência humana; gamopatia monoclonal de significado indeterminado ou associada ao mieloma múltiplo; mieloma osteosclerótico (síndrome de POEMS); macroglobulinemia; e doença de Castleman.

Neuropatia desmielinizante simétrica adquirida distal (DADS, do inglês *distal acquired demyelinating symmetric neuropathy*)

O quadro clínico da DADS caracteriza-se por uma polineuropatia simétrica crônica, distal, sensitivomotora, predominantemente sensitiva e atáxica com padrão desmielinizante. Predomina no sexo masculino, iniciando-se, de hábito, a partir da sexta década. Em geral, não há boa resposta ao tratamento imunossupressor.

Neuropatia sensitivomotora desmielinizante multifocal adquirida (MADSAM – *multifocal acquired demyelinating sensory and motor neuropathy*) ou síndrome de Lewis-Sumner

Os pacientes com MADSAM apresentam quadro de mononeuropatia múltipla sensitivo-motora crônica, de início insidioso e progressão lenta. O acometimento inicia-se nos membros superiores e, depois, atinge os membros inferiores, sendo predominantemente distal. Os nervos cranianos podem ser acometidos, e os reflexos estão diminuídos ou ausentes. Há aumento da proteína no LCR e o estudo eletrofisiológico mostra sinais de desmielinização com bloqueio de condução, associado à alteração do estudo das fibras nervosas sensitivas. Há boa resposta terapêutica com imunoglobulina e corticosteroides.

Neuropatia motora multifocal (MMN)

A MMN é uma neuropatia crônica adquirida, imunomediada, desmielinizante, caracterizada clinicamente por déficit motor assimétrico e atrofia na distribuição dos vários nervos periféricos. O acometimento seletivo e multifocal das fibras motoras, associado aos achados eletroneuromiográficos de desmielinização e à perda axonal secundária, constitui a base do diagnóstico da doença.

Há predomínio no sexo masculino (3:1) e a idade varia da segunda à oitava década. O quadro clínico da MMN caracteriza-se por déficit motor lentamente progressivo, distal, assimétrico, que costuma se iniciar distalmente nos membros superiores. Os reflexos miotáticos podem estar diminuídos, mas geralmente são preservados nas regiões não afetadas. Os sintomas e sinais sensitivos não ocorrem e o acometimento dos nervos cranianos e falência respiratória são incomuns.

Ao contrário da PRNC, a concentração proteica no LCR, na MMN, é normal. De 40% a 80% dos pacientes com MMN têm anticorpos IgM poliglonais antigangliosídeos, sobretudo GM1, entretanto a presença desses anticorpos não é necessária para o diagnóstico de MMN e não está relacionada à resposta ao tratamento.

O estudo da condução nervosa sensitiva costuma ser normal na MMN. O bloqueio de condução ocorre no axônio motor, mas não no axônio sensitivo, e é definido como uma redução de 50% da amplitude do potencial evocado motor proximal em comparação aos sítios de estimulação distal. Sítios de compressão, dispersão temporal e cancelamento de fase devem ser descartados. Embora o bloqueio de condução seja considerado o achado característico da MMN, outros sinais de desmielinização (latência motora distal prolongada, dispersão temporal, diminuição da velocidade de condução motora e aumento do tempo de latência da onda F) podem também estar presentes. Inúmeros autores consideram que a presença de bloqueio de condução não é necessária para o diagnóstico da MMN se outros sinais de desmielinização estiverem presentes.

Ao contrário dos pacientes com PRNC, poucos pacientes com MMN melhoram com corticosteroides e plasmaférese, e alguns deles podem até mesmo piorar com esse tratamento. A ciclofosfamida foi o primeiro imunossupressor a se mostrar eficaz no tratamento da MMN e, atualmente, a imunoglobulina é o tratamento de escolha nessa doença, em razão dos efeitos colaterais da ciclofosfamida.

Neuropatias associadas a paraproteínas

Essas neuropatias constituem um grupo heterogêneo, incluindo neuropatias axonais, desmielinizantes e mistas, associadas com a presença de uma (ou mais) proteína monoclonal circulante (IgG, IgA ou IgM). A maioria dessas neuropatias ocorre em associação com uma gamopatia monoclonal "benigna" de causa indeterminada (MGUS), mas em alguns pacientes a neuropatia está associada a mieloma múltiplo, mieloma osteosclerótico (síndrome de POEMS), amiloidose sistêmica, macroglobulinemia ou linfoma.

Neuropatias vasculíticas

Essa neuropatia ocorre em razão do envolvimento de vasos nutrientes do nervo por um processo inflamatório que deve ser relativamente extenso, uma vez que é rica a vascularização dessa região.

A vasculite tende a ser focal, assimétrica, com desenvolvimento de uma mononeuropatia múltipla em cerca de 60% dos casos. Na evolução, com o comprometimento progressivo, há confluência dos nervos envolvidos. As apresentações como polineuropatia periférica ou mononeuropatia isolada são descritas nos restantes. As manifestações sensitivas costumam predominar e inauguram o quadro clínico, com o aparecimento de déficit motor posterior.

As vasculites sistêmicas que cursam com neuropatia periférica são: poliarterite nodosa (ocorrência de NP em 50% a 70% dos pacientes); vasculite reumatoide; síndrome de Sjögren; granulomatose de Wegener; síndrome de Churg-Strauss; e lúpus eritematoso sistêmico.

O diagnóstico de um tipo particular de vasculite depende das manifestações sistêmicas associadas aos marcadores séricos específicos. A biópsia de nervo periférico pode ser útil ao diagnóstico etiológico definitivo, sobretudo na ausência de manifestações sistêmicas e biomarcadores específicos, o que caracteriza a vasculite isolada de nervo periférico que, por sua vez, perfaz 30% das vasculites que atingem o nervo. As alterações patológicas encontradas no nervo não diferem das de outros tecidos e podem mostrar infiltrado inflamatório perivascular ou intramural, com ou sem focos de necrose fibrinoide na parede do vaso, fibrose ou oclusão da luz vascular. O vaso epineural é o local mais acometido, com decorrente perda de fibras nervosas, sobretudo nas regiões centrais, com graus variáveis de lesão axonal e desmielinização segmentar.

O tratamento é feito com prednisona em altas doses, associada ou não à ciclofosfamida ou a outro imunossupressor. A vasculite sistêmica tem alta taxa de mortalidade, entretanto a neuropatia raramente é a causa do óbito, embora possa causar grande incapacidade. A maioria dos pacientes com vasculite isolada do nervo periférico responde bem ao tratamento com sequelas de menor grau de incapacidade, sendo menor a resposta terapêutica nas vasculites sistêmicas necrosantes.

Neuropatias paraneoplásicas

O sistema nervoso, como um todo, pode apresentar disfunções relacionadas aos efeitos remotos do câncer. O SNP, em especial, pode ser acometido e apresentar manifestações sensitivas ou sensitivomotoras. De modo geral, as manifestações clínicas são de frequência relativamente baixa, variável de 1,7% a 20%, dependendo do tipo do tumor e das diferentes casuísticas. No entanto, o exame eletroneuromiográfico e a biópsia de nervo revelam envolvimento do SNP com frequência de 5,5% a 44%, com os mais variados tipos de tumores. Tumores de pequenas células do pulmão, linfoproliferativos, tumores do aparelho digestivo ou de qualquer outro tipo podem produzir polineuropatias sensitivas ou sensitivo-motoras, ganglionites, gangliorradiculites em caráter subagudo e, com maior frequência, agudo ou crônico, com parestesias, disestesias e ataxia consequente à perda da propriocepção e anestesia associada. Adicionalmente, o paciente com neuropatia pode apresentar manifestação relacionada ao SNC, com sinais cerebelares, do tronco cerebral ou manifestações cognitivas ou de personalidade. Do ponto de vista laboratorial, os exames de rotina podem apresentar alterações como aumento da velocidade de hemossedimentação (VHS), hipercalcemia, gamopatias e outras. O LCR pode ser normal ou mostrar pleocitose linfocítica e aumento de proteína. A pesquisa de anticorpos contra antígeno nuclear neuronal, o anti-Hu, é específica e sensível e contribui de modo decisivo para o diagnóstico. Anticorpos contra a proteína p-23 de nervo periférico quase sempre estão relacionados a polineuropatias secundárias aos linfomas. O anticorpo anti-Trotter é também um bom marcador para a polineuropatia paralinfomatosa da doença de Hodgkin. Quando, além do comprometimento do SNP, outras áreas do sistema nervoso também estão envolvidas, outros marcadores importantes devem ser considerados. Por exemplo, quando há manifestações cerebelares, pode-se coletar anti-Yo (anticélulas de Purkinje), anti-CV2, além do próprio anti-Hu; nas mielites, deve-se considerar o anticorpo antianfifisina e anti-Hu e, nas ganglionopatias autonômicas, podem ser encontrados anticorpos antirreceptor de acetilcolina neuronal.

É importante frisar que o envolvimento do SNP quase sempre precedem o aparecimento do tumor, o que exige, em alguns casos, uma pesquisa de processos tumorais associados não só na primeira avaliação médica, mas também durante o seguimento clínico do paciente.

Neuropatias geneticamente determinadas

Esse grupo de NP caracteriza-se pela presença de doenças com caráter hereditário e evolução crônica com comprometimento dos nervos periféricos, de modo simétrico na sua grande maioria.

As neuropatias hereditárias podem ser divididas em dois subgrupos: no primeiro, a neuropatia é um dos componentes de doença multissistêmica ou um dos elementos de doença neurológica generalizada; e, no segundo, o nervo periférico é o constituinte primário da doença. Esse último grupo pode ser subdividido em neuronopatias motoras hereditárias (atrofia espinal hereditária), neuropatias hereditárias sensitivo-motoras ou doença de Charcot-Marie-Tooth (CMT), neuropatias autonômicas e sensitivas (HSAN, do inglês *hereditary sensory autonomic neuropathy*) e outros grupos menores.

Entre as neuropatias hereditárias associadas a defeitos metabólicos específicos que cursam com manifestações neurológicas mais generalizadas ou de outros sistemas do organismo, podemos citar: leucodistrofia metacromática; doença de Krabbe; doença de Refsum; doença de Fabry; doença de Tangier; neuropatia amiloidótica hereditária; e porfiria hepática hereditária.

Das amiloidoses hereditárias neuropáticas, a neuropatia amiloidótica transtirretiana é a mais comum em nosso meio, ocorrendo em pacientes de ascendência portuguesa, e era anteriormente denominada "polineuropatia amiloidótica familiar tipo 1". A herança é autossômica dominante, tendo início entre 25 e 35 anos de idade, com frequência igual nos dois sexos. A alteração genética mais comum nessa forma está associada à mutação do gene da transtirretina (também denominada "pré-albumina"), causando substituição da metionina por valina no aminoácido 30 dessa proteína, que está depositada no material amiloide.

O quadro clínico apresenta polineuropatia periférica sensitivo-motora, predominantemente sensitiva, e distúrbios autonômicos caracterizados por hipotensão postural, impotência sexual, diminuição da sudorese, incontinência urinária e fecal, alteração da motilidade intestinal com vômitos, diarreia e distensão abdominal. Podem também ocorrer envolvimento cardíaco (bloqueio de ramo, hipertrofia ventricular esquerda, sinais de isquemia) e alterações oculares (opacificação vítrea, depósito ao redor de vasos retinianos, margem irregular da pupila e reação retardada à luz). A evolução é lenta com progressivo envolvimento das fibras mielinizadas grossas, resultando em caquexia e morte 10 a 15 anos após o início dos sintomas.

As neuropatias relacionadas às porfirias hepáticas têm caráter autossômico dominante e são de três tipos: porfiria aguda intermitente; porfiria *variegata*; e coproporfiria hereditária. Apesar de pertencer ao grupo de porfirias hepáticas, na porfiria cutânea tardia não ocorre acometimento do SNP.

Na porfiria aguda intermitente, o quadro clínico é caracterizado por ataques agudos inicialmente com sintomas abdominais (dor, náuseas, vômitos, obstipação), acompanhados por taquicardia e hipertensão arterial. Depois, há alterações psíquicas (confusão, delírio), convulsões e, por fim, cursa com o aparecimento de neuropatia, que é predominantemente motora, com instalação aguda, de modo semelhante à SGB, sendo um diagnóstico diferencial dessa última. Durante o ataque, precursores das porfirinas (ácido aminolevulínico e porfobilinogênio) são excretados na urina.

Na porfiria *variegata,* além dos ataques agudos descritos anteriormente, observa-se fotossensibilidade cutânea decorrente do depósito de porfirinas (coproporfirina e protoporfirina) na pele, as quais são excretadas nas fezes.

A coproporfirina hereditária é mais rara e pode apresentar-se com ataques agudos e fotossensibilidade cutânea, resultante, sobretudo, do acúmulo da coproporfirina, que também é excretada nas fezes.

No grupo das neuropatias hereditárias com acometimento quase exclusivo do SNP, destacam-se as neuropatias hereditárias sensitivo-motoras ou doença de Charcot-Marie-Tooth (CMT), grupo heterogêneo de doenças que podem ser classificadas de acordo com seu quadro clínico, genético, neurofisiológico e patológico.

A doença de Charcot-Marie-Tooth (CMT) é o tipo mais frequente de neuropatia, com prevalência de 1:2.500. Exibe ampla variabilidade fenotípica e genética, com mais de 50 genes identificados em associação a esse grupo de neuropatias. Segundo o padrão de herança, esse grupo é dividido em formas autossômicas dominantes, cuja representante mais comum é a CMT tipo 1 (desmielinizante), seguida pela CMT tipo 2 (axonal), além de formas recessivas e ligadas ao X.

A doença de Charcot-Marie-Tooth tipo 1 (CMT1) é caracterizada por uma fraqueza distal, lentamente progressiva e que acomete, sobretudo, os músculos fibulares e tibiais anteriores, tornando-se sintomática entre a primeira e a segunda décadas. Deformidades dos pés, arreflexia e perda sensitiva distal são comuns, e ataxia dos membros superiores, tremor e hipertrofia dos nervos periféricos acometem um terço dos pacientes. Esse último sinal reflete a alteração patológica caracterizada por repetidos e sucessivos eventos de desmielinização e remielinização (bulbos de cebola). A CMT tipo 1 é geneticamente heterogênea, com formas clínicas autossômicas dominantes relacionadas ao lócus no cromossomo 17 (CMT1A), cromossomo 1 (CMT1B), CMT1C descrita em associação ao lócus do LITAF (*lipopolysaccharide induced tumour necrosis factor*) e CMT1D ligada ao lócus ERG2 (*early grow response* 2). As formas desmielinizantes relacionadas ao cromossomo X são denominadas CMT X.

Antigamente classificada como Charcot-Marie-Tooth tipo 3, a doença de Dejerine-Sottas ou hipomielinização congênita é uma neuropatia de caráter autossômico recessivo, desmielinizante com hipomielinização, de início geralmente anterior aos 2 anos de idade, com manifestações clínicas mais marcantes que as do tipo 1, apresentando diminuição importante da velocidade de condução nervosa. Estudos genéticos indicam que está associada à mutação no gene PMP22 ou P_0. Atualmente, recomenda-se que o termo CMT tipo 4 seja empregado para todas as formas recessivas, independentemente do padrão eletrofisiológico, e o termo "CMT3" foi excluído da classificação genética, uma vez que o estudo genético, em alguns pacientes, revelava mutações nos genes já descritos para as formas desmielinizantes (incluídos, portanto, no grupo CMT1), ao passo que outros apresentavam padrão de herança recessiva (e por isso classificados como CMT4).

Lesões dos plexos nervosos

Plexo braquial

É formado pelos ramos anteriores das raízes C5, C6, C7, C8 e T1. As fibras provenientes das raízes C5 e C6 formam o tronco superior, a raiz C7 prolonga-se como tronco médio e as raízes C8 e T1 formam o tronco inferior. Posteriormente, há formação de três divisões (três anteriores e três posteriores), três cordas (lateral, posterior e lateral) e, depois, vários nervos terminais.

As plexopatias braquiais podem ser classificadas, de acordo com a região envolvida, em lesão supraclavicular (raízes e troncos), retroclavicular (divisões) e infraclavicular (cordas e nervos teminais).

Entre as causas de lesão do plexo braquial, destacam-se os traumatismos por ferimento de arma branca ou arma de fogo, torções do membro superior, traumatismo durante o nascimento, compressão direta por alterações esqueléticas (costela cervical), fáscias ou tumores, lesão cirúrgica e lesão pós-radioterapia. Em situações pouco frequentes, a lesão do plexo braquial pode ser secundária à agressão imunológica.

A forma mais frequente de paralisia braquial é a produzida pelo estiramento das raízes superiores do plexo C5 e C6 (paralisia braquial superior). Caracteriza-se por paralisia proximal do membro superior com déficit motor dos músculos deltoide, supraespinhoso, infraespinhoso, bíceps braquial e braquiorradial. O paciente não consegue abduzir ou rodar externamente o braço, nem fazer a flexão e a supinação do antebraço. Há abolição do reflexo bicipital. A alteração sensitiva é leve, limitada a uma pequena área de pele sobre o músculo deltoide, podendo se estender à face lateral do braço e antebraço.

O comprometimento isolado do tronco médio é raro. Ocorre fraqueza do músculo tríceps braquial, sem comprometimento do músculo braquiorradial, perda do reflexo tricipital e comprometimento sensitivo na face dorsal do antebraço, da mão e dos segundo e terceiro dedos. Como no tronco médio também há fibras destinadas ao nervo mediano, observa-se comprometimento do músculo pronador teres e flexor radial do carpo.

A paralisia braquial inferior é a segunda causa mais comum de lesão desse plexo, consequente à lesão das fibras provenientes das raízes C8-T1. Há paralisia, atrofia e hipotonia dos pequenos músculos da mão, região tenar, hipotenar, dos interósseos e lumbricais; abolição dos reflexos dos flexores dos dedos; hipoestesia ou anestesia do dedo mínimo, face medial do anular, mão e antebraço; síndrome de Claude-Bernard-Horner pode ocorrer se a raiz T1 for acometida. Nos casos de evolução prolongada, podem ocorrer edema e cianose na mão. O paciente não faz flexão do punho e dos dedos, nem os movimentos com os pequenos músculos da mão. As causas mais frequentes são: traumatismos por arma branca ou arma de fogo; tumores do ápice do pulmão (síndrome de Pancoast); tumores extradurais (neurinomas); costela cervical.

Plexo lombossacral

É formado pelos ramos anteriores das cinco raízes lombares e das quatro raízes sacrais. O acometimento simultâneo de ambos os plexos, lombar e sacral, é menos frequente que o comprometimento individual.

Os nervos motores que se originam do plexo lombar são os nervos obturador (inerva os músculos adutores da coxa) e femoral (inerva os músculos ileopsoas e quadríceps femoral). O maior nervo originário do plexo lombossacral é o nervo ciático, formado por dois nervos principais: nervo fibular; e tibial posterior. Também se originam do plexo lombossacral, os nervos glúteos superior (inerva os músculos glúteo médio e mínimo e tensor da fáscia lata) e inferior (inerva o músculo glúteo máximo).

A lesão do plexo superior causa déficit da flexão, adução da coxa e extensão da perna, com comprometimento sensitivo na face anterior da coxa e perna. Nas lesões do plexo inferior, a fraqueza muscular ocorre nos músculos posteriores da coxa e perna e nos músculos dos pés, com diminuição da sensibilidade nos 1º e 2º segmentos sacrais.

As causas de lesão do plexo lombossacral são diferentes daquelas de lesão do plexo braquial, em que o trauma é uma causa frequente. Podem causar lesão do plexo lombossacral, cirurgias pélvicas e abdominais (histerectomia, apendicectomia, hemiorrafia), traumatismo obstétrico materno, aneurisma de aorta e tumores (próstata, útero, cólon e linfomas retroperitoneais).

Lesões dos troncos nervosos

Nervo mediano

A paralisia desse nervo caracteriza-se pela incapacidade de pronar o antebraço, de fletir os três primeiros dedos e de realizar movimento de oponência do polegar. A atrofia tenar e a postura do polegar, que se coloca ao lado do indicador, conferem à mão aspecto simiesco. A hipoestesia ocorre no território terminal de distribuição do nervo (lado externo da face palmar da mão).

As principais causas da paralisia do nervo mediano são: ferimentos perfurantes do braço; aplicação de torniquete; constrição do nervo no ligamento anular anterior do carpo (síndrome do túnel do carpo); e hanseníase. A síndrome do túnel do carpo é a causa mais frequente de compressão do nervo mediano.

Nervo ulnar

A lesão desde nervo caracteriza-se pela impossibilidade de flexão – adução do punho, de flexão das primeiras falanges, de abdução e adução dos dedos (paralisa dos interósseos), de adução do polegar e do movimento do dedo mínimo. A atrofia muscular é evidente entre os dedos polegar e indicador, entre os tendões extensores no dorso da mão e na eminência hipotenar. Os dedos anular e mínimo mantêm-se com a primeira falange em extensão e as outras duas em flexão (garra cubital). No entanto, a verdadeira mão em garra só aparece nas lesões combinadas dos nervos ulnar e mediano. A hipoestesia na lesão do nervo ulnar ocorre no dedo mínimo e na metade medial do dedo anular. O local mais comum de compressão do nervo ulnar é o cotovelo, sendo muito menos frequente no punho e na região palmar. Suas principais etiologias são fraturas e artropatias crônicas do cotovelo e compressão posicional externa do nervo ulnar no cotovelo, com flexão excessiva, traumatismos por arma de fogo ou arma branca e hanseníase.

Nervo radial

Na lesão desse nervo, há déficit motor dos músculos extensores do antebraço, da mão e dos dedos e do músculo braquiorradial. O resultado é a presença da "mão caída". As alterações de sensibilidade limitam-se ao dorso da primeira falange do polegar e à zona vizinha do primeiro espaço interósseo.

As causas mais frequentes são fratura do úmero, compressão do nervo quando se dorme com o membro superior em extensão e pendente e intoxicação por chumbo.

Nervo fibular comum

A lesão desse nervo causa paralisia dos movimentos de flexão dorsal, abdução do pé e extensão dos dedos. As alterações da sensibilidade localizam-se na face lateral da perna e no dorso do pé.

Principais causas de lesão: traumatismos (arma de fogo, fraturas da fíbula), processos que comprimam o nervo sobre a cabeça da fíbula (manter pernas cruzadas por longo tempo, compressão por aparelho de gesso) e hanseníase.

Nervo tibial posterior

A lesão desse nervo na fossa poplítea não é frequente e causa déficit dos músculos da panturrilha e músculos intrínsecos dos pés, com alteração sensitiva na distribuição dos nervos sural e plantar. Cistos e aneurisma da artéria poplítea podem comprimir esse nervo isolada ou juntamente com o nervo fibular.

A síndrome do túnel do tarso e as neuropatias plantares são raras e causam dor no pé e no tornozelo e parestesias na planta do pé. A causa mais frequente é a compressão externa, sendo mais rara a associação com tenossinovites, artrite reumatoide, hipotireoidismo e acromegalia.

BIBLIOGRAFIA CONSULTADA

Arcila-Londono X, Lewis RA. Guillain-Barré syndrome. Semin Neurol. 2012;32:179-86.

Barohn RJ, Dimachkie MM. Peripheral neuropathy. Neurologic Clinics. 2013;31.

Chalk CH. Acquired peripheral neuropathy. Neurologic Clinics. 1997;15(3):501-28.

Dick PJ, Thomas PK. Peripheral neuropathy. 4. ed. Philadelphia: Elsevier Saunders. 2005:2754.

Dick PJ. Peripheral neuropathy: concepts and treatments. Neurologic Clinics. 1992;10(3).

Hirata MTA. Polirradiculoneurite crônica inflamatória desmielinizante idiopática – avaliação clínica, diagnóstica e terapêutica. Tese de Doutorado – Faculdade de Medicina da Universidade de São Paulo. São Paulo, 1994:156.

Koike H, Watanabe H, Sobue G. The spectrum of immune-mediated autonomic neuropathies: insights from the clinicopathological features. J Neurol Neurosurg Psychiatry. 2013;84:98-106.

Lino AMM. A biópsia de nervo. In: Diament A, Cypel S, Reed UC (eds). Neurologia infantil. 5. ed. São Paulo: Atheneu, 2010;1:365-77.

Saperstein DS, Katz JS, Amato AA, Barohn RJ, Clinical spectrum of chronic acquired demyelinating polyneuropathies. Muscle Nerve. 2001;24:311-24.

CAPÍTULO 24

Edmar Zanoteli • Rodrigo de Holanda Mendonça

Miopatias e Síndromes Miastênicas

INTRODUÇÃO

As miopatias compõem um grupo amplo de doenças geneticamente determinadas ou adquiridas durante a vida que se caracterizam por promover algum tipo de disfunção do tecido musculoesquelético. Entre as miopatias de causa genética, as mais frequentes são as distrofias musculares, as miopatias congênitas, as síndromes miotônicas e as miopatias metabólicas, todas podendo apresentar formas congênitas com manifestações já no primeiro ano de vida, formas de início na infância e formas de início em jovens ou adultos. Quanto às miopatias adquiridas, muitas são autolimitadas e transitórias, durando apenas enquanto há um evento sistêmico causal, como um efeito tóxico medicamentoso ou processos infecciosos virais. Diversas formas de doenças sistêmicas podem afetar o tecido muscular, entre as quais se destacam as endocrinopatias, colagenoses, neoplasias e infecções. Um grupo importante de miopatias adquiridas é o das inflamatórias, incluindo a polimiosite (PM), a dermatomiosite (DM), a miopatia necrosante e a miosite por corpos de inclusão. A junção neuromuscular (JNM), ou placa motora, forma uma sinapse química que converte impulsos dos nervos motores em contração muscular. A miastenia *gravis* (MG) é causada por anticorpos dirigidos contra proteínas localizadas na JNM, sendo, na verdade, uma síndrome com diferentes cenários patogênicos.

Neste capítulo, serão abordadas as formas mais frequentes de miopatias e de doenças da JNM.

DISTROFIAS MUSCULARES

Distrofinopatias

As distrofias musculares de Duchenne (DMD) e de Becker (DMB) são doenças alélicas de herança recessiva ligada ao cromossomo X. A DMD e a DMB são causadas por mutações no gene da distrofina (cromossomo Xp21), que codifica uma proteína de 427 kDa localizada junto à parte interna da membrana plasmática das fibras musculares. Essa deficiência resulta em deterioração contínua das fibras (necrose muscular), com substituição do tecido muscular por gordura e tecido conjuntivo. A DMD é a miopatia mais comum na infância, com uma incidência de 1 em cada 3 mil nascimentos do sexo masculino, sendo caracterizada por fraqueza muscular progressiva com início entre 3 e 5 anos de idade. A criança assume uma marcha com báscula da bacia (anserina), com uma postura hiperlordótica, e, ao levantar-se do chão, faz o clássico levantar de Gowers, em que se apoia nas pernas, nos joelhos e no quadril sucessivamente, para assumir a posição ereta a partir da posição sentada. Os músculos das porções proximais dos membros são afetados mais intensamente, causando a perda da deambulação por volta dos 9 aos 12 anos de idade. A deficiência mental pode estar presente em até 40% das crianças. O óbito costuma ocorrer por insuficiência respiratória, geralmente na terceira década de vida.

Por sua vez, a DMB tem um fenótipo mais heterogêneo quanto à idade do início e velocidade da progressão: os pacientes mantêm-se, em geral, ambulantes além dos 13 a 14 anos de idade. Em ambas, DMD e DMB, pode ocorrer miocardiopatia. A presença de pseudo-hipertrofia de panturrilha é muito característica nos dois casos. As duas formas são caracterizadas por altos níveis séricos de creatinoquinase (CK) detectáveis mesmo em fases pré-sintomáticas.

O exame de biópsia muscular revela fibras musculares em degeneração com infiltrado conjuntivo-gorduroso endomisial e perimisial. Na DMD, as análises imuno-histoquímicas (IM) e de Western Blot (WB) detectam ausência da expressão da distrofina; ao passo que, na DMB, é detectada redução parcial da quantidade ou do tamanho da proteína. Assim, a presença de distrofina parcialmente funcional é suficiente para suprimir o fenótipo de DMD, gerando um quadro clínico mais brando de DMB.

Estudos moleculares têm mostrado que cerca de 75% dos pacientes com DMD/DMB apresentam deleção ou duplicações no gene da distrofina. No restante, ocorrem mutações pontuais distribuídas por todo o gene. A principal explicação para a diferença do fenótipo observada na DMD e na DMB é a teoria da matriz de leitura: a ausência da distrofina observada na DMD é causada por mutações que alteram o quadro de leitura translacional ocasionando a produção de uma proteína truncada e instável. Na DMB, ao contrário, o quadro de leitura seria mantido, o que resulta na produção de proteína ainda funcional mesmo que de tamanho menor. As distrofinopatias apresentam herança recessiva ligada ao cromossomo X e, dessa forma, os pacientes do sexo masculino são os afetados. No entanto, as mulheres portadoras, embora na maioria das vezes assintomáticas, podem apresentar manifestações clínicas de miopatia como cardiomiopatia e fraqueza proximal dos membros, além de usualmente terem altos níveis de CK sérica. Algumas meninas podem desenvolver um quadro clínico clássico de DMD a depender do grau de inativação do cromossomo X não mutado. Para a DMD, o uso de corticosteroides, como o deflazarcot e a prednisolona, tem se mostrado eficaz no alívio da progressão da doença, prolongando o período de perda da marcha em até 2 anos. Um programa amplo de reabilitação é fundamental nesses casos.

Distrofias musculares de cinturas (LGMD)

As **distrofias musculares de cinturas**, ou *limb-girdle muscular dystrophies* (LGMD), formam um grupo de miopatias de caráter progressivo com grande variabilidade clínica e genética. Clinicamente, a doença se manifesta por fraqueza muscular de predomínio nas porções proximais dos membros (cinturas pélvica e escapular) e atrofia muscular, afetando sobretudo os membros inferiores. A época do início das manifestações é muito variável, desde os primeiros anos de vida até a vida adulta. Há também grande variabilidade quanto ao grau de comprometimento motor: alguns pacientes apresentam sintomatologia similar à da DMD, enquanto outros evoluem durante a vida com fraqueza muscular levemente progressiva e com mínimo comprometimento da capacidade funcional. Algumas dessas formas também manifestam comprometimento cardiorrespiratório.

Em praticamente todos os casos, o valor sérico da CK encontra-se acima do limite superior da normalidade, mesmo em indivíduos em fase assintomática da doença. O exame de biópsia muscular revela alterações distróficas de intensidade variável. Atualmente, por meio de IM e/ou WB na biópsia muscular e de estudo molecular, pode-se classificar as LGMD conforme a deficiência proteica e/ou o defeito genético. As formas de herança autossômica dominante constituem o tipo 1 (LGMD1) e as formas autossômicas recessivas, o tipo 2 (LGMD2). No grupo LGMD2, os tipos mais comuns são causados pela deficiência das proteínas calpaína (LGMD2A), disferlina (LGMD2B), sarcoglicanas (α, β, γ e δ) (LGMD2C a 2F), anoctamina 5 (LGMD2L) e FKRP (LGMD2I). As formas de LGMD1 são bem mais raras tanto no Brasil como em outras partes do mundo, e os principais tipos são causados por mutações nos genes da miotilina, caveolina-3, lamina A/C e desmina.

Outras formas de distrofias musculares

A **distrofia muscular de Emery-Dreifuss** é uma forma rara de distrofia muscular de herança recessiva ligada ao X (deficiência da proteína emerina localizada na membrana nuclear), ou autossômica dominante (deficiência da proteína lamina A/C localizada na membrana nuclear). Clinicamente, observam-se fraqueza e atrofia muscular de evolução lentamente progressiva, predominando na musculatura umeral e peroneal. Caracteristicamente, ocorrem retrações musculares de início precoce, afetando sobretudo as articulações dos tornozelos, calcâneo e joelhos. Há limitação para os movimentos da coluna vertebral e para flexão do pescoço. A maioria dos pacientes apresenta cardiomiopatia e defeitos da condução atrioventricular, os quais exigem implante de marca-passo cardíaco nas primeiras duas décadas de vida. Em razão da gravidade do comprometimento cardíaco nesses pacientes, o diagnóstico precoce é fundamental. A determinação da deficiência da emerina em fragmentos musculares desses pacientes por IM ou WB confirma o diagnóstico.

A **distrofia facioescapuloumeral** é uma miopatia de herança autossômica dominante causada pela deleção de um pequeno fragmento de DNA no braço longo do cromossomo 4. Clinicamente, caracteriza-se pelo envolvimento assimétrico da musculatura da cintura escapular, da face e dos músculos umerais (bíceps e tríceps). Os músculos fixadores da escápula são caracteristicamente afetados, bem como os peitorais. A época de início dos sintomas é variável, mas em geral as manifestações clínicas são notadas a partir da segunda década de vida. O exame de biópsia muscular revela achados miopáticos inespecíficos e, em alguns casos, reação inflamatória endomisial. O diagnóstico definitivo é obtido pelo estudo do DNA.

A **distrofia miotônica (DM)**, ou doença de Steinert, é uma miopatia de herança autossômica dominante caracterizada por miotonia, fraqueza muscular de predomínio nas porções distais dos membros e manifestações sistêmicas (catarata, endocrinopatias, cardiopatias, calvície precoce e outras). É a forma de distrofia muscular mais comum na vida adulta, com uma prevalência aproximada de 5:100.000. Em gerações sucessivas, ocorre o fenômeno da antecipação, em que as manifestações clínicas tornam-se mais graves e de início mais precoce. A mutação na DM ocorre em um gene identificado na porção proximal do braço longo do cromossomo 19 (*DMPK*, 19q13.3), sendo causada por uma repetição expandida do trinucleotídeo (CTG)n na região 3' não traduzida do gene, o que acarreta uma falha na produção da proteína miotoninaquinase. Uma forma de DM com quadro clínico semelhante está associada à expansão do CCTG no íntron 1 do gene *ZNF9* e é conhecida como DM do tipo 2. Nos casos que exibem manifestações clínicas típicas da doença (paresia nas porções distais dos membros, miotonia e calvície), o diagnóstico clínico torna-se fácil. Nos casos subclínicos, ou nos parentes de indivíduos afetados, os melhores métodos para o diagnóstico são a eletroneuromiografia – que revela descargas miotônicas ao lado de potenciais miogênicos – e o exame ocular (*slit-lamp*), que evidencia a catarata. O exame oftalmológico é importante para o estudo dos parentes mais idosos que não apresentam sintomatologia de comprometimento neuromuscular. O diagnóstico definitivo é feito pelo estudo do DNA.

MIOPATIAS CONGÊNITAS

As **distrofias musculares congênitas** (DMC) compõem um grupo de miopatias caracterizadas por comprometimento motor notado já ao nascimento ou no primeiro ano de vida. Na biópsia muscular, nota-se aspecto distrófico de intensidade variável, sem substrato histopatológico específico. As principais características clínicas são hipotonia, atrofia e fraqueza muscular de evolução lentamente progressiva ou estacionária, em associação com deformidades osteoesqueléticas diversas. A presença de retrações musculares é uma característica marcante da doença. A fraqueza muscular predomina nas porções proximais dos membros, e os músculos paravertebrais, cervicais, mastigatórios e faciais são também acometidos. Quanto à etiologia, diversos genes estão envolvidos na DMC. Quase a metade dos casos é causada por mutações no gene da cadeia $\alpha 2$ da laminina-2 (merosina), uma proteína da matriz extracelular. Na deficiência da merosina, na maioria dos casos, a criança não chega a adquirir a capacidade para marcha, apresentando graves anormalidades osteoesqueléticas e insuficiência ventilatória. Os exames de imagem do encéfalo revelam anormalidades difusas da substância branca, porém o nível cognitivo tende a ser preservado. Outras formas de DMC são causadas pela deficiência genética do colágeno VI (forma de Ullrich), selenoproteína-N1 (forma com espinha rígida), lamina A/C (forma com acentuada fraqueza cervical), $\alpha 7$-integrina, fukutina-relacionada (DMC1C), fukutina (doença de Fukuyama), *O*-manose β-1,2-*N*-acetilglucosamiltransferase (doença músculo-olho-cérebro) e O-mannosyltransferase-1 (doença de Walker-Warburg). Na maioria dessas formas, o diagnóstico é feito por meio da biópsia muscular. O diagnóstico definitivo é obtido a partir da pesquisa de mutações.

As **miopatias congênitas estruturais** manifestam-se nos primeiros anos de vida e são classificadas conforme a presença de alterações estruturais nas fibras musculares detectadas na biópsia muscular. Os principais tipos incluem as miopatias central core, nemalínica, centronuclear e desproporção congênita de fibras. Os pacientes apresentam hipotonia, atrofia e fraqueza muscular generalizada. O quadro clínico tende a ser estacionário ou com uma evolução lentamente progressiva. As deformidades osteoesqueléticas são comumente observadas e ocorrem em razão da fraqueza e hipotonia musculares. Os músculos faciais, mastigatórios e oculares extrínsecos são caracteristicamente afetados. O nível cognitivo tende a ser normal. Formas clínicas de início na vida adulta são também descritas, bem como casos com intenso comprometimento motor e respiratório no período neonatal. O diagnóstico é confirmado pela biópsia muscular com estudo histoquímico e por meio da pesquisa de mutações em genes específicos.

DOENÇAS DOS CANAIS IÔNICOS

As **miotonias congênitas** são caracterizadas pela presença de fenômeno miotônico, mas sem distrofia muscular associada. A miotonia pode ser definida como uma dificuldade para o relaxamento muscular após uma contração vigorosa. Assim, nota-se dificuldade para abrir as mãos após cerrá-las de forma vigorosa ou limitação para abrir os olhos após o choro. O estímulo mecânico de grupos musculares (percussão muscular) também pode desencadear miotonia. Caracteristicamente, a miotonia é mais pronunciada logo após o início do movimento e tende a melhorar após atividades musculares repetitivas (fenômeno *warm-up*). Como há uma atividade muscular persistente, um sinal característico é a hipertrofia muscular generalizada, conferindo a esses pacientes um aspecto atlético. Em geral, os primeiros sintomas são notados na primeira década de vida. São miopatias causadas por mutações no gene que codifica o canal de cloro (*CLCN1*), localizado no cromossomo 7q35. Na miotonia congênita de Thomsen, as mutações nesse gene determinam uma herança autossômica dominante; ao passo que, na miotonia congênita de Becker, as mutações determinam uma herança autossômica recessiva. Na miotonia de Thomsen, praticamente não há fraqueza muscular; enquanto, na forma de Becker, uma fraqueza muscular residual pode se associar à miotonia. Há, com frequência, sobreposição fenotípica dessas duas formas, dificultando a diferenciação apenas por critérios clínicos. O diagnóstico das doenças miotônicas baseia-se nos achados clínicos e na presença de descargas miotônicas difusas no exame eletromiográfico. A dosagem sérica da CK e a biópsia muscular são normais. A maioria dos indivíduos com miotonia congênita não necessita de tratamento. Quando a sintomatologia é exagerada, os pacientes podem se beneficiar do uso de medicamentos que reduzem a excitabilidade da membrana celular, aliviando as descargas miotônicas. As principais medicações utilizadas incluem sulfato de quinidina, procainamida, mexitileno, fenitoína e carbamazepina.

Mutações no gene do canal de sódio (*SCN4A*) causam formas mais raras de doenças miotônicas, como paramiotonias e miotonias relacionadas ao canal de sódio. Na paramiotonia (doença de von Eulemburg), de herança autossômica dominante, os sintomas predominam na musculatura da língua, face e mãos, com pouco envolvimento da musculatura dos membros inferiores. Os sintomas iniciam-se ao nascimento ou na infância precoce e não melhoram com a idade. Quando expostos ao frio, os pacientes desenvolvem contração muscular mantida. Crises de paralisia flácida são comuns, sendo com frequência provocadas pelo frio. A hipertrofia muscular não é tão marcante, e a miotonia, nesses casos, tende a piorar com a atividade física (miotonia paradoxal) e com o frio. As outras formas de miotonias relacionadas com o canal de sódio são mais raras e, em geral, de herança autossômica dominante. Tipicamente, a miotonia não é sensível ao frio e é exacerbada pela ingestão de potássio. Uma característica importante dessas formas é a significativa melhora com a administração de acetazolamida.

As **paralisias periódicas** formam um grupo de doenças geneticamente determinadas relacionadas a anormalidades dos canais iônicos. Os ataques de fraqueza muscular são frequentemente desencadeados por repouso após atividade física intensa e mais comuns pela manhã. Entre os ataques, o paciente é usualmente assintomático. A forma mais comum é a paralisia periódica hipocalêmica, doença autossômica dominante geralmente relacionada a mutações no canal de cálcio (*CACN*). Os episódios de fraqueza são prolongados e podem ser desencadeados por refeições ricas em carboidratos, consumo de álcool, frio ou estresse. Os distúrbios da tireoide são as principais causas clínicas de paralisia periódica. As formas hipercalêmica e normocalêmica, também de herança autossômica dominante, estão relacionadas a mutações no *SCN4A* e caracterizam-se por início dos sintomas na primeira década de vida, ataques frequentes e geralmente com duração inferior a 2 horas.

Durante as crises, é importante documentar as alterações hidroeletrolíticas e descartar causas secundárias de hiper ou hipocalemia. Pode haver elevação da CK (mais comum nas formas hipocalêmicas) e a eletroneuromiografia demonstra unidades motoras com características miopáticas, porém com recrutamento reduzido. Entre as crises, contudo, o diagnóstico é difícil. Nas formas hipercalêmicas, pode haver presença de descargas miotônicas na eletromiografia. A biópsia muscular costuma ser normal e, eventualmente, pode demonstrar a presença de vacúolos. O diagnóstico definitivo pode ser obtido por meio do estudo do DNA.

MIOPATIAS METABÓLICAS

As miopatias metabólicas são um grupo de doenças causadas por defeitos nas vias bioquímicas relacionadas à produção de adenosina trifosfafato (ATP). Podem ser divididas em três grupos: glicogenoses; lipidoses; e mitocondriopatias.

Glicogenoses

Glicogenoses (GSD, do inglês *glycogen storage diseases*) são distúrbios do metabolismo dos carboidratos, e muitas de suas formas acometem o músculo esquelético. Um grupo de pacientes cursa com sintomas fixos, normalmente progressivos, e com envolvimento multissistêmico, como nas deficiências de maltase ácida (doença de Pompe [GSDII]), amilo-1,6-glucosidase (doença de Cori-Forbe [GSDIII]) e amilo-1,4-1,6-transglucosidase (doença de Andersen [GSDIV]). Outro grupo de pacientes desenvolve sintomas recorrentes caracterizados por fraqueza, cãibras, mialgia e mioglobinúria, normalmente relacionados à atividade física, com exame clínico normal entre as crises, como observado nas deficiências de miofosforilase (doença de McArdle [GSDV]), fosforilasequinase (GSDVIII), proteinaquinase AMP-ativada, fosfofrutoquinase (doença de Tarui [GSDVII]), fosfogliceratoquinase (GSDIX), fosfogliceratomutase (GSDX), lactatodesidrogenase (GSDXI) e aldolase (GSDXII).

A doença de Pompe (glicogenose tipo II) é causada por mutações no gene *GAA* (cromossomo 17), ocasionando deficiência da enzima alfaglicosidase ácida (GAA), a qual é responsável pela quebra do glicogênio em glicose nos lisossomos. O acúmulo de glicogênio nos lisossomos causa disfunção em vários tecidos, como músculo esquelético e cardíaco, fígado e sistema nervoso. Há uma forma infantil em que o diagnóstico é feito nos primeiros anos de vida, e uma forma de início a partir da infância. Recém-nascidos e lactentes com a doença de Pompe apresentam cardiomegalia, hipotonia, insuficiência respiratória, fraqueza muscular, hepatomegalia, aumento do tamanho da língua, dificuldades alimentares, atraso motor e de crescimento e falecem, em média, antes do final do primeiro ano de vida em decorrência de complicações cardiopulmonares. Na forma de início na infância ou na vida adulta, a manifestação principal é fraqueza muscular lentamente progressiva de predomínio nas cinturas e, muitas vezes, em associação a comprometimento respiratório. O exame de escolha para a triagem desses casos é a medida da atividade da enzima GAA usando-se gota seca de sangue em papel de filtro, mas o diagnóstico definitivo é obtido por meio da determinação da redução da atividade enzimática em cultura de fibroblasto, de leucócitos ou exame de DNA. O tratamento medicamentoso se baseia na reposição enzimática intravenosa usando uma GAA recombinante biologicamente ativa (alfaglicosidase ácida, rhGAA), a qual parece prolongar a sobrevida melhorando especialmente a função respiratória.

A doença de McArdle é a glicogenose mais frequente, apresenta herança autossômica recessiva e é causada pela deficiência da enzima miofosforilase (maltase ácida) em razão das mutações no gene *PYGM* (cromossomo 11q13). A doença se manifesta em crianças ou em adultos jovens com intolerância ao exercício. Os pacientes referem o aparecimento de cãibras e mialgia após a realização de atividades físicas curtas e intensas. Contraturas e fraqueza muscular podem acompanhar o quadro. É a segunda maior causa de mioglobinúria recorrente em adultos depois da deficiência de carnitil-palmitoil-transferase 2 (CPT2). Quase todos os pacientes apresentam o chamado fenômeno *second wind*, que se caracteriza por alívio dos sintomas quando a atividade física é mantida em níveis mais brandos por pelo menos 10 minutos. A CK encontra-se aumentada, mas pode ser normal no período intercrise. O teste do antebraço isquêmico mostra um aumento no nível de amônia sérica, mas sem aumento significativo do ácido lático. Na biópsia muscular, encontram-se acúmulos subsarcolemais e intermiofibrilares de material PAS positivo (glicogênio), com reação histoquímica negativa para miofosforilase. O estudo do gene *PYGM* detecta mutações em até 90% dos casos.

Lipidoses

A oxidação de ácido graxo é responsável por boa parte da energia responsável pela manutenção do músculo em repouso e do tônus muscular; na recuperação muscular após uma atividade física e pela manutenção do funcionamento muscular durante períodos de atividade intensa e prolongada na qual a demanda por ATP aumenta com o passar do tempo de atividade. O metabolismo oxidativo requer inicialmente que esses ácidos graxos sejam mobilizados para a corrente sanguínea e, então, carreados para o meio intracelular e, em seguida, para o interior das mitocôndrias. A membrana mitocondrial normal é impermeável aos ácidos graxos de cadeia longa, sendo necessários, portanto, transportadores para esse fim. O transporte é realizado por um sistema específico composto por carnitina, carnitina-palmitoil-transferase 1 (fora da membrana) e carnitina-palmitoil-transferase 2 (parte interna da membrana). As desordens do metabolismo lipídico (lipidoses) se manifestam mais comumente com intolerância a exercícios e mioglobunúria, tanto em adultos como em crianças, e nem sempre cursam com depósito de lipídios visível na biópsia muscular. As principais lipidoses que se apresentam com miopatia isolada ocorrem em função da deficiência de CPT2, acil-CoA-desidrogenase de cadeia muito longa (mais que 14 carbonos), e proteína trifuncional.

Miopatias mitocondriais

As mitocôndrias são a principal fonte de energia para a célula, por meio da geração de ATP. O sistema de fosforilação oxidativa é formado por cinco complexos enzimáticos. Como as proteínas desses complexos são codificadas tanto pelo DNA mitocondrial como pelo DNA nuclear, a genética dessas doenças envolve ambos os genomas. As apresentações clínicas nas doenças mitocondriais são variadas e frequentemente inespecíficas. Tecidos que necessitam de maior demanda energética, como músculo esquelético, músculo cardíaco e sistema nervoso central, contêm maior quantidade de mitocôndrias e são os mais acometidos. As manifestações clínicas podem se iniciar em qualquer idade, ser precipitadas por diferentes tipos de estresse ou infecções e se enquadrar em alguma das várias síndromes clínicas descritas. O curso clínico costuma ser progressivo e com envolvimento multissistêmico.

Manifestações neuromusculares são as mais encontradas nos pacientes com doenças mitocondriais. Miopatia pode ocorrer como manifestação isolada, mas em geral se apresenta dentro de um amplo espectro de manifestações clínicas. Entre as miopatias, a fraqueza muscular proximal do tipo cinturas é o achado mais comum, sobretudo quando relacionada à intolerância aos exercícios. Dor muscular e rabdomiólise estão associadas a algumas mutações. Entre as síndromes mitocondriais que cursam com envolvimento muscular na vida adulta, as mais comuns são as síndromes de *mitochondrial encephalomyopathy, lactic acidosis, stroke-like episodes* (MELAS), *myoclonic epilepsy with ragged red fibers* (MERRF) e a oftalmoplegia externa progressiva OEP. A OEP é uma síndrome clínica caracterizada por ptose palpebral, limitação progressiva da movimentação ocular e fraqueza generalizada.

MIOPATIAS INFLAMATÓRIAS

As doenças em geral agrupadas entre as miopatias inflamatórias são a DM, a PM, a miosite com corpos de inclusão (MCI) e a miopatia necrosante, um diagnóstico histológico inespecífico que ocorre relacionado a diversas causas, como o uso de estatinas, neoplasias e infecções virais. A DM e a PM têm mecanismo patogênico primariamente autoimune, o que pode ser observado pela associação com outras doenças autoimunes e pelas evidências imuno-histoquímicas de miotoxicidade mediada por linfócitos T na PM e microangiopatia ativada pelo complemento na DM.

A PM ocorre com mais frequência em mulheres e na vida adulta, sendo rara na infância. Clinicamente, manifesta-se com fraqueza muscular proximal simétrica e progressiva, de intensidade variável, que se desenvolve em semanas a meses. Pode haver comprometimento orofaríngeo e disfagia. Ao lado do quadro clínico característico, o diagnóstico se baseia na dosagem da CK e na biópsia muscular. A CK tende a aumentar acima de dez vezes o valor de referência nos períodos de atividade da doença. A biópsia muscular demonstra presença de infiltrado inflamatório endomisial com invasão de fibras não necróticas, em associação com fibras em necrose, presença de linfócitos CD8 e aumento da expressão para o antígeno de histocompatibilidade (MHC classe I). A DM é mais frequente em mulheres e apresenta um pico de incidência na infância (5 a 14 anos de idade) e outro na idade adulta. O comprometimento cutâneo diferencia a DM das demais formas de miopatia inflamatória. As alterações cutâneas caracterizam-se por *rash* generalizado, heliótropo (lesão arroxeada da pálpebra superior) e sinal de Gottron (lesão eritematosa sobre a face extensora das articulações). As manifestações musculares se caracterizam por fraqueza muscular proximal associada a mialgias e elevação de CK. Pode haver envolvimento cardíaco e respiratório (doença pulmonar intersticial). O exame de biópsia muscular demonstra a presença de infiltrado inflamatório perimisial e perivascular, em associação com atrofia e sinais degenerativos das fibras musculares perifasciculares.

MCI é a doença muscular mais comum após os 50 anos de idade (prevalência de 5 a 10/1.000.000), predominando no sexo masculino. Apresenta evolução lentamente progressiva com a fraqueza prevalecendo nas porções proximais dos membros, em associação com diminuição dos reflexos profundos e disfagia. Fraqueza distal pode estar presente em até 50% dos casos. Caracteristicamente, há envolvimento precoce dos músculos quadríceps, iliopsoas, dorsiflexores dos tornozelos e dos antebraços. Em geral, os músculos respiratórios são poupados. Alguns achados ao exame neurológico são fortes indicadores de IBM. A flexão dos punhos e dedos, por exemplo, tende a ser mais comprometida do que a extensão, e a extensão dos joelhos é mais afetada em comparação à flexão dos quadris. Uma neuropatia sensitiva leve pode ocorrer em até 30% dos casos, detectada em estudo eletroneuromiográfico. O nível da CK encontra-se levemente aumentado ou mesmo normal. Na biópsia muscular de pacientes com IBM, há uma combinação de degeneração muscular com inflamação mediada por células T. A degeneração muscular na IBM é caracterizada por vacuolização (vacúolos marginados), alterações mitocondriais e acúmulo intramuscular de proteínas ubiquitinadas e agregados de proteínas com aspecto congofílico.

Miosite pode ocorrer como parte de uma síndrome reumatológica de sobreposição, na qual PM e DM estão associadas com outras doenças do tecido conectivo, como esclerodermia, doença mista do tecido conjuntivo, síndrome de Sjögren, lúpus eritematoso sistêmico e artrite reumatoide.

O tratamento de DM e PM envolve corticosteroideterapia e outras formas de imunossupressão (azatioprina, metotrexate, ciclofosfamida, imunoglobulina); em geral, com boa resposta, apesar de haver casos refratários. Não existe um tratamento eficaz para a IBM. O consenso é de que a terapia imunossupressora convencional não é benéfica. Pacientes acima de 50 anos de idade, com diagnóstico de PM e sem resposta ao tratamento imunossupressor provavelmente apresentam IBM. É importante lembrar que todas essas formas de miopatia inflamatória podem acompanhar doenças neoplásicas, sobretudo em pacientes mais idosos.

MIOPATIAS ENDÓCRINAS, INFECCIOSAS E TÓXICAS

Miopatias endócrinas

A miopatia endócrina mais comum é causada pelo uso de corticosteroides, cursando com fadiga, atrofia e fraqueza muscular. Na biópsia muscular. observa-se atrofia preferencial das fibras do tipo 2. Na insuficiência adrenal, podem surgir déficits motores, cãibras e fadiga. Em relação à disfunção da tireoide, no hipertireoidismo ocorrem fraqueza, predominando na cintura escapular, e comprometimento da musculatura extraocular (doença de Graves); enquanto, no hipotireoidismo, surgem mialgia, cãibras e enrijecimento, com elevação da CK sérica Fraqueza muscular é comum em associação com distúrbios do metabolismo do cálcio e do fósforo, incluindo hiperparatireoidismo primário e secundário, hipoparatireoidismo e outras anormalidades do metabolismo ósseo. Miopatia decorrente da deficiência de vitamina D pode manifestar-se com fraqueza proximal e mialgia. A deficiência ocorre em indivíduos privados de luz solar, naqueles com defeitos de absorção intestinal e em usuários de drogas que interferem no metabolismo da vitamina D, como a fenitoína.

Miopatias infecciosas

Após quadros virais sistêmicos, podem surgir mialgia, fraqueza muscular, elevação de CK ou mesmo rabdomiólise; em geral, decorrentes da liberação de substâncias inflamatórias que agridem as fibras musculares. O quadro costuma ser autolimitado, durando de 1 a 2 semanas. Pacientes com mutações no gene *LPIN1* (Lipin) apresentam alta predisposição para o desenvolvimento de rabdomiólise desencadeada por infecções virais. Os agentes mais relacionados incluem os vírus *influenza*, parainfluenza, coxsackie, echo, caxumba, sarampo, adenovírus, citomegalovírus, hepatites B e C, Epstein-Barr, vírus sincicial respiratório e arbovírus. A *Trichinella spiralis* é um nematoide que pode produzir miosite aguda em associação com leucocitose eosinofílica no hemograma. Pacientes com HIV podem desenvolver uma miopatia inflamatória.

Miopatias tóxicas

Diversas drogas ou medicamentos podem causar fraqueza ou mialgia. Algumas dessas drogas têm efeito tóxico direto, ao passo que outras agem indiretamente induzindo disfunções metabólicas ou imunológicas, ou mesmo interferindo na função da JNM. As principais manifestações incluem mialgia, cãibras, miopatia focal, fraqueza proximal, rabdomiólise e hipertermia maligna (HM). Drogas que produzem efeito miopático direto incluem o grupo das estatinas, ácido aminocaproico, heroína, amiodarona e zidovudina. A miopatia necrosante aguda ou subaguda resulta do uso de drogas anti-hiperglicemiantes (estatinas, clofibrato), ciclosporina, tacrolimus, labetalol, propofol, ácido épsilon-aminocaproico e álcool. Miopatias inflamatórias podem decorrer do uso de L-triptofano, D-penicilamina, cimetidina, L-dopa, fenitoína, estatinas e lamotrigina. Substâncias que causam hipocalemia também podem provocar fraqueza e mialgia, como diuréticos e anfotericina. Drogas como a colchicina, cloroquina e corticosteroides tendem a desencadear quadros de miopatia crônica.

Hipertermia maligna

A HM é uma condição causada pela combinação de propensão genética e administração de medicamentos específicos durante procedimentos anestésicos como anestésicos inalatórios halogenados e relaxantes musculares despolarizantes do tipo succinilcolina. É caracterizada por rigidez muscular generalizada, hipertermia, acidose metabólica, mioglobinúria e acentuada elevação da CK. A condição é resultante da liberação de cálcio para o citoplasma de forma aguda, resultando na contração persistente do aparato sarcomérico. O tratamento visa bloquear a liberação de cálcio pelo retículo sarcoplasmático, e a droga de escolha é o dantrolene. A maioria dos casos apresenta mutações no gene do receptor do canal da rianodina (*RYR1*). Teste de contratura muscular induzida pela exposição de fragmentos musculares ao halotano e cafeína podem determinar se familiares de indivíduos que já desenvolveram a HM são suscetíveis.

DOENÇAS DA JUNÇÃO NEUROMUSCULAR: MIASTENIA *GRAVIS* E OUTRAS SÍNDROMES MIASTÊNICAS

Miastenia *gravis*

A MG é a doença mais comum da JNM. Trata-se de um distúrbio autoimune em que o sistema imunológico ataca o receptor de acetilcolina (AChR) na JNM. A característica mais marcante da MG é a fraqueza muscular que varia conforme o esforço e o descanso, afetando principalmente grupos musculares específicos. A MG pode estar associada a outras doenças autoimunes ou a uma história familiar de autoimunidade. Nos Estados Unidos, a prevalência estimada da MG é de 20/100 mil pessoas.

Incidência e epidemiologia

A MG pode começar em qualquer faixa etária. No entanto, é cerca de três vezes mais comum em mulheres até os 40 anos de idade, enquanto a proporção de homens afetados aumenta significativamente após os 50 anos.

Fisiopatologia

A MG é considerada um modelo de doença autoimune. Os autoanticorpos direcionados contra o AChR se ligam principalmente à subunidade alfa do receptor, causando alterações estruturais e funcionais na JNM. Os mecanismos principais que causam a patogenicidade da MG incluem:

1. **Ativação do complemento:** ocasiona a perda da conformação das pregas sinápticas na membrana pós-sináptica.
2. **Redução do número de receptores AChR:** causada pela internalização e degradação desses receptores, mediada por anticorpos.
3. **Bloqueio da ligação entre ACh e AChR:** os anticorpos impedem a acetilcolina de se ligar ao seu receptor.

Outro anticorpo envolvido na MG ataca o receptor tirosinaquinase musculoespecífico (MuSK) na membrana muscular. Cerca de 40% a 70% dos pacientes caucasianos soronegativos para anti-AChR apresentam anticorpos anti-MuSK. Esses anticorpos reduzem a densidade dos AChR pós-sinápticos e alteram a estrutura da JNM, embora os mecanismos completos ainda não sejam totalmente compreendidos.

Papel do timo

O timo desempenha um papel crucial na origem da autoimunidade na MG. Entre os pacientes com MG positivos para anti-AChR, 60% a 70% apresentam hiperplasia folicular linfoide no timo, e 10% a 12% têm timoma. As células T são ativadas no timo ao reconhecer subunidades de AChR expressas na superfície de células tímicas chamadas células mioides.

Manifestações clínicas

A principal característica clínica da MG é a **fraqueza muscular esquelética** que se agrava com o esforço físico e melhora com o repouso. Essa fraqueza é flutuante, podendo ser ausente ao despertar e aparecer ao longo do dia, especialmente nos estágios iniciais da doença.

Mais de 50% dos pacientes com MG apresentam **ptose** (queda das pálpebras) e/ou **diplopia** (visão dupla). Cerca de metade desses pacientes desenvolverá uma forma generalizada da doença dentro de 2 anos. Os sintomas oculares podem piorar com atividades como leitura, assistir à televisão ou exposição ao sol. A fraqueza muscular geralmente é bilateral e assimétrica e, em 10% a 15% dos casos, permanece restrita aos músculos oculares (miastenia gravis ocular).

- **Fraqueza bulbar:** os sintomas mais comuns incluem disartria (dificuldade para falar), disfonia (voz alterada) e disfagia (dificuldade para engolir). Os pacientes podem ter dificuldade ao comer ou beber, e em alguns casos, alimentos podem cair da boca durante as refeições. A voz pode se tornar nasal por causa da fraqueza dos músculos do palato, e engasgos podem ocorrer durante a deglutição.
- **Fraqueza facial:** a fraqueza dos músculos faciais pode gerar um "sorriso de desprezo", em que a parte medial do lábio superior se eleva e as comissuras labiais se contraem horizontalmente durante o sorriso.
- **Fraqueza cervical:** a fraqueza dos músculos extensores do pescoço pode causar a "síndrome da cabeça caída".
- **Insuficiência respiratória:** o envolvimento dos músculos respiratórios pode ocasionar uma emergência médica conhecida como "crise miastênica", que pode ser desencadeada por infecções, cirurgias, redução de medicamentos imunossupressores ou uso de certos medicamentos.

Diagnóstico

O diagnóstico de MG se baseia na história clínica e nos sintomas do paciente. O **teste do edrofônio** pode ser usado para avaliar a resposta a um inibidor de colinesterase de curta ação.

- **Testes de anticorpos:** a dosagem de anticorpos anti-AChR tem sensibilidade de 50% para a forma ocular e cerca de 85% para a forma generalizada. Em pacientes soronegativos para anti-AChR, deve-se testar a presença de anticorpos anti-MuSK.
- **Estimulação nervosa repetitiva:** um nervo é estimulado a uma frequência de 2 Hz a 3 Hz, revela uma diminuição de pelo menos 10% na amplitude do potencial de ação muscular composto, característica da MG.
- **Eletroneuromiografia de fibra única:** mede a variabilidade no tempo de transmissão sináptica entre duas fibras musculares inervadas pelo mesmo axônio (jitter). Um aumento na variabilidade indica MG.
- **Imagens de tomografia computadorizada ou ressonância magnética do tórax:** usadas para detectar a presença de um timoma.

Tratamento

O tratamento da MG visa permitir que os pacientes realizem suas atividades diárias com poucas limitações. As terapias mais comuns incluem:

1. **Inibidores de acetilcolinesterase:** a piridostigmina é frequentemente utilizada para inibir a acetilcolinesterase, prolongando a ação da acetilcolina e melhorando a força muscular. A dose

inicial usual é de 30 mg 3 vezes/dia, podendo ser ajustada conforme a necessidade.

2. **Terapias imunossupressoras:** para muitos pacientes, a remissão da doença requer o uso de imunossupressores. Os glicocorticoides, como a prednisona, são amplamente usados e podem produzir uma melhora significativa. A azatioprina e outros imunossupressores podem ser combinados com glicocorticoides para melhor controle da doença.
3. **Imunoterapia de ação rápida:** a plasmaférese e a imunoglobulina intravenosa (IGIV) são usadas em crises miastênicas ou para preparar pacientes para a cirurgia de timectomia. Essas terapias removem rapidamente os anticorpos patogênicos ou fornecem uma imunomodulação temporária.
4. **Timectomia:** a remoção do timo pode beneficiar pacientes com MG, especialmente aqueles com timoma ou hiperplasia tímica. No entanto, o momento ideal para a cirurgia e sua eficácia em pacientes sem timoma ainda são temas de debate.

Crise miastênica

A crise miastênica é uma emergência médica caracterizada por insuficiência respiratória em virtude da fraqueza dos músculos respiratórios. Essa condição pode ser fatal e requer intervenção imediata.

- **Fatores desencadeantes:** a crise miastênica pode ser precipitada principalmente por infecções, cirurgias e uso de certos medicamentos.

Tratamento

1. **Suporte ventilatório:** os pacientes devem ser encaminhados para uma unidade de terapia intensiva (UTI) para receber suporte ventilatório adequado.
2. **Terapias de ação rápida:** procedimentos como a plasmaférese ou a administração de IGIV são utilizados para tratar a crise miastênica no curto prazo.
3. **Corticosteroides:** a administração de corticosteroides em altas doses (1 mg/kg/dia) é recomendada durante a terapia de ação rápida para prevenir a piora inicial que pode ocorrer com o uso desses medicamentos.

Miastenia na gravidez

A gravidez pode afetar a MG de várias formas. O 1º trimestre e o período logo após o parto são os momentos mais propensos a exacerbações da doença. O tratamento da MG durante a gestação inclui:

1. **Inibidores de acetilcolinesterase:** constituem a 1ª linha de tratamento durante a gravidez.
2. **Outras medicações:** em casos resistentes ao tratamento com inibidores de acetilcolinesterase, podem ser usados glicocorticoides, azatioprina e ciclosporina. No entanto, altas doses de azatioprina e de ciclosporina podem aumentar o risco de aborto espontâneo, parto prematuro, baixo peso ao nascer, anormalidades cromossômicas e supressão da medula óssea.
3. **Plasmaférese e imunoglobulina:** reservadas para situações que ameaçam a vida da mãe ou do feto.

Considerações especiais

- **Sulfato de magnésio:** comumente usado para prevenir eclâmpsia, está contraindicado em pacientes com MG, pois pode induzir uma crise miastênica.
- **Parto:** durante a segunda fase do trabalho de parto, é crucial evitar a fadiga muscular, que pode precipitar uma crise miastênica.
- **Miastenia neonatal transitória:** cerca de 10% a 20% dos recém-nascidos de mães com miastenia podem desenvolver sintomas transitórios por causa da passagem de anticorpos anti-AChR através da placenta. Esses sintomas incluem dificuldade para sugar, angústia respiratória e hipotonia. Esses sintomas geralmente surgem nas primeiras 48 horas de vida e podem durar até 3 meses. Os recém-nascidos de mães miastênicas devem ser monitorados em um centro de observação por 48 a 72 horas.
- **Durante a lactação:** os glicocorticoides podem ser usados com segurança, mas a azatioprina, a ciclosporina e o metotrexato devem ser evitados.

Síndromes miastênicas congênitas

A miastenia congênita abrange um grupo de distúrbios genéticos causados por defeitos na JNM, que podem ser pré-sinápticos, sinápticos ou pós-sinápticos. Na maioria das vezes, as mutações se encontram na subunidade épsilon do receptor do canal da acetilcolina (CHRNE). Geralmente, esses defeitos são herdados de forma autossômica recessiva e podem envolver mitações em diferentes proteínas da JNM.

Manifestações clínicas

- **Recém-nascidos:** podem apresentar ptose (queda das pálpebras), oftalmoplegia (fraqueza dos músculos oculares) e fraqueza dos músculos bulbares e respiratórios.

- **Outros sintomas:** incluem artrogripose (deformidades articulares), dismorfismo facial e deformidades esqueléticas, como palato ogival e escoliose.
- **Tratamento:** o tratamento da miastenia congênita é direcionado para o tipo específico de distúrbio subjacente identificado.

É digno de nota que existem outros distúrbios da JNM, raros e de difícil diagnóstico, como a síndrome miastênica de Lambert-Eaton, em geral de natureza autoimune ou paraneoplásica, nos quais anticorpos agridem a junção mioneural pré-sináptica. A tríade clássica de apresentação clínica é de fraqueza proximal, arreflexia e disfunção autonômica. O tratamento é sintomático e a base, imunossupressão.

BIBLIOGRAFIA CONSULTADA

Aguiar AAX, Carvalho AF, Costa CM, Fernandes JM, D´Almeida JA, Furtado LE, et al. Myasthenia gravis in Ceará, Brazil, clinical and epidemiological aspects. Arq Neuropsiquiatr. 2010;68(6):843-8.

Brislin RP, Theroux MC. Core Myopathies and malignant hyperthermia susceptibility: a review. Paediatr Anaesth. 2013;
23(9):834-41.

Drachman DB. Myasthenia gravis. N Engl J Med. 1994;330(25): 1797-810.

Hoch W, McConville J, Helms S, Newsom-Davis J, Melms A, Vincent A. Auto-antibodies to the receptor tyrosine kinase MuSK in patients with myasthenia gravis without acetylcholine receptor antibodies. Nat Med. 2001;7(3):365-8.

Iannaccone ST, Castro D. Congenital muscular dystrophies and congenital myopathies. Continuum (Minneap Minn). 2013;19(6 Muscle Disease):1509-34.

Lazarou IN, Guerne PA. Classification, diagnosis, and management of idiopathic inflammatory myopathies. J Rheumatol. 2013;40(5):550-64.

Mastaglia FL, Needham M. Update on toxic myopathies. Curr Neurol Neurosci Rep. 2012;12(1):54-61.

Mercuri E, Muntoni F. Muscular dystrophies. Lancet. 2013;381(9869):845-60.

Mitsuhashi S, Kang PB. Update on the genetics of limb girdle muscular dystrophy. Semin Pediatr Neurol 2012;19(4):211-8.

Oh SJ, Kim DE, Kuruoglu R, Bradley RJ, Dwyer D. Diagnostic sensitivity of the laboratory tests in myasthenia gravis. Muscle Nerve. 1992;15(6):720-4.

Oreell RW. Facioscapulohumeral dystrophy and scapuloperoneal syndromes. Handb Clin Neurol. 2011;101:167-80.

Phillips L. The epidemiology of myasthenia gravis. Semin Neurol. 2004;24(1):17-20.

Raja Rayan DL, Hanna MG. Skeletal muscle channelopathies: nondystrophic myotonias and periodic paralysis. Curr Opin Neurol. 2010;23(5):466-76.

Soni M, Amato AA. Myopathic complications of medical disease. Semin Neurol. 2009;29(2):163-80.

Tobon A. Metabolic myopathies. Continuum (Minneap Minn). 20131;9(6 Muscle Disease):1571-97.

Udd B, Krahe R. The myotonic dystrophies: molecular, clinical, and therapeutic challenges. Lancet Neurol. 2012;11(10):891-905.

CAPÍTULO 25

Fernando Freua • Fernando Kok

Princípios em Neurogenética na Prática Clínica

INTRODUÇÃO

A Neurogenética é uma subespecialidade que se dedica à compreensão das bases genéticas das doenças neurológicas. Com a evolução da Genética Molecular, a Neurogenética tem se tornado cada vez mais relevante para a prática do neurologista, para o diagnóstico e cada vez mais para o tratamento dessas doenças. A compreensão das bases genéticas dessas doenças pode propiciar o desenvolvimento de novos tratamentos, prevenção e até mesmo cura, sendo hoje uma das grandes áreas de inovação em Medicina e, definitivamente, uma fronteira do conhecimento que está sendo desbravada.

A prática do neurologista envolve a avaliação e o tratamento de uma ampla variedade de doenças neurológicas, desde doenças neurodegenerativas, como as doenças de Alzheimer e de Parkinson, até doenças neuromusculares, como as distrofias musculares. A compreensão das bases genéticas dessas doenças é fundamental para sua identificação precoce e precisa, bem como para o desenvolvimento de tratamentos personalizados e eficazes (o que se denominada, hoje, também "medicina de alta precisão").

Um dos campos de aplicação da Neurogenética na prática clínica é o diagnóstico de doenças neurológicas. Por exemplo, a análise genética pode ser utilizada para diagnosticar doenças como a doença de Huntington, que é uma enfermidade neurodegenerativa hereditária. Além disso, a análise genética também pode ser usada para identificar indivíduos com maior risco de desenvolver doenças neurológicas, permitindo intervenções preventivas mais precoces e efetivas. Outro campo muito promissor é o de desenvolvimento de medicamentos direcionados para as vias moleculares específicas envolvidas na patogênese de algumas doenças. Além disso, a terapia gênica, que envolve a introdução de um gene funcional ou modulação de um gene não funcional em células de um indivíduo com uma doença genética, pode ser usada para tratar doenças neurológicas hereditárias. Hoje, na prática clínica, já não é mais ficção científica falar sobre "edição de DNA" e, certamente, em muito curto período veremos uma revolução nessa área.

Embora a aplicação clínica atual da neurogenética seja limitada em comparação com seu potencial, é provável que esse campo em breve se desenvolva significativamente. Com a crescente disponibilidade de testes genéticos, a Neurogenética pode se tornar cada vez mais acessível para pacientes e médicos, permitindo a identificação mais precisa e o tratamento mais efetivo de doenças neurológicas.

Neste capítulo, discutiremos a importância da Neurogenética na prática do médico generalista, bem como suas aplicações clínicas atuais e futuras. Vamos destacar algumas das principais áreas onde a Neurogenética está sendo usada atualmente e discutir algumas das perspectivas mais emocionantes para o futuro.

Esperamos que este capítulo proporcione uma visão abrangente do papel da Neurogenética na prática clínica e estimule a curiosidade sobre as possibilidades futuras.

O GENOMA HUMANO

Há muito tempo já se sabia que o ser humano apresentava 23 pares de cromossomos, contudo, apenas em 2001, após o chamado "Projeto Genoma", foi possível conhecer um esboço (ainda muito precário) do genoma humano. O resultado foi algo decepcionante, se considerarmos que os seres humanos têm apenas ao redor de 20.500 genes codificantes, algo muito próximo do de um porco e muito abaixo da quantidade de genes de uma ostra.

Dos cerca de 3,2 bilhões de pares de base nos seres humanos, entender que apenas menos de 2% codifica uma proteína e que, ao redor de 95% a 97% das doenças geneticamente determinadas estão em regiões codificantes, torna assustador pensar qual seria a função do restante do DNA na espécie humana. Acredita-se, hoje, que esse restante não seja disfuncional, mas, ao contrário, grande parte deve ter um papel regulador. Para tornar esse conceito um pouco mais complexo, admite-se que uma relação estrita com algum fenótipo clínico deva envolver pouco mais de 10 mil genes, além disso, cada gene pode conter mais de um transcrito, ou seja, mais de uma maneira de transcrever o DNA. Em outras palavras, um gene pode codificar proteínas diferentes a depender do transcrito (isso pode ser selecionado, por exemplo, pela célula do corpo em que o gene é expresso).

Essa complexidade torna o diagnóstico de doenças genéticas particularmente desafiador. Os avanços tecnológicos que permitiram esse enorme acúmulo de conhecimentos também têm contribuído de forma significativa na prática clínica para o diagnóstico dessas doenças, sendo o mais impactante o surgimento de técnicas que têm permitido o sequenciamento do DNA com alta acurácia e eficiência, e com significativa redução de custos. Essas técnicas, conhecidas como "sequenciamento de nova geração" (NGS, do inglês *next generation sequencing*), quando aliadas a protocolos de processamento de dados, inteligência artificial e análises profundas em bioinformática, permitem o sequenciamento e a análise completa de todos os genes de um indivíduo em poucos dias. O último passo desse processo é a interpretação clínica dos achados, em que se procura correlacionar as alterações genéticas com os dados clínicos obtidos pelo médico; assim, a clínica do paciente ainda norteia o produto final.

COMO REALIZAR A INVESTIGAÇÃO GENÉTICA EM NEUROLOGIA E TIPOS DE TESTES GENÉTICOS

Como sempre, em Medicina e, particularmente, na Neurologia, uma boa história clínica, anamneses direcionada, histórico patológico pregresso e, especificamente para avaliação genética, a história familiar são a base da suspeita/hipótese diagnóstica. Uma história clínica pormenorizada é o grande direcionador do pensamento neurológico. Quando a história, aliada aos demais dados pessoais e familiares e, também, com achados do exame físico e exames complementares, inferir a possibilidade de doença geneticamente determinada, deve-se lançar mão de alguns testes genéticos específicos conforme a suspeição.

Antes de adentrar os tipos específicos de teste genéticos e sua aplicabilidade prática, é importante ressaltar que se espera, mesmo no contexto de uma forte suspeição de doença geneticamente determinada, que causas adquiridas sejam descartadas, o que pode ser facilitado por meio de exames complementares. Exames de neuroimagem, por exemplo, podem funcionar como assinatura da suspeição clínica, ratificando a hipótese ou, ao contrário, afastar suspeitas. Algumas doenças neurológicas geneticamente determinadas apresentam "padrões" característicos nos exames complementares, como um exame de neuroimagem, uma análise bioquímica ou até um exame de neurofisiológico como a eletroneuromiografia e eletroencefalograma, o que auxilia na investigação genética.

Um ponto importante a ser lembrado é que os exames atualmente disponíveis para investigação genética são voltados para identificar alterações numéricas ou estruturais cromossômicas ou para o reconhecimento de doenças monogênicas, ou seja, aquelas em que a alteração em um único gene é responsável pelo quadro clínico. Sabemos, no entanto, que muitas das características das pessoas são decorrentes de uma interação entre diferentes genes e, destes, com o meio ambiente. As assim denominadas "herança oligogênica", "herança poligênica" ou "herança multifatorial", embora possam ser objeto de estudos populacionais, não são passíveis de investigação na prática clínica. Dessa forma, embora condições como o transtorno do espectro autista, obesidade, diabetes, hipertensão e doenças psiquiátricas tenham um grande componente genético, a maioria dos indivíduos não apresenta formas decorrentes de alterações estruturais cromossômicas ou monogênicas dessas condições.

De forma a facilitar a compreensão e tornar o aprendizado mais didático, arbitrariamente, dividimos, neste capítulo, os testes genéticos em dois subtipos, quais sejam (Quadro 25.1):

- Testes genéticos abrangentes: avaliam em diferentes graus de detalhamento e profundidade o genoma humano, tendo como alvo mais de um gene, cobrindo, dessa forma, um grande número de doenças genéticas.
- Testes direcionados: direcionados para uma doença monogênica específica quando há uma forte suspeição clínica. Esses testes apresentam elevada especificidade e baixa sensibilidade e buscam especificamente um gene ou um tipo de mutação específica. São recomendados quando o fenótipo de apresentação de determinada doença é muito típico, tornando, assim, a suspeição clínica muito alta.

Quadro 25.1. Tipos de testes genéticos

Testes genéticos abrangentes	Testes genéticos direcionados
Cariótipo com bandas G: avaliação numérica e estrutural dos cromossomos. Capacidade limitada de detecção de ganhos e perdas de material genético menor do que 4 milhões de pares de bases. Não analisam composição individual dos genes	Sequenciamento por técnica de 1ª geração (Sanger). A partir de uma suspeita clínica definida, faz-se o sequenciamento completo de gene, éxon por éxon, buscando-se alterações que justifiquem o quadro clínico. A técnica não é capaz de detectar deleções ou duplicações de éxons de uma das cópias do gene
Microarranjo cromossômico (CGH-array e SNP-array): avaliação de ganhos e perdas de material genético de no mínimo 100 mil pares de bases. Grande capacidade de detectar microdeleções e microduplicações, mas não analisa composição individual dos genes	Hibridização fluorescente *in situ* (FISH) e amplificação multiplexada de sondas dependente de ligação (MLPA, do inglês *multiplex ligation-dependent probe amplification*). Esses testes são dedicados a investigar a presença de deleções e duplicações que envolvem desde éxons até um número limitado de genes
Painel de genes por sequenciamento de nova geração: dedicado a investigar um número limitado de doenças usando o sequenciamento de nova geração: neuropatias hereditárias, surdez, doenças mitocondriais etc. Exige padronização para cada painel e a atualização para inclusão de novas descobertas é trabalhosa	Testes de expansão: realizados por reação em cadeias de polimerase (PCR), identificam expansões de nucleotídeos (três, quatro, cinco ou mais) e são responsáveis por doenças como ataxia de Machado-Joseph, ataxia de Friedreich, X-fragil, entre outras (cerca de 40 doenças)
Sequenciamento completo do exoma: isto é, toda a região codificante do genoma (~ 20.500 genes). Consiste na análise de todos os genes por sequenciamento de nova geração e busca de alteração que possa justificar o fenótipo clínico	
Sequenciamento completo do genoma: que corresponde a cerca de 3,2 bilhões de pares de base. Esse exame tem uso ainda restrito à pesquisa, tendo em vista a dificuldade na interpretação de achados localizados em regiões não codificantes do genoma	

Fonte: Desenvolvido pela autoria.

Cada técnica de investigação genética apresenta os seus "prós" e "contras". Além disso, é importante deixar claro que as distintas técnicas disponíveis apresentam limitações na investigação de determinadas doenças a depender do mecanismo fisiopatológico mutacional, por exemplo, as doenças por expansão de nucleotídeos, até o presente momento, não são diagnosticadas pela técnica NGS.

Testes genéticos abrangentes

O cariótipo com bandeamento ou cariótipo com bandas G identifica o número e a estrutura aparente dos cromossomos, além de reconhecer ganhos e perdas de grandes trechos dos cromossomos, com dimensões de, no mínimo, 4 milhões de pares de bases (4 Mb). Não é raro, no entanto, que alterações de dimensões bem maiores, de até 10 Mb, não sejam identificadas por essa técnica. O cariótipo é útil para o diagnóstico de condições como as trissomias 13, 18 e 21 e a síndrome de Turner (monossomia X), e diversas outras afecções mais raras, sempre envolvendo grandes trechos de cromossomos. É um exame de ampla disponibilidade e de custo relativamente baixo, considerado exame de entrada na investigação de muitas doenças, especialmente as que envolvem a ocorrência de malformações múltiplas e deficiência intelectual.

As técnicas de microarranjos (*microarray*) cromossômicos incluem a hibridização comparativa com genomas em arranjos (CGH-array) e os arranjos de polimorfismos de base única (SNP-array). Elas têm a capacidade de detectar duplicações e deleções cromossômicas não identificáveis pelo cariótipo a partir de 100 mil pares de base (100 Kb) e que estão associadas a inúmeras doenças genéticas, especialmente deficiência intelectual e síndromes de malformação múltiplas. São exames com maior acurácia, se comparados ao cariótipo e, por esse motivo, têm sido utilizados como exame de entrada para casos de deficiência intelectual.

O sequenciamento completo do exoma é fruto do desenvolvimento do sequenciamento de nova geração (sequenciamento massivo e paralelizado). Ele permite analisar todos os genes (~20.500 genes) de um indivíduo em um único exame, buscando alterações que justifiquem o quadro clínico. A redução progressiva dos custos desse teste tem facilitado o acesso a ele no Brasil. É indicado especialmente em doenças que podem ser causadas por alteração em um, entre muitos genes, como ocorre nas encefalopatias epilépticas, nas paraplegias espásticas, nas doenças mitocondriais, nas miopatias congênitas e na distrofia muscular do tipo cinturas, entre outras. Sua capacidade em realizar diagnósticos genéticos é quase ilimitada e, se houver um resultado não conclusivo, este pode ser revisto periodicamente, para incorporar os avanços da ciência. É um exame excelente para pacientes com fenótipo complexo cuja etiologia seja presumivelmente genética. Tem aplicabilidade também em Oncologia, na investigação de suscetibilidade genética para neoplasias.

O sequenciamento do genoma é um teste pouco disponível e ainda com baixa aplicabilidade clínica, uma vez que não existe uma parametrização do que é ou não patológico no sequenciamento fora das regiões codificantes do DNA; assim, sua aplicação é limitada. Existe a expectativa de que essa realidade mude com o decorrer dos anos e a técnica do sequenciamento do genoma possa também ser utilizada para outras finalidades diagnósticas, por exemplo, doenças por expansão de nucleotídeos.

Testes genéticos direcionados

O sequenciamento por técnica de 1ª geração (Sanger) faz o sequenciamento completo de gene, éxon por éxon, buscando alterações que justifiquem o quadro clínico. A técnica não é capaz de detectar deleções ou duplicações de éxons de uma das cópias do gene.

Hibridização fluorescente *in situ* (FISH) e amplificação multiplexada de sondas dependente de ligação (MLPA, do inglês *multiplex ligation-dependent probe amplification*) são testes dedicados a investigar a presença de deleções e duplicações que envolvem desde éxons até um número limitado de genes.

Ainda outro exemplo de um teste dedicado é o que envolve a pesquisa de expansão de repetições nucleotídicas, que é o mecanismo associado a diversas doenças com manifestações neurológicas, como várias formas de ataxias espinocerebelares (SCA) de herança dominante (p. ex., a doença de Machado-Joseph, ou SCA3), a doença de Huntington, a ataxia de Friedreich e a síndrome do X-frágil. O sequenciamento de nova geração atualmente disponível na clínica não permite identificar estas expansões de repetição.

ONDE BUSCAR INFORMAÇÃO

Quando existir uma suspeita clínica de doença neurológica geneticamente determinada, é possível recorrer a alguns bancos de dados para auxílio no respectivo diagnóstico. Por vezes, o fenótipo de apresentação do paciente é complexo e a contextualização de todos os achados pode ser desafiador. Alguns *sites* ajudam na contextualização dos achados clínicos e sugerem possibilidades diagnósticas a partir daqueles dados.

O banco de dados do Online Mendelian Inheritance in Man (OMIM), atualizado em 18 de maio de 2023, lista 7.372 fenótipos com base molecular conhecida e 4.802 genes com fenótipos causados por mutações (http://www.omim.org/statistics/geneMap). O OMIM é uma potente ferramenta para auxílio diagnóstico e complementação de informações sobre doenças com padrão de herança mendeliano. Uma busca simples no *site* contemplando os sinais clínicos/semiológicos do paciente pode resultar em possibilidades diagnósticas, apenas com base nas informações contidas. Por óbvio, os resultados devem ser filtrados à luz da suspeita clínica, mas, além desse poderoso auxílio, serve ainda como banco de dados clínicos e moleculares sobre essas doenças, trazendo informações de valor a respeito de mecanismos moleculares, principais achados clínicos e tratamentos disponíveis. Essa ferramenta é constantemente atualizada.

Também amplamente acessível, há o Gene Reviews, que traz informações abrangentes e atualizadas sobre grande número de condições geneticamente determinadas

Além do OMIM, outros *sites* são utilizados na prática clinica como auxilio no diagnóstico, como na interpretação de uma variante de significado incerto, ou mesmo *sites* que utilizam mecanismos e inteligência artificial para sugerir probabilidades diagnósticas, como o Face2Gene®, em que um algoritmo de inteligência artificial avalia uma fotografia do paciente e sugere diagnósticos genéticos possíveis (mais utilizado para casos sindrômicos e dismórficos).

NEUROGENÉTICA NA PRÁTICA MÉDICA

A aplicabilidade prática dos recentes avanços em conhecimento molecular e genética, como já dito, reflete em ampliação de diagnósticos e de tratamentos não apenas para doenças raras, mas também para doenças mais frequentes que, até então, pensávamos apresentar apenas etiologia neurodegenerativa adquirida.

A doença de Alzheimer (DA), a doença de Parkinson (DP), a esclerose lateral amiotrófica (ELA) e a degeneração lobar frontotemporal (DLFT) são, em sua maioria, esporádicas, mas existem famílias em que a doença é geneticamente determinada. Mutações de ponto nos genes da proteína precursora de β-amiloide (*APP*) e das presenilinas 1 (*PSEN1*) ou 2 (*PSEN2*) causam DA e mutações nos genes *SNCA, PARK2, PARK7, PINK1, LRRK2*, entre outros, causam DP. Mutações no gene que codifica a proteína tau (*MAPT*), além dos genes *GRN, TARDBP, VCP* e *CHMP2B*, entre outros, resultam em fenótipos de DLFT. A ELA pode ser causada por vários genes: *ALS2; ANG*; expansões em *C9orf72; FUS; OPTN; PFN1; SETX; SOD1; TARDBP; UBQLN2; VAPB; VCP;* entre outros.

Eventualmente, a análise genética de polimorfismos pode inferir risco de desenvolvimento de doenças específicas ou fenótipos distintos. A exemplo, o polimorfismo e4 (arginina no códon 112) no gene da apolipoproteina E (APOE), que está presente em 12% a 15% dos caucasianos, está relacionado com maior susceptibilidade à DA. Outro exemplo são os polimorfismos no gene da proteína priônica (PRNP), que são relacionados a fenótipos distintos de doenças priônicas geneticamente determinadas.

A aplicabilidade prática não para no diagnóstico e na melhor caracterização de doenças, mas alcança também o tratamento. O exemplo mais ilustrativo disso é a atrofia muscular espinhal 5q (AME5q) que, até então, carecia de tratamento eficaz; contudo, essa realidade mudou com as novas terapias modificadoras do fenótipo, inclusive terapia gênica.

Outras doenças seguem pelo mesmo caminho, a exemplo da ELA provocada por mutações em *SOD1* que, recentemente, teve aprovado um tratamento por meio de RNA de interferência.

CONCLUSÕES

Em todas as subáreas da Neurologia, podemos encontrar intersecção com a genética. Performar um diagnóstico genético preciso tem diversas implicações, desde aconselhamento genético para o paciente e familiares, em alguns cenários, podendo interromper a progressão da transmissão familiar por seleção de embriões; também, por ser área em constante desenvolvimento, o diagnóstico preciso facilita em diversos casos um tratamento preciso. Ao contrário do que se pode pensar, existem inúmeras (mais de 200) doenças genéticas tratáveis. A terapia gênica que englobaria desde administração de oligonucleotídeos antisense até a edição de DNA (p. ex., por vetor viral) é área ainda em exploração, contudo uma realidade muito próxima. Com a redução dos custos desses exames, projetamos uma disponibilidade em massa em muito pouco tempo e essa, certamente, já é uma grande nova revolução médica.

BIBLIOGRAFIA CONSULTADA

Córdoba M, Rodriguez-Quiroga SA, Vega PA, Salinas V, Perez-Maturo J, Amartino H, et al. Whole exome sequencing in neurogenetic odysseys: an effective, cost-and time-saving diagnostic approach. PLoS One. 2018;13(2):e0191228.

Foo JN, Liu JJ, Tan EK. Whole-genome and whole-exome sequencing in neurological diseases. Nature Reviews Neurology. 2012;8(9):508-17.

Klein C, Kumar KR, Sue CM. Neurogenetics. Oxford University Press, 2014.

Kok F. Here comes the sun: the era of genetics. Arquivos de Neuro-Psiquiatria. 2015;73:895-6.

Pedroso JL, França Jr MC, Camargos S, Barsottini OP, Kok F. Neurogenética na prática clínica. São Paulo: Atheneu, 2019;1:649.

Venter JC, Adams MD, Myers EW, Li PW, Mural RJ, et al. The sequence of the human genome. Science. 2001;291:1304-51.

CAPÍTULO 26

Ida Fortini • Igor Vilela Brum • Márcia Rúbia Rodrigues Gonçalves
Tarso Adoni

Manifestações Neurológicas nas Doenças Sistêmicas

INTRODUÇÃO

Existe uma ampla variedade de distúrbios sistêmicos que podem se manifestar ou mesmo se apresentar com síndromes neurológicas. O objetivo deste capítulo é discutir de maneira pragmática as manifestações neurológicas das principais doenças sistêmicas. Para tanto, o capítulo foi didaticamente dividido em seções que abrangem as seguintes áreas: Reumatologia; Hematologia; Gastroenterologia; Nutrologia; Endocrinologia; Cardiologia; e nefrologia. Há ainda uma seção dedicada às manifestações neurológicas associadas à infecção por COVID-19.

MANIFESTAÇÕES NEUROLÓGICAS NAS DOENÇAS REUMATOLÓGICAS

Os sintomas neurológicos podem ser a primeira manifestação de muitas doenças reumatológicas. Logo, o médico estar familiarizado com as manifestações sistêmicas dessas doenças é essencial para estabelecer corretamente o diagnóstico. Por outro lado, reconhecer as síndromes neurológicas mais associadas às doenças reumatológicas pode estreitar os diagnósticos diferenciais e ajudar a atribuir um sintoma neurológico à doença sistêmica subjacente.

Lúpus eritematoso sistêmico

O lúpus eritematoso sistêmico (LES) é uma doença autoimune inflamatória crônica que afeta principalmente mulheres jovens e pode envolver múltiplos órgãos. A apresentação clínica é variada, mas os pacientes geralmente apresentam uma combinação de sintomas constitucionais, alopecia, erupção cutânea sensível à luz solar, serosite, sinovite, disfunção renal, fenômeno de Raynaud, vasculite cutânea, anormalidades hematológicas e doença tromboembólica.

O diagnóstico de LES se baseia no julgamento de um clínico experiente capaz de reconhecer combinações características de sinais e sintomas, além da presença de estudos sorológicos de suporte e exclusão de diagnósticos alternativos. Os critérios do Colégio Americano de Reumatologia foram revisados em 2012 e estão descritos no Quadro 26.1. Para que o diagnóstico de LES seja feito, são necessários quatro ou mais critérios (pelo menos um clínico e um laboratorial) ou nefrite lúpica comprovada por documentação anatomopatológica (biópsia renal) com fator antinuclear (FAN) ou anti-DNA positivo. Pelos critérios da Liga Europeia contra o Reumatismo (EULAR, de European League Against Rheumatism) e do Colégio Americano de Reumatologia (ACR, de American College of Rheumatology), de 2019, o paciente pode ser classificado com LES se tiver FAN ≥ 1:80 e pontuação ≥ 10 nos diferentes domínios avaliados (que podem ser facilmente consultados *online*).

O LES está associado a vários sintomas neuropsiquiátricos, referidos coletivamente como "LES neuropsiquiátrico" ou "neurolúpus". Os termos englobam as manifestações psiquiátricas e aquelas que acometem o sistema nervoso central (SNC) e sistema nervoso periférico (SNP). O Colégio Americano de Reumatologia descreve 19 síndromes neuropsiquiátricas associadas ao LES (Quadro 26.2). A frequência das manifestações neuropsiquiátricas do LES varia muito na literatura em função dos distintos critérios diagnósticos e de inclusão utilizados. Embora a real prevalência seja desconhecida, a maioria dos estudos aponta que entre 30% e 50% dos pacientes com LES apresentam manifestações neuropsiquiátricas.

Quadro 26.1. Critérios diagnósticos para lúpus eritematoso sistêmico segundo o Colégio Americano de Reumatologia, 2012

Critérios clínicos	Critérios imunológicos
1. Lúpus cutâneo agudo	1. FAN
2. Lúpus cutâneo crônico	2. Anti-DNA
3. Úlceras orais ou nasais	3. Anti-Sm
4. Alopecia não cicatricial	4. Anticorpos antifosfolípides
5. Sinovite envolvendo duas ou mais articulações	5. Redução de complemento (C3, C4 e CH50)
6. Serosite	6. Teste de Coombs direto positivo na ausência de anemia hemolítica
7. Renal	
8. Neurológico	
9. Anemia hemolítica	
10. Leucopenia < 4.000/mm^3 ou linfopenia < 1.000 mm^3	
11. Trombocitopenia < 100.000/mm^3	

Fonte: Desenvolvido pela autoria.

Quadro 26.2. Manifestações neuropsiquiátricas do LES de acordo com os critérios do Colégio Americano de Reumatologia, 1999

Sistema nervoso central	Sistema nervoso periférico
1. Cefaleia	1. Disfunção de nervos cranianos
2. Distúrbios do humor	2. Polineuropatia
3. Disfunção cognitiva	3. Disautonomia
4. Crises epilépticas	4. Mononeuropatia
5. Doença cerebrovascular	5. Síndrome de Guillain-Barré
6. Distúrbios de ansiedade	6. Plexopatia
7. Psicose	7. Miastenia
8. Mielopatia	
9. Síndromes desmielinizantes	
10. Estado confusional agudo	
11. Movimentos anormais (coreia)	
12. Meningite asséptica	

Fonte: Desenvolvido pela autoria.

A presença de sintomas neurológicos no LES, muitas vezes, apresenta um desafio diagnóstico, pois nem todos os problemas neurológicos ou psiquiátricos nesses pacientes são causados pelo LES. Alguns são comórbidos e outros estão relacionados a complicações do tratamento. O envolvimento do SNC é mais frequente nas fases iniciais da doença (especialmente no primeiro ano do diagnóstico) e geralmente ocorre quando há atividade da doença também em outros órgãos. A idade do paciente também pode ser útil, pois o risco de surtos de LES diminui com a idade, e o envolvimento neuropsiquiátrico é menos comum no LES de início tardio. A ferramenta mais utilizada para avaliar a atividade de doença tem sido o *Systemic Lupus Erythematosus Disease Activity Index* (SLEDAI). Existem calculadoras que facilmente acessíveis *online* e que podem auxiliar na prática clínica.

O mecanismo fisiopatológico envolvido no neurolúpus é complexo e provavelmente inclui a presença de anticorpos antineuronais (associados a crises epilépticas e psicose) e anticorpos antifosfolípides (relacionados a eventos vasculares). A ocorrência de vasculite é rara e deve ser considerada apenas em casos de pacientes com LES que apresentam acidente vascular cerebral isquêmico (AVCi), ecocardiograma normal e ausência de anticorpos antifosfolípides, especialmente quando a doença sistêmica está muito ativa.

Estudo prospectivo publicado em 2010, o qual acompanhou 1.206 pacientes com LES, demonstrou que as manifestações mais comuns no SNC foram cefaleia (47%) e epilepsia (8%). O acometimento do SNP foi bastante raro (2%) e caracterizou-se por polineuropatia, neuropatia craniana e mononeuropatia.

A cefaleia no paciente lúpico é assunto controverso, mas que, em resumo, deve ser abordado da seguinte maneira:

a) **Cefaleia benigna:** enxaqueca e cefaleia tipo tensão – a qual ocorre na mesma frequência que na população geral e, sobretudo, no contexto de paciente lúpico fora de atividade da doença e que não exige nenhuma abordagem específica além daquela definida nas situações habituais das cefaleias primárias.

b) **Cefaleia atípica com sinais de alarme caracterizados por um ou mais dos seguintes:** início súbito, rigidez de nuca, febre, refratariedade à analgesia, persistência além do esperado para as cefaleias primárias, sinais focais, presença de anticorpos antifosfolípides, imunossupressão e uso de anticoagulantes. Nesses casos, o estudo de imagem do SNC e a análise do líquido cefalorraquidiano (LCR) deverão ser considerados caso a caso. Estudos recentes sugerem que a prevalência de cefaleia não é significativamente maior em pacientes com LES em comparação com a população geral e nem acompanham a atividade da doença.

As crises epilépticas podem ser focais ou generalizadas e costumam estar temporalmente associadas e limitadas à atividade da doença. O mecanismo patogênico depende provavelmente da presença de anticorpos antineuronais, notadamente antiproteína ribossomal P (anti-P) e antineurofilamentos. Deve-se ressaltar a possibilidade, embora menos comum, de ocorrência de crises epilépticas no contexto de complicações do LES, notadamente eventos vasculares (trombose venosa cerebral e infartos cerebrais difusos mediados por anticorpos antifosfolípides), uremia e infecções oportunistas.

O LES está associado a um risco aumentado de AVC em comparação com a população geral. Até 65% dos pacientes com LES e AVCi têm anticorpos antifosfolípides positivos. Os mecanismos de AVC, nesses casos, incluem trombose *in situ* e cardioembolismo no cenário de endocardite trombótica não bacteriana. Anticoagulação perene com varfarina está indicada para prevenção secundária de AVC nesses pacientes.

As manifestações no SNP, embora infrequentes, caracterizam-se por polineuropatia sensitiva leve restrita aos membros inferiores, raramente associada a comprometimento motor dos músculos do pé. A ocorrência de mononeurite múltipla vasculítica confluente pode confundir o quadro; nesses casos, a presença de dor associada pode ajudar no diagnóstico da vasculite. Os nervos cranianos costumam ser acometidos por lesões intra-axiais. Oftalmoplegia internuclear, "desvio *skew*" e paresias do olhar conjugado são as apresentações mais comuns, embora paralisia facial periférica, neurite óptica e surdez neurossensorial sejam possíveis.

O tratamento das manifestações neuropsiquiátricas do LES envolve o uso de corticosteroides na fase aguda, com prednisona oral ou metilprednisolona parenteral. O uso de ciclofosfamida em combinação com corticosteroides pode ser considerado para casos mais graves. O uso de imunoglobulina (Ig) humana hiperimune ainda carece de evidência científica sólida. A plasmaférese pode ser uma opção para casos graves. Na fase de manutenção, são prescritos imunossupressores como azatioprina ou micofenolato mofetil, com ou sem corticosteroides orais. Pacientes com complicações neurológicas graves podem necessitar de terapias adicionais, como o anticorpo monoclonal anti-CD20 rituximabe, como opção de 2ª linha.

Síndrome de Sjögren

A síndrome de Sjögren (SJ) é uma doença inflamatória autoimune que afeta glândulas, como as glândulas salivares e lacrimais, causando a síndrome sicca (olhos secos e boca seca). O envolvimento extraglandular pode ocorrer nas articulações, rins, pulmões, pele, SNC, sistema nervoso periférico (SNP) e músculos. A SJ acomete 0,5% a 1% da população, sendo mais comum em mulheres. As principais manifestações neurológicas na SJ estão listadas no Quadro 26.3.

Quadro 26.3. Principais manifestações neurológicas na síndrome de Sjögren

Sistema nervoso periférico	Sistema nervoso central
1. Neuropatia de fibras finas 2. Ganglionopatia 3. Mononeuropatia simples ou múltipla 4. Neuropatias cranianas (V, VII e VIII) 5. Neuropatias compressivas 6. Neuropatia autonômica 7. Polineuropatia sensitivo-motora	**Focal** 1. Hemiparesia 2. Afasia 3. Hemi-hipoestesia 4. Crise epiléptica 5. Ataxia cerebelar **Difuso** 6. Encefalopatia aguda/subaguda 7. Meningite asséptica 8. Síndrome demencial 9. Depressão/transtornos de ansiedade **Medular** 10. Mielite transversa recorrente 11. Mielopatia crônica progressiva 12. Bexiga neurogênica

Fonte: Desenvolvido pela autoria.

As neuropatias periféricas representam as complicações neurológicas mais comuns da SJ, afetando cerca de 10% a 20% dos pacientes, podendo, inclusive, preceder a clássica síndrome sicca em até 24 meses. Quando considerados os achados eletroneuromiográficos, esse valor eleva-se para 50%, detectando-se, assim, o acometimento subclínico em grande parte dos pacientes. Do ponto de vista fisiopatológico, a ocorrência de diferentes tipos de neuropatia sugere a existência de diferentes mecanismos de agressão ao SNP.

Neuropatias sensoriais primárias, incluindo a neuropatia de fibras finas e a ganglionopatia, são as manifestações mais características da SJ no SNP. Pacientes com neuropatia de fibras finas geralmente apresentam dor, disestesia e redução das sensibilidades térmica e dolorosa, que podem ou não ter um padrão de comprimento dependente (isto é, maior acometimento distal e simétrico). A força e os reflexos estão preservados. O início é subagudo a indolente, mas alguns pacientes podem ter progressão mais rápida. Como os estudos de condução nervosa avaliam a função de fibras grossas, a eletroneuromiografia (ENMG) geralmente é normal. A biópsia de pele avaliando a densidade das fibras nervosas intradérmicas pode confirmar a presença de neuropatia de fibras finas, mas ainda é pouco disponível na prática. A neuropatia de fibras finas tende a se apresentar de forma precoce no curso da doença e está menos frequentemente associada a manifestações extraglandulares.

A ganglionopatia (neuronopatia dos gânglios dorsais) é bastante associada à SJ, dada sua rara ocorrência em outras doenças inflamatórias. O envolvimento em geral é não comprimento-dependente (pode haver discrepância entre os sintomas nos membros superiores e inferiores) e inicialmente assimétrico (podendo confluir na evolução da doença). Ocorre cedo no curso da doença, podendo também preceder a síndrome sicca e as alterações sorológicas. O curso clínico é indolente e a evolução, lenta para a cronicidade, ainda que tenham sido descritos casos agudos e outros não progressivos, com melhora espontânea no decorrer do tempo. Outras causas de ganglionopatia devem ser consideradas no diagnóstico diferencial e incluem: síndrome paraneoplásica (sobretudo no contexto do carcinoma de pequenas células do pulmão); intoxicação por piridoxina, quimioterapia (principalmente com cisplatina e derivados); doença celíaca e infecções virais. A ENMG e a ressonância magnética (RM) de coluna (hipersinal no funículo posterior da medula) podem auxiliar no diagnóstico.

As mononeuropatias são caracterizadas por neuropatias cranianas, mononeuropatias múltiplas e neuropatias compressivas. Na SJ, a neuropatia trigeminal sensitiva é a mais comum, afetando a face e resultando em hipoestesia térmica e dolorosa. Outros nervos cranianos, como óptico, facial e vestibulococlear, também podem ser acometidos. A mononeurite múltipla é rara, geralmente associada à doença sistêmica ativa e vasculite, afetando nervos como fibular, sural, tibial, ulnar, mediano e radial. Já as neuropatias compressivas incluem a síndrome do túnel do carpo, com prevalência de 20%. A neuropatia autonômica, ainda que rara, pode ocorrer como única manifestação neurológica da síndrome ou como um achado adicional. O envolvimento muscular na SJ acomete grande parte dos pacientes, embora se torne sintomático em pouco mais de 10% deles. Há uma miopatia focal, com infiltrado inflamatório linfocítico bem-localizado, cujas manifestações clínicas são em geral frustras. Pode haver associação com miosite por corpos de inclusão, e polimiosite é rara.

O envolvimento do SNC na SJ é menos comum (cerca de 4%), podendo acometer tanto o encéfalo como a medula espinhal. Do ponto de vista fisiopatológico, o envolvimento do SNC parece ser decorrente de um processo inflamatório secundário a uma vasculopatia de pequenos vasos. Encontram-se linfócitos B e plasmócitos que atravessam a barreira hematoencefálica lesada, concentrando-se no parênquima cerebral, leptomeninges e medula espinal, cursando com elevação da síntese intratecal de imunoglobulina G (IgG). Estudos histológicos evidenciam raramente microinfartos e micro-hemorragias, sugerindo um processo vasculítico associado.

Síndromes desmielinizantes têm sido relatadas em associação com a SJ, podendo se manifestar por alterações neurológicas focais ou difusas (Quadro 26.3). A análise do LCR demonstra pleocitose linfomonocitária, hiperproteinorraquia, aumento do índice de síntese de IgG e bandas oligoclonais. A tomografia (TC) de crânio costuma ser normal, bem como a angiografia digital. A RM de encéfalo pode demonstrar múltiplas áreas de hipersinal em T2 na substância branca periventricular e subcortical, muitas vezes indistinguíveis, das imagens vistas na esclerose múltipla.

A medula espinhal pode ser afetada por diferentes condições neurológicas, incluindo mielite transversa recorrente, mielopatia crônica progressiva e bexiga neurogênica. Pacientes com mielite transversa recorrente frequentemente apresentam anticorpos anti-Ro, sugerindo um componente autoimune. É importante considerar a possibilidade de sobreposição com a síndrome mediada por anticorpos antiaquaporina-4 (AQP4). Em casos de mielopatia crônica, a distinção entre SJ e esclerose múltipla primariamente progressiva pode ser desafiadora, exigindo investigação sistemática em pacientes com quadro clínico medular crônico progressivo.

O tratamento das manifestações neurológicas consiste em ciclofosfamida e prednisona. Pulsoterapia com metilprednisolona (1.000 mg/dia por 3 a 5 dias consecutivos) associada ao tratamento imunossupressor crônico também é uma opção. Corticosteroides e agentes citotóxicos são utilizados para o tratamento da ganglionopatia, embora comumente seja refratária ao tratamento. Há relatos de algum benefício em pacientes tratados com a associação de corticosteroides e Ig humana hiperimune. Para pacientes com anticorpos anti-AQP4, rituximabe é geralmente usado. A meningite asséptica pode ser autolimitada, mas um curso curto de corticosteroides pode ser considerado.

Artrite reumatoide

A artrite reumatoide (AR) acomete 1% da população e caracteriza-se por sinovite e artrite erosiva associadas a sintomas constitucionais, oculares, cardíacos, pulmonares, serosites e vasculite. O acometimento do SNP é o mais comum e faz-se por múltiplos mecanismos fisiopatológicos. O diagnóstico se baseia nos aspectos clínicos e laboratoriais, incluindo a presença de fator reumatoide e anticorpo antipeptídeo citrulinado cíclico (anti-CCP). Embora ambos os anticorpos tenham alta sensibilidade, o anti-CCP tem especificidade muito maior (95% a 98%). As principais manifestações neurológicas da AR estão listadas no Quadro 26.4.

Quadro 26.4. Principais manifestações neurológicas da artrite reumatoide

Sistema nervoso periférico
1. Neuropatia compressiva (síndrome do túnel do carpo)
2. Polineuropatia sensitiva distal leve
3. Mononeurite múltipla
4. Neuropatia autonômica
Doença da coluna cervical
6. Subluxação atlantoaxial
7. Subluxação vertical do processo odontoide (impactação atlantoaxial)
8. Subluxação posterior do atlas sobre o áxis
9. Subluxação subaxial (principalmente C4-5)
Outros
10. Placas e nódulos em dura-máter e leptomeninges (frequentemente assintomáticas)
11. Miopatia
12. Meningite asséptica

Fonte: Desenvolvido pela autoria.

A manifestação neurológica mais comum da AR é a estenose de coluna cervical consequente à sinovite e à formação de pannus no nível atlantoaxial, atlantooccipital ou subaxial. Cervicalgia, radiculopatia de C2 (resultando em cefaleia occipital e dor de ouvido) e mielopatia são apresentações comuns. Isquemia da medula espinhal pode ocorrer por compressão de ramos penetrantes oriundos da artéria espinal anterior. Subluxação atlantoaxial é a forma mais comum de acometimento da coluna cervical. Dor é quase universal e até dois terços dos pacientes apresentam comprometimento (quase sempre assintomático) de tratos longos. A ocorrência de parestesias em associação com fraqueza inicial nos músculos da mão é quase sempre diagnosticada equivocadamente como secundária à polineuropatia periférica da AR. A presença de reflexos exaltados pode ser uma pista que aponta para o diagnóstico de mielopatia. O prognóstico da subluxação atlantoaxial costuma ser bom, embora possa ocorrer rápida deterioração em caso de intercorrência local, como fratura. Envolvimento respiratório e, raramente, morte súbita podem ocorrer em virtude da compressão medular. RM de coluna é o exame de escolha para o diagnóstico de mielopatia cervical (Figura 26.1).

O acometimento mais comum do SNP na AR é representado pelas neuropatias compressivas, sendo a síndrome do túnel do carpo comumente observada, além da polineuropatia sensitiva distal leve, afetando até um terço dos pacientes. A neuropatia vasculítica, por sua vez, ocorre sobretudo na forma de mononeurite múltipla, geralmente em pacientes com AR grave e envolvimento de outros órgãos, como pele, músculo ou vísceras.

O SNC é raramente acometido. Nódulos e placas na dura-máter e nas leptomeninges é um achado frequentemente assintomático, embora possa contribuir para o agravamento de doença da coluna cervical com potencial compressão medular.

O tratamento das manifestações neurológicas depende do acometimento clínico. A vasculite reumatoide na forma de mononeurite múltipla é tratada com pulsoterapia de ciclofosfamida. Neuropatias compressivas podem responder à corticosteroideterapia oral e imobi-

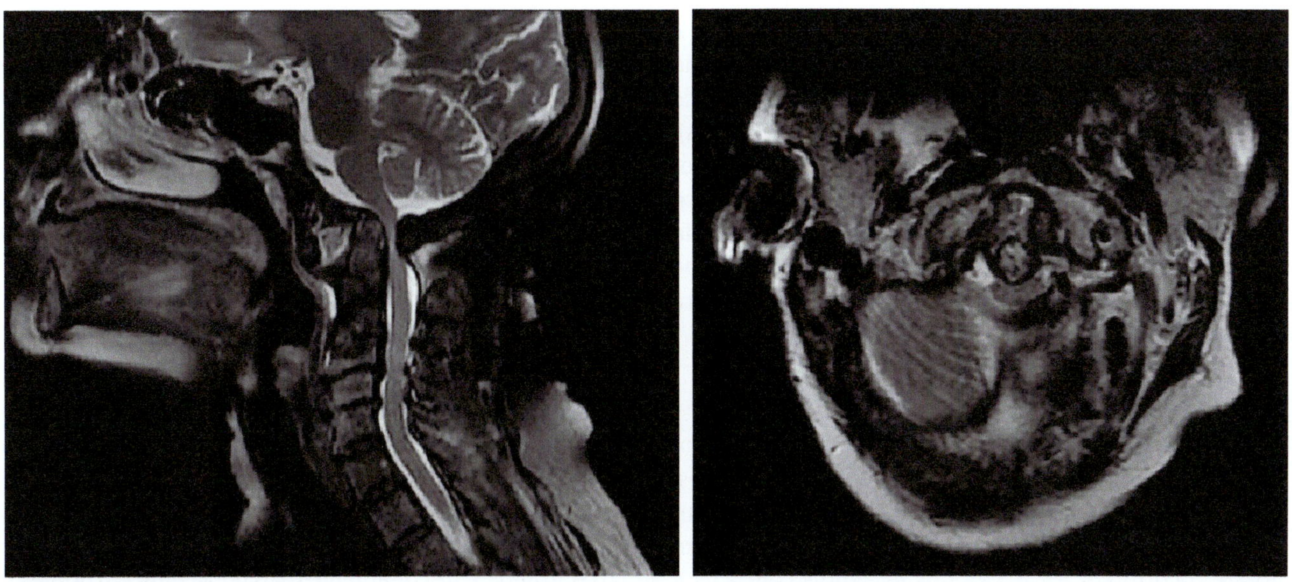

Figura 26.1. Mielopatia secundária à luxação atlantoaxial em paciente com artrite reumatoide.
Fonte: Acervo pessoal da autoria.

lização programada com órteses. Tratamento cirúrgico é exceção. A doença da coluna cervical, quando possível, deverá ser manejada clinicamente com analgesia e colar cervical. O melhor momento para a intervenção cirúrgica, quando necessária, deverá ser determinado caso a caso. Deve-se lembrar da dificuldade técnica relacionada às condições ósseas desfavoráveis associadas ao processo patológico de base.

VASCULITES SISTÊMICAS

As vasculites são um grupo heterogêneo de doenças imunomediadas caracterizadas pela presença de células inflamatórias na parede dos vasos sanguíneos resultando em lesão vascular, isquemia e subsequente dano aos órgãos. Tanto o SNC como o SNP podem ser afetados. Embora os sintomas neurológicos possam ser a primeira manifestação das vasculites, na maioria das vezes também há evidências de envolvimento sistêmico.

Arterite de células gigantes

A arterite de células gigantes (ACG) é uma vasculite que afeta grandes vasos, especialmente aorta e seus ramos, sendo mais comum em pessoas acima dos 50 anos. Cefaleia e claudicação mandibular são sintomas frequentes, assim como febre, poliartralgia e mialgia. A doença pode ter complicações graves, como a neuropatia óptica isquêmica anterior arterítica, causando perda permanente da visão. O diagnóstico é confirmado por biópsia da artéria temporal, embora outros exames como ultrassonografia Doppler colorido ou angiotomografia possam auxiliar. Valores normais de velocidade de hemossedimentação (VHS) e proteína C-reativa (PCR) não descartam o diagnóstico.

Uma vez que se suspeita de ACG, corticosteroide oral (prednisona 1 mg/kg ou equivalente) deve ser iniciado para prevenir complicações isquêmicas (enquanto se aguarda a confirmação dos demais testes diagnósticos). Se o diagnóstico for confirmado, a prednisona deve ser reduzida gradualmente ao longo de meses, enquanto se monitoram de perto a resposta clínica e a normalização dos marcadores inflamatórios (PCR e VHS). Tocilizumabe e metotrexato podem ser considerados como poupadores de corticosteroide.

Poliarterite nodosa

A poliarterite nodosa (PAN) é uma vasculite necrosante que afeta vasos de médio e pequeno calibres. Neuropatia periférica afeta 70% dos pacientes, frequentemente como mononeurite múltipla. O envolvimento do SNC ocorre em 5% a 10% dos pacientes com PAN e pode incluir AVCi. O diagnóstico geralmente se baseia na biópsia de um órgão clinicamente afetado. O tratamento é feito com altas doses de corticosteroides e ciclofosfamida, com transição para um agente como micofenolato mofetila para manutenção. Se o vírus da hepatite B estiver presente, o tratamento antiviral deve ser iniciado.

A deficiência de adenosina deaminase 2 (ADA-2) é um diagnóstico diferencial para a PAN, apresentando manifestações semelhantes, como vasculite multiorgânica e sinais de inflamação sistêmica, além de febre, livedo reticular e início dos sintomas geralmente na infância, mas podendo ocorrer na idade adulta.

Vasculites associadas ao Anca

As vasculites associadas ao anticorpo anticitoplasma de neutrófilos (Anca) são um grupo de distúrbios caracterizados por vasculite de pequenos vasos associada à produção de Anca patogênico. Esse grupo inclui granulomatose com poliangeíte, poliangeíte microscópica e granulomatose eosinofílica com poliangeíte. O envolvimento neurológico ocorre em 54% a 70% dos pacientes com vasculite associada ao ANCA, sendo o SNP mais afetado (mais comumente na forma de mononeuropatia múltipla). O envolvimento do SNC ocorre em menos de 15% dos pacientes e frequentemente manifesta-se como meningite asséptica.

Crioglobulinemia

A síndrome da crioglobulinemia é uma vasculite de pequenos vasos causada por crioglobulinas, imunoglobulinas que precipitam em temperaturas frias. A neuropatia é uma manifestação frequente, afetando até 70% dos pacientes com crioglobulinemia, sendo fortemente associada à infecção pelo vírus da hepatite C. Além disso, pode estar presente em outras condições, como LES, SJ, distúrbios linfoproliferativos, infecção por hepatite B e vírus da imunodeficiência humana (HIV). Os sintomas geralmente incluem polineuropatia sensitivo-motora, mononeuropatia múltipla e neuropatia de fibras finas, acompanhados por artralgias e púrpura palpável. O tratamento é direcionado para a causa subjacente, como o tratamento da infecção, controle da doença autoimune ou distúrbio linfoproliferativo.

Doença de Behçet

A doença de Behçet (DB) é uma vasculite inflamatória crônica rara, que acomete tanto artérias como veias, de curso remitente-recorrente, caracterizada por úlceras mucocutâneas na cavidade oral e nos órgãos genitais e uveíte. É mais comum em indivíduos jovens, na faixa etária entre 20 e 30 anos, e discretamente mais prevalente em homens.

O acometimento neurológico na DB ocorre em 5% a 20% dos pacientes, sendo mais comum em homens na proporção de 4:1. As manifestações neurológicas podem ser divididas em duas formas: parenquimatosa; e vascular. A forma parenquimatosa é mais frequente (cerca de 80% dos casos) e manifesta-se como rombencefalite, afetando o tronco encefálico, cerebelo, tálamo e cápsula interna. Os sintomas clínicos mais comuns incluem cefaleia, sinais de projeção cerebelares e/ou motores, disfunção de nervos cranianos e alterações neuropsiquiátricas. A forma vascular é tipicamente caracterizada por trombose venosa cerebral e frequentemente associada à trombose venosa sistêmica. A ocorrência das duas formas no mesmo paciente é rara.

O exame de LCR costuma demonstrar pleocitose acima de 50 células/mm^3 e hiperproteinorraquia. Há relatos da presença de bandas oligoclonais em até 20% dos pacientes. O diagnóstico diferencial com as romboencefalites infecciosas pode ser difícil e, muitas vezes, é necessário tratamento empírico com antibioticoterapia até definição diagnóstica. A RM em T2 demonstra hipersinal extenso acometendo o tronco encefálico e/ou os núcleos da base e as estruturas diencefálicas (Figura 26.2).

O tratamento das manifestações neurológicas da forma parenquimatosa da DB envolve corticosteroides parenterais na fase aguda (metilprednisolona 1.000 mg/dia por 5 dias), seguidos de prednisona oral por 2 a 3 meses para prevenir recorrências precoces. Para a manutenção em longo prazo, podem ser utilizadas medicações imunossupressoras como azatioprina, metotrexate, clorambucil ou ciclofosfamida, além do uso de imunobiológicos anti-TNF (infliximabe). A anticoagulação plena associada a baixas doses de prednisona oral pode ser considerada para o tratamento da trombose venosa cerebral. A anticoagulação perene não é indicada, a menos que haja um fator trombofílico imutável.

MANIFESTAÇÕES NEUROLÓGICAS NAS DOENÇAS HEMATOLÓGICAS

Anemia falciforme

A anemia falciforme é uma hemoglobinopatia hereditária autossômica recessiva que produz uma forma patológica de hemoglobina, denominada "hemoglobina S" (HbS). Quando desoxigenada, esta se torna insolúvel e agrega-se em torno de polímeros, que alteram permanentemente a forma da hemácia, que adquire aspecto de foice. A forma mais comum de anemia falciforme é a hemoglobinopatia SS, mas outros genótipos recessivos incluem hemoglobinopatia S/betatalassemia e hemoglobinopatia SC (essa última geralmente com um curso menos grave).

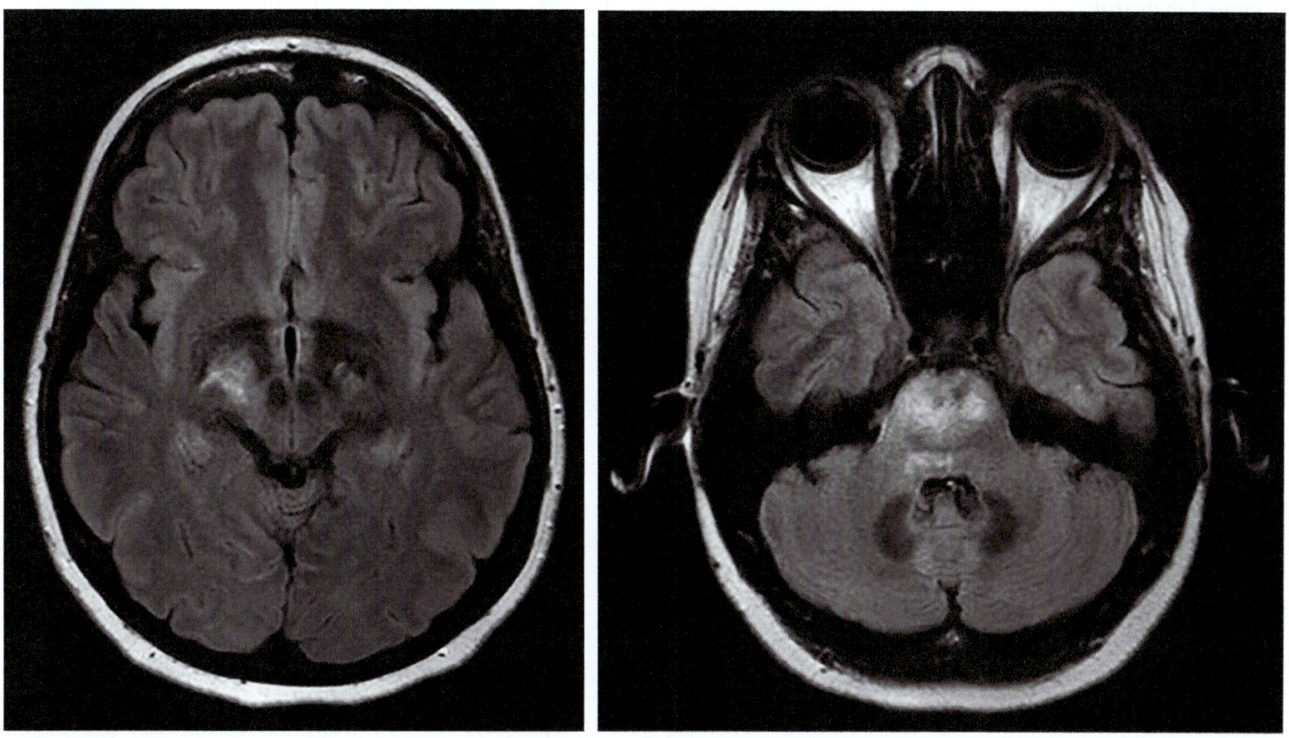

Figura 26.2. RM FLAIR evidenciando a distribuição típica das lesões na forma parenquimatosa da neuro-Behçet (hipersinal em estruturas do tronco encefálico e diencéfalo).
FLAIR: *fluid attenuated inversion recovery*; RM: ressonância magnética.
Fonte: Imagem gentilmente cedida por João Mansano Gabriel Mansano de Oliveira.

A anemia falciforme pode afetar o sistema nervoso em até um quarto dos pacientes, manifestando-se como AVCi e hemorrágico, epilepsia, cefaleia, distúrbios neurocognitivos e outras condições (Quadro 26.5). As manifestações cerebrovasculares são mais comuns em pacientes com anemia grave, menor volume corpuscular médio, idosos e aqueles com maiores níveis de reticulócitos. Essas manifestações podem ocorrer de forma espontânea ou em vigência de quadros infecciosos, desidratação, priapismo, crise aplástica ou crise dolorosa aguda. A recorrência é comum e costuma ocorrer precocemente, em geral dentro de 3 anos do primeiro evento. O Doppler transcraniano é uma ferramenta de triagem de baixo custo e não invasiva para identificar crianças e adolescentes com alto risco de desenvolver AVC. Caso alterado, o paciente deve ser encaminhado para um especialista para considerar a realização de transfusão crônica como medida preventiva de eventos isquêmicos.

O tratamento inicial de todos os AVCi se constitui na imediata transfusão seguida por transfusões crônicas para minimizar a recorrência. Em pacientes com anemia falciforme e enxaqueca, devem-se evitar medicamentos vasoconstritores, como ergotamínicos e triptanos, uma vez que podem exacerbar a vasculopatia subjacente na doença falciforme.

Quadro 26.5. Principais manifestações neurológicas da anemia falciforme

Sistema nervoso central
1. Ataque isquêmico transitório
2. AVCi (clinicamente manifesto ou "silencioso")
3. AVCh (intraparenquimatoso, hemorragia subaracnóidea, hematomas espontâneos subdural e epidural)
4. Malformações vasculares (síndrome de Moyamoya e aneurismas cerebrais)
5. Trombose venosa cerebral
6. Síndrome da encefalopatia posterior reversível (PRES)
7. Embolia cerebral gordurosa (associada à fratura de ossos longos)
8. Declínio cognitivo (infartos cerebrais "silenciosos")
9. Crises epilépticas
10. Cefaleia
11. Infecções (meningite bacteriana por germes capsulados – asplenia funcional)
12. Mielopatia (compressiva, isquêmica – muito rara)
Sistema nervoso periférico
1. Neuropatia craniana (VIII, V e II NNCC)
2. Miopatia

Fonte: Desenvolvido pela autoria.

Trombocitopenia

A trombocitopenia (ou plaquetopenia) pode ser causada por aumento da destruição ou diminuição da produção das plaquetas. As principais causas são: medicações; autoimunidade; hiperesplenismo; falência medular (mielodisplasia e doenças mieloproliferativas); e consumo de plaquetas em anemias microangiopáticas. Independentemente da causa, o principal problema associado à trombocitopenia é o risco de hemorragia intracraniana, o que se torna particularmente evidente com contagem inferior a 10 mil plaquetas/mm³.

Trombocitopenia imune

A trombocitopenia imune, anteriormente conhecida como "púrpura trombocitopênica idiopática" (PTI), é uma condição autoimune que cursa com redução no número de plaquetas (< 100 mil/mm³). Pode ser um distúrbio primário ou secundário a outras doenças sistêmicas ou a exposição a medicações.

A trombocitopenia imune é frequentemente assintomática, mas pode aumentar o risco de hemorragia, incluindo as intraparenquimatosa ou subaracnóidea. Paradoxalmente, também confere maior risco de AVCi, provavelmente por causa do acúmulo de micropartículas plaquetárias e de dano endotelial. O tratamento, quando indicado, inclui corticosteroides e terapia imunomoduladora a longo prazo.

Trombocitopenia induzida por heparina

A trombocitopenia induzida por heparina pode ser resultado de dois mecanismos distintos:

a) Agregação plaquetária induzida pela heparina, que se manifesta em até 2 dias após o início da medicação e geralmente é leve, não exigindo a suspensão da heparina.
b) Trombocitopenia imunomediada induzida pela heparina, que ocorre mais tardiamente, entre 5 a 10 dias após o início do tratamento, com uma redução significativa na contagem de plaquetas. A trombocitopenia imunomediada pode paradoxalmente ocasionar eventos tromboembólicos graves e requer a interrupção imediata dos produtos heparinoides e início de um anticoagulante não heparinoide, como o fondaparinux.

Púrpura trombocitopênica trombótica

A púrpura trombocitopênica trombótica (PTT) é um raro distúrbio hematológico caracterizado por anemia hemolítica microangiopática, trombocitopenia e lesão de órgãos-alvo. Tipicamente ocorre no adulto, em oposição à forma clássica pediátrica, a síndrome hemolítico-

-urêmica (SHU). A patogênese da PTT decorre da baixa atividade da ADAMTS13, uma metaloproteinase envolvida na clivagem do fator de von Willebrand. A disfunção dessa proteína resulta em grandes multímeros residuais do fator de von Willebrand, resultando na formação de trombos na microvasculatura e esquizócitos pelo cisalhamento de hemácias circulantes.

A PTT pode ser desencadeada por várias condições, como câncer, gravidez, transplante de medula óssea, medicações e doenças autoimunes. Além disso, pode ocorrer como PTT idiopática ou hereditária. A pêntade clássica da PTT, presente em menos de 10% dos pacientes, inclui anemia hemolítica microangiopática, trombocitopenia, insuficiência renal, febre e sintomas neurológicos. As manifestações neurológicas estão presentes em 60% a 80% dos casos e podem incluir cefaleia, alterações cognitivas, déficits motores focais, crises convulsivas, entre outros. O diagnóstico é confirmado pela demonstração de anemia hemolítica microangiopática e baixos níveis plasmáticos de ADAMTS13, juntamente com outros achados laboratoriais característicos como: esquizócitos em esfregaço de sangue periférico; diminuição da haptoglobina; elevação da lactato desidrogenase, reticulócitos, bilirrubina indireta; e urobilinogênio aumentado no exame de urina.

A PTT é uma emergência médica que deve ser prontamente diagnosticada e tratada. Uma vez que um melhor prognóstico está associado com a precocidade de instalação do tratamento, todo e qualquer paciente com anemia microangiopática e trombocitopenia deve ser encarado como possível diagnóstico de PTT. Plasmaférese e corticosteroides são o tratamento de escolha. A transfusão está contraindicada e pode agravar a coagulopatia.

MANIFESTAÇÕES NEUROLÓGICAS NAS DOENÇAS NUTRICIONAIS E GASTROINTESTINAIS

As manifestações neurológicas decorrentes da deficiência de nutrientes ocorrem sobretudo no contexto de alcoolismo e má absorção, seja após cirurgia bariátrica, seja pela possibilidade de estarem associadas a doenças como insuficiência pancreática, doença celíaca, caquexia da doença crônica, transtornos alimentares e hiperêmese gravídica. Desnutrição infantil é uma causa a ser lembrada em países pobres.

Deficiência de tiamina (vitamina B1)

A tiamina desempenha um papel essencial no metabolismo de carboidratos e aminoácidos, atuando em várias enzimas-chave do ciclo de Krebs e outras vias metabólicas. Sua deficiência pode ocasionar distúrbios metabólicos, acidose e aumento de lactato. A tiamina é transportada pelos eritrócitos para órgãos de alta demanda metabólica, como cérebro, coração e músculos, tornando-os mais suscetíveis à carência. A deficiência crônica pode resultar em insuficiência cardíaca (IC) e polineuropatia (beribéri úmido) ou polineuropatia isolada (beribéri seco). A deficiência de tiamina causa estresse oxidativo, alterações na neurotransmissão e deficiências na mielinização neuronal, resultando em danos neuronais e, em casos graves, na síndrome de Wernicke-Korsakoff. A deficiência aguda de tiamina pode provocar acidose lática fatal. É importante reconhecer e tratar prontamente a deficiência de tiamina para evitar complicações neurológicas graves.

As síndromes de Wernicke e de Korsakoff são resultados da deficiência de tiamina, sendo clinicamente distintas. A administração isolada de glicose pode precipitar a síndrome de Wernicke aguda em indivíduos com baixas reservas de tiamina, tornando importante evitar essa prática nesses casos. A síndrome de Wernicke-Korsakoff se desenvolve aproximadamente 4 a 6 semanas após a deficiência de tiamina e progride ao longo de dias a semanas. Clinicamente, é caracterizada por elementos da tríade: movimentos oculares anormais, ataxia da marcha e confusão mental. A falta de tratamento pode resultar no rebaixamento progressivo do nível de consciência, coma e morte, com apenas 16% dos pacientes apresentando a síndrome completa.

A síndrome de Korsakoff (SK) é uma condição caracterizada por amnésia diencefálica, com prejuízo da memória anterógrada e retrógrada desproporcional aos outros aspectos cognitivos. Confabulação e desorientação no tempo e espaço são comuns. Os pacientes têm dificuldade em consolidar memórias de curto prazo em memórias de longo prazo em razão de lesões no circuito diencéfalo-hipocampo, tornando-os incapazes de se adaptar a novas circunstâncias fora de seus hábitos rotineiros.

A RM de encéfalo de indivíduos com depleção grave de tiamina pode revelar lesões em áreas de demanda metabólica particularmente alta, sobretudo na área periaquedutal, nos núcleos da base, tálamos, corpos mamilares, tronco cerebral e região frontal (Figura 26.3).

A encefalopatia de Wernicke (EW) é considerada uma emergência médica e os pacientes requerem administração intramuscular ou intravenosa imediata de tiamina. Pacientes com EW podem ser tratados com 500 mg de tiamina intravenosa. Isso deve ser repetido 3 vezes ao dia por 2 a 3 dias. Se os pacientes apresentarem resposta, recomenda-se a administração de 250 mg de tiamina diariamente por 3 a 5 dias. Pacientes sem EW, mas em risco para deficiência de tiamina, devem receber tiamina parenteral (100 mg) profilática.

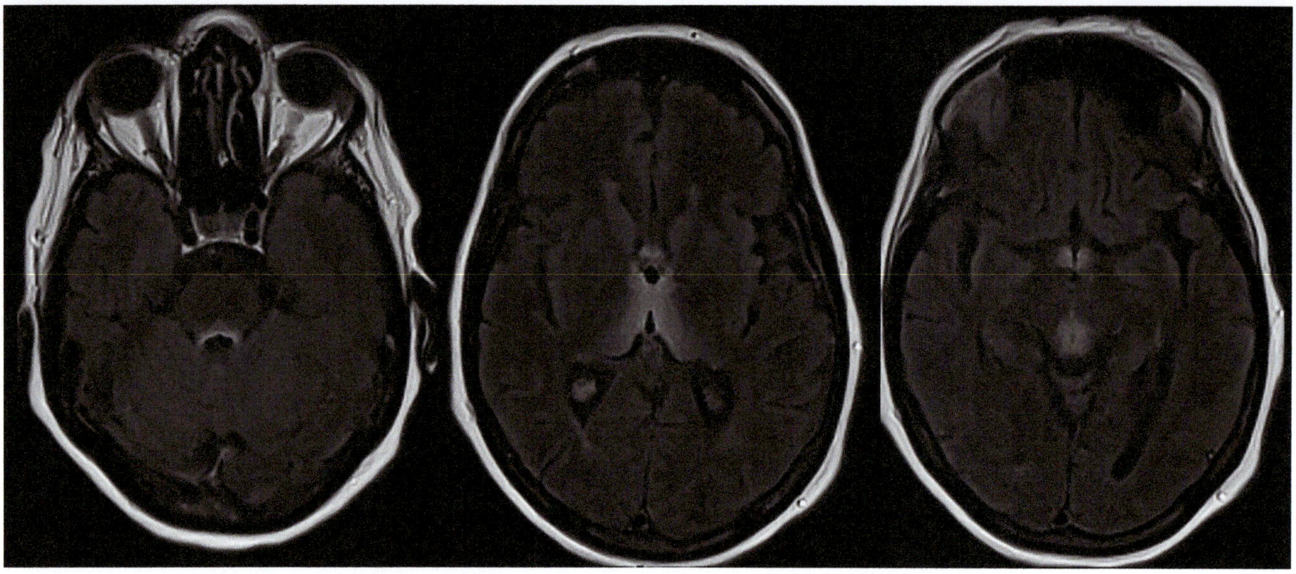

Figura 26.3. RM FLAIR evidenciando hipersinal na substância cinzenta periaquedutal, tálamo medial e corpos mamilares em paciente com encefalopatia de Wernicke por deficiência de tiamina.
FLAIR: *fluid attenuated inversion recovery*; RM: ressonância magnética.
Fonte: Imagem gentilmente cedida por Pedro Henrique Gargioni de Andrade.

A resposta terapêutica costuma ser significativa, com melhora nos movimentos oculares em poucas horas. A ataxia tende a não se resolver completamente, deixando mais da metade dos pacientes com uma marcha alargada e instável. Sonolência, falta de atenção e apatia melhoram com o tratamento, mas a SK costuma persistir, resultando em transtorno permanente da memória na maioria dos pacientes.

Deficiência de niacina (ácido nicotínico ou vitamina B3)

A niacina, também conhecida como "vitamina B3" ou "vitamina PP", desempenha um papel importante como cofator essencial em vias bioenergéticas e na geração de segundos mensageiros. A deficiência de niacina pode causar pelagra, que foi mais comum em países em desenvolvimento em razão da carência nutricional, mas agora é mais associada a condições como alcoolismo crônico, síndrome de má absorção, efeitos adversos de drogas e anorexia nervosa em países desenvolvidos.

A pelagra é caracterizada pela tríade de alterações dermatológicas, gastrointestinais e neurológicas, conhecidas como "três Ds": diarreia; dermatite; e demência. As manifestações neurológicas podem variar de irritabilidade e insônia a problemas mais graves, como depressão, alterações de memória, demência, psicose, polineuropatia, mielopatia, crises convulsivas e ataxia cerebelar.

O tratamento consiste na administração de niacina ou nicotinamida, juntamente com outras vitaminas que podem estar deficientes em razão do contexto clínico nutricional. A resposta ao tratamento é geralmente rápida, mas pode haver sequelas cognitivas em casos graves.

Deficiência de piridoxina (vitamina B6)

A piridoxina é convertida em piridoxal-5-fosfato, um importante cofator em várias reações enzimáticas. A deficiência de piridoxina pode agravar a hiper-homocisteinemia em pacientes com baixos níveis de ácido fólico ou cobalamina, aumentando potencialmente o risco de doenças cardiovasculares.

A deficiência nutricional de vitamina B6 é rara na atualidade, sendo ocasionalmente observada em crianças com doença crônica grave. Em contraste, a dependência de vitamina B6 é causada por erros inatos do metabolismo de origem genética, resultando em uma necessidade vitalícia de doses farmacológicas de vitamina B6 e recorrência de convulsões na ausência da suplementação.

As epilepsias dependentes de vitamina B6 geralmente se manifestam no período neonatal com resistência parcial ou total aos medicamentos antiepilépticos. No entanto, também devem ser consideradas em crianças mais velhas com convulsões de difícil tratamento e de causa incerta até os 3 anos de idade.

O uso de isoniazida e hidralazina pode causar deficiência de piridoxina, exigindo suplementação dessa vitamina. A falta de piridoxina resulta em polineuropatia sensitiva e crises epilépticas. É importante evitar megadoses de piridoxina (acima de 100 mg/dia) em razão do risco de polineuropatia grave. O tratamento consiste em administrar piridoxina, juntamente com outras vitaminas, quando necessário. A polineuropatia tóxica geralmente melhora após a suspensão da piridoxina, mas a recuperação completa pode levar meses a anos.

Deficiência de cobalamina (vitamina B12)

A vitamina B12 (cobalamina) é essencial para diversas vias metabólicas e hematopoiese no organismo humano, sendo encontrada principalmente em proteínas animais. Sua deficiência pode afetar o neuroeixo, causando mielopatia, encefalopatia, polineuropatia e, raramente, neuropatia óptica. Idosos, etilistas, indivíduos com problemas gastrointestinais e vegetarianos estritos estão em maior risco. A anemia perniciosa é outra causa importante de deficiência de cobalamina, e o diagnóstico é feito mediante pesquisa de anticorpos contra células parietais e fator intrínseco. O uso recreacional do óxido nitroso pode gerar deficiência de cobalamina ("anestesia parestésica").

A deficiência de cobalamina pode causar manifestações neurológicas precoces, como parestesias e adormecimentos nas mãos e pés, indicando polineuropatia ou mielopatia. A ataxia de marcha por perda proprioceptiva é comum, bem como reflexos profundos hiperativos ou diminuídos em casos de neuropatia periférica. A perda da sensibilidade vibratória nos membros inferiores é frequente. Alterações cognitivas e psiquiátricas também podem ocorrer, incluindo perda de memória, mudanças de personalidade, demência e psicose paranoide com alucinações. Outros sintomas menos comuns são disfunção erétil, incontinência urinária, diminuição da acuidade visual e anosmia. Sem tratamento adequado, o quadro inicial atáxico pode progredir para um quadro espástico ao longo do tempo.

O diagnóstico da deficiência de cobalamina é realizado por meio de exames laboratoriais. O hemograma pode ser inconclusivo, pois alguns pacientes com sintomas neurológicos podem apresentar níveis normais de hematócrito ou volume eritrocitário médio, enquanto suas anormalidades neurológicas são mais graves do que aqueles com anemia ou macrocitose. Níveis séricos normais ou baixos de vitamina B12 podem ser encontrados em pacientes com deficiência clínica significativa, mas o diagnóstico pode ser confirmado pela presença de concentrações séricas aumentadas de ácido metilmalônico e homocisteína. Por sua vez, indivíduos com níveis séricos falsamente baixos podem ser excluídos da deficiência de cobalamina se apresentarem níveis normais desses metabólitos.

Na neuroimagem, um dos achados mais frequentes é o aumento do sinal simétrico e bilateral na coluna dorsal da medula espinhal, conhecido como "sinal em V invertido", em geral iniciando-se na região torácica superior. Mais raramente, a RM do crânio pode revelar áreas de aumento de sinal em T2 na substância branca cerebral (Figura 26.4).

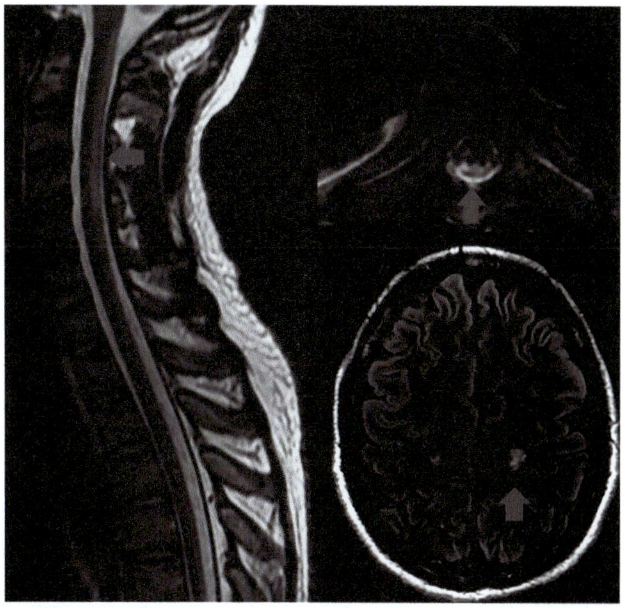

Figura 26.4. RM de coluna cervical e torácica T2 evidenciando hipersinal no cordão posterior da medula espinhal. RM de crânio FLAIR evidenciando hipersinal bilateral na substância branca no trajeto do trato corticoespinhal em paciente com deficiência de vitamina B12.
FLAIR: *fluid attenuated inversion recovery*; RM: ressonância magnética.
Fonte: Imagem gentilmente cedida por Izaely Ramos Prates.

O tratamento da deficiência de cobalamina inclui a administração intramuscular de vitamina B12 ou, em casos sem mal absorção, a reposição oral em altas doses. Pacientes com degeneração combinada subaguda devem receber reposição intramuscular de cobalamina, independentemente da causa. A dose recomendada é de 1.000 mcg a 5.000 mcg de vitamina B12, diariamente, por 5 dias consecutivos, seguida de 1 vez/semana por 4 semanas consecutivas. O tratamento de manutenção varia de acordo com a causa subjacente. O prognóstico é influenciado pelo tempo de duração dos sintomas antes do tratamento, com melhor recuperação em casos diagnosticados precocemente, embora sequelas sejam comuns em quadros com longa duração antes do tratamento.

Deficiência de ácido fólico (vitamina B9)

O folato é essencial para a divisão e manutenção celular, síntese de nucleotídeos e metilação do DNA. As principais fontes dietéticas são vegetais de folhas verdes, frutas cítricas, fígado, pão de trigo e leguminosas. A deficiência de folato é bem-conhecida por suas manifestações hematológicas, mas a relação com manifestações neurológicas ainda é controversa. Exemplos como o uso de metotrexate e fenitoína, que antagonizam a absorção do ácido fólico, sugerem um papel na gênese da polineuropatia. No entanto, é importante lembrar que a reposição isolada de ácido fólico em indivíduos com deficiência ou baixos níveis de cobalamina pode precipitar problemas neurológicos por deficiência de vitamina B12.

O papel do ácido fólico encontra-se bem determinado na prevenção de defeitos do tubo neural, como espinha bífida e anencefalia. Suplementação adicional de 0,4 mg diários é obrigatória para mulheres em idade fértil que possam engravidar. Alguns estudos sugerem benefícios de doses maiores, de até 5 mg/dia.

Deficiência de vitamina E

A vitamina E, além de ser um antioxidante potente, desempenha papéis em vários processos fisiológicos, como função imunológica, controle da inflamação, regulação da expressão gênica e desempenho cognitivo. A deficiência de vitamina E, tanto por causas adquiridas como genéticas, apresenta um quadro clínico similar ao da ataxia de Friedreich. Observam-se síndrome espinocerebelar e síndrome cordonal posterior (arreflexia com sinal de Babinski). O tratamento baseia-se na suplementação oral de vitamina E.

Encefalopatia hepática

A encefalopatia hepática (EH) é definida como uma disfunção cerebral causada por insuficiência hepática e/ou *shunts* portossistêmicos. A fisiopatologia da EH em pacientes cirróticos ainda não é totalmente compreendida. Embora a implicação da hiperamonemia seja bem-estabelecida, trabalhos recentes destacaram o efeito sinérgico da inflamação sistêmica.

A apresentação clínica da EH franca varia de asteríxis a coma. Os sintomas mais frequentes/típicos de EH franca são asteríxis e lentidão psicomotora. Letargia, síndrome extrapiramidal, convulsões e coma são observados com menor frequência. As manifestações clínicas de EH franca flutuam ao longo do tempo, o que pode dificultar o diagnóstico. Na ausência de sinais focais no exame neurológico, os principais diagnósticos diferenciais de EH são outras causas de encefalopatia metabólica, abstinência alcoólica e, mais raramente, estado epilético não convulsivo.

Medidas do nível de amônia no plasma, eletroencefalograma (EEG) e neuroimagem são úteis para o diagnóstico da EH. No entanto, a medição da amônia pode ser pouco confiável e nem sempre é realizada rotineiramente em todos os centros. Se os níveis séricos de amônia forem normais, deve-se reconsiderar o diagnóstico de EH. No EEG, é comum observar desaceleração da atividade rítmica de base e ondas trifásicas, mas essas anormalidades não são específicas e podem ocorrer em outras encefalopatias metabólicas.

A neuroimagem é útil sobretudo para descartar outros diagnósticos. A RM de crânio geralmente mostra hipersinal espontâneo em T1 nos núcleos da base, provavelmente devido à sobrecarga de manganês.

A EH está, com frequência, relacionada à hemorragia gastrointestinal, deterioração da função hepática, inflamação, infecção e hiperamonemia. A profilaxia primária com lactulose é indicada em casos de sangramento. A hiponatremia aumenta o risco e a gravidade da EH, por isso recomenda-se manter o sódio acima de 130 mmol/L. A constipação em pacientes com cirrose pode contribuir para a EH por meio do supercrescimento bacteriano. O uso de inibidores de bomba de prótons pode estar relacionado à EH em virtude das alterações na microbiota intestinal. Opções de tratamento incluem lactulose, polietilenoglicol (PEG), rifaximina, L-Ornitina L-aspartato (LOLA), flumazenil e aminoácidos de cadeia ramificada. No tratamento, é essencial identificar e tratar fatores precipitantes e prevenir a recorrência da EH, o que mostrou melhorar o quadro em 90% dos casos.

O transplante hepático (TH) é uma opção de tratamento curativo para doença hepática terminal, incluindo a EH. No entanto, estudos recentes mostram que a resolução completa da EH após o TH pode não ser universal, e até 47% dos receptores de TH podem apresentar complicações neurológicas, como convulsões, AVC, infecção do SNC e outros sintomas neurológicos persistentes. Há evidências crescentes de que um ou múltiplos episódios de EH induzem danos celulares persistentes em que os pacientes não respondem ao tratamento. A EH pode tornar o cérebro sensível a condições e insultos intraoperatórios e/ou pós-TH, o que pode resultar em novos danos neurológicos. É importante destacar que quanto maior a duração de um episódio de EH (> 48 horas), maior é a mortalidade associada.

Doença celíaca

A doença celíaca é um distúrbio imunomediado causado por glúten em indivíduos geneticamente suscetíveis, com prevalência global de 0,7% a 1,4%. Caracteriza-se por manifestações glúten-dependentes, anticorpos específicos, haplótipos HLA-DQ2 ou HLA-DQ8 e enteropatia. A descoberta da transglutaminase tecidual (TGT) como alvo imunológico permitiu um diagnóstico eficiente e revelou diversas apresentações clínicas da doença. Além dos sintomas intestinais, a doença celíaca tem manifestações extraintestinais como dermatológicas, hepáticas, ósseas, endócrinas e neurológicas.

A prevalência de sintomas neurológicos em indivíduos com doença celíaca varia de 6% a 10%, podendo chegar a 42% em casos não tratados. Diversos mecanismos estão envolvidos, incluindo reações cruzadas, deposição de imunocomplexos, neurotoxicidade direta e deficiências de vitaminas ou nutrientes. A cefaleia, especialmente a enxaqueca, pode ser a primeira manifestação da doença celíaca. As cefaleias idiopática, enxaqueca e do tipo tensão são mais frequentes entre os afetados, e a dieta sem glúten tende a reduzir a frequência e a intensidade das cefaleias, principalmente em crianças. Pacientes com doença celíaca têm um risco cerca de três vezes maior de desenvolver neuropatia periférica, e também pode ocorrer a "neuropatia induzida por glúten", uma neuropatia periférica associada à sorologia celíaca positiva, mesmo na ausência de enteropatia. Essas neuropatias podem se apresentar antes ou depois do diagnóstico de doença celíaca e podem variar em sua manifestação.

A ataxia associada ao glúten afeta adultos de meia-idade, causando ataxia de marcha, principalmente nos membros inferiores, disartria, nistagmo e outros distúrbios oculomotores. Sintomas gastrointestinais ocorrem em menos de 10%, mas aproximadamente 40% apresentam alterações histológicas duodenais compatíveis com doença celíaca. A dieta sem glúten é um tratamento eficaz, mas pode ser mais efetiva se iniciada precocemente para evitar danos irreversíveis às células de Purkinje no cerebelo.

Sintomas de alteração cognitiva podem ocorrer em pacientes com doença celíaca, incluindo desatenção, alteração de memória de curto prazo, dificuldades em encontrar palavras, criatividade reduzida, confusão e desorientação após exposição ao glúten, melhorando após a dieta sem glúten. Pacientes com doença celíaca também apresentam maior risco de epilepsia, sendo as crises focais mais comuns. Algumas síndromes raras também foram descritas, como coreia aguda, pseudotumor cerebral e vasculite cerebral, todas com resposta à dieta sem glúten.

Doenças inflamatórias intestinais

As doenças inflamatórias intestinais (DII) são condições inflamatórias crônicas que afetam o sistema digestivo, compreendendo a retocolite ulcerativa (RCU) e a doença de Crohn (DC). A RCU apresenta inflamação restrita à mucosa do cólon, com envolvimento do reto, enquanto a DC pode afetar qualquer parte do tubo digestivo e tem inflamação transmural. Ambas podem gerar complicações como abscessos, fístulas e estenoses. Cerca de 10% a 15% dos pacientes com colite não se enquadram claramente na RCU ou DC e são classificados como colite não classificada ou indeterminada. Além das manifestações gastrointestinais, as DII podem causar manifestações extraintestinais, mais comuns na DC, afetando articulações, boca, olhos, pele, fígado e sistema nervoso.

A neuropatia periférica é uma das complicações neurológicas mais comuns na DII, com incidência variando de 0,9% a 38,7% em estudos retrospectivos. Diferentes tipos de neuropatias periféricas estão associados à DII, incluindo neuropatias sensitivo-motoras axonais, neuropatia axonal de fibras grossas, neuropatia axonal de fibras finas, neuropatias desmielinizantes agudas e crônicas, neuropatia desmielinizante multifocal, bem como miopatias e miastenia gravis. A patogênese da neuropatia periférica ainda não é totalmente compreendida, mas parece envolver mecanismos imunomediados, deficiências de micronutrientes decorrentes da má absorção intestinal e efeitos adversos de medicamentos usados no tratamento da DII, como metronidazol e inibidores de TNF-alfa.

O envolvimento neuropsiquiátrico na DII é subnotificado, mas pode ocorrer em uma ampla faixa de incidência nos estudos (0,25% a 47,5%). As manifestações neurológicas podem surgir antes dos sintomas gastrointestinais e não estão necessariamente relacionadas à atividade inflamatória intestinal. Diversos mecanismos estão implicados, incluindo fatores imunomediados, eixo cérebro-intestino, tromboembolismo, infecções, deficiências nutricionais, efeitos colaterais de medicamentos e complicações de procedimentos diagnósticos e terapêuticos. As alterações no SNC relacionadas à DII englobam cefaleia, crises epilépticas, síndrome de pernas inquietas, AVCi, vasculite, trombose venosa cerebral, lesões desmielinizantes, mielite transversa, entre outros

O tratamento das complicações neurológicas da DII geralmente segue as mesmas recomendações de tratamento para pacientes sem DII. Distúrbios desmielinizantes podem exigir a interrupção de tratamentos específicos para DII, especialmente anti-TNF-alfa.

MANIFESTAÇÕES NEUROLÓGICAS NAS DOENÇAS ENDOCRINOLÓGICAS

Nesta seção, serão abordadas as manifestações neurológicas no diabetes *mellitus* (DM), nos distúrbios hipofisários, tireoidianos e adrenais.

Diabetes *mellitus*

O DM está associado a diversas complicações neurológicas que afetam tanto o SNP (neuropatia diabética) como o SNC. A neuropatia diabética é uma complicação muito prevalente e apresenta diversas manifestações clínicas. No SNC, os baixos níveis de glicose podem causar déficits neurológicos focais, encefalopatia difusa e crises convulsivas focais ou bi-hemisféricas, enquanto níveis elevados de glicose podem causar encefalopatia difusa, coma e manifestações neurológicas focais como hemicoreia.

Neuropatia periférica diabética

A neuropatia diabética é a complicação mais comum do DM, afetando cerca de 30% da população de pacientes diabéticos. A apresentação usual é de polineuropatia distal simétrica, caracterizada por parestesias ou disestesias nos pés, podendo progredir para dor neuropática com alodínea e hiperalgesia. Com a evolução, ocorre anestesia dolorosa e sintomas motores também podem surgir. Em fases avançadas, a sensibilidade profunda é afetada, resultando em instabilidade da marcha, dificuldade postural e maior risco de quedas. Essa neuropatia causa significativo prejuízo na qualidade de vida dos pacientes. Nos estudos eletrofisiológicos, mais da metade dos pacientes com neuropatia diabética apresentam neuropatia simétrica, comprimento-dependente, de caráter axonal de fibras grossas e finas, predominando o componente sensitivo.

Neuropatia autonômica é outro achado possível do DM e manifesta-se por gastroparesia, hipomotilidade intestinal com constipação, disfunção erétil e arritmia cardíaca; prejuízo do reflexo cardiovagal com hipotensão ortostática grave e em casos muito graves até alterações pupilares.

A fisiopatologia da neuropatia diabética tem evoluído além do modelo tradicional de microangiopatia. Altos níveis de glicose circulante, ácidos graxos e citocinas inflamatórias contribuem para disfunção mitocondrial, resultando em falha de energia nas células nervosas e de Schwann. Essa cascata de eventos pode causar dano endotelial e microangiopatia, dificultando a regeneração do nervo periférico. Estudos em animais sugerem que isso também pode causar danos no gânglio da raiz dorsal, explicando a predominância de sintomas sensitivos na neuropatia diabética. Os neurônios motores, por sua vez, parecem estar mais protegidos pela barreira hematoencefálica.

O manejo da neuropatia diabética consiste em controlar rigorosamente os níveis glicêmicos para tentar impedir a progressão do dano neurológico. Medidas gerais para preservar as extremidades inferiores afetadas também são importantes (Quadro 26.6). O tratamento da dor neuropática envolve o uso de medicamentos como pregabalina, gabapentina, amitriptilina, venlafaxina e duloxetina. A escolha do medicamento depende das comorbidades e da idade do paciente, além do custo. Derivados de opioides, como o tramadol, são considerados opções de 2ª linha se não houver resposta aos medicamentos de 1ª linha. Tratamento tópicos com amitriptilina e lidocaína podem ser tentados.

Quadro 26.6. Orientações para prevenção e manejo de pé diabético

Proteção e fiscalização	Usar calçados confortáveis e de tamanho adequado, evitando os apertados Tomar cuidado ao caminhar em superfícies quentes sem calçados Durante o banho, higienizar os pés de forma rigorosa Diariamente, inspecionar os pés em busca de qualquer lesão ou problema
Aquecimento	Utilizar meias quentes e confortáveis, especialmente em ambientes frios ou durante o inverno
Tratamento do DM	Realizar controle rigoroso do DM, DLP, tabagismo, HAS e síndrome metabólica para evitar progressão do dano neurológico
Dor neuropática	Pregabalina e gabapentina Amitriptilina Venlafaxina e duloxetina

DLP: dislipidemia; DM: diabetes *mellitus*; HAS: hipertensão arterial sistêmica.
Fonte: Desenvolvido pela autoria.

Radiculoplexopatia diabética

A radiculoplexopatia diabética é uma síndrome neurológica que se caracteriza por uma radiculoplexopatia assimétrica, afetando predominantemente os nervos motores. Essa condição é mais comum nos segmentos lombossacrais. A síndrome pode ocorrer em pacientes recém-diagnosticados com DM ou em indivíduos que passaram a receber tratamento com insulina.

A radiculoplexopatia diabética é caracterizada por sintomas que começam com pródromo de semanas a meses, incluindo perda de peso, fraqueza e fadiga. Em seguida, surge um quadro subagudo a crônico de fraqueza, dor intensa e parestesias, geralmente focal, unilateral e proximal nos membros inferiores. Com o tempo, esses sintomas podem progredir para atrofia muscular intensa, também conhecida como "amiotrofia diabética", e podem afetar outros segmentos, incluindo o membro contralateral. Em seu estágio mais grave, os pacientes podem ficar incapacitados de andar.

Neuropatia induzida pelo tratamento do diabetes mellitus

A neuropatia diabética induzida pelo tratamento refere-se a um espectro de síndromes neuropáticas agudas ou autonômicas que ocorrem com uma rápida correção de hiperglicemia em pacientes com mau controle glicêmico, podendo ocorrer com ou sem anorexia ou perda de peso. Inicialmente descrita em pacientes com DM tipo 1 em terapia insulínica (sendo denominada "neurite insulínica"), também tem sido observada em pacientes com DM tipo 2 e em uso de hipoglicemiantes orais. O risco e a gravidade dos sintomas estão relacionados à magnitude e velocidade da diminuição da hemoglobina glicada, bem como à taxa inicial de hemoglobina glicada, com uma queda superior a 2% em 3 meses associada a alto risco dessa neuropatia.

Os sintomas ocorrem de maneira aguda, geralmente dentro de 8 semanas da alteração glicêmica, e são mais severos e resistentes ao tratamento. A fisiopatologia permanece desconhecida, mas os mecanismos propostos incluem o desenvolvimento de uma "hipoglicemia relativa" após hiperglicemia crônica que causa falha de transporte axonal de energia.

Hipoglicemia

Hipoglicemia é ocorrência comum nos pacientes diabéticos, em especial aqueles em uso de insulina e anti-hiperglicemiantes orais. Agudamente, pode se manifestar, no início, como nervosismo, mal-estar generalizado, lentificação psicomotora e cognitiva e sudorese, evoluindo com desorientação temporoespacial, sonolência, rebaixamento do nível de consciência, crise epiléptica (crise sintomática aguda) e até mesmo óbito, caso o nível glicêmico não seja restaurado em tempo hábil.

A suspeição clínica e a realização de teste rápido da glicemia sérica (glicemia capilar), nessas situações, é obrigatória. A correção com glicose intravenosa deve ser imediata. A recuperação do *status* neurológico costuma ser rápida e eficaz se a terapêutica for instituída prontamente. Pacientes diabéticos crônicos mal controlados podem apresentar sinais e sintomas de hipoglicemia mesmo com glicemia sérica > 70. Pacientes submetidos a períodos mais longos de hipoglicemia podem apresentar sequelas neurológicas diversas após a correção glicêmica. Ajuste das medicações para o diabetes e orientações dietéticas são necessários para evitar recidivas do quadro de hipoglicemia.

Acidente vascular cerebral

DM dobra o risco de AVC quando comparado com a população geral sem a doença. DM é causa de aterosclerose e está associado a diversos subtipos de AVCi, incluindo lacunar, tromboembólico e oclusivo de grandes artérias. Muito se tem discutido em relação ao nível de controle glicêmico que deve ser instituído no DM para prevenção de doenças cardiovasculares, incluindo o AVC. Dados atuais apontam que o controle mais intensivo da glicemia (hemoglobina glicada entre 5% e 6%) aumenta o risco de mortalidade e não interfere no risco de AVC, sugerindo que o controle glicêmico em pacientes diabéticos, quer seja do tipo 1, quer seja do tipo 2, deve ser realizado de forma mais cautelosa.

Para prevenção de AVC em pacientes diabéticos, recomenda-se:

a) Controle de pressão arterial sistêmica com alvo abaixo de 130 × 80 (inibidores da enzima conversora de angiotensina (IECA) ou Bloqueadores do receptor da angiotensina (BRA) fortemente sugerido como drogas anti-hipertensivas).
b) Prescrição de estatinas para todo paciente que já sofreu AVC anteriormente e para prevenção primária em pacientes com alto risco cardiovascular independentemente dos níveis lipídicos (critérios ainda não bem delimitados).
c) Prescrição de ácido acetilsalicílico (AAS) em diabéticos com doença vascular clinicamente manifesta e ritmo sinusal.
d) Anticoagulação em diabéticos com doença vascular clinicamente manifesta e fibrilação atrial.
e) Desencorajar tabagismo, sedentarismo, obesidade e consumo abusivo de álcool.

Estriatopatia diabética

A estriatopatia diabética é uma condição rara, mas pode ser observada em pacientes com DM tipo 2 e mau controle glicêmico prolongado (glicemia maior que 400 mg/dL e concentrações de hemoglobina glicada maior que 13%). Clinicamente, manifesta-se com início agudo de hemicoreia ou hemibalismo, sendo mais comum acometer um lado do corpo. Na RM, há hiperintensidades nos núcleos da base, especialmente no caudado e putamen. Em alguns casos, pode-se observar hiperdensidade correspondente na TC de crânio (Figura 26.5). O controle do DM pode promover a melhora clínica e das alterações de imagem em grande parte dos pacientes em poucos dias ou semanas, embora casos refratários também possam ocorrer.

Distúrbios hipofisários

Nesta seção, serão abordadas a apoplexia hipofisária e as alterações neurológicas decorrentes da desregulação dos hormônios produzidos pela hipófise.

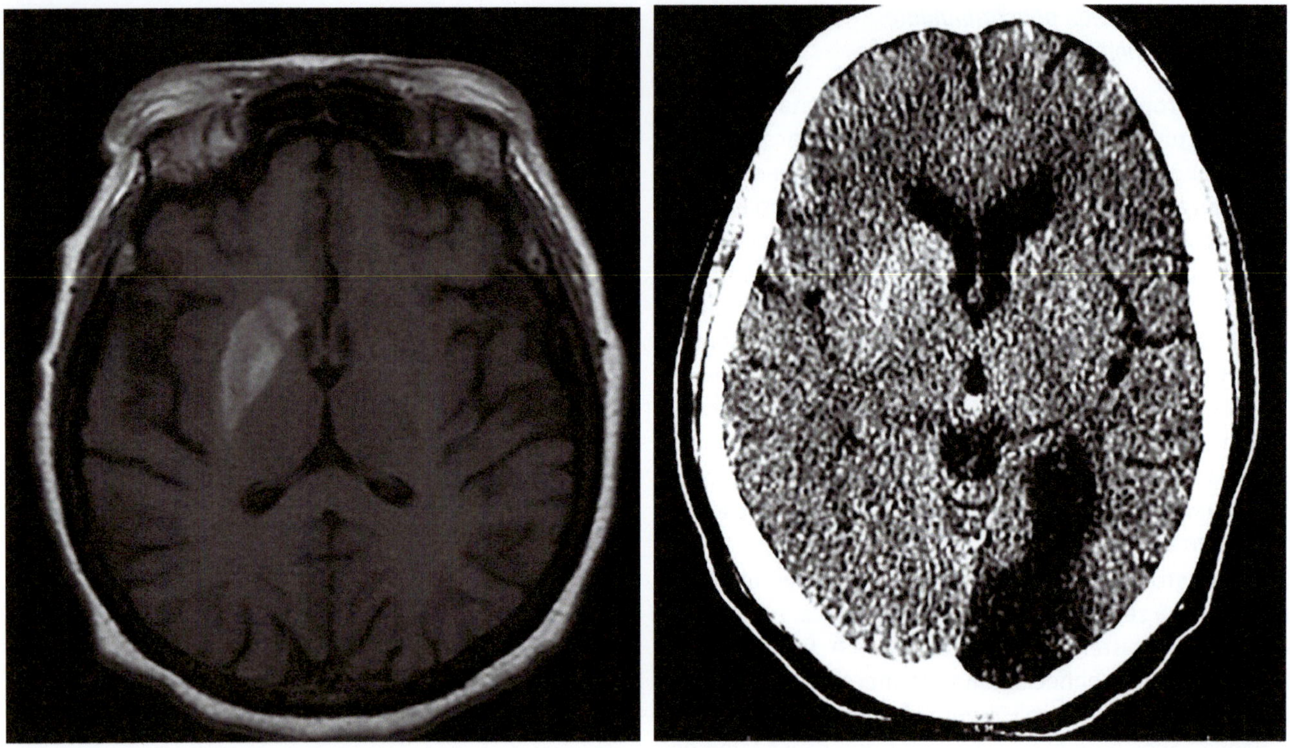

Figura 26.5. RM de crânio T1 evidenciando hipersinal no caudado, putâmen e globo pálido à direita em paciente com estriatopatia diabética. TC de crânio evidenciando hiperdensidade nas mesmas estruturas em outro paciente com estriatopatia diabética (há ainda área de encefalomalácia/gliose em território de artéria cerebral posterior consequente a AVCi prévio).
TC: tomografia de crânio; RM: ressonância magnética.
Fonte: Imagem gentilmente cedida por Izaely Ramos Prates.

Apoplexia hipofisária

A apoplexia hipofisária deve ser considerada no diagnóstico diferencial de *thunderclap headache*, pois mais de 90% dos pacientes com essa condição apresentam cefaleia frontal ou retro-orbitária de instalação súbita. A apoplexia hipofisária resulta de hemorragia ou isquemia na hipófise, geralmente associada a adenoma, e pode estar acompanhada de outros sinais e sintomas, como oftalmoparesia (40% a 50%), redução da acuidade visual (20%), hemianopsia bitemporal (30% a 70%), crise adrenal ou coma. Isso ocorre porque a hipófise está anatomicamente relacionada e tem conexões diretas com o cérebro por meio do hipotálamo e da haste hipofisária. Anormalidades estruturais da hipófise como tumor ou hemorragia podem invadir as estruturas cerebrais e vasculares incluindo meninges, hipotálamo, quiasma óptico, seio cavernoso, artéria carótida interna, lobos frontais inferiores e bulbos olfatórios.

Prolactina e Hormônio anti-diurético (ADH)

Embora disfunções do SNC possam causar elevados níveis de prolactina e ADH, níveis anormais desses hormônios, em geral, não ocasionam alterações neurológicas. Os prolactinomas são os microadenomas mais frequentes, porém, quando < 1 cm, não causam efeito de massa na região selar e suprasselar. Algumas evidências sugerem um papel da prolactina em cascatas de regulação de inflamação glial, consolidação de memória e percepção de dor, embora haja necessidade de mais estudos para o entendimento dessas interações e sua relevância clínica.

Na síndrome de secreção inapropriada de ADH, ocorre alteração da osmolaridade sérica, e o tratamento para essa condição pode ocasionar edema cerebral ou contribuir para desmielinização osmótica.

Hormônio do crescimento

A elevação desse hormônio frequentemente decorre de macroadenoma hipofisários secretor de hormônio do crescimento (GH), e suas manifestações clínicas dependem da idade do paciente. Em crianças, pode haver gigantismo consequente à ativação de placas epifisárias dos ossos. Em adultos, mais comum a ocorrência de macroadenomas secretores de GH e o consequente efeito de massa local pode causar cefaleia (60%), pan-hipopituiritarismo (40%), acromegalia, déficit de campo visual incluindo hemianopsia bitemporal (26%) e outras paralisias de nervos cranianos.

O excesso de GH em adultos resulta em acromegalia e visceromegalia, causando sintomas como apneia obstrutiva do sono, neuropatia periférica, miopatia e comprometimento cognitivo. A neuropatia do mediano e ulnar afeta cerca de 20% a 40% dos pacientes com excesso de GH, e a maioria apresenta sinais eletromiográficos de neuropatia periférica sensitivo-motora generalizada. O edema dos nervos periféricos é associado com a mononeuropatia do mediano e ulnar, requerendo, em alguns casos, tratamento cirúrgico de descompressão. Fraqueza muscular e miopatia de cinturas são comuns em pacientes com acromegalia, além de déficits cognitivos como alterações nas funções executivas, atenção e aprendizagem.

A deficiência do GH, em crianças, ocasiona baixa estatura; em adultos, observam-se alterações de humor, fadiga e declínio cognitivo. A reposição hormonal pode promover melhora dos sintomas, devendo ser feita com monitorização da função adrenal, tireoidiana e glicêmica.

Distúrbios tireoidianos e paratireoidianos

Hipertireoidismo

A causa mais comum de hipertireoidismo é a autoimunidade contra o receptor de hormônio estimulador da tireoide (TSH) (doença de Graves). Outras causas incluem secreção autônoma dos hormônios da tireoide, efeitos de drogas e adenoma hipofisário. Alguns pacientes com tireoidite autoimune também podem apresentar hipertireoidismo similar a Graves antes de desenvolverem hipotireoidismo.

Pacientes com hipertireoidismo podem apresentar uma ampla gama de sintomas neuropsiquiátricos, incluindo ansiedade, depressão, irritabilidade, instabilidade emocional, insônia, tremores, dores de cabeça, fraqueza e dificuldades cognitivas. Em casos de tireotoxicose severa, pode ocorrer uma encefalopatia grave, acompanhada de crises convulsivas focais ou bi-hemisféricas e psicose. Se não tratada, essa condição pode evoluir para um estado de mal epiléptico e coma.

Mais frequentemente, nos pacientes com hipertireoidismo, observa-se um tremor fino de extremidades superiores, tratando-se de tremor fisiológico exacerbado pela hiperatividade beta-adrenérgica. Menos comumente, coreia e mioclonias também podem ocorrer em pacientes com tireotoxicose. Esses distúrbios do movimento melhoram com o controle da doença e também com betabloqueadores.

Mais de 60% dos pacientes com tireotoxicose podem desenvolver fraqueza relacionada à miopatia, neuropatia periférica axonal, miastenia ou paralisia periódica hipocalêmica. Na miopatia, geralmente há uma leve fraqueza proximal correlacionada com o nível sérico de tiroxina e não de creatinofosfoquinase (CPK). Em casos graves, pode ocorrer uma síndrome aguda progressiva de quadriparesia com fraqueza adicional dos músculos bulbares e respiratórios, exigindo identificação do distúrbio endócrino para tratamento hormonal adequado e uso de betabloqueadores sintomáticos. A doença autoimune da tireoide pode ser encontrada em mais de 14% dos pacientes com miastenia gravis, geralmente com sintomas mais leves, mas taxas similares de positivação de anticorpos.

Cerca de 2% dos pacientes com hipertireoidismo, especialmente com doença de Graves, podem desenvolver paralisia periódica tireotóxica, uma forma adquirida de paralisia periódica hipocalêmica desencadeada por uma entrada súbita de potássio para dentro das células, resultando em hiperpolarização da membrana da fibra muscular. Por fim, pacientes com tireotoxicose podem ter maior prevalência de AVC, muitas vezes associada à fibrilação atrial, embora a hipercoagulabilidade também possa contribuir para esse cenário.

Hipotireoidismo

Cerca de 80% dos pacientes recém-diagnosticados com hipotireoidismo manifestam sintomas motores ou sensitivos. Os sinais mais comuns incluem uma polineuropatia periférica de natureza predominantemente sensorial, afetando fibras finas e grossas em mais de 40% dos casos. Ainda não se sabe ao certo a fisiopatologia subjacente dessas manifestações neurológicas no hipotireoidismo.

Em aproximadamente um terço dos pacientes com hipotireoidismo, podem ocorrer neuropatias compressivas, sendo a síndrome do túnel do carpo a mais comum. Além disso, a compressão do nervo laríngeo recorrente pode causar paralisia de corda vocal e a compressão de fibras simpáticas cervicais pode resultar na síndrome de Horner. A fraqueza muscular é um sintoma comum, afetando até 80% dos pacientes, variando desde câimbras, mialgia, rigidez muscular e fadiga, a fraqueza mais severa nas cinturas. Os níveis de CPK podem ocasionalmente estar elevados, mas não se correlacionam de forma direta com a fraqueza muscular.

O coma mixedematoso é uma emergência médica grave decorrente de uma diminuição acentuada da função tireoidiana. Pode ocorrer em casos graves de hipotireoidismo e requer tratamento imediato e intensivo. As manifestações neurológicas mais comuns são encefalopatia aguda, com confusão, sonolência, estupor, psicose e crises convulsivas, associadas à hipoventilação, bradicardia, hipoglicemia e hiponatremia, podendo evoluir para coma e óbito se não tratado; contudo, pode ter boa recuperação com o reconhecimento e tratamento adequados.

Aproximadamente 2/100 mil pacientes com tireoidite autoimune (Hashimoto) desenvolvem uma encefalopatia corticosteroide-responsiva. O mecanismo dessa condição também denominada "encefalite de Hashimoto" não é totalmente esclarecido. Os pacientes podem desenvolver uma encefalopatia aguda ou subaguda e outros sinais como ataxia cerebelar, mioclonia, tremor, crises convulsivas, distúrbios do sono e alucinações. Os pacientes apresentam altos títulos de anticorpos contra tireoglobulina ou antiperoxidase no soro e, em alguns casos, no LCR. Apesar da boa resposta aos corticosteroides, outros diagnósticos devem ser considerados, pois a alta prevalência de anticorpos antitireoidianos pode refletir apenas uma predisposição à autoimunidade e anticorpos neurais podem coexistir.

Distúrbios paratireoidianos

Os distúrbios da paratireoide podem causar diversas manifestações neurológicas em consequência do desequilíbrio no metabolismo do cálcio. O hipoparatireoidismo, com baixos níveis de paratormônio (PTH) e cálcio, pode resultar em sintomas neuromusculares, como parestesias, cãibras e fraqueza. Em casos graves, podem ocorrer convulsões e crises tetânicas. O hiperparatireoidismo, com aumento do PTH e cálcio, pode gerar sintomas neuropsiquiátricos, como encefalopatia, depressão e distúrbios de memória. Em alguns casos, alterações no metabolismo do cálcio podem causar a síndrome de Fahr, uma condição rara caracterizada pelo depósito anormal de cálcio no SNC, com calcificações intracranianas, especialmente na região dos núcleos da base e no núcleo denteado (Figura 26.6).

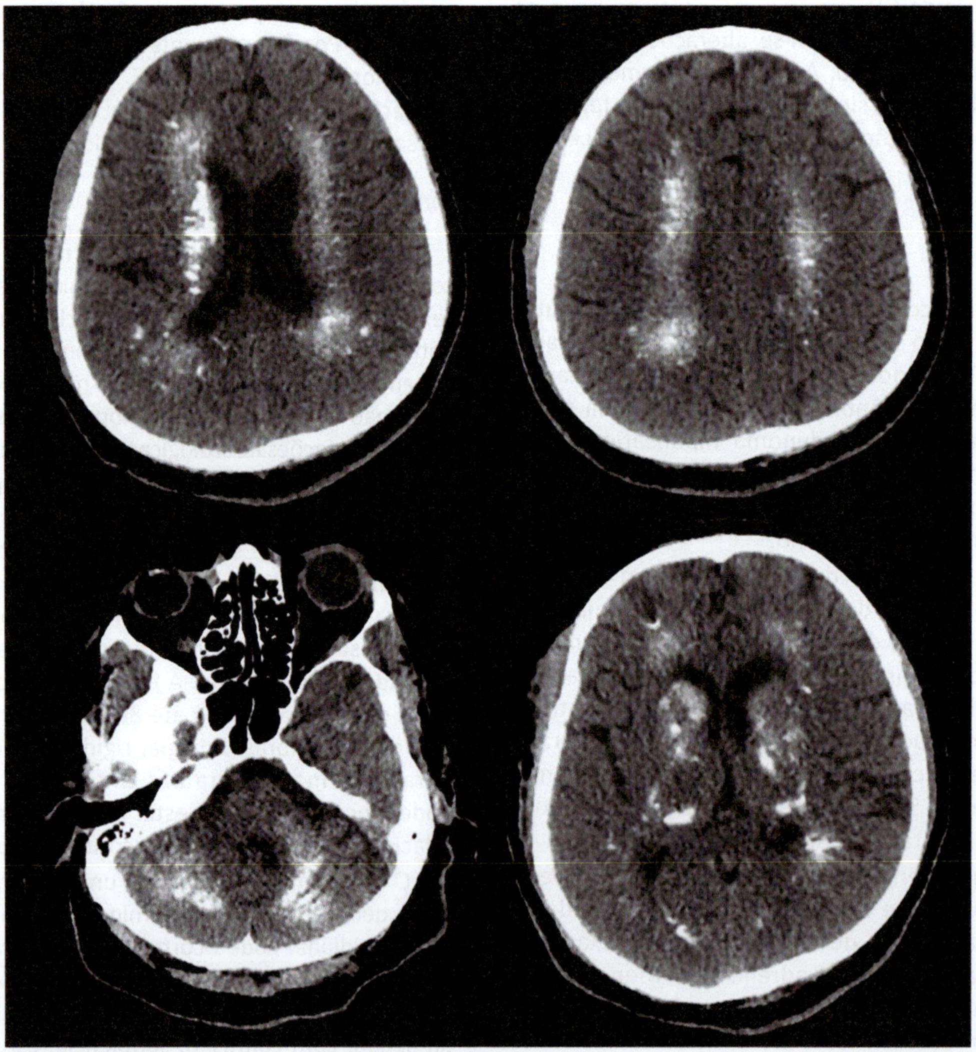

Figura 26.6. TC de crânio evidenciando calcificações grosseiras em núcleos da base, cerebelo e centro semioval em paciente com hipoparatireoidismo.
TC: tomografia computadorizada.
Fonte: Imagem gentilmente cedida por Mariana Hiromi Manoel Oku.

Distúrbios adrenais

O hormônio mais importante produzido pelas adrenais relacionado a disfunções neurológicas é o cortisol. Revisaremos as alterações neurológicas associadas à síndrome de Cushing e a insuficiência adrenal.

Síndrome de Cushing

A síndrome de Cushing é caracterizada pelo excesso de glicocorticoides, geralmente relacionado ao uso exógeno desses hormônios ou a uma neoplasia adrenal. O uso prolongado de corticosteroides pode gerar manifestações como miopatia proximal, prejuízo cognitivo, insônia, tremor, irritabilidade, ansiedade, depressão e psicose. O termo "doença de Cushing" refere-se especificamente a um subtipo em que há secreção de hormônio adrenocorticotrófico (ACTH) por um adenoma hipofisário, resultando em hipercortisolismo secundário.

Mais de 80% dos pacientes com síndrome de Cushing apresentam dificuldades de aprendizado e memória, 40% a 60% apresentam déficit de atenção e distúrbios do sono, 67% apresentam dificuldade no encontro de palavras e 55% têm déficit de funções executivas e flexibilidade mental. Estudo recente evidencia que ocorre atrofia cortical particularmente nos hipocampos e amígdala, que se relaciona à duração da exposição ao excesso hormonal endógeno ou exógeno, podendo haver resolução do quadro com a melhora do estado cushingoide.

A miopatia por esteroide é uma condição comum causada pelo uso de glicocorticoides, causando fraqueza muscular progressiva e indolor, principalmente nas extremidades inferiores, semanas a meses após a exposição ao corticosteroide. Os pacientes também podem apresentar outros sinais de Cushing, como fácies em lua cheia. A fraqueza muscular é agravada por fatores como hipocalemia, administração sistêmica, idade avançada, desnutrição e sedentarismo, podendo ocasionar atrofia das fibras musculares do tipo 2 mesmo após uma única dose de corticosteroide sistêmico. Os exames de eletromiografia e CPK geralmente são normais, mas estudos de ultrassom podem mostrar alterações. A miopatia pode ser prevenida parcialmente com exercícios de fisioterapia durante a exposição ao corticosteroide e melhorar parcialmente com sua retirada.

Insuficiência adrenal

A deficiência primária de glicocorticoide ou síndrome de Addison decorre de disfunção da glândula adrenal, enquanto as formas secundárias resultam de alterações hipofisárias ou hipotalâmicas reduzindo a secreção de ACTH. A deficiência adrenal secundária pode ser causada pela suspensão de glicocorticoide exógeno em pacientes em uso crônico dessas medicações. Os sintomas neurológicos iniciais incluem fadiga, dores musculares e articulares e dificuldades de concentração. Em casos graves, podem ocorrer crises convulsivas e fraqueza proximal progressiva dos membros inferiores. Os sintomas neuropsiquiátricos podem incluir rebaixamento do nível de consciência, confusão e psicose.

MANIFESTAÇÕES NEUROLÓGICAS NAS DOENÇAS CARDÍACA

Existe uma complexa interação entre o coração e o sistema nervoso. Nesta seção, serão abordadas as principais complicações neurológicas das doenças cardíacas. Alguns temas serão abordados com mais detalhes no capítulo de neurologia vascular.

Cardioembolismo

O cardioembolismo pode ocasionar várias condições neurológicas, como AVCi em razão de tromboembolismo, infecções cerebrais por êmbolos sépticos e hemorragia pelo rompimento de aneurismas micóticos.

As fontes mais comuns de cardioembolia são a formação de trombos no apêndice atrial esquerdo em pacientes com fibrilação ou *flutter* atrial, para os quais a anticoagulação é, em geral, recomendada para prevenir embolias cardíacas. Outra fonte é a trombose venosa profunda em pacientes com forame oval patente (FOP), defeito do septo atrial ou do septo ventricular. Nesses casos, os trombos venosos podem alcançar o lado esquerdo do coração e causar AVCi por meio da assim denominada "embolia paradoxal". A presença de FOP deve ser considerada como possível causa de AVC em pacientes mais jovens (< 60 anos) com infarto de aparência embólica e sem outro mecanismo estabelecido.

Trombos ventriculares em casos de cardiomiopatia isquêmica e não isquêmica, como doença de Chagas e cardiomiopatia de Takotsubo, assim como tumores cardíacos no lado esquerdo, a exemplo de mixomas e fibroelastomas, também podem causar embolização. O conhecimento do tipo de embolia pode ser útil para orientar o tratamento com terapia antiplaquetária *versus* anticoagulação.

Insuficiência cardíaca

AVC e comprometimento cognitivo são as principais condições neurológicas associadas à IC. Além do risco de AVCi cardioembólico, a IC pode cursar com AVC hemodinâmico, particularmente nos territórios de fronteira (p. ex., entre os territórios da artéria cerebral média e posterior e entre os territórios da artéria cerebral média e posterior). O aumento do risco de AVCh é menos estabelecido e provavelmente é multifatorial, mas pode, em parte, refletir maior uso de terapias antitrombóticas nos pacientes com IC. O aprimoramento das técnicas de neuroimagem tem demonstrado maior prevalência de lesões cerebrais isquêmicas "silenciosas".

Débito cardíaco diminuído está associado a menor volume cerebral que, juntamente com as lesões neurovasculares, pode cursar com declínio cognitivo. As alterações cognitivas na IC são variáveis, indo desde problemas leves de memória até demência. A IC pode resultar em hipoperfusão cerebral global, resultando em pré-síncope e síncope, que entram no diagnóstico diferencial de crise epiléptica.

Parada cardiorrespiratória

A lesão neurológica após uma parada cardiorrespiratória (PCR) depende da duração da parada e da qualidade da ressuscitação cardiopulmonar. É essencial adotar medidas para prevenir lesões neurológicas secundárias, como otimização da pressão arterial, oxigenação, glicemia e nutrição, e tratar crises epilépticas e hipertermia. A reabilitação integrada é fundamental na recuperação pós-PCR. A encefalopatia hipóxico-isquêmica pode se desenvolver após uma PCR e sua avaliação prognóstica não deve ser feita antes de 72 horas após a lesão. O plano de cuidados deve ser multiprofissional e levar em consideração a avaliação neurológica, estimativa de recuperação e valores do paciente e familiares, bem como exames complementares, como neuroimagem, EEG e potencial evocado somatossensitivo.

Cirurgia cardíaca

Cirurgias cardíacas estão associadas a complicações neurológicas, como AVC tromboembólico e hemorrágico, lesão hipóxica e complicações neurocognitivas. Vários fatores estão associados ao risco de AVC perioperatório, como idade avançada, baixa área de superfície corporal, fibrilação atrial perioperatória, história de AVC prévio e cirurgia de revascularização do miocárdio com circulação extracorpórea (CEC). A CEC está particularmente associada à formação de microêmbolos e a alterações da coagulação sanguínea. O risco de AVC na angioplastia coronariana é significativamente menor em comparação com a cirurgia cardíaca tradicional.

Disfunção neurocognitiva após cirurgia cardíaca é comum e ocorre de formas variadas, como *delirium* e distúrbios cognitivos pós-operatórios. Possíveis mecanismos incluem hipoperfusão cerebral, infartos cerebrais "silenciosos", ruptura da barreira hematoencefálica, resposta neuroinflamatória à cirurgia e neurotoxicidade relacionada a anestésicos e medicamentos perioperatórios. Neuropatias periféricas, como lesão do plexo braquial e mononeuropatias também podem ocorrer durante cirurgias cardíacas.

MANIFESTAÇÕES NEUROLÓGICAS NAS DOENÇAS RENAIS

As complicações neurológicas são uma das principais causas de incapacidade e mortalidade em pacientes com doença renal. Estresse oxidativo, disfunção endotelial, aterosclerose acelerada e um estado inflamatório crônico consequente à uremia podem afetar SNC e SNP. Esta seção revisa as manifestações neurológicas da disfunção renal aguda e crônica e destaca particularidades em pacientes dialíticos.

Insuficiência renal aguda

Pacientes com lesão neurológica aguda que evoluem com IRA apresentam piora funcional, maior tempo de internação hospitalar e maior mortalidade. Por exemplo, a insuficiência renal aguda (IRA) está associada a maior mortalidade tanto no AVCi como no AVCh. Doença renal crônica prévia e sepse são os maiores fatores de risco para IRA em pacientes com lesão cerebral aguda. Em pacientes com traumatismo cranioencefálico e politrauma concomitante, a rabdomiólise pode contribuir para o desenvolvimento de IRA. Pacientes em estado de mal epiléptico podem apresentar rabdomiólise e hiperuricemia, ocasionando lesão renal.

Pacientes com IRA estão sob maior risco de crise epiléptica, possivelmente resultante de inibição dos receptores GABAérgicos e estimulação dos receptores de NMDA pelos metabólitos da creatinina retidos. Mioclonias também podem ocorrer tanto na IRA como na doença renal crônica (DRC) e podem ser espontâneas ou induzidas por estímulos, podendo ser causadas ou agravadas por drogas como gabapentina, pregabalina, metoclopramida e opioides (Vídeo 26.1).

A encefalopatia urêmica é um distúrbio cerebral orgânico. Ela se desenvolve em pacientes com IRA ou DRC, geralmente quando a taxa de filtração glomerular estimada cai e permanece abaixo de 15 mL/min.

Vídeo 26.1: Mioclonia negativa.

As manifestações dessa síndrome variam de sintomas leves, como sonolência e fadiga, a sinais graves, com convulsões e coma. O tratamento consiste em medidas de suporte e a correção da insuficiência renal subjacente.

Doença renal crônica

A DRC afeta aproximadamente 10% da população mundial e sua prevalência está aumentando. A DRC está relacionada a um maior risco de AVCi, incluindo doença de pequenos e grandes vasos e cardioembolia, resultando em maior morbimortalidade após o AVC. Além disso, a DRC aumenta o risco de AVCh, incluindo hemorragias lobares, não lobares e micro-hemorragias, além de aumentar a probabilidade de transformação hemorrágica em pacientes com AVCi.

Mesmo em estágios iniciais, a DRC está fortemente associada a comprometimento cognitivo. Neuroinflamação e apoptose neuronal secundária à uremia podem provocar diminuição do volume da substância cinzenta, lesão da substância branca e mudanças na circulação cerebral ao longo do tempo, prejudicando a depuração de proteínas como a beta-amiloide. Distúrbios do movimento, como síndrome das pernas inquietas, mioclonia, coreia, distonia e tremor são mais comuns em pacientes com DRC.

Os principais efeitos da DRC no SNP são a polineuropatia e a miopatia urêmica. A polineuropatia afeta até 70% dos pacientes com DRC, sendo a duração e a gravidade da doença renal os principais determinantes de sua presença e gravidade. O quadro clínico caracteriza-se por sintomas predominantemente sensitivos, acometendo inicialmente os membros inferiores. Neuropatia autonômica pode ocorrer. A miopatia urêmica é multifatorial e caracteriza-se por fraqueza muscular proximal, particularmente nos músculos da cintura pélvica.

Em comparação com a população geral, pacientes com DRC dialítica estão sob risco aumentado de AVCi e AVCh. A incidência de AVC durante as sessões de diálise é particularmente elevada. Edema cerebral durante a diálise, conhecido como "síndrome do desequilíbrio da diálise", pode ocorrer em virtude da remoção mais rápida de ureia do plasma do que do parênquima encefálico, criando um gradiente osmótico, no qual a água se move do plasma para o cérebro. O início dos sintomas pode se dar de 3 a 4 horas após o início da diálise, com a duração podendo variar de 8 a 48 horas após o término da sessão. Essa condição é transitória e caracteriza-se por cefaleia, náuseas, câimbras, *delirium*, crises epilépticas e coma.

MANIFESTAÇÕES NEUROLÓGICAS ASSOCIADAS À COVID-19

Esta seção descreve o espectro de complicações neurológicas que ocorrem de forma aguda ou crônica após a infecção por COVID-19, bem como aspectos neurológicos da vacinação. Vários mecanismos têm sido propostos para explicar o envolvimento neurológico na COVID-19, incluindo infecção viral direta, inflamação sistêmica resultando em coagulopatia, disfunção da barreira hematoencefálica e sequelas de doença crítica.

Manifestações agudas

Múltiplos sintomas neurológicos têm sido descritos em associação com a COVID-19, estando presentes em 35% a 85% dos pacientes na fase aguda-subaguda. Sintomas inespecíficos como cefaleia, distúrbios cognitivos, fadiga, anosmia/ageusia e mialgia são comuns, assim como se observa em muitas infecções virais. Encefalopatia, doença cerebrovascular, neuropatia, miopatia e convulsões também são relatadas com a COVID-19 aguda.

Complicações imunomediadas parainfecciosas e pós-infecciosas, incluindo síndrome de Guillain-Barré, encefalopatia necrosante aguda, encefalomielite aguda disseminada (ADEM) e outras condições inflamatórias do SNC, podem ocorrer. Essas complicações neurológicas são consistentes com aquelas observadas em outras infecções virais e, até o momento, nenhuma síndrome específica ou nova associada à COVID-19 emergiu.

São comuns os relatos de anosmia e ageusia (ou disgeusia), mas raramente estas são os únicos sintomas da COVID-19. Acredita-se que a anosmia seja causada pela invasão viral das células de suporte do epitélio nasal, com subsequente inflamação, resultando em obstrução transitória das fendas olfativas. A ageusia ocorre como uma consequência da anosmia. A recuperação é variável, podendo ir desde o completo retorno do olfato até a anosmia permanente.

Encefalopatia é especialmente comum em pacientes críticos e, com frequência, tem origem multifatorial. Pode ocorrer como manifestação neurológica isolada ou secundária a outras complicações como AVC ou encefalite. A avaliação da encefalopatia em pacientes com COVID-19 deve ser a mesma utilizada em pacientes sem COVID-19.

AVCi é a complicação cerebrovascular mais comum da COVID-19, mas AVCh e trombose de seio venoso cerebral também são relatados. Disfunção vascular, estado pró-trombótico e pró-inflamatório, disfunção cardíaca e efeitos colaterais do tratamento podem contribuir para o desenvolvimento de trombose arterial e consequentes eventos cerebrovasculares (Figura 26.7).

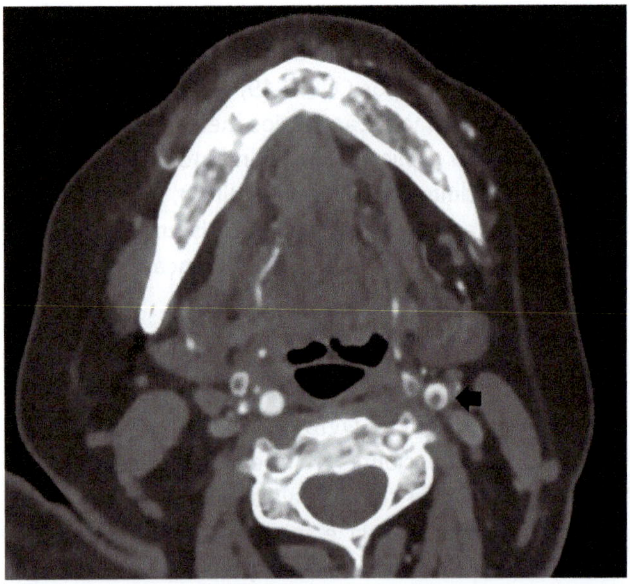

Figura 26.7. Angiotomografia cervical evidenciando trombo intravascular (falha de enchimento) na artéria carótida interna esquerda em paciente com acidente vascular cerebral isquêmico associado à COVID-19.
Fonte: Imagem gentilmente cedida por Daniel Lacerda da Costa.

Manifestações pós-agudas (síndrome pós-COVID-19)

Além das manifestações agudas-subagudas da COVID-19, muitos pacientes relatam sintomas neurológicos e não neurológicos crônicos que persistem por semanas a anos após a infecção aguda, os quais são denominados "síndrome pós-COVID-19" ou "COVID longa". A Organização Mundial de Saúde (OMS) define a síndrome pós-COVID-19 como uma condição que ocorre em indivíduos com histórico de infecção provável ou confirmada pelo SARS-CoV-2, geralmente até 3 meses após o início da COVID-19, com sintomas que persistem por pelo menos 2 meses e não podem ser explicados por um diagnóstico alternativo. A síndrome pós-COVID-19 é caracterizada por sintomas como fadiga, dispneia, disfunção cognitiva e outros, que podem persistir desde a infecção inicial ou surgir após a recuperação de um episódio agudo de COVID-19. Os sintomas podem flutuar ou ter recaídas ao longo do tempo, afetando pessoas de todas as idades e podendo ocorrer mesmo após infecções assintomáticas.

Pacientes podem apresentar uma variedade de sintomas neurológicos, incluindo confusão mental, cefaleia, tontura, dormência e dor, além de distúrbios do sono, disfunção autonômica e disfunção persistente do olfato e do paladar. Fatores de risco incluem sexo feminino, dispneia precoce, histórico de transtorno psiquiátrico e mais de cinco sintomas no início da infecção.

Atualmente, não existe consenso em relação à abordagem diagnóstica e terapêutica na síndrome pós-COVID-19. Dada a natureza não específica dos sintomas, pode ser desafiador determinar quais sintomas são atribuíveis à síndrome pós-COVID-19. De modo geral, os pacientes podem se beneficiar de terapias de reabilitação, como fisioterapia e fonoaudiologia. Embora quase todos os pacientes apresentem alguma melhora nos sintomas ao longo do tempo, a persistência dos sintomas neurológicos pode afetar significativamente a qualidade de vida.

Vacina contra a COVID-19

Diversas vacinas foram aprovadas para uso contra a COVID-19, incluindo vacina de vírus inativado, vetor adenoviral e RNA mensageiro. Recentemente, surgiram vacinas de reforço bivalentes para combater a variante ômicron do vírus. Os eventos adversos neurológicos associados a essas vacinas são extremamente raros, ocorrendo em apenas 0,03% das doses administradas. As vacinas baseadas em vetor adenoviral foram associadas a um número ligeiramente maior de eventos adversos neurológicos em comparação com as outras, mas em geral, esses eventos são leves e transitórios, incluindo cefaleia, fadiga, mialgia, tontura e síncope. Eventos adversos neurológicos graves são ainda mais raros.

A trombose do seio venoso cerebral tem sido o evento cerebrovascular mais frequentemente descrito após a vacinação contra a COVID-19 e pode ocorrer com ou sem síndrome de trombose trombocitopênica. Essa síndrome foi denominada trombocitopenia trombótica imune induzida por vacina (VITT). A incidência varia de 1 em 125.000 a 1 em 1.000.000 de vacinados, quase todos associados à vacina baseada em vetor adenoviral. Idade mais jovem e sexo feminino são fatores de risco associados a essa condição. Trombocitopenia, aumento de d-dímero e anticorpos anti-PF4 positivos sugerem o diagnóstico de VITT. O tratamento inclui Ig intravenosa e anticoagulantes não-heparinoides.

É importante ressaltar que a incidência combinada de todos os eventos neurológicos após a vacinação contra a COVID-19 é de centenas de vezes menor do que as taxas dos mesmos eventos neurológicos após a infecção pelo vírus. Portanto, os benefícios da vacinação contra a COVID-19 continuam superando significativamente os riscos de efeitos colaterais neurológicos raros.

BIBLIOGRAFIA CONSULTADA

Abbott CA, Malik RA, van Ross ERE, Kulkarni J, Boulton AJM. Prevalence and characteristics of painful diabetic neuropathy in a large community-based diabetic population in the U.K. Diabetes Care. 2011;34(10):2220-4. doi: 10.2337/dc11-1108.

Akman-Demir G, Serdaroglu P, Tasçi B. Clinical patterns of neurological involvement in Behçet's disease: evaluation of 200 patients. Brain. 1999;122(11):2171-82. doi: 10.1093/brain/122.11.2171.

Brum IV, Silva GD, Sodre DS, Nogueira FM, Pereira S, Castro L. Myelopathy in sickle cell disease: a case-oriented review. Spinal Cord Ser Cases. 2021;7.

Callaghan BC, Cheng HT, Stables CL, Smith AL, Feldman EL. Diabetic neuropathy: clinical manifestations and current treatments. Lancet Neurol. 2012;11(6):521-34. doi: 10.1016/S1474-4422(12)70065-0.

Campagna G, Pesce M, Tatangelo R, Rizzuto A, La Fratta I, Grilli A. The progression of coeliac disease: its neurological and psychiatric implications. Nutr Res Rev. 2017;30(1):25-35. doi: 10.1017/S0954422416000214.

Carsons SE, Patel BC. Sjogren syndrome. StatPearls Publishing. [2024 Jul. 11]. Disponível em: https://www.ncbi.nlm.nih.gov/books/NBK431049/.

Chua CB, Sun CK, Hsu CW, Tai YC, Liang CY, Tsai IT. Diabetic striatopathy: clinical presentations, controversy, pathogenesis, treatments, and outcomes. Scientific reports. 2020:10.

Coronavirus disease (COVID-19): Post COVID-19 condition. Who int. [2024 Jul. 10]. Disponível em: https://www.who.int/news-room/questions-and-answers/item/coronavirus-disease-(covid-19)-post-covid-19-condition.

Costenbader K, Daikh D, Brinks R, Mosca M, Ramsey-Goldman R, Smolen JS, et al. 2019 European League Against Rheumatology/American College of Rheumatology classification criteria for systemic lupus erythematosus. Arthritis Reumatology. 2019;71(9):1400-12.

Czeizel AE, Dudás I, Vereczkey A, Bánhidy F. Folate deficiency and folic acid supplementation: the prevention of neural-tube defects and congenital heart defects. Nutrients. 2013;5(11):4760-75. doi: 10.3390/nu5114760.

Dekkers AJ, Amaya JM, van der Meulen M, Biermasz NR, Meijer OC, Pereira AM. Long-term effects of glucocorticoid excess on the brain. J Neuroendocrinol. 2022;34(8):e13142. doi: 10.1111/jne.13142.

Diesing TS. Neurologic manifestations of gastrointestinal and nutritional disorders. Continuum (Minneap Minn). 2023;29(3):708-33. doi: 10.1212/CON.0000000000001235.

Donegan D, Erickson D. Revisiting pituitary apoplexy. J Endocr Soc. 2022;6(9):bvac113. doi: 10.1210/jendso/bvac113.

Drange MR, Fram NR, Herman-Bonert V, Melmed S. Pituitary tumor registry: a novel clinical resource1. J Clin Endocrinol Metab. 2000;85(1):168-74.

Dror DK, Allen LH. Vitamin E deficiency in developing countries. Food Nutr Bull. 2011;32(2):124-43. doi: 10.1177/156482651103200206.

Emre U, Erdal Y, Söylemez C, KaragöZ Y, Mahmutoğlu AS. Wernicke's encephalopathy: similar and different aspects of the three cases. Noro Psikiyatr Ars. 2020;57(2):165-8. doi: 10.29399/npa.22854.

Gasperi V, Sibilano M, Savini I, Catani MV. Niacin in the central nervous system: an update of biological aspects and clinical applications. Int J Mol Sci. 2019;20(4):974. doi: 10.3390/ijms20040974.

Ghoshal S. Renal and electrolyte disorders and the nervous system. Continuum (Minneap Minn). 2023;29(3):797-825. doi: 10.1212/CON.0000000000001286.

Gill C, Cho TA. Neurologic complications of COVID-19. Continuum (Minneap Minn). 2023;29(3):946-65. doi: 10.1212/CON.0000000000001272.

Haghighi AB, Pourmand R, Nikseresht AR. Neuro-behçet disease. A review. Neurologist. 2005;11(2):80-9.

Janghorbani M, Hu FB, Willett WC, Li TY, Manson JE, Logroscino G, et al. Prospective study of type 1 and type 2 diabetes and risk of stroke subtypes: the Nurses' Health Study. Diabetes Care. 2007;30(7):1730-5. doi: 10.2337/dc06-2363.

Kobayashi M, Zochodne DW. Diabetic neuropathy and the sensory neuron: new aspects of pathogenesis and their treatment implications. J Diabetes Investig. 2018;9(6):1239-54. doi: 10.1111/jdi.12833.

Mainali S. Neurologic complications of cardiac and pulmonary disease. Continuum (Minneap Minn). 2023;29(3):684-707. doi: 10.1212/CON.0000000000001284.

Mauermann ML, Southerland AM. Hematologic disorders and the nervous system. Continuum (Minneap Minn). 2023;29(3):826-47. doi: 10.1212/CON.0000000000001238.

Nordvig AS, Fong KT, Willey JZ, Thakur KT, Boehme AK, Vargas WS, et al. Potential neurologic manifestations of COVID-19. Neurol Clin Pract. 2021;11(2):e135-46. doi: 10.1212/CPJ.0000000000000897.

Ochoa-Sanchez R, Tamnanloo F, Rose CF. Hepatic encephalopathy: from metabolic to neurodegenerative. Neurochem Res. 2021;46(10):2612-25. doi: 10.1007/s11064-021-03372-4.

Pelewicz K, Miśkiewicz P. Glucocorticoid withdrawal-na overview on When and how to diagnose adrenal insufficiency in clinical practice. Diagn (Basel). 2021;11(4).

Piasecka M, Papakokkinou E, Valassi E, Santos A, Webb SM, de Vries F, et al. Psychiatric and neurocognitive consequences of endogenous hypercortisolism. J Intern Med. 2020;288(2):168-82. doi: 10.1111/joim.13056.

Pinto MV, Ng P-S, Howe BM, Laughlin RS, Thapa P, Dyck PJ, et al. Lumbosacral radiculoplexus neuropathy: neurologic outcomes and survival in a population-based study: neurologic outcomes and survival in a population-based study. Neurology. 2021;96(16):e2098-108. doi: 10.1212/WNL.0000000000011799.

Plecko B. Pyridoxine and pyridoxalphosphate-dependent epilepsies. Handb Clin Neurol. 2013;113:1811-7. doi: 10.1016/B978-0-444-59565-2.00050-2.

Puéchal X, Said G, Hilliquin P, Coste J, Job-Deslandre C, Lacroix C, et al. Peripheral neuropathy with necrotizing vasculitis in rheumatoid arthritis. A clinicopathologic and prognostic study of thirty-two patients. Arthritis Rheum. 1995;38(11):1618-29. doi: 10.1002/art.1780381114.

Rabinstein AA, Wijdicks EFM. Hyponatremia in critically ill neurological patients. Neurologist. 2003;9(6):290-300. doi: 10.1097/01.nrl.0000095258.07720.89.

Ramos-Martinez E, Ramos-Martínez I, Molina-Salinas G, Zepeda-Ruiz WA, Cerbon M. The role of prolactin in central nervous system inflammation. Rev Neurosci. 2021;32(3):323-40. doi: 10.1515/revneuro-2020-0082.

Reda H. Neurologic complications of endocrine disorders. Continuum (Minneap Minn). 2023;29(3):887-902. doi: 10.1212/CON.0000000000001262.

Ross DS, Burch HB, Cooper DS, Greenlee MC, Laurberg P, Maia AL, et al. 2016 American thyroid association guidelines for diagnosis and management of hyperthyroidism and other causes of thyrotoxicosis. Thyroid. 2016;26(10):1343-421. doi: 10.1089/thy.2016.0229.

Rudler M, Weiss N, Bouzbib C, Thabut D. Diagnosis and management of hepatic encephalopathy. Clin Liver Dis. 2021;25(2):393-417. doi: 10.1016/j.cld.2021.01.008.

Smith TJ, Johnson CR, Koshy R, Hess SY, Qureshi UA, Mynak ML, et al. Thiamine deficiency disorders: a clinical perspective. Ann N Y Acad Sci. 2021;1498(1):9-26. doi: 10.1111/nyas.14536.

Therrien A, Kelly CP, Silvester JA. Celiac disease: extraintestinal manifestations and associated conditions. J Clin Gastroenterol. 2020;54(1):8-21. doi: 10.1097/MCG.0000000000001267.

Toledano M. Neurologic manifestations of rheumatologic disease. Continuum (Minneap Minn). 2023;29(3):734-62. doi: 10.1212/CON.0000000000001263.

Valencia-Sanchez C, Pittock SJ, Mead-Harvey C, Dubey D, Flanagan EP, Lopez-Chiriboga S, et al. Brain dysfunction and thyroid antibodies: autoimmune diagnosis and misdiagnosis. Brain Commun. 2021;3(2):fcaa233. doi: 10.1093/braincomms/fcaa233.

PARTE 3

Neurologia Infantil

CAPÍTULO 27

Umbertina Conti Reed

O Desenvolvimento Normal do Sistema Nervoso Central

A neurologia infantil é uma subespecialidade diferente da neurologia de adultos, visto que o sistema nervoso central (SNC) infantil está em amadurecimento e desenvolvimento contínuos e cada fase desses processos evolutivos mostra Semiologia própria e relaciona-se a doenças específicas. Adicionalmente, a maioria das doenças neurológicas que acometem adultos pode ocorrer também em crianças, apresentando, então, aspectos distintos, motores e cognitivos, por estarem agindo sobre o cérebro imaturo. Portanto, a avaliação do desenvolvimento neuropsicomotor (DNPM) é fundamental na anamnese neuropediátrica e a Semiologia reflete a fase do amadurecimento cerebral, ou seja, a idade da criança. Resumindo, o dinamismo evolutivo do SNC infantil se manifesta por meio de padrões específicos de exame neurológico para cada período da infância.

Para caracterizar o DNPM, é fundamental considerar que desenvolvimento significa aperfeiçoar determinada função ao longo do tempo, ou seja, aumentar a competência (habilidade) para centralizar o controle da percepção, do comportamento e das funções cognitivas superiores. O desenvolvimento depende do amadurecimento da estrutura do sistema nervoso e da experiência que é propiciada pelo ambiente. Portanto, amadurecimento ou maturação do SNC refere-se a mudanças da estrutura cerebral, determinadas por fatores biológicos, geneticamente determinados em relação a cada espécie, que consistem na proliferação de neurônios e células não neurais em número, cronologia e localização precisa, bem como no estabelecimento eficiente de redes neuronais que conectam diferentes áreas cerebrais. A época de aparecimento e a topografia das diferentes redes neurais são perfeitamente inter-relacionadas a fim de se permitir a integridade do processo de desenvolvimento. A partir desse conceito, em neurologia infantil, entende-se que o desenvolvimento de cada função depende do amadurecimento do substrato neural anatômico correspondente, isto é, existe correlação entre estrutura e função.

O modo como se processa essa correlação é fonte de pesquisa da Neurobiologia do Desenvolvimento que, nos últimos 25 anos, tem se ampliado enormemente. Essa ampliação resulta de diferentes fatores: avanços tecnológicos da neuroimagem que permitem avaliar o desenvolvimento normal e alterado no feto, recém-nascido (RN), lactente e criança;[1-3] o progresso da Biologia e da Bioquímica no estudo das bases celulares e moleculares do desenvolvimento[4-6] e, finalmente, as descobertas contínuas no campo da Genética Molecular.[6-11] Essas últimas propiciaram o conhecimento dos genes ligados ao desenvolvimento e do período e duração de sua expressão, bem como da importância das influências **epigenéticas** que alteram a expressão de genes ao longo do desenvolvimento fetal e da vida pós-natal. Estima-se que, ao longo da vida, um terço dos genes que compõem o genoma humano tem sua expressão ligada exclusivamente ao desenvolvimento cerebral.[8]

Os contínuos avanços em Neurobiologia e Genética salientaram que os genes e o ambiente são mutuamente dependentes na ação de burilar o desenvolvimento. As complexas interações gene: ambiente implicadas no desenvolvimento cerebral ao longo das diferentes fases da vida justificam a imensa variabilidade de cognição, comportamento, emoções, habilidades motoras, linguísticas, artísticas e sociais que ocorre em crianças e adolescentes da mesma faixa etária. A carga genética estabelece uma gama de possíveis desenvolvimentos, dentro da qual as forças ambientais moldam e influenciam a direção das redes neurais emergentes ao seu desfecho final. Em outras palavras, o desenvolvimento varia em resposta aos diferentes ambientes.

RESUMO DAS BASES ANATOMOFISIOLÓGICAS DO DESENVOLVIMENTO DO SNC

As bases anatomofisiológicas do desenvolvimento embrionário e fetal do SNC são apresentadas detalhadamente por Volpe *et al.*[12-18] A formação da macro e microestrutura cerebral, como já foi dito, é regida por programação Genética Molecular precisa que determina a existência de marcadores celulares específicos para definir a organogênese e histogênese futura. O amadurecimento da microestrutura passa por seis eventos fundamentais com suas respectivas épocas de aparecimento: proliferação neuronal ou neurogênese; migração neuronal; sinaptogênese; mielinização; morte neuronal programada; e eliminação competitiva de sinapses ("poda estratégica"). Os quatro primeiros eventos são aditivos à microestrutura cerebral, ao passo que os dois últimos removem parte da estrutura já formada. Nos próximos parágrafos, apresentaremos um breve resumo desses eventos.

Proliferação, migração, morte neuronal e sinaptogênese:[4-6,9,15-17] depois do fechamento do tubo neural do embrião (3 a 4 semanas de gestação) e antes de se completar o desenvolvimento do prosóncefalo, por volta da 6ª semana de vida intrauterina ou pouco antes, inicia-se a proliferação neuronal (neurogênese) que prossegue até 24ª semanas. À medida que proliferam e, mais intensamente, a partir de 12 semanas de vida fetal, os neurônios migram para a sua região cortical definitiva, onde se organizam em camadas de acordo com o tipo de informação que recebem. O maior contingente de migração ocorre até 20 semanas de gestação, embora o processo continue em pequena monta até pouco após o nascimento. Logo depois de começar a proliferação, ocorre, progressivamente, morte neuronal programada (apoptose), de modo que, até 4 semanas de vida extrauterina, restam cerca de 50% dos neurônios que proliferaram. No auge da migração às 20 semanas de gestação, inicia-se a sinaptogênese (arborização dendrítica e axonal) que tem um pico ao nascimento e está quase completa ao redor dos 2 anos de idade, período em que há 50% a mais de sinapses do que no cérebro adulto. As células da glia formam-se a partir da mesma célula progenitora dos neurônios e sua migração e amadurecimento obedecem a processos igualmente complexos. Os astrócitos formam uma tríade com os neurônios pré e pós-sinápticos, que guia a formação dos circuitos neurais na sinaptogênese, ao passo que os oligodendrócitos estão intimamente ligados à mielinização.

"Poda estratégica":[4-6,9,17] durante a infância e a adolescência, ocorrem uma "poda" estratégica e uma reorganização regional das sinapses a fim de fortalecer conexões mais produtivas e redes neurais mais eficientes. A "poda" estratégica de sinapses "fracas" ocorre em surtos, desde os 2 anos de idade até a adolescência, quando cerca de metade das sinapses formadas já foi eliminada. A "poda" é influenciada pela aprendizagem e influências ambientais (usar as sinapses ou perdê-las). O desenvolvimento do comportamento motor, cognição e emoção está intimamente relacionado com os surtos de "poda" (remodelamento sináptico) que ocorrem antes da idade adulta: na primeira década, o primeiro surto de "poda" atinge o desenvolvimento motor antes do cognitivo; ao passo que, na adolescência, a "poda" define o desenvolvimento do pensamento abstrato e da influência emocional nas ações e comportamentos.

Mielinização:[4-6,9,18,19] o preparo dos oligodendrócitos para a produção de mielina começa entre 18 e 28 semanas de vida fetal, mas é por volta de 28 a 30 semanas que se inicia a deposição da mielina em volta do axônio. O processo mostra grande rapidez até os 8 meses de vida e, embora sua maior proporção ocorra por volta dos 2 anos de idade, a mielinização prossegue até a idade adulta, refletindo a maturação regional de funções, mas não de forma uniforme: de regiões cerebrais inferiores para superiores, posteriores para anteriores, vias proximais a distais, áreas sensoriais antes das motoras, regiões cerebrais centrais antes dos polos cerebrais (polos occipitais antes dos frontotemporais) e fibras de projeção antes das de associação.[5,18,19] Assim, a mielinização inicia-se precocemente nas raízes espinhais, permitindo atividade motora reflexa fetal, prossegue no sistema de fibras segmentares e intersegmentares medulares e, até 28 semanas, nos sistemas ascendentes e descendentes entre o tronco cerebral e a medula espinal,[19] passando, então, a ocorrer no tronco cerebral, cerebelo e assim por diante, conforme já mencionado. Como exemplos práticos da progressão da mielinização, podemos citar que, a partir do nascimento, a mielinização das vias visuais progride rapidamente, completando-se ainda no 1º semestre de vida, o que explica a função visual já desenvolvida no bebê de 6 meses, e que os tratos corticoespinhais manifestam um crescendo de mielinização desde o nascimento até os 18 meses de idade, que é a época em que bebê aperfeiçoa a grande aquisição funcional que é a marcha sem apoio. A mielinização dentro dos hemisférios cerebrais, particularmente nas regiões envolvidas com funções superiores associativas e discriminação sensorial (áreas associativas, comissuras cerebrais), ocorre bem depois do nascimento e progride até a vida adulta. A maturação tardia do córtex pré-frontal dorsolateral, cujos circuitos estão envolvidos no controle de impulsos, julgamento e tomada de decisões, influencia questões educacionais, sociais, políticas e judiciais, por exemplo, licenças para dirigir veículos e responsabilidade criminal.[2]

Apesar dos estudos de Neurobiologia e Genética do Desenvolvimento, bem como de neuroimagem fetal, não está totalmente esclarecido como os eventos aditivos e subtrativos interagem: no começo da vida, há hiperprodução de neurônios e sinapses e, aos poucos, parte da hiperprodução é eliminada, enquanto a poda sináptica e a mielinização continuam. Da interação entre hiperprodução e eliminação, resulta o DNPM normal que é, em última análise, um aperfeiçoamento progressivo de funções.

Outro conceito fundamental ligado ao desenvolvimento é o da plasticidade, ou seja, a capacidade de modificação das sinapses e vias cerebrais em função de pensamentos e emoções, bem como de estímulos ambientais, comportamentais e neurais.[20] A plasticidade decorre da reorganização contínua do SNC em desenvolvimento que influencia estrutura neuronal, transmissão sináptica e neuroproteção difere de função para função e depende de genes que mudam sua expressão de acordo com a ação dos fatores ambientais. As interações geneticoambientais durante o longo período em que ocorre o amadurecimento cerebral regem a "poda" estratégica que abre oportunidades funcionais de acordo com a experiência e a qualidade dos estímulos ambientais; influências ambientais negativas, por exemplo, a falta de interação entre a mãe e o RN, aumentam o risco de transtornos cognitivos e comportamentais futuros. Considera-se que, até a puberdade, o SNC é extremamente plástico em receber ou transferir informações para corresponder às necessidades do ambiente; porém, embora o conceito de plasticidade seja classicamente associado ao SNC infantil, definir até quando é possível alterar trajetórias neurais é um tema fascinante para os neurocientistas, ainda não completamente esclarecido.[11,21]

Em pacientes com lesões cerebrais, além dos estímulos ambientais, a plasticidade depende do período da vida, resposta individual, padrões regionais específicos, natureza, intensidade e duração do evento lesivo, podendo existir períodos críticos para a ocorrência do comprometimento de um ou outro domínio funcional. Pesquisas sobre o fato de a plasticidade não ser simplesmente uma função da idade, podendo ser prolongada e permanecendo em alguma proporção também no cérebro de adultos, permitem o planejamento de eventuais estratégias terapêuticas a fim de estimular a reorganização de circuitos neuronais no cérebro maduro após uma lesão.[21]

Em conclusão, o desenvolvimento das funções neurológicas da criança e do adolescente em suas diferentes esferas (motora, perceptiva, cognitiva, comunicativa, emocional e social-comportamental) depende do amadurecimento das estruturas neurais – regido por genes específicos –, de influências ambientais (experiência) e de complexas interações geneambientais. Em paralelo, ao longo do crescimento físico, ocorrem interações recíprocas entre o sistema nervoso e os sistemas endócrino e imunitário, os quais são, por sua vez, altamente sensíveis às influências ambientais; assim, todas essas interações, presentes desde o período embrionário, resultam na capacidade do organismo se adaptar às demandas do ambiente e de obter maior capacidade funcional. Em outras palavras, as diferentes esferas do desenvolvimento não devem ser consideradas de modo isolado; interagem desde o nascimento e são continuamente influenciadas por diferentes fatores genéticos, biológicos e ambientais.

DESENVOLVIMENTO NEUROPSICOMOTOR

Em relação ao contexto aqui descrito, o DNPM pode ser definido como uma sequência de aquisições que se sucedem acompanhando diferentes fases do amadurecimento cerebral, desde o RN com reflexos arcaicos primitivos sem nenhuma atividade intencional, passando por uma criança com marcha independente e expressão razoável por volta do segundo aniversário e prosseguindo até o final da adolescência com uma série de funções específicas presentes. A avaliação do DNPM é parte fundamental da Semiologia Neurológica da criança. O caráter dinâmico do desenvolvimento, ligado às fases da sinaptogênese e mielinização do SNC, se traduz por meio de padrões específicos de exame neurológico para cada fase do amadurecimento cerebral de acordo com a idade. Assim, diferentes tipos de exame neurológico são adotados e padronizados: do prematuro; do RN; do lactente; do pré-escolar; e da criança maior. O conhecimento da relação cronológica estrutura-função que determina o padrão normal do DNPM para cada faixa etária é a base para a interpretação dos achados normais ou alterados ao exame neurológico e, consequentemente, das doenças neurológicas próprias da infância ou ocorridas durante a infância, já que muitas dessas afecções manifestam-se por atraso global (p. ex., encefalopatias não progressivas), dissociação, quando apenas um domínio do DNPM está alterado (p. ex., atraso motor em doenças neuromusculares e atraso cognitivo em casos de deficiência intelectual) ou involução do DNPM, quando há perda de funções que já haviam sido adquiridas nas faixas etárias adequadas (p. ex., encefalopatias progressivas).

Embora o desenvolvimento cognitivo (que inclui a linguagem), motor, pessoal-social e adaptativo às atividades da vida diária ocorra de modo previsível e relativamente uniforme, em razão da existência das interações geneambientais, é importante ressaltar que não existe uma idade fixa e padronizada para o desenvolvimento normal de cada função, mas sim uma faixa etária, relativamente ampla, para que determinada função surja e se aperfeiçoe. Um exemplo típico é o da marcha independente que, na maioria das crianças, se desenvolve entre 11 e 13 meses de idade, com limites desde os 8 até os 18 meses de idade.

Independentemente da idade, a avaliação do DNMP deve sempre constar da anamnese neuropediátrica; porém, é nos 2 primeiros anos de vida, período durante o qual ocorrem as aquisições básicas de equilíbrio, coordenação e linguagem, que o exame neurológico é fundamentalmente dirigido a avaliar os aspectos mais marcantes do DNPM.

No capítulo relativo à Semiologia Neuropediátrica, foram expostos os principais aspectos do exame neurológico do RN e do lactente e as idades-chave do aparecimento e desaparecimento dos principais achados. A Figura 27.1 resume os principais dados do DNPM do 1º ano de vida, relativamente ao desenvolvimento do equilíbrio, da coordenação e da linguagem.[22]

Em relação ao desenvolvimento do equilíbrio que se processa em sentido craniocaudal, a primeira aquisição é o sustento incompleto (entre 1 e 2 meses de idade) e, posteriormente, completo da cabeça (entre 2 e 3 meses de idade). Além de se observar o bebê no colo da mãe, o sustento cefálico é verificado colocando-se o bebê em prono; aos 3 meses de idade, em supino, o bebê, já com sustento completo, flexiona voluntariamente a cabeça e, aos 4 meses, ele a mantém fletida dependendo do seu interesse; no exame neurológico do lactente, a manobra de arrasto ou tração pelas mãos é fundamental para se observarem o sustento da cabeça e o estado do tônus muscular. A etapa seguinte, sentar-se com apoio, é alcançada entre 4 e 6 meses de idade e, nesse mesmo período, o bebê, aos poucos, consegue a mudança voluntária de decúbito de supino para prono; aos 6 meses, quando colocado sentado, assim permanece, às vezes inclinando-se um pouco à frente e apoiando-se em uma ou duas mãos. Quando o bebê está hábil na mudança de decúbito, desenvolve, entre 6 e 9 meses de idade, a capacidade de sentar-se sem apoio, ou seja, passar do decúbito para sentado sem ajuda. Vem, então, a etapa seguinte do equilíbrio estático, que consiste em ficar de pé com apoio, agarrando-se a um suporte (grade do berço, móveis). Nesse período, enquanto o bebê está sentado, é capaz de se reequilibrar com a ajuda das mãos se for empurrado para os lados (7 a 8 meses) ou puxado para trás (8 a 9 meses). A manobra do paraquedas consiste em projetar o bebê, seguro pela cintura, de frente contra uma superfície de apoio, por exemplo, a maca de exame: a resposta normal, a partir de 7 a 8 meses de idade, é o bebê estender à frente os braços com as mãos abertas e a cabeça para trás como se se protegesse. Essa manobra, bem como as anteriores de ruptura do equilíbrio, é também indicadora do amadurecimento adequado do sistema vestibular. Ao longo do 4º trimestre de vida, o bebê, aos poucos, permanece de pé sem apoio com a base alargada e começa o treinamento para obter o equilíbrio dinâmico, andando com apoio e, gradativamente, sem apoio. Essa última etapa é alcançada na maioria dos bebês entre 11 e 15 meses de idade, embora alguns poucos bebês andem sem apoio com 8 meses e, outros, igualmente normais, só o consigam de 16 a 18 meses de idade.

Além do desenvolvimento do equilíbrio, outro aspecto marcante no 1º ano de vida é o desenvolvimento da coordenação. A primeira manifestação é a coordenação olho-mão, que se estabelece aos 3 meses de idade ou um pouco antes, quando o bebê, já com postura simétrica e cabeça centralizada, olha as próprias mãos abertas e, eventualmente, bate em brinquedos pendurados acima dele; aos 4 meses de idade, manipula os dedos e sacode um chocalho colocado em suas mãos. Entre 4 e 6 meses de idade, dirige as mãos para apanhar objetos; a princípio, utilizando preensão palmar ou pinça cubital (dois últimos dedos). No 3º trimestre de vida, ou um pouco antes, agarra objetos com ambas as mãos e passa-os de uma mão a outra; gradativamente, aperfeiçoa a preensão em pinça (polegar-indicador), que é a coordenação básica, a partir da qual se desenvolvem todas as coordenações mais complexas (praxias). Para avaliar a coordenação do bebê, além de oferecer brinquedos coloridos, é utilizada a manobra de retirar pano do rosto: a partir de 4 meses de idade, a criança retira o pano, inicialmente com a mão em supinação; posteriormente, em pronação; e, aos 9 meses de idade, já realiza, embora não constantemente, a retirada em pinça. Essa manobra, restringindo ora uma ora outra mão ou deixando ambas livres, demonstra não somente a coordenação bilateral, como também a motricidade, a simetria e aspectos adaptativos/pessoais-sociais ao observar sua interação, com riso ou contrariedade.

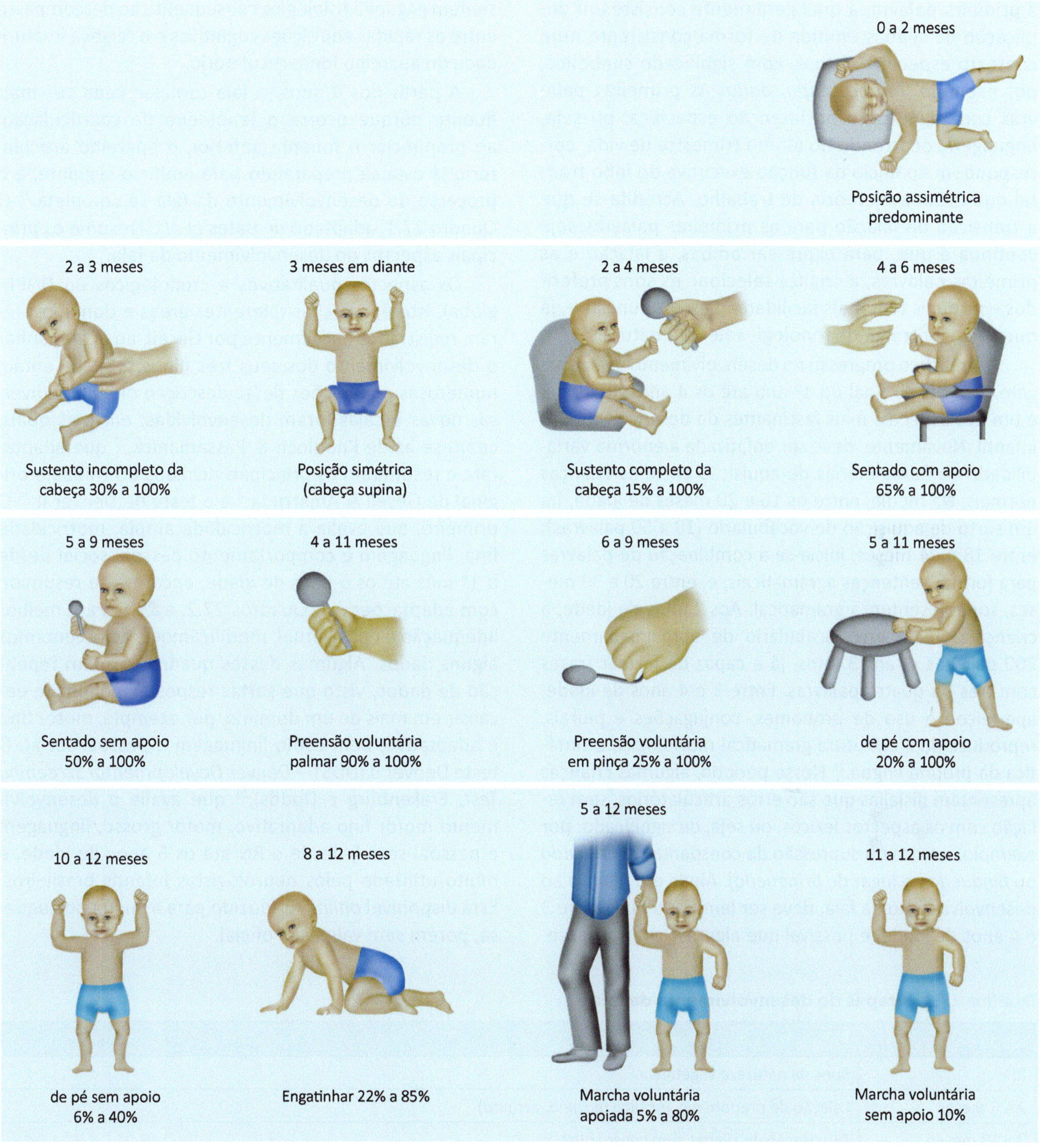

Figura 27.1. Esquema representando as etapas do desenvolvimento neuropsicomotor.
Fonte: Adaptada de Diament A, 2010.

Finalmente, o terceiro aspecto marcante do desenvolvimento excepcional do 1º ano de vida é a aquisição da linguagem, que se processa inicialmente quanto à percepção e, pouco depois, quanto à expressão. No 2º mês de vida, o bebê emite sons vocálicos (arrulho) e, a partir do 3º mês, começa a emitir também sons consonantais de articulação progressivamente mais difícil (balbucio). A partir de 6 e 7 meses de idade, duplica sílabas e todo esse período de emissão sonora, até os 8 meses de vida, é não intencional e desprovido de significado, sendo conhecido como "lalação". Entre 8 e 9 meses de vida, efetiva-se a transição da lalação para a primeira palavra, a qual geralmente consiste em duplicação de sílabas emitida de forma consistente num contexto específico, isto é, com significado simbólico, por exemplo, *mama, papa, dada.* As primeiras palavras com significado ou intenção específica, ou seja, linguagem, ocorrendo no último trimestre de vida, correspondem ao início da função executiva do lobo frontal que inclui a memória de trabalho. Acredita-se que a transição da lalação para as primeiras palavras seja contínua e que, para expressar ambas, a lalação e as primeiras palavras, a criança selecione os sons preferidos – os quais têm mais facilidade para pronunciar –, já que se encontra ainda fonologicamente imatura.[23]

O fantástico progresso no desenvolvimento da linguagem, a partir do final do 1º ano até os 4 anos de idade, é um dos aspectos mais fascinantes do desenvolvimento infantil. Novamente, deve ser enfatizada a enorme variabilidade de faixas etárias de aquisição entre as crianças normais. Na média, entre os 16 e 20 meses de idade, há um surto de aquisição de vocabulário (10 a 50 palavras); entre 18 e 24 meses, inicia-se a combinação de palavras para formar sentenças agramaticais; e, entre 20 e 30 meses, surge a sentença gramatical. Aos 2 anos de idade, a criança domina um vocabulário de aproximadamente 200 palavras e, aos 3 anos, já é capaz de formar frases com três ou quatro palavras. Entre 3 e 4 anos de idade, aperfeiçoa o uso de pronomes, conjugações e plurais, reproduzindo a estrutura gramatical morfológica e sintática da própria língua.[23] Nesse período, algumas crianças apresentam dislalias que são erros articulatórios, sem relação com os aspectos léxicos, ou seja, de significado: por exemplo, a troca ou supressão da consoante *r (blinquedo* ou *binquedo* no lugar de *brinquedo).* Ainda em relação ao desenvolvimento da fala, deve ser lembrado que, entre 3 e 4 anos de idade, é possível que algumas crianças apresentem gagueira fisiológica consequente ao descompasso entre as rápidas aquisições cognitivas e a relativa imaturidade do aparelho fonoarticulatório.

A partir dos 4 anos, a fala torna-se cada vez mais fluente porque ocorre o fenômeno da coarticulação: ao pronunciar o fonema anterior, o aparelho articulatório já está se preparando para emitir o seguinte, e o processo de desenvolvimento da fala se completa.[23] O Quadro 27.1, adaptado de Bates *et al.*,[23] resume os principais aspectos do desenvolvimento da fala.

Os aspectos qualitativos e cronológicos do DNPM global, isto é, nas suas diferentes áreas e domínios, foram registrados inicialmente por Gesell, ao acompanhar o desenvolvimento dos seus três filhos.[24] Desde então, numerosas adaptações dessa descrição original e diversas novas escalas foram desenvolvidas; entre as quais, citam-se as de Knobloch & Passamanick,[25] que adaptaram e resumiram os principais achados do trabalho original de Gesell & Amatruda[24] e o teste de Denver II.[26] O primeiro, que avalia a motricidade ampla, motricidade fina, linguagem e comportamento pessoal-social desde o 1º mês até os 5 anos de idade, encontra-se resumido com adaptações nos Quadros 27.2. a 27.6. Para melhor adequação à época atual, modificamos e acrescentamos alguns dados. Algumas desses quadros contêm repetição de dados, visto que certas respostas podem se encaixar em mais de um domínio, por exemplo, motor fino e adaptativo, bem como linguagem e pessoal-social. O teste Denver II (DDST – *Denver Developmental Screening Test,* Frakenburg e Dodds),[26] que avalia o desenvolvimento motor fino-adaptativo, motor grosso, linguagem e pessoal-social, desde o RN até os 6 anos de idade, é muito utilizado pelos neurologistas infantis brasileiros. Está disponível *online*, traduzido para a língua portuguesa, porém sem validação oficial.

Quadro 27.1. Etapas do desenvolvimento da fala

Idade	Etapas
RN	Sons de natureza vegetativa
2 a 6 meses	Lalação de predomínio vocálico (gorjeio, arrulho)
7 a 10 meses	Duplicação de sílabas com consoantes
11 a 13 meses	Primeiras palavras
16 meses	Vocabulário com cerca de 80 palavras
18 a 20 meses	Combinação de palavras (sentença agramatical)
20 a 36 meses	Sentença gramatical
2 a 4 anos	Erros articulatórios (dislalias por troca e supressão)
4 anos em diante	Coarticulação de fonemas (fala fluente)
4 a 6 anos	Interligar sentenças (fala discursiva)

Fonte: Adaptado de Poduri A, Volpe JJ, 2018; Bates E, Thal D, Finlay BL, *et al.*, 2002.

Quadro 27.2. **Desenvolvimento do comportamento adaptativo**

Idade	Desenvolvimento
1 mês	Fixa o olhar, mas acompanha limitadamente
2 meses	Segue objetos com o olhar e a cabeça, porém com incursão limitada, reconhece faces e cuidadores, começa a sorrir
3 meses	Segue objetos já com movimentos circulares, olha em volta, sorri e ri quando estimulado, interessa-se por rostos
4 meses	Olha e manipula os dedos e o chocalho posto em suas mãos, dirige a mão para objetos, agarrando-os não constantemente e levando-os à boca
6 meses	Alcança objetos com as duas mãos, transfere-os de uma mão a outra, reconhece estranhos e a direção do som
9 meses	Atira e olha para objetos caídos, dá "tchau" com a mão
10 meses	Segura a mamadeira e tenta ou consegue apanhar uma bola
12 meses	Coloca um cubo dentro de uma caneca, tenta montar torre com dois cubos, rabisca quando estimulado
18 meses	Tira bola de caixa, rabisca espontaneamente e imita traço vertical
24 meses	Constrói torre com seis cubos e imita risco circular
36 meses	Imita ponte feita com três cubos, copia círculo e cruz
48 meses	Constrói "portão" com cinco cubos, desenha cruz, esboça o desenho da figura humana, diferencia medidas
60 meses	Conta 10 objetos, copia triângulo, diferencia pesos e medidas

Fonte: Adaptado de Knobloch H, Passamanick B, 1990.

Quadro 27.3. **Desenvolvimento da motricidade ampla**

Idade	Desenvolvimento
1 mês	A cabeça oscila e existe reflexo tônico cervical
2 meses	Em prono, levanta a cabeça na linha média
3 meses	Em prono, sustenta-se nos antebraços; em supino, levanta e mantém a cabeça em flexão
4 meses	Cabeça firme, posturas simétricas, rola de prono para supino
5 meses	Rola de supino para prono; em supino, levanta a cabeça e o tórax
8 meses	Passa de deitado a sentado com dificuldade, começa a levantar-se agarrando um suporte, a se arrastar e a engatinhar
9 meses	Senta-se sozinho e coloca-se de pé rapidamente, apoiando-se no suporte e deslocando-se na lateral; engatinha com habilidade
12 meses	Anda com ajuda
15 meses	Anda só e para trás com quedas; sobe escadas "de quatro"
18 meses	Corre bem, chuta bola desajeitadamente, atira-a para uma direção, empurra e puxa brinquedos, começa a subir escadas com ajuda
21 meses	Sobe escadas bem seguro pela mão, agacha-se sem desequilibrar-se
24 meses	Salta no lugar, chuta bola bem, sobe escada sem ajuda, porém sem alternar os pés
30 meses	Acerta a direção da bola, dá saltos com os pés juntos
36 meses	Pula de um degrau para o chão, sobe os degraus alternadamente, pedala em sequência, sustenta-se num pé só
48 meses	Salta num pé só, dá pulos largos
60 meses	Salta em pés alternados, salta em distância ou sobre obstáculos

Fonte: Adaptado de Knobloch H, Passamanick B, 1990.

Obs.: O engatinhar não é uma etapa obrigatória do DNPM; uma pequena parte das crianças normais não engatinha.

Quadro 27.4. **Desenvolvimento da motricidade fina**

Idade	Desenvolvimento
1 mês	Punhos cerrados
3 meses	Em repouso, mantém as mãos abertas e pode segurar por momentos um brinquedo posto em sua mão
4 meses	Mãos abertas; dirige a mão para objetos, agarrando-os não constantemente e levando-os à boca
7 meses	Agarra um cubo com a palma da mão, transfere-o facilmente de uma mão para outra, faz gesto de arranhar e bate os objetos em superfícies
10 meses	Faz pinça para agarrar objetos pequenos, empurra-os com o indicador, bebe de uma caneca com ajuda
12 meses	Ajuda a se vestir
18 meses	Torre de três a quatro cubos; vira duas ou três folhas de livro de cada vez, atira bola, tenta tirar roupas e comer com a colher
21 meses	Torre de cinco cubos, já bebe bem do copo
24 meses	Torre de seis cubos; vira folhas uma a uma, tira bem as roupas, abre portas, chuta bola
30 meses	Desabotoa roupas, começa a segurar o lápis mais coordenadamente
36 meses	Torre de dez cubos, segura lápis à maneira dos adultos, veste as principais peças de vestuário, desenha círculo imperfeito
48 meses	Risca dentro dos limites das linhas, usa a tesoura para recortar figuras, abotoa roupas, recebe e apara a bola, desenha quadrado
5 anos	Amarra sapato, copia triângulo, começa a usar faca

Fonte: Adaptado de Knobloch H, Passamanick B, 1990.

Quadro 27.5. **Desenvolvimento da linguagem**

Idade	Desenvolvimento
1 mês	Pequenos sons guturais, sobretudo vocálicos; presta atenção a uma campainha
3 meses	Orienta-se para sons
4 meses	Arrulha, ri, vocaliza socialmente
7 meses	Vocaliza quando se dirige aos brinquedos, produz sílabas com consoantes isoladas
10 meses	Diz uma palavra só, imita sons
12 meses	Diz duas palavras ou mais, fala pelo menos "mamãe" e "papai", dá tchau, usa jargão, identifica brinquedos ou animais comuns
18 meses	Continua o jargão, fala entre 10 e 80 palavras, fala "obrigado", "vamos", reconhece e nomeia desenhos e retratos, aponta pelo menos duas partes do corpo
24 meses	Usa enunciados curtos com frases agramaticais, já fala cem palavras ou mais, começa a usar pronomes de forma errada, compreende instruções simples, obedece a duas ordens sequenciais, pode repetir dois números
36 meses	Fala por meio de frases com sujeito, predicado e objeto, usa formas plurais, tem vocabulário entre 200 e 300 palavras, repete três a quatro números, sabe dizer idade, identifica as principais cores, responde a perguntas simples
48 meses	Usa conjugações e preposições, começa a interligar sentenças (discurso), conta histórias
60 meses	Fala com frases completas, expressa os aspectos afetivos e emocionais da prosódia da linguagem, pergunta "por quê?" e significados, fala o endereço

Fonte: Adaptado de Knobloch H, Passamanick B, 1990.

Quadro 27.6. **Desenvolvimento do comportamento pessoal-social**

Idade	Desenvolvimento
1 mês	Reconhece feições
4 meses	Brinca com as mãos e roupa, reconhece a mamadeira
6 meses	Brinca com o pé e com a imagem no espelho
9 meses	Esboça gestos e começa a explorar o ambiente
10 meses	Participa de jogos simples para bebês, tenta alimentar-se sozinho
12 meses	Imita ações, atende quando chamado, coopera no vestir-se, solta objetos, joga a bola sem direção definida, bebe de caneca com ajuda
15 meses	Obedece a uma ordem verbal sem ser preciso apontar e brinca por conta própria
18 meses	Tenta usar a colher e reproduzir atividades diárias dos cuidadores, reconhece-se no espelho, compartilha risadas e alegria, conhece as principais partes do corpo, abraça e beija os cuidadores
21 meses	Pede comida e aponta os alimentos de que gosta, começa a pedir ou avisar que quer usar o banheiro
24 meses	Usa bem a colher, é capaz de vestir roupas simples, brinca com bonecas e junto de outras crianças, ouve histórias, entende a separação, progride no controle esfincteriano
30 meses	Conhece os dois sexos, responde ao seu nome, entende o conceito de individualidade, ajuda a guardar os brinquedos, começa o "faz-de-conta", atinge o controle esfincteriano
36 meses	Usa a colher sem derramar, faz piruetas, já se calça, brinca em grupo sem obedecer a regras, usa muito o "faz-de-conta"
48 meses	Lava e seca o rosto, vai sozinho ao banheiro, faz perguntas, dá recados, conta histórias, participa de jogos comunitários com regras
60 meses	Veste-se sem auxílio, pergunta o significado das palavras, obedece a ordens complexas, joga com competividade, reconhece hierarquias, gosta de ajudar em casa

Fonte: Adaptado de Knobloch H, Passamanick B, 1990.

Em nosso meio, especificamente padronizado para a criança brasileira, Lefèvre *et al.* idealizaram o exame neurológico evolutivo (ENE)[27] para avaliar o desenvolvimento do pré-escolar (3 a 7 anos de idade). O ENE foi posteriormente revisto e condensado[28] e auxilia, sobretudo, na avaliação do equilíbrio, da coordenação e da persistência motora na fase do pré-escolar, período em que não há ainda colaboração adequada para a realização do exame neurológico tradicional (Quadro 27.7).

Quadro 27.7. **Exame neurológico evolutivo**

3 anos	EE	Posição de Romberg (olhos abertos, 30 segundos)
	ED	Andar para trás puxando carrinho (2 metros)
	CA	Manobra índex-nariz, olhos abertos
	PM	
4 anos	EE	Posição de Romberg (olhos fechados, 30 segundos)
	ED	Subir e descer escadas, sem apoio, alternando os pés
	CA	Manobra índex-nariz, olhos fechados
	PM	Manter olhos fechados (20 segundos)
5 anos	EE	De pé, apoio plantar com a ponta de um pé encostado no calcanhar do outro, olhos abertos (10 segundos)
	ED	Andar para frente colocando o calcanhar de um pé encostado na ponta do outro (2 metros)
	CA	Jogar uma bola de tênis, por cima, em um alvo à distância de 2 metros
	PM	Manter a língua protraída com os olhos fechados (40 minutos)

(Continua)

Quadro 27.7. Exame neurológico evolutivo (*Continuação*)

6 anos	EE	De pé, apoio plantar com a ponta de um pé encostado no calcanhar do outro, olhos fechados (10 segundos)
	ED	Andar para trás colocando a ponta de um pé encostado no calcanhar do outro, na distância de 2 metros
	CA	Bater o indicador direito na mesa e o pé direito no chão, ao mesmo tempo, e alternadamente com os esquerdos
	PM	Xxxx
7 anos	EE	Agachado, apoio na ponta dos pés, calcanhares unidos, membros superiores abertos lateralmente, olhos abertos (10 segundos)
	ED	Pular o mais alto que puder e bater palmas duas vezes enquanto estiver com os pés fora do contato com o solo
	CA	Anotar disdiadococinesia na prova das "marionetes" com 2 mãos
	PM	Membros superiores horizontalmente à frente; dedos afastados; Polegares separados por 1 cm; olhos fechados (30 segundos)

CA: coordenação apendicular; ED: equilíbrio dinâmico; EE: equilíbrio estático; PM: persistência motora.
Fonte: Adaptado de Miguel MC, 2005.

REFERÊNCIAS BIBLIOGRÁFICAS

1. Giedd JN, Rapoport JL. Structural MRI of pediatric brain development: in what have we learned and where are we going? Neuron 2010,67:728-34.
2. Silk TJ, Wood AG. Lessons about neurodevelopment from anatomical magnetic resonance imaging. J Dev Behav Pediatr. 2011;32:158-68.
3. Vasung L, Turk EA, Ferradal SL, Sutin J, Stout JN, Ahtam B, et al. Exploring early human brain development with structural and physiological neuroimaging. Neuroimage. 2019;187:226-54.
4. Stiles J, Jernigan TL. The basics of brain development. Neuropsychol Rev. 2010;20:327-48.
5. Xiangning J, Nardelli J. Cellular and molecular introduction to brain development. Neurobiol Dis. 2016;92(Pt A):3-17.
6. Kelley KW, Paşca SP. Human brain organogenesis: toward a cellular understanding of development and disease. Cell. 2022;185(1):42-61.
7. Zhang YE, Landback P, Vibranovski MD, et al. Accelerated recruitment of new brain development genes into the human genome. PLoS Biology. 2011;9:e1001179.
8. Douet V, Chang L, Cloak C, et al. Genetic influences on brain developmental trajectories on neuroimaging studies: from infancy to young adulthood. Brain Imaging Behav. 2014;8(2):234-50.
9. Silbereis JC, Pochareddy S, Zhu Y, LiM, Sestan N. The cellular and molecular landscapes of the developing human central nervous system Neuron. 2016;89(2):248-68.
10. Colantuoni C, Lipska BK, Ye T, et al. Temporal dynamics and genetic control of transcription in the human prefrontal cortex. Nature. 2011;26;478:519-23.
11. Fagiolini M, Jensen CL, Champagne FA. Epigenetic influences on brain development and plasticity. Curr Opin Neurobiol. 2009;19(2):207-12.
12. du Plessis AJ, Volpe JJ. Neural tube development. In: Volpe JJ. Volpe's neurology of the newborn. 6. ed. Philadelphia: Elsevier, 2018:3-33.e8.
13. du Plessis AJ, Volpe JJ. Prosencephalic development. In: Volpe JJ. Volpe's neurology of the newborn. 6. ed. Philadelphia: Elsevier, 2018:34-57.
14. du Plessis AJ, Limperopoulos C, Volpe JJ. Cerebellar development. In: Volpe JJ. Volpe's Neurology of the newborn. 6. ed. Philadelphia: Elsevier, 2018:73-99.
15. Poduri A, Volpe JJ. Neuronal proliferation. In: Volpe JJ. Volpe's neurology of the newborn. 6. ed. Philadelphia: Elsevier, 2018:100-19.e6.
16. Poduri A, Volpe JJ. Neuronal migration. In: Volpe JJ. Volpe's neurology of the newborn. 6. ed. Philadelphia: Elsevier, 2018:120-44.e8.
17. Kinney HC, Volpe JJ. Organizational events. In: Volpe JJ. Volpe's Neurology of the newborn. 6. ed. Philadelphia: Elsevier, 2018:145-75.e9.
18. Kinney HC, Volpe JJ. Myelination events. In: Volpe JJ. Volpe's Neurology of the newborn. 6. ed. Philadelphia: Elsevier, 2018:176-88.
19. Yakolev PI, Lecours AR. The myelogenic cycles of regional maturation of the brain. In: Minkowski A. Regional development of the brain in early life. Oxford: Blackwell, 1967:3-70.
20. KouroshArami M, Hossein N, Komaki A. Brain is modulated by neuronal plasticity during postnatal development. J Physiol Sci. 2021;71:34.
21. Cioni G, Scandurra G. Normal psychomotor development. In: Dulac O, Lassonde M, Sarnat HB. Pediatric neurology, part I: handbook of clinical neurology, v 111. Amsterdam: Elsevier, 2013:3-16.
22. Diament A. Exame neurológico do lactente. In: Diament A, Cypel S Neurologia infantil. 4. ed. São Paulo: Atheneu, 2010:35-68.

23. Bates E, Thal D, Finlay BL, et al. Early language development and its neural correlates. In: Boller F, Grafman J, Segalowitz SJ, Rapin I. Handbook of neuropsychology, part II, child neuropsychology. 2. ed. Amsterdam: Elsevier, 2002;8:525-92.
24. Gesell A, Amatruda CS. Developmental diagnosis: normal and abnormal child development. 2. ed. New York: HoeberHarper, 1954.
25. Knobloch H, Passamanick B. Gesell e Amatruda diagnóstico do desenvolvimento: avaliação e tratamento do desenvolvimento neuropsicológico no lactente e na criança pequena – o normal e o patológico. Rio de Janeiro: Atheneu, 1990.
26. Frankenburg WK, Dodds J, Archer P, et al. The Denver II: a major revision and restandardization of the denver developmental screening Test. Pediatrics. 1992;89:91-7.
27. Lefévre AB. Exame neurológico evolutivo. 2. ed. São Paulo: Sarvier, 1977.
28. Miguel MC. Exame neurológico evolutivo. In: Diament A, Cypel S. Neurologia infantil. 4. ed. São Paulo: Atheneu, 2005:77-81.

CAPÍTULO 28

Aron Diament (*in memoriam*) • Clara Gontijo Camelo • Umbertina Conti Reed

Semiologia Neuropediátrica

O Exame Neurológico da Criança

Pelos fatos expostos no capítulo anterior, ficou claro que o exame neurológico da criança deve ser adaptado conforme o grupo etário a ser abordado. Assim, a semiotécnica do exame aplicado a um recém-nascido (RN) de termo será diferente daquele aplicado a um prematuro, lactente ou pré-escolar. A fim de avaliar a Semiologia Neurológica infantil, consideram-se as seguintes padronizações de exame neurológico:

- **Recém-nascido prematuro:** associado a certas características do exame físico, pode determinar a idade fetal. O neonatologista e o neurologista infantil obtêm as principais informações principalmente por meio da observação, devendo-se reduzir ao mínimo a manipulação do bebê em razão da instabilidade vasomotora presente nessa fase da vida.
- **Recém-nascido:** apresenta características específicas quanto à atitude, ao tônus, à motricidade e aos reflexos arcaicos que serão resumidas mais adiante.
- **Lactente:** a avaliação do desenvolvimento neuropsicomotor (DNPM) (equilíbrio, coordenação, linguagem) é fundamental nessa faixa etária, sendo também utilizadas manobras adaptadas do exame neurológico tradicional a serem resumidas mais adiante. O teste de Denver[1] ou a escala de Gesell[2,3] podem complementar o exame.
- **1 a 3 anos:** a avaliação do DNPM é geralmente complementada com o teste de Denver[1] ou escala de Gesell[2,3] e, da mesma forma que no caso do lactente, são utilizadas manobras adaptadas.
- **Pré-escolar (4 a 7 anos):** também complementado com o teste de Denver[1] e, no nosso meio, com o exame neurológico evolutivo de Lefèvre *et al.*,[4,5] o exame utiliza em larga escala, dependendo da colaboração da criança, o exame neurológico tradicional.

Ao longo deste capítulo, apresentaremos um resumo das principais características dos diferentes tipos de exame neurológico infantil, com exceção do altamente específico exame do prematuro.

ANAMNESE EM NEUROLOGIA INFANTIL

A anamnese inclui os seguintes detalhes:

- **Antecedentes gestacionais, obstétricos e perinatais:** devem ser excluídos eventos pré e perinatais adversos (anoxicoisquêmicos, metabólicos, tóxicos, infecciosos) que podem indicar a possibilidade de encefalopatia não progressiva (paralisia cerebral (PC)), epilepsia e transtornos do neurodesenvolvimento.
- **Antecedentes neonatais:** incluir dados sobre o parto, antropometria ao nascimento (peso, perímetro cefálico, estatura, Apgar), eventual necessidade de reanimação/unidade de terapia intensiva (UTI), características da sucção, presença de icterícia neonatal, tempo até a alta e exames preventivos realizados (testes do pezinho, orelhinha, coraçãozinho e olhinho-reflexo vermelho). Também devem ser obtidos dados da triagem neonatal realizada na rede pública ou na rede privada, lembrando que essa última inclui a pesquisa de um número muito maior de mutações genéticas.
- **Antecedentes pessoais nos primeiros anos de vida:** verificar a ocorrência de distúrbios metabólicos co-

mo desidratação, infecções do sistema nervoso central (SNC), crises epilépticas, traumatismos cranianos, cirurgias, acidentes anestésicos, reações vacinais, malformações, intoxicações, eventos hipóxicos agudos e outros.

- **Antecedentes familiares e consanguinidade:** quando positivos, podem fornecer informações precisas sobre a possível ocorrência de encefalopatias progressivas, erros inatos do metabolismo e doenças neuromusculares.
- **Desenvolvimento neuropsicomotor:** anotar as idades de aquisição do sustento cefálico incompleto e completo, ficar sentado com e sem apoio, ficar em pé com e sem apoio, andar com e sem apoio, linguagem e controle esfincteriano diurno e noturno.

EXAME NEUROLÓGICO

O nosso intuito é o de apresentar um sumário do que o médico não especialista deve ter em mente quando atende uma criança, principalmente RN ou lactente. Os pormenores do exame neurológico infantil, completo e detalhado, poderão ser consultados em diferentes textos na literatura médica.[6-12]

Exame neurológico do RN

Nos 2 primeiros dias de vida extrauterina, o RN pode estar sob o efeito do chamado "choque de nascimento", ou seja, na dependência do tipo de parto, pode haver maior ou menor atenuação das atividades reflexas do RN, devendo-se sempre repetir o exame neurológico no 3º dia de vida. Ainda, no momento de examinar o RN, deve-se verificar em que estado se encontra quanto ao ciclo vigília/sono, sistematizado por Prechtl.[13]

- **Estado 1:** olhos fechados, respiração regular, sem movimentos.
- **Estado 2:** olhos fechados, respiração irregular, sem movimentos grosseiros.
- **Estado 3:** olhos abertos, sem movimentos grosseiros.
- **Estado 4:** olhos abertos, movimentos grosseiros, sem choro.
- **Estado 5:** olhos abertos ou fechados, chorando.
- **Estado 6:** outros estados (p. ex., coma).

O mais indicado é examinar o RN nos estados 3 e 4, no meio do intervalo entre mamadas e em ambiente com iluminação e temperatura adequada. Deve-se iniciar o exame pela observação, verificando-se a atividade espontânea e por aquelas provas que não deflagram choro. O RN deve ser despido paulatinamente enquanto se aguarda o momento adequado para realizar determinadas manobras mais bruscas, por exemplo, a pesquisa do reflexo de Moro.

As características neurológicas fundamentais dos RN de termo são:[6,7]

- **Linguagem:** choro inarticulado, monótono.
- **Atitude:** assimétrica com a cabeça lateralizada e na postura do reflexo tonicocervical assimétrico (RTCA), também denominado "Magnus de Kleijn", pelo qual o bebê, ao ter a cabeça lateralizada, estende os membros do lado facial e flete os membros do lado occipital, o que configura a "posição do esgrimista". Na maioria dos RN, o reflexo aparece fragmentado, ou seja, mais intenso no membro superior. É importante ressaltar que, numa minoria dos RN normais, esse reflexo não é obtido.
- **Movimentação espontânea:** geralmente arrítmica e mais intensa em membros inferiores, com intenso pedalar e fricção das coxas no estado 3.
- **Tônus:** hipertonia em flexão generalizada dos quatro membros, contrastando com a hipotonia da musculatura da coluna cervical, principalmente.
- **Atividades reflexas primitivas presentes em 100% dos RN:** sucção; Moro; preensão palmar e plantar; apoio plantar e marcha.
  - O reflexo de sucção, cuja ausência é incompatível com a vida, pode se adicionar do reflexo da voracidade ou dos pontos cardeais quando o bebê está com fome: o examinador toca diferentes pontos da região perioral e o bebê abre a boca e movimenta a cabeça na direção do estímulo.
  - O reflexo de Moro consiste na extensão e abdução súbita dos braços, seguidas de flexão e adução, quando o bebê é submetido a um estímulo brusco, por exemplo, puxar o lençol da superfície de apoio. Também pode ser pesquisado ao se elevar o tronco do bebê com uma mão do examinador nas costas e outra na cabeça e, então, retirando o apoio da cabeça por poucos segundos, amparando-a em seguida.
  - Os reflexos de preensão palmar e plantar são obtidos pressionando-se respectivamente a palma das mãos ou a base dos artelhos, observando-se, em resposta, a flexão dos dedos ou artelhos.
  - O reflexo de apoio plantar e a marcha são obtidos com o bebê em posição vertical, seguro pelas axilas: ao encostar o pé na superfície de apoio, a resposta é estender a perna e a coxa e, ao incliná-lo levemente para frente, ele executará

movimentos alternados dos pés como durante a marcha.

- Reflexo cutâneo plantar em extensão do hálux, com ou sem leque.
- Presença, em 100% dos RN, dos seguintes reflexos miotáticos, geralmente exaltados: patelar, adutor, tricipital e nasopalpebral.
- Nervos cranianos – reflexo dos olhos de boneca – em 100%; reflexo fotomotor – em 100%; observar a motilidade mímica da face durante o choro.

Os principais reflexos arcaicos desaparecem ao longo do 1º ano de vida, conforme o Quadro 28.1.

Quadro 28.1. Idade de desaparecimento dos principais reflexos primitivos (ou arcaicos)

Reflexo	Idade
Moro	2 a 3 meses
Voracidade	2 meses
Sucção	4 a 5 meses
Tonico-cervical assimétrico	2 a 3 meses
Preensão palmar	4 a 6 meses
Preensão plantar	9 a 12 meses
Apoio plantar	2 a 3 meses
Marcha reflexa	2 a 3 meses

Fonte: Desenvolvido pela autoria.

Exame neurológico do lactente e da criança nos primeiros anos de vida

No capítulo anterior, foi visto como evoluem a atitude, o equilíbrio, a coordenação e a linguagem no 1º ano de vida, evolução esta que marca as etapas do DNPM, cuja aquisição, como já enfatizamos, ocorre dentro de uma faixa de tempo variável, considerando os limites superior e inferior da normalidade. Repetimos aqui a figura daquele capítulo para ilustrar as etapas fundamentais do DNPM (Figura 28.1). A normalidade ou não da aquisição dessas etapas pode ser constatada pela simples observação da criança no colo da mãe ou solta no ambiente do exame, examinando e manipulando objetos e brinquedos. A observação indica o momento oportuno de interagir com a criança e tentar obter sua colaboração para retirar roupas e aceitar ficar em decúbito dorsal. O modelo do exame neurológico infantil obedece à pesquisa dos mesmos tópicos do exame neurológico tradicional, embora não obrigatoriamente obedecendo à mesma sequência. Vale salientar que, na grande maioria dos tópicos listados, é importante notar que a normalidade implica respostas simétricas nos dois hemicorpos.

O neurologista infantil utiliza manobras que permitem avaliar a motricidade, o tônus e a coordenação na faixa de idade de não colaboração do lactente e da criança até por volta de 4 anos de idade. Essas manobras são as seguintes:

- Manobra da beira da cama (equivalente à prova de Mingazzini do exame neurológico tradicional): colocar o bebê em decúbito dorsal com os quadris em posição desconfortável na aresta da beira da cama, deixando os membros inferiores livres; na resposta normal, o bebê flete os membros contra a gravidade para sair da incômoda posição.
- Manobra de rechaço de membros superiores (também denominada "manobra da echarpe" ou "manobra do cachecol"): o examinador cruza os braços do bebê, em decúbito dorsal, sobre o peito até os cotovelos se encontrarem na linha média e, então, solta-os bruscamente; na resposta normal, o bebê eleva e flete os braços contra a gravidade.
- Manobra de rechaço de membros inferiores: o examinador pressiona a planta do pé do bebê em decúbito dorsal e executa tríplice flexão forçada do pé, perna e coxa sobre a bacia; ao soltá-los, na resposta normal, o bebê retorna os membros à posição de semiflexão.
- Manobra de retirar pano do rosto: a partir dos 4 meses de idade, a criança retira o pano, inicialmente com a mão em supinação; depois, em pronação e, aos 9 meses de idade, já realiza, embora não constantemente, a retirada em pinça. Essa manobra, restringindo ora uma, ora outra mão, ou deixando ambas livres, demonstra não somente a coordenação bilateral, como também a motricidade, a simetria e os aspectos adaptativos/pessoais-sociais ao se observar a interação do bebê, riso ou contrariedade.

Embora essas manobras sejam muito úteis na avaliação do lactente e da criança nos 2 primeiros anos de vida, é possível que, no 3 ano e mais provavelmente no decorrer do 4º ano de vida, a colaboração e a compreensão de ordens pela criança já permitam aplicar parte do exame neurológico tradicional. Por exemplo, como já vimos no capítulo anterior, algumas crianças de 3 anos de idade realizam índex-nariz, permanecem paradas de pés juntos com os olhos abertos, e, aos 4, já obedecem às mesmas ordens com os olhos fechados.

Em seguida, de forma resumida, apresentaremos os principais itens a serem avaliados no exame neurológico do lactente e da criança nos 2º e 3º anos de vida a fim de verificar eventuais alterações que justifiquem o encaminhamento ao especialista.

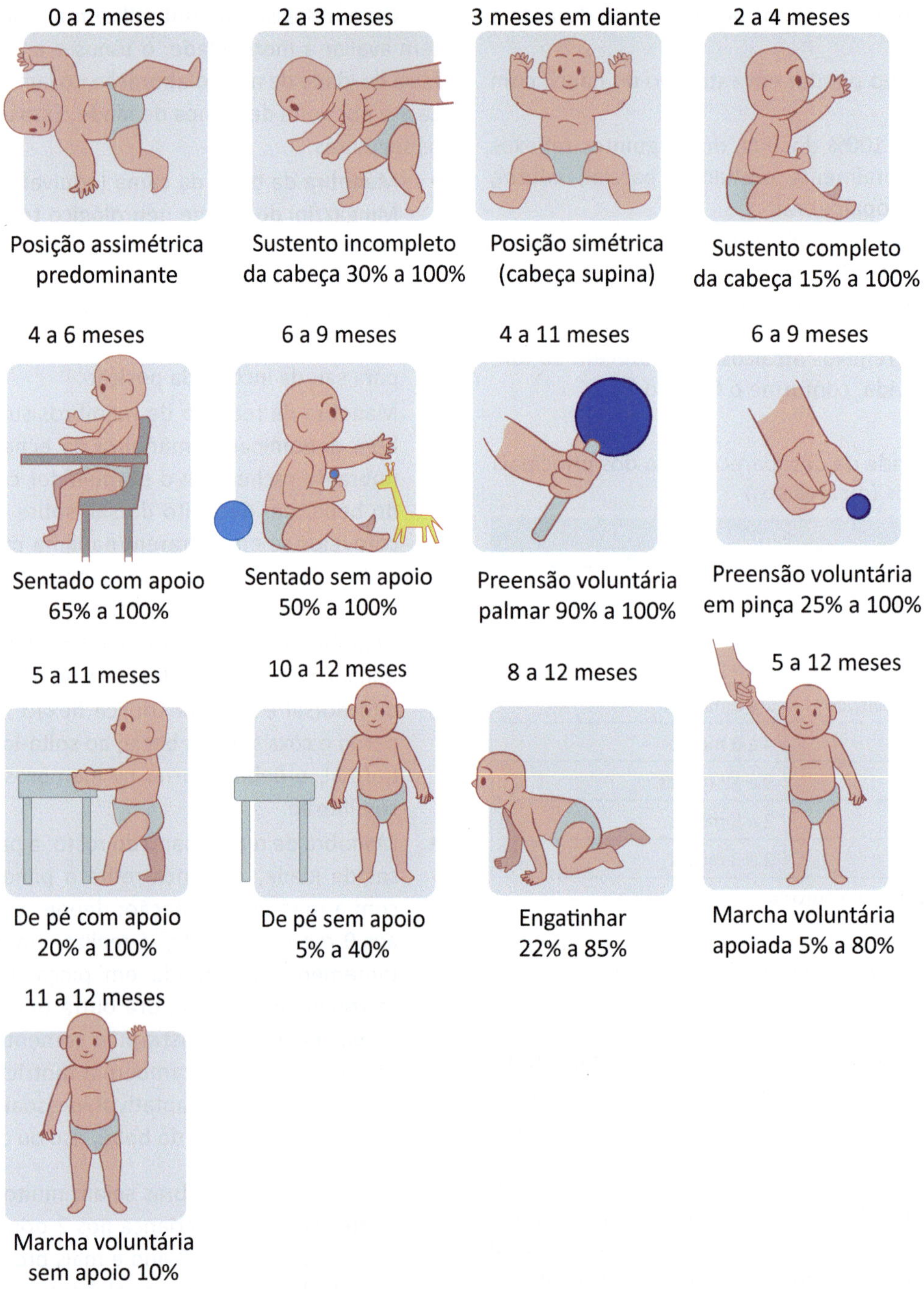

Figura 28.1. Exame neurológico do lactente.
Fonte: Adaptada de Diament A, 2010.[8]

- **Psiquismo:** verificar o estado de vigília e consciência, atenção, colaboração, interação com os pais e examinador, bem como adaptação aos estímulos.
- **Linguagem:** verificar as principais aquisições, de acordo com a idade, a percepção e a expressão. As etapas básicas da aquisição já foram resumidas no capítulo anterior. A partir dos 18 meses, o bebê aponta figuras, reconhece partes do corpo, mas começa a nomeá-las somente depois dos 2 anos. Em geral, nomear cores pode ser solicitado a partir de 3 anos de idade, embora algumas crianças já as reconheçam e nomeiem-nas mais precocemente.
- **Praxias:** no 1º ano, verificar praxias de defesa ao forçar a mudança de decúbitos, na manobra de para-

quedas, na pesquisa da sensibilidade e na manobra de retirar pano do rosto. Nos 2º e 3º anos, observam-se a manipulação e o uso de brinquedos, montagem de torre e ajuda para tirar roupas etc. (para mais detalhes, consultar as escalas de Gesell[2,3] ou o teste de Denver[1]).

- **Fácies:** se for atípica, descrever as alterações.
- **Atitude:** descrever qualquer atitude atípica para a idade; as mudanças de atitude de assimétrica até 2 meses de idade e progressivamente simétrica, deitada espontânea e ativa espontânea ao longo dos 3 primeiros semestres de vida já foram descritas.
- **Equilíbrio estático:** nos lactentes, a manobra da tração pelas mãos ou arrasto permite verificar o sustento completo ou incompleto da cabeça. As etapas de sentar-se com ou sem apoio e de ficar em pé com ou sem apoio são facilmente verificadas. A partir de 3 anos de idade, a criança colabora para ficar em pé, parada, na posição militar de olhos abertos e para ficar em um pé só, alternadamente (anotar pé escolhido e n° de segundos).
- **Equilíbrio dinâmico:** no lactente, verificar a marcha voluntária com e sem apoio. A partir de 18 meses de idade, verificar o andar em linha reta (descrever desvios e outras alterações), agachar-se, andar para trás, correr e saltar com dois pés juntos. Andar em linha reta encostando o calcanhar na ponta do pé oposto só é conseguido aos 5 anos de idade.
- **Movimentação voluntária:** verificar a movimentação espontânea ou por estimulação. No lactente, a oposição pode ser verificada, resistindo levemente ao alcance e à tomada de um objeto apresentado ou imobilizando por poucos momentos cada um dos membros. A colaboração para realizar atos motores sob ordem ou oferecer resistência pode ser conseguida a partir dos 3 anos de idade, mas a colaboração para as manobras deficitárias e de oposição empregadas no exame neurológico tradicional surge mais tardiamente. Por isso, realizam-se as manobras de rechaço dos membros superiores e inferiores, beira do leito e de retirar lenço da face, já descritas, a fim de obter informações sobre a movimentação e a força muscular.
- **Coordenação:** no lactente, dirigir a mão para objetos, alcançá-los, desenvolvendo a preensão em pinça entre 6 e 9 meses de idade, e manipulá-los, fornece informações sobre a coordenação, complementadas pela manobra de retirar pano do rosto. Aos 2 anos, a criança colabora para tocar o nariz ou outras partes do rosto, mas somente aos 3 anos é capaz de realizar a prova índex-nariz de olhos abertos. A pesquisa de praxias também permite avaliar a coordenação. A prova calcanhar-joelho só é realizada coordenadamente por crianças maiores.
- **Tônus muscular:** realizar movimentação passiva e balanço passivo das articulações, bem como palpação muscular. No lactente, a manobra do arrasto ou de tração pelas mãos, as manobras de rechaço dos membros superiores e inferiores, assim como flexionar e segurar os joelhos na linha média, soltando-os de forma súbita, fornecem as informações essenciais sobre o estado do tônus, salientando que entre 3 e 8 meses de idade, instala-se o período de hipotonia fisiológica (o bebê consegue leva o pé à boca).
- **Movimentação involuntária reflexa:** obedece à mesma padronização de pesquisa e interpretação do exame neurológico tradicional (principais reflexos: patelar, adutores, aquileu, estilorradial, bicipital, tricipital, nasopalpebral, cutaneoabdominal e cutaneoplantar), sendo difícil conseguir que a criança pequena obedeça às posições ideais para se obter a resposta, o que exige boa dose de paciência.
- **Movimentação involuntária espontânea:** quando verificada, deve ser descrita como anormal, exceto por raras sincinesias nos primeiros anos como: ao apertar um objeto com uma das mãos, cerrar também a mão oposta; movimentar a língua para fora da boca quando a criança tenta escrever as primeiras palavras ("ajudando" com a língua); e outras.
- **Sensibilidade:** o exame é difícil no lactente e nos 3 primeiros anos, mas pode-se observar choro, caretas e retirada do membro à dor, bem como incômodo aos estímulos tácteis. Reconhecer posições segmentares ou demonstrar estereognosia (reconhecer lápis, pano, algodão, borracha ou moeda colocada não mão) começa a partir dos 5 anos de idade.
- **Pesquisa de reações de irritação meníngea:** deve ser efetuada se a anamnese for pertinente. No lactente, a palpação da fontanela é essencial. Os sinais de Kernig e o de Brudzinski são positivos quando se obtém uma resposta flexora da perna e da coxa ao fletir o tronco sobre a bacia ou ao tentar fletir a cabeça sobre o tronco, respectivamente.
- **Nervos cranianos**
  - **II par:** verificar o reflexo pupilar à luz; pesquisa de campo visual só é possível na criança maior, mas a partir dos 3 a 4 anos de idade, pode ser tentada uma avaliação básica por estimulação simultânea dupla (objetos pequenos de cores vivas em cada campo temporal).
  - **III, IV, VI pares:** reflexo dos olhos de boneca nos 2 primeiros meses (ao lateralizar a cabeça do bebê

em decúbito ventral sobre o antebraço do examinador, os olhos não acompanham o movimento da cabeça); o acompanhamento do foco luminoso ou objeto pequeno de cores vivas começa no 3º mês de vida, às vezes antes, e permite verificar a motricidade ocular de forma espontânea. Obedecer a comandos de posicionamento do olhar necessita de persistência motora e ocorre, em geral a partir dos 4 ou 5 anos de idade.

- **V, VII, VIII pares:** reflexo corneopalpebral; observar a mímica da face no riso e no choro, pedir para cerrar os olhos com força (a partir dos 3 a 4 anos); reflexo cocleopalpebral; movimentar fontes sonoras de diferentes intensidades atrás e de cada lado da criança.
- **Nervos bulbares:** pesquisar a motricidade do palato mole e o reflexo nauseoso; pedir para movimentar a língua em imitação ao examinador.

EXAME FÍSICO

O exame neurológico da criança sempre deve ser complementado com o exame físico especial do crânio e da coluna vertebral, bem como com a observação da pele e da somatoscopia da face, do tórax e dos membros.

Exame físico especial do crânio (medidas, inspeção, palpação)

- **Medidas:** são fundamentais desde o nascimento e ao longo do 1º ano de vida a fim de avaliar eventuais suspeitas de macrocefalia, com ou sem hidrocefalia, ou de microcefalia. A medida principal é a do perímetro cefálico ou circunferência fronto-occipital. A fita métrica deve ser posicionada anteriormente logo acima da glabela e, posteriormente, na protuberância occipital externa. A medida obtida é avaliada utilizando-se gráficos, elaborados principalmente de acordo com idade e sexo, que contêm curvas de referência com médias e desvios-padrão ou percentis. Nas medidas do perímetro cefálico do lactente, o examinador deve ter em mente que ocorre um crescimento de 9 cm no 1º semestre e de mais 3 cm ao longo do 2º semestre de vida.
- **Inspecção do crânio:** permite avaliar a morfologia da cabeça. O formato do crânio desproporcional ou assimétrico levanta a suspeita de craniossinostose, também denominada "cranioestenose", que corresponde ao fechamento precoce de uma ou duas suturas cranianas, geralmente de causa esporádica, ou de múltiplas suturas, condição que está associada a síndromes genéticas ou malformativas. Em condições excepcionais, a inspeção do crânio no lactente pode evidenciar encefaloceles pequenas que tenham passado despercebidas na ultrassonografia pré-natal ou ao nascimento.
- **Palpação do crânio:** verificar fontanelas e suturas cranianas. As fontanelas bregmática e lambdoide, em geral, se "fecham" em um tempo muito variável entre 3 e 18 meses e entre 3 e 6 meses de idade, respectivamente. O abaulamento ou tensão da fontanela bregmática é encontrada na meningite bacteriana do lactente e em condições de hidrocefalia congênita ou adquirida de diferentes causas. Em casos de hidrocefalia, disjunção entre as suturas pode ocorrer nos 3 primeiros anos de vida visto que o início da fusão das principais suturas (sagital, coronária e lambdoide) ocorre perto dos 2 anos de idade, embora a fusão completa se processe ao longo de anos.

Exame da coluna vertebral

- Descrever alterações do formato e curvaturas, como cifose, escoliose ou acentuação da lordose lombar.
- **Descrever alterações e sinais indicativos de possível disrafia espinhal:** embora a espinha bífida cística seja detectada no pré-natal ou ao nascimento, no lactente ou criança, a inspeção da coluna lombossacra pode evidenciar sinais indicativos de espinha bífida oculta, como abaulamentos subcutâneos simétricos ou assimétricos (lipomas), seio dérmico congênito, *dimples* (excepcionalmente, fora da linha média), fossetas ou depressões, hemangiomas, nevo pigmentar, tufos de pelo e apêndices carnosos.

Exame físico da pele

O exame da pele complementa a Semiologia Neurológica a fim de verificar eventuais alterações que podem levantar a suspeita de neuroectodermoses, que são afecções neurológicas geneticamente determinadas que, em razão da origem embrionária neuroectodérmica conjunta do SNC e pele, têm em comum alterações cutâneas que, por sua vez, podem ocorrer de forma independente. Investiga-se mais comumente a presença de manchas hipo/acrômicas, hipercrômicas (café com leite) e da cor de vinho do porto (hemangioma em território de distribuição do nervo trigêmeo) que devem ser quantificadas e topografadas.

Outros aspectos do exame físico

Somatoscopia da face, do tórax e dos membros: deve ser verificada, visto que alterações das características faciais, bem como deformidades esqueléticas do tronco e dos membros, podem apontar para a necessidade de pesquisa de síndromes genéticas ou malformativas múltiplas, associadas ou não à deficiência intelectual.

Finalmente, deve ser referido o exame do trofismo muscular (normal, atrofia ou hipertrofia, localizada ou generalizada), que também pode ser inserido no exame neurológico em seguida à pesquisa do tônus. Associadamente, descrevem-se eventuais contraturas musculares e retrações tendíneas que podem ser consequência de alterações do trofismo consequentes ao comprometimento da motricidade e da força muscular.

REFERÊNCIAS BIBLIOGRÁFICAS

1. Frankenburg WK, Dodds JB. The denver developmental screening test. Denver: University of Colorado Press, 1969.
2. Gesell A, Amatruda CS. Developmental diagnosis: normal and abnormal child development. 2. ed. New York: Hoeber Harper, 1954.
3. Knobloch H, Passamanick B, Gesell e Amatruda diagnóstico do desenvolvimento. São Paulo: Atheneu, 1990.
4. Lefevre AFB. Exame neurológico evolutivo. 2. ed. São Paulo: Sarvier, 1977.
5. Miguel MC. Exame neurológico evolutivo. In: Diament A, Cypel S, Reed UC. Neurologia infantil. 5. ed. São Paulo, Rio de Janeiro, Belo Horizonte: Atheneu, 2010:77-81.
6. Lefevre AFB. Contribuição para a padronização do exame neurológico do recém-nascido normal. Tese. Faculdade de Medicina da Universidade de São Paulo, 1950.
7. Diament A. Exame neurológico do recém-nascido de termo. In: Diament A, Cypel S, Reed UC. Neurologia infantil. 5. ed. São Paulo, Rio de Janeiro, Belo Horizonte: Atheneu, 2010:11-21.
8. Diament A. Exame neurológico do lactente. In: Diament A, Cypel S, Reed UC. Neurologia infantil. 5. ed. São Paulo, Rio de Janeiro, Belo Horizonte: Atheneu, 2010:35-68.
9. Diament A, Cypel S. O exame físico e neurológico da criança. In: Diament A, Cypel S, Reed UC Neurologia Infantil. 5. ed. São Paulo, Rio de Janeiro, Belo Horizonte: Atheneu, 2010:69-76.
10. Swaiman KF, Phillips J. Neurological examination of the term and preterm infant. In: Swaiman KF, Ashwal S, Ferriero DM, Schor NF, Finkel RS, Gropman AL, et al. Swaiman's pediatric neurology: principles and practice. 6. ed. Edinburgh, New York, London, Oxford, Philadelphia, St. Louis, Sydney, Toronto: Elsevier, 2018.
11. Swaiman KF, Phillips J. Neurological examination after the newborn period until 2 years of age. In: Swaiman KF, Ashwal S, Ferriero DM, Schor NF, Finkel RS, Gropman AL, et al. Swaiman's pediatric neurology: principles and practice. 6. ed. Edinburgh, New York, London, Oxford, Philadelphia, St. Louis, Sydney, Toronto: Elsevier, 2018.
12. Swaiman KF, Phillips J. Neurological examination of the older child. In: Swaiman KF, Ashwal S, Ferriero DM, Schor NF, Finkel RS, Gropman AL, et al. Swaiman's pediatric neurology: principles and practice. 6. ed. Edinburgh, New York, London, Oxford, Philadelphia, St. Louis, Sydney, Toronto: Elsevier, 2018.
13. Prechtl HF, O'Brien MJ. Behavioral states of the full-term newborn: the emergence of a concept. In: Stratton P, editor. Psychobiology of the human newborn. New York: Wiley, 1982:53-73.

CAPÍTULO 29

Marco Antônio Veloso de Albuquerque • Umbertina Conti Reed

Paralisia Cerebral

DEFINIÇÃO

A paralisia cerebral (PC) é uma afecção neurológica não evolutiva que acomete o cérebro do feto e do lactente (a idade máxima da lesão cerebral comumente aceita é até os 2 anos), sendo a principal causa de limitação motora em crianças. Em decorrência das características não evolutivas, o termo "encefalopatia crônica" não progressiva (ECNP) é preferido por muitos autores. O grupo Surveillance of Cerebral Palsy in Europe (SCPE), entre 2005 e 2007, define a PC como um grupo de distúrbios permanentes do desenvolvimento, do movimento e da postura que causam limitação da atividade e são atribuídos a lesões não progressivas no cérebro em desenvolvimento. Associados às alterações motoras, comumente estão presentes distúrbios sensoriais, perceptivos, cognitivos, da comunicação e do comportamento, além de epilepsia e alterações musculoesqueléticas secundárias. Entre eles, os mais comumente encontrados são a deficiência intelectual (DI) (52%), defeitos oculares como o estrabismo (39%), distúrbios da fala e da linguagem (38%), perda auditiva (12%) e epilepsia (34% a 94%), dependendo da população estudada. As comorbidades não são essenciais para o estabelecimento do diagnóstico.[1]

O impacto social da PC é imenso, já que 25% dos pacientes são incapazes de andar e cerca de 30% apresentam DI grave. Adicionalmente, déficits sensoriais, distúrbios do comportamento e/ou epilepsia, resultam em uma interação inadequada paciente/ambiente, ainda mais evidente nos países em desenvolvimento, que carecem de centros de reabilitação de excelência acessíveis na rede pública.

PREVALÊNCIA

A prevalência da PC situa-se entre 1,9 e 3,6:1000,[2-5] sendo maior à medida que diminuem o peso ao nascimento e a idade gestacional. Assim, em recém-nascidos (RN) com idade gestacional abaixo de 28 semanas, a prevalência varia de 77:1.000[3,4] a 111,8 :1.000.[5] Em relação ao peso de nascimento, é de aproximadamente 60:1.000 nos RN com peso inferior a 1.500 g.[5] Os avanços contínuos nos cuidados aos RN de baixo e muito baixo peso têm resultado, mais recentemente, na diminuição dos déficits cognitivos e motores nessa população e no predomínio maior de distúrbios leves em relação aos moderados e graves.[6]

Entre os RN a termo, observa-se tendência de aumento da incidência de PC, calculando-se, ao redor do mundo, entre 120.000 e 217.600 novos casos/ano.[7] A prevalência é levemente maior em meninos, o que pode ser atribuído a diferenças neurobiológicas entre os sexos que modificariam a resposta à lesão cerebral.[2]

CLASSIFICAÇÃO E ASPECTOS CLÍNICOS

A classificação da PC, de acordo com a SCPE,[1] associa o tipo de alteração motora com a funcionalidade. Em relação à alteração motora, são caracterizadas as seguintes formas de PC:

- Espástica unilateral.
- Espástica bilateral.
- Discinética-distônica.

- Discinética-coreoatetoide.
- Discinética não classificável.
- Atáxica.
- Não classificável.

As formas espásticas são as mais frequentes, correspondendo a cerca de 77% a 93% dos casos. As formas discinéticas ocorrem em 2% a 15% e as atáxicas em 2% a 8% dos casos. A forma de PC com hipotonia isolada é rara (0,7% a 2,6%), sendo, na maior parte das vezes, um diagnóstico de exclusão.

A PC espástica bilateral, também caracterizada como dupla hemiplegia espástica, é a forma clínica mais grave, decorrente, em geral, de processos de anoxia-isquemia difusa; a espasticidade bilateral pode ser simétrica ou assimétrica nos quatro membros e associa-se frequentemente com distonia, não permitindo a aquisição da deambulação. A lesão bilateral da via piramidal é responsável pela síndrome pseudobulbar, que resulta em dificuldade alimentar (mastigação e deglutição), sialorreia e comprometimento respiratório. A linguagem e, consequentemente, a fala, não se desenvolvem de forma adequada por causa do comprometimento cortical e da DI grave. Os pacientes costumam ser microcefálicos e manifestar epilepsia e déficits visuais, sendo difícil a aquisição de atividades básicas da vida diária (AVD).

A PC espástica unilateral configura a PC hemiplégica, geralmente causada por oclusão de um ramo arterial, ou seja, de acidente vascular cerebral (AVC) de ocorrência pré (AVC fetal) ou perinatal. Como, na maioria das vezes, o território afetado é o da cerebral média, ocorre predomínio do déficit motor em membro superior (distalmente) e face, sendo prejudicado o uso da mão e, nos casos de reabilitação mal conduzida, ocorre hipotrofia do hemicorpo correspondente.

A PC discinética, decorrente do comprometimento dos núcleos da base e suas vias, pode ser predominantemente distônica (axial), quase sempre atetoide (das extremidades e bucolingual) ou ambas. Quando a PC é puramente discinética, resulta geralmente de isquemia-hipóxia dos núcleos da base no período pré-natal, não afetando o córtex cerebral, ou seja, não gera déficit cognitivo associado, embora os movimentos involuntários prejudiquem seriamente o desenvolvimento da fala, bem como a coordenação e, no caso de predomínio distônico, a marcha seja dificultada ou impossibilitada.

As lesões mais extensas e intensas causam comprometimento cortical e subcortical, portanto das vias piramidais e extrapiramidais, originando a forma mista de PC, ou seja, espástica-discinética. Essa forma é tão ou mais grave e limitante do que a PC espástica bilateral, afetando os quatro membros e a face e cursando com diversos comprometimentos associados. Ao longo da evolução, a sialorreia, a desnutrição, a tendência a infecções de repetição e a dor decorrente das alterações secundárias musculoesqueléticas e ortopédicas são características marcantes do quadro clínico dessas formas mais graves.

Outras formas clínicas de PC, mais raras, são a PC atáxica, em geral de causa pré-natal, e a PC hipotônica que, na maioria das vezes, decorre de lesão cortical difusa e associa-se com microcefalia e DI profunda.

O grau de funcionalidade do paciente é avaliado por meio da escala *Gross Motor Function Classification System* (GMFCS),[8] adaptada culturalmente e validada para o português em 2010.[9] São analisadas quatro diferentes faixas etárias e estabelecidos cinco níveis de comprometimento motor que vão de I, o mais leve, a V, o mais grave. Esses graus de funcionalidade são descritos da seguinte maneira:

- **Nível I:** andar sem limitação, porém, com limitação para correr e saltar.
- **Nível II:** andar sem auxílio de suportes, porém, com limitação para andar fora do domicílio.
- **Nível III:** andar com auxílio de suportes, porém, com limitação para andar fora do domicílio.
- **Nível IV:** andar com auxílio externo e com limitação e necessidade de cadeira de rodas fora do domicílio.
- **Nível V:** grave limitação mesmo com cadeira de rodas.

A intenção da classificação funcional é uniformizar informações sobre a função motora ampla (grossa) como sentar-se, ficar de pé, andar e usar métodos de suporte, assim facilitando a pesquisa e substituindo termos imprecisos que confundem a comunicação entre a equipe multidisciplinar de reabilitação e os familiares.

Entretanto, na prática médica, costuma-se classifcar a PC, de acordo com os membros acometidos, em formas hemiplégicas, quadriplégicas, diplégicas e monoplégicas, quando acometem um hemicorpo, dois hemicorpos, com predomínio nos membros inferiores, ou apenas um membro, respectivamente.

DIAGNÓSTICO

Em qualquer forma clínica, a primeira manifestação da PC que o pediatra valoriza e que motiva o encaminhamento ao neurologista é o atraso do desenvolvimento motor acompanhado de alteração de tônus. Dependendo das manifestações associadas, o atraso é somente motor ou pode ser global, incluindo também a esfera cognitiva e a linguagem. Nos casos mais graves, ocorre persistência de reflexos arcaicos além do 1º semestre de vida. O diagnóstico de PC é recebido com muita apreensão pelos familiares, já que carrega implicitamente a definição de que não há cura e que só um tratamento paliativo ou preventivo das complicações poderá ser adotado. Um diagnóstico definitivo de PC antes dos 18 a 24 meses de idade só pode ser estabelecido naqueles casos em que é possível ligar a causa da PC a um evento adverso bem-definido no período pré ou perinatal, a uma ultrassonografia gestacional anormal, por exemplo, uma malformação cerebral ou, ainda, nos casos em que o exame neurológico ao nascimento e nos primeiros meses é francamente alterado. Antes dos 2 anos de idade, alterações motoras leves, por exemplo, hipotonia ou distonia podem ser transitórias, e algum atraso motor, posteriormente compensado, é observado acompanhando transtornos do neurodesenvolvimento ou diferentes tipo, de síndromes genéticas. Assim, nos casos leves, não é adequado estabelecer um diagnóstico de PC antes dos 2 anos de idade, não existindo evidência concreta de que esperar até os 2 anos de idade para definir um quadro de PC prejudique a eficiência do tratamento.[10] Registros oficiais de dados para fins epidemiológicos consideram diagnósticos estabelecidos mais tardiamente, entre 3 e 5 anos de idade.[11] Entretanto, no caso dos prematuros, que são uma população de risco para PC, anormalidades nas escalas de avaliação motora global ou de Prechtl, na ultrassonografia de crânio neonatal, na ressonância nuclear magnética (RNM) de crânio e no exame neurológico podem ser fatores preditivos do diagnóstico.[3,12,13,14]

ETIOPATOGENIA

A anamnese pode permitir identificar um evento pré ou perinatal e sua época de aparecimento como provável agente causal quando há dados suficientemente específicos, por exemplo, meningite peri e pós-natal, infecção congênita comprovada e, na neuroimagem, malformações corticais ou alterações da substância branca próprias das encefalopatias típicas do prematuro. Porém, em muitos casos, a época exata em que a lesão cerebral ocorreu é de difícil caracterização.

A neuroimagem, particularmente a RNM de crânio, pode definir a etiopatogenia da lesão e, consequentemente, o prognóstico. A Academia Americana de Neurologia (AAN)[15] preconiza a realização da neuroimagem em todos os casos de PC, a qual resulta alterada em 85% a 90% dos casos.[16] O achado mais comum é a alteração ou perda da substância branca, tanto em prematuros como em RN de termo, seguida por alterações dos núcleos da base, da substância cinzenta, estas mais encontradas em RN de termo e, mais raramente, malformações que correspondem de 10% a 15% dos casos.

Mesmo que se defina a época da lesão, a duração e a intensidade da agressão devem ser consideradas na gênese do quadro final, existindo, ainda, interação da lesão com múltiplos fatores de risco, frequentemente não identificáveis.[17]

Os fatores etiológicos da PC são classicamente divididos em pré-natais, perinatais e pós-natais, sendo esses últimos responsáveis por menos de 10% dos casos e facilmente comprovados quando há um evento agudo bem documentado tal como meningoencefalite, traumatismo cranioencefálico (TCE) ou hipoxia/anoxia aguda (em paradas cardíacas de diferentes causas ou episódios de afogamento).

A frequência exata da encefalopatia hipoxicoisquêmica perinatal como causa de PC é de difícil determinação em razão da imprecisão e da heterogeneidade dos parâmetros que definem a asfixia perinatal. É um antecedente relevante, principalmente nos casos de PC discinética em RN de termo, e nos países em desenvolvimento continua considerada a principal causa de PC, ocorrendo em até metade dos casos.[18] Entretanto, quando os parâmetros que a definem são analisados com metodologia precisa, a asfixia perinatal é comprovada somente em 8% a 14,5% dos casos.[19,20]

Fatores pré-natais

Os principais fatores pré-natais que afetam o desenvolvimento do cérebro fetal são: hipóxia-isquemia; alterações metabólicas; agentes tóxicos; e infecções da gestante. Muitas vezes, a etiologia deve ser considerada multifatorial, e a patogenicidade de um possível evento causal é variável em função da associação com outros fatores de risco.[21]

De acordo com a época da gestação em que incide o evento adverso, a lesão resultante pode ser uma malformação que, dependendo do tipo, indica com boa precisão o período da lesão. Por exemplo: a holoprosencefalia se instala entre 4 e 6 semanas de vida intrauterina; a esquizencefalia, entre 12 e 16 semanas, e as displasias corticais, em até 20 semanas (polimicrogiria). Na segunda metade da gestação, após se completarem a proliferação neuronal e a migração neuronal, a estrutura anatômica do sistema nervoso central (SNC) já está formada e o evento adverso afeta predominantemente a substância branca em formação e o processo de mielinização, a substância cinzenta cortical e dos núcleos da base, ou ambas.

No período pré-natal, eventos adversos de natureza hipoxicoisquêmica, que causem aporte insuficiente de O_2 e nutrientes ao cérebro fetal, dependendo da intensidade e da duração, podem resultar em lesão difusa ou focal. A lesão difusa origina formas graves de PC do tipo dupla hemiplegia ou mista espástica-discinética, ao passo que a lesão focal está associada à forma hemiplégica.

São exemplos de anoxia difusa: doenças maternas cardiorrespiratórias; hipertensão arterial; pré-eclâmpsia e eclampsia; patologias placentárias variadas; e hemorragias nos 2º e 3º trimestres de gestação por incompetência do istmocervical.

Quando a lesão anoxicoisquêmica é focal, decorre comumente de oclusão arterial no território de uma artéria cerebral, em geral a média, resultando em área de necrose isquêmica que depois da resolução é denominada "porencefalia". Um fator etiológico frequentemente implicado nesse tipo de evento é a corioamnionite, ou seja, a presença de citocinas inflamatórias no líquido amniótico que pode decorrer de infecções ascendentes a partir do trato geniturinário materno.

Os fatores pré-natais de natureza metabólica que podem afetar o SNC em desenvolvimento são suspeitados principalmente em casos de ocorrência materna de desnutrição, diabetes e distúrbios da tireoide, seja hipo ou hipertiroidismo, entre outros.

Fatores tóxicos podem ser de natureza ambiental, em situações profissionais ou acidentais nas quais a gestante entra em contato com substâncias químicas, resultar do uso crônico de medicamentos ou irradiação terapêutica a que ela tenha sido submetida ou, ainda, da dependência da gestante de drogas ou álcool. O tabagismo pode ter efeito adverso direto pela ação tóxica ou indireto pelas consequências cardiorrespiratórias. A epilepsia da gestante é um fator considerado de risco para PC tanto pela sua ocorrência como também pelos efeitos indesejados das drogas antiepilépticas.

Quanto às infecções congênitas, são conhecidos de longa data os efeitos adversos para o feto de determinados tipos de infecções adquiridas pela gestante. A patogenicidade do agente infeccioso em questão depende da cronologia do evento e da reação imunológica materna.[22] Lues, citomegalovirose e toxoplasmose são as mais implicadas, ao passo que a rubéola congênita está quase totalmente controlada por meio da vacinação às meninas e jovens. A infecção herpética, embora possa ser congênita, é mais frequentemente adquirida pelo RN durante o parto, e a infecção fetal pelo vírus da imunodeficiência humana (HIV) está, na atualidade, perfeitamente controlada por meio de medicação específica. Em 2016, eclodiu no nordeste brasileiro a epidemia de zikavírus, transmitido pelo *Aedes Egypti,* que, ao ser adquirido pela gestante, ocasiona grave comprometimento neurológico do feto que ficou conhecido como "síndrome do zika congênita", caracterizada por microcefalia e PC com comprometimento difuso.[23] Outros tipos de vírus, bactérias e parasitas, embora mais raramente, podem também causar infecção congênita quando são adquiridos ou são crônicos na gestante. Entretanto, na maioria dos casos, os mecanismos de imunidade maternofetal conseguem prevenir a infecção fetal ou limitá-la a uma infecção branda que não deixa sequelas.

Fatores perinatais

Os fatores adversos perinatais são predominantemente de natureza hipoxicoisquêmica, infecciosa ou metabólica e, conforme a intensidade e a duração, causam PC de gravidade variável.

Por muitos anos, considerou-se que o parto traumático era um dos fatores mais predisponentes ao desenvolvimento de PC. Líquido meconial, aspiração de mecônio, cesárea de emergência, uso de fórceps, apresentações não cefálicas, longa duração do trabalho de parto e outras intercorrências durante o mecanismo do trabalho de parto costumam ser apontadas como possíveis causas ou fatores agravantes do risco de PC. Entretanto, o registro desses eventos nem sempre é preciso e metanálises sobre o assunto mostram que a asfixia neonatal pode não estar tão amplamente implicada na gênese da PC.[24] Diminuição dos batimentos fetais, índice de Apgar baixo, depressão respiratória, crises neonatais, acidose e encefalopatia neonatal nem sempre são indicadores de asfixia, como é, por exemplo, um evento bem-definido do tipo ruptura uterina, descolamento prematuro e extenso da placenta ou prolapso de cordão umbilical.[24] Conforme já referido, a porcentagem de PC comprovadamente associada à asfixia intraparto varia entre 8% e 14,5%[19,20] e dados mais precisos poderiam advir da análise sistemática de placentas e autópsias de RN, que não é procedimento generalizado.

No RN de termo, a asfixia grave pode originar necrose neuronal seletiva, bilateral e simétrica, sobretudo nos núcleos da base e tálamo, que são altamente suscetíveis à hipoxia, e também no córtex rolândico. A forma de PC resultante é mista, ou seja, espástica-discinética, por comprometimento piramidal e extrapiramidal.

Os casos de isquemia focal configuram o AVC neonatal que afeta preferencialmente o território da artéria cerebral média e assocoa-se à PC hemiplégica. A causa é variável. A trombofilia, que é associada à proximidade do parto a fim de favorecer a coagulação e impedir o sangramento da gestante através do leito da placenta, poderia, em alguns casos, de acordo com determinados fatores individuais da gestante, predispor a AVC neonatal tromboembólico.

A lesão focal pode também afetar exclusivamente os núcleos da base, resultando em PC discinética. No passado, quando não se prevenia a incompatibilidade sanguínea maternofetal, a PC discinética associada com surdez neurossensorial pelo efeito tóxico da bilirrubina indireta nos núcleos da base, bem como núcleos e vias auditivas (*kernicterus*), era bastante comum. Na atualidade, o risco de hiperbilirrubinemia indireta deve ser considerado em casos de prematuridade e baixo peso.

Fatores pós-natais

Correspondem à minoria dos fatores etiológicos da PC. De maneira geral, considera-se que se trata de eventos adversos que podem lesar o cérebro imaturo até aproximadamente 2 anos de idade, sendo esse limite etário bastante discutível. Como exemplos, podemos citar: distúrbios metabólicos e infecciosos inicialmente mal controlados; desidratação; anemia e doenças hematológicas; infecções do SNC; crises epilépticas e estado de mal epiléptico/ traumatismos cranianos; acidentes cirúrgicos e anestésicos; reações pós-vacinais; malformações cardíacas; intoxicações; eventos hipóxicos agudos; e outros.

Etiopatogenia da PC no prematuro: lesão isquêmica e/ou hemorrágica

A etiopatogenia da PC no RN prematuro é complexa e está particularmente ligada a dois tipos de lesões, a isquêmica e a hemorrágica, que em raros casos, dependendo da idade gestacional, podem coexistir.

A lesão isquêmica, denominada "leucoencefalomalácia periventricular" (LPV), afeta cerca de um terço dos RN prematuros, sendo mais comum entre 30 e 34 semanas de idade gestacional; somente uma minoria desenvolve PC, graças ao aprimoramento dos cuidados obstétricos e perinatais na maioria dos países. A patogenia da LPV está relacionada a diversos fatores: anatômicos vasculares próprios da prematuridade; instabilidade vasomotora que ocorre facilmente no prematuro inclusive em resposta a manuseio excessivo; frequente coexistência com processos inflamatorioinfecciosos maternos que desencadearam a prematuridade; e interação da lesão do pré-oligodendrócito com a maturação de áreas corticais e subcorticais.[25]

A lesão periventricular corresponde às projeções dos neurônios da representação cortical predominantemente dos membros inferiores. Visto que esse tipo de lesão é bilateral e simétrica, a PC resultante será sobretudo espástica bilateral com predomínio de acometimento dos membros inferiores, forma conhecida tradicionalmente como "diplegia espástica". A RNM dos pacientes com esse tipo de PC mostra com nitidez a escassez da substância branca cortical e as áreas de leucomalácia que podem constituir pequenos cistos.[25]

A hemorragia ventricular (HVI), com ou sem infarto hemorrágico periventricular associado, acomete prematuros de idade gestacional inferior, entre 24 e 30 semanas, sendo que há situações de ambas as lesões, hemorrágica e hipóxica, que ocorrerem em um mesmo RN.[25]

A patogenia da HVI está ligada à imaturidade do SNC no período em que a zona germinativa adjacente à porção superior e lateral dos ventrículos laterais, ainda em plena atividade, é suscetível a sangramentos pelas variações do fluxo sanguíneo cerebral fetal e pela imaturidade vascular. Ocorrendo a hemorragia, que pode ter diferentes graus de intensidade, o sangue ocupa o interior do ventrículo lateral e pode, eventualmente, comprimir a veia terminal subjacente à zona germinativa. A veia terminal recolhe o sangue venoso do encéfalo que vem pelas veias medulares e o resultado pode ser um infarto venoso a montante, que ocupará a mesma região subcortical na qual o pré-oligodendrócito está em processo de amadurecimento e migração, conforme foi descrito em relação à LPV. Diferentemente dessa última, a HVI é, com frequência, unilateral e a consequência, além do desenvolvimento precoce de hidrocefalia pela presença do sangue no espaço subaracnóideo, será uma forma de PC com espasticidade unilateral, outra vez de predomínio no membro inferior, conhecida classicamente como "PC hemiplégica desproporcionada". Mais raramente, a lesão hemorrágica é bilateral, originando um quadro de espasticidade bilateral ou dupla hemiplegia que pode ser assimétrica e predomina em membros inferiores. Nas formas mais graves, a HVI é incompatível com a vida. No período neonatal, a ultrassonografia do crânio mostra nitidamente a área de hiperecogenicidade, correspondente à hemorragia que, à medida que for reabsorvida, resultará em uma área de hipoecogenicidade e, mais tarde na RNM, em uma imagem de atrofia subcortical com dilatação ventricular ex-vácuo.[26]

Fatores de risco

Independentemente da etiologia pré ou perinatal suposta ou confirmada, existem fatores de risco que predispõem a maior probabilidade de desenvolver quadro de PC. Esses fatores foram revistos por Mc Intyre *et al.*[7] e, sem dúvida, o mais marcante é o baixo peso ou muito baixo peso ao nascer. Outros fatores podem também estar implicados: retardo do crescimento intrauterino (implantação placentária anormal); defeitos congênitos maiores e menores; prematuridade, pós-maturidade; aspiração de mecônio; cesárea de emergência; asfixia neonatal com encefalopatia manifesta; gemelaridade (independentemente de peso e idade gestacional e maior em univitelinos); distúrbios da coagulação, infecções, inflamações (corioamnionite).

Ainda, devem ser consideradas situações de risco ligadas à gestante, como: disfunção ou anormalidades placentárias prévias e na gestação em questão; epilepsia; DI e psicopatologia; alterações tiroidianas e deficiência de iodo; baixo nível socioeconômico; idades extremas; abortos, natimortos ou filhos anteriores com PC; consumo de tabaco, álcool, drogas ilícitas; carência de ácido fólico e suplementos vitamínicos.

A ocorrência de crises neonatais, encefalopatia neonatal, síndrome do desconforto respiratório em prematuros, hipoglicemia e de infecções neonatais incluindo meningite e sepse é um fator de risco considerável.

Fatores genéticos

Finalmente, a partir deste século, passou-se a considerar que, em determinados casos de PC, há predisposição genética. Já era bem-conhecida a maior prevalência de PC em gêmeos univitelinos e filhos de pais consanguíneos, bem como a maior incidência de malformações congênitas em pacientes com PC. A partir dos avanços tecnológicos empregados em pesquisas genéticas, aceita-se, na atualidade, que na etiopatogenia da PC existe uma interação geneticoambiental com múltiplos genes envolvidos, embora, na maioria dos casos, não seja possível detectar mutações em um gene específico. Fahey *et al.*[26] salientam que variações genéticas podem ser deletérias ou protetivas, dependendo da situação, o que poderia explicar por que lesões extensas da mesma natureza podem causar quadros clínicos de diferentes gravidades em modelos animais ou pacientes com PC. Assim, influências genéticas ou epigenéticas poderiam modular a extensão da lesão e o prejuízo motor resultante, por exemplo a suscetibilidade individual a eventos trombóticos ou hemorrágicos.[26,27]

De forma resumida, as alterações genéticas podem ser agrupadas nos seguintes mecanismos: variantes de DNA do tipo polimorfismo de nucleotídeo único; variantes do número de cópias de DNA (duplicações ou deleções) ou mutações de gene único, nesse caso, geralmente, associadas a genes ligados à formação de redes neurais específicas do neurodesenvolvimento. Mais detalhes sobre os mecanismos genéticos e os genes envolvidos podem ser encontrados na literatura, mas é importante enfatizar o quanto essas pesquisas podem propiciar um melhor planejamento do tratamento de reabilitação ou até a descoberta de eventuais terapias.[26,27]

TRATAMENTO

Medidas gerais

Tradicionalmente, o tratamento da PC exige uma equipe multidisciplinar composta por diferentes membros. Na maior parte das vezes, cabe ao neurologista infantil o papel de centralizador da equipe que estabelece as prioridades do tratamento, de acordo com a idade e individualizadas de caso para caso, reavaliando-as periodicamente para adaptá-las ao resultado funcional real. A equipe multidisciplinar inclui, além do neurologista infantil, pediatra, ortopedista, fisiatra, fisioterapeuta, terapeuta ocupacional, fonoaudiólogo, psicólogo, pedagogo e, em certos casos, assistente social, nutricionista, pneumologista e neurocirurgião.[28,29] De forma geral, o tratamento deve priorizar o desenvolvimento da mobilidade e da comunicação, bem como manter a motivação da criança para que ela alcance, dentro do possível, não somente metas educacionais, como também bom ajuste emocional e social e máxima independência nas atividades de vida diária (AVD). O apoio psicológico é essencial para melhorar a autoestima e estimular a persistência no programa de reabilitação por tempo indeterminado.

Abordagem do problema motor

A fisioterapia ativa pode ser conduzida por meio de diferentes técnicas cuja análise não é integra o escopo deste capítulo. É sempre a primeira opção de tratamento, devendo ser mantida por tempo indeterminado, independentemente das outras formas de tratamento. Os objetivos principais são potencializar e melhorar o equilíbrio postural, o desenvolvimento de habilidades que permitam a participação nas AVD e a prevenção de retrações fibrotendinosas, contraturas musculares e dor que se instalam em decorrência da espasticidade e posturas anormais. A otimização dos resultados da fisioterapia depende de o paciente estar engajado física e mentalmente. À medida que se define o quadro motor da criança, o uso de órteses (estáticas ou dinâmicas) complementa o tratamento fisioterápico. As medidas de terapia ocupacional são adjuvantes à fisioterapia, sendo particularmente necessárias nos casos em que há assimetria do déficit motor entre os hemicorpos e na função das mãos, além de orientar os posicionamentos adequados em cada AVD. Após a adoção dessas medidas, a equipe passa a analisar a necessidade de alongamentos cirúrgicos dos tendões ou outras variantes de cirurgias ortopédicas. As cirurgias ortopédicas corretivas não são transformadoras imediatas da função, embora melhorem a postura e o posicionamento. Na atualidade, são mais comumente adotadas cirurgias extensas em um único tempo com maior número de alongamentos. A maioria das equipes de reabilitação não indica a cirurgia antes do final da primeira década e, para a indicação, o laboratório da marcha é o procedimento ideal para avaliar o grau de balanço entre agonistas e antagonistas.

Tratamento da espasticidade

Em associação à fisioterapia e à terapia ocupacional, o tratamento medicamentoso da espasticidade é um recurso coadjuvante de uso comum, porém sem consenso quanto aos resultados. As alternativas são: medicamentos por via oral (VO), injeções de toxina botulínica e, mais raramente, administração intratecal de baclofeno; é indispensável o planejamento prévio do tratamento em função de a espasticidade ser localizada ou generalizada, e do seu grau, avaliado por meio de escalas (p. ex., escala de Ashworth) que ajudem a definir a performance motora e funcional, além da qualidade de vida; deve-se ter em mente que, em alguns casos, a espasticidade pode agir como facilitadora em determinados tipos de movimentos.[30,31]

O tratamento medicamentoso por VO consiste principalmente do uso dos benzodiazepínicos, do baclofeno, e a tizanidina (Quadro 29.1). O ajuste da dose, duração do tratamento, manejo dos efeitos colaterais frequentes bem como a eficácia são variáveis de caso a caso. Em relação ao baclofeno, a suspensão não pode ser abrupta.[30,31]

A partir da década de 1980, o uso da toxina botulínica, mais comumente do tipo A, que age por quimiodenervação, ou seja, bloqueio da transmissão neuromuscular, tornou-se uma ferramenta muito utilizada para o tratamento da espasticidade localizada ou generalizada.[32,33]

Embora as injeções devam ser repetidas a cada 3 a 4 meses e haja a possibilidade de surgirem anticorpos contra a toxina, o uso precoce, a partir dos 2 anos de idade, modifica os efeitos da espasticidade sobre tecidos moles e ossos, reduzindo a extensão de futuras cirurgias e potencializando, nos períodos entre as aplicações, o efeito da fisioterapia e da terapia ocupacional. Mesmo em pacientes com espasticidade generalizada, classificados nos graus IV e V da GMFCS, é referido algum benefício.[33] Adicionalmente, a toxina botulínica age também sobre a discinesia das extremidades e pode ser empregada para controle da sialorreia.

A administração intratecal de baclofeno tornou-se mais comum a partir do final da década de 1990 para casos de espasticidade generalizada e grave, sem movimentos involuntários, porque age diretamente nos receptores GABA da medula espinal. O procedimento é neurocirúrgico e obedece a critérios rigorosos de aplicação e acompanhamento.[30]

Em casos de diplegia espástica, de predomínio em membros inferiores, que não respondem ao tratamento por VO, o neurocirurgião pode proceder a uma rizotomia dorsal seletiva em segmentos lombosacrais. O procedimento é analisado no caso de crianças na primeira década da vida, deambuladoras, com GMFCS graus III/IV que tenham força, estado cognitivo e condições sociais adequadas para permitir a continuidade do tratamento.[34]

Quadro 29.1. Medicamentos por VO utilizados no tratamento da espasticidade em crianças

Medicação	Mecanismo de ação	Efeitos adversos	Doses
Baclofeno	Inibidor pré-sináptico GABA-B	Sedação, náuseas, tontura, fraqueza, hipotonia, ataxia, parestesias, perda do controle das crises convulsivas	Início 2,5 a 5 mg/dia, aumentar até máx. 40 mg/dia (2 mg/kg/dia) em até 3 a 4 doses/dia
Diazepam	Agonista pós-sináptico do GABA-A	Depressão no SNC, piora da coordenação, atenção e memória	0,1 a 0,8 mg/kg/dia (< 2 anos) Até máx. 30 mg/dia (> 12 anos) 2 a 4 doses/dia
Tizanidina	Alfa-2-agonista	Boca seca, sedação, tontura, insônia, elevação enzimas hepáticas, alucinações visuais	Início 2 mg e titular de acordo com os efeitos adversos × tolerância. 0,2 a 0,3 mg/kg/dia 3 a 4 doses/dia

VO: via oral.
Fonte: Desenvolvido pela autoria.

Tratamento da distonia

O tratamento medicamentoso de movimentos involuntários que estejam causando grande impacto nas AVD deve ser cuidadosamente analisado pela equipe em virtude dos efeitos colaterais (Quadro 29.2). As opções mais utilizadas por VO são carbidopa/levodopa e, mais frequentemente, o triexifenidil (Artane) que antagoniza os receptores de ACh na junção mioneural. O ajuste da dose do triexifenidil deve ser gradativo de acordo com a intensidade dos efeitos colaterais de diferente gravidade.[35]

Em raros casos, a PC discinética de predomínio distônico pode manifestar o gravíssimo "*status* distônico" ou "tempestade distônica" que consiste em exacerbação acentuada e rápida da distonia. A condição requer tratamento de emergência em virtude do risco de instabilidade autonômica, comprometimento bulbar e insuficiência respiratória. A clonidina, um agonista alfa-2 de ação central, utilizada em diferentes situações neurológicas, pode ser aplicada por infusão a fim de aliviar a sintomatologia, começando com 0,25 mcg/kg/hora, com aumento progressivo até 2 mcg/kg/hora, em média, e, obtendo-se boa resposta.[36]

Ainda em casos de PC distônica que frequentemente manifestam dor, a gabapentina vem sendo cada vez mais utilizada na prática clínica.[37]

A aplicação da toxina botulínica é uma opção a ser usada no caso de distonias focais ou multifocais para melhorar a postura das extremidades, porém não tem ação na distonia axial (Quadro 29.2).

Em casos de PC discinética grave em membros superiores, principalmente em pacientes que ainda não tenham alcançado a maturidade esquelética, uma opção a ser analisada a fim de melhorar a qualidade de vida é o procedimento neurocirúrgico de estimulação profunda palidal associada à talamotomia oral/ventral.[38] Os resultados são melhores na redução dos movimentos coreoatetoides das extremidades do que em relação à distonia; porém, o procedimento, não isento de risco cirúrgico e de efeitos colaterais, necessita de pesquisa mais ampla, já que tem sido usado predominantemente em adultos, em número pequeno de pacientes e sem consenso na literatura a respeito de seu benefício.

É importante ressaltar que o tratamento medicamentoso das manifestações clínicas da PC, que, em muitos casos, inclui também fármacos antiepilépticos em mono ou politerapia, deve ser adotado por profissionais especializados e em consenso com a equipe multidisciplinar, cujos membros, por manter contato frequente com o paciente e familiares, podem referir de forma mais precisa a eficácia e os efeitos colaterais.

Hipo ou équoterapia

A hipo ou equoterapia, muito presente em discussões na mídia, traz indiscutível benefício afetivoemocional e social, porém necessita de estudos controlados que determinem seu efeito sobre a performance motora. Em casos de espasticidade leve a moderada, é uma hipótese a ser considerada com a finalidade de melhorar a propriocepção, e o controle do equilíbrio e da coordenação, assim facilitando a execução das AVD.[39]

Quadro 29.2. Medicamentos por VO utilizados no tratamento da distonia em crianças

Medicação	Mecanismo de ação	Efeitos adversos	Doses
Artane	Agonista do receptor de Ach	Boca seca, visão embaçada, vertigem, náusea, ansiedade, glaucoma, anidrose	Início 2,5 mg e titular de acordo com efeitos adversos × tolerância até 15 mg/dia 2 doses/dia
Clonidina	Alfa-2-agonista	Bradicardia, hipotensão, boca seca, constipação e depressão	Início 0,05 mg e titular de acordo com efeitos adversos × tolerância até máx. 2,5 mg/dia 2 doses/dia
Gabapentina	Incerto	Parestesias, vertigem, fadiga, cansaço, ansiedade	Início 10 mg/kg/dia e titular de acordo com efeitos adversos × tolerância até 25 mg/kg/dia, 2 doses/dia

VO: via oral.
Fonte: Desenvolvido pela autoria.

Outras abordagens terapêuticas

Déficit nutricional

Embora cerca de 30% a 40% das crianças com PC apresentem algum grau de distúrbio alimentar e nutricional, é nas formas graves, com GMFCS IV e V, que pode ser necessária uma abordagem específica. Discute-se, inclusive, se em crianças pequenas o déficit nutricional poderia eventualmente exacerbar os efeitos da lesão primária do SNC, além de aumentar a suscetibilidade a infecções respiratórias recorrentes. Sem dúvida, manter o bom estado nutricional é essencial para a prevenção da fadiga, particularmente marcante nos pacientes com PC. A princípio, deve ser adotada a adequação dietária e do ambiente alimentar com a ajuda de pediatra e nutricionista. O refluxo gastroesofágico é comum nos casos graves e, além de tratá-lo, deve ser investigado o risco de aspiração por meio de vídeofluoroscopia. Se mesmo assim persistirem as infecções recorrentes e o tempo de alimentação permanecer prolongado, pode-se analisar a possibilidade de gastrostomia com fundoplicação. Além das complicações inerentes a qualquer procedimento cirúrgico, ainda que limitado, depois da gastrostomia, deve-se proceder a um monitoramento cuidadoso para evitar excesso energético, sobretudo na criança imobilizada.[40]

Sialorreia

A sialorreia secundária à disfunção oromotora e da deglutição deve ser abordada quando intensa, pois irrita a pele, é antiestética e diminui a autoestima. O tratamento fonoaudiológico para treinamento e melhora das praxias bucolinguofaciais é sempre a primeira opção, eventualmente associado à terapia cognitivo-comportamental para estimular o autocontrole, e, assim, obter maior aceitação social. Quando falha, podem ser experimentadas drogas anticolinérgicas, principalmente a propantelina em sua apresentação em gel de uso tópico, ou se recorrer ao tratamento com a toxina botulínica, muito eficaz.[41]

Distúrbios do sono

Os distúrbios do sono são frequentes, afetando quase metade das crianças com PC.[42] Aventa-se que poderiam ser decorrentes de disfunção hormonal alterando o ritmo circadiano, de secreção anormal de melatonina e do tônus anormal ocasionando dor. A ocorrência associada de epilepsia, DI e déficit visual são estatisticamente fatores preditivos do aparecimento de distúrbios do sono. As medidas a serem tomadas passam primeiramente pela terapia cognitivo-comportamental, orientação aos pais e adequação do ambiente, sendo também amplamente usada a melatonina, embora não haja estudos definitivos a respeito. Outras medicações, como anti-histamínicos, benzodiazepínicos, alfa-adrenérgicos e hidrato de cloral também são relatadas, mas apresentam efeitos colaterais.

Dor

A ocorrência de dor nos pacientes com PC não pode ser subvalorizada e deve-se sempre tratá-la. A dor costuma ser relatada pela mãe ou cuidador e dificilmente pelo paciente, em parte por causa do déficit cognitivo frequentemente associado. Entre um quarto a um terço dos pacientes apresenta dor, sendo as principais causas: subluxação do quadril, donde a importância da vigilância rigorosa do quadril, com radiografia a cada 6 meses, em todo paciente com PC a partir dos 2 anos de vida; distonia; e obstipação. A espasticidade e sua localização também devem ser consideradas. O tratamento é, preferencialmente, específico da causa em questão; porém, a analgesia pode ser empregada em determinadas situações de agudização de dor crônica ou quando a criança apresenta dificuldade de comunicação.[43]

PROGNÓSTICO

A primeira preocupação dos pais, ao receberem o diagnóstico de PC, é saber se seu filho vai adquirir a marcha de forma independente. Os escores da GMFCS melhoram em todas as crianças com PC a partir dos 2 anos de idade, que é a fase na qual geralmente é confirmado o diagnóstico, até a idade de 6 a 7 anos e, depois, permanecem estáveis até a adolescência, período no qual as crianças nos graus III, IV, e V da PC mostram algum grau de deterioração.[44] Assim, uma resposta inicial boa desses escores não significa, obrigatoriamente, que o ritmo de melhora vai se manter. Por outro lado, algumas situações quando se manifestam de forma intensa, são facilmente reconhecidas pelos pais como indicadores de mau prognóstico, por exemplo: permanência ou desaparecimento tardio dos reflexos arcaicos; ausência de desenvolvimento das reações de equilíbrio; espasticidade bilateral, discinesia de predomínio distônico, DI profunda, distúrbio grave do comportamento, déficit sensorial visual e auditivo, bem como epilepsia de difícil controle. Independentemente do problema motor, o desenvolvimento da linguagem e a manutenção da motivação por parte da criança são os melhores indicadores de um bom desenvolvimento emocional e inserção social.[45]

De maneira geral, a perspectiva de sobrevida além dos 18 anos de idade é de 90%, sendo indiscutível que os adultos com PC estão vivendo cada vez mais. Nos

Estados Unidos, há cerca de 500 mil adultos com PC, população esta que mostra risco aumentado de desenvolver câncer e doença cardiovascular, provavelmente pela falta de valorização dos sintomas e, portanto, atraso em diagnosticá-los.[46]

A problemática da PC em adultos é médico-social. Escoliose progressiva, contraturas, luxações secundárias à espasticidade, osteoartrite, osteoporose e declínio geral da mobilidade resultam em dor crônica e fadiga, ocorrendo, consequentemente, distúrbios por excesso de uso de analgésicos. O uso de métodos de reabilitação e as idas às consultas médico-odontólogicas tornam-se menos frequentes, pois nem sempre o adulto com PC continua a dispor de um cuidador. Adicionalmente, ocorrem dificuldade alimentar, refluxo gastroesofágico e obstipação. Por isso, são fundamentais o apoio familiar e a maturidade do paciente para lidar com a transição do centro reabilitador pediátrico ao sistema de saúde geral e assumir a responsabilidade de se cuidar de forma independente, já que o *check-up* periódico para prevenção de doenças cardiovasculares e câncer é imperativo.[29,47]

Para se aprofundar em detalhes do que foi exposto, a literatura inclui diversas excelentes revisões.[3,7,28,47-50]

REFERÊNCIAS BIBLIOGRÁFICAS

1. Rosenbaum P, Paneth N, Leviton A, et al. A report: the definition and classification of cerebral palsy April 2006. Dev Med Child Neurol Suppl. 2007;109:8-14.
2. Blair E. Epidemiology of the cerebral palsies. Orthop Clin N Am. 2010;41:441-55.
3. Michael-Asalu A, Taylor G, Campbell H, Lelea L-L, Kirby RS. Cerebral palsy: diagnosis, epidemiology, genetics, and clinical update. Adv Pediatr. 2019;66:189-208.
4. Himmelmann K, Hagberg G, Uvebrant P. The changing panorama of cerebral palsy in Sweden. X. Prevalence and origin in the birth-year period 1999-2002. Acta Paediatr. 2010;99:1337-43.
5. Oskoui M, Coutinho F, Dykeman J, Jetté N, Pringsheim T. An update on the prevalence of cerebral palsy: a systematic review and meta-analysis. Dev Med Child Neurol 2013;55 (6):509-19.
6. Pascal A, Govaert P, Oostra A, Naulaers G, Ortibus E, Van den Broeck C. Neurodevelopmental outcome in very preterm and very-low-birthweight infants born over the past decade: a meta-analytic review. Dev Med Child Neurol. 2018;60(4):342-55.
7. McIntyre S, Taitz D, Keogh J, Goldsmith S, Badawi N, Blair E. A systematic review of risk factors for cerebral palsy in children born at term in developed countries. Dev Med Child Neurol. 2013;55(6):499-508.
8. PalisanoRJ, Rosenbaum P, Bartlett D, Livingston MH. Content validity of the expanded and revised gross motor function classification system. Dev Med Child Neurol. 2008;50:744-50.
9. Hiratuka E, Matsukura TS, Pfeifer LI. Cross-cultural adaptation of the gross motor function classification system into brazilian-portuguese (GMFCS). Rev Bras Fisioter. 2010;14:537-44.
10. Paneth N. Establishing the diagnosis of cerebral palsy. Clin Obstetr Gynecol. 2008;51:742-8.
11. Krageloh-Mann I, Cans C. Cerebral palsy update. Brain Dev. 2009;3:537-44.
12. Darsaklis V, Snider L, Majnemer A, Mazer B. Predictive validity of Prechtl's Method on the qualitative assessment of general movements: a systematic review of the evidence. Dev Med Child Neurol. 2011;53:896-906.
13. Zarrinkalam R, Russo RN, Gibson GS. CP or not CP? A review of diagnoses in a cerebral palsy register. Paediatr Neurol. 2010;42:177-80.
14. Bosanquet M, Copeland L, Ware R, Boyd R. A systematic review of tests to predict cerebral palsy in young Children. Dev Med Child Neurol. 2013:55:418-26.
15. Ashwal S, Russman BS, Blasco PA, et al. Practice parameter: diagnostic assessment of the child with cerebral palsy: report of the Quality Standards Subcommittee of the American Academy of Neurology and the Practice Committee of the Child Neurology Society. Neurology. 2004;62 (6):851-63.
16. Korzeniewski SJ, Birbeck G, DeLano MC, Potchen MJ, Paneth N. A systematic review of neuroimaging for cerebral palsy. J Child Neurol. 2008;23(2):216-27.
17. Pakula AT, Braun KMN, Yeargin-Allsopp M. Cerebral palsy: classification and epidemiology. Phys Med Rehabil Clin N Am. 2008;20:425-52.
18. Singhi P, Saini AG. Changes in the clinical spectrum of cerebral palsy over two decades in North India-an analysis of 1212 cases. J Trop Pediatr. 2013;59(6):434-40.
19. Graham EM, Ruis KA, Hartman AL, Northington FJ, Fox HE. A systematic review of the role of intrapartum ischemia in the causation of neonatal encephalopathy. Am J Obstet Gynecol. 2008;199(6):587-95.
20. Muraskas JK, Morrison JC. A proposed evidence-based neonatal work-up to confirm or refute allegations of intrapartum asphyxia. Obstetr Gynecol. 2010;116:261-8.
21. Hsiao EY, Patterson PH. Placental regulation of maternal-fetal interactions and brain development. Dev Neurobiol. 2012;72:1317-26.
22. Bale Jr JF. Fetal infections and brain development. Clin Perinatol. 2009;36:639-53.
23. Leão VHP, Aragão MM, Pinho RS, et al Congenital Zika vírus infection: Review with Emphasis on the Spectrum of Brain Abnormalities. Curr Neurol Neurosci Rep. 2020;20 (11):49.
24. Ellenberg JH, Nelson KB. The association of cerebral palsy with birth asphyxia: a definitional Quagmire. Dev Med Child Neurol. 2013;55:210-16.
25. Volpe JJ. Brain injury in premature infants: a complex amalgam of destructive and developmental disturbances. Lancet Neurol. 2009;8:110-24.

26. Fahey MC, Maclennan AH, Kretzschmar D, Gecz J, Kruer MC. The genetic basis of cerebral palsy. Dev Med Child Neurol Dev Med Child Neurol. 2017;59(5):462-9.
27. van Eyk CL, Corbett MA, Maclennan AH. The emerging genetic landscape of cerebral palsy. Handb Clin Neurol. 2018;147:331-42.
28. Richards CL, Malouin F. Cerebral palsy: definition, assessment and rehabilitation. Handb Clin Neurol. 2013;111: 183-95.
29. National Guideline Alliance (UK). Cerebral palsy in under 25s: assessment and managemen London: National Institute for Health and Care Excellence (NICE); 2017 Jan. (NICE Guideline, No. 62.). [2024 Jul. 4]. Disponível em: https://www.ncbi.nlm.nih.gov/books/NBK419326/.
30. Chung CY, Chen C-L, Wong AM. Pharmacotherapy of spasticity in children with cerebral palsy. J Formos Med Assoc. 2011;110:215-22.
31. Delgado MR, Hirtz D, Aisen M, et al. Practice parameter: pharmacologic treatment of spasticity in children and adolescents with cerebral palsy (an evidence-based review). Report of the Quality Standards Subcommittee of the American Academy of Neurology and the Practice Committee of the Child Neurology Society. Neurology. 2010;74(4):336-43.
32. Blumetti FC, Belloti JC, Tamaoki MJ, Pinto JA. Botulinum toxin type A in the treatment of lower limbs spasticity in children with cerebral palsy. Cochrane Database Syst Rev. 2019;10(10):CD001408.
33. Pin TW, Elmasry J, Lewis J. Efficacy of botulinum toxin A in children with cerebral palsy in gross motor function classification system levels IV and V: a systematic review. Dev Med Child Neurol. 2013;55:304-13.
34. Sposito MMM. Cirurgias e intervenções físicas no tratamento da espasticidade na paralisia cerebral. Acta Fisiátr. 2010;17:84-91.
35. Fehlings D, Brown L, Harvey A, et al. Pharmacological and neurosurgical interventions for managing dystonia in cerebral palsy: a systematic review. Dev Med Child Neurol. 2018;60(4):356-66.
36. Saini AG, Hassan I, Sharma K, et al. Status dystonicus in children: a cross-sectional study and review of literature. J Child Neurol. 2022;37(6):441-50.
37. Liow NY, Gimeno H, Lumsden DE, et al. Gabapentin can significantly improve dystonia severity and quality of life in children. Eur J Paediatr Neurol. 2016;20(1):100-7.
38. Vidailhet M, Yelnik J, Lagrange C, et al. Bilateral pallidal deep brain stimulation for the treatment of patients with dystonia-choreoathetosis cerebral palsy: a prospective pilot study. Lancet Neurol. 2009;8:709-17.
39. Silkwood-Sherer DJ, Killian CB, Long TM, Martin KS. Hippotherapy. An intervention to habilitate balance deficits in children with movement disorders: a clinical trial. Phys Ther. 2012;92:707-17.
40. Andrew MJ, Parr JR, Sullivan PB. Feeding difficulties in children with cerebral palsy. Arch Dis Child Educ Pract Ed. 2012;97:222-9.
41. Bittmann S, Luchter E, Bittmann L, Moschuring-Alieva E, Villalon G. Current aspects of treatment options of chronic sialorrhea in children. J Clin Med Res. 2022;14(6):246-9.
42. Simard-Tremblay E, Constantin E, Gruber R, Brouillette RT, Shevell M. Sleep in children with cerebral palsy: a review. J Child Neurol. 2011;26:1303-10.
43. Penner M, Xie WY, Binepal N, Switzer L, Fehlings D. Characteristics of pain in children and youth with cerebral palsy. Pediatrics. 2013;132:e407-13.
43. Novak I, McIntyre S, Morgan C, et al. A systematic review of interventions for children with cerebral palsy: state of the evidence. Dev Med Child Neurol. 2013;55:885-910.
44. Narayanan UG. Management of children with ambulatory cerebral palsy: an evidence-based review. J Pediatr Orthop. 2012;32:S172-S181.
45. Murphy KP. The adult with cerebral palsy. Orthop Clin North Am. 2010;41:595-605.
46. Oskoui M. Growing up with cerebral palsy: contemporary challenges of healthcare transition. Can J Neurol Sci. 2012;39 23-5.
47. Aisen ML, Kerkovich D, Mast J, et al. Cerebral palsy: clinical care and neurological rehabilitation. Lancet Neurol. 2011;10(9):844-52.
48. Graham HK, Rosenbaum P, Paneth N, et al. Cerebral palsy. Nat Rev Dis Primers. 2016;2:15082.
49. Colver A, Fairhurst C, Pharoah POD. Cerebral palsy. Lancet. 2014;383(9924):1240-9.
50. Wimalasundera N, Stevenson VL. Cerebral palsy. Pract Neurol. 2016;16:184-94.

CAPÍTULO 30

Beatriz Borba Casella

Principais Transtornos do Neurodesenvolvimento em Crianças - Transtorno do Déficit de Atenção e Hiperatividade (TDAH) e Transtorno do Espectro Autista (TEA)

30.1 Transtorno do Déficit de Atenção e Hiperatividade

Beatriz Borba Casella

INTRODUÇÃO

O transtorno do déficit de atenção e hiperatividade (TDAH) é uma das mais frequentes desordens do neurodesenvolvimento, com uma prevalência de mais de 5% de crianças em idade escolar. É uma condição caracterizada por sintomas de hiperatividade, impulsividade e/ou desatenção, que resultam em prejuízos funcionais nas atividades diárias, caracterizados por dificuldades em completar tarefas, em permanecer sentado, esperar a vez e inibir interferências visuais, auditivas ou mentais que possam prejudicar a manutenção da atenção, principalmente durante atividades mais monótonas.

A primeira descrição clínica remonta ao ano de 1854 e, ao longo do século 20, o TDAH passou por diferentes denominações e caracterizações. Porém, somente na década de 1980, a 3ª edição do *Manual Diagnóstico e Estatístico de Transtornos Mentais* (DSM-III), da Associação Americana de Psiquiatria (APA), incluiu o TDAH em seu elenco de transtornos mentais, estabelecendo critérios clínicos para definir o déficit de atenção e a hiperatividade/impulsividade, que foram, então, adotados como essenciais para o diagnóstico e incluídos no DSM-IV que permaneceu vigente por muitos anos.[1] Em 2013, foi publicada a 5ª edição do DSM (DSM-5) que se mantém até a atualidade, conservando o enunciado dos 18 critérios antigos que se referiam, principalmente, a situações e atividades próprias de crianças, porém acrescentando exemplos que tornam mais fácil aos profissionais caracterizar os sintomas ao longo do crescimento e em adultos.

Apesar de grandes avanços na literatura médica sobre TDAH, seu diagnóstico pode, em alguns casos, ser bastante desafiador, dada a falta de biomarcadores e a grande heterogeneidade de apresentações clínicas, sendo dependente da experiência do examinador. Sua patogênese está em estudo e engloba alterações estruturais e de conectividade das vias neurais.

O TDAH pode gerar grandes prejuízos ao indivíduo, a sua família e à comunidade, o que pode ser potencializado pela alta frequência de comorbidades. Felizmente, hoje dispomos de fármacos eficazes, porém o acesso ao diagnóstico e ao tratamento ainda é limitado e há um forte estigma relacionado ao uso de medicamentos nesses pacientes.

Dada a alta prevalência desse transtorno na população geral e a disponibilidade de diversas opções terapêuticas que podem melhorar consideravelmente a qualidade de vida desses indivíduos, o conhecimento sobre TDAH é de fundamental importância para a formação médica.

ETIOPATOGENIA

A patogenia do TDAH ainda não foi completamente definida, apesar de inúmeros estudos terem analisado os aspectos anatômicos, funcionais, neurofisiológicos, neuroquímicos e genéticos valendo-se dos avanços constantes no campo da neuroimagem, da Genética e da Biologia Molecular.[2] Embora os resultados desses estudos sejam heterogêneos, todos convergem para o conceito de que existe predisposição genética para desenvolver com intensidade variável o distúrbio cognitivo-comportamental característico do TDAH, sendo influenciada pela ocorrência de fatores pré e perinatais adversos, além de fatores ambientais/sociais. Mais do que apontar alterações estruturais específicas, os estudos sustentam a existência de alterações das conexões entre redes neurais mediadas por alterações de neurotransmissores, sobretudo dopamina, e em parte noradrenalina, embora outros possam estar envolvidos. Essas redes neurais são implicadas no desenvolvimento da cognição, atenção, emoção e funções sensório-motoras. O papel preponderante do déficit de dopamina na gênese dos sintomas de TDAH é documentado por meio de estudos moleculares, neuropsicológicos e de resposta ao tratamento com estimulantes.[3]

FATORES GENÉTICOS E EPIGENÉTICOS

Atualmente, sabemos que o TDAH tem uma herdabilidade alta, de aproximadamente 70% a 80%.[4] Pais e irmãos de pessoas com TDAH têm um risco de cinco a dez vezes maior que o resto da população de desenvolverem o transtorno.[4] Estudos identificaram 12 *loci* de risco significativos em todo o genoma, mas estima-se que essas associações representem aproximadamente apenas 22% da herdabilidade do distúrbio.[5]

Polimorfismos no gene transportador da dopamina e nos genes dos receptores da dopamina D4[6] e D5 têm sido frequentemente associados ao TDAH, bem como nos genes relacionados aos receptores de serotonina e em outros genes.[6] Sabe-se que há uma relação genética entre TDAH e outros transtornos do neurodesenvolvimento, como transtorno do espectro autista (TEA) e com transtornos de humor como transtorno de ansiedade generalizada e depressão. Na atualidade, supõe-se que diferentes variantes genéticas já encontradas implicam um efeito individual muito pequeno, não existindo, ainda, associações conclusivas com a ocorrência de TDAH ou determinadas apresentações clínicas, visto que também podem ser encontradas em controles normais.

Outra linha de pesquisa em andamento está relacionada à influência de possíveis eventos epigenéticos, como alterações de metilação de DNA, principalmente em genes relacionados a sistemas monoaminérgicos ou gabaérgicos, ou em genes relacionados a diversos processos do neurodesenvolvimento.[4] A Epigenética do TDAH, centrada na suposição de que fatores adversos gestacionais e ambientais, quando somados a uma predisposição genética específica determinam um risco aumentado de TDAH, constitui um extenso campo de pesquisa comum a diversos distúrbios neurocomportamentais, que vem apresentando avanços nos últimos anos.

FATORES BIOLÓGICOS E AMBIENTAIS

Diversos fatores de risco ambientais têm sido estudados, porém por meio de estudos observacionais, em sua maioria, com evidência ainda inconclusiva. A associação de uma série de fatores de risco pré e perinatais de TDAH tem sido avaliada, sendo a prematuridade, o baixo peso ao nascer (principalmente quando associados à encefalopatia hipoxicoisquêmica perinatal) e a exposição a tabaco intraútero os apontados por alguns autores.[4] A exposição a álcool e drogas ilícitas durante a gestação tem sido também foco de pesquisas científicas, havendo, no entanto, dificuldade de se estabelecer causalidade nos estudos. Fatores pós-natais também têm sido implicados, por exemplo, a exposição a corantes ou a poluentes em excesso, porém com tamanho de efeito pequeno, sendo necessária investigação mais aprofundada.

Em suma, a etiologia do TDAH ainda é, até o momento, indefinida em razão de heterogeneidade das inúmeras pesquisas e dos marcadores adotados, e envolve fatores genéticos e ambientais, sendo necessários mais estudos para obtenção de evidências mais robustas.

ANORMALIDADES ESTRUTURAIS EVIDENCIADAS POR NEUROIMAGEM

O TDAH é relacionado a déficits em múltiplas funções cognitivas. Há uma variabilidade individual, porém pessoas com TDAH apresentam limitações em diversas funções executivas como memória de trabalho, controle inibitório, funções verbais e visuoespaciais, vigilância e planejamento. Outros domínios que podem apresentar prejuízo são a velocidade de processamento de informações, variabilidade do tempo de resposta, excitação e ativação e controle motor. Estudos mostram uma preferência por recompensas imediatas em relação a recompensas maiores a longo prazo.

Do ponto de vista funcional, diversas vias neurais já foram relacionadas ao TDAH. Estudos de ressonância magnética funcional (RNMf) mostraram hipoativação das redes de atenção frontoestriatal, frontoparietal e ventral. A rede frontoparietal é responsável por processos executivos direcionados a objetivos específicos. A rede ventral da atenção facilita a reorientação do foco para estímulos externos relevantes. Os estudos das vias envolvidas na antecipação de recompensas e recompensas futuras mostram, em sua maioria, menor ativação do *striatum* ventral[4] e também menor ativação do sistema mesolímbico.[7]

Estudos mostraram alterações nas relações entre a rede de modo-padrão (*Default Mode Network* [DMN] ou rede *default*) e a rede de controle executivo, as redes dorsais e ventrais da atenção, bem como menor conectividade e atrasoda maturação dentro da própria DMN e menor conectividade dentro dos ciclos cognitivos e motivacionais dos circuitos frontostriatais. Algumas pesquisas sugerem que indivíduos com TDAH teriam dificuldade em "desligar" a atividade cortical própria do estado de repouso (rede *default*) que abrange uma variedade de estruturas corticais mediais. Quando a funcionalidade é normal, essa rede, durante tarefas que demandam atenção, deve passar de hiperativada a um estado de menor ativação.[8]

Com base nas alterações estruturais demonstradas por meio da neuroimagem, supõe-se que as alterações neurocomportamentais encontradas no dia a dia da criança com TDAH sejam decorrentes de falhas no mecanismo de controle da atenção (orientação, manutenção, flexibilidade para mudar o foco quando necessário, memória de trabalho), particularmente da rede *default* já mencionada, e da função executiva. A alteração da função executiva compromete o planejamento do tempo e do modo de resolução de problemas, a inibição de respostas indesejadas e o controle do adiamento da resposta/recompensa. Todas essas alterações interferem na cognição, motivação e controle emocional e variam de acordo com a fase do desenvolvimento, refletindo não somente a influência genética, como também a forte associação existente entre os fatores genéticos e ambientais.[1]

Do ponto de vista anatômico, o volume total do cérebro do indivíduo com TDAH tende a ser 3% a 5% menor que o dos controles, principalmente nas regiões cerebrais anteriores, mas também no cerebelo.[4] Também forma relatadas áreas com aumento da substância cinzenta e alterações na integridade da substância branca.[4]

Por fim, o TDAH é associado a um atraso de maturação do córtex cerebral. Um estudo demonstrou que a idade em que o indivíduo com TDAH atingia o pico de espessura cerebral era 10,5 anos, em comparação a 7,5 anos para a população geral, sendo esse atraso mais proeminente nas regiões pré-frontais, que são importantes para o funcionamento executivo, atenção e planejamento motor.[4]

EPIDEMIOLOGIA

Estudos realizados mundialmente ao longo dos anos reportam uma prevalência variável de 5,29%[10] a 7,2%[11] (95% IC 5,01 a 5,6) que não difere muito entre os diferentes continentes.[9,10]

Registros populacionais mostram que o uso de estimulantes tem aumentado na maioria dos países desde os anos 1990, com raras exceções, por exemplo, na Alemanha.[12]

QUADRO CLÍNICO

O transtorno de déficit de atenção e hiperatividade mostra uma grande heterogeneidade de apresentações clínicas. Desatenção, hiperatividade e comportamentos impulsivos constituem os principais sintomas encontrados em indivíduos com esse transtorno e combinam-se em proporções variadas, o que também se observa nos distúrbios associados ou comorbidades.

O quadro clínico varia ao longo da vida. Na infância, é frequente que os professores sinalizem que a criança não consegue participar das rodas de leitura, mexe-se muito na cadeira, salta, corre e escala excessivamente e sem propósito, e que está frequentemente "a mil por hora". É comum que fale demais, tenha dificuldade para esperar a vez, interrompa com frequência a conversa dos pais ou mesmo responda perguntas de maneira precipitada antes que estas terminem de ser formuladas. Pode haver dificuldade em brincar ou em se envolver em jogos ou atividades mais calmas. A dificuldade no controle de impulsos pode originar agressividade física ou verbal aos colegas, eventualmente gerando rejeição por parte destes, o que acarreta grande prejuízo social e falta de convites para festas ou para a casa de colegas. A criança não é capaz de antever as consequências de suas ações, aborda as tarefas sem reflexão e não tem autocontrole para esperar a sua vez de agir ou falar, o que gera estresse adicional no convívio com pares e professores.

Pessoas com TDAH tendem a evitar tarefas que exijam esforço mental prolongado, distraem-se facilmente durante as tarefas escolares e não conseguem inibir respostas a estímulos ambientais irrelevantes para a situação em questão. Assim, a retenção de informações e, consequentemente, a aprendizagem ficam prejudicadas, gerando desajuste escolar e baixa autoestima. Ocorre dificuldade para focar até mesmo em atividades de lazer quando estas não despertam particular interesse ao indivíduo.

Para obter notas satisfatórias, é preciso um esforço muito superior aos demais colegas na escola ou na universidade. Erros por falta de atenção em projetos trabalhosos ou atividades repetitivas podem ser frequentes. É comum que pacientes reportem a necessidade de voltar muitas vezes ao parágrafo anterior para compreender uma leitura. A dificuldade de organização e de planejamento pode ser marcante. É comum que os pacientes não se recordem onde deixaram seus pertences, atrasem-se ou esqueçam compromissos importantes. Mostram dificuldade no manejo do tempo, em priorizar atividades e em manter a atenção no interlocutor de uma conversa, além de interrompê-lo ou completar suas frases.

Os sintomas de hiperatividade podem se transformar em uma sensação de inquietude na adolescência e idade adulta. Enquanto na infância havia o costume de correr de um lado para outro, escalar móveis ou sair frequentemente da sala de aula; na idade adulta, muitos relatam uma sensação de intranquilidade – um "motor" interno que nunca para – que dificulta o relaxamento. O déficit de atenção, por sua vez, persiste e passa a representar o principal motivo de baixo rendimento profissional, já que está associado a prejuízo da função executiva.

Sintomas de impulsividade podem contribuir para uma maior propensão ao uso de substâncias ilícitas, ao tabagismo, ao desenvolvimento de obesidade e à hipertensão arterial, bem como a brigas de trânsito ou conflitos conjugais. A desregulação emocional e disfunção executiva, bastante frequentes, aumentam a probabilidade de dificuldades de relacionamento, divórcios, mudanças de emprego e depressão. A ocorrência de distúrbios do humor deve alertar para um risco maior para tentativas de suicídio do que o da população geral.[5]

COMORBIDADES

A presença de comorbidades neurológicas e psiquiátricas constitui a regra e não a exceção em cerca de dois terços dos adolescentes em casuísticas norte-americanas.[13] As comorbidades acarretam grande prejuízo à qualidade de vida e devem ser ativamente investigadas.

Principais comorbidades

- Transtorno opositor desafiante (TOD): ocorre em aproximadamente 50% a 80%, sendo mais comum nas apresentações hiperativa/impulsiva ou combinada.[13]
- Transtorno do espectro autista, a ser abordado em mais detalhes adiante.
- Transtorno de ansiedade generalizada: ocorre em 20% a 40% dos pacientes,[13] podendo ser agravado pelas dificuldades já descritas. É importante esclarecer com a família quais comportamentos correspondem de fato a sintomas ansiosos e quais são relacionados à hiperatividade característica do TDAH. Não raro, os pais utilizam o termo "ansiedade" para referenciar sintomas de TDAH.
- Depressão: ocorre em cerca de um terço dos pacientes.
- Distúrbios de aprendizagem: ocorrem em 20% a 60% dos indivíduos com TDAH.
- Distúrbio do desenvolvimento da coordenação.
- Transtorno de conduta.
- Distúrbios de sono.
- Síndrome de Tourette.

Os critérios diagnósticos das comorbidades, sobretudo quando se trata de outros distúrbios neurocomportamentais, podem ser imprecisos, o que dificulta reconhecer se determinados sintomas representam comorbidade ou constituem distúrbios secundários aos sintomas primários do TDAH. De fato, os sintomas primários, dependendo do grau, podem gerar, como já vimos, dificuldades de aprendizagem e distúrbios afetivoemocionais (baixa autoestima, ansiedade, ocasionalmente depressão, reações do tipo desafio-oposição, agressividade, falsidade, desonestidade, tristeza e frustração). Quando não se trata de comorbidade, esses comportamentos e sentimentos ocorrem em baixo grau e são flutuantes ao longo do dia ou da semana, de acordo com a circunstância enfrentada pelo paciente. Por exemplo, os sintomas de TDAH interferem claramente na aprendizagem, sem caracterizar um transtorno específico da aprendizagem. Por outro lado, transtornos específicos da aprendizagem (p. ex., transtorno do desenvolvimento da leitura e escrita), quando constituem comorbidade do TDAH, são diagnosticados e tratados, visto que a frustração, o desinteresse, a inquietude e a desatenção que causam em classe são erroneamente atribuídos ao TDAH.[1]

Embora possa existir comorbidade entre deficiência intelectual e TDAH, a literatura sobre o TDAH refere-se, na grande maioria das vezes, a crianças dentro do espectro da inteligência normal.

DIAGNÓSTICO

Apesar dos grandes avanços na literatura referentes ao TDAH, na atualidade ainda não dispomos de biomarcadores para o diagnóstico. O diagnóstico é clínico e baseia-se nos critérios estabelecidos pelo DSM-5 (Manual Estatístico de Transtornos Mentais).[14] O fato de os sintomas do TDAH se distribuírem quantitativamente ao longo de um espectro que esbarra na normalidade – ou seja, não haver uma linha divisória nítida entre comportamento normal e anormal, assim como uma relação nítida entre quantidade e qualidade dos sintomas e grau de comprometimento funcional – dificulta o estabelecimento precoce do diagnóstico pelos profissionais da área médica.[1] O atraso na adoção dos procedimentos terapêuticos piora o prognóstico de longo prazo, principalmente quando há associação com comorbidades psiquiátricas.

O diagnóstico requer uma avaliação detalhada, que consiste em entrevista com o paciente, idealmente com familiares e, no caso de crianças, pode ser necessário o contato com os professores. É importante questionar os antecedentes gestacionais, neonatais, familiares, detalhar o desenvolvimento neuropsicomotor da criança e sua interação com os pares bem como a qualidade de sono do indivíduo, uma vez que esta tem impacto direto na atenção.

Para o diagnóstico em crianças, são necessários seis ou mais sintomas de desatenção e/ou hiperatividade e impulsividade, que devem estar presentes em mais de um ambiente, persistir por mais de 6 meses, gerar prejuízos acadêmicos, sociais ou funcionais, excederem o comportamento esperado para a idade e não podem ser secundários a outros distúrbios mentais.[14]

De acordo com o DSM-5, os sintomas devem estar presentes antes dos 12 anos de idade. No entanto, nos últimos anos tem sido investigada a possibilidade de uma apresentação mais tardia de TDAH. Um estudo brasileiro mostrou que apenas 17,2% das crianças com TDAH continuaram a ter os sintomas quando jovens adultos e apenas 12,6 % dos jovens adultos com TDAH tiveram o transtorno diagnosticado na infância.[15] Outro estudo, neozelandês, referiu pouca sobreposição no TDAH entre participantes diagnosticados na infância e aqueles diagnosticados na idade adulta, sendo que 90% dos casos diagnosticados em adultos não tinham histórico de TDAH na infância.[16]

Há alguns anos, pelo DSM-IV, o TDAH era dividido em três subtipos, com base na sintomatologia predominante (desatento, hiperativo/impulsivo ou combinado). No DSM-5, houve uma modificação, sendo substituído o termo "subtipo" pelo "apresentação" para destacar que os sintomas podem mudar com o amadurecimento. Assim, classifica-se o TDAH como apresentação desatenta, apresentação hiperativa ou apresentação combinada. Apesar de o TDAH estar associado a outras características como disfunção executiva e desregulação emocional, estas são comumente observados em outros transtornos e não fazem parte dos critérios diagnósticos.

Por fim, o quadro pôde, então, ser classificado em leve, moderado ou grave.

Para auxiliar no diagnóstico, dispõe-se de diversas escalas e ferramentas validadas que permitem aos pais e professores avaliar, de maneira qualitativa, o comportamento do indivíduo em casa, na escola e na comunidade, entre as quais a mais utilizada em crianças no Brasil é a escala SNAP IV.[1] Dada a subjetividade diagnóstica, a experiência clínica é fundamental.

Existem barreiras culturais e socioeconômicas ao diagnóstico. Os desafios variam conforme a idade do indivíduo. Em crianças, a primeira barreira deriva do fato de a entrevista ser muito dependente da impressão de seus responsáveis. Ainda há, infelizmente, um estigma relacionado ao transtorno e seu tratamento, o que faz muitos pais negligenciarem os sintomas. É comum que pais considerem o comportamento hiperativo de seus filhos adequado para a idade, muitas vezes por falta de referência.

Por outro lado, existem também familiares com expectativas muito altas quanto ao desempenho escolar dos filhos e que acabam superestimando os seus sintomas de desatenção. Em adolescentes e em adultos, a falta de autopercepção sobre as próprias dificuldades pode ser um obstáculo.

TERAPÊUTICA DO TRANSTORNO DO DÉFICIT DE ATENÇÃO E HIPERATIVIDADE

O tratamento do TDAH tem o potencial de trazer impactos muito significativos à qualidade de vida do paciente. Entre os benefícios encontrados, estão não só uma melhora no desempenho acadêmico, como também em atividades cotidianas, em relações sociais e, principalmente, na autoestima do indivíduo. É papel do profissional de Saúde educar o paciente e seus familiares sobre o TDAH, uma vez que a informação adequada tem grande influência na adesão ao tratamento.

As orientações devem abranger medidas comportamentais e de psicoeducação, englobando: estratégias para o ambiente escolar e para o estudo em casa em crianças e adolescentes; orientações para prevenção de acidentes de trânsito, do uso substâncias ilícitas, de gestação indesejada; além de ferramentas de organização pessoal.

O papel da escola também é fundamental, devendo esta atuar em colaboração com a família e com os terapeutas no sentido de permitir algumas modificações que possam determinar uma maior motivação e, assim, potencializar o aprendizado da criança com TDAH. O professor deve ter conhecimentos sobre o TDAH e assumir uma postura motivadora, efetuando reforços positivos.

Alguns passos podem ajudar bastante, por exemplo: plano educacional individualizado que inclua ajuste curricular; modificações na classe (assentos e estímulos); maior tempo para testes e provas; orientação para facilitar, organizar e planejar tempo e modo de estudo, e metodologia de ensino mais interativa, estimulando a participação dos alunos e utilizando exemplos concretos durante o processo de ensino, já que as crianças com TDAH, de modo geral, têm maior dificuldade com situações abstratas.

Tratamento medicamentoso

Quanto ao manejo dos sintomas do TDAH, as organizações médicas dos Estados Unidos, Canadá, América Latina e Europa recomendam o tratamento com fármacos psicoestimulantes.

Nos Estados Unidos, o uso de fármacos é considerado o tratamento inicial, mesmo para casos leves, ao passo que, na Europa, estratégias comportamentais e de psicoeducação podem configurar a primeira etapa terapêutica em pacientes com menos sintomas, sendo os medicamentos reservados para os casos mais sintomáticos ou para aqueles que não responderam ao tratamento não farmacológico.[5]

Em crianças menores de 6 anos, há consenso mundial de que o tratamento deve ter início com manejo comportamental com base em orientação parental, sendo o tratamento medicamentoso reservado para casos mais sintomáticos. O *guideline* do National Institute for Health and Care Excellence (NICE) recomenda que, em menores de 5 anos, a medicação seja considerada apenas se a orientação parental tiver falhado e que esses pacientes devem ter uma segunda avaliação com especialista em TDAH.[5]

É importante que o médico que prescreverá o tratamento explicite os benefícios e efeitos adversos possíveis dos fármacos com base nas evidências mais recentes. É fundamental que tenha domínio da farmacocinética e da biodisponibilidade das opções medicamentosas de duração curta e de duração longa.

Os medicamentos para TDAH são classificados em psicoestimulantes, que correspondem à 1ª linha de tratamento, e em não estimulantes. Os psicoestimulantes disponíveis no Brasil são variações de metilfenidato (MFD) ou a lisdexanfentamina. O MFD age bloqueando os transportadores pré-sinápticos de dopamina e noradrenalina, ou seja, inibindo a receptação desses neurotransmissores. Já a lisdexanfetamina, além desse efeito, também aumenta o efluxo pré-sináptico de dopamina.[5] Os principais dados da farmacocinética dos medicamentos utilizados habitualmente na terapêutica do TDAH estão assinalados na Tabela 30.1.

O efeito a curto prazo dessas medicações é bem-estabelecido, sendo que uma metanálise de mais de 10 mil crianças e adolescentes evidenciou um tamanho de efeito de 0,78 para MFD e 1,02 para anfetamina, de acordo com a avaliação médica; o MFD, se avaliado por professores, obteve tamanho de efeito de 0,82.[17] No entanto, apesar de os benefícios a curto prazo estarem bem-estabelecidos, ainda são necessários mais estudos para compreender os efeitos positivos a longo prazo.

O *guideline* NICE sugere como 1ª escolha o uso de MFD para crianças maiores de 5 anos. Para adultos, esse *guideline* sugere como 1ª linha lisdexanfetamina ou MFD.[5]

O MFD de ação imediata apresenta meia-vida de 2 a 3 horas, sendo necessária a administração de duas a três doses/dia, que devem ser aumentadas de modo progressivo; a dose habitual inicial é de 0,3 a 0,5 mg/kg/dose e o limite máximo é de 60 mg/dia.[1]

No Brasil, estão disponíveis duas apresentações de longa ação do MFD: MFD-SODAS (*spheroidal oral drug absorption system*); e o MFD-OROS (*osmotic controlled-release system*), cujo uso evita a administração do medicamento em situações constrangedoras, por exemplo, na escola, além do eventual esquecimento de se tomar a dose adicional.

Cada formulação apresenta vantagens e desvantagens em relação à rapidez e duração de ação, bem como ao momento de maior nível plasmático, e essas características distintas determinam que cada paciente poderá se beneficiar mais com uma ou com outra apresentação.

Apesar dos benefícios dos estimulantes de liberação lenta, ainda há espaço para os estimulantes de liberação imediata, sobretudo para facilitar a titulação no início do tratamento ou, ainda, pelo baixo custo, necessário em determinadas populações de pacientes, por exemplo, aqueles atendidos na rede pública de Saúde em nosso meio.

As anfetaminas são outra classe de estimulantes utilizados para o tratamento do TDAH. No Brasil, dispomos atualmente da lisina-dextroanfetamina, que é uma pró-droga cujo metabólito ativo, a d-anfetamina, é liberada enzimaticamente da lisina na corrente sanguínea. Em diversos estudos controlados, verificou-se que, além de ter eficácia semelhante à do MFD, também apresenta o mesmo perfil de segurança e tolerabilidade, com duração de efeito por cerca 13 horas.[1]

Todos os fármacos citados podem acarretar efeitos adversos como perda de apetite, insônia, boca seca, náusea, disforia e irritabilidade. No entanto, muitos desses efeitos podem ser contornados mediante algumas adaptações. Por exemplo, em caso de prejuízo do sono com estimulantes de longa ação, pode-se substituí-los por medicações de duração intermediária. Em caso de perda importante de peso, pode ser necessário acompanhamento nutricional ou mesmo a redução da dose da medicação. Apesar de raros, podem também ocorrer efeitos adversos mais significativos, como piora importante da ansiedade, de sintomas depressivos, surgimento de psicose ou mania, bem como piora de tiques. Pode haver também alterações na curva de crescimento, gerando um prejuízo de até 1 cm a 3 cm na estatura esperada. Já houve preocupação sobre a possibilidade de efeitos cardiovasculares e, até mesmo, de morte súbita. No entanto, alguns estudos refutaram essa hipótese: uma metanálise de estudos observacionais publicada no *Internal Journal of Cardiology*, em 2013,[18] concluíram que o uso de MFD e anfetaminas não aumenta o risco de morte súbita em crianças. Ainda assim, uma avaliação cardiológica deve ser solicitada em caso de cardiopatia congênita, história de morte súbita em parente de 1° grau abaixo de 40 anos de idade, e em caso de pressão arterial acima do percentil 95º. É importante que a cada consulta seja realizado um controle de peso, altura, pressão arterial e de frequência cardíaca.

Já quanto à 2ª linha de tratamento, as principais opções medicamentosas são a atomoxetina, um inibidor do transporte da norepinefrina e alfa-2 agonistas como a guanfacina e a clonidina, sendo apenas essa última disponível no Brasil atualmente. A imipramina, antidepressivo tricíclico, também está disponível bem como a bupropiona, um antidepressivo da classe das aminocetonas, com eficácia moderada no TDAH e tamanho de efeito significativamente inferior ao observado com o uso de estimulantes. Essas medicações podem ser usadas em substituição ou como adjuvantes às terapias de 1ª linha, quando os pacientes não apresentaram resposta adequada.

A Academia Americana de Psiquiatria da Infância e Adolescência sugere estratégias para o tratamento medicamentoso do paciente com TDAH: após iniciar um medicamento, efetuar reavaliações em períodos mais curtos de tempo com o objetivo de titular a dose, objetivando o máximo de benefícios; a elevação da dose poderá ser limitada pelo aparecimento de efeitos colaterais; sintomas leves de cefaleia, diminuição de apetite e insônia, em geral, são toleráveis e costumam desaparecer na maioria dos casos; diante de efeitos mais intensos, a dose do medicamento poderá ser diminuída ou, então, avaliada a possibilidade de troca; identificar e tratar eventuais comorbidades e, finalmente nos casos de insucesso, reavaliar detalhadamente o diagnóstico inicial.

Apesar dos excelentes resultados da terapêutica medicamentosa, reconhece-se cada vez mais a importância de uma abordagem global do paciente com TDAH a fim de melhorar seu rendimento nas diferentes atividades do dia a dia. Isoladamente, os medicamentos não controlam todos os sintomas já adquiridos a fim de que o paciente possa explorar todo o seu potencial.

Assim, além do tratamento medicamentoso, a abordagem não farmacológica também é fundamental, especialmente nas crianças de 3 a 5 anos, nas quais é a 1ª linha de abordagem. É fundamental o acompanhamento terapêutico com psicólogo e frequentemente com psicopedagogo a fim de se obter melhora do desempenho acadêmico e nas habilidades sociais. A orientação parental pode auxiliar os cuidadores a lidar com os comportamentos improdutivos de seus filhos.

Por fim, estão sendo realizados estudos com terapias alternativas como *neurofeedback* e treinamento com jogos de computador, porém ainda não há uma evidência robusta na literatura para indicá-las como tratamentos de rotina.

Tabela 30.1. Farmacocinética dos principais medicamentos que podem ser utilizados na terapêutica do TDAH

	Nome comercial	Apresentações	Duração de efeito (horas)	Início da ação
Metilfenidato ação imediata	Ritalina	10 mg	4	20 a 30 minutos
Metilfenidato LA	Ritalina LA	10 mg, 20 mg, 30 mg e 40 mg	8	30 a 120 minutos
Metilfenidato OROS	Concerta/Ragione	18 mg, 36 mg, 54 mg	12	30 a 120 minutos
Lisdexanfetamina	Venvanse	30 mg, 50 mg, 70 mg	13	Até 120 minutos
Imipramina	Tofranil	10 mg, 25 mg	6 a 18	2 a 4 semanas*
Bupropiona	Welbutrim	150 mg	3 a 4	1 a 2 semanas*
Clonidina	Atensina	0,1 mg	6	30 a 60 minutos
Atomoxetina	Strattera	10 mg,18 mg, 25 mg, 40 mg, 60 mg	5	Até 6 semanas*

* Refere-se ao tempo necessário para se ter a eficácia total do tratamento, após atingir a dose desejada.
OROS: *osmotic controlled-release system*.
Fonte: Desenvolvida pela autoria.

PROGNÓSTICO

Conforme já mencionado, o TDAH traz prejuízos ao funcionamento psicossocial em uma variedade de contextos em virtude de dificuldades acadêmicas, no relacionamento com os pares e com a família, além de em atividades cotidianas, o que impacta diretamente a qualidade de vida. Pessoas com TDAH apresentam maiores índices de reprovação escolar, de conflitos familiares e com seus pares, além de estarem mais susceptíveis à rejeição ou a *bullying* por parte dos colegas de classe. A soma desses fatos causa prejuízos à autoestima e ao sentimento de desvalia, contribuindo para o desenvolvimento de outros transtornos neuropsiquiátricos no futuro.

Estudos longitudinais evidenciaram que os sintomas de TDAH persistem na idade adulta em uma proporção considerável dos casos. Cerca de 40% a 60% dos pacientes tendem a manter algum prejuízo relacionado ao transtorno na idade adulta. Os principais fatores relacionados à persistência dos sintomas, segundo um estudo com 453 pacientes com TDAH, foram a gravidade inicial dos sintomas (OR 1,89), a presença de comorbidades (OR 1,19) e história com relatos de transtornos psiquiátricos em familiares (OR 1,3).[19] De forma semelhante, um estudo brasileiro prospectivo com 344 indivíduos indicou que a persistência na idade adulta estaria relacionada a sintomas mais intensos no início do quadro e à presença de comorbidades como TOD ou fobia social no início do estudo.[20]

Também já mencionamos que o TDAH está associado a maior risco de acidentes de trânsito, abuso de substâncias, prejuízos no trabalho, obesidade e tentativas de suicídio. Os pacientes apresentam maiores taxas de mortalidade, conforme demonstrado em alguns estudos como o de Dalsgaard *et al.*,[21] sendo os acidentes a principal causa de morte. A maior mortalidade ocorreu principalmente naqueles indivíduos diagnosticados apenas na idade adulta.

Em conclusão, o tratamento do TDAH tende a melhorar qualidade de vida, desempenho acadêmico, risco de acidentes e admissões por traumatismos em unidades de emergência, além de parecer que tem efeitos protetivos contra o uso de substâncias e contra o risco de suicídio. Embora esteja comprovado que os pacientes com TDAH tratados evoluem para uma qualidade de vida nitidamente melhor do que a dos não tratados, a completa resolução dos sintomas é dificilmente obtida. Quanto aos aspectos específicos que vão compor a futura qualidade de vida, faltam estudos prospectivos de longo prazo, de difícil elaboração, o que não permite estabelecer com exatidão os efeitos e a duração da ação de cada modalidade de tratamento.

30.2 Transtorno do Espectro Autista

Beatriz Borba Casella

INTRODUÇÃO

O TEA é uma desordem do neurodesenvolvimento com apresentação clínica heterogênea, mas cujos pontos cardinais envolvem dificuldades de interação e comunicação social, interesses restritos e padrões de comportamento repetitivos e estereotipados. Há grande variabilidade no grau de acometimento que vai desde prejuízos sutis até quadros de extrema gravidade acompanhados de deficiência intelectual.

A prevalência de crianças diagnosticadas com TEA vem aumentando nos últimos anos, sendo estimada em 1:36 de acordo com o Centro de Controle e Prevenção de Doenças (CDC) dos Estados Unidos.[22] O aumento resulta, em parte, da maior conscientização da população e da melhor preparação dos profissionais de Saúde na identificação do transtorno. É comum a presença de comorbidades como TDAH, transtorno de ansiedade generalizada, depressão e epilepsia.

Na atualidade, sabe-se que a intervenção terapêutica precoce é essencial e pode gerar impactos significativos na qualidade de vida, melhorando prognóstico a longo prazo.

Dada a alta relevância desse tema na sociedade atual, é fundamental que todo médico saiba reconhecer os sinais de TEA e encaminhar precocemente seus pacientes para o tratamento indicado.

ASPECTOS HISTÓRICOS

Uma das primeiras e mais relevantes descrições das características de TEA remonta a 1943, quando o psiquiatra infantil austríaco Leo Kanner[23] descreveu o quadro clínico de 11 crianças que exibiam comportamentos atípicos, cunhando o termo "distúrbio autístico do contato afetivo". Ele reportou o caso de Donald, um menino de 5 anos, citando os seguintes aspectos: preferência por ficar sozinho; quase nunca chorava solicitando a mãe; era indiferente a familiares e à chegada do pai do trabalho; andava sorrindo e fazendo movimentos estereotipados; apresentava grande inflexibilidade comportamental; tinha costume de girar objetos; e compreendia o que era dito sempre em sentido literal.[23]

Em 1944, Hans Asperger escreveu o artigo "A psicopatia autista da infância", em que reportou o quadro de quatro meninos, entre eles Fritz, de 6 anos, que "adquiriu a linguagem muito cedo, rapidamente aprendeu a se expressar em sentenças e falava como um adulto, tinha dificuldade de se socializar com crianças, era indiferente à autoridade e apresentava comportamentos e hábitos estereotipados". As crianças reportadas eram chamadas de "pequenos professores" em razão da habilidade de discorrer sobre um tema detalhadamente.[24]

Em 1952, a APA publicou a 1ª edição do *Manual Diagnóstico e Estatístico de Doenças Mentais* (DSM-1), na qual os sintomas de autismo foram classificados como um subgrupo de esquizofrenia infantil, não sendo entendidos como uma condição específica e separada. Essa visão do TEA como psicose infantil não é mais válida. Ao longo dos anos, o conhecimento sobre TEA evoluiu exponencialmente.

A primeira definição operacional, publicada no DSM-III, baseou-se nos conceitos do psiquiatra Michael Rutter, que classificou o TEA como uma condição específica em uma nova classe, a dos transtornos invasivos (pervasivos) do desenvolvimento (TID ou TPD). Rutter propôs uma definição com base em quatro critérios: atraso e desvio sociais não somente por conta de deficiência intelectual; problemas de comunicação não apenas em função de deficiência intelectual associada; comportamentos incomuns, como movimentos estereotipados e maneirismos; e início antes dos 30 meses de idade.[25]

Posteriormente, Lorna Wing desenvolveu o conceito de autismo sob o prisma de espectro e cunhou também o termo "síndrome de Asperger". Foi dela a sugestão da presença da tríade de déficits simultâneos nas esferas social, comunicacional e simbólica, que ficou conhecida como "tríade de Wing".

Em 1994, o DSM-IV reconheceu inúmeras condições além do autismo dentro da classe mais ampla do TPD: desordem de Rett; doença desintegrativa da infância; síndrome de Asperger; distúrbio do desenvolvimento pervasivo não especificado. Essa 4ª edição do DSM também destacou como características-chave o início precoce de prejuízos na interação social e comunicação, bem como padrões restritos, repetitivos e estereotipados de comportamentos, interesses e atividades.

Por fim, a última edição do DSM, em 2013, agrupou todas as subcategorias de autismo em um único diagnóstico, adotou o conceito de TEA e reorganizou a tríade em uma díade: dificuldades de interação e comunicação social; interesses restritos, padrões de comportamento e interesses repetitivos e estereotipados.[25]

EPIDEMIOLOGIA

Atualmente, muito se discute o aumento no diagnóstico de TEA. Em 2023, um estudo envolvendo mais de 4 mil crianças de 8 anos da região de Nova York evidenciou que a incidência de crianças diagnosticadas com TEA triplicou entre 2000 e 2016.[26] Esse aumento pode ser decorrente de vários fatores, incluindo a maior divulgação de informações sobre autismo na mídia, maior interesse da comunidade científica no assunto e avanços significativos no conhecimento do TEA pela população geral e, principalmente, pelos profissionais de Saúde. Felizmente, observa-se também redução do estigma associado ao autismo, assim encorajando maior busca por diagnóstico e tratamento.

Atualmente, de acordo com o CDC, a principal referência mundial a respeito da prevalência de autismo, estima-se que cerca de 2,8% das crianças de 8 anos apresentem TEA.[22] Pela primeira vez, a prevalência identificada em asiáticos (3,34%), hispânicos (3,16%) e afroamericanos (2,93%) foi maior do que na população branca (2,43%), o que também pode ser decorrente do maior acesso dessas populações historicamente negligenciadas ao diagnóstico.[22]

O diagnóstico prevalece em pessoas do sexo masculino, na taxa atual de 3,8:1.[22] Acredita-se, porém, que pode haver um subdiagnóstico na população feminina, em parte por uma maior habilidade feminina em mascarar esses sintomas. Além disso, é possível que seja necessária uma revisão nos instrumentos para o diagnóstico de TEA em mulheres uma vez que estes estariam mais adequados para a população masculina. Quanto à prevalência de TEA em adultos, o CDC publicou um estudo com a estimativa de 2,2% da população acima de 18 anos, sendo de 3,62% em homens e de 0,86% em mulheres.[27]

No Brasil, ainda não se dispõe de dados populacionais fidedignos. Em 2011, um pequeno estudo estimou uma prevalência de 1:367 habitantes.[28] São essenciais novos estudos para que se conheça a prevalência real de TEA Brasil de modo a possibilitar a elaboração de políticas públicas adequadas para o suporte a pacientes e a familiares.

QUADRO CLÍNICO AO LONGO DA VIDA

O quadro clínico de TEA tem como sintomatologia primordial, embora altamente heterogênea, o prejuízo na socialização, a presença de padrões restritivos e repetitivos de comportamento e as alterações sensoriais. Apesar do compartilhamento dessas características principais, cada indivíduo é único. Existem pessoas com TEA com inteligência muito acima da média populacional e outras com deficiência intelectual. O nível de comprometimento varia amplamente: a maioria dos indivíduos consegue se comunicar de maneira verbal, mas uma parte não fala ou não usa linguagem verbal para se comunicar adequadamente.

Deve-se destacar também que o TEA vai acompanhar o indivíduo durante toda a vida, porém suas manifestações clínicas podem mudar, especialmente se houver uma intervenção precoce.

No 1º ano de vida, em parte dos pacientes, observam-se determinados sinais: pouco contato visual ao mamar; demora em apresentar sorriso social; interesse maior por brinquedos ou luzes em relação à face humana; e movimentos estereotipados. Após 9 a 10 meses de idade, quando seria esperado que a criança olhasse ao ser chamada pelo nome, é possível que essa resposta não ocorra, o que frequentemente faz os familiares desconfiarem de alterações auditivas antes da suspeita de alterações comportamentais. Por vezes, pais ou avós relatam que percebem um comportamento distinto daquele de outros bebês, por irritabilidade importante com choro inconsolável ou até mesmo o oposto, ou seja, uma criança apática e muito mais calma e fácil de lidar do que as demais.

Quanto à linguagem não verbal, é comum uma demora na aquisição de habilidades como dar "tchau", mandar beijo e apontar. O brincar simbólico pode estar prejudicado, havendo preferência pelo uso não funcional de objetos e pelo costume de enfileirar ou girar brinquedos de maneira repetitiva. É bastante referida a fixação da criança em observar objetos que giram como rodas de carrinho, ventiladores ou máquinas de lavar, bem como o costume de ligar e desligar interruptores ou abrir e fechar gavetas. São frequentemente notadas estereotipias como *flapping* ou outros movimentos de mão, pulos sem sair do lugar ou necessidade excessiva de se balançar. Em geral, há menor interesse pelos pares, preferência por brincadeiras individuais ou dificuldade em interagir com outras crianças da mesma faixa etária, podendo ocorrer preferência por indivíduos mais novos ou adultos.

A atenção compartilhada costuma estar prejudicada. Muitas vezes, observa-se que a criança não triangula o olhar ao brincar. É frequente a ecolalia, definida como a repetição de frases inteiras ou palavras, seja ela imediata, reproduzindo o que o outro acabou de falar, ou tardia, evocando frases de desenhos e usando-as com ou sem contexto de maneira repetitiva. Pode haver grande rigidez comportamental caracterizada por resistência significativa a mudanças, dificuldade em sair da rotina ou em alterar o planejamento inicial. Para alguns indivíduos com TEA, alterações no caminho para a escola, no seu lugar à mesa de jantar, ou mesmo mudanças dos utensílios de cozinha, como pratos e copos, causam grande desregulação emocional.

Do ponto de vista sensorial, é comum ocorrer um grande incômodo com sons altos e determinados odores ou texturas. Pode haver seletividade alimentar significativa, demonstrada pela preferência por alimentos de determinadas cores ou texturas, o que muitas vezes inviabiliza uma alimentação variada e saudável. Algumas crianças têm costume de andar na ponta dos pés, incomodam-se em excesso ao se sujar e pisar em areia ou grama e não aceitam colocar sapatos. Situações corriqueiras como corte de cabelos ou de unhas podem ser bastante desafiadoras. Alguns têm a necessidade de correr frequentemente de um lado a outro ou girar em torno de si para conseguir autorregulação.

Algumas crianças apresentam atraso de linguagem, mas a maioria vai adquirir a habilidade de se comunicar verbalmente. Durante a infância, é possível que ocorram birras excessivas potencializadas por não conseguir comunicar a sua intenção ou desejo. É importante ressaltar que cerca de 30% das crianças com TEA apresentam uma regressão de suas habilidades entre 1 ano e meio e 2 anos e meio. Assim, pacientes que vinham se desenvolvendo de maneira adequada passam a apresentar involução da linguagem verbal e não verbal, da interação social, comportamentos estereotipados, interesses restritos e seletividade alimentar.

Já na adolescência ou idade adulta, o que costuma ser observado em casos mais leves é a persistência de dificuldades em compreender sarcasmo, piadas, metáforas ou linguagem figurada. Em uma conversa, o adulto com TEA pode ter dificuldade para variar o tom, apresentando às vezes uma fala que pode parecer monótona ou robotizada.

Quanto à interação social, a persistência das dificuldades para criar vínculos ou manter amizades na idade adulta podem gerar grande sofrimento e sentimento de solidão. Ao longo da vida, em casos leves, o indivíduo desenvolve estratégias para mascarar essas dificuldades e aprende a mimetizar o comportamento dos pares, às custas de grande esforço.

Para o adulto com TEA situações sociais como festas ou grandes reuniões costumam causar grande estresse. É comum que o indivíduo se sinta exausto após esses eventos que, para outras pessoas, seriam momentos de distração ou relaxamento. A frequente persistência da dificuldade em interpretar as pistas sociais não é falta de empatia, mas sim uma limitação em compreender o que o outro está pensando ou sentindo e suas expectativas. Dificuldade em perceber as sutilezas nas relações humanas e na interpretação da linguagem corporal durante uma interação é outro aspecto evidenciado. Pode faltar tato social, sendo que, enquanto alguns pacientes são extremamente reservados, outros podem compartilhar detalhes de sua vida pessoal de maneira inadequada, por exemplo, com colegas de trabalho. Evitar contato visual ou realizar grande esforço para mantê-lo também é observado em indivíduos com TEA, assim como ficar muito perto de outras pessoas ao conversar ou apresentar grande incômodo ao serem tocados.

Os interesses específicos variam ao longo da vida. Nos primeiros anos, é comum o interesse em dinossauros ou personagens de desenhos animados, por exemplo. Já no adulto, o hiperfoco pode ter relação com o trabalho e, se bem explorado, constitui até uma vantagem profissional.

A variabilidade entre os casos é marcante. É fundamental ressaltarmos que cada um apresenta a sua individualidade e que não são necessárias todas essas características para um diagnóstico de TEA. Além disso, é importante ressaltar que diversos desses comportamentos são encontrados também em pessoas que não se encaixam no diagnóstico de TEA, de modo que, à suspeita, é primordial a análise do quadro clínico por profissionais capacitados.

DIAGNÓSTICO

O diagnóstico de TEA é clínico, sendo necessária a avaliação médica e, em muitos casos, também de uma equipe multidisciplinar. Deve ser realizada uma entrevista detalhada com familiares, professores, terapeutas, além da observação clínica da interação da criança com a família e com o examinador. Vídeos do paciente podem auxiliar na investigação evidenciando o comportamento, o relacionamento com os pares, as brincadeiras e a presença de comportamentos repetitivos ou estereotipados. É importante questionar sobre intercorrências gestacionais, como diabetes, infecções, sangramentos e uso de medicações. Deve-se obter detalhes do parto e do período neonatal, indagando-se idade gestacional, nota de Apgar, necessidade de manobras de reanimação ou de internação em unidade de terapia intensiva logo após o nascimento. Os marcos de desenvolvimento neuropsicomotor precisam ser investigados, bem como os antecedentes pessoais. Dado o fator genético envolvido no TEA, é de fundamental importância detalhar os antecedentes familiares de casos suspeitos ou diagnosticados com autismo. Não é infrequente que os pais dessas crianças se identifiquem com alguns dos sintomas de seus filhos, buscando também uma investigação.

O diagnóstico de TEA se dá por meio dos critérios estabelecidos pelo DSM-5.

De acordo com o DSM-5,[14] o paciente com TEA deve apresentar dois grandes grupos de sintomas, a saber:

a) Déficits persistentes na comunicação e interação social em vários contextos como: limitação na reciprocidade emocional e social, com dificuldade para compartilhar interesses e estabelecer uma conversa; limitação nos comportamentos de comunicação não verbal usados para interação social, por exemplo dificuldade em manter o contato visual; limitações em iniciar, manter e entender relacionamentos.
b) Padrões repetitivos e restritos de comportamento, atividades ou interesses, conforme manifestado por pelo menos dois dos seguintes, ou por histórico prévio:
   - Adesão inflexível a padrões e rotinas ritualizadas de comportamentos verbais ou não verbais.
   - Interesses altamente restritos ou fixos, em intensidade ou foco muito maiores que os esperados.
   - Maior ou menor reatividade a estímulos sensoriais, por exemplo, indiferença aparente a dor/temperatura e reação contrária a texturas e sons específicos.
   - Movimentos repetitivos, uso de objetos ou fala repetitiva e estereotipada, por exemplo: costume de alinhar ou girar objetos, estereotipias, ecolalias, sendo necessário questionar familiares sobre a presença desses comportamentos durante a infância.

É importante ressaltar que esses sintomas devem estar presentes de forma precoce, porém podem não estar totalmente aparentes até que exista uma demanda social para que determinadas habilidades sejam exercidas ou podem ficar mascarados por possíveis estratégias de aprendizado ao longo da vida. Os sintomas devem causar prejuízos no funcionamento social, profissional e pessoal e não podem ser explicados por deficiência cognitiva e intelectual ou por atraso global do desenvolvimento.

COMORBIDADES

O TEA é fortemente associado com uma série de condições coexistentes, clínicas ou psiquiátricas, com impacto significativo na qualidade de vida do paciente e familiares.

Um estudo recente referiu que cerca de 1 a cada 3 crianças com autismo apresenta deficiência intelectual.[26] Segundo dados do CDC, cerca de 37,9% das crianças com TEA apresentam deficiência intelectual, 23,5% têm inteligência limítrofe (QI entre 71 e 85), e 38,6% apresentam QI maior que 85. Segundo esse estudo, meninas com TEA apresentam maior frequência de deficiência intelectual do que meninos (42,1% × 36,9%).[22]

Um estudo referiu que atraso de linguagem ocorre em 87% das crianças de 3 anos com TEA, obesidade em 23% e sintomas gastrointestinais em 47%, destacando-se constipação em 12% e seletividade alimentar em 42% a 61% dos pacientes.[29]

Uma revisão sistemática que avaliou as comorbidades de TEA e outros distúrbios neuropsiquiátricos apresentou os seguintes dados: 20% dos indivíduos com TEA apresentam transtorno de ansiedade; 11%, transtorno depressivo maior; 5%, transtorno bipolar; 4%, esquizofrenia; 9%, transtorno obsessivo compulsivo; 12%, distúrbio de conduta ou controle de impulsos; e 13%, distúrbios de sono.[30] A comorbidade psiquiátrica mais encontrada nesse estudo foi TDAH, em 28% dos casos, chegando a 50% em alguns estudos. O encontro de epilepsia em pessoas com TEA variou entre 12,1% e 30%, sendo mais prevalente em crianças com deficiência intelectual ou QI limítrofe, do sexo feminino e com história de eventos perinatais adversos.

Para auxiliar no diagnóstico de casos limítrofes ou duvidosos, bem como na identificação de comorbidades, dispõe-se de algumas ferramentas como a escala ADOS-2 e a ADI-R.[31] No entanto, há uma dificuldade em aplicá-las dada a pouca disponibilidade de profissionais capacitados. É útil também o uso de questionários de rastreio como M-CHAT-R na consulta pediátrica de rotina a fim de encontrar casos de risco e encaminhá-los para avaliação detalhada com profissional especializado.[31]

ETIOPATOGENIA

O conhecimento sobre a etiopatogenia do TEA vem evoluindo significativamente com os avanços nos campos de neuroimagem e Neurogenética. Atualmente, considera-se que o TEA está relacionado à complexa interação entre fatores genéticos e ambientais.

NEUROIMAGEM E NEUROBIOLOGIA

Os avanços da neuroimagem têm ajudado a compreender a neurobiologia e a fisiopatologia do TEA. Recentemente, estudos longitudinais conseguiram obter múltiplas ressonâncias magnéticas do cérebro de bebês com alto risco para TEA (p. ex., um irmão com autismo) durante seus primeiros 2 anos de vida ao término dos quais os avaliaram clinicamente. Os pesquisadores observaram diferenças aos 6 meses de idade nas trajetórias de anisotropia fracional para 12 dos 15 tratos de fibras neurais no cérebro nas crianças diagnosticadas com TEA aos 2 anos, em comparação com aquelas que não tiveram esse diagnóstico. Outros trabalhos evidenciaram crescimento anormal na superfície cortical entre 6 e 12 meses de idade e maior volume cerebral entre 12 e 24 meses de idade em crianças que foram posteriormente diagnosticadas com TEA.[31]

Em crianças diagnosticadas com TEA aos 2 anos de idade, também foram evidenciadas alterações de conectividade funcional aos 6 meses de idade, antes da detecção de sintomas comportamentais. Além disso, estudos de RNM funcional relacionados a tarefas demonstraram alterações nos giros temporal superior, temporal médio bilateral e frontal inferior que foram relacionadas aos desafios no reconhecimento facial de emoções, no "cérebro social" e no mecanismo de atenção, bem como maior sensibilidade à informação sensorial. O aumento da conectividade da ínsula anterior com áreas sensório-motoras e a amígdala foi associado a maior sensibilidade a sons levemente aversivos e informações táteis. No entanto, antes que a RNM possa ser usada como um biomarcador confiável de TEA, esses estudos precisam ser replicados em maior número de casos.[31]

Grandes conjuntos de dados, como o *Autism Brain Imaging Date Exchange* (ABIDE) vem sugerindo a existência de alterações de conectividade (hiper e hipoconectividade) em conexões de curto e longo alcance em todo o cérebro.[31] Parece que, em relação a crianças típicas, as crianças com TEA apresentam uma aceleração do desenvolvimento cerebral precoce, que resulta em alterações de conectividade em regiões específicas.[29]

Estudos com eletrencefalografia (EEG) e magnetoeletrencefalografia (MEG) têm corroborado esses achados de alteração em larga escala das interações funcionais em sistemas cerebrais.[31]

Fatores genéticos

Estudos envolvendo pacientes gemelares mostraram que o TEA tem alta herdabilidade, variável de 40%

a 90%.[31] Após um primeiro filho ser diagnosticado com o transtorno, a chance de isso se repetir com os demais filhos é de 7% a 20%. Mais de cem genes e regiões genômicas já foram associados ao TEA.[31] As alterações genéticas são variáveis, podendo agir na sequência do DNA ou na estrutura do cromossomo; porém, aquelas que têm um efeito funcional nas regiões codificadoras de proteínas do genoma mostram a associação mais forte e confiável com o risco de TEA.

Modelos de risco indicam que variações genéticas mais comuns podem contribuir para a chance de TEA, mas não ser suficientes, por si só, para o desenvolvimento do transtorno que depende de uma somatória de fatores. O risco conferido por uma única variante é baixo, porém, de maneira cumulativa, a contribuição estimada é de 15% a 50%.

Estima-se que 10% a 20% das pessoas com TEA apresentem uma rara mutação de ponto *de novo* ou variação do número de cópias do DNA como fator causal para essa apresentação. Quando restringimos essa análise a variáveis como sexo feminino, deficiência intelectual, crises epilépticas ou múltiplos irmãos afetados, 20% a 30% dos casos de TEA apresentam alguma mutação de novo.[31] Caso o indivíduo apresente combinação desses fatores, a chance de encontrarmos alterações da estrutura do DNA é ainda maior.

Alterações em inúmeros genes já foram relacionadas ao TEA: gene FMR1 (síndrome do X frágil); genes TSC1 e TSC2 (esclerose tuberosa); gene UBE3A, (síndrome de Angelmann); gene MECP2 (síndrome de Rett); gene SLC6A8 (deficiência do transportador da creatina);[32] e gene PTEN (síndrome de Cowden). Essa última cursa com macrocrania (perímetro cefálico acima do percentil 98º) que deve ser pesquisada ao exame e mostra incidência elevada de neoplasias. Ao longo dos anos, outras mutações heterozigóticas *de novo*, com alta penetrância que, embora raras, conferem riscos relativamente grandes de desenvolver autismo, foram descritas em diferentes genes, por exemplo, PTCHD1, NRXN1, SHANK2, CHD8, ARID1B, SCN2A, ADNP. Deleções ou duplicações no cromossomo 16p11[2] ou duplicações no cromossomo 15q11–q13[29] também foram relatadas.

É importante investigar os fatores genéticos que podem estar relacionados ao TEA, uma vez que o conhecimento de uma etiologia genética pode resultar na identificação de comorbidades somáticas, prover informações decisivas para aconselhamento familiar e até, em alguns casos, ter potencial terapêutico.[29]

Fatores ambientais

Acredita-se que alguns fatores ambientais possam ter relação com maior risco de TEA, por meio de mecanismos complexos envolvendo efeitos epigenéticos, inflamação, estresse oxidativo ou dano hipóxico-isquêmico.[31] Estudos analisando revisões sistemáticas e metanálises avaliando fatores ambientais possivelmente relacionados ao TEA apontaram a idade paterna avançada[33] e complicações no parto, sendo a principal delas anóxia neonatal. Obesidade materna, diabetes gestacional, curto intervalo entre gestações e uso de valproato de sódio na gestação já foram também associados a maior risco de TEA.[31] No entanto, são necessários mais estudos para confirmar essas associações.

É fundamental destacar que a vacinação não está relacionada a maior risco de TEA. Outros fatores que também não parecem estar associados são trabalho de parto prolongado, ruptura prematura de membranas e uso de tecnologias de reprodução assistida.

TRATAMENTO

O tratamento do TEA se baseia em intervenção precoce multidisciplinar individualizada e intensiva, visando permitir que o indivíduo atinja suas máximas capacidades e obtenha, se possível, independência e melhor qualidade de vida. Embora o autismo tenha uma natureza neurobiológica, o seu tratamento se baseia em intervenções comportamentais e educacionais. As intervenções buscam desenvolver habilidades sociais e de comunicação, facilitar o aprendizado e a aquisição de atividades adaptativas e minimizar comportamentos rígidos, disruptivos e estereotipados.

As estratégias terapêuticas variam ao longo da vida. Na primeira infância, o tratamento, muitas vezes, tem como foco desenvolver a atenção compartilhada, a linguagem verbal e não verbal, o engajamento social, e o brincar simbólico. Posteriormente, pode-se basear no refinamento das habilidades sociais e em estratégias de independência.

Atualmente, as terapias com maior evidência de benefício apontadas na literatura médica se baseiam na ciência da Análise Aplicada do Comportamento (ABA, do inglês *Applied Behavior Analysis*), associada a terapias auxiliares, como fonoterapia e terapia ocupacional. O número de horas semanais ou a frequência de terapia por semana deve ser definido por cada profissional.

A análise aplicada do comportamento consiste em intervenções sistemáticas, partindo de estratégias de reforço, que visam desenvolver habilidades sociais e comunicativas e minimizar condutas não adaptativas que poderiam interferir no progresso da criança. O uso de métodos com base em ABA para tratar os sintomas de TEA sugere que os comportamentos exibidos podem ser alterados pelo reforço programático de habilidades relacionadas à comunicação e à aquisição de outras habilidades.[34]

As intervenções variam desde abordagens altamente estruturadas (p. ex., treinamento ou instrução de tentativa discreta, aplicações de comportamento verbal e outros) até intervenções em situações naturais, em ambientes que podem ser conduzidos pela criança e implementados no contexto de atividades lúdicas ou rotinas e atividades diárias e que são alterados com base no desenvolvimento de habilidades da criança (p. ex., treinamento de resposta central, treinamento de imitação recíproca e outros).[34] Para determinar qual intervenção é adequada, o terapeuta comportamental realiza uma avaliação detalhada da criança e sua família a fim de determinar quais habilidades devem ser alvo de desenvolvimento e manutenção e quais metas são apropriadas.

As modalidades de tratamento podem variar caso a caso, podendo ser realizadas individualmente ou em grupo, em casa, na escola ou em consultório, dependendo do estágio de desenvolvimento e das necessidades de cada paciente.

É importante também que as potencialidades sejam exploradas ao máximo, devendo-se focar no aprimoramento daquelas que já são habilidades naturais, ensinando aquele indivíduo a usar o hiperfoco a seu favor, por exemplo, transformando esse interesse específico em uma vantagem em relação aos demais colegas.

Não há evidências clínicas significativas para restrição de glúten ou lactose em todos os indivíduos com TEA, salvo em casos específicos de doença celíaca ou intolerância à lactose. Também não há evidência científica robusta, de acordo com as diretrizes atuais, para o uso generalizado de vitaminas, ômega 3, ozonioterapia, ocitocina, quelantes, imunoglobulina, células-tronco e óleos essenciais.[35]

A pessoa com TEA tem, muitas vezes, habilidades incomparáveis que, se bem-exploradas, podem contribuir de maneira única para a sociedade. Com o tratamento, mesmo casos moderados ou graves podem ter avanços significativos na questão comportamental e na independência para as atividades de vida diária.

Terapia farmacológica

A terapia medicamentosa no TEA é reservada para o tratamento de sintomas associados ou comorbidades. Ao se considerar a introdução de fármacos, devem ser avaliados os riscos e benefícios pesados a cada caso, com cautela.

Em crianças e adolescentes com TEA, o uso de risperidona e aripiprazol pode auxiliar nos sintomas de irritabilidade, agitação, auto e heteroagressividade de acordo com estudos randomizados controlados. Trata-se de antipsicóticos atípicos e constituem os únicos psicofármacos aprovados pela agência reguladora norte-americana Food and Drug Administration (FDA) para o uso específico em indivíduos com TEA. Ambos atuam de forma agonista ou antagonista em determinados receptores seratoninérgicos, dopaminérgicos e histaminérgicos. A risperidona é liberada para uso em crianças acima de 5 anos, ao passo que o aripiprazol é liberado partir de 6 anos de idade. Os efeitos adversos possíveis são sonolência, ganho de peso, fadiga, tremores, constipação e sintomas extrapiramidais. A risperidona pode causar elevação da prolactina sérica e galactorreia.

Em alguns casos de insônia, recorre-se ao uso de melatonina. Pode ser necessário e avaliado caso a caso, o tratamento medicamentoso de doenças associadas como TDAH (já aqui descrito em detalhes), transtorno de ansiedade generalizada, transtorno depressivo maior, ou síndrome de Tourette, entre outros.

PROGNÓSTICO

O prognóstico de cada indivíduo varia de acordo com uma série de fatores, incluindo a qualidade e o início precoce da intervenção terapêutica, o quociente intelectual, o grau de acometimento inicial e as comorbidades. O atraso no diagnóstico e, consequentemente, no tratamento pode acarretar uma série de impactos negativos na esfera social, pessoal e profissional. Indivíduos diagnosticados na idade adulta, mesmo sem deficiência intelectual, podem apresentar dificuldades no emprego, na vida independente e em outros aspectos da funcionalidade. Os déficits nas interações sociais, ou seja, a dificuldade em compreender as sutilezas dos relacionamentos, tendem a prejudicar a formação de vínculos afetivos, tanto no âmbito de amizades como em relacionamentos amorosos.

Visto que há maior limitação em antecipar as expectativas do outro, as relações pessoais, que já são extremamente complexas, se tornam ainda mais desafiadoras. Conforme já mencionado, a falta de compreensão da causa das próprias dificuldades sociais pode ocasionar grande prejuízo para a autoestima do indivíduo, além de sentimento de solidão. É frequente a ocorrência de *bullying* durante a vida escolar e há maior susceptibilidade a situações de violência física ou sexual.

Os adultos com TEA podem apresentar grandes desafios no mercado de trabalho uma vez que as habilidades sociais são frequentemente essenciais para avanços na carreira. O diagnóstico e a intervenção precoce permitiriam a realização de um treinamento dessas capacidades com uma equipe multidisciplinar, assim ampliando o repertório do indivíduo.

Outro fator impactante é o prejuízo à independência. A literatura médica a respeito varia, mas alguns estudos[36,37] relataram que 30% a 40% dos indivíduos que haviam recebido o diagnóstico de TEA pela primeira vez na idade adulta viviam com os pais ou em acomodações com apoio.

Por fim, ao privar esses indivíduos de um diagnóstico precoce, além de causar-lhes grande prejuízo emocional, limitam-se as possibilidades de que, a sua maneira, possam contribuir de forma incrível para a sociedade. O médico generalista deve ter conhecimentos básicos quanto ao TEA para que possa encaminhar os pacientes ao tratamento multidisciplinar que tem potencial transformador, é urgente e imprescindível, e traz benefícios imensuráveis à toda comunidade.

REFERÊNCIAS BIBLIOGRÁFICAS

1. Casella EB, Reed UC. Transtorno de Déficit de Atenção/Hiperatividade. In: Nitrini R, Bacheschi LA. A neurologia que todo médico deve saber. 3. ed. São Paulo: Atheneu, 2015.
2. Cortese S. The neurobiology and genetics of Attention-Deficit/Hyperactivity Disorder (ADHD): what every clinician should know. Europ J Pediatr Neurol. 2012;16:e422-33.
3. Swanson JM, Kinsbourne M, Nigg J, et al. Etiologic subtypes of attention-deficit/hyperactivity disorder: brain imaging, molecular genetic and environmental factors and the dopamine hypothesis. Neuropsychol Rev. 2007;17:39-59.
4. Faraone SV, Asherson P, Banaschewski T, Biederman J, Buitelaar JK, Ramos-Quiroga JA, et al. Attention-deficit/hyperactivity disorder. Nat Rev Dis Primers. 2015;1:15020. doi: 10.1038/nrdp.2015.20.
5. Posner J, Polanczyk GV, Sonuga-Barke E. Attention-deficit hyperactivity disorder. Lancet. 2020;395(10222):450-62. doi: 10.1016/S0140-6736(19)33004-1.
6. Franke B, Faraone SV, Asherson P, Buitelaar J, Bau CH, Ramos-Quiroga JA, et al.; International Multicentre persistent ADHD CollaboraTion. The genetics of attention deficit/hyperactivity disorder in adults, a review. Mol Psychiatry. 2012;17(10):960-87. doi: 10.1038/mp.2011.138.
7. Luman M, Tripp G, Scheres A. Identifying the neurobiology of altered reinforcement sensitivity in ADHD: a review and research agenda. Neurosci Biobehav Rev. 2010;34:744-54.
8. Cortese S, Castellanos FX. Neuroimaging of attention-deficit/hyperactivity disorder: current neuroscience-informed perspectives for clinicians. Curr Psychiatry Rep. 2012;14:568-78.
9. Polanczyk GV, Willcutt EG, Salum GA, Kieling C, Rohde LA. ADHD prevalence estimates across three decades: an updated systematic review and meta-regression analysis. Int J Epidemiol. 2014;43:434-42.
10. Polanczyk GV, Salum GA, Sugaya LS, Caye A, Rohde LA. Annual research review: a meta-analysis of the worldwide prevalence of mental disorders in children and adolescents. J Child Psychol Psychiatry. 2015;56:345-65.
11. Thomas R, Sanders S, Doust J, Beller E, Glasziou P. Prevalence of attention-deficit/hyperactivity disorder: a systematic review and meta-analysis. Pediatrics. 2015;135(04):e994-e1001.
12. Drechsler R, Brem S, Brandeis D, Grünblatt E, Berger G, Walitza S. ADHD: current concepts and treatments in children and adolescents. Neuropediatrics. 2020;51(5):315-35. doi: 10.1055/s-0040-1701658.
13. Agency for Healthcare Research and Quality. Diagnosis of Attention-Deficit/Hyperactivity Disorder. Clinical Focus. Rockville MD. 1999. [2024 Jul. 4]. Disponível em: www.ahrq.gov/clinic/tp/adhddtp.htm.
14. American Psychiatric Association. Diagnostic and statistical manual of mental disorders. 5. ed. DSM-5TM. Washington, DC: American Psychiatric Publishing, 2013.
15. Anselmi L, Menezes AM, Barros FC, Hallal PC, Araújo CL, Domingues MR, et al. Early determinants of attention and hyperactivity problems in adolescents: the 11-year follow-up of the 1993 Pelotas (Brazil) birth cohort study. Cad Saude Publica. 2010;26(10):1954-62. doi: 10.1590/s0102-311x2010001000012.
16. Moffitt TE, Houts R, Asherson P, Belsky DW, Corcoran DL, Hammerle M, et al. Is adult ADHD a childhood-onset neurodevelopmental disorder? Evidence from a 4-decade longitudinal cohort study. Am J Psychiatry. 2015;172(10):967-77. doi: 10.1176/appi.ajp.2015.14101266.
17. Cortese S, Adamo N, Del Giovane C, et al. Comparative efficacy and tolerability of medications for attention-deficit hyperactivity disorder in children, adolescents, and adults: a systematic review and network meta-analysis. Lancet Psychiatry. 2018;5:727-38.
18. Mazza M, et al. Drugs for attention deficit- hyperactivity disorder do not increase the mid-term risk of sudden death in children: a meta-analysis of observational studies. Int J Cardiol. 2013;68,4320-1.
19. Roy A, Hechtman L, Arnold LE, Sibley MH, Molina BS, Swanson JM, et al.; MTA Cooperative Group. Childhood factors affecting persistence and desistence of Attention-Deficit/Hyperactivity Disorder symptoms in adulthood: results from the MTA. J Am Acad Child Adolesc Psychiatry. 2016;55(11):937-44.e4. doi: 10.1016/j.jaac.2016.05.027.
20. Karam RG, Breda V, Picon FA, Rovaris DL, Victor MM, Salgado CA, et al. Persistence and remission of ADHD during adulthood: a 7-year clinical follow-up study. Psychol Med. 2015;45(10):2045-56. doi: 10.1017/S0033291714003183.
21. Dalsgaard S, Ostergaard SD, Leckman JF, Mortensen PB, Pedersen MG. Mortality in children, adolescents, and adults with attention deficit hyperactivity disorder: a nationwide cohort study. Lancet. 2015;385:2190-6.
22. Maenner MJ, Warren Z, Williams AR, et al. Prevalence and characteristics of autism spectrum disorder among children aged 8 years – autism and developmental disabilities monitoring network, 11 sites, United States, 2020. MMWR Surveill Summ. 2023;72(SS-2):1-14.
23. Kanner L. Autistic disturbances of affective contact. Nerv Child. 1943;2:217-50.

24. Asperger H. 'Autistic psychopathy' in childhood. In: Frith U, ed. Autism and Asperger syndrome. Cambridge, UK: Cambridge University Press, 1991:37-92.
25. Lai MC, Lombardo MV, Baron-Cohen S. Autism. Lancet. 2014;383(9920):896-910. doi: 10.1016/S0140-6736(13)61539-1.
26. Shenouda J, Barrett E, Davidow AL, Sidwell K, Lescott C, Halperin W, et al. Prevalence and disparities in the detection of autism without intellectual disability. Pediatrics. 2023;151(2):e2022056594. doi: 10.1542/peds.2022-056594.
27. Dietz PM, Rose CE, McArthur D, Maenner M. National and state estimates of adults with autism spectrum disorder. J Autism Dev Disord. 2020;50(12):4258-66. doi: 10.1007/s10803-020-04494-4.
28. Paula CS, Ribeiro SH, Fombonne E, Mercadante MT. Brief report: prevalence of pervasive developmental disorder in Brazil: a pilot study. J Autism Dev Disord. 2011;41(12):1738-42. doi: 10.1007/s10803-011-1200-6.
29. Lord C, Elsabbagh M, Baird G, Veenstra-Vanderweele J. Autism spectrum disorder. Lancet. 2018;392(10146):508-20. doi: 10.1016/S0140-6736(18)31129-2.
30. Lai MC, Kassee C, Besney R, Bonato S, Hull L, Mandy W, et al. Prevalence of co-occurring mental health diagnoses in the autism population: a systematic review and meta-analysis. Lancet Psychiatry. 2019;6(10):819-829. doi: 10.1016/S2215-0366(19)30289-5.
31. Lord C, Brugha TS, Charman T, Cusack J, Dumas G, Frazier T, et al. Autism spectrum disorder. Nat Rev Dis Primers. 2020;6(1):5. doi: 10.1038/s41572-019-0138-4.
32. Schaefer GB, Mendelsohn NJ; Professional Practice and Guidelines Committee. Clinical genetics evaluation in identifying the etiology of autism spectrum disorders: 2013 guideline revisions. Genet Med. 2013;15(5):399-407. doi: 10.1038/gim.2013.32. Epub 2013 Mar 21. Erratum in: Genet Med. 2013;15(8):669.
33. Wu S, et al. Advanced parental age and autism risk in children: a systematic review and meta-analysis. Acta Psychiatr Scand. 2017;135:29-41.
34. Hyman SL, Levy SE, Myers SM. Council on children with disabilities, section on developmental and behavioral pediatrics. Identification, evaluation, and management of children with autism spectrum disorder. Pediatrics. 2020;145(1):e20193447. doi: 10.1542/peds.2019-3447.
35. Montenegro MA, Van der Linden H, Casella EB, Gadia C, Celeri, EH, Sampatio LB. Proposta de padronização para o diagnóstico, investigação e tratamento do Transtorno do Espectro Autista. Sociedade Brasileira de Neurologia Infantil.
36. Lehnhardt F-G, Falter CM, Gawronski A, Pfeiffer K, Tepest R, Franklin J, et al. Sex-related cognitive profile in autism spectrum disorders diagnosed late in life: implications for the female autistic phenotype. J Autism Dev Disord. 2016;46:139-54.
37. Hofvander B, Delorme R, Chaste P, Nydén A, Wentz E, Ståhlberg O. Psychiatric and psychosocial problems in adults with normal-intelligence autism spectrum disorders BMC Psychiatry. 2009;10:9:35.

CAPÍTULO 31

Carmen Sílvia Molleis Galego Miziara • Letícia Pereira de Brito Sampaio
Maria Luiza Giraldes de Manreza (*in memoriam*)

Epilepsias e Crises Epilépticas na Infância e na Adolescência

INTRODUÇÃO

A epilepsia é uma doença de etiologia variada, caracterizada pela ocorrência de crises epilépticas, que pode incidir em qualquer idade, sendo mais comum em crianças, especialmente nas menores de 2 anos de idade, e em pessoas idosas com mais de 65 anos. No mundo, é estimado que 2,4 milhões de pessoas sejam diagnosticadas com epilepsia anualmente.[1]

A crise epiléptica corresponde à descarga excessiva e síncrona de uma população neuronal que pode ser verificada por meio do eletroencefalograma (EEG).

A maior suscetibilidade do sistema nervoso central (SNC) imaturo a crises epilépticas é multifatorial. Nos primeiros anos de vida, ocorre intenso desenvolvimento dendrítico, sináptico e da mielina. O número de sinapses aumenta rapidamente até os 8 a 10 anos de idade, quando grande parte delas, não funcionais, será eliminada.[2] Além disso, no período neonatal, o SNC apresenta hiperexcitabilidade fisiológica determinada por um desequilíbrio entre os fatores excitatórios e inibitórios.[3]

A crise epiléptica ocorre em duas situações distintas. A primeira é a crise *sintomática aguda* ou *reativa*, que não é considerada epilepsia, pois está na dependência direta de um fator exógeno que pode ser um evento agudo ou transitório de origem neurológica (meningoencefalite, trauma de crânio, doença cerebrovascular etc.) ou um evento sistêmico (febre, anoxia, hipoglicemia etc.); em ambos os casos, a crise cessa assim que o evento desaparece. A segunda compreende as crises epilépticas que ocorrem de forma espontânea, seja de modo isolado, constituindo a assim denominada *crise epiléptica única*, seja de modo recorrente, configurando a *epilepsia*.

EPILEPSIA NA INFÂNCIA E NA ADOLESCÊNCIA

Nessa faixa etária, observa-se que, clinicamente, as manifestações epilépticas são geralmente idade-dependentes e os padrões das crises e das epilepsias refletem mais o estágio evolutivo do SNC do que a etiologia. Ou seja, as síndromes epilépticas tendem a apresentar expressões clínicas e eletroencefalográficas até certo ponto semelhantes para determinada faixa etária, a despeito da heterogeneidade etiológica e das diferenças topográficas das lesões cerebrais, fato que, muitas vezes, dificulta o diagnóstico.

Em revisão sobre a Classificação das Epilepsias e Síndromes Epilépticas, a Liga Internacional Contra a Epilepsia (ILAE, do inglês *International League Against Epilepsy*) definiu as síndromes epilépticas como entidades clínicas identificadas por um conjunto de características eletroclínicas.[4] Essas características incluem a idade de início, os antecedentes cognitivos e de desenvolvimento e suas consequências, os exames motor e sensorial, as características do eletroencefalograma (EEG), os fatores precipitantes ou desencadeadores, os padrões da ocorrência de crises com relação ao sono etc.

Para o fator idade, a ILAE recomendou os grupos: neonatos, período entre o nascimento até completar 44 semanas de idade pós-menstrual materna (período entre o primeiro dia da última menstruação até o parto); lactente, menor de 1 ano de idade; criança, de 1 ano completo a 12 anos; adolescentes de 12 a 18 anos; adulto, maior que 18 anos; e idosos, maiores que 60 ou 65 anos de idade.[4]

A nova proposta de Classificação das Epilepsias e Crises Epilépticas, de 2017, pode ser vista no Quadro 31.1. Observa-se que o número de doenças na infância e na adolescência é significativo.

Quadro 31.1. **Síndromes eletroclínicas organizadas por idade no início**

1-Período neonatal
Epilepsia neonatal familiar benigna
Encefalopatia mioclônica precoce
Síndrome de Ohtahara
2-Lactente
Epilepsia com crises focais migratórias
Síndrome de West
Epilepsia mioclônica da infância
Epilepsia benigna da infância
Epilepsia familiar benigna da infância
Síndrome de Dravet
Encefalopatia mioclônica em doenças progressivas
3-Infância
Crises febris *plus* (pode começar na infância)
Síndrome de Panayiotopoulos
Epilepsia mioclônica com crises atônicas (anteriormente astática)
Epilepsia benigna com pontas centrotemporais
Epilepsia do lobo frontal noturna autossômica dominante
Epilepsia occipital de início tardio na infância (tipo Gastaut)
Epilepsia com ausências mioclônicas
Síndrome de Lennox-Gastaut
Encefalopatia epiléptica com ponta-onda contínua durante o sono
Síndrome de Landau-Kleffner
Epilepsia ausência da infância
4-Adolescência-adulto
Epilepsia ausência juvenil
Epilepsia mioclônica juvenil
Epilepsia com crises tônico-clônicas generalizadas
Epilepsias mioclônicas progressivas
Epilepsia autossômica dominante com características auditivas
Outras epilepsias familiares do lobo temporal
5-Relação idade menos específico
Epilepsia focal familiar com focos variáveis (da infância à idade adulta)
Epilepsias reflexas

Fonte: Desenvolvido pela autoria.

A evolução das epilepsias e das síndromes epilépticas na infância é bastante variável. Algumas cursam com prognóstico favorável, enquanto outras se tornam refratárias. Independentemente da forma de evolução, é importante lembrar que elas incidem sobre um indivíduo em desenvolvimento, tanto do ponto de vista físico como psíquico e social, o que pode acarretar sequelas em todas essas esferas.

LACTENTE

No lactente, existe nítido predomínio das crises sintomáticas agudas, sendo a crise febril (CF) a mais frequente. Entre as epilepsias, predominam as formas sintomáticas ou possivelmente sintomáticas e, entre as síndromes, a de West, de Dravet e de Doose devem ser lembradas em razão de suas especificidades.

Crise febril

A CF é o tipo de crise epiléptica mais comum na criança. É definida como evento que ocorre na infância, em 2% a 5% das crianças entre os 6 e 60 meses, associado à febre, mas sem evidência de infecção intracraniana ou causa definida.[5-7] Desse diagnóstico, estão excluídas as crianças com crises afebris prévias. A Academia Americana de Pediatria (AAP) sugere, ainda, que, na forma simples de CF, o diagnóstico deve ser feito em crianças sem déficits neurológicos e com desenvolvimento neuropsicomotor (DNPM) normal.[6,7]

Tradicionalmente, a CF ocorre, em geral, nas primeiras horas do processo infeccioso e, não raramente, é o primeiro sinal clínico da doença. Somente 21% das crianças apresentam a crise antes ou durante a 1ª hora do início da febre; em 57%, a crise ocorre após a 1ª hora, mas dentro das primeiras 24 horas iniciais da febre; e 22% têm crises após 24 horas do início da febre.[9] Em aproximadamente 25% dos casos, a CF está associada a temperaturas acima de 40 °C, e alguns autores estabelecem um limite inferior de 38 °C para o estabelecimento do diagnóstico; entretanto, a prática mostra que a crise pode ocorrer com temperaturas mais baixas.[6,7]

A fisiopatologia da CF ainda não está bem-definida. Acredita-se que ela dependa da interação entre o indivíduo e o meio ambiente e que a natureza da infecção possa exercer alguma influência. A gastroenterite é associada com baixa incidência de CF, enquanto infecções por herpesvírus 6 e herpesvírus 7 estão associadas à elevada incidência, fato que tem despertado interesse dos pesquisadores a respeito do papel do herpesvírus 6 na patogênese da CF prolongada e da epilepsia do lobo temporal subsequente.[10]

Outro fator que se discute é o papel da vacina. Vacinas, por exemplo, contra coqueluche, sarampo e gripe têm sido associadas à fibromialgia;[11] no entanto, os eventos de CF são raros e não estão normalmente associados a complicações ou doenças neurológicas graves pós-vacinais. Considerando-se os benefícios significativos para a saúde, as vacinas não devem ser restringidas na população pediátrica. No entanto, a vacina pode ser um problema em crianças geneticamente predispostas. Estudos de vigilância são necessários para avaliar com precisão a incidência de CF e identificar crianças particularmente mais suscetíveis à CF após a vacinação.

A genética tem papel importante na fisiopatogenia da CF e representa bom exemplo de interação entre a susceptibilidade genética e os fatores ambientais. Crianças com história familiar de CF têm maior chance de ter CF e de recorrência das CF do que a criança sem história familiar. O mecanismo genético é desconhecido, aventando-se a herança autossômica recessiva, dominante ou ainda poligênica. Até o momento, o gene ou lócus genético para a CF não foi identificado. Estudo em famílias acometidas demonstrou mutações em genes de subunidade de canais de sódio e do ácido gama-aminobutírico.[12,13]

Do ponto de vista clínico, a CF pode ser simples ou complicada.[5,6] A simples, quatro vezes mais comum, caracteriza-se pela ocorrência de crise epiléptica generalizada, com duração inferior a 15 minutos e que não se repete durante a doença febril. A complicada, também denominada "complexa" ou "atípica", caracteriza-se pela ocorrência de crise focal (com ou sem alteração de consciência), e/ou prolongada (duração > 15 minutos), e/ou múltipla (ocorrência de mais de uma CF durante a doença febril).

Para alguns autores, a diferença crítica entre os dois tipos de CF está unicamente na duração da crise.[14] Quando se obtém uma história detalhada, aproximadamente 30% dos pacientes com CF que procuram o departamento de emergência apresentam sinais de CF complicada.

Estudo realizado com 119 crianças que apresentaram CF com duração maior do que 30 minutos observou que a maioria das crises era do tipo focal (67%) e convulsiva (99%). Para os autores, na CF, a frequência de crises focais é mais alta do que se imagina e, provavelmente, elas não são reconhecidas em razão de informações imprecisas fornecidas pelos familiares.[14]

As CF são benignas, sendo raros os relatos de sequelas neurológicas. O estado de mal epiléptico é comum, mas mesmo nessa circunstância as sequelas são infrequentes.

Na história natural da CF, é importante conhecer os fatores de risco para a primeira CF, a recorrência de CF e a ocorrência de epilepsia em idade mais tardia. O fator preditivo mais importante para a ocorrência da primeira CF é a história familiar de CF.[7]

A taxa de recorrência da CF é de 25% a 50% (média de 33%). Aproximadamente, um terço das crianças com a primeira CF vai apresentar recorrência e 10% vão apresentar três ou mais crises.[6] Os fatores de risco de recorrência são a baixa idade da criança na primeira CF (especialmente menores de 18 meses) e a história familiar de CF,[9] seguidas pelo pico de temperatura (quanto maior o pico de temperatura, menor a chance de recorrência) e pela ocorrência da CF nas primeiras horas da doença febril. A ocorrência de CF complicada não foi associada ao aumento de risco de recorrência na maioria dos estudos. Entretanto, se a primeira CF foi prolongada, é provável que na recorrência também o seja.[9]

A incidência de epilepsia na evolução de crianças com CF varia de 2% a 10% e, na maioria dos estudos, foi relacionada com a ocorrência de CF complicada, história familiar de epilepsia e presença prévia de anormalidades neurológicas.[15] Outros sugerem que também a ocorrência de CF múltipla e a ocorrência da CF no início da doença febril podem aumentar o risco de epilepsia subsequente.[9]

A CF é encontrada na história pregressa de algumas síndromes epilépticas, como epilepsia ausência da infância, epilepsia autolimitada da infância com descargas centrotemporais, epilepsia mioclônica severa da infância e a epilepsia do lobo temporal em virtude de esclerose mesial temporal. A relação de causa e efeito entre CF e essas epilepsias é controversa, ressaltando, porém, que a utilização de fármaco anticrise (FAC) no tratamento de crianças com CF não diminui o risco de epilepsia.[16]

O *status epilepticus febril*, por sua vez, tem sido relacionado à injúria hipocampal e subsequente esclerose hipocampal e epilepsia do lobo temporal em maior número de pacientes do que se esperaria pelo acaso.[17] Entre as crianças com uma primeira CF, o estado de mal epiléptico parece ser resultante de combinação de baixo limiar para convulsão (idade mais jovem e temperaturas mais baixas) e prejuízo na regulação da duração das crises.[18]

O diagnóstico da CF é essencialmente clínico, sendo os exames complementares úteis somente para o diagnóstico etiológico da febre. O exame do líquido cefalorraquidiano (LCR) é, geralmente, normal mesmo após CF prolongada,[19] mas deve ser realizado em crianças com CF que apresentem sinais e/ou sintomas de irritação meníngea ou em qualquer criança cuja história ou exame sugira a presença de meningite ou infecção intracraniana. Em crianças entre 6 e 12 meses de idade, a punção lombar deve ser considerada naquelas que não foram imunizadas ou quando não se conhece o estado de imunização para *Haemophilus influenzae tipo b* e para *Streptococcus pneumoniae* ou, ainda, em crianças que estejam em tratamento com antibióticos que poderiam mascarar os sinais e sintomas de meningite. Quando for decidido realizar punção lombar, a hemocultura e a glicemia devem ser testadas concomitantemente para aumentar a sensibilidade na detecção do agente e verificar a presença de hipoglicorraquia, característica da meningite bacteriana. O EEG não deve ser indicado de rotina, pois não orienta a conduta e não tem valor prognóstico. Exames de neuroimagem também não devem ser feitos de rotina.[6]

O principal diagnóstico diferencial da CF é com infecções do SNC. A CF deve ser diferenciada ainda da CF *plus* que se caracteriza pela manutenção das crises febris após os 5 anos de idade ou pela ocorrência de crises tônico-clônicas generalizadas que se associam ou se seguem às CF.[20] Crianças com CF *plus* podem evoluir para formas de epilepsias generalizadas com crises de ausência, mioclônicas e tônico-clônicas, constituindo a síndrome de epilepsia generalizada com CF *plus*.

A conduta terapêutica na CF é não utilizar FAC de modo contínuo. O controle da febre recomendado é com antitérmico. FAC de ação rápida e antipiréticos têm sido usados somente durante os episódios febris, evitando-se os efeitos adversos do tratamento contínuo.

A preocupação é maior diante de quadros de CF prolongada, a qual deve ser prevenida ou abortada para que o *status epilepticus* não ocorra e, dessa forma, evitando as possíveis complicações. Nessas crianças, a terapêutica de prevenção, que consiste no uso de benzodiazepínico durante os episódios febris, pode ser indicada. São medicamentos que agem bem na CF e que atingem rapidamente a concentração terapêutica. O benzodiazepínico com mais frequência referido na literatura é o diazepam e, em nosso meio, o clobazam. No entanto, em revisão da literatura, Offringa *et al.*, 2021,[21] não encontraram benefícios clinicamente significantes para as crianças com CF em uso intermitente oral de diazepam, fenitoína, fenobarbital, valproato, piridoxina, ibuprofeno, diclofenaco, acetaminofeno ou diazepam intermitente por via retal, enquanto efeitos adversos foram relatados em até 30% das crianças. O benefício aparente foi visto somente em um ensaio com clobazam que, segundo os autores, precisa ser replicado para ser julgado confiável.[22] Para interromper a crise, formulações de benzodiazepínicos próprias para via retal ou oral podem ser consideradas em âmbito domiciliar, porém ainda não estão disponíveis em nosso meio. Offringa *et al.*, 2021,[21] acreditam que, dada a natureza benigna da CF recorrente e a elevada prevalência de efeitos adversos desses fármacos, os pais e as famílias devem ser apoiados com informações adequadas sobre a história clínica, o contato com serviços médicos e sobre a natureza benigna do fenômeno.

A AAP[6-7] não recomenda a realização de neuroimagem de rotina em pacientes com CF simples, deixando em aberto a possibilidade para os casos de CF complicadas. Entretanto, um estudo que avaliou 71 crianças sem anormalidades neurológicas que tiveram CF complicada verificou que os exames de imagens não mostraram anormalidades.[23]

Síndrome de espasmo epiléptico infantil

A síndrome de espasmo epiléptico infantil (SEEI) engloba diferentes apresentações em que as características clínicas das crises são do tipo espasmo, incluindo nesse grupo a síndrome de West. Essa síndrome é classicamente definida pela tríade composta por espasmos epilépticos, interrupção ou involução do desenvolvimento neuropsicomotor (DNPM) e padrão de hipsarritmia no EEG.[24] A SEEI é um espectro de condições anormais que cursam com espasmos e na qual a síndrome de West se enquadra como um subconjunto.

Em 2004, o Grupo Delphi propôs o termo "síndrome de espasmos infantis" para todos os eventos de espasmos infantis, independentemente dos achados de EEG, mantendo o termo "síndrome de West" para aqueles com hipsarritmia, mesmo na ausência de regressão do DNPM.[25] Esse novo entendimento trouxe benefícios no sentido de possibilitar o diagnóstico e o tratamento precoces dos espasmos infantis. A inclusão do termo "epiléptico" à síndrome de espasmos infantis objetivou diferenciar os espasmos epilépticos dos não epilépticos.[24]

A idade de início dos espasmos epilépticos é de 1 a 24 meses de vida, com pico entre o 3º e o 12º meses e com predomínio do sexo masculino (6:4). Para Lux *et al.*, 2004,[25] a SEEI ocorre em 80% dos casos no 1º ano de vida, com pico de incidência entre 4 e 8 meses, e quase sempre antes de 2 anos de idade.

A incidência é estimada em torno de 2-5/10 mil crianças nascidas vivas e a prevalência é de 1-2/10 mil crianças com até 10 anos de idade que iniciaram o quadro epiléptico no 1º ano de vida (99% dos casos).[26] Nos casos de espasmos iniciados antes dos 3 meses de vida, devem ser investigadas outras encefalopatias epilépticas.

Os espasmos epilépticos (anteriormente definidos por espasmos infantis) são contrações tônicas, breves (menos de 3 segundos), geralmente bilaterais e simétricas, mas podem ser unilaterais e assimétricas, envolvendo subitamente a musculatura axial, flexora e/ou extensora, ou os membros, ocorrendo em salvas (que podem persistir por até 30 minutos) e, comumente, ao despertar.[24] Os espasmos são mais sustentados que os movimentos mioclônicos e menos que as crises tônicas. Algumas formas limitadas de espasmos são caracterizadas por caretas, movimentos de acenos com a cabeça ou olhos.[27] Em recém-nascidos, a diferenciação de espasmos e mioclonias é difícil quando a técnica de investigação não inclui os canais de eletromiografia.[28]

A maioria das crianças tem DNPM normal antes do início dos espasmos epilépticos e, em alguns casos, permanece normal nos primeiros estágios da doença. A história médica e o exame físico detalhado, incluindo a inspeção da pele a fim de identificar as alterações próprias da esclerose tuberosa, uma das etiologias da SEEI, podem identificar precocemente sinais da doença.

Na SEEI, as crises de espasmo associam-se a várias outras, em especial às focais, que costumam coexistir com os espasmos, embora possam antecedê-los ou mesmo sucedê-los. O retardo neuropsicomotor é variável dependendo da etiologia. A síndrome pode ocorrer em crianças antes normais ou mais comumente naquelas com distúrbio neurológico prévio, sendo o prognóstico desfavorável na maioria dos casos.[29,30]

Com a evolução, os espasmos epilépticos podem dar lugar à síndrome de Lennox-Gastaut (30%) ou à epilepsia focal farmacorresistente. Por sua vez, algumas crianças inauguram o quadro com crises focais (sem hipsarritmia no EEG) e evoluem para espasmos epilépticos e, com o tempo e tratamento, podem retornar a manifestar crises focais. A coexistência de crises focais e espasmos epilépticos são sugestivos de etiologia estrutural, como esclerose tuberosa ou displasia cortical.[24]

O padrão eletroencefalográfico de hipsarritmia se caracteriza por ondas agudas, ondas lentas e espículas, de alta voltagem, em todas as regiões corticais, com distribuição anárquica, dando a impressão de uma desorganização caótica da eletrogênese cortical[31] (Figura 31.1) mais evidente no sono não REM (NREM). Esse padrão clássico é, geralmente, observado no início dos espasmos e em crianças menores de 1 ano de idade. Em um terço das crianças, pode-se observar outro padrão de EEG, como descargas epilépticas multifocais.

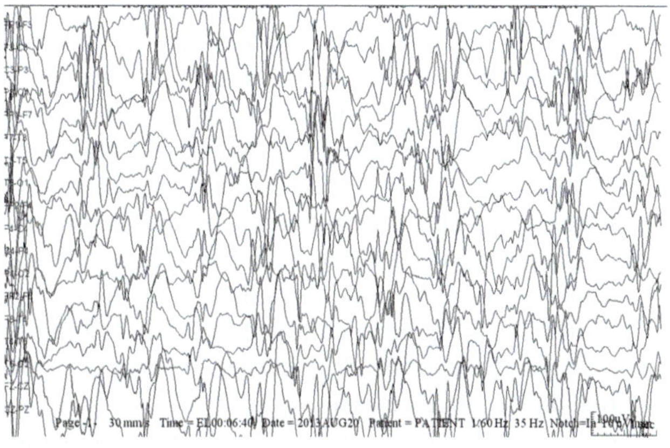

Figura 31.1. EEG com padrão de hipsarritmia.
Fonte: Acervo da autoria.

A síndrome de West é um subtipo de SEEI e foi descrita pelo Dr. William James West, em 1841, com base no do quadro clínico de seu filho que apresentava espasmos infantis. A força-tarefa da ILAE, em 1989, a reconheceu como uma síndrome epiléptica do lactente que, por estar associada à deterioração do DNPM, foi considerada encefalopatia epiléptica. A tríade da síndrome é composta pelos espasmos epilépticos, comprometimento do DNPM e anormalidade no EEG definida por hipsarritmia (espículas multifocais de grande amplitude em associação com desorganização da atividade elétrica cerebral).

A investigação diagnóstica da SEEI por meio de neuroimagem pode fornecer elementos etiológicos importantes em grande parte dos casos. A ressonância magnética de encéfalo evidencia anormalidades em mais da metade dos pacientes, chegando a dois terços, dependendo do estudo. As alterações variam entre sinais adquiridos ou congênitos, focais ou difusos. Segundo Zuberi *et al.*, 2022,[24] os exames de imagem devem ser repetidos após 2 anos para melhor análise etiológica, já que o processo de mielinização em desenvolvimento pode mascarar o diagnóstico.

Estudo genético deve ser realizado nos casos em que a ressonância magnética não mostrou anormalidades significativas ou quando as anormalidades vistas sugerem origem genética. Estima-se que 41% dos casos têm etiologia genética, entre elas: trissomia 21 ou mutações nos genes ARX, CDKL5, STXBP1, IQSEC2, TSC1 e TSC2.[24]

Aproximadamente 60% das crianças com SEEI têm distúrbio neurológico identificado, mas em outras, apesar da investigação, não apresentam anormalidade neurológica que justifique os espasmos epilépticos, permanecendo o diagnóstico etiológico não determinado.[32]

Fusco *et al.*, 2020,[33] propõem três cenários em que ocorrem espasmos epilépticos e que implicam diferentes abordagens terapêuticas:

- Cenário 1: representado pela síndrome de West, em crianças previamente hígidas e que cursam com regressão do DNPM e EEG com hipsarritmia. O atraso do DNPM pode ser precoce e anterior ao início dos espasmos, especialmente entre os pacientes com diagnóstico de esclerose tuberosa, encefalopatia hipóxico-isquêmica, malformação cortical ou neurofibromatose tipo 1. Entretanto, é preciso considerar que a etiologia da síndrome de West é heterogênea. Muitas crianças respondem bem ao tratamento com hormônio adrenocorticotrófico (ACTH), esteroides ou vigabatrina, podendo, inclusive, reverter as anormalidades vistas no EEG.
- Cenário 2: caracterizado por encefalopatia epiléptica e do desenvolvimento na qual os espasmos epilépticos são acompanhados de outros tipos de crises em crianças com atraso prévio do desenvolvimento (desde o nascimento). O EEG não apresenta padrão típico de hipsarritmia e a resposta à terapêutica medicamentosa é insatisfatória na maioria dos pacientes. Nesse cenário, tanto as crises epilépticas como o atraso DNPM decorrem do mesmo fator causal e diversos genes têm sido relacionados.
- Cenário 3: os espasmos epilépticos ocorrem no contexto de epilepsia focal e estão associados a lesões cerebrais estruturais focais. O tratamento com ACTH, esteróides ou vigabatrina podem ser menos eficazes que os fármacos indicados para crises focais.

De forma geral, o tratamento da SEEI visa controlar as crises epilépticas, em especial os espasmos, de modo a evitar a encefalopatia e melhorar a evolução. As opções terapêuticas são: uso de FAC; corticosteroideterapia; e dieta cetogênica; entre outras.

O tratamento de 1ª linha é realizado com ACTH (indisponível no Brasil) ou prednisolona e vigabatrina. Nos casos consequentes à esclerose tuberosa, a vigabatrina é sempre a 1ª escolha. Outros tratamentos incluem topiramato, dieta cetogênica e vitamina B6. Observa-se, ainda nesses pacientes, que os FAC convencionais, em geral, não são efetivos no tratamento.

A terapia com esteroides leva à redução significativa das crises em 50% a 65% dos pacientes. O tratamento convencional tem sido com ACTH ou prednisolona em regimes variados, sendo recomendado com doses altas.[25] A prednisolona é mais segura e o ACTH natural é preferível ao sintético porque apresenta menor ocorrência de eventos adversos.

A vigabatrina é considerada por muitos autores como a 1ª escolha em crianças com espasmos epilépticos. Estudos mostram que é especialmente eficaz nas formas em razão da esclerose tuberosa (96%) e nas crianças com menos de 3 meses de idade por ocasião do início dos espasmos (90%). Nas outras formas, sua eficácia é semelhante à de outros tipos de tratamentos, mas, de modo geral, é mais bem-tolerada. A dose eficaz é variável (50 a 200 mg/kg/dia). Os principais efeitos colaterais da vigabatrina nos lactentes são sonolência ou irritabilidade. A grande vantagem da vigabatrina é que, quando eficaz, age rapidamente, suprimindo os espasmos em poucos dias (média de 4 dias). Assim, preconiza-se que, em crianças com espasmos de qualquer etiologia, inicie-se o tratamento com vigabatrina em doses ao redor de 50 mg/kg/dia titulando-se rapidamente até doses altas, por 10 a 15 dias. Naquelas que não melhoram, tentam-se alternativas terapêuticas. Nas crianças que respondem à vigabatrina, a medicação deve ser mantida pelo menor tempo possível, em geral de 4 a 6 meses, pela possibilidade de ocorrência de retinopatia gabaérgica, com perda visual.

Outras possibilidades no tratamento dos espasmos epilépticos incluem nitrazepam, valproato de sódio e dieta cetogênica bem como, em determinadas situações, a cirurgia.

O nitrazepam, embora não seja um medicamento isento de riscos, apresenta menor incidência de efeitos colaterais. O clonazepam tem uso limitado em razão de seu efeito sedativo.

O valproato de sódio deve ser utilizado com cautela pela possibilidade de determinar, nessa faixa etária, distúrbios hepáticos, em especial uma forma grave de hepatite fulminante.

A dieta cetogênica tem sido utilizada em crianças com epilepsia de difícil controle desde 1920 e, atualmente, é reconhecida como tratamento não farmacológico para os espasmos refratários. Rica em gorduras, adequada em proteínas e pobre em carboidratos, a dieta cetogênica reproduz no organismo o estado de jejum, promovendo a produção de corpos cetônicos. Kossof *et al.*, 2002,[34] analisaram, de forma retrospectiva, a eficácia da dieta cetogênica no tratamento dos espasmos durante o período de 4 anos em crianças previamente tratadas com três FAC em média, observando redução de mais de 50% dos espasmos em 56% das crianças, 46% das quais ficaram livres de crises. O mesmo autor, posteriormente,[35] analisou, de forma retrospectiva, sua experiência com a dieta cetogênica como monoterapia inicial para espasmos infantis. Ao final do 1º mês de dieta, 62% das crianças estavam livres de crises, porém a normalização do EEG ocorreu depois de 2 a 5 meses. Em média, 6,5 dias foram necessários para o controle das crises, sugerindo que o tratamento inicial durante 2 semanas seria suficiente para avaliar sua eficácia.

O emprego da dieta cetogênica demanda equipe multidisciplinar que inclui, além do neurologista, nutricionista, psicóloga e assistente social. Pode ser introduzida de forma gradativa, ambulatorialmente ou, de forma abrupta, intra-hospitalar, após um período de jejum. É calculada de forma que 90% das necessidades calóricas diárias sejam obtidas por meio de gorduras e somente 10% por meio de hidratos de carbono e proteínas (relação 4:1).

A dieta pode determinar náuseas, vômitos, diarreias ou ainda obstipação intestinal. Outro efeito notado é o aumento no teor de colesterol e triglicerídeos. Quando bem aceita e eficaz, apresenta a vantagem de permitir a redução dos FAC em uso, sendo mantida por cerca de 2 anos.

A ressecção cirúrgica de lesões focais ou unilaterais do SNC pode ser efetiva em determinados pacientes com espasmos infantis intratáveis. A identificação de lesões focais pode ser feita pela avaliação do metabolismo da glicose na tomografia por emissão de pósitrons (PET, do inglês *positron emission tomography*) em crianças com espasmos infantis sem etiologia definida e ressonância magnética de encéfalo normal. A ressecção cirúrgica associa-se ao controle das crises e a melhor evolução[36] e deve ser considerada em crianças com espasmos refratários.

O tratamento para a SEEI é considerado bem-sucedido desde que o controle dos espasmos melhore o DNPM. O tratamento efetivo inclui a cessação das crises de espasmos epilépticos e o desaparecimento do padrão de hipsarritmia no EEG.

Síndrome de Dravet

A síndrome de Dravet (SD), previamente denominada "epilepsia mioclônica grave da infância", é uma das mais agressivas epilepsias na infância, acometendo uma a cada 20 mil a 40 mil crianças,[37] com incidência aproximada de 6,5/100 mil nascidos vivos.[38] É considerada como encefalopatia infantil do desenvolvimento cursando com crises farmacorresistentes e diferentes comorbidades. As crianças afetadas apresentam déficits cognitivo, intelectual e comportamental, muitas vezes associados a transtornos motores de marcha. Quase todos os pacientes têm a variante patogênica em SCN1A, resultando em haploinsuficiência de Nav1.1, a subunidade alfa-1 do canal de sódio.[39]

Na maioria dos pacientes (85%) com SD, o diagnóstico pode ser confirmado pelo encontro da mutação no gene SCN1A.[40,41] No entanto, a ausência dessa mutação não exclui o diagnóstico, pois em cerca de 30% dos pacientes com forma atípica ou limítrofe, o exame pode ser negativo.[42]

As crises epilépticas têm início entre 3 e 9 meses de idade, com média e mediana de 6 meses, mas existem descrições de início já no 1º mês de vida ou após o 20º. As variações extremas do início das manifestações, especialmente antes dos 2 meses ou após os 15 meses, podem justificar a revisão do diagnóstico. Crises mioclônicas estão presentes em 85% das crianças, porém cerca de 50% delas apresentam crises focais disperceptivas e, em menor percentagem, crises tônicas e atônicas.[39] A ausência de mioclonias não afasta o diagnóstico de SD.[37]

O quadro clínico mostra duas fases bem-definidas. A primeira se caracteriza pela ocorrência, entre os 5 e 8 meses de idade, de CF clônica, generalizada ou unilateral prolongada que, em alguns casos, evolui para estado de mal epiléptico. Nessa fase, o exame neurológico e o EEG costumam ser normais, o que leva ao diagnóstico de CF. Algumas vezes, a primeira crise é afebril e/ou pós-vacinal. Em curto período, surgem outras crises febris e/ou afebris.

A segunda fase ocorre a partir do 2º ou 3º ano de vida, caracterizada por crises mioclônicas frequentes e de difícil controle. As mioclonias podem ser maciças e generalizadas, resultando em queda, ou erráticas e multifocais, mais comumente em mão e face. Ao mesmo tempo, surgem outros tipo de crises, por exemplo, focais ou de ausência. O EEG intercrítico apresenta atividade irritativa generalizada, focal ou multifocal, frequentemente, com fotossensibilidade (49%).

A partir dessa idade, têm início a involução psíquica, as alterações de comportamento e as alterações neurológicas, como hipotonia, ataxia de marcha ou andar típico (flexão do quadril flexão dos joelhos e flexão dos tornozelos), sinais piramidais e sintomas autonômicos. A hipersensibilidade à hipertermia persistente é um fator marcante da SD.

Na evolução, observa-se que as crises, extremamente refratárias nos primeiros anos de vida, podem desaparecer, persistindo principalmente durante o sono ou em episódios febris. A involução psíquica tende a se firmar após 5 a 6 anos de evolução. Os sinais neurológicos se estabilizam, embora muitos pacientes apresentem diminuição da mobilidade consequente à combinação de sinais neurológicos com anormalidades esqueléticas que geram uma postura característica conhecida como *crouch gait*.[43]

A SD está associada a alta mortalidade, mais do que a observada nas epilepsias em geral. A morte ocorre em qualquer idade, mais frequentemente na infância, sendo comum a morte súbita inexplicada, seguida por aquela consequente ao estado de mal epiléptico.[44,45]

A conduta na SD engloba medidas profiláticas, o tratamento das crises e o tratamento da epilepsia. As medidas profiláticas dizem respeito a evitar a hipertermia, não somente a da febre, como também de todas as outras situações que possam aumentar a temperatura do corpo. A vacinação deve ser realizada de acordo com as recomendações usuais, mas os pais devem ficar atentos para medicar os filhos prontamente em caso de febre.[46]

É essencial o estabelecimento do diagnóstico precoce por meio do teste genético em crianças menores de 9 meses de idade que apresentem crise clônica lateralizada prolongada (hemiclônica), especialmente se facilitada por febre e sem anormalidades em exames de imagens.[47]

No tratamento da epilepsia da SD, deve-se ter especial cuidado na escolha da medicação, pois alguns FAC podem agravar o quadro clínico. Deve-se evitar os que sabidamente podem piorar crises mioclônicas como carbamazepina, fenitoína, lamotrigina, oxcarbazepina e vigabatrina, bem como doses altas de fenobarbital. O valproato é o FAC de primeira linha e o clobazam pode ser considerado o primeiro ou segundo. Estudos recentes estudos têm se mostrado promissores em relação a outras medicações inclusive como primeira linha: o estiripentole; e a fenfluramina, essa última em pacientes a partir de 2 anos de idade.[48]

Outras terapias incluem o canabidiol; outros, FAC e a dieta cetogênica.

A eficácia do canabidiol foi inicialmente descrita em estudo prospectivo aberto de epilepsia de início na infância de diferentes etiologias no qual observou-se que os pacientes com SD obtiveram melhor resposta do que a dos demais, com redução de 69,2% e 46,7%, respectivamente, para a frequência de crises tônicas e tônico-clônicas. Estudo de revisão sistemática com metanálise concluiu que a administração de canabidiol em pacientes com SD farmacorresistente a FAC convencionais apresentou resultados satisfatórios na redução das crises com boa tolerabilidade.[49]

Valproato e benzodiazepínicos continuam a ter indicação,[37] ao passo que topiramato, levetiracetam, brometo e dieta cetogênica são eficazes como adjuvantes.

Epilepsia com crises mioclônico-atônicas (síndrome de Doose)

É uma forma de epilepsia genética generalizada com crises mioclônico-atônicas.[50] O diagnóstico deve ser considerado em crianças sem comprometimento cognitivo ou de desenvolvimento antes da ocorrência da primeira crise. O quadro se inicia entre 6 meses e 6 anos de idade, com pico entre 2 e 4 anos. Embora possam ocorrer outros tipos de crises generalizadas, crises peculiares e obrigatórias são do tipo mioclônico-atônicas ou mioclônicas flexoras causadoras de quedas abruptas. O EEG mostra espículas-ondas generalizadas de 2 a 3 Hz e sem descarga de espícula focal persistentes. Os exames de imagem são normais. É muito importante excluir outras síndromes epilépticas que cursam com crises mioclônicas.[50] O estado de mal epiléptico é frequente, incluindo o não convulsivo. Declínio cognitivo, de intensidade variável, é observado a partir do início das crises.

Embora seja comum o relato de história familiar de epilepsia ou de alterações do EEG, os determinantes genéticos da síndrome de Doose ainda permanecem desconhecidos.

O tratamento da síndrome de Doose inclui FAC, dieta cetogênica e o uso de esteroides. Acredita-se que o controle precoce das crises possa prevenir a encefalopatia determinando melhor evolução cognitiva. O valproato é o FAC de escolha, mas quando predominam as crises de ausência, etossuximida é mais indicada. A associação de valproato com lamotrigina também tem se mostrado efetiva.[51] É importante evitar FAC que podem piorar crises mioclônicas, como carbamazepina, fenitoína e vigabatrina, além de lamotrigina não associada a valproato, pois ela pode, por vezes, piorar crises mioclônicas.

Os esteroides, doses altas de dexametasona ou de ACTH foram usados inicialmente no tratamento da síndrome de Doose, mas os eventos adversos e a recorrência das crises após a descontinuação da medicação são as maiores limitações dessa modalidade terapêutica.[34,52]

A dieta cetogênica é, para alguns, a conduta mais adequada.[34,52,53]

O prognóstico da síndrome de Doose varia desde remissão das crises com desenvolvimento mental normal até convulsões intratáveis com profunda deficiência intelectual. Resultados favoráveis ocorrem em 50% a 75% dos casos. Os fatores de risco para evolução ruim são idade de início precoce e descargas focais ao EEG.[54] Embora em alguns pacientes as crises possam persistir intratáveis por longos períodos, na maioria diminuem (em 54% a 89%) dentro de 3 anos. Assim, a síndrome de Doose, segundo alguns, parece ser autolimitada.[54]

Síndrome de Lennox-Gastaut

A síndrome de Lennox-Gastaut é uma encefalopatia epiléptica de etiologia variada, que acomete crianças entre 3 e 5 anos de idade, com ou sem antecedentes patológicos, e que cursa com deterioração cognitiva e múltiplos tipos de crises epilépticas como: tônicas; atônicas; tônico-clônicas bilaterais; ausências; e mioclônicas. Crises tônicas, mioclônicas ou atônicas ocasionam quedas. O estado de mal epiléptico é frequente (54% a 97%), assim como distúrbios psiquiátricos.[55] Crise tônica noturna é comum nessa população.

A síndrome é classificada entre as encefalopatias epilépticas e/ou do desenvolvimento que se iniciam na infância.[56]

A particularidade mais marcante da síndrome de Lennox-Gastaut é a pluralidade de tipos de crises epilépticas, de difícil controle, associadas a deficiência intelectual e transtornos comportamentais, bem como as alterações no EEG. Estas dizem respeito a anormalidades da atividade elétrica cerebral de base e, em vigília, a ocorrência de complexos lentos de espícula-onda lenta (< 3/segundo), enquanto durante o sono aparecem surtos generalizados de ritmo rápido (10/segundo), o assim denominado "ritmo recrutante" (Figura 31.2).

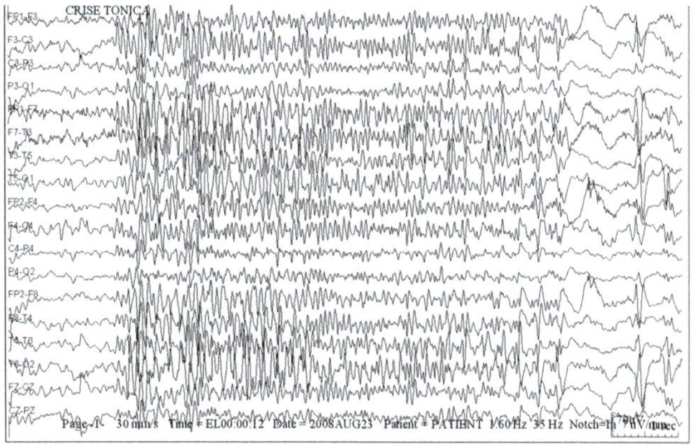

Figura 31.2. Padrão eletroencefalográfico da síndrome de Lennox-Gastaut – ritmo recrutante – crise tônica.
Fonte: Acervo da autoria.

Todos os elementos que caracterizam a síndrome nem sempre se apresentam no início do quadro epiléptico, surgindo ao longo da evolução, inclusive aqueles referentes aos achados no exame de EEG. Outro fator a ser ressaltado refere-se ao fato de a síndrome de Lennox-Gastaut poder evoluir a partir de outras síndromes epilépticas iniciadas na infância, como a síndrome de West.[55,57]

A etiologia dessa síndrome é subdividida em dois grupos: o das identificáveis (genética, estrutural, metabólica), que representam a maioria dos casos (65% a 75%); e o das desconhecidas. Observa-se que mais da metade das crianças apresenta comprometimento neurológico prévio ao início das crises, que ocorre antes dos 8 anos de idade (pico entre 3 e 5 anos).[55,57]

A epilepsia da síndrome de Lennox-Gastaut é de difícil controle, apesar da utilização de diversos esquemas terapêuticos. A maioria dos FAC existentes, até o momento, é pouco eficaz, resultando em politerapia e suas dificuldades, resultantes de interação medicamentosa e eventos adversos. Em vista disso, têm se tentado outros tipos de tratamento, como corticosteroideterapia, dieta cetogênica ou tratamento cirúrgico.

Os FAC tidos como de 1ª linha para tratamento da síndrome de Lennox-Gastaut são o valproato de sódio e a lamotrigina, seguidos pelo topiramato e felbamato. O valproato de sódio parece ser mais eficaz nos pacientes com etiologia não estrutural. O fármaco age em todos os tipos de crises da síndrome, sendo, segundo alguns, o medicamento mais indicado no controle das crises atônicas, mioclônicas e de ausência. O valproato é mais bem-tolerado do que os benzodiazepínicos, mas sua grande desvantagem é a possibilidade de hepatoxicidade, principalmente em crianças mais novas. A lamotrigina pode melhorar o quadro clínico de alguns pacientes, especialmente naqueles em que predominam as crises de ausência atípica. O topiramato age sobretudo nas crises de queda. O felbamato é uma medicação considerada significativamente efetiva na síndrome de Lennox-Gastaut, mas produz eventos adversos graves como anemia aplástica e insuficiência hepática, o que limita seu emprego. O clonazepam, clobazam e nitrazepam, apesar dos efeitos adversos e da possibilidade do desenvolvimento de tolerância, são utilizados com frequência por apresentar amplo espectro de ação.[55,57]

Deve-se levar em consideração que alguns FAC podem agravar determinados tipos de crises. A carbamazepina é eficiente em reduzir crises tônicas, mas pode piorar as de ausência e as espículas no EEG. A fenitoína e o fenobarbital diminuem as crises generalizadas convulsivas, mas podem aumentar as crises de ausência, além de determinar distúrbios cognitivos. A fenitoína está indicada no estado de mal epiléptico tônico. A etossuximida reduz as ausências, mas pode facilitar os fenômenos convulsivos. A vigabatrina tem uma ação moderada nos fenômenos convulsivos, mas pode piorar as crises de ausência, além do fato de que metade dos pacientes pode desenvolver tolerância após alguns meses.

Entre os esteroides, o ACTH é o mais eficaz quando utilizado logo após o início das crises nas formas identificáveis. Em outras situações, a resposta é menos evidente, e essa terapia parece ser mais indicada para os períodos de exacerbação de crises ou para o estado de mal epiléptico não convulsivo. A dieta cetogênica pode ser efetiva e deve ser sempre considerada. O tratamento cirúrgico é limitado, sendo a calosotomia indicada na tentativa de reduzir a frequência das crises, especialmente as astáticas precedidas de componente tônico. Além disso, nas crianças em que a cirurgia diminui a frequência das crises, observa-se melhora do comportamento e do nível de alerta.[55,57]

A evolução da síndrome é ruim, comumente com comprometimento neurológico e ocorrendo graus variados de deficiência intelectual e distúrbios comportamentais da linha autista.

INFÂNCIA

As síndromes epilépticas podem ser classificadas de acordo com o tipo de crise (início generalizado, início focal, início focal ou generalizado), de acordo com a evolução (encefalopatia epiléptica ou do desenvolvimento ou encefalopatia progressiva com deterioração neurológica) e conforme a idade de início do quadro epiléptico (inicio antes dos 19 anos e a partir dos 19 anos).[58,59]

Nessas síndromes, a investigação diagnóstica é de grande importância, pois orienta a terapêutica e o prognóstico de cada paciente. No entanto, nem sempre a identificação etiológica é possível. A abordagem clínica, como em qualquer outra condição de doença, se baseia em anamnese detalhada buscando obter dados relacionados como antecedentes obstétricos, pessoais e patológicos, mas em especial história familiar de doenças com potencial capacidade de influenciar a clínica do paciente.

Epilepsias focais autolimitadas da infância

As epilepsias focais iniciadas na infância são subdivididas em três grandes grupos: síndromes focais epilépticas autolimitadas; epilepsias focais de causas conhecidas; e epilepsias focais de causas não conhecidas que não preenchem os critérios de autolimitadas.[60]

As síndromes epilépticas focais autolimitadas da infância, até o momento identfcadas, são a epilepsia da infância com descargas centrotemporais (EALCT), a epilepsia com crises autonômicas, a epilepsia occipital visual da infância (EOVI) e a epilepsia occipital fotossensível. Embora essas epilepsias focais permaneçam sem causa conhecida, elas apresentam características eletroclínicas que possibilitam que sejam incluídas no grupo das epilepsias focais autolimitadas.[56]

Desde a classificação, de 1989, das epilepsias e síndromes epilépticas publicada pela ILAE,[61] essas formas foram consideradas benignas visto que as consequências das crises epilépticas, quando presentes, não eram incapacitantes, no período ativo da doença. Entretanto, não era possível excluir o aumento do risco de transtornos comportamentais e/ou cognitivos sutis ou moderados antes, durante ou além da fase ativa das crises epilépticas.

A partir de 2017, os termos "benigna ou idiopática" foram substituídos por "autolimitada" (provável remissão espontânea da síndrome) ou farmacorresponsiva (síndrome epiléptica provavelmente controlada com terapia apropriada). Essa mudança foi justificada pelos conhecimentos atuais da coexistência de comorbidades cognitivas e comportamentais, distúrbios psiquiátricos, migrânea e até mesmo morte súbita, que podem acompanhar qualquer tipo de epilepsia, tornando inapropriado o termo "benigno", pois poderia acarretar falsas esperanças e expectativas irrealistas.[4]

Epilepsia autolimitada da infância com descargas centrotemporais (epilepsia rolândica)

Essa síndrome, anteriormente denominada "epilepsia benigna da infância com descargas centrotemporais" ou "epilepsia rolândica",[62] é a síndrome epiléptica focal autolimitada da infância mais frequente, representando 5% a 20% de todas as epilepsias em menores de 15 anos de idade com incidência estimada de 7,1 a 21 por 100 mil pessoas nessa faixa etária.[63]

A faixa etária de início das manifestações clínicas é de 3 a 15 anos, com pico em torno dos 8 ou 9 anos e com desaparecimento das crises e alterações eletroencefalográficas na adolescência.[61] Os meninos são mais afetados na proporção de 3:2.[64]

Essa forma de epilepsia focal ainda se denomina "epilepsia rolândica" porque as crises têm manifestações estereotipadas com envolvimento de estruturas cerebrais em torno do sulco central, ou de Rolando, sendo essas motoras e/ou sensitivas envolvendo a face, lábios, língua, gengivas e, menos frequentemente, os membros superiores. A ocorrência de sialorreia é muito frequente e está associada, provavelmente, ao componente autonômico, assim como a anartria que está relacionada ao comprometimento da rede cortical da linguagem. Uma das características da síndrome é a dispraxia oral e manual, sobretudo de movimentos sequenciados.[65] As crises ocorrem predominantemente em sonolência (próximas ao início do sono ou ao despertar) ou sono, costumam ser rápidas (raramente duram mais de 3 minutos); em geral, a criança se mantém perceptiva e, muitas vezes, tenta se comunicar sem sucesso. A maioria das crianças cursa com menos de 20 crises durante todo o período ativo da epilepsia. A média de tempo entre a primeira e a última crise é de 3,34 anos, dependendo da idade de início das crises e da presença de descargas unilaterais que são fatores de ampliação desse intervalo.[66]

O EEG interictal mostra atividade de base normal e espículas de alta amplitude, seguidas ou não de ondas lentas, na região centrotemporal, ativadas pela sonolência ou sono (Figura 31.3). A morfologia típica da onda é de máxima negatividade em eletrodos dispostos nas regiões centrotemporais e frontais. As descargas podem ser uni (60%) ou bilaterais, podendo envolver outras áreas além da centrotemporal. Raramente, o EEG é normal.[4] A distribuição das espículas nas áreas centrotemporais indica que a zona epileptogênica envolve a rede neuronal no interior do córtex rolândico em torno da fissura central bilateralmente.[67] Estudo realizado no Hospital das Clínicas da Faculdade de Medicina da Universidade de São Paulo (HC-FMUSP) mostrou que, em meninos, a lateralização do foco epiléptico tende a ser no hemisfério cerebral esquerdo e, em meninas, à direita.[68]

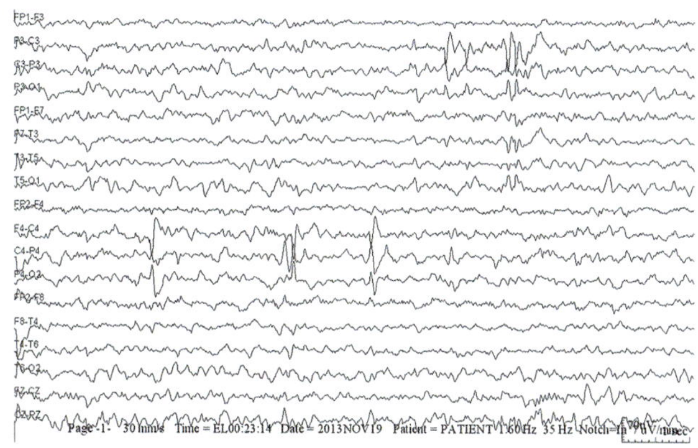

Figura 31.3. EEG intercrítico em sono de criança com EALCT mostrando descargas centrotemporais.
Fonte: Acervo da autoria.

As primeiras citações a respeito da EALCT determinavam como critério de inclusão a ausência de comorbidades mentais ou cognitivas, mas estudos mais recentes mostraram a concomitância com comorbidades comportamentais e cognitivas em vários domínios.[69,70]

Crianças com EALCT podem cursar com comorbidades ou formas atípicas. Quanto às comorbidades, são mais frequentes os transtornos de atenção, comportamentais e cognitivos, que repercutem nas habilidades escolares e nas relações socioemocionais. Observa-se que a presença de transtorno do déficit de atenção e de hiperatividade (TDAH) é mais comum em crianças com epilepsia em comparação à população pediátrica geral, especialmente nas epilepsias do lobo frontal, EALCT e epilepsia ausência da infância. Acredita-se que a coexistência de epilepsia e TDAH não represente uma simples relação de causa e efeito, mas seja consequente a substratos fisiopatogênicos comuns do cérebro em desenvolvimento em associação a fatores como frequência das crises, intensidade das descargas epileptiformes e início precoce da epilepsia.

Com relação aos distúrbios cognitivos presentes em algumas crianças com EALCT, a literatura é vasta. São referidos: distúrbio das funções executivas (memória de trabalho, controle inibitório, flexibilidade cognitiva, atenção seletiva, atenção dividida, fluência verbal e tomada de decisão); alteração na memória auditivoverbal, percepção auditiva, leitura, ortografia e gramática expressiva; distúrbios de função frontal, como dispraxia; distúrbios de linguagem; distúrbios de memória e pensamento lógico, entre outros.[69,71] Observa-se que, embora os distúrbios relacionados à linguagem aparentemente sejam os mais frequentes, a variedade de alterações psicológicas e do comportamento é muito ampla e sinaliza dois pontos importantes da EALCT: o envolvimento de ampla área do SNC; e a variabilidade clínica da epilepsia.

A ocorrência de formas atípicas de EALCT é baixa.[72] Em uma coorte de 196 crianças, foram observadas: 4,6% com ponta-onda contínua durante o sono (POCS); 2% com síndrome de Landau-Kleffner; 1,5% com crises refratárias frequentes; 1% com crises de queda; 0,5% com uma variante atípica "clássica" (crises atônicas com queda, crises motoras parciais e generalizadas, além de ausências atípicas); e 0,5% com disfunção oromotora.

Na EALCT, 50% ou mais das crianças não necessitam de tratamento medicamentoso. Naquelas com crises frequentes e que ocorrem durante o dia, utiliza-se mais comumente carbamazepina ou oxcarbazepina, embora outros fármacos como valproato de sódio e levetiracetam possam ser efetivos. Recomenda-se sempre o uso do FAC em dose baixa e por curto período de tempo. É importante lembrar que, esporadicamente, a carbamazepina e a oxcarbazepina podem apresentar efeito paradoxal ocasionando piora clínica e quadro de POCS. O EEG não deve ser parâmetro para a suspensão da medicação, pois a atividade irritativa costuma persistir por mais tempo do que as crises epilépticas.[66] Dada a aparente benignidade da epilepsia, recomenda-se ainda evitar medicações que tenham efeitos sobre cognição e comportamento, por exemplo, fenobarbital ou efeitos cosméticos, como a fenitoína.

O prognóstico da EALCT é excelente, sendo o risco de epilepsia na vida adulta menor do que 2%, embora algumas crianças possam apresentar anormalidades neuropsicológicas.[73]

Epilepsia autolimitada com crises autonômicas

A epilepsia autolimitada com crises autonômicas (Ealca), também denominada "epilepsia occipital autolimitada da infância de início precoce" ou "síndrome de Panayiotopoulos", foi descrita em 1989 e, em 2021, passou a ser denominada "epilepsia autolimitada com crises autonômicas".[56]

Nessa síndrome, as crises têm início geralmente entre 1 e 15 anos de idade (pico de 3 a 6 anos), sendo frequentemente prolongadas (acima de 6 minutos), porém pouco frequentes, sendo que 25% das crianças têm um único evento. Caracteristicamente, ocorrem durante o sono, com sintomas autonômicos, com ou sem generalização, e padrão eletroencefalográfico de focos múltiplos ou de localizações variáveis, predominando nas regiões occipitais.[74,75]

O início das crises é focal com expressiva manifestação autonômica: palidez; náuseas e vômitos; midríase ou miose; e alterações do ritmo respiratório e motilidade gastrointestinal. As crises acompanham-se de desvio oculocefálico e hipotonia muscular global.[67] Nos primeiros minutos, a percepção se mantém preservada, mas na sequênciam a crise torna-se disperceptiva, podendo evoluir para crise tônico-clônica bilateral.[76] Há descrição de crises com duração acima de 30 minutos.[77]

Embora menos frequente que a EALCT, a Ealca representa 5% de todas as epilepsias em crianças menores de 14 anos, e 13% se considerarmos a faixa etária de 3 a 6 anos de idade.[78] A etiologia da Ealca permanece desconhecida, mas é comum a ocorrência de história familiar de epilepsia ou de CF pregressa, o que sugere predisposição genética com modo de herança complexo.[79]

O EEG interictal mostra espículas focais de grande amplitude com localização variável e ativadas pela sonolência ou sono. Em 75% dos casos, as espículas se localizam nas regiões occipitais, mas descargas temporais e frontais são frequentes e, em 15% das crianças, são vistas descargas generalizadas de espícula-onda.

O tratamento deve ser preferencialmente com FAC de ação local, como carbamazepina, valproato ou fenobarbital, mas não há consenso sobre a eventual superioridade de um ou outro fármaco. Há descrições de boa evolução mesmo na ausência de tratamento.[78]

O prognóstico dessa síndrome é favorável, embora tenham sido descritos quatro casos graves com parada cardiorrespiratória.[74] A maioria das crianças apresenta crise única ou, no máximo, cinco crises até a remissão que ocorre nos primeiros 3 anos do início da doença.[56] Por se tratar de crise manifestada de forma predominante por sinais e sintomas autonômicos, muitas vezes o diagnóstico é facilmente confundido com manifestações gastrointestinais, encefalite, transtorno do sono, síncope ou migrânea.

Epilepsia occipital visual da infância (Eovi)

Essa síndrome epiléptica, também reconhecida como "epilepsia occipital benigna de início tardio", "síndrome de Gastaut" ou "epilepsia idiopática da infância do tipo Gastaut", tem início mais tardio que as epilepsias descritas anteriormente, na maioria dos pacientes, trata-se de um quadro autolimitado. Em 2021, a Eovi foi incluída entre as síndromes epilépticas focais autolimitadas com idade de início variável e herança complexa presumida.[59]

Ela tem início entre 3 e 15 anos, com pico entre 8 e 11 anos,[80,81] tendo sido descrito início aos 19 anos.[59] A prevalência é baixa, em torno de 0,3% das epilepsias recém-diagnosticadas.[82]

Na Eovi as crises são frequentes, rápidas, ocorrem durante a vigília e são seguidas, em geral, por cefaleia. Clinicamente, caracterizam-se por fenômenos visuais, como alucinação elementar e/ou cegueira. As alucinações são referidas como pequenos círculos multicoloridos que surgem no campo visual periférico, movimentam-se de um lado para o outro e aumentam de tamanho com o transcorrer da crise. As alucinações complexas (face e figuras) e ilusões visuais como micropsia e palinopsia (permanência do contorno de um objeto após deixar de olhá-lo) estão presentes em menos de 10% das crises. Em geral, as crises são rápidas, durando em média de alguns segundos até 3 minutos.[75] Entre os diagnósticos diferenciais, deve ser considerada a migrânea.

O EEG mostra atividade de base normal, com ondas agudas ou espículas-ondas occipitais, ativadas pelo sono. A remissão ocorre em torno de 50% a 80% dos pacientes dentro dos primeiros 2 a 7 anos de doença, sem que haja modificação com a administração ou não de fármacos.[59]

Epilepsia do lobo occipital fotossensível

Ricci *et al.*[83] descreveram que televisores, computadores e videogame eram fatores desencadeantes de crises epilépticas em pacientes fotossensíveis, fato corroborado pelos estímulos fóticos durante o EEG.

Em 2022, a epilepsia do lobo occipital fotossensível (ELOF EL), anteriormente denominada "epilepsia idiopática do lobo occipital fotossensível", foi incluída, pela Liga Internacional Contra Epilepsia, no grupo das síndromes epilépticas autolimitadas, juntamente com a Eovi.[56]

A idade de início é bastante variável, sendo na maioria entre 4 e 17 anos de idade (média de 11 anos), mas são descritos inícios desde o 1º ano de vida até a sexta década. Muitos pacientes cursam com transtorno cognitivo ou de aprendizagem. Evolução com baixo número de eventos epilépticos e remissão total pode ocorrer, enquanto em alguns pacientes as crises persistem.

As crises epilépticas são focais com manifestações sensoriais visuais, como cegueira, círculos multicoloridos, associados ou não à cegueira, podendo ocorrer também desvio oculocefálico com distúrbios autonômicos, principalmente vômitos. Ocasionalmente, podem estar associadas ao sono. A duração, em geral, não ultrapassa 3 minutos, mas podem evoluir para crise tônico-clônica bilateral às vezes.

O EEG caracteriza-se pela ocorrência de espículas ou espículas-onda durante o repouso, podendo coexistir atividade epileptiforme na região centro temporal.[56] As descargas epilépticas são facilitadas pelo fechamento ocular ou por estímulos fóticos intermitentes, inclusive com baixa frequência de estímulos fóticos. As mesmas condições podem também desencadear poliespículas ou complexos de poliespículas-onda. As descargas são ativadas pela privação de sono.[56]

Os diagnósticos diferenciais necessários são: epilepsia com mioclonias palpebrais; Ealca; Eovi; epilepsia estrutural; ceroide lipofuscinos e tipo 2 (CLN2); e doença de Lafora.

Não há referências a tratamento.

A Tabela 31.1 mostra as principais características das epilepsias autolimitadas da infância de acordo com Ferrie *et al.*, 2006, Panayiotopoulos *et al.*, 2008 e Specchio, 2021.

Tabela 31.1. Principais características das epilepsias focais autolimitadas da infância

	EALCT	EALCA	EOVI	ELOF
Idade média de início em anos	8 a 9 (1 a 15)	4 a 5 (1 a 14)	8 a 9 (3 a 16)	4 a 17 (11)
Prevalência de sexo masculino em %	60	54	50	> Feminino
Características das crises	Focal sensório-motora	Autonômica: vômitos frequentes	Focal visual	Focal visual induzida por estímulos fóticos
Sintomas sensório-motor hemifacial	Comuns e frequentes desde o início	Raros e não desde o início	Raros e não desde o início	Raros e não desde o início
Sintomas orofaringe laríngeo	Comuns e frequentes desde o início	Raros e não desde o início	Não têm sido descritos	Não têm sido descritos
Interrupção da fala	Comum e frequente desde o início	Rara e não desde o início	Não tem sido descrita	Não tem sido descrita
Hipersalivação (sialorreia)	Comum e frequente desde o início	Rara e não desde o início	Não tem sido descrita	Não tem sido descrita
Ictus emético	Raro e não desde o início	Comum e frequente no início	Raro e não desde o início	Não tem sido descrito
Distúrbios autonômicos e outros além de vômitos e sialorreia	Excepcionais e não desde o início	Comuns e frequentes desde o início	Excepcionais e não desde o início	Presentes com a evolução da crise

(*Continua*)

Tabela 31.1. Principais características das epilepsias focais autolimitadas da infância (*Continuação*)

	EALCT	EALCA	EOVI	ELOF
Sintomas visuais	Não têm sido descritos	7%, mas excepcionais no início	Comuns e frequentes desde o início	Mandatórios
Duração	Moderada (usualmente 2 a 4 minutos)	Longa (usualmente 9 minutos ou mais)	Breve (segundos a 1 a 2 minutos)	Breve (< 3 minutos)
Crises frequentes (%)	10	10	90	Variável
Crise única em %	10 a 20	30	Excepcional	Possível
Distribuição circadiana em %	Principalmente em sono (70)	Principalmente em sono (64)	Principalmente em vigília (> 90)	Infrequente
Eletroencefalograma interictal	Atividade epileptiforme centrotemporal	Atividade epileptiforme multifocal	Atividade epileptiforme occipital	Atividade epileptiforme occipital facilitada pelo fechamento ocular e fotoestimulação
Tratamento contínuo	Frequentemente não é necessário	Frequentemente não é necessário	Necessário	Indicado em casos de crises muito frequentes
Prognóstico	Excelente	Excelente	Incerto	Variável
Crises após os 13 anos	Raras	Excepcionais	Comuns	Possíveis
Risco de epilepsia na vida adulta em %	3	2?	20?	Possível
Remissão dentro de 1 a 3 anos do início do quadro	Comum	Comum	Incomum	Possível
Prognóstico em relação ao desenvolvimento e social	Normal	Normal	Infrequentemente bom	Normal

Fonte: Adaptada de Ferrie C, Caraballo R, Covanis A, *et al.*, 2006; Panayiotopoulos CP, *et al.*, 2008; Specchio N, 2021.

Epilepsias generalizadas idiopáticas

Em 2017, a ILAE sugeriu que o termo "epilepsia generalizada genética" fosse utilizado para englobar um grupo de epilepsias de etiologia presumivelmente genética com base em estudos de familiares e em gêmeos, desconsiderando o termo "idiopático".[84] Por sua vez, a Força-Tarefa sobre Nosologia e Definição, de 2021,[85] propõe que o termo "idiopático" seja mantido como um subgrupo das epilepsias generalizadas genéticas. Os argumentos são os seguintes: as epilepsias idiopáticas são as mais frequentes entre as genéticas; as crises são mais facilmente controladas; não estão associadas às encefalopatias epilépticas; pode haver sobreposição de manifestações clínicas entre elas, por exemplo, epilepsia ausência da infância e epilepsia mioclônica juvenil (EMJ) e, finalmente, os traçados do EEG apresentam similaridades entre si. Portanto, as epilepsias generalizadas idiopáticas fazem parte do grupo das epilepsias generalizadas genéticas[85] e correspondem a três síndromes, que são epilepsia ausência da infância, epilepsia ausência juvenil e EMJ, e à epilepsia tônico-clônica não síndrômica. Somente a epilepsia ausência da infância está incluída entre as iniciadas na infância (as demais iniciam-se na adolescência).

Epilepsia ausência da infância

A epilepsia ausência da infância ou picnoepilepsia é uma das síndromes epilépticas mais comuns da infância, ocorrendo em 10% a 17% de todas as crianças com epilepsia, com incidência anual de 6,3 a 8 por 100 mil crianças com menos de 15 anos.[86] A síndrome acomete crianças entre 3 e 12 anos de idade (pico aos 6/7 anos), tem predomínio no sexo feminino, não mostra antecedentes mórbidos pregressos e apresenta forte predisposição genética.[61]

Loiseau e Panayiotopoulos (2000)[87] descreveram os critérios diagnósticos de inclusão e exclusão para diagnóstico da síndrome. Entre os de inclusão, citam: idade de início entre 4 e 10 anos; crianças neurologicamente normais; crises de ausência típica rápidas (menos de 20 segundos) e frequentes (várias por dia); comprometimento abrupto da consciência, com ou sem automatismos, e EEG ictal com espículas generalizadas de alta amplitude e complexos de dupla espícula-onda lenta (no máximo com três espículas), ritmados em torno de 3 Hz, durante 4 a 20 segundos.

Entre os critérios de exclusão, os autores[87] incluíram outras crises que não sejam as ausências típicas, entre elas, crises tônico-clônicas generalizadas; abalos mioclônicos antes ou durante a ausência ativa; mioclonias palpebrais ou periorais; abalos maciços de membros; mioclonias únicas de cabeça, tronco e membros, isoladas ou arrítmicas; paroxismo de espícula-onda breves de 3 Hz a 4 Hz ou menos que quatro segundos; múltiplas espículas (mais que três) ou descarga ictal fragmentada, e precipitação sensorial das crises clínicas, incluindo a visual (fotoestimulação). As crises de ausência, nessa síndrome, podem ser desencadeadas pela hiperpneia e são possíveis mioclonias leves nos olhos, sobrancelhas e pálpebras nos primeiros 3 segundos da crise de ausência.

Hirsch *et al.*, 2021,[85] também salientaram como fatores de exclusão crises mioclônicas e mioclonias palpebrais proeminentes, crises de ausência mioclônica, crises atônicas, crises tônicas, crises de ausência atípica e crises focais disperceptivas, além de atividade de base lentificada no EEG, início antes dos 2 anos ou depois dos 13 e retardo intelectual moderado ou grave.

Assim como na EALCT, as crianças com epilepsia ausência podem apresentar distúrbios cognitivos e do comportamento, sendo frequente a ocorrência de TDAH. Deve-se lembrar, no entanto, que, em até 20% dos casos, o aprendizado escolar pode ser prejudicado pela frequência das crises.

A atividade elétrica cerebral de base no período intercrítico é normal e a presença de atividade delta posterior rítmica frequente é sinal de bom prognóstico[88] (Figura 31.4).

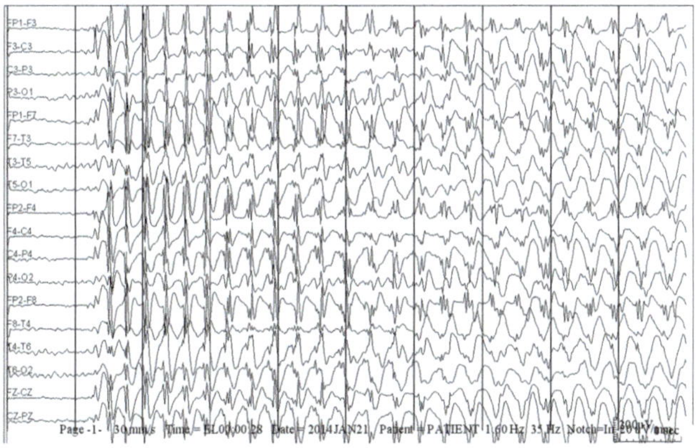

Figura 31.4 EEG crítico de criança com epilepsia ausência mostrando complexos ponta-onda a 3 Hz.
Fonte: Acervo da autoria.

A epilepsia ausência da infância é geneticamente determinada em muitos casos, de forma heterogênea e complexa, mas o componente genético poligênico ainda não foi identificado. A maturação cortical parece ser fator de grande importância na gênese da síndrome. Estudos têm mostrado que alguns genes adjudicam risco monogênico para epilepsia ausência da infância, entre os quais GABRG2,[89] GABRAA1, também ligado à EMJ[90] e SLC2A1, que está ligado aos quadros de ausência de início precoce.[91] O estudo genético deve ser considerado nos casos de epilepsia ausência de início precoce ou quando as características clínicas fogem ao padrão clínico esperado para epilepsia ausência da infância (retardo intelectual, transtornos do movimento, resistência aos fármacos e história familiar muito acentuada de epilepsia).

No tratamento da epilepsia ausência da infância, os medicamentos de escolha são o valproato e a etossuximida. A lamotrigina tem sido utilizada, mas sua eficácia é menor. Em um estudo, foi comprovada a maior efetividade da etossuximida em relação ao valproato de sódio e à lamotrigina.[92] Em formas refratárias, a associação de valproato com lamotrigina tem efeito aditivo. É importante lembrar que determinados FAC, como carbamazepina, oxcarbazepina, vigabatrina e gabapentina podem piorar as crises de ausência.

ADOLESCÊNCIA

A ILAE, em 2017, estabeleceu que as epilepsias generalizadas genéticas englobam as epilepsias generalizadas idiopáticas.[84] Em 2022, a Força-Tarefa sobre Nosologia e Definição objetivou delinear quatro síndromes epilépticas generalizadas idiopáticas:[85] epilepsia ausência da infância (discutida anteriormente neste capítulo); epilepsia ausência juvenil; EMJ; e epilepsia tônico-clônica apenas. A delineação de epilepsia generalizada genética refere-se a alguns pacientes que apresentam manifestações clínicas que não preenchem os critérios estabelecidos para as epilepsias generalizadas idiopáticas e cursam com uma ou mais de uma combinação de tipos de crises generalizadas (ausência, mioclonia, tônico-clônica e mioclônico tônico-clônica), evidenciando no EEG atividade espícula-onda generalizada a 2,5 Hz a 5,5 Hz.

As epilepsias generalizadas idiopáticas são as mais frequentes das epilepsias, acometendo cerca de 15% a 20% dos pacientes epilépticos.[93]

Epilepsia mioclônica juvenil ou síndrome de Janz

A EMJ é a epilepsia generalizada idiopática mais frequente entre as que têm início na adolescência ou idade adulta, acometendo cerca de 5% a 11% de todos os indivíduos com epilepsia.[94] A prevalência é de 0,5 a 1/1 mil adolescentes, entre 12 e 18 anos de idade.[95]

O início varia, entre 8 e 40 anos de idade, com pico entre 10 e 24 anos. Os pacientes não costumam apresentar anormalidades neurológicas. A história pregressa de CF é positiva em menos de 5% dos pacientes.[85]

Caracteristicamente, os pacientes apresentam crises mioclônicas e tônico-clônicas generalizadas.

As crises mioclônicas ("sobressaltos") são irregulares, predominando nos membros superiores, bilateralmente, mas podem causar quedas, sem comprometimento da consciência. Ocorrem, via de regra, ao despertar e são precipitadas pela privação do sono, fadiga, uso de bebida alcoólica ou estresse. Com frequência, associam-se a crises tônico-clônicas generalizadas (90%), em geral precedidas pelos abalos mioclônicos e, mais raramente, a crises de ausência (10%).[95,96] Nos casos em que as crises mioclônicas têm início anterior ao 8º ano de vida, é fundamental que outros diagnósticos sejam aventados.

Os pacientes são neurologicamente normais e não são observadas anormalidades nos exames de imagem.

O EEG revela descargas generalizadas de espículas isoladas ou multispículas e onda lenta na frequência de 3 Hz a 5 Hz, frequentemente com acentuação nas regiões frontocentrais. O fenômeno de fotossensibilidade é comum (30%). A sensibilidade luminosa é observada com frequência durante o exame de EEG, sendo mais incomum ou irreconhecível nas atividades de vida diária.[97] O EEG com anormalidades localizadas é encontrado em 15% a 45% dos pacientes (Figura 31.5).

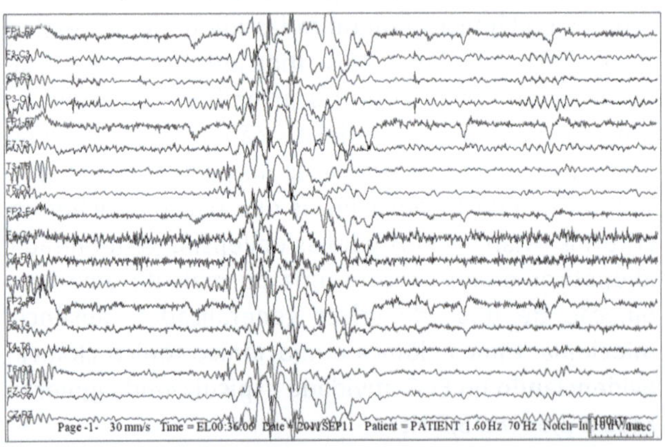

Figura 31.5. Padrão eletroencefalográfico da epilepsia mioclônica juvenil e da epilepsia ausência juvenil.
Fonte: Acervo da autoria.

O modo de herança é complexo, tendo sido descritos modelos de herança poligênica e autossômica dominante com penetrância variável[95] Estudos de Biologia Molecular demonstram relação com os cromossomos 15 (15q14).[95,98] Entre diversos genes envolvidos, a mutação no gene *EF-hand containing one* (*EFHC1*) ocorre em diferentes populações. Esse gene é responsável pela codificação de uma proteína associada a vários circuitos neuronais, podendo, assim, representar um importante papel na gênese da EMJ.[99]

A EMJ tem bom prognóstico. As crises são facilmente controladas com FAC, mas a recorrência é elevada caso o medicamento seja interrompido. Os medicamentos de 1ª escolha são o valproato de sódio e o levetiracetam e, como alternativas, o topiramato e a zonisamida. Podem ser considerados medicamentos de 2ª linha como lamotrigina, fenobarbital e primidona. Em determinados casos, benzodiazepínicos são administrados como coadjuvantes. A escolha do FAC depende das condições do paciente.[100] Para mulheres em idade fértil, o valproato deve ser evitado. Essas pacientes devem ser muito bem-esclarecidas sobre o risco teratogênico do valproato e analisar com seu médico as alternativas possíveis.

A ocorrência de malformações em crianças expostas ao valproato intraútero é referida na literatura, ressaltando-se, no entanto, que não tem sido observada em doses baixas do fármaco. Politerapia é outro fator associado a maior risco de malformações congênitas. O uso de ácido fólico não mostrou significância em relação às malformações,[101] mas um estudo de 2022 concluiu que mulheres em tratamento com FAC e em uso de ácido fólico iniciado previamente à gestação apresentam menor risco de partos prematuros.[102]

Estudos preliminares têm apontado risco aumentado de teratogenicidade também com o uso de topiramato.[93]

Epilepsia ausência juvenil – síndrome de Friedman

A epilepsia ausência juvenil representa 10% das epilepsias generalizadas idiopáticas e 2% de todas as epilepsias,[103] sendo menos frequente que a epilepsia ausência infantil. O início das crises é entre 10 e 17 anos de idade (pico entre 10 e 12 anos), acometendo adolescentes de ambos os sexos, sem anormalidades neurológicas prévias. Em 11,5% dos casos, existe história familiar de epilepsia, portanto predisposição genética.

A epilepsia ausência juvenil se caracteriza por crises de ausência típica sendo que, no adolescente, em comparação à forma da infância, as crises são menos frequentes. Entretanto, a associação com crises tônico-clônicas é maior (80%), sendo que estas, com frequência, precedem as crises de ausência. As crises mioclônicas e tônico-clônica generalizadas iniciam-se geralmente 1 a 10 anos após o início das crises de ausência. Observa-se, ainda, que, na forma juvenil, as crises de ausência não costumam ser desencadeadas pela hiperpneia e o comprometimento da consciência durante o íctus não é intenso. A diferenciação com a EMJ, nos casos em que a mioclonia faz parte das manifestações clínicas, é a frequência dos eventos, já que, na ausência juvenil, as mioclonias não são proeminentes, ocorrem na minoria dos casos e são efêmeras e sutis.

O EEG da epilepsia ausência juvenil mostra complexos de espícula-onda a 3,5 a 4/segundos, precipitados pela hiperventilação, com atividade elétrica cerebral de base normal (Figura 31.5).

Embora geneticamente determinada, o padrão de herança é considerado complexo, sendo, quase sempre, referida uma herança poligênica, influenciada ou não por fatores externos. Anormalidades cromossômicas,[104] bem como mutações em diferentes genes (GABRG2, GABRA1, CACNA1A e SLC2A1), têm sido consideradas.[85]

Quanto ao tratamento, observa-se boa resposta aos FAC e o prognóstico a longo prazo depende da concomitância das crises tônico-clônicas generalizadas, que se associam a maior taxa de recorrência de crises. O tratamento preconizado é com etossuximida ou valproato de sódio.

Epilepsia com crises tônico-clônicas generalizadas apenas

Inicialmente denominada "epilepsia com crises tônico-clônicas do despertar", essa forma foi incluída recentemente pela ILAE entre as epilepsias generalizadas idiopáticas que começam na adolescência e na vida adulta.[4] No entanto, para muitos, não se trata de uma síndrome definida, mas representa uma constelação de diferentes subtipos de crises (ou epilepsias) generalizadas autolimitadas e idiopáticas.

A idade de início é significantemente maior nesses pacientes, mediana de 18 anos, embora possa acontecer na primeira década, porém o resultado das crises não é diferente entre ela e os outros dois grupos sindrômicos, EMJ e epilepsia ausência juvenil. O EEG mostra atividade de base normal a espículas generalizadas ou poliespículas. As alterações do EEG podem aparecer durante o sono e ser responsivas à fotoestimulação e de privação de sono. Um estudo de acompanhamento de pacientes durante 5 anos mostrou que 60% deles estavam em remissão de crise; em 14%, a epilepsia tinha se resolvido (mais de 10 anos sem crises e mais de 5 anos sem FAC); e 20% mantinham crises persistentes durante o último ano de acompanhamento. Quase um quarto dos pacientes (23%) cursou com comorbidades psiquiátricas, mas a maioria, 87%, constituíram famílias e 57% cursaram universidade.[105]

As crises tônico-clônicas generalizadas costumam ser pouco frequentes e a resposta terapêutica aos FAC é boa, embora a recorrência de crises após a suspensão da medicação seja alta.[94] Podem se associar a outros tipos de crises generalizadas em frequências não bem-determinadas.

Epilepsia ausência mioclônica

A epilepsia ausência mioclônica ocorre dos 11 meses aos 12 anos de idade (pico aos 7 anos) e caracteriza-se por um tipo específico de crise, a ausência mioclônica, em que ocorrem perda súbita da consciência e mioclonias bruscas de intensidade acentuada, principalmente nos músculos dos ombros, braços e pernas. O EEG intercital mostra atividade de base normal e, em um terço dos pacientes, complexos generalizados de espícula-onda e, mais raramente, espículas ou complexos espícula-onda multifocais. No EEG ictal, observam-se descargas rítmicas de espículas e ondas a 3 Hz, bilaterais, síncronas e simétricas associadas a mioclonias bilaterais e rítmicas. Os FAE indicados são valproato e etossuximida.[106]

Epilepsia de mioclonias palpebrais

A epilepsia de mioclonias palpebrais com ausência ou síndrome de Jeavons é uma epilepsia generalizada, caracterizada por mioclonias palpebrais com ou sem crises de ausência na qual os paroxismos epileptiformes são induzidos pelo fechamento palpebral e pela fotoestimulação. Além disso, podem ocorrer crises tônico-clônicas generalizadas. Embora descrita pela primeira vez em 1977 e amplamente divulgada por diversos autores nos últimos anos, ainda não foi reconhecida de forma definitiva como uma síndrome epiléptica. No entanto, quando critérios rigorosos são aplicados para o diagnóstico, a epilepsia de mioclonias palpebrais com ausência parece ser uma condição distinta que pode ser considerada síndrome epiléptica mioclônica com mioclonia limitada nas pálpebras, em vez de síndrome epiléptica com ausências.[107]

Epilepsia ausência com mioclonias periorais

A epilepsia ausência com mioclonias periorais caracteriza-se por crise na qual, à ausência, se associam contrações rítmicas da musculatura oro-orbicular, que mais raramente pode envolver a musculatura da mastigação, produzindo abalos na mandíbula. O comprometimento da consciência é variável, desde leve até profundo. As crises são rápidas, com frequência variável.[106,108] Os sintomas da mioclonia perioral raramente ocorrem na crise de ausência de outras epilepsias generalizadas idiopáticas. Crises tônico-clônicas generalizadas podem estar associadas antes ou juntamente com as ausências. Também estão descritas ocorrências frequentes de estado de ausência, resistente ao tratamento e persistentes na vida adulta. As meninas, em geral, são mais afetadas do que os meninos e a idade de início é, em média, aos 10 anos, embora já tenham sido descritas em criança de 2 anos de idade. A história familiar está presente em metade dos casos.[108]

Na Tabela 31.2, estão expostas as principais características das síndromes generalizadas idiopáticas da criança e do adolescente.

Tabela 31.2. **Esquema resumido das principais epilepsias generalizadas idiopáticas da criança e do adolescente**

	Epilepsia ausência da infância	Epilepsia ausência mioclônica	Síndrome de Jeavons	Ausência c/ mioclonia perioral	Epilepsia ausência juvenil	Epilepsia mioclônica juvenil	Epilepsia c/ apenas crises tônico-clônicas generalizadas
Idade (pico)	4 a 10 (5 a 7)	7	2 a 14 (6 a 8)	2 a 13 (10)	10 a 16 (13)	12 a 18 (15)	Adolescência e adulto jovem
Sexo	♀ > ♂	♂ > ♀	♀ > ♂	♀ > ♂	♀ = ♂ ou ♀ > ♂	♀ > ♂	♂ > ♀
Etiologia	Genética	Genética	Genética	Genética	Genética	Genética	Genética
Crise	Ausência	Abalos mioclônicos ombros, braços e pernas com aumento do tônus axial, manifestações autonômicas	Mioclonias palpebrais, crises de ausência breves	Mioclonias periorais (lábios ou mandíbula)	Ausência, CTCG em 14% a 80% e CTCG (46%) e precedida pela ausência (25%)	Abalos mioclônicos simples ou arrítmicos bilaterais	CTCG
Consciência	Comprometida	Variável	Variável	Variável	Comprometida	Preservada	Comprometida
Fatores precipitantes	Hiperventilação	Hiperventilação, despertar	Fechamento palpebral	Não descrito	Privação de sono, despertar	Privação de sono, despertar/ingestão de bebida alcoólica	Não descritos
Frequência das crises	20 a 50/dia	Várias/dia	Várias/dia	Várias/dia	< 1 a 2/dia	Variável	Variável
EEG interictal	Espícula-onda generalizada 3 Hz	Espícula-onda 3 Hz	Poliespícula-onda a 3 Hz a 6 Hz	Espícula ou multiespícula e onda lenta (4 Hz a 7 Hz)	Espícula-onda generalizada 3 Hz a 4 Hz	Espícula-onda, poliespícula-onda generalizada 3,5 Hz a 6 Hz 40% fotossensível	Espícula-onda generalizada
Resposta farmacológica	Usualmente	Variável	Variável	Ruim	Usualmente	Usualmente	Usualmente
Autolimitação	Frequente	Frequente	Rara	Rara	Rara	Rara/alto risco de recidiva	Raramente
Duração	Persiste por anos		Persiste por anos Homens têm melhor prognóstico	Persiste na vida adulta	Persiste por anos	Muitos anos	Desconhecida

Fonte: Desenvolvida pela autoria.

CRISE ÚNICA

A incidência de crise única na infância é de 0,5% a 1%[109] e é classificada segundo a etiologia em *sintomática remota* e *idiopática*. A *sintomática remota* ocorre em paciente com comprometimento neurológico prévio (paralisia cerebral, deficiência intelectual, sequela de acidente vascular cerebral etc.), ou história pregressa de situações que aumentam o risco de epilepsia (traumatismo cranioencefálico, meningite, encefalite etc.). Para ser classificada como sintomática remota, a crise deve ocorrer após um período maior do que 1 a 3 meses em relação ao insulto agudo, do contrário, deverá ser classificada como *provocada* ou *sintomática aguda*. Os fatores etiológicos só devem ser valorizados se tiverem sido suficientemente graves. Por exemplo, com antecedente de traumatismo cranioencefálico, este deve ter ocorrido com perda da consciência de pelo menos 1 hora.

Na *crise única idiopática*, mais frequente do que a sintomática remota, não se encontram os dados de história presentes no grupo anterior.

O risco de recorrência após a primeira crise epiléptica, bem como os fatores de risco de recorrência têm sido objeto de vários estudos na literatura. Segundo uma metanálise, a probabilidade de a criança apresentar uma segunda crise no período de 1 ano após a crise inicial varia de 14% a 65%.[110]

O tratamento com FAC diminui o risco de recorrência para uma segunda crise, apesar de as evidências na faixa etária pediátrica serem frágeis. Além disso, se o tratamento com FAC for iniciado após a segunda crise, não haverá diferença no prognóstico em longo prazo em relação ao controle da epilepsia.

O efeito colateral do tratamento com FAC deve ser considerado nessas circunstâncias. Isso determina que, em crianças, a conduta seja de não iniciar FAC após a primeira crise epiléptica, mesmo na presença de fatores de recorrência. Existe a preocupação sobre a possibilidade de ocorrer traumatismo grave em razão de uma nova crise epiléptica, o que é uma situação rara na prática clínica. O risco de morte súbita em crianças com epilepsia é baixo e, quando a morte ocorre, em geral está relacionada à presença de déficit neurológico subjacente e não à epilepsia propriamente dita. Um estudo populacional mostrou que o risco de morte em crianças com epilepsia é semelhante ao da população de crianças normais.[8]

O Comitê de Neurologia Infantil da Sociedade Americana de Neurologia reforça a conduta de não tratar crise única, lembrando que crianças são menos sujeitas a acidentes graves por ocasião das crises, pois não dirigem, não cozinham, não passam roupa, não operam máquinas e, em geral, estão sob a vigilância de adultos.[110]

REFERÊNCIAS BIBLIOGRÁFICAS

1. Singh A, Trevick S. The Epidemiology of global epilepsy. Neurol Clin. 2016;34(4):837-47. doi: 10.1016/j.ncl.2016.06.015.
2. Rakic P, Bourgeois JP, Eckenhoff MF, Zecevic N, Goldman-Rakic PS. Concurrent overproduction of synapses in diverse regions of the primate cerebral cortex. Science. 1986;232(4747):232-325. doi: 10.1126/science.3952506.
3. Swann JW, Pierson MG, Smith KL, Lee CL. Developmental neuroplasticity: roles in early life seizures and chronic epilepsy. Adv Neurol. 1999;79:203-16.
4. Berg AT, Berkovic SF, Brodie MJ, Buchhalter J, Cross JH, van Emde B, et al. Revised terminology and concepts for organization of seizures and epilepsies: Report of the ILAE Commission on Classification and Terminology, 2005-2009. Epilepsia. 2010;51:676-85. doi: 10.1111/j.1528-1167.2010.02522.x.
5. Consensus development conference on febrile seizures, National Institutes of Health, May 19-21, 1980. Epilepsia. 1981;22(3):377-81.
6. Subcommittee on Febrile Seizures; American Academy of Pediatrics. Neurodiagnostic evaluation of the child with a simple febrile seizure. Pediatrics. 2011;127;389-94.
7. American Academy of Pediatrics. Practice parameter: the neurodiagnostic evaluation of the child with a first simple febrile seizure. American Academy of Pediatrics. Provisional Committee on Quality Improvement, Subcommittee on Febrile Seizures. Pediatrics. 1996;97(5):769-72. doi: 10.1542/peds.97.5.769.
8. Camfield CS, Camfield PR, Veugelers P. Death in children with epilepsy: a population-based study. Lancet. 2002;315:1891-5. doi: 10.1016/S0140-6736(02)08779-2.
9. Berg AT, Shinnar S. Do seizures beget seizures? An assessment of the clinical evidence in humans. J Clin Neurophysiol. 1997;14(2):102-10. doi: 10.1097/00004691-199703000-00003.
10. Theodore WH, Epstein L, Gaillard WD, Shinnar S, Wainwright MS, Jacobson S. Human herpes virus 6B: a possible role in epilepsy? Epilepsia. 2008;49(11):1828-37. doi: 10.1111/j.1528-1167.2008.01699.x.
11. Esposito S, Principi N, Cornaglia G. The ESCMID Vaccine Study Group (EVASG). Barriers to the vaccination of children and adolescents and possible solutions. Clin microbial infect. 2014;20(5):25-31. doi: 10.1111/1469-0691.12447.
12. Iwasaki N, Nakayama J, Hamano K, Matsui A, Arinami T. Molecular genetics of febrile seizures. Epilepsia. 2002;43(9):32-5. doi: 10.1046/j.1528-1157.43.s.9.8.x.
13. Heuser K, Nagelhus EA, Tauboll E, Indahl U, Berg PR, Lien S, et al. Variants os genes encoding APQ4 and Kir.1 are associated with subgroups of patients with temporal lobe epilepsy. Epilepsy Res. 2010;88:55-64. doi: 10.1016/j.eplepsyres.2009.09.023.
14. Shinnar S, Hesdorffern DC, Nordli DR, Pellock JM, O'Dell C, Lewis DV, et al. Phenomenology of prolonged febrile seizures

Results of the FEBSTAT study. Neurologyl 2008;71(3):170-6. doi: 10.1212/01.wnl.0000310774.01185.97.

15. Capovilla G, Mastrangelo M, Romeo A, Vigevano F. Recommendations for the management of "febrile seizures". Ad hoc task Force of LICE Guidelines Commision. Epilepsia. 2009:50(1):2-6. doi: 10.1111/j.1528-1167.2008.01963.x.
16. Mohebbi MR, Holden KR, Butler IJ. FIRST: a practical approach to the causes and management of febrile seizures. J Child Neurol. 2008;23(12):1484-8. doi: 10.1177/0883073808319317.
17. Cendes F, Andermann F, Dubeau F, Gloor P, Evans A, Jones--Gotman M, et al. Early childhood prolonged febrile convulsions, atrophy and sclerosis of mesial strucutures, and temporal lobe epilepsy: an MRI volumetric study. Neurology. 1993;43:1083-7. doi: 10.1212/wnl.43.6.1083.
18. Hesdorffer DC, Shinnar S, Lewis DV, Moshé SL; FEBSTAT study team. Design and phenomenology of the FEBSTAT study. Epilepsia 2012;53(9):1471-80. doi: 10.1111/j.1528--1167.2012.03567.x.
19. Frank LM, Shinnar S, Hesdorffer DC, Shinnar RC, Pellock JM, Gallentine W, et al. Cerebrospinal fluid findings in children with fever-associated status epilepticus: results of the consequences of prolonged febrile seizures (FEBSTAT) study. J Pediatr. 2012;161(6):1169-71. doi: 10.1016/j.jpeds.2012.08.008.
20. Kobayashi K, Ohtsuka Y, Ohmori I, Nishio Y, Fujiwara M, Ito M, et al. E. Clinical and electroencephalographic characteristics of children with febrile seizures plus. Brain Dev. 2004;26(4):262-8. doi: 10.1016/S0387-7604(03)00134-7.
21. Offringa M, Newton R, Nevitt SJ, Vraka K. Prophylactic drug management for febrile seizures in children. Cochrane Database Syst Rev. 2017;62:1465-858. doi: 10.1002/14651858.CD003031.pub432.
22. Manreza ML, Gherpelli JL, Machado-Haertel LR, Pedreira CC, Heise CO, Diament A. Treatment of febrile seizures with intermittent clobazam. Arq Neuropsiquiatr. 1997;55(4):757-61. doi: 10.1590/s0004-282x1997000500012.
23. Teng D, Dayan P, Tyler S, Hauser WA, Chan S, Leary L, et al. Risk of intracranial pathologic conditions requiring emergency intervention after a first complex febrile seizure episode among children. Pediatrics. 2006;17(2):304-8. doi: 10.1542/peds.2005-0759.
24. Zuberi SM, Wirrell E, Yozawitz E, Wilmshurst JM, Specchio N, Riney K, et al. ILAE classification and definition of epilepsy syndromes with onset in neonates and infants: Position statement by the ILAE Task Force on Nosology and Definitions. Epilepsia. 2022;63:1349-97. doi: 10.1111/epi.17239.
25. Lux AL, Osborne JP. A proposal for case definitions and outcome measures in studies of infantile spasms and west syndrome: Consensus Statement of the West Delphi Group. Epilepsia 2004;45(11):1416-28. doi: 10.1111/j.0013-9580.2004.02404.x.
26. Pavone P, Striano P, Falsaperla R, Pavone L, Ruggieri M. Infantile spasms syndrome, West syndrome and related phenotypes: what we know in 2013. Brain Dev. 2014;36(9):739-51.
27. Fisher RS, Cross H, Souza C, French JA, Haut SR, et al. Instruction manual for the ILAE 2017 operational classification of seizure types. Epilepsia. 2017;58(4):531-42. doi: 10.1111/epi.13671.
28. Pressler RM, Cilio MR, Mizrahi EM, Moshé SL, Nunes ML. The ILAE classification of seizures and the epilepsies: Modification for seizures in the neonate. Position paper by the ILAE Task Force on Neonatal Seizures. Epilepsia. 2021;62:615-28. doi: 10.1111/epi.16815.
29. Dulac O, Tuxhorn I. Infantile spasms and West Syndrome. In: Roger J, Bureau M, Dravet Ch, Genton P, Tassinari CA, Wolf P (eds.). Epileptic syndromes in infancy, childhood and adolescence. Third edition. Mountrouge, France: John Libbey Eurotext Ltda. 2005:47.
30. Hancock EC, Osborne JP, Edwards SW. Treatment of infantile spasms. Cochrane Database Syst Rev 2008;(4):CD001770. doi:10.1002/14651858.CD00177.
31. Gibbs FA, Gibbs, EL. Atlas of eletrencephalography. Epilepsy. Reading MA: Addison-Wesley. 1952;2:214-90.
32. O'Callaghan F, Edwards SW, Alber FD, Hancock E, Johnson AL, Kennedy CR, et al. Safety and effectiveness of hormonal treatment versus hormonal treatment with vigabatrin for infantile spasms (ICISS): a randomised, multicentre, open-label trial. Lancet Neurol. 2017;16:33-42. doi: 10.1016/S1474-4422(16)302940.
33. Fusco L, Serino D, Santarone ME. Three different scenarios for epileptic spasms. Epilepsy Behav. 2020;113:107531. doi: 10.1016/j.yebeh.2020.107531.
34. Kossoff EH, Pyzik PL, McGrogan JR, Vining EP, Freeman JM. Efficacy of ketogenic diet for infantile spasms. Pediatrics. 2002;109:780-3. doi: 10.1542/peds.109.5.780.
35. Kossoff EH, Hedderick EF, Turner Z, Freeman JM. A case--control evaluation of ketogenic diet versus ACTH for new--onset infantile spasms. Epilepsia. 2008;49(9):1504-9. doi: 10.1111/j.1528-1167.2008.01606.x.
36. Chugani HT, Shewmon DA, Shields WD, Olson DM, Phelps ME, Peacock WJ. Surgery for intractable infantile spasms: neuroimaging perspectives. Epilepsia. 1993;34(4):764-71. doi: 10.1111/j.1528-1157.1993.tb00459.x.
37. Dravet C, Guerrini R. Treatment and management. In: Drave C, Guerrini R (eds). Topics in epilepsy. dravet syndrome. montrouge: Éditions John Libbey Eurotext. 2011:67-82.
38. Symonds JD, Elliott KS, Shetty J, Armstrong M, Brunklaus A, Cutcutache I, et al. Early childhood epilepsies: epidemiology, classification, aetiology, and socio-economic determinants. Brain. 2021:144;2879-91. doi: 10.1093/brain/awab162.
39. Wirrell EC, Hood V, Knupp KG, Meskis MA, Nabbout R, Scheffer IE. International consensus on diagnosis and management of Dravet syndrome. Epilepsia. 2022;63:1761-77. doi: 10.1111/epi.17274.
40. Fountain-Capal JK, Holland KD, Gilbert BL, Hallinan BE. When should clinicians order genetic testing for dravet

syndrome? Pediatric Neurology. 2011;45;2011:319-23. doi: 10.1016/j.pediatrneurol.2011.08.001.

41. Cetica V, Chiari S, Mei D, Parrini E, Grisotto L, Marini C, et al. Clinical and genetic factors predicting Dravet syndrome in infants with SCN1A mutations. Neurology. 2017;88:1037-44. doi: 10.1212/WNL.0000000000003716.
42. Dravet C. How Dravet syndrome became a model for studying childhood genetic epilepsies. Brain. 2012:135;2309-13. doi: 10.1 093/brain/aws19.
43. Rilstone JJ, Coelho FM, Minassian BA, Andrade DM. Dravet syndrome: seizure control and gait in adults with different SCN1A mutations. Epilepsia. 2012;53(8):1421-8. doi: 10.1111/j.1528-1167.2012.03583.x.
44. Kalume F, Westenbroek RE, Cheah CS, Yu FH, Oakley JC, Scheuer T, et al. Sudden unexpected death in a mouse model of Dravet syndrome. J Clin Invest. 2013;123(4):1798-808. doi: 10.1172/JCI66220.
45. Delogu AB, Spinelli A, Battaglia D, Dravet C, De Nisco A, Saracino A, et al. Electrical and autonomic cardiac function in patients with Dravet syndrome. Epilepsia. 2011;52(2):55-8. doi: 10.1111/j.1528-1167.2011.03003.x.
46. Ceulemans B. Overall management of patients with Dravet syndrome. Dev Med Child Neurol. 2011,53(2):19-23. doi: 10.1111/j.1469-8749.2011.03968.x.
47. Cross JH, Caraballo RH, Nabbout R, Vigevano F, Guerrini R, Lagae L. Dravet syndrome: treatment options and management of prolonged seizures. Epilepsia. 2019;60(S3):S39-48. doi: 10.1111/epi.16334.
48. Cross JH, Galer BS, Gil-Nagel A, Devinsky O, Ceulemans B, Lagae L, et al. Impact of fenfluramine on the expected SUDEP mortality rates in patients with Dravet syndrome. Seizure. 2021;93:154-59.
49. Silvinato A, Floriano I, Bernardo WM. Use of cannabidiol in the treatment of epilepsy: Lennox-Gastaut syndrome, Dravet syndrome, and tuberous sclerosis complex. Rev Assoc Med Bras. 2022;68(10):1345-57. doi: 10.1590/1806-9282.2022D689.
50. Oguni H. Epilepsy with myoclonic-atonic seizures, also known as Doose syndrome: Modification of the diagnostic criteria. European Journal of Paediatric Neurology. 2022;36:37-50. doi: 10.1016/j.ejpn.2021.11.009.
51. Doege C, May TW, Siniatchkin M, von Spiczak S, Stephani U, Boor R. Myoclonic astatic epilepsy (Doose syndrome) – a lamotrigine responsive epilepsy? Eur J Paediatr Neurol. 2013;17(1):9-35. doi: 10.1016/j.ejpn.2012.10.006.
52. Kelley SA, Kossoff EH. Doose syndrome (myoclonic-astatic epilepsy): 40 years of progress. Dev Med Child Neurol. 2010;52(11):988-93. doi: 10.1111/j.1469-8749.2010.03744.x.
53. Wang HS, Lin KL. Ketogenic diet: an early option for epilepsy treatment, instead of a last choice only. Biomed J. 2013;36(1):16-7. doi: 10.4103/2319-4170.107155.
54. Inoue T, Ihara Y, Tomonoh Y, Nakamura N, Ninomiya S, Fujita T, et al. Early onset and focal spike discharges as indicators of poor prognosis for myoclonic-astatic epilepsy. Brain Dev. 2013;19:613-9. doi: 10.1016/j.braindev.2013.08.009.
55. Farrel K, Tatum IV WO. Encephalopatic generalized epilepsy and Lennox-Gastaut syndrome. In: Willie E, Gupta A, Lachhwani DK (eds). 4. ed. The treatment of epilepsy. Principles & practice. 2006.
56. Specchio N, Wirrell EC, Scheffer IE, Nabbout R, Riney K, Samia P, et al. International league against epilepsy classification and definition of epilepsy syndromes with onset in childhood: Position paper by the ILAE Task Force on Nosology and Definitions. Epilepsia. 2022;63:1398-42. doi: 10.1111/epi.17241.
57. Strzelczyk A, Zuberi SM, Striano P, Rosenow F, Bast SS. The burden of illness in Lennox–Gastaut syndrome: a systematic literature review. Orph J Rare Disease 2023;18:42. doi:10.1186/s13023-023-02626-4.
58. Wirrell EC, Nabbout R, SchefferIE, Alsaadi T, Bogacz A, French JA, et al. Methodology for classification and definition of epilepsy syndromes with list of syndromes: report of the ILAE task force on nosology and definitions. Epilepsia. 2022;63:1333-48. doi: 10.1111/epi.17237.
59. Riney K, Bogacz A, Somerville E, Hirsch E, Nabbout R, Scheffer IE, et al. International League Against Epilepsy classification and definition of epilepsy syndromes with onset at a variable age: position statement by the ILAE task force on nosology and definitions. Epilepsia. 2022;63:1443-74. doi: 10.1111/epi.17240.
60. Nascimento F, Friedman D, Peters JM, Bensalem-Owen MK, Cendes F, Rampp S. Focal epilepsies: update on diagnosis and classification developmental and/or epileptic encephalopathy or progressive neurological deterioration. Epileptic Disorders. 2023;00:1-17. doi: 10.1002/epd2.20045.
61. Commission on Classification and Terminology of the International League Against Epilepsy. Proposal for revised classification of epilepsies and epileptic syndromes. Epilepsia. 1989;30:389.
62. Galicchio S, Espeche A, Cersosimo R, Chacon S, Gamboni B, Adi J, et al. Self-limited epilepsy with centro-temporal spikes: a study of 46 patients with unusual clinical manifestations. Epilepsy Research. 2021:106507. doi: 10.1016/j.eplepsyres.2020.106507.
63. Vigevano F, Specchio N, Fejerman N. Chapter 61 – Idiopathic focal epilepsies, Olivier D, Maryse L, Sarnat HB (eds.). Handbook of clinical neurology. Elsevier. 2013;111:591-604.
64. Panayiotopoulos CP. A Clinical Guide to Epileptic Syndromes and their treatment. London: Springer-Verleg. 2007:286.
65. Miziara CS, de Manreza ML, Mansur L, Reed UC, Buchpiguel CA. Sequential motor task (Luria's Fist-Edge-Palm Test) in children with benign focal epilepsy of childhood with centrotemporal spikes. Arq Neuropsiquiatr. 2013;71(6):380-4. doi.org/10.1590/S0004-282X1997000500012.
66. Miziara CSMG, Micheletto MLJ, Serrano VAG, Nakanishi DH, Serinolli MI, Manreza MLG, et al. Time Interval between first and last epileptic seizures and electroencephalogram normalization in benign childhood epilepsy with centrotemporal spikes: influencing factors. J Pediatr Epi-

lepsy. 2020;9:31-5. doi: 10.1055/s-0040-1709187. ISSN 2146-457X.

67. Panayiotopoulos CP, Michael M, Sanders S, Valeta T, Koutroumanidis M. Benign childhood focal epilepsies: assessment of established and newly recognized syndromes. Brain. 2008;131(9):2264-86. doi: 10.1093/brain/awn162.
68. Miziara CS, Manreza ML. Hemispheric lateralization in benign focal epilepsy in childhood with centrotemporal spikes (BECTS). Clin EEG Neurosci. 2010;41(3):147-50. doi: 10.1177/155005941004100308.
69. Miziara CS, de Manreza ML, Mansur L, Reed UC, Guilhoto LM, Serrano VA, et al; CInAPCe Group. Impact of benign childhood epilepsy with centrotemporal spikes (BECTS) on school performance. Seizure. 2012;21(2):87-91. doi: 10.1016/j.seizure.2011.09.004.
70. Wickens S, Bowden SC, D'Souza W. Cognitive functioning in children with self-limited epilepsy with centrotemporal spikes: a systematic review and meta-analysis Epilepsia. 2017;58(10):1673-85. doi: 10.1111/epi.13865.
71. Banaskiwitz NHVC. Estudo da função executiva em crianças com epilepsia focal benigna da infância com pontas centrotemporais. (Dissertação de Mestrado). Faculdade de Medicina da Universidade de São Paulo. São Paulo, 2012.
72. Tovia E, Goldberg-Stern H, Ben Zeev B, Heyman E, Watemberg N, Fattal-Valevski A, et al. The prevalence of atypical presentations and comorbidities of benign childhood epilepsy with centrotemporal spikes. Epilepsia. 2011;52(8): 1483-8. doi: 10.1111/j.1528-1167.2011.03136.x.
73. Camfield CS, Camfield PR. Rolandic epilepsy has little effect on adult life 30 years later. A population-based study. Neurology. 2014,82(13):1162-6. doi: 10.1212/WNL.0000000000000267.
74. Ferrie C, Caraballo R, Covanis A, Demirbilek V, Dervent A, Kivity S, et al. Panayiotopoulos syndrome: a consensus view. Dev Med Child Neurol. 2006;48:236-40. doil: 10.1017/S0012162206000508.
75. Taylor I, Berkovic SF, Kivity S, Scheffer IE. Benign occipital epilepsies of childhood: clinical features and genetics. Brain. 2008;131(9):2287-94. doi: 10.1093/brain/awn138.
76. Graziosi A, Pellegrino N, Di Stefano V, Raucci U, Luchetti A, Parisi P. Misdiagnosis and pitfalls in Panayiotopoulos syndrome. Epilepsy Behav. 2019;98(A):124-8. doi: 10.1016/j.yebeh.2019.07.016.
77. Verrotti A, Sebastiani M, Giordano L, Striano P, Belcastro V, Franzoni E, et al. Panayiotopoulos syndrome with convulsive status epilepticus at the onset: a long-term study. Seizure. 2014;23(9):728-31. doi: 10.1016/j.seizure.2014.05.013.
78. Roa JD, Camacho-Cruz J, Pérez-Osorio L, Castillo AM, Saavedra-Gutierrez G. Self-limited epilepsy with autonomic seizures: a case report. SAGE Open Med Case Rep. 2023;11:2050313X231169573. doi: 10.1177/20503 13X231169573.
79. Caraballo R, Cersósimo R, Fejerman N. Panayiotopoulos syndrome: a prospective study of 192 patients. Epilepsia. 2007;48(6):1054-61. doi: 10.1111/j.1528-1167.2007.01085.x).
80. Gastaut H. A new type of epilepsy: benign partial epilepsy of childhood with occipital spike-waves. Clin Electroencephalogr. 1982;13:13-22. doi: 10.1177/1550059482013001.
81. Caraballo RH, Cersosimo RO, Fejerman N. Childhood occipital epilepsy of gastaut: a study of 33 patients. Epilepsia. 2008;49:288-97. doi:10.1111/j.1528-1167.2007.01322.x.
82. Berg AT, Shinnar S, Levy SR, Testa FM. Newly diagnosed epilepsy in children: presentation at diagnosis. Epilepsia. 1999;40(4):445-52. doi: 10.1111/j.1528-1157.1999.tb00739.x.
83. Ricci S, Vigevano F, Manfredi M, Kasteleijn-Nolst Trenité DG. Epilepsy provoked by television and video games: safety of 100-Hz screens. Neurology. 1998;50(3):790-93. doi: 10.1212/wnl.50.3.790.
84. Fisher RS, Cross JH, D'Souza C, French JA, Haut SR, Higurashi N, et al; Zuberi SM on behalf of the ILAE Commission for Classification and Terminology. Instruction manual for the ILAE 2017 operational classification of seizure types. Epilepsia. 2017;58(4):531-42. doi: 10.1111/epi.13671.
85. Hirsch E, French J, Scheffer IE, Bogacz A, Alsaadi T, Sperling MR. ILAE definition of the Idiopathic Generalized Epilepsy Syndromes: position statement by the ILAE Task Force on Nosology and Definitions. Epilepsia. 2022;63:1475-99. doi: 10.1111/epi.17236.
86. Berg AT, Shinnar S, Levy SR, Testa FM, Smith-Rapaport S, Beckerman B. How well can epilepsy syndromes be identified at diagnosis? A reassessment 2 years after initial diagnosis. Epilepsia. 2000;41:1269-75. doi: 10.1111/j.1528-1157.2000.tb04604.x.
87. Loiseau P, Panayiotopoulos CP. Childhood absence epilepsy. In: Gilman S (ed.). Neurobase. San Diego. Arbor Publishing Corp., 2000.
88. Guilhoto LM, Manreza ML, Yacubian EM. Occipital intermittent rhythmic delta activity in absence epilepsy. Arq Neuropsiquiatr. 2006;64(2A):193. doi: 10.1590/S0004-282X2006000200004.
89. Kang JQ, Macdonald RL. Molecular pathognic basic for GABRG2 mutations associated with a spectrum of epilepsy syndromes from Generalized Absence Epilepsy to Dravet syndrome. JAMA Neurol. 2016;73(8):1009-16. doi: 10.1001/jamaneurol.2016.0449.
90. Ito M, Ohmori I, Nakahori T, Ouchida M, Ohtsuka Y. Mutation screen of GABRA1, GABRB2 and GABRG2 genes in Japanese patients with absence seizures. Neuroscience letters. 2005;383(3):220-24.
91. Suls A, Mullen SA, Weber YG, Verhaert K, Ceulemans B, Guerrini R, et al. Early-onset absence epilepsy caused by mutations in the glucose transporter GLUT1. Ann Neurol. 2009;66(3):415-9. doi: 10.1002/ana.21724.
92. Glauser TA, Cnaan A, Shinnar S, Hirtz DG, Dlugos D, Masur D, et al.; Childhood Absence Epilepsy Study Team. Ethosuximide, valproic acid, and lamotrigine in childhood absence epilepsy: Initial monotherapy outcomes at 12 months. Epilepsia. 2013;54(1):141-55. doi: 10.1111/epi.12028.

93. Tomson T, Marson A, Boon P, Canevini MP, Covanis A, Gaily E, et al. Valproate in the treatment of epilepsy in girls and women of childbearing potential. Epilepsia 2015;56(7):1006-101. doi: 10.1111/epi.130.
94. Janz D, Durner M. Juvenile myoclonic epilepsy. In: Engel J Jr, Pedley TA, editors. Epilepsy: a comprehensive textbook. Philadelphia: Lippincott-Raven Publishers; 1995:2389-400.
95. Delgado-Escueta AV, Medina MT, Serratosa JM, Castroviejo IP, Gee MN, Weissbecker K, et al. Mapping and positional cloning of common idiopathic generalized epilepsies: juvenile myoclonus epilepsy and childhood absence epilepsy. Adv Neurol. 1999;79:351.
96. Tikka SK, Goyal N, Umesh S, Nizamie H. Juvenile myoclonic epilepsy: clinical characteristics, standard and quantitative electroencephalography analyses. J Pediatr Neurosci. 2013;8(2):97-103. doi: 10.4103/1817-1745.117835.
97. Pierre Genton P, Thomas P, Trenité DGAKN, Medina MT, Salas-Puig J. Clinical aspects of juvenile myoclonic epilepsy. Epilepsy Behav. 2013;28(1):S8-14. doi: 10.1016/j.yebeh.2012.10.034.
98. Taske NL, Williamson MP, Makoff A, Bate L, Curtis D, Kerr M, et al. Evaluation of the positional candidate gene CHRNA7 at the juvenile myoclonic epilepsy locus (EJM2) on chromosome 15q13-14. Epilepsy Res. 2002;49(2):157-72. doi: 10.1016/s0920-1211(02)00027-x.
99. de Nijs L, Wolkoff N, Grisar T, Lakaye B. Juvenile myoclonic epilepsy as a possible neurodevelopmental disease: role of EFHC1 or Myoclonin 1. Epilepsy and Behavior. 2013;28:58-60.
100. Yacubian EM. Juvenile myoclonic epilepsy: Challenges on its 60th anniversary. Seizure. 2017;44:48-52. doi: 10.1016/j.seizure.2016.09.005.
101. Güveli BT, Rosti RÖ, Güzeltaş A, Tuna EB, Ataklı D, Sencer S,et al. Teratogenicity of antiepileptic drugs. Clin Psychopharmacol Neurosci. 2017;15(1):19-27. doi: 10.9758/cpn.2017.15.1.1.
102. Alvestad S, Husebye ESN, Christensen J, Dreier JW, Sun Y, Jannicke Igland J, et al. Folic Acid and risk of preterm birth, preeclampsia, and fetal growth restriction among women with epilepsy a prospective cohort study.Neurology®. 2022;99:e605-15. doi:10.1212/WNL.000000000020066.
103. Jallon P, Latour P. Epidemiology of idiopathic generalized epilepsies. Epilepsia 2005;46(9):10-4. doi: 10.1111/j.1528--1167.2005.00309.x.
104. Panayiotopoulos CP. Idiopathic generalized epilepsies. In: Panayiotopoulos CP (ed). A clinical guide to epileptic syndromes and their treatment. Second edition. London. Springer-Verlag London Ltd, 2007;319-63.
105. Vorderwülbecke BJ, Kowski AB, Kirschbaum A, Merkle H, Senf P, Janz D, et al. Long-term outcome in adolescent-onset generalized genetic epilepsies. Epilepsia. 2017;58(7):1244-50. doi: 10.1111/epi.1376.
106. Bureau M, Tassinari CA. Myoclonic absence and absences with myoclonias. Chapter 18. In: Epileptic syndromes in infancy, childhood and adolescence. 5. ed. Bureau M, Genton P, Delgado-Escueta A, Tassinari CA, Thomas P, Wolf P. John Libbey Eurotext Ltd.London, 2012:297-304.
107. Striano S, Capovilla G, Sofia V, Romeo A, Rubboli G, Striano P, et al. Eyelid myoclonia with absences (Jeavons syndrome): a well-defined idiopathic generalized epilepsy syndrome or a spectrum of photosensitive conditions? Epilepsia. 2009;50(5):15-9. doi: 10.1111/j.1528--1167.2009.02114.x.
108. Panayiotopoulos CP. Syndromes of idiopathic generalized epilepsies not recognized by the international league against epilepsy. Epilepsia 2005;46(9):57-66. doi: 10.1111/j.1528-1167.2005.00314.x.
109. Hauser WA. The prevalence and incidence of convulsive disorders in children. Epilepsia. 1994;35(2):S1-6. doi: 10.1111/j.1528-1157.1994.tb05932.x.
110. Hirtz D, Berg A, Bettis D, Camfield C, Camfield P, Crumrine P, et al.; Quality Standards Subcommittee of the American Academy of Neurology; Practice Committee of the Child Neurology Society. Practice parameter: treatment of the child with a first unprovoked seizure. Neurology. 2003;60(2):166-75. doi: 10.1212/01.WNL.0000033622.27961.B6.

CAPÍTULO 32

José Luiz Dias Gherpelli

Cefaleias na Infância e Adolescência

INTRODUÇÃO

A cefaleia é um sintoma frequente na infância e na adolescência. A prevalência média global da cefaleia foi de aproximadamente 54% numa revisão que incluiu 227 mil crianças e adolescentes.[1] Ela pode ocorrer na vigência de processos infecciosos, acompanhando doenças sistêmicas, e como parte da sintomatologia de doenças agudas ou crônicas do sistema nervoso central (SNC). Quando ocorre de forma recorrente ou intensa, desencadeia preocupação, tanto para a família, como para o médico. Frequentemente, os pais procuram auxílio médico para a criança com cefaleia não apenas para obter o alívio da dor, mas também a fim de excluir afecção intracraniana.

Tanto as estruturas intracranianas como as extracranianas são sensíveis à dor. As estruturas extracranianas sensíveis à dor são: pele; tecido subcutâneo; músculos; membranas mucosas; dentes; e alguns vasos sanguíneos maiores. As estruturas intracranianas sensíveis à dor são: seios venosos; veias de maior calibre e a dura-máter que as circunda; artérias durais; e artérias do polígono de Willis. A sensibilidade dolorosa das estruturas intra e extracranianas, da face e da cabeça até a região do vértex são mediadas pelo nervo trigêmeo (V nervo craniano). Pequenas áreas são inervadas pelos pares cranianos facial (VII), glossofaríngeo (IX) e vago (X). A dor na região occipital do crânio é mediada pelos nervos occipitais superiores, com raízes originadas nos primeiros segmentos cervicais. O cérebro, o crânio, a maior parte da dura-máter, a epêndima e os plexos coroides são insensíveis à dor. A inflamação, a irritação, o deslocamento, a tração, a dilatação ou a destruição de qualquer dessas estruturas sensíveis à dor determinará um fenômeno doloroso.[2]

CLASSIFICAÇÃO

Clinicamente, é útil distinguir as cefaleias quanto ao seu aspecto temporal em formas agudas ou crônicas, recorrentes ou não, progressivas e não progressivas.[3]

Uma cefaleia aguda é definida como um evento isolado sem história prévia de um evento semelhante. Se esse evento agudo ocorre associado com manifestações neurológicas, o diagnóstico deverá ser feito rapidamente. Entre os diagnósticos diferenciais, há uma variedade de doenças que incluem infecções do SNC, hemorragias subaracnóideas, tromboembolismo cerebral e algumas doenças sistêmicas.

As formas agudas e recorrentes são aquelas cefaleias que ocorrem periodicamente, de forma semelhante, e que, na maioria dos casos, enquadram-se dentro dos critérios diagnósticos da migrânea.

Cefaleias crônicas e progressivas se caracterizam pela piora na frequência e intensidade com o passar do tempo. Geralmente, indicam quadro de hipertensão intracraniana decorrente de processos expansivos intracranianos (tumores, abscessos), pseudotumor cerebral ou hidrocefalia.

As formas crônicas, não progressivas, são de ocorrência frequente, intensidade moderada ou leve e não interferem nas atividades diárias da criança. Não são acompanhadas por manifestações neurológicas, podendo apresentar relação com distúrbios de natureza emocional (p.ex., fobia escolar), estar associadas a fenômenos depressivos ou, ainda, enquadrar-se nos critérios diagnósticos da cefaleia crônica diária.

AVALIAÇÃO DO PACIENTE

A história é a chave para o diagnóstico correto da cefaleia na infância. A obtenção dos dados sobre as características e a qualidades do fenômeno álgico nem sempre é tarefa fácil, principalmente em crianças na idade pré-escolar. As informações obtidas por meio dos pais são essenciais, entretanto a criança deve poder expressar suas queixas livremente e, no caso de adolescentes, sem a presença dos pais, a fim de que eventuais problemas emocionais possam ser relatados de forma mais aberta.[4]

Respostas a questões específicas, como as mostradas no Quadro 32.1, poderão contribuir para o diagnóstico.[3] Questões adicionais, referentes a sintomas neurológicos específicos como ataxia, letargia, crises convulsivas, distúrbios visuais e alterações no comportamento devem fazer parte da história, além daquelas perguntas normalmente feitas para levantar uma história pediátrica. Deve-se estar particularmente atento àquelas cefaleias que ocorrem sem uma história de eventos pregressos. Mudança nas características de apresentação de uma cefaleia crônica, dor localizada num único local, dores que despertam a criança durante a noite ou associação com sintomas neurológicos específicos ocorrem nas cefaleias secundárias.

Quadro 32.1 Questões que fazem parte da história clínica em crianças com cefaleia

1. Existe um único tipo ou mais de um tipo de cefaleia?
2. Como se iniciaram as dores de cabeça?
3. Há quanto tempo elas estão presentes?
4. As dores estão piorando ou não?
5. Qual a sua frequência?
6. Qual a sua duração?
7. As dores ocorrem sob uma circunstância ou época específica?
8. As dores são precedidas por algum sintoma específico?
9. Qual a localização da dor?
10. Qual a qualidade da dor?
11. Existe algum outro sintoma acompanhando a cefaleia?
12. Há necessidade de interromper as atividades durante a cefaleia?
13. Existem problemas médicos crônicos concomitantes?
14. Existe alguma medicação que alivie ou melhore a dor?
15. Existe alguma atividade que piore a dor?
16. Quais condutas geram melhora da dor?
17. Faz uso crônico de alguma medicação?
18. Alguém mais da família tem cefaleia?
19. Algo particularmente bom ou mau ocorreu com você recentemente?
20. O que você acha que está causando suas dores de cabeça?

Fonte: Adaptado de Rothner AD, 1994.

O exame físico deve excluir a possibilidade de uma doença sistêmica. Medida da pressão arterial e da temperatura corpórea é uma rotina a ser respeitada em todos os casos. O exame da cabeça deve ser realizado a seguir, a fim de excluir a possibilidade de sinusopatia, trauma e afecções do couro cabeludo, odontológicas, osteoarticulares (articulação temporomandibular e da região cervical) e oftalmológicas.

O exame neurológico deve ser completo para excluir sinais neurológicos de localização, sinais de irritação meníngea e sinais de hipertensão intracraniana. A medida do perímetro cefálico e a realização do exame de fundo de olho são parte integrante do exame.

Nessa fase, o diagnóstico diferencial das causas de cefaleia deverá ser considerado (Quadro 32.2).

Exames complementares podem ser necessários naqueles casos nos quais história, exame físico e exame neurológico apontem para uma etiologia específica que dependa de uma investigação complementar. Dos exames do âmbito neurológico, os mais importantes são o do líquido cefalorraquiano (LCR) e os de neuroimagem. O exame do LCR tem como principal objetivo excluir uma causa infecciosa, quer de natureza aguda, por exemplo, meningite bacteriana, quer de natureza crônica como meningites crônica e neurocisticercose. É fundamental lembrar que o exame do LCR está formalmente contraindicado nos casos em que existam sinais e sintomas de hipertensão intracraniana crônica ou quando há um edema de papila ao exame fundoscópico. A tomografia axial computadorizada e a imagem por ressonância magnética de crânio são exames indicados naqueles casos em que existam sintomas neurológicos específicos. O eletroencefalograma raramente é indicado nos casos de cefaleia, podendo apenas ser de valia naqueles em que exista uma história pregressa de crises epilépticas e, mesmo assim, para orientar quanto ao tratamento da epilepsia e não quanto ao da cefaleia propriamente dita. Em casos selecionados, há necessidade de uma avaliação mais detalhada dos aspectos psicoemocionais relacionados à sintomatologia álgica.

Quadro 32.2. Diagnóstico diferencial das cefaleias na infância

1. Cefaleia aguda generalizada
1.1 Infecção sistêmica
1.2 Infecção do SNC
1.3 Fatores tóxicos (chumbo, monóxido de carbono)
1.4 Pós-crise convulsiva
1.5 Distúrbio eletrolítico
1.6 Hipoglicemia
1.7 Hipotensão liquórica (pós-punção lombar)
1.8 Traumatismo cranioencefálico
1.9 Embolia
1.10 Trombose vascular
1.11 Hemorragia subaracnóidea
1.12 Doença do colágeno

(*Continua*)

2. Cefaleia aguda localizada
2.1. Sinusopatia
2.2. Otite
2.3. Patologia ocular (glaucoma)
2.4. Distúrbio odontológico
2.5. Trauma
2.6. Neuralgia occipital
3. Cefaleia aguda recorrente
3.1. Migrânea
3.2. Cefaleia "agrupada"
3.3. Cefaleia primária não migranosa
3.4. Hemicrânia paroxística crônica
4. Cefaleia crônica progressiva
4.1. Tumor do SNC
4.2. Pseudotumor cerebral
4.3. Abscesso cerebral
4.4. Hematoma subdural
4.5. Hidrocefalia
5. Cefaleia crônica não progressiva
5.1. Cefaleia tensional
5.2. Depressão
5.3. Cefaleia pós-traumatismo cranioencefálico
5.4. Psicogênica

Fonte: Adaptado de Rothner AD, 1994.

É difícil determinar a real incidência de cada um dos tipos de cefaleia, pois ela varia de acordo com a casuística. Casuísticas provenientes de consultório pediátrico apresentam perfil diagnóstico diferente daquelas originárias de ambiente hospitalar ou de serviço especializado. Casuísticas provenientes de clínicas especializadas no tratamento de cefaleias mostram que a maioria das cefaleias crônicas recorrentes resulta de migrânea, seguida pela cefaleia de tensão episódica.

MIGRÂNEA

A migrânea é a cefaleia recorrente mais frequente na infância. Sua incidência varia de 2,5% a 4,5% em crianças pré-adolescentes em idade escolar, com distribuição praticamente igual entre os sexos e ligeiro predomínio no sexo masculino. Há aumento na incidência durante a adolescência e a idade de adulto jovem, com índices que variam de 10% a 25%, e com nítido predomínio no sexo feminino.[5]

Existem vários critérios diagnósticos para a migrânea na infância. Vahlquist[6] definiu a migrânea como episódios de cefaleia recorrente não progressiva, com intervalo livre entre os episódios, e que apresentam pelo menos dois dos seguintes:

1. Aura visual.
2. Náusea.
3. Dor unilateral.
4. História de migrânea nos pais ou irmãos.

Outro critério frequentemente utilizado é o de Prensky e Sommer.[7] Para o diagnóstico da migrânea, a criança deve apresentar uma cefaleia recorrente, acompanhada de pelo menos três dos seis seguintes critérios:

1. Dor abdominal recorrente (com ou sem cefaleia), náuseas ou vômitos (durante a cefaleia).
2. Hemicrânia.
3. Qualidade pulsátil da dor.
4. Alívio completo ou substancial, após breve período de repouso.
5. Uma aura que pode ser visual, sensorial ou motora.
6. História familiar de migrânea (pais, irmãos).

Os três sintomas mais comumente encontrados em crianças de baixa idade são os gastrointestinais, o alívio completo ou substancial após um período de repouso e a história familiar de migrânea.

A Sociedade Internacional da Cefaleia (IHS, em inglês) estabeleceu critérios para o diagnóstico da migrânea (Quadro 32.3) que são, atualmente, utilizados na maioria dos estudos clínicos sobre o assunto.[8]

Quadro 32.3. Critérios diagnósticos para a migrânea na infância, segundo a IHS

1.1. Migrânea sem aura a) Pelo menos cinco crises preenchendo os critérios de B a D b) Cefaleia durando de 2 a 72 horas (sem tratamento ou com tratamento ineficaz) c) Cefaleia preenche ao menos duas das seguintes características: 1. Localização unilateral ou bilateral 2. Caráter pulsátil 3. Intensidade moderada ou forte 4. Exacerbada por atividades físicas rotineiras ou que faça a criança evita-las (p.ex., caminhar ou subir escadas) d) Durante a cefaleia, pelo menos um dos seguintes: 1. Fotofobia e fonofobia (em crianças, podem ser inferidas por intermédio do comportamento) 2. Náusea e/ou vômitos
1.2. Migrânea com aura a) Pelo menos duas crises preenchendo o critério de B a D. b) Aura consistindo em pelo menos um ou mais dos seguintes sintomas totalmente reversíveis: 1. visual 2. sensorial 3. fala e/ou linguagem 4. motor 5. tronco cerebral

6. retiniano
c) Pelo menos dois dos seguintes:
1. Pelo menos um sintoma da aura desenvolve-se gradualmente em ≥ 5 minutos e/ou diferentes sintomas de aura ocorrem em sucessão em ≥ 5 minutos
2. Cada sintoma dura ≥ 5 minutos e ≤ 60 minutos
3. Pelo menos um dos sintomas da aura é unilateral
4. A aura é acompanhada ou seguida de cefaleia após um intervalo de até 60 minutos
d) Não atribuída a outro transtorno

Fonte: Adaptado de Headache Classification Committee of the International Headache Society, 2013.

A moderna classificação das cefaleias primárias agrupa as migrâneas segundo o Quadro 32.4.

Quadro 32.4. Classificação das migrâneas

1. Migrânea sem aura
2. Migrânea com aura:
2.1. Aura típica com cefaleia migranosa
2.2. Aura típica sem cefaleia
2.3. Migrânea com aura do tronco cerebral
2.4. Migrânea hemiplégica
2.5. Migrânea retiniana
3. Síndromes periódicas da infância comumente precursoras da migrânea:
3.1. Vertigem paroxística benigna da infância
3.2. Vômitos cíclicos
3.3. Migrânea abdominal
3.4. Torcicolo paroxístico benigno
4. Migrânea crônica
5. Complicações da migrânea:
5.1. Migrânea crônica
5.2. Estado migranoso
5.3. Aura persistente sem infarto
5.4. Infarto migranoso
5.5. Crise epiléptica desencadeada por migrânea
6. Provável migrânea

Fonte: Adaptado de Headache Classification Committee of the International Headache Society, 2013.

A forma mais comum na infância e na adolescência é a migrânea sem aura, ou seja, caracterizada por não apresentar uma aura definida precedendo a cefaleia. A dor tem localização preferencial nas regiões frontal e temporal e apresenta caráter pulsátil. Uma porcentagem alta de crianças (70%) refere sintomas abdominais. A dor se inicia gradualmente, num período de 30 minutos a 2 horas, até atingir o seu pico de intensidade. O repouso e, sobretudo, um período de sono melhoram ou aliviam a dor. Nas crianças que apresentam vômitos, estes frequentemente estão relacionados com a melhora da sintomatologia álgica. Analgésicos comuns também são eficazes na maioria dos casos. A frequência é bastante variável de caso para caso, com variações ao longo do tempo em um mesmo caso; na maioria deles, não excede uma a duas vezes/mês, mas podem se intercalar períodos de piora em que ocorrem uma ou mais crises por semana. A cefaleia ocorre em qualquer período do dia e da noite, porém raramente durante a madrugada a ponto de despertar a criança.[9]

A migrânea com aura é aquela em que a cefaleia é acompanhada por uma disfunção transitória e completamente reversível do SNC que, na maioria dos casos, é de natureza visual. Distúrbios dos campos visuais, geralmente de caráter hemianóptico, precedem a instalação da cefaleia e desaparecem após o início da fase álgica. A dor que se segue é, em geral, unilateral (em crianças bilateral) e frequentemente é acompanhada de vômitos, que ocorrem logo no início da sintomatologia álgica e que dificultam a medicação por via oral.

A migrânea hemiplégica familiar se caracteriza por aura motora de caráter transitório, acompanhada ou não por distúrbios sensitivos ou afasia; pode persistir por horas ou dias mesmo após a melhora da cefaleia. O diagnóstico é feito pela história familiar. A herança é autossômica dominante. Quando não há história familiar definida, a criança deve ser submetida a uma investigação diagnóstica a fim de excluir uma causa secundária.

A forma basilar é um tipo peculiar de migrânea, caracterizado por uma sintomatologia rica e variada decorrente do comprometimento do território da artéria basilar. Os sintomas da aura indicam o comprometimento de estruturas localizadas no tronco cerebral, cerebelo e córtex occipital, portanto do território vascular vertebrobasilar. O quadro clínico se caracteriza por um ou mais dos sintomas seguintes: comprometimento visual bilateral; disartria; ataxia; vertigem; tinitus; hipoacusia; diplopia; parestesias bilaterais. paresias bilaterais; ou comprometimento do nível de consciência, seguidos por cefaleia com características da migrânea. Não é incomum que essas crianças sejam atendidas em serviços de urgência com hipótese diagnóstica de intoxicação exógena em razão do quadro clínico de confusão mental que pode demorar de vários minutos até algumas horas. Quadro este que incide particularmente em crianças do sexo feminino por volta da adolescência. A grande maioria dos pacientes já apresentou ou desenvolverá, no seguimento, as formas mais comuns de migrânea. As alterações eletroencefalográficas são frequentes durante ou logo após o episódio, entretanto não apresentam valor diagnóstico.

Algumas crianças desenvolvem uma série de sintomas observados na aura migranosa sem apresentarem a queixa álgica de cefaleia (item 2.5 da classificação). O diagnóstico da aura migranosa sem a cefaleia é difícil quando o médico não está familiarizado com os sintomas e, muitas vezes, só pode ser realizado retrospectivamente, depois de excluídas causas orgânicas.

A forma oftalmoplégica se caracteriza pelo comprometimento de um ou mais dos nervos oculomotores (III, IV ou VI pares) precedendo a instalação da cefaleia. O diagnóstico pode ser difícil se o início do quadro ocorre em crianças de baixa idade, sendo que há casos descritos no 1º ano de vida. O III par é o mais acometido, podendo a paralisia ser completa, com ptose palpebral, midríase e estrabismo divergente, ou parcial, sendo a midríase, por vezes, o único sintoma. Raramente, a resolução da paralisia pode demorar dias. Devem ser excluídas outras causas antes de se firmar o diagnóstico.

A migrânea retiniana se caracteriza pelo comprometimento visual monocular transitório, do tipo escotoma ou mesmo amaurose, com duração menor do que 1 hora, seguido de cefaleia. O exame oftalmológico fora da crise é normal. Lesões vasculares devem ser excluídas.

Alguns dos distúrbios caracterizados como síndromes periódicas da infância são considerados precursores da migrânea, pois frequentemente são sucedidos pelas cefaleias típicas da migrânea.[10]

A vertigem paroxística benigna da infância é uma entidade clínica caracterizada por episódios de vertigem, palidez cutânea e vômitos, com duração de minutos, sem cefaleia. A maioria das crianças apresenta cefaleia entre os episódios ou vai desenvolver migrânea no futuro. A presença de "cinetose" é comum em crianças migranosas e é apontada por alguns autores como fator relacional entre migrânea e distúrbios labirínticos.

O vômito cíclico, como o próprio nome indica, caracteriza-se por episódios de vômitos repetidos que, em geral, se iniciam durante a manhã e duram várias horas, raramente mais de 1 dia. Inicialmente, o vômito é alimentar, mas com a repetição dos episódios, torna-se bilioso e a quantidade diminui. A fotofobia frequentemente acompanha os episódios e há desconforto abdominal difuso. Fezes amolecidas ou mesmo diarreia podem acompanhar o quadro. É possível que ocorra febrícula (37,5 °C) e, raramente, febre alta. O quadro isolado é indistinguível de uma infecção gastrointestinal aguda, de modo que a suspeita diagnóstica só pode ser feita após a ocorrência de vários episódios sem causa definida. A idade de início situa-se entre os 2 e 4 anos, podendo persistir até a idade escolar. Com o passar do tempo, a criança começa a se queixar de cefaleia com as características clínicas da migrânea.

A migrânea abdominal é caracterizada por episódios recorrentes de fortes dores abdominais, com ou sem náusea e vômitos, que podem ou não ser acompanhadas por cefaleia. Em nossa experiência, 10% das crianças com diagnóstico de migrânea apresentam história de dores abdominais recorrentes. A localização preferencial é periumbilical e a duração média dos episódios é de 30 a 60 minutos. Vômitos podem estar presentes, o que, em alguns casos, forma o diagnóstico diferencial com vômitos cíclicos. O exame clínico é normal e a criança é assintomática fora da crise. O pico da incidência ocorre entre 7 e 10 anos de idade. A história familiar de migrânea chega a 80% dos casos.

O estado migranoso é uma condição caracterizada por cefaleia do tipo migranosa que tem duração maior do que 72 horas, sem remissão, apesar do tratamento. Podem ocorrer intervalos livres de dor de até 4 horas (sono não incluído). Geralmente está associado com o uso prolongado de medicação analgésica.

O infarto migranoso se caracteriza pela ocorrência de déficits neurológicos que não regridem completamente em até 7 dias, quase sempre secundário a acidente vascular cerebral do tipo isquêmico. É uma entidade bastante rara e não há nenhum método diagnóstico ou dado de história que permita prever quais são os pacientes mais sujeitos a essa eventualidade. Deve-se fazer o diagnóstico diferencial com mitocondriopatias (Miopatia mitocondrial, encefalopatia, acidose láctica e acidente vascular cerebral [Mitochondrial myopathy, Encephalopathy, Lactic Acidosis, and Stroke] – MELAS, na sigla em inglês).

TRATAMENTO

O tratamento das cefaleias de origem secundária, de forma geral, deve ser direcionado para a etiologia, portanto nos ateremos ao tratamento da migrânea.

O tratamento da migrânea pode ser dividido em:

1. Sintomático, ou seja, o tratamento da fase aguda ou álgica.
2. Profilático, no qual as drogas utilizadas têm como objetivo reduzir o número de crises.

1. **Sintomático:** os analgésicos comuns (ácido acetilsalicílico, dipirona, paracetamol) são os medicamentos

mais utilizados no tratamento da fase aguda da migrânea na infância. Os analgésicos anti-inflamatórios não esteroides, como ibuprofeno, naproxeno e diclofenaco, também são bastante utilizados e apresentam eficácia clínica comprovada.[11] O isometepteno é uma droga largamente utilizada em nosso meio em associação com dipirona e cafeína. Na maioria dos casos, a eficácia dessas drogas é boa, com melhora da sintomatologia após 1 ou 2 horas. A associação com drogas antieméticas é frequentemente utilizada na prática clínica, sobretudo em crianças menores que, muitas vezes, só se queixam da dor quando já apresentam sensação de náuseas ou vômitos.

Entre as medicações consideradas específicas, a ergotamina e a di-hidroergotamina são fármacos largamente utilizados. Náuseas, hipertensão arterial sistêmica e cefaleia de rebote, principalmente com a ergotamina, são alguns dos efeitos adversos que limitam sua utilização na prática clínica.

Os triptanos são drogas agonistas de receptores serotoninérgicos tipo 5-HT 1B/1D, que causam a redução da vasodilatação meníngea e diminuição da liberação de neuropeptídeos, assim reduzindo a transmissão sináptica nas terminações trigeminais. Sua eficácia no tratamento agudo da migrânea foi comprovada em vários estudos realizados em indivíduos adultos, mas ainda existem poucos estudos na faixa etária pediátrica. Sensação de calor, de peso, de formigamento e de opressão torácica é o efeito adverso mais frequentemente relatado em pacientes adultos. O pico de concentração plasmática e a vida média variam conforme mostra a Tabela 32.1.

Tabela 32.1 Pico sérico e a meia-vida dos triptanos

Triptano	Pico sérico (horas)	Meia-vida (horas)
Sumatriptano SC	0,25	2
Sumatriptano VO	0,5	2,5
Rizatriptano	0,5	2 a 3
Zolmitriptano	2,5	3
Naratriptano	2 a 3	6
Elitriptano	2 a 3	4
Flavotriptano	2 a 3	26

SC: subcutâneo; VO: via oral.
Fonte: Desenvolvida pela autoria.

2. **Profilático:** empregado naqueles casos em que o número de crises é maior do que uma vez/semana ou quando a crise é tão incapacitante (com vômitos repetidos ou que não cede com a medicação utilizada) que a criança precisa receber sistematicamente medicação por via parenteral.

O tratamento medicamentoso profilático da migrânea na infância mostra poucas evidências que suportem sua eficácia em estudos científicos com metodologia adequada.[12]

Os β-bloqueadores, como o propranolol, são medicamentos de 1ª escolha, juntamente com os fármacos bloqueadoras de canais de cálcio (flunarizina) e antisserotoninérgicas (pizotifeno). Derivados anti-histamínicos (cipro-heptadina), anti-inflamatórios não esteroides, fármacos antiepilépticos e antidepressivas tricíclicos podem ser utilizados a critério clínico.

É importante lembrar que, na profilaxia medicamentosa da migrânea, o efeito placebo pode chegar a 60%.[13] Portanto, a introdução de uma medicação específica deve sempre ser precedida por um julgamento criterioso da sua real necessidade.

O tratamento comportamental é uma ferramenta cuja eficácia foi comprovada e que deve ser considerado em situações em que existam fatores de natureza emocional relacionados à piora da frequência da cefaleia.[14] Muitas vezes, a simples tranquilização da família e do paciente de que a cefaleia não é consequente a nenhuma doença intracraniana gera uma melhora espontânea dos sintomas.

É importante enfatizar que, no seguimento clínico das crianças com cefaleia, seja sempre utilizada a agenda de crises, na qual deve ser registrada não somente a frequência dos episódios, como também os eventuais fatores associados e desencadeantes, quando existirem.

REFERÊNCIAS BIBLIOGRÁFICAS

1. Wöber-Bingöl C. Epidemiology of migraine and headache in children and adolescents. Curr Pain Headache Rep. 2013,17:341-52.
2. Lance JW. The perception of headache. In: Lance JW (ed.). Mechanism and management of headache. Oxford: Butterwoth & Heinemann, 1993:1-13.
3. Rothner AD. Headache. In: Swaiman KF (ed.). Pediatric neurology. Principles and practice. Saint Louis: CV Mosby, 1994:219-26.
4. Barlow CF (ed.). Headaches and migraine in childhood. Oxford: Blackwell Scientific Pub, 1984:76-92.

5. Hämäläinen ML, Hoppu K, Santavuori PR. Effect of age on the fulfillment of the IHS criteria for migraine at a headache clinic. Cephalalgia. 1995;15:404-9.
6. Vahlquist B. Migraine in children. Int Arch Allergy. 1955, 7:348-55.
7. Prensky AL, Sommer D. Diagnosis and treatment of headache in children. Neurology. 1979;29:506-10.
8. Headache Classification Committee of the International Headache Society. The International Classification of Headache Disorders. 3. ed. Cephalalgia. 2013;33:629-808.
9. Gherpelli JLD, Poetscher LMN, Souza AMMH, et al. A critical study of diagnostic criteria and influence of age on clinical findings. Cephalalgia. 1998;18:333-41.
10. Gelfand AA. Migraine and childhood periodic syndromes in children and adolescents. Curr Opin Neurol. 2013;26:262-8.
11. Oskoui M, Pringsheim T, Holler-Managan Y, et al. Practice guideline update summary: acute treatment of migraine in children and adolescents. Report of the Guideline Development, Dissemination, and Implementation Subcommittee of the American Academy of Neurology and the American Headache Society. Neurology. 2019;93:487-99.
12. Locher C, Kossowsky J, Koechlin H, et al. Efficacy, safety and acceptability of pharmacologic treatments for pediatric migraine prophylaxis. A systematic review and network meta-analysis. JAMA Pediatr. 2020;174:341-9.
13. Powers SW, Coffey CS, Chamberlin LA, et al. Trial of amitriptyline, topiramate, and placebo for pediatric migraine. N Engl J Med. 2017;376:115-24.
14. Faedda N, Cerutti R, Verdecchia P, Migliorini D, Arruda M, Guidetti V. Behavioral management of headache in children and adolescents. J Headache & Pain. 2016;17:80-90.

CAPÍTULO 33

Letícia Pereira de Brito Sampaio

Principais Emergências em Neurologia Infantil

Este capítulo abordará os mais comuns quadros neurológicos de urgência na infância e na adolescência. Outras urgências, como o *status epilepticus*, serão tratadas em capítulos específicos deste livro. Aqui, consideraremos os aspectos neuropediátricos de algumas situações de urgência em crianças, com ênfase em:

- Encefalopatia.
- Ataxia aguda e quadros vestibulares agudos.
- Déficit de força.

ENCEFALOPATIA

"Encefalopatia" é o termo indicativo de uma disfunção encefálica global com amplo espectro de etiologias. A morbidade e a mortalidade desse quadro dependem de sua etiologia, assim como de seu pronto reconhecimento e tratamento adequado.

O início pode ser agudo ou insidioso, sendo que a presença de alteração do estado mental é crucial. Podem se manifestar outros distúrbios neurológicos, como crises epilépticas, ataxia, tremor ou outros sinais focais, além de sinais/sintomas sistêmicos, a exemplo de febre, vômitos, cefaleia e letargia. Alguns dados de história e antecedentes são importantes: ingestão de drogas; uso de medicamentos; presença de febre ou de infecções precedendo o início do quadro; trauma recente; consanguinidade; e afecções neurológicas preexistentes. [1]

A investigação laboratorial dependerá da provável etiologia para cada caso e, em geral, a investigação com estudos de imagem é importante, mas não obrigatória em todos os casos. Estudos de imagem devem ser realizados inicialmente se houver sinais neurológicos focais, hipertensão intracraniana ou no caso de pacientes que não apresentam melhora apesar do tratamento. O estudo deve ser realizado com fase contrastada, de preferência por ressonância magnética (RM) do crânio, sobretudo nos casos com suspeita de desmielinização.

Na presença de febre ou antecedente de infecção recente, deve-se pensar em possível **meningite ou encefalite**,[2] sendo que, nestes, os marcadores inflamatórios podem estar alterados. A pesquisa por diferentes vírus e bactérias, incluindo sorologias, culturas e reação em cadeia da polimerase (PCR) deve ser realizada em diferentes materiais orgânicos. Nesses pacientes, o estudo do líquido cefalorraquidiano (LCR) é imprescindível, devendo-se também investigar a presença de bandas oligoclonais na suspeita de quadros desmielinizantes, como **encefalomielite desmielinizante aguda** (ADEM, do inglês *acute disseminated encephalomyelitis*). O eletroencefalograma (EEG) pode mostrar atividade periódica, específica em algumas infecções virais.

Outra suspeita é a **encefalite autoimune**, em crianças principalmente com presença de anticorpos contra o receptor N-metil-D-aspartato, o canal de potássio voltagem-dependente e a descarboxilase do ácido glutâmico. Essas encefalites, que se caracterizam pela associação de distúrbios psiquiátricos e de memória, crises epilépticas e sinais extrapiramidais, podem apresentar resposta ao uso de imunomoduladores. A pesquisa dos autoanticorpos, além da investigação de teratoma ovariano nas meninas, faz parte da metodologia diagnóstica. Alterações na RM no córtex límbico podem estar presentes. Outra encefalite autoimune é a de Hashimoto, que deve ser considerada na presença de anticorpos antitireoidianos.[3]

Quadro de rebaixamento do nível de consciência também pode ser originado por **estado de mal epilép-**

tico não convulsivo e estado de mal epiléptico elétrico no sono. Nesses casos, o diagnóstico somente será evidenciado pela realização do EEG, sendo imperativo em pacientes previamente epilépticos; porém, nos casos que inauguram a epilepsia com o estado de mal epiléptico, devem-se sempre investigar outras etiologias que possam justificar o quadro, como erros inatos do metabolismo e distúrbios hidroeletrolíticos, entre outros.

Por fim, devem-se incluir, na lista de diagnósticos diferenciais, intoxicações e distúrbios metabólicos, como distúrbios hidroeletrolíticos, cetoacidose diabética e insuficiência adrenal.

ATAXIA AGUDA

A ataxia é definida como um distúrbio na coordenação precisa dos movimentos. Manifesta-se frequentemente como marcha instável e, em crianças, recusa em andar.

A ataxia geralmente resulta da disfunção cerebelar. No entanto, outros distúrbios do sistema nervoso também podem afetar a coordenação.[4] Por exemplo, a ataxia que se desenvolve como resultado da perda da função sensorial, por exemplo a propriocepção , é descrita como ataxia sensorial ou sensitiva.

A ataxia aguda é definida como a presença de ataxia por menos de 7 dias e engloba diferentes causas: infecções agudas; condições inflamatórias pós-infecciosas; intoxicações; tumores; e traumas. Embora algumas representem condições com risco de vida, como lesões em massa e infecção do sistema nervoso central (SNC), a maioria das crianças apresenta um processo benigno e autolimitado. Em estudos observacionais realizados em serviços de emergência, as causas mais frequentes são: síndrome da ataxia cerebelar aguda; intoxicação por drogas; síndrome de Guillain-Barré (SGB); e distúrbios relacionados à enxaqueca.[5,6] Essas causas geralmente são tratáveis e autolimitadas. A história clínica, achados de exame físico e neurológico específicos e estudos complementares selecionados podem identificar a maioria das causas de ataxia, particularmente aquelas que são graves e requerem intervenção.[5]

A **ataxia cerebelar aguda** é a causa mais comum de ataxia na infância. É uma síndrome autolimitada, frequentemente pós-infecciosa, tipicamente observada em crianças entre 2 e 5 anos de idade. Ocorre 10 a 15 dias após um quadro infeccioso, em geral viral (varicela, caxumba, Epstein-Barr, coxsackievírus, SARS-CoV2 e outros) e cursa com estudos de neuroimagem normais. Deve-se questionar a presença de febre, exantema, sintomas gastrointestinais ou respiratórios e imunizações recentes. O estudo do LCR é desnecessário. O prognóstico é bom, com recuperação completa em até 4 meses.[5,7]

Já o termo **cerebelite aguda** refere-se aos casos em que se encontram alterações de neuroimagem (inflamação cerebelar) e nos quais se observam, além do quadro cerebelar, outras alterações ao exame neurológico, como do nível de consciência e sinais de hipertensão intracraniana (que ocorrem secundariamente ao edema cerebelar). Esses casos costumam ocorrer após quadros infecciosos ou resultar de infecção direta do cerebelo. Os agentes mais comumente associados são: vírus Epstein-Barr; varicela; rotavírus; mycoplasma; caxumba; e herpesvirus-6.[8] O estudo do LCR é contraindicado pelo risco de herniação. A terapia da cerebelite aguda inclui a terapia antimicrobiana apropriada, quando há evidências de um microrganismo específico, associada a pulso de metilprednisolona (30 mg/kg/dia via endovenosa (EV) por 3 a 5 dias). Nessas situações, o prognóstico é menos favorável, podendo ocorrer ataxia residual, além de sequelas cognitivas e comportamentais.

A **exposição a medicações ou a outras drogas** é a segunda causa mais frequente de ataxia aguda em crianças, responsável por até 30% dos casos, devendo ser questionada cuidadosamente.[4,6] Em geral, observam-se quadros de sonolência, confusão, fala ou comportamento inadequado, vômitos, crises convulsivas e alterações pupilares associadas.[9] A pesquisa de drogas no sangue e na urina é diagnóstica e o EEG pode colaborar, visto que a presença de atividade rápida é sugestiva de intoxicação por benzodiazepínicos.

A **SGB** associa-se, em cerca de 15% dos casos, a um quadro atáxico sensorial. Além da ataxia, evidenciam-se déficit de força de predomínio distal e parestesias. Na variante de SGB, denominada "síndrome de Miller-Fisher", além do quadro atáxico, ocorrem oftalmoparesia e arreflexia. O tratamento se baseia na plasmaférese ou na administração de gamaglobulina endovenosa na dose total de 2 g/kg.[10]

As causas de ataxia aguda com risco de vida em crianças são incomuns. Naquelas condições que criam um efeito de massa, os sinais e sintomas de aumento da pressão intracraniana (como vômitos, cefaleia ou papiledema) são geralmente evidentes. Déficits neurológicos focais e alterações do estado mental são sinais de alerta.[6] As etiologias incluem tumores, hemorragia, acidente vascular cerebral (AVC) e infecção. Nas neoplasias cerebelares, assim como em quadros de hidrocefalia descompensadas, a ataxia cerebelar não costuma ser aguda e apresenta evolução progressiva. Doenças cerebrovasculares da artéria vertebral ou basilar são raras em crianças e incluem doença falciforme, estados de hipercoagulabilidade (p. ex., no lúpus eritematoso sistêmico) e homocistinúria.[10-13] O relato de trauma cervical pode levantar a suspeita de dissecção da artéria vertebral, resultando em quadro de acidente vascular isquêmico, geralmente acompanhado de comprometimento do tronco cerebral, irrigado pelo sistema vertebrobasilar.

Outra forma de ataxia aguda, embora rara, deve ser citada pela facilidade na sua identificação em razão da especificidade dos sinais e sintomas. Trata-se da **síndrome opsoclonus-mioclonia-ataxia, também denominada "síndrome de Kinsbourne"**, que ocorre notadamente em lactentes que, no decorrer de 1 ou poucos dias, manifestam a tríade, associada a grande irritabilidade. O opsoclonus consiste em movimentos oculares contínuos, irregulares e multidirecionais. Em cerca da metade dos casos, a síndrome está associada à presença de neuroblastoma/ganglioneuroma, que deve ser sempre investigado por estudos de imagem e pela pesquisa de metabólitos dos hormônios adrenais. O tratamento se baseia no uso de imunossupressores e o prognóstico em grande parte é reservado.[3]

Quadros desmielinizantes como ADEM podem originar ataxia em 50% a 75% dos casos,[15] associadas, geralmente, a sinais encefalíticos, como alteração do sensório e comprometimento de outras estruturas encefálicas. Também a esclerose múltipla, diferentemente do que ocorre em adultos, pode apresentar ataxia como primeira manifestação em 5% a 15% dos adolescentes e em 50% das crianças menores de 10 anos. A RM e o estudo do LCR com pesquisa de bandas oligoclonais são essenciais no diagnóstico.[16]

O termo "ataxia" intermitente refere-se a episódios agudos de ataxia intercalados por períodos em que o exame neurológico é normal. Trata-se de uma condição que requer investigação especializada, por estar associada a descompensações, em geral pelo estresse, de diferentes formas de erros inatos do metabolismo ou à ocorrência de certas canalopatias hereditárias.[4]

Além da ataxia cerebelar, existem formas de ataxia associadas a disfunções sensoriais e vestibulares. No primeiro grupo, observam-se arreflexia e alterações na sensibilidade profunda, em geral, bilaterais e com presença do sinal de Romberg. Nesses pacientes, está indicado o estudo da condução nervosa.

Na **ataxia associada a quadros vestibulares**,[17] a pesquisa dos testes com deslocamento cefálico pode ser realizada somente nas crianças maiores de 3 anos. Manifestações vestibulares agudas na infância podem decorrer da migrânea vestibular, em que, sobretudo nos menores de 10 anos, é possível não referir cefaleia associada.[17] Outro quadro característico associado à migrânea da criança é a vertigem paroxística benigna da infância, que se inicia a partir entre 2 e 6 anos de idade, persiste por alguns anos e caracteriza-se por breves e repetitivos episódios de tontura, vertigem, nistagmo e vômitos. O quadro costuma evoluir para migrânea. Torcicolo paroxístico e vômitos periódicos também podem estar associados à migrânea e cursar com ataxia aguda.[17]

DÉFICIT AGUDO DE FORÇA

O déficit de força muscular ou fraqueza é uma diminuição da capacidade de mover os músculos voluntária e ativamente contra resistência.

As síndromes que apresentam déficit agudo de força podem ser originadas de lesões no neurônio motor superior (córtex cerebral e trato corticoespinhal), neurônio motor inferior (corno anterior da medula espinhal), raízes e nervos periféricos, junção neuromuscular ou músculos. Semiologicamente, esses quadros são bem-definidos.

Na criança, o déficit motor agudo não é irrelevante e, diferentemente dos adultos, apresenta muitas etiologias. A investigação da ocorrência de doenças, de quadro infeccioso imunização ou de trauma precedendo o quadro, bem como da forma de instalação do déficit, é fundamental.

Lesões agudas do neurônio motor superior: os pacientes podem inicialmente apresentar estado mental alterado e achados neurológicos focais, como pupilas anisocóricas, alterações de campo visual, paralisia de nervos cranianos e/ou paralisia no lado oposto da lesão do SNC. Durante a fase aguda, as lesões do neurônio motor superior estão associadas à diminuição dos reflexos da medula espinhal e à hipotonia muscular. Em algumas semanas, desenvolvem-se espasticidade, hiper-reflexia e sinais da síndrome do "neurônio motor superior", por exemplo, o sinal de Babinski. Em pacientes pediátricos, é importante enfatizar que os achados clássicos de predomínio distal do déficit não estão presentes durante as fases iniciais do comprometimento.

As afecções do córtex cerebral que geram déficit agudo de força compreendem grande número de etiologias, como cerebrovasculares, desmielinizantes (esclerose múltipla e ADEM), infecciosas e tumorais. O tipo de déficit e sintomas associados diferem dependendo da localização das lesões. Nos recém-nascidos e lactentes jovens, em decorrência da falta de mielinização, o déficit motor será evidenciado somente vários meses após a lesão.

O **AVC** é uma causa importante de incapacidade na infância e morbidade a longo prazo. A incidência na infância é de dois a três casos em 100 mil/ano, sendo semelhante nas lesões hemorrágicas e isquêmicas (1,1/100 mil e 1,2/100 mil crianças, respectivamente). A mortalidade do AVC pediátrico é de 5% a 40% e a taxa de recorrência de 6% a 37%. Mais de 70% das crianças apresentam sequelas neurológicas.[11]

Alguns aspectos diferenciam o AVC pediátrico do AVC do adulto, como a demora no estabelecimento do diagnóstico, em média maior do que 24 horas e, sobretudo, no recém-nascido, a presença de sinais neurológicos não focais (crises convulsivas, irritabilidade e alteração do nível de consciência) ou até a ausência inicialmente de alterações neurológicas, o que dificulta o diagnóstico.[12] Outra característica do AVC pediátrico é a diversidade dos fatores de risco que incluem cardiopatias congênitas, trauma craniocervical, anemia falciforme, infecções, estados protrombóticos e outras doenças metabólicas e genéticas. As arteriopatias cerebrais correspondem a 53% dos casos de AVC pediátrico e, entre elas, ressaltam-se a doença de Moyamoya, a dissecção arterial e a arteriopatia cerebral transitória, que ocorrem após infecções virais inespecíficas ou seguindo a varicela. As cardiopatias estão envolvidas em 25% dos casos e as coagulopatias em 38%, enquanto 25% a 30% dos casos persistem sem etiologia.[11]

Além disso, outras afecções neurológicas podem mimetizar o AVC na infância, como migrânea, leucoencefalopatia posterior reversível, quadro pós-ictal (paralisia de Todd), encefalites e doenças desmielinizantes tipo ADEM. Assim, para a confirmação do diagnóstico de AVC em crianças, é imperiosa a realização precoce de RM, visto que a tomografia computadorizada inicial pode ser normal em 52% a 84% dos casos.[13]

O AVC hemorrágico na infância decorre, sobretudo, das malformações arteriovenosas (MAV) (39%), seguidas pelas coagulopatias (21%), diferindo, portanto, do adulto, em que hipertensão arterial, angeíte amiloide e, em seguida, aneurismas, são a principal etiologia. A investigação deve-se incluir exames de neuroimagem e avaliação de distúrbios da coagulação. A recorrência é de 11% e o prognóstico é melhor do que nos adultos (58% evoluem bem), sendo associado à etiologia (casos de MAV com melhor prognóstico) e ao volume do hematoma. A mortalidade é de 29%.[14]

Entre as afecções neurológicas que podem mimetizar o AVC na infância, salienta-se a paralisia de Todd que corresponde a uma fraqueza focal temporária (hemiparesia) em seguida a uma crise epiléptica. Em geral, a fraqueza melhora rapidamente durante o período pós-ictal, com resolução em minutos a horas.

Outra afecção que pode simular um AVC é a enxaqueca hemiplégica que manifesta-se por sintomas motores e sensoriais unilaterais. Esses sintomas podem durar mais do que a própria crise álgica. Em alguns casos, a recuperação completa pode levar semanas; fraqueza permanente pode ocorrer após vários ataques. A enxaqueca hemiplégica é dividida nos subtipos familiar e esporádico. A enxaqueca hemiplégica familiar é um distúrbio autossômico dominante incomum ligado a mutações genéticas específicas.

O **acometimento medular agudo** pode manifestar-se com paraplegia ou tetraplegia, dependendo do nível da lesão, e associar-se a nível sensitivo (nem sempre bem definido em crianças) e a distúrbios esfincterianos. Afora a etiologia traumática, em que é mais comum o acometimento da medula cervical, e os quadros expansivos, que têm evolução mais progressiva, destacamos as doenças desmielinizantes e infecciosas. Finalmente, quadros vasculares medulares, mais raros, podem estar associados a MAV ou embolias.

Entre os quadros medulares agudos de diferentes séries, 6% a 43% evoluem para o diagnóstico de esclerose múltipla, 8% a 16% para doença sistêmica do tecido conectivo, 5% apresentam infecção não piogênica medular, e até 15% dos casos permanecem sem etiologia definida.[18]

A **neuromielite óptica** é outra doença desmielinizante que apresenta, em 54% dos casos, mielite extensa (maior ou igual a três segmentos), muitas vezes, associada à neurite óptica. A RM de encéfalo pode evidenciar alterações, sobretudo ao redor do 4º ventrículo e hipotálamo, sítios ricos em aquaporina-4 (canal de água ao qual se ligam autoanticorpos), mas essas lesões não devem preencher os critérios diagnósticos estabelecidos para a esclerose múltipla. O exame do LCR é inespecífico e a presença do anticorpo antiaquaporina-4 é variável dependendo do método, sendo positivo em 16% a 80% de diferentes séries pediátricas. O tratamento compreende pulso de metilprednisolona no surto, seguido de imunossupressão, em geral, com azatioprina e prednisona.[19]

Outra causa de acometimento medular a ser lembrada no Brasil é a mieloradiculopatia esquistossomótica, especialmente nos casos oriundos de zonas endêmicas.[20]

Lesões agudas do neurônio motor inferior: os pacientes geralmente apresentam fraqueza muscular, hipotonia, fasciculações e diminuição dos reflexos medulares. O estado mental é tipicamente preservado, mas nem sempre, dependendo da causa ou se ocorreu insuficiência respiratória. A **mielite flácida aguda** é um quadro raro, grave, que cursa com fraqueza nos membros, principalmente em crianças, e tem sido associado à infecção por enterovírus D68 (EV-D68). A combinação de fraqueza muscular e evidência radiológica ou eletrofisiológica de envolvimento das células do corno anterior são os achados mais específicos na mielite flácida aguda.

O **acometimento unilateral** do corno anterior da medula, que historicamente se associava à poliomielite anterior aguda, não é atualmente um problema de Saúde Pública no Brasil. Essa ocorrência, entretanto, pode existir associada ao vírus vacinal atenuado, sobretudo nos pacientes com imunodeficiência primária, à **infecção por outros enterovírus que não o da poliomielite**, como o A71, e à síndrome de Hopkins, de natureza obscura e relacionada aos quadros de mal asmático.

Embora não se trate de déficit motor, e sim de **distúrbio motor extrapiramidal agudo**, o ***status* distônico** é uma grave emergência em Neurologia Infantil, caracterizada por contrações musculares generalizadas, contínuas e intensas. O reconhecimento e o tratamento devem ser imediatos, pois o *status* leva a risco de rabdomiólise, mioglobinúria e hipertermia. O quadro pode ocorrer em crianças com distonia secundária estática, como na paralisia cerebral atetoide, ou progressiva, como na neurodegeneração associada à pantotenato quinase e em outras doenças neurodegenerativas. Em geral, o *status* distônico é desencadeado por processos infecciosos, pelo uso de medicamentos (bloqueadores do receptor da dopamina, penicilamina) ou suspensão abrupta de outros (p. ex., tetrabenazina).[21] O tratamento se baseia em manter o paciente hidratado, com controle da hipertermia e sedado (midazolam EV contínuo ou propofol), dependendo da intensidade do quadro. Além dessa conduta imediata, são utilizados outros medicamentos que agem no controle dos movimentos distônicos (tetrabenazina, clonidina, baclofeno, haloperidol, pimozide, triexifenidil, gabapentina) e, na ausência de resposta, outras terapias da alçada de especialistas, como baclofeno intratecal, estimulação cerebral profunda do globo pálido interno e palidotomia/talamotomia.[22]

Lesões agudas que acometem raízes e nervos periféricos: a mais comum é a **síndrome de Guillain Barré** ou **polirradiculoneurite inflamatória**. Caracteriza-se por déficit de força de instalação ascendente e hipo/arreflexia, associadas, na maioria das vezes, a comprometimento radicular com ou sem dor, e, de forma irregular a alterações da sensibilidade, principalmente subjetiva. O caráter ascendente gera o risco de insuficiência respiratória, de modo que o paciente deve ser monitorado com cuidado. Laboratorialmente, o diagnóstico é confirmado pela presença de dissociação albuminocitológica no LCR que, entretanto, pode ser normal durante a 1ª semana de doença. O estudo da velocidade de condução sensitiva/motora permite identificar as diferentes variantes do quadro, ou seja, forma desmielinizante e forma axonal. A incidência nos menores de 18 anos varia de 0,5 a 1,5 casos por 100 mil/ano, tendo pico de incidência na infância entre os 4 e os 7 anos, sendo rara no 1º ano de vida. A apresentação clínica é semelhante à dos adultos, mas a recuperação nas crianças tende a ser mais rápida e com menos sequelas, apesar do predomínio de formas axonais na infância. O tratamento indicado, com base em estudos controlados realizados em adultos, é o pulso com imunoglobulina EV ou a plasmaférese, sendo que essa última apresenta limitações em crianças menores (requer peso maior do que 15 quilos). A forma crônica da polirradiculoneurite inflamatória em crianças é mais rara (0,48/100 mil habitantes menores de 20 anos) e, além disso, comparando-se com adultos, observa-se nas crianças um número maior de infecções que precedem o início dos sintomas (menos de 10% em adultos e de 23% a 57% nas crianças). O quadro de remissão completa ocorre em 70% a 100% dos casos, enquanto nos adultos é de apenas 30% a 35%.[10]

Outra doença por acometimento do nervo periférico que causa monoplegias súbitas recorrentes no membro superior ou inferior é a **neuropatia hereditária com hipersensibilidade à pressão**, de natureza autossômica dominante e caracterizada pela duplicação do gene PMP22. Os episódios podem ser desencadeados por uma atividade repetitiva, manutenção de postura, compressão, trauma, estresse ou atividade física intensa; em geral, duram minutos, mas podem ser mais prolongados.[23]

A **porfiria intermitente aguda** é a mais comum e grave das porfirias hereditárias. É uma doença autossômica dominante resultante de uma deficiência parcial da atividade da porfobilinogênio-desaminase, a terceira enzima na via de síntese do heme. Embora se trate de uma doença sistêmica com múltiplas manifestações, os sintomas neuropáticos envolvem fraqueza muscular aguda com maior envolvimento de grupos musculares proximais. A paralisia flácida é uma emergência, pois pode evoluir para quadriplegia e insuficiência respiratória. Os sintomas geralmente começam após a puberdade e podem ser desencadeados por estresse, diminuição da ingestão de alimentos, vários medicamentos diferentes (p. ex., barbitúricos, sulfonamidas, estrogênio) e, em mulheres, menstruação. O diagnóstico e o tratamento devem ser coordenados por especialista. Exames de sangue e urina detectam o perfil específico de porfirinas e de seus precursores, sendo utilizáveis também as medidas das atividades enzimáticas. Uma vez efetuado o diagnóstico, o tratamento deve ser iniciado com infusões de hemina, associadas a diversas medidas de suporte.[24]

Lesões agudas que acometem a junção mioneural: a miastenia *gravis* de natureza autoimune é a mais comum, embora não costume apresentar déficit motor agudo, mas sim progressivo, sobretudo na musculatura ocular, fonatória e da deglutição, e com flutuação diurna. A miastenia com início pré-puberal apresenta algumas diferenças em relação à dos adultos: não se observa predomínio entre meninos e meninas, diferentemente do que ocorre no adulto, em que há predomínio no sexo feminino. Observa-se maior número de casos soronegativos (36% a 50%), enquanto, nos adultos, entre 85% e 90% apresentam o anticorpo antirreceptor da acetilcolina, e não existem relatos associados ao anticorpo anti-MuSK. Há um número maior de formas oculares (26%), com remissão entre 13% e 24% (espontânea entre 15% e 45% e pós-timectomia entre 16% e 67%) e a generalização (8% a 35,7%) é menos frequente. A **emergência na miastenia *gravis* é representada pela crise miastênica** que consiste no comprometimento subagudo e mais raramente agudo da musculatura respiratória e orofarígea bulbar, em geral associada a diversos fatores desencadeantes; entre os quais, as infecções respiratórias são os mais comuns. A fraqueza pode se generalizar, porém de forma desproporcional. A crise miastênica pode representar a primeira manifestação de doença subdiagnosticada e ocorre em cerca de um quinto dos pacientes e, em geral, nos primeiros anos de evolução. O tratamento da crise requer admissão imediata em unidade de terapia intensiva (UTI) e suporte respiratório, alimentar e geral.[25] Algumas provas semiológicas como as de fatigabilidade, o teste do gelo (*ice pack test*) e, por fim, o teste do Tensilon (dose de 1 mg nos lactentes e 8 mg nos escolares) ajudam no diagnóstico clínico. O tratamento medicamentoso de base e a indicação de timectomia não fazem parte do escopo deste capítulo, sendo da alçada de especialistas.

Outra emergência associada à miastenia *gravis* é a **forma neonatal transitória** que pode ocorrer em 10% a 15% dos recém-nascidos filhos de mães miastênicas e resulta da passagem de autoanticorpos maternos. O bebê apresenta-se hipotônico e o quadro clínico pode variar desde a ocorrência de sucção e choro fracos até, mais raramente, insuficiência respiratória que requer medidas emergenciais. O tratamento, quando necessário, se baseia no uso de anticolinesterásicos (piridostigmina na dose inicial de 1 mg/kg/dia até o máximo de 6 mg/kg/dia), no suporte respiratório e, se necessário, no uso de imunoglobulina endovenosa. O quadro perdura por dias ou semanas até que os anticorpos maternos circulantes sejam eliminados.[26]

Muito mais raramente, é possível encontrar, nos lactentes, as formas congênitas da miastenia (autossômicas dominantes e recessivas), forma ocular pura ou com fraqueza generalizada, muito heterogêneas clínica e geneticamente e que apresentam investigação, evolução e tratamento distintos das formas autoimunes.

Ainda em relação ao acometimento da junção mioneural, destaca-se o **botulismo** que é causado por uma neurotoxina que bloqueia a liberação de acetilcolina na junção. A toxina é produzida pela bactéria *Clostridium botulinum*, um anaeróbio Gram-positivo residente no solo. Existem três apresentações principais de botulismo: de origem alimentar, associado a feridas e, mais comumente, botulismo infantil. O botulismo clássico, ou de origem alimentar, é causado pela ingestão de alimentos contaminados pela toxina. Os sintomas incluem alterações na visão, dificuldade para engolir e, finalmente, fraqueza progressiva aguda, descendente e simétrica que pode evoluir com insuficiência respiratória grave. O botulismo de feridas apresenta-se de forma semelhante ao botulismo clássico, mas a toxina surge de uma ferida infectada. No botulismo infantil, as bactérias são ingeridas e produzem toxinas no trato gastrointestinal da criança. Lactentes com botulismo apresentam constipação, letargia e hipotonia. O mel, que pode estar contaminado com esporos de *C. botulinum*, tem sido associado ao botulismo infantil. Tão logo o diagnóstico é efetuado, inicia-se tratamento com antídoto (antitoxina), além das medidas de suporte.[27]

Outras causas de comprometimento da junção mioneural são envenenamento por organofosforados, carbamatos e veneno de cobra.

Lesões agudas que acometem os músculos: são raras, mas em crianças devemos salientar as **miosites agudas**, geralmente associadas a quadro infeccioso, sobretudo viral, que se caracteriza por mialgia e déficit de força simétrico com predomínio nos membros inferiores, sobretudo nas panturrilhas. O diagnóstico é confirmado pelo aumento significativo das enzimas musculares.[28]

REFERÊNCIA BIBLIOGRÁFICA

1. Mizuguchi M, Ichiyama T, Imataka G, Okumura A, Goto T, Sakuma H, et al. Guidelines for the diagnosis and treatment of acute encephalopathy in childhood. Brain Dev. 2021;43(1):2-31.
2. Blauw D, Bruning AHL, Wolthers KC, van Wermeskerken A-M, Biezeveld MH, Wildenbeest JG, et al. Incidence of childhood meningoencephalitis in children with a suspected meningoencephalitis in the Netherlands. Pediatr Inf Dis J. 2022;41(4):290-6.
3. Hardy D. Autoimmune encephalitis in children. Pediatr Neurol. 2022;132:56-66.
4. Ryan MM, Engle EC. Acute ataxia in childhood. J Child Neurol. 2003;18(5):309-16.
5. Garone G, Reale A, Vanacore N, Parisi P, Bondone C, Suppiej A, et al. Acute ataxia in paediatric emergency departments: a multicentre Italian study. Arch Dis Child. 2019;104(8):768-74.

6. Yaradilmiş RM, Güngör A, Bodur İ, Güneylioğlu MM, Öztürk B, Göktuğ A, et al. Evaluation of acute ataxia in the pediatric emergency department: etiologies and red flags. Pediatr Neurol. 2023;139:1-6.
7. Takao H, Iijima H, Odagiri R, Hayakawa I, Ogimi C. Acute cerebellar ataxia during acute COVID-19: a case series and review of the literature. J Infect Chemother. 2023;29(8):792-5.
8. Sawaishi Y, Takada G. Acute cerebellitis. Cerebellum. 2002;1(3):223-8.
9. Martínez-González MJ, Martínez-González S, García-Ribes A, Mintegi-Raso S, Benito-Fernández J, Prats-Viñas JM. Acute onset ataxia in infancy: its aetiology, treatment and follow-up. Rev Neurol. 2006;42(6):321-4.
10. Ryan MM. Guillain-Barré syndrome in childhood. J Paediatr Child Health. 2005;41(5-6):237-41.
11. Sporns PB, Fullerton HJ, Lee S, Kirton A, Wildgruber M. Current treatment for childhood arterial ischaemic stroke. Lancet Child Adolesc Health. 2021;5(11):825-36.
12. McGlennan C, Ganesan V. Delays in investigation and management of acute arterial ischaemic stroke in children. Dev Med Child Neurol. 2008;50(7):537-40.
13. Cárdenas JF, Rho JM, Kirton A. Pediatric stroke. Childs Nerv Syst. 2011;27(9):1375-90.
14. Lo WD, Hajek C, Pappa C, Wang W, Zumberge N. Outcomes in children with hemorrhagic stroke. JAMA Neurol. 2013;70(1):66-71.
15. Pavone P, Pettoello-Mantovano M, Le Pira A, Giardino I , Pulvirenti A , Giugno R , et al. Acute disseminated encephalomyelitis: a long-term prospective study and meta-analysis. Neuropediatrics. 2010;41(6):246-55.
16. Brenton JN, Kammeyer R, Gluck L, Schreiner T, Makhani N. Multiple sclerosis in children: current and emerging concepts. Semin Neurol. 2020;40(2):192-200.
17. Humphriss RL, Hall AJ. Dizziness in 10 year old children: an epidemiological study. Int J Pediatr Otorhinolaryngol. 2011;75(3):395-400.
18. Pidcock FS, Krishnan C, Crawford TO, Salorio CF, Trovato M, Kerr DA. Acute transverse myelitis in childhood: center-based analysis of 47 cases. Neurology. 2007;68(18):1474-80.
19. Collongues N, Marignier R, Zéphir H, Papeix C, Fontaine B, Blanc F, et al. Long-term follow-up of neuromyelitis optica with a pediatric onset. Neurology. 2010;75(12):1084-8.
20. Paz JA, Valente M, Casella EB, Marques-Dias MJ. Spinal cord schistosomiasis in children: analysis of seven cases. Arq Neuropsiquiatr. 2002;(2-A):224-30.
21. Mariotti P, Fasano A, Contarino MF, Della Marca G, Piastra M, Genovese O, Management of status dystonicus: our experience and review of the literature. Mov Disord. 2007;22(7):963-8.
22. Grosso S, Verrotti A, Messina M, Sacchini M, Balestri P. Management of status dystonicus in children. Case report and review. Europ J Paediatric Neurol. 2012;6:390-5.
23. Ichikawa K, Nezu A. Hereditary neuropathy with liability to pressure palsies in childhood: report of a case and a brief review. Brain Dev. 2005;27(2):152-4.
24. Valbuena Valecillos A, Yatham P, Alderman M, Shapiro L, Tiozzo E, Gober J. Acute intermittent porphyria: a review and rehabilitation perspective. Cureus. 2023;15(8):e44260.
25. Claytor B, Cho S-M, Li Y. Myasthenic crisis. Muscle Nerve. 2023;68(1):8-19.
26. Ionita CM, Acsadi G. Management of juvenile myasthenia gravis. Pediatric Neurol. 2013;48:95-104.
27. Lonati D, Schicchi A, Crevani M, Buscaglia E, Scaravaggi G, Maida F, et al. Foodborne botulism: clinical diagnosis and medical treatment toxins. Basel. 2020;12(8):509.
28. Azevedo AC, Costa e Silva A, Silva CJ, Miranda SP, Costa M, Martinho I. Benign acute childhood myositis: a 5-year retrospective study. Arch Pediatr. 2022;29(7):490-3.

Índice Remissivo

A

B

C

D

E

I

J

L

M

N

Q

R

T

U

V

X

Z